实用脊柱肿瘤学

主审　胡云洲　曾建成

主编　胡　豇　闵　理　孔清泉　段　宏

四川大学出版社
SICHUAN UNIVERSITY PRESS

图书在版编目（CIP）数据

实用脊柱肿瘤学 / 胡豇等主编. -- 成都 : 四川大学出版社, 2024.6

ISBN 978-7-5690-6897-9

Ⅰ. ①实… Ⅱ. ①胡… Ⅲ. ①脊柱－肿瘤学 Ⅳ. ①R739.42

中国国家版本馆 CIP 数据核字（2024）第 097799 号

书　　名：实用脊柱肿瘤学
　　　　　Shiyong Jizhu Zhongliuxue
主　　编：胡　豇　闵　理　孔清泉　段　宏

选题策划：张　澄　周　艳
责任编辑：张　澄
责任校对：倪德君
装帧设计：墨创文化
责任印制：王　炜

出版发行：四川大学出版社有限责任公司
　　　　　地址：成都市一环路南一段 24 号（610065）
　　　　　电话：（028）85408311（发行部）、85400276（总编室）
　　　　　电子邮箱：scupress@vip.163.com
　　　　　网址：https://press.scu.edu.cn
印前制作：四川胜翔数码印务设计有限公司
印刷装订：四川盛图彩色印刷有限公司

成品尺寸：210mm×285mm
印　　张：44.75
字　　数：1413 千字

版　　次：2024 年 08 月 第 1 版
印　　次：2024 年 08 月 第 1 次印刷
定　　价：368.00 元

扫码获取数字资源

四川大学出版社
微信公众号

《实用脊柱肿瘤学》编委会

名誉主编：宋跃明　屠重棋

主　　审：胡云洲　曾建成

主　　编：胡　豇　闵　理　孔清泉　段　宏

副 主 编：张　伟　刘希麟　郝　鹏　郑龙坡　曹　云　樊征夫　王　清　伍　骥　俞　阳　唐六一　桑宏勋　刘立岷　旷甫国　王征东

编　　者（以姓氏笔画为序）：

王　飞　四川省人民医院
王　松　西南医科大学附属医院
王贤帝　四川大学华西医院
王征东　眉山肿瘤医院
王高举　西南医科大学附属医院
王　清　西南医科大学附属医院
王璐静　四川大学华西医院
方　向　四川大学华西医院
孔清泉　四川大学华西医院西藏成办分院
邓俊才　成都中医药大学附属第三医院
甘　璐　空军军医大学空军特色医学中心
石华山　四川大学华西医院
叶　璐　成都医学院第二附属医院·核工业四一六医院
田　蓉　四川大学华西医院
付　波　成都医学院第二附属医院·核工业四一六医院
朱轩灏　电子科技大学临床医学院
冯　品　四川大学华西医院西藏成办分院
伍　骥　空军军医大学空军特色医学中心
刘从迪　成都市第五人民医院
刘立岷　四川大学华西医院
刘希麟　四川省医学科学院

刘　畅　　四川大学华西医院
刘俊朋　　空军军医大学空军特色医学中心
刘俊麟　　四川大学华西医院西藏成办分院
许伶骢　　电子科技大学临床医学院
杜俊杰　　空军军医大学空军特色医学中心
李宁涛　　电子科技大学临床医学院
李　亭　　四川省医学科学院
李　涛　　四川大学华西医院
李崇国　　西南医科大学附属成都三六三医院
李　舒　　北京大学肿瘤医院
杨永平　　四川大学华西医院西藏成办分院
杨旭丹　　四川省人民医院
杨　进　　西南医科大学附属医院
杨　楠　　四川省科学城医院
肖　霖　　成都市第六人民医院
旷甫国　　四川大学华西医院春熙分院
邱钰钦　　电子科技大学临床医学院
何　伟　　绵阳市骨科医院
何江涛　　川北医学院附属医院
何沛峰　　西南医科大学附属成都三六三医院
闵　理　　四川大学华西医院
宋柠壕　　电子科技大学临床医学院
宋跃明　　四川大学华西医院
张　伟　　四川省医学科学院
张　智　　成都市第五人民医院
张闻力　　四川大学华西医院
张森林　　电子科技大学临床医学院
陈　华　　四川大学华西医院
陈华瑾　　电子科技大学临床医学院
陈丽舟　　四川大学华西医院
林　书　　四川省人民医院
易　寒　　电子科技大学临床医学院
罗　超　　四川大学华西医院
周忠杰　　四川大学华西医院
周春光　　四川大学华西医院
郑龙坡　　同济大学附属第十人民医院

郑　超　空军军医大学空军特色医学中心
赵　祯　四川大学华西医院
赵晨阳　四川省攀枝花市中心医院
郝　鹏　四川省医学科学院
胡云洲　四川大学华西医院
胡钟舰　成都医学院临床医学院
胡　骅　成都市温江区人民医院
胡译丹　重庆医科大学临床医学院
胡　豇　四川省人民医院
修　鹏　四川大学华西医院
段　宏　四川大学华西医院
俞　阳　四川省人民医院
贺　丹　成都医学院第二附属医院·核工业四一六医院
钟文杰　成都体育学院附属体育医院
徐　双　西南医科大学附属医院
高　天　北京大学肿瘤医院
唐六一　四川省医学科学院
唐　静　四川大学华西医院
黄永红　川北医学院附属成都新华医院
黄家虎　四川省科学城医院
雷森林　四川大学华西医院
陵廷贤　四川大学华西医院
桑宏勋　南方医科大学深圳医院
曹　云　四川省科学城医院
崔昊文　四川省人民医院
屠重棋　四川大学华西医院
曾建成　四川大学华西医院
谢天航　四川大学华西医院
谢　可　四川省人民医院
廖文鳌　电子科技大学临床医学院
樊征夫　北京大学肿瘤医院
鞠　延　四川大学华西医院

秘　　书：何　伟　胡钟舰　胡译丹

前　言

长期从事肿瘤学，特别是骨肿瘤学临床相关学科的部分专家、教授和主任医生，为推动我国脊柱肿瘤事业的发展，更好地造福于广大患者，根据自己多年来临床工作的经验，在参考国内外脊柱肿瘤学有关方面的新文献、新观点、新方法的基础上，以脊柱肿瘤的发生、发展和结局为顺序来编写本书。全书涉及脊柱肿瘤的病因学、发生生物学、生物学行为与转归；WHO最新骨肿瘤分类与外科分期；脊柱肿瘤的神经学、影像学与病理学；脊柱肿瘤的诊治策略；原发良性、中间性、恶性与转移性肿瘤的诊治；脊柱肿瘤的手术治疗策略、选择性血管造影与栓塞技术；在神经电生理监测下的颈、胸、腰、骶全脊椎切除与人工椎体、3D打印假体、羟基磷灰石假体、钛笼植骨（自体与异体）与椎弓根螺钉系统内固定，重建脊柱稳定性；椎体强化、射频、微波消融与减压内固定；脊柱肿瘤的放疗、化疗、放射性核素治疗、生物治疗与支持治疗；肿瘤的再手术和治疗中并发症的防治；脊柱肿瘤的预后和影响因素等内容。

本书的特点是突出临床诊治中的实用性、先进性和科学性，使近年来经临床实践证明行之有效的诊断方法和综合治疗手段得到了进一步的展示与提高。从寰枢椎肿瘤到骶椎肿瘤，从椎管内肿瘤到椎旁软组织肿瘤，本书共有800余幅影像、病理、手术、放化疗与各种综合治疗前后的典型病例图片，是80余位作者多年来临床工作中先后积累的宝贵资料，并参考近期国内外文献与诊治指南，经过实践检验，觉得实用，值得推荐，才提供给读者参考。

部分章节的内容，如骨科手术机器人在脊柱肿瘤的应用、分离手术与立体放疗、新放射性核素的临床应用、恶性肿瘤的生物治疗等，都具有较好的新颖性和先进性。

本书题材新颖，内容翔实，理论联系实际，实用性强，适合于骨科特别是脊柱外科与骨软组织肿瘤科各级医生、研究生与进修生作为主要参考书，也可作为影像科、病理科、肿瘤放化疗科、生物治疗科、核医学科、神经内外科等相关科室的医生和研究生的参考书。

鉴于脊柱肿瘤学的飞速发展，限于作者水平及编写经验，尽管我们精益求精，本书内容难免有认识片面和阐述肤浅之处，恳请广大读者及同道批评指正。

最后，向为本书出版付出辛勤劳动的所有参编者及工作人员表示衷心感谢。

胡　豇　闵　理　孔清泉　段　宏

2023年10月

目　　录

第一章 脊柱肿瘤的病因与发生生物学

第一节 脊柱肿瘤的病因

一、转移性肿瘤的病因

临床上骨骼是第三常见的转移性肿瘤发生部位。而在骨骼中，脊柱是最常见的转移部位。根据国内外文献，脊柱肿瘤中原发性肿瘤占近10%、转移性肿瘤占70%～80%。据统计，全球每年新增肿瘤患者多达1810余万，肿瘤死亡患者960万。在中国，新发肿瘤患者406.4万，死亡患者近241.35万。而30%～50%的肿瘤患者会发生脊柱转移。全身各种肿瘤是引起脊柱转移性肿瘤的病源，常见的脊柱转移性肿瘤源于乳腺癌、前列腺癌、肺癌、肾癌和甲状腺癌等。胸椎是最常见的转移部位（70%），其次是腰骶部（16%～22%）和颈部（8%～15%），了解其原发性肿瘤的发病原因，对于脊柱转移性肿瘤的诊断与治疗有所帮助。

（一）肺癌的病因

根据相关流行病学数据，在全球范围内肺癌是发病率第二、死亡率第一的恶性肿瘤，肺癌发生骨转移的概率为30%～40%。吸烟是公认的肺癌发生的主要病因，但是流行病学调查结果显示，全世界约有15%的男性和53%的女性肺癌患者从不吸烟，在亚洲表现尤为突出。韩国有约25%、我国香港有约56%的女性肺癌患者吸烟。在对不吸烟的肺癌患者的进一步研究中发现，患者在染色体、癌基因、抑癌基因、DNA修复基因的多态性和甲基化等方面均存在不同。2018年发表的一篇荟萃分析发现，与非暴露者相比，二手烟暴露者的肺癌风险增加了25%。目前，使用率逐年增高的电子烟也值得关注，有研究表明其产生的蒸汽含有致癌的羰基化合物，且其使用与氧化应激增加相关。针对肺癌家族病史的遗传学研究发现，在常染色体6q23－25区域存在肺癌发生的高易感基因，使携带者在较低的累积暴露指数情况下具有较高的肺癌发生风险，这些相关基因的进一步识别与细化对于肺癌发生的研究有较重要的意义。基因多态性与遗传易感性的结合导致机体致癌物质的代谢酶的表达不同，使发生肺癌的风险存在差异。尤其是CYP1A1－I462V和GSTM1－全变异体的联合作用，与具有两种非变异体基因型的联合作用相比，肺癌发生风险增加了4倍以上。在韩国罹患肺癌的非吸烟女性身上，广泛存在*CYP1A1 lle462Val*和*MPOG－463A*的基因多态性表达，被证实与肺癌的发生具有明显关联。染色体3p杂合性缺失几乎是多数肺癌共有的染色体畸变，该区域中2个重要的修复基因*hMLH1*和*Hmsh2*的缺失是导致肺癌发生的高危因素。对于16p和Xp染色体上基因的异常表达差异是否与肺癌发生风险存在相关，尚无定论。最近，一个美国研究团队通过对大规模种族特异性样本进行跨种族的全基因组荟萃分析（GWMA），鉴定和完善了肺癌相关的易感基因位点，进一步帮助阐明肺癌的病因和发病机制。最新研究表明，肺癌通过诱导破骨细胞分泌白介素19（IL－19），并作用于肺癌细胞表面的白介素20受体亚基B（IL20RB），进而促进肺癌细胞的增殖和骨转移。此外，雌激素受体高表达、DNA甲基化表达增加、抑癌基因*p53*突变等导致肺癌发生的机制如何，目前仍需进一步研究。吸烟、氡及其衰变产物产生的α辐射、不良饮食、肥胖、糖尿病、环境因素、职业暴露、病毒感染、慢性阻塞性肺疾病、感染相关呼吸道疾病、肿瘤家族史等在分子层面对肺癌的遗传性因素产生的影响均在持续研究中。情绪因素、心理因素的影响也越来越得到关注。现在，靶向 EGFR 小分子抑制剂成为肺癌治疗的重要策略。

（二）乳腺癌的病因

由于治疗水平的提高，乳腺癌患者的生存期得以延长，65%～75%的乳腺癌患者在后期都会出现骨转移，尤其以脊柱转移多见。据文献报道，约 70%的乳腺癌死亡患者被证实存在骨转移灶。根据美国癌症协会（American Cancer Society，ACS）的统计数据，乳腺癌患者 5 年生存率为 91%、10 年生存率为 84%。然而具有骨转移的乳腺癌患者生存期明显缩短，仅存在骨转移的乳腺癌患者 3 年生存率为 50.5%、中位生存期为 36 个月。乳腺癌的发病风险在白种女性中达到 130.8 人/10 万人，接近女性肿瘤的 1/3。年龄、家族史和基因突变、月经初潮早、绝经晚、生育次数少、良性乳腺增生、辐射、内源性激素水平升高、肥胖、环境化合物、高脂高蛋白饮食、激素替代治疗、吸烟饮酒、口服避孕药等情况是乳腺癌发病的高危因素。而母乳喂养、人工流产与乳腺癌之间的关系尚有争议。

目前已经公认的与乳腺癌有关的基因包括 *BRCA*1、*BRCA*2、*P*53、*ATM*、*PTEN*、*CDH*1、*STK*11 等。*BRCA*1 和 *BRCA*2 基因突变是家族性乳腺癌发病的重要遗传因素，占所有家族遗传性乳腺癌的 80%～90%，中国女性乳腺癌患者中这两个基因的突变率达到 8%～10%，具有这两个突变基因的女性发生乳腺癌的风险高达 60%～80%，为普通人群的 10 倍左右。最新研究表明，雌激素受体调节的分泌蛋白 SCUBE2 有助于腔内乳腺癌的骨转移。

以二噁英和多氯联苯为代表的化学污染物对机体的雌激素受体产生影响，干扰雌激素信号转导，诱导肿瘤发生。流行病学调查表明吸烟与饮酒使患乳腺癌风险明显增加，但二者不是乳腺癌发生的确切危险因素。高乳腺密度是乳腺癌的独立危险因素。胰岛素样生长因子－1 水平的升高与乳腺癌发生风险增加相关，降低胰岛素样生长因子－1 水平可以降低乳腺癌发生风险。抗氧化剂类胡萝卜素、维生素 D 衍生物和类视黄醇物质都可以降低内源性雌激素水平，降低乳腺癌的发生风险。

（三）前列腺癌的病因

前列腺癌是男性泌尿生殖系统发病率较高的恶性肿瘤。在美国，前列腺癌已经超过肺癌，成为第一位威胁男性健康的肿瘤。亚洲的前列腺癌发病率远低于欧美，但近年来呈上升趋势，尤其在老年人群中，其发病率伴随年龄增加逐步增加。尸检或前列腺增生切除标本的检测结果表明，大于 50 岁的男性人群中有 15%～30%的标本可以发现前列腺癌，大于 80 岁的男性中有 60%～70%的标本可以检出前列腺癌。但只有约 8%的人群会发展为值得注意的疾病。与乳腺癌相似，前列腺癌是容易发生骨转移的恶性肿瘤，其骨转移发生率可高达 65%～80%。尸检结果表明超过 80%的前列腺癌患者会发生骨转移，其转移部位中常见的是脊柱、骨盆、肋骨和长骨近端等。前列腺癌的病因和其他肿瘤一样，被认为是多因素共同作用的结果。有研究表明，42%的前列腺癌可以归因于遗传，其他则与环境因素有关。分子水平的研究结果显示，80%以上的前列腺癌的病因与多基因相互作用有关，而非单一基因的作用，其中 *XRCC*1、*XPD*、*GSTM*1 基因多态性，*PCA*3 基因外显子 2SNPA164C 多态性，携带等位基因 *C* 的基因型，携带 *CYP*2*E*1 易感基因型，XRCClArg194Trp 位点多态性，B－微精浆蛋白（MSMB）基因 *rs*l010993994，T 变异，染色体 7q 和 8q24 区 *rs*l010086908、*rs*l6901966、*rs*l447295、*rs*l1986220 和 *rs*l010090154 等位点的基因突变与前列腺癌的发病密切相关。除了这些基因突变，基因的表达异常、染色体的异常、端粒酶的变化等共同构成前列腺癌发生的内在因素，这些内在因素与饮食、吸烟等外在环境产生交互作用，诱导肿瘤的发生。有研究表明，转移到骨的肿瘤细胞在骨微环境的作用下，更容易向其他部位扩散，说明骨转移加重了转移风险。前列腺癌骨转移的发生发展机制复杂，涉及 FGF、RANKL、Wnt、ADRB2、ET－1、TGF－β、CXCL12/CXCR4 等多条信号通路，也有研究表明环状 RNA 对前列腺癌细胞的发生、侵袭和转移具有重要作用。

（四）肾癌的病因

肾癌发生骨转移的概率约为40%，发生骨转移标志着肾癌患者的预后不良。其病因未明，流行病学调查显示吸烟、肥胖、高血压、糖尿病、终末期肾病、放射线接触、利尿剂、饮酒、经济文化背景等是肾癌发生的危险因素。此外，一些生长因子如血管内皮生长因子（Vascular endothelial growth factor，VEGF）、血小板源性生长因子（Platelet－derived growth factor，PDGF）等过度表达，也会促进血管生成及细胞过度增殖，最终形成肾癌。抑癌基因*VHL*的突变被认为与肾癌发生密切相关，*VHL*基因编码的蛋白质参与调控细胞生长。该基因的失活导致细胞无节制地生长、增殖和肿瘤血管生成。60%左右的肾癌患者可查见该基因的突变。*VHL*基因所在的第3染色体部分缺失及c－myc和EGFR mRNA高表达，cHa－ras、c－fos、c－fms、f－raf－1高表达等都在肾癌患者中有所发现，与肾癌发生存在相关性。有研究表明，cadherin－11在肾癌骨转移中发挥了重要作用。骨骼中的高浓度钙离子可通过肾癌细胞高表达的钙离子敏感受体（Calcium－sensing receptor，CaSR）对肾癌骨转移细胞的增殖和迁移具有促进作用。另外，mTOR通路及OPG/RANKL/RANK通路与肾癌细胞骨转移有关。

（五）甲状腺癌的病因

约有60%的甲状腺癌可以发生骨转移，电离辐射接触、碘负荷及代谢异常、职业接触多环芳烃类物质特别是多溴联二苯醚等物质是甲状腺癌发病率上升的潜在因素。而世界范围内的不同种族、人群的甲状腺癌发病率不同，提示其发生同社会环境与基因遗传等相关。电离辐射是唯一确定的甲状腺癌的致病因素，而过量摄入硝酸盐亦是其重要的潜在致病因素。

有研究通过分子生物学研究甲状腺癌发生的内在病理变化，发现甲状腺癌是单克隆基因选择性疾病，酪氨酸激酶受体/*PTC*基因重排、*BRAF*基因突变、*ras*基因突变及*Pax8*/*PPARγ1*基因重排等均可能导致甲状腺癌的发生。核辐射对酪氨酸激酶受体/*PTC*基因重排可产生影响，而碘摄入过度对甲状腺滤泡上皮细胞基底膜的钠碘泵蛋白的表达是否产生影响，并与*BRAF*基因突变是否相关目前尚无明确研究。其他如*ras*基因突变、甲状腺特异性转录因子Pax8和配体基因移位产生的*Pax8*－*PPARγ1*基因重排对甲状腺癌的预警与提前检出有积极意义。甲状腺癌的骨转移是一个多步骤的过程，涉及细胞间黏附丧失、侵袭、通过血液和/或淋巴传播以及在转移器官/组织中的沉积。许多机制都与骨转移有关，包括上皮间充质可塑性、癌症干细胞、非编码RNA、细胞因子和受体酪氨酸激酶（Receptor tyrosine kinase，RTK）途径。

二、原发性骨肿瘤的病因

原发性骨肿瘤在所有原发性肿瘤中发病率相对较低，对其病因、发病机制等相关因素的研究更是难以大规模开展。随着肿瘤多中心广泛合作，免疫组化、流式细胞计数、基因芯片等技术的不断深入，原发性骨肿瘤的研究获得很大进步，但在肿瘤的发生、发展、治疗等方面依然存在较多分歧。

原发性骨肿瘤的病因中，除极少数如多发性骨软骨瘤是常染色体显性遗传性疾病外，目前绝大多数仍不是很清楚，肿瘤的发病特点、发展方式提示其病因可能存在不同，在不同国家、不同地域、不同人种之间存在肿瘤发病率的差异。城市人群骨肉瘤发病率高于农村，中国和日本等亚洲国家骨巨细胞瘤的发病率高于欧美。BTRIC在1957—1988年收集的病例和BTRIJ在1972—1990年收集的病例总结骨巨细胞瘤占原发良性肿瘤的18.4%和10.1%，而SEER在1973—1987年收集的资料显示黑种人的骨巨细胞瘤发病率极低。骨巨细胞瘤和骨肉瘤的发病比率中国为0.82、日本为0.66，这些地域与种族之间的差异有助于对肿瘤的病因研究提供线索。不仅如此，黑种人中尤因肉瘤、脊索瘤等疾病的发生均非常少见。一项在中国东部的研究与之前基于高加索人的研究结果不一致，可以认为这些研究结果受到了不同报告中地理和种族差异的影响。

原发性骨肿瘤的少见使其研究较为困难，多中心的研究可以扩大病例的样本数量。目前实验室及病理学研究表明基因的原发缺陷及后天的二次打击可能是导致骨原发性恶性肿瘤的原因，病毒感染、化学物质接触（如砷剂、氯乙烯等）、电离辐射、免疫缺陷、慢性损伤及组织刺激（如瘢痕、烧伤、异物植入等）的影响均可能激活潜在的肿瘤基因，引起肿瘤的发生。而金属内置物如人工关节、钢板螺钉等所含的镍、铬、钴、钛及聚乙烯等物质所引起的肉瘤样变时有报道，这些物质对原发性骨肿瘤的发生究竟起到多大的作用，有待广泛的流行病学调查研究，目前尚不肯定，而这些异物植入体内后患者的分子生物学及遗传学特性的改变情况为原发性骨肿瘤的发病机制研究提供了广阔的空间。

Paget病、良性软骨发育不良、多发性骨软骨瘤、多发性内生软骨瘤病等，以及放射损伤等是目前较为确切的骨原发性恶性肿瘤的前驱病变，而骨折、慢性骨髓炎、骨囊肿、纤维结构不良等发展为骨原发性恶性肿瘤的情况相对少见。在骨原发性恶性肿瘤中恶性纤维组织细胞瘤与骨肉瘤与这些骨的前驱病变关系相对密切。

综合可见，原发性骨肿瘤的发生并非某单一因素作用产生，而是人体内在遗传因素的改变和环境不利因素共同作用的结果。

第二节　脊柱肿瘤的发生生物学

肿瘤的发生生物学一直是众多学者不断研究的方向。1858年，Virchow指出肿瘤是细胞的疾病。1914年，Boveri认为肿瘤与染色体异常有关，提出肿瘤发生的“染色体不平衡”假说。1954年，“接触抑制”现象被发现，成为正常细胞与恶性细胞的重要生物学行为区别。1969年，Huebner和Todaro发现RNA肿瘤病毒的癌基因是产生肿瘤的重要因素，而致癌物、辐射和衰老过程均可激活这些基因，提出了著名的癌基因学说。1972年，Kerr发现凋亡现象，证实某些凋亡组织因细胞变异而抵制死亡信号以致肿瘤发生。20世纪80年代后分子生物学的兴起，对肿瘤的发生生物学研究获得了重大进步，研究者认识到肿瘤是一种多基因复杂性疾病和分子网络性疾病。

脊柱肿瘤虽然在全身肿瘤的发生中仅占较低比例，但其发生生物学与其他肿瘤也是一样的，在细胞周期调控、肿瘤基因变异、信号通路调整、免疫系统监控等方面都存在重大变化。

一、肿瘤的细胞周期调控

细胞周期是指细胞从一次分裂结束生长到下一次分裂结束所经历的过程。细胞周期的调控是高度有序的，需要多种胞内和胞外信号的共同参与。细胞周期的过程受到严格的控制，而癌变常表现为因细胞周期失控导致的细胞生长和增殖的调控异常。

正常细胞周期分为5期：G0期（静止期）时细胞处于休眠状态。G1期是细胞的DNA合成期，为S期做准备，在各种与DNA合成有关的酶的控制下，合成各种核糖核酸（RNA）及核蛋白。S期的主要特点是利用G1期准备的物质条件完成DNA复制，并合成一定数量的组蛋白，供DNA形成染色体初级结构，在S期细胞核DNA含量增加1倍，为细胞分裂做准备。DNA复制一旦受到阻碍或发生错误，就会抑制细胞的分裂或引起变异，导致异常或畸形细胞的产生。G2期主要是为细胞分裂准备物质条件，此时DNA合成终止，但RNA和蛋白质合成旺盛，主要是组蛋白、微管蛋白、膜蛋白等的合成，为纺锤体和新细胞膜等的形成做准备。M期即有丝分裂期。这一时期确保细胞核内染色体能精确、均等地分配给两个子代细胞核，使分裂后的细胞保持遗传上的一致性。

细胞周期的进程同时受到细胞外环境和细胞自身遗传因素的精细调控，表现为严格的时间顺序。“START”基因、周期素依赖性激酶（CDK）、周期素等是调节细胞周期的关键物质。CDK通过对其他蛋白质产生化学作用来驱动细胞周期，在整个细胞周期中的表达量相对恒定，一般以非活性的形式存在，特异性地激活CDK是细胞周期调控机制的核心，它主要依赖于周期素在细胞周期不同阶段的特异性表达、累积与分解。CDK活性受到其伴侣细胞周期蛋白的正调控，并受到细胞周期蛋白依赖性激酶抑制剂（CKI）的负调控。目前CKI包括CDK相互作用蛋白/激酶抑制蛋白（CIP/KIP）家族和激酶抑制剂（INK）家族。最近的研究已经确定了第三组CKI，称为核糖体蛋白抑制CDK（RPIC）。正确的细胞分裂也由细胞周期检查点控制，这些检查点监测细胞周期主要事件的顺序、完整性和保真度。此外，整合有丝分裂和反有丝分裂信号的多种调控途径参与细胞周期的控制。

周期素、CDK 及其抑制剂和其他调控分子都需要适时表达和活化，并及时降解，才能保证细胞周期的正常运转。一旦细胞周期调控机制被破坏，就会导致细胞出现生长失控、分化受阻、凋亡异常等特征，正常细胞转变为肿瘤细胞，表现出无限增殖、去分化、侵袭性、药物不敏感性等异常。细胞周期调控机制的异常可能因 DNA 负责细胞分裂或负责产生刺激细胞分裂因子的部分功能不良所致，癌基因突变、生长因子表达异常、信号传导通路异常都是可能的影响因素，具体机制尚不清楚。出乎意料的是，最近的研究表明，细胞周期蛋白不仅通过影响肿瘤细胞，还通过影响其微环境，如通过调节抗肿瘤免疫反应，在肿瘤发展中发挥额外的作用。

二、癌基因与抑癌基因

癌基因和抑癌基因的发现是肿瘤发生生物学研究史上里程碑式的事件。人们从基因的角度提高了对肿瘤的发生、发展以及对细胞增殖与分化的调控机制的认识，为肿瘤的预防、诊断和治疗带来新的突破和希望。

（一）癌基因

1911 年，Peyton Rous 发现 Rous 肉瘤病毒含有癌基因 *SRC*。与许多其他生长因子受体一样，SRC 是一种酪氨酸激酶，作用于细胞膜到细胞核的信号传导过程。1966 年，美国学者 R. Huebner 和 G. Todaro 托达罗提出了肿瘤发病的癌基因假说，认为在所有的细胞中都包含着致癌病毒的全部遗传信息，其中与致癌有关的信息称为癌基因。癌基因在正常情况下被阻遏，当细胞内有关的调节机制遭到破坏时癌基因才表达。1971 年，美国的分子遗传学家 H. M. 特明发现了致癌的 RNA 病毒中存在着与致癌直接有关的核苷酸序列和反转录酶，提出了原病毒假说，认为 RNA 病毒通过反向转录和正向转录，以及与宿主细胞 DNA 发生交换或重组，能形成癌基因。二十世纪七八十年代，关于癌基因存在的假设在许多实验中得到了肯定的证据，并证明了在正常细胞中也存在与病毒癌基因同源的 DNA 序列，称为原癌基因或细胞癌基因，以区别于病毒中的癌基因。一旦细胞的原癌基因活化为癌基因便引起细胞癌变。

癌基因根据其来源的不同可分为病毒癌基因（*V－onc*）和细胞癌基因（*C－onc*）。细胞癌基因又称原癌基因，在正常情况下不但不会引起肿瘤，相反，还具有重要的生理功能，是细胞进行正常的生命活动所必不可少的，一旦被活化，即成为具有转化活性的细胞癌基因。大多数原癌基因编码的蛋白质都是复杂的细胞信号转导网络中的成分，在信号转导途径中有着重要的作用。癌基因编码产物对细胞增殖和分化有调控作用，其编码的产物主要是生长因子、信号转导有关的蛋白、各种反式作用因子等，与胚胎发育、损伤修复、细胞分化等紧密相关。

常见的癌基因家族有 *src* 癌基因家族、*ras* 癌基因家族、*myc* 癌基因家族、*sis* 癌基因家族以及 *myb* 癌基因家族。*sis* 癌基因家族就属于生长因子类的癌基因。1983 年，Stiles 首次报道 PDGF 与猿猴肉瘤病毒（SSV）癌基因 *V－sis* 的氨基酸序列相似，然后 Chiu 通过核苷酸序列分析进一步证明了 PDGF 的结构基因就是 *C－sis*，PDGF α 链和 β 链与 *V－sis* 的蛋白产物 p28 V－sis 的同源性分别高达 93% 和 60%。PDGF 是一种作用于结缔组织的丝裂原，因此，结缔组织来源的肿瘤（如人胶质母细胞瘤、骨肉瘤、纤维肉瘤和横纹肌肉瘤等）均表达 PDGF mRNA。PDGF 通过与细胞膜上的 PDGF 受体结合，进而激活与受体相连的酪氨酸特异性蛋白激酶，导致细胞增殖。*src* 癌基因家族的产物具有使酪氨酸磷酸化的蛋白激酶活性。*ras* 癌基因家族编码蛋白质 P21 具有 GTP 酶活性，参与 cAMP 调节。*myc* 癌基因家族编码 DNA 结合蛋白，调节基因转录。*myb* 癌基因家族编码核蛋白，是一种转录因子。

（二）抑癌基因

在正常情况下抑癌基因对细胞的生长起到抑制作用，并能抑制细胞癌变，如果发生失活或突变，会产生致癌作用。

自从 1986 年 Friend 等完成视网膜母细胞瘤基因 *Rb* 的克隆以来，肿瘤发生生物学研究由以癌基因为重点过渡到了以抑癌基因为重点的研究阶段，抑癌基因已成为肿瘤发生生物学研究的新热点。随着越来越多的抑癌基因的发现和克隆，人们正在逐步弄清抑癌基因的本质和作用机制。

一般认为抑癌基因编码的蛋白质有5类：细胞内蛋白、分泌激素的受体、检查点控制蛋白、促进细胞凋亡的蛋白、参与DNA修复的酶。同时，近年来发现抑癌基因与细胞周期调控、细胞凋亡有关，使人们对于肿瘤的形成机制有了更深刻、更全面的认识。

抑癌基因功能丧失的机制有：

1. 点突变 在某些肿瘤中，由于*p*53的一个等位基因发生突变，获得了显性癌基因的特征，丧失抑癌作用，而另一个等位基因可以是正常的，也就是说，只需要一个等位基因的突变即可表现出*p*53的致癌特性。绝大多数的*p*53基因突变是错义突变，在人类肿瘤中*p*53基因突变频率最高的位点依次为第175、248、249、273和282位密码子，特定类型的肿瘤有其特定的突变热点部位。另外，*Rb*基因的两个等位基因在被检测的所有视网膜母细胞瘤中均有突变。

2. 等位基因丢失 等位基因的丢失是肿瘤中抑癌基因丧失功能的重要方式。*p*53的活性除通过基因突变的方式进行调节以外，还可以等位基因丢失的方式进行调节。在乳腺癌、卵巢癌、肺癌和结肠癌等肿瘤中存在*p*53等位基因的丢失。新近克隆的抑癌基因*mtsl*在多种肿瘤如星形细胞瘤、神经胶质瘤、乳腺癌、黑色素瘤中存在高频率的等位基因丢失。很显然，等位基因丢失后，抑癌基因抑制肿瘤发生的作用就会减弱或消失。

3. 抑癌基因产物与癌基因产物结合 DNA损伤后P53蛋白可以促进其修复，修复完成后需要使P53重新失活，鼠双微体2（MDM2）与P53结合使之失活。如果MDM2蛋白水平持续升高，则P53蛋白的功能会受到持续抑制，丧失阻滞细胞周期的功能。14%～34%的成骨肉瘤及其他的肉瘤中可以观察到MDM2的过度表达。突变型的P53蛋白也可与野生型的P53蛋白结合，使后者丧失抑癌功能。某些DNA致癌病毒可编码核内致癌蛋白，它们可与抑癌基因产物结合而使其失活。

4. 启动子去高甲基化诱导抑癌基因表达沉默 抑癌基因启动子区CpG岛的高甲基化可以诱导抑癌基因的表达沉默，是肿瘤细胞中常见的表观遗传学现象之一。

5. miRNA对抑癌基因的表达抑制 miRNA为长度21～25个核苷酸的非编码RNA，miRNA能够识别特定的目标mRNA并在转录后通过促进靶mRNA的降解和/或抑制翻译过程而发挥负调控基因表达的作用。许多抑癌基因的表达受miRNA的直接负调控。

最新研究表明，通过蛋白酶体降解、异常细胞定位和转录调控等细胞机制使抑癌基因失活也会导致肿瘤的发生。肿瘤的发生可以是癌基因激活和/或抑癌基因抑制多种方式共同作用的结果。

目前，分子检测，尤其是二代测序（Next-generation sequencing，NGS）技术发展迅速，它将有可能从根本上改变肿瘤的研究、诊断和治疗模式。现在人们对于典型基因易位之外的肿瘤发生生物学知之甚少。NGS不仅能检测外显子组的大量基因数据，而且对RNA，甚至miRNA都能很好地检测，可更好地帮助我们认识肿瘤。

三、细胞凋亡与永生

凋亡是细胞程序性死亡方式中的一种。具有典型的形态学特征：核固缩、DNA分解为片段、细胞皱缩、细胞出芽形成凋亡小体。在许多组织器官的发生过程中，凋亡是一种正常的生理现象，包括细胞因子、癌基因、放射线、病毒感染、DNA损伤以及化疗在内的多种刺激均可诱导细胞凋亡。能够导致凋亡的途径有许多，主要途径分为死亡受体介导的外源性凋亡途径和线粒体介导的内源性凋亡途径，凋亡蛋白酶（Caspases）是两条凋亡途径的交汇点。Caspases是一组半胱氨酸酶，催化大部分细胞坏死所必需的蛋白酶降解过程。最近有研究表明，还有一种Caspase非依赖性的细胞凋亡途径，即内质网途径。

细胞凋亡与恶性肿瘤之间存在重要的联系。正常情况下，细胞凋亡机制可以去除那些出现癌基因表达增高、基因变异等异常特征的细胞，防止其发展为恶性肿瘤。

1. 细胞凋亡是对抗肿瘤细胞增殖刺激的重要机制 肿瘤细胞凋亡受阻可以使其存活期延

长，获得生长优势。细胞的持续生存直接导致细胞总数增加，过度累积。

2. 细胞凋亡是预防细胞恶性转化的有效方式　细胞通过三种途径对致癌物刺激产生反应：①延迟细胞分裂直至损伤修复；②启动凋亡；③不受干扰继续进入细胞分裂。由此可见细胞凋亡可以清除有遗传损伤的细胞。尽管细胞凋亡受阻可能不是导致细胞恶性转化的直接原因，但因细胞凋亡机制障碍导致的遗传损伤累积无疑会增加细胞的恶性转化倾向。细胞凋亡受阻一方面直接增加细胞总数；另一方面本应进入死亡程序的细胞未能按时凋亡，染色体不稳定性增加，对致癌物易感性提高。

3. 凋亡障碍是肿瘤细胞抵抗治疗的重要原因　尽管引起肿瘤对放化疗不敏感的因素很多，但凋亡障碍可能是其中的主要因素之一。

4. 抵抗凋亡促进肿瘤细胞侵袭转移　肿瘤细胞向远处器官转移的先决条件在于肿瘤细胞能在血液循环中存活和侵入远处组织。通常，上皮源性细胞与胞外基质或相邻细胞脱离接触会诱发细胞凋亡。对凋亡的抵抗作用使从原发灶脱离的细胞能在血液循环中存活，在肿瘤细胞的侵袭转移中扮演重要角色。

5. 促凋亡基因表达异常　促凋亡基因如 *p*53 的突变或失活，以及抗凋亡基因如 *C*－*myc*、*Bcl*－2、*Survivin* 等的表达异常增高，都使肿瘤发生的风险增加。通过基因治疗的方法逆转骨肉瘤细胞系的 *p*53 变异后，肿瘤细胞的凋亡及分化均明显增加。尤因肉瘤表达 CD95，与 Fas 结合后可以诱导细胞凋亡，但在骨肉瘤病例中大多不表达 Fas。

转录因子 NF－κB 具有包括抑制某些细胞凋亡在内的很多功能。用腺病毒转染的方法将 NF－κB 抑制基因 I－κB 转染到肉瘤细胞系后，肉瘤细胞的活性及增殖能力显著下降。

端粒酶能够通过将 TTAGGG 核酸重复序列连接到染色体末端来保持端粒的长度，使细胞永生化。体细胞不表达端粒酶，因此其寿命有限。多数肿瘤细胞表达端粒酶。应用端粒重复扩增法（Telomeric repeat amplication protocol，TRAP）分析后发现，14 个肉瘤标本中只有 8 个表达端粒酶，而在 7 个骨肉瘤样本中，多数不表达端粒酶。结果提示，除端粒酶外，还存在其他的机制导致细胞永生化。比如抑癌基因（如 *p*53、*Rb*、*BRCA*1 等）通过等位基因隐性作用、抑癌基因的显性负性作用等使细胞能够无限增殖，达到永生化。而永生化是肿瘤细胞恶性生长的必要条件。

四、肿瘤的免疫监视

20 世纪初，欧洲一名反复复发的滑膜肉瘤患者在接受最后一次手术治疗后出现了严重的局部感染，经过治疗后感染得以控制，此后局部滑膜肉瘤未出现复发迹象，当时 Ehrlich 首先提出炎症反应可能对肿瘤有一定的抑制作用，机体能保护自己抵抗癌变的细胞，建立了肿瘤免疫的概念。

20 世纪 50 年代，Prehn 和 Klein 等发现肿瘤表面确实存在特异性移植抗原，机体的免疫系统能识别并对它们产生免疫应答，从而使免疫学在肿瘤的诊断和治疗中的作用引起重视。20 世纪 70 年代，Burnet 提出“免疫监视”理论，认为机体的免疫系统能够通过细胞免疫机制识别并清除癌变的异常细胞。如果此种免疫监视功能不足或缺如，就可能形成肿瘤。此后，对于肿瘤与免疫关系的研究不断深入，发现免疫系统对肿瘤存在特异性和非特异性应答，其机制十分复杂，涉及多种免疫细胞及其分泌的产物，包括 T 细胞、NK 细胞、巨噬细胞等免疫细胞所介导的特异或非特异的细胞免疫，抗体介导的体液免疫以及补体、细胞因子的抗肿瘤作用，它们相互影响，相互调节，共同完成免疫监视功能。一般认为，细胞免疫是抗肿瘤免疫的主要方式，体液免疫通常仅在某些情况下起协同作用。对于免疫原性强的肿瘤，特异性免疫应答是主要的。而对于免疫原性弱的肿瘤，非特异性免疫应答可能具有重要的意义。

（一）肿瘤抗原

肿瘤抗原大多是蛋白质、糖蛋白、蛋白多糖或糖脂，通常呈异质性表达，是细胞在癌变过程中出现的新抗原及过度表达的抗原物质的总称。它是肿瘤免疫的核心，为阐明肿瘤免疫的分子机制和建立新的肿瘤免疫学诊断和防治方法奠定基础。根据其特异性可分为两大类：

1. 肿瘤特异性抗原 肿瘤特异性抗原(Tumor specific antigen, TSA)是指仅表达于某种肿瘤细胞而不存在于正常细胞的新抗原。此类抗原可存在于不同个体同一组织类型的肿瘤中，也可为不同组织学类型的肿瘤所共有。物理或化学因素诱生的肿瘤抗原、病毒诱导的肿瘤抗原及自发性肿瘤抗原多属此类。

2. 肿瘤相关抗原 肿瘤相关抗原(Tumor associated antigen, TAA)指既存在于肿瘤组织或细胞也存在于正常组织或细胞的抗原物质，只是其在肿瘤细胞的表达量远超过正常细胞，无严格的肿瘤特异性。胚胎抗原、分化抗原等均属于此类。

机体产生肿瘤抗原的机制主要包括：①基因突变；②细胞中原本不表达的基因被激活；③抗原合成过程的某些环节发生异常(如糖基化异常导致蛋白质特殊降解产物的产生)；④胚胎时期抗原或分化抗原的异常、异位表达；⑤某些基因产物尤其是信号转导分子的过度表达；⑥外源性基因(如病毒基因)的表达。

肿瘤抗原可通过CTL筛选法、重组cDNA表达文库的血清学分析、多肽洗脱法、cDNA示差分析技术、表位预测法、组合肽库技术等方法进行筛选。一些潜在的肿瘤抗原被陆续发现，为肿瘤的免疫治疗奠定基础。目前多数的肿瘤抗原筛选的方法和肿瘤抗原特异性T细胞的临床应用处于实验阶段，还需要进行相当长时间的临床探索，实体瘤的免疫治疗尚未取得突破性进展，即使有的免疫治疗最终获得良好效果，但费用也十分昂贵。

(二)体液免疫机制

抗肿瘤抗体虽然可通过以下几种方式发挥作用，但总体来说，抗体并不是抗肿瘤的重要因素。

1. 激活补体系统溶解肿瘤细胞 某些IgG亚类(IgG1、IgG3)和IgM与肿瘤表面抗原结合后，可在补体参与下溶解肿瘤细胞。

2. 抗体依赖性细胞介导的细胞毒作用(ADCC) NK细胞、巨噬细胞和中性粒细胞通过其表面FcγR与抗肿瘤抗体(IgG类)结合，借助ADCC效应杀伤肿瘤。该类细胞介导型抗体在肿瘤形成早期即可在血清中检出。

3. 抗体的调理作用 吞噬细胞表面FcγR结合IgG类抗肿瘤抗体，增强吞噬细胞的吞噬功能，可吞噬结合了抗肿瘤抗体的肿瘤细胞。此外，抗肿瘤抗体与肿瘤抗原结合能活化补体，借助所产生的C3b与吞噬细胞表面CR1结合，促进其吞噬作用。

4. 抗体封闭肿瘤细胞表现的某些受体 抗体封闭肿瘤细胞表面的某些受体可影响肿瘤细胞生物学行为。例如转铁蛋白可促进某些肿瘤细胞生长，其抗体可通过封闭转铁蛋白受体，阻碍其功能，从而抑制肿瘤细胞生长，某些抗肿瘤抗原P185的抗体能与肿瘤细胞表面P185结合，抑制肿瘤细胞增殖。

5. 抗体干扰肿瘤细胞黏附作用 抗体与肿瘤细胞抗原结合后，可修饰其表面结构，阻断肿瘤细胞表面黏附分子与血管内皮细胞或其他细胞表面的黏附分子配体结合，从而阻止肿瘤细胞生长、黏附和转移。

6. 其他机制 抗体可与相应肿瘤抗原结合形成免疫复合物，其中IgG Fc段可与抗原提呈细胞(Antigen-Presenting cell, APC)表面FcγR结合，从而富集抗原，有利于APC向T细胞提呈肿瘤抗原。此外，独特型抗体可发挥“内影像组”作用，模拟肿瘤抗原而激发和维持机体的抗肿瘤免疫机制。

(三)细胞免疫机制

细胞免疫相较体液免疫在抗肿瘤效应中发挥着更重要的作用。除了T细胞、NK细胞、巨噬细胞等几种起主要作用的效应细胞，目前认为中性粒细胞、嗜酸性粒细胞也参与了抗肿瘤作用。此外，DC细胞作为一种专职的APC，在机体抗肿瘤免疫中也发挥了重要的作用。

1. T细胞

(1)αβT细胞：在机体抗肿瘤过程中，αβT细胞介导的免疫应答反应起重要作用。其识别肿瘤抗原受MHC限制，包括MHC-Ⅰ类抗原分子限制的CD8+细胞毒性T细胞(Cytotoxic T cell, CTL)和MHC-Ⅱ类抗原分子限制的CD4+辅助性T细胞(Helper T cell, Th细胞)。若要诱导、激活T细胞介导的抗肿瘤免疫反应，肿瘤抗原须在细胞内加工处理成肿瘤抗原肽，然后与MHC-Ⅰ类抗原分子结合，共表达于肿瘤细胞表面，从而被 CD8+CTL 识别；或者先从肿瘤细胞上脱落下来，然后由 APC 摄取，加工成多肽分子，再由细胞表面的 MHC－Ⅱ类抗原分子提呈给 CD4+Th 细胞。

目前认为，激活 T 细胞需要双重信号刺激：T 细胞抗原受体与肿瘤抗原肽－MHC 分子复合物结合后，提供 T 细胞活化的第一信号；由 APC 上的某些分子如细胞间黏附分子（Intercellular adhesion molecules，ICAMs）、淋巴细胞功能相关抗原－3（Lymphocyte function associated antigen－3，LFA－3）、血管细胞黏附分子（Vascular cell adhesion molecule－1，VCAM－1）、B7 等与 T 细胞上相应的受体结合，向 T 细胞提供活化的第二信号。在提供 T 细胞活化第二信号的膜分子中，B7 分子研究得较清楚。B7 可与 T 细胞上的相应受体 CD28/CTLA－4 结合，起到与抗原共同刺激 T 细胞的作用。某些肿瘤细胞虽可表达 MHC－Ⅰ类抗原分子，但缺乏 B7 分子，故不能有效地激活 T 细胞介导的抗肿瘤免疫。

CD8+CTL 杀伤肿瘤细胞的机制有两方面：一是通过其抗原受体识别肿瘤细胞上的特异性抗原，并在 Th 细胞的辅助下活化后直接杀伤肿瘤细胞；二是活化的 CTL 可分泌淋巴因子如 IFN－γ、淋巴毒素等间接地杀伤肿瘤细胞。CD4+T 细胞活化后，可分泌 IL－2、IL－4、IL－5、IL－6、IFN－γ 和 TNF 等多种细胞因子增强 CTL 的功能，并可激活巨噬细胞或其他 APC，从而参与抗肿瘤作用。其中 IL－2 为 CTL 活化所必需；IL－2 和 IFN－γ 能够激活和增强 CTL、NK 细胞和巨噬细胞的杀瘤效应；IFN－7 还可以促进肿瘤细胞表达 MHC－Ⅰ类分子，有助于肿瘤抗原的提呈和激活 CTL；TNF 能直接杀伤肿瘤细胞；IL－2、IL－4、IL－5 和 IL－6 等可促进 B 细胞活化、增殖、分化和分泌抗体。另外，体内还存在 CD4+CTL，也具有直接杀伤肿瘤细胞的作用。

（2）γδT 细胞：αβT 细胞是特异性免疫应答的重要执行者，而 γδT 细胞参与构成免疫系统的第一道防线，主要在固有免疫应答中发挥作用。γδT 细胞在抗肿瘤免疫治疗中具有独特的作用，它主要以 MHC 非限制性方式识别抗原。其抗原识别谱广泛，如肽类、非肽类、醇类等，并且可识别 αβT 细胞不能识别的抗原，因此，在功能上可作为 αβT 细胞免疫监视的重要补充。此外，γδTIL 细胞表达 Fc 受体，在 TCR－CD3 复合体的表达和/或组装上有缺陷时仍可传递信号，这是 αβT 细胞所不具备的。γδT 细胞杀伤肿瘤细胞的机制与 αβT 细胞相同，既可通过释放颗粒酶、穿孔素直接裂解靶细胞，又可以通过分泌细胞因子如 IFN、TNF 等间接杀伤肿瘤细胞。目前，γδT 细胞疗法以过继细胞免疫疗法和抗体疗法为主，且大部分临床研究集中于 Vγ9Vδ2 T 细胞。

2. NK 细胞　NK 细胞是细胞免疫中的非特异性成分，它不需要预先致敏即能杀伤肿瘤细胞，其杀伤作用无肿瘤特异性和 MHC 限制性。NK 细胞是一类在肿瘤早期起作用的效应细胞，是机体抗肿瘤的第一道防线。其主要通过诱导靶细胞凋亡、释放效应细胞因子、产生 ADCC 效应等杀伤肿瘤细胞。

NK 细胞的识别和杀伤主要通过膜表面 2 种受体即杀伤细胞激活性受体（Killer activation receptor，KAR）和杀伤细胞抑制性受体（Killer inhibitory receptor，KIR）之间的作用和平衡。NK 细胞的激活和靶细胞表达 MHC－Ⅰ类抗原分子密切相关，因为 MHC－Ⅰ类抗原分子是 KIR 的配体，两者相互作用产生的抑制性信号可抑制 NK 细胞激活。由于肿瘤细胞 MHC－Ⅰ类抗原分子表达缺失或低下，缺乏抑制信号，导致 NK 细胞激活，发挥杀伤效应。此外，肿瘤细胞表面某些糖类配体可与 NK 细胞表面 KAR 结合，使 NK 细胞活化并发挥细胞毒效应。NK 细胞表面可表达 FasL，且分泌细胞毒性蛋白，通过类似于 CTL 的机制杀伤肿瘤细胞。目前公认基于 NK 细胞的过继细胞免疫疗法（Adoptive cellular immunotherapy），包括基因修饰的嵌合抗原受体－NK 细胞，比基于 T 细胞的疗法更安全。

3. 自然杀伤性 T 细胞　自然杀伤性 T 细胞（Nature killer T cells，NKT 细胞）是免疫细胞中一类具有 NK 细胞特定标志的 T 细胞亚群。其表面既表达 T 细胞表面标志，又表达 NK 细胞的表面标志，是联系固有免疫和获得性免疫的桥梁之一。NKT 细胞只能识别由 CD1d 分子提呈的特异性糖脂类分子，而不能识别由 MHC 分子提呈的多肽。NKT 细胞既可直接作为抗肿瘤效应细胞发挥杀伤作用，又可以通过激活其他免疫效应细胞如 NK 细胞而间接实现抗肿瘤作用。研究证实，经 IL－12 或 α－GalCer 活化的 NKT 细胞对多种肿瘤细胞具有显著的杀伤作用。目前认为，NKT 细胞主要通过 Fas/FasL 途径、穿孔素途径以及 TNF－α 发挥其细胞毒作用。活化后的 NKT 细胞还可以分泌大量的 IL－4、IFN－γ、GM－CSF、IL－13 等细胞因子和趋化因子，从而发挥免疫调节作用。尽管 NKT 细胞在体内的数量非常少，且不会轻易被激活，但 NKT 细胞储存的杀伤性酶类是 NK 细胞和 CD8＋T 细胞的上千倍，可以非常快速地杀伤肿瘤细胞。

但是在某些情况下，NKT 细胞下调机体的免疫监视功能，导致肿瘤的发生。机制可能是 NKT 细胞分泌 IL－13，导致 IL－12 分泌量的减少或增加 TGF－β 的产生，通过 IL－4R－STAT6 途径抑制 CTL 介导的肿瘤免疫耐受，进而下调对肿瘤的免疫监视。NKT 细胞对免疫反应的作用是促进还是抑制，与 NKT 细胞活化时微环境中所存在的细胞因子类型、APC 提呈给 NKT 细胞抗原信号的强弱等有关。

4. 巨噬细胞 巨噬细胞在抗肿瘤免疫中不仅是作为提呈抗原的 APC，而且也是参与杀伤肿瘤的效应细胞。巨噬细胞杀伤肿瘤细胞的机制有以下几方面：①活化的巨噬细胞与肿瘤细胞结合后，通过释放溶细胞酶直接杀伤肿瘤细胞；②吞噬肿瘤细胞或肿瘤抗原－抗体复合物，经加工处理后提呈给 T 细胞，激发特异性 T 细胞免疫应答；③巨噬细胞表面上有 Fc 受体，可通过特异性抗体介导 ADCC 效应杀伤肿瘤细胞；④活化的巨噬细胞可分泌 TNF 等细胞毒性因子直接杀伤肿瘤细胞，还可通过释放细胞因子如 IL－1等，刺激 T 细胞增殖分化，增强 NK 细胞活性，间接杀伤肿瘤细胞。近期有研究发现肿瘤相关巨噬细胞（Tumour－associated macrophages，TAMs）是肿瘤微环境的重要组成部分，在血管生成，细胞外基质重塑，肿瘤细胞增殖、转移、免疫抑制以及对化疗药物耐药性中发挥作用。抗 TAMs 的分子靶向治疗已成为当今的研究热点，目前抗 TAMs 的治疗主要有两种途径：一是抑制单核细胞/TAMs 在肿瘤部位的聚集，二是调控 TAMs 向抗肿瘤的亚型极化，抑制肿瘤生长。进一步研究 TAMs 极化调控的分子机制，可为靶向抑制 TAMs、增强机体免疫应答打下坚实的理论基础。

5. 中性粒细胞 中性粒细胞（Polymorphonuclear neutrophil，PMN）是循环白细胞中最多的成分，也是一线抗感染、抗炎症的成员。尽管 PMN 的许多生物学特性已十分清楚，但其潜在的抗肿瘤作用直到近年才逐渐引起重视。新生的 PMN 能够产生若干种细胞毒性介质，包括反应性氧元素、蛋白酶、膜孔因子和杀伤细胞的可溶性介质，如 IL－1 和 TNF。此外，PMN 还可以通过 ADCC 效应杀伤肿瘤细胞。对皮下注射 IL－2、IL－4、IL－10、IL－12、TNF 的动物进行免疫组化试验和 PCR 分析显示，所有上述细胞因子均能引起快速和有效的 PMN 抗肿瘤活性。但最近有研究揭示了中性粒细胞在肿瘤发生、生长、转移，血管生成，肿瘤相关性血栓形成和免疫抑制中促进肿瘤进展的机制。

6. 嗜酸性粒细胞 嗜酸性粒细胞主要介导抗寄生虫感染和超敏反应。近年研究表明，嗜酸性粒细胞在多种肿瘤组织浸润，在肿瘤患者外周血中数量增多，具有抗肿瘤活性。动物实验发现嗜酸性粒细胞可以抑制肿瘤生长和破坏肿瘤细胞。嗜酸性粒细胞通过 Fas/FasL 途径、释放穿孔素和颗粒酶 B 等杀伤和溶解肿瘤细胞，或通过释放某些活性介质间接抑制肿瘤生长。嗜酸性粒细胞还可以作为 APC 将抗原提呈给 T 细胞，并表达多种协同刺激分子促进 T 细胞活化。嗜酸性粒细胞自身可以产生一系列的细胞因子，如 IL－3、IL－4、IL－5、IL－l0、IL－12、GM－CSF、TNF 等参与免疫调节。此外，嗜酸性粒细胞及其分泌的细胞因子还可以通过调节肿瘤细胞黏附分子表达抑制肿瘤的转移。

（四）补体与细胞因子

1. 补体 肿瘤细胞能分泌 IL－6、C 反应蛋白等炎症介质，这些介质可激活补体 MBL 途径，从而溶解肿瘤细胞。

2. 细胞因子 由免疫效应细胞和相关细胞如成纤维细胞和内皮细胞产生的具有重要的生物活性的细胞调节蛋白统称为细胞因子。其范围包括以往由淋巴细胞产生的淋巴因子和由单核细胞、巨噬细胞产生的单核因子等。这些细胞因子在介导机体抗肿瘤免疫反应过程中发挥重要的作用。

（1）主要通过调节免疫功能发挥抗肿瘤作用的细胞因子包括 IL－2、IL－12、IFN－γ 等。IL－2能促进 T 细胞的增殖及 B 细胞的增殖和分化，诱导 LAK 细胞生成，促进 NK 细胞增殖，增强 NK 细胞的杀伤能力。IL－12 由吞噬细胞、B 细胞和其他 APC 产生，能够通过增强 NK 细胞和 LAK 细胞的细胞毒活性、促进特异性细胞毒淋巴细胞反应、诱导 NK 细胞和 T 细胞分泌 IFN－7 发挥抗肿瘤作用。IFN－γ 是一种很强的免疫调节剂，它主要通过调节机体的免疫功能来发挥作用。IFN－γ 可促进 MHC－Ⅰ类分子的表达，增强 NK 细胞的活性，并可以通过诱导凋亡来发挥抗肿瘤作用。

（2）主要通过直接抗肿瘤作用发挥功能的细胞因子包括 IL－4、IFN－α、IFN－β、TNF 等。IL－4 是由 Th 细胞分泌、主要对 T 细胞起作用的一类细胞因子。它可以促进淋巴细胞的生长，刺激胸腺细胞增殖、分化为细胞毒 T 细胞。在肾癌和恶性黑色素瘤细胞株中，已观察到IL－4 直接抗肿瘤增殖的作用。α、β 干扰素主要通过抑制肿瘤细胞增殖和分化，促进部分恶性细胞表型的逆转发挥抗肿瘤作用。α、β 干扰素在临床上对各类肿瘤都有作用，而以血液系统恶性肿瘤最为显著。TNF 源于巨噬细胞和淋巴细胞，对肿瘤具有直接溶解作用，在体内引起肿瘤坏死，使肿瘤体积缩小甚至消失。另外，TNF 还能增强 NK 细胞活性，刺激 T 细胞增殖。

抑制或促进单一细胞因子不太可能对肿瘤有长效的作用。当前基于细胞因子治疗的研究方向集中在细胞因子与其他免疫治疗联合上。

（何聂正浩　阿木夫沙　何宝修　郝鹏　段宏）

参考文献

[1] 郭卫. 中华骨科学·骨肿瘤卷［M］. 北京：人民卫生出版社，2010.

[2] 洪方正，胡若愚，薛涛. 肺癌骨转移机制的研究进展［J］. 东南大学学报（医学版），2021，40（5）：714－720.

[3] 李桂源. 现代肿瘤学基础［M］. 北京：科学出版社，2011.

[4] 牛晓辉，徐海荣. 分子检测在骨与软组织肉瘤诊治中的必要性和迫切性［J］. 中华医学杂志，2022，102（31）：2399－2404.

[5] 田凯旋，刘伟，吴荣德. 肿瘤相关巨噬细胞作为抗肿瘤靶点的研究进展［J］. 中国免疫学杂志，2022，38（11）：1404－1409.

[6] 杨彦茹，李淑珍，钱佳佳. 纳扎替尼调控 miR－940/JAK2/STAT3 途径对肺癌细胞增殖和凋亡的影响［J］. 中国免疫学杂志，2022，38（9）：1089－1093.

[7] AlShaibi HF，Ahmed F，Buckle C，et al. The BMP antagonist Noggin is produced by osteoblasts in response to the presence of prostate cancer cells［J］. Biotechnol Appl Biochem，2018，65（3）：407－418.

[8] Britt KL，Cuzick J，Phillips KA. Key steps for effective breast cancer prevention［J］. Nat Rev Cancer，2020，20（8）：417－436.

[9] Guida A，Escudier B，Albiges L. Treating patients with renal cell carcinoma and bone metastases［J］. Expert Rev Anticancer Ther，2018，18（11）：1135－1143.

[10] He Y，Luo W，Liu Y，et al. IL－20RB mediates tumoral response to osteoclastic niches and promotes bone metastasis of lung cancer［J］. J Clin Invest，2022，132（20）：e157917.

[11] Iniguez－Ariza NM，Bible KC，Clarke BL. Bone metastases in thyroid cancer［J］. J Bone Oncol，2020，21：100282.

[12] Kusuda Y，Miyake H，Behnsawy HM，et al. Prognostic prediction in patients with metastatic renal cell carcinoma treated with sorafenib based on expression levels of potential molecular markers in radical nephrectomy specimens［J］. Urol Oncol，2013，31（1）：42－50.

[13] Lan MY，Chen CL，Lin KT，et al. From NPC therapeutic target identification to potential treatment strategy［J］. Mol Cancer Ther，2010，9（9）：2511－2523.

[14] Li Q，Ye L，Zhang X，et al. FZD8，a target of p53，promotes bone metastasis in prostate cancer by activating canonical Wnt/β－catenin signaling［J］. Cancer Lett，2017，402：166－176.

[15] Liu M，Wang J，Xu Y，et al. Risk loci on chromosome 8q24 are associated with prostate cancer in Northern Chinese men［J］. J Urol，2012，187（1）：315－321.

[16] Mi J, Xu Q, Zhang Y. Lung adenocarcinoma presents with diffuse bone metastasis [J]. Thorac Cancer, 2021, 12 (19): 2628-2629.

[17] Mondello C, Smirnova A, Giulotto E. Gene amplification, radiation sensitivity and DNA double-strand breaks [J]. Mutat Res, 2010, 704 (1-3): 29-37.

[18] Pennington Z, Ahmed AK, Molina CA, et al. Minimally invasive versus conventional spine surgery for vertebral metastases: A systematic review of the evidence [J]. Ann Transl Med, 2018, 6 (6): 103.

[19] Propper DJ, Balkwill FR. Harnessing cytokines and chemokines for cancer therapy [J]. Nat Rev Clin Oncol, 2022, 19 (4): 237-253.

[20] Reboulet RA, Hennies CM, Garcia Z, et al. Prolonged antigen storage endows merocytic dendritic cells with enhanced capacity to prime anti-tumor responses in tumor-bearing mice [J]. J Immunol, 2010, 185 (6): 3337-3347.

[21] Siegel RL, Miller KD, Fuchs HE, et al. Cancer statistics, 2022 [J]. CA Cancer J Clin, 2022, 72 (1): 7-33.

[22] Sung H, Ferlay J, Siegel RL, et al. Global cancer statistics 2020: GLOBOCAN Estimates of incidence and mortality worldwide for 36 cancers in 185 countries [J]. CA Cancer J Clin, 2021, 71 (3): 209-249.

[23] Suski JM, Braun M, Strmiska V, et al. Targeting cell-cycle machinery in cancer [J]. Cancer Cell, 2021, 39 (6): 759-778.

[24] Wang M, Liu F, Hsing AW, et al. Replication and cumulative effects of GWAS-identified genetic variations for prostate cancer in Asians: A case-control study in the ChinaPCa consortium [J]. Carcinogenesis, 2012, 33 (2): 356-360.

[25] Wright E, Ricciardi F, Arts M, et al. Metastatic spine tumor epidemiology: Comparison of trends in surgery across two decades and three continents [J]. World Neurosurg, 2018, 114: e809-e817.

[26] Zhang W, Bado IL, Hu J, et al. The bone microenvironment invigorates metastatic seeds for further dissemination [J]. Cell, 2021, 184 (9): 2471-2486. e20.

[27] Zhou Z, Wang X, Wu Z, et al. Epidemiological characteristics of primary spinal osseous tumors in Eastern China [J]. World J Surg Oncol, 2017, 15 (1): 73.

第二章 脊柱肿瘤的生物学行为与转归

脊柱肿瘤的发生、发展和转归有其独特性，了解其生物学特点和在脊柱部位特殊的解剖环境中的演变过程，对于脊柱肿瘤的诊断、治疗策略的制定及治疗效果的判断有重要意义。

第一节 脊柱肿瘤的生长特点

脊柱肿瘤主要源于中胚层，良性脊柱肿瘤主要有血管瘤、骨样骨瘤、骨软骨瘤、骨巨细胞瘤、脑膜瘤、神经鞘瘤、神经纤维瘤等，还有一些如嗜酸性肉芽肿、动脉瘤样骨囊肿、纤维结构不良等囊肿或瘤样病变。恶性脊柱肿瘤约占所有脊柱原发性肿瘤的22%，这些肿瘤通常表现出非特异性症状，如背痛、神经系统缺陷和脊柱不稳定，这可能与更常见的机械性背痛混淆，并可能延迟诊断和治疗。恶性脊柱肿瘤主要有软组织来源的恶性纤维组织细胞瘤、脂肪肉瘤和平滑肌肉瘤，以及骨来源的成骨肉瘤、软骨肉瘤、尤因肉瘤、脊索瘤等。除此之外，脊柱还是畸胎瘤、淋巴瘤、浆细胞性肿瘤和各种转移性肿瘤的好发部位。不同脊柱肿瘤恶性程度不一，有各自不同的生长方式，与肿瘤的生物学特性和脊柱部位的特殊解剖结构有关。

脊柱肿瘤多是实质性包块，一般呈离心性生长，在肿瘤的外层，组织不成熟，生长最为活跃。其微血管密度及增殖指数均较中心高，具有较强的侵袭性。由于肿瘤具有沿阻力最小的方向蔓延的特性，主要沿滋养该肿瘤的血管旁疏松间隙、骨小梁间隙及哈弗斯管向外延伸，其外缘一般呈不规则状或块状。

在肿瘤的周围通常有一层假包膜包裹，假包膜由肿瘤组织和炎症反应组织共同组成，称为肿瘤反应区。在肿瘤反应区内的组织中包含了肿瘤细胞、间质细胞、粒细胞与淋巴细胞、纤维组织、新生血管等。其成分复杂，范围因肿瘤的性质不同而不同。

一、良性肿瘤或瘤样病变

1. 临床表现 通常没有症状，一般是在体检时或无意中发现。

2. 生长特点 生长缓慢，甚至很多肿瘤可长期保持静止状态或自发愈合，只有非常轻微的反应区及很薄的、完整的成熟纤维包膜。肿瘤的包膜没有新生血管，也很少有炎症细胞，主要为纤维组织细胞成分，少有肿瘤细胞侵犯。肿瘤通常在间室内生长，很少有穿破骨皮质、软骨及深部韧带、筋膜者。良性肿瘤的反应区完全限于间质反应范围内，反应区与包膜混合，肿瘤与周围组织形成的囊外分离面只是在反应区与正常组织之间，而不是在反应区与包膜之间。

3. 影像学特点 肿瘤与周围组织间界线较明显，周围组织可表现为硬化或与肿瘤组织具有同质性，没有肿瘤突破周围骨皮质形成软组织内包块的表现。

4. 组织学特点 肿瘤细胞的成熟度高，分化良好，没有染色体异常或细胞核多形性的表现，细胞和细胞外基质比例低，肿瘤周围有成熟的纤维组织包膜或骨皮质包膜，间充质细胞和炎症细胞浸润程度低，少有血管增生表现。

二、部分生长活跃的良性肿瘤

1. 临床表现 无自限性，会产生一定的临床症状，有时可由于并发病理性骨折或功能障碍而行检查时发现。

2. 生长特点 肿瘤可以缓慢并持续长大，

并穿破骨皮质，关节软骨和深部韧带、筋膜向外扩展。肿瘤存在包膜，肿瘤边缘往往呈结节状，并有小块肿瘤突入包膜内。肿瘤与正常组织之间有一层肿瘤反应区，其内细胞较丰富，但欠成熟。肿瘤反应区主要在成熟的骨小梁内，周围有中度炎症反应和新生血管反应，并有间质增生。影像学检查可见肿瘤不规则，但边缘仍较整齐，其边缘为一骨松质环，而非硬化的骨皮质环，其内部通常不规整，而且边缘在骨皮质或反应骨上可有隆起或畸形。

3. 影像学特点 骨显像可表现为核素摄取异常增加，肿瘤周围可有细小的晕圈和反应性血管增生。

4. 组织学特点 细胞和细胞外基质比例正常，细胞分化良好，包膜成熟，在包膜与邻近的反应骨之间可存在一不规则的移行界面。

三、侵袭性良性肿瘤

1. 临床表现 通常有症状，患者局部疼痛或发现进行性长大的肿块，在应力下可出现病理性骨折。

2. 生长特点 肿瘤生长迅速，并有类似炎症的反应。肿瘤侵袭性强，常可穿破骨皮质、关节软骨和深部韧带、筋膜向外扩展。肿瘤虽有包膜，但肿瘤常生出伪足穿透包膜向周围正常组织生长。在包膜外，肿瘤反应区较宽，组织炎症反应较重，水肿带明显。肿瘤穿透天然屏障后，在髓腔内或周围疏松软组织内生长会比较迅速。侵袭性良性肿瘤对骨组织的破坏较重，可以使骨皮质变得模糊，刺激骨膜反应，周围软组织肿胀。

3. 影像学特点 在影像学上骨质可呈虫蚀样改变，早期就有肿瘤突破骨皮质，形成软组织包块，并有 Codman 三角反应。骨显像可发现核素摄取异常增加，而且病变范围较影像学显示范围更广。

4. 组织学特点 细胞和细胞外基质比例较高，不同分化成熟度的细胞混杂，但肿瘤的细胞学行为仍偏良性，没有染色体畸变或核异型性，偶尔可见有丝分裂象，肿瘤内血管受侵犯较常见。肿瘤穿透包膜，在包膜与邻近的反应骨之间的反应区较厚，对肿瘤向正常组织内侵犯起到一定的阻隔作用。肿瘤对骨的破坏主要是诱导破骨细胞活性增强引起。

四、中间性肿瘤

1. 临床表现 通常表现为缓慢而持续生长的无痛性包块，少有症状。

2. 生长特点 肿瘤可以刺激机体产生大量的反应骨或纤维增生，会被误认为包膜，其内以不够成熟的间质成分为主。肿瘤可以在多个部位穿破骨皮质、筋膜等天然屏障，导致骨外、间室外组织受侵犯。但对关节软骨和神经血管鞘的穿透能力较弱。对于低度恶性的肿瘤，其骨内和软组织内的反应区均较小，比侵袭性良性肿瘤的反应区范围还要狭窄，但肿瘤容易穿破反应区向外延伸，形成与肿瘤主体直接相联系的卫星灶，这种卫星灶不是从肿瘤至反应区的血管内转移，而是沿低阻力方向向外延伸，肿瘤骨内的骨小梁间隙被卫星灶填塞，肿瘤边缘邻近的内层反应骨常被破骨细胞所吸收。

3. 影像学特点 肿瘤常呈不均质性，有较厚的环状反应骨，隐匿的软组织包块和骨内组织浸润。骨显像在肿瘤的各个节段均表现为核素摄取异常增加，且病变范围较影像学显示范围更广。

4. 组织学特点 细胞和细胞外基质比例相对正常，肿瘤细胞的分化程度较为成熟，但细胞多见染色体畸形和多染色质，细胞多形性多见，有丝分裂象中度增生，以此诊断为恶性肿瘤。肿瘤有不同程度的液化坏死和血肿、血管的侵入，在肿瘤反应区内可出现孤立性的卫星结节现象。在低度恶性的肿瘤中，跳跃灶较为少见，肿瘤生长较慢，但可突破间室屏障累及间室外组织，同时有较低的远处转移能力和进一步演化发展的能力，多次不成功的手术切除和复发，会诱发其转化为恶性程度更高的肿瘤，同时发生远处转移的风险也相应增加。

五、高度恶性肿瘤

1. 临床表现 生长极快，临床表现为有症状的、快速生长的肿块，对骨骼的侵犯常常造成病理性骨折。

2. 生长特点 由于肿瘤生长快速，通常来不及形成假包膜，但肿瘤周围会产生大量的反应性组织，因此其反应区往往较广泛，边界不清，水肿很严重，并深入至正常组织，其内肿瘤组织成分居多。肿瘤的生长不受周围天然间室屏障的限制，可以迅速穿破骨皮质、关节软骨和深部筋膜、韧带等组织而扩展到周围组织中，周围的神经血管束也会受累。骺软骨不能阻挡肿瘤的侵蚀，肿瘤可透过骺软骨或经关节囊和韧带的附着点向关节内侵犯。软组织来源的高度恶性肿瘤通常位置较深，肿瘤体积较大、固定，轻触痛，周围可形成一个水肿、血供丰富的炎症反应区。骨来源的高度恶性肿瘤，由于反应区被肿瘤迅速侵蚀，肿瘤与正常骨之间界面弥散不清，骨质的破坏、早期软组织的浸润以及骨膜反应的破坏使Codman三角反应较小，而病变在骨髓内的蔓延程度远远超过骨膜反应所显示的情况。

3. 影像学特点 肿瘤边界不清，与正常组织之间无明显界线，可见骨髓腔内的浸润和跳跃灶、隐匿性软组织浸润，穿破骨与软组织筋膜间室外的病变。骨显像可发现无论在肿瘤的早期或晚期均有较高的核素摄取，且病变范围远大于影像学显示的范围。

4. 组织学特点 在肿瘤周围可见大量的新生血管，这些巨大薄壁的血管穿越反应组织，肿瘤通过血管栓侵入血管，可在反应区以外的正常组织内出现孤立的跳跃性肿瘤结节，形成肿瘤的一个重要组成部分，其实质是血管内的显微转移。肿瘤组织中细胞与细胞外基质的比例较高，细胞的分化程度低，多见染色体畸形和多染色质，细胞多形性、有丝分裂象多见，可见不成熟的、低分化的细胞外基质成分。肿瘤细胞直接破坏正常组织，肿瘤周围少有包膜，反应区范围较广，在反应区内可发现孤立的卫星灶，反应区外有时可见到跳跃灶，跳跃灶可发生在同一个间室内，也可以发生在受累的间室外。相对四肢恶性骨与软组织肉瘤而言，脊柱的肉瘤发生跳跃性转移的情况较为少见，累及多个椎体的病变可以是多中心起源的肿瘤或是肿瘤穿破间室后的种植转移（图2－1－1）。

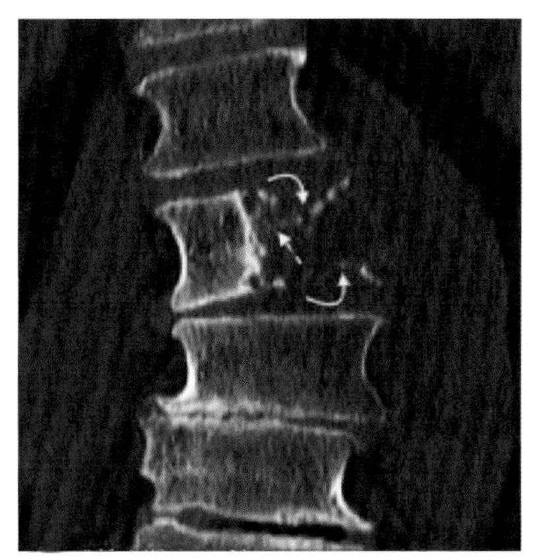
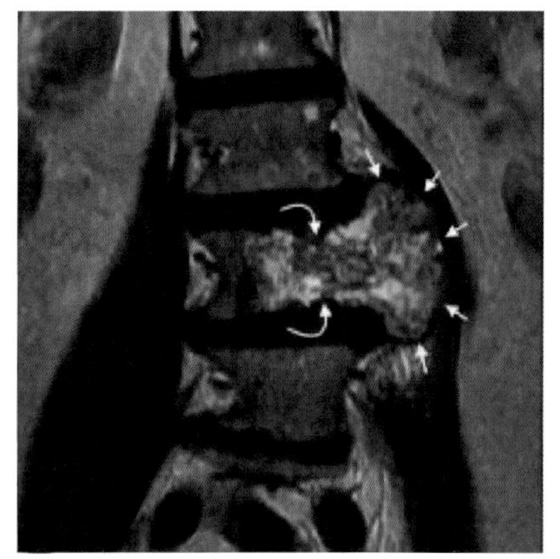
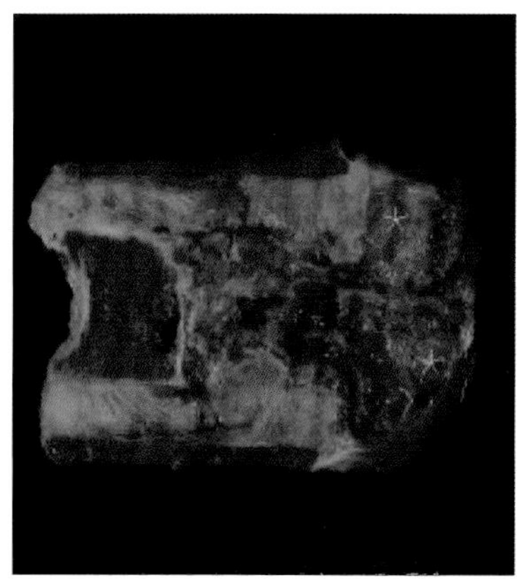

图2－1－1 脊柱肿瘤冠状面影像及大体病理

第二节 脊柱肿瘤的局部反应

肿瘤的发生和生长可刺激周围正常组织，正常组织对肿瘤刺激的反应程度和反应方式受到多方面因素的影响，其中主要的影响因素是肿瘤本身的性质，良性肿瘤与恶性肿瘤由于对正常组织的刺激程度不同，肿瘤周围组织在细胞的增殖、血管的生成和炎症反应的形成等方面表现不一。

一、间质细胞的增殖

间质细胞的增殖为正常组织受到肿瘤、炎症、创伤等刺激后产生的非特异性反应，无论是物理的、化学的或代谢性的刺激，均可表现为间质细胞的增殖。骨与软组织肿瘤的间质细胞增殖、组织的生长与修复，与创伤或炎症后的反应没有明显区别，在骨形成、骨痂的生长修复、新生细胞的成熟度等方面均极为相似。

肿瘤累及软组织时，周围组织的反应以纤维组织细胞增生为主；而肿瘤累及骨组织时，刺激骨形成反应骨。因此，即使同一肿瘤，在骨内或软组织内其激发产生的反应情况也是不同的，骨内病灶刺激正常骨产生反应骨，软组织内病灶刺激软组织产生纤维组织。

骨内反应骨的成熟度与骨折后骨痂的成熟度相似，受到反应骨所处的物理环境影响。如果反应骨处于应力性环境，则反应骨表现为软骨性成分居多；如果反应骨处于张力性环境，则表现为纤维组织成分居多；如果反应骨处于静止的环境下，则表现为骨性成分居多。

间质细胞增殖后在肿瘤周围可以形成一个包膜，这个包膜由较成熟的纤维组织构成，介于肿瘤与正常组织之间。在骨内，由于包膜为纤维组织成分，而反应骨为骨性成分，两者比较容易分开；而在软组织内，由于包膜与周围间质的反应组织均为纤维组织，两者可能会混杂在一起。在同一情况下，由不成熟的类骨衍化为原始骨，由原始骨小梁形成最后的骨皮质，肿瘤周围的反应骨与骨折后骨痂的生长速度是一致的，而软组织病灶的间质反应速度与软组织撕裂后的愈合速度也是一致的。由于间质组织的非特异性，所以难以通过间质反应组织区别良性或恶性肿瘤，但肿瘤中间质反应区域的量的变化对肿瘤的判断有一定的参考价值。

目前普遍认为肿瘤微环境与肿瘤的发生相关。肿瘤间质是肿瘤微环境的重要组成部分，能够影响肿瘤的发生、发展、转移和耐药。例如，成骨细胞能够将肿瘤细胞吸引到骨髓并促进骨转移。但近年有研究表明，间质细胞不仅可以促进肿瘤的发生、发展，还可以抑制肿瘤的生长。

二、血管的生成

肿瘤的新生血管生成可分为特异性反应血管和非特异性反应血管两类。

1. 特异性反应血管 其是由肿瘤细胞释放的肿瘤血管生成因子（Tumor－angiogenesis factor，TAF）诱导产生。在TAF的作用下，反应区内血管无限制地增殖，新生血管壁较薄，只有1～2层细胞，直径为数微米到毫米，在扭曲前进时并不变细，同时可以在无任何诱因的情况下形成动、静脉分流。特异性反应血管与包膜连接，成为大而壁薄的血管池，这种在反应区内的血管池以后将变成病灶外围的血窦，这表明侵袭病灶的倾向是过度生长，在外围的血窦和病灶内的血管池的血循环减慢，不受到神经或药物的刺激而反应，也不具有营养作用。脊柱肿瘤新生血管的特异性反应可部分反映病灶的性质，病灶的侵袭性越大，新生血管的特异性反应越强。

2. 非特异性反应血管 其是在原来正常组织中的区域性血管受到肿瘤牵拉或扩张后形成的病灶性生长血管，需要额外的血液供应。非特异性反应血管是在正常血管上分支，穿越肿瘤包膜进入病灶，成为肿瘤的滋养血管，越向远处血管越细。非特异性反应血管具有正常血管的所有成分，对神经和药物刺激的反应与正常血管一致，血管的生长和间质的增殖同步。在良性或恶性肿瘤中，非特异性反应血管性质是相同的，仅仅在肿瘤生长的活跃时期和静止时期血管的增殖速度不一。肿瘤处于增生活跃时，血管的增殖速度快；肿瘤生长缓慢或静止时，血管的增殖速度逐渐减慢至静止。不同类型的肿瘤中，血管增殖的量和速度也存在差异。这种非特异性的血管反应主要反映的是病灶的营养需求状况。

目前认为血管新生生长因子、趋化因子和细胞外基质蛋白等通常由发育中的血管附近的细胞分泌，从而保持较高的局部浓度，继而激活一系列信号通路促进血管新生。但现在对于其具体机制知之甚少（图2－2－1）。

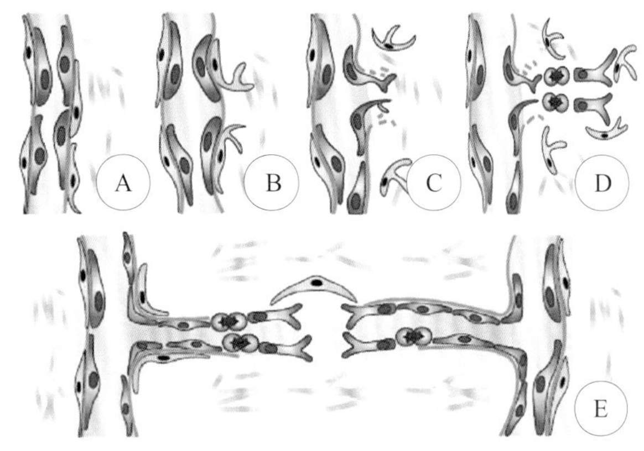

图2－2－1 肿瘤的新生血管生成

A. 肿瘤的新生血管生成源于肿瘤中已存在的毛细血管或毛细血管后小静脉；B. 血管外周细胞脱落，血管扩张；C. 内皮细胞迁移到血管周围空间；D. 内皮细胞向肿瘤细胞或宿主细胞产生的血管生成刺激方向迁移；E. 内皮细胞相互黏附并形成一个管腔，形成基底膜和周围细胞附着，最后血管芽与其他芽融合，形成新生血管

三、炎症反应

与新生血管反应一样，炎症反应也分为非特异性炎症反应和特异性炎症反应。

1. 非特异性炎症反应　有慢性炎症细胞浸润，主要是淋巴细胞和巨噬细胞，其他为水肿成分和纤维蛋白。该反应很少成为肿瘤反应区内的主要现象，甚至可能完全不存在。在侵袭性严重的病灶，非特异性炎症反应表现为恶性病灶的溃烂、坏死和出血反应。

2. 特异性炎症反应　表现为肿瘤相关抗原的细胞免疫反应。参与细胞包括未成熟的免疫活性 T 细胞和 B 细胞，以及源于淋巴结和脾脏的浆细胞，这些细胞倾向于在整个肿瘤反应区内的小血管周围形成簇群血管旁结节，是血管栓塞的形成因素之一。这些血管旁结节内含有不同细胞组成的免疫链，可以识别、攻击、杀死和消灭抗原细胞，其反应范围可以从无反应到广泛反应。侵袭性病灶可有剧烈反应，组织生成类型可以更加明显。

目前研究表明，肿瘤炎症反应可以通过促进血管新生和转移、颠覆抗肿瘤免疫应答及改变肿瘤细胞对化疗药的敏感性等方面促进肿瘤的发生、发展。肿瘤炎症反应也能通过促进基因突变从而促进肿瘤发生、发展。

第三节　脊柱肿瘤的天然屏障、间室与生长通道

一、脊柱肿瘤的天然屏障与间室

Enneking 等于 1980 年提出的骨骼肌肉系统肿瘤的外科分期系统被广泛应用于骨与软组织肿瘤的临床诊治中，在该分期系统中明确提出了肿瘤的天然屏障与间室的概念，即骨、筋膜、滑膜、骨膜或软骨等组织为肿瘤的天然屏障，大多数骨与软组织恶性肿瘤在早期均位于初始的间室内，后期才对间室壁构成破坏，侵入邻近间室。关节软骨是肿瘤发展的天然屏障，很少有肿瘤经关节软骨侵入关节腔，关节内肿瘤的浸润通常是病理性骨折或经关节囊侵犯关节内组织的结果。如果肿瘤位于天然屏障内则为间室内，否则为间室外。良性肿瘤分为囊内肿瘤、间室内肿瘤和间室外肿瘤，恶性肿瘤分为间室内肿瘤和间室外肿瘤。

由于脊柱解剖和功能的特殊性，脊柱肿瘤的间室和天然屏障与四肢相比有所不同，除骨、骨膜、软骨组织外，椎间盘、纤维环、前纵韧带、后纵韧带、软骨终板、硬膜组织等均为脊柱肿瘤特有的天然屏障。

在椎管内，硬脊膜将组织划分为硬膜外间室和硬膜内间室。脊柱的脊椎骨性结构可看作单一间室。骨性结构外筋膜、韧带等软组织的附着在脊柱各个节段存在差异，因此在肿瘤间室的划分上有所不同，但总体来讲以横突和棘突为界，可以分为椎体前间室和椎体后间室。在椎体前方，前纵韧带与椎前筋膜、胸内筋膜、腹膜后、骨盆后部筋膜组成一筋膜层，将椎体与前方的血管、神经组织及重要脏器分隔开来。在椎体后方，由于颈椎、胸椎、腰椎及骶尾椎附着不同的肌群，在间室的划分上略有不同，但最主要的为颈椎后方的颈深筋膜和胸腰椎后方的胸腰筋膜。颈深筋膜与椎前筋膜部分相连，包绕颈椎与后方的所有深层肌肉，形成一个封闭的间室。胸腰筋膜较为坚韧，在腰部分为三层。后层附着于腰、骶椎棘突和棘上韧带，中层向内附着于腰椎横突尖端和横突间韧带，向下达髂嵴，向上达第 12 肋下缘和腰肋韧带。胸腰筋膜的后层和中层与脊柱一起构成了包围竖脊肌肌群的骨筋膜间隔。前层覆盖于腰方肌且向内附着于腰大肌后方的腰椎横突前面，向下与髂腰韧带及髂嵴邻接部相连，向上形成外侧弓状韧带。在竖脊肌的外侧，中层与后层融合，在腰方肌的外缘它们与前层融合形成腹横肌腱膜的起始。在骶部，其后层附着髂后上棘和髂嵴后部，并与下方的竖脊肌腱膜融合。在胸腰筋膜的作用下，后方肌群分为竖脊肌和腰方肌间室。

二、脊柱肿瘤的生长通道

应用四肢和软组织肿瘤解剖学中间室的概念，前纵韧带、后纵韧带、黄韧带，椎管周围、椎体侧方、椎板、关节突的骨膜，棘间韧带、棘上韧带、软骨终板和纤维环是阻碍肿瘤侵袭的天然屏障，然而各部分组织的屏障作用有所不同。

相比而言，前纵韧带、软骨终板和纤维环的屏障功能比较强大，而后纵韧带和椎体侧方的骨膜都是薄弱区，因此常可见到脊柱肿瘤比较容易向椎管内生长，压迫硬膜囊，或从椎体侧方突破骨皮质向外生长，较少见到直接突破椎间盘向邻近椎体侵犯的生长方式。椎间孔处椎管腔与椎旁软组织（有时描述为椎旁空隙）相通，没有坚韧的组织间隔，成为椎管内肿瘤向椎管外生长的通路，而椎旁软组织由于组织疏松，常成为肿瘤扩散的重要通道，而椎前筋膜、胸腰筋膜、颈深筋膜等组织坚韧，对肿瘤的局部扩散有限制作用。

对于良性肿瘤而言，肿瘤的生长可局限于其起源的组织内，但有时候也能扩大范围。源于骨内的肿瘤可局限于骨内，不穿入软组织；源于肌肉内的病灶可不侵入肌腱筋膜面或间隙内；源于皮下组织的病灶可不穿入深筋膜，而深部的病灶也不会穿至浅筋膜。良性病灶很少破坏正常组织，其生长受到天然屏障的制约，通过对周围正常组织的挤压，产生其生长的空间。正常细胞生长时产生的压力较大，细胞相互接触可以抑制彼此的生长，称为“接触抑制”，良性肿瘤受到该机制的影响，不会无限制地生长。临床可见病灶总是向最小阻力的方向生长。在软组织内，由于缓慢生长，对周围组织逐渐挤压，良性肿瘤可以长到很大，如脂肪瘤、纤维瘤等，虽然体积较大，但对周围正常组织仅仅是产生推挤，而不会破坏正常组织的结构。在骨内，良性肿瘤扩张方式与软组织内有所不同。由于骨质不易膨胀，比软组织病灶可产生更大的“接触抑制”，可扩张性更小，通常情况是骨质被吸收后才能产生肿瘤生长的空间。骨松质相对骨皮质更容易被吸收，所以病灶常沿髓腔扩展，骨皮质受到刺激可缓慢膨胀，肿瘤生长缓慢，反应骨有充足的时间成熟，变为骨皮质外环绕的包壳，产生更大的阻力，限制肿瘤生长。当肿瘤延伸至骨皮质内时，可沿血管通道或哈弗斯管向前，到达关节软骨下骨后，骨的吸收会停止下来。总的来说，良性肿瘤的大小、形态和生长速度是病灶本身的内在因素和局部解剖结构的制约性联合作用的结果。

恶性肿瘤的生长不受“接触抑制”的影响，因此其生长快速。对周围组织，恶性肿瘤同样会有挤压、刺激破骨细胞活性增强，使骨吸收增加的影响，但更主要的是恶性肿瘤会直接破坏正常组织。与良性肿瘤和低度恶性肿瘤不同，高度恶性肿瘤可通过酶的作用破坏胶原和其他细胞外基质，直接破坏骨与肌肉，甚至筋膜和软骨等组织屏障，同时由于间质组织中的特异性和非特异性的炎症反应，使周围正常组织变得脆弱，使酶的作用变得更强，加快周围组织的破坏。因此恶性肿瘤的生长受到天然屏障或组织间室的限制相对较小，越是恶性程度高的肿瘤，其生长速度越快。

三、间室和天然屏障对脊柱肿瘤生长的抑制

脊柱肿瘤被间室和天然屏障限制于解剖间室内具有重要的临床意义。良性肿瘤生长缓慢，并有静止倾向，受到天然屏障的限制。部分生长活跃的良性肿瘤生长较快，虽然对周围正常组织推挤明显，可以造成组织结构的扭曲变形等，但始终不会超越其存在的解剖间室。而间室外的肿瘤生长可不受限制，此类肿瘤生长较快，且可能边界不清。

侵袭性良性肿瘤具有囊外穿透的能力，可以超出其起始的解剖间室。由于其反应强烈，与周围正常组织的界线不如其他良性肿瘤清楚，但在反应区内，没有卫星灶和跳跃灶，所以也不像恶性肿瘤那样有弥散性侵袭。其生长通常是沿血管、神经等穿通的地方向外延伸，而不直接破坏屏障。

恶性肿瘤通常会对天然屏障造成破坏，从而突破解剖间室，一旦突破解剖间室，肿瘤很快扩散到疏松组织内，而原发位置在间室外的恶性肿瘤生长速度更快，可沿神经血管束向上下延伸。解剖间室对恶性肿瘤的生长影响有限，尤其是对恶性程度较高的肿瘤影响更小。

第四节　脊柱肿瘤的局部危害

就全身而言，良性肿瘤一般不会对患者的生命构成威胁，除非是生长在上位颈椎处的一些肿瘤可以产生致死性的并发症。而脊柱的恶性肿瘤可能危及患者的生命。由于脊柱在功能上的重要意义和解剖上的特殊性，决定了脊柱肿瘤局部危

害的特殊性。肿瘤不断生长对脊柱强度的破坏而出现的病理性骨折，肿瘤对周围脏器的压迫、侵犯，肿瘤本身对脊髓及神经根的压迫，是患者产生局部或全身症状的原因。

一、肿瘤压迫所致损害

肿瘤具有向最小阻力方向生长的特性，对脊柱来说，椎体后缘及椎旁是脊柱骨性结构中较为薄弱的方向，因此即使是良性病灶也有突入椎管、椎旁形成压迫的情况，从而产生各种临床症状。在不同的节段，肿瘤压迫所产生的症状有所不同。

椎旁的肿块在颈段可以压迫食管、气管，引起吞咽困难、异物感、呼吸困难等表现；侵犯椎旁的交感神经可引起心悸、Horner 综合征（图 2－4－1）等交感症状；压迫臂丛神经可以造成上肢的感觉运动障碍；压迫椎动脉可以造成眩晕等椎动脉缺血的表现等。中下胸段的肿瘤可以引起脊髓前动脉的供血障碍，产生脊髓缺血性损伤，也可以产生肋间神经痛等症状。腰骶段的肿瘤可对腹腔或盆腔内的器官产生压迫，引起相应的症状。

相对而言，椎管内的压迫更为常见，由于对脊髓、神经根的压迫，椎管内的压迫可造成肢体感觉、运动和括约肌功能的障碍，甚至截瘫，严重影响生活质量。在上位颈椎的肿瘤可压迫延髓和上位脊髓，造成致命的呼吸循环功能抑制，直接危及生命。

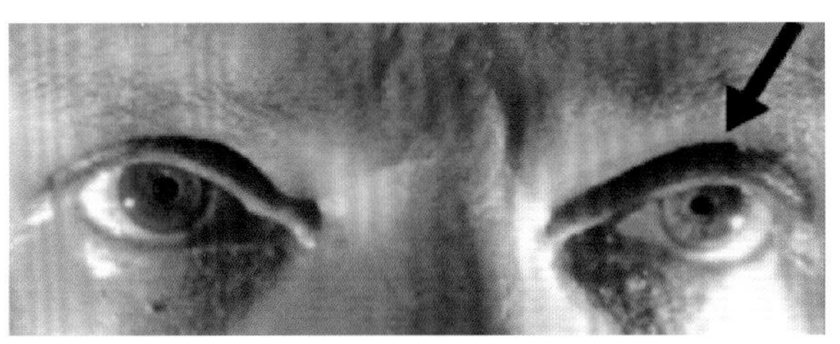

图 2－4－1　Horner 综合征

二、肿瘤侵蚀所致损害

脊柱肿瘤对脊柱椎体及附件的侵蚀会对脊柱的稳定性构成影响。在颈椎，椎体破坏体积在颈椎达正常椎体的 35%～45%、胸椎达 50%、腰椎达 35%，就可因病理性骨折导致局部畸形及不稳。相对于有成熟的反应骨的肿瘤而言，溶骨性破坏的肿瘤更容易引发病理性骨折，造成脊柱的节段性不稳，从而导致继发性脊髓、马尾、神经根的压迫。如果恶性脊柱肿瘤向椎旁侵蚀，还可以对椎旁的重要结构产生严重危害。在颈段，肿瘤可以侵蚀食管、气管，引起食管气管瘘，继发严重的并发症，而胸腰段脊柱的前方有主动脉、下腔静脉等大血管，如果受到肿瘤的侵蚀破坏穿孔，可以造成致命性的大出血。

第五节　脊柱肿瘤的复发及转移

少数脊柱肿瘤或瘤样病变有自愈倾向，一些良性病变可以长期静止，但恶性肿瘤或侵袭性生长的良性肿瘤存在复发或转移的现象。

由于脊柱解剖结构的特殊性，按照四肢恶性肿瘤的根治切除边界进行手术是不可能的，在保留椎管内脊髓神经组织和椎体周围重要大血管及脏器的前提下手术，很多患者只能达到囊内切除或广泛切除水平。手术切除的难度在客观上造成了较高的复发率。肿瘤被部分切除后，残余的肿瘤对抗伤口内非流行的修复性细胞，在伤口修复早期，修复细胞处于主导地位。但当伤口修复高峰过后，肿瘤细胞的增殖占到主导地位，替代骨与软组织的修复。一般在 3 个月后，可见到肿瘤的复发。而脊柱肿瘤术后 1 年内是局部复发的高峰时间，术后 2 年后复发风险下降。因此，术后 2 年内的定期随访尤为重要。肌体对肿瘤的免疫监视可以发挥抑制肿瘤复发的作用，有研究表明手术区域的感染或慢性炎症会充分地调动机体免疫功能，尤其是触发细胞免疫功能，产生抗肿瘤免疫效应，对肿瘤的复发起到抑制作用。

经血液转移是脊柱肿瘤最常见的转移方式，其次为局部浸润转移，淋巴转移途径少见。因为脊柱本身无淋巴系统，而是由大静脉窦代替淋巴系统的功能，其引流不经过区域淋巴结－胸导管－中心静脉系统，而是直接通过周围静脉系统，进入腔静脉、右心房、右心室，到达肺部，同样不进入门静脉系统，所以少有肝脏转移。多数高度恶性的脊柱肿瘤都有血管内瘤栓存在，从而增加了血液转移的发生率。而少数出现局部淋巴结转移的病例，通常是由于肿瘤突破骨皮质，侵袭周围软组织后引起。

90%以上脊柱肿瘤的首发转移部位是肺，很多高度恶性骨肉瘤在初诊时就有肺部的微小转移灶。有文献表明高达 85%的骨肉瘤病例在初次就诊时就发现肺内转移灶。肺内转移灶的出现可以比原发灶有 6～24 个月的延后，这与微小病灶在肺内的生长周期和手术等治疗措施可能影响机体免疫能力有关。

相对而言，恶性程度较高的软组织肉瘤的转移率较低。因此，对于恶性程度较高的骨肉瘤，适宜早期进行全身化疗，以减少肿瘤复发和转移的发生。但对于恶性程度较高的软组织肉瘤是否需要早期全身化疗，目前存在争议。2019 年中国临床肿瘤学会（Chinese Society of Clinical Oncology，CSCO）发布的《软组织肉瘤诊疗指南》根据化疗敏感性对软组织肉瘤进行了分类，并按照分类推荐是否进行早期全身化疗。

（何聂正浩　阿木夫沙　何宝修　郝鹏　孔清泉　闵理）

参考文献

[1] 李桂源. 现代肿瘤学基础［M］. 北京：科学出版社，2011.

[2] Anto M，Manuel A，Jayachandran A，et al. Horner's syndrome secondary to T1 － T2 intervertebral disc prolapse［J］. Surg Neurol Int，2022，13：412.

[3] Ariyaratne S，Jenko N，Iyengar KP，et al. Primary osseous malignancies of the spine［J］. Diagnostics (Basel)，2023，13 (10)：1801.

[4] Benson JC，Vizcaino MA，Kim DK，et al. Exophytic lumbar vertebral body mass in an adult with back pain［J］. AJNR Am J Neuroradiol，2020，41 (10)：1786－1790.

[5] Lugano R，Ramachandran M，Dimberg A. Tumor angiogenesis：Causes，consequences，challenges and opportunities［J］. Cell Mol Life Sci，2020，77 (9)：1745－1770.

[6] Mazel C，Balabaud L，Bennis S，et al. Cervical and thoracic spine tumor management：Surgical indications，techniques and outcome［J］. Orthop Clin North Am，2009，40 (1)：75－92.

[7] Noureldine MHA，Shimony N，Jallo GI. Malignant spinal tumors［J］. Adv Exp Med Biol，2023，1405：565－581.

[8] Sundaresan N，Boriani S，Okuno S. State of the art management in spine oncology：A worldwide perspective on its evolution，current state，and future［J］. Spine，2009，34 (22 Suppl)：S7－S20.

[9] Xu MS，Zhang T，Xia RL，et al. Targeting the tumor stroma for cancer therapy［J］. Mol Cancer，2022，21 (1)：208.

[10] Yang Z，Zheng R，Zhang S，et al. Incidence，distribution of histological subtypes and primary sites of soft tissue sarcoma in China［J］. Cancer Biol Med，2019，16 (3)：565－574.

第三章　骨肿瘤和脊柱肿瘤分类与外科分期

第一节　骨肿瘤分类的进展

骨肿瘤的分类是大量医学专家基于长期临床工作经验和实验研究资料的总结。由于骨肿瘤种类繁多，为了学术交流和更深入的研究，对其系统分类有利于正确认识骨肿瘤，使骨科、病理科、影像科和肿瘤科等有统一的诊断标准，以指导治疗方法的选择和疗效的评定，使患者获得更好的治疗结果。

1972 年世界卫生组织（WHO）委托 Schajowicz 领衔编写了 WHO 骨肿瘤分类（表 3－1－1）。以组织学为研究方法，以肿瘤细胞的形态和组织来源为分类依据，对骨肿瘤分门别类。在九大类型中，除真性肿瘤外，还包括瘤样病变。其中在成骨性、成软骨性、其他肿瘤和其他结缔组织肿瘤类中又分良、恶性。脉管肿瘤在良、恶性之间又分出了中间性。但此分类总体仍比较笼统。增加瘤样病变，完全是为了鉴别诊断。该分类的最大贡献在于跳出了单纯形态学分类的思路，强调了肿瘤细胞的来源。

表 3－1－1　1972 年 WHO 骨肿瘤分类

组织来源	良性	中间性	恶性
1. 成骨性肿瘤	（1）骨瘤 （2）骨样骨瘤 （3）成骨细胞瘤		（1）骨肉瘤（骨源肉瘤） （2）皮质旁骨肉瘤（骨旁骨肉瘤）
2. 成软骨性肿瘤	（1）软骨瘤 （2）骨软骨瘤（外生骨疣） （3）成软骨细胞瘤 （4）软骨黏液样纤维瘤		（1）软骨肉瘤 （2）皮质旁软骨肉瘤 （3）间叶性软骨肉瘤
3. 骨巨细胞瘤（破骨细胞瘤）			
4. 骨髓肿瘤			（1）尤因肉瘤 （2）骨网织细胞肉瘤 （3）骨淋巴肉瘤 （4）骨髓瘤
5. 脉管肿瘤	（1）血管瘤 （2）淋巴管瘤 （3）血管球瘤	（1）血管内皮瘤 （2）血管外皮瘤	血管肉瘤
6. 其他结缔组织肿瘤	（1）成纤维性纤维瘤 （2）脂肪瘤		（1）纤维肉瘤 （2）脂肪肉瘤 （3）恶性间叶瘤 （4）未分化肉瘤
7. 其他肿瘤	（1）神经鞘瘤 （2）神经纤维瘤		（1）脊索瘤 （2）长骨“牙釉质瘤”

续表

组织来源	良性	中间性	恶性
8. 未分化肿瘤			
9. 瘤样病变 (1) 孤立性骨囊肿（单纯性骨囊肿） (2) 动脉瘤样骨囊肿 (3) 近关节性骨囊肿 (4) 干骺端纤维性缺陷（非骨化性纤维瘤） (5) 嗜伊红肉芽肿 (6) 纤维结构不良 (7) “骨化性肌炎” (8) 甲状旁腺功能亢进性“棕色瘤”			

1993年WHO再次委托Schajowicz与9个国家的病理学者归纳、总结了20多年来的研究进展，收入了大量的新发现和研究成果，编写了第2版WHO骨肿瘤分类（表3－1－2）。与第1版对照，原则上没有大的变化，但对一些瘤种进行了细化。如骨肉瘤，第1版仅分为骨源肉瘤和骨旁骨肉瘤，而第2版出现了7个亚型，中心性（髓性）骨肉瘤4个亚型、骨表面骨肉瘤3个亚型。还增加了一些新认识的瘤种，如骨髓肿瘤中的骨原始神经外胚层瘤等。在定性方面，除未分化肿瘤未指出具体的肿瘤和骨巨细胞瘤未定性外，其余6大类均分为良性和恶性。而中间性属性一类中，在原脉管肿瘤的基础上，成骨性肿瘤增加了侵袭性骨母细胞瘤，其他结缔组织肿瘤增加了韧带样纤维瘤。第2版大大丰富了第1版分类的内容，临床应用价值增加。

表3－1－2　1993年WHO骨肿瘤分类

组织来源分类
成骨性肿瘤
良性
骨瘤
骨样骨瘤和骨母细胞瘤
骨样骨瘤
骨母细胞瘤
中间性
侵袭性（恶性）骨母细胞瘤
恶性
骨肉瘤
中心性（髓性）骨肉瘤
普通性中心性骨肉瘤
毛细血管扩张性骨肉瘤
骨内高分化骨肉瘤
圆细胞型骨肉瘤
骨表面骨肉瘤
骨旁（近皮质）骨肉瘤
骨膜骨肉瘤
高度恶性表面骨肉瘤
成软骨性肿瘤
良性
软骨瘤
内生软骨瘤
近皮质（骨膜）软骨瘤
骨软骨瘤
孤立性骨软骨瘤
多发性骨软骨瘤
软骨母细胞瘤
软骨黏液样纤维瘤
恶性
软骨肉瘤

续表

组织来源分类
骨膜（近皮质）软骨肉瘤
间叶性软骨肉瘤
去分化软骨肉瘤
透明细胞软骨肉瘤
恶性软骨母细胞瘤
骨巨细胞瘤（破骨细胞瘤）
骨髓肿瘤
恶性
尤因肉瘤
骨原始神经外胚层瘤
骨恶性淋巴瘤
骨髓瘤
脉管肿瘤
良性
血管瘤
淋巴管瘤
血管球瘤
中间性
血管内皮瘤
血管外皮瘤
恶性
血管肉瘤
恶性血管外皮瘤
其他结缔组织肿瘤
良性
良性纤维组织细胞瘤
脂肪瘤
中间性
韧带样纤维瘤
恶性
纤维肉瘤
恶性纤维组织细胞瘤
脂肪肉瘤
恶性间叶瘤
平滑肌肉瘤
未分化肉瘤

续表

组织来源分类
其他肿瘤
良性
神经鞘瘤
神经纤维瘤
恶性
脊索瘤
长骨造釉细胞瘤
未分化肿瘤
瘤样病变
孤立性骨囊肿
干骺端纤维性缺陷（非骨化性纤维瘤）
骨化性肌炎
动脉瘤样骨囊肿
嗜酸性肉芽肿（孤立性）
甲状旁腺功能亢进性棕色瘤
巨细胞修复性肉芽肿
近关节骨囊肿
纤维结构不良和骨纤维结构不良（骨化纤维瘤）
骨内表皮样骨囊肿

2002 年第 3 版 WHO 骨肿瘤分类问世，147 个作者参加了相关文献的撰写，其中 42 个学者参加了在法国里昂举行的工作会议，大约涉及了 29 个国家和地区。第 3 版分类在分类的依据和认识方面有了重要的进步。在组织学类型出现重要进展的基础上，涉及了遗传学领域。几乎每一篇文献均包括遗传学内容，增加了许多遗传学方面的认识和研究成果，认为大多数肿瘤存在染色体异常。这些染色体异常的发生、发展大多经过两个过程：①异常的体细胞变异，产生一个无限制生长并具有侵略性的细胞；②病理性增生，从单细胞发展到多细胞肿瘤。因此这个分类已经超越了肿瘤细胞形态和来源的分类，是一个立体的多元佐证的分类。由于认识领域的拓展和传统的组织学领域的研究成果，对一些肿瘤的传统认识也出现了重要的修正。

第 3 版分类将骨肿瘤分为 15 大类（表 3-1-3），基本保持了第 2 版的内容，删去了恶性软骨母细胞瘤、恶性间叶瘤、未分化肉瘤和侵袭性骨母细胞瘤。骨肉瘤从 7 个亚型修正到 8 个，而普通型骨肉瘤变为具有 3 个亚型的最多见的类型。巨细胞瘤在WHO骨肿瘤分类第1、2版中均未定性，而在第3版中明确分为巨细胞瘤（交界性）和恶性巨细胞瘤。第2版的其他结缔组织肿瘤类，罗列了多种不同组织来源或来源不清的肿瘤，第3版大多给予了明确分类。其他结缔组织肿瘤类被分为纤维性肿瘤、纤维组织细胞性肿瘤、平滑肌肿瘤和脂肪源性肿瘤。第1、2版骨髓肿瘤类4个肿瘤维持了30年，第3版中把浆细胞骨髓瘤和恶性淋巴瘤归为淋巴造血系统肿瘤。把尤因肉瘤和原始神经外胚层瘤从骨髓肿瘤中剔除，独立成类称尤因肉瘤/原始神经外胚叶肿瘤。第2版的瘤样病变在第3版称其他病变，并在其中增加了胸壁错构瘤，而骨化性肌炎、巨细胞型肉芽肿、甲状旁腺功能亢进性棕色瘤及一些特殊类型的囊肿均被删除。第3版与第2版WHO骨肿瘤分类相比较，增加了6个类型：纤维性肿瘤、纤维组织细胞性肿瘤、平滑肌肿瘤、脂肪源性肿瘤、神经源性肿瘤和关节病变。按照上述分类方案，绝大多数骨肿瘤不是良性就是恶性，但少数肿瘤则表现出交界性病变特点，比如巨细胞瘤及朗格汉斯细胞组织细胞增生症。此外，一些良性的骨肿瘤及病变具有恶变的倾向，如多发性软骨瘤病、纤维结构不良以及骨纤维结构不良等，应该引起注意。

表3-1-3　2002年WHO骨肿瘤分类

肿瘤名称	ICD-O编码/生物学行为
软骨性肿瘤	
骨软骨瘤	9210/0
软骨瘤	9220/0
内生性软骨瘤	9220/0
骨膜软骨瘤	9221/0
多发性软骨瘤病	9220/1
软骨母细胞瘤	9230/0
软骨黏液样纤维瘤	9241/0
软骨肉瘤	9220/3
中央型软骨肉瘤原发性、继发性	9220/3
周围型软骨肉瘤	9221/3
去分化软骨肉瘤	9243/3
间叶性软骨肉瘤	9240/3
透明细胞软骨肉瘤	9242/3

续表

肿瘤名称	ICD-O编码/生物学行为
骨性肿瘤	
骨样骨瘤	9191/0
骨母细胞瘤	9200/0
骨肉瘤	9180/3
普通型骨肉瘤	9181/3
软骨母细胞性骨肉瘤	9181/3
纤维母细胞性骨肉瘤	9182/3
骨母细胞性骨肉瘤	9180/3
血管扩张型骨肉瘤	9183/3
小细胞性骨肉瘤	9185/3
低级别中央型骨肉瘤	9187/3
继发性骨肉瘤	9180/3
骨旁骨肉瘤	9192/3
骨膜骨肉瘤	9193/3
高级别骨表面骨肉瘤	9194/3
纤维性肿瘤	
促结缔组织增生性纤维瘤	8823/0
纤维肉瘤	8810/3
纤维组织细胞性肿瘤	
良性纤维组织细胞瘤	8830/0
恶性纤维组织细胞瘤	8830/3
尤因肉瘤/原始神经外胚叶肿瘤	
尤因肉瘤	9260/3
淋巴造血系统肿瘤	
浆细胞骨髓瘤	9732/3
恶性淋巴瘤	9590/3
巨细胞性肿瘤	
巨细胞瘤	9250/1
恶性巨细胞瘤	9250/3
脊索肿瘤	
脊索瘤	9370/3
血管肿瘤	
血管瘤	9120/0
血管肉瘤	9120/3
平滑肌肿瘤	
平滑肌瘤	8890/0
平滑肌肉瘤	8890/3
脂肪源性肿瘤	
脂肪瘤	8850/0
脂肪肉瘤	8850/3

续表

肿瘤名称	ICD-O 编码/生物学行为
神经源性肿瘤	
神经鞘瘤	9560/0
其他肿瘤	
造釉细胞瘤	9261/3
转移性恶性肿瘤	
其他病变	
动脉瘤样骨囊肿	
单纯性骨囊肿	
纤维结构不良	
骨纤维结构不良	
朗格汉斯细胞组织细胞增生症	9751/1
Erdheim-Chester 瘤	
胸壁错构瘤	
关节病变	
滑膜软骨瘤病	9220/0

注：表右侧所列为肿瘤国际分类的形态学编码(Morphology Code of the International Classification of Oncology，简称 ICD-O 编码)。斜线后为肿瘤的生物学行为，/0 为良性肿瘤，/1 为非特异性、交界性或不能确定生物学行为，/2 为原位癌和上皮内癌变 3 级，/3 为恶性肿瘤。

2013 年第 4 版 WHO 骨肿瘤分类问世。时隔 11 年，第 4 版在第 3 版的基础上，将骨肿瘤分为 12 大类（表 3-1-4），删去了第 3 版的神经源性肿瘤类，将第 3 版的尤因肉瘤和其他肿瘤这两类归入第 4 版杂类肿瘤一类，将第 3 版的关节病变类中滑膜软骨瘤病归入第4 版的软骨源性肿瘤类，这样就由第 3 版的 15 大类减少到第 4 版的 12 大类。第 4 版完善了部分原有病种的内容，更加明确了某些肿瘤的生物学行为，同时增加多个新病种：骨软骨黏液瘤、甲下外生性骨疣、奇异性骨旁骨软骨瘤样增生、骨瘤、骨的孤立性浆细胞瘤、小骨的巨细胞病变、良性脊索样细胞瘤、上皮样血管瘤、上皮样血管内皮瘤、Rosai-Dorfman 病等。将“恶性纤维组织细胞瘤”更名为“骨的未分化高级别多形性肉瘤”，将“胸壁错构瘤”更名为“软骨间叶性错构瘤”，删去了神经鞘瘤、转移性恶性肿瘤。

表 3-1-4　2013 年 WHO 骨肿瘤分类

肿瘤名称	ICD-O 编码/生物学行为
软骨源性肿瘤	
-良性	
骨软骨瘤	9210/0
软骨瘤	9220/0
内生软骨瘤	9220/0
骨膜软骨瘤	9221/0
骨软骨黏液瘤	9211/0
甲下外生性骨疣	9213/0
奇异性骨旁骨软骨瘤样增生	9212/0
滑膜软骨瘤病	9220/0
-中间性（局部侵袭性）	
软骨黏液样纤维瘤	9241/0
非典型软骨样肿瘤/软骨肉瘤（1 级）	9222/1
-中间性（偶见转移型）	
软骨母细胞瘤	9230/1
-恶性	
软骨肉瘤（Ⅱ级，Ⅲ级）	9220/3
去分化软骨肉瘤	9243/3
间叶性软骨肉瘤	9240/3
透明细胞软骨肉瘤	9242/3
骨源性肿瘤	
-良性	
骨瘤	9180/0
骨样骨瘤	9191/0
-中间性（局部侵袭性）	
骨母细胞瘤	9200/0
-恶性	
低级别中心型骨肉瘤	9187/3
普通型骨肉瘤	9180/3
成软骨型骨肉瘤	9181/3
成纤维型骨肉瘤	9182/3
成骨型骨肉瘤	9180/3
毛细血管扩张型骨肉瘤	9183/3
小细胞骨肉瘤	9185/3
继发性骨肉瘤	9184/3
骨旁骨肉瘤	9192/3
骨膜骨肉瘤	9193/3
高级别表面骨肉瘤	9194/3

续表

肿瘤名称	ICD—O 编码/生物学行为
纤维源性肿瘤	
—中间性（局部侵袭性）	
骨的促结缔组织增生性纤维瘤	8823/1
—恶性	
骨的纤维肉瘤	8810/3
纤维组织细胞性肿瘤	
良性纤维组织细胞瘤/非骨化性纤维瘤	8830/0
造血系统肿瘤	
—恶性	
浆细胞骨髓瘤	9732/3
骨的孤立性浆细胞瘤	9731/3
骨的原发性非霍奇金淋巴瘤	9591/3
富于巨细胞的破骨细胞肿瘤	
—良性	
小骨的巨细胞病变	
—中间性（局部侵袭性，偶见转移型）	
骨的巨细胞肿瘤	9250/1
—恶性	
骨巨细胞瘤内的恶性	9250/3
脊索样肿瘤	
—良性	
良性脊索样细胞瘤	9370/0
—恶性	
脊索瘤	9370/3
血管性肿瘤	
—良性	
血管瘤	9120/0
—中间性（局部侵袭性，偶见转移型）	
上皮样血管瘤	9125/0
—恶性	
上皮样血管内皮瘤	9133/3
血管肉瘤	9120/3
肌源性肿瘤	
—良性	
骨的平滑肌瘤	8890/0
—恶性	
骨的平滑肌肉瘤	8890/3

续表

肿瘤名称	ICD—O 编码/生物学行为
脂肪源性肿瘤	
—良性	
骨的脂肪瘤	8850/0
—恶性	
骨的脂肪肉瘤	8850/3
未明确肿瘤性质的肿瘤	
—良性	
单纯性骨囊肿	
纤维结构不良	8818/0
骨性纤维结构不良	
软骨间叶性错构瘤	
Rosai—Dorfman 病	
—中间性（局部侵袭性）	
动脉瘤样骨囊肿	9260/0
朗格汉斯细胞组织细胞增多症	
单骨性	9752/1
多骨性	9753/1
Erdheim—Chester 病	9750/1
杂类肿瘤	
尤因肉瘤	9364/3
釉质瘤	9261/3
骨的未分化高级别多形性肉瘤	8830/3

注：表右侧所列为肿瘤国际分类的形态学编码（Morphology Code of the International Classification of Oncology，简称 ICD—O 编码）。斜线后为肿瘤的生物学行为，/0 为良性肿瘤，/1 为非特异性、交界性或不能确定生物学行为，/2为原位癌和上皮内癌变 3 级，/3 为恶性肿瘤。

第 5 版 WHO 骨肿瘤分类于 2022 年出版，随着对疾病的深入研究、新技术的应用，我们对疾病的认识从形态学走向了蛋白质分子水平和基因水平，研究成果不断更新着人们对疾病的认识和理解。2020 年第 5 版 WHO 骨肿瘤分类中对疾病的介绍更为细致，总体上分类更为简化（表 3—1—5）。第 5 版 WHO 骨肿瘤分类有 4 部分内容：①软组织肿瘤；②骨与软组织未分化小圆细胞肿瘤；③骨肿瘤；④遗传性骨与软组织肿瘤综合征。其中 2、3、4 部分与骨肿瘤相关。其中的骨肿瘤分类对比第 4 版有更简洁、科学和方便应用的特点。总体上大的分类由原来 12 类减少为

8 类，共包含了 68 种疾病。删除了纤维组织细胞性肿瘤、肌源性肿瘤、脂肪源性肿瘤、未明确肿瘤性质的肿瘤、杂类肿瘤 5 大类的名称，并将其中一部分疾病重新归类，大部分归入到骨的其他间叶性肿瘤类中。此外，第 5 版还新增、删除或重新划分了部分疾病；丰富了一系列骨的造血系统肿瘤名称；新增了遗传性骨与软组织肿瘤综合征；第 5 版继续沿用第 4 版良性肿瘤、中间性（局部侵袭/偶见转移）和恶性肿瘤的划分方法，但对部分肿瘤的生物学行为重新进行了划分。

表 3－1－5　2020 年 WHO 骨肿瘤分类

肿瘤名称	ICD－O 编码/生物学行为
软骨源性肿瘤	
－良性	
甲下外生性骨疣	9213/0
奇异型骨旁骨软骨瘤样增生	9212/0
骨膜软骨瘤	9221/0
内生性软骨瘤	9220/0
骨软骨瘤	9210/0
软骨母细胞瘤，NOS	9230/0
软骨黏液样纤维瘤	9241/0
骨软骨黏液瘤	9211/0
－中间性（局部侵袭性）	
软骨瘤病，NOS	9220/1
非典型软骨样肿瘤	9222/1
－恶性	
软骨肉瘤，1 级	9222/3
软骨肉瘤，2 级	9222/3
软骨肉瘤，3 级	9222/3
骨膜软骨肉瘤	9221/3
透明细胞软骨肉瘤	9242/3
间叶性软骨肉瘤	9240/3
去分化软骨肉瘤	9243/3
骨源性肿瘤	
－良性	
骨瘤，NOS	9180/0
骨样骨瘤，NOS	9191/0
－中间性（局部侵袭性）	
骨母细胞瘤，NOS	9200/1

续表

肿瘤名称	ICD－O 编码/生物学行为
－恶性	
低级别中央型骨肉瘤	9187/3
骨肉瘤，NOS	9180/3
普通型骨肉瘤	
毛细血管扩张型骨肉瘤	
小细胞型骨肉瘤	
骨旁骨肉瘤	9192/3
骨膜骨肉瘤	9193/3
高级别骨表面骨肉瘤	9194/3
继发性骨肉瘤	9184/3
纤维源性肿瘤	
－中间性（局部侵袭性）	
促结缔组织增生性纤维瘤（促纤维增生性纤维瘤）	8823/1
－恶性	
纤维肉瘤	8810/3
骨的血管性肿瘤	
－良性	
血管瘤，NOS	9120/0
－中间性（局部侵袭性）	
上皮样血管瘤	9125/0
－恶性	
上皮样血管内皮瘤，NOS	9133/3
血管肉瘤	9120/3
富于破骨细胞样多核巨细胞的肿瘤	
－良性	
动脉瘤样骨囊肿	9260/0
非骨化性纤维瘤	8830/0
－中间性（局部侵袭性，偶见转移性）	
骨巨细胞瘤，NOS	9250/1
－恶性	
恶性骨巨细胞瘤	9250/3
脊索肿瘤	
－良性	
良性脊索细胞瘤	9370/0
－恶性	
脊索瘤，NOS	9370/3
软骨样脊索瘤	
分化差的脊索瘤	9370/3
去分化脊索瘤	9372/3

续表

肿瘤名称	ICD-O 编码/生物学行为
骨的其他间叶性肿瘤	
-良性	
胸壁软骨间叶性错构瘤	
单纯性骨囊肿	
纤维结构不良	
骨性纤维结构不良	8818/0
脂肪瘤	
冬眠瘤	8850/0
-中间性（局部侵袭性）	
釉质瘤样骨性纤维结构不良（釉质瘤样骨纤维结构不良）	9261/1
间叶瘤，NOS	8990/1
-恶性	
长骨釉质瘤	9371/3
去分化釉质瘤	8890/3
平滑肌肉瘤，NOS	8990/1
未分化多形性肉瘤（多形性肉瘤，未分化）	8802/3
骨转移性肿瘤	
骨的造血系统肿瘤	
骨浆细胞瘤	9731/3
恶性淋巴瘤，非霍奇金型，NOS	9591/3
霍奇金病，NOS	9650/3
弥漫大B细胞淋巴瘤，NOS	9680/3
滤泡性淋巴瘤，NOS	9690/3
边缘区B细胞淋巴瘤，NOS	9699/3
T细胞淋巴瘤，NOS	9702/3
间变性大细胞淋巴瘤，NOS	9714/3
恶性淋巴瘤，淋巴母细胞性，NOS	9727/3
Burkitt 淋巴瘤，NOS（伯基特淋巴瘤，NOS）	9687/3
朗格汉斯细胞组织细胞境生症，NOS	9751/1
朗格汉斯细胞组织细胞增生症，播散型	9751/3
Erdheim-Chester 病（埃德海姆-切斯特病）	9749/3
Rosai-Dorfman 病（罗赛-多夫曼病）	

注：良性肿瘤的编码为/0；未明确，交界性或不确定的肿瘤编码为/1；原位癌和 Ⅲ级上皮内癌变编码为/2；原发部位恶性肿瘤编码为/3。

第二节　骨肿瘤外科分期

Enneking GTM 外科分期依据以下有相互关系的3种因素：分级（Grade，G）、部位（Site，T）、转移（Metastasis，M）。每种因素按顺序分层组合，将对预后和治疗产生重要影响。

一、外科分期的要素

（一）组织分级

组织分级是对肿瘤的生物学浸润行为的评价，根据肿瘤的良、恶性及其程度的分级，共分为G_0、G_1、G_2期，各期的特点如下。

1. G_0期　良性。组织学特征：良性细胞学行为，细胞分化良好，低至中度的细胞基质比。影像学特征：病变边缘有完整、明确的包膜包被。临床特点：主要发生在青少年和青年，包膜完整，反应区没有卫星结节，没有跳跃转移，极少有远隔转移，生长率不一。

2. G_1期　低度恶性。组织学特征：有丝分裂象少，中度分化，基质较少。影像学特征：有缓慢的浸润性表现。临床特点：生长慢，反应区卫星结节，没有跳跃转移，偶尔有远处转移。

3. G_2期　高度恶性。组织学特征：有丝分裂象多见，分化不良，稀疏和不成熟的基质。细胞学特征：畸变、多染色质、多型性。影像学特征：破坏侵袭性明显。临床特点：生长快，症状重，卫星结节和跳跃性转移并存，常发生局部和远处转移。

G_0期良性病变的行为具有潜伏性、活跃性和浸润性，其组织学特性不能很好地说明其行为，但影像学特征分期研究和临床表现却能预测G_0期的病变。G_1期低度恶性肉瘤的组织学特征与高度恶性肉瘤在组织背景上有明显的区别，影像学和临床表现能够支持和确定细胞学上的差异。但是，单纯从组织学上很难区别G_0期和G_1期的病变。在许多患者中，影像学特征比组织学应用得多。

通过流式细胞仪对细胞 DNA 含量进行定量分析，是评价分级的有效方法。各自的细胞核用特异性荧光 DNA 染色，应用荧光测量计很快测出 DNA 浓度。正常细胞是二倍体，G_1期病变染色体有大量的复制（四倍体）；G_2期有大量异常的四倍体和异常的细胞基线（非倍数染色体），提示为高度恶性肿瘤。这些有关倍体与预后的相关性在其他类的肿瘤也是一致的，说明了这种方法对结缔组织肿瘤的分级是很有帮助的。

脊柱肿瘤的分级同其他肿瘤一样，应用临床、影像学和组织学密切结合的标准。例如，多数脊柱脊索瘤归类于 G_1 期分级，但随访发现较多患者能够迅速升至 G_2期，特别是在数次的复发之后。

（二）发病部位

肿瘤的发病部位与其预后和外科治疗的选择有直接的关系。肿瘤的发病部位有 T_0、T_1、T_2 三个层次，这些层次由肿瘤的临床表现和影像学表现决定。分期研究（骨显像、血管造影、CT、MRI、超声、脊髓造影等）对术前评价发病部位有重要的价值。各自的特点如下。

1. T_0　肿瘤限制在囊内，没有超出肿瘤间隔的边界，肿瘤的包膜和/或间隔发生变形和破坏前，肿瘤和包膜外的组织不接触。

2. T_1　肿瘤病变范围达到囊外，包括在反应区内直接的浸润和孤立的卫星结节，但是病变的范围未穿透所有的间隔，包括骨皮质、关节软骨、关节囊、致密纤维组织筋膜、韧带或腱鞘等。也就是说，T_1 是指病变和它的假膜均在间室内。如果肿瘤在间隔内，而反应区伸出间隔外，就属于间室外。

3. T_2　肿瘤超出间隔，进入没有纵向边界空间的病变，称为间室外病变或 T_2。间室外组织受累的原因可能是既往已经发生的病变，也可能是由外伤或手术引起的囊外转移。肿瘤及其反应区累及神经血管束的均称为间室外病变。

（三）肿瘤的转移

在大多数恶性肿瘤分期中，都把肿瘤转移分为区域性转移（N，淋巴结）和远处转移（M），因为这两处的转移在预后和治疗上有显著的差异。对于肉瘤来说，无论是区域性转移还是远处转移，都一样具有较差的预后，二者均称为远处转移（M）。转移只分 2 个层面：M_0和 M_1。M_0指没有区域性或远处转移，M_1 指有区域性或远处转移。

二、良、恶性肿瘤的外科分期标准

外科分期是由 GTM 联合组成，良性肿瘤的不同分期由 1、2、3 表示，分别代表非活动性、活动性、侵袭性。恶性肿瘤的不同分期由不同恶性程度的Ⅰ、Ⅱ、Ⅲ期表示，分别代表低度恶性、高度恶性、转移，每期按有无转移、位于间室内或间室外再分为 2 种不同类型。A 为间室内的肿瘤，B 为间室外的肿瘤（表 3－2－1）。

表 3－2－1　外科分期标准

类别	外科分期		分级（G）	部位（T）	转移（M）
良性	1 期	非活动性	G_0	T_0	M_0
	2 期	活动性	G_0	T_0	M_0
	3 期	侵袭性	G_0	$T_{1\sim2}$	$M_{0\sim1}$
恶性	ⅠA	低度恶性、无转移、间室内	G_1	T_1	M_0
	ⅠB	低度恶性、无转移、间室外	G_1	T_2	M_0
	ⅡA	高度恶性、无转移、间室内	G_2	T_1	M_0
	ⅡB	高度恶性、无转移、间室外	G_2	T_2	M_0
	ⅢA	低/高度恶性、有转移、间室内	$G_{1\sim2}$	T_1	M_1
	ⅢB	低/高度恶性、有转移、间室外	$G_{1\sim2}$	T_2	M_1

（一）良性肿瘤的外科分期

1. 1期 良性肿瘤在行囊内切除（刮除或咬除）后复发率很低，因为它们有同时愈合的自然史，如单发性囊肿和软骨瘤等。这些肿瘤的行为是非活动性的，即使在保证不增加死亡率和肢残率的情况下，采取更保险的大块切除或边缘切除的方法来达到低危险的边界，对1期病变来说亦是不必要的。

2. 2期 活跃性肿瘤在囊内切除后有明显的复发率，如果进行界面性大块切除，可以大大降低复发率。因为活动性病变局限在囊内（T_0），在囊外的反应区切除肿瘤，几乎不会在边界上残存肿瘤。由于囊内切除存在复发的危险，所以在囊内切除之后必须考虑采用非手术的辅助治疗方法，无论化疗还是放疗，对活动的有丝分裂细胞有效，但对G_0期的良性病变作用是有限的，且有较大的不良反应。辅助治疗方法，如酚、低渗盐水、局部抗菌剂、甲氨蝶呤和反复的冷冻疗法均会起到一定的作用。据有关文献报道，只有热疗导致肿瘤组织液化和冷冻引起肿瘤细胞的坏死是扩展外科界面的有效方法。以上方法均能引起数毫米的坏死，如果应用恰当，在2期肿瘤同样能达到同外科囊外或边界切除一样的降低复发率的效果。

3. 3期 侵袭性良性肿瘤具有囊外扩展的特性（T_1甚至是T_2），在囊外或边界切除后均具有较高的复发率。广泛反应区外的手术切除是降低复发率的方法，当手术边界切除实施有困难时，采用有效的辅助治疗方法也能奏效。边缘切除加用放疗能有效地降低复发率，手术边界切除不能达到的肿瘤，可以采用联合治疗的方法。

脊柱良性肿瘤的分期与手术边界的结合与四肢良性肿瘤相同。脊柱2期肿瘤囊内边界切除复发的危险性与四肢肿瘤也是相同的。脊柱良性肿瘤的复发与四肢不同的是，它将导致神经功能障碍和脊柱不稳。在四肢可以用低温和热疗来扩大囊内切除的边界，但在脊柱，由于脊髓的存在，应用低温和热疗将变得很危险。

（二）恶性肿瘤的外科分期

1. ⅠA期 低度恶性的G_1期，局部侵袭性肿瘤在反应区有隐匿性浸润，并形成卫星结节，无论是囊外切除还是边缘切除都有较高的复发率。由于肿瘤位于间隔内，所以广泛切除会降低复发率。治疗方式以广泛切除为佳。边缘切除辅以有效的辅助治疗比单纯边缘切除大大降低了复发的风险，选择有效的辅助治疗有时是较困难的。在软组织肿瘤中，辅助放疗能有效降低边缘切除的复发率，但对骨骼肿瘤作用甚微。对于G_1期肉瘤，化疗一直被认为是无效的，临床上对辅助治疗的方法进行了大量的试验，作用均很小，并不能降低肉瘤广泛切除后的复发风险。

2. ⅠB期 间室外的G_1期肿瘤与间室内的肿瘤有不同的边界，间室外的肿瘤是难以达到边界切除的，在四肢将不得不采用截肢的方法或牺牲具有重要作用的血管、神经和关节等结构。界面手术结合辅助治疗对ⅠB期肿瘤并不如ⅠA期肿瘤有效。间室外肿瘤一旦切除范围不充分，将会引起更大范围的隐匿性播散。截肢将是无奈的选择。在脊柱，由于解剖结构的特殊性，间室外的肿瘤切除不可能达到边界，术后辅助治疗将是重要的措施。

3. ⅡA期 具有高度恶性、极具破坏性的肿瘤很少是间室内的，且多伴有跳跃性转移，即便采用了根治切除（通常对间室内肿瘤是很有效的）、根治性截肢或是广泛的边缘切除加有效的辅助治疗，仍不能降低肿瘤复发的危险性。软组织肉瘤通常位于间室内，放疗可以使大部分组织类型的软组织肉瘤得到局部控制。

相对于其他软组织肉瘤而言，横纹肌肉瘤对化疗极为敏感。化疗对一些骨与软组织肉瘤局部控制有一定的效果，如骨肉瘤和恶性纤维组织细胞瘤，但对其他组织来源的肿瘤作用甚微，如软骨肉瘤和纤维肉瘤。

4. ⅡB期 根治性边缘切除对肿瘤局部病变的控制是最有效的，ⅡB期四肢肿瘤的治疗常选择关节离断。但仍有微小病灶沿神经血管束向近端扩展，大范围的切除加辅助治疗的复发率很高，单纯大范围切除ⅡB期肿瘤的复发率达40%～60%，在反应区加有效的辅助治疗可以使复发率降至20%，通过骨的广泛切除加以辅助治疗可以使复发率降至10%。

对于脊柱Ⅰ期和Ⅱ期肿瘤，要做到广泛切除，往往要牺牲一部分神经功能。在评估治疗策略时，应考虑肿瘤的边界明确和随后的复发治疗是困难的。综合以上原因，对于脊柱肿瘤的有效的治疗应该是：大范围的手术切除，以达到肿瘤治疗的足够的边界，有效的辅助治疗。

5. Ⅲ期 为更好地治疗Ⅲ期肿瘤，在恰当地对原发性肿瘤进行手术治疗的同时，对肺转移和其他的远处转移也进行有效的控制。除非对转移性肿瘤的控制可以合理地预测，否则在广泛或根治切除会引起明显的死亡率和致残率增加的情况下应选择创伤小的治疗方法。根据原发性肿瘤对化疗的敏感度，在切除肺转移灶和原发灶术后可进行有效的化疗。

三、外科分期与治疗方法的选择

手术切除所达到的有 4 种边界：囊内（病损内）切除、边缘切除、广泛切除和根治切除。

1. 囊内（病损内）切除 指病灶内手术，手术切除边界在肿瘤内，常残留病变，沾染暴露的组织平面。常用于诊断性切开活检、病灶刮除或碎块状切除，还包括姑息性囊内截肢术。

2. 边缘切除 指手术切除边界在反应区内，囊外做病损区整块切除的局部手术，常用于良性病损的切除、活检或剥壳手术，也用于恶性肿瘤姑息性的边缘截肢术或受解剖部位限制不能做更大范围的手术，此类手术可残留卫星灶和跳跃灶。

3. 广泛切除 指手术切除边界经反应区 2cm 之外达正常组织，将病变假包膜，以及肿瘤周围正常组织做袖套样整块切除，用于脊柱Ⅰ期和Ⅱ期肿瘤的切除，恶性肿瘤的保肢手术或广泛的间室内截肢术。此类手术可清除卫星灶，但可留下跳跃灶。

4. 根治切除 指手术切除边界在正常组织内，要求将肿瘤占位的整个间室全部切除，即包括病变、假包膜、反应区以及整块骨、关节、肌肉。纵向包括受累骨骼的上下各一个关节，横向包括超过病变的筋膜间室或超出骨内病变的骨膜，理论上不留任何微细病变。该手术常用于恶性肿瘤的间室内、外的根治性局部切除或根治性超关节离断的截肢术（表 3－2－2）。

表 3－2－2 外科分期与治疗方式的选择

分期		组织分级（G）	解剖部位（T）	转移（M）	手术方式及其他治疗
良性	1	G_0	T_0	M_0	囊内（病损内）切除
	2	G_0	T_0	M_0	囊内（病损内）或边缘切除加辅助治疗
	3	G_0	$T_{1\sim2}$	$M_{1\sim2}$	广泛或边缘切除加辅助治疗
恶性	ⅠA	G_1	T_1	M_0	广泛局部切除（保肢手术）
	ⅠB	G_1	T_1	M_0	广泛切除（截肢或瘤段切除）
	ⅡA	G_2	T_1	M_0	根治切除或广泛切除加辅助治疗
	ⅡB	G_2	T_2	M_0	根治切除（截肢或关节离断）
	ⅢA	$G_{1\sim2}$	T_1	M_1	切除肺转移灶，根治切除或姑息治疗加辅助治疗
	ⅢB	$G_{1\sim2}$	T_2	M_1	切除肺转移灶，根治切除、姑息治疗加辅助治疗

第三节　脊柱肿瘤外科分期

一、骨肿瘤外科分期在脊柱肿瘤中的应用

骨肿瘤外科分期（Enneking GTM 外科分期）的基本观点也适合脊柱肿瘤，对脊柱肿瘤的手术治疗起着重要的指导作用。脊柱肿瘤并不少见，各种类型的骨肿瘤几乎皆可发生于脊柱，来源复杂，种类繁多，按肿瘤组织来源可将其分为脊柱原发性肿瘤和脊柱转移性肿瘤。其中，脊柱原发性肿瘤相对较为少见，占脊柱肿瘤的20%～30%，脊柱转移性肿瘤占70%～80%。脊柱原发性肿瘤按其肿瘤的生物学特性又分原发良性脊柱肿瘤、原发中间性脊柱肿瘤和原发恶性脊柱肿瘤。主要的原发良性脊柱肿瘤为骨软骨瘤、骨血管瘤、骨样骨瘤、软骨瘤、神经鞘瘤和纤维结构不良等；主要的原发中间性脊柱肿瘤为骨巨细胞瘤、骨母细胞瘤、朗格汉斯细胞组织细胞增生症和动脉瘤样骨囊肿等；主要的原发恶性脊柱肿瘤为浆细胞骨髓瘤、脊索瘤、软骨肉瘤、恶性骨巨细胞瘤、骨恶性淋巴瘤、恶性纤维组织细胞瘤、骨的未分化高级别多形性肉瘤等。若按肿瘤的生物学特性，也可将其分为良性和恶性两大类，恶性包括原发恶性和转移性，占脊柱肿瘤的80%左右。

脊柱肿瘤的组织分级和部位分级与四肢骨肿瘤的分级相同，骨皮质及骨膜、软骨终板、椎间盘、关节突软骨是限制脊柱原发性肿瘤局部侵袭的天然屏障，由骨皮质及外骨膜，连同相邻软骨终板、椎间盘、关节突软骨包绕而成的脊椎可被视为一个间室，骨或椎旁软组织内的有完整包膜的良性肿瘤均为 T_0；椎体或后部椎弓内的囊外肿瘤称为间室内或 T_1；从椎体突出到椎旁软组织的肿瘤，称为间室外或 T_2；直接源于椎旁软组织的肿瘤称为间室外或 T_2，因为该处的肌肉和筋膜没有抑制肿瘤扩散的纵向屏障。源于椎体内的肿瘤向椎管内扩展，但仍保持在硬膜外的，也称为间室内或 T_1。尽管穿出骨组织，但硬膜是很好的肿瘤生长屏障。穿透硬膜的肿瘤称为间室外或 T_2。穿透椎体终板进入椎间盘的肿瘤，只要肿瘤不进一步穿过纤维环或后纵韧带，仍确定为间室内或 T_1。全脊椎切除是治疗局限于该间室内的脊柱原发性肿瘤的较好方法。但骨松质、肌肉、脂肪组织及椎旁瘢痕组织不具备屏障作用，对侵袭至上述组织的肿块，切除范围应适当扩大，才能达到广泛切除的手术边界。

对于恶性脊柱肿瘤，因为脊柱解剖上的限制，如果不牺牲椎管内的神经组织，根治性肿瘤切除是不可能达到的。保留神经功能情况下咬除整个椎体，虽然进行大范围的切除，仍会引起肿瘤细胞的界面污染。界面污染与否取决于切除的界面是在反应区内还是在正常组织内。对于侵犯硬膜的肿瘤，大范围切除椎体和相邻的软组织，最终只能达到囊内切除。硬膜外剥除肿瘤属于囊内还是囊外切除，取决于通过切除硬膜是否达到肿瘤完整的切除。在这种情况下，若要达到广泛切除的边界，就必须大块切除包括肿瘤在内的硬膜。如果肿瘤通过终板下，已侵入椎间盘，必须在相邻椎体截骨，完整切除椎间盘，才能达到广泛切除的手术边界。

二、脊柱肿瘤的外科分期

由于脊柱解剖的特殊性，骨肿瘤外科分期方法也有不完全适合于脊柱肿瘤的方面。如脊柱肿瘤中转移性肿瘤占多数，骨肿瘤外科分期对脊柱转移性肿瘤是不完全适用的。因此，Enneking GTM 外科分期在脊柱肿瘤诊断治疗中的应用还需要发展。目前脊柱肿瘤的临床评估系统有两类：①以全身评估为基础，侧重于预后的判断，主要有 Tomita 分型、Tokuhashi 评分等。②以评估肿瘤的局部病变为基础，侧重于手术方式的判断，主要有 Enneking GTM 外科分期及 WBB 分期。

1. WBB 分期　1994 年，3 个国际性的肿瘤机构（Rizzoli Institute，Mayo Clinic 和 University of Iowa Hospital）根据术前脊柱肿瘤三维影像学研究来描述肿瘤的侵袭范围，进而制定合理的肿瘤切除边界所提出一种新的分类方法，即 WBB（Weinstein－Boriani－Biagini）分期系统（图 3－3－1），包括 3 部分内容：

（1）脊柱横断面上按顺时针方向分 12 个放

射状扇形区域，其中 4～9 区为前部结构，1～3 区和 10～12 区为后部结构。

（2）组织层次从椎旁到椎管共分成 A～E 5 个层次：A 为骨外软组织，B 为骨性结构浅层，C 为骨性结构深层，D 为椎管内硬膜外部分，E 为椎管内硬膜内部分。

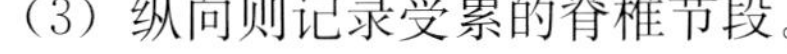

（3）纵向则记录受累的脊椎节段。

这种表盘式的放射状分区系统能清楚地显示肿瘤所在的部位及破坏范围，每例患者都要记录肿瘤的扇形位置、侵犯组织层次和受累脊椎。从而有助于制订手术方案和对手术方法做出评价。

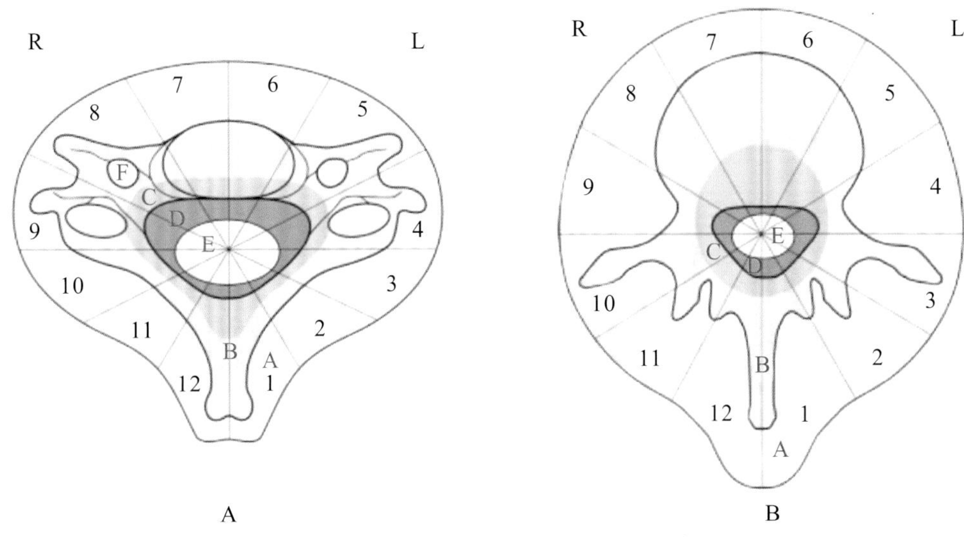

图 3－3－1　脊椎肿瘤的 WBB 分期系统

A. 颈椎 WBB 分期；B. 胸腰椎 WBB 分期

WBB 分期的应用和推广，使国际学术交流与比较有了一个相对统一的标准。该分期能够确定肿瘤的空间位置和范围，以及受累节段的毗邻关系，根据肿瘤的空间位置和毗邻关系制订手术方案。在兼顾脊柱肿瘤总体切除的同时，力求保留脊髓这一重要结构。以胸腰椎肿瘤为例的手术标准化方案，脊椎切除有以下 4 种手术方式。

（1）椎体切除（椎体肿瘤的边缘切除）：如果肿瘤仅限于 4～8 区或 5～9 区，即位于椎体的中心部而至少有一个椎弓根未被侵犯，便可实施椎体肿瘤的边缘整块切除。

（2）矢状切除：当肿瘤位于 3～5 区或 8～10 区，发生于椎体内而呈偏心性病变，发生于椎弓和横突时，这一方法最为适用。一节以上脊椎切除的同时可切除一条或多条肋骨，前后联合入路可允许 360°的环形胸腰椎切除。

（3）椎弓切除：当肿瘤位于 1～3 区和 10～12 区或10～3 区之间时，即肿瘤位于椎弓时，可行后方入路，自椎弓根处离断将其边缘性或广泛切除，后方入路稳定性重建。

（4）全脊椎切除：当肿瘤累及 4～9 区伴 1～3 区和/或 10～12 区时，即肿瘤同时累及椎体和椎弓，行前后联合入路，切除椎体及椎弓，或后方入路全脊椎整块切除，其后均应行前后稳定性重建。

WBB 分期适用于脊柱原发性肿瘤，而且对孤立性转移性肿瘤有一定的价值，同时 WBB 分期为脊柱肿瘤手术提供了标准化的方案。希望能够指导术前制订合理、有效的手术方案，完成脊柱不同部位肿瘤的彻底切除，提高手术治愈率。在临床上所谓的全脊椎肿瘤即是累及 4～9 区伴 1～3 区和/或 10～12 区的肿瘤，在手术时须同时切除椎体区和椎弓区的肿瘤才能达到肿瘤广泛切除。在 WBB 分期中全脊椎肿瘤并不是由肿瘤组织侵犯脊椎区域多少而定，而是肿瘤组织侵犯区既包括椎体区又包括椎弓区。

2. Tomita 分型　1994 年 Tomita 等提出将脊柱转移性肿瘤分为 3 类 7 型（图 3－3－2）。第 1 类为局限型（间室内），包括Ⅰ～Ⅲ型。Ⅰ型：肿瘤局限于椎体和椎板内；Ⅱ型：肿瘤侵犯椎弓根；Ⅲ型：肿瘤累积整个脊柱。第2类为侵蚀型（间室外），包括Ⅳ～Ⅵ型。Ⅳ型：肿瘤累及硬膜外腔；Ⅴ型：肿瘤累及椎旁组织；Ⅵ型：肿瘤累及相邻椎体。第3类为跳跃型（多节段），即Ⅶ型，多发、跳跃性脊柱转移。Tomita等认为，全脊椎整块切除适用于Ⅱ～Ⅴ型，而Ⅰ型和Ⅵ型为相对适应证，不适合Ⅶ型。Tomita等设计了一种后方入路全脊椎切除术，用特制的"T"形线锯切断双侧椎弓根，完成椎板切除，然后切除椎体上下椎间盘，完成全椎体切除。为实现脊柱肿瘤真正的整块切除，即单一后方入路的脊椎整块切除术，提出指导性的脊柱肿瘤分期系统即Tomita分型。Tomita分型较WBB分期能更具体地描述全脊椎肿瘤，不仅将肿瘤侵犯部位按脊椎解剖区域划分，还按肿瘤侵犯范围将其分为7种类型，其中Ⅲ～Ⅵ型即为典型的全脊柱肿瘤。Tomita分型可以更好地指导全脊椎肿瘤的术前分型和制订科学的手术计划，从而达到病椎全切除的目的。

WBB分期和Tomita分型都是根据术前详细的三维影像学检查制定的。在实际应用中，广泛切除的手术边界应根据病理学检查决定。在肉眼上，可能认为达到了一个合理的肿瘤切除边界，但是在病理学检查上切口边缘可能遗留微小卫星灶，并不是一个广泛切除的边界，脊柱肿瘤难以做到广泛切除边界，有时还需要术后辅助放、化疗等综合治疗措施。

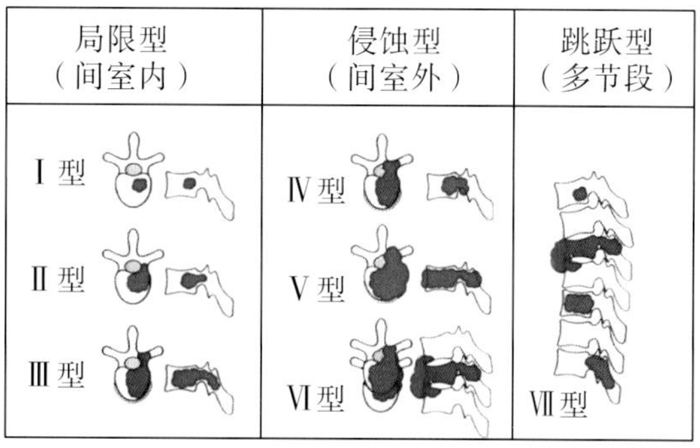

局限型（间室内）	侵蚀型（间室外）	跳跃型（多节段）
Ⅰ型	Ⅳ型	Ⅶ型
Ⅱ型	Ⅴ型	
Ⅲ型	Ⅵ型	

图3-3-2　Tomita分型

注：Ⅰ型，肿瘤局限在椎体和椎段内；Ⅱ型，肿瘤侵犯椎弓根；Ⅲ型，肿瘤累积整个脊柱；Ⅳ型，肿瘤侵犯到硬膜外腔；Ⅴ型，肿瘤向椎旁侵犯；Ⅵ型，肿瘤侵犯邻近椎体，累及2～3个椎节；Ⅶ型，3个或3个以上椎节的椎体、椎板被侵犯。

（廖文鳌　刘希麟　钟文杰　胡钟舰　许伶骢　何江涛）

参考文献

[1] 胡云洲，宋跃明，曾建成. 脊柱肿瘤学［M］. 北京：人民卫生出版社，2015.

[2] 刘斯润，蔡香然，邱麟. 新版（2020）WHO骨肿瘤分类解读［J］. 磁共振成像，2020，11（12）：1086-1091.

[3] 王朝夫，朱雄增. 第4版WHO骨肿瘤分类解读［J］. 中华病理学杂志，2013，42（10）：652-654.

[4] 徐万鹏，冯传汉. 骨科肿瘤学［M］. 北京：人民军医出版社，2001.

[5] 张如明，卫晓恩. 骨肿瘤分类的演进——2002年WHO骨肿瘤分类介绍［J］. 中华骨科杂志，2006，26（4）：282-285.

[6] Anderson WJ，Doyle LA. Updates from the 2020 World Health Organization classification of soft tissue and bone tumours［J］. Histopathology，2021，78（5）：644-657.

[7] Boriani S，Weinstein JN，Biagini R. Primary bone tumors of the spine：Terminology and surgical staging［J］. Spine，1997，22（9）：1036.

[8] Kallen ME，Hornick JL. The 2020 WHO Classification：What's new in soft tissue tumor pathology?［J］. Am J Surg Pathol，2021，45（1）：e1-e23.

[9] Tomita K，Kawahara N，Baba H，et al. Total en bloc spondylectomy. A new surgical technique for primary malignant vertebral tumors［J］. Spine（Phila Pa 1976），1997，22（3）：324-333.

[10] Tomita K，Kawahara N，Murakami H，et al. Total en bloc spondylectomy for spinal tumors：Improvement of the technique and its associated basic background［J］. J Orthop Sci，2006，11（1）：3-12.

[11] Yanagisawa M，Okada K，Tajino T，et al. A clinicopathological study of giant cell tumor of small bones［J］. Ups J Med Sci，2011，116（4）：265-228.

第四章 脊柱肿瘤的神经学表现

第一节 脊柱神经的应用解剖

脊柱椎骨、椎管内及周围软组织肿瘤，无论是良性、中间性还是恶性肿瘤，是原发性还是转移性肿瘤，均可以引起脊髓或多条脊神经根的损害。脊柱肿瘤大多发病隐匿，生长特性和生物学行为不同，出现神经损害的时间、速度、程度及性质也不同。早期可能缺乏神经学表现，从轻微不适、根性疼痛加重、步态不稳、肌力减弱、感觉减退、反射减弱、二便困难等到严重的截瘫、四肢瘫等，临床诊断常延误数月到数年，部分患者确诊时已处于肿瘤中晚期。因此，除详细而准确地采集病史外，熟悉脊柱各节段运用神经解剖，仔细检查脊柱各部位感觉、运动、肌力、肌张力、生理及病理反射等神经学表现，对脊柱肿瘤定位诊断、早期诊断和治疗评估具有重要意义。

一、颈部的神经

颈部的神经包括下位颅神经、颈脊神经和颈交感神经。

（一）下位颅神经

颈部有舌咽神经、迷走神经、副神经和舌下神经共 4 对下位颅神经。

1. 舌咽神经 是混合神经，运动纤维支配茎突咽肌，副交感纤维控制腮腺分泌，感觉纤维分别管理舌后 1/3 味觉和咽后部、舌后部、扁桃体、咽鼓管、鼓室等处黏膜及颈动脉窦、颈静脉球感受器。

2. 迷走神经 有上、下神经节。上神经节在颈静脉孔内，即迷走神经刚出颈静脉孔的膨大部；下神经节甚大，同时接受副神经的一大支。迷走神经在颈部分支，自上而下有耳支、咽支、喉上神经、喉返神经和心支。耳支起于下神经节，由外耳道口后的鼓乳裂穿出，分布于外耳道深部和乳突基部的皮肤。

3. 副神经 脑根起自延髓副神经核，在延髓下橄榄体后外侧沟出脑。脊髓根起自第 1～6 颈脊髓前角细胞，在脊髓前、后根之间上行入枕骨大孔后，与脑根神经纤维合并为副神经，向后外进入斜方肌深面，支配该肌。副神经脑根可为 1 条，或由 2～4 条根丝合并为 1 条。脊髓根数目以 6～7 根为最多，9 根者最少。上位根纤维大部分支配胸锁乳突肌，下位根纤维大部分支配斜方肌，损伤后斜方肌功能障碍，常导致头倾斜、上肢不能上抬至水平面以上。

4. 舌下神经 属躯体运动性神经，由颅底舌下神经管出颅，与舌咽神经、迷走神经、副神经三神经相邻，介于颈内动静脉之间，前行越过颈内动脉、枕动脉、颈外动脉和舌动脉，随后在二腹肌后腹和舌下腺深面入舌，支配舌内、外在肌运动。舌下神经在绕过枕动脉处发出舌下神经降支，在颈总动脉前面或颈血管鞘内下降，与第 2～3 颈神经组成的降支结合，形成舌下神经袢，支配舌骨下肌群。舌下神经损伤时，有舌肌瘫痪和萎缩，伸舌时，舌尖偏向患侧。

（二）颈脊神经

颈脊神经 1～4 前支组成颈丛，位于胸锁乳突肌与颈深层肌群之间，发出膈神经和以感觉为主的枕小神经、耳大神经（$C_{2\sim3}$）、颈皮神经和锁骨上神经。颈脊神经 5～8 前支组成臂丛，位于颈外侧三角内胸锁乳突肌下部与锁骨夹角（锁骨上窝）深面，起始部位于斜角肌间隙，其上干、中干、下干向外经过锁骨内侧2/3锁骨下肌斜向腋窝，由4条脊神经前支组合而成，在不同部位分出5大支（腋神经、肌皮神经、桡神经、正中神经和尺神经）支配上肢各部位感觉、肌肉运动和腱反射。

（三）颈交感神经

颈交感神经细胞始于第1～2胸节灰质外侧中间柱内，由此发出节前纤维，在交感干内上升，在颈神经节或颈中神经节交换神经元后，节后纤维可至头颅汗腺、唾液腺、泪腺、脑垂体、瞳孔开大肌、上睑和头颈血管等，包括颈动脉窦。甲状腺交感神经来自颈交感神经节，随甲状腺动脉走行，通过调节血管收缩影响腺体分泌。通常有1/3的颈部交感神经链由3个颈部交感神经节纤维组成，2/3由4个神经节组成，即上、中、中间和下节，上节和下节一般较恒定。

1. 颈上神经节 最大，呈菱形或扁圆形，位于第1、2或第2、3颈椎横突水平，在血管鞘后方，多数情况下位于迷走神经后方，其发出的灰交通支与第3、4颈神经前支相连，颈上神经节发出分支：颈内动脉神经、颈内静脉神经、颈外动脉神经、喉咽支、颈上心神经、节间支、交通支。

2. 颈中神经节 最小，常位于第6颈椎横突前方，发出灰交通支与第5、6颈神经前支相连，颈中神经节可缺如，可全部或部分与颈下神经节合并。颈中神经节发出分支：颈总动脉丛、甲状腺下丛、颈中心神经、节间支、灰交通支。

3. 颈中间神经节 又称椎动脉神经节，多位于椎动脉根部前方及甲状腺下动脉下方，比颈中神经节更恒定。

4. 颈下神经节 常与第1胸节融合而呈星状神经节，位于第7颈椎管水平和第1肋骨头前方、椎动脉后方，与椎动脉一起穿入横突孔，发出灰交通支与第6至8颈脊神经相连。颈下神经节发出分支：灰交通支、椎动脉丛、锁骨下动脉丛、节间支、颈下心神经。

颈交感神经分布广泛并且与头面、颈及心脏等许多脏器有分支联系，当颈部有外伤或病变时，由于刺激交感神经而引起非常复杂的临床表现。

二、脊髓与脊神经根的解剖

（一）脊髓的解剖

脊髓位于由椎骨构成的椎管内，具有传导功能、反射功能和神经营养功能等。成年男性脊髓平均长42～45cm。上端与延髓相接，下端与马尾相接。脊髓下端的终止平面多变，通常成人脊髓下端止于第1、2腰椎间盘中点高度，儿童位置较低，新生儿脊髓下缘可达第2、3腰椎之间。因四肢功能发达，脊髓形成两处明显膨大，上为颈膨大，下为腰骶膨大。脊髓末端变细呈圆锥状，称脊髓圆锥，自其尖端向下延续为终丝。终丝是软膜的延续，达第2骶椎水平被硬膜包裹，向下止于尾骨背面，对脊髓起固定作用。颈膨大位于第3颈节到第2胸节，相当于第3颈椎到第1胸椎高度，最大周径38mm，位于第6颈节（第5颈椎高度）。腰骶膨大起自第1腰节，延伸到第3骶节，相当于第9胸椎到第12胸椎高度，最大周径35mm，位于第12胸椎椎体下部，向下迅即缩窄为脊髓圆锥，止于第1腰椎椎体下缘或腰1、2椎间盘中点高度。

脊髓由灰质和白质组成。灰质主要由神经元胞体、突起、血管、神经胶质组成，灰质前部称为前角，后部称为后角，前后角之间称为中间带。灰质中央有一管状结构即中央管，中央管周围为一呈“H”形的灰质，主要由神经元细胞体和近端树突组成，中央管前后的灰质分别称为灰质前联合与灰质后联合。灰质周围为白质，主要是神经纤维、神经胶质细胞及血管。横断面上白质被分为三对索，前正中沟与前外侧索之间为前索，前后外侧沟之间为外侧索，后正中沟与后外侧索之间为后索。白质内有负责脑与脊髓间联系的上下行纤维束（图4－1－1）。

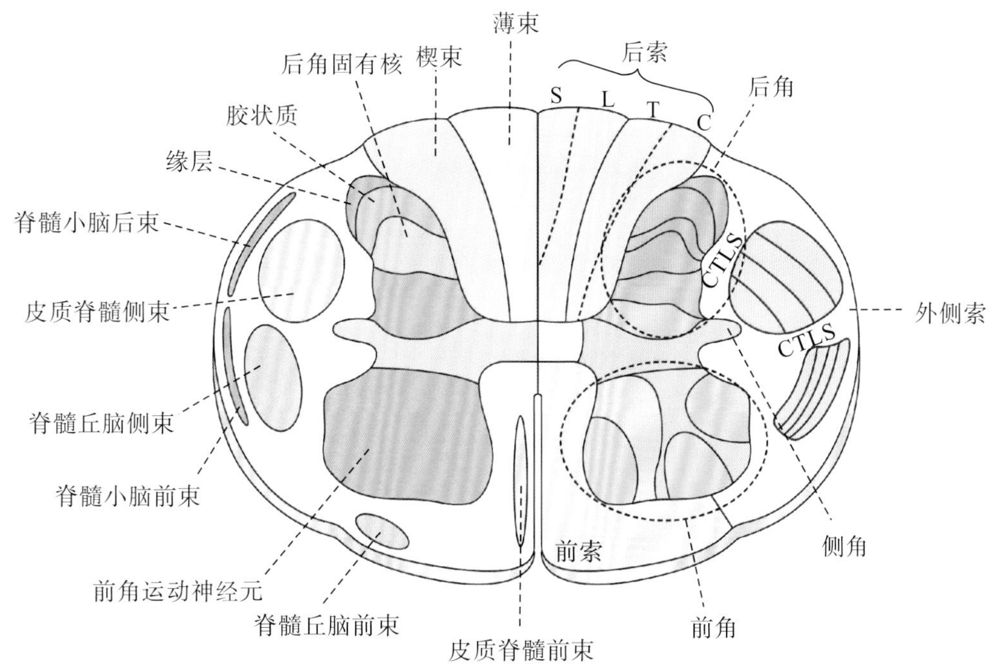

图 4-1-1　神经传导束在脊髓横断面的排列示意图

1. 上行传导束

(1) 薄束与楔束：位于脊髓后索内，传导深感觉（位置觉、运动觉、振动觉）与皮肤精细触觉。薄束位于内侧，见于后索全长，楔束仅位于第 4 胸节以上外侧。脊髓后索损伤时会导致同侧深感觉与皮肤精细触觉障碍。

(2) 脊髓小脑前束与后束：分别位于脊髓外侧索周边部的前部与后部，均传导下肢本体感觉。前束起自第 2 腰节至第 3 骶节脊髓边缘细胞，交叉至对侧后上行，止于脊髓小脑皮质，调节下肢整体运动与姿势。后束起自第 8 颈节至第 3 腰节背侧，于同侧上行，止于脊髓小脑皮质，调节下肢部分肌肉运动及姿势。因此这两个传导束损伤可导致下肢运动性共济失调、跟膝胫试验阳性。

(3) 脊髓丘脑侧束与前束：分别位于脊髓外侧索前半部与脊髓前索。起自脊髓边缘核与后角固有核，上行 1～2 个脊髓节段后向对侧交叉，前束部分纤维不向对侧交叉，两传导束于脑干内合并为脊髓丘系。前束主要传递粗触觉与压觉，侧束主要传递痛觉、温觉。因此一侧脊髓丘脑束损伤后可能导致损伤平面对侧 1～2 个脊髓节段以下痛觉、温觉减退或消失，而粗触觉与压觉无明显障碍。

2. 下行传导束

(1) 皮质脊髓束：起自大脑皮质，与皮质核束组成最大、最重要的下行束——锥体束。大部分下行纤维于锥体下端交叉至对侧形成锥体交叉，与对侧脊髓外侧索后部共同组成皮质脊髓侧束，终止于支配肌肉的下运动神经元，支配四肢与躯干肌。未交叉下行纤维在脊髓前索最内侧形成皮质脊髓前束，大部分皮质脊髓前束纤维在下行中经白质前联合逐层交叉至对侧，未交叉纤维直接下行。皮质脊髓前束大都终止于支配近端肢体和中轴肌肉的下运动神经元。所以躯干肌接受双侧大脑半球支配，四肢肌则受对侧大脑半球支配。

(2) 前庭脊髓束：起自前庭神经外侧核，纤维束于同侧前索内下行，调控伸肌张力。

(3) 红核脊髓束：起自中脑红核，下行纤维交叉后走形于脊髓外侧索，调控屈肌张力。

(4) 顶盖脊髓束与间位脊髓束：分别起自中脑上丘与 Cajal 间质核。顶盖脊髓束纤维于被盖背侧交叉至对侧，近中线处下行终止于颈段脊髓，支配颈肌活动完成视听反射。间位脊髓束于同侧内侧纵束下行，终止于控制参与躯干旋转运动的中轴肌肉的 α 和 γ 下运动神经元。

(5) 网状脊髓束：脑桥网状脊髓束起自脑桥内侧网状结构群，于同侧前索下行，主要支配中轴肌，具有加强前庭脊髓外侧束的作用。延髓网状脊髓束起自延髓网状结构，主要受大脑运动区皮质调节，支配各脊髓节段双侧α和γ下运动神经元，以兴奋屈肌为主，具有增强红核脊髓束与皮质脊髓束的作用。网状脊髓束主要调控肌张力，躯体分布无定位特征。

（6）内侧纵束：起自前庭神经核，终止于颈脊髓，完成头颈姿势反射性调节。

脊髓外面有三层膜，最外层为坚韧的硬脊膜，最内层为很薄的软脊膜，紧贴脊髓表面，中间为蛛网膜。硬膜脊与蛛网膜之间为蛛网膜下腔，充满脑脊液，软脊膜在脊髓两侧脊神经根前、后之间形成齿状韧带（18 对），向外附着于硬脊膜，起着固定脊髓的作用。硬脊膜与椎管内面骨膜之间为硬膜外间隙，内含淋巴管、大量脂肪组织及静脉丛，并有脊神经根通过。脊髓在结构上并不分节，通常将与每对脊神经相联结的脊髓范围称为一个脊髓节段。脊髓发出31 对脊神经：颈神经 8 对，胸神经 12 对，腰神经 5 对，骶神经 5 对，尾神经 1 对。

（二）脊神经根的解剖

脊神经根由脊髓传出前根和传入后根在椎间孔汇合而成，分别附着于脊髓前外侧沟和后外侧沟，左右对称，由一系列神经根丝组成。前根属运动性，后根属感觉性。椎间孔附近后根上有一椭圆形膨大，称脊神经节。在胚胎 3 个月以前，脊髓充满椎管全长，脊髓各节段几乎平齐相应椎骨，31 对脊神经近于直角从相应椎间孔发出。此后椎骨发育速度较脊髓快，使脊髓长度相对较短，以致脊髓节段位置高于相应椎骨。与此相应，脊神经改变以直角到达相应椎间孔的关系，尤以腰骶部为甚，到达相应椎间孔之前，在硬膜囊内几乎垂直下降很长一段距离，围绕终丝形成马尾。了解脊髓节段和相应椎骨位置关系，对定位脊柱和脊髓肿瘤有很大帮助。通常粗略推算方法得出：上部颈节与椎骨序数相同，如第 3 颈椎骨肿瘤，可致第 3 脊髓颈段受压或侵蚀；下部颈节和上胸部脊髓节段与上 1 节椎骨体平齐，如第 2 脊髓胸节与第 1 胸椎椎体相对；中胸部脊髓节段与上 2 节椎骨体平齐，如第 7 脊髓胸段与第 5 胸椎椎体平齐；下胸部脊髓节段与上 3 节椎骨体平齐，如第 10 脊髓胸节与第 7 胸椎椎体相对；全部脊髓腰节平对第 10、11 和 12 胸椎椎体。脊髓骶节和尾节平对第 1 腰椎椎体。

脊神经穿椎间孔后立即分为脊膜支、后支和前支。此三支都为混合性神经，即均含有运动纤维和感觉纤维。脊神经前支与交通支和交感干神经节相连，内有内脏传出及内脏传入纤维通过，分布于躯干前外侧面和上、下肢。除第 1、2 颈神经前支较小外，一般前支都较后支粗大。上 4 对颈神经前支组成颈丛，下 4 对颈神经前支与第 1 胸神经前支大部分组成臂丛。胸神经前支除第 1 胸神经前支有纤维参加臂丛、第 12 胸神经前支有纤维参加腰丛外，其余的均不成丛，各自独立经行。其中上 11 对位于肋间隙，称肋间神经，第 12 对胸神经前支位于第 12 肋下方，称肋下神经。腰神经前支较为粗大，第 1 至 4 腰神经前支主要参与组成腰丛，第 4、5 腰神经前支形成腰骶干。5 对骶神经前支的上 4 对经骶前孔出椎管，入骨盆内，第 5 骶神经前支在骶骨与尾骨之间入骨盆。第 1 骶神经前支最粗大，向下依次减小。尾神经前支最小，自第 1 尾骨残留横突和下方呈弓形向前入盆腔。以上骶、尾神经前支彼此相互结合，形成骶丛和尾丛。第 4、5 腰神经和第 1 至 3 骶神经前支发出全身最长、最粗的坐骨神经，自梨状肌下孔出盆腔至臀部，位于臀大肌深面，在坐骨结节与大转子之间的中点下降。

三、肿瘤引起瘫痪的定位

（一）瘫痪的定义

瘫痪指由于骨骼肌收缩力减弱或消失而引起的运动障碍。人类一切有目的运动都是由脑通过一定的运动传导系统支配骨骼肌收缩来完成的，这种运动叫随意运动。主要运动传导系统至少包括两个神经元。

1. 上运动神经元 又称皮质神经元或中枢神经元，其胞体位于大脑皮质运动区锥体细胞，这些胞体的轴突自皮质至脑神经运动核或脊髓前角，分别组成皮质核束、皮质延髓束和皮质脊髓束，合称锥体束，直接或间接地作用于下运动神经元，执行随意运动。

2. 下运动神经元 其细胞体位于脑干内的脑神经运动核和脊髓前角内，其轴突组成周围神经，到达肌肉形成运动终板，运动终板的神经冲动使肌肉收缩而完成运动。从躯体运动皮质至骨骼肌，脑和脊髓任何部位受损害均可导致运动功能障碍，引起瘫痪。

（二）瘫痪分类

1. 根据病变部位分类　分为上运动神经元性瘫痪和下运动神经元性瘫痪，前者病变部位在大脑皮质运动区或锥体束，后者病变在脑干内脑神经运动核或脊髓前角运动细胞及其发出的神经纤维。

2. 根据瘫痪属性分类　分为神经元性瘫痪（包括上、下运动神经元性瘫痪）和肌源性瘫痪（肌肉本身病变引起的瘫痪）。

3. 根据瘫痪程度分类　分为完全性和不完全性瘫痪。临床上判断骨骼肌瘫痪程度时常使用0～5级的六级肌力评定标准。

（1）0级：肌力完全消失、无活动。

（2）1级：肌肉能收缩，但关节不活动。

（3）2级：肌肉能收缩，关节有活动，但不能对抗肢体重力。

（4）3级：能对抗肢体重力使关节活动，但不能对抗外来阻力。

（5）4级：能对抗部分外来阻力，但较正常肌力差。

（6）5级：正常肌力。

4. 根据瘫痪部位分类

（1）单瘫：指肢体或肢体某一部分瘫痪，病变多在皮质运动区或肢体的周围神经。

（2）偏瘫：指一侧上、下肢体瘫痪，病变在一侧大脑半球，多为内囊。

（3）截瘫：指双下肢瘫痪，病变部位多在脊髓的胸、腰节段。

（4）四肢瘫：指双侧上、下肢均瘫痪，病变部位在颈髓或四肢周围神经。

（5）交叉性瘫：指一侧脑神经支配的肌肉瘫痪和对侧肢体的瘫痪，病变在脑干。

5. 根据瘫痪时肌张力状态分类

（1）痉挛性瘫痪：肌张力明显增高，肢体主、被动运动时具有阻抗力和僵硬感，故又称硬瘫。

（2）弛缓性瘫痪：肌张力明显降低，肢体被动运动时阻抗力很小，故又称软瘫。

（三）上运动神经元性瘫痪

又名中枢性瘫痪、痉挛性瘫痪，临床上常见于内囊损害（如脑出血和脑梗死），表现为对侧肢体瘫痪、肌张力增高、腱反射亢进、Babinski征阳性、腹壁反射减弱或消失，即典型的锥体束征。大脑病变呈偏瘫和单瘫，脑干病变呈交叉性瘫痪，瘫痪特点如下：

（1）瘫痪肢体肌张力增高是牵张反射亢进的表现。

（2）瘫痪肌无肌肉萎缩，上运动神经元性瘫痪未损伤下运动神经元，不影响下运动神经元对肌肉的神经营养作用。

（3）瘫痪肢体腱反射（深反射）亢进，可出现踝阵挛和髌阵挛。

（4）有病理反射（病理反射阳性）。

（5）肌电图无变性反应（无肌束震颤波、轻瘫表现干扰曲线）。

（6）肛门反射存在，提睾反射和腹壁反射减弱或消失。

（四）下运动神经元性瘫痪

又名周围性瘫痪、弛缓性瘫痪。脊髓病变呈四肢瘫或截瘫。瘫痪特点如下：

（1）瘫痪肢体肌张力降低。

（2）瘫痪肌有明显肌肉萎缩。

（3）瘫痪肢体腱反射（深反射）减弱或消失，无踝阵挛和髌阵挛。

（4）无病理反射（病理反射阴性）。

（5）肌电图呈变性反应（可有肌束震颤波，轻瘫时可表现单个运动电位或混合性曲线）。

（6）肛门反射消失，肛门松弛。

（五）脊髓损害引起截瘫或四肢瘫

脊髓是脑和脊神经之间各种运动、感觉和自主神经传导的联结枢纽，也是各种脊髓反射中枢，因此脊髓损害可引起受损平面以下各种运动、感觉和自主神经功能障碍，以及各种脊髓反射改变。

1. 脊髓半侧损害　脊髓半侧损害可导致脊髓半切综合征（Brown－Séquard综合征），出现受损平面以下同侧肢体痉挛性瘫痪和深感觉障碍，对侧痛觉、温觉（浅感觉）障碍。受损平面的后根因受肿瘤刺激而产生其分布区自发性疼痛（根痛），性质如刀割样、烧灼样或电击样，夜间疼痛加剧。咳嗽、喷嚏、转体、负重等时可诱发疼痛或使之加重。有时可出现相应节段束带感，检查会发现该部位皮肤感觉过敏，继之后根被病变破坏而呈节段性感觉障碍。如果病变压迫脊髓前根则表现该节段的肌束震颤和肌肉萎缩。神经根症状往往从病变一侧开始，它对确定病变水平有较大价值。

2. 脊髓中央性损害 脊髓中央性损害可导致中央管综合征（Central cord syndrome），多见于颈椎，因椎管容积急剧减小导致脊髓中央管周围白质与灰质内传导束损伤，出现四肢瘫痪，因皮质脊髓上肢纤维束靠内，下肢纤维束靠外，故上肢瘫痪重于下肢，且远端瘫痪重于近端；另外可出现深浅感觉分离：深感觉与位置觉存在，痛温觉消失，偶有括约肌功能障碍。

3. 脊髓横断性损害 脊髓横断性损害可引起双下肢截瘫或四肢瘫，脊髓不同节段损害引起的瘫痪各有特点。

（1）上颈髓（$C_{1\sim4}$）损害引起四肢痉挛性瘫痪，临床特点如下：

1）颈、枕部自发性疼痛，当颈部活动、咳嗽、喷嚏和用力时疼痛加重，因此常有强迫低头位，此为上位颈神经根刺激症状，有定位价值，也可以引起该区的感觉缺失。

2）头部及颈部肌肉有不同程度瘫痪和肌肉萎缩。

3）四肢出现不同程度痉挛性瘫痪。

4）损害平面以下各种感觉减退或缺失。

5）颈髓3～5节段受损将出现膈神经受累症状，膈神经激动症状为呃逆、呕吐；膈神经麻痹则出现腹式呼吸减弱或消失、呼吸困难、发音低沉，甚至呼吸肌完全麻痹。

6）副神经核受累可引起胸锁乳突肌和斜方肌无力和萎缩，表现为转颈和耸肩无力或不能。

7）可有自主神经功能障碍。

8）若为占位性病变，可因小脑延髓池阻塞而产生颅内压增高，出现头痛、呕吐、视神经盘水肿。

（2）颈膨大（$C_5\sim T_2$）损害引起上肢弛缓性瘫痪和下肢痉挛性瘫痪，颈膨大损害的病因有急性脊髓炎、肿瘤、颈椎间盘突出、外伤等，临床特点如下：

1）神经根痛分布于肩部、上肢和手指，有些脊髓肿瘤患者自发性神经根痛出现数月或数年之后才出现脊髓压迫症状。

2）双上肢弛缓性瘫痪，双下肢痉挛性瘫痪。

在脊髓休克解除后，可利用神经反射判定病变水平，即反射消失最高节段可能是病灶存在的节段。

（3）胸髓（$T_{3\sim12}$）损害引起双下肢痉挛性瘫痪，即截瘫。胸髓是脊髓中最长部分，也是脊髓发病最多部位。$T_{4\sim5}$水平血液供应较差，更易发病。胸髓病变定位主要根据神经根痛部位和感觉障碍平面。胸髓病变特征较少，临床特点如下：

1）神经根痛表现为肋间神经痛，依病变部位不同，可为上腹部痛、中腹部痛或下腹部痛，并有相应部位腰背部痛，典型者为由背部向前呈带状放射状疼痛，受损节段常有束带感，神经根痛和束带感均有定位价值。

2）双上肢感觉、肌力、肌张力正常，双下肢呈痉挛性瘫痪。

3）病变平面以下出现各种感觉障碍，平面据病变部位而定。每个脊髓节段或后根支配一定的皮肤区域，称为皮节。这种节段性支配现象在胸段最明显，乳头平面为T_4，胸骨剑突平面为T_6，剑突与脐连线的中点平面（基本在肋缘水平）为T_8，脐平面为T_{10}，腹股沟平面为T_{12}或L_1。

4）双下肢腱反射亢进，腹壁反射减弱或消失。腹壁反射分为上、中、下三部分，上腹壁反射消失表示$T_{7\sim9}$受损，中腹壁反射消失表示$T_{9\sim11}$受损，下腹壁反射消失表示$T_{11}\sim L_1$受损。

5）比弗征（Beevor sign）：病变位于T_8以下、T_{11}以上时，可导致腹直肌下半部无力，当患者仰卧位用力抬头时，可见脐孔被腹直肌上半部牵拉而向上移动。

（4）腰膨大（$L_1\sim S_2$）损害引起双下肢弛缓性瘫痪，临床特点如下：

1）神经根痛位于下背部和下肢，腰膨大上段（$L_{1\sim3}$）受损时，根痛位于下背部、腹股沟区或股部前面；腰膨大下段（$L_4\sim S_3$）受损则表现为坐骨神经痛，引起下腰部、腰骶部、坐骨结节与股骨大粗隆之间感觉异常或疼痛，并可向股部后方及小腿后外侧、足底部放射。

2）双下肢弛缓性瘫痪，$L_{1\sim3}$节段病变不能屈曲髋关节（髂腰肌，T_{12}、$L_{1\sim3}$）、不能股内收（大腿内侧肌群，$L_{2\sim4}$）、不能伸直膝关节（股四头肌，$L_{2\sim4}$）；膝腱反射消失（神经传入、传出纤维，$L_{2\sim4}$）。若 L_5 和 S_1 节段病变则不能后伸髋关节（臀大肌，$L_{4\sim5}$、$S_{1\sim2}$），踝关节不能背屈（小腿前肌群，$L_{4\sim5}$、S1）与跖屈（小腿后肌群，$L_{4\sim5}$、S_1），表现足下垂，膝关节主动屈曲困难（股后肌群和小腿后肌群），踝反射（$L_{4\sim5}$，S_1）消失，跖反射（$L_{4\sim5}$、S_1）也消失。

3）双下肢和会阴部感觉障碍，双下肢（$L_1\sim S_1$）和会阴部（$S_{2\sim4}$）各种感觉均减退或缺失。

4）提睾反射（$L_{1\sim2}$）减弱或消失。

5）自主神经功能障碍，表现为二便潴留或失禁。

（5）脊髓圆锥（$S_{3\sim5}$和尾节）损害引起鞍区感觉障碍和性功能障碍，临床特点如下：

1）双下肢无运动障碍。

2）肛门和会阴部感觉障碍，即鞍区（$S_{3\sim5}$）感觉障碍。

3）性功能减退，包括阳痿和射精不能。这两者并不同时发生，因它们的中枢不同，勃起中枢位于大脑边缘系统，射精中枢位于脊髓圆锥。

4）二便潴留或失禁。

5）神经反射减弱或消失。

（6）马尾损害引起马尾综合征，L_1 下缘以下椎管内不再有脊髓，只有 L_2 至尾 1 的神经根及终丝（马尾），各走向它相应的椎间孔而先后离开椎管。L_2 神经根在 $L_{2\sim3}$ 间隙离开椎管，L_3 神经根在 $L_{3\sim4}$ 间隙离开椎管，依次类推。因此，马尾损害的部位越高，受损神经根也越多，表现的症状也越广泛。

1）有明显的神经根痛，常为单侧，可发展为双侧，根痛部位依受累神经根而定。临床上表现为一侧坐骨神经痛者最多见，继之发展为双侧坐骨神经痛，这种情况往往提示马尾损害。损害靠下时可有肛门和会阴部放射性疼痛。

2）下肢弛缓性瘫痪，多从一侧开始，两侧瘫痪时，瘫痪范围和程度也常不对称。常有明显肌肉萎缩，依病变部位不同而定，如股四头肌（$L_{2\sim4}$）、股内收肌（$L_{2\sim4}$）、臀大肌（$L_{4\sim5}$ 和 $S_{1\sim2}$）、股后肌群（$L_{4\sim5}$ 和 S_1）、胫骨前肌（$L_{4\sim5}$）、比目鱼肌和腓肠肌（$L_{4\sim5}$ 和 $S_{1\sim2}$）、足𧿹长伸肌（$L_{4\sim5}$、S_1）、趾长伸肌（$L_{4\sim5}$ 和 S_1）。一般来说，小腿肌肉萎缩常见。

3）常有小腿部根性分布的感觉障碍。

4）膝腱反射和跟腱反射均消失，若 $L_5\sim S_1$ 受损则跖反射消失，$S_{4\sim5}$受损肛门反射也消失。

5）二便功能障碍出现较晚且轻。

6）鉴别性腰椎穿刺可确定马尾损害部位：对疑有马尾损害的患者，在不同的腰椎间隙进行穿刺。在病变水平以上所得脑脊液正常，没有阻塞现象；在病变水平以下所得脑脊液可显示颜色变黄，蛋白量增高，并有阻塞现象（奎肯实验阳性）。

临床上常用的深、浅反射及其神经支配、脊髓节段列表如下（表 4－1－1、表 4－1－2）。

表 4－1－1　深反射及其神经支配及脊髓节段

深反射	肌肉	神经支配	脊髓节段
肱二头肌腱反射	肱二头肌	肌皮神经	$C_{5\sim6}$
桡骨膜反射	肱二头肌	正中神经、桡神经、肌皮神经	$C_{5\sim8}$
肱三头肌腱反射	肱三头肌	桡神经	$C_{7\sim8}$
膝腱反射	股四头肌	股神经	$L_{2\sim4}$
跟腱反射	小腿三头肌	胫神经	L_5，$S_{1\sim2}$

表 4-1-2 浅反射名称、神经支配及脊髓节段

浅反射	肌肉	神经支配	脊髓节段
上腹壁反射	腹横肌、腹斜肌、腹直肌	肋间神经	$T_{7\sim8}$
中腹壁反射	腹横肌、腹斜肌、腹直肌	肋间神经	$T_{9\sim10}$
下腹壁反射	腹横肌、腹斜肌、腹直肌	肋间神经	$T_{11\sim12}$
提睾反射	提睾肌	生殖股神经	$L_{1\sim2}$
跖反射	趾屈肌等	坐骨神经	$L_5\sim S_1$
肛门反射	肛门括约肌	肛尾神经	$S_{4\sim5}$

四、脊髓功能评定

（一）Frankel 分级

脊髓损伤最早的国际标准为 1969 年 Frankel 提出的 5 级分类法（A～E），该分级比较简单，只需要做一般感觉和运动功能检查就可以完成。然而 Frankel 分级不是很严谨，C 级和 D 级包含损伤范围较大，对感觉及运动变化观察缺乏敏感性，对感觉和括约肌功能状况的表达也不详细。目前 Frankel 分级无论作为脊髓损伤急性期诊断标准，还是作为功能判断标准，已逐渐少用。后来出现的很多脊髓功能评定标准，如 Benzel 分级和 Botsford 分级等，都是对 Frankel 分级的改良和补充。

（二）ASIA 分级

1982 年美国脊柱损伤协会（American Spinal Injury Association，ASIA）提出新的脊髓损伤分级标准，ASIA 分级标准提出之后经过多次修订。1989 年的修订包括使用关键感觉区概念定义感觉平面，使用肌力分级来判断不完全性脊髓损伤的运动平面并确定 Frankel 分级，重新定义损伤带为感觉及运动部分保留带。

1992 年 ASIA 与国际截瘫医学会（The International Medical Society of Paraplegia，IMOP）合作提出新的 ASIA 分级标准。新标准增加了通过关键感觉点检查感觉评分，引入骶段保留概念来定义完全性或不完全性脊髓损伤，制定了 ASIA 损伤分级取代原来的 Frankel 分级作为脊髓损伤功能的测试工具。感觉评分检查每侧 28 个关键感觉点（$C_2\sim S_5$，S_4 和 S_5 作为一个平面）针刺觉和轻触觉（每点分 3 级，得 0～2 分），针刺觉和轻触觉分别评分，总分为 0～112 分。

1996 年修订了 ASIA 分级标准，明确区分运动不完全性损伤（C 和 D 级）的关键肌数量。2000 年更进一步明确了运动不完全性损伤定义，运动不完全性损伤患者必须是感觉不完全性损伤者，且保留肛门括约肌自主收缩或者脊髓损伤运动平面以下三个节段以上残存有运动功能，定义更加明确，现已成为脊髓功能评定的国际标准（表 4-1-3）。

表 4-1-3 ASIA 脊髓功能评定表

等级	功能状况
A	完全性损伤，骶段（$S_{4\sim5}$）无任何运动及感觉功能保留
B	不完全性损伤，在神经损害平面以下，包括骶段（$S_{4\sim5}$）存在感觉功能，但无任何运动功能
C	不完全性损伤，在神经损害平面以下有运动功能保留，一半以上的关键肌肌力小于 3 级
D	不完全性损伤，在神经损害平面以下有运动功能保留，至少一半的关键肌肌力大于或等于 3 级
E	正常，感觉和运动功能均正常

（三）JOA 评分法

脊髓功能评定还可用日本骨科学会（Japanese Orthopaedic Association，JOA）制定的 17 分法。该评分法将脊髓损害引起的四肢躯干和膀胱的不同临床症状和体征相应记分。分数越低，损伤程度越重。经过治疗后相应记分会增加，根据分数增减可按公式计算出治疗后脊髓功能改善率。记分依据如下：

1. 上肢运动功能（4 分）　0 分：不能持筷或勺进餐；1 分：能持勺，但不能持筷；2 分：虽手不灵活，但能持筷；3 分：能持筷及进行一般家务劳动，但手笨拙；4 分：正常。

2. 下肢运动功能（4 分）　0 分：不能行走；1 分：即使在平地行走也需要支持物；2 分：上下台阶需要扶栏杆；3 分：平地或上楼行走不用支持物，但下肢不灵活；4 分：正常。

3. 感觉（6 分）

（1）上肢。0 分：有明显感觉缺失；1 分：有轻度感觉缺失；2 分：正常。

（2）下肢与上肢评分相同。

（3）躯干与上肢评分相同。

4. 膀胱功能（3 分）　0 分：尿潴留或尿失禁；1 分：高度排尿困难，尿费力，尿失禁或淋漓；2 分：轻度排尿困难，尿频，尿踌躇；3 分：正常。

第二节　颈椎肿瘤的神经学表现

颈椎特别是上颈椎脊髓神经解剖复杂，不同位置及类型颈椎肿瘤所致神经学表现也十分复杂。颈枕部疼痛、颈椎活动障碍、斜颈畸形、吞咽困难、下颌活动受限、神经功能障碍等表现不同的颈椎肿瘤，神经学表现迥异。颈椎肿瘤纷繁复杂的神经学表现可分别归为颅神经、延髓、颈脊髓、颈神经根及颈交感神经受累的症状和体征。

一、颅神经麻痹

上颈椎肿瘤占脊柱肿瘤的比例小于 0.5%，但近颅底的肿瘤引起颅神经麻痹者临床并不少见，以后组（下位）颅神经麻痹为主，其中副神经麻痹发生率最高。副神经麻痹后，胸锁乳突肌和斜方肌瘫痪，使转头困难。临床还发现一个奇特现象，偶有上颈椎肿瘤患者出现手指麻木，尤其是环指、小指感觉异常，推测为胸锁乳突肌及斜方肌麻痹后，斜角肌痉挛，臂丛神经发出的尺神经受刺激所致。也有患者出现舌咽、迷走神经麻痹，引起构音障碍、吞咽困难及鼾症；舌下神经麻痹引起舌肌萎缩，伸舌向患侧歪斜；罕见患者会出现三叉神经、面神经、听神经麻痹，引起面部感觉异常、面肌痉挛、听觉障碍等。

二、延髓功能受损

延髓是脊髓与脑干相连的重要结构，是控制基本生命活动的中枢，上颈椎肿瘤本身局部压迫或刺激可引起延髓功能受损。肿瘤压迫致脑脊液循环障碍，局部脑脊液压力增高亦会损害延髓功能。延髓功能受损可引起呼吸、心跳、消化功能异常，患者表现为恶心、饮水呛咳、呕吐、猝倒、眩晕、呼吸功能障碍、共济失调，甚至猝死。

延髓也是重要的神经传导束经过部位，受上颈椎肿瘤压迫患者会出现四肢肌无力和感觉异常，其发生率从百分之几到百分之四五十，文献报道差异较大。典型患者肌无力开始于一侧上肢，发展到同侧下肢，逐步累及对侧下肢，最后累及对侧上肢。这是因为皮质脊髓束在延髓锥体下端形成锥体交叉，绝大部分交叉到对侧，交叉前运动神经排列由外向内依次是颈、胸、腰、骶的纤维，交叉后的纤维排列相反。上颈椎的髓外肿瘤常在锥体交叉前由外侧压迫脊髓，首先影响单侧上肢运动功能，最后引起四肢功能障碍。虽然交替轮流发生的肌无力被认为是上颈椎肿瘤较特异的表现，但这样典型的发展模式临床中并不常见。

三、颈脊髓功能障碍

颈椎肿瘤压迫或浸润颈脊髓时，相应平面神经及神经传导束受损，致受损平面以下感觉、运动功能障碍，引起不全性或完全性上肢瘫、偏瘫或四肢瘫。肿瘤压迫或浸润部位不同，瘫痪性质不同。如脊髓前角细胞以上锥体束及大脑皮质运动区受损，表现为痉挛性瘫痪；脊髓前角细胞及以下脊神经、周围神经干（支、束）受损，表现为弛缓性瘫痪（表 4－2－1）。

表 4-2-1 痉挛性瘫痪与弛缓性瘫痪的鉴别

鉴别	痉挛性瘫痪	弛缓性瘫痪
受累部位	脊髓前角细胞以上锥体束及大脑皮质运动区	脊髓前角细胞及以下脊神经，以及周围神经干（支、束）
病理生理	脊髓失大脑支配，脊髓节间反射增强	肌肉失神经支配，脊髓节间反射消失
瘫痪性质	痉挛性瘫痪	弛缓性瘫痪
肌张力	增高	减低
腱反射	亢进	减弱
肛门反射	存在	消失
阴茎勃起	有	无
肌肉萎缩	无	有
病理反射	有	无
膀胱功能	反射性膀胱	无张力或自主膀胱
肌电图	无变性反应	变性反应

颈脊髓中有上行感觉神经传导束和下行运动神经传导束经过，受髓内或髓外肿瘤压迫部位不同，其神经损害发展模式不同。髓外肿瘤，由外侧逐步向内生长或压迫，痛觉、温觉障碍首先出现在身体对侧下半部，逐步累及身体对侧上半部；本体感觉及精细触觉障碍首先出现在身体同侧上半部，逐步累及身体同侧下半部；运动障碍首先出现在身体同侧下肢，逐步累及身体同侧上肢，最后四肢受累。髓内肿瘤神经损害模式则刚好相反。临床中典型的神经损害发展模式很少见，常见的是与肿瘤发生方位相关的神经学表现，发生在脊髓背侧的肿瘤感觉障碍最先出现，发生于脊髓腹侧的肿瘤运动功能最容易受损，发生于脊髓侧方的肿瘤可引起 Brown-Séquard 综合征（图 4-2-1），而发生在脊髓中央的肿瘤可出现痛觉、温觉障碍，本体感觉及精细触觉完好的深浅感觉分离现象，也可引起脊髓中央综合征神经学表现。熟悉这些脊髓损害神经学表现，对颈椎肿瘤早期定位诊断及其危险性预测有重要意义。

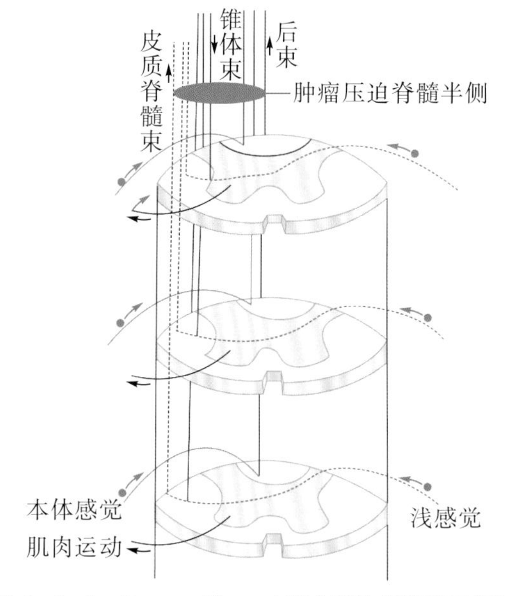

图 4-2-1 Brown-Séquard 综合征神经损害示意图

四、颈神经根受累

颈神经根受累通常是单侧、不对称，受颈椎肿瘤压迫可在其分布区出现放射样疼痛、感觉过敏或丧失，相应神经支配区肌无力、肌肉萎缩、反射消失及自主运动功能丧失等。

脊神经在人体分布有明显节段性，每一部位皮肤感觉或肌肉运动受到神经交叉支配，但一些关键点感觉障碍及关键肌运动障碍对神经受累节段定位有重要意义（表 4-2-2、图 4-2-2）。

表 4-2-2　ASIA 分级标准的 10 对关键肌及其功能表

神经平面	关键肌	功能
C_5	肱二头肌、肱肌	屈肘
C_6	桡侧腕长、短伸肌	伸腕
C_7	肱三头肌	伸肘
C_8	指深屈肌	屈中指
T_1	小指展肌	小指外展
L_2	髂腰肌	屈髋关节
L_3	股四头肌	伸膝
L_4	胫前肌	踝关节背伸
L_5	足踇长伸肌	踇趾背伸
$S_{1\sim2}$	腓肠肌、比目鱼肌	踝关节跖屈

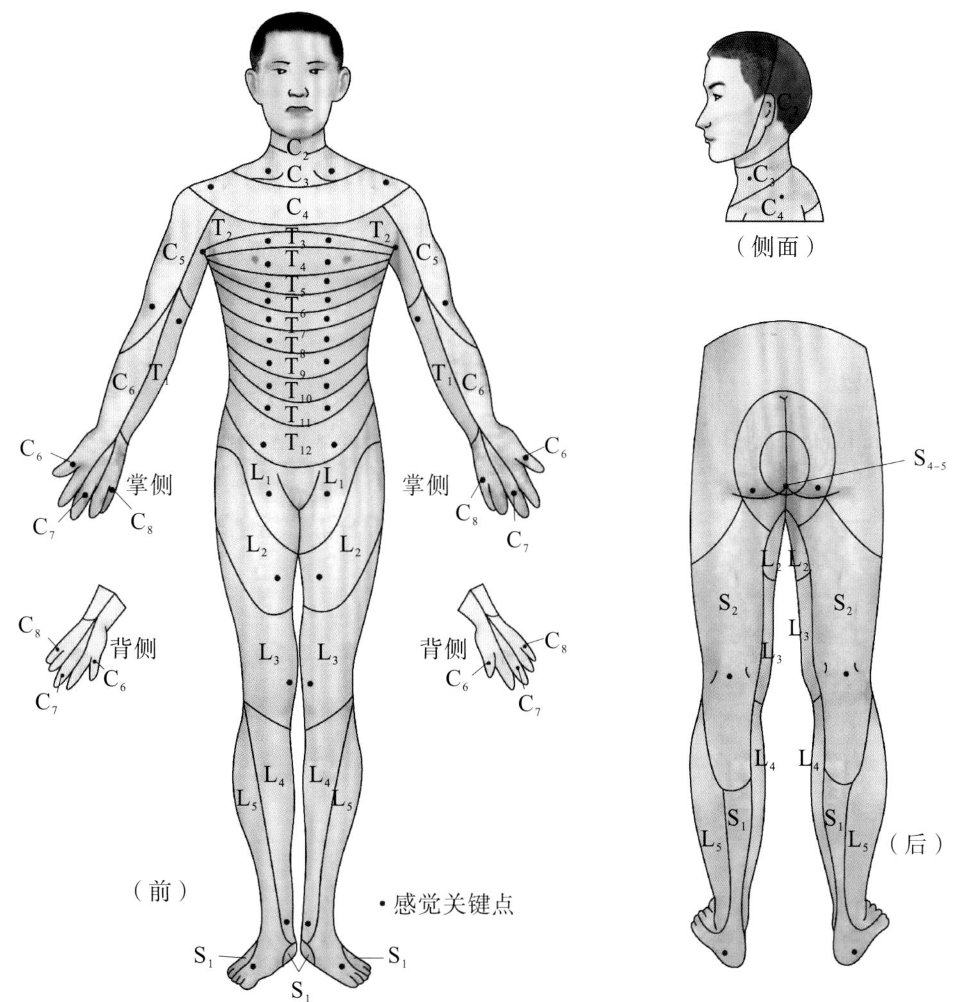

图 4-2-2　躯体神经的节段支配及感觉检查关键点示意图

上颈椎肿瘤压迫或刺激枕下神经、枕大神经及第 3 颈神经，可引起颈后、耳后、头后、顶枕区放射样疼痛和感觉异常。其中枕大神经受累最常见，临床症状也最严重。发生在下颈椎的肿瘤压迫或刺激颈神经后支，会引起颈后肌痉挛，颈部、颈肩部或颈背部疼痛，颈椎运动障碍。颈神经前支受累表现为颈丛或臂丛神经支配区功能障碍。颈前区、上胸部皮肤接受颈浅丛支配，此部位神经相互吻合，交叉分布，单侧肿瘤很少引起感觉障碍。臂丛是上肢重要神经丛，受颈椎肿瘤压迫或刺激时，会引起相应神经支配区疼痛，感觉、反射、肌力异常。与退行性疾病不同，肿瘤常常引起多个神经根受损，其神经学表现范围更大，对上肢功能影响也更严重。除上述表现外，膈神经也可受颈椎肿瘤刺激，引起患者顽固性呃逆。C_4平面以上肿瘤患者还可出现心悸、胸闷、呼吸困难等表现。

五、颈交感神经麻痹

颈椎肿瘤如刺激颈交感神经，患者会出现Horner综合征，引起患侧瞳孔缩小、眼球内陷、上睑下垂及患侧面部无汗等表现。部分患者星状神经节受肿瘤刺激，会出现心悸、气促等表现。

第三节　胸椎肿瘤的神经学表现

胸椎是脊柱转移性肿瘤最常见部位，胸椎肿瘤神经学表现从胸背部轻微不适到脊髓完全受压导致截瘫，差异很大。与颈椎肿瘤一样，疼痛是最常见初始症状。疼痛部位与肿瘤发生节段相关。上胸椎肿瘤疼痛常位于肩背部，可向背心、肩胛区放射；中胸椎肿瘤疼痛常呈束带感围绕胸背部，可放射到胸前区；下胸椎肿瘤疼痛常发生于胸腰部，可放射到腹前壁。常见神经学表现与胸脊髓、肋间神经和胸交感链受累相关。

肋间神经受累在胸椎骨肿瘤中常见，表现为相对应肋间神经放射样束带感疼痛，感觉过敏或丧失，罕见患者会出现相应神经支配区带状疱疹。胸交感链如受累表现为自主神经功能紊乱。胸脊髓损害与颈脊髓损害类似，表现为一侧或双侧下肢肌无力、感觉障碍、共济失调等。

胸椎肿瘤对脊髓的损害除了肿瘤直接压迫或浸润，还包括脊髓血供受损。$T_{1\sim4}$和胸腰段脊髓（特别是$T_4\sim L_1$平面）是两个来源不同的血供移行带部分，血供差，称为“危险区”，此区域受肿瘤压迫更容易引起脊髓缺血。另外，腰膨大处的大根动脉（即Adamkiewicz动脉）是中、下段脊髓较恒定且重要的血供来源，参与脊髓前中央动脉构成，供应脊髓前方2/3血运，胸段上方达T_6平面、下方达L_1平面（图4－3－1）。肿瘤压迫或肿瘤切除手术时可引起的大根动脉损伤，导致脊髓缺血，引起弛缓性瘫痪、感觉障碍、内脏功能紊乱。与肿瘤直接压迫相比，脊髓血供受损引起的神经功能障碍发生迅速而严重，即使受损改善，其神经功能也难以恢复，甚至进一步恶化。

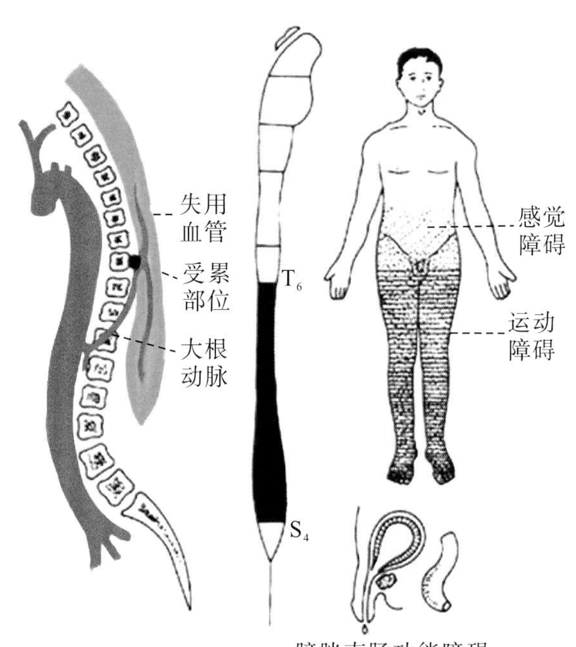

图4－3－1　大根动脉受累神经损害示意图

胸椎肿瘤在髓内、髓外发生部位不同，神经学表现不同。胸椎骨肿瘤患者疼痛明显且严重，常常因肋间神经刺激引起严重放射样疼痛，同时合并因椎体骨性结构破坏、椎体内部发生微动引起的机械性疼痛。虽然椎体骨质受到肿瘤破坏，但是由于肿瘤组织填充暂时维持了脊柱部分稳定性，所以因肿瘤造成椎体破坏和脊柱不稳而突发的神经功能损伤在临床上并不常见，但这类患者在轻微外力（如生活伤）下即可导致严重病理性骨折，造成脊髓损伤，患者常因发生胸椎病理性骨折或下肢瘫痪就诊。对老年患者，特别注意与骨质疏松性脊柱骨折相鉴别。髓外肿瘤患者初期疼痛常不剧烈，随着肿瘤进展出现沿特定区域放射状分布的疼痛，脊髓压迫开始多表现为Brown－Séquard综合征，然后出现双下肢无力，也有患者因肿瘤出血或脊髓血供障碍出现迅速神经功能障碍恶化，因此髓外肿瘤一经诊断，应早期手术。而髓内肿瘤约30%首发症状为疼痛，典型临床进程为神经功能缓慢进行性加重，极少数高度恶性肿瘤因肿瘤性卒中会使神经功能迅速恶化。这与脊髓炎症病变或脱髓鞘病变不同，它们的神经学表现常常为短期内神经功能进行性恶化，而后出现波动性神经功能障碍。

第四节　腰椎肿瘤的神经学表现

腰椎位于脊柱下段，运动灵活，是退行性疾病易感区，腰椎肿瘤早期表现与退行性疾病常难以鉴别。特别是中老年患者，可能仅有腰背部疼痛不适症状，而X线、CT检查还未发现椎体肿瘤样破坏，常常以退行性疾病治疗很长一段时间，直到出现肿瘤典型的夜间痛、病理性骨折或神经损伤后，行MRI或PET/CT检查才被发现。腰椎肿瘤神经学表现复杂且不典型，可有脊髓圆锥、马尾神经、腰神经根或神经丛损害及自主神经功能紊乱表现。

脊髓圆锥下极位于 T_{12}～L_1，内有膀胱中枢和肛门直肠中枢（图4-4-1）。肿瘤压迫或侵袭可出现脊髓圆锥损害表现：膀胱过度膨胀、二便失禁、性功能障碍、鞍区感觉障碍，而双下肢感觉、运动正常（图4-4-2）。

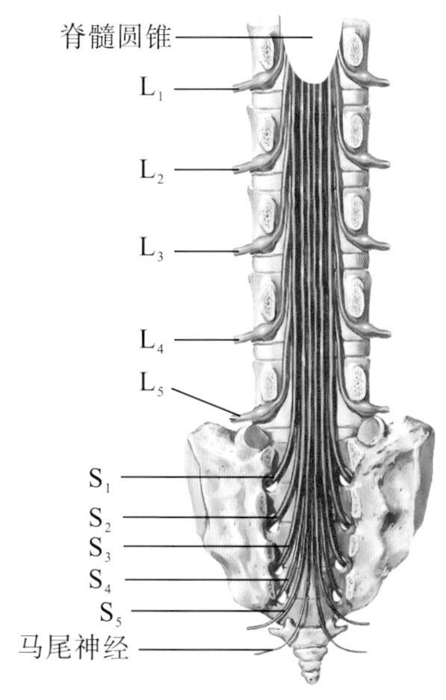

图4-4-1　脊髓圆锥、马尾神经及腰骶神经根解剖示意图

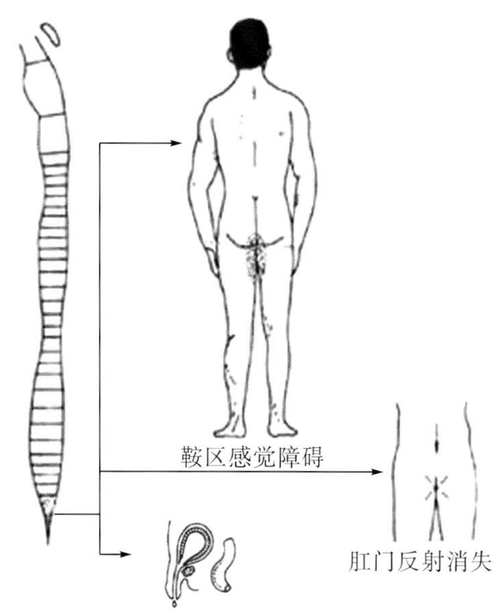

图4-4-2　脊髓圆锥损害神经功能障碍示意图

马尾神经包绕脊髓圆锥下行，在各神经孔出椎管。马尾神经损害的高度、程度不同，其表现不一。全马尾神经损害时，感觉障碍上界前为腹股沟，后为髂骨上端，臀部、会阴及下肢全部出现感觉障碍，伴电击样疼痛并向下肢放射。同时伴有双下肢运动障碍和二便、性功能异常。并非所有患者具有典型表现，有的只出现半侧马尾神经损害表现（图4-4-3）。对腰椎肿瘤患者，应仔细检查鞍区感觉、肛门括约肌张力、肛门反射（对男性患者还应检查提睾反射、球海绵体反射），同时测量膀胱内压力、检查尿动力学等，并可结合神经电生理监测来判断脊髓圆锥和马尾神经功能，评估神经损害程度及恢复可能性。

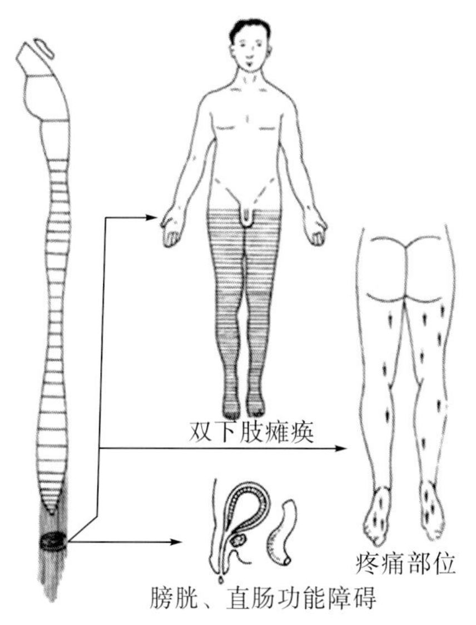

图4-4-3　马尾神经损害神经功能障碍示意图

单纯脊髓圆锥和全马尾神经损害者在腰椎肿瘤中发生率低，因腰神经根或神经丛受到肿瘤压迫或侵袭后产生神经学表现而就医者多见。腰神经后支损害可引起腰骶部椎旁肌疼痛、痉挛，皮肤感觉异常；腰神经前支分布具有明确节段性，分布支配特定的下肢肌肉运动及皮肤感觉，受累神经根会导致其支配区疼痛、感觉缺失、肌肉萎缩、肌肉无力、肌腱反射减弱或消失。腰椎肿瘤侵入周围软组织，损害腰骶内脏神经丛，会影响下肢血管舒缩、汗腺分泌、立毛肌功能，同时会影响盆腔脏器如直肠、输尿管、前列腺、子宫等的功能，对男性可引起逆向射精。

第五节　骶骨肿瘤的神经学表现

骶骨由5块骶椎合成，骶神经前、后支分别由4对骶前、后孔分出。骶神经在出骶管前、后均可受到骶骨肿瘤压迫，表现为骶尾部疼痛，可放射到会阴、肛周、外生殖器、臀部及腿后方，同时可引起下肢及盆底器官功能异常。除骶神经受累外，L_4、L_5神经根可受累，引起下肢相应支配区感觉、运动功能障碍；腰骶段交感和副交感神经亦可受累，引起盆底器官功能障碍。

盆底器官包括下泌尿系统、下消化系统及生殖系统，主要功能包括排尿、排便和性功能。神经支配复杂，有内在和外在神经两个系统。内在神经存在于器官壁平滑肌中，反射活动不经过脊髓，不会受到骶骨肿瘤影响。外在神经来源有3种，即交感神经、副交感神经和躯体神经。交感神经纤维起自胸腰段脊髓，在男性起到防止逆向射精作用，胸腰段肿瘤会影响其功能。副交感神经和躯体神经均起自骶段脊髓（$S_{2\sim4}$），副交感神经传出纤维支配盆底器官平滑肌运动，同时对男性阴茎勃起起主要作用，其传入纤维是内脏感觉（痛觉、扩张、便急等）主要神经。躯体神经传出纤维支配尿道外括约肌、肛门外括约肌和其他盆底横纹肌；传入纤维存在于阴部神经中，传导盆底皮肤感觉和性冲动。骶骨肿瘤生长部位不同，对排尿、排便和性功能的影响各异。

骶骨肿瘤手术时，最好能保留双侧$S_{1\sim4}$神经，至少保留双侧S_1、S_2神经和单侧S_3神经（右侧更佳），以保留患者排尿、排便和性功能。这是因为虽然盆底器官的每个功能均受到多个节段神经支配，并相互代偿补充，但每个功能均有其相对主要的神经支配。对排尿功能，其膀胱逼尿肌主要受S_3支配，尿道外括约肌主要受S_2支配；对排便功能，其直肠平滑肌受S_2、S_3、S_4支配程度比较平均，肛门括约肌主要受S_3和S_4支配；而性功能主要受S_2支配，受S_3支配程度很小。所以保留单侧S_3神经，性功能得以保存，排尿、排便功能可以通过神经代偿及术后训练康复。不同患者解剖学上存在着较多变异，同一节段左右两侧神经根也常不对称，多数右侧为优势，发挥作用较大，术前要与患者充分沟通，在肿瘤彻底切除与保留盆底器官功能之间做出最合理选择。

（黄家虎　王松　胡豇）

参考文献

[1] 丁文龙，王海杰. 系统解剖学［M］. 北京：人民卫生出版社，2015.

[2] 郭卫，尉然. 中国骶骨肿瘤外科治疗的进步［J］. 中华骨与关节外科杂志，2018，11（4）：241－251.

[3] 黄世姣，杨婧怡，张学伶，等. 延髓内神经鞘瘤一例报告［J］. 北京医学，2021，43（11）：1149－1150.

[4] 王虎城，王霖邦，秦杰，等. 单纯后路保留骶神经骶骨分块切除治疗原发性骶骨肿瘤［J］. 局解手术学杂志，2023，32（1）：48－52.

[5] 肖建如. 脊柱肿瘤学［M］. 上海：上海科学技术出版社，2019.

[6] Chavira Torres OA，Cojuc－Konigsberg G，Becerril Vargas E，et al. Giant cell tumor of the thoracic spine in a young female patient in a México City Spine Center：A case report［J］. Am J Case Rep，2023，24：e939086.

[7] Fowler J，Takayanagi A，Fiani B，et al. Diagnosis，management，and treatment options：A cervical spine osteochondroma meta－analysis［J］. World Neurosurg，2021，149：215－225. e6.

[8] Ge L，Arul K，Mesfin A. Spinal cord injury from spinal tumors：Prevalence，management，and outcomes［J］. World Neurosurg，2019，122：e1551－e1556.

[9] Glauser G，Sharma N，Kritikos M，et al. Cervical，intradural extramedullary solitary fibrous tumor of

the spinal cord: A case report and review of the literature [J]. Asian J Neurosurg, 2020, 15 (1): 204−209.

[10] Hu Y, Chen M, Richard SA, et al. Localized giant cell tumor of the tendon sheath of the upper cervical spine: A case report [J]. Neurol India, 2022, 70 (2): 764−766.

[11] Kim KR, Kim KH, Park JY, et al. Surgical strategy for sacral tumor resection [J]. Yonsei Med J, 2021, 62 (1): 59−67.

[12] Park CH, Park E, Jung TD. Unilateral cauda equina syndrome due to cancer metastasis diagnosed with electromyography: A case report [J]. Healthcare (Basel), 2021, 9 (10): 1370.

[13] Patnaik S, Turner J, Inaparthy P, et al. Metastatic spinal cord compression [J]. Br J Hosp Med (Lond), 2020, 81 (4): 1−10.

[14] Roberts TT, Leonard GR, Cepela DJ. Classifications in brief: American Spinal Injury Association (ASIA) impairment scale [J]. Clin Orthop Relat Res, 2017, 475 (5): 1499−1504.

[15] Rose PS. The management of sacral tumours [J]. Bone Joint J, 2022, 104−B (12): 1284−1291.

[16] Shivers J, Hu X, Lieberman IH. Giant cell tumor of the thoracic spine in a 30−year−old woman [J]. JAAPA, 2019, 32 (11): 1−3.

[17] Singh SS, Mittal BR, Kumar R, et al. Primary central nervous system lymphoma with diffuse neurolymphomatosis involving multiple cranial and spinal nerve roots [J]. Clin Nucl Med, 2020, 45 (6): e285−e287.

[18] Uei H, Tokuhashi Y, Maseda M. Analysis of the relationship between the Epidural Spinal Cord Compression (ESCC) scale and paralysis caused by metastatic spine tumors [J]. Spine (Phila Pa 1976), 2018, 43 (8): E448−E455.

[19] Zhu N, Campbell R, Sadasivan AP. Tenosynovial giant cell tumours of the upper and lower cervical spine: Two case reports [J]. Spinal Cord Ser Cases, 2022, 8 (1): 72.

第五章　脊柱肿瘤的影像学诊断

第一节　脊柱成像技术与方法

一、X线检查

（一）成像基本原理

X线是一种波长很短的电磁波，X线成像的原理一方面是基于X线的穿透性、荧光作用和感光作用，另一方面是基于人体组织结构之间的厚度和密度差别。当X线穿过人体不同组织结构时，X线被吸收的程度不同，显像接收载体上的X线量就会有所差异，从而形成黑白对比不同的灰阶影像。人体不同的组织结构由于其密度、厚度的不同以及其对X线吸收程度的不同，按照其在X线片上的图像特点大致分为：

1. 高密度影　骨骼、钙化组织，密度高，吸收的X线量多，在X线影像上显示为白色。手术采用的金属内固定器、金属夹等吸收的X线量更多，在X线影像上为均匀致密的白色影，在影像学上一般称作致密影。

2. 中等密度影　皮肤、肌肉、实质器官以及体液等，密度中等，在X线影像上显示为灰白色。

3. 低密度影　脂肪、气体，密度低，在X线影像上显示为灰黑色和深黑色。

（二）检查技术

1. 普通X线摄影　即传统X线屏－片系统，是过去临床常用和基本的影像检查手段，优点是空间分辨率高，图像清晰，接受的X线剂量较传统透视小；缺点是检查区域受胶片大小限制，不能观察脊柱运动功能，并且胶片冲洗质量受人为因素影响很大，不能保证稳定的图像质量。

2. 计算机X线摄影（Computed radiography，CR）　CR以影像板（Imaging plate，IP）作为记录信息的载体，经X线曝光后，由激光读出X线影像信息形成数字式X线片。CR的空间分辨率低于传统的X线影像，但密度分辨率明显高于普通X线片，因此对脊柱病变的显示优于普通的X线片。CR实现了普通X线影像信息的数字化，提高了图像的分辨和显示能力，可实施各种图像后处理功能，增加显示信息的层次。同时X线剂量可减少至传统X线屏－片系统的50%以下。影像信息读出后转化为数字信息可以进入图像存档与传输系统（Picture archiving and communication system，PACS）。但是CR成像速度慢，无透视功能，显示脊柱细微结构较普通X线片差。

3. 数字X线摄影（Digital radiography，DR）　平板探测器将X线信息直接转换成电信号，再行数字化，X线信息损失少，噪声小，图像质量好，图像质量优于电视影像增强系统及CR系统。因成像时间短，可用于透视和进行数字减影血管造影。DR图像具有较高的空间分辨率和时间分辨率，图像锐利度好，细节显示清楚；X线剂量小，只有传统X线屏－片系统的1/30，也小于CR；曝光容度大；可以进行各种图像后处理；能够直接进入PACS，便于临床应用、教学与远程会诊。

（三）检查方法

1. 床旁X线摄影　脊柱肿瘤患者手术后由于体位明显受限，移动困难，为了及时了解患者脊柱术后的改变以及恢复情况，临床上常常需要进行床旁 X 线摄影。床旁 X 线摄影从最开始的床旁屏-片系统摄影到床旁 CR 摄影，都需要在曝光后将胶片或 IP 处理，才能得到图像。现在的床旁 DR 在曝光后仅需数秒，就可以显示在显示屏上，时间明显缩短，并且通过医院信息系统（Hospital information system，HIS）网络接口可即刻将图像传输到 PACS，帮助放射科医生与脊柱外科医生的临床诊断。此外，床旁 DR 可以明显降低 X 线剂量，比常规床旁屏-片系统及 CR 摄影降低 30%～70%，在提高图像分辨率的同时大大降低了对患者的伤害。

2. 体层摄影　常规的 X 线摄影是 X 线投照路径上所有影像重叠在一起的总和投影，一部分结构因与前后影像重叠而不能显示。体层摄影通过特殊的装置和操作，获得某一选定层面上组织结构的影像，而不属于选定层面的结构则被模糊处理掉。因此过去体层摄影常用于常规 X 线片上重叠较多、部位较深而难以显示的病变，对一些位置较深的脊柱肿瘤以及病椎小的骨质破坏等情况有一定应用价值。不过自多层螺旋 CT 出现后，其强大的多平面后处理功能已经基本替代了体层摄影。

3. 平板 X 线摄影　当脊柱肿瘤跨椎体生长，特别是脊柱肿瘤位于脊柱生理弧度转折处时，为了术前了解脊柱形态学的改变以及明确后续的矫形治疗，常常需要进行全脊柱摄影。过去不能在一张 X 线片上显示完整的脊柱影像，需要在多次摄影后进行图像拼接，容易出现误差，给术前计划的制订带来困扰，而且 X 线剂量也较大。现在新的平板 X 线机技术使得 X 线剂量降低，图像分辨率提高，体层后处理时间明显缩短，并且 17 英寸×17 英寸的超大视野平板探测器可以进行全脊柱摄影，其脊柱完整形态的显示也接近多层螺旋 CT 三维后处理的效果，但与多层螺旋 CT 相比，其具有明显低 X 线剂量的优势，因此今后基于超大视野平板的体层摄影可能会重新作为脊柱 X 线检查的常用手段。

二、CT 检查

（一）成像基本原理

1. 概述　CT 是用 X 线束环绕人体检查部位的选定层面进行扫描，由探测器接收该层面各个不同方向的人体组织透过的 X 线，经模/数转换输入计算机，通过计算机处理后得到该扫描层面组织衰减系数的数字矩阵，再将矩阵内的数值通过数/模转换，用黑白不同的灰度等级显示出来，即 CT 图像。CT 图像与 X 线片一样，以不同的灰度来反映器官和组织对 X 线的吸收程度，但 CT 图像灰度又受窗宽、窗位调节的影响。

2. CT 的基本概念

（1）窗宽和窗位：窗宽是指 CT 图像上所包括的 CT 值范围。窗位是窗宽的中心 CT 值。同样的窗宽，由于窗位不同，其所包括的 CT 值范围不同。窗宽内所有的 CT 值用 16 个灰阶显示，CT 值小于窗宽的组织结构影像能清晰显示，大于窗宽的组织结构则没有灰度差别而不能显示。

（2）层厚：为扫描时选择的层面厚度，是影响图像分辨率的一个重要因素。层厚小，图像空间分辨率好，密度分辨率下降。层厚大，密度分辨率提高，空间分辨率下降。

（3）层距：指相邻两个层面的中点之间的距离。若层距与层厚相等，则为连续扫描，各层之间无间隙。若层距大于层厚，则为不连续扫描，各层之间有一定间隙的组织没有被扫描到。若层距小于层厚则为重叠扫描，相邻层间有重叠。

（4）密度分辨率：指可区分最小密度差的能力。

（5）空间分辨率：指图像可鉴别物体大小、微细结构的能力，以能分辨最小圆孔的直径大小（mm）或每厘米内线对数的多少（Lp/cm）来表示。

（6）CT 值：反映组织对 X 线的吸收值（衰减系数 u）。

（7）伪影：CT 图像上非真实的阴影或干扰。

（二）检查技术

1. CT 平扫　指不注入对比剂的常规检查。CT 平扫是脊柱肿瘤检查基本的手段，它弥补了 X 线检查中脊柱骨结构的重叠及软组织结构分辨不清的缺点。密度分辨率也较 X 线检查明显提高，即使是微小的脊柱肿瘤骨质破坏也可以很好地检出，并很好地显示骨质破坏的范围和脊柱肿瘤软组织肿块影。

2. CT 增强扫描　指在血管内注入对比剂后

再进行扫描的检查方法，目的是提高病变组织同正常组织的密度差，显示病灶内的血供情况，通过病变不同强化方式，确定病变的性质。根据注射对比剂后扫描方法的不同，CT 增强扫描可分为常规增强扫描、动态增强扫描、延迟增强扫描和多期增强扫描。CT 增强扫描在 CT 平扫的基础上更好地显示了肿瘤的软组织成分以及肿瘤在椎旁侵犯的范围。并且增强扫描可以显示肿瘤的血供、供血动脉等生物学特点，有助于手术切除和术后放、化疗计划的制订。

3. CT 特殊扫描

（1）薄层扫描：扫描层厚≤5mm。其优点是减少了部分容积效应，能更好地显示病变的细节；缺点是信噪比降低。需要进行三维重建后处理，层面越薄，重建图像的质量越高。

（2）高分辨扫描：采用薄层扫描、高空间分辨率的算法重建及特殊的过滤处理，取得有良好空间分辨率的 CT 图像。对显示小病灶及细微结构优于 CT 平扫。薄层扫描和高空间分辨率的算法重建有助于检出脊柱肿瘤早期很微小的骨质破坏灶。

（3）容积扫描：指在检查范围内，连续地一边曝光一边进床，并进行该部位容积性数据采集的检查方法。其采集的无间隙容积数据可以进行任意层面、任意层距的图像重建，可变换算法进行重建图像以及相关的图像后处理。由于扫描速度快，还增加了时间分辨率。容积扫描获得的信息量大，是脊柱肿瘤 CT 三维重建的基础。

（4）CT 灌注成像（CT perfusion，CTP）：是在注射对比剂后对选定层面进行连续多次扫描来获得该层面内每个像素的时间-密度曲线，通过对连续获取的 CT 图像进行分析和处理，可以得到血流动力力学参数，如脑血流量（Cerebral blood flow，CBF）、脑血容量（Cerebral blood volume，CBV）、平均通过时间（Mean transit time，MTT）和达峰时间（Time to peak，TTP）等，这些参数可以定量提供脊柱肿瘤的血流动力学信息，有助于对脊柱肿瘤更精准地定性评估以及鉴别诊断。

（三）检查方法

1. 多层螺旋 CT（Multi－slice spiral CT，MSCT） 是目前脊柱肿瘤常用的检查方法之一，采用旋转式 X 线源以及沿 Z 轴方向的多排探测器，能够同时获取多个切片的数据，因此具有较快的扫描速度，可以在较短的时间内获取高分辨率图像，并且通过多层螺旋 CT 扫描获取的数据，可以进行三维重建，提供针对脊柱肿瘤更全面的空间解剖信息，有助于手术规划和导航。

2. 双源 CT（Dual source CT，DSCT） 具有两个旋转式 X 线源和两个探测器阵列，对脊柱肿瘤成像有很大的提升，能显示过去 CT 无法清楚显示的韧带、肌腱和软骨。在常规 CT 以及多层螺旋 CT 这样的单源 CT 中，由于韧带、肌腱及软骨的 X 线衰减系数相互之间差异较小，因此无法区别显示。但在这些结构的成分中胶原分子侧链中有密实的羟赖氨酸和羟脯氨酸，对不同能量的 X 线有较明显的衰减差异，因此在双源 CT 高、低能 X 线同时扫描后，运用后处理技术就可以将脊柱与这些附属结构较清楚地区别显示，弥补了以往 CT 检查的不足。另外还可用来进行骨密度测定，反映病变区骨骼的代谢情况。

3. 能谱 CT 传统的 CT 使用单一能量的 X 线进行成像，而在能谱 CT 中，X 线管会发射不同能量的 X 线束，通过分析不同能量的数据，并应用衰减模型，能够推断出物质的组成和分布情况。通过对多能量数据进行处理和重建，可以减少伪影、生成多种类型的图像（图5-1-1），如单能量图、碘密度图、有效原子序数图等，以提供更准确的骨质和软组织成分信息，进行脊柱病灶的定量定性分析，并通过功能学评估分析不同病灶之间的同源性。

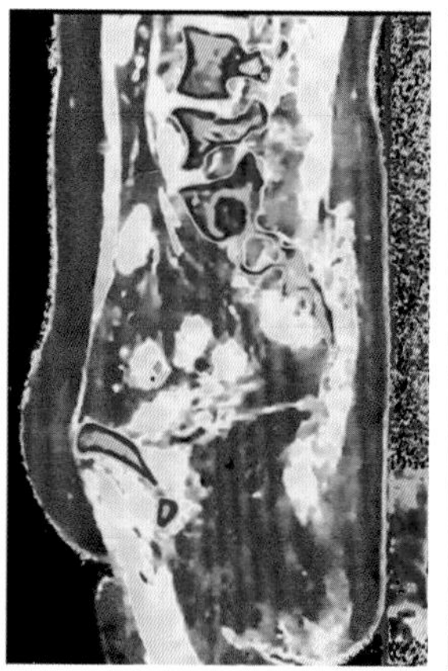
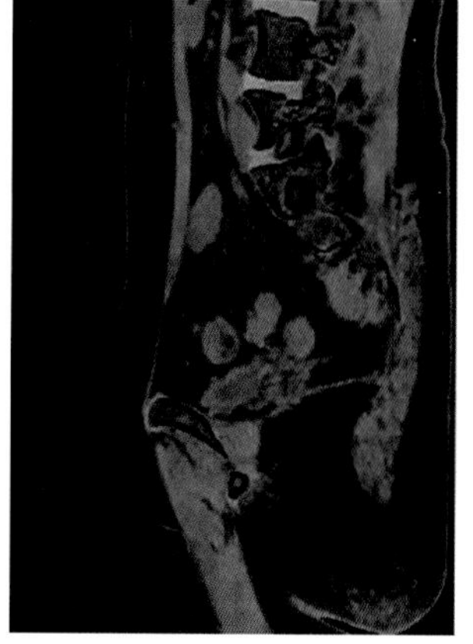

图 5-1-1 能谱 CT 图像

（四）后处理技术

无论多层螺旋 CT 还是双源 CT，扫描后所采集的原始数据都是横断面的图像，对于显示脊柱肿瘤的细节已经提供了足够的信息，但是对于脊柱外科医生来说，这种横断面的图像不能提供肿瘤的整体空间关系信息。为了更好地显示脊柱肿瘤的整体信息，我们可对采集的原始图像数据进行图像后处理，进行多维、多平面的重组，从任意角度、全方位观察脊柱肿瘤影像，对肿瘤的定位、定量、定性更准确，更直观地显示肿瘤与毗邻结构的空间关联。

1. 多层面重组（Multi－planar reconstruction，MPR）　是在断层扫描的基础上对某些或全部扫描层面进行各个方向范围的重建，得到冠状面、矢状面、斜面及任意面的二维图像。层厚越小，层数越多，重建图像越清晰。可以较好地显示脊柱肿瘤的位置及其与周围的毗邻关系，有利于准确定位（图 5－1－2）。若层厚与螺距选择不当，则容易造成阶梯状伪影。

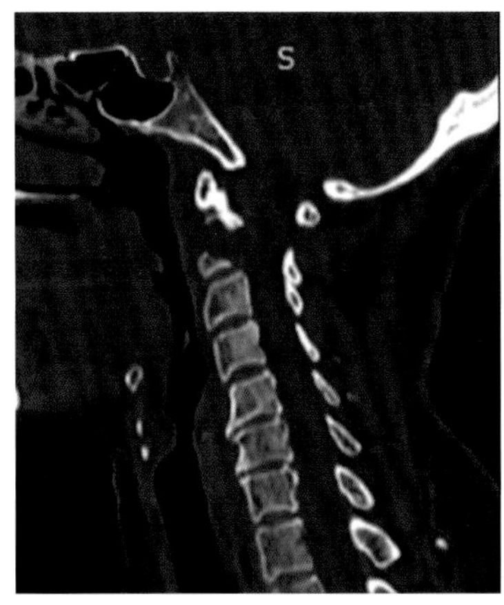

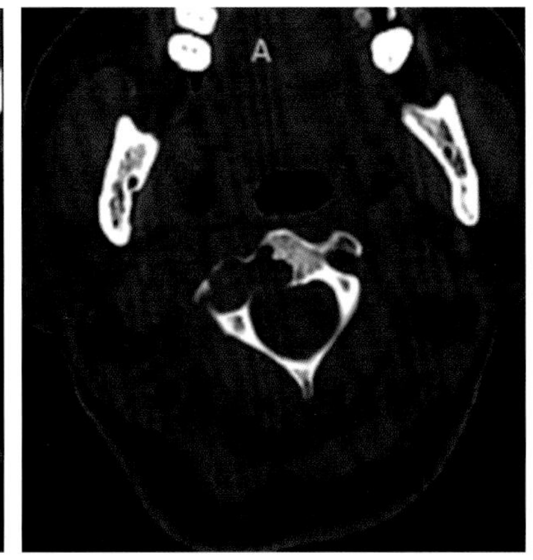

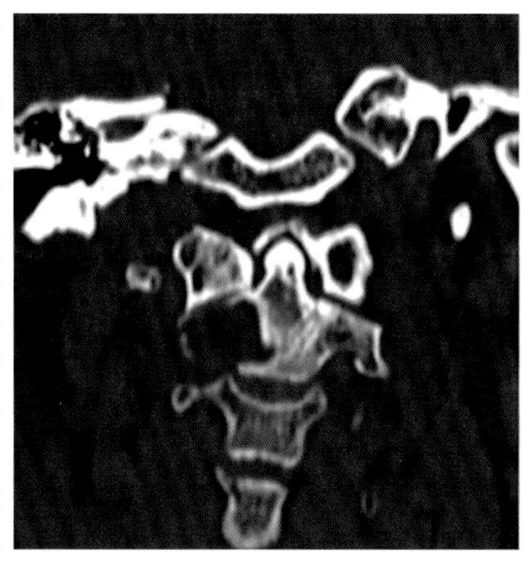

图 5－1－2　脊柱 CT MPR 重建图像

2. 曲面重组（Curved－planar reconstruction，CPR）　在容积数据的基础上，沿感兴趣区域画一条曲线，计算指定曲面所有像素的 CT 值，并以二维图像形式显示出来，曲面重建将扭曲的结构伸展拉直显示在同一平面上，较好地展示其全貌，是 MPR 的延伸和发展。

3. 最大密度投影（Maximal intensity projection，MIP）　取每一线束的最大密度进行投影，反映组织的密度差异，对比度较高，临床上常用于显示具有相对较高密度的组织结构，如注射对比剂后显影的血管、明显强化的软组织肿块等，对于密度差异较小的组织结构则难以显示。MIP 在脊柱血管显示、术后植入物伪影的处理上有较大的作用（图 5－1－3）。

4. 表面遮盖显示（Shaded surface display，SSD）　设定 CT 阈值确定位于组织结构表面的像素，显示这些像素，超过限定 CT 阈值的像素被透明处理后重组成三维图像。脊柱图像后处理常用此技术，空间立体感强，解剖关系清晰，有利于病灶的定位。但由于受 CT 阈值选择的影响较大，容积资料丢失较多，常失去利于定性诊断的 CT 密度，使得病灶细节显示不佳（图 5－1－4）。

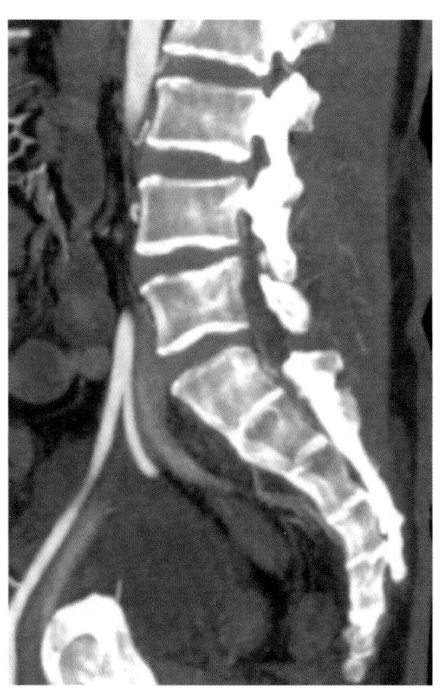

图 5－1－3　脊柱 CT MIP 重建图像

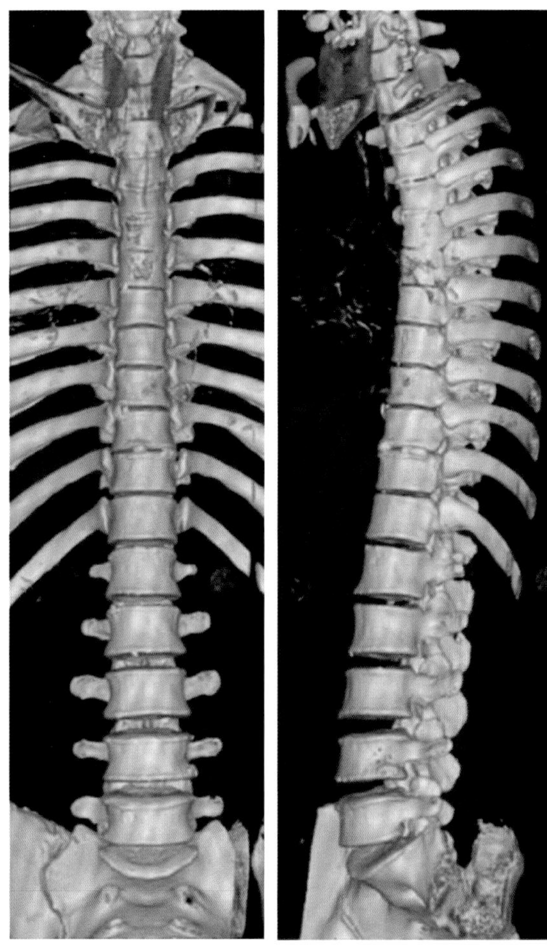

图 5-1-4　脊柱 CT SSD 重建图像

5. 容积渲染（Volume rendering，VR） 是目前脊柱三维图像后处理中常用的技术之一，可以立体、直观地显示脊柱的外形，脊柱及其附件的骨折、关节脱位、畸形，脊柱肿瘤等病变的位置、程度、范围和与周围组织器官的毗邻关系。在重组图像中，不同密度的组织还可以用不同的伪彩显示，使得图像更生动（图 5-1-5）。

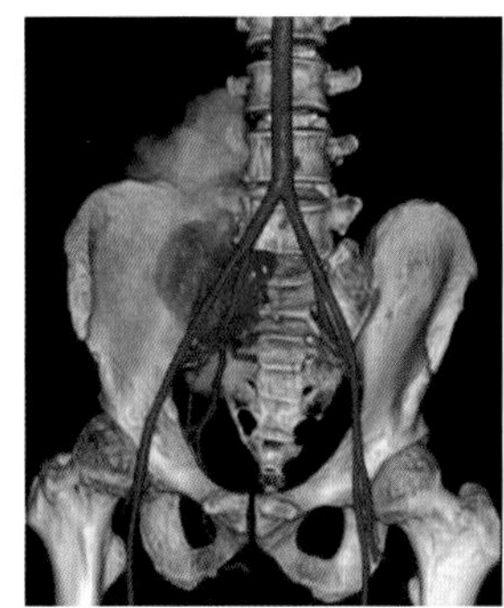

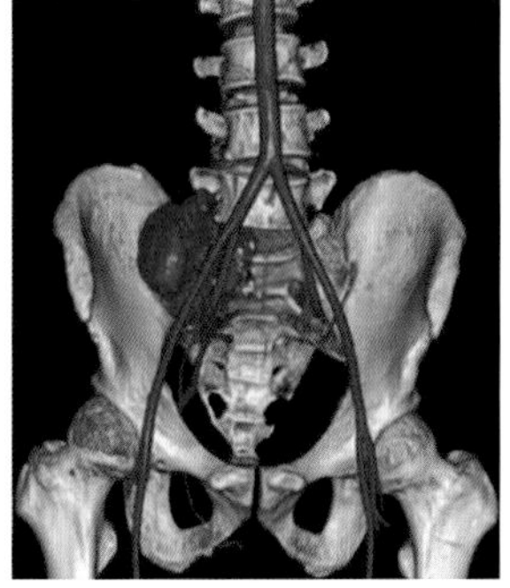

图 5-1-5　骶骨肿瘤 CT VR 重建图像

三、MRI 检查

（一）成像基本原理

磁共振成像（Magnetic resonance imaging，MRI）是利用原子核在磁场内共振产生信号，经重建成像的一种成像技术。含单数质子的原子核，其质子有自旋运动，带正电，产生磁矩，其磁矩自旋轴的排列无一定规律，但如在均匀的强磁场中，则小磁体的自旋轴将按磁场磁力线的方向重新排列。在这种状态下，用特定频率的射频脉冲进行激发，作为小磁体的氢原子核吸收一定的能量而共振，即发生了磁共振现象。停止发射射频脉冲，则被激发的氢原子核把所吸收的能逐步释放出来，其相位和能级都恢复到激发前的状态。这一恢复过程称为弛豫过程，而恢复到原来平衡状态所需的时间则为弛豫时间。

弛豫时间有两种：一种是自旋-晶格弛豫时间，又称纵向弛豫时间（T1），反映自旋核把吸收的能传给周围晶格所需要的时间，即纵向磁化恢复的时间，一般将 T1 定义为质子的纵向磁化恢复至原有 63%的时间。另一种是自旋-自旋弛豫时间，又称横向弛豫时间（T2），反映横向磁化衰减、丧失的过程，是由共振质子之间相互磁化作用引起，它引起相位的变化，将质子的横向磁化衰减至原有 37%的时间称为 T2。一种组织的弛豫时间是相对固定的，不同组织之间弛豫时间有一定的差别，而这种差别正是 MRI 的成像基础。人体内氢原子核丰富，并且氢原子核的磁共振成像效果最好，因此目前 MRI 常规应用氢原子核成像。

1. MRI 的优点

（1）无辐射损伤：MRI 所用的射频脉冲属于电磁波，但所用射频波的波长达数米以上，其能量不会切断生物体中的 C-H 键。因此 MRI 被认为是没有辐射损伤的安全检查手段。

（2）软组织分辨率高：MRI 比 CT 具有更高的软组织分辨率，可更清楚地显示椎旁软组织及椎管内的脊髓、神经根等结构。

（3）多参数成像提供更多信息：MRI 可以采

用不同的技术来反映组织多参数信息，如组织的T1值、T2值、质子密度、流动、水分子扩散等信息，磁共振波谱分析（Magnetic resonance spectro scopy，MRS）技术还可提供有关组织代谢产物的信息，因此MRI所能得到的组织信息远比CT多得多。获得多参数信息有利于病变的显示和定性诊断。

（4）多方位直接成像：CT脊柱扫描只能进行横断面扫描，其他方位的图像必须经过后处理重组技术才能获得，而MRI可以直接进行多方位的断面成像，有助于解剖结构和病变的显示（图5－1－6）。

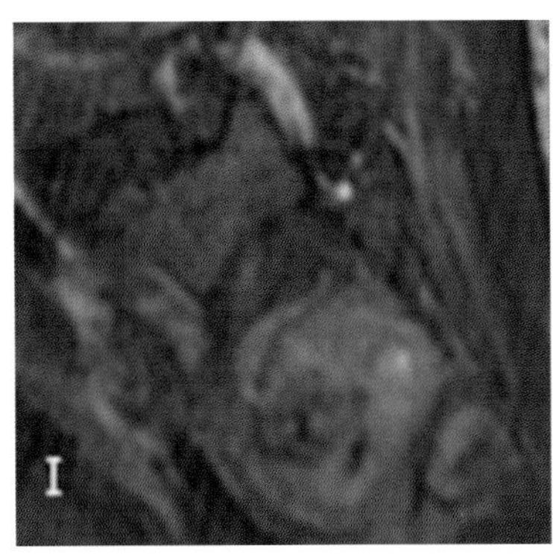
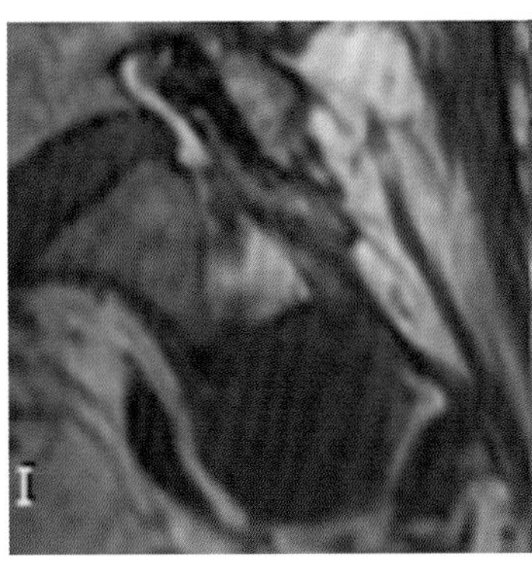
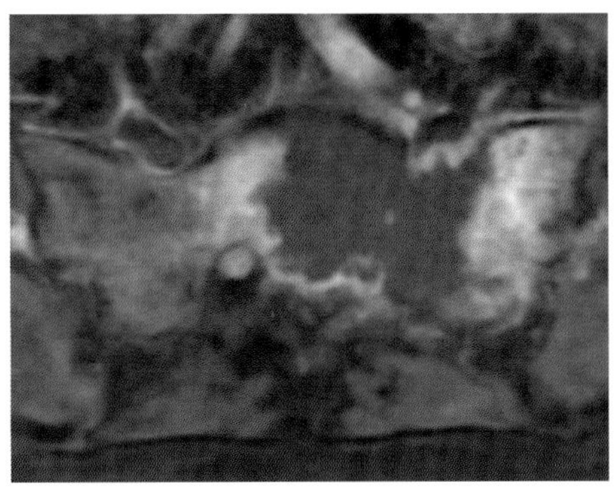

图5－1－6　骶骨肿瘤的MRI多参数、多方位成像

（5）无骨伪影：CT检查时在骨与软组织的界面上，特别是在骨突起的部位将产生严重的骨伪影，严重影响局部结构的显示，因此对椎管内病变等检查MRI明显优于CT。

（6）无需对比剂就可进行血管成像和脊髓成像：MRI的飞行时间（Time of flight，TOF）序列可以通过利用自旋的流动来显示血管的亮度，实现非对比剂的血管成像。磁共振血管造影（Magnetic resonance angiography，MRA）序列也可以通过对血管进行特定扫描参数设置直接显示血管的影像。平扫T1WI和T2WI序列即可很好地显示脊髓的解剖结构和病变情况。

2. MRI的缺点

（1）成像时间相对较长：CT的成像速度较快，采用多层螺旋CT平均每层的采集时间更短。MRI的采集时间较长，虽然目前已经开发了很多超快速成像技术，但有些技术产出的图像质量还欠佳，尚不能完全取代常规序列。

（2）钙化显示不佳：MRI基于水分子的信号来生成图像，而钙化物是无机物质，不含有可被MRI探测到的可自旋的磁共振信号。因此，钙化物本身没有明显的信号产生，难以在MRI图像中显示。钙化物的存在会导致局部磁场的不均匀性，引起磁场梯度和局部磁场不均匀的变化。这种不均匀性会导致短T2效应，使得钙化物周围的信号衰减或消失，进一步降低了钙化物在MRI图像中的可见性。

（3）骨结构显示相对较差：骨结构的质子含量很低，并且MRI图像矩阵较小，使得空间分辨率相对CT较低，因此骨结构显示较CT差。但MRI对骨髓内病变特别是骨髓水肿、骨髓内肿瘤浸润等的显示优于CT。

（4）伪影相对较多：MRI多参数成像可以得到较多信息，但同时图像质量受影响的因素也增多，且MRI成像时间相对较长，更容易产生运动伪影。

（5）信号变化改变复杂：MRI多参数成像可以为诊断提供更多的信息，但同时影响MRI信号的因素也较多，同一种信号变化可由不同的原因引起。

（6）禁忌证较多：由于MRI采集时间相对较长，危重患者及幽闭恐惧症的患者一般不宜进行MRI检查，安装有心脏起搏器或体内有金属异物的患者不适合MRI检查。

（二）检查技术

1. MR平扫　最常用的序列是矢状面SE T1WI、矢状面FSE T2WI以及横断面FSE T2WI，根据需要可增加冠状面扫描、脂肪抑制技术等。由于是多参数成像，因此MR平扫就可以很好地显示肿瘤内部的成分和周围软组织的改变等。

2. MR 增强扫描 为了使组织结构之间的对比、正常组织与病变组织之间的对比更明显，提高特异度，更好地反映病变组织的实际形态、影像特征，除了选择适当的脉冲序列和成像参数，还可以使用 MRI 对比剂人为地改变组织和病变的 T1 和 T2，从而提高组织与病变间的对比。MR 增强扫描的目的和 CT 增强扫描一样，不过 MR 增强扫描对肿瘤内部的成分、周围软组织的显示比 CT 增强扫描更好。

3. MR 特殊序列

（1）同/反相位成像（In phase，IP/Out of phase，OP）：选择不同的回波时间使水和脂肪的氢原子磁化矢量方向一致时为同相位，两者磁化矢量相加，信号强度增加；磁化矢量方向相反时为反相位，两者磁化矢量相减，信号强度减低。IP/OP 除回波时间不同外，其他参数均相同。

在脊柱肿瘤中的应用：近年来的研究提示在脊柱恶性或转移性肿瘤中，肿瘤细胞取代了正常的骨髓组织和脂肪成分，而良性肿瘤中脂肪成分仍存在，因此在反相位成像中，椎体良性病变的信号低于椎体转移性病变的信号。IP/OP 简单易行，成像时间短，在鉴别肿瘤性病变与非肿瘤性病变以及骨髓浸润程度的评价中具有一定意义。

（2）弥散加权成像（Diffusion weighted imaging，DWI）：利用体内水分子的随机运动特性进行成像，主要显示细胞外水分子的弥散，以及细胞内水分子的弥散、跨膜运动、微灌注等。

在脊柱肿瘤中的应用：关于 DWI 用于骨关节肿瘤性病变的研究中，部分学者认为在转移性肿瘤尤其是生长活跃的肿瘤，由于富细胞性高，细胞内外水分子弥散受限，DWI 上信号衰减减低，表观弥散系数（Apparent diffusion coefficient，ADC）值较低；良性肿瘤由于组织间隙水肿、富细胞性低而在 DWI 上信号衰减增加，ADC 值较高。不过有研究显示良、恶性肿瘤 ADC 值区间有部分重叠，并且 DWI 图像存在不可避免的空间几何扭转伪影，空间分辨率低。成像参数的选取（如 b 值）需进一步优化。ADC 值可以作为区分良、恶性肿瘤的辅助手段，但是不能区分感染和恶性肿瘤。另外，Meta 分析显示 DWI 可以作为区分良、恶性骨折的可靠检查。

（3）动态增强磁共振成像（Dynamic contrast-enhanced MRI，DCE-MRI）：在注射顺磁性对比剂后对病灶显影的前、中、后期进行快速连续扫描，显示对比剂进、出肿瘤区域的血流动力学过程。该方法可用来评价组织的微循环、灌注情况和毛细血管通透性的变化。既往研究显示早期动态增强斜率值与微血管密度之间成线性正相关，表明肌骨系统肿瘤早期快速强化与血管生长程度有关，反映了肿瘤组织的血管化程度。一些学者认为 DCE-MRI 可以用于鉴别肿瘤的放射性坏死与复发，判断预后及监测放疗后反应，对检测转移性肿瘤有很高的阳性预测值，对良、恶性肿瘤压缩骨折也有较高的预测价值。虽然骨骼肌肉的良、恶性肿瘤斜率值的差异有较高的统计学意义，但良、恶性肿瘤斜率值存在重叠部分。比如动脉瘤样骨囊肿、嗜酸性肉芽肿、骨巨细胞瘤这样一些富血供的良性肿瘤及肿瘤样病变，其斜率值也可以位于恶性肿瘤斜率值范围内。而一些放、化疗后复发的低血供恶性肿瘤，其斜率值可以位于良性肿瘤斜率值范围内。因此早期动态增强斜率值对于良、恶性肿瘤的判断有一定鉴别价值，但还需要与其他影像信息结合。

（4）磁共振波谱分析（Magnetic resonance spectroscopy，MRS）：MRS 的原理与 MRI 类似，都基于磁场和无线电波与原子核的相互作用，但 MRS 不是用于生成图像，而是用于获取特定核［如氢原子核（^{1}H）、磷原子核（^{31}P）、碳原子核（^{13}C）］等的共振频率和相应的代谢信号，将接收的信号进行频谱分析，每个峰对应于一个特定的代谢物或化学成分。通过分析峰的形状、位置和相对强度，可以推断待测区域中的化学成分和代谢产物。MRS 可以用于评估椎间盘的代谢状态，如水分含量和蛋白质含量，以了解椎间盘的健康状况和退变程度。还可以用于通过测量特定代谢物的信号，如乳酸、胆碱和肌酸，评估脊柱肿瘤的生物学特征和恶性程度。通过检测特定代谢物的变化，可以提供有关疾病进展和治疗反应的信息。但目前由于脊柱结构的局限性和 MRS 技术的特点，对脊柱进行 MRS 可能存在一些挑战。脊柱的解剖复杂，存在局部磁场非均匀性和信号叠加等问题。此外，脊柱区域的运动也可能影响 MRS 信号的质量。因此，在脊柱领域中应用 MRS 时，需要仔细考虑技术限制和数据解释的复杂性，结合其他影像学和临床信息进行综合评估。

（5）灌注加权成像（Perfusion weighted imaging，PWI）：PWI 使用快速连续成像技术来动态观察钆对比剂在动脉血流和组织中的传递。PWI 可以提供一些脊柱肿瘤的血流动力学信息，如平均通过时间、血容量和血流量，有助于评估肿瘤的血供情况和生物学特征。但 PWI 在脊柱肿瘤的应用仍然是一个相对新颖的领域，目前还存在一些挑战和限制。例如，脊柱肿瘤的解剖位置和运动问题可能会对 PWI 的图像质量和结果产生影响。此外，标准化的 PWI 参数和解释还需要进一步的研究和验证。因此，在临床应用中需要结合临床病情和其他影像学信息综合评估和解释 PWI 结果。

（6）T1/T2 Mapping：传统的 T1/T2 加权磁共振成像是将组织的 T1/T2 弛豫时间差异显示为高/低信号图像，对病灶进行定量评估是有限的。而 T1/T2 Mapping 计算特定组织的 T1/T2，并将其显示在参数图上，从而定量反映组织特征。T1 主要受组织中水、脂质、蛋白质和铁含量的影响，因此对疾病的病理微结构变化非常敏感，T2 主要反映组织中水含量的变化。已有研究证实 T1/T2 Mapping 可用于脊柱椎间盘退变程度的评估，通过椎体的 T1/T2 值可以检测和定量评估椎体骨髓炎的范围、活动程度和治疗反应，在定量评估脊柱肿瘤组织学特征方面也具有潜在价值，有望为临床对脊柱疾病进行更准确的定性诊断提供更多信息。不过，T1/T2 Mapping 扫描时间较长，目前的临床应用尚处于研究阶段。

（7）弥散张量成像（Diffusion tensor imaging，DTI）：DTI 是通过测量水分子的弥散行为，从而提供关于组织微结构和纤维束定向的信息。DTI 可以用于评估脊柱肿瘤的生长和扩散情况，通过分析弥散张量图像中纤维束的定向和完整性的变化，可以帮助确定肿瘤的边界和侵袭程度。DTI 在脊柱疾病中的应用仍处于研究阶段，并且脊柱结构的复杂性和椎骨的散射效应可能对 DTI 的准确性和解释造成一定挑战。此外，对于特定的脊柱疾病，可能需要结合其他成像技术和临床评估来全面评估疾病情况。

（8）磁化转移（Magnetization transfer，MT）成像：MT 的原理是基于磁共振信号的磁化转移效应。在 MT 成像中，通过应用一个特定的磁场脉冲，将磁化从自由水分子转移到与其相互作用的大分子（如蛋白质和聚合物）。这种磁化转移导致了磁共振信号的减弱或改变，反映了组织中大分子的存在和分布情况。MT 成像通常与传统的 MRI 技术（如 T1 加权成像）结合使用。通过比较 MT 成像和传统成像的结果，可以获取更详细的组织信息。通过 MT 成像观察脊柱肿瘤周围组织的磁化转移效应变化，可以提供关于肿瘤的边界、浸润程度和组织特性的信息，对于术前评估和治疗规划具有重要意义。通过 MT 成像观察髓核、椎间盘和椎管周围组织的磁化转移效应变化，可以了解脊柱退行性改变的程度和类型，帮助评估病变对神经结构的影响。脊柱炎症和感染可能导致组织中的细胞增生和炎症细胞浸润，这些变化可以通过 MT 成像来观察和定量。

（9）磁共振脊髓成像（Magnetic resonance myelography，MRM）：磁场极化脊髓中的水分子的氢原子核，通过发射无线电波脉冲激发脊髓中的氢原子核，使其从低能级跃迁到高能级，随后当氢原子核返回低能级时发出信号，这些信号被接收器捕获。通过对接收的信号进行处理和重建，可以生成脊髓的三维图像，以评估脊髓的结构和病变。MRM 的优势在于可以提供非侵入性的高分辨率脊髓成像，对于检测脊髓疾病、异常和损伤有很高的诊断价值。但 MRM 目前仍有一些限制，包括扫描时间较长、对患者的合作度要求高以及可能存在运动伪影等问题。

（10）功能 MRI（Functional MRI，fMRI）：fMRI 的原理是基于血液供应与神经活动之间的关系。神经元激活后的代谢氧需求引起血流和血容量的增加。这种血液供应超过了实际的氧气需求，导致静脉区域氧合血红蛋白的短暂升高。由于脱氧血红蛋白具有顺磁性质，可以用 MRI 测量脱氧血红蛋白的变化。fMRI 有助于了解髓外肿瘤对周围神经组织和大脑功能的影响。

（11）$R2^*$ 或 $1/T2^*$：$R2^*$ MRI 测量的是“可观察的”或“有效的”T2（称为 $T2^*$），其中 R2=1/T2。T2 主要是由位于磁场中的组织引起的磁场非均匀性而产生的磁化弛豫。在组织中存在铁时，T2 缩短，R2 增加（因为 R2＝1/T2）。因此，R2* 代表了组织铁含量的可量化指标，尤其是体现脱氧血红蛋白或血红蛋白在组织和病变中的存在情况。脊柱肿瘤可能导致局部磁场异常或铁代谢的改变。通过测量 R2 或 1/T2，可以评估脊柱肿瘤区域的组织特征，并对肿瘤类型、恶性程度或治疗反应进行评估。R2 或 1/T2 在脊柱中的应用仍处于研究阶段，尚未在临床实践中得到广泛采用。在脊柱相关的疾病诊断和治疗中，通常需要结合其他成像技术和临床评估方法来获得全面的信息。

（三）检查方法

1. MRI 全景扫描 将全身由头至足分成五个部分，全脊柱分成两个或者三个部分，一次定位，扫描过程中自动移床跟进，扫描完成一段后，自动移床跟踪扫描下一段，不需要重复移动患者、重复定位，分别完成全身冠状面及全脊柱矢状面扫描。MRI 全景扫描主要应用在脊柱转移性肿瘤的检出。脊柱转移性肿瘤通常为多椎体跳跃性受累，可以发生在脊柱的任何部位，因此扫描范围越大对降低脊柱转移性肿瘤检出漏诊率越有帮助。MRI 全景扫描可以提供高质量的全脊柱以及全身软组织图像，并且明显缩短相同范围的扫描时间，而图像质量并没有降低，可良好地显示脊柱转移性肿瘤的部位、数目及邻近组织结构侵犯的程度和范围，并且可以同时观察全身软组织情况，便于原发灶的检出。

2. 高场强及超高场强 MRI 传统 MRI 常用的磁场强度为 1.5 或 3.0T，高场强 MRI 通常指的是 3T 以上的磁场强度，而超高场强 MRI 指的是 7T 或更高的磁场强度。高场强及超高场强 MRI 具有更高的信噪比，使得空间、频谱和/或时间分辨率提高，显示微小解剖结构和微小病变能力明显提高，更有利于发现早期微小的脊柱病灶。但高场强和超高场强 MRI 可能需要更长的扫描时间，成本更高，并且对设备的要求更高。此外，特殊的硬件和技术要求也需要考虑。因此，在脊柱疾病的临床实践中，选择使用高场强或超高场强 MRI 应综合考虑患者的具体情况和临床需求。

（四）后处理技术

1. 多模态配准融合技术 多模态配准融合技术是将来自不同 MRI 序列或其他影像模态的数据进行配准和融合，以获得更全面、更准确的信息。这种技术可以在不同的 MRI 图像之间建立空间和形态上的对应关系，从而实现图像的对齐和融合。多模态配准融合技术可以提供更全面、更准确的结构和功能信息，有助于研究和临床中脊柱肿瘤的诊断、治疗规划和评估等应用。

2. 曲面重组（CPR） CT 和 MRI 中的 CPR 技术都利用了图像数据的体素或信号强度信息，并通过计算和插值等处理方法生成感兴趣结构的曲面形状，区别在于 CT 利用 X 线吸收信息生成图像，而 MRI 利用组织的信号强度和空间分布生成图像。在脊柱 MRI 中利用 CPR 技术可以更好地展示骨骼结构的立体形态，提供脊柱肿瘤的三维投影和立体可视化，更好地显示脊柱肿瘤的形态、边界和与周围结构的关系，有助于评估肿瘤的性质、扩展和治疗规划。

3. 最大密度投影（MIP） MIP 技术也是利用图像数据中的最大值信息，生成具有最大信号强度的血管或结构的投影图像，强调了脊柱结构和血管的空间分布和形态特征，有助于脊柱肿瘤的诊断以及治疗决策的制定。

4. 表面遮盖显示（SSD） SSD 技术与 CT 的原理和方法类似，将 MRI 图像与脊柱肿瘤的三维模型进行配准，可以更清晰地显示肿瘤的位置、大小和形态，更直观地观察到肿瘤与脊髓、神经根的接触面积和位置，从而更准确地进行手术规划和治疗决策。此外，SSD 技术还有助于评估切除肿瘤后的重建情况，以确保脊柱的稳定性和功能恢复。

5. 容积渲染（VR） VR 技术能将脊柱肿瘤的位置、形态、大小，甚至内部结构进行三维可视化，可以提供更全面、直观的图像信息，有助于对脊柱肿瘤进行准确的诊断、治疗规划和术前准备。

四、核素骨显像

核素骨显像（简称骨显像）可反映骨骼系统

病变早期的骨代谢、血流、炎性等变化，是诊断骨骼和关节病变客观、灵敏的方法。病变骨/正常骨的放射性核素摄取比值只要有5%~15%的变化，骨显像即可探测到，与X线相比，可早2~18个月发现骨转移灶（图5－1－7）。此外，骨显像一次显像能覆盖全身，可同时发现不同部位的多发病灶，克服了X线、CT、MRI检查无法常规全身显像的不足。《恶性肿瘤骨转移及骨相关疾病临床诊疗专家共识》将骨显像作为筛查恶性肿瘤骨转移的首选方法，使其成为恶性肿瘤患者治疗前后随访的常规定期检查项目，骨显像在治疗方案的制订、病变程度和病情变化的评估、治疗疗效和预后的评价中发挥重要作用。然而，平面骨显像特异度低，对单发病灶、骨良性病变（退变、炎性改变、创伤等）难以做出准确诊断。随着配有诊断CT的SPECT/CT在临床的应用，基于平面骨显像的局部SPECT/CT显像，提升了解剖定位功能，提高了诊断效能，对骨骼病变诊断具有明显的增益价值，有效夯实和扩展了骨显像在骨骼系统疾病诊治中的应用（图5－1－8）。

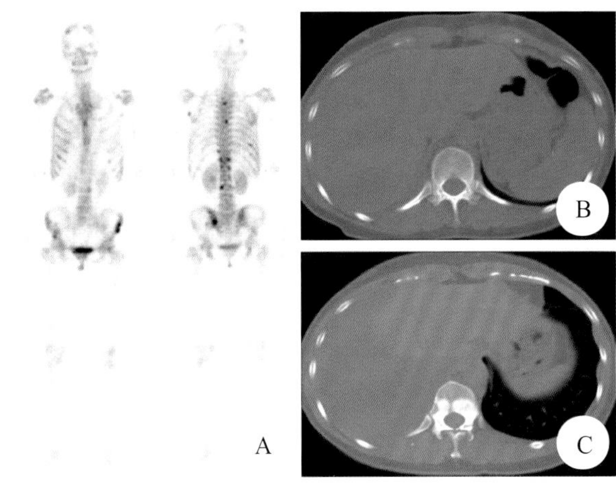

图5－1－7　女性，38岁，肺癌

A. 全身骨显像显示颅骨、脊柱、骨盆、肋骨广泛性骨转移；B. 同步CT显示脊柱椎体未见骨密度异常；C. 3个月后复查CT显示同部位脊柱成骨性转移

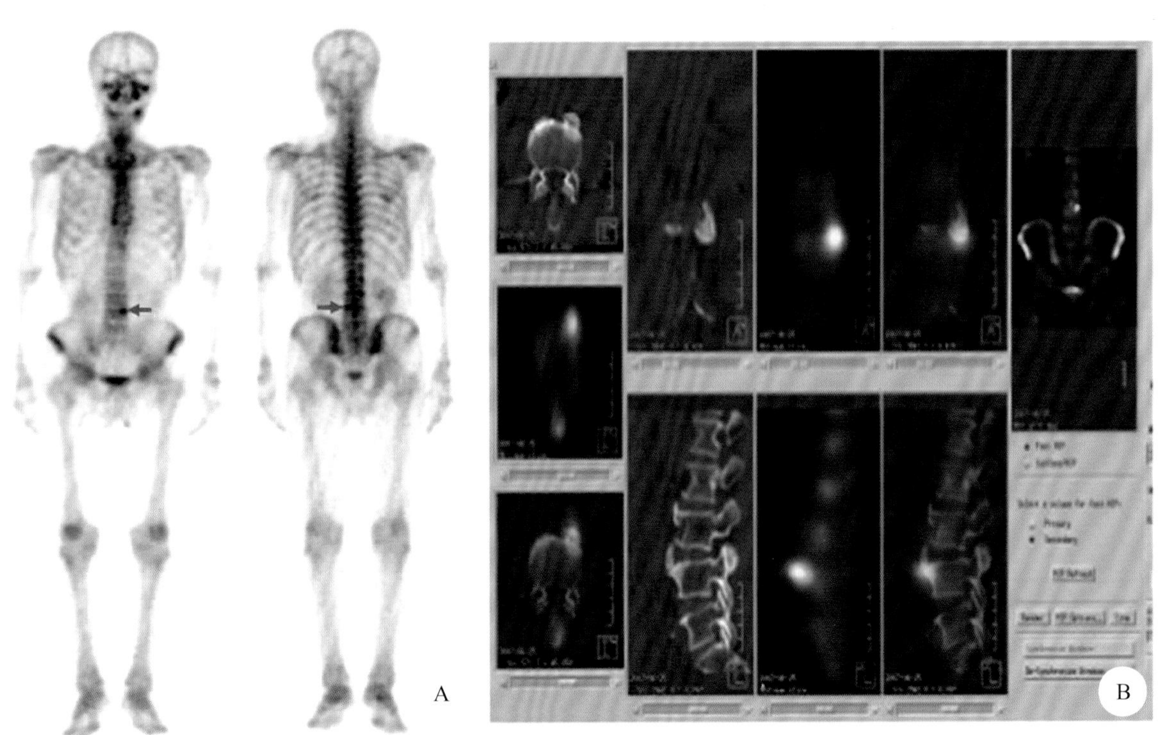

图5－1－8　男性，66岁，肺癌

A. 全身骨显像显示L_4左上缘点状放射性浓聚影；B. SPECT/CT融合显像：SPECT显示L_4左上缘放射性浓聚影，CT显示L_4左上缘骨皮质处骨赘形成，融合图像显示SPECT与CT所示病变相符合，诊断为L_4退变

（一）骨显像的显像剂

1. 骨显像剂　自从1971年Bahamanian和Cafe等介绍^{99m}Tc－磷酸盐化合物用于骨显像以后，以氯化亚锡为还原剂，用^{99m}Tc标记的磷酸盐和二膦酸盐两大类骨显像剂在临床核医学中得

到广泛应用，其中以焦磷酸盐（PYP）、乙烯羟基二膦酸盐（EHDP）、亚甲基二膦酸盐（MDP）和亚甲基羟基二膦酸盐（HMDP）使用最为广泛。

磷酸盐具有无机的P－O－P键，而二膦酸盐具有有机的P－C－P键。后者在体内极为稳定，且在活体内对酸水解有抵抗作用。MDP和HMDP从血中清除最快，因而是比较理想的骨显像剂。PYP由于其在软组织中清除较慢，较之MDP和HMDP为差。^{99m}Tc标记二膦酸盐注入机体后2～3h，大部分的放射性出现在骨中，余下的由肾脏排除。MDP和HMDP从肾脏排除率大于PYP，因而在注射后2～3h靶组织和非靶组织比值较高。

2. 骨骼摄取磷/膦酸盐化合物的原理 骨骼摄取磷/膦酸盐化合物的原理目前仍不十分清楚，但与下列因素有关：

（1）化学吸附。骨晶体结构中的磷/膦酸盐化合物是一种化学吸附，吸附后又在羟基磷灰石晶体表面脱落，释放还原剂后再与^{99m}Tc结合。

（2）离子交换。发现呈疏松状态结合的Ca^{2+}、PO_4^{3-}和OH^-，这些离子能很快地与血清中的离子进行交换。

（3）与血流和蛋白结合有关。静脉注射二膦酸盐以后，从血管到血管外间隙的半清除时间是2～4min。正常水化3h以后，有30%～40%的放射性核素与骨结合，约35%由肾排泄，其他组织内的含量占10%～15%，还有5%～10%的剂量仍然残留在血中。残存在血中的骨显像剂大部分与蛋白结合，被结合后又有少部分很快从血中被清除掉。注射骨显像剂65min后，骨摄取达到较大值，较好的显像时间是2～3h。

（4）骨显像剂的分布特点。膦酸盐化合物在骨骼的分布是骨小梁多于骨皮质，干骺端及关节周围积聚特别多，骶髂关节附近尤甚。

（5）其他因素。毛细血管通透性、局部酸碱平衡、骨中的液压、激素水平、骨中矿物质的量和骨中显像剂的转换率等也具有重要的作用。上述任一因素作用加强均会导致骨中显像剂增加，如血流量增加导致显像剂在骨中的累积增加。相反，上述任一因素作用减弱，则会导致骨中显像剂累积减少。如心排血量降低，骨中显像剂的累积也减少，骨显像的质量也较差。

（二）骨显像的方法

1. 静态骨显像 静态骨显像包括全身骨显像和局部骨显像。

（1）全身骨显像：成年人静脉注射^{99m}Tc－MDP 555～925MBq（15～25mCi），2～4h后进行显像。探头配置低能、高分辨准直器，能峰140keV，窗宽20%，矩阵256×1024。受检者仰卧于检查床上，根据胸部预置计数设置扫描速度（通常10～20cm/min），采集获得全身骨的前后位像和后前位像。

（2）局部骨显像：局部骨显像方法基本与全身骨显像相同，但局部骨显像矩阵采用128×128或256×256。将探头对准需要检查的部位，中轴骨病变的显像，推荐需要采集8×10^5或1.5×10^6计数/每帧；四肢则需要采集（4～5）×10^5计数/每帧。

2. 动态骨显像（多时相骨显像） 探头配置低能、高分辨准直器，能峰140keV，窗宽20%，矩阵256×256。第一相为动态血流显像，成年人静脉注射^{99m}Tc－MDP 555～925 MBq（15～25mCi）后，立即以1～3秒/每帧的速度连续采集60s。第二相为血池显像，即注射后1～2min影像，以1帧/分钟或300～500K每帧采集1～5帧。第三相为延迟显像，即注射后2～4h的静态显像。注射后24h的静态显像加上三时相骨显像称为四相骨显像。

3. 体层骨显像（SPECT骨显像） 体层骨显像，全称为骨的单光子发射型计算机体层显像（Single photon emission computed tomography，SPECT）。探头配置低能通用型准直器，能峰140keV，窗宽20%，矩阵128×128，放大倍数1.0～1.5倍，环形或椭圆轨迹旋转360°，（5.6°～6.0°）/帧，采集时间15～20秒/帧，共采集60～64帧投影像。采集后的数据经重建处理后即可获得横断面、矢状面和冠状面的体层图像。相较于平面骨显像，SPECT可提高诊断准确性，适合用于评价如颅骨、脊柱、髋和膝等较为复杂的骨结构。SPECT骨显像需要注意质量控制。显示腰椎时，让患者俯卧，可能会更好显示损害部位而获得较好的对比度。

4. SPECT/CT融合骨显像 SPECT的图像缺乏对应的解剖位置，即使发现病灶却无法精确定位；而CT影像的分辨率高，可发现精细的解剖结构变化。为了准确诊断，常用各种方法将SPECT图像和CT图像互相比较，反复对照分析。由于SPECT/CT由SPECT和CT结合而成，两者轴心一致，共用一个扫描床，这样就使得在一次检查中可以获得同一部位的功能图像和解剖图像，进而实现图像的融合。除了图像融合，SPECT/CT中的CT还可为SPECT提供衰减和散射校正数据，提高SPECT图像的视觉质量和定量准确性。

融合显像是将不同图像经过处理，使它们的空间位置、空间坐标达到匹配后进行叠加，获得互补信息，主要是增加信息量。融合显像的优势是同机采集，定位精确，明显改善对骨性病变的检出率及鉴别诊断能力，降低骨显像诊断骨转移的假阳性率，提高诊断特异度（图5－1－9），尤其是对诊断骨转移的类型如成骨性、溶骨性和混合性病灶有较大价值。早期且准确诊断是临床工作者长期追求的目标，因此更多地使用融合显像将成将为必然趋势。

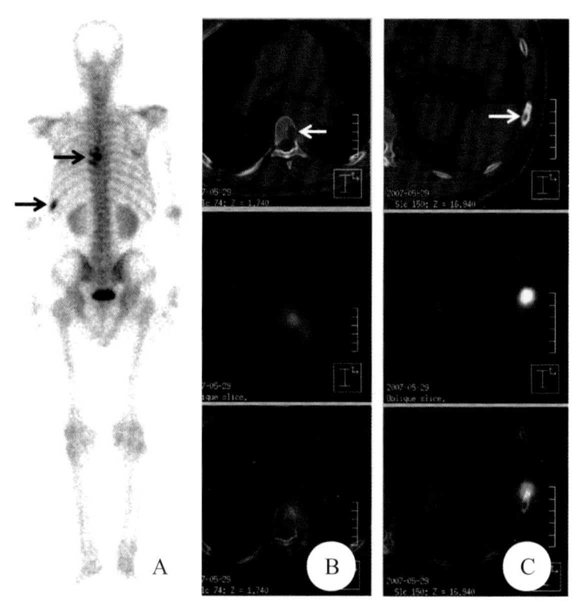

图5－1－9　女性，46岁，乳腺癌（箭头所示）

A. 全身骨显像显示左侧第10后肋、$L_{6\sim8}$点片状放射性浓聚影，为进一步明确诊断加做SPECT/CT；B. SPECT/CT融合显像：SPECT显示$L_{6\sim8}$放射性浓聚影，CT显示$L_{6\sim8}$溶骨性骨质破坏，融合图像显示SPECT与CT所示病变相符合，诊断为$L_{6\sim8}$骨质破坏；C. SPECT/CT融合显像：SPECT显示左侧第10后肋放射性浓聚影，CT显示左侧第10后肋骨皮质断裂，融合图像显示SPECT与CT所示病变相符合，诊断为左侧第10后肋骨折后改变

（三）正常骨显像

静脉注射膦酸盐类放射性骨显像剂2～4小时后进行骨显像，观察图像的清晰度和对比度、显像剂分布的均匀性和对称性是评价骨显像图像质量最重要的标准。清晰度和对比度的降低和骨显像剂血中清除延迟、肾功能受损以及全身骨质疏松等有关；而清晰度和对比度的增高则和普遍骨代谢加速、肺肥大性骨关节病（Hypertrophic pulmonary osteoarthropathy，HPO）、原发或继发甲状旁腺功能亢进以及高钙血症等有关。

在正常骨显像中，对称性和均匀性的骨摄取能清晰显示颅骨、颅底、上颌和下颌、脊柱和椎体，有时还能见到椎弓、胸骨、锁骨、肩胛骨、肋骨、骨盆、骶骨、长骨和关节。尺桡骨不易单独地分辨开来，除非出现如上述清晰度和对比度增加的病变，可能清楚显示尺桡骨。

正常成人和儿童的骨显像征象有明显差异。在儿童，骨骺的骨生长区有明显的骨显像剂累积。在成人，骨显像的质量和年龄有关，年龄越大质量越差。一般颅骨均显示较好，鼻咽部累积较高的放射性，可能和这个区域的高血流量有关。在正常成年人，颅骨的放射性浓聚影常为斑点状，故在评价颅骨病变时必须充分注意。整个脊柱的放射性不是一致的，在颈椎下段出现放射性增高是经常见到的征象，常常表示退行性改变而不代表甲状腺软骨和甲状腺本身。肌腱附着，承重和骨形成等区域也常出现放射性增高。在前位骨显像图上，胸骨、胸锁关节、肩、髂嵴和髋部均显示清楚，老年人膝部放射性相对较高。在后位骨显像图上，胸椎和肩胛下角显示清楚。脊椎常在肥大性退行性改变的区域出现放射性增高，骶髂关节出现类似的变化也并非少见。

因为骨显像剂均经肾脏排泄，因而肾脏膀胱甚至输尿管均能在常规的全身骨显像图上见到，从而确定这些器官的相对位置和骨显像剂在它们中的分布，若显示双侧肾脏显像剂分布明显不对称，则表明肾功能障碍。

（四）异常骨显像

1. 放射性分布增高　放射性较对侧和邻近骨组织增高的区域称为热区。热区见于各种骨骼疾病的早期破骨、成骨过程和相伴的进行期，是最常见的骨骼影像异常表现。根据热区数目多少（单发或多发）、病灶形态（点状、片状、团块状、不规则形）和排列（无规律散在、串珠）、累及骨（以中轴骨为主还是附肢骨）等特点，对疾病性质进行分析和判别。

2. 放射性分布减低 放射性较对侧和邻近骨组织减低的区域称为冷区。冷区较少见，可见于骨囊肿等缺血性病变、溶骨性病变和病变进展迅速而成骨反应不佳者，大约有5%的转移性肿瘤患者骨显像图上出现稀疏缺损或者出现冷区（缺光子区）损害。

3. 放射性分布呈混合型 病灶中心部放射性分布稀疏缺损，呈明显的冷区改变，而环绕冷区的周围则出现显像剂分布异常浓聚的热区改变，即呈现 冷区和热区同时存在的混合型图像。

4. “超级骨显像” “超级骨显像”是显像剂在中轴骨和附肢骨近端呈均匀、对称性异常浓聚，或广泛多发异常浓聚，组织本底很低，骨影像异常清晰，肾影和膀胱影像常缺失（图5－1－10）。在这种影像图上难以发现个别的转移灶，实际上整个骨髓可能已经受到侵犯，全身骨摄取显像剂异常浓聚。常见于以成骨为主的恶性肿瘤广泛性骨转移、甲状旁腺功能亢进症等患者。“超级骨显像”产生的机制可能为疾病引起的全身骨广泛的反应性成骨，引入体内的显像剂多被代谢旺盛的骨骼摄取，很少经泌尿系统排泄。需要注意的是，仅凭微弱的肾影或无肾影不能与有广泛转移相联系，因为该征象也与肾功能不全有关。

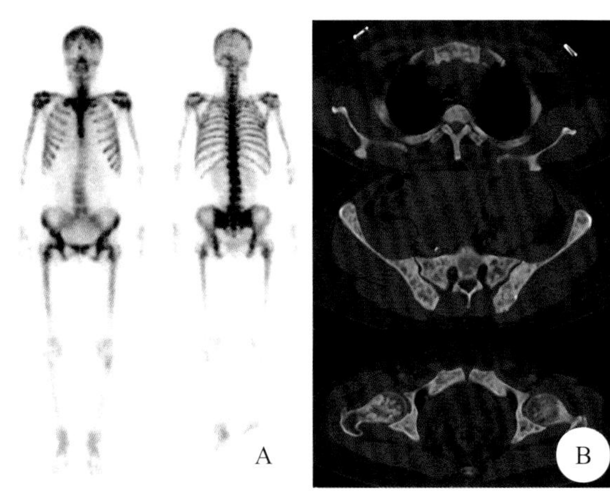

图5－1－10 男性，71岁，胃癌骨转移

A. 全身骨显像呈“超级骨显像”，显像剂在中轴骨和附肢骨近端呈均匀、对称性异常浓聚，或广泛多发异常浓聚，组织本底很低，骨影像异常清晰，肾影和膀胱影像常缺失；B. CT显示广泛成骨性骨转移

5. “闪烁现象” “闪烁现象”是骨转移患者治疗中显像剂摄取增加的现象（图5－1－11）。骨显像剂摄取增加提示活性新骨形成，与治疗好转有关，并非病变在进展，常见于治疗后最初的1～3个月。在治疗6个月以后出现病灶显像剂异常浓聚，一般是骨转移性肿瘤进展可能性大。

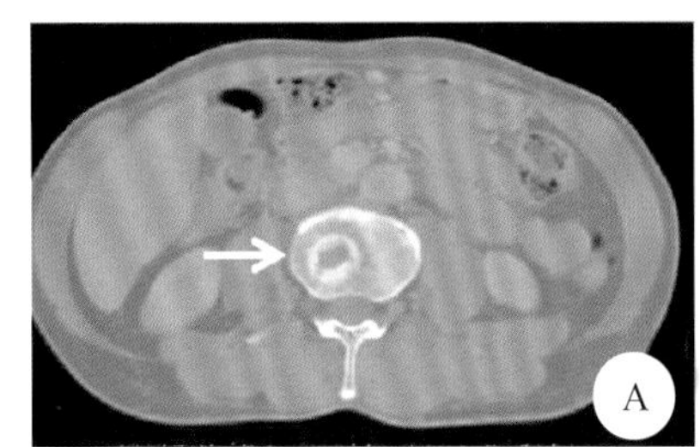
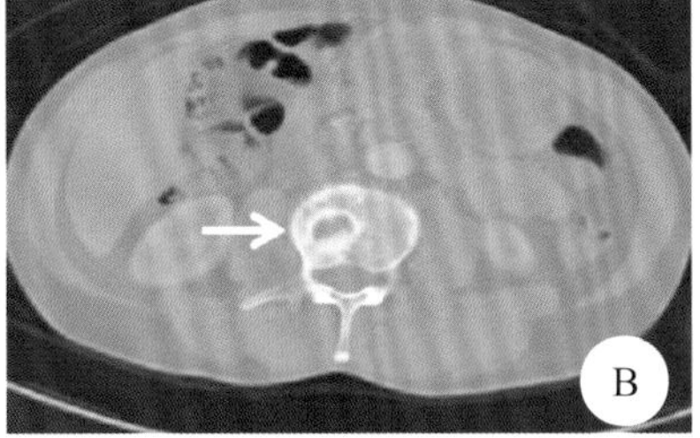
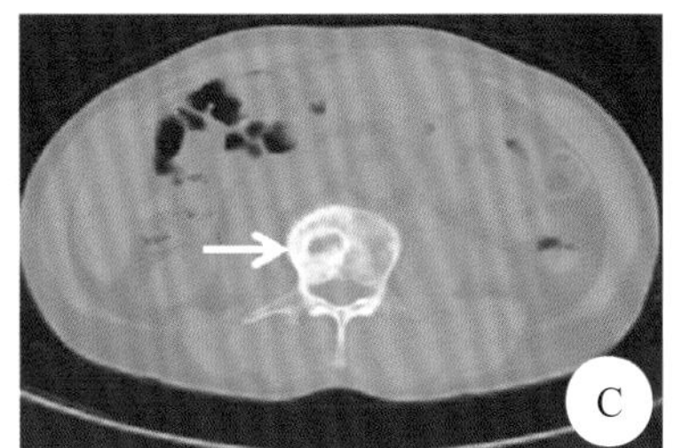

图5－1－11 男性，68岁，肺癌（箭头所示）

A. 治疗前，全身骨显像呈多发性骨转移，CT显示转移；B. 化疗后3个月，骨显像病灶显像较前增浓，CT可见成骨反应增加；C. 化疗后6个月，病灶部位的显像增浓较前更明显，CT可见成骨修复活跃，而患者的临床表现则有明显好转

（五）骨显像的临床应用

1. 早期诊断骨转移性肿瘤 骨显像对探测恶性肿瘤骨转移有较高的灵敏度，对研究全身骨骼系统的受累状况最有价值。骨显像与X线检查比较，具有明显的优势。X线检查所显示的损害区骨显像完全能够发现，不能够显示者不足5%；有10～40%的骨转移，X线检查正常，骨显像则为异常。还有大约30%的恶性肿瘤患者有骨痛，X线检查正常，但骨显像证实有转移。尽管骨显像对骨肿瘤显示的影像质量不算最佳，但能够显示骨中肿瘤的存在且早于X线片出现变化。骨显像的灵敏度是基于骨的病理生理性摄取，这种摄取可以在有5%～15%的局部骨代谢

变化时即显示出来。常规 X 线检查能显示溶骨性病变的最小直径为 1cm 或局部骨丢失至少 50%的矿物质，而显示骨硬化型损害时，骨矿物质含量至少增加 3%时才能显示。虽然 CT 和 MRI 也能显示骨转移性肿瘤，但是需要做多体位，且 MRI 检查费时较长、价格昂贵。而骨显像价廉、时间短、一次成像，是一种简便的方法。

2. 骨转移性肿瘤的显像征象

（1）典型征象：肿瘤向骨骼转移后最常见的征象是多发病变，转移灶呈随机化分布（图 5－1－12）。骨转移导致成骨反应增加而显像剂的强度都有不同程度的增加，局部摄取增强或呈热区改变。具体影像表现：椎体有不对称性放射性浓聚影，其形态有针尖状、圆形、椭圆形、局灶形、巨块形，有时候某些病灶融合成大片样或梭形；肋骨病变范围呈线状或条索状；不规则的骨盆病变范围较大时中心可有稀疏或者冷区变化。在某些情况下，肿瘤广泛或弥漫性转移到骨组织后，可引起骨与软组织对比增强，难以发现肾影，即“超级骨显像”。

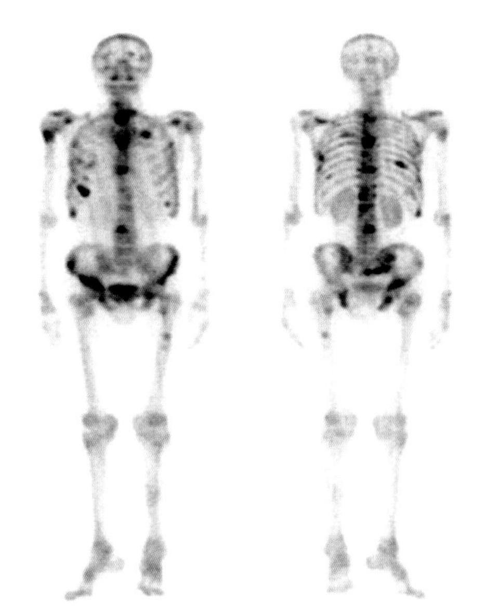

图 5－1－12　男性，72 岁，肺癌全身骨转移

注：全身骨显像呈多发性骨转移，颅骨、胸骨、脊柱、骨盆、四肢骨呈多发、无规律片状放射性浓聚影。

多数骨转移是血源性扩散，即肿瘤的分布反映了红骨髓的分布，90%的转移灶都局限在中轴骨，10%在四肢骨。向骨皮质转移也是可能的，曾经认为只有支气管肺癌才出现骨皮质转移，但发现乳腺癌、肾细胞癌和其他癌也可能发生向骨皮质转移。

恶性病灶在随访期间出现进展，病变范围可能会增大，病灶摄取显像剂会增加；而良性病灶在随访期间的影像仍然与基础显像相同，无明显变化，或随访时病灶已消失。

（2）不典型征象：骨转移性肿瘤骨反应不活跃时，骨扫描可以完全正常。组织病理学上无骨的修复也可能有肿瘤浸润，还可能进一步向恶化的方面发展。骨显像常常以完全冷区或“缺光子”区的形式出现。在有明显的溶骨性损害时，“缺光子”的异常区域的周围可能有一圈放射性明显增加的影像，表明周围骨有修复反应。相反，生长速度较慢的肿瘤如甲状腺癌，有时候在骨转移灶的周围可以出现一圈少量散在“缺光子”区，这是由少量成骨细胞反应增殖所致。

3. 能对肿瘤进行分期、对疼痛和治疗进行评价　对已知有恶性肿瘤的患者，骨显像主要是用于对疾病进行分期、评价骨痛和确定骨骼受损的范围以及观察治疗反应等。骨显像的非创伤性可以允许做连续观察，可用于观察病变的变化和随访显像所发现的对治疗的反应。骨显像出现“闪烁现象”时，与成骨细胞反应有关，但也可能是由于肿瘤侵蚀、破坏骨组织而造成炎症反应，引起血流增加，二者的鉴别比较困难。但再次随访骨显像，摄取显像剂减低或者消退，范围逐渐缩小，临床症状进一步得到改善，是好转的征象。若显像时病灶有发展，病变区摄取显像剂越来越强，范围还在不断扩大，临床症状不仅没有好转反而在进一步发展，这是恶化的征象（图 5－1－13）。综上，评价骨转移性肿瘤的治疗，定期进行骨显像随访是十分必要的。

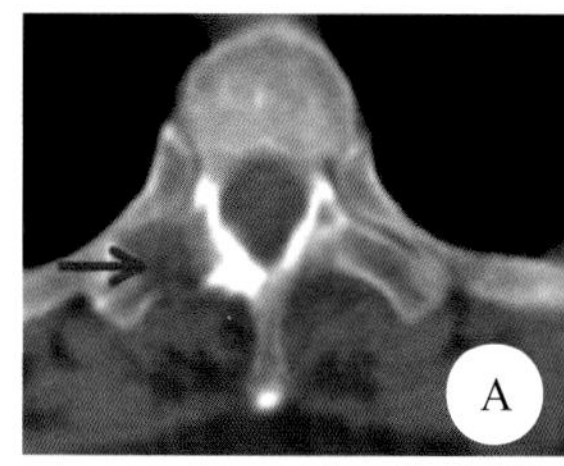

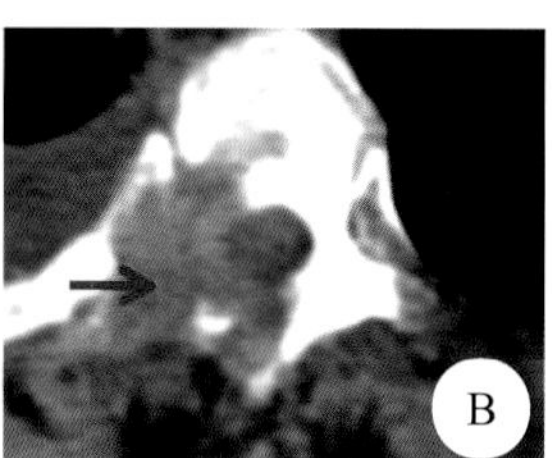

图 5－1－13　女性，37 岁，乳腺癌骨转移（箭头所示）

A. 全身骨显像显示上位胸椎放射性分布不均匀，CT 显示 T_3 横突及椎弓根溶骨性骨质破坏；B. 8 个月后随访，全身骨显像显示右侧锁骨、右侧肱骨中段为新发病变，上位胸椎病变数目增多，显像增浓，CT 显示 T_3 溶骨性骨质破坏范围增大，提示疾病进展

（1）乳腺癌骨转移：乳腺癌是女性常见的恶性肿瘤之一。乳腺癌骨转移发生率为65%～75%，主要发生于脊椎骨，也可通过局部浸润肋骨形成肋骨转移，或通过淋巴转移至胸骨。原发性肿瘤直径小于2cm或为临床Ⅰ期，骨显像多为阴性。但Ⅲ或者Ⅳ期患者，骨转移的发生率高，多数学者认为Ⅲ期和Ⅳ期的患者以及任何出现骨痛或者碱性磷酸酶升高的患者，做基础骨显像和系列随访骨显像是必要的。

（2）前列腺癌骨转移：骨骼是前列腺癌最常见的远处转移部位。局部高危的前列腺癌患者，建议进行全身骨显像检查以明确有无远处转移。骨转移灶主要以成骨反应为主。前列腺癌骨转移好发于脊柱、骨盆、肋骨和长骨近端等部位，往往表现为多发性转移灶，晚期患者多见“超级骨显像”。有研究显示，对35例前列腺癌患者的194个骨转移灶进行分析，利用感兴趣区域技术在骨显像上勾画病灶（T）和骨骼以外的本底区域（NT），计算T/NT比值，得到骨显像剂异常浓聚程度。ROC曲线分析显示，T/NT的最佳诊断临界值为3.52，诊断骨转移的灵敏度和特异度分别为86.1%和80.2%。

动态骨显像用来评价化疗过程中或化疗以后的骨转移的状况是有意义的。用病灶区数量的改变和摄取显像剂强弱的变化来判断肿瘤的生长状况，再次骨显像与基础显像没有明显改变时，可以推断病灶区呈静止或稳定状态。多数前列腺癌患者为老年人，同时伴有骨质增生，容易出现假阳性。对骨显像阳性的区域需进行SPECT/CT线或MRI检查。存在骨质破坏表明有骨转移，无骨质破坏需定期复查，以排除骨转移。

（3）肺癌骨转移：肺癌目前已位列恶性肿瘤致死的首位。虽然肺癌骨转移发生率低于乳腺癌和前列腺癌，但肺癌患者基数较大，临床中肺癌骨转移患者并不少见。肺癌主要通过血行转移到全身骨骼。《肺癌骨转移诊疗专家共识（2019版）》指出，骨显像是肺癌骨转移患者首选的筛查方法，能够早期发现发生在骨骼中的成骨、溶骨或混合性骨转移灶，特别是对成骨性转移具有独特的优势。肺癌骨转移的显像征象是病灶分布多发、无规律，以中轴骨为主。对于有骨转移症状、胸痛或血清钙、碱性磷酸酶升高的肺癌患者，应做骨显像检查。约10%的肺癌患者伴有肺肥大性骨关节病。肺肥大性骨关节病常见于肺部疾病，如良、恶性肿瘤，慢性感染，COPD等，少数继发于其他系统慢性疾病，如消化系统疾病、血液病或不明原发灶。

（4）肾癌骨转移：肾细胞癌骨转移好发于中轴骨和长骨骨端，可单发或多发，多表现为膨胀性、溶骨性骨质破坏，早期侵犯骨髓组织，随着病程进展，破坏骨小梁、骨皮质，并在周围形成软组织肿块。骨显像是肾细胞癌骨转移的首选筛查方法。患者有骨痛等骨相关症状或血清碱性磷酸酶升高或临床分期≥Ⅲ期的肾细胞癌患者，应行全身骨显像明确是否有骨转移。当全身骨显像提示可疑骨转移时，应对可疑部位进行局部体层融合显像或进行MRI、CT等检查验证。MRI对骨髓中肿瘤组织及其周围水肿非常灵敏，能发现尚未引起明显骨质破坏的转移灶和周围软组织影，怀疑脊椎转移时首选MRI。

4. 判断原发骨肿瘤的范围和观察疗效

（1）对原发骨肿瘤病灶的评价：良性肿瘤的代谢活性较低，推断可能伴有显像剂的低浓聚，但并不完全是这样。如单纯性骨囊肿骨显像无异常征象，但骨纤维发育不良则骨显像出现边缘较清晰的显像剂高浓聚征象（图5－1－14）。纤维皮质缺损X线检查异常，而骨显像无变化. 但非骨化纤维瘤可能出现不同程度的显像剂异常浓聚。原发性骨肿瘤常见于代谢活跃的骨骺部位，如股骨下端、胫骨或腓骨上端和肱骨上端。骨显像的典型征象为病变部位有明显的显像剂异常浓聚，可伴有冷区改变。如果在骨显像的动态随访中，原发骨肿瘤不仅明显长大，而且显像剂高浓聚，则应高度怀疑有恶变的可能性。三相骨显像包括血流相、血池相和延迟相。较单纯的平面骨显像增加了局部血流动力学信息，包括主要反映局部骨骼血供的血流相和反映骨内毛细血管分布情况的血池相。因此，三相骨显像在骨肿瘤良、恶性鉴别中发挥了一定的作用。

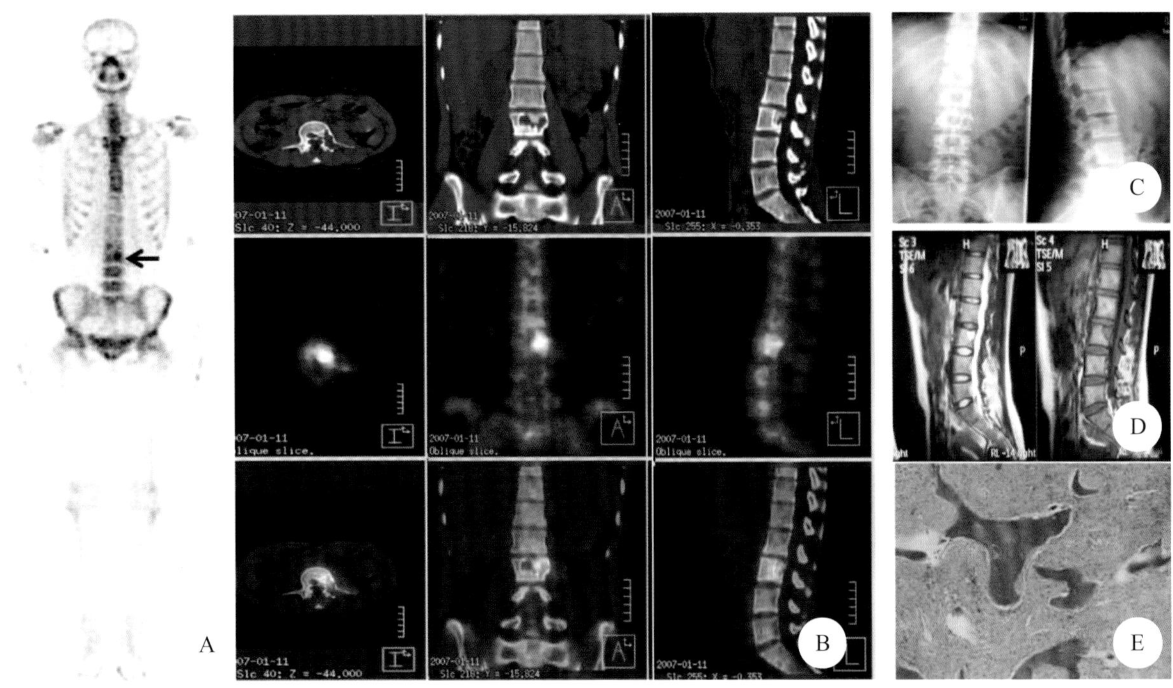

图 5-1-14 女性，32 岁，骨纤维结构不良

A. 全身骨显像显示 L_3 左侧点状异常放射性浓聚影；B. SPECT 显示 L_3 左侧局限性异常放射性浓聚影，CT 显示 L_3 及左侧附件区膨胀性骨质破坏，考虑良性骨肿瘤可能性大，融合图像显示 SPECT 与 CT 所示病变相符合；C. X 线片显示 L_3 骨密度不均匀改变；D. MRI 显示 L_3 左后缘见一异常信号灶，呈多囊状表现，左侧椎弓根受累，上述改变多系肿瘤样病变；E. 骨纤维异常增殖症病理组织切片，病变由纤维组织和新生的不成熟的骨小梁组成（HE ×100）

由于骨显像的灵敏度高，在骨样骨瘤的检查中，体层显像是必不可少的方法。当休息时出现典型的疼痛病史，用前列腺抑制剂（如阿司匹林）能够缓解，骨显像阳性，则应高度怀疑骨样骨瘤的存在。当患者无典型的病史，但有持续性疼痛史，X 线片显示又有困难的部位（如脊柱、股骨颈、手以及足部的小骨骼），则做骨显像是有重要意义的。外科手术需要确定切除骨的范围，尤其是要切除椎体后份的骨肿瘤（有 10%的骨样骨瘤好发于此）时，对于了解是否完全切除以及切除以后是否有肿瘤复发等，骨显像是有价值的。Gold 报道，巨细胞瘤的影像特征是在显像图上可以看见病变边缘呈中等环状显像剂高浓聚，而病变中心部位为“缺光子”区。Van Nostrand 研究了 23 例巨细胞瘤患者的显像图后，观察到约 52%的患者其肿瘤内放射性浓聚影呈“轮圈征”，但骨显像不能够做出良、恶性巨细胞瘤的区别诊断。

（2）对原发骨肿瘤范围和大小的评价：精确确定原发骨肿瘤的范围大小，对外科手术和放疗的计划判定都是非常重要的。有作者报告 18 例成骨肉瘤中有 11 例患者，由于骨髓充血、髓质骨反应或骨膜新骨形成以及废用所致的骨质疏松，使骨显像会过度地显示肿瘤的范围。Van Nostrand 等观察 23 例巨细胞瘤患者中有 19 例病变区呈放射性扩大，而肿瘤并未真正地扩展，因此，骨显像过度地显示肿瘤的范围已是不争的事实。

（3）对原发骨肿瘤治疗的评价：对原发性骨肿瘤，选择适当的治疗方法能明显改善生存期，肿瘤手术切除或化疗后，骨显像能为观察疗效提供有用的参数。观察骨原发恶性肿瘤的治疗效果对评估生存期至关重要。因此建立常规、动态骨显像是很必要的。

五、PET/CT

（一）PET 显像的基本原理与分析方法

1. PET 基本原理 PET 全称正电子发射型计算机体层扫描，是利用正电子核素标记或合成相应的显像剂，引入人体后定位于靶器官或靶病灶，这些核素在衰变过程中发射正电子，正电子在组织中穿行很短的距离后，即与周围物质中的电子相互作用，发生湮灭辐射，发射出方向相反、能量相等（511keV）的两个光子。在体外利用 PET 显像设备探测湮灭辐射光子，从而获得正电子核素在机体内分布的体层图像，显示病变的位置、形态、大小和代谢功能。PET/CT 是融 PET 和 CT 于一体的大型医学影像设备，其将 PET（功能代谢显像）与 CT（解剖结构显像）两种成熟的技术进行同机融合，一次成像可同时获得 PET 图像、相应部位 CT 图像、PET 与 CT 的融合图像，既可以准确地定性，又能准确定位，PET 和 CT 结果可以互相印证，相互补充，提高了诊断价值。PET/MRI 同样是将显示功能代谢的 PET 图像和显示解剖结构的 MRI 图像相融合，在 PET/CT 的基础上，PET/MRI 对软组织的分辨率更高，在显示神经系统疾病和以软组织信号改变为主的疾病方面（如乳腺、肝脏及前列腺相关恶性肿瘤）更具有优势。

最常使用的正电子核素显像剂是 ^{18}F 标记的葡萄糖类似物氟代脱氧葡萄糖（^{18}F－fluorodeoxyglucose，^{18}F－FDG）。其在体内与葡萄糖有相似的生物学行为，静脉注射 ^{18}F－FDG 后，在细胞膜葡萄糖转运蛋白的作用下通过细胞膜进入细胞，在己糖激酶的作用下磷酸化后，不能再通过细胞膜，从而滞留于细胞内。其在细胞内积聚的程度与细胞内葡萄糖的消耗量成正比。大多数恶性肿瘤组织中葡萄糖代谢增强，肿瘤细胞内能积聚大量的 ^{18}F－FDG。通过 PET/CT 可以显示肿瘤的部位、大小、形态、数量和肿瘤内葡萄糖代谢情况。并且肿瘤组织的原发灶和转移灶具有相似的代谢特性，一次注射 ^{18}F－FDG 就能进行全身显像，对于了解肿瘤的全身累及范围具有独特价值。

2. 分析方法　首先可以采用视觉分析法，即如果发现局限性或弥漫性 ^{18}F－FDG 摄取高于周围本底组织而排除正常生理性摄取则为“阳性”。此外，在定量分析中较常用的是半定量分析法，半定量指标有多种，但最常用的是标准化摄取值（Standardized uptake value，SUV），通常将 $SUV \geq 2.5$ 视为恶性。

（二）PET/CT 在脊柱肿瘤中的应用

1. 原发性骨肿瘤

（1）骨良、恶性肿瘤鉴别：大多数骨恶性肿瘤摄取 ^{18}F－FDG 明显增高（$SUV \geq 2.5$）（图 5－1－15），而大多数良性骨病变摄取 ^{18}F－FDG 则不会增高（$SUV < 2.5$）（图 5－1－16）。文献报道，良性与恶性骨病变间 *SUV* 有显著差异，恶性病变的 *SUV* 明显高于良性病变。但是，两者间 *SUV* 存在明显交叉，部分恶性病变的 $SUV < 2.5$，而部分良性病变的 *SUV* 却 ≥ 2.5，因而可出现假阳性与假阴性。其中，假阳性包括骨样骨瘤、软骨母细胞瘤、内生软骨瘤、骨纤维结构不良、骨母细胞瘤、朗格汉斯细胞组织细胞增多症、动脉瘤样骨囊肿等。假阴性主要包括软骨肉瘤、部分多发性骨髓瘤。因此，单独的 ^{18}F－FDG PET显像在骨肿瘤良恶性鉴别中存在局限性。但是，有作者认为，摄取 ^{18}F－FDG 较高的良、性肿瘤，在组织学上常常表现为具有侵袭性，这也可以给临床治疗决策提供参考信息。

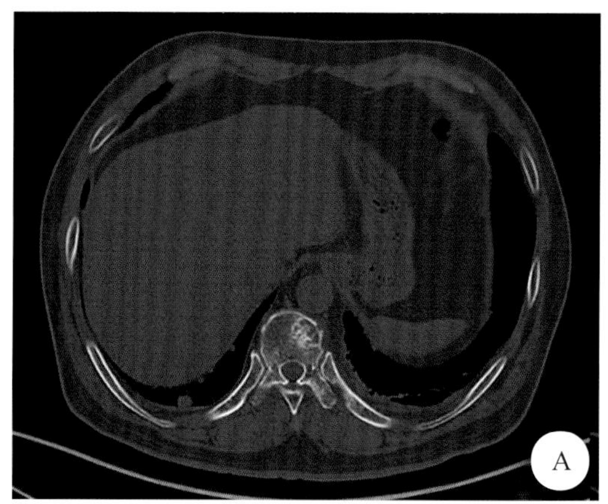

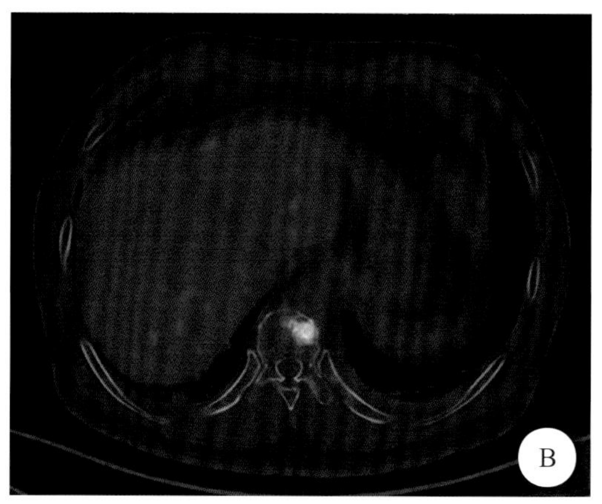

图 5－1－15　胸腺癌

A. T_{10} 溶骨性骨质破坏；B. PET/CT 融合图像显示 T_{10} 葡萄糖代谢增强，$SUV_{max}=6.53$

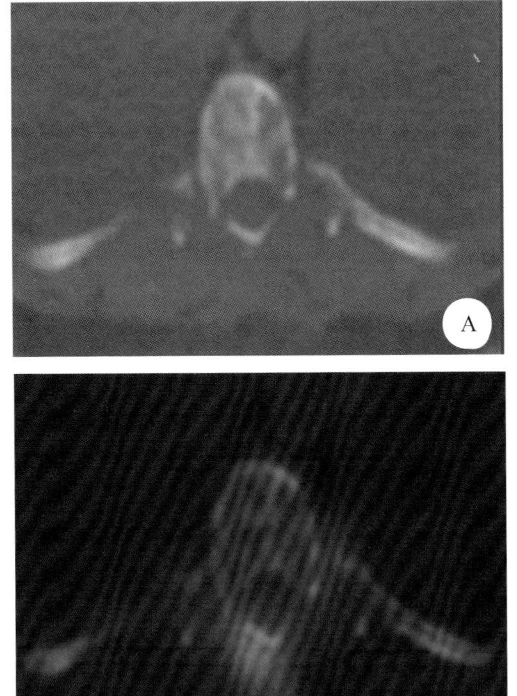

图 5-1-16　T_{10}血管瘤

A. CT 显示栅栏样；B. PET/CT 融合图像显示 T_{10}葡萄糖代谢未见增强

由于 PET/CT、PET/MRI 的出现，将功能显像与形态学改变相结合，使其在骨肿瘤良、恶性鉴别中的灵敏度和特异度有了一定程度的提高。尽管如此，传统影像学检查如 X 线检查、CT 及 MRI 仍是诊断原发骨肿瘤的主要方法。这些方法可以提供重要的解剖信息，如肿瘤大小和范围、肿瘤的边缘和邻近结构的累及程度等。

（2）恶性肿瘤分期及再分期：在骨原发恶性肿瘤分期方面，PET/CT、PET/MRI 较 X 线、CT 及 MRI 检查有明显优势。由于 PET/CT、PET/MRI 通常为全身显像，经过一次显像，不仅可以判断原发灶的性质、肿瘤大小和邻近结构的累及程度，还可以探查全身其他部位有无转移灶（图 5-1-17）。由于^{18}F-FDG PET/CT、PET/MRI 是一种代谢显像，因此^{18}F-FDG PET/CT、PET/MRI 较 CT 及 MRI 能更早期发现转移灶。根据肿瘤病灶摄取^{18}F-FDG 的程度，还可以预测患者的预后。Franzius 分析了 29 例原发骨肉瘤病灶的 *SUV* 与患者预后的关系，认为病灶 SUV_{max}越大，患者的预后越差。这一结果表明，可以根据肿瘤摄取^{18}F-FDG 的程度判断肿瘤的生物学行为。

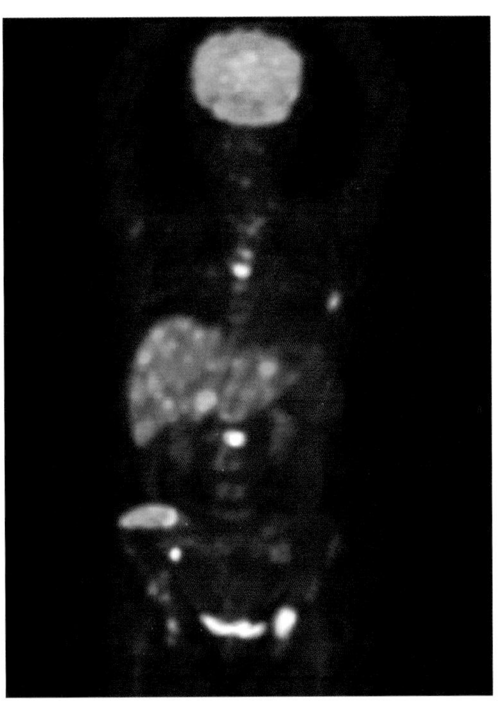

图 5-1-17　乳腺癌术后脊柱多处骨转移

PET 还可以用于原发骨肿瘤治疗后的疗效评估及再分期。由于^{18}F-FDG PET 可直接反映肿瘤组织的葡萄糖代谢情况，故能区分有活性的肿瘤组织和坏死肿瘤组织，因而可以评价放、化疗的效果。骨恶性肿瘤治疗后，常常容易复发。由于部分有金属植入物的患者不宜接受 MRI 检查，而 CT 检查评估会因为金属伪影受到干扰，加之治疗产生的局部水肿、纤维化和瘢痕，使放射性检查难以准确评价骨肿瘤局部复发。而 PET 疗效评价常采用治疗前后 *SUV* 的变化判断治疗是否有效。通常认为，如果治疗后肿瘤组织 *SUV* 降低 40%，即能可靠地反映其病灶内肿瘤组织坏死率大于 90%。综上，PET 在判断骨肿瘤是否发生局部复发方面较 MRI 及 CT 有明显优势。

2. 转移性骨肿瘤　对恶性肿瘤患者来说，是否发生转移对分期、治疗和预后有重要的影响。并且许多恶性肿瘤容易发生骨转移。影像学检查的目的在于尽早发现转移灶，确定转移灶的范围，同时判断是否存在并发症（如病理性骨折以及脊髓压迫），并且观察疗效及指导穿刺活检。X 线、CT、MRI、全身骨显像、PET、SPECT/CT、PET/CT 及 PET/MRI 等检查均可用于探查骨转移性病变。传统的 X 线由于灵敏度较低，难以发现早期骨转移因而很少使用。CT 较 X 线检查检测骨质破坏的灵敏度高，但软组织分辨率低，不能发现早期存在于骨髓内的转移。另外，全身骨CT扫描患者接受的辐射剂量大，不适用于早期骨转移性肿瘤的筛查。MRI对软组织有极高的分辨率使其在发现存在于骨髓腔内的极早期转移灶方面有很高的灵敏度，并且图像清晰，可多平面成像，能准确显示肿瘤侵犯部位、范围及周围软组织情况。但是，MRI对骨皮质破坏的探查不如CT灵敏。一些良性的病变如椎间盘退变、骨坏死、瘢痕形成、骨髓炎、良性压缩骨折、Schmorl's结节在MRI上的表现容易与转移灶混淆。^{99m}Tc－MDP全身骨显像是目前临床应用最为广泛的骨转移性肿瘤检查方法，具有较高的灵敏度，但其特异度低，任何可以引起骨转换增加的疾病均可以导致放射性核素局部浓聚增加，产生假阳性。另外，少部分不引起骨转换增加的转移性肿瘤会出现假阴性。

PET/CT具有以下优势：①PET显像通过局部葡萄糖代谢活性的改变直接探知肿瘤灶，能够更早地显示骨髓内小的转移灶，并且可以同时对肺、淋巴结以及其他软组织的转移灶进行检测，有助于指导临床选择更加合理的治疗方案。②PET可以寻找脊柱转移灶的来源（图5－1－18）。由于脊柱肿瘤多为转移性肿瘤，寻找原发灶对于选择治疗方案非常重要。③PET有更高的空间分辨率，可以做多平面体层显像。另外，PET/CT、PET/MRI可将PET与CT体层图像、PET与MRI图像进行融合，弥补了单纯PET图像空间分辨率低的缺点，进一步提高了对病灶进行解剖定位的能力。

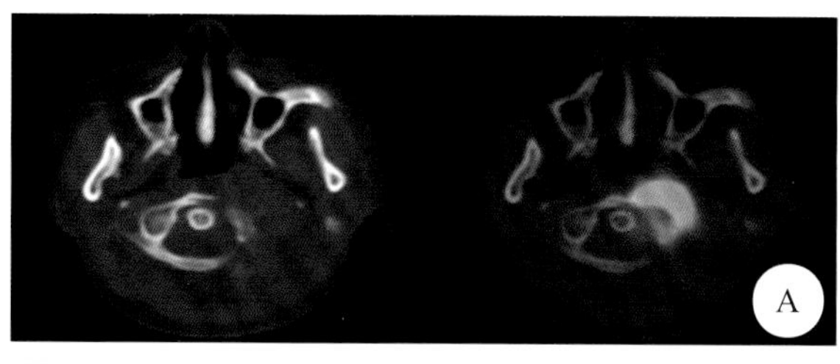

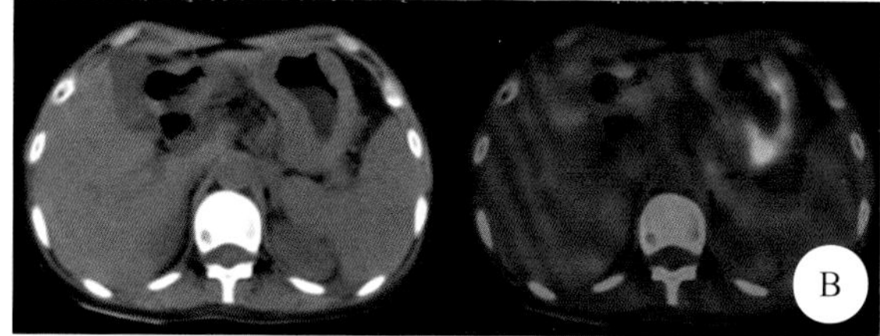

图5－1－18　胃腺癌

A. CT显示C_1骨质破坏，PET/CT融合图像显示相应部位葡萄糖代谢明显增强；B. PET/CT发现原发灶为胃癌（术后病理学检查证实为胃腺癌）

PET/CT也存在局限性：①研究表明PET/CT在检测单纯溶骨性病灶方面较全身骨显像更加灵敏，并具有更高的特异度。但对成骨性转移灶的灵敏度不如全身骨显像高。②转移灶的检出率受肿瘤类型的影响。有研究显示PET/CT在显示前列腺癌、移行细胞癌和肾细胞癌骨转移方面效果欠佳，在对乳腺癌骨转移灶的检测中，对溶骨性病灶检出灵敏度高，但对单纯成骨性病灶的检出灵敏度很低。上述现象可能是因为成骨性肿瘤病灶含有的肿瘤细胞成分较少，葡萄糖代谢活性较低。③由于人体正常脑组织葡萄糖代谢活性高，表现为局部放射性摄取量高，使得PET/CT在发现颅骨转移灶方面有一定困难。④PET/CT检查价格昂贵。

相对于PET/CT而言，PET/MR的局限性在于部分体内存在金属植入物的患者检查受限，并且PET/MRI进一步延长了检查时间，需要患者更好地配合。此外，在显示骨病灶方面，其特异度可能不如PET/CT。

第二节　脊柱正常影像学表现

一、X线片

1. 正位片　椎体呈长方形，自上而下依次增大。主要由骨松质构成，纵行骨小梁比横行骨小梁明显，边缘为一层致密的骨皮质，密度均匀，轮廓光滑。椎间盘的纤维软骨板、髓核及周围的纤维环系软组织密度，在X线片上呈宽度匀称的横行半透明影，称为椎间隙。椎体两侧有横突影。在横突内侧可见椭圆形环状致密影，为椎弓根重叠影像，称为椎弓环。在椎弓根的上、下方为上、下关节突投影。椎弓板由椎弓根向后内方延续，在中线联合成棘突，投影于椎体中央偏下方，呈尖端向上的类三角形致密影，大小与形状可有差异。

2. 侧位片　椎体呈长方形，上、下缘与前、后缘成直角，椎弓位于后方。自下胸椎起，椎间隙向下逐渐增宽，侧位片可以更好地观察椎间隙。椎板位于椎弓根与棘突之间。在椎体后方的椎管显示为纵行的半透亮区。棘突在上胸段斜向后下方，不易观察，在腰段向后突，易于显示。上、下关节突分别起于椎弓根与椎弓板连接处的上、下方，下关节突在下一脊椎上关节突的后方，以保持脊椎的稳定，不向前滑。脊椎小关节间隙表现为均匀的半透明影。颈、胸椎小关节在侧位片显示清楚（图 5－2－1、图 5－2－2），腰椎小关节在正位片显示清楚（图 5－2－3）。椎间孔位于相邻椎弓、椎体、关节突及椎间隙之间，呈类圆形半透明影，侧位片显示胸腰椎间孔清楚，而颈椎间孔在斜位片显示清楚。

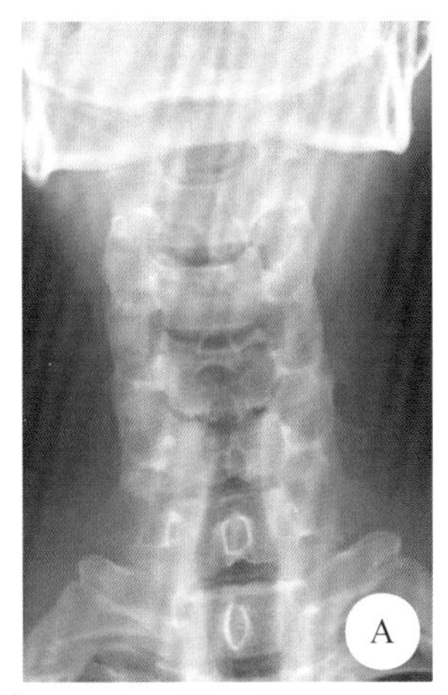

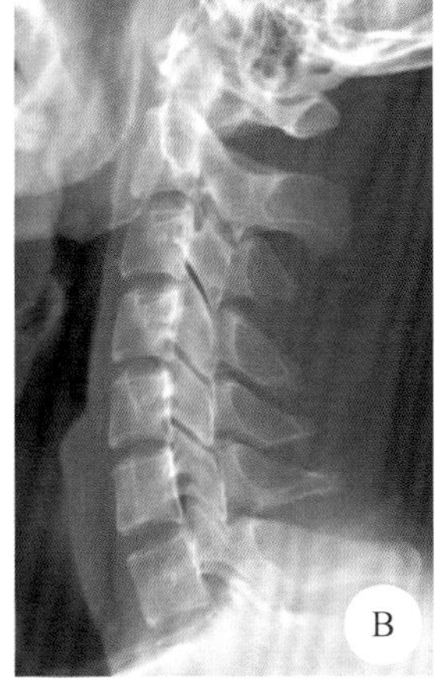

图 5－2－1　颈椎正、侧位 X 线片表现

A. 正位片；B. 侧位片

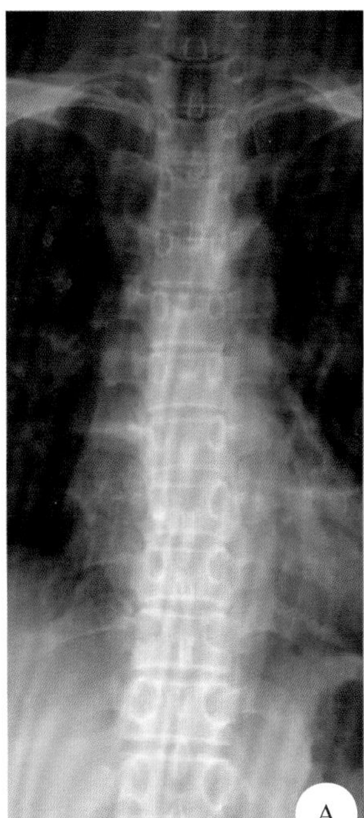

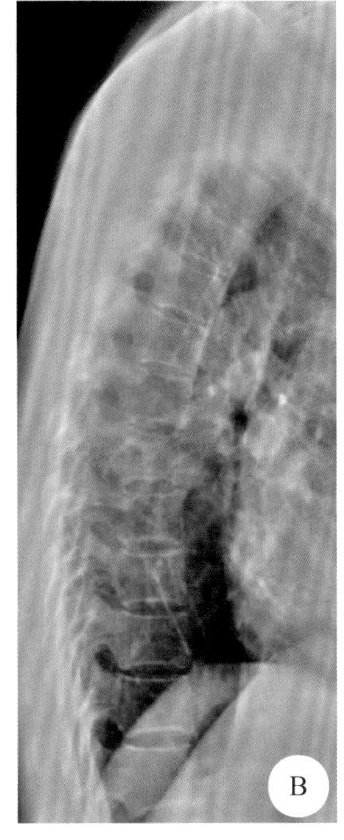

图 5－2－2　胸椎正、侧位 X 线片表现

A. 正位片；B. 侧位片

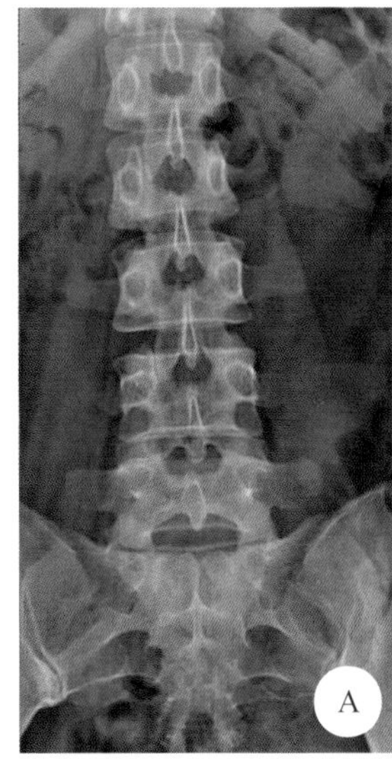

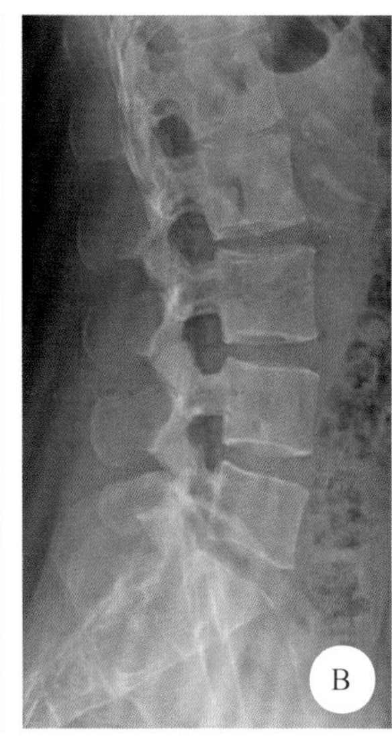

图 5－2－3　腰椎正、侧位 X 线片表现

A. 正位片；B. 侧位片

二、CT

骨窗下，椎体显示为由薄层骨皮质包绕的海绵状骨松质结构。

经椎体中部层面横断面：椎体骨松质中的椎体静脉管为“Y”形低密度线条影。由椎体、椎弓根和椎弓板构成椎管骨环，硬膜囊居椎管中央，呈低密度影。黄韧带为软组织密度，附着在椎弓板和关节突的内侧，正常厚2～4mm。

经椎体上、下部层面横断面：椎体呈后缘向前凹的肾形，其后方见椎间孔和上、下关节突。侧隐窝呈漏斗状，其前方是椎体后外面，后方为关节突，侧方为椎弓根内壁，其前、后径不小于3mm，隐窝内有穿出的神经根。

经椎间盘层面横断面：椎间盘由髓核与纤维环组成，其密度低于椎体，CT 值为 50～110HU，表现为均匀的软组织密度影，但由于层厚和扫描位置，常见椎体终板影混入其中（图 5－2－4）。

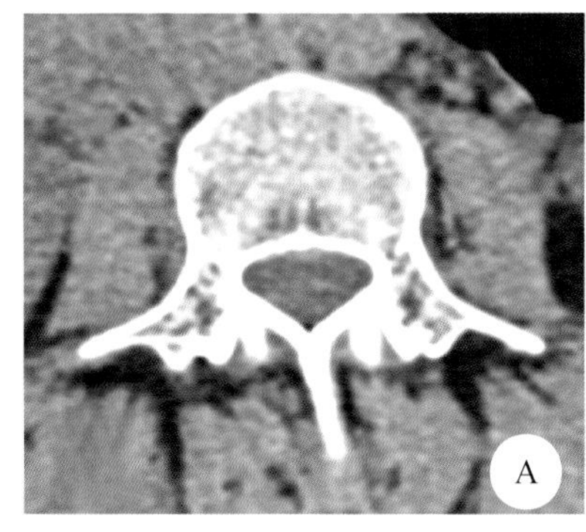

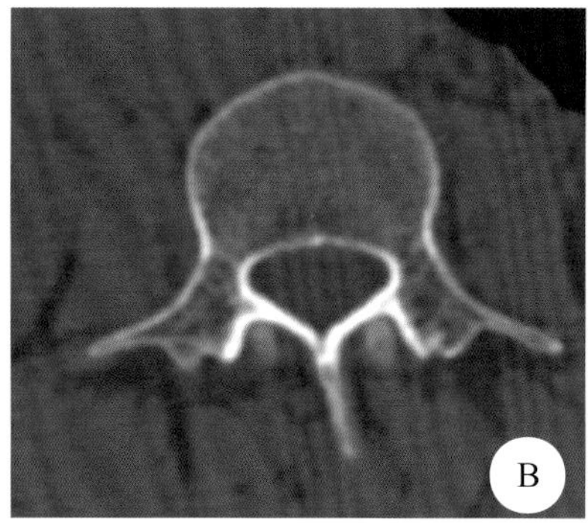

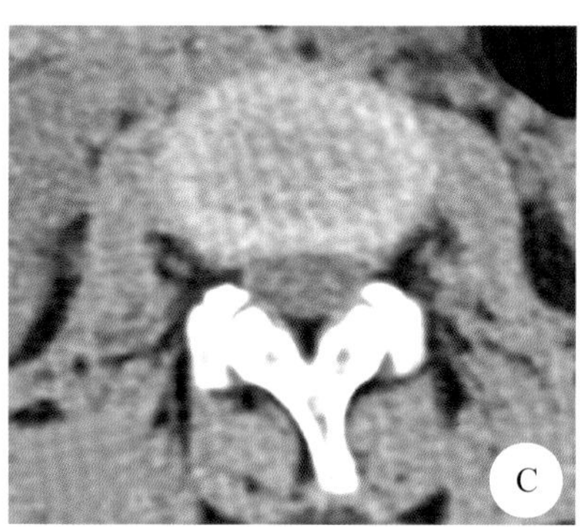

图 5-2-4　腰椎横断面 CT 表现

A. 经椎体层面软组织窗；B. 经椎体层面骨窗；C. 经椎间盘层面软组织窗

三、MRI

脊椎骨皮质在 T1WI 和 T2WI 上均呈低信号，而骨髓呈高或等-高信号。椎间盘在 T1WI 上信号较低且不能区分纤维环和髓核，在 T2WI 上纤维环为低信号、髓核为高信号。脊髓在 T1WI 上呈中等信号，信号高于脑脊液，在 T2WI 上信号低于脑脊液。在高分辨率 T2WI 上可见等-低信号的神经根穿行于高信号的脑脊液中。椎体的前纵韧带和后纵韧带在 T1WI 和 T2WI 上均为低信号，常无法与骨皮质区别。椎旁软组织：肌肉在 T1WI 呈等或稍低信号，T2WI 为低信号。脂肪在 T1WI 和 T2WI 上均为高信号。纤维组织、肌腱、韧带在各序列上呈均匀低信号。血管呈无信号的圆形或条状结构。神经呈中等信号（图 5-2-5）。

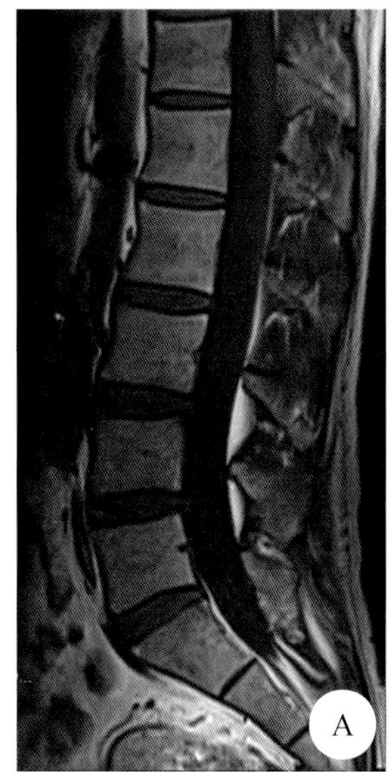

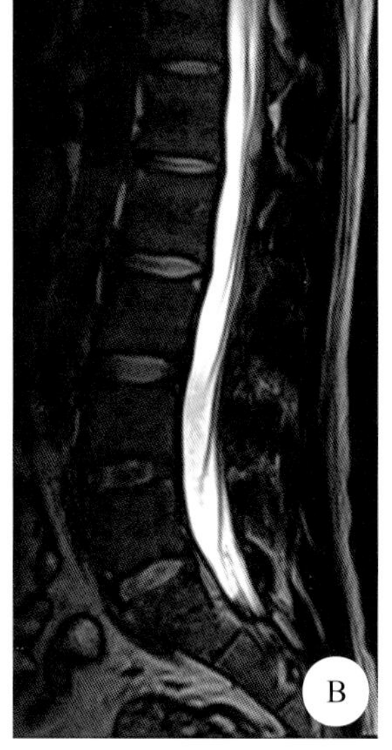

图 5-2-5　腰椎矢状面 MRI 表现

A. T1WI；B. T2WI

第三节　常见脊柱肿瘤影像学表现

X 线、CT 和 MRI 检查均是目前脊柱肿瘤常用的影像检查手段。X 线检查具有简便易行、价格低廉及空间分辨率高等优势，至今仍是脊柱肿瘤的首选检查方法。但 X 线检查密度分辨率不足，对早期病变或微小病变的诊断存在困难，并且由于脊柱解剖结构复杂，在 X 线片上相互重叠较多，一些病灶难以识别，如对位于附件骨或下段颈椎、上段胸椎的病灶极易漏诊。CT 检查的成像基础与 X 线检查相同，但其密度分辨率要强于 X 线检查，能够提供良好的组织对比，可以显示 X 线片难以发现的细小病变，如微小的钙化灶或肿瘤骨，并且增强 CT 扫描还可以进一步提供病变的血供信息，有利于区分肿瘤和瘤周水肿，也有利于显示病灶内是否存在囊变、坏死、出血等情况。此外，CT 三维重建技术对于显示脊柱等解剖复杂部位的病变更有价值。CT 检查的不足主要在于空间分辨率不如 X 线检查，以及对骨髓、椎间盘和软组织病变的灵敏度欠佳。相比 X 线和 CT 检查，MRI 检查能更好地显示骨髓、椎间盘、韧带和椎旁软组织内的病变，可以清晰显示脊柱病变与邻近血管、神经之间的空间关系，并且提供肿瘤内多种组成成分的影像信息，但在显示骨质结构细节和识别软组织中钙化或骨化方面尚不及 CT 检查，空间分辨率也不及 X 线检查，并且各类伪影的干扰影响更明显。因此，对于脊柱肿瘤的识别和诊断，需要结合临床及多种影像学表现进行综合分析。

一、脊柱肿瘤相关基本征象

（一）骨质疏松

单位体积内骨组织减少称为骨质疏松。X线片及CT表现为骨密度减低，骨小梁稀疏、减少，间隙增宽，骨皮质变薄，疏松骨质的骨皮质及骨小梁边界清晰。MRI表现为T1WI信号增高、T2WI呈中等信号，出现局灶性骨髓脂肪替代时，相应骨质信号不均匀，可见斑片状、斑点状T1WI高信号，压脂T2WI低信号。在脊椎，可见椎体内结构呈纵行条纹状，骨皮质变薄，严重时椎体内结构消失。椎体形态变扁，上下缘凹陷，或呈楔形变，严重时呈“鱼脊椎”状，相应椎间隙增宽，呈梭形。

（二）骨质破坏

局部骨质被病理组织替代而造成的局部骨质缺失称为骨质破坏，可累及骨皮质和骨松质。X线片和CT表现为局限性骨密度减低，骨小梁和/或骨皮质消失的骨质缺损区。X线片不易发现早期的或者病灶较小的骨质破坏区。MRI表现为T1WI中低信号，压脂T2WI高信号。

骨质破坏区的形态、边缘与病变性质及发展速度有关，如病灶边缘清晰且有硬化边者，多为良性肿瘤或慢性炎症；病灶形态不规则且边缘模糊者，多为恶性肿瘤或急性炎症。

（三）骨质增生硬化

单位体积内骨量增多、增密称为骨质增生硬化。X线片及CT表现为局部骨密度增加，骨小梁增多、增粗，骨皮质增厚、致密，骨髓腔变窄或消失，伴或不伴骨骼的增大。在MRI中，增生硬化的骨质表现为T1WI和T2WI均为低信号。脊柱肿瘤引起的骨质增生硬化多为局限性，如骨肉瘤或成骨性转移性肿瘤，严重时也可见融合成片的骨质硬化表现。

（四）骨膜反应

骨膜反应又称骨膜增生，因骨膜受刺激而出现水肿、增厚，并致骨膜内层成骨细胞活动增加，最终形成骨膜下新生骨。在X线和CT检查中，早期表现为一段长短不定、与骨皮质平行的细线状致密影，与骨皮质间存在1～2mm宽的透亮间隙；后期骨膜新生骨增多，表现为平行于骨皮质表面的线状、层状或花边状高密度影。MRI检查显示骨膜反应早于X线和CT检查，早期的骨膜水肿呈T1WI等信号、T2WI高信号，后期的骨膜新生骨在T1WI和T2WI均为低信号。但CT和MRI的空间分辨率均不及X线检查，无法显示骨膜新生骨精细的形态结构。

骨膜反应的厚度、范围、形态与原发病变的性质、范围及发展阶段有关。如肿瘤和外伤引起的骨膜反应较局限，而炎症引起的骨膜反应常较广泛。病变进展迅速的骨膜反应常较浅淡，而慢性病变引起的骨膜反应常较厚且致密。

（五）骨质坏死

局部骨组织新陈代谢的停止称为骨质坏死，坏死的骨质称为死骨。早期因骨质含钙量无变化，X线和CT检查均无异常表现；后期死骨形成，表现为局限性高密度影，随后坏死骨组织压缩。MRI检查显示骨质坏死早于X线和CT检查，表现为骨髓内形态不规则的异常信号区，T1WI呈均匀或不均匀的低信号，T2WI呈等或稍高信号，周围肉芽组织或软骨化生组织带呈T1WI低信号、T2WI高信号，最外周的反应性骨质硬化带在T1WI和T2WI均呈低信号。

（六）瘤骨骨化和瘤软骨钙化（异常骨化和异常钙化）

具有成骨能力的肿瘤细胞形成骨基质，并继发钙盐沉积，称为瘤骨骨化，属于一种异常骨化，所形成的骨质即为瘤骨。X线片和CT表现为病灶内云絮状、斑块状、针状或放射状的无正常骨小梁结构的高密度影，且密度差异可以很大。MRI表现为T1WI和T2WI均呈低信号。

具有成软骨能力的肿瘤细胞形成软骨基质，并继发钙盐沉积，称为瘤软骨钙化，属于一种异常钙化，所形成的软骨即为瘤软骨。X线片和CT表现为病灶内环形、弧形、卷曲状或斑点状的高密度影，可在瘤体内广泛分布或局限于一处。MRI表现为T1WI和T2WI均呈低信号。

（七）骨骼变形及周围软组织改变

骨骼变形包括骨外形的改变、骨皮质厚度异

常改变、骨小梁异常改变及骨龄异常，局部病变或全身性疾病均可以导致骨骼变形，如脊柱肿瘤可致局部椎体膨大、变形及骨皮质的增厚或变薄。相比 MRI 检查，X 线和 CT 检查易于显示局部和全身骨骼变形。

骨肿瘤侵犯周围软组织时可导致周围软组织肿胀和/或软组织肿块形成。X 线检查仅能显示局部软组织肿胀、低密度脂肪成分及肿块内异常的骨化或钙化；CT 和 MRI 检查可清楚显示肿块大小、边缘、密度或信号改变及其毗邻关系，并可通过增强和灌注成像显示肿瘤血供情况。

二、脊柱良、恶性肿瘤的鉴别

脊柱良、恶性肿瘤的鉴别见表 5−3−1。

表 5−3−1　脊柱良、恶性肿瘤的鉴别

鉴别内容	良性	恶性
生长速度	缓慢	迅速
生长方式	膨胀性	浸润性
骨质破坏	边缘清楚，常有硬化边，骨皮质变薄但保持连续性	边缘不清，与周围骨质界线不清，骨皮质缺损、中断
骨膜反应	少见，一般见于病理性骨折后	常见，可被肿瘤破坏，形成 Codman 三角
软组织肿块	少见，边缘清楚	常见，边缘不清
远处转移	无	常见

三、常见脊柱肿瘤的典型影像学表现

（一）脊柱常见良性与中间性肿瘤

1. 骨巨细胞瘤　属于富含破骨性巨细胞的中间型肿瘤，具有侵袭性，主要见于长骨骨端，发生在脊柱者多位于骶骨上部（$S_{1\sim2}$多见）。以椎体受累常见，可向椎弓进展，多数可向骨外进展，也可通过椎间盘累及相邻椎体。发生于骶骨的骨巨细胞瘤，可通过骶髂关节累及髂骨。X 线片上多数为偏心性膨胀性骨质破坏，边界清楚，横径可以大于纵径，内部常无钙化或骨化影，没有硬化边，部分病灶内部可见残存骨嵴（图 5−3−1）。肿瘤明显膨胀时，周围可残留不完全的薄层骨性包壳。椎体可压缩、塌陷，但椎间盘一般保持正常。椎旁往往伴软组织肿块，边缘可见假包膜。CT 可显示受累椎体的膨胀性骨质破坏，骨性包壳可有小范围的间断。骨质破坏区与正常骨小梁的交界部多无骨增生硬化带。骨性包壳内缘多呈波浪状，系骨性包壳内的骨嵴所致，一般无真性骨性间隔，X 线片上所见的分房征象实为骨性包壳内面骨嵴投影。骨质破坏区内为边界清楚的软组织密度影，无钙化和骨化影，如肿瘤出现坏死液化则为低密度区（图 5−3−2）。部分肿瘤可见液−液平面，一般下部液体较上部液体密度高，随体位改变。

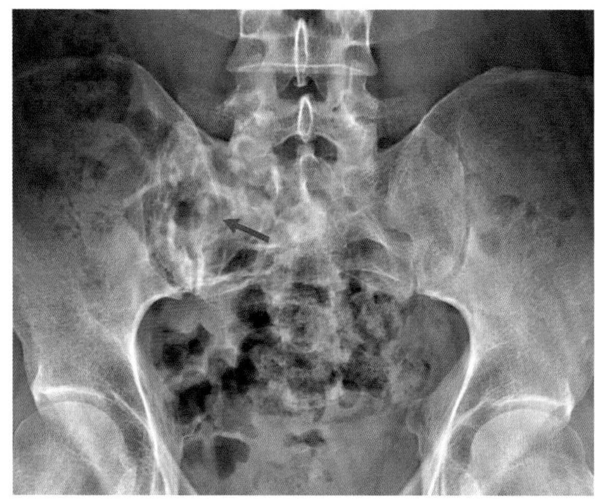

图 5−3−1　骶骨骨巨细胞瘤 X 线片表现（箭头所示）

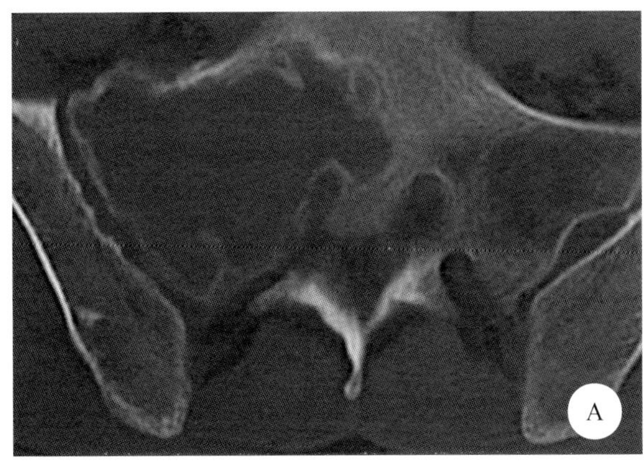

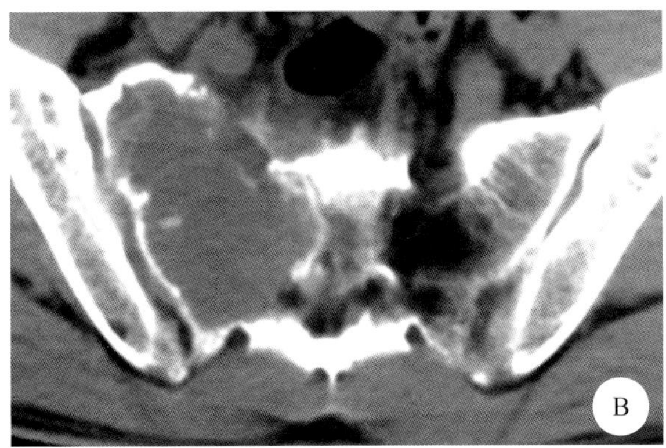

图 5—3—2 骶骨骨巨细胞瘤 CT 表现

A. 骨窗；B. 软组织窗

MRI 中肿瘤在 T1WI 上多呈低或中等信号强度，在 T2WI 上总体信号偏低，与含铁血黄素和肿瘤内部胶原含量较高有关，当肿瘤合并出血、坏死、囊变时，T2WI 信号混杂。增强扫描肿瘤组织有较明显强化，而坏死囊变区无强化（图 5—3—3）。

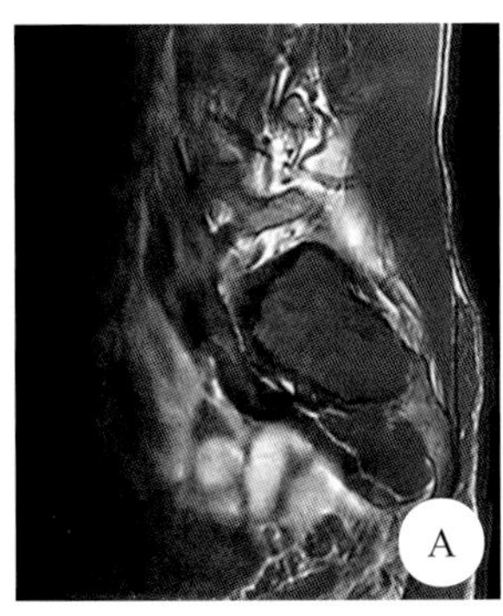

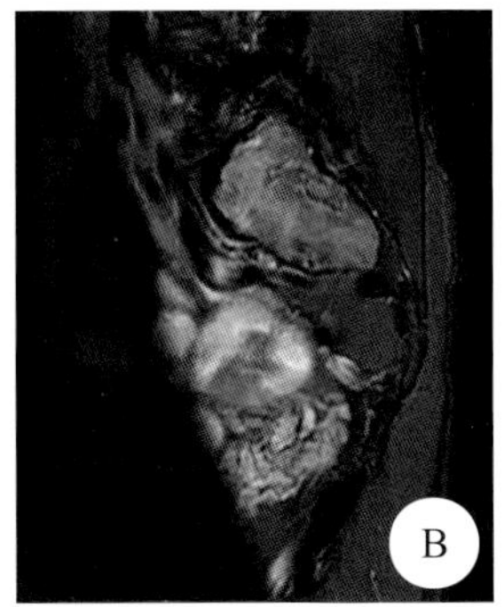

图 5—3—3 骶骨骨巨细胞瘤 MRI 表现

A. T1WI；B. T2WI

2. 骨软骨瘤 骨表面覆以软骨帽的骨性突出物，多发生于长骨，脊柱少见，发生于脊柱者多见于颈椎，主要位于附件。X 线片和 CT 可见起自脊椎的骨样肿块影，有点状或环形钙化。肿块的基底位于椎骨，其骨皮质及骨小梁结构与母骨相连。X 线片对体积较小的病变或突向椎管内的病变显示困难，而 CT 可以清楚显示（图 5—3—4）。

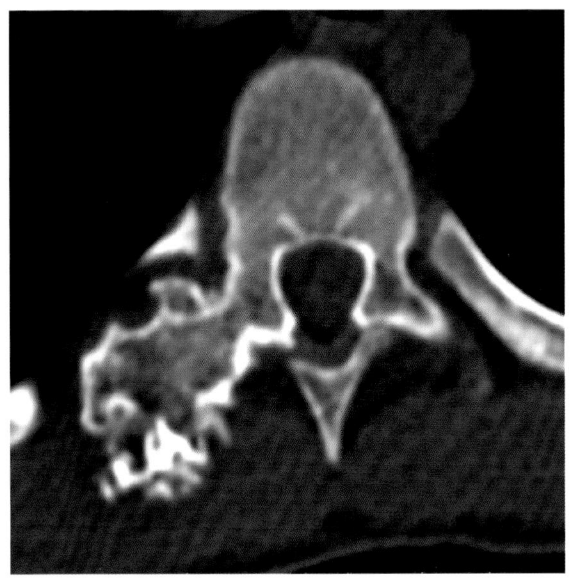

图 5—3—4 骨软骨瘤 CT 表现

在 MRI 上，病灶中心呈 T1WI 高信号，T2WI 中等信号，边缘皮质均呈低信号，软骨帽呈 T1WI 低至中等信号，T2WI 高信号，增强可见强化（图 5—3—5）。如软骨帽明显增厚（大于 2cm）则应怀疑恶变倾向。大部分骨软骨瘤经 X 线及 CT 检查即可诊断。

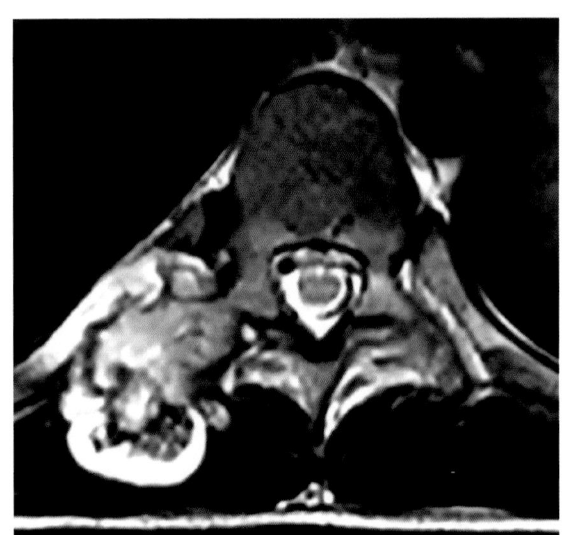

图 5—3—5 骨软骨瘤 MRI 表现（T2WI）

3. 骨样骨瘤 由成骨性结缔组织及其形成的骨样组织和编织骨构成。肿瘤本身为瘤巢，一般直径小于 1.5cm，发生于脊椎者多位于附件。X 线片上可根据受累部位分为皮质型、松质型和骨膜下型，主要表现为脊柱局部骨质破坏区及周围不同程度的反应性骨质硬化，偶可见瘤巢内的钙化或骨化影（图 5-3-6）。

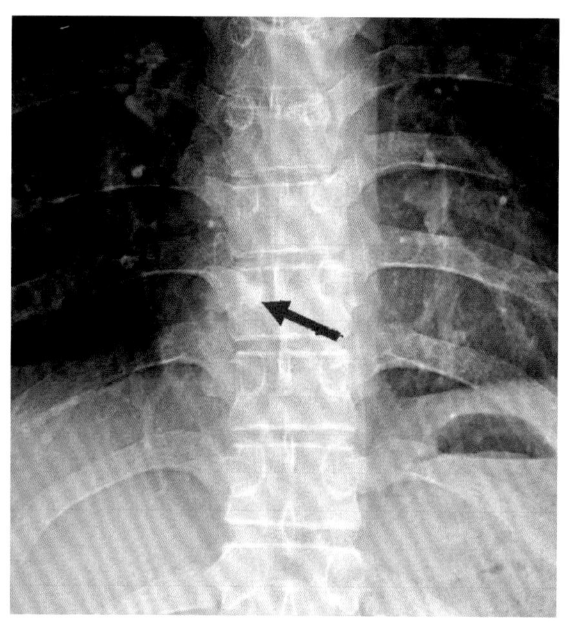

图 5-3-6　胸椎骨样骨瘤 X 线片表现
（箭头所示）

病灶易累及周围椎旁软组织，导致软组织肿胀。皮质型者瘤巢位于骨皮质，周围骨质增生硬化，骨膜反应明显且广泛，有时可遮盖瘤巢。松质型者瘤巢位于骨松质，周围仅有轻度的骨硬化带。骨膜下型者瘤巢所在骨皮质可出现凹陷，肿瘤将骨膜掀起形成骨膜新生骨，邻近骨皮质硬化。CT 上典型者表现为类圆形的低密度骨质破坏区，中央见不规则的钙化或骨化影，周围不同程度的骨质硬化、皮质增厚和骨膜反应（图 5-3-7）。

在 MRI 上，肿瘤未钙化部分 T1WI 呈低至中等信号，T2WI 呈高信号。钙化/骨化及周围硬化带均呈低信号。瘤巢周围水肿呈 T1WI 低信号，T2WI 高信号。增强扫描时病变强化明显（图 5-3-8），周围的骨髓和软组织水肿呈 T1WI 低信号、T2WI 高信号，并有一定程度强化。大部分骨样骨瘤经 X 线及 CT 检查即可诊断。

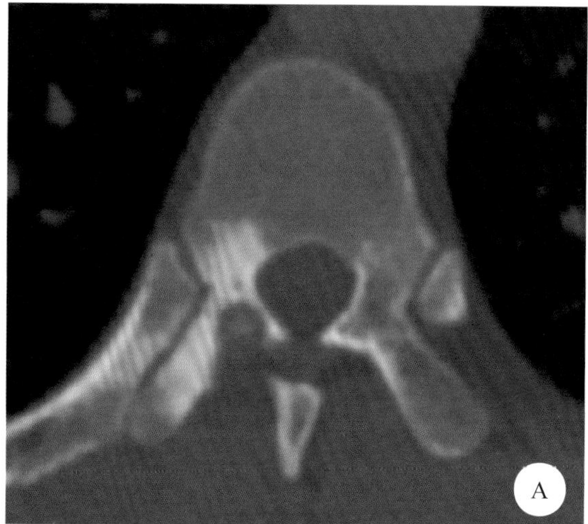

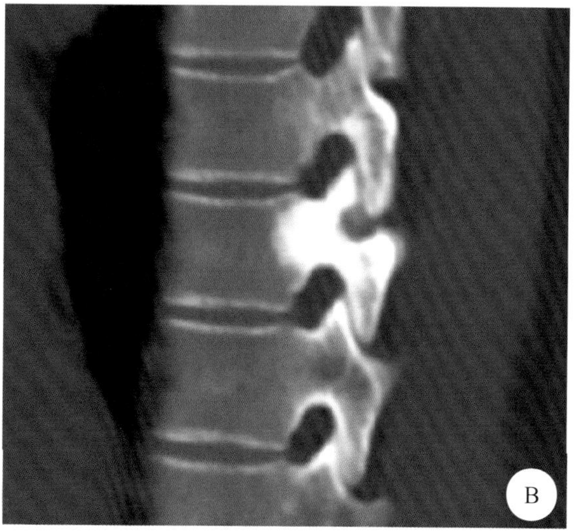

图 5-3-7　胸椎骨样骨瘤 CT 表现

A. 水平面；B. 矢状面

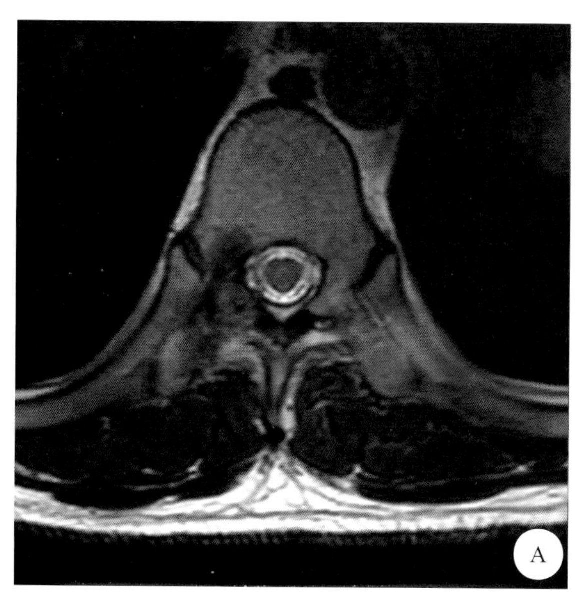

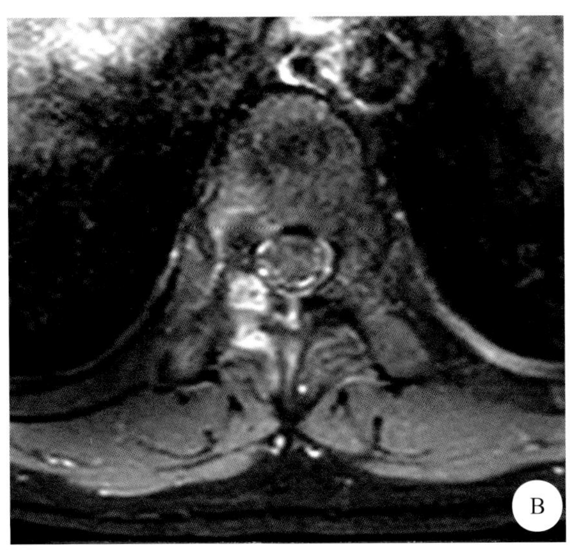

图 5-3-8　胸椎骨样骨瘤 MRI 表现

A. T1WI 平扫；B. T1WI 增强

4. 骨母细胞瘤　又称成骨细胞瘤，较为少见，好发于脊椎，尤其附件。大小 2～10cm 不等。X 线片上表现为类圆形膨胀性骨质破坏，边界清楚，可有少量骨膜反应。早期病灶内无钙化或骨化，或有密度不一的混杂性钙化或骨化影，随病程进展，钙化或骨化更为广泛、致密。破坏区可为中心性或偏心性，可位于骨皮质、骨松质或骨膜下，骨质破坏区周围有不同程度的反应性骨质硬化，周围软组织可有局限性肿胀，骨质破坏区的骨性包壳可中断并见边界较清楚的软组织肿块。病变 CT 与 X 线片表现一致，但 CT 对肿瘤内钙化显示较 X 线片更灵敏，对复杂部位肿瘤显示更佳（图 5-3-9）。

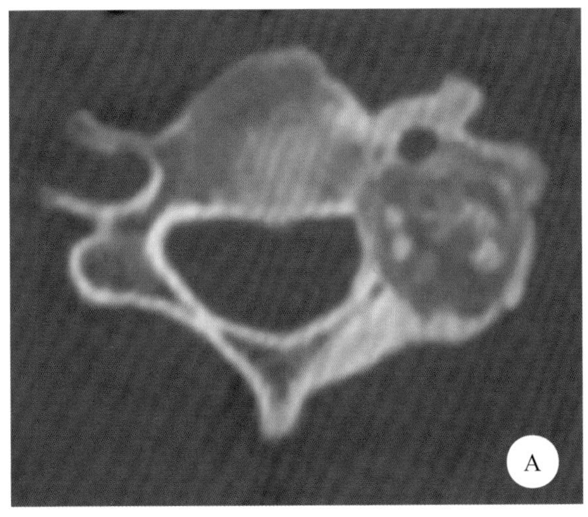

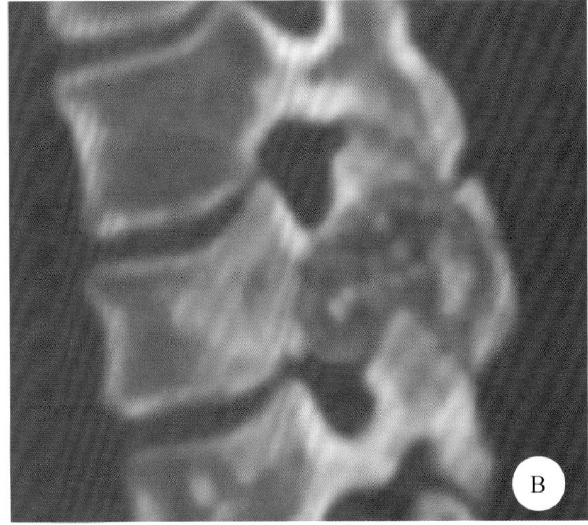

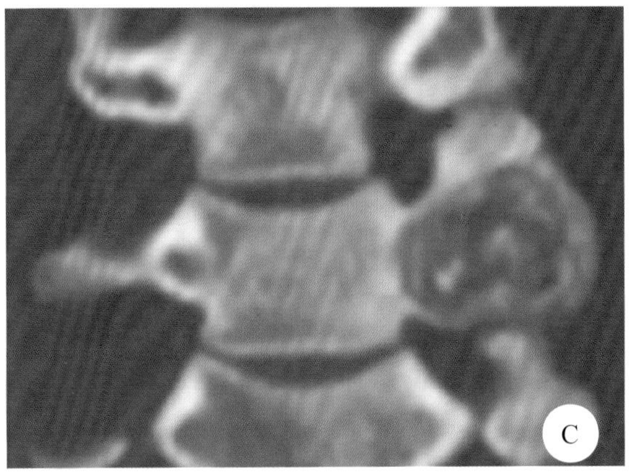

图 5-3-9　颈椎骨母细胞瘤 CT 表现

A. 水平面；B. 矢状面；C. 冠状面

在 MRI 上，病灶非钙化部分 T1WI 呈低至中等信号，T2WI 呈高信号，钙化部分呈低信号。病灶周围骨髓和软组织水肿呈长 T1、长 T2 信号（图 5-3-10）。发生于脊椎的病变向椎管内进展时，MRI 可显示硬膜外肿块和脊髓受压。

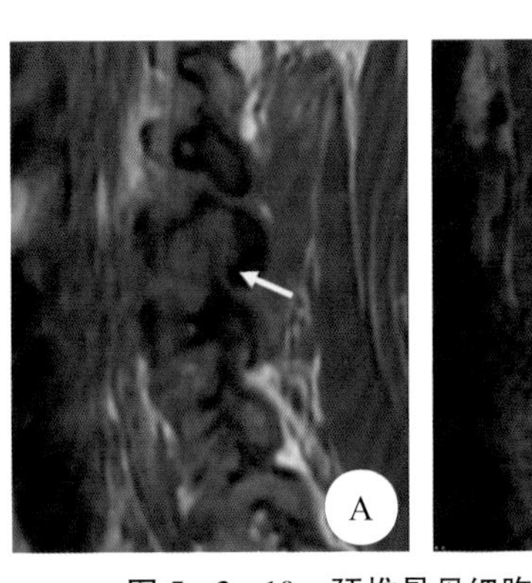

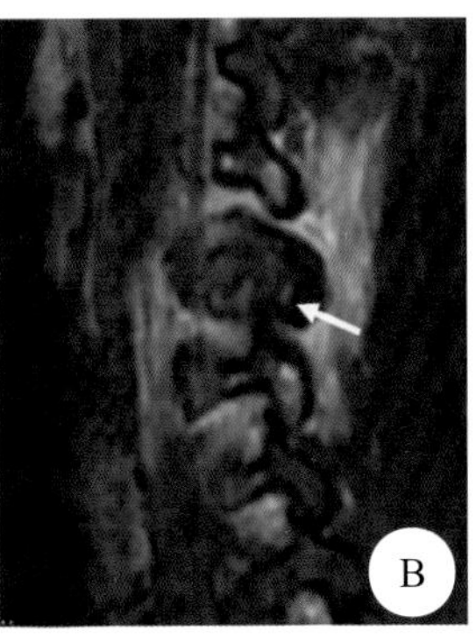

图 5-3-10　颈椎骨母细胞瘤 MRI 表现（箭头所示）

A. T1WI；B. T2WI

5. 血管瘤 是最常见的血管源性肿瘤，多位于椎体，胸椎最常见，可合并病理性骨折。25%～30%为多发病变。部分血管瘤呈侵袭性生长，可侵犯至硬膜内，引起脊髓压迫。X线片上椎体内骨松质结构部分消失，骨小梁代偿性增粗，骨小梁间隙增大，病变边缘清晰，可有硬化边。病变可累及附件，椎间隙一般不受侵。CT显示局部骨质呈分叶状扩张，病变呈低密度，可见脂肪成分，周围骨皮质变薄但完整，典型者CT矢状面呈栅栏状、水平面呈“圆点花布征”（图5－3－11）。在MRI上，典型者含脂肪成分多，T1WI和T2WI均呈高信号（图5－3－12）；不典型或侵袭性血管瘤者含血管成分多，T1WI可呈等或低信号（图5－3－13）。增强扫描多呈明显强化。

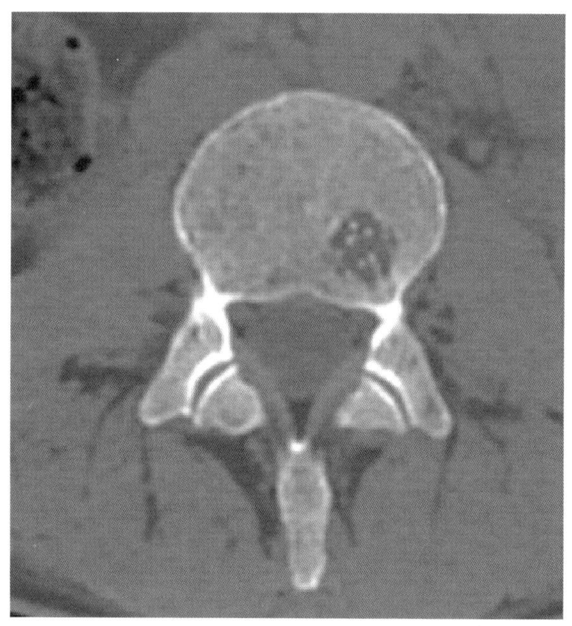

图5－3－11 腰椎典型血管瘤CT表现

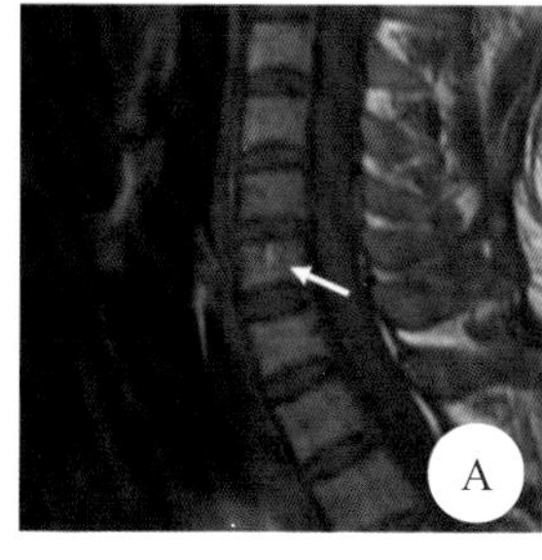

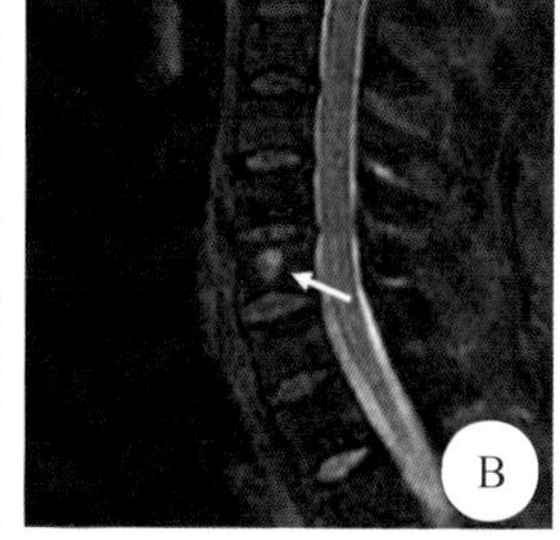

图5－3－12 颈椎典型血管瘤MRI表现（箭头所示）

A. T1WI；B. T2WI

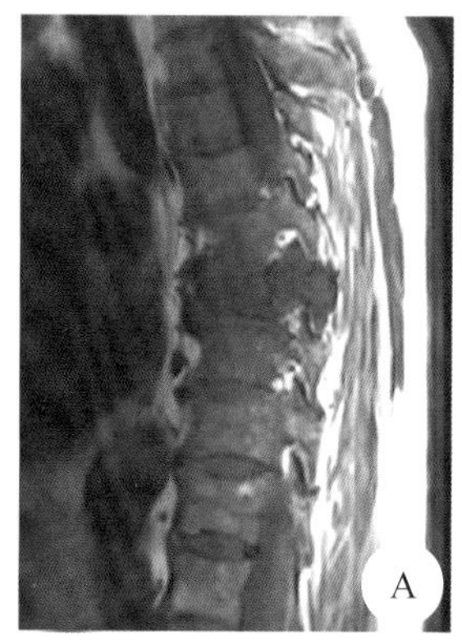

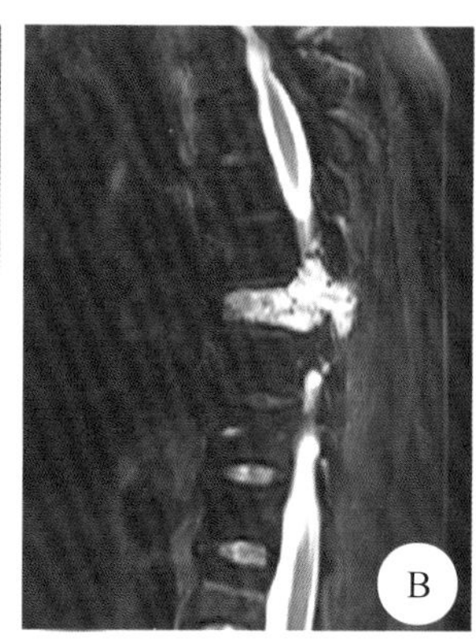

图5－3－13 胸椎侵袭性血管瘤MRI表现

A. T1WI；B. T2WI

6. 动脉瘤样骨囊肿 属于富含破骨性巨细胞的良性肿瘤，可分为原发性或继发性。最常见于长骨干骺端，12%～20%发生于脊柱，胸椎最常见，骶椎少见。肿瘤多位于脊柱附件，多数可向椎体扩展，可向椎管侵犯，也可跨越椎间盘累及两个以上椎体。典型者X线片呈膨胀性骨质破坏，边缘见薄的硬化边，骨皮质被抬起、侵蚀，呈纤薄骨性包壳，骨性包壳外常见骨膜下新生骨形成。病灶内有不完全的骨小梁分隔或骨嵴，呈泡沫样，有时可见病理性骨折。肿瘤可分为偏心型和中央型两种，偏心型呈偏心生长，常突入周围椎旁软组织内，中央型较偏心型少见突入周围椎旁软组织内的情况。不典型动脉瘤样骨囊肿呈溶骨性骨质破坏，无膨胀性改变或分房样改变。部分肿瘤可见较多的钙化和骨化（图5－3－14）。

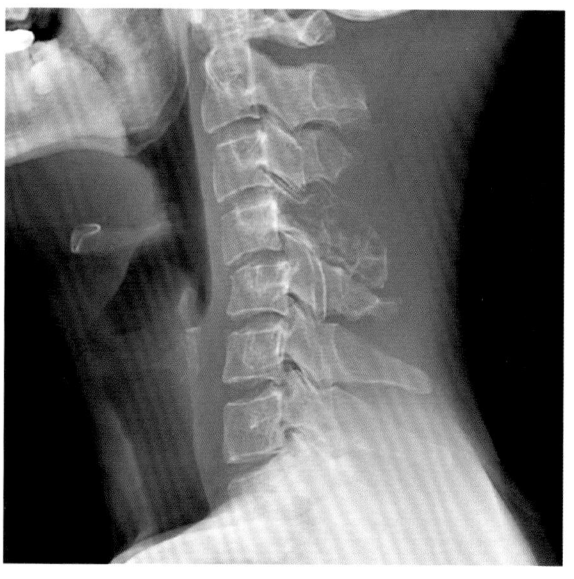

图5－3－14 颈椎附件动脉瘤样骨囊肿X线片表现

CT可以更好地显示动脉瘤样骨囊肿膨胀性骨质破坏及突入周围椎旁软组织的范围，病灶呈分叶状膨胀性骨缺损区，内可见分隔，充满液体(5－3－15)，伴有出血时常显示液－液平面，上方为水样密度、下方为高密度的血液。

在MRI上，病灶边缘可见边界清楚的薄层低信号影围绕，囊腔内液体一般呈T1WI低信号，T2WI高信号，间隔呈低信号。出血后病灶内出现多层的液－液平面，在不同出血阶段，液－液平面的信号也不一样。增强扫描典型者呈细分隔样强化。需注意，尽管囊腔内出现液－液平面是动脉瘤样骨囊肿的典型表现，但并非其特异性征象。液－液平面也可见于毛细血管扩张性骨肉瘤和骨巨细胞瘤（图5－3－16）。

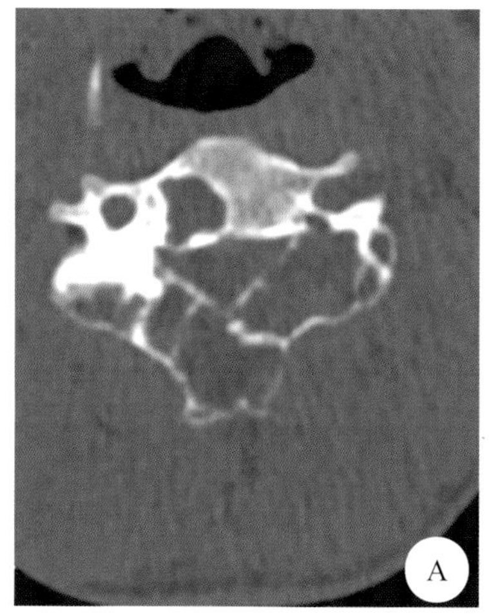

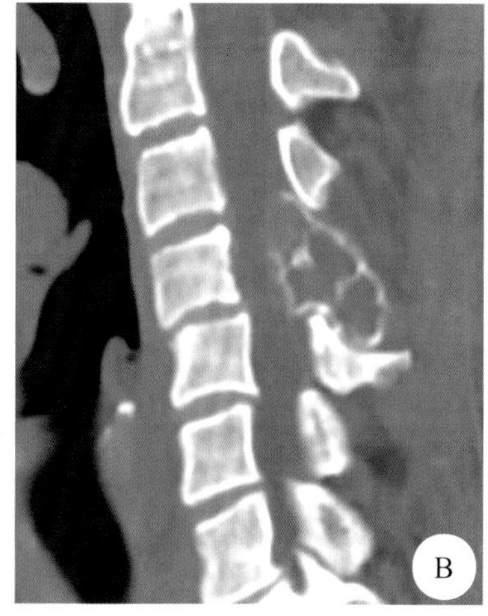

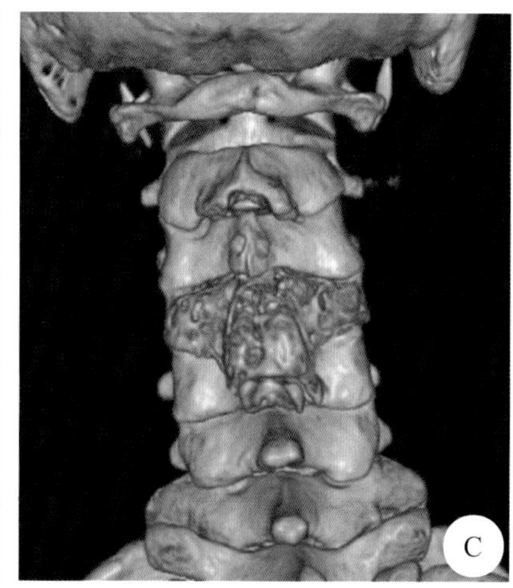

图5－3－15 颈椎附件动脉瘤样骨囊肿CT表现

A. 水平面；B. 矢状面；C. SSD重建

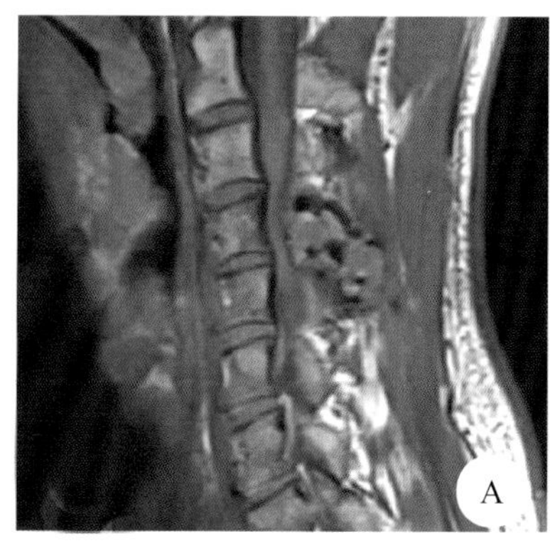

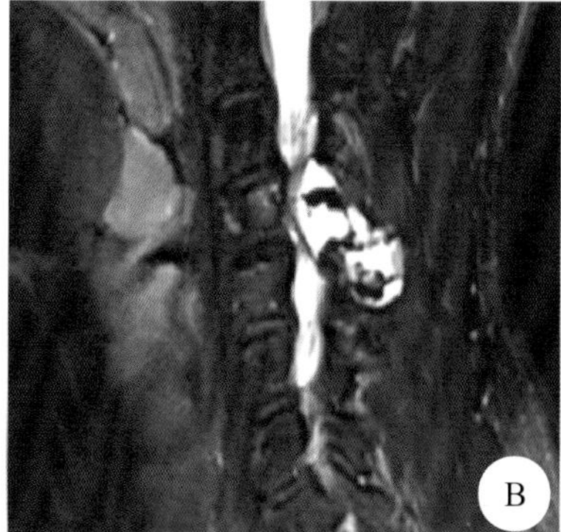

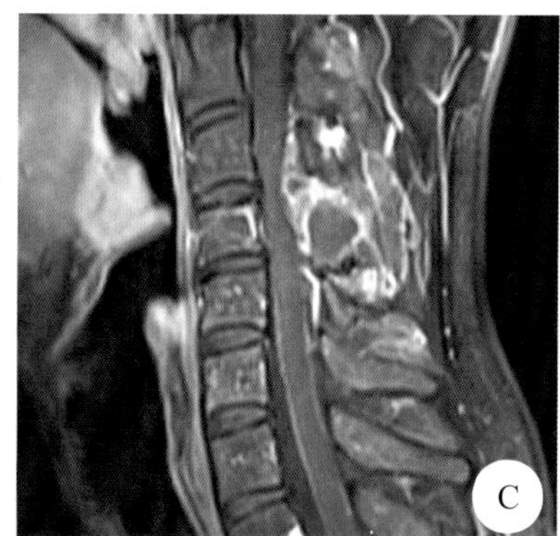

图5－3－16 颈椎附件动脉瘤样骨囊肿MRI表现

A. T1WI平扫；B. T2WI平扫；C. T1WI增强

7. 纤维结构不良 又名骨纤维异常增殖症，系正常骨组织被异常增生的纤维组织所替代的良性骨肿瘤。四肢长骨多见，脊柱相对少见，脊柱受累多为多骨性病变，可继发病理性骨折。X线片上可见病变呈轻度膨胀性改变，其内密度与病变内的骨与纤维组织的比例有关，典型者表现为磨玻璃影，也可表现为边缘清楚的囊状溶骨性病变，可见硬化边，部分可呈纯粹的骨硬化性病变。骨皮质变薄，一般无破坏，无骨膜反应。发生病理性骨折后，可导致脊柱后凸畸形。CT可以清晰显示病变部位的膨胀性、溶骨性骨质破坏，病变边缘、皮质受累情况及病变组织的矿化。由于病变主要由纤维组织和类骨质组成（图5－3－17），MRI上多呈T1WI低信号或中等信号，T2WI中等或高信号，部分病变由于合并软骨分化、囊变和出血，信号表现混杂（图5－3－18）。增强扫描呈不同程度的强化。

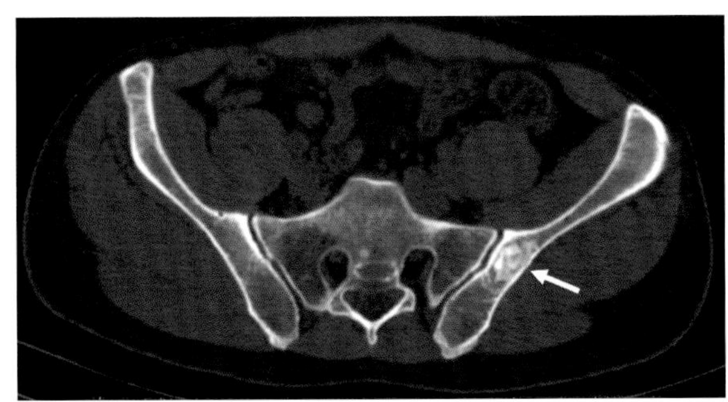

图 5-3-17　左侧髂骨纤维结构不良 CT 表现（箭头所示）

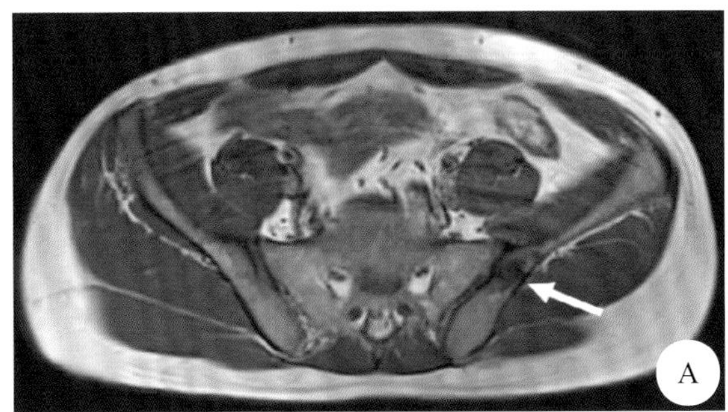

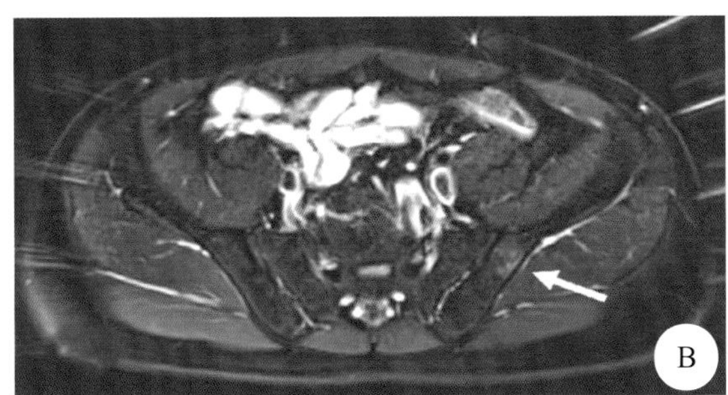

图 5-3-18　左侧髂骨纤维结构不良 MRI 表现（箭头所示）

A. T1WI；B. T2WI

8. 朗格汉斯细胞组织细胞增生症　是一组以朗格汉斯细胞肿瘤样增生和播散为特征的疾病，可引起局灶性或广泛性骨质破坏，并可累及其他脏器。该病包括嗜酸性肉芽肿、Hand－Schüller－Christian 病和 Litterer－Siwe 病。其中嗜酸性肉芽肿最多见，主要表现为局灶性骨质破坏。脊柱病变以单发多见，发生于胸椎较多，多发者可累及相邻多个椎体，呈连续或跳跃分布。脊椎以椎体受累多见，可累及附件，少数可起自椎体。X 线片上嗜酸性肉芽肿表现为溶骨性或囊性骨质破坏，早期边界清晰，后期周围出现硬化边，内可见残余小骨碎片或死骨。进展期椎体压缩，扁平椎多见，相邻椎间隙正常或稍增宽。修复期病灶范围缩小、周围骨质硬化、椎体密度增高、椎体高度部分恢复。进展期椎旁可见软组织肿块形成，修复期软组织肿块缩小或消失。CT 表现为骨质破坏区内软组织密度影，边界清楚，可累及终板。椎间盘一般不受累，可见骨皮质破坏后椎旁软组织肿块形成。MRI 上病变表现为 T1WI 等或低信号、T2WI 稍高或混杂信号，可清晰观察椎旁软组织肿块，可伴周围软组织水肿。增强后多呈均匀强化（图 5－3－19）。

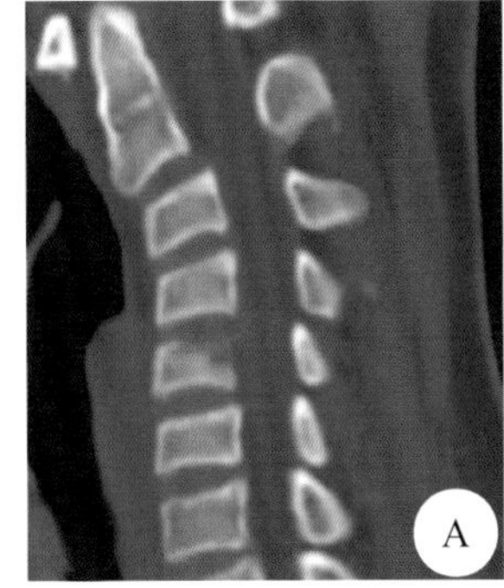

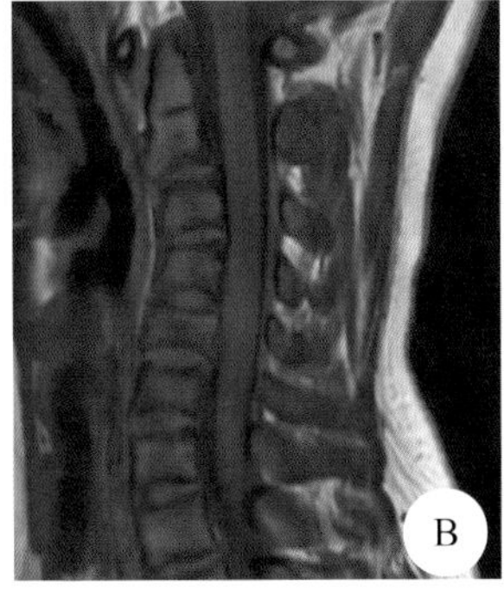

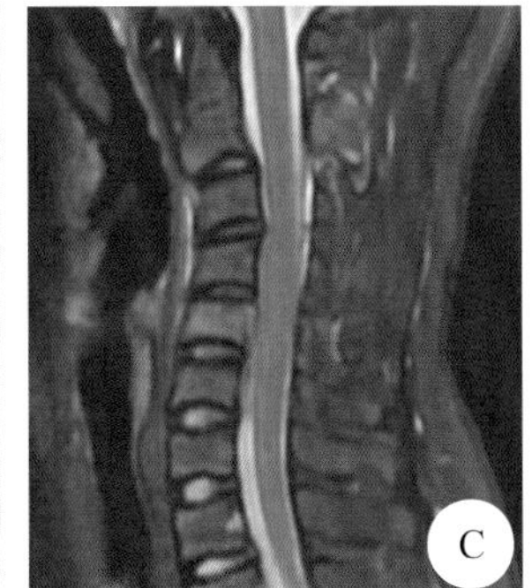

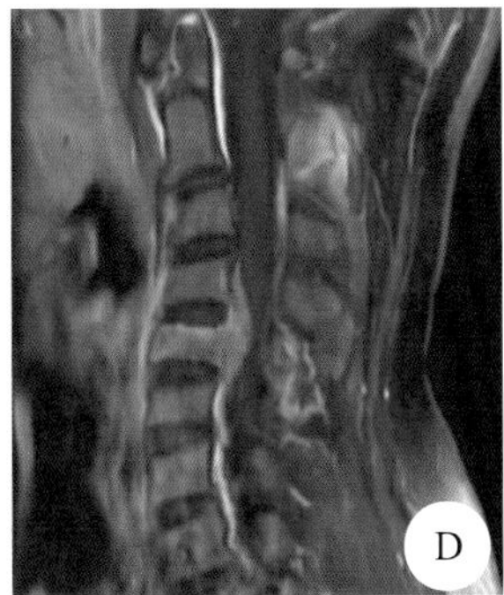

图 5-3-19　颈椎朗格汉斯细胞组织细胞增生症 CT 及 MRI 表现

A. CT 矢状面；B. T1WI；C. T2WI；D. T1WI 增强

（二）脊柱常见恶性肿瘤

1. 转移性肿瘤　脊柱是骨转移性肿瘤好发部位，椎体后部和附件区相对常见，一般不累及椎间盘，病变可呈单发或多发、连续或跳跃分布。X 线片表现可分为溶骨性、成骨性和混合性。

（1）溶骨性：椎体广泛或局限性骨质破坏，易合并病理性压缩骨折，椎间隙多保持完整；椎弓根常受侵蚀破坏。

（2）成骨性：相对少见，表现为孤立的、多灶性的或弥漫性高密度，位于骨松质内，边界清楚或不清楚，骨皮质多完整，脊椎轮廓多无改变。成骨性转移多为前列腺癌转移，少数为乳腺癌、鼻咽癌、肺癌和膀胱癌转移。

（3）混合性：兼有溶骨性和成骨性转移的骨质改变特点。

CT能显示局部软组织肿块的范围、大小及与脏器的关系。溶骨性为脊椎低密度骨质破坏缺损区，常伴软组织肿块。成骨性为骨松质内斑点状、片状、棉团状或结节状边缘模糊的高密度灶，一般无软组织肿块。混合性兼有两者改变（图5－3－20）。

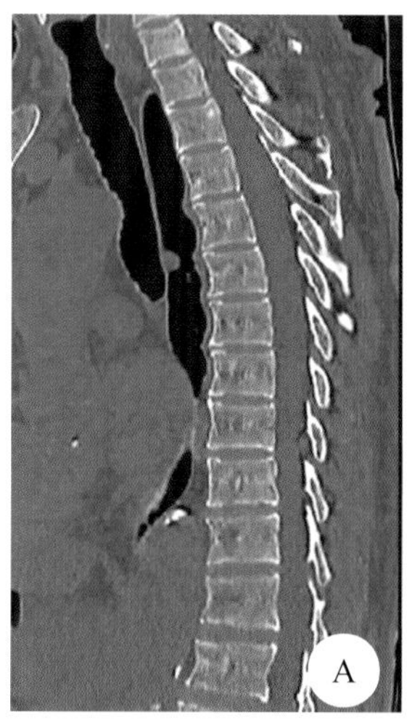

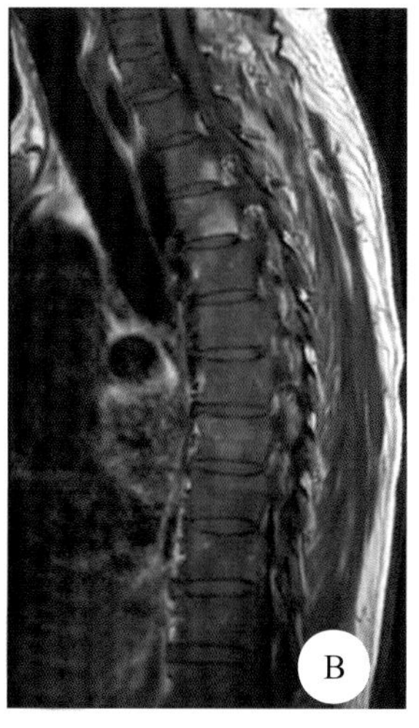

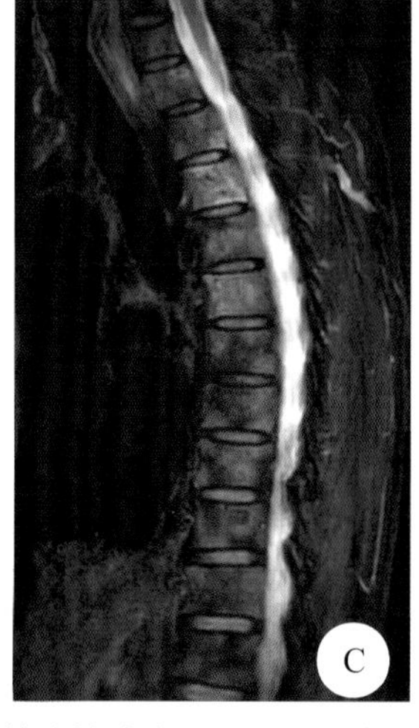

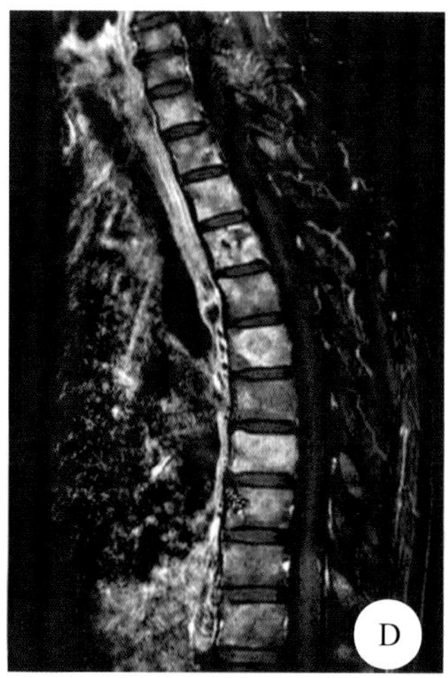

图5－3－20　脊柱多发转移性肿瘤CT及MRI表现

A. CT矢状面；B. T1WI；C. T2WI；D. T1WI增强

MRI对骨髓信号改变较骨显像更灵敏。在骨转移的极早期阶段，即肿瘤细胞仅在骨小梁之间浸润而未累及骨质时，MRI就能发现病灶。“骨髓脂肪替代”是脊柱转移性肿瘤的早期征象，T1WI上在高信号骨髓脂肪衬托下很容易发现低信号转移灶。随着肿瘤组织游离水含量增加，肿瘤表现为T1WI低信号，溶骨性病灶T2WI多呈稍高信号，但成骨性病灶T2WI呈低信号。增强扫描可见不同程度的强化（图5－3－20）。

2. 骨浆细胞瘤　浆细胞瘤是以浆细胞异常增殖为特征的恶性肿瘤，包括骨浆细胞瘤（即多发性骨髓瘤）、骨孤立性浆细胞瘤和髓外浆细胞瘤三种，其中骨浆细胞瘤最多见。骨浆细胞瘤好发于脊柱、骨盆、肋骨和颅骨。X线片上见受累脊柱广泛性骨质疏松，可伴脊柱压缩骨折。典型者呈穿凿状、鼠咬状的多发性骨质破坏，边界清楚，无硬化边和骨膜反应，多见椎体和附件均受累，可破坏椎间盘累及相邻椎体。骨质破坏区周围可见软组织肿块，但很少跨越椎间盘水平至邻近椎旁。少数可表现为硬化型骨髓瘤，为单纯骨硬化或破坏与硬化并存，破坏区周围有硬化片，病变周围有放射状骨针及弥漫性多发性硬化。此外骨髓瘤经治疗后也可出现硬化。少数X线片可为正常表现，但在CT上显示骨质的细微破坏和骨质疏松。严重时椎体骨松质内可见呈弥漫性分布、边界清楚的溶骨性破坏区，周围常见软组织肿块（图5－3－21）。

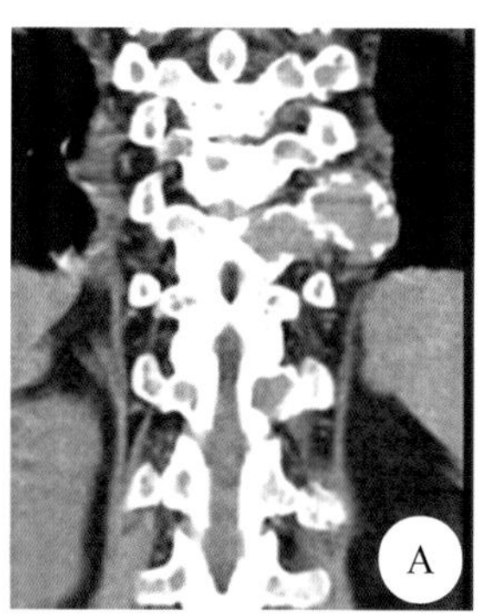

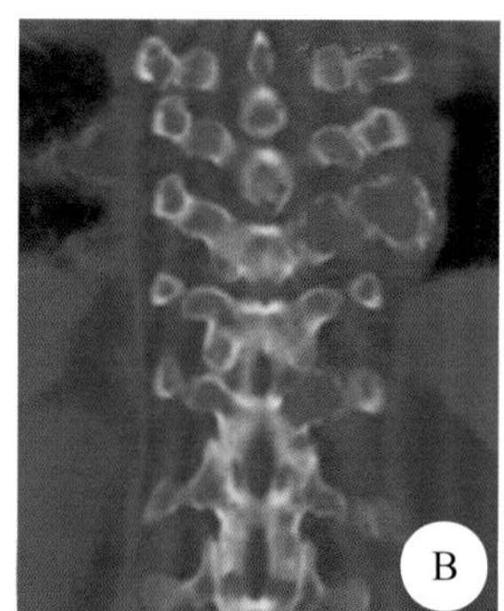

图5－3－21　胸椎浆细胞瘤CT表现

A. 冠状面软组织窗；B. 冠状面骨窗

MRI对检出病变以及确定病变范围非常灵敏，病变区T1WI呈低信号，在高信号的骨髓信号背景下，形似“椒盐状”为特征性表现。T2WI呈高信号，T2WI脂肪抑制序列更易观察到病变的高信号。

骨浆细胞瘤与转移性肿瘤的鉴别：转移性肿瘤病灶大小不一，边界模糊，不伴明显的骨质疏松，一般不伴软组织肿块，椎弓及附件可以早期受累；骨浆细胞瘤病灶大小多较一致，边界较清楚，伴广泛骨质疏松及软组织肿块（图 5－3－22）。

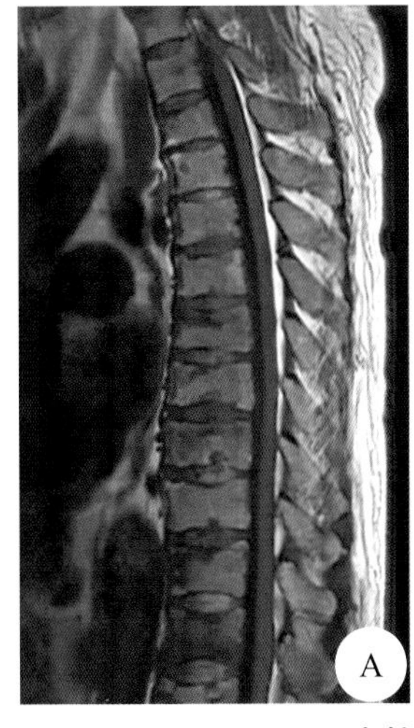

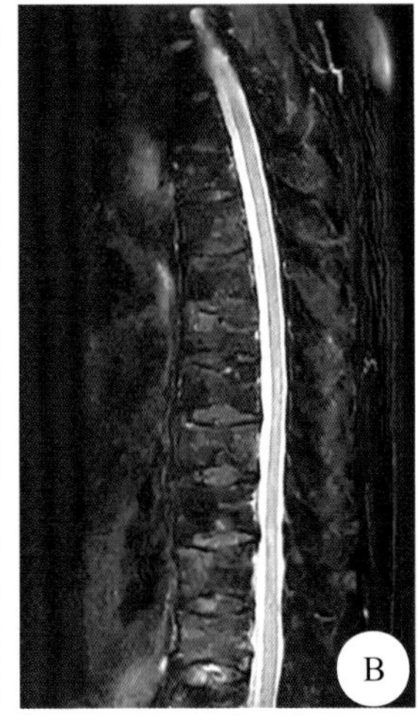

图 5－3－22　脊柱浆细胞瘤 MRI 表现

A. T1WI；B. T2WI

骨孤立性浆细胞瘤指单发于骨的浆细胞瘤，部分可进展为骨浆细胞瘤，可发生于全身骨骼，以脊柱常见，其中又以胸椎最好发。椎体最易累及，并易向椎弓蔓延，伴或不伴椎旁软组织肿块。X线片上典型者呈轻度膨胀性、溶骨性骨质破坏，破坏区内可见残存骨嵴，部分呈多囊性骨质破坏，少数表现为硬化型，呈病变区骨密度增高。椎体有不同程度的塌陷，通常无骨膜反应。CT 表现与 X线片类似，但可更准确地显示溶骨性骨质破坏的边界，可判断压缩骨折程度及脊柱稳定性，并可显示椎旁软组织肿块。MRI 可清楚显示病变累及范围，以及病变对椎管及椎旁软组织的侵犯，可见软组织肿块包绕硬膜囊生长。典型者病变表现为 T1WI 低信号，T2WI 信号偏低。增强扫描呈明显均匀强化，周围脊膜可见强化。

3. 骨淋巴瘤　源于淋巴网状系统的恶性肿瘤，分为原发性骨淋巴瘤和继发性骨淋巴瘤，原发性骨淋巴瘤少见。原发性骨淋巴瘤可分为霍奇金淋巴瘤和非霍奇金淋巴瘤，后者相对多见，其中又以弥漫大 B 细胞型多见。原发性骨淋巴瘤多为单发，继发性骨淋巴瘤以多发和弥漫浸润为主。发生于脊柱者多见于胸椎，可侵犯多个相邻椎体，椎间盘一般不受累。病变以骨质破坏明显而全身状态良好为特点，且骨质破坏与软组织不成比例。发生骨质破坏者一般均有软组织肿块，有软组织肿块者不一定发生骨质破坏。X 线片上骨质破坏表现多样，同一患者不同部位骨质破坏类型可不一样。早期骨质破坏不明显，可表现为骨小梁模糊，也可仅有骨皮质筛孔状、虫蚀状或穿凿样破坏，晚期可相互融合呈大片状，甚至整段骨质缺损，边界模糊，骨皮质和骨松质同时受累。部分呈硬化型，表现为骨密度增高，可呈象牙椎征，也可呈混合性骨质破坏，溶骨性与成骨性改变并存。肿瘤可引起骨膜反应，也可导致压缩骨折。CT 表现缺乏特征性，早期可以观察到 X 线片上不易发现的骨质破坏，可显示边缘模糊的溶骨性骨质破坏或程度不一的骨硬化，局部有骨膜反应及软组织肿块，可同时累及椎体、椎间孔及和椎管（图 5－3－23）。MRI 可发现早期的骨髓信号异常，肿瘤在 T1WI 上信号强度低于骨髓，高于肌肉信号；在 T2WI 上与骨髓信号相似，高于肌肉信号；在压脂 T2WI 序列或 STIR 序列上，骨髓脂肪信号被抑制，肿瘤多呈高信号。增强扫描肿瘤强化比较均匀，中度强化多见（图 5－3－24）。

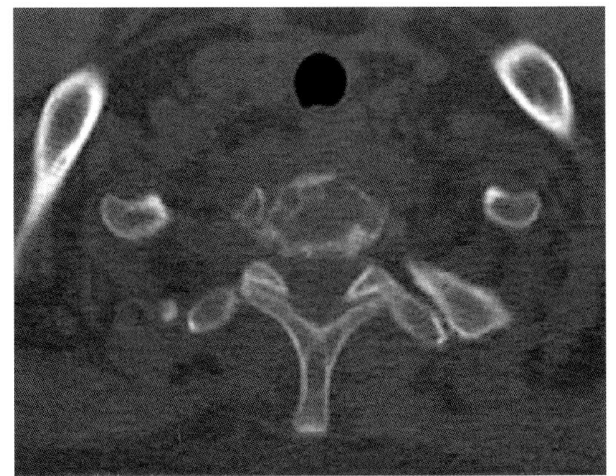

图 5－3－23　骨淋巴瘤 CT 表现

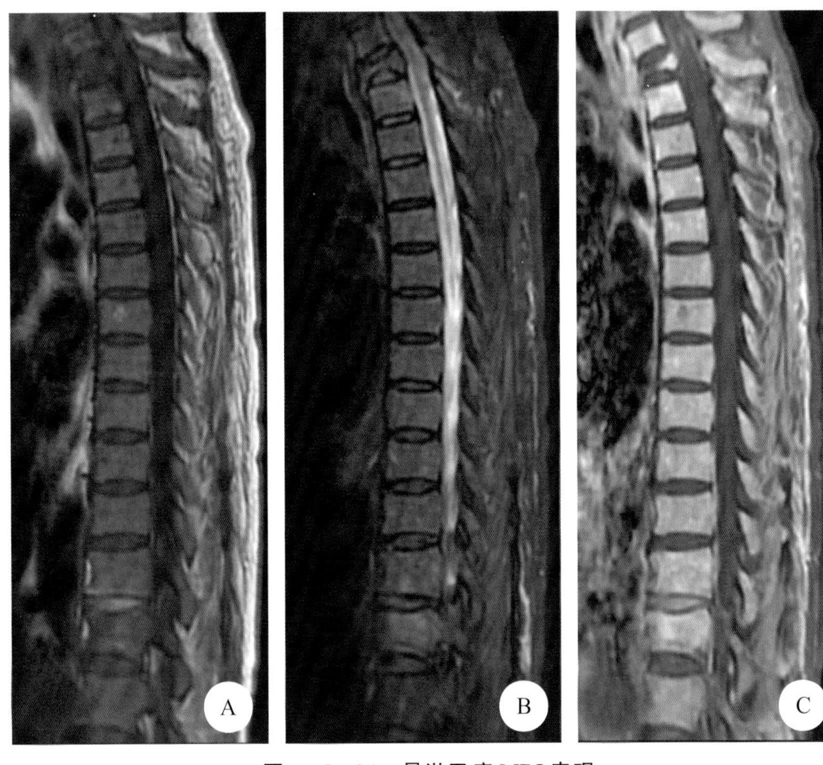

图 5－3－24　骨淋巴瘤 MRI 表现

A. T1WI；B. T2WI；C. T1WI 增强

4. 软骨肉瘤　源于软骨或呈软骨结缔组织的一种恶性肿瘤，以软骨基质形成为特点。软骨肉瘤可分为原发性软骨肉瘤和继发性软骨肉瘤，原发性软骨肉瘤占多数，继发性软骨肉瘤多继发于骨软骨瘤和内生软骨瘤。发生于脊柱者，多见于胸椎和骶椎，颈椎和腰椎较少见，且位于胸椎者好发于肋椎关节连接处。原发于椎体者很少见，多数原发于附件或椎体及附件同时受累。位于骶骨者多呈偏心性分布，以骶骨上部多见，可累及骶髂关节。软骨肉瘤可根据分化程度分为 3 级，Ⅰ~Ⅱ级多见。X 线片上可见溶骨性骨质破坏，边界多不清楚，邻近骨皮质可不同程度地膨胀变薄，或破坏后形成软组织肿块，骨质破坏区和软组织肿块内见数量不等、分布不均、疏密不一的软骨基质钙化影，其中环－弧形钙化具有特征性，高度恶性者钙化呈无定形、斑点状或散在不规则分布。CT 能显示 X 线片不能发现的钙化灶，非钙化部分可有坏死、囊变，软骨肉瘤形成的软组织肿块多呈分叶状、低密度（图 5－3－25）。

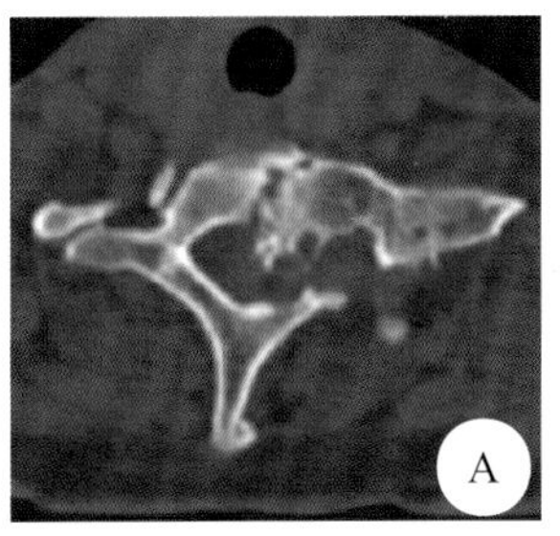

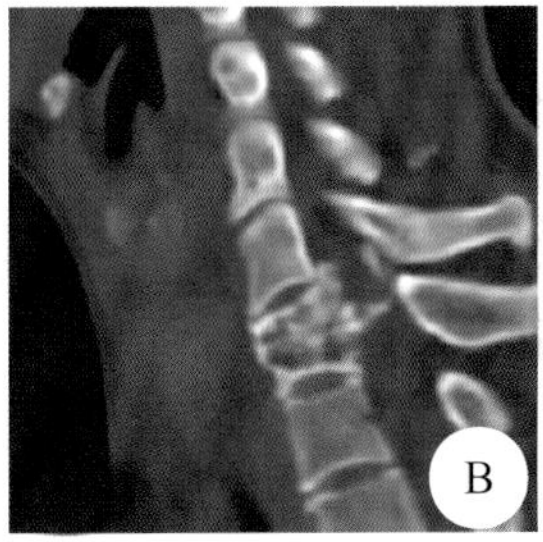

图 5－3－25　胸椎软骨肉瘤 CT 表现

A. 水平面；B. 矢状面

在 MRI 上，肿瘤 T1WI 呈等或低信号，恶性程度高者 T1WI 信号强度更低；T2WI 呈明显高信号，与肿瘤的黏液样边和软骨基质液化有关，恶性程度高者信号强度不均匀。软骨基质钙化在 T1WI 和 T2WI 上均呈低信号。增强扫描以周边或分隔强化为主，分隔状强化自周边伸入中心，中心呈轻中度强化或无强化（图 5－3－26）。

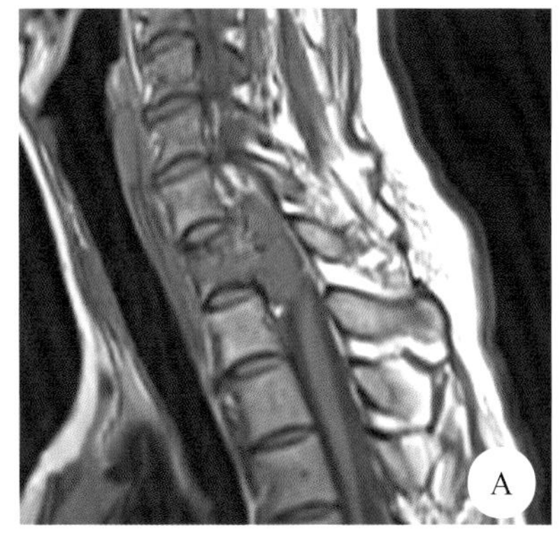
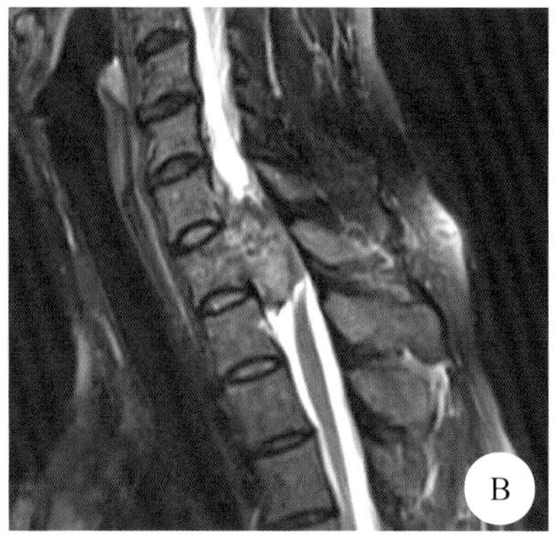
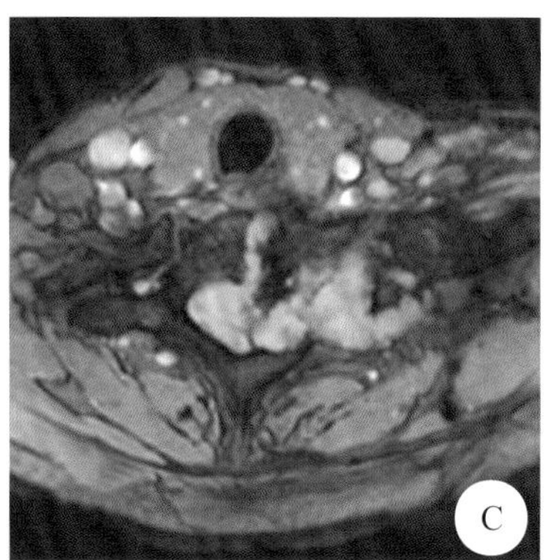

图 5-3-26 胸椎软骨肉瘤 MRI 表现

A. T1WI 矢状面；B. T2WI 矢状面；C. T1WI 增强水平面

5. 骨肉瘤 指肿瘤细胞可以直接形成骨样组织或骨质的恶性肿瘤，可以发生于任何骨，约4%发生于脊柱，其中胸椎、腰椎的发病率高于骶椎和颈椎。骨肉瘤可发生于椎体和附件，可同时累及2个及以上椎体，可分为溶骨性、硬化性和混合性。X线片上见骨质破坏区及软组织肿块影，硬化型骨肉瘤内可见大量云絮状、斑块状或针状肿瘤骨形成，部分可表现为象牙椎征，骨质破坏相对不明显，骨膜反应明显。溶骨性以骨质破坏为主，早期为筛孔样，后期进展为虫蚀状、大片状破坏区，广泛的骨质破坏易引起病理性骨折。血管扩张性骨肉瘤内可见液-液平面。骨肉瘤能引起各种形态的骨膜新生骨及骨膜三角，但这不是骨肉瘤的特有表现。CT上可以更好地显示骨质破坏的区域和形态，发现肿瘤骨较X线片灵敏。肿瘤引起的骨质增生表现为骨松质内不规则斑片状高密度影和骨皮质增厚。肿瘤椎旁软组织肿块边界模糊，与周围肌肉、神经、血管边界不清，可向椎管内侵犯，其内常见坏死囊变，但有约10%者不伴软组织肿块形成。增强扫描肿瘤非骨化部分不均匀较明显强化（图 5-3-27）。

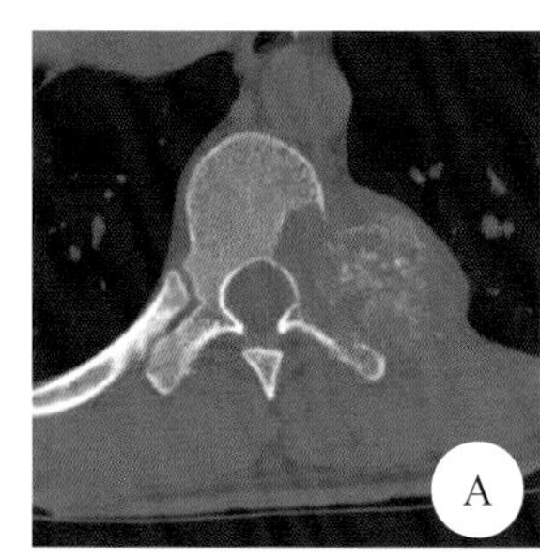
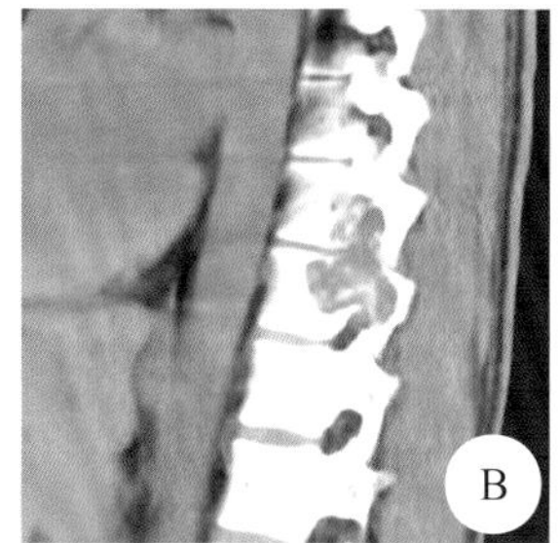

图 5-3-27 胸椎骨肉瘤 CT 表现

A. 水平面骨窗；B. 矢状面软组织窗

骨肉瘤在 T1WI 呈不均匀低信号影，T2WI 呈不均匀高信号。骨质破坏、骨膜反应及瘤骨在 T2WI 上均表现为低信号（图 5-3-28）。同时 MRI 可以清楚显示肿瘤与周围正常结构的关系，以及髓腔受侵范围。对大多数骨肉瘤，X线片即可满足诊断需求，CT 对细小的骨化和钙化灵敏，MRI 能了解肿瘤浸润的范围。

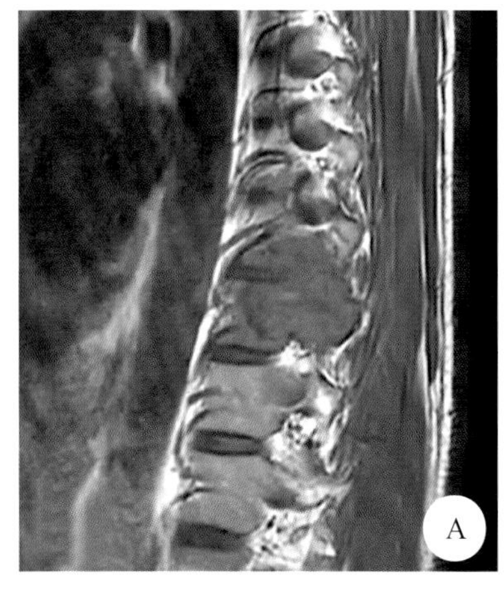
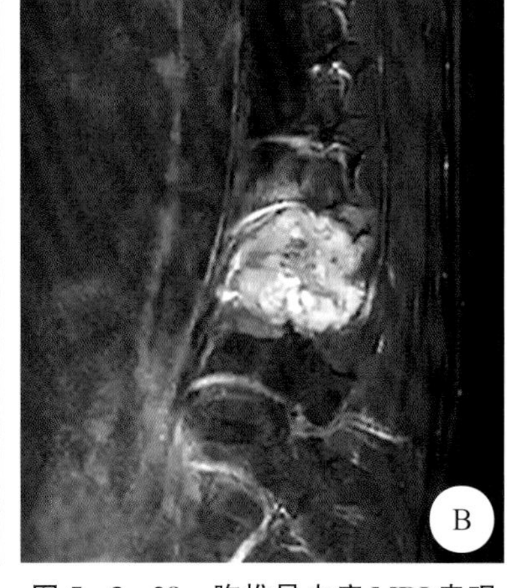
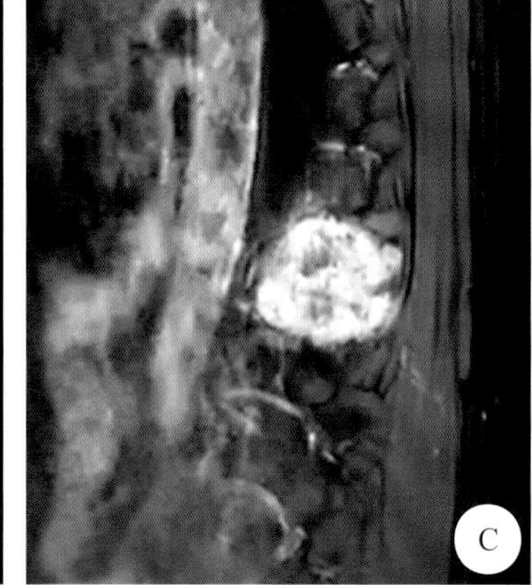

图 5-3-28 胸椎骨肉瘤 MRI 表现

A. T1WI；B. T2WI；C. T1WI 增强

6. 脊索瘤　源于脊索残余的低度至中度恶性肿瘤，较少见，约50%发生于骶尾部，以下段骶椎（S_3以下多见）和尾椎为主，是骶椎最常见的原发骨肿瘤，约15%发生于其他脊椎，主要位于颈椎。肿瘤可以是多中心起源，连续或跳跃累及多个椎体。肿瘤呈分叶状，有纤维假膜，内部可见胶样物质、出血、坏死、钙化及死骨。X线片上多呈膨胀性溶骨性骨质破坏，位于中线但可偏向一侧发展，可跨越骶髂关节向外发展，可跨越多个椎体水平，边缘可有完整或不完整的骨性包壳，邻近骨质硬化相对明显，位于上段骶椎者膨胀性改变不明显，并可出现骨硬化，呈象牙椎征。周围可见软组织肿块，向椎旁生长，呈蘑菇样，部分软组织肿块经椎间孔生长呈哑铃状伴椎间孔扩大。肿瘤与正常骨分界不清，可见肿瘤在骨皮质下向上、向下潜行。骶椎终板因含钙化的软骨，肿瘤对其破坏较慢，故相对骨质多存留一定时间，并可包含在肿瘤内随肿瘤生长而移位，称为“横板征”。50%～70%肿瘤内见钙化，钙化多无定形，位于病变周围。CT除了显示膨胀性骨质破坏，可见肿瘤呈分叶状，囊实性混杂密度，可见不规则钙化（图5-3-29）。

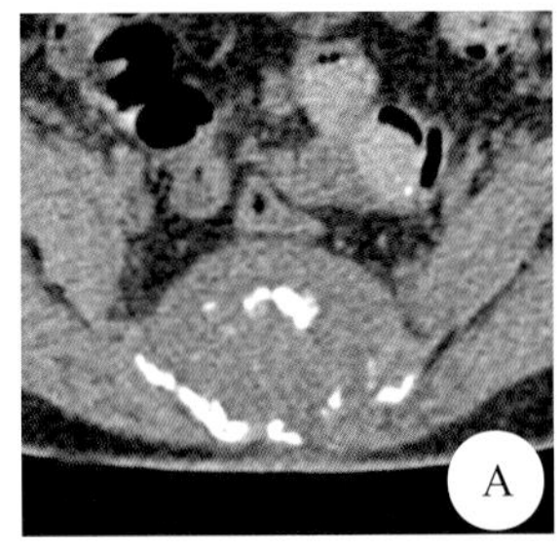

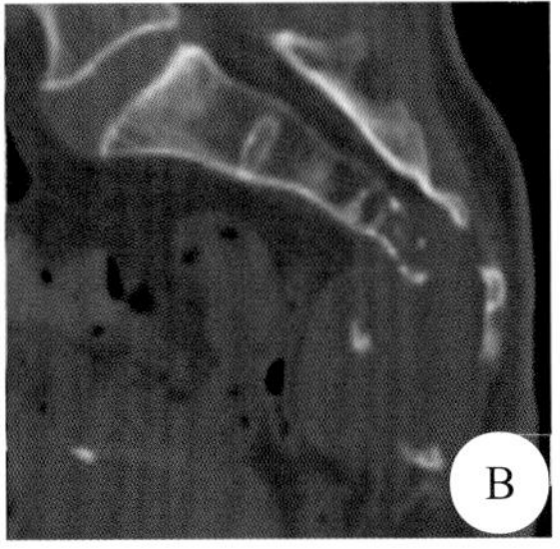

图5-3-29　骶尾椎脊索瘤CT表现
A. 水平面软组织窗；B. 矢状面骨窗

肿瘤在MRI T1WI上多呈低信号，出血时呈高信号，T2WI信号混杂，高信号主要为肿瘤内丰富的黏液样基质，纤维分隔为条索状低信号，肿瘤内的出血及钙化呈低信号（图5-3-30）。增强扫描多数呈中度程度不均匀强化，少数呈轻度或明显强化，部分呈边缘强化。

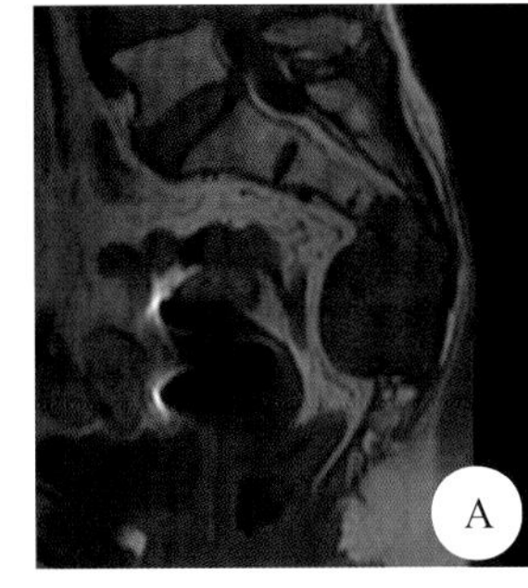

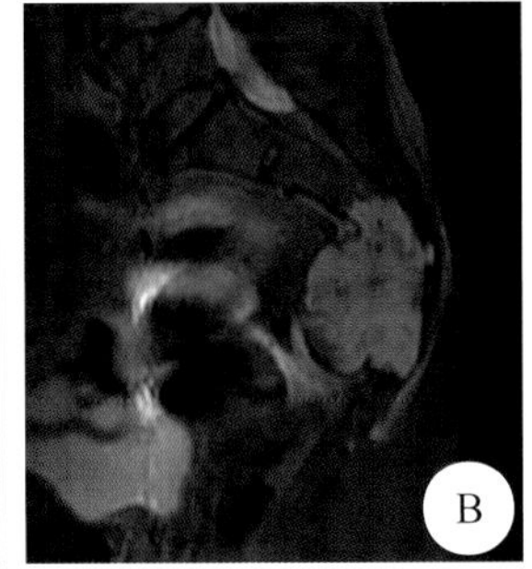

图5-3-30　骶尾椎脊索瘤MRI表现
A. T1WI；B. T2WI

第四节　脊柱肿瘤术后影像学评估及伪影

一、脊柱肿瘤术后影像学评估

脊柱肿瘤术后影像学评估对于评估手术切除程度、检测肿瘤残留或复发、评估脊柱稳定性、观察并发症及随访和监测患者具有重要的临床意义。X线、CT和MRI检查是脊柱肿瘤术后评价的常用影像学检查方法，可根据患者个体情况选择个性化的影像学检查方法，临床通常结合使用。术后影像学评估对于决定患者的康复计划、随访频率及可能需要的进一步治疗具有重要价值，需要综合影像学评估结果与临床症状和体征进行综合判断，以制订最佳的治疗方案。

（一）肿瘤切除程度

CT可以提供详细的骨组织解剖结构信息，MRI可提供更详细的软组织对比，包括脊髓、神经根、椎间盘和周围软组织的情况，对检测脊髓或神经根受压更为灵敏，可以评估术后的脊髓或神经结构的完整性和功能状态，因此术后CT和MRI可以提供详细的肿瘤切除程度的信息。当术后存在残留肿瘤组织时，可在CT或MRI上呈现术区局部的软组织影，由于肿瘤残留组织具有更丰富的血供，增强扫描可显示局部异常强化区域。

（二）术后并发症

1. 术后感染 手术部位发生的感染是常见的术后并发症，多发生于术后3个月内。感染的早期征象在X线片上不明显，可显示为阴性，而CT和MRI早期即可显示术区软组织的增厚、肿胀、渗出和积液，出现感染时局部可形成脓肿，通常表现为圆形或椭圆形的异常密度或信号灶，增强后可见边缘强化（图5－4－1）。炎症还可引起骨髓炎和骨质改变，此时X线片中可以观察到相应征象，CT可以更好地显示骨质的破坏、吸收和增生等改变，MRI对于骨髓信号的改变灵敏。

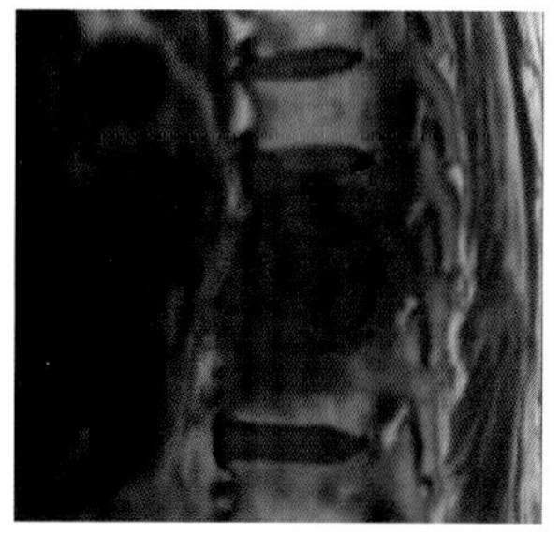
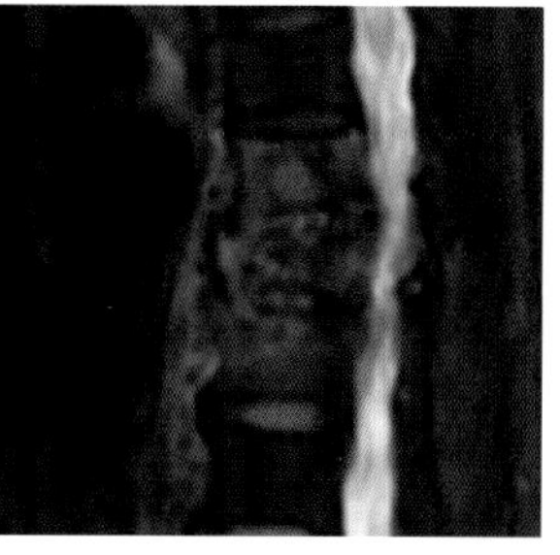
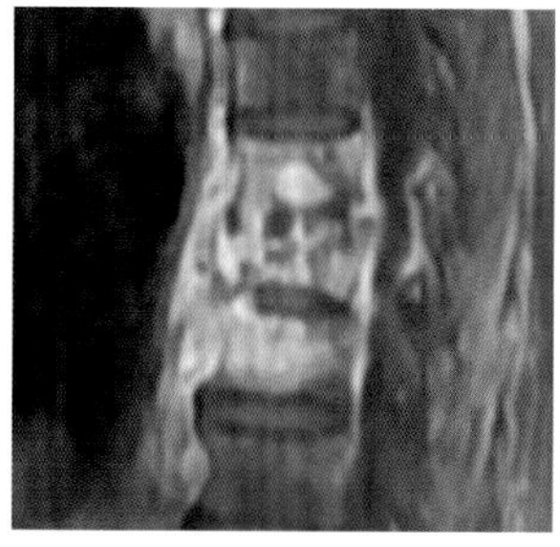
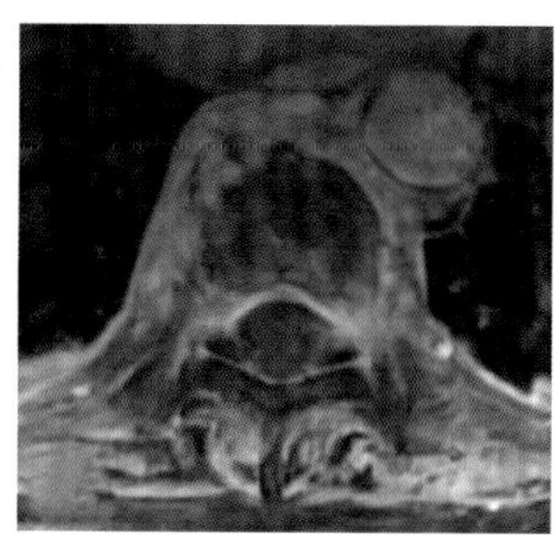

图5－4－1 术后感染，$T_{8\sim10}$骨质破坏，不均匀明显强化，周围软组织肿胀

2. 术后血肿 手术部位的血肿在CT上通常表现为高密度，随着时间的推移血肿密度可逐渐减低。在MRI上，血肿的信号随时间而变化：超急性期（6h内），T1WI呈低信号，T2WI呈高信号；急性期（1～3d内），T1WI呈等或低信号，T2WI呈低信号；亚急性早期（3d至1周），T1WI呈高信号，T2WI呈低信号；亚急性晚期（1周至数月），T1WI呈高信号，T2WI呈高信号（图5－4－2）；慢性期（数月以后），T1WI呈等或低信号，T2WI含铁血黄素沉积呈低信号，液化区域呈高信号。

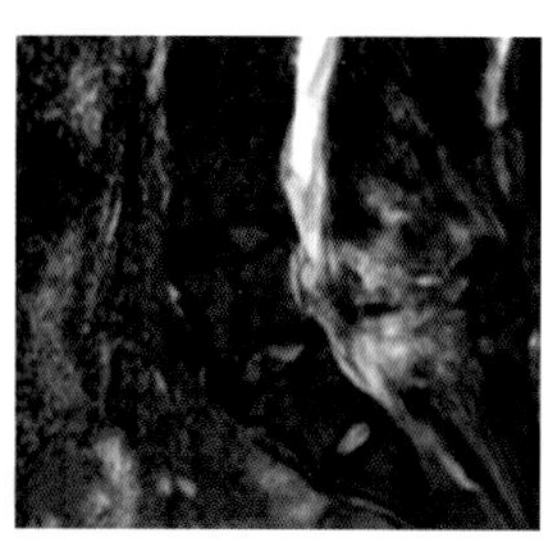
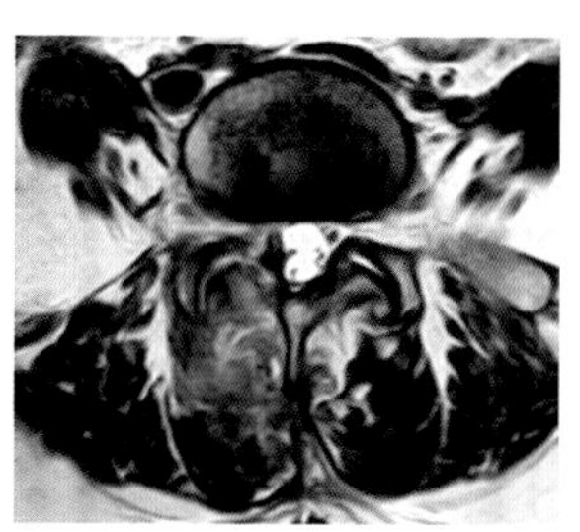

图5－4－2 $L_5\sim S_1$椎管及椎旁占位术后8d，术区软组织肿胀伴积液、积血

3. 假性脊膜膨出 手术导致硬膜囊的完整性受损，使脑脊液在硬膜缺损处积聚形成假性脊膜膨出。在CT和MRI上表现为局限性囊状结构，与周围组织有明显的分界，并与脑脊液连通（图5－4－3）。增强扫描一般无强化，当合并感染时，可呈环形强化。

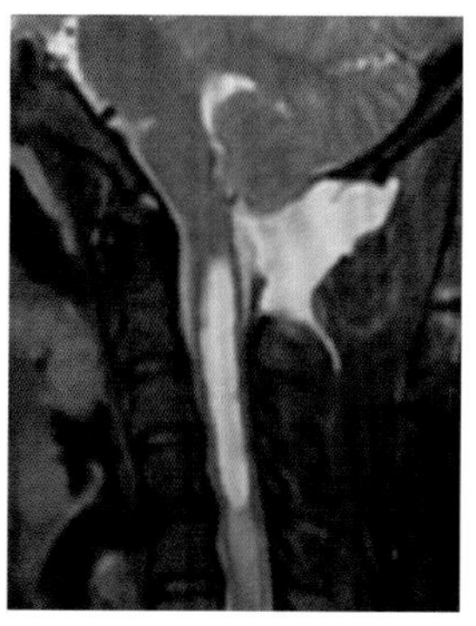
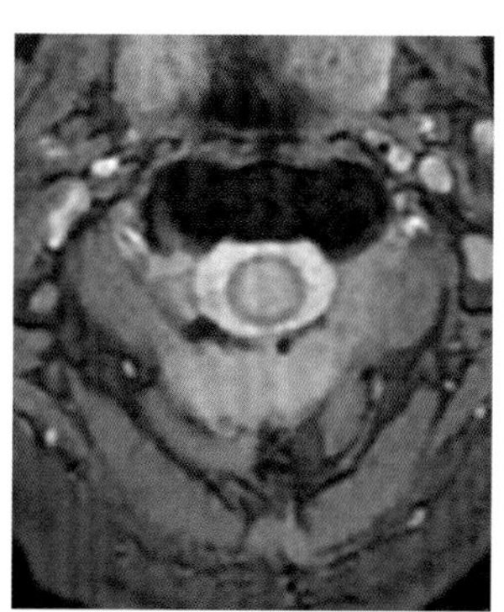

图5－4－3 假性脊膜膨出，部分枕骨及寰椎缺损，周围软组织肿胀，颈部后上份见片状长T2信号影，与枕大池脑脊液相连

4. 脑脊液渗漏综合征 手术导致硬膜缺损或破裂使脑脊液异常渗漏，可导致颅内压降低，患者可出现体位性头痛，在站立或坐起时加重，而在平卧位时减轻。CT和MRI可观察到脊柱区域液性密度的脑脊液积聚或渗漏灶，还可观察到脑脊液渗漏导致的颅底硬脑膜增厚、强化及中脑或小脑扁桃体下移等颅内改变。

5. 术后脊柱畸形 术后脊柱结构的部分缺失、术后感染、术后长期肌肉力量不平衡或骨代谢异常等引起的脊柱结构和形态的异常及列线的改变。X线检查可以很好地评估脊柱侧凸情况，当弯凸的上、下端椎体的上、下终板延长线所形成的夹角（即Cobb角）大于10°时，即为脊柱侧凸阳性。CT可以很好地显示骨性结构，并可进行多方位重建，全面显示脊柱畸形情况，而MRI能够更好地评估脊髓压迫、根管狭窄或神经根受压等情况。

（三）术后肿瘤复发及进展

脊柱肿瘤全切术后肿瘤复发在CT和MRI中常见的表现是在手术区域或毗邻区域出现新的软组织结节或肿块，增强扫描通常显示不同于正常组织的强化模式，如强化程度增加、持续强化或不均匀强化。脊柱肿瘤减瘤术后或介入治疗术后，如有进展，在CT和MRI图像中常表现为病灶范围进一步扩大。CT和MRI可详细显示肿瘤的密度、信号、大小、数量、位置、强化方式及与周围组织的关系（图5－4－4），除此之外还可以随访监测是否出现转移，以及评估转移灶的情况（图5－4－5）。能谱CT可以明显提高骨转移的检出率和可视化，提供病灶的定量定性分析信息，并且可以通过功能学评估分析不同病灶之间的同源性，可提供比常规CT更多的诊断信息（图5－4－6）。

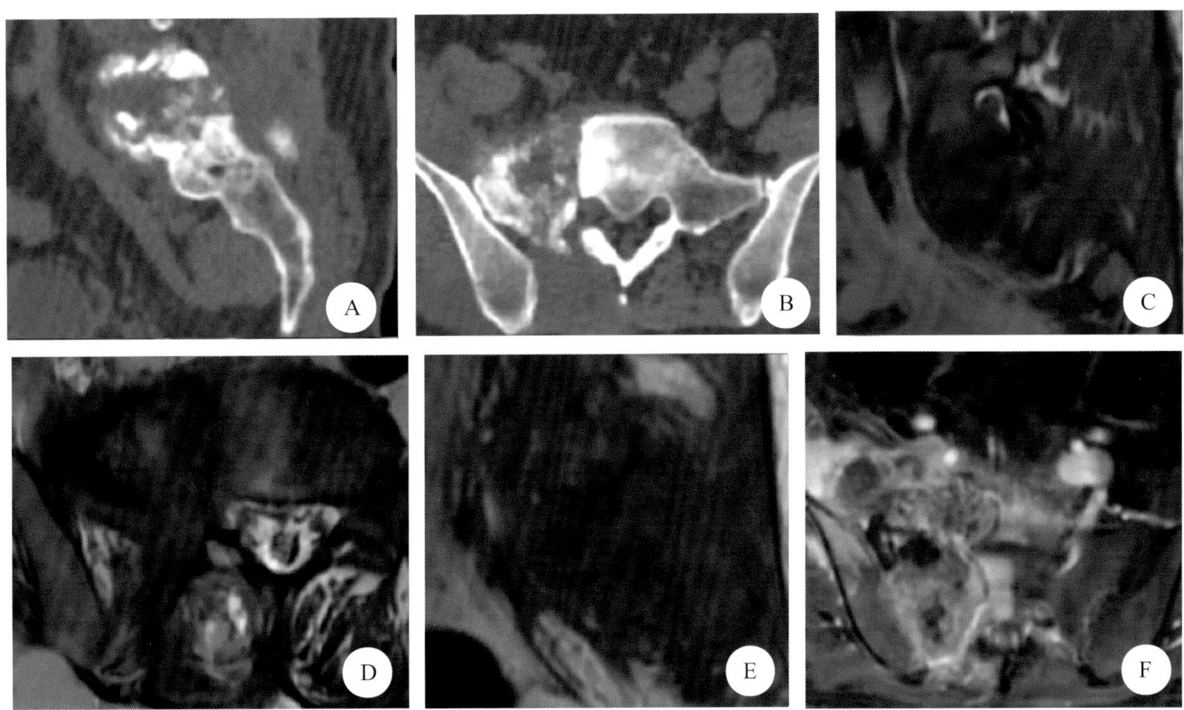

图5－4－4 骶骨骨母细胞瘤样型骨肉瘤术后肿瘤复发，累及右侧骶孔（A～D）；定期随访病灶增大（E、F）

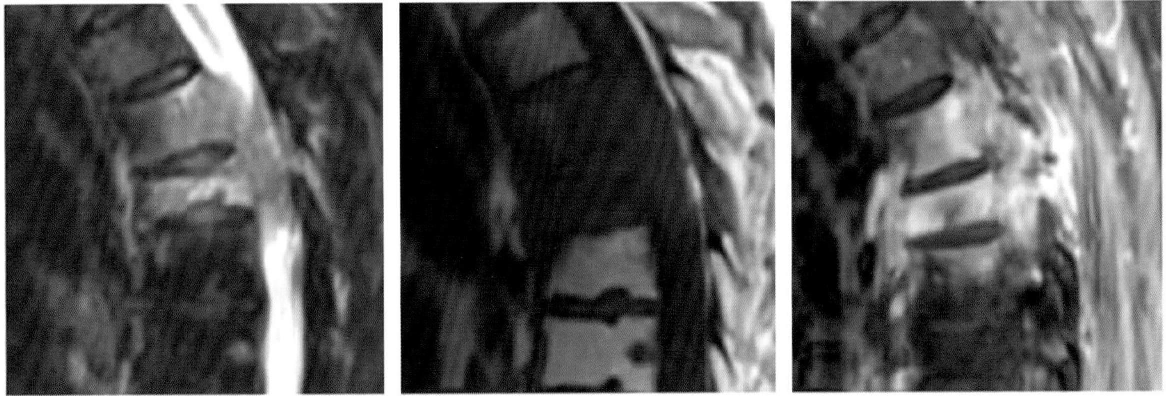

图5－4－5 胸椎转移性肿瘤MRI图像

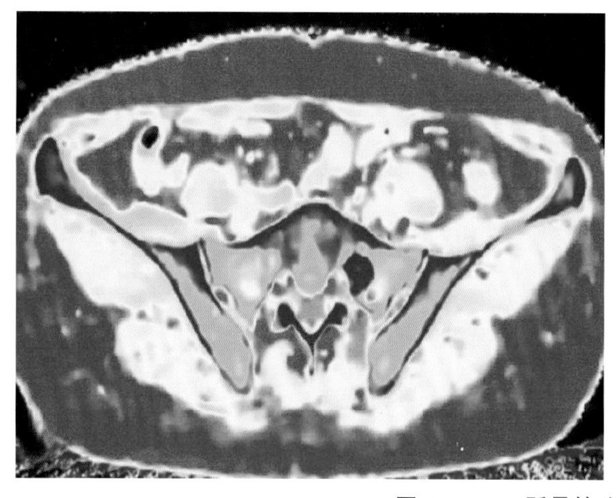
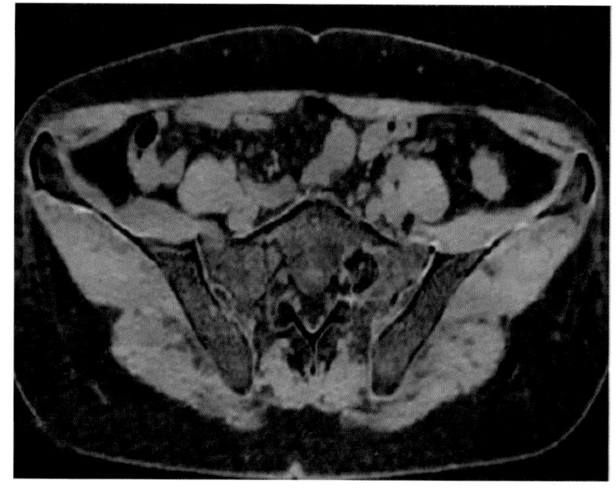

图 5-4-6　骶骨转移性肿瘤能谱 CT 图像

（四）术后放疗引导

通过 CT 或 MRI 扫描获取患者体内组织的三维图像，包括术后手术区域、转移灶及邻近的组织结构，可以用于放疗计划的制订和靶区的精确定位。

（五）术后植入物位置及形态异常

当术后植入物移位或松脱时，在 X 线片和 CT 上可以观察到植入物与正常解剖结构的关系发生改变，可能出现异常的位置和角度，如旋转、倾斜或下沉，植入物与周围骨骼或软组织之间可能出现明显的间隙，并导致周围的骨质吸收、破坏、骨质侵蚀或骨质增生反应等改变。当植入物断裂时，X 线片和 CT 可以显示植入物连续性中断或螺帽脱落（图 5-4-7）。

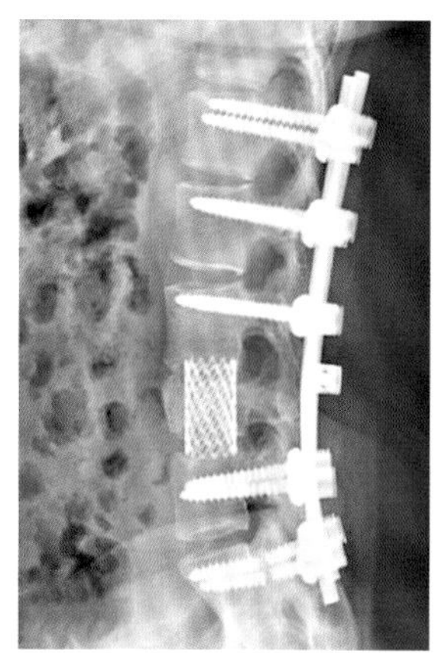
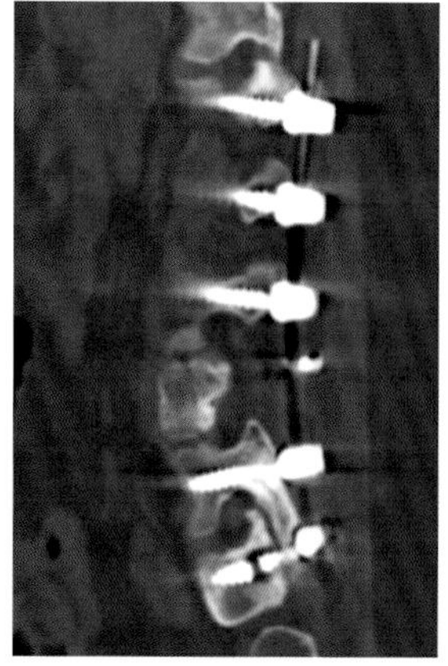

图 5-4-7　S_1 植入物断裂

二、术后脊柱植入物 CT 及 MRI 图像伪影

脊柱肿瘤术后，为了重建脊柱的正常序列和骨性融合，常常会植入内固定物。内固定的优势在于矫正因手术导致的畸形、促进融合而利于早期康复。

以往术后随访评估的主要手段是 X 线检查，X 线检查简单、易行，没有金属植入物所致伪影，可以提供解剖区的总体影像，但不能提供三维信息。而 CT，特别是多排螺旋 CT 和 MRI 能比 X 线检查提供更多的信息，更好地帮助临床医生发现术后存在的问题。但对于带有金属植入物的术后患者，在行 CT 和 MRI 检查时会涉及两个问题。①安全性：金属植入物在强磁场作用下被磁化而产生力学作用，有可能改变其在人体内的空间位置。同时金属植入物在 MRI 检查时射频波的作用下会产生热效应。②金属植入物所致伪影：CT 与 MRI 检查时植入物都会造成程度不等的伪影使图像质量下降。

（一）植入物 CT 图像伪影

1. 植入物在 CT 图像上伪影产生的机制　CT 扫描仪采用扇形 X 线光束，与环绕 CT 机架的探测器阵列相对应。在 X 线源与探测器阵列旋转的过程中多重曝光，在一定的角度对患者进行射线投射，用滤波反向投影技术把系列投影用以重建 CT 影像。由于在滤波反射投影中，射束硬化未被准确纠正，因此用滤波反射投影重建图像会在图像处理过程中生成条纹状伪影，特别是金属植入物表面附近，这就降低了图像质量。CT 扫描器装备的校正软件，可以用来优化机体组织（包括骨组织），但并不能对高度衰减物体（如金属）的信息进行优化。金属具有更多的原子数和更高的密度，在特征能量范围内的射线衰减比软组织和骨组织大得多，因此会在 CT 投射时出现数据的不完整或数据缺失（图 5－4－8）。

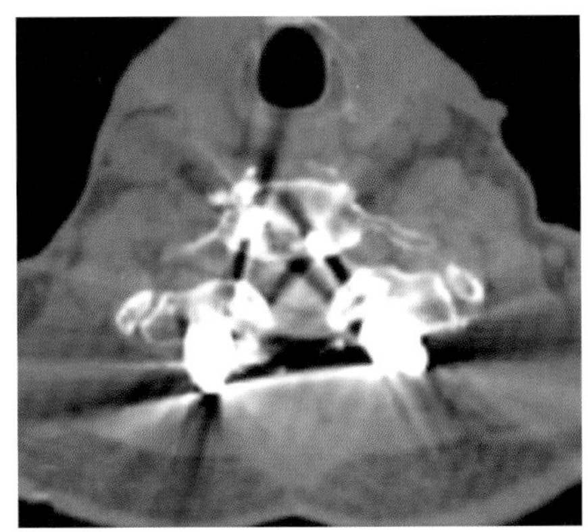
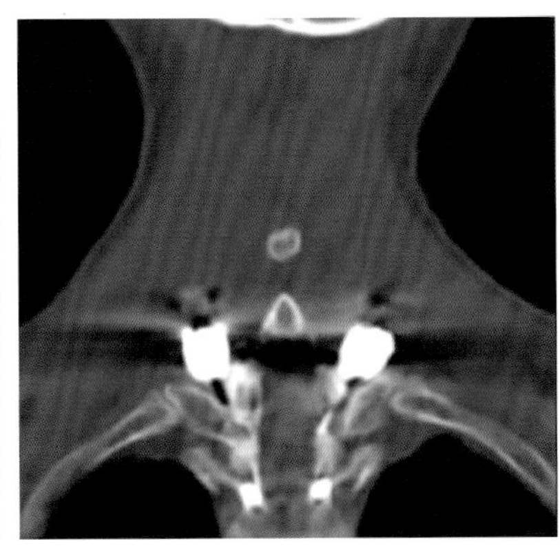
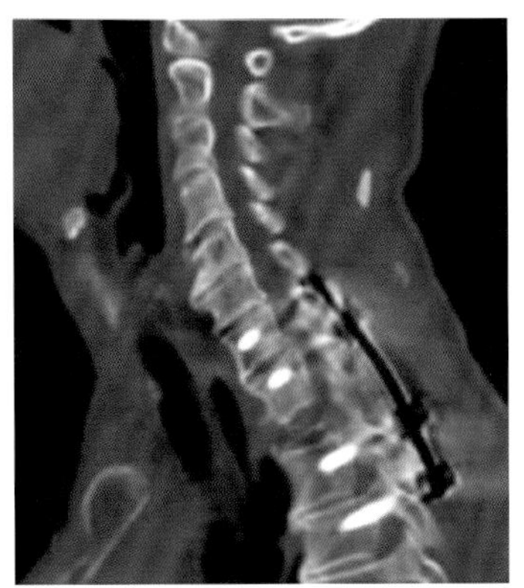

图 5－4－8 金属植入物所致伪影

2. 植入物 CT 图像上伪影的影响因素 CT 图像上植入物的伪影取决于其本身物理特性，如密度、厚度及形状等，以及与扫描相关的因素，如图像采集和重建参数。

（1）植入物成分：伪影的产生与植入物的成分有重要关系，使 X 线衰减越少的物质所产生的伪影越小，比如：塑料植入物导致的伪影<骨水泥植入物导致的伪影<钛金属植入物导致的伪影<不锈钢植入物导致的伪影<钴铬合金植入物导致的伪影。

（2）几何外形因素：X 线束的衰减与投射路径上植入物的厚度成正比，所以伪影主要产生在 X 线投射路径上植入物最厚的方向上，在有多个植入物存在的情况下必须考虑 X 线多次衰减的可能，比如在椎体双侧都有植入物存在的情况下，对侧的 X 线束衰减最严重的伪影会在内、外侧方向上发生。所以在不影响诊断的情况下尽可能改变身体的位置使 X 线束通过植入物最小的区域。

3. CT 伪影的处理

（1）滤波：用软组织或平滑重建滤波能显著减少伪影，特别是密度高的植入物以及体型比较大的患者。不过采用软组织或平滑重建滤波的同时也降低了图像的空间分辨率。

（2）多平面重组：多平面重组可以获得比用层内平均像素值获得的初始图像层厚更厚的图像。在更厚层厚的重组图像上，金属伪影较初始图像减轻，同时增加了图像的信噪比。采用多平面重建时需要注意的是选择合适的层厚及窗技术，使图像在减少伪影的同时，能有满足诊断需要的空间分辨率和密度分辨率。

（3）容积渲染：容积渲染成像对显示植入物与骨结构的空间关系及区域解剖的整体观有一定的帮助。对于植入物周围的骨折显示较多平面重组优越。容积渲染还可以提供骨的半透明视图，减少了金属伪影，较清楚地显示植入物的位置和与毗邻骨组织的关系。该技术的关键在于设置合适的容积阈值参数，使图像既减少了伪影，又满足了诊断要求（图 5－4－9）。

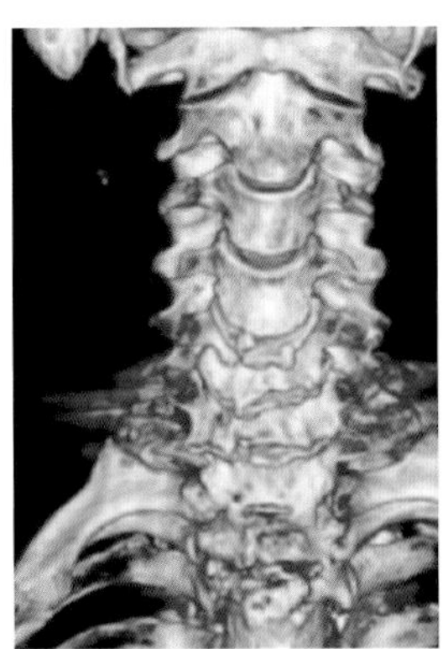
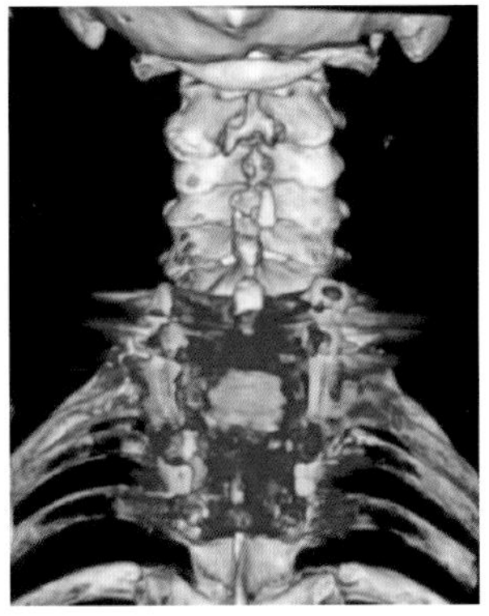

图 5－4－9 VR 图像去除伪影

（4）窗技术：调整合适的图像窗设置，特别是采用宽的窗宽（比如 3000～4000HU 的窗宽，700～800HU 的窗位）可以有效地减少金属伪影影响，金属植入物毗邻的结构显示得更清楚。扩展 CT 的使用和精细的工作站允许更大窗宽，也减少金属伪影的表现。

（5）最大密度投影：最大密度投影结合了多平面重组和容积渲染的部分特点。

（6）CT 能谱成像技术：将单能量高能级技术与去金属伪影技术（O-MAR）相结合，能根据 CT 值阈值分段，进行投影纠正，保证投射数据充足且准确，实现了光子饥饿伪影和 X 线束硬化伪影的有效去除，可以清晰地显示金属植入物周围的骨骼及软组织结构（图 5-4-10）。

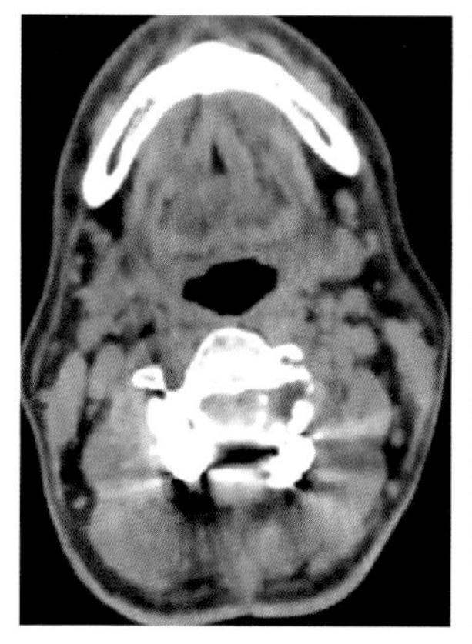
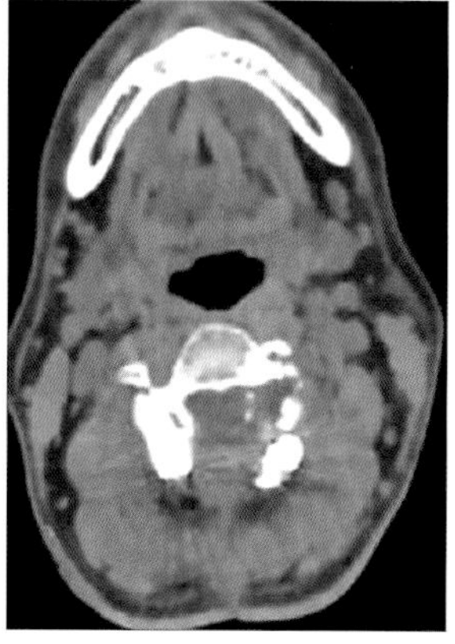
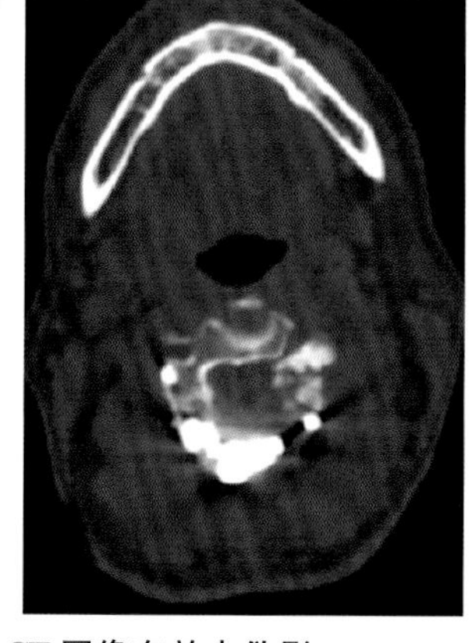
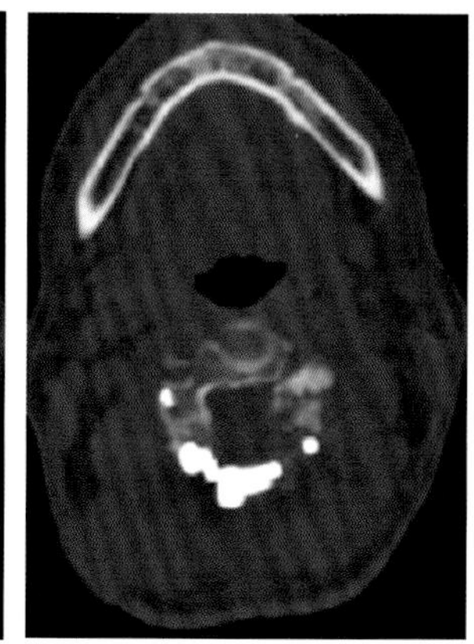

图 5-4-10　能谱 CT 图像有效去伪影

（二）植入物 MRI 图像伪影

1. 植入物伪影产生的机制　植入物与周围物质的磁化率差异明显时，会造成局部磁场不均匀，改变局部质子自旋的相位和进动频率，使得这部分质子在随后的成像中定位错误，其结果是植入物沿频率编码和所选层面水平面方向上的外形变形以及信号丢失（图 5-4-11）。

2. 植入物伪影影响因素　在 MRI 上植入物伪影影响因素包括植入物的成分、大小、在外部磁场中的空间位置，所用脉冲序列的类型、扫描参数的设置等。

（1）植入物的成分：骨水泥和移植骨等填充材料一般不引起明显的 MRI 伪影。钛是非铁磁性材料，产生的伪影明显小于钢等铁磁性材料，含镍、钴和铁的材料有严重伪影。氧化锆与人体组织的磁化率相似，锆涂层的陶瓷相对传统金属结构产生伪影更少。

（2）植入物的几何外形及空间位置：相同成分的植入物体积越大，其伪影就越大。植入物纵向长轴方向与主磁场方向平行时伪影明显减小。因此根据植入物的几何外形和目标解剖区域调整植入物成像方向，使感兴趣区域的伪影尽可能小。不过闭合式 MRI 限制了患者体位，只有开放式 MRI 允许对患者体位进行一定程度的自由调整，对于脊柱外科患者更为适合。

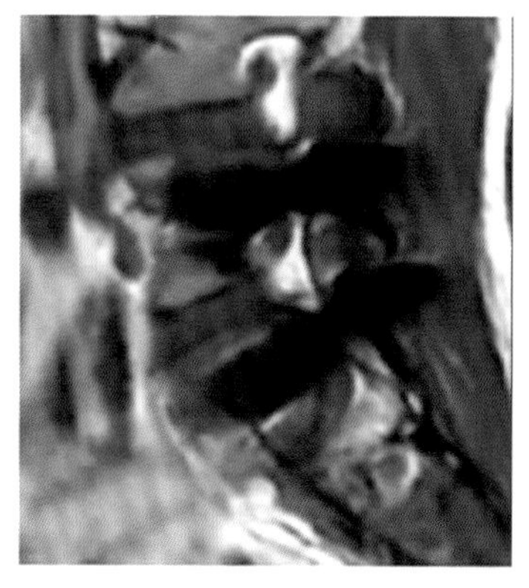
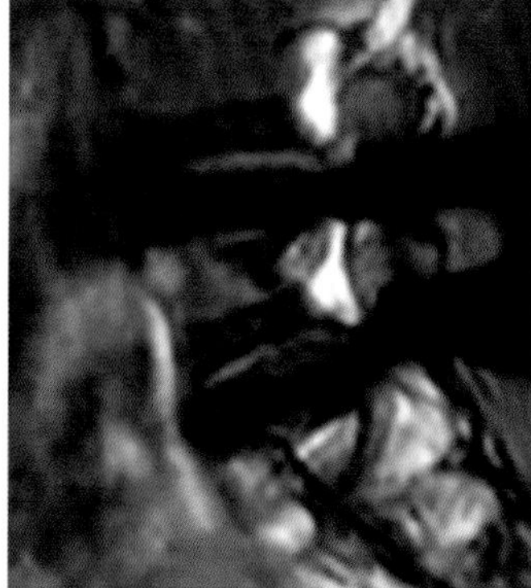
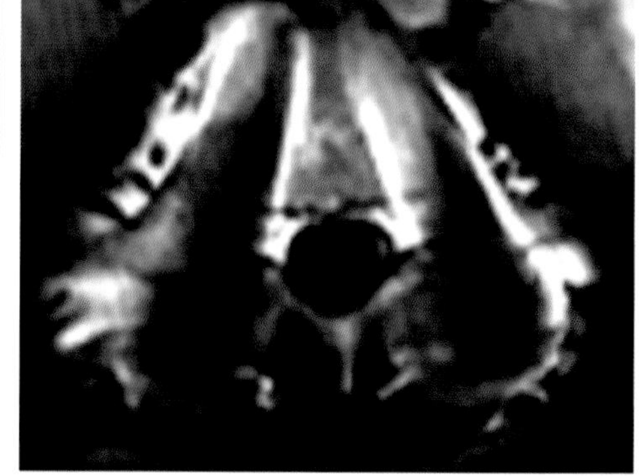

图 5-4-11　MRI 图像伪影

（3）扫描序列及参数选择：MRI 伪影包括体素内失相位、散射相关的信号丢失、层厚变异、记录失真以及脂肪饱和技术所致的不均一或异常的组织选择性信号抑制。伪影的大小和类型与脉冲序列及参数的选择有关。

3. MRI 伪影的处理　手术时选择伪影小的植入物（如钛）；扫描时使植入物长轴与主磁场方向一致；最好采用快速自旋回波序列（Fast SE），避免使用梯度回波（GRE）序列；压脂序列最好使用短 T1 反相恢复序列（STIR）；采用低场强可以减少伪影，如果现有 MRI 是高场强，那么选择小的视野、高分辨率的图像矩阵、小体素的更高梯度场可以减少伪影。

（赵祯　田蓉　陈丽舟　王璐静　刘畅　唐静）

参考文献

[1] 侯妮，苏鸣岗，田蓉. PET/CT 在肝癌介入治疗效果监测中的应用进展［J］. 中华核医学与分子影像杂志，2015，35（6）：509－512.

[2] 刘颖，袁慧书，刘晓光. 脊柱淋巴瘤的 CT、MRI 表现［J］. 中国医学影像技术，2010，26（1）：130－133.

[3] 青春，赵祯. SPECT/CT 融合显像对骶骨病变的诊断价值［J］. 中国医学影像学杂志，2020，28（8）：622－625.

[4] 尚柳彤，杨淑辉，胡明艳，等. 脊椎骨孤立性浆细胞瘤的 MRI 特征分析与相关病理机制探讨［J］. 磁共振成像，2021，12（7）：77－79，101.

[5] 袁慧书，朗宁. 脊柱疾病影像诊断［M］. 北京：北京大学医学出版社，2021.

[6] 中国抗癌协会泌尿男生殖系统肿瘤专业委员会. 前列腺癌骨转移和骨相关疾病临床诊疗专家共识（2021 版）［J］. 中华肿瘤杂志，2021，43（10）：1016－1026.

[7] 中国抗癌协会泌尿男生殖系统肿瘤专业委员会. 肾癌骨转移临床诊疗专家共识（2021 版）［J］. 中华肿瘤杂志，2021，43（10）：1007－1015.

[8] Abel F，Tan ET，Chazen JL，et al. MRI after lumbar spine decompression and fusion surgery：Technical considerations，expected findings，and complications［J］. Radiology，2023，308（1）：e222732.

[9] Atesok KI，Alman BA，Schemitsch EH，et al. Osteoid osteoma and osteoblastoma［J］. J Am Acad Orthop Surg，2011，19（11）：678－689.

[10] Ghodasara N，Yi PH，Clark K，et al. Postoperative spinal CT：What the radiologist needs to know［J］. Radiographics，2019，39（6）：1840－1861.

[11] He B，Sheldrick K，Das A，et al. Clinical and research MRI techniques for assessing spinal cord integrity in degenerative cervical myelopathy－a scoping review［J］. Biomedicines，2022，10（10）：2621.

[12] Jagoda P，Schmitz D，Wagenpfeil S，et al. Comparison of metal artifact reduction in dual－ and single－source CT：A vertebral phantom study［J］. AJR Am J Roentgenol，2018，211（6）：1298－1305.

[13] Long Z，DeLone DR，Kotsenas AL，et al. Clinical assessment of metal artifact reduction methods in dual－energy CT examinations of instrumented spines［J］. AJR Am J Roentgenol，2019，212（2）：395－401.

[14] Minopoulou I，Kleyer A，Yalcin－Mutlu M，et al. Imaging in inflammatory arthritis：Progress towards precision medicine［J］. Nat Rev Rheumatol，2023，19（10）：650－665.

[15] Russo F，Ambrosio L，Giannarelli E，et al. Innovative quantitative magnetic resonance tools to detect early intervertebral disc degeneration changes：A systematic review［J］. Spine，2023，23（10）：1435－1450.

[16] Schoenfeld AJ，Hornicek FJ，Pedlow FX，et al. Chondrosarcoma of the mobile spine：A review of 21 cases treated at a single center［J］. Spine，2012，37（2）：119－126.

[17] Sollmann N，Löffler MT，Kronthaler S，et al. MRI－based quantitative osteoporosis imaging at the spine and femur［J］. J Magn Reson Imaging，2021，54（1）：12－35.

[18] Terzi S，Mobaree S，Bandiera S，et al. Diagnosis and treatment of benign notochordal cell tumors of the spine：Report of 3 cases and literature review［J］. Spine，2012，37（21）：1356－1360.

[19] Vargas MI，Boto J，Meling TR. Imaging of the spine and spinal cord：An overview of magnetic resonance imaging（MRI）techniques［J］. Rev Neurol（Paris），2021，177（5）：451－458.

[20] Zaveri J，La Q，Yarmish G，et al. More than just Langerhans cell histiocytosis：A radiologic review of histiocytic disorders［J］. Radiographics，2014，34

(7): 2008−2024.

[21] Zhao Z, Li L, Li FL, et al. Single photon emission computed tomography/ spiral computed tomography fusion imaging for the diagnosis of bone metastasis in patients with known cancer [J]. Skeletal Radiol, 2010, 39 (2): 147−153.

[22] Zhao Z, Zhou K, Liu B. Added value of SPECT/CT in the evaluation of sacral fracture in patients with lung cancer [J]. Clin Nucl Med, 2018, 43 (6): e195−e197.

[23] Zhou T, Fu H, Chen G, et al. Hi−net: Hybrid−fusion network for multi − modal MR image synthesis [J]. IEEE Trans Med Imaging, 2020, 39 (9): 2772−2781.

[24] Zhou Y, Ma XL, Pu LT, et al. Prediction of overall survival and progression − free survival by the ^{18}F−FDG PET/CT radiomic features in patients with primary gastric diffuse large B−cell lymphoma [J]. Contrast Media Mol Imaging, 2019, 2019: 5963607.

第六章　脊柱肿瘤的病理学

第一节　脊柱肿瘤病理学的基本概念与研究方法

一、基本概念

（一）细胞

1. 骨祖细胞　源于组织结合型间充质干细胞，能产生成骨细胞。光镜下，骨祖细胞呈梭形，没有任何可以区分的形态学特征。因此，只有通过免疫组织化学染色才能识别。在骨的生长期或创伤修复期骨祖细胞增生活跃。它除了存在于骨的表面，也普遍存在于结缔组织中。由此可以解释软组织中为何可以出现成骨性或软骨性病变，如骨化性肌炎、骨外骨肉瘤和骨外软骨瘤等。

2. 成骨细胞　也称为骨母细胞，来自骨祖细胞，胞质内有丰富的粗面内质网和高尔基体，故胞质为嗜碱性或嗜双色性，含大量碱性磷酸酶。碱性磷酸酶对胶原基质的矿化起作用。在骨形成极度活跃的情况下，如骨折后骨痂形成或创伤引起的旺炽性反应性骨膜炎（纤维骨性假瘤）时成骨细胞增生活跃，呈上皮样，并可成复层，局部堆积成片，核分裂易见，周围有大量骨样组织形成，在活检时易被误诊为骨肉瘤。静止期成骨细胞呈扁平状，胞质稀少，类似纤维细胞附着于骨小梁表面。

成骨细胞的主要功能：①产生Ⅰ型胶原和无定形基质，形成骨样组织；②分泌骨钙蛋白、骨连接蛋白、骨涎蛋白等非胶原蛋白，促进骨组织的矿化；③细胞表面存在多种骨吸收刺激因子受体，并分泌其他一些细胞因子，调节骨组织的生长和吸收。

3. 骨细胞　成骨细胞被骨基质围绕并位于骨陷窝中后即称为骨细胞，骨细胞有许多细长的树突状细胞突起，通过骨基质与相邻的骨细胞突起连接，参与骨基质的离子交换，但不具有成骨功能。骨细胞体积比成骨细胞缩小约70%，平均寿命达25年。在骨重建过程中，骨基质被吸收，骨细胞可以从骨陷窝中重新被释放出来，演变为成骨细胞，并参与成骨过程。

4. 破骨细胞　是一种多核巨细胞，体积大，直径为40～100μm，其核有2～50个，圆形，位于细胞中央。胞质内富含耐酒石酸酸性磷酸酶，有降钙素受体，其功能主要是参与骨质吸收。目前认为，破骨细胞来自骨髓造血干细胞，在多种细胞因子刺激下分化为粒-巨噬细胞集落形成单位（Colony - forming unit - granulocyte - macrophage，CFU-GM），然后再分化为单核前破骨细胞，后者经血循环运输到骨组织，并逐渐融合成为成熟的多核破骨细胞。

（二）骨组织

1. 无机骨质　不同于人体其他组织，骨组织是一种特殊的、由有机成分和无机成分共同构成的组织。其有机成分由蛋白质和骨细胞组成，无机成分是一类特殊的含钙量较少的磷灰石，类似于羟基磷灰石钙［$Ca_{10}(PO_4)_6(OH)_2$］，但羟基被磷酸盐和碳酸盐离子所取代。无机成分与有机成分（主要是胶原蛋白）的整合使骨具有一定的硬度、强度和弹性。

2. 类骨质　又称骨样组织，是非矿化有机基质的前体，由胶原（Ⅰ型为主）、酸性黏多糖和非胶原蛋白混合而成。非胶原蛋白包括骨桥蛋白、骨钙素和骨成型蛋白，其中骨成型蛋白在从软骨吸收到成骨的全过程中均起重要作用。类骨质不是均质的团块，而是一种稳定有序、发育成熟的组织结构。苏木素－伊红（Hematoxylin－eosin，HE）染色呈嗜酸性红染，有时难以与玻璃样变的胶原相鉴别。

3. 编织骨 是一种不成熟骨，并非指骨小梁的排列呈编织状，而是指骨基质中的胶原纤维粗大，排列紊乱，呈编织状。因此编织骨也称为纤维骨。在网状纤维染色或偏光显微镜下，编织骨内排列紊乱的胶原纤维显示最清楚。编织骨可出现于任何骨重建活跃的病变中，如纤维结构不良、骨折后的骨痂和甲状旁腺功能亢进引起的纤维囊性骨炎等。区别在于骨重建过程中出现的编织骨最终都能成熟形成板层骨，而纤维结构不良的编织骨不会成熟形成板层骨。

4. 板层骨 是由编织骨经过改建形成的成熟骨。板层骨的骨胶原纤维变细，呈有规则的同心圆层状结构。在偏光镜下有双折光性，内含成熟的、体积变小的骨细胞。

5. 宿主骨 指机体原有的板层骨，包括成熟的骨松质和骨密质。骨松质又称骨小梁或海绵骨，呈褐白色，有孔隙，位于髓腔内。它由骨小梁板和骨小梁柱组成，较小的骨小梁无血管，而较大的骨小梁可含有小的哈弗斯样系统，包括哈弗斯骨板。成熟骨小梁表面被覆静止的成骨细胞，或表面被覆细胞及邻近的骨内膜结缔组织。骨密质也称骨皮质，质地坚硬，褐白色。成人骨密质由 3 种不同结构的板层骨构成：环骨板、哈弗斯骨板和间骨板。

6. 死骨 指坏死的宿主骨。缺血、炎症和肿瘤浸润都可引起宿主骨坏死。镜下死骨的骨陷窝内骨细胞消失，仅剩下空的骨陷窝。由于死骨常伴有营养不良性钙化，故骨基质染色与正常骨相比明显偏蓝色，骨表面成骨细胞消失。

7. 新生骨 指炎症、创伤、肿瘤等原因引起的新骨形成，大多是非成熟性骨样组织和编织骨，后期也可成熟形成板层骨。新生骨有反应性骨、肿瘤性骨、化生性骨等。

（1）反应性骨：骨样组织和编织骨都属于不成熟骨，成人骨骼除在牙床、颅缝骨迷路和肌腱韧带附着处有少量编织骨外，其他部位均为成熟的板层骨。因此在骨骼发育成熟后出现不成熟骨，都提示为反应性骨，可为修复性或病理性改变。

（2）肿瘤性骨：骨的良性肿瘤（骨样骨瘤、成骨母细胞瘤）、其他良性骨病（骨囊肿、佩吉特病）及骨肉瘤都能产生不成熟的骨样组织和编织骨，称为肿瘤性骨。区别在于良性骨病的肿瘤性骨排列结构紊乱，但往往有成熟倾向；与此相反，骨肉瘤的骨样组织和编织骨不仅排列紊乱，缺乏成熟倾向，由周围肉瘤性肿瘤细胞直接产生。一般把骨肉瘤的肿瘤性骨简称“瘤骨”，典型形态为花边状骨样组织和金属丝样骨样组织，比较细，呈分支的带状结构。

（3）化生性骨：最常见的化生性骨为软骨化骨，软骨化骨是指软骨基质的钙化和骨化，这种骨不是由成骨细胞形成的，而是由软骨化生而来，比较成熟，与周围的软骨组织有移行。

二、研究方法

（一）常规石蜡切片 HE 染色技术

常规石蜡切片 HE 染色技术是经久不衰的病理学技术之一。尽管它也存在一些缺点，但仍具有相当多的优点，如相对快速、经济，满足多数情况下的病理学诊断要求并且技术比较容易掌握。最重要的是，应用这项技术能为绝大多数送检标本提供显微镜下形态，利于病理科医生做出准确的描述和考虑初步甚至最终的诊断意向。然而它对于确定病因、组织发生或用于发病机制的研究还存在明显不足。

（二）术中冰冻切片 HE 染色技术

1. 术中冰冻切片的目的 ①证明某种病变的存在及其可能的性质，冰冻切片对于脊柱肿瘤的术中诊断也尤为重要。②检查手术切缘是否足够，尤其当累及脊髓或邻近软组织时，能确切地指导手术切除边界。对于脊柱肿瘤的整体切除而言，理论上应经冰冻切片确认切缘阴性。③确认取样有效，确认所得到的标本是今后能够运用 HE 染色等其他手段做出更确切诊断的组织，而不是不合格或无效的取样。

2. 术中冰冻切片 HE 染色的局限性 由于冰冻切片 HE 染色本身存在清晰度欠佳及观察范围局限等缺陷，依靠其做出确切诊断的难度较大，需要临床医生和影像学医生向病理科医生提供较具体的分析意见和倾向性诊断意见，也需要病理科医生在临床医学和影像学意见的基础上合理地应用病理学知识，在“三结合”的基础上分析判断并具有相当的“冰冻实战”经验，才能尽量地避免冰冻切片 HE 染色诊断中的错误。

（三）免疫组织化学染色、组织化学染色和电子显微镜技术

1. 免疫组织化学染色技术　免疫组织化学是原位免疫学原理和技术在细胞和组织形态研究中的应用。目前有数种方法可供应用，应用较多的方法是过氧化物酶－抗过氧化物酶免疫复合物方法和生物素－卵白素免疫酶技术，以及在此基础上不断改进的新方法，如链霉素亲和素－过氧化物酶连接法、SABC 法等。现已设计出多种“抗原暴露”技术，用来提高灵敏度，其目的是把其他情况下可能不暴露（“遮蔽”）的抗原（抗原表位）暴露出来。

免疫组织化学染色在脊柱肿瘤病理学诊断中的应用范围（表 6－1－1）：①是不是骨肿瘤？如抗体 SATB2 提示骨细胞起源，S100 和 IDH1 阳性提示软骨肿瘤等。②肿瘤的增殖活性和良、恶性。③原发或转移性肿瘤的类型，如白细胞分化抗原 CD3、CD20 等提示骨淋巴瘤，H3.3（G34W）及 H3（K36M）分别用于骨巨细胞瘤和软骨母细胞瘤的鉴别等。④判断转移性病灶的来源，尤其是对一些首先发现于脊柱的转移性肿瘤，免疫组织化学染色的结果可能有助于我们推测其来源，意义十分重大，尽管并不总是能准确地判断其起源部位。如抗体 TTF1 提示肺癌转移，PSA 及 NKX3.1 等提示前列腺癌转移等。

免疫组织化学染色也存在着多种因素的局限，可能会造成假阴性或假阳性的结果。如应用酸脱钙处理骨组织导致抗原丢失，异位的抗原表达抗体与组织非特异性结合及至今不明原因的交叉反应，原先认为特异度很高的抗体经常经过历史的检验被证明并非如之前所认为的那么特异等。因此在临床解释免疫组织化学染色结果时应强调其仅仅是辅助性的，应从属于 HE 染色，同时必须是在结合临床诊断意见及影像学诊断意见的基础上，才能得出相对准确的判断。

表 6－1－1　免疫组织化学标志物协助诊断具有分子遗传学改变的肿瘤

抗体类型	所检测的肿瘤类型
AGGRECAN	*NFATC* 2 重排肉瘤
ALK	炎性肌纤维母细胞瘤、上皮样纤维组织细胞瘤、ALK 阳性组织细胞增生症
β－catenin	侵袭性纤维瘤病、鼻腔鼻窦血管周细胞瘤、假内分泌肉瘤
BCOR	伴有 *BCOR* 遗传学改变的肉瘤
BRG1（SMARCA4）	*SAMRCA* 4 缺失性未分化肿瘤
CAMTA1	上皮样血管内皮瘤
c－FOS（N 末端）	骨样骨瘤、骨母细胞瘤
FOS	上皮样血管瘤、增生性肌炎/筋膜炎
FOSB	上皮样血管瘤、假肌源性血管内皮瘤
DUX4	*CIC* 重排肉瘤
ETV4	*CIC* 重排肉瘤
FGF－23	磷酸盐尿性间叶性肿瘤
GLI1	*GLI* 1 遗传学改变软组织肿瘤
H3（K36M）	软骨母细胞瘤
H3.3（G34W）	骨巨细胞瘤
NKX2.2	尤因肉瘤、间叶性软骨肉瘤

续表

抗体类型	所检测的肿瘤类型
NKX3.1	*NFATC2* 重排肉瘤、间叶性软骨肉瘤、前列腺癌
pan－NTRK	*NTRK* 重排梭形细胞肿瘤、婴儿纤维肉瘤
PRKAR1A	色素性恶性神经鞘膜肿瘤
SS18－SSX	滑膜肉瘤
TFE3	腺泡状软组织肉瘤、*TFE3* 重排上皮样血管内皮瘤、*TFE3* 重排血管周上皮样细胞肿瘤
WT1	*CIC* 重排肉瘤、促结缔组织增生性小圆细胞肿瘤

2. 组织化学染色技术 组织化学染色技术是比免疫组织化学染色技术开发和应用得更早的辅助诊断手段，但仅小部分在骨相关肿瘤病理学诊断中具有真正的辅助诊断价值。相对而言，与脊柱肿瘤病理学诊断联系较为密切的有：

（1）PAS染色，可以确定某些肿瘤的瘤细胞内含有丰富的糖原或糖蛋白，用此法可在一定程度上协助其诊断。如骨尤因肉瘤、转移到骨的肾透明细胞癌和某些其他含糖原肿瘤（附近的皮肤汗腺肌上皮瘤等）等。

（2）网状纤维染色，可显示网状纤维和基底膜物质。网状纤维主要由纤细的亚型胶原纤维组成，广泛地分布于体内结缔组织和基底膜中。有时一些未分化癌与肉瘤 HE 染色形态很相似，未分化癌的网状纤维包绕在癌巢周围，在巢内肿瘤细胞间为阴性；肉瘤细胞间则含较多阳性染色的网状纤维。

（3）髓鞘染色，是以 Luxol 固蓝为核心，用来显示髓鞘质的非免疫组织化学方法。它是基于铜酞菁染料与磷脂和胆碱基具有强亲和性的原理。

（4）黏液染色，可以显示中性、弱酸性和强酸性黏液物质，用于某些黏液分泌性肿瘤的诊断和鉴别诊断。

3. 电子显微镜技术 电子显微镜技术在肿瘤病理学诊断中能提供重要信息，甚至是关键的诊断信息，如在颗粒细胞瘤、神经鞘瘤、朗格汉斯细胞组织细胞增生症、间皮瘤、梭形细胞胸腺瘤、不同部位的类癌和小细胞癌、精母细胞性精原细胞瘤等的诊断中。电子显微镜应用的时机是病理科医生已在光学显微镜水平将肿瘤的鉴别诊断范围缩小到 2～3 种肿瘤，然后对组织进行超微结构检查，以寻找期待的某种疾病的相对特异性结构或标志物。

（四）分子病理学和基因检测技术

骨肿瘤分子病理学发展十分迅速，其不仅在传统的诊断和鉴别诊断中起着非常重要的作用，而且在临床治疗策略制定和肿瘤生物学行为预测等方面也具有重要的价值。另外，分子遗传学异常的软组织和骨肿瘤新病种不断涌现，软组织和骨肿瘤分类的基础正在从形态学分类转向分子分类，以期达到精准诊治。其中，原位杂交技术（In situ hybridization，ISH）是应用标记的互补核酸序列、探针检测组织切片，或细胞样本中特定的 DNA 或 RNA 序列，在适当的条件下，探针（通过氢键的建立）与靶 DNA 或 RNA 杂交，并通过探针中标记的放射性物质或非放射性物质（过氧化物酶、生物素、地高辛配基）得以显示。原位杂交技术主要用于肿瘤特殊成分的癌基因表达定位，荧光原位杂交技术（Fluorescence in situ hybridization，FISH）还可用于特定基因扩增的检测等。其他重要的技术还包括 PCR 相关的突变和融合基因检测、分裂间期细胞遗传学研究技术等。一系列肿瘤分子病理学新技术包括二代测序等的开展和用，将给精准诊断与治疗带来新的巨大推动力（表 6－1－2、表 6－1－3）。

表 6-1-2　采用荧光原位杂交技术（FISH）检测骨肿瘤中的基因重排、扩增和缺失

探针类型	染色体定位	所检测的肿瘤类型
		基因重排
CIC	19q13.2	*CIC* 重排肉瘤
*EWSR*1	22q12	尤因肉瘤、*EWSR*1-非 *ETS* 圆细胞肉瘤等
*FOXO*1	13q14	腺泡状横纹肌肉瘤
FOS/*FOSB*	14q21-31/19q13.32	上皮样血管瘤、骨样骨瘤、骨母细胞瘤
FOSB	19q13.32	假肌源性血管内皮瘤
*GRM*1	6q24	骨黏液样纤维瘤
*NCOA*2	8q13.3	间叶性软骨肉瘤
*SS*18（*SYT*）	18q11.2	滑膜肉瘤
*TFE*3	Xp11.2	腺泡状软组织肉瘤、*TFE*3 重排上皮样血管内皮瘤
*USP*6	17p13.2	骨和软组织动脉瘤样骨囊肿
		基因扩增
*CDK*4	12q14.1	骨旁骨肉瘤、低级别中心型骨肉瘤
*FRS*2	12q15	骨旁骨肉瘤、低级别中心型骨肉瘤
*MDM*2	12q15	骨旁骨肉瘤、低级别中心型骨肉瘤、去分化骨旁骨肉瘤、去分化低级别中心型骨肉瘤
		基因缺失
*SMARCB*1	22q11	上皮样肉瘤、差分化脊索瘤、部分肌上皮癌等
*SMARCA*4	19p13.2	*SMARCA*4 缺失性未分化肿瘤

表 6-1-3　骨肿瘤基因突变检测

基因突变	染色体定位	所检测的肿瘤类型
APC	5q22.2	Gardner 纤维瘤、少数侵袭性纤维瘤病
BRAF V600*E*	7q34	朗格汉斯细胞组织细胞增生症、Erdheim-Chester 病
*CTNNB*1（*β-catenin*）	3p22.1	侵袭性纤维瘤病
*EXT*1/2	8q24.11/11p11.2	骨软骨瘤、继发于骨软骨瘤的周围型软骨肉瘤
GNAS	20q13.32	纤维结构不良
*H*3*F*3*A*	1q42.12	骨巨细胞瘤
*H*3*F*3*B*	17q25.1	软骨母细胞瘤
*IDH*1/*IDH*2	2q34/15q26.1	内生性软骨瘤、骨膜软骨瘤、中央型骨膜软骨肉瘤（包括去分化软骨肉瘤）
*SMARCB*1	22q11	上皮样肉瘤、差分化脊索瘤、部分肌上皮癌等
*SMARCA*4	19p13.2	*SMARCA*4 缺失性未分化肿瘤

第二节 脊柱肿瘤组织病理学检查方法

一、穿刺活检

穿刺活检是一种准确、快速和微创性检查技术，其对骨转移性肿瘤和既往有明确病理学诊断结果的复发性病变的诊断最为有效，对其他高级别的恶性肿瘤以及有明显形态特征的肿瘤的诊断也十分有用，如恶性淋巴瘤、尤因肉瘤、多发性骨髓瘤等，如果临床和影像学特征改变明显，病理形态也典型，针吸细胞学检查和CT引导下的穿刺活检，结合免疫组织化学染色就可以做出明确的病理学诊断。对朗格汉斯细胞组织细胞增生症、小细胞性恶性肿瘤和巨细胞瘤也有一定的诊断价值。

但穿刺活检对原发性骨肿瘤的诊断有一定的局限性，如良性病变周围的反应性骨和创伤后骨痂，成骨细胞可以有一定的异型性，并有骨样组织形成类似骨肉瘤。而一些高分化骨肉瘤或软骨肉瘤在细胞学检查和少量穿刺活检中可类似良性。因此，针吸细胞学检查和CT引导下粗针穿刺活检对普通型骨肉瘤和2、3级软骨肉瘤的诊断比较有把握，但对特殊类型骨肉瘤，如骨旁骨肉瘤、髓内高分化骨肉瘤、血管扩张型骨肉瘤、骨膜骨肉瘤及高分化软骨肉瘤的良、恶性鉴别有一定困难，诊断的风险也比较大。

二、切开活检

由于切开活检能在直视下切取肿瘤组织，对于获得准确、可靠的病理学诊断比穿刺活检有更大的把握。但因为切开活检手术破坏肿瘤原有的屏障，可能使肿瘤污染毗邻组织而更易于扩散，所以目前多优先考虑穿刺活检。有学者认为，某些节段的脊柱肿瘤毗邻结构复杂且同时伴椎体塌陷引起的畸形，导致单独行切开活检或闭合活检的手术难度较大，容易损伤重要的血管、神经及脏器。因此，建议可将这两种方法结合运用，以兼顾活检的准确性和安全性。

三、冰冻切片检查

骨肿瘤术前穿刺活检和切开活检等微创检查的广泛开展，提供了极有价值的诊断资料，也在很大程度上减少了术中冰冻切片检查的应用。但穿刺活检采集组织量少，有时仅穿到坏死组织和血块，造成诊断困难。冰冻切片检查是穿刺活检的重要补充，它具有术中快速帮助临床医生了解病变性质（主要是良恶性）和组织学类型；排除病理性骨折，了解有无引起骨折的原发性骨病及其性质和类型；了解手术切缘是否有肿瘤浸润、局部淋巴结是否有转移等优势。但其仍有局限性和漏诊、误诊概率，原因包括：①钙化的骨组织和骨髓脂肪组织冰冻后无法制片，影响对活检组织的全面观察。②病理科医生不熟悉影像学和骨科临床治疗学，术前与临床和放射科医生沟通不够。③取材不到位，病理科医生误解临床意图，以及对资料分析和判断上存在失误。

四、术后病理学检查

1. 骨肿瘤大体标本检查程序

（1）取材的一般原则：肿瘤与正常骨或正常软组织之间的界面是最重要的取材边界，一般来说良性骨病变的边缘是推进式的，它在周围正常骨小梁之间的推进深度不超过1mm。在鉴别良性骨母细胞瘤和高分化骨肉瘤、内生性软骨瘤和高分化软骨肉瘤时界面的观察尤为重要。骨肿瘤的异源性构成也要求充分取材，病变区域内不同质地、不同色泽的病灶均应取材，在X线片上有不同表现的区域，局部淋巴结也不应被忽视。

（2）脱钙：5mm厚的骨片应固定过夜然后脱钙，如要加快速度可用混合性固定-脱钙液处理。即将400ml的20%甲酸溶液混入1600ml的10%甲醛溶液配制成混合性固定-脱钙液，在脱钙前尽可能用解剖刀将软组织和骨组织分开，以免软组织经脱钙液处理后影响以后的镜下观察和免疫组织化学染色。绝大多数5mm厚的骨切片可以在24h内完成脱钙，偶尔高度硬化的骨标本需延长脱钙时间，而一些小的骨松质标本只需几小时便可完成脱钙，定时检查标本以防止过分脱钙。

（3）切片染色。

2. 骨肿瘤的组织学分类　以 2020 年 WHO 骨肿瘤分类表为准。

3. 骨恶性肿瘤的分级和分期

（1）分级：肿瘤的组织学分级是根据组织学特征来判断肿瘤的生物学行为。分级标准类似鳞癌的布罗德斯分级（Broders classification）标准。对骨肿瘤而言，肿瘤细胞数量和胞核的异型性是最重要的分级标准。也就是说，级别越高，肿瘤细胞越丰富。核的形状越不规则，核增大和染色质丰富性越明显。核分裂和坏死也是分级的参考指标。骨的梭形细胞肉瘤包括骨肉瘤、恶性纤维组织细胞瘤、纤维肉瘤，这些需要分级。软骨肉瘤和血管肉瘤也需要分级，因为这些肿瘤组织学分级与预后有相关性。而单形性肿瘤如小细胞性恶性肿瘤（尤因肉瘤、恶性淋巴瘤、骨髓瘤等）不需要分级。一些特殊类型骨肿瘤如间叶性软骨肉瘤和去分化软骨肉瘤是高级别肿瘤，透明细胞软骨肉瘤是低级别肿瘤，都不需要再分级。WHO 骨肿瘤分类与分级关系见表6－2－1。

表 6－2－1　WHO 骨肿瘤分类与分级关系

分级	肿瘤类型
1 级	骨旁骨肉瘤
	软骨肉瘤 1 级
	透明细胞软骨肉瘤
	低级别中央性骨肉瘤
2 级	骨膜骨肉瘤
	软骨肉瘤 2 级
	经典型釉质瘤
	脊索瘤
3 级	骨肉瘤（普通型、血管扩张型、小细胞型、继发性、高级别骨表面型）
	未分化高级别多形性肉瘤
	尤因肉瘤
	软骨肉瘤 3 级
	去分化软骨肉瘤
	间叶性软骨肉瘤
	去分化脊索瘤
	恶性巨细胞瘤

（2）分期：根据肿瘤的分化、局部浸润和远处播散的程度来反映肿瘤的预后。国际抗癌协会推荐使用的 TNM 分期是根据 T（肿瘤局部浸润情况）、N（淋巴结转移情况）、M（远处转移情况），结合临床检查、影像学改变和肿瘤的组织学分级进行的分期。TNM 分期在骨和软组织肉瘤中应用并不普遍，因为肉瘤很少有淋巴结转移。使用比较广泛的是 Enneking GTM 外科分期，该分期虽然也可用于良性骨肿瘤，但主要是针对骨恶性肿瘤。良性分期用阿拉伯数字表示，恶性分期用罗马数字表示。良性病变分三期，具体见本书前述。

（杨旭丹）

参考文献

[1]《软组织和骨肿瘤分子病理学检测专家共识（2022 版）》编写专家委员会. 软组织和骨肿瘤分子病理学检测专家共识（2022 版）[J]. 中华病理学杂志，2022，51（10）：950－958.

[2]《软组织和骨肿瘤免疫组织化学检测专家共识（2022 版）》编写专家委员会. 软组织和骨肿瘤免疫组织化学检测专家共识（2022 版）[J]. 中华病理学杂志，2022，51（3）：183－189.

[3] Agaimy A，Hartmann A. Uncovering hereditary tumor syndromes：Emerging role of surgical pathology [J]. Semin Diagn Pathol，2018，35（3）：154－160.

[4] Camozzi V，Vescini F，Luisetto G，et al. Bone organic matrix components：Their roles in skeletal physiology [J]. J Endocrinol Invest，2010，33（7 Suppl）：13－15.

[5] Chen H，Senda T，Kubo KY. The osteocyte plays multiple roles in bone remodeling and mineral homeostasis [J]. Med Mol Morphol，2015，48（2）：61－68.

[6] Chen S，Deniz K，Sung YS，et al. Ewing sarcoma with ERG gene rearrangements：A molecular study focusing on the prevalence of FUS－ERG and common pitfalls in detecting EWSR1－ERG fusions by FISH [J]. Genes Chromosomes Cancer，2016，55（4）：340－349.

[7] Enneking WF，Spanier SS，Goodman MA. A system for the surgical staging of musculoskeletal sarcoma [J]. Clin Orthop Relat Res，1980（153）：106－120.

[8] Folpe AL. 'I Can't Keep Up!'：An update on advances in soft tissue pathology occurring after the

publication of the 2020 World Health Organization classification of soft tissue and bone tumours [J]. Histopathology, 2022, 80 (1): 54−75.

[9] Gupta R, Cooper WA, Selinger C, et al. Fluorescent in situ hybridization in surgical pathology practice [J]. Adv Anat Pathol, 2018, 25 (4): 223−237.

[10] Hootman JM, Helmick CG, Barbour KE, et al. Updated projected prevalence of self − reported doctor−diagnosed arthritis and arthritis attributable activity limitation among US adults, 2015 − 2040 [J]. Arthritis Rheumatol, 2016, 68 (7): 1582 −1587.

[11] Johanson NA. Endocrine arthropathies [J]. Clin Rheum Dis, 1985, 11 (2): 297−323.

[12] Kallen ME, Hornick JL. The 2020 WHO classification: What's new in soft tissue tumor pathology? [J]. Am J Surg Pathol, 2021, 45 (1): e1−e23.

[13] Maroudas A, Bullough P, Swanson SA, et al. The permeability of articular cartilage [J]. J Bone Joint Surg Br, 1968, 50 (1): 166−177.

[14] Neve A, Corrado A, Cantatore FP. Osteoblast physiology in normal and pathological conditions [J]. Cell Tissue Res, 2011, 343 (2): 289−302.

[15] Takahashi S, Fujiwara Y, Nakano K, et al. Safety and pharmacokinetics of milademetan, a MDM2 inhibitor, in Japanese patients with solid tumors: A phase Ⅰ study [J]. Cancer Sci, 2021, 112 (6): 2361−2370.

[16] WHO Classification of Tumours Editorial Board. Soft tissue and bone tumours [M]. 5th ed. Lyon: IARC Press, 2020.

[17] Yoshida A, Arai Y, Kobayashi E, et al. CIC break−apart fluorescence in−situ hybridization misses a subset of CIC − DUX_4 sarcomas: A clinicopathological and molecular study [J]. Histopathology, 2017, 71 (3): 461−469.

第七章 脊柱肿瘤的诊治策略

脊柱肿瘤分为脊柱原发性肿瘤和脊柱转移性肿瘤，其中脊柱转移性肿瘤占比超过 90%。各种类型的骨肿瘤几乎都可发生于脊柱，由于部位深在、解剖关系复杂、种类繁多、早期缺乏特征性的临床表现和特异性检查，除少数良性肿瘤外，多数恶性肿瘤的诊断多被延误，难以在早期发现，容易出现误诊和漏诊。大部分患者就诊时已处于中晚期，给治疗带来一定困难，并影响治疗效果。

早期诊断和早期治疗是提高疗效最有力的措施，要努力提高对脊柱肿瘤的诊断技能，不断探索早期诊治的新方法与新技术，不断提高诊断的准确性。根据患者的具体病情和具体条件，在尽早明确诊断的前提下，选择最适合患者的治疗方式与方法。

第一节 临床表现

脊柱肿瘤无论是良性还是恶性，是原发性还是转移性，其典型的临床表现可以归纳为发病过程、疼痛与叩痛、活动受限、神经功能障碍、肿块、病理性骨折与畸形、全身症状。少数无症状的脊柱肿瘤通常在常规体检中被发现。

一、发病过程

良性肿瘤常无确切的起病时间，发展慢，病程长，无症状或仅有轻微的症状，不少是体检时才被发现，从轻微不适、微痛或肿块等症状出现到确诊，一般为 1～2 年。恶性肿瘤发展快，疼痛等症状重，病程短，一般为 2～10 个月，进行性加重。转移性肿瘤发展更快，症状更重，病程更短，一般为 1～2 个月，但最长也有达 1～2 年者。

二、疼痛与叩痛

疼痛是脊柱肿瘤最常见的症状，80%～90%的脊柱肿瘤在确诊时疼痛是首发症状，有时是唯一的症状。疼痛由轻到重、由间歇性到持续性，夜间为甚，休息无缓解，恶性肿瘤呈进行性。病变部位多有恒定的压痛、叩击痛。应着重了解和掌握疼痛的部位、性质和程度。

（一）局部恒定性疼痛

肿瘤对椎骨的浸润和破坏，牵拉骨膜引起骨膜膨胀或局部刺激骨膜引起局部的炎症刺激。常表现为肿瘤病变椎节区域持续性钝痛或酸胀痛。最初往往较轻微、较局限，发展较慢，甚至不引起注意，在轻微外伤的作用下产生病理性骨折时才发现肿瘤的存在。

（二）机械性疼痛

肿瘤破坏椎骨使椎体变形、病理性骨折、结构不稳，导致活动时疼痛，咳嗽、打喷嚏、用力或其他使腹内压增加的动作可使疼痛加重，休息与制动可减轻疼痛。

（三）神经根性疼痛

肿瘤对脊髓、神经根或神经丛的压迫和侵蚀刺激神经根导致相应神经支配区域的放射痛，夜间疼痛明显，休息与制动无效。不同椎骨节段肿瘤表现不同部位的放射性疼痛。

1. 颈椎（$C_{1\sim6}$）肿瘤 常以枕部和颈后部疼痛起病，伴有枕大神经分布区域的放射痛，经枕部放射到头顶部。由于 $C_{1\sim2}$ 部位椎管相对较宽，早期患者并没有脊髓的压迫症状，此时疼痛可为唯一的症状。典型的表现为患者常用手扶持头部以缓解疼痛。在早期疼痛较轻，呈间歇性，逐渐变为持续性钝痛或酸痛。旋转活动颈部易诱发疼痛，屈颈产生触电样麻木痛。

2. 颈胸段（$C_7 \sim T_3$）肿瘤 肩及上肢有放射痛，疼痛可从一侧或双侧肩后部经上臂内侧达肘部、前臂，或手的尺侧痛伴环小指麻木无力，手内在肌、伸腕伸指肌、肱三头肌废用性萎缩。

3. 中胸段（$T_{4\sim10}$）肿瘤 疼痛由胸背部向胸前呈放射性肋间痛伴束带感，甚至与胸绞痛相似。

4. 胸腰段（$T_{11} \sim L_2$）肿瘤 疼痛可放射到腹前壁，与阑尾炎、胆囊炎或肠梗阻相似，也可放射到骶髂部、髂前上棘或腹股沟，产生膀胱直肠症状。

5. 下腰椎（$L_{3\sim5}$）肿瘤 可产生坐骨神经痛，与腰椎间盘突出相似。

6. 骶椎肿瘤 常为腰骶痛或腿痛，向下肢或会阴放射痛，随坐位或卧位加重。

上述疼痛部位常有助于病变部位的定位诊断。

三、活动受限

早期由于疼痛和肌肉痉挛使脊柱各方向活动受限；晚期由于肿块、病理性骨折和畸形，使脊柱各方向活动受限加重。脊柱肿瘤累及寰枢关节时会引起头颈部的活动受限、僵硬，甚至完全不能动。部分患者可出现斜颈，长期斜颈可导致头面部发育不对称。

四、神经功能障碍

当肿瘤压迫或侵犯脊髓、神经根或椎旁神经丛时会出现相应的、不同程度的神经功能障碍。脊髓神经功能障碍表现为脊髓损伤平面以下肌肉无力、感觉与反射减弱或消失，常伴有膀胱功能、直肠功能及性功能障碍，由神经麻痹、肢体麻木无力、行走困难、跛行、不完全截瘫发展到完全截瘫、尿失禁或尿潴留、大便秘结或失禁。C_4平面以上脊髓受累还可引起心悸、胸闷、呼吸困难、呼吸抑制。脊髓功能障碍可由肿瘤本身直接侵袭脊髓引起，也可由肿瘤导致的骨性结构破坏继发病理性骨折引起。寰枢椎病理性骨折、脱位引起脊髓功能障碍远较肿瘤本身直接侵蚀压迫脊髓引起的功能障碍为多。$C_{1\sim2}$高位截瘫常威胁生命。神经根或神经丛功能障碍表现为不对称的障碍，可在其受累神经的分布区产生根性疼痛、麻木无力、肌肉萎缩、肌力下降、感觉减弱至丧失、反射减弱至丧失及自主运动功能减弱至丧失。在硬膜外脊髓压迫水平偶尔会出现带状疱疹，可能与肿瘤侵犯背根神经节，激活了潜伏的病毒有关。

五、肿块

以肿块为首发表现的患者，主要见于脊柱后方椎弓结构的肿瘤，由于脊柱肿瘤多发生在椎体，因椎体的位置深在，而难以在体表发现。形成较大肿块的脊柱良性肿瘤主要见于骨软骨瘤和哑铃型神经鞘瘤。脊柱中间性肿瘤主要见于骨母细胞瘤，这些肿瘤生长缓慢，有时只在体检或影像学检查时偶然被发现，无明显疼痛或有轻微疼痛。脊柱恶性肿瘤中的恶性神经鞘瘤、软骨肉瘤和骨的未分化高级别多形性肉瘤（恶性纤维组织细胞瘤）偶尔也可以在胸背部、椎旁（图7－1－1）或腹膜后触及有压痛的肿块。恶性肿瘤的肿块增长较快，对周围组织形成压迫，常伴有患部疼痛和不适等表现。背部巨大而表浅的肿块处可有皮温升高。脊柱转移性肿瘤一般恶性程度高，生长迅速，常有疼痛和神经症状，多数在形成肿块前即可被发现，仅少数患者在脊柱以外的部位可发现肿块。

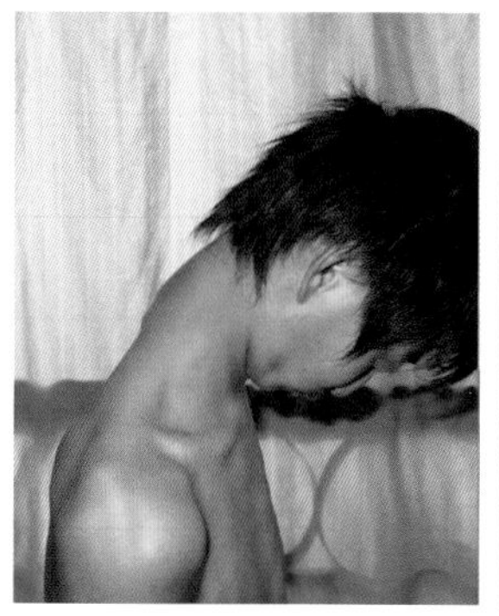
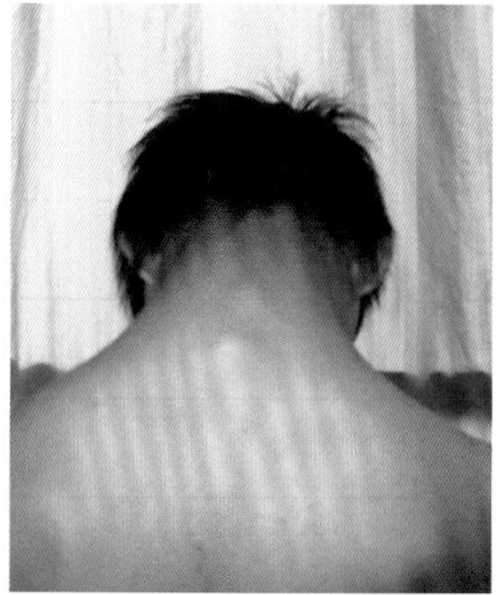

图7－1－1 颈部肿瘤性病变的肿块

六、病理性骨折与畸形

肿瘤侵蚀椎骨使骨性结构破坏时，有轻微外

伤或根本没有任何诱因即可发生病理性骨折，造成脊柱不稳，压迫脊髓神经根或神经丛使疼痛加重，并引起脊髓压迫症状。骨巨细胞瘤、恶性淋巴瘤、脊柱浆细胞瘤及转移性肿瘤引起椎体的溶骨性破坏，造成椎体塌陷，形成脊柱后凸畸形；骨样骨瘤、骨母细胞瘤和某些椎管内肿瘤，由于脊柱周围组织的痉挛性反应以及肿瘤体积增大对周围结构的挤压等，均可形成脊柱侧凸畸形。

七、全身症状

有些恶性肿瘤，如恶性淋巴瘤和尤因肉瘤等的患者可有发热、脉快、身软无力等症状；约40%脊柱转移性肿瘤患者有原发恶性肿瘤的病史与症状，但多数未发现原发恶性肿瘤病灶，而以转移性肿瘤为首发症状。存在原发恶性肿瘤的患者，全身情况差，常有贫血、逐渐消瘦、低热、乏力等恶性肿瘤的恶病质表现。

第二节　实验室检查

一、一般检查

常用实验室检查包括血尿常规、红细胞沉降率、肝肾功能、血钙、血磷、碱性磷酸酶(Alkaline phosphatase，ALP)、尿钙及尿磷等。良性肿瘤与中间型肿瘤，实验室检查多无异常，但嗜酸性肉芽肿可有白细胞计数升高及嗜酸性细胞增多。恶性肿瘤患者可出现血红蛋白降低、红细胞减少、白细胞计数略升高、红细胞沉降率增快、ALP升高、血浆蛋白下降和白蛋白与球蛋白倒置，尤因肉瘤和恶性淋巴瘤患者可有白细胞计数升高。溶骨性转移先有尿钙显著增高，若病情进展血钙将进一步增高。当骨骼有正常或异常成骨时，如骨折愈合、骨肉瘤、成骨性转移性肿瘤、畸形性骨炎等，ALP将增高。血清酸性磷酸酶（Acid phosphatase，ACP）增高多见于前列腺癌转移。脊柱浆细胞瘤有正常细胞性贫血，血中有骨髓瘤细胞，红细胞沉降率增快，血钙与血磷升高，电泳蛋白异常，蛋白尿，尿素氮与肌酐升高，血中有大量M蛋白，尿本周氏蛋白>1g/24h，骨髓中浆细胞>15%。

二、肿瘤标志物

脊柱浆细胞瘤患者在尿和血清中可出现M蛋白。转移性肿瘤根据原发肿瘤的不同可有一些不同的肿瘤相关标志物，如结、直肠癌血清CEA、CA199、CA125多为阳性，前列腺癌血清前列腺特异性抗原（Prostate－specific antigen，PSA）多为阳性。以下检查项目可供参考（表7－2－1）。

表7－2－1　肿瘤标志物检查项目及参考值

序号	项目	正常参考值
1	免疫球蛋白G（IgG）	8.0～15.5g/L
2	免疫球蛋白A（IgA）	836～2900mg/L
3	免疫球蛋白M（IgM）	700～2200mg/L
4	免疫球蛋白E（IgE）	0.1～150.0IU/mL
5	补体C3（C3）	0.785～1.520g/L
6	补体C4（C4）	0.145～0.360g/L
7	类风湿因子（RF）	<20IU/mL
8	循环免疫复合物（CIC）	<0.15
9	抗核抗体（ANA）	阴性（－）
10	抗双链DNA抗体（DNA）	阴性（－）
11	抗RNP抗体（RNP）	阴性（－）
12	抗SM抗体（SM）	阴性（－）
13	抗SSA抗体（SSA）	阴性（－）
14	抗SSB抗体（SSB）	阴性（－）
15	抗SCL－70抗体（SCL）	阴性（－）
16	抗Jo－1抗体（JO）	阴性（－）
17	抗Rib抗体（RIB）	阴性（－）
18	KAP轻链（KAP）	6.98～13.0g/L
19	LAM轻链（LAM）	3.80～6.50g/L
20	血KAP/LAM比值（KAP/LAM）	1.50～2.56
21	结合珠蛋白（HPT）	500～2200mg/L
22	转铁蛋白（TRF）	2.5～4.3g/L
23	前白蛋白（PAB）	180～450mg/L
24	铁蛋白（Ferr）	24～336ng/mL
25	甲胎蛋白（AFP）	<8ng/mL

续表

序号	项目	正常参考值
26	癌胚抗原（CEA）	<3.4ng/mL
27	糖类抗原153（CA153）	<21U/mL
28	糖类抗原199（CA199）	<22U/mL
29	骨特异性碱性磷酸酶（B－ALP）	11.4～24.6μg/L
30	糖类抗原724（CA724）	<6.5U/mL
31	非小细胞肺癌抗原（CYFRA21－1）	<3ng/mL
32	血清糖类抗原125（CA125）	<35U/mL
33	总前列腺特异性抗原（T－PSA）	<3ng/mL
34	游离前列腺特异性抗原（F－PSA）	<0.75ng/mL
35	前列腺特异性抗原百分比（F－PSA/PSA）	25%～100%
36	烯醇化酶（NSE）	<15ng/mL
37	β－人绒毛膜促性腺激素（β－HCG）	<3.8MIU/mL

三、生化标志物

研究发现，血清和尿含有多种反映骨代谢早期改变的生化标志物，可反映骨吸收和形成的速度，提示骨破坏和修复程度，然而这些标志物的特异性还有待于进一步临床验证。溶骨性标志物还可用于双膦酸盐治疗骨转移的疗效评价。

（一）反映溶骨代谢水平的标志物

Ⅰ型胶原羟基末端肽（ICTP）、Ⅰ型胶原N－末端肽（NTX）、Ⅰ型胶原羟基末端肽（CTX）、骨唾液蛋白（BSP）、尿吡啶酚（PYD）和脱氧吡啶酚（D－PDY）。

（二）反映成骨代谢水平的标志物

骨特异性碱性磷酸酶（B－ALP）、ALP、血清骨钙素（BGP）等。

第三节　影像学检查

一、X线检查

X线片较简单、低廉，仍是目前发现脊柱肿瘤基本和首选的常规检查，能发现大部分脊柱肿瘤。疑有颈椎、胸椎、腰椎和骶椎肿瘤的患者应分别摄颈椎、胸椎、腰椎或骶椎正、侧位X线片。若是寰枢椎还要做斜位和张口位X线片，认真观察枕骨及寰枢椎的解剖形态和相对关系有无异常，了解有无寰枕和寰枢关节脱位，并测量AO间距、$C_{1\sim2}$及$C_{2\sim3}$移位和成角的大小。为了解脊柱，特别是寰枢关节的稳定程度，可在不施加外力的情况下，让患者位于过伸过屈位时行动态位摄片。脊柱肿瘤来源复杂，种类繁多，在阅读X线片时，应着重观察以下方面。

（一）肿瘤边界

绝大多数良性肿瘤均有完整的骨性包壳，边缘清晰，周围有硬化新生骨（图7－3－1、图7－3－2）。恶性肿瘤骨质破坏无明显边界，周围常无硬化新生骨包绕，边界模糊不清。

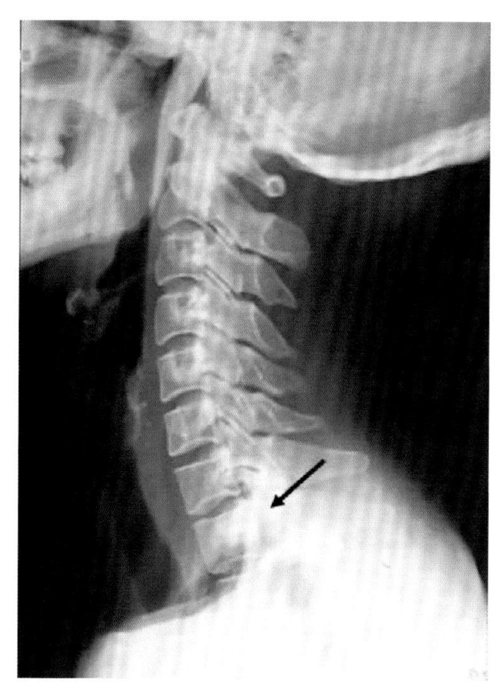

图7－3－1　颈椎X线片显示C_7左侧骨软骨瘤（箭头所示）

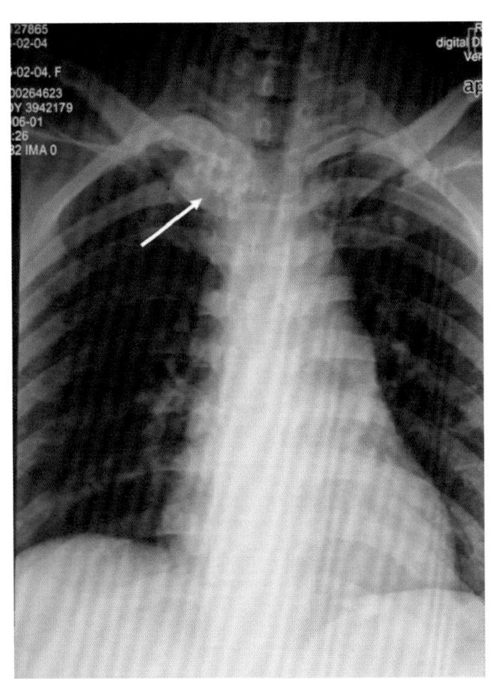

图 7－3－2　X 线片显示 T_2 右侧骨软骨瘤（箭头所示）

（二）反应骨

反应骨是分化正常的骨，具有骨小梁结构，但比正常骨小梁密集和粗大。

（三）骨膜反应

良性骨肿瘤一般无骨膜反应，仅少数有少量整齐的骨膜反应。恶性肿瘤如骨肉瘤可有不规则的骨膜反应，软骨肉瘤可见环状或云雾状钙化。

（四）软组织肿块

良性骨肿瘤多无软组织肿块，肿瘤局限于骨内生长并有完整的骨性包壳。当囊状、皂泡样膨胀性改变明显时，部分肿瘤骨性包壳不完整，可有软组织肿块突出。骨巨细胞瘤的软组织肿块呈圆形，边缘清晰光滑，与周围组织之间界线分明，不呈浸润状。恶性肿瘤发展迅速，皮质极易突破，侵入四周软组织内，形成肿瘤性软组织肿块，肿块与周围的分界不清。

（五）骨质破坏

有 30%～50%患者在出现 X 线片改变以前椎骨就有破坏，轻微的椎骨破坏 X 线片不能显示，如果 X 线片显示椎骨有破坏，提示椎骨已有 30%以上被破坏，骨质破坏分为溶骨性（图 7－3－3）、成骨性或混合性。椎骨恶性肿瘤主要表现为虫蚀状、筛孔状或斑点状等低密度骨质破坏区，边缘模糊不清（图 7－3－4）。多数脊柱转移性肿瘤主要表现为溶骨性骨质破坏。

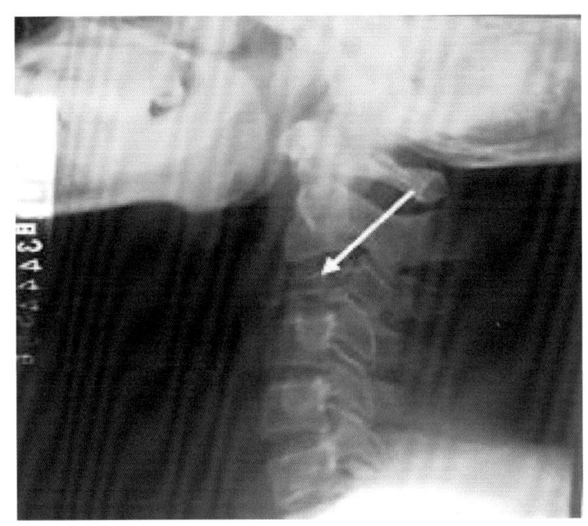

图 7－3－3　C_3 脊柱浆细胞瘤的溶骨性骨质破坏（箭头所示）

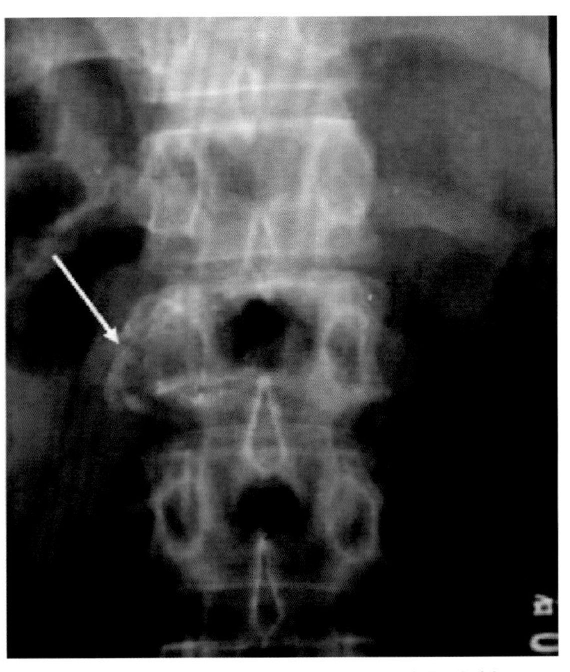

图 7－3－4　L_1 椎骨巨细胞瘤呈偏心性骨质破坏，累及椎弓根（箭头所示）

二、CT 检查

CT 检查分为平扫和增强扫描。增强扫描可提高病变组织同正常组织间的密度对比，扫描图像具有较高的密度分辨率，可直接显示 X 线片无法显示的部位和病变（图 7－3－5～图 7－3－

9)，是显示椎骨破坏最好的方法，是诊断脊柱肿瘤的重要手段。

(1) 能较X线片更清晰、更早期地显示肿瘤对骨皮质侵蚀破坏所形成的溶骨缺损低密度区、向髓腔内侵蚀破坏形成的较高密度区和肿瘤突破皮质形成的肿瘤性软组织肿块。

(2) 能较X线片更清晰地显示脊椎部的解剖位置变化，早期发现颈、胸、腰、骶移位，特别是寰枢椎关节或寰枕关节脱位。

(3) 能通过窗宽、窗位的调整同时观察骨肿瘤的大小并进行CT值的测量和分析，初步判断肿瘤的性质。

(4) 能显示脊柱水平面结构，能较X线片更充分地显示肿瘤与肌肉、血管、脊髓和神经根之间的关系。

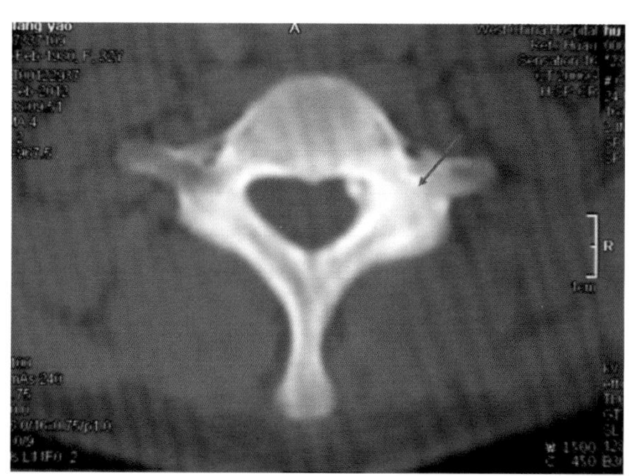

图7-3-5　CT显示C_7左侧骨软骨瘤（箭头所示）

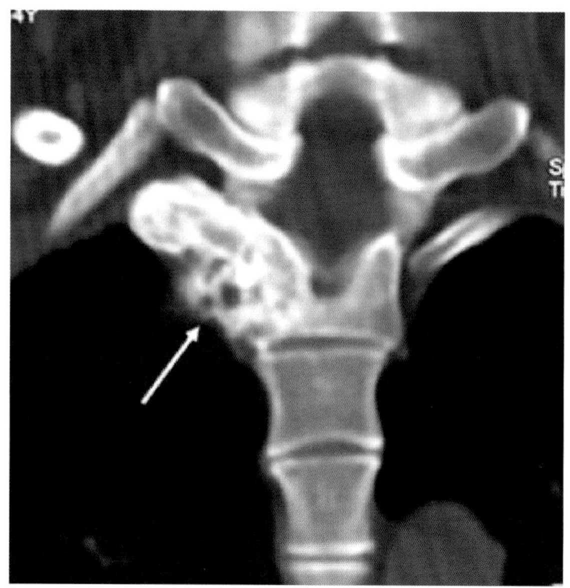

图7-3-6　CT显示T_2右侧骨软骨瘤（箭头所示）

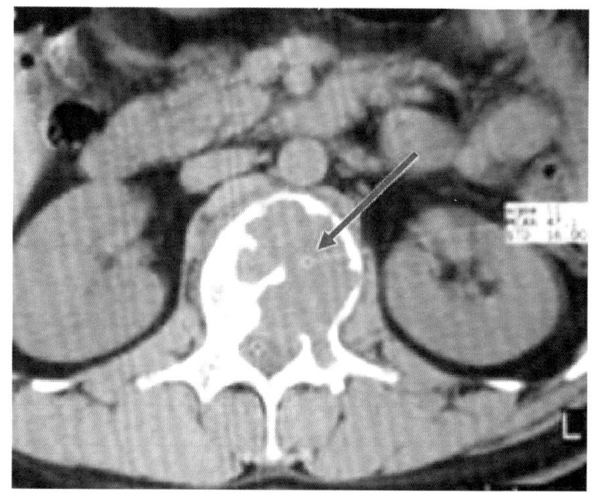

图7-3-7　CT显示L_2骨巨细胞瘤的溶骨性骨质破坏并有分隔，肿瘤累及椎弓根（箭头所示）

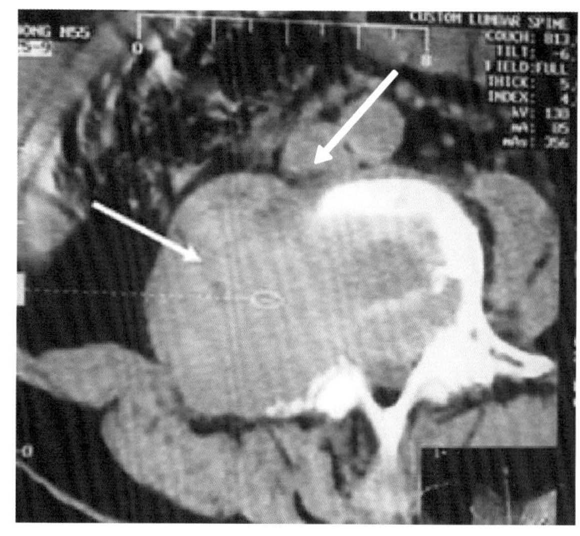

图7-3-8　CT显示L_3神经鞘瘤（箭头所示）

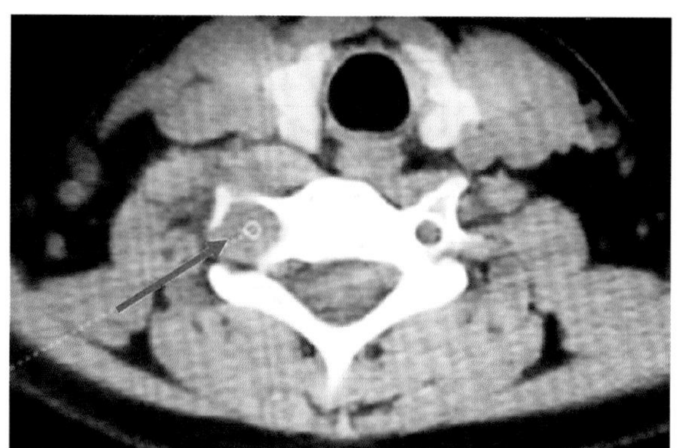

图7-3-9　CT显示C_4椎动脉孔溶骨性骨质破坏（箭头所示）

三、MRI检查

MRI是诊断脊柱肿瘤的重要手段。其主要

的优点如下。

（1）分辨率较X线和CT检查高，而且没有骨伪影。T1WI能提供清晰的解剖图像。T2WI可达到脊髓造影的效果，能显示脊髓水肿、出血、胶质增生、肿瘤和炎症等。MRI能清晰地显示肿瘤的界面、侵犯范围，对手术方式的选择，手术范围的确定，放、化疗后的疗效观察均有帮助。

（2）能用T1WI和T2WI的水平面、矢状面及冠状面图像，必要时行三维立体成像以充分显示病变，全面观察肿瘤，做到空间立体定位。大多数肿瘤病灶在T1WI上为减弱的信号强度影像，在T2WI上为增强的信号强度影像。

（3）MRI对骨松质的变化尤为灵敏。成人椎体骨松质中以黄骨髓为主，内富含脂肪，故呈高信号，肿瘤侵犯替代后，黄骨髓向红骨髓的再翻转、弥漫性骨髓浸润等均可使骨髓信号减低，或信号消失而产生不正常的信号，因此用MRI很容易发现占据正常骨髓的肿瘤。MRI能较早发现X线片、骨显像、CT不易检出的肿瘤（图7−3−10～图7−3−12），勾画出瘤灶的分布、数量、大小及明确是否侵犯邻近组织，能显示肿瘤沿髓腔呈跳跃性转移的瘤灶。受累椎体多呈T1WI低信号、T2WI高信号及高低混杂信号，但信号变化缺乏特异性，不能仅凭信号强度的改变而做出定性诊断。在信号改变基础上有多发椎体跳跃性受累、椎间盘嵌入征或椎间隙扩大征、椎弓受累等，是脊柱转移性肿瘤诊断依据之一。

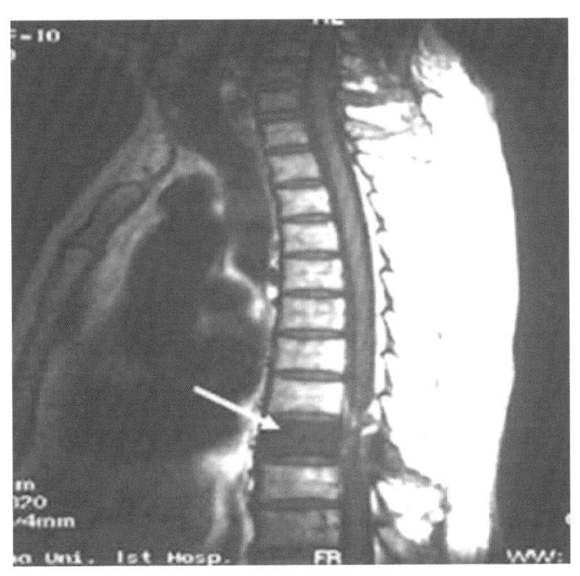

图7−3−10　T_{11}转移性肿瘤MRI表现（箭头所示）

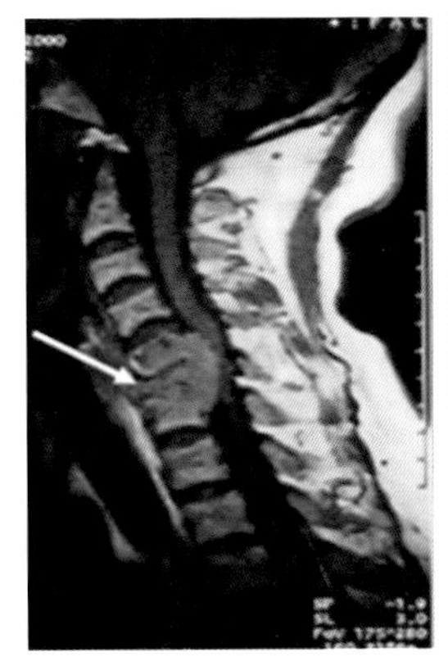

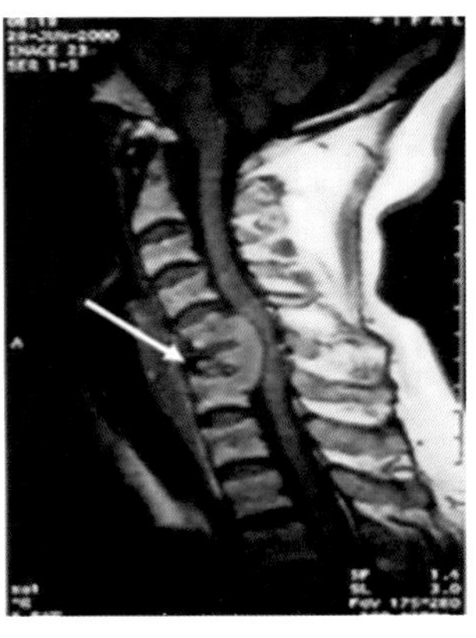

图7−3−11　$C_{5\sim6}$脊柱浆细胞瘤突入椎管并压迫脊髓（箭头所示）

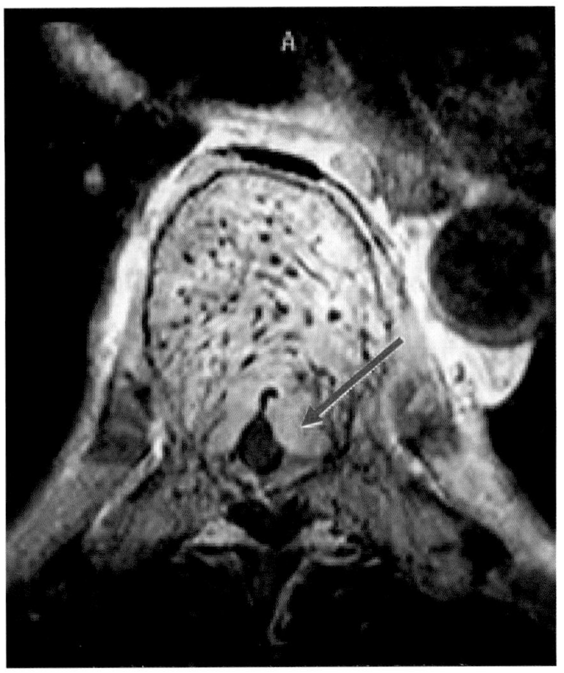

图7−3−12　T_8血管瘤MRI显示脊髓受压（箭头所示）

（4）MRI增强扫描可显示肿块与重要血管的关系，同时可根据动态扫描病灶内增强情况下信号强度的变化进一步判断大部分肿瘤的良、恶性。平扫T2WI呈高信号或高低混杂信号，无法区别骨髓水肿、坏死区域及肿瘤活性部分，而增强后显示椎体区域性强化，强化部分相当于有血供部分，即肿瘤组织。有些肿瘤在MRI上有其特殊表现，如脂肪瘤在T1WI和T2WI上均表现为高信号；液−气平面常见于动脉瘤样骨囊肿；骨纤维结构不良由于缺乏易感质子而在T1WI和T2WI上均表现为明显的低信号；而圆形、边缘清楚、在T1WI和T2WI上均为高信号，见于无症状椎骨血管瘤；T1WI呈低信号，T2WI为高信号，增强后凸向硬膜外和椎旁，见于有症状的椎骨血管瘤。

虽然MRI无放射性，是一种无创检查方法，但仍有一些缺点：其特异度仍然受到限制；带有心脏起搏器的患者、幽闭症患者等不能进入MRI扫描机；对肿瘤的钙化、骨化和骨膜反应的显示图像不如X线片和CT。

四、核素骨显像

核素骨显像又称为骨SPECT显像，简称骨显像，对骨与软组织肿瘤的诊断具有灵敏度高、准确度高、安全、简便等优点，临床上把活跃而血运丰富的病变和成骨活动增强、表现为显像剂吸收增高的区域称为热区。发展缓慢或静止、血运差的病变和无明显成骨的过程都表现为无放射性增强或放射性减弱的区域称为冷区。在脊柱肿瘤中以热区阳性显像多见，是诊断脊柱骨肿瘤及随访疗效的一种有力手段。

（1）早期发现脊柱原发性肿瘤。许多脊柱原发性恶性肿瘤早期即可在骨显像上出现改变。骨肉瘤患者的骨显像可见病变部位高度浓集显像剂，热区中可见到冷斑块，骨的轮廓变形。三时相的血管相显示病灶部位血供丰富。

尤因肉瘤骨显像可见病变部位高度浓聚显像剂，放射性呈均匀性增高，少数在热区中可见放射性减低或增高区，三时相显像反映出血供丰富。脊柱浆细胞瘤有广泛骨质破坏时，骨显像可表现为放射性分布稀疏的异常区。脊索瘤放射性吸收减低呈冷区或表现为分布正常。骨巨细胞瘤可见显像剂摄取，为弥漫性增高，也可表现为边缘浓聚而中央稀疏。良性肿瘤或瘤样病变在骨显像上也可出现改变。骨样骨瘤的瘤巢中心由于良性骨母细胞成骨过程活跃，含有丰富的血管而形成一个异常浓聚的热区，而周围致密的硬化骨摄取显像剂减少，因此瘤巢边界清晰，形成典型的“双密度”征。其他良性肿瘤和瘤样病变，如纤维结构不良、内生软骨瘤、骨软骨瘤和软骨母细胞瘤等，骨显像都产生热区病灶。

（2）早期发现脊柱转移性肿瘤。骨显像对骨转移性肿瘤的灵敏度高，对怀疑转移性肿瘤的患者应行全身骨显像检查（图7－3－13），在患有骨外恶性肿瘤的患者出现骨痛、身体其他部位发现转移灶、血生化指标异常的情况下，应及时行全身骨显像检查以证实有无骨转移。对骨恶性肿瘤的患者行全身骨显像检查，以判断是否发生远处转移。

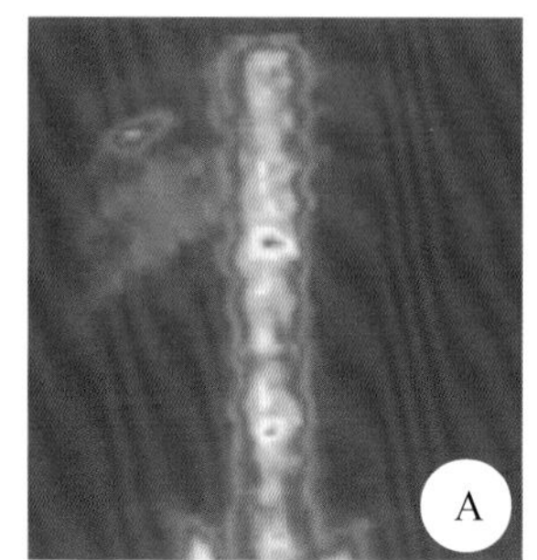
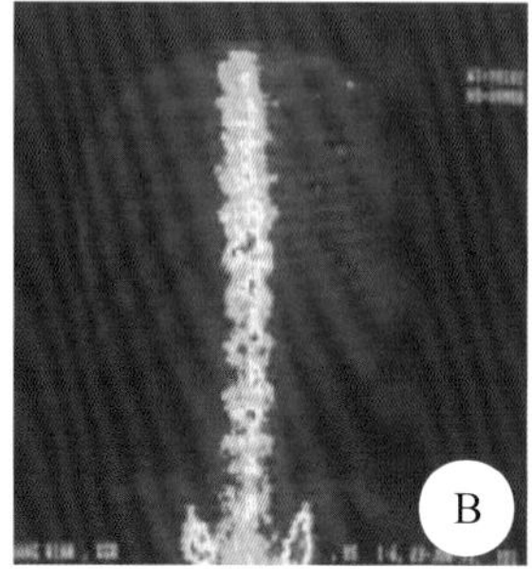

图7－3－13　胸腰椎多发性转移性肿瘤

A. T_{12}和L_4有明显转移灶；B. 除T_{12}和L_4外，$L_{1\sim3}$有微小病灶

脊柱转移性肿瘤以多发常见。由于骨转移性肿瘤的破坏常常是溶骨性或成骨性，或包括溶骨性与成骨性的混合性，并常伴有病理性骨折，转移性肿瘤病灶多表现为异常放射性浓聚（热区），而冷区较少。因此，脊柱骨显像中表现为多个热区时几乎可判断为脊柱转移性肿瘤（图7－3－14）。如果转移性肿瘤未达到足够的成骨反应，但病灶的大小达到了显像设备的分辨标准时，骨显像可表现为冷区。有2%～10%的转移性肿瘤表现为冷区，最多见于肾癌和黑色素瘤的脊柱转移。

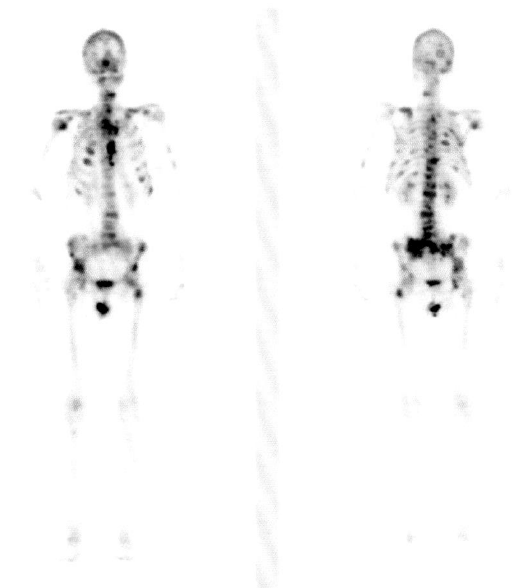

图7－3－14　乳腺癌全身骨广泛转移

在骨显像中，骨转移灶、佩吉特病、骨创伤、骨感染都会导致明显的显像剂吸收增多。因此对于单个孤立病灶，是骨转移灶还是良性代谢性疾病，必须慎重鉴别。应详细询问有无创伤史，结

合X线、CT和MRI检查。如仍有疑问，可于2~3个月后重复骨显像或病变区活检以明确诊断。

（3）用骨显像来评价骨转移性肿瘤的治疗疗效，是一种较为客观、准确的方法。将转移性肿瘤患者治疗后与治疗前的骨显像相比较，转移灶缩小或数目减少，常常意味着治疗有效（图7-3-15）；相反，转移灶扩大或数目增多说明肿瘤在继续发展。

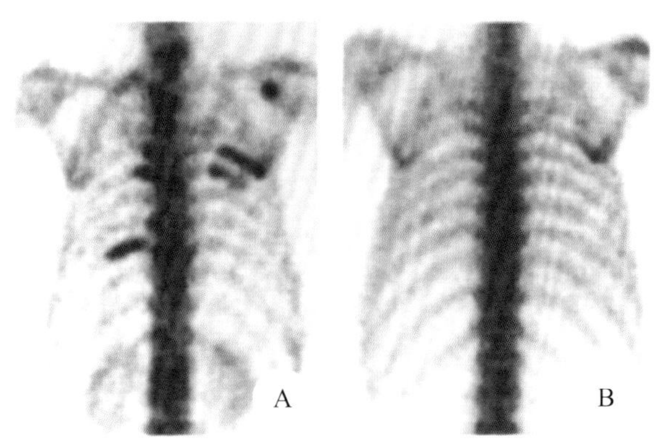

图7-3-15　用放射性药物$^{89}SrCl_2$治疗骨转移性肿瘤的疗效比较

A. 治疗前骨显像提示右肩胛骨、肋骨和胸椎有骨转移；B. 用$^{89}SrCl_2$ 777MBq治疗后20个月复查ECT，原转移灶基本消失

五、PET/CT

PET采用正电子核素作为示踪剂，通过病灶部位对示踪剂的摄取了解病灶功能代谢状态，从而对病灶做出定性诊断。CT可以清晰地显示病变的大小、位置、形态等解剖学特征，但对病变的性质判断有时较困难。PET/CT即是将PET和CT两个设备有机结合起来，使用同一个检查床和同一个图像处理工作站。PET/CT同时兼具PET和CT的功能，二者优势互补，PET可以显示病灶的病理生理特征，有助于早期发现病灶和定性；CT可以显示病灶结构变化，有助于精确定位。PET/CT除了具有PET和CT各自的功能，其将PET图像和CT图像同机融合，可以同时反映病灶的病理生理变化及形态结构变化，显著提高了诊断的准确性（图7-3-16）。当然，PET/CT也有假阳性和假阴性发生，其总的诊断准确率在90%左右。

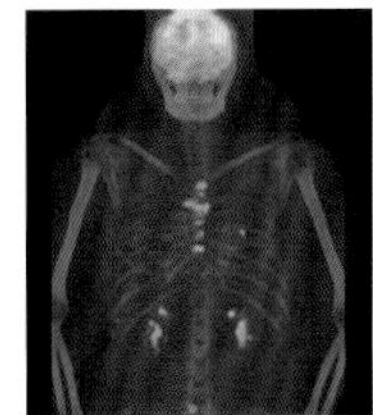
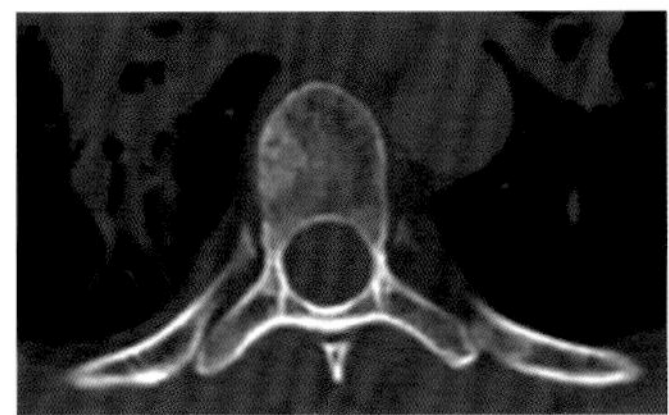
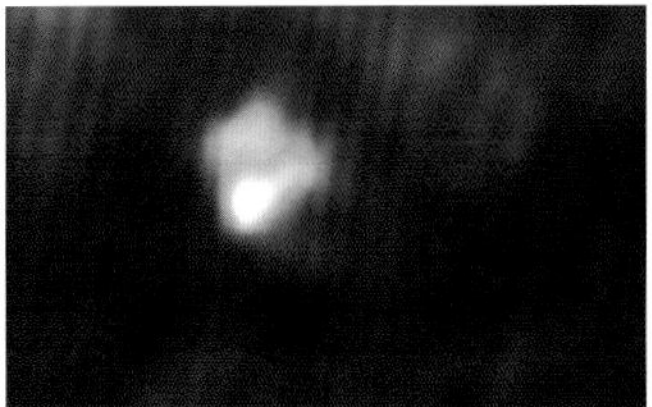
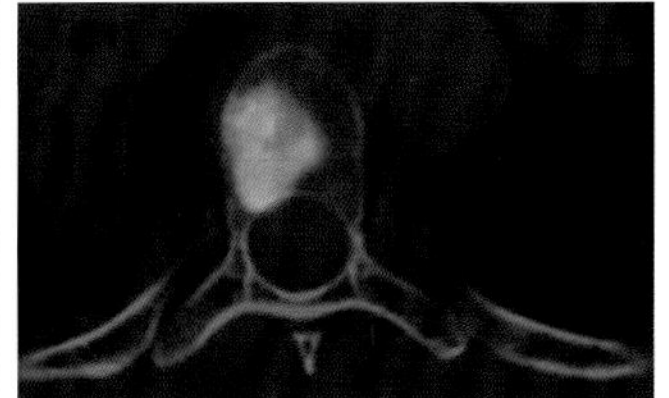

图7-3-16　PET/CT显示肺癌胸椎转移

PET/CT在脊柱肿瘤的诊断、治疗决策与预后评估方面具有以下优点。

（1）鉴别肿瘤的良、恶性：经PET/CT检查，若肿瘤的代谢活性不高，提示良性可能；若肿瘤代谢活性增高，尤其是延迟相摄取明显增强，提示恶性可能。

（2）帮助脊柱恶性肿瘤的临床分期：PET/CT全身显像可了解全身器官有无转移，有利于对脊柱恶性肿瘤进行精确的临床分期，指导治疗决策。

（3）搜寻转移性肿瘤原发灶：脊柱转移性肿瘤患者，可通过PET/CT搜寻原发灶。

（4）帮助制订脊柱肿瘤的放疗计划：PET/CT能够帮助放疗人员勾画更为合理的生物靶区，指导放疗计划的制订。

（5）评估脊柱骨肿瘤的疗效：可鉴别骨肿瘤治疗后坏死、纤维化与残留或复发，判断手术和放、化疗的疗效，指导治疗方案的调整。

第四节　病理学检查

病理学检查对于脊柱肿瘤的正确诊断具有极其重要的作用。几乎所有脊柱肿瘤的确诊均依据病理学诊断。脊柱肿瘤的正确分析方式遵循“临床、影像和病理三结合”的原则。其中任何一项不符合都要求我们重新分析探索、反思原先考虑的诊断是否正确。著名的病理学家 Jaffe 曾经说过："病理学诊断是诊断的最后步骤，而非捷径。"

区分一种骨肿瘤病变是良性、中间型还是恶性，对病理科医生来讲要比放射科医生复杂得多。脊柱的肿瘤同其他部位的骨肿瘤一样，在做出正确的病理学诊断前，需全面了解临床、影像和手术所见资料。由于受到各种取材局限，如小块组织活检、穿刺活检、术中冰冻切片活检等，病变的代表性受到影响，仅凭显微镜下的组织学图像做出诊断是非常危险的。比如，骨肉瘤中X线片表现为骨密质日光放射状成骨反应的区域在显微镜下为增生活跃的反应性新生骨，如果仅取到这些部位，很可能把骨肉瘤诊断为良性病变；同样，良性的骨肿瘤或囊肿由于有病理性骨折，出现旺炽性反应性新生骨，取材局限于这些区域，显微镜下貌似骨肉瘤，容易导致过诊断；或者，在软骨肉瘤中，没有取到 X 线片上浸润性溶骨性病变区域，可能漏掉去分化软骨肉瘤成分而大大低估了肿瘤的恶性程度。因此，只有骨科医生、放射科医生和病理科医生在复习病史、X线片表现和活检材料后紧密合作，才能对脊柱肿瘤做出正确诊断。

第五节　诊断与鉴别诊断

一、诊断原则与程序

脊柱肿瘤的诊断原则是临床、影像和病理三方面综合分析，首先根据症状、体征、实验室检查及影像学表现进行分析，提出初步诊断与鉴别诊断，作为骨科、影像科与病理科三结合共同研究的基础，而后经病理学检查证实，才能得出正确的最后诊断。有些脊柱肿瘤的诊断确有一定的困难，一个医院、一个科室或一个医生做出的诊断可能会片面，应提倡多科会诊，包括院外及远方会诊，并结合临床表现与影像学检查来提高诊断的准确性，同时骨科医生要全面综合分析各种检查结果，使病理报告能解释患者的病情，对某些肿瘤患者应加强随访，动态观察，提高诊断水平，才能有效减少或避免误诊错治。

脊柱肿瘤的诊断程序如下。

（1）区分肿瘤与非肿瘤病变。

（2）区分原发性肿瘤与转移性肿瘤。

（3）区分原发良性、中间型和恶性肿瘤。

（4）区分肿瘤组织学分型，确诊是哪一种原发性肿瘤或哪一种肿瘤的转移性肿瘤。

二、诊断依据

1. 临床表现　假如在脊柱的某一局部有不明原因的疼痛，由轻到重，由间歇性到持续性钝痛或酸胀痛，夜间为甚，休息制动无缓解，脊柱活动受限，逐渐出现沿神经根支配区的放射痛，四肢麻木无力，走路不稳，甚至知觉丧失，二便困难，截瘫，颈、胸、腰、骶肿块，脊柱侧凸或后凸畸形等，这是脊柱肿瘤典型的临床表现，是脊柱肿瘤的临床依据。若过去有恶性肿瘤病史或手术史者，脊柱转移性肿瘤的可能性最大。

2. 体检发现　脊柱患部多有恒定的叩击痛、压痛、僵硬、肌肉痉挛、活动受限。若某脊髓节段平面以下有感觉、反射、肌力的减弱或消失，有神经根或神经丛支配区域的感觉、反射或肌力的减弱或消失，可以判断脊柱肿瘤的部位和受累程度。

3. 影像学依据　根据 X 线片显示的是溶骨性、成骨性或混合性骨质破坏，是呈虫蚀状、斑点状、筛孔状，还是囊状、蜂窝状，肿瘤边界是否清楚，有无反应骨、骨膜反应和软组织肿块，结合 CT 表现，可进一步分辨肿瘤的性质、浸润范围。MRI 早期显示占据正常骨髓的肿瘤。骨显像显示的核素浓聚可早期发现肿瘤，特别是转移性肿瘤和是否多处转移，PET/CT 图像可鉴别肿瘤的良、恶性和搜寻转移性肿瘤的原发灶。

4. 检验发现　贫血，肝肾功能损害，白细胞计数升高，肌酐、ALP、ACP、PSA 升高，血钙、血磷升高，血中大量 M 蛋白、蛋白尿，尿本周氏蛋白>1g/24h。电泳蛋白异常，骨髓中浆细胞>15%。

5. 病理所见　穿刺活检和切开活检的病理切片、免疫组织化学染色、分子病理技术均显示各类骨肿瘤的病理特征，综合临床与影像学表现，足以最后确定诊断。

三、鉴别诊断

（一）脊柱肿瘤和非肿瘤病变的鉴别

1. 脊柱结核　脊柱结核病灶中约90%为一处，约10%为两处或两处以上形成的跳跃性病灶，这种跳跃病灶有时可与脊柱多发转移性肿瘤混淆。由于椎体骨破坏，椎体软骨与椎间盘坏死，病椎或相邻椎体被压缩在一起呈楔形变，成为边缘型多椎体结核。肿瘤多为单椎体破坏，椎间隙多正常，易与多椎体结核区别。而少数成人椎体中心型结核，病变可长期局限于一个椎体内，不侵犯椎间盘与邻近椎体，即单椎体结核容易与椎体肿瘤混淆。主要鉴别要点如下。

（1）脊柱结核一般发病缓慢，病程常为数月到数年，早期多无全身症状，局部症状亦轻微，部分患者感全身不适、午后低热、盗汗、食欲不振、消瘦。疼痛多为轻微的钝痛，劳累后加重，夜间能睡好，当病变压迫或侵犯神经根时，可有剧烈的放射痛，但卧床休息及抗结核治疗后能减轻。

（2）冷脓肿与脊柱畸形常是脊柱结核就诊的首发体征。若脓肿部位较深，有时不易早期发现，应在脓肿好发部位寻找。视诊和触诊可发现病椎棘突后凸或侧凸畸形，以后凸最明显和最常见。

（3）脊柱结核影像学表现：①正、侧位X线片。颈椎和腰椎前凸减少或消失，胸椎后凸增加；病椎骨质破坏，残缺畸形，骨小梁模糊，可有空洞和死骨；相邻多个椎体严重破坏，压缩楔形变，2～3个椎体压缩在一起，要通过椎弓根才能辨认。多数有椎间隙变窄或消失，这是椎体结核的X线片特征之一，仅少数单椎体中心型结核也可以长期保持椎间隙正常；多有椎前或椎旁软组织阴影梭形扩大，腰大肌阴影隆起。②CT可以精确显示结核性脓液、肉芽、死骨及干酪样坏死组织阴影，脓肿与死骨是结核的特异性病变。③在MRI上，单椎体结核T1WI主要为低信号，T2WI主要为高信号。脊柱恶性肿瘤尽管在MRI上表现多种多样，但大多T1WI为低信号，T2WI主要为略高信号。结核软组织影范围大（多跨越一个椎体以上），T1WI为高信号，强化后内部为低信号。肿瘤软组织影范围比较局限（一般为单个椎体），T1WI、T2WI为中高信号，强化后呈高信号。

2. 化脓性脊椎炎　尤因肉瘤和恶性淋巴瘤患者可有体温升高、脉搏增快、剧烈疼痛、叩压痛、活动受限、全身不适、卧床不起。类似全身中毒症状时，应与少数急性化脓性脊椎炎鉴别，化脓性脊椎炎起病急骤，全身中毒症状明显，患部剧痛，椎旁肌痉挛，脊柱活动受限，棘突叩压痛，白细胞计数与中性粒细胞计数明显升高，早期血培养多有细菌生长。穿刺液可培养出致病菌，一般起病半个月后X线片已有椎体破坏，早期以破坏为主，椎旁阴影增宽。起病1个月后椎体明显破坏，骨密度增高，骨破坏与增生同时进行，椎间隙变窄；后期以增生为主，在骨质破坏的同时，骨质增生和硬化更为突出。

3. 骨质疏松性椎体压缩骨折　老年腰背痛患者，当X线片发现有胸腰段椎体压缩骨折时，容易与脊柱骨髓瘤或转移性肿瘤混淆，主要鉴别要点如下。

（1）骨质疏松性椎体压缩骨折是椎体内的骨小梁骨折，多见于50岁以上的老年女性，多有长期慢性腰背痛伴腿痛，无进行性加重，多无脊髓神经功能障碍。

（2）血生化检查与骨髓涂片检查正常。

（3）X线片显示广泛性骨小梁模糊、疏松、减少与变细，骨小梁间连接减少、间隙增宽。可表现为多椎体或单椎体双凹形或楔形变，椎体后缘相对较直，椎间隙一般不变窄。CT显示椎体无骨破坏，椎旁软组织不肿胀。MRI显示椎体后缘骨皮质不后凸，硬膜外与椎旁无肿胀和肿块，T1WI无椎体或椎弓根弥漫性低信号，T2WI或增强无高信号或不均匀信号改变。

4. 强直性脊柱炎　常累及长段脊椎、骶髂关节或髋关节，疼痛范围宽广，脊柱和髋关节僵硬、活动受限。病变多由骶髂关节、腰椎逐渐向胸椎和颈椎发展。X线片显示有“竹节样”韧带钙化影，椎旁无增宽的软组织影。外周血T淋巴抗原基因*HLA*－*B*27表达为阳性。

（二）脊柱良、恶性肿瘤的鉴别

1. 脊柱良性肿瘤　起病慢，病程长，无全身症状，患部无疼痛或轻微疼痛，无或仅有轻微脊髓神经受压表现，脊柱活动受限，骨破坏局限，呈膨胀性骨质破坏，与正常骨界线清晰，边缘锐利，骨皮质变薄、膨胀、保持其连续性，不侵及邻近组织，但可引起压迫移位，无转移，一般无骨膜增生，病理性骨折后可有少量骨膜增生，骨膜新生骨不被破坏，多无软组织肿块影，如有肿块，其边缘清楚。

2. 脊柱恶性肿瘤 起病快，生长迅速，病程短，可有全身症状，贫血，红细胞沉降率加快与 ALP 增高，多有脊髓神经受压表现，并进行性加重，脊柱疼痛剧烈，脊柱活动受限，易侵及邻近组织、器官，呈浸润性骨破坏，病变区与正常骨界线不清，边缘不整齐、不规则，累及骨皮质，造成不规则破坏与缺损，可有肿瘤骨，多出现不同形式的骨膜增生，并可被肿瘤侵及破坏，侵入软组织形成肿块，与周围组织分界不清。

四、脊柱稳定性的判断

如何判断脊柱稳定性，目前有以下五种评估方法，各种评估方法各有优劣之处，应综合考虑后得出相应判断。

（1）White 等根据椎体能不能承载身体负荷，能不能防止原发或继发神经损害，是否存在顽固性疼痛，有无椎体变形等进行颈椎稳定性的评估。

（2）对于胸腰椎创伤患者，Denis 将脊柱分为前、中、后三柱（前柱：前纵韧带至椎体前 1/2；中柱：椎体后 1/2 至后纵韧带；后柱：椎体的后方结构），存在任何两柱的损伤都定义为脊柱不稳定。

（3）Kostuik 和 Errico 在 Denis 三柱理论基础上，将脊柱从正中间分出左右两部分，发展为六柱理论，用来评估脊柱稳定性。其定义为：任何三柱受累都提示存在脊柱不稳定。

（4）Taneichi 等分析了 100 例胸腰椎溶骨性病变，得出如存在以下情况即提示存在椎体不稳定：

1）胸椎（$T_{1\sim10}$）椎体受累 50%～60%，或椎体受累 25%～30%并伴有肋椎关节破坏。

2）胸腰段及腰椎（$T_1\sim L_5$）椎体受累 35%～40%，或椎体受累 20%～25%伴有后方结构的破坏。

（5）肿瘤性脊柱稳定性的判断：Fisher 等于 2010 年提出了一套新的肿瘤性脊柱稳定性评分（Spinal instability neoplastic score，SINS）以评估肿瘤所致脊柱不稳定的严重程度，将脊柱不稳定定义为因肿瘤进展导致的脊柱整体性丢失，及由此引起的活动相关疼痛、症状性或进展性畸形和生理负荷下的神经并发症。SINS 具体的内容见表 7－5－1。

表 7－5－1 肿瘤性脊柱稳定性评分

评分因素	得分（分）
1. 病变部位	
结合部（枕骨～C_2，$C_7\sim T_2$，$T_{11}\sim L_1$，$L_5\sim S_1$）	3
活动节段（$C_{3\sim6}$，$L_{2\sim4}$）	2
半固定节段（$T_{3\sim10}$）	1
固定节段（$S_{2\sim5}$）	0
2. 疼痛	
有	3
非活动性疼痛	1
无	0
3. 骨病变性质	
溶骨性	2
混合性	1
成骨性	0
4. 影像学表现	
半脱位/脱位	4
原发性畸形（后凸/侧凸）	2
正常	0
5. 椎体塌陷	
塌陷≥50%	3
塌陷<50%	2
椎体受累≥50%但无塌陷	1
正常	0
6. 脊椎后外侧结构受累（关节突、椎弓根或肋椎关节骨折或为肿瘤所代替）	
双侧	3
单侧	1
无	0

SINS的结果由6项因素的得分相加而成，总分最少为0分、最多为18分。0～6分为稳定，不需手术处理；7～12分为濒临不稳定，提示发生脊柱不稳定可能性大，需结合多种因素后决定是否需要手术处理；13～18分为不稳定，提示已存在脊柱不稳定，多需手术处理。具体病例（图7－5－1）：病变部位（结合部）3分，疼痛（有）3分，骨病变性质（溶骨性）2分，脊柱影像学表现（半脱位）4分，椎体塌陷（受累≥50%）1分，脊椎后外侧结构受累（单侧）1分，总分为14分，提示患者脊柱不稳定。

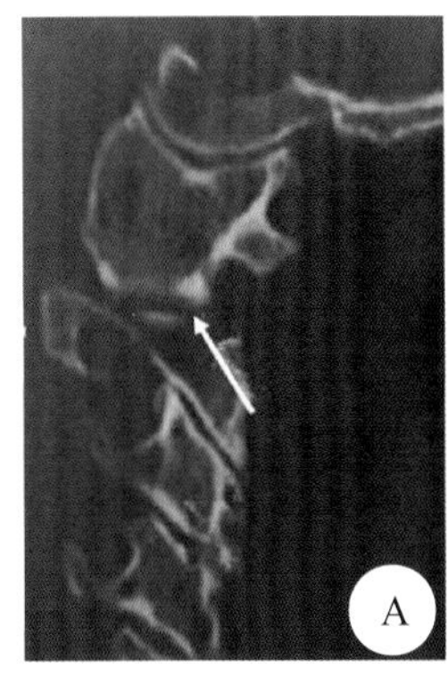

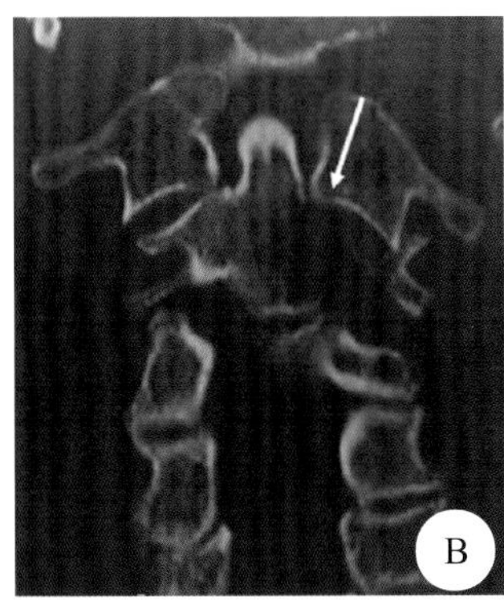

图7－5－1　C_2侧块肿瘤合并寰枢半脱位（箭头所示）

A. 矢状面CT显示C_2左侧侧块的溶骨性破坏合并病理性骨折、寰枢半脱位；B. 冠状面CT显示病变范围和寰枢椎右侧侧块关节病理性骨折及脱位

第六节　治疗

一、治疗原则

（一）良性肿瘤的治疗原则

1. 暂时观察　少数无临床症状，不发展，无侵袭性影像学征象，又不影响脊柱功能的良性骨肿瘤，如脊柱骨血管瘤和向椎管外生长的小的单发性骨软骨瘤等，可暂时观察、定期随访，不急于手术，也无特效药可用。

2. 放疗　有临床症状，病情在发展，对射线又敏感的骨血管瘤等，可根治性放疗。

3. 微创治疗　有疼痛症状或有侵袭性影像学征象的骨血管瘤，若椎体后壁完整，无明确神经受压症状或体征者，可行经皮椎体成形术。对椎体后壁突入椎管，有脊髓神经压迫症状的骨血管瘤，可选择性动脉栓塞后再手术。

4. 手术治疗　适用于以下几种情况。

（1）肿瘤发展易引起病理性骨折、脊柱不稳定或向椎管内生长易引起脊髓神经受压者，如向椎管内生长的骨软骨瘤，宜早行肿瘤边缘切除。

（2）已有截瘫和病理性骨折致脊柱不稳定者，应尽早行肿瘤切除，脊髓减压，充分植骨与坚强的内固定，以解除对脊髓的压迫，恢复脊髓功能，重建脊柱的稳定性。

（二）中间性肿瘤的治疗原则

1. 放疗　对动脉瘤样骨囊肿和朗格汉斯细胞组织细胞增生症等，可根治性放疗。

2. 手术治疗　对脊柱骨巨细胞瘤、骨母细胞瘤、动脉瘤样骨囊肿和朗格汉斯细胞组织细胞增生症等，有病理性骨折、截瘫和脊柱不稳定而疼痛者，应进行肿瘤彻底切除、脊髓减压、椎间大块嵌入植骨或钛网植骨，前方入路钉板、钉棒或后方入路椎弓根或侧块螺钉内固定，恢复神经功能，重建脊柱稳定性。

3. 双膦酸盐治疗　对脊柱骨巨细胞瘤可用双膦酸盐有效控制骨溶解骨破坏，提高疗效，减少术后复发。

（三）恶性肿瘤的治疗原则

1. 放、化疗　对放、化疗敏感的肿瘤，如脊柱浆细胞瘤、恶性淋巴瘤、尤因肉瘤等，应以放、化疗为主要治疗手段，效果明显。只在有截瘫或脊柱不稳定时，才行手术切除肿瘤、脊髓减压、内固定重建脊柱稳定性。手术前、后辅助放、化疗。

2. 微创治疗　脊柱浆细胞瘤等椎体有溶骨性病变，椎体压缩骨折，局部剧烈疼痛，活动受限而椎体后壁皮质完整无损时，可行经皮椎体成形术，能立即缓解疼痛，增加脊椎的强度和稳定性，提高生活质量，有利于进一步的放、化疗。

3. 手术治疗　适用于以下情况。

（1）脊柱原发性恶性肿瘤对射线和药物均不敏感者，应广泛切除肿瘤，术后免疫治疗。

（2）肿瘤组织或病理性骨折压迫脊髓致截瘫或濒临截瘫者，应切除肿瘤，解除脊髓压迫，改善瘫痪，手术前、后辅助放、化疗。

（3）肿瘤破坏椎骨致脊柱不稳定者，应在切除肿瘤的同时重建脊柱的稳定性，手术前、后辅助放、化疗。

4. 双膦酸盐治疗 对于脊柱浆细胞瘤等，可用双膦酸盐有效控制骨溶解骨破坏，提高疗效。

（四）转移性肿瘤的治疗原则

对脊柱转移性肿瘤应积极设法恰当地治疗，以争取最后的机会，缓解症状，提高生活质量，延长生命。

1. 对症支持治疗 脊柱转移性肿瘤已是各种肿瘤的晚期，多数患者有疼痛、消瘦、贫血、食欲不振，需要镇痛，输血输液，维持水电解质平衡，补充营养和各种维生素，增强免疫能力，改善全身情况和各器官的功能。

2. 积极治疗原发性肿瘤 原发性肿瘤不明者，要在处理转移性肿瘤的之前或同时寻找原发性肿瘤，对找到的原发性肿瘤实行根治性或姑息性切除，不能手术切除者可根治性放疗或介入治疗。去除原发灶，避免原发性肿瘤继续向全身转移。

3. 综合治疗转移性肿瘤

（1）全身化疗：不管原发性肿瘤是否切除或复发，均可联合运用对原发性肿瘤有效的化疗药物，以消灭亚临床病灶和微小转移灶，降低转移率。

（2）激素治疗：乳腺癌转移者可切除卵巢，前列腺癌转移者可切除睾丸。

（3）放射性核素治疗：脊柱多发性转移性肿瘤，放、化疗无效而疼痛剧烈者可用^{89}Sr（锶）或^{153}Sm－EDMTP（钐）治疗。

（4）局部放疗：原发性肿瘤已根治的单发转移性肿瘤、对射线敏感者可根治性放疗；晚期无法手术与化疗者，可姑息性放疗。

（5）微创技术：椎体溶骨性转移性肿瘤，椎体变形引起严重疼痛，但椎体后缘完整，无神经根受压的症状和体征者，是经皮椎体成形术较好的适应证，可供综合治疗选择。

（6）手术治疗：适用于原发性肿瘤病灶不明的单发转移性肿瘤患者；对放、化疗不敏感的单发转移性肿瘤患者；转移性肿瘤致截瘫或濒临截瘫者；转移性肿瘤致病理性骨折、脊柱不稳定者；非手术治疗无效，存在难以忍受的疼痛者；需要明确病理学诊断以便进一步治疗者。手术必须具备的条件是全身情况和各器官功能能耐受手术，且预期生存期大于 6 个月。

（7）双膦酸盐治疗：乳腺癌、前列腺癌和肺癌等脊柱转移者，均可用唑来膦酸盐治疗。

（8）免疫治疗：通过宿主的免疫应答治疗肿瘤，如肺癌脊柱转移可通过包括细胞毒性 T 细胞抗原 4（Cytotoxic T－lymphocyte antigen－4，CTLA－4）、程序性死亡受体 1（Programmed cell death 1，PD－1）或程序性死亡受体配体 1（Programmed cell death ligand 1，PD－L1）的靶点抗体的免疫应答进行治疗。

（9）靶向治疗：肿瘤相关巨噬细胞可作为抗肿瘤靶点进行抗肿瘤治疗。肿瘤细胞是抗肿瘤治疗中的主要靶点，既往研究表明肿瘤微环境在抗肿瘤治疗中占有重要地位，肿瘤相关巨噬细胞不仅可以促进肿瘤细胞增殖、侵袭，还可影响放化疗的治疗效果。目前抗肿瘤相关巨噬细胞的治疗主要有两种途径，一是抑制单核细胞/肿瘤相关巨噬细胞在肿瘤部位的聚集，二是调控 TAMs 向抗肿瘤的亚型极化，发挥抑制肿瘤的作用。

二、手术治疗的特点

由于脊柱的部位深在，解剖关系复杂，早期症状无特异性且体征常不明显，除少数良性肿瘤外，多数恶性肿瘤诊断常被延误，导致出现脊髓神经症状，这时肿瘤多已广泛浸润，手术又是现阶段治愈脊柱肿瘤基本、重要的手段，能否彻底切除肿瘤病灶往往直接关系患者的预后。手术既要切除肿瘤，解除对脊髓的压迫，防止损伤脊髓神经和重要血管，又要重建脊柱的稳定性，常存在一定的难度和危险性，特别是上颈椎，风险较大，术者必须高度重视并应有充分准备，严格掌握手术适应证，熟悉手术方法及辅助治疗。脊柱恶性肿瘤的切除允许以边缘切除为主，当肿瘤侵入椎管或椎体外组织时，最大限度下也只能做到肿瘤边缘切除，目前还不能准确确定广泛切除的边界。当肿瘤侵犯椎体和椎弓根时，即使做全脊椎切除术，也只能分椎弓整块切除与椎体整块切除两步完成，进行椎弓根截骨也是一种囊内操作，难以避免肿瘤细胞的污染，所以术者在注意防止肿瘤细胞残留的同时，更要注意防止肿瘤细胞的污染。有些情况下肿瘤很容易破溃，只能进行肿瘤大块切除后，再行小块切除术。对恶性肿瘤来说，手术只是综合治疗的一部分，需要并用或辅助化疗、放疗、免疫治疗和对症治疗等。

（一）手术的目的

（1）广泛切除或边缘切除肿瘤，消灭病灶。姑息性切除肿瘤，缓解疼痛症状。

（2）解除肿瘤对脊髓和神经根的压迫，改善瘫痪。

（3）重建脊柱的稳定性，解除疼痛，提高生活质量。

（二）手术的适应证

（1）肿瘤发展易引起病理性骨折、脊柱不稳或压迫脊髓神经，而放、化疗无效者。

（2）肿瘤已压迫脊髓或神经根致瘫痪或濒临瘫痪者。

（3）肿瘤破坏椎骨致脊柱不稳者。

（4）恶性肿瘤对放、化疗不敏感者。

三、手术方法的选择

（1）后方入路肿瘤椎弓切除、椎管减压、经椎弓根螺钉内固定：适用于侵犯脊柱椎弓（包括棘突、双侧椎板、关节突、横突及椎弓根）的肿瘤，即 WBB 分期位于 1～3 区和 10～12 区或 10～3区的肿瘤。

（2）前方入路肿瘤椎体切除、椎管减压、椎间嵌入植骨或钛网植骨，钢板螺钉内固定或人工椎体置换：适用于侵犯单椎体或单椎体连同一侧椎弓根的肿瘤，即 WBB 分期位于 4～8 区或 5～9 区的肿瘤。

（3）前后方入路联合全脊椎切除或后方入路一期全脊椎切除术（后方入路椎弓整块切除、椎管减压、椎弓根螺钉内固定；前方入路椎体整块切除，钛网植骨或 3D 打印假体置换）：适用于侵犯一个脊椎的椎弓和椎体的原发性恶性肿瘤和中间性肿瘤（侵袭性生长的良性肿瘤），Tomita 分型的Ⅲ～Ⅵ型，WBB 分期位于 4～9 区伴 1～3 和/或 10～12 区受累者。对于少数脊椎的椎弓和椎体均受累的单发转移性肿瘤，假若原发灶已得到有效控制（已根治切除或还可根治切除），重要器官无转移，肿瘤未侵犯硬膜囊或大动、静脉，身体条件能承受大手术，预期生存期超过 6 个月，有脊髓压迫或脊柱不稳定引起非手术治疗难以控制局部疼痛者，也是全脊椎切除的适应证。转移性肿瘤全脊椎切除术的适应证：孤立性转移灶、预期生存期大于 6 个月，Tomita 分型为Ⅲ、Ⅳ、Ⅴ型的患者，Ⅰ型、Ⅱ型和Ⅵ型为相对手术指征，Ⅶ型为禁忌证。多节段肿瘤的全脊椎切除术的适应证：除上述标准外，还包括侵及≥2 个且≤5 个椎节的原发性恶性肿瘤或侵袭性较强的良性肿瘤，或者复发的脊柱原发性肿瘤及部分转移性肿瘤。

（4）经皮椎体增强术：具有创伤小、恢复快和并发症少的优点。同时，由于经皮椎体增强术是微创手术，切口愈合较快，节省了传统开放手术等待切口愈合所需的时间，因此可以在短期内联合应用放、化疗等其他治疗手段。

（5）内镜和机器人辅助手术：脊柱转移性肿瘤的治疗目的为缓解疼痛、稳定脊柱、解除脊髓压迫和局部肿瘤控制，目前内镜和机器人在脊柱肿瘤手术中应用较少，尚处于起步阶段，尤其在腰椎和颈椎肿瘤手术中，由于缺乏生理腔隙空间，需要人为制造空间，完成内镜和机器人辅助手术，可能额外给患者造成创伤和干扰。总之，影像导航引导下的内固定物植入更加安全、准确；导航引导、机器人辅助下的脊柱外科手术更加微创；5G、6G 技术的发展，使机器人辅助下的远程手术成为可能；脱离人为干预的机器人主导的微创、精准手术将是未来发展方向。

随着肿瘤学和脊柱外科治疗理念和手术技术的进步和发展，脊柱外科医生积极尝试使用全脊椎切除术治疗脊柱肿瘤，全脊椎切除术的意义已经为国内越来越多的同行所认可，相关技术也为越来越多的医生所掌握。国内外临床实践结果也已证明，全脊椎切除术的疗效是确实的，提高了治愈率、降低了复发率。但总体而言，需要综合考量脊柱肿瘤患者的临床表现，脊柱稳定性，侵袭部位和数量，对放、化疗的敏感性以及预期生存期等。应进一步评估脊柱肿瘤的外科分期及评分系统，并合理使用NOMS、LMNOP及MNOP等综合治疗决策框架，个体化选择合适的治疗方案。微创手术，如经皮椎体增强术、内固定术、分离手术等均是脊柱转移性肿瘤外科治疗的重要手段。未来的研究趋势应权衡全脊椎切除术的风险与收益，制订更为合理的手术指征，从而改善脊柱肿瘤患者的临床疗效并减少并发症。

（胡骅　刘希麟　张伟　赵祯　孔清泉　胡豇　胡云洲）

参考文献

[1] 陈长宝，张晓林，马信龙. 脊柱肿瘤的评分系统及外科治疗现状与进展［J］. 天津医药，2019，47（8）：885－890.

[2] 郭卫，杨毅. 多发性骨髓瘤骨病外科治疗专家共识（2022版）［J］. 中国肿瘤临床，2022，49（13）：650－659.

[3] 郭卫. 乳腺癌骨转移临床诊疗专家共识［J］. 中国肿瘤临床，2022，49（13）：660－669.

[4] 胡豇，刘仲前，万伦，等. 全脊椎切除不同术式治疗腰椎转移瘤的比较研究［J］. 中国骨伤，2014，27（9）：49－56.

[5] 胡豇，曾建成，宋跃明，等. 胸腰椎肿瘤手术中脊柱稳定性的重建［J］. 四川医学，2003，24（4）：333－335.

[6] 李建民，李振峰. 中国脊柱肿瘤外科治疗存在问题及面临的挑战［J］. 中华骨科杂志，2018，38（10）：577－579.

[7] 李少利，董颖，袁瑛. 2023年第2版《NCCN恶性骨肿瘤临床实践指南》更新解读［J］. 实用肿瘤杂志，2023，38（1）：1－4.

[8] 牛晓辉，徐海荣. 分子检测在骨与软组织肉瘤诊治中的必要性和迫切性［J］. 中华医学杂志，2022，102（31）：2399－2404.

[9] 田凯旋，刘伟，吴荣德. 肿瘤相关巨噬细胞作为抗肿瘤靶点的研究进展［J］. 中国免疫学杂志，2022，38（11）：1404－1409.

[10] 韦峰，刘忠军，刘晓光，等. 上颈椎原发肿瘤全脊椎切除术的术中及术后并发症［J］. 中国脊柱脊髓杂志，2014，24（3）：227－233.

[11] 尉然，郭卫，杨荣利，等. 脊柱转移瘤外科治疗策略及预后因素分析［J］. 中华外科杂志，2013，51（12）：1057－1061.

[12] 杨立，伦登兴，张浩，等. 脊柱转移瘤全脊椎切除术的临床疗效分析［J］. 中国脊柱脊髓杂志，2017，27（9）：772－780.

[13] 杨王喆，田乔乔，王羽珊，等. 脊柱转移瘤的手术治疗新进展［J］. 实用骨科杂志，2023，29（4）：334－337.

[14] 翟书珩，李彦，刘晓光，等. 肺癌脊柱转移瘤的临床治疗研究进展［J］. 中国脊柱脊髓杂志，2022，32（3）：280－284.

[15] 朱小军，宋国徽，唐清连，等. 脊柱转移瘤的外科治疗进展［J］. 中国肿瘤临床，2022，49（13）：688－692.

[16] Boriani S，Gasbarrini A，Bandiera S，et al. Predictors for surgical complications of en bloc resections in the spine：Review of 220 cases treated by the same team［J］. Eur Spine J，2016，25（12）：3932－3941.

[17] Lu CW，Shao J，Wu YG，et al. Which combination treatment is better for spinal metastasis：Percutaneous vertebroplasty with radiofrequency ablation，^{125}I seed，zoledronic acid，or radiotherapy?［J］. Am J Ther，2019，26（1）：e38－e44.

[18] Mantovani A，Marchesi F，Malesci A，et al. Tumour－associated macrophages as treatment targets in oncology［J］. Nat Rev Clin Oncol，2017，14（7）：399－416.

[19] Pathria P，Louis TL，Varner JA. Targeting tumor－associated macrophages in cancer［J］. Trends Immunol，2019，40（4）：310－327.

[20] Zulauf N，Brüggmann D，Groneberg D，et al. Expressiveness of bone markers in breast cancer with bone metastases［J］. Oncology，2019，97（4）：236－244.

第八章　脊柱良性肿瘤

第一节　脊柱骨样骨瘤

一、概述

骨样骨瘤（Osteoid osteoma）是一种骨组织来源的生长缓慢的良性成骨性肿瘤。由 Jaffe 于 1935 年首次提出，为源于成骨性间胚叶组织且具有形成大量类骨组织倾向的骨肿瘤，其特征性表现为圆形巢状肿瘤组织，直径一般不超过 2cm，以小于 1cm 左右居多。瘤巢是由含类骨组织的、富有血管和细胞的组织所组成，类骨组织可以是完全透明的或有一个硬化中心。许多病例的瘤巢被反应性骨形成的硬化带包绕，曾被认为是骨的慢性局限性炎症病变、血管类肿瘤或先天性胚胎组织残留。1935 年，Jaffe 认为其既不是炎症病变，也不是先天性胚胎组织残留，更不是巨细胞瘤愈合的后果，而是一个特殊类型的独立的良性肿瘤。原因是：①肿瘤病变主要包括骨样组织及不典型的骨组织；②肿瘤虽然生长缓慢，但保持其独立性，与周围组织无关联；③肿瘤组织与周围骨组织有别，但其自身结构一致。

Jaffe 根据这类肿瘤主要组织成分为骨样组织而命将其名为骨样骨瘤。根据病变在骨骼上的位置，可分为：骨皮质型、骨松质型（髓质型）和骨膜下型三型。骨松质型相对少见，且骨松质内的瘤巢周围反应较少，诊断比较困难。骨样骨瘤发生在近关节表面，当出现在滑膜反折处时，称关节内骨样骨瘤，髋部股骨颈和转子间最常见，其余为关节囊外型。关节内骨样骨瘤也有报道病变发生在肘、足、腕、膝和脊柱的小关节。这些部位的骨样骨瘤常无特异性的表现，往往呈感染性滑膜炎的症状，可缺少骨硬化和无骨膜反应，物理检查可确认有关节积液和滑囊炎。关节内病变也可引起早期关节炎的表现。典型的骨样骨瘤的病史能提供重要的诊断线索，但其瘤巢不一定被 X 线检查所发现。如果病变靠近骨骺生长板，特别是较小的儿童，可引起骨生长加速，青少年的骨样骨瘤相对活跃，但数年后可能骨化自愈。

骨样骨瘤约占良性骨肿瘤的 10%，占所有原发性骨肿瘤的 2%～3%。国外报道发病率高于我国。大多数骨样骨瘤发生于 10～35 岁，但有报道发病年龄包括 8 个月至 72 岁，平均 19 岁。70% 的患者小于20 岁，但有 3%的小于 5 岁。男性发病率明显高于女性，许多研究报道男：女发病率为（2～4）：1。

骨样骨瘤可发生于全身所有骨骼，主要好发于长管状骨的皮质内，70%～80%的病变发生于长骨，特别好发于股骨和胫骨，占 50%～60%，病变可位于骨干或靠近骨端。少见于手足骨、脊柱和肱骨。约 10%的骨样骨瘤可累及中轴骨。脊柱的骨样骨瘤最常累及节段依次为腰椎、颈椎、胸椎、骶椎，有作者统计 59% 累及腰椎、27%累及颈椎、12% 累及胸椎、2% 累及骶椎，多发生于椎弓，椎体少见。

二、临床表现

持续数月的颈、胸、腰、骶背部局限性持续性疼痛伴活动受限是骨样骨瘤最主要的症状，较浅的部位可触及反应性骨造成的局部隆起，局部疼痛夜间加重，几乎所有患者都有恒定夜间疼痛的主诉，多为严重的钝痛，足以使人痛醒，患部叩击疼，活动受限。大部分患者口服非甾体抗炎药（Nonsteroidal anti - inflammatory drugs，NSAIDs），如阿司匹林能在半小时内明显有效地缓解症状。这种特殊的临床表现对 75%以上的患者提供了重要的诊断线索，无痛者罕见，但儿童较成人多。有些患者也可有神经症状与体征，包括肌肉萎缩、深部腱反射减弱和不同程度的感觉丧失。病变发生在椎弓根的患者，常有痉挛引起的疼痛性斜颈、脊柱侧凸和脊柱僵硬，侧凸的凹面向着病变侧，平卧时侧凸畸形加重。

三、影像学表现

（一）X线片

临床上疼痛出现后一段时间内，X线片常无异常发现。如有典型临床症状，则应间隔1～2个月复查拍片，病变早期仅表现为密度增高，有时数月后X线片才能发现病变，主要表现为一小圆形的透亮溶骨区（瘤巢），大多数直径<1cm，周围有不同程度的致密硬化骨包绕（图8－1－1），还可伴有骨膜反应、周围软组织或相邻关节的肿胀。近50％的患者溶骨区中央可见一不透X线的高密度钙化核体。随病变的发展，肿瘤的骨样骨瘤组织表现为密度较低的、边缘清楚的瘤巢，此时的瘤巢最为典型，多为单发的圆形、椭圆形透亮区，少数病例有2～3个瘤巢，瘤巢边缘清晰，直径一般在0.5～2.0cm。瘤巢生长快慢不一，有的数月内明显增大，亦可多年不变。瘤巢和瘤巢周围骨质增生硬化是本瘤的特征性表现，常能提示诊断。发生于长骨骨干或骨端骨皮质时，瘤灶周围常有广泛的骨膜反应性骨，骨皮质增厚硬化，有时整个骨干均显示增厚硬化。发生于脊柱者，瘤巢周围有轻微骨致密环，逐渐显示骨硬化（图8－1－2）。

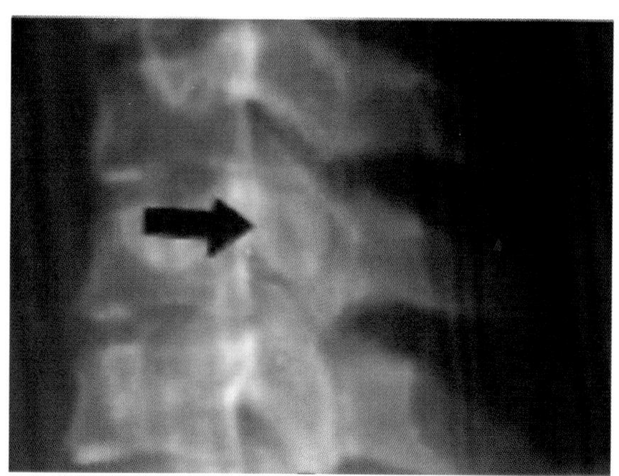

图8－1－1　男性，21岁，骨样骨瘤，
C_5椎板骨样骨瘤的X线片表现（箭头所示）

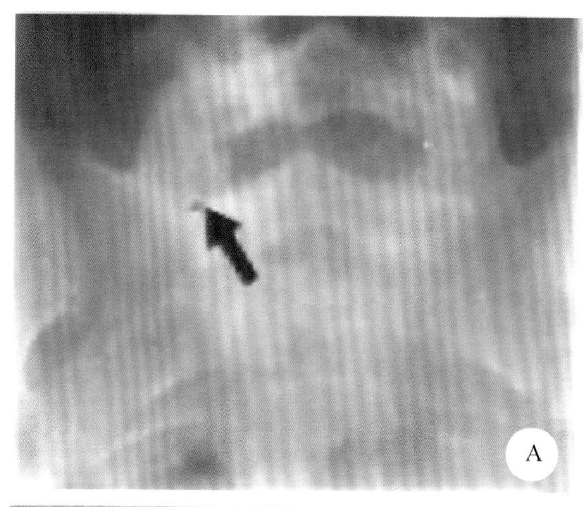

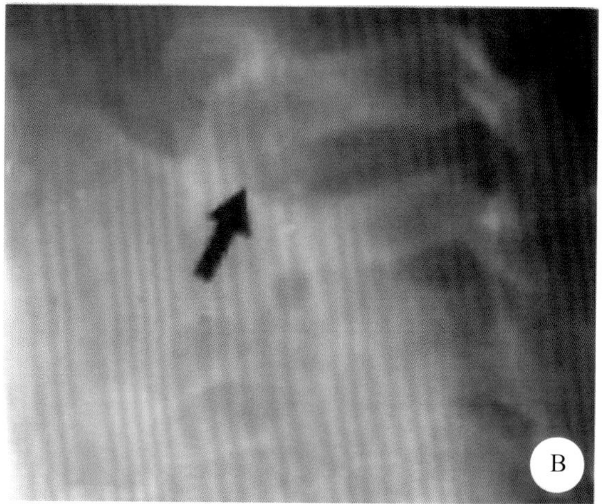

图8－1－2　女性，19岁，骨样骨瘤（箭头所示）

A、B. L_5右侧椎弓骨样骨瘤的正、侧位X线片表现

（二）CT

CT不仅能确认病灶的存在，而且能精确地确定病灶的范围、大小和瘤巢的部位。瘤巢常表现为边缘清晰的低密度区，其周围被范围不等的、高密度的反应性骨硬化包绕（图8－1－3）。为了显示病变，CT薄层（2mm）连续扫描最为合适。CT扫描特别有助于确定发生在脊柱的病变，因这些部位解剖结构复杂，在X线片上病灶常显示不清楚。由于瘤巢血运丰富，造影后增强明显。CT可以清晰显示病灶并精确定位瘤巢，被认为是最有价值的，但骨松质型的骨样骨瘤即使在CT下有时也很难找到瘤巢。

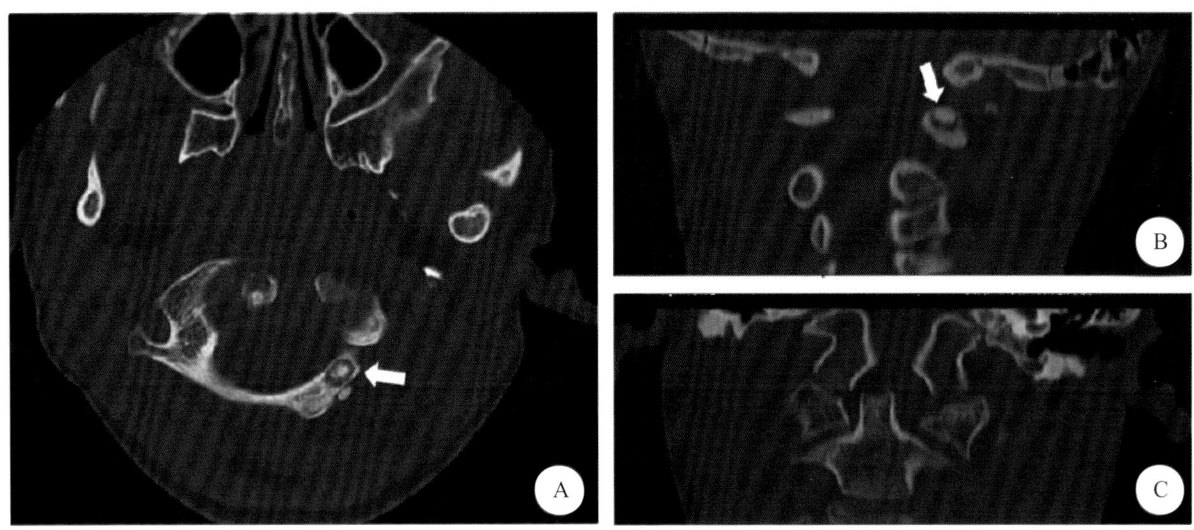

图 8－1－3　男性，6 岁，C_1 骨样骨瘤（箭头所示）

A~C. CT 显示左侧 C_1 椎弓处椭圆形的透亮病灶，中央部分硬化

（三）MRI

MRI 对骨样骨瘤中心瘤巢的显示率不如 CT，瘤巢在 T1WI 上等信号、T2WI 上高信号，增强后有强化。其中央钙化斑呈低信号。瘤巢周围广泛骨硬化及骨皮质在 MRI 上常规均为低信号。低信号的瘤巢很容易与高信号的骨松质和骨髓区别，所以在脊柱骨松质型骨样骨瘤的诊断方面，MRI 要比 CT 优越。

（四）骨显像

对确定骨样骨瘤的瘤巢，骨显像是高度灵敏的方法，特别适用症状不典型和最初 X 线片表现正常的患者。建议用三时相核素骨显像，这一技术对骨髓内用传统 X 线检查不能清楚显示的病变有特殊的价值。放射性核素示踪剂的活性能够在即时和延时显像上观察到。骨样骨瘤的有趣特征是所谓的“双密度”征象，与 X 线片上病变的表现是一致的。这种“双密度”征象指瘤巢的示踪剂活性增加，而其周围是大范围的示踪剂活性较少区域，后者与瘤巢周围反应性骨硬化有关。识别“双密度”征象有助于骨样骨瘤同骨脓肿的鉴别。

（五）血管造影

血管造影显示骨样骨瘤血管丰富，瘤巢内出现均匀的肿瘤染色，可持续到静脉期。

四、病理学检查

（一）肉眼观

骨样骨瘤是位于骨密质内小的圆形病变，呈红色，沙粒状或肉芽样。病变被象牙状白色硬化骨包绕，界线分明。骨样骨瘤的生长有自限性，即使病程长达数年，最大径也很少超过 1cm。如果骨样骨瘤超过 2cm 就应该诊断为骨母细胞瘤，提示这样的病变没有自限性（1cm 的界线是人为设置的）。

（二）镜下所见

肿瘤的中央区由网状结构的骨样组织和钙化程度不等的编织骨小梁构成，称为瘤巢。在骨样组织和编织骨小梁表面有形态良性的但增生活跃的成骨细胞围绕，骨小梁吻合成网，骨小梁之间缺乏正常的红骨髓和黄骨髓，而是充满疏松血管纤维性间质，内含良性的但增生活跃的成骨细胞和破骨样巨细胞。瘤巢中心钙化明显，骨组织也比较成熟，较大的骨小梁可见黏合线。瘤巢与周围反应性骨之间有明显的界线，常有一薄层纤维血管组织将瘤巢与周围非肿瘤性反应性骨分界。因此，肿瘤与周围反应性骨的转变是突然的，没有移行。周围反应性骨有明显硬化倾向，越是靠近骨膜这一倾向越明显。骨样骨瘤病理形态依据病程长短和成熟度不同而有所不同。病变早期增生活跃，主要为大量增生的成骨细胞位于富血管的间质中。中期形态最典型，出现骨样组织和不同程度钙化。成熟期骨样组织钙化形成编织骨小梁，甚至瘤巢充分骨化，以致在肉眼上与周围硬化性反应性骨无法区别（图 8－1－4）。

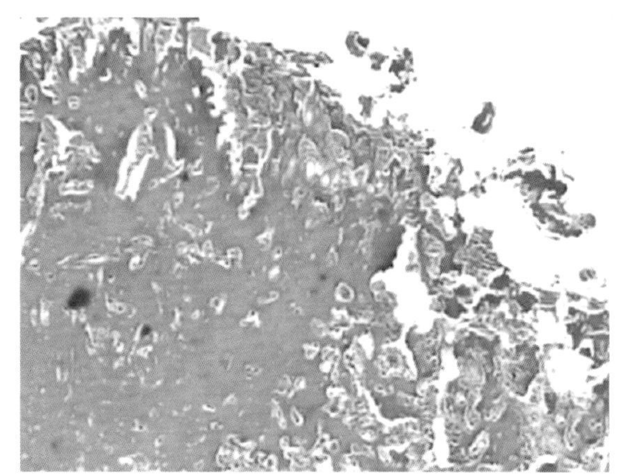

图 8－1－4　骨样骨瘤，镜下可见瘤巢大小为 9～11mm，暗红色，质硬，中间可见红色沙粒状颗粒，病变与周边骨质边界清楚（HE×100）

五、诊断与鉴别诊断

（一）诊断依据

（1）颈、胸、腰、骶背部持续数月的局限性持续性钝痛，夜间疼痛明显，NSAIDs 可使疼痛不同程度缓解。

（2）常有痉挛引起的疼痛性斜颈、脊柱侧凸和脊柱僵硬，侧凸的凹面向着病变侧，平卧时侧凸畸形加重。

（3）影像学检查发现瘤巢或“双密度”征象。

（4）病理学检查瘤巢中央为不定型的、杂乱无章的骨样组织，大量深染的骨母细胞陷入其中。瘤巢周边为增生的纤维血管组织，由增殖期的幼稚间叶细胞和毛细血管组成。

（二）鉴别诊断

1. 慢性感染

（1）多有急性化脓性脊柱炎、急性感染、发热和白细胞计数增高等感染病史或手术史。

（2）有间歇性疼痛症状，但程度较骨样骨瘤轻，无夜间痛。

（3）X 线与 CT 检查多为脊柱增生性改变，无骨样骨瘤的瘤巢。

（4）核素骨显像的“双密度”征象有助于骨样骨瘤同骨脓肿的鉴别。

2. 骨母细胞瘤

（1）骨母细胞瘤从出现首发症状至初步确诊平均需 6 个月以上，常表现为进行性加重的局限性钝痛、神经受压及脊柱侧凸等。约 80% 患者出现患部疼痛，活动后可加重，且只有 1/3 患者口服阿司匹林或其他水杨酸类药物后可缓解，临床无夜间痛特点。

（2）骨母细胞瘤影像学表现为瘤体大于 2cm，多位于椎体骨松质，肿块可以很大，有脊柱巨大骨母细胞瘤的报告，反应性骨性包壳薄。而骨样骨瘤多位于椎弓皮质内，瘤巢小于 2cm，反应性骨多。

（3）在组织学上，骨母细胞瘤的骨母细胞更丰富，新生血管更多。高倍镜下，它们的细胞特征几乎一样。从超微结构上来看，骨样骨瘤的成骨细胞的形态学表现常类似于正常的成骨细胞，然而这些成骨细胞具有不规则、呈锯齿状的核（表明有高的代谢活动），有糖原颗粒，有丰富而且纤细的细胞内纤维，偶尔有含铁的溶酶体。部分骨样骨瘤的成骨细胞尚具有非典型的线粒体，呈分叶状或蜂窝状改变。钙化的基质区显示出粗糙的编织骨形态。

3. 原发性脊柱侧凸　①无典型的夜间痛；②站立时侧凸畸形加重；③影像学检查无瘤巢和“双密度”征象。

六、治疗

此瘤数年后有可能骨化自愈，但因其疼痛症状明显，一般发现后可根据病变部位的深浅和脊髓神经血管的关系进行治疗，如位于寰枢椎应首先考虑 NSAIDs 治疗，其短期疗效肯定。对于保守治疗无效、引起续发损害的患者，应当采取开窗刮除瘤巢、保留周边硬化骨的方法，辅以自体骨或同种异体骨填充残腔进行局部融合，避免使用内固定物。其他部位也可先药物治疗，缓解症状，无效者宜进行经皮激光凝固切除、经皮射频消融，或计算机导航精确定位、微创化彻底切除瘤巢，防止复发。

（一）局限性瘤巢切除术

脊柱骨样骨瘤多位于椎弓，手术治疗是极为有效的，手术治疗的关键是瘤巢的定位。术前X线与CT等检查定位，术中C臂机准确定位瘤巢，采用局限性瘤巢切除术切除骨样骨瘤。局限性瘤巢切除术通常需准确暴露瘤巢所在的区域，瘤巢表面为不规则的反应骨，这个特征有利于直视下定位。利用骨刀或者球形磨钻在直视下行瘤巢表面骨薄层切除，直至见到红色的瘤巢，再用刮匙刮除瘤巢，用磨钻扩大基床2～5mm以保证完全切除瘤巢，可用自体骨或同种异体骨填充骨腔。手术治疗目的是切除瘤巢，而术后复发率实际上就是瘤巢切除彻底程度的体现。瘤巢明确、切除较肯定的患者，复发率应在5%以下；而影像上瘤巢不明确、术中瘤巢切除不肯定或不完全的患者，则复发率就要高得多。术前影像上瘤巢位置明确，术中可明显找到，则单纯去除瘤巢及巢窝即可。反应骨可以自行吸收，因此一般没有必要手术切除，实际上，残留反应骨可减少术后骨折的危险。而对那些术前瘤巢就不明显者，最好术中连同周围反应骨一起大块切除，以免遗漏瘤巢。非大块切除时，切除的标本中瘤巢不明显，会给病理学检查带来困难。切除肿瘤后，依骨缺损的大小、对骨强度影响程度来决定是否植骨和固定。有学者报告应用计算机导航辅助切除骨样骨瘤26例，总结计算机导航手术的最大优势在于不仅能够术中实时、精确地显示解剖位置和手术刀的位置，并且能够实时显示手术刀与肿瘤边缘的关系，可以实现理想的切除范围，避免重要骨结构的过度受损，同时还能指导、验证术者术前的手术计划和术中的操作结果。

（二）经皮切除术

进行CT引导下经皮骨样骨瘤切除术时应用环锯，并配大口径空心钻，皮肤做1～2cm切口，将空心钻沿切口穿过软组织到达瘤巢，再用环锯破坏瘤巢，可以同时钻取组织病理标本进行病理学检查，切口应用可吸收线进行皮内缝合。注意防止环锯速度过快造成皮肤及组织的热灼伤、周围神经激惹、短暂性麻痹及骨髓炎等并发症。术后患者可在支具保护下早期进行功能锻炼。

近年来，国内外有报道采用直径3～4mm、长20cm的骨穿刺针代替环锯，针头为锯齿状，锯齿间为刀刃状，故该穿刺针兼有钻和切的功能。术中以CT薄层水平面扫描患病部位确定病灶部位，应用骨穿刺针经皮穿入瘤巢中心，再次CT扫描证实穿刺针位置准确后，撤出针芯，以穿刺针套管刮除瘤巢壁及其内肿瘤组织。再次CT扫描确认病灶已被完全破坏并切除彻底。将切取的肿瘤组织用甲醛溶液进行固定后送病理学检查。术后患者疼痛症状可明显缓解，并能早期下床活动，术后感染、血肿、病理性骨折等并发症少见。

1993年，Graham等报告7例骨样骨瘤，全部采用CT引导下经皮切除术，其中6例患者术后影像学发现病灶完全切除，1例手术失败，再次经切开手术切除。术后6例患者疼痛症状完全消失，随访2年未见复发。1999年，Sans等报告38例骨样骨瘤，应用CT引导下经皮切除术治疗，术后所有患者疼痛症状消失。2例患者在经皮切除部位出现病理性骨折，所有患者无复发。经皮切除术因安全、创伤小、复发率低及费用低等优点而被广泛应用于临床。

国内曾有报告经皮脊柱内镜治疗腰椎附件骨样骨瘤的3个典型病例（图8－1－5～图8－1－7）。

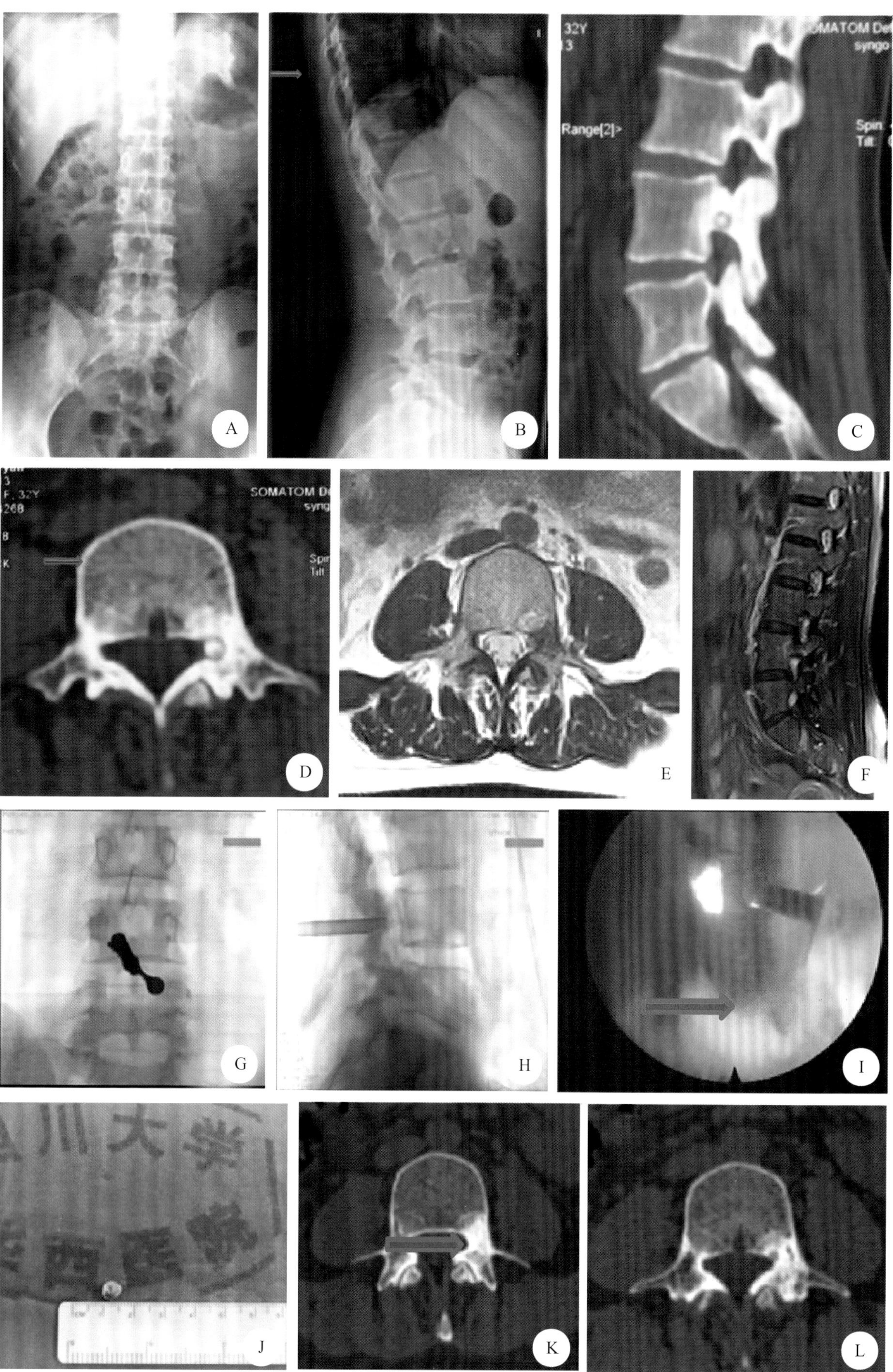
A
B
32Y
SOMATOM De
syngo
Range[2]>
Spin
Tilt
C
F, 32Y
SOMATOM De
Spin
Tilt
D
E
F
G
H
I
J
K
L

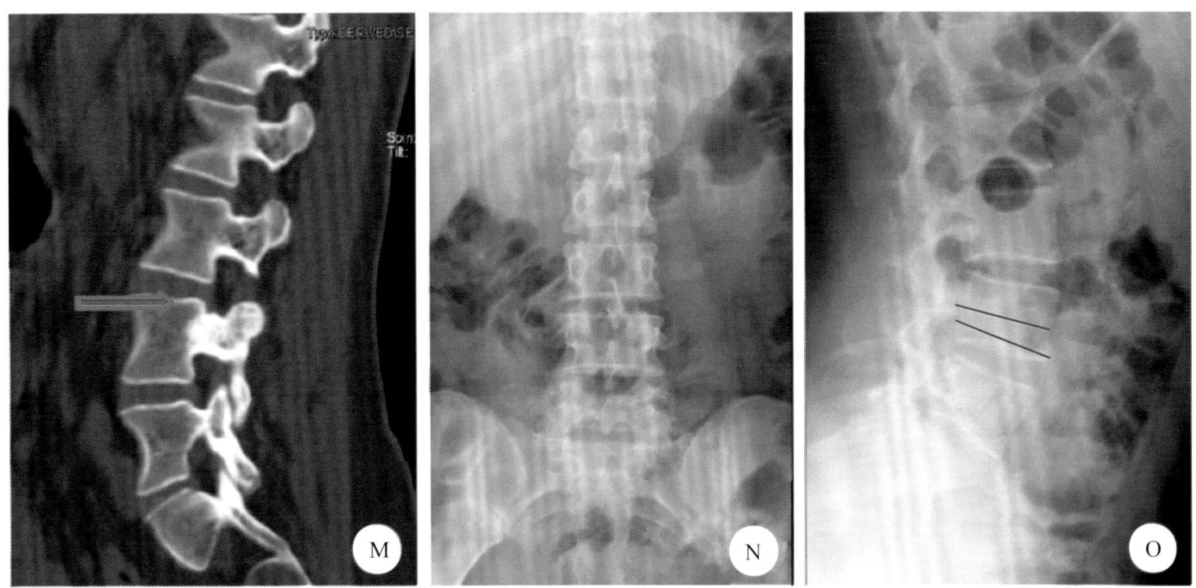

图 8－1－5　女性，32 岁，腰痛伴左侧臀部、左下肢疼痛、麻木无力 1^+ 年，左小腿内侧皮肤触痛觉减退，左侧踝背伸、跗背伸肌力 3 级，疼痛 VAS 评分：腰痛 7 分，左腿痛 4 分。诊断：L_4 左侧椎弓根骨样骨瘤伴 L_4 左侧神经根损害。经皮脊柱内镜摘除 L_4 左侧椎弓根骨样骨瘤，术后 1 年复查疼痛 VAS 评分：腰痛 0 分，左腿痛 0 分

A、B. 术前 DR；C、D. 术前 CT；E、F. 术前 MRI；G～I. 术中通道；J. 取出的瘤体；K～M. 术后 1 年 CT；N、O. 术后 1 年 DR，见 $L_{3\sim4}$ 椎间稳定性良好

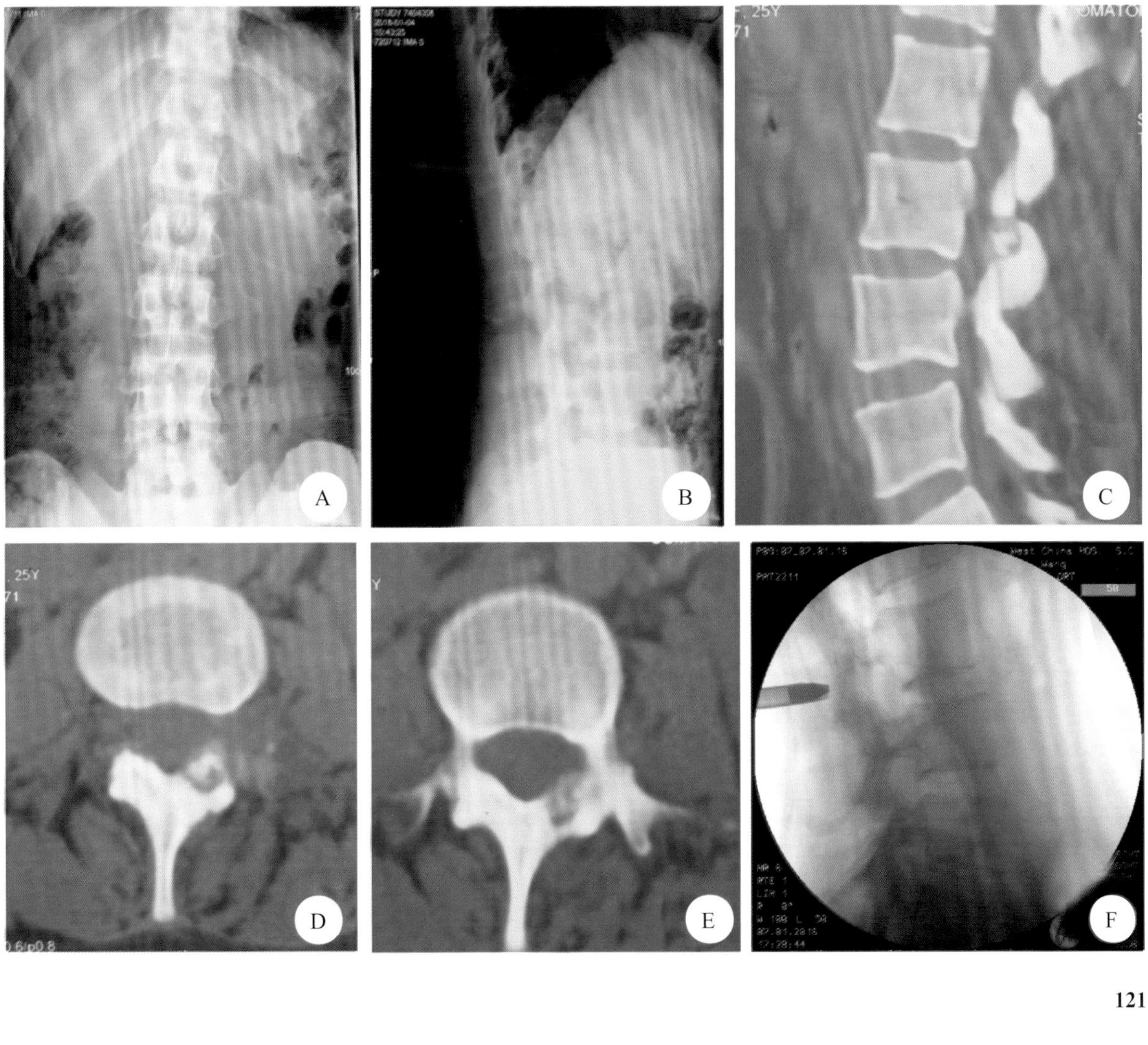

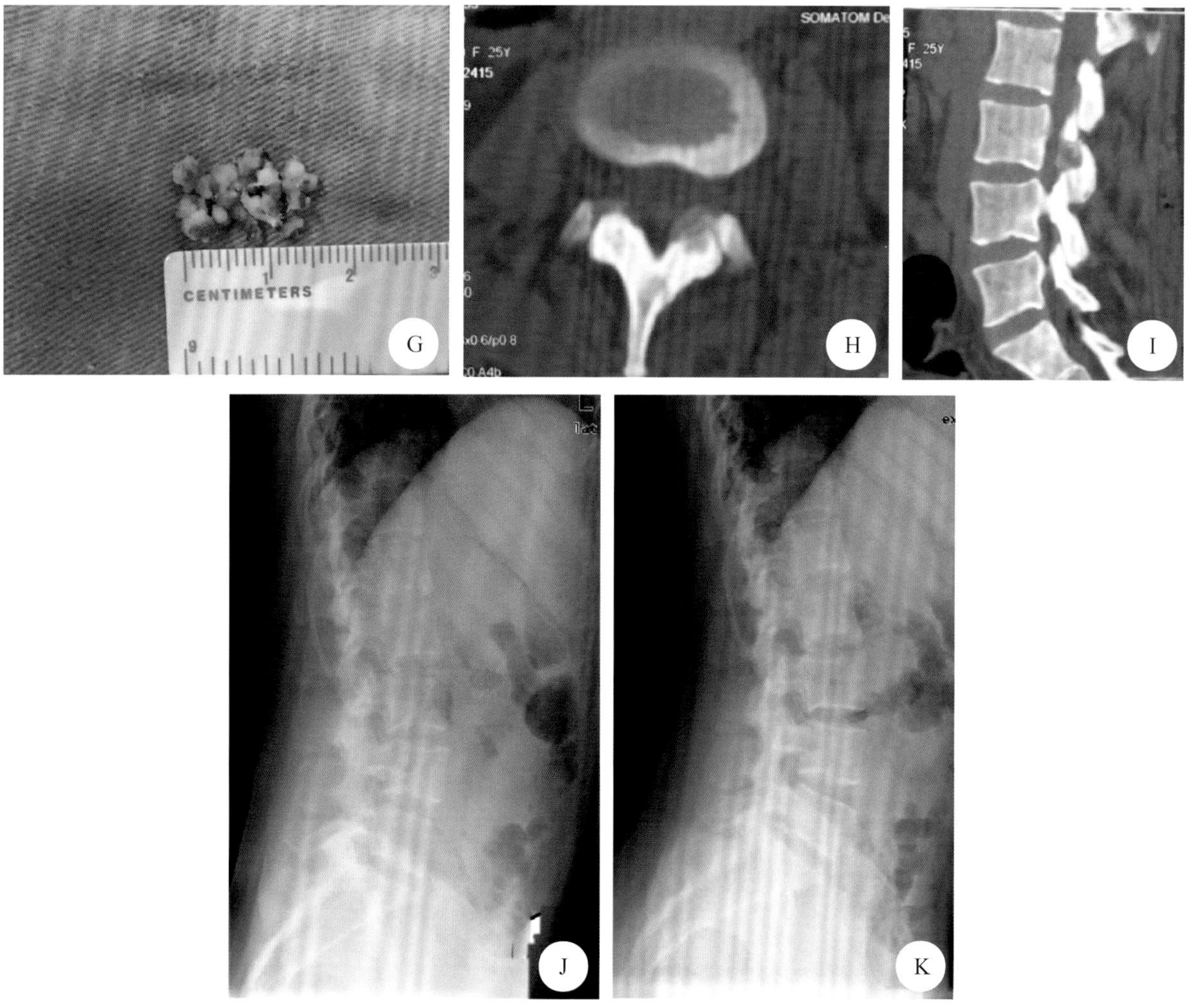

图 8-1-6　女性，25 岁，L_3 左侧椎板骨样骨瘤，疼痛性脊柱侧凸

A、B. 术前 DR；C~E. 术前 CT；F. 术中通道；G. 取出的瘤体；H、I. 术后 1 年 CT；J、K. 术后 1 年 DR，见 $L_{3\sim4}$ 椎间稳定性良好

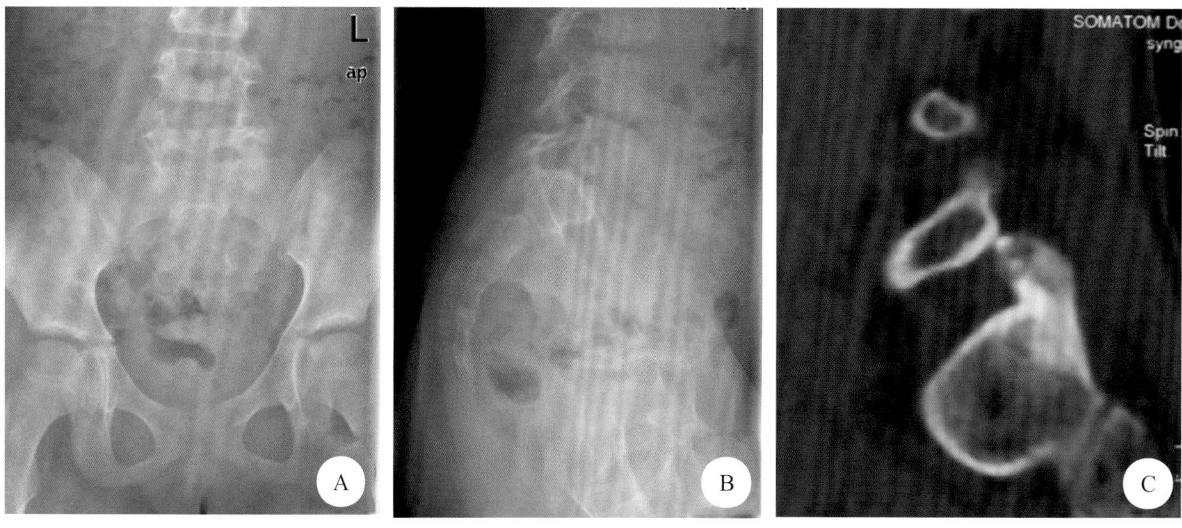

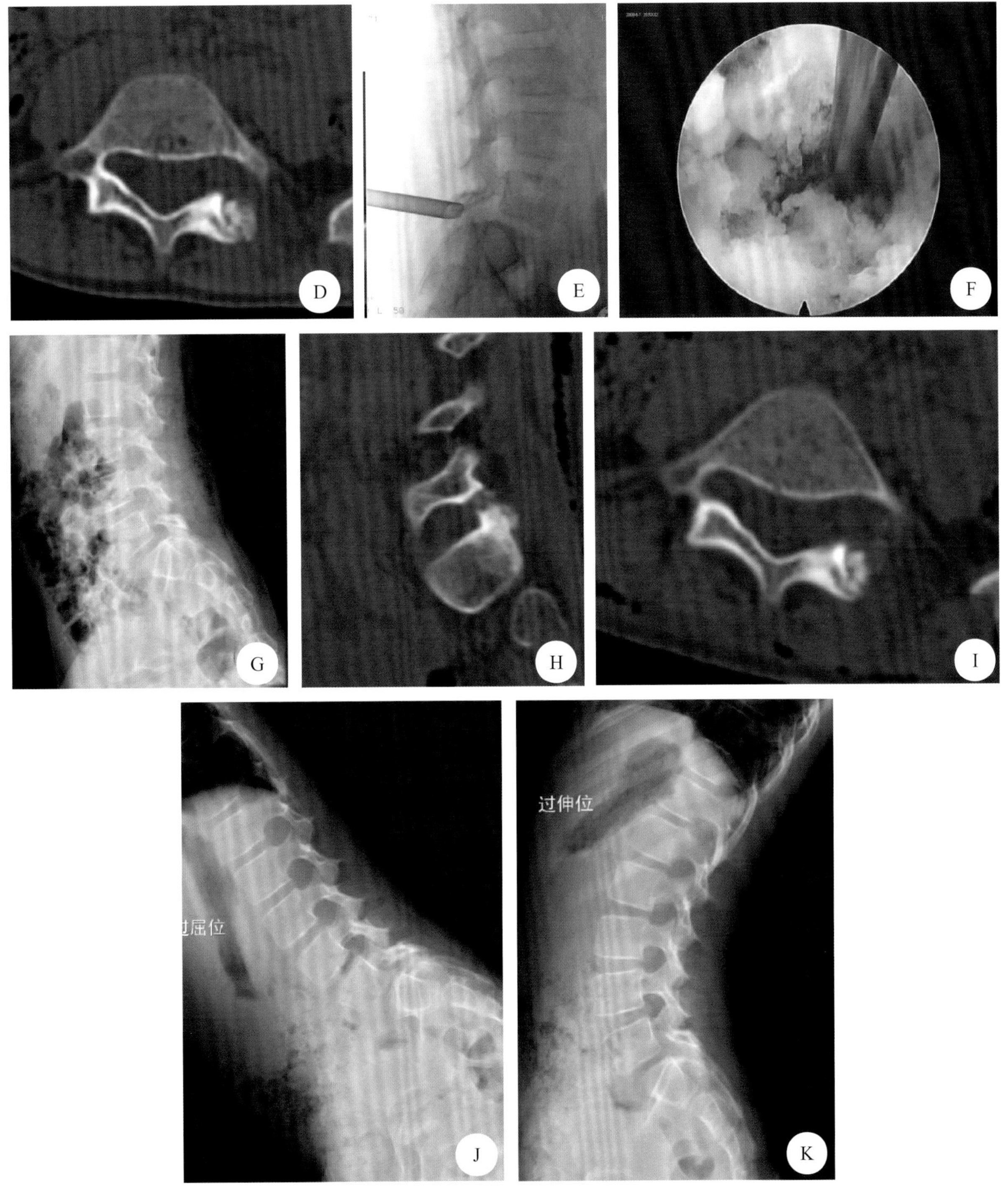

图 8－1－7　女性，9 岁 8 个月，S_1 左侧上关节突骨样骨瘤伴不全神经损伤

A、B. 术前 DR；C、D. 术前 CT；E、F. 术中通道；G. 术后 DR；H、I. 术后 CT；J、K. 术后 3 年 DR，疼痛完全消失

（三）经皮射频消融术

近年来，临床基于 CT 引导下的经皮切除术还使用了射频消融及激光等手段，以进一步对肿瘤进行物理或化学性损毁来避免复发，其中以 CT 引导下经皮射频消融治疗骨样骨瘤技术发展速度最快，它的精确度和有效率高、复发率低，明显优于长期水杨酸类药物治疗、完整手术切除及单纯经皮切除术等传统治疗方法，被国外学者公认为对于经影像学检查结合临床表现诊断为骨

样骨瘤患者的首选治疗方法。有文献报告经皮射频消融切除骨样骨瘤70例，术后1周所有患者疼痛消失，平均随访22个月，未见复发，首次手术成功率94%。

（四）经皮激光凝固切除术

经皮激光凝固切除骨样骨瘤是通过激光使瘤巢局部发热而达到热凝固的方法，其疗效与经皮射频消融治疗骨样骨瘤技术相同。经皮激光凝固切除骨样骨瘤手术与经皮射频消融手术程序相同，不同的是将光学纤维经穿刺针插入瘤巢，启动波长为805nm的二极管激光器，功率达到2W，维持4～6min。由于热传导对脊髓具有破坏性，在应用经皮激光凝固切除治疗脊柱骨样骨瘤时，瘤巢应距脊髓至少8mm。无论是激光还是射频消融，都是对周围软组织的热损伤或对脊柱重要神经系统的损伤，但是如应用适当，则不会产生严重神经损伤。

（五）CT引导下经皮切除加无水乙醇注入

2003年，Mowafi等总结15例骨样骨瘤，在CT引导下经皮切除骨样骨瘤后，用高速磨钻打磨病灶，再注入无水乙醇灭活。术后CT检查显示病灶消失，经过平均19个月（6～24个月）的随访，症状完全缓解。

2007年，Akhlaghpoor等报告54例骨样骨瘤，采用CT引导下经皮微波射频切除骨样骨瘤，之后再将浓度为99.8%的无水乙醇通过导针直接注入瘤巢。术后24h患者出院，有效率100%。术后随访13～48个月，2例患者分别在术后1个月和3个月复发，再次行CT引导下经皮微波射频加无水乙醇注入治疗后治愈。首次手术治愈率96.3%，再次手术治愈率100%。

七、预后

骨样骨瘤为可自愈性疾病，数年后有可能骨化自愈，有少量患者未经治疗而病变消失。少部分症状轻微者，可行对症保守治疗等待其愈合。但绝大多数因其疼痛症状较明显，持续时间较长，所以应行手术治疗。术中彻底切除瘤巢，术后疼痛迅速缓解，只要将瘤巢切除，则极少复发，预后良好，未见恶变报道。但瘤巢切除不全，有瘤巢残留者容易复发。

第二节　脊柱骨软骨瘤

一、概述

骨软骨瘤（Osteochondroma）也被称为骨软骨外生骨疣（Osteocartilaginous）或外生性骨疣（Exostosis），它是指骨的表面覆以软骨帽的骨性突出物，曾经被认为正常骨生长过程中的异常表现，后经研究发现，在软骨帽部位存在细胞学遗传学异常、非整倍体及杂合性的丢失，是一种真正的肿瘤病变，为最常见的骨良性肿瘤，是骨的错构瘤，占全身骨肿瘤的8.5%～12.0%，占良性骨肿瘤的31.6%～36.0%。临床上骨软骨瘤可全无症状或仅为偶然发现的局部无痛性肿块，多数生长缓慢，可分为单发和多发性两种，后者被称为多发性外生骨疣（Multiple exostosis）、骨软骨瘤病（Osteochondromatosis）或Bessel－Hagel综合征（Bessel－Hagel syndrome），占骨软骨瘤的12%左右。骨软骨瘤病可以散发，公认具有常染色体显性遗传性，65%～75%的患者有阳性家庭史，即患者双亲之一是患者，或连续几代人患有同一疾病，故也称为遗传性多发性骨软骨瘤（Hereditary multiple exostosis），是一种常染色体显性遗传性疾病，主要有三大特征：遗传性、骨短缩与畸形、易恶变为软骨肉瘤。与单发性骨软骨瘤相比，其发生率为1∶10。骨软骨瘤多发于长骨的干骺端，最常见于股骨远端（30%）、胫骨近端（17%）、肱骨近端和骨盆（20%），只有1.3%～4.1%的孤立性骨软骨瘤起自脊柱，占椎管内肿瘤的0.4%，占孤立性脊柱肿瘤的3.9%。大约9%的骨软骨瘤患者可累及脊柱，但实际发生率可能要高些，因为很多患者可终身无症状，常因压迫脊髓才引起人们的注意。

脊柱骨软骨瘤较少见，多数为单发性骨软骨瘤，少数是多发性骨软骨病累及脊柱。Albrecht等回顾分析文献报告130例脊柱骨软骨瘤，其中单发性骨软骨瘤96例，多发性骨软骨瘤累及脊柱 32 例。姜亮等报告 21 例脊柱骨软骨瘤的患者，其中 19 例为单发性骨软骨瘤，2 例为多发性骨软骨瘤，累及上、下肢等多个部位。

二、临床表现

骨软骨瘤常见于儿童或青少年，20 岁以前占 70%～80%，多发性骨软骨瘤发病年龄较单发性骨软骨瘤早，通常情况下在 2 岁左右被发现，自婴幼儿到青少年发病率逐渐降低，20 岁以后少见，遗传性多发骨软骨瘤在新生儿期很难发现，特别在女性。有些患者可以表现为终身亚临床状态而不被发现，多数患者直到发生脊髓或神经根压迫症状经影像学检查时才发现。多发性骨软骨瘤的病灶数量不一，多的可超过 100 个。男性病例与遗传无关，而女性则可以是隐性携带者，并可将疾病传给后代。与单发性骨软骨瘤一样，随人体生长，骺闭合后也停止生长。恶变者少见，单发性骨软骨瘤恶变率为 1%，多发性骨软骨瘤恶变率为 5%。

脊柱骨软骨瘤可累及脊柱的任何节段，最好发于颈椎，约占 50%，其中 C_2 最常受累，其次好发于胸椎，约占 25%。多数脊柱骨软骨瘤生长于椎板、椎弓根、关节突或棘突等后柱结构，少数生长于椎体。其临床症状主要与瘤体的生长部位和生长速度有关，多为无症状或仅有局部疼痛或不适。当瘤体向椎管内或椎间孔内生长时，使椎管和椎间孔受累变窄，直接压迫脊髓或神经根，导致相应部位的感觉、运动障碍，部分患者表现为椎管狭窄症状，临床上偶见急性神经损害。文献曾报告 1 例轻微外伤后突发死亡的病例，是由枢椎骨软骨瘤造成的。脊柱骨软骨瘤引起神经损害最早由 Reid 于 1843 年报道。Gille 等回顾分析 2004 年之前报道的 150 例孤立性脊柱骨软骨瘤患者，其中 60 例出现脊髓受压，占 40%。Albrecht 等回顾分析 1907—1992 年报道的 99 例脊柱骨软骨瘤患者，其中 30%的单发性脊柱骨软骨瘤患者出现脊髓受压，而多发性骨软骨瘤累及脊柱的患者有 50%以上会出现神经损害。2011 年姜亮等报告 19 例单发性脊柱骨软骨瘤中 13 例有神经损害表现。其中 8 例有脊髓受压，占 42.1%；2 例多发性骨软骨瘤患者，1 例有脊髓受压、1 例仅局部疼痛。

三、影像学表现

（一）X 线片

骨软骨瘤无论是单发还是多发，一般都具有一个特征性的骨表面覆以软骨帽的骨性突出物，此骨性突出物即是骨软骨瘤（图 8－2－1）。其皮质、松质与正常骨相连，有蒂的骨软骨瘤显示出一个细长的蒂，无蒂的骨软骨瘤表现出一个宽的基底，附着于骨皮质。其共同特点如下。

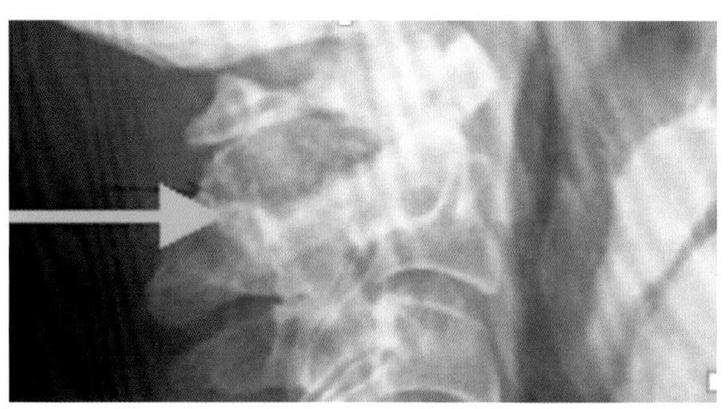

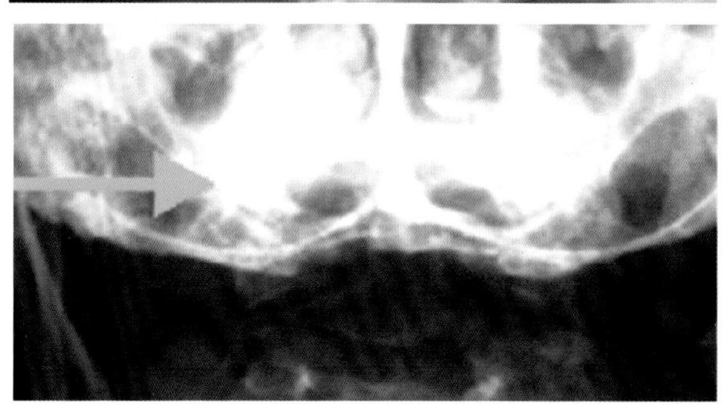

图 8－2－1　男性，20 岁，枢椎椎弓骨软骨瘤（箭头所示）

（1）受累椎骨的皮质和松质与骨软骨瘤皮质和松质相连续，之间没有间隔，肿瘤尖端可见透亮软骨阴影。

（2）软骨帽：骨性突出物的尖端有软骨帽，正常软骨帽的厚度<1cm，儿童可较厚，其外有一层纤维血管组织包膜，软骨帽未发生钙化时 X 线检查不能显示，软骨帽钙化呈不规则形斑片状致密影。

（3）软骨钙化：软骨钙化是诊断骨软骨瘤的重要征象，也是判断肿瘤生长活跃性的指标。缓慢生长的肿瘤，软骨钙化带薄；生长活跃的肿瘤，软骨钙化带厚薄不均；当肿瘤生长异常活跃时，钙化带呈环形、半环形，且密度不均，边缘模糊。

（4）骨软骨瘤如出现以下征象时，应高度怀疑恶变的可能：①肿瘤表面钙化带中断、不连续；②软骨帽明显增厚或出现软组织肿块；③钙化带密度减低、边缘模糊、局部骨质破坏和出现骨膜反应；④软组织内出现斑点状或低密度钙化环；⑤瘤体内有瘤骨形成。

（二）CT

CT 可以显示肿瘤的软骨和骨化部分，可肯定病灶的骨松质与受累骨的骨松质相延续，可以发现 X 线片难以显示的部位（图 8－2－2、图 8－2－3）。骨软骨瘤的生长方向与肌腱或韧带所产生力的方向一致，一般是从骨骺端向骨干方向生长。肿瘤表面有透明软骨帽覆盖，其厚薄不一。较薄的一般不易显影，较厚的则可见菜花样致密影，但边界清楚。软骨帽的厚薄与生长年龄相关。越年轻的患者，软骨帽可相对较厚，成年时则较薄。儿童软骨帽超过 3cm 时才考虑恶变可能，而成年人软骨帽超过 1cm 则有恶变的可能。病变分布点状或环状钙化，也是骨软骨瘤的典型特征。这些特点可使本病与偶尔呈类似表现的骨瘤、皮质旁骨肉瘤、软组织骨肉瘤和皮质旁骨化性肌炎相鉴别。

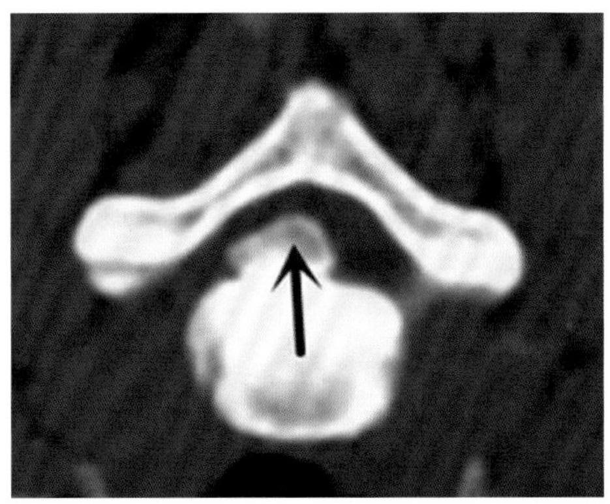

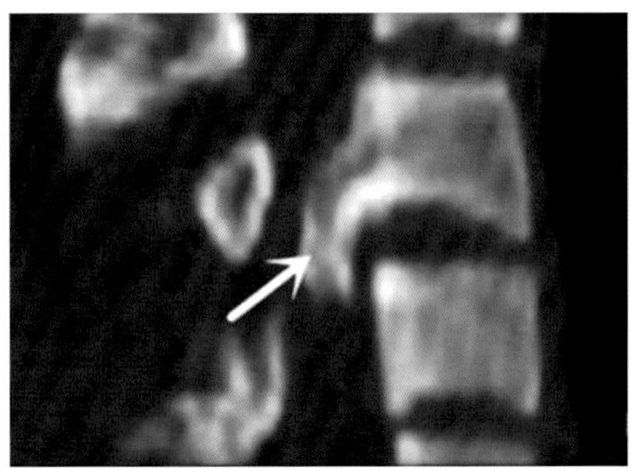

图 8－2－2　女性，23 岁，C_3 骨软骨瘤，CT 水平面及矢状面显示 C_3 后缘骨软骨瘤，突入椎管压迫脊髓（箭头所示）

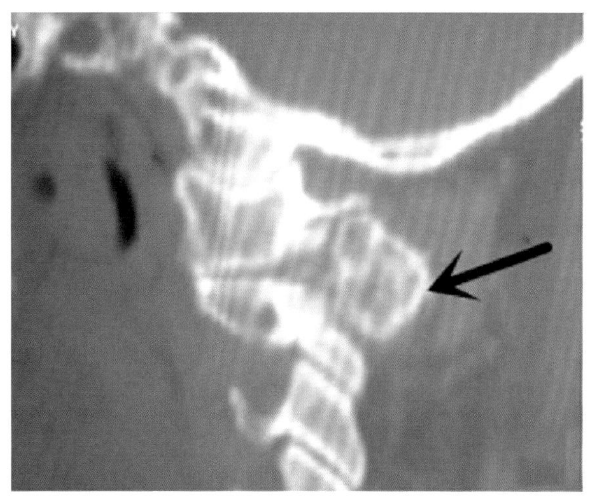

图 8－2－3　男性，20 岁，枢椎椎弓骨软骨瘤 CT 表现（箭头所示）

（三）MRI

瘤体在 MRI T1WI 和 T2WI 均为等信号，软骨帽在 T1WI 为低信号，在 T2WI 为高信号（图 8－2－4、图 8－2－5）。在 MRI T2WI 和梯度回波序列上，软骨帽表现为高信号强度，软骨膜处表现为包绕软骨帽的窄带状低信号，不同程度的信号缺乏和低信号强度区域代表了软骨钙化。钆剂增强的 MRI 可见骨软骨瘤周围强化，其代表了覆盖在未被增强的软骨帽上的纤维血管组织。

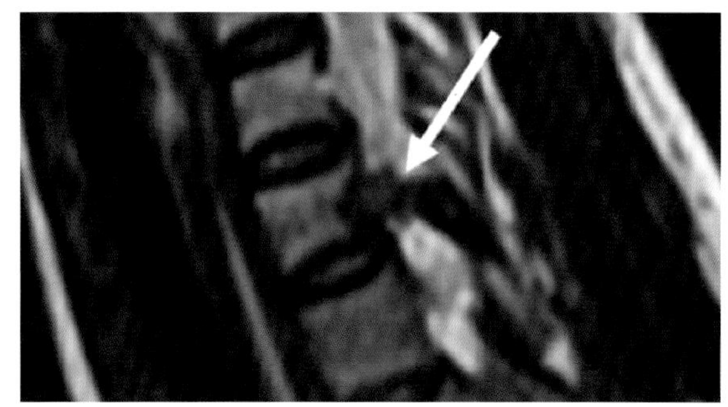

图 8－2－4　男性，28 岁，C_7 椎骨软骨瘤，MRI 显示肿瘤突入椎管压迫脊髓（箭头所示）

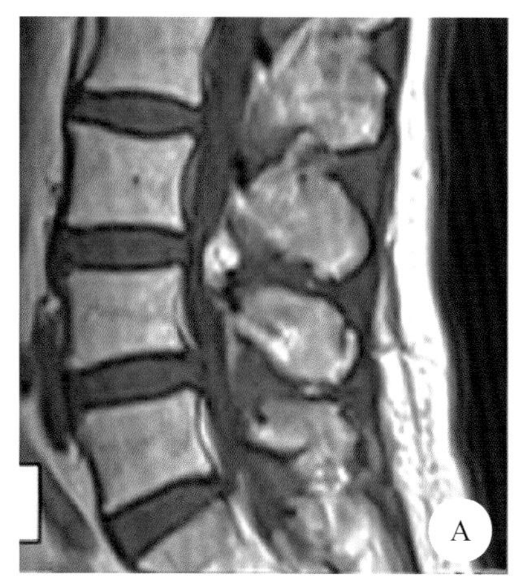

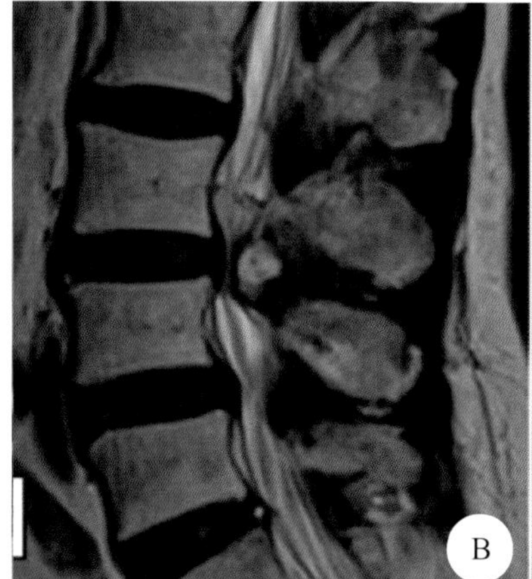

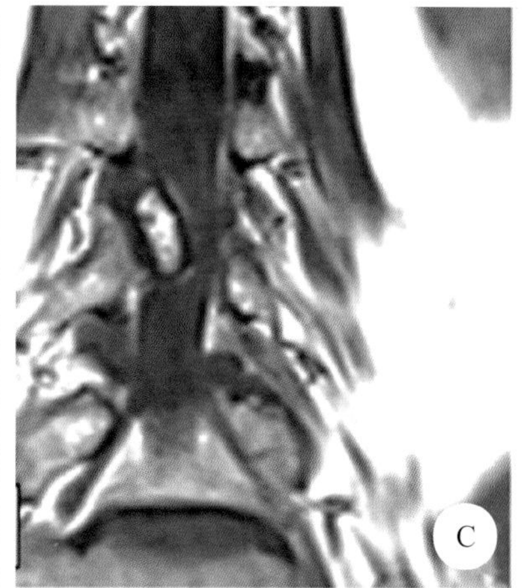

图 8－2－5　女性，72 岁，L_3 右下关节突骨软骨瘤

A～C. 矢状面 T1WI、T2WI 及冠状面 MRI 显示骨软骨瘤向椎管突出，压迫脊髓，椎管狭窄

（四）骨显像

骨软骨瘤骨显像可显示病变区放射性浓集，放射性浓集是在软骨帽周围，而软骨肉瘤或恶变后的软骨肉瘤，放射性浓集则是整个肿瘤体的浓集且放射浓集更显著。

四、病理学检查

（一）肉眼观

骨软骨瘤好发于软骨化骨的部位，椎骨的骨软骨瘤往往位于椎体后部继发性骨化中心部位，如椎骨突起部分的尖端、椎弓和椎骨－肋骨交界处。肿瘤呈广基或有长蒂或二者之间的各种中间状态，骨密质和髓腔都与附着骨相连续。瘤旁常有滑囊形成。肿瘤大小不等，平均 4cm。大体取材时需纵行切开测量表面软骨帽的厚度。软骨帽厚薄不等，骨骼生长期的青少年软骨帽偏厚，达 1cm 甚至更厚，但表面光滑厚薄均匀。成人软骨帽厚度不应大于 1cm，如果大于 1cm，需要充分取材以排除恶性。继发性软骨肉瘤软骨帽常大于 2cm。骨骼停止生长后，软骨帽可逐渐变薄消失。

（二）镜下所见

骨软骨瘤分三层：最表面为纤维膜，相当于肿瘤在生长过程中被逐渐抬高的骨膜，且与附着骨的骨膜相连续。骨膜下为薄层软骨帽，厚度应小于 2cm，且随年龄增加而变薄。软骨帽为分化良好的透明软骨，其内表浅的软骨细胞呈簇状排列，邻近骨移行区的软骨细胞呈条索状排列，类似骺板软骨，并有软骨内骨化。在骨骼生长期软骨帽的软骨细胞可有轻度的不典型性，并可出现双核细胞。软骨帽下软骨化骨形成分化成熟的骨松质，骨小梁间充满脂肪细胞和正常的造血组织（图 8－2－6）。

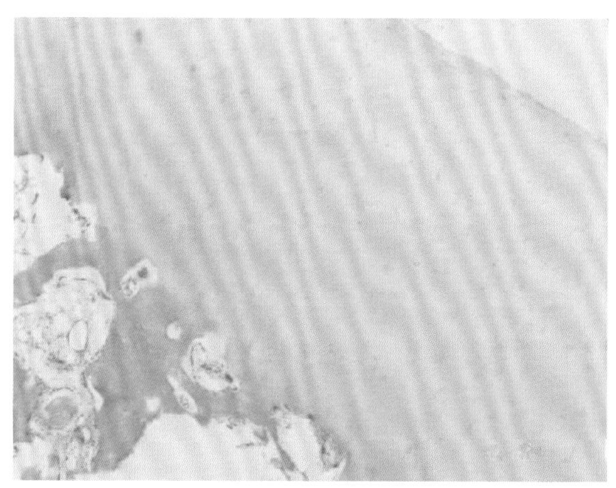

图 8－2－6　骨软骨瘤镜下软骨帽为分化良好的透明软骨，软骨帽下软骨化骨形成分化成熟的骨松质，骨小梁间充满脂肪细胞和正常的造血组织（HE×40）

（三）遗传学改变

长期以来，关于骨软骨瘤是一种发育异常还是真性肿瘤一直有争议。然而，细胞遗传学研究发现，骨软骨瘤染色体异常累及 8q22－q22.4，即 *EXT1* 基因定位处。DNA 流式细胞仪检测发现软骨帽中的软骨细胞有异倍体现象，荧光原位杂交发现 79％的患者有 8q22－q22.4 的丢失，这些现象都提示骨软骨瘤都是真性肿瘤，应该和骨关节炎患者在关节边缘生长的骨赘，以及创伤引起的

甲下外生骨疣发生的机制完全不同，外生骨疣的名称不应与骨软骨瘤混合使用，以免引起误解。

五、诊断与鉴别诊断

（一）诊断

骨软骨瘤根据典型的临床表现及影像学特征，95%以上就可确定诊断，不容易与其他肿瘤相混淆，但需要诊断是单发还是多发。多发性骨软骨瘤常伴有家族遗传性病史，CT 和 MRI 可显示被普通 X 线片遮挡的结构，是发现本病的首选检查。CT 对骨软骨瘤本身显示较 MRI 为优，而 MRI 对脊髓神经结构的显示较 CT 更为清晰。本病诊断容易，不易误诊。骨软骨瘤是否恶变，需要根据临床表现、影像学表现结合病理学检查确诊。

（二）鉴别诊断

1. 恶变后的软骨肉瘤 最重要的鉴别诊断是区分良性骨软骨瘤和恶变后的软骨肉瘤。骨软骨瘤恶变为软骨肉瘤后具有较厚的软骨帽（厚度常超过 2cm），其中可有散在的钙化，且与蒂中含有的钙化分开，并伴有软组织肿块。X 线片、CT 及 MRI 均可以显示以上特点。骨软骨瘤恶变后，在骨扫描上能显示病灶部位较高的核素浓聚。然而，有时良性骨软骨瘤也有类似表现。鉴别骨软骨瘤是否恶变需要进行动态的影像学检查。骨骼发育成熟后，出现软骨帽轮廓的不规整和大小改变，或出现远离原先轮廓的钙化时，通常提示恶变。当这些征象合并基底部或颈部骨质破坏，以及出现软组织肿块时，则高度怀疑恶变。组织学上的恶变依据是软骨组织中细胞成分丰富，细胞分布不均匀，细胞有多形性，细胞核有异型性。

2. 骨骺骨软骨瘤 可能会与骨软骨瘤相混淆的病变是骨骺骨软骨瘤或关节内骨软骨瘤，更常见的名称是半肢性骨骺发育异常或 Trevor－Fairbank 病，这是一种发育性病变，以不对称性的一个或多个骨骺的过度生长为特征，常发生在下肢，偶尔发生于上肢。距骨、股骨远端和胫骨远端是最常见的好发部位。典型的病变发生于被侵及肢体的一侧，并使骨骼变形。基本病理过程是骨骺内的软骨的异常增生。半肢性骨骺发育异常与常见的骨软骨瘤及软骨瘤相关，组织学上二者几乎一样。该病的临床特点是受累关节的疼痛、变形和运动受限。影像学检查可见骨化中心的一侧呈不规则、球状过度生长，随着病变的增大，关节变形则更明显。

3. 多发内生软骨瘤病（Ollier 病，En－chondromatosis） 内生软骨瘤病以多发的内生软骨瘤为特点，常累及干骺端和骨干，如果骨骼被广泛地累及，特别是在累及单侧的情况下（1899 年首次由 Ollier 描述的病例），则称之为 Ollier 病。与多发性骨软骨瘤不同，它无遗传和家族倾向，是一种具有异常基因的肿瘤。

4. 脊柱软骨肉瘤 对于复发的患者，需要鉴别是骨软骨瘤复发、骨软骨瘤恶变，还是脊柱软骨肉瘤。

六、治疗

（一）观察

无症状或发展缓慢的患者可以密切随访观察。

（二）手术治疗

有手术适应证者可以手术治疗。

1. 手术适应证

（1）成年后肿瘤持续生长。

（2）出现疼痛。

（3）出现有神经损害。

（4）长期疼痛保守治疗效果不佳或诊断不明确。

（5）有邻近骨骼、血管、神经压迫。

（6）瘤体在成年后，继续生长或突然生长，影像学提示有恶变倾向。

2. 手术方法 手术时应行骨软骨瘤的膜外游离，充分显露，并于基底部周围的正常骨边缘做整块切除（图 8－2－7）。基底部切除过少，局部可遗留骨性突起。软骨帽切除不干净容易复发。由于脊柱骨软骨瘤多生长于脊柱后方或侧后方，多选择后方入路，将肿瘤相邻骨质及其起源附件彻底切除。若有脊柱不稳定，可行关节突或椎弓根内固定。对于位于椎体的骨软骨瘤，可选择前方或侧方入路，宜行边缘切除肿瘤。椎体无缺损而稳定性良好者，则无需重建。

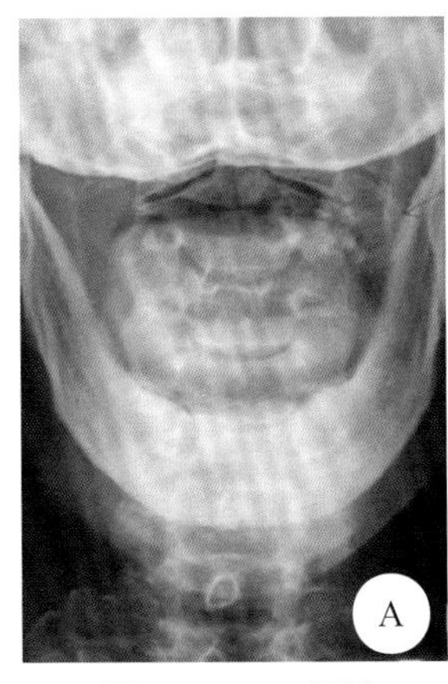

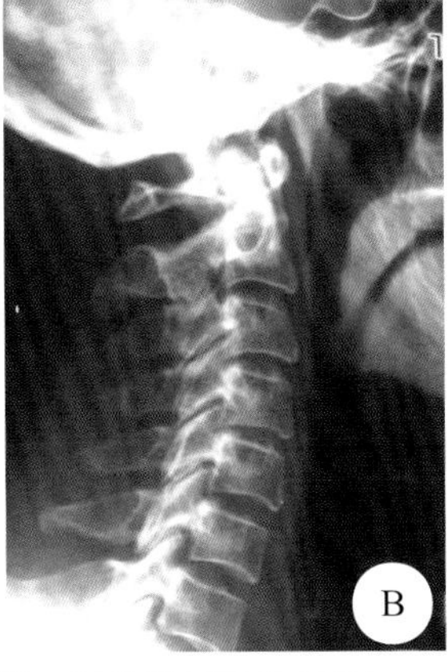

图 8-2-7　男性，20 岁，枢椎椎弓骨软骨瘤
A、B. 切除术后 9 年正、侧位 X 线片显示无复发

七、预后

多发性骨软骨瘤的预后与单发性骨软骨瘤一样，随人体生长，骺闭合后也就停止生长。脊柱骨软骨瘤手术切除后复发者少见。Gille 等报道的脊柱单发性骨软骨瘤中仅有 7 例（4%）复发，最短 6 个月，最长 14 年，平均为 5 年。多数学者认为，术后复发与瘤体或软骨帽残留有关，故务必彻底切除病灶，骨软骨瘤可恶变为软骨肉瘤。多发性骨软骨瘤的恶变率约为 15%，而单发性骨软骨瘤的恶变率仅为 1%。据文献报道，脊柱骨软骨瘤恶变率相对于四肢较高，肖建如等认为位于躯干骨（含脊柱、骨盆、肩胛骨、肋骨等）的骨软骨瘤约 10%可转化为软骨肉瘤，但依据不明确。骨软骨瘤恶变多见于术后肿瘤复发，瘤体较大并有较厚的软骨帽。成年后肿瘤持续生长均提示恶变可能，尤其是软骨帽厚度大于 1cm 时要怀疑恶变。姜亮等报告获得随访的 17 例患者，肿瘤切除彻底，无瘤体及软骨帽残留，未见复发或恶变。

第三节　脊柱血管瘤

一、概述

骨的血管瘤（Hemangioma of bone）是由新生的毛细血管或海绵状血管构成的良性病变，源于骨内血管。有学者认为并非真性肿瘤，而是血管发育异常造成的错构性血管畸形或局部静脉曲张，属血管病变或血管畸形的一种。组织学上可分为毛细血管瘤和海绵状血管瘤两型。前者好发于扁骨和长管状骨，后者好发于脊柱和颅骨，多为单发，但也可以表现为单骨多中心或是多骨受累，亦可同时累及软组织或内脏，称为多发性骨血管瘤或骨血管瘤病。骨血管瘤病因未明，可能与先天畸形或局部血液淤滞有关，有报道与外伤关系密切。

2002 年 WHO 骨肿瘤分类将血管性肿瘤分为两类：①血管瘤，属于血管畸形，包括海绵状血管瘤、毛细血管瘤、组织细胞血管瘤、静脉血管瘤及血管瘤病。②血管肉瘤（Angiosarcoma），由内皮分化的肿瘤细胞形成，包括血管肉瘤、血管内皮瘤（Hemangioendothelioma）、血管内皮肉瘤及上皮样血管内皮瘤（Epithelioid hemangioendothelioma）。

2013 年 WHO 骨肿瘤分类将血管性肿瘤分为 4 类：①血管瘤（ICD－O 编码 9120/0）；②上皮样血管瘤（ICD－O 编码 9125/0）；③上皮样血管内皮瘤（ICD－O 编码 9133/3）；④血管肉瘤（ICD－O 编码 9120/3）。

脊柱血管瘤是常见的脊柱良性肿瘤，表现为脊椎内血管组织的异常增生，占脊柱原发性肿瘤的 2%～3%。Schmorl 在 3829 例尸检脊柱标本中，发现 10.7%存在无症状的血管病变。大宗尸检报道 10%～12%的脊柱标本发现血管瘤。绝大多数的脊柱血管瘤表现为无症状的静止型病变，多在行 X 线或 MRI 检查时无意中发现。只有约 1%的脊柱血管瘤患者会表现出症状，其中约 55%的患者表现为局部疼痛，45%的患者表现为因进展迅速的脊髓、神经根压迫而导致的神经功能损伤。可在任意年龄发生，70%左右的患者发病在 30～60 岁，女性多于男性，多在 40 岁以后被发现。多见于胸椎，其次是腰椎和颈椎。常累及椎体，也可累及椎弓，少数也会累及椎间隙及椎管内外。

二、临床表现

脊柱血管瘤患者大多数病变无临床症状，多

由影像学检查偶然发现，由无症状进展为有症状的约为 3.4%，称为脊柱侵袭性血管瘤（Agreesive hemangioma）或症状性椎体血管瘤。脊柱血管瘤患者就诊时平均年龄为 44 岁。平均病程 13 个月，疼痛者平均病程 11 个月。侵犯部位胸椎最多，其次是颈椎，再次是腰椎，可累及相邻 2 个节段，瘤体均侵及椎体，部分侵及椎弓，可侵入椎管内，并伴有椎旁软组织团块。1/4患者仅表现为局部疼痛，3/4 伴有脊髓或神经根损害，表现为四肢无力、感觉减退、肌力减弱、活动障碍、二便困难。妊娠期第 3 个月可急剧进展，1 个月内进展至不全截瘫，脊髓功能损害可达 Frankel C 级。产生脊髓压迫的可能原因：①病椎膨大向后移位压迫脊髓；②病变突破椎体骨皮质向椎体外生长，常侵及横突、椎弓根及硬膜外间隙引起脊髓压迫；③椎体骨折引起部分椎体或瘤体向后移位压迫脊髓；④肿瘤出血进入硬膜外间隙造成脊髓压迫。

三、影像学表现

（一）X 线片

脊柱血管瘤 X 线片的典型表现为栅栏状改变。这是由于水平的、非承重骨小梁被吸收，而垂直的骨小梁代偿增粗，纵行排列，间以低密度间隙，呈栅栏状（图 8－3－1、图 8－3－2）。这些垂直的骨小梁在水平面 CT 上表现为圆点花纹状。有时水平骨小梁也有增粗而呈网状。还有一些血管瘤可呈蜂窝状外观，椎体边缘可轻度或明显膨出，不典型的血管瘤可呈溶骨性、硬化性或斑点状改变。肿瘤主要侵犯椎体，并逐渐侵入椎弓根、横突、椎板及棘突，也可直接侵犯椎间盘及邻近肋骨。受累椎体可见不同程度压缩或扁平，横向稍有膨大，骨皮质变得不规则，少见软组织受累。受累的椎弓根界线不清楚，与转移性肿瘤所致破坏类似。

（二）CT

脊柱血管瘤的 CT 表现为椎体骨松质呈致密圆点影或网格状改变，残留骨小梁增粗，呈稀疏排列的高密度斑点，矢状面或冠状面重建图像呈栅栏状改变（图 8－3－3～图 8－3－5）。偶尔可见椎旁软组织肿块。骨小梁减少、增粗，形成致密圆点影或网格状征象是脊柱血管瘤的特征性表现。椎体大小形态多保持正常或轻度向周围膨胀，椎体皮质变粗糙模糊，病程长、椎体破坏严重者可产生压缩骨折。附件受累可呈轻度膨胀性改变，骨松质亦可出现典型或者不典型的栅栏状或网格状表现，破坏严重时骨皮质模糊中断，但轮廓完整。椎间盘一般保持正常，但可以合并椎间盘膨出或者突出。

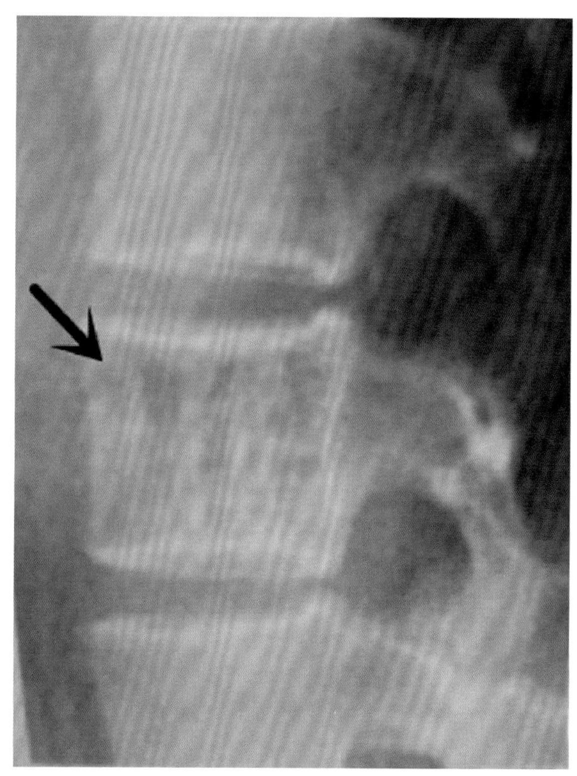

图 8－3－1　男性，38 岁，L_4 血管瘤，侧位 X 线片可见椎体呈栅栏状改变（箭头所示）

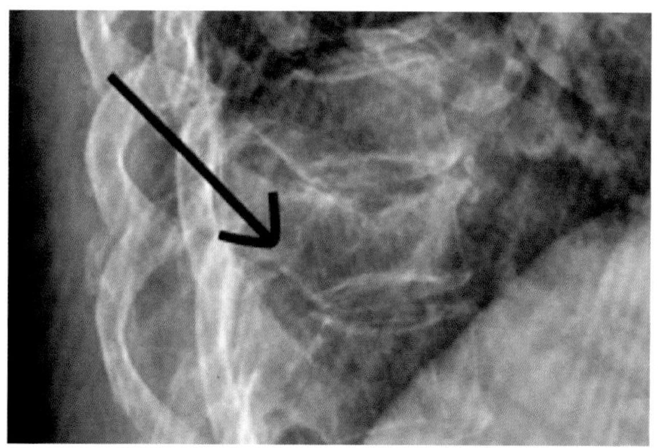

图 8－3－2　男性，66 岁，T_{10} 血管瘤，侧位 X 线片可见椎体轻度压缩，内部呈栅栏状改变（箭头所示）

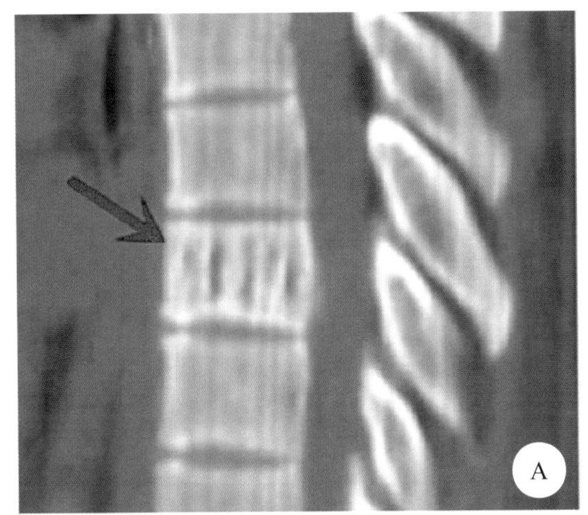

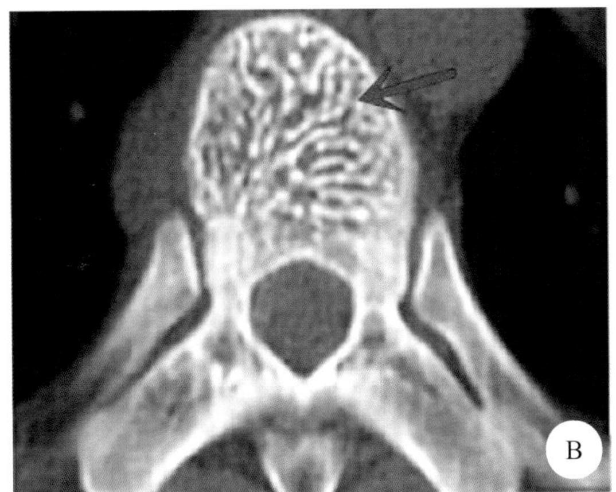

图 8-3-3　女性，30 岁，T_7 血管瘤（箭头所示）

A. CT 矢状面呈栅栏状；B. CT 冠状面呈蜂巢状

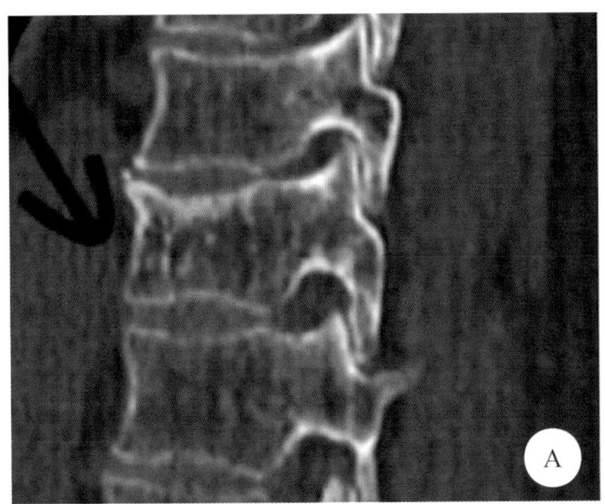

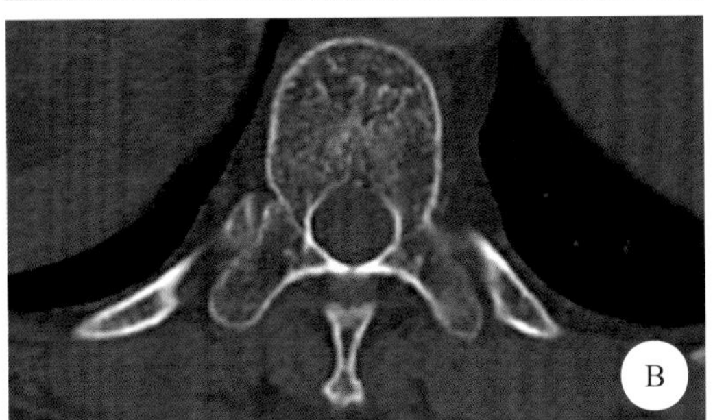

图 8-3-4　男性，66 岁，T_{10} 血管瘤

A. CT 矢状面呈栅栏状（箭头所示）；B. CT 水平面呈蜂巢状

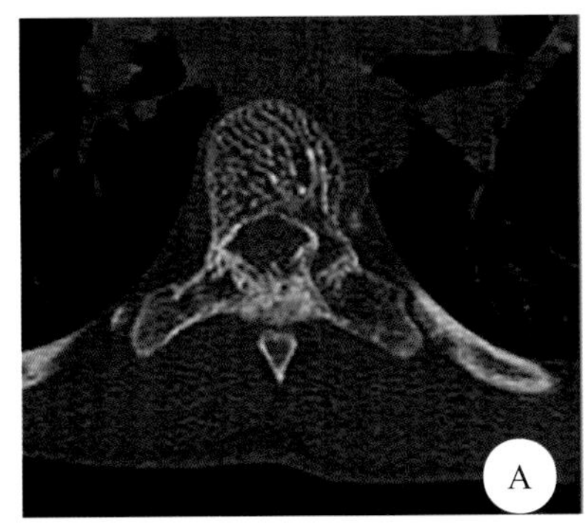

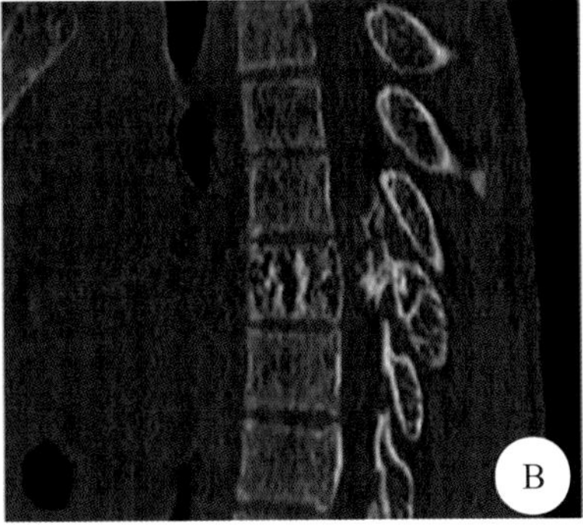

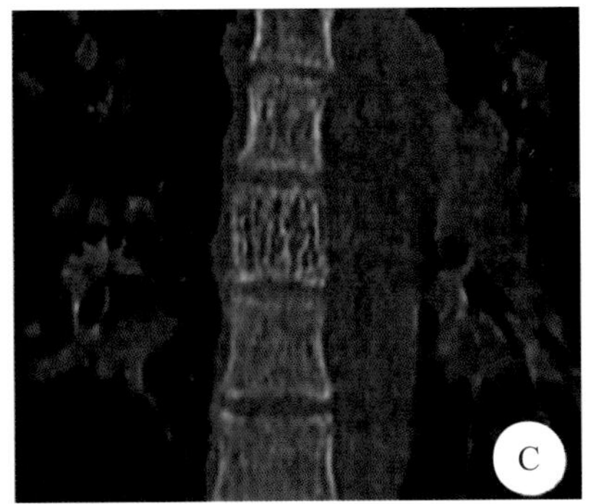

图 8-3-5　男性，14 岁，T_6 血管瘤

A. CT 水平面呈蜂巢状；B、C. CT 矢状面呈栅栏状

CT 对评价血管瘤骨内病变是最有效的，因血管瘤所在位置骨小梁增粗形成结节而表现为高密度的“圆点征”。血管瘤侵袭征象包括：

（1）侵犯整个椎体。

（2）侵犯神经弓。

（3）不规则结节。

（4）骨皮质扩张、破损。

（5）软组织团块。

（6）多位于 $T_{3\sim9}$。

而恶性血管病变也可有类似表现。血管肉瘤较血管瘤多见骨质破坏、侵袭性软组织扩张（尤见于恶性度高的血管肉瘤），有时也可见硬化带。故 CT 难以鉴别带有侵袭性的血管瘤（血管畸形）和血管肉瘤（恶性肿瘤）。

（三）MRI

MRI 对长骨血管瘤定性诊断有较高特异度，T1WI 呈与肌肉相似等信号，T2WI 呈明显高信号，且随回波时间延长而逐渐增高，有时可见低信号分隔。增强扫描病变呈网格状强化。

脊柱血管瘤在 MRI T1WI 上可因间质内的血细胞成分减少、脂肪成分增加而表现为高信号，T2WI 上表现为高信号（图 8-3-6～图 8-3-8）。运用旋转回声技术进行 MRI 检查，发现病变内不同的信号强度很大程度上是由变化的血流速度所决定的。

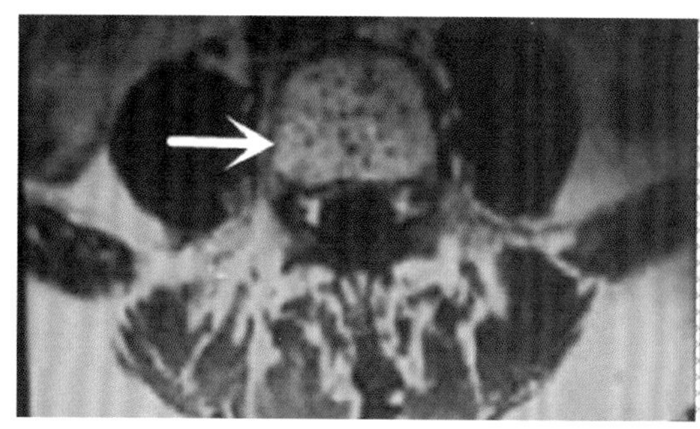

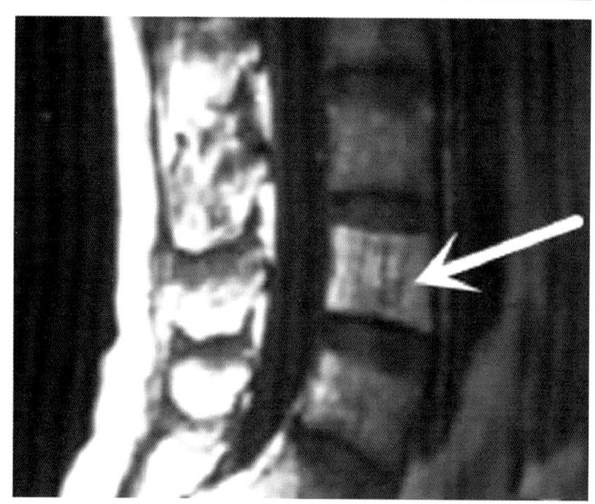

图 8-3-6　男性，38 岁，L_4 血管瘤，MRI 呈蜂窝状与栅栏状（箭头所示）

MRI 可以用来评价软组织扩张程度、脂肪成分和脊髓受压程度。由于脂肪相对增生，MRI 上无症状的脊柱血管瘤常显示为长 T1 信号（取决于脂肪增生的程度）、长 T2 信号。增粗的骨小梁结节在水平面 T1WI 上与周围脂肪组织对比，可以表现为低信号。引起神经损害的脊柱血管瘤多位于胸椎、侵及整个椎体、扩张到神经弓和神经根，常在 T1WI 表现为低信号、T2WI 为高信号，提示其中脂肪增生较少。这对判断预后有一定意义。

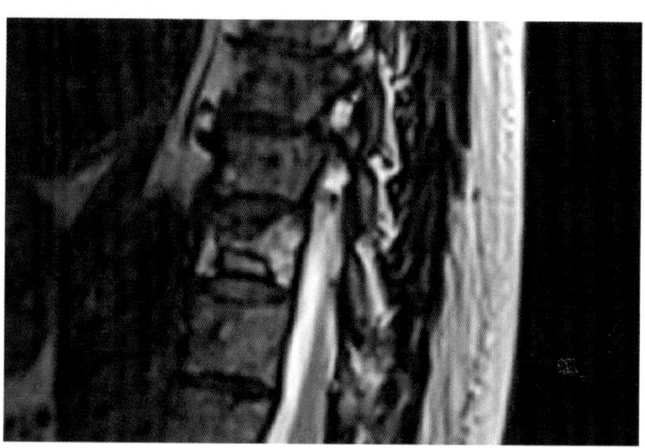

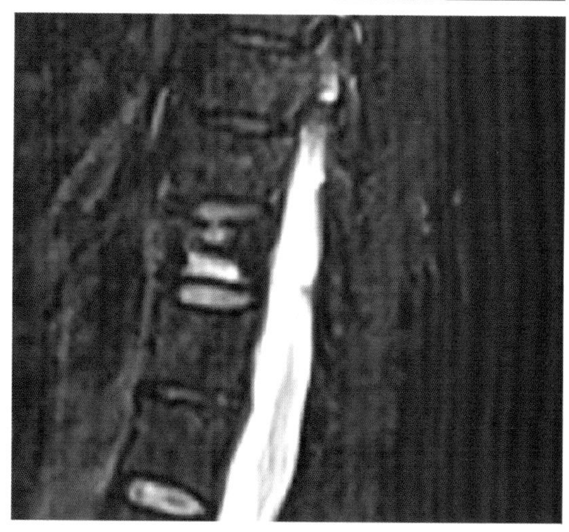

图 8-3-7　男性，66 岁，T_{10} 血管瘤，MRI T1WI 及 T2WI 均显示高信号

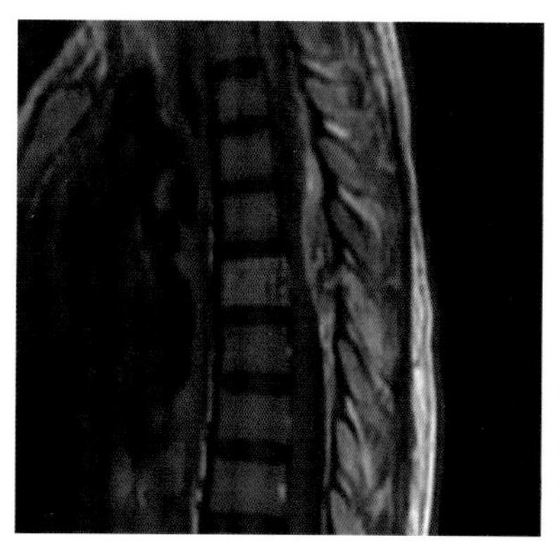

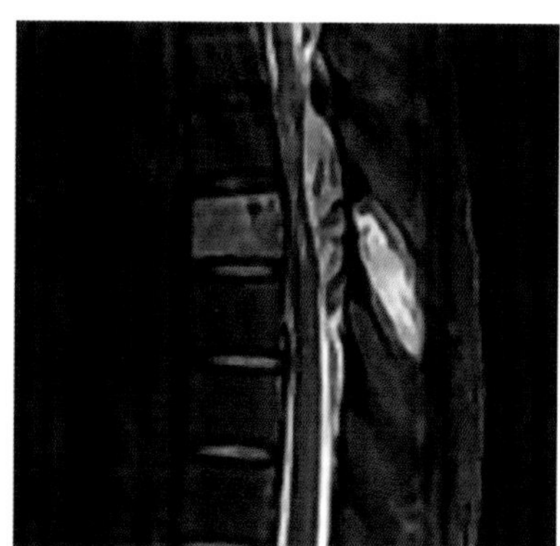

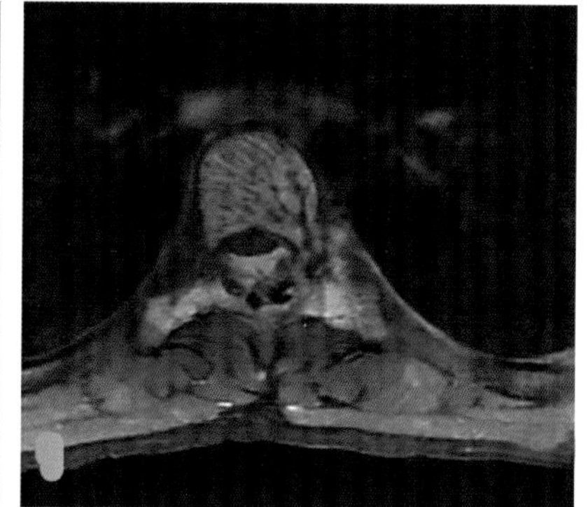

图 8-3-8　男性，14 岁，T_6 血管瘤，矢状面 T1WI、T2WI 显示 T_2 高信号，背侧硬膜外肿块压迫脊髓

（四）骨显像

脊柱血管瘤在血管期及骨期均表现为核素摄取增加。血管期摄取增加是由病变的血管特性引起。骨期摄取增加是由于病灶内大量的反应性骨形成。

（五）血管造影

血管造影在一些患者表现为病灶内血运增加；在另一些患者，因病灶内血管与体循环无交通，呈现无血管现象，缺乏血运丰富的影像特点，此时不能排除血管瘤的可能。

四、病理学检查

（一）肉眼观

椎骨的血管瘤体积一般不大，呈暗红色，边界清楚，质地软；也可呈蜂窝状或多房囊性，房间有隔，隔内有骨小梁。

（二）镜下所见

血管瘤有不同的组织学特征，可分为毛细血管瘤、海绵状血管瘤、静脉性血管瘤、上皮样血管瘤、血管瘤病，其中以海绵状血管瘤多见或是上述几种的混合，且血管瘤和淋巴管瘤常常混合存在。毛细血管瘤有特征性的小叶状结构和较大的滋养血管，由单层扁平内皮细胞衬覆，细胞形态规则一致，可有核分裂象。海绵状血管瘤由大量扩张的血窦构成，内衬单层扁平的内皮细胞（图 8−3−9）。血管瘤内肿瘤性血管被反应性新生骨小梁和纤维结缔组织分隔围绕，可能起到支撑作用。上皮样血管瘤又称为组织细胞样血管瘤或血管淋巴样增生伴嗜酸性粒细胞浸润，病变内含有不成熟毛细血管，内皮细胞增生肥大呈上皮样，胞质嗜酸性，核仁明显。间质有大量的淋巴细胞、嗜酸性粒细胞浸润，可有淋巴滤泡形成。

（三）免疫组织化学染色

血管内皮细胞为 CD31、CD34、Ⅷ因子阳性。而上皮样血管瘤除了血管内皮标志物阳性，还可以有上皮性标志物 CK、EMA 阳性。淋巴管瘤的内皮细胞除表达部分血管内皮细胞表型外，还可表达 D2−40、PROX1、LYVE1 和 VEGFR3。

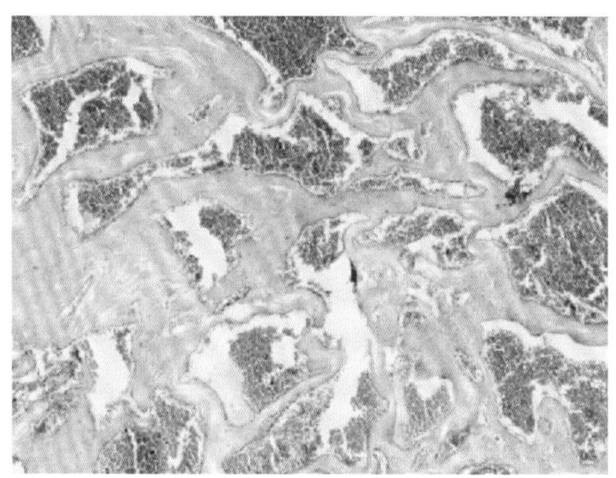

图 8−3−9 海绵状血管瘤，镜下由大量扩张的血窦构成，内衬单层扁平的内皮细胞（HE×40）

五、诊断与鉴别诊断

（一）诊断

脊柱血管瘤诊断依据如下。

（1）X 线片与 CT 特征性表现是椎体呈栅栏状或网格征象，可侵犯椎体的一部分或全部，或累及多个椎体。

（2）MRI 显示纵形椎体的栅栏状征象和水平面椎体的网格状征象。对于胸椎小的局限性血管瘤，X 线片难以发现，MRI 水平面成像可清楚显示椎体异常高信号区域，其与正常椎体信号界线清楚。

（3）对于非典型表现的血管瘤（X 线片上或 CT 片上未见栅栏状或网格状征象）或椎体压缩变扁致典型的栅栏状征象不复存在时，MRI 在 T2WI 上随回波时间的延长，血管瘤体信号逐渐变亮。

（4）影像学表现典型者无需活检，影像学表现不典型、症状进展缓慢者选择术前 CT 引导下穿刺活检。组织学上以血管的瘤样畸形、薄壁的毛细血管或大血管增生、管腔扩大及血窦形成为特点，血管腔及血窦中充满红细胞，内衬单层内皮细胞，空隙间为纤维组织或脂肪组织。

（二）鉴别诊断

1. 脊柱结核 由于血管瘤侵袭所致椎旁软组织肿块较少具有特征性，容易误诊为脊柱结核。但脊柱结核患者常有肺结核病史，临床症状常有腰背痛、驼背、活动障碍及保护性强迫体位，椎体可出现不规则溶骨性破坏，使椎体楔形变，因侵犯椎间盘使间隙变窄，并形成椎旁脓肿，冷脓肿或骨桥形成及椎体融合等表现均有别于脊柱血管瘤。CT除能显示以上征象外，还能显示椎体破坏区内死骨形成及脓肿的侵犯范围。

2. 脊椎转移性肿瘤 脊柱血管瘤受累椎弓根界线不清楚者可与脊椎转移性肿瘤所导致的破坏相混淆。椎体塌陷压缩骨折，X线片表现无法区别诱因，易与脊椎转移性肿瘤相混淆。脊椎转移性肿瘤发病年龄较大，临床症状明显，可出现剧烈疼痛，进行性加重，一般有原发性肿瘤病灶。X线片及CT主要表现为溶骨性骨质破坏，呈斑片状或大片状，边界不清，无栅栏状及网格状征象，椎体皮质常受侵犯并伴有软组织包块。MRI T2WI上瘤体信号不像脊柱血管瘤那样逐渐变亮是鉴别要点。

3. 脊椎骨质疏松 脊椎骨质疏松以50岁以上老年女性为多见，为全身性改变，有长期腰脊痛症状，动态观察无进行性加重。在长期腰背痛基础上可发生压缩骨折，无脊髓神经功能障碍。脊椎骨质疏松所引起的椎体骨折X线片上可表现为“双凹征”或楔形变，椎体后缘完整，相对较直。CT显示椎体无破坏，椎旁软组织不肿胀。X线与CT检查无典型的栅栏状征象，且MRI增强扫描椎体没有强化。

4. 脊椎血管肉瘤 病程短，发展快，症状明显，影像学上多出现椎骨溶骨性破坏，椎体病理性压缩骨折和椎旁软组织肿块，无脊柱血管瘤的栅栏状或网格状征象。Aflatoon等总结的8例脊椎血管肉瘤患者，4例存在弥漫椎体侵犯，50%椎体溶骨性改变，3例侵犯椎体一半、伴部分椎体溶骨性破坏和脊柱侧凸。

六、治疗

由于脊柱血管瘤生长过程中可出现静止或退化，可由纤维组织替代血管组织而自行消退愈合，因此，对无症状的脊柱血管瘤可不急于治疗，仅予以动态观察，只有引起疼痛或由于椎体病理性骨折或脊髓、神经根受压出现脊髓或根性症状时才需要治疗。治疗指征：①病灶局限，临床症状仅表现为单纯疼痛的患者可选择椎体成形术、放疗和无水乙醇病椎注射；②神经损害轻微或进展缓慢时，可行放疗、无水乙醇病椎注射或者手术切除；③神经损害严重（重要肌群肌力<Ⅳ级、生理反射减弱或消失、病理反射阳性）、进展迅速、保守治疗无效或病理学诊断不明确者选择手术治疗。

（一）微创治疗

1. 椎体成形术（Vetebroplasty）

（1）经皮椎体成形术（Percutaneous vetebroplasty，PVP）：目前，对于病变局限，仅有疼痛、没有神经症状的患者，多数学者首选PVP，单纯应用PVP可以取得良好的效果。对于下胸椎和腰椎，在C臂机辅助下即可较顺利通过病椎椎弓根穿刺进行PVP。对于上胸椎和颈椎，由于椎体较小，椎弓根较窄，最好术中在CT辅助下进行。颈椎通过右前侧入路进入椎体，上胸椎通过肋椎关节进入椎体。注入骨水泥2~10ml，平均5ml。Cohen使用PVP治疗了31例脊柱血管瘤，76%的疼痛得到了缓解。沈彬等单纯应用PVP治疗病灶局限于椎体内、不超出椎体后缘水平的症状性椎体血管瘤13例，均取得良好的效果（图8－3－10）。PVP缓解疼痛的可能机制：①稳定微小骨折和预防进一步的压缩。②起到“逆向栓塞”的效果，使得血管瘤体积缩小，甚至坏死。它的缺点是不能直接消除血管瘤和去除脊髓压迫。PVP并发症是骨水泥外漏到椎管内或椎间孔，引起脊髓或神经根受压，另外相邻节段应力增加，导致椎体骨折的可能性增加。由于伴神经损害的脊柱血管瘤常常侵入椎管，使骨水泥外漏可能性增大，可压迫脊髓和/或神经根。因而已有进行性神经功能损害的脊柱血管瘤不推荐使用PVP。

（2）开放椎体成形术：对于病灶呈膨胀性生长但仍局限且伴有轻度神经症状者可行全椎板切除减压辅以术中椎体成形（图8－3－11），直视下病椎注射骨水泥，出现骨水泥椎管内渗漏时，较易清除。对累及全椎体伴有严重神经损害者行全椎体切除重建时，可联合术中椎体成形，或减压前对所切病椎进行椎体成形处理。

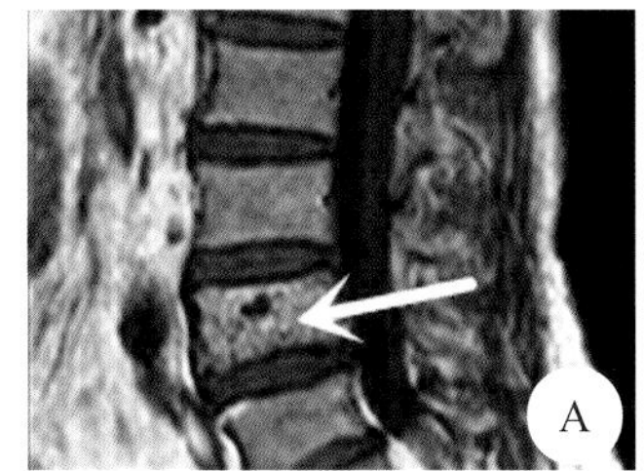
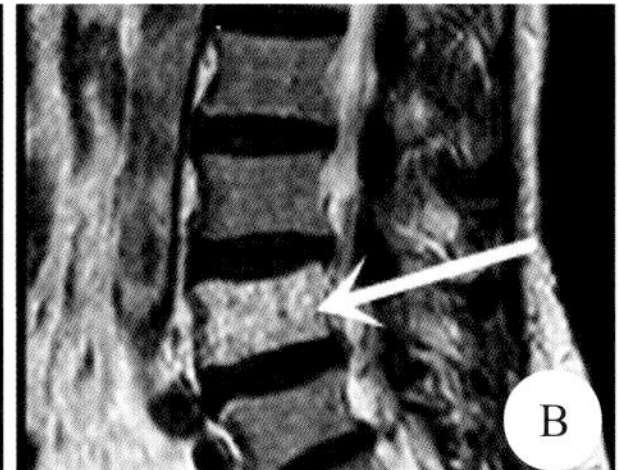
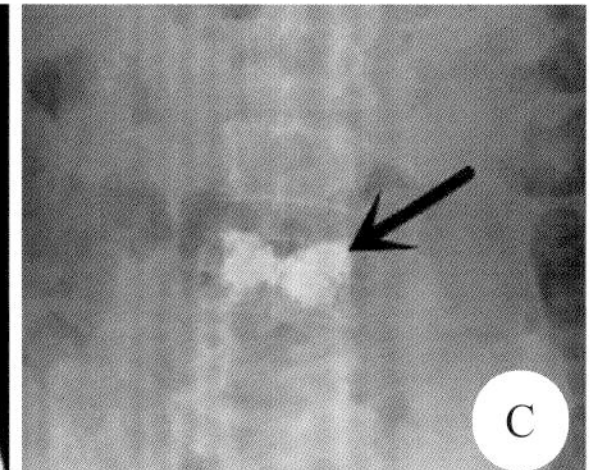
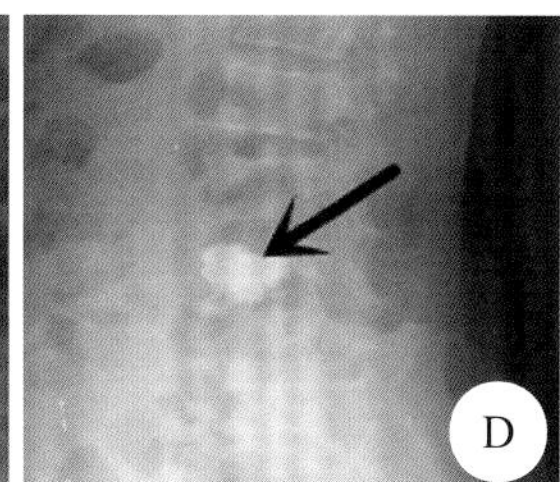

图 8-3-10　L_4 血管瘤（箭头所示）

A、B. MRI 显示 T1WI 为中等信号，T2WI 为高信号；C、D. 行 PVP 术后正、侧位 X 线片

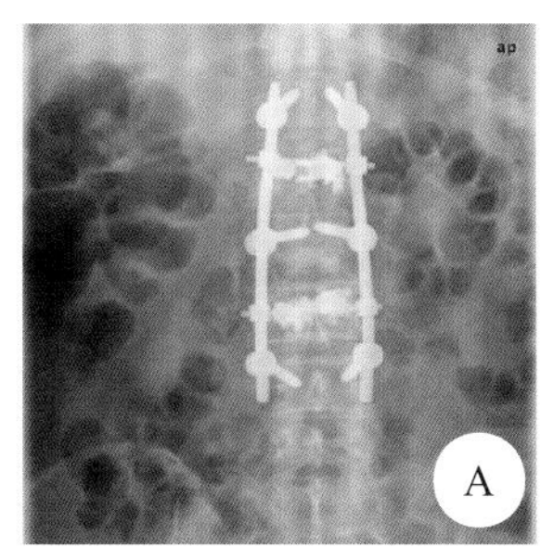
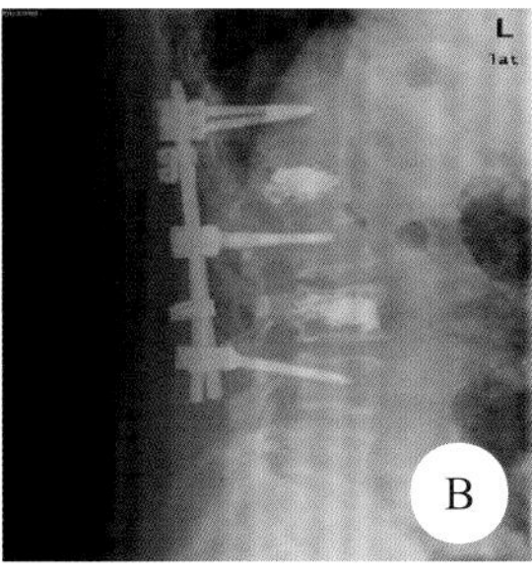

图 8-3-11　男性，44 岁，L_1 和 L_3 血管瘤，行椎板切除减压并辅以术中椎体成形

2. 射频消融术　射频消融术对于脊柱骨样骨瘤、溶骨性骨转移性肿瘤、复发难治性脊柱原发性肿瘤提供了一种治疗新选择。但伴有椎体后壁破损及椎弓根侵袭的肿瘤，射频消融术有损伤脊髓及神经根的风险，部分学者认为是禁忌。目前射频消融术正应用于椎体后壁完整未侵及椎管或椎弓根的脊柱血管瘤的治疗，常与 PVP 和手术联合运用，有待更多的病例总结以评定临床疗效。

（二）放疗

放疗一直是一线治疗。放疗主要导致血管的坏死，从而消除脊柱血管瘤及缓解疼痛症状。主要适应证如下。

（1）单纯疼痛患者。

（2）神经损害轻微患者，一般建议总剂量为 30～40Gy。

放疗的机制为长期的血管损伤和修复导致血管纤维化，消除异常的静脉和毛细血管，可有效镇痛，但放疗后再骨化率不高。Heyd 回顾文献，放疗治疗骨血管瘤共 347 例，其中 57.6% 疼痛完全控制，27.7%部分控制，14.7%无效，但再骨化率仅为 26.2%。Heyd 等提出 10～30Gy 足够起效，但放疗剂量≥34Gy 时疗效更佳。Templin 等报告，总剂量 36～40Gy 时，82%的患者疼痛完全缓解。放疗对截瘫也有一定的效果。Asthana 等对 9 例截瘫患者进行了单独放疗，6 例完全康复，1 例好转，2 例没有反应。由于手术存在出血多、术后症状不缓解等缺点，如果神经损害发展缓慢，可以考虑放疗和血管栓塞治疗。虽有研究表明，40Gy 分为 20d，每次 2Gy，对神经组织是安全的。但放疗又存在以下缺点：可能有放射性脊髓损伤；有肉瘤变风险（0.6%～0.9%）；对于已出现神经损害病例，放疗后局部病灶水肿、皮肤条件更差，导致手术并发症增多。近来随着微创技术的迅猛发展，放疗在脊柱血管瘤治疗中的地位有所下降。

Rades 等对文献资料汇总分析有症状的脊柱血管瘤放疗的疗效，总数为 117 例，放疗后疼痛完全缓解者达 59%，部分缓解者达 34%，只有 7%患者无效。按放疗剂量分组研究，放疗剂量在 20～34Gy 组疼痛完全缓解率为 39%，而放疗剂量 36～44Gy 组疼痛完全缓解率为 82%。因此认为对有症状的脊柱血管瘤进行放疗时，放疗剂量以 2Gy/次、总量 40Gy 为宜。

（三）手术治疗

血管瘤是错构性血管畸形或局部静脉曲张，即便临床上表现为侵袭性，也属于良性病变，可广泛切除，也可行姑息性手术。我们认为脊柱血管瘤出现急性神经损害（重要肌群肌力<Ⅳ级，生理反射减弱或消失，病理反射阳性），尤其是椎骨破坏严重合并压缩骨折、神经损害迅速加重、保守治疗无效或病理学诊断不明确者，应手术切除血管瘤减除脊髓压迫，重建脊柱稳定性（图 8-3-12）。对手术切除不完全者，术后再考虑辅助放疗。由于术前穿刺难以明确病理学诊断，可结合术中冰冻切片检查结果，排除血管肉瘤后，应以姑息性手术为主，在行椎弓切除术、

刮除术或椎骨切除术后应视椎骨缺损情况行内固定术以保持脊柱的稳定性。要根据每位患者的具体情况做全面的评估，权衡利弊，一般情况下不轻易做全脊椎切除、脊髓侧前方减压和椎间植骨融合，特别是血管瘤侵犯椎管内外和椎旁软组织时，术中可能会遇到难以控制的出血，为减少术中出血，即使在术前先做病椎供血的选择性血管栓塞或术中应用液氮冷冻以减少术中出血，术中操作仍十分困难，出血可能难以控制。对此，术者必须有充分的准备。如采取部分切除或单纯减压术，术中可在病椎内注射无水乙醇或骨水泥，或术后辅助放疗，也可选择动脉栓塞后椎板切除、脊髓减压、椎体成形、椎弓根螺钉固定，效果均良好。因为脊柱血管瘤为血供丰富组织，椎体切除时术中出血较多，而且合并脊髓功能损害的症状性脊柱血管瘤治疗的主要目的并不是切除病变，而是进行脊髓减压以挽救其功能。

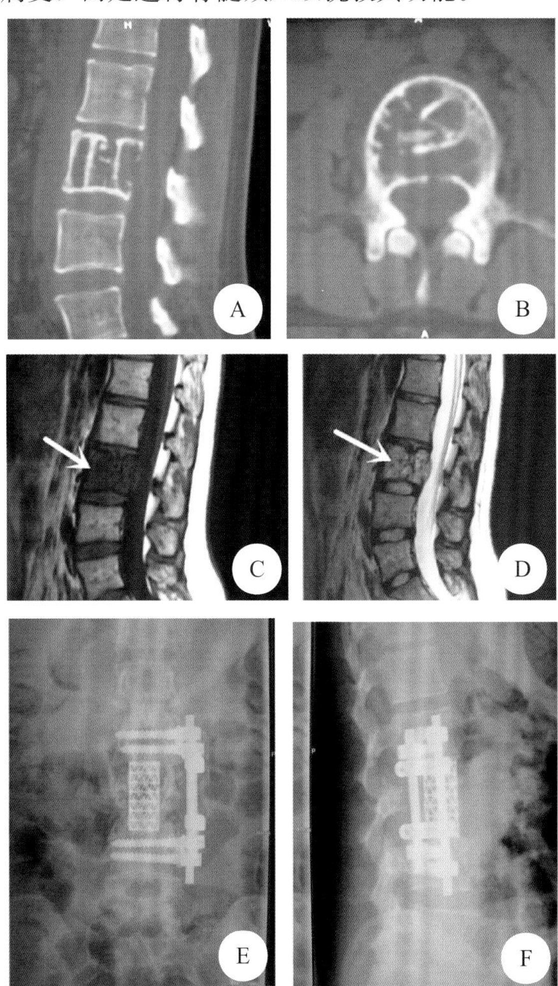

图 8-3-12　男性，45 岁，L_3 血管瘤

A、B. L_3 血管瘤 CT 表现；C、D. L_3 血管瘤 MRI 表现（箭头所示）；E、F. L_3 血管瘤切除，前方入路椎间钛网植骨钉棒系统内固定

脊柱血管瘤单纯减压存在复发可能，少数术后复发需广泛切除或根治切除，也可采用复发部分切除或单纯减压术后再辅以病椎放疗，或复发部分切除辅以术中无水乙醇注射或 PVP。有报告指出，当病变位于后方附件、无软组织浸润时，椎板切除减压的治愈率为 70%～80%。对于有神经损害的患者，动脉栓塞+手术减压+放疗是过去的常规疗法。2011 年，Acosta 等报道 10 例症状性脊柱血管瘤合并脊髓功能损害的患者，术前影像学检查显示病变不仅侵及椎体，而且累及椎体后侧附件，包括椎弓根、椎板、横突和硬膜外隙，造成脊髓的环形受压，他们采用前方入路 360°脊髓环形减压钛网植入联合后方入路椎弓根钉棒系统内固定术，结果显示所有患者脊髓减压彻底，术后患者神经功能均恢复正常，而且随访期内未见肿瘤复发。因而有学者认为累及椎体及椎体附件的症状性脊柱血管瘤合并脊髓功能损害时，脊髓压迫较为严重，椎体成形术、椎板切除减压和放疗均不能使脊髓获得完全减压，而椎体切除重建术可能是最佳的治疗方法。

（四）无水乙醇注射治疗

1998 年，Lonser 等人提出术中瘤内注射无水乙醇，可减少术中出血。以后陆续有应用无水乙醇注射治疗的病例报道。Chen Liang 等人提出了骨水泥和无水乙醇联合注射治疗的方法，取得了满意疗效。病椎注射无水乙醇可有效缓解疼痛，甚至可改善神经压迫。Teresa Bas 等报道了 18 例有症状的脊柱血管瘤患者，经椎弓根注射无水乙醇 5～10ml 后，疼痛均得到了不同程度的缓解。Doppman 等报道无水乙醇注射治疗了 11 例患者，单次或多次注射，总剂量为 5～50ml，6 例截瘫患者中 5 例完全康复，5 例神经根损害患者中 4 例好转。Goyal 等人也报道了无水乙醇注射治疗 14 例，其中 13 例伴有神经损害，有效率可达 85%。目前无水乙醇注射主要适应证为疼痛或者存在脊髓压迫但无症状或神经损害较轻的患者，可单独应用或者在减压术中联合应用。无水乙醇注射治疗的并发症包括渗漏[发生率 25%（类似 PMMA）]、注射总剂量>30ml 时可有椎体病理性骨折、Brown-Séquard 综合征等。

无水乙醇的硬化作用和代谢特点可以用于术中控制出血，主要作用机制为病椎内注入无水乙醇后，促使异常增生的毛细血管内血栓形成，从而减少切除病变时的出血量。Singh 报道 10 例合并脊髓功能损害的症状性脊柱血管瘤患者，后方入路充分显露后经椎弓根缓慢向病椎内注入无水乙醇，椎板切除减压术中平均出血仅为(511.12±279.25)ml，认为术中病椎内注入无水乙醇可以立即产生血管栓塞作用，减少切除病变时的出血量。无水乙醇的硬化和栓塞作用，可以使椎管周围血管瘤组织固缩，达到脊髓减压的目的。Heiss 首次报道 2 例采用经皮病椎内注射无水乙醇治疗症状性脊柱血管瘤合并脊髓功能损害的患者，2 例患者神经症状均缓解。其后，他们继续采用上述方法治疗了 11 例脊柱血管瘤伴有脊髓或神经根压迫的患者，9 例患者无水乙醇注射量小于 15ml，2 例注射 42ml 和 50ml 的患者术后 4 周和 16 周时发生病椎压缩骨折，行前方入路病椎切除钛网植入 Z 钢板固定术。所有患者术后脊柱 MRI 显示：脊髓压迫缓解，而且患者神经功能恢复正常。

经皮注射无水乙醇虽然是症状性脊柱血管瘤合并脊髓功能损害的一种微创治疗方法，也取得了良好的治疗效果，但其并发症仍然不可忽视。Yadav 等监测 11 例脊柱血管瘤无水乙醇注射过程中患者生命体征变化，发现所有患者均存在心动过缓和/或血压下降（下降约 20%），原因可能与兴奋迷走神经有关，但均不需要药物干预。Niemeyer 等报道 1 例 T_8 血管瘤注射 7ml 无水乙醇后，患者突发背部疼痛，随后逐渐出现 Brown－Séquard 综合征表现。另外，Goyal 等报道无水乙醇注射后继发性椎体骨折发生率接近 20%，尤其是注射剂量超过 15ml 时更容易发生。综合文献报道，经皮注射无水乙醇应注意：①在全麻下进行，并实时监测心率、呼吸、血压等生命体征；②单次注射剂量不超过 15ml；③应缓慢注射，每次注射 0.5～1.0ml 后观察一段时间，待患者生命体征平稳后再继续注射；④病椎内注射骨水泥可以降低后期椎体病理性骨折的发生率。

（五）血管栓塞术（Embolization）

血管栓塞目前主要作为开放手术的辅助治疗，在行病灶全切除或次全切除术前行血管栓塞可以明显减少术中出血量。脊柱血管瘤为血供丰富组织，椎体切除时术中出血较多，而且合并脊髓功能损害的症状性脊柱血管瘤治疗目的并不是切除病变，而是进行脊髓减压以挽救其功能。无论采取何种脊髓减压方法，术前肿瘤滋养动脉栓塞可以作为一种首选的控制术中大量出血的方法，文献报道成功率为 65%。脊柱血管瘤滋养动脉多源于供应椎体的肋间动脉或节段动脉的腹侧分支，通过血管介入栓塞技术选择性栓塞肿瘤滋养动脉，常用栓塞剂包括明胶海绵、冻干硬脊膜、甲基丙烯酸甲酯等。Jayakumar 等报道 12 例合并脊髓功能损害的症状性脊柱血管瘤，所有患者椎板减压术前均选择性地栓塞肿瘤滋养动脉，他们发现不同栓塞材料的栓塞效果无差异，脊髓减压术应在肿瘤滋养动脉栓塞术后 4d 内完成，可以显著控制术中出血。

血管栓塞治疗可以造成脊柱血管瘤闭塞、坏死、钙化，从而达到缓解疼痛的目的。主要并发症是脊髓缺血、肿瘤复发，目前大多数学者认为血管栓塞可以作为手术前的一种辅助治疗手段，而不能作为治疗脊柱血管瘤的单独手段。

七、预后

脊柱血管瘤在病理上属血管畸形，定为良性肿瘤，生长过程中可出现静止或退化，可由纤维组织替代血管组织而自行消退愈合，临床上很多无症状的脊柱血管瘤在体检时被发现，观察若干年无进展，或因其他疾病死后尸检时发现瘤灶无变化，预后良好，局部复发率低，发展为血管肉瘤者罕见。姜亮等 2003—2010 年收治有临床症状的脊柱血管瘤 20 例，其中有脊髓损害 12 例、神经根损害 3 例、仅有局部疼痛5 例，1 例单纯疼痛行 PVP 和 2 例单纯疼痛行放疗后疼痛缓解；4 例轻微神经损害者放疗后 1 例神经功能完全恢复、3 例无效改行手术治疗后症状缓解；13 例伴脊髓神经损害、压缩骨折或诊断不明确行开放手术治疗患者术后神经症状完全缓解。随访 3～78 个月，平均 31.9 个月，19 例无复发，1 例因术中出血多仅行减压，术后 17 个月复发，再次行减压、术后放疗，随访 15 个月未见复发。

第四节 脊柱神经纤维瘤和神经纤维瘤病

一、概述

神经纤维瘤（Neurofibroma）是一种源于周围神经鞘结缔组织的良性周围神经鞘膜肿瘤，由混合细胞成分构成，包括施万细胞、神经束膜样细胞和成纤维细胞等。一般所指的神经纤维瘤又称孤立性神经纤维瘤（Solitary neurofibroma），可发生于周围神经的任何部位，多见于躯干、四肢、头颈皮肤及皮下组织，也可发生在神经末梢或沿神经干的任何部位，如纵隔和腹膜后等部位。骨神经纤维瘤生长缓慢，病程较长，男女发病率无明显差别，好发年龄为20～40岁，占原发性骨肿瘤的0.19％～0.6％、良性骨肿瘤的0.42％～1.1％。

神经纤维瘤病（Neurofibromatosis，NF）是一种多系统受累的常染色体显性遗传病，临床表型广泛多变，以神经纤维瘤为特征性表型，其他表型包括牛奶咖啡斑（褐色色素沉着）、皮下结节（疣状突起）、丛状神经纤维瘤、眼部病变（Lisch结节）、骨发育异常和智力障碍等。根据临床表型不同，通常将其分为两种类型：1型神经纤维瘤病（Neurofibromatosis type 1，NF1）和2型神经纤维瘤病（Neurofibromatosis type 2，NF2）。NF1常表现为骨骼、皮肤及软组织异常，又称周围型神经纤维瘤病；NF2的特征是双侧听神经瘤，故又称中枢型神经纤维瘤病。NF1累及骨骼系统时表现为脊柱侧凸和后凸畸形、骨骼过度生长、假关节及骨骼的囊性改变，此外，骨干纤维炎可导致骨皮质和骨膜增厚。

二、脊柱神经纤维瘤

脊柱神经纤维瘤多源于脊髓神经，呈孤立性，不伴随其他系统症状。脊柱神经纤维瘤常始于神经根，靠近椎间孔，常在椎管内生长至一定程度后（一般长2～8cm，直径1.0～1.5cm），通过椎间孔向椎管外生长，呈哑铃状。位于颈椎者可在颈部侧方、胸椎（可至胸腔）、腰椎（可至腹膜后）形成较大肿瘤，位于骶椎者可破坏骶骨，突向骶前盆腔内或骶后。

（一）临床表现

肿瘤发生部位和脊髓及神经根受压程度不同，其临床表现各异：发生于颈段者早期主要表现为颈枕部疼痛及上肢麻木、无力等，后期发展至四肢瘫痪、呼吸麻痹；发生于胸段者早期表现为胸腹部束带感、肋间神经痛及下肢无力等；发生于腰骶部则主要表现为下肢及会阴部疼痛，膀胱、直肠括约肌功能障碍发生较早。从病程上看，临床症状可分为三期：早期为刺激期，肿瘤压迫或刺激神经根引起疼痛，如在胸腰段的神经纤维瘤，开始可表现为肋间神经痛或髂部疼痛，咳嗽致椎管内压力增高，使疼痛加重。中期为脊髓部分受压期，肿瘤逐渐增大，产生对该侧脊髓的压迫，脊髓视丘束和锥体束的排列都是下肢者在外，故首先压迫下肢神经纤维，产生自下而上的感觉减退、麻木及上运动神经元损伤的症状，此时疼痛减轻。晚期为脊髓完全受压期，此期肿瘤增大，产生脊髓完全受压的症状。

（二）组织病理学

脊柱神经纤维瘤由大量施万细胞和成纤维细胞等构成。施万细胞核从卵圆状、波浪状到细长状，胞质较少。成纤维细胞分布于纤维基质和阿尔辛蓝染色阳性的黏液样基质中，胞突纤细，常规光学显微镜下不易观察到。核分裂象罕见。形成的间质胶原量差别很大，有时胶原纤维增生呈束状，很像胡萝卜碎片（图8-4-1）。神经纤维瘤细胞沿着神经纤维生长并将其包绕。如果肿瘤发生在中等或大的神经，肿瘤可限于增厚的神经外膜内。相反，源于小神经的肿瘤常弥漫浸润到周围皮肤和软组织内。大的弥漫性神经纤维瘤常含特征性的触觉样结构和假Meissner样小体，也可含有黑色素细胞。由多个神经束构成的丛状神经纤维瘤因肿瘤细胞和胶原扩张，就像乱线团一样，中心是神经纤维。只有极少量的脊柱神经纤维瘤可以表现出有限的神经束膜的分化。与脊柱神经鞘瘤不同，脊柱神经纤维瘤的血管不发生透明变性。

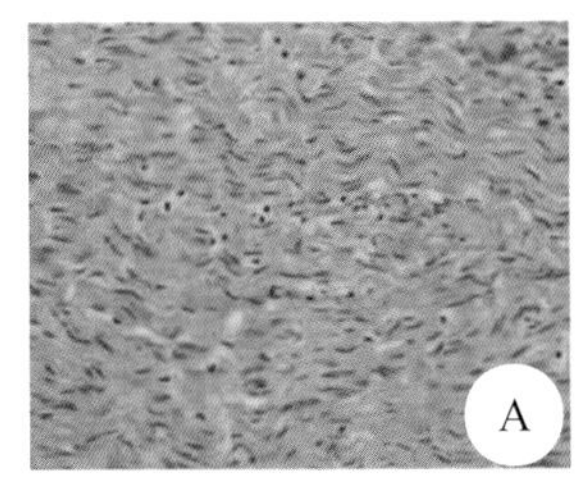
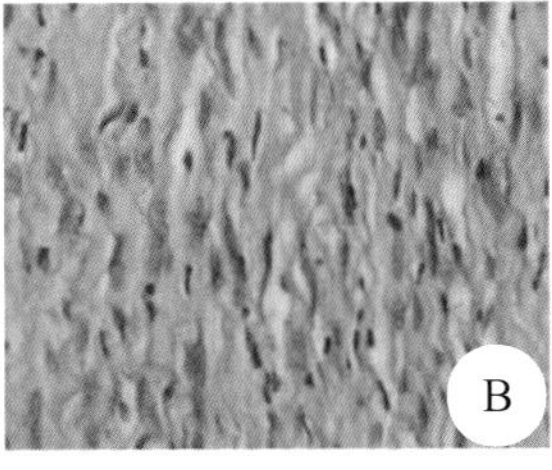

图 8－4－1　神经纤维瘤病理图

A. 肿瘤细胞呈梭形，核呈波浪状或弯曲状，肿瘤细胞之间可见胡萝卜碎片样胶原纤维（HE×200）；B. 高倍镜下见部分区域细胞丰富，核大有异型，但未见核分裂象（HE×400）

（三）诊断与鉴别诊断

脊柱神经纤维瘤主要通过病理学检查明确诊断，病理学检查发现肿瘤包括施万细胞、神经束膜样细胞和成纤维细胞等混合细胞成分即可诊断。脊柱神经纤维瘤需与脊柱神经鞘瘤等其他神经源性肿瘤进行鉴别，脊柱神经鞘瘤完全由肿瘤性施万细胞组成。如果肿瘤位于骶区，还应与畸胎瘤、脊索瘤、骨巨细胞瘤及骶骨骨髓瘤等进行鉴别。

（四）治疗及预后

孤立的脊柱神经纤维瘤以手术切除为主，根据肿瘤位置及侵及范围选择不同入路及手术方案。边界清楚的圆形或哑铃状脊柱神经纤维瘤多能完整切除，预后较好。

三、脊柱神经纤维瘤病

神经纤维瘤病累及脊柱导致脊柱畸形、侧方硬脊膜膨出及扇形椎体等表现时称为脊柱神经纤维瘤病。除脊柱病变外，可同时伴有皮肤改变（牛奶咖啡斑、皮下结节、丛状神经纤维瘤）（图8－4－2、图 8－4－3）、脊柱多发神经纤维瘤、中枢和周围神经系统良恶性肿瘤、Lisch 结节或其他先天性骨发育异常（如颅骨不对称、缺损和凹陷，长骨、面骨和胸骨过度生长，长骨骨质增生，骨干弯曲和假关节）等。有时脊柱畸形和牛奶咖啡斑是脊柱神经纤维瘤病的唯一表现。

*NF*1 基因编码的神经纤维蛋白在多种细胞类型中表达，包括神经元、胶质细胞、免疫细胞、内皮细胞和肾上腺髓质细胞，但可能在不同的细胞类型中发挥不同的功能。*NF*1 基因突变导致神经纤维蛋白表达缺失引起 RAS 过度激活，后者激活 AKT－mTOR 和 MEK－ERK 通路导致细胞在多个部位过度增殖而致病。NF1 中运动系统原发性的骨损害源于中胚层发育不良，导致发育不全，然后影响椎体的全部结构。继发性的改变可能源于生长或肿瘤的膨胀性压迫。

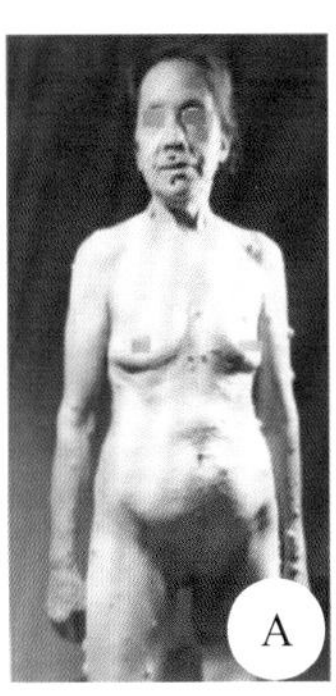
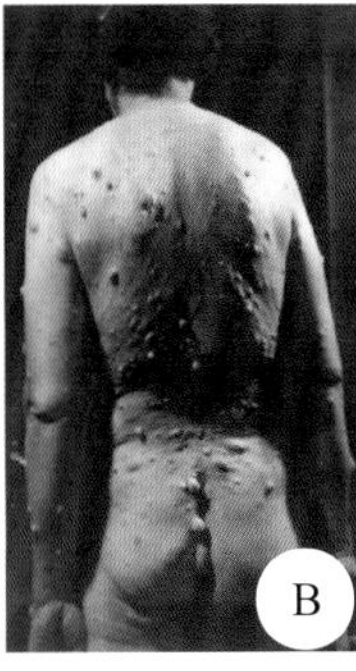
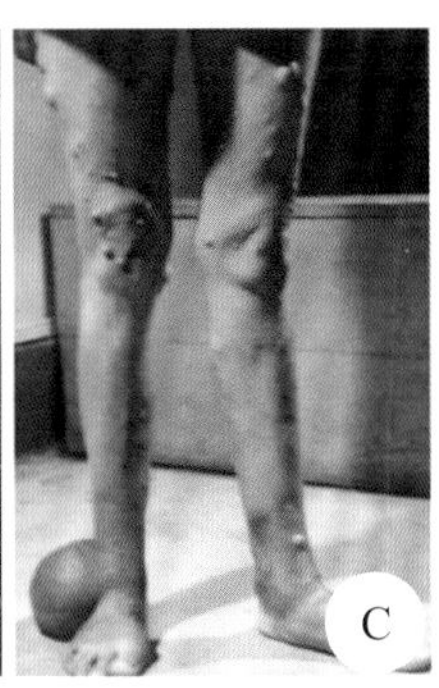

图 8－4－2　女性，68 岁，全身皮肤散在数百个大小不等的神经纤维瘤与牛奶咖啡斑

A. 正面；B. 后背；C. 双下肢

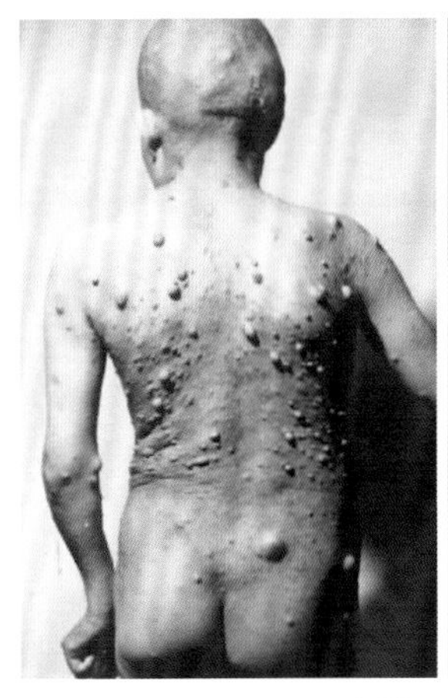
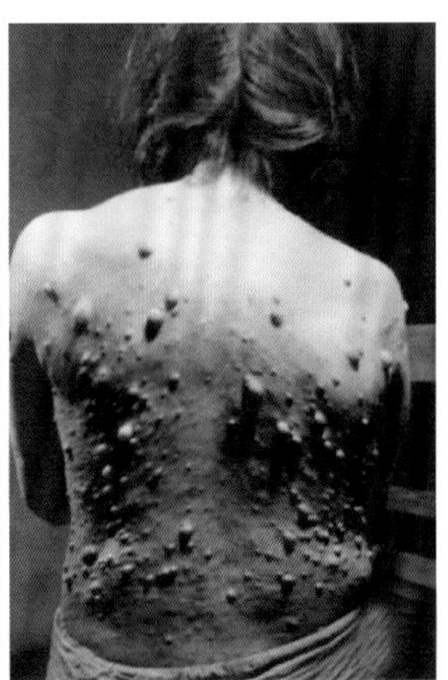

图 8－4－3　女性，42 岁，神经纤维瘤，全身皮肤遍布乳头状神经纤维瘤与牛奶咖啡斑

（一）临床表现

NF1 可导致脊柱骨和软组织结构改变，以及肿瘤性改变。骨结构改变包括脊柱侧凸和后凸畸形、椎体形态异常、尺骨缺损（图 8－4－4）、胫骨假关节和一侧肢体的异常生长等，软组织结构改变包括硬脊膜膨出、侧脊膜膨出等。

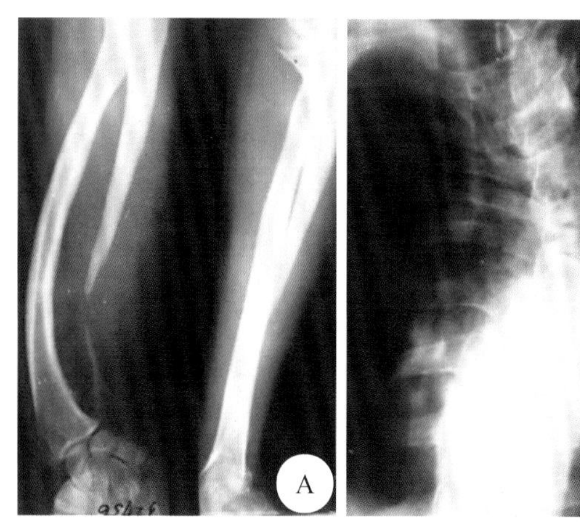

图 8-4-4 女性，42 岁，NF1

A. 左尺骨中下 1/3 骨缺损，桡骨弓状畸形；B. $T_{5\sim7}$ 楔形变，侧凸畸形

1. 脊柱骨结构改变 原发性的骨发育不良和继发性的慢性压迫均可导致 NF1 脊柱骨结构改变。脊柱侧凸是 NF1 患者最常见的骨结构异常表现，可由原发、继发或混合因素导致。30%～70%的 NF1 患者表现出一定程度的脊柱畸形，畸形主要位于胸椎，在合并脊柱肿瘤患者中较为常见，且在肿瘤负荷较高的患者中更为严重。

NF1 脊柱侧凸分两种类型。一种是营养不良型脊柱侧凸，侧凸及后凸成角明显、节段较短，常累及 4～6 个脊柱节段。营养不良型脊柱侧凸特征包括：椎体的扇形或楔形变、脊柱的严重旋转，可致旋转半脱位、后方结构发育不良、椎板发育萎缩、椎弓根间距增宽、扇形椎体、横突的纺锤样变细，肋骨在前后方向上旋转 90°导致肋骨较细，呈铅笔样改变（铅笔肋）。伴有 3 个或以上上述特征的 NF1 患者可诊断为营养不良型脊柱侧凸，其畸形进展概率约 85%。另一种是非营养不良型脊柱侧凸，与青少年特发性脊柱侧凸表现类似，治疗方案和效果与特发性脊柱侧凸类似。营养不良型脊柱侧凸病情进展较快，即便对于患儿也应密切随访，尽早干预。在随访过程中，应注意非营养不良型脊柱侧凸向营养不良型脊柱侧凸转变，这种情况发生率在小于 7 岁患者中较高，也可见于成年患者。此外，因中胚层发育不良 NF1 患者骨质量较差，更易发生脊柱假关节形成。患者若有脊柱相关症状，应高度怀疑由局部肿瘤性改变、发育不良或先前手术等原因引起的不稳导致。对 NF1 脊柱畸形进行手术干预，特别是前方入路手术时应注意软组织肿瘤或静脉怒张可能导致术中或术后过度出血。

2. 脊柱软组织结构改变 硬脊膜膨出和侧脊膜膨出是 NF1 患者最常见的脊柱非肿瘤性软组织结构改变，其进展缓慢，常不需要外科干预。但这些病变可能会引起周围骨性结构的侵蚀破坏，如扇形椎体、椎间孔扩大及椎弓根狭窄等，有时甚至引起脊柱不稳。

上述骨和软组织结构改变常导致椎管变宽，使一些 NF1 患者虽然具有严重脊柱角状畸形或较大的肿瘤体积，却表现出相对较小的临床症状。

3. 脊柱肿瘤性改变

（1）丛状神经纤维瘤（Plexiform neurofibroma，PN）：PN 的特征性表现，也是导致发病和死亡的主要原因。约 30%的 NF1 患者表现出肉眼可见的 PN，高达 50%患者在影像学上提示隐匿性 PN。皮肤过度色素沉着、肥大及长斑常是 PN 的潜在标志。与皮肤神经纤维瘤不同，PN 属弥漫性肿瘤，可累及多个神经分支或主干，在临床上常被描述为“蠕虫袋”样表现。PN 常在儿童期发病，倾向于在青春期进展，虽然高达 75%的 PN 患者表达孕酮受体，但其在妊娠期间的生长速率可能并不会发生变化。PN 虽是良性肿瘤，但具有侵袭性，常累及周围结构，其生长模式和自然病程无法预测，快速生长期（儿童早期或青春期激素变化期间）后可能表现为长期的稳定期。PN 拥有典型的 MRI 表现：T1WI 低信号，T2WI 高信号，中心区低信号，STIR 序列高信号。在 MRI 上表现典型的 PN 患者不需病理学检查。与 PN 相关最常见的并发症是局部肿块效应、骨畸形、肿瘤内自发出血及转化为恶性周围神经鞘瘤。PN 即使没有恶变也可能发生进展，并导致发病。局部肿块效应、难治性疼痛和神经功能损害是 PN 的治疗指征。

（2）恶性周围神经鞘瘤（Malignant peripheral nerve sheath tumors，MPNSTs）：与 NF1 相关最常见的恶性肿瘤，具有侵袭性，占 NF1 患者的 2% ～ 10%，在普通人群中发病率仅为 0.001%。合并 MPNSTs 的 NF1 患者 5 年生存率为 34% ～ 58%。MPNSTs 通常源于 PN，常在发现时已经出现转移。

（二）影像学表现

1. X 线片 脊柱侧凸合并椎旁局限性软组

织肿块影（图 8－4－5），可见各种骨骼畸形，如角状脊柱侧凸、后凸、肋骨变细和椎间孔扩大（图 8－4－6），椎弓根间距加宽；发生于骶骨者，可见骶骨孔扩大和骶前软组织肿块。

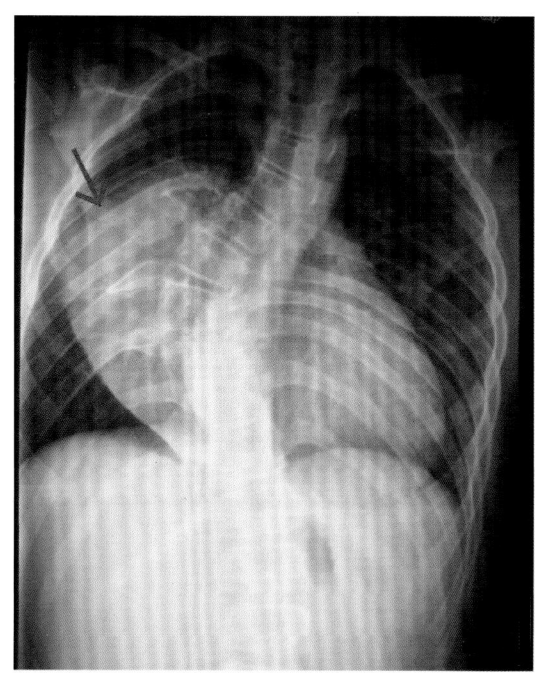

图 8－4－5　男性，13 岁，X 线片显示 $T_{7\sim9}$ 神经纤维瘤并胸椎侧凸，右胸腔巨大肿瘤（箭头所示）

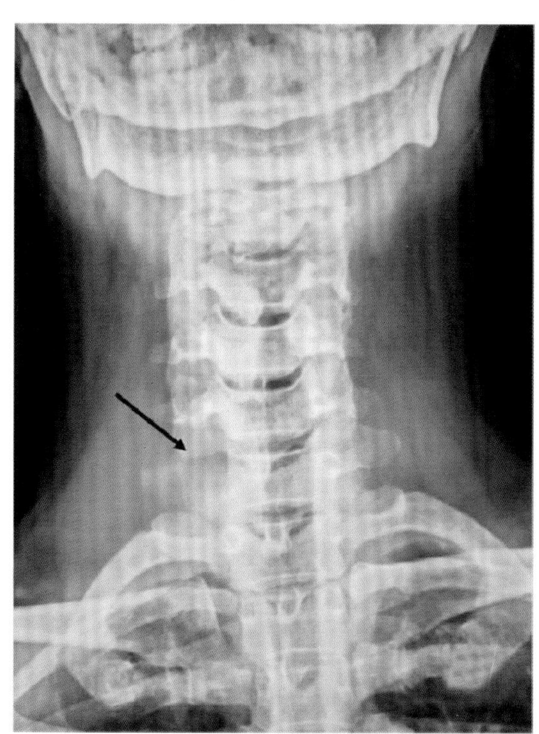

图 8－4－6　女性，21 岁，C_7 神经纤维瘤，X 线片显示右侧 $C_{6\sim7}$ 椎间孔明显扩大（箭头所示）

2. CT　累及骶骨时多呈溶骨性破坏或外压性弧形骨质缺损，围以硬化缘，病变部位可形成巨大软组织肿块，轮廓锐利，瘤内有坏死囊变，相应骶孔扩大，压迫神经根（图 8－4－7）。颈椎 CT 三维重建显示椎间孔扩大（图 8－4－8）以及胸椎侧凸、右胸腔巨大肿瘤（图 8－4－9）。

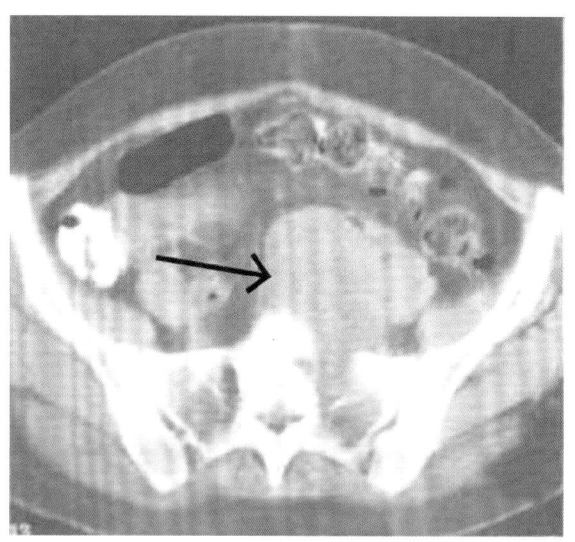

图 8－4－7　骶前神经纤维瘤，CT 显示骶前肿块与左侧骶孔相通（箭头所示）

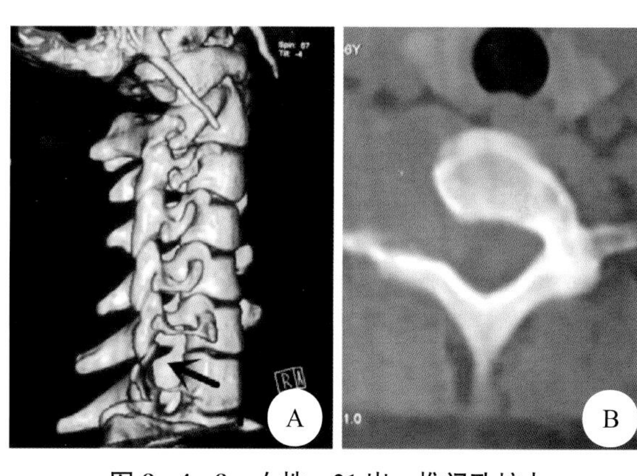

图 8－4－8　女性，21 岁，椎间孔扩大

A. CT 三维重建；B. 图像上见 $C_{6\sim7}$ 右侧神经根管明显扩大

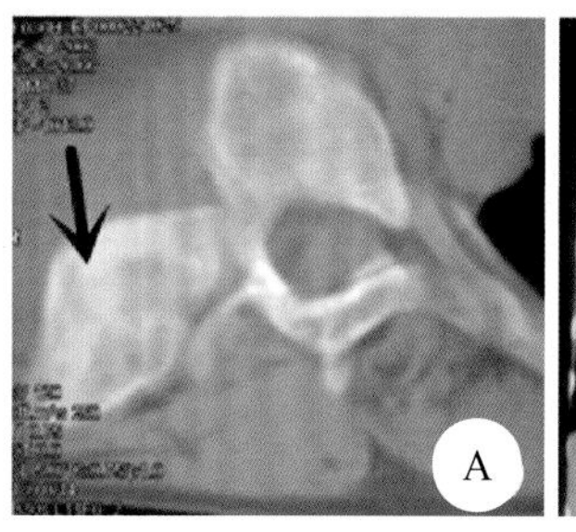

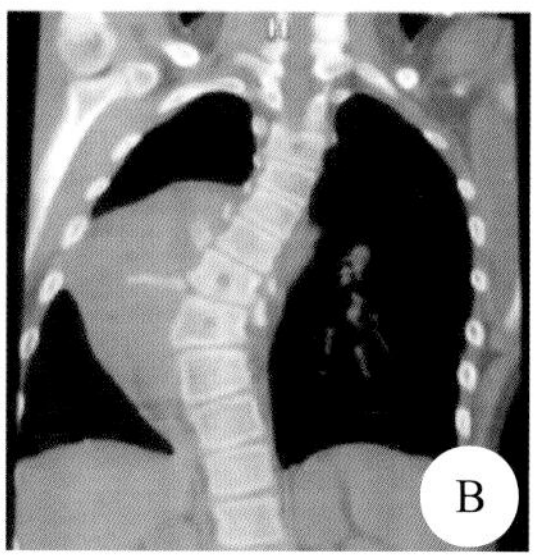

图 8－4－9　男性，13 岁，$T_{7\sim9}$ 神经纤维瘤合并胸椎侧凸，右胸腔巨大肿瘤

A. 水平面（箭头所示）；B. 冠状面

3. MRI MRI 在诊断上有很大的优势，能显示病灶部位、数目、大小、边缘及病灶与周围组织的关系。MRI 矢状面可更好地显示椎管内神经纤维瘤的生长情况（图 8－4－10、图 8－4－11），水平面及冠状面可以很好地显示椎间孔内外的肿瘤形态及生长方向（图 8－4－12）。椎管内神经纤维瘤多位于髓外硬膜下腔，表现为圆形或类圆形异常信号占位。T1WI 为等或低信号，T2WI 为等信号，增强扫描呈明显均匀强化，脊髓可受压，可沿一侧椎间孔扩大，对脊柱神经纤维瘤，特别是椎管内神经纤维瘤的定位诊断有较高的价值，在定性诊断方面尚存在困难，因神经纤维瘤与脊膜瘤都位于椎管内脊髓外、硬脊膜下，信号及形态改变差异不很大。

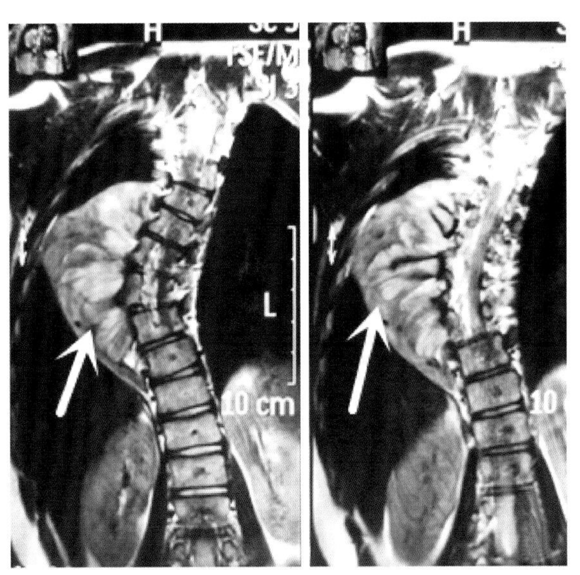

图 8－4－10 男性，13 岁，$T_{7\sim9}$ 神经纤维瘤合并胸椎侧凸，右胸腔巨大肿瘤（箭头所示）

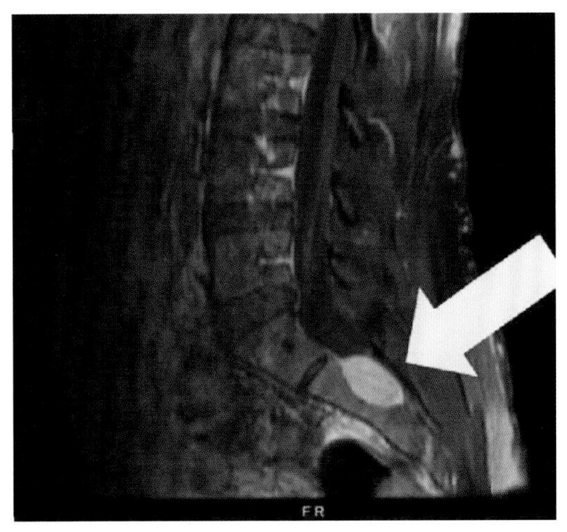

图 8－4－11 男性，19 岁，NF1，MRI 显示左侧 $S_{1\sim2}$ 神经纤维瘤高信号（箭头所示）

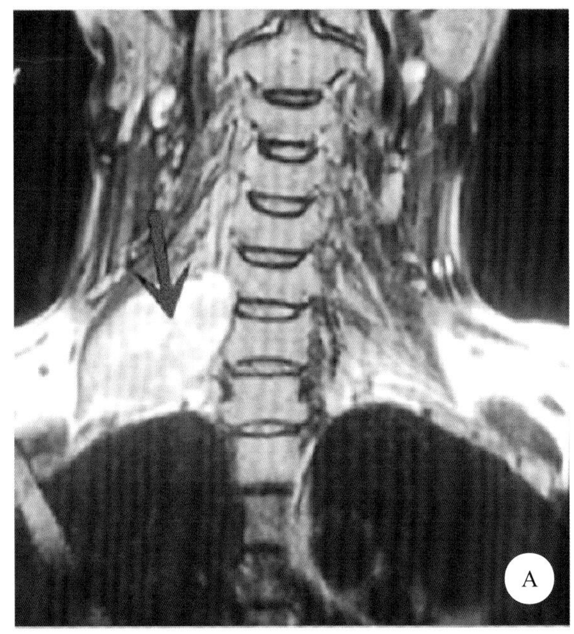

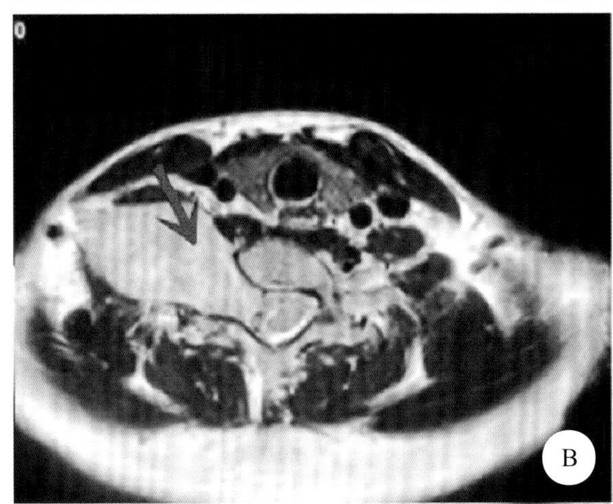

图 8－4－12 女性，21 岁，C_7 神经纤维瘤（箭头所示）

A、B. MRI 冠状面及水平面显示 C_7 神经纤维瘤穿出神经根孔，呈哑铃状生长

（三）病理生理学

营养不良型脊柱侧凸患者骨发育不良表现包括铅笔肋、扇形椎体、椎弓根距增宽及椎间孔增大等，很可能与椎管外、椎管旁及椎管内的肿瘤负荷、肿瘤生长及占位效应相关。1.5%～24.0% 的 NF1 患者发生脊柱肿瘤，位于椎间孔内占 56%、硬膜外占 33%、髓内占 6%。椎旁神经纤维瘤与脊柱顶锥旋转和旋转半脱位增加相关。硬脊膜扩张症是一种硬脊膜囊的异常扩张，表现为脑脊液间隙增大及相关骨性异常表现（扇形或楔形椎体），这种畸形是否由异常高静压所致还存在争议。研究发现，NF1 患者骨代谢异常可能导致独立于外部因素的新发病理性骨重塑，进而导致

侧凸进展加快、多平面畸形、生物力学不稳、神经和肺部受压，甚至出现肺功能损害。

（四）诊断与鉴别诊断

1. 诊断 NF1 累及多个器官系统，临床表现多样。美国国立卫生研究所于 1988 年制定了疾病诊断标准并在 2021 年更新：

（1）父母未被诊断为 NF1 的患者具备以下 2 项或 2 项以上标准即可诊断 NF1。

1）6 个或 6 个以上牛奶咖啡斑，成年患者每个斑点直径至少 15mm 大小，儿童至少 5mm 大小。

2）2 个或 2 个以上皮肤神经纤维瘤，或至少 1 个丛状神经纤维瘤。

3）2 个以上腋窝或腹股沟区的色素斑。

4）视神经胶质瘤。

5）2 个或 2 个以上的虹膜错构瘤（Lisch 结节）。

6）独特的骨骼病变。脊柱侧凸伴或不伴后凸、扇形椎体、铅笔肋、横突纺锤形改变、胫骨假关节、胫骨弓形变或骨皮质破坏等。

7）直系亲属明确诊断神经纤维瘤。

（2）符合（1）中诊断标准者的子女，如果存在（1）中的一个或多个标准，应诊断为 NF1。

通常情况下，NF1 在儿童期即可被诊断（平均年龄 5 岁），但由于每个患者的表型不同，诊断时间可被推迟到 40～50 岁。成年期患者体征和症状完全表现后，即可做出临床诊断，很少需要进行基因检测以明确诊断。然而，由于 NF1 临床表现与年龄密切相关，其临床表现变异往往导致在没有基因检测的情况下很难在儿童期进行诊断。在一定的情况下，如果患儿没有达到诊断标准，但医生高度怀疑此类疾病，可以通过基因检测来诊断。由于 *NF1* 基因突变量较大，临床检测阴性时并不能完全排除 NF1 的诊断。而临床表现符合 NF1 诊断的患者中，95% 的患者均能发现致病的突变基因。NF1 的基因检测缺陷不能预测基因型和表型的相关性。

2. 鉴别诊断 脊柱神经纤维瘤病导致的脊柱侧凸应与其他类型脊柱侧凸进行鉴别，NF1 所致脊柱畸形除了脊柱侧凸伴或不伴后凸、扇形椎体、铅笔肋等骨骼特征性改变，还可伴有牛奶咖啡斑、脊柱肿瘤、Lisch 结节等 NF1 特征性表现。

（1）先天性脊柱侧凸：先天性脊柱侧凸（Congenital scoliosis，CS）是胚胎时期脊椎发育异常引起脊柱生长不平衡所致的早发性脊柱侧凸，其特点为畸形重、进展快、常合并其他器官畸形（如肾脏、心脏或椎管内畸形）。CS 通常为散发疾病，发生率为 0.5‰～1‰，病因至今尚未明确。可能是由多种因素引起的，包括遗传因素与环境因素。大多数先天性脊柱侧弯都是在进行常规检查时偶然发现，通常在胎儿发育 20 ～28 周就可以探知畸形情况，但只有 1/4 的畸形在出生后第 1 年内被诊断。CS 以蝴蝶椎、半椎体、楔形椎、分节不全等表现为主，其中半椎体是 CS 最常见病因，亦可合并其他畸形如 Klippel－Feil 综合征、并肋畸形、脊髓神经畸形等。

（2）特发性脊柱侧凸：特发性脊柱侧凸（Idiopathic scoliosis，IS）是一种原因不明的脊柱结构性弯曲与旋转的三维畸形，可导致双肩不平、剃刀背、腰部不对称等。目前，学界对 IS 的发病机制、畸形进展危险因素等仍无明确定论。IS 一般为“S”形弯，青少年时期发病，影像学上无脊椎发育畸形，部分患者由于发病早或畸形严重在 X 线片上出现扇形椎体，或凹侧椎间隙狭窄或高度降低、关节突早期增生融合、肋横突相互靠近，有时类似于先天性脊椎畸形。但 IS 侧凸弧度均匀，累及多个椎体，CT 三维重建和 MRI 上没有肋骨、椎弓根、横突的发育畸形，无其他先天性、发育性或神经肌肉源性病变。

（五）治疗

有研究称，NF1 患者合并脊柱神经纤维瘤者高达 58%。常见临床症状包括神经根性疼痛、感觉异常甚至脊髓受压引起的感觉和运动功能异常。怀疑有恶变倾向的患者应及时手术治疗。神经纤维瘤有时会同时出现在脊柱同一平面的两侧神经根，导致脊髓明显受压，位于颈椎时常出现脊髓损害症状，需手术切除缓解脊髓受压。位于椎管内（椎间孔、硬膜外和/或硬膜内）的肿瘤是否切除，主要取决于其是否导致神经症状或是否增加畸形矫正术后的神经损害风险。NF1 患者中 30%～50%合并脊柱丛状神经纤维瘤，其中约 10%患者可能向恶性转变。对肿瘤负担较高的患者，如脊柱周围广泛受累，为暴露脊柱和方便矫形，可进行肿瘤部分切除。丛状神经纤维瘤血供丰富，对于儿童患者肿瘤切除时应注意止血，大量失血可能导致血流动力学不稳定及凝血功能障碍等。怀疑肿瘤恶变时（伴或不伴疼痛的肿瘤快速生长）应积极手术切除，不能完整切除可采用阿霉素和异环磷酰胺辅助化疗。NF1脊柱畸形合并脊柱肿瘤患者，脊柱肿瘤可在进行脊柱矫形手术的同时切除。

（六）预后

1. 恶性周围神经鞘瘤 妊娠、青春发育期及恶变后可使其生长加速。NF1患者发生恶性周围神经鞘瘤预后较差，5年生存率仅为21%左右。NF1患者出现恶性周围神经鞘瘤的概率可能为10%～24%。

2. 营养不良型脊柱畸形 是一种恶性临床类型，支具治疗一般无效，常伴发实体神经纤维瘤，畸形呈进行性发展，手术后复发及继续发展的可能性大，可伴发椎管内肿瘤而导致截瘫等。神经纤维瘤病性脊柱侧凸若不接受治疗，极少数非营养不良型脊柱畸形可处于稳定期，发展缓慢；但几乎所有的营养不良型脊柱畸形会呈进行性发展，导致脊柱侧凸、后凸畸形或自发性半脱位。Calvert等对32例保守治疗的营养不良型脊柱畸形患者进行平均3.6年的随访观察，结果显示冠状面Cobb角每年平均进展8.1°、矢状面Cobb角每年平均进展11.2°。与特发性脊柱侧凸不同，NF1营养不良型脊柱畸形患者即使是轻度到中度侧凸（小于40°），在骨骺闭合后也会进展，且严重侧凸进展更快。研究发现蝶形椎、顶椎旋转大于11°、早发以及Cobb角过大均是畸形进展的危险因素。

3. 非营养不良型脊柱畸形 可能会逐步转变为营养不良型脊柱畸形。对这种可能进展的非营养不良型脊柱畸形行融合手术，其假关节形成率较高。这种现象为NF1非营养不良型脊柱畸形特有，可在短期内出现转变，也可能缓慢变化。发病年龄越早，向营养不良型脊柱畸形转变的可能性越大。

四、神经纤维瘤合并脊柱侧凸的矫正

（一）非营养不良型脊柱畸形

非营养不良型脊柱畸形的治疗策略与特发性脊柱侧凸类似，对脊柱侧凸>25°或观察期内出现侧凸快速进展的患者可采取支具治疗，对Risser征0～2级、月经未至或月经已至但不满1年等条件可适当放宽。当结构性侧凸超过40°时，应考虑手术治疗，手术方案可参照特发性脊柱侧凸。此外要警惕在支具治疗过程中出现非营养不良型脊柱畸形向营养不良型脊柱畸形的转变。发生率在7岁之前诊断的患者中的约为81%，而在7岁之后诊断的患者中的发生率约为25%。如转为营养不良型脊柱畸形应及时手术。

（二）营养不良型脊柱畸形

营养不良型脊柱畸形多位于胸段，常累及$T_{4\sim6}$，也可位于腰椎，常伴有扇形椎体、铅笔肋、顶椎旋转半脱位、椎间孔扩大及椎弓根发育不良等改变，且骨密度低于正常人群。此类患者常呈短节段角状脊柱侧凸、后凸畸形，顶椎区可同时出现肋骨头脱位进入椎管内，神经症状发生率较高。

1. Halo-重力/骨盆牵引加后方入路矫形术

对于营养不良型脊柱侧凸患者，手术治疗的难点在于椎骨质量差、脊柱解剖异常、畸形严重程度高及实现融合困难等。甚至某些高度营养不良NF1患者可发生椎体脱位，严重者导致瘫痪。对于伴有椎体脱位及严重角状后凸畸形的营养不良型脊柱侧凸患者，融合手术前4～8周可利用Halo-重力/骨盆牵引对严重畸形给予初步缓慢矫正，研究报道术前牵引畸形矫正率可达40%，可显著降低手术并发症发生率及避免广泛脊柱截骨（图8-4-13）。对肋骨头脱入椎管内但无神经症状的患者，矫形术中不切除移位肋骨头，不会增加神经并发症风险。手术过程中使用触发肌电图检测技术联合O臂机辅助植钉可有效应对NF1患者椎弓根发育异常或缺损，提高植钉准确率和安全性。研究发现，使用第三代脊柱内固定系统进行前后路联合入路或单纯后方入路矫形融合术，两者的畸形矫正率、矫正丢失率、总体并发症发生率及内固定失败和假关节发生率的差异均无统计学意义。

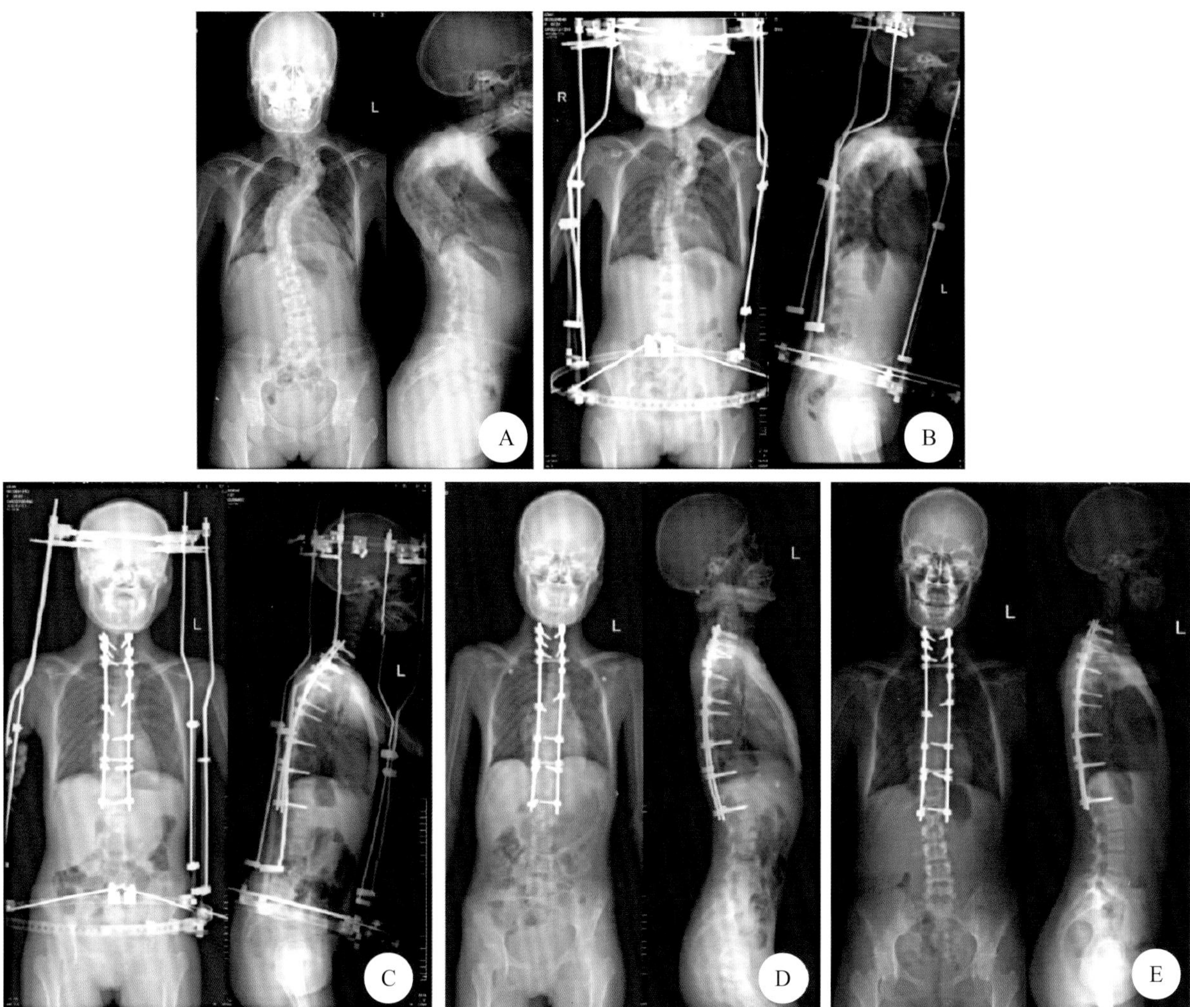

图 8−4−13　女性，13 岁，NF1 伴脊柱侧凸、后凸畸形

A. 术前全脊柱正、侧位 X 线片；B. Halo−骨盆牵引术后脊柱侧凸、后凸畸形明显改善；C. Halo−骨盆牵引术后 2 个月行后方入路矫形植骨融合术；D. 融合术后 1 周去除 Halo−骨盆牵引；E. 融合术后 4 年随访，畸形矫正未见丢失

位于颈椎的急性角状后凸畸形是脊柱神经纤维瘤病患者出现神经症状的最常见原因，需与先天性脊柱侧凸相鉴别。颈椎后凸畸形若伴有颈部巨大神经纤维瘤，将增加此类患者的治疗难度。营养不良型颈椎后凸畸形患者，虽然单纯前方入路或单纯后方入路手术均可使用，但前后路联合入路往往更易获得满意的矫形效果和融合稳定。严重营养不良型颈椎后凸畸形的治疗策略包括截骨后牵引和最终矫形融合术两个阶段，在最终手术前的 4～6 周对重度颈椎侧凸、后凸畸形行 Halo−重力/骨盆牵引可初步改善颈椎序列异常，减少矫形融合术的并发症（图 8−4−14）。

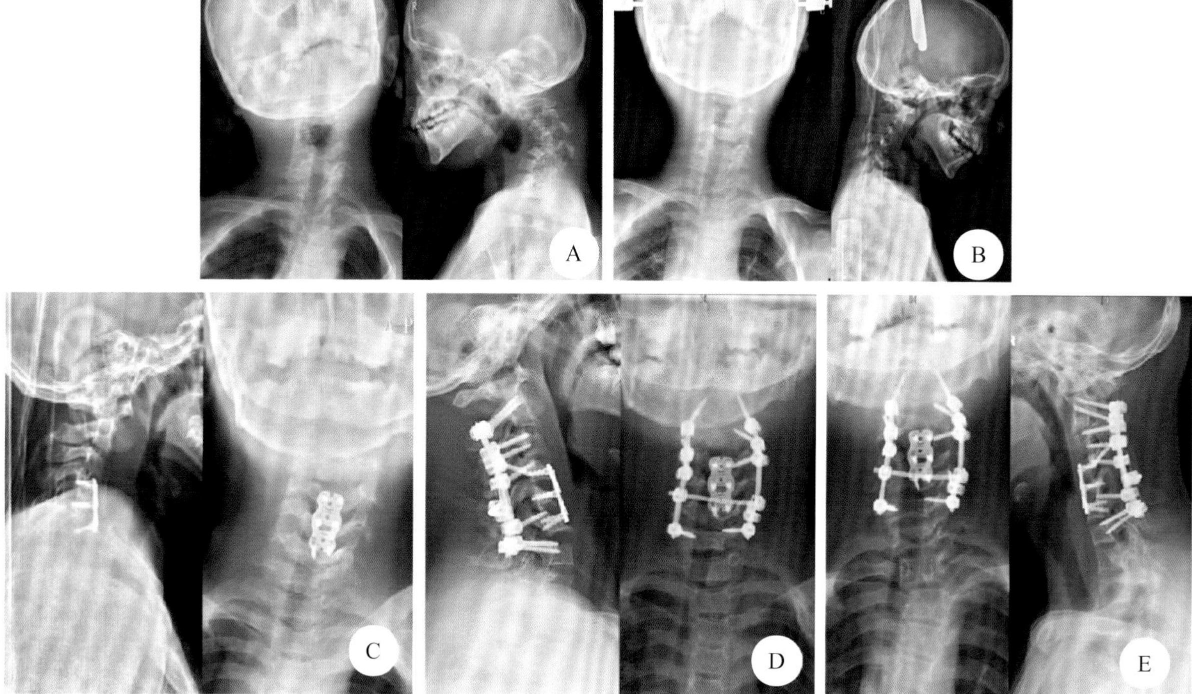

图 8-4-14　男性，12 岁，NF1 伴颈椎后凸畸形

A. 术前颈椎正、侧位 X 线片；B. Halo-重力牵引术后颈椎后凸畸形明显改善；C. Halo-骨盆牵引术后 3 周行前方入路手术；D. 前方入路手术后 1 个月行后方入路畸形矫正、植骨融合术，后凸畸形明显矫正；E. 融合术后 2.5 年随访，畸形矫正未见丢失

2. 前方入路支撑融合术　对于伴有严重脊柱侧凸、后凸畸形的 NF1 患者，如果脊柱前柱支撑不够，可能使单纯后方入路矫形固定术后出现后凸畸形进行性加重。此时可通过前方入路进行支撑融合术，为脊柱后凸畸形提供持久的支撑功能。一般从 NF1 患者脊柱畸形凹侧进行前柱支撑植骨融合，且必须使用真正具有支撑功能的胫骨（或腓骨）干骨皮质条进行结构性植骨融合，否则融合和/或内固定后仍可出现疲劳骨折或侧凸、后凸畸形加重。前方入路支撑融合还可作为 NF1 脊柱畸形后方入路矫形术的补充手术，尤其是对于伴有明显前柱支撑缺陷的脊柱畸形患者，或后方入路椎弓根截骨术/脊柱切除术后出现前柱支撑缺陷，内固定难以提供满意的矫形支撑力。对于已行后方入路截骨矫形术的患者，若残留脊柱后凸角>40°，可考虑二期行前方入路支撑融合术，防止内固定断裂、进行性后凸畸形加重等并发症出现。

3. 生长棒技术　生长棒技术应用于伴有先天性脊柱侧凸的 NF1 患者，可有效避免早期融合手术对患儿胸部和躯干生长的潜在影响。研究发现，生长棒技术可有效控制脊柱畸形进展，同时允许脊柱正常生长，在伴有先天性脊柱侧凸的 NF1 患儿中应用前景广阔。为尽量减少器械相关并发症，应尽量使用波纹形状的双棒且近端椎板钩应该置于非营养不良区域。磁力生长棒植入体内后严重限制脊柱肿瘤的监测，因此不能用于合并肿瘤的 NF1 脊柱畸形患者。磁力生长棒的禁忌证：怀疑脊柱肿瘤恶变、椎管内肿瘤、严重后凸畸形及需 MRI 监测的患者（图 8-4-15）。

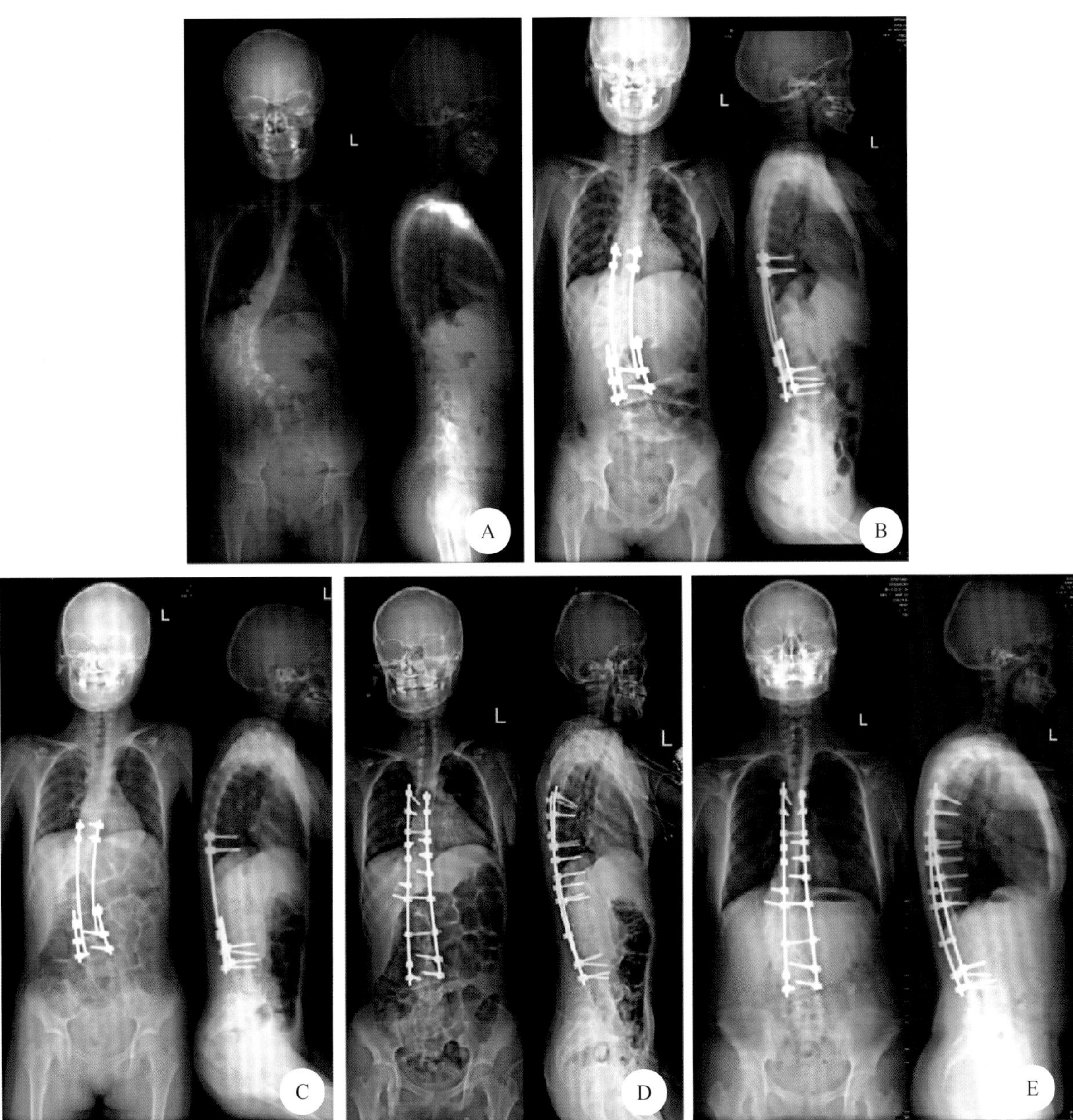

图 8-4-15　女性，10 岁，NF1 伴脊柱侧凸、后凸畸形

A. 术前脊柱正、侧位片 X 线片见胸腰段脊柱侧凸、后凸畸形；B. 生长棒植入术后脊柱侧凸、后凸畸形明显改善；C. 生长棒植入术后 1 年行撑开术；D. 撑开术后 1 年行后方入路畸形矫正植骨融合术，侧凸、后凸畸形进一步矫正；E. 融合术后 1 年随访，畸形矫正未见丢失

第五节　脊柱神经鞘瘤

一、概述

神经鞘瘤又称施万细胞瘤，是一种由施万细胞构成的外周神经鞘瘤，可发生于身体的任何部位，如会阴部、阴蒂、睾丸鞘膜、肾被膜、后腹膜、乳腺、甲状腺、胃肠道、子宫、卵巢等。但绝大多数发生于头颈躯干和四肢的周围神经，有报告椎管内哑铃状神经鞘瘤占椎管内肿瘤的 10%～15%、颈段哑铃状神经鞘瘤占椎管内哑铃状神经鞘瘤的 50%。一般单发，多发少见。神经鞘瘤好发部位为躯干及四肢近端神经干，常见于骶骨和下颌骨，亦有报道发于椎体、趾骨、肱骨、股骨、胫骨、髌骨、肩胛骨、肋骨、上颌骨及手部短骨者，原发于脊椎骨或累及脊椎骨（继发性骨破坏）者并不少见。脊柱神经鞘瘤源于脊

神经，多表现为脊柱骨性结构破坏伴椎旁软组织内肿块，沿椎间孔向椎管内外生长，形成椎管内外哑铃状肿瘤，并伴有脊柱骨性结构的破坏，有一定影像学特征，手术中可见受累的载瘤神经根。

二、临床表现

一般病史较长，病程进展缓慢，最初多无临床症状或症状不明显，许多患者是因为发现颈部、胸部、腹部隆起，触及无痛性包块或查体时发现颈、胸、背、腹部包块才到医院就诊，女性多见，好发于 20～50 岁，有报道因发现腹部隆起和触及下腹部包块到医院就诊，而体检和B超不能提供准确的定位信息，被误诊为盆腔肿瘤而收住妇科。CT 提示为骶骨肿瘤、骶前巨大肿块，病理确诊为神经鞘瘤。因多数脊柱神经鞘瘤由椎管内经椎间孔向外生长，只有当肿瘤向椎管内外生长到很大时才会有临床症状，最常见的症状是颈、肩、胸、腰骶背局部疼痛、活动障碍，多有脊髓神经或马尾神经受压症状，根性痛、坐骨神经痛、二便功能障碍等，查体可有上肢或四肢肌力减退、四肢肌张力增高、髌阵挛或踝阵挛阳性、腹壁反射减弱、Babinski 征阳性、病变部位可见肿块等，少有椎体病理性压缩骨折与后凸畸形。骶骨神经鞘瘤出骶神经孔向前生长，形成骶前巨大肿块时，肛门指检可扪及骶前包块。肿瘤向前向后生长，骶骨前后均形成肿块时，可在骶后扪及肿块，肛门指检也可扪及骶前肿块。颈、胸、腰椎哑铃状神经鞘瘤可在相应的部位查见局部肿胀、压痛和肿块。

三、影像学表现

椎骨呈溶骨性破坏，其周边可见窄硬化带。受累骨外形可膨胀，可见骨膜反应。皮质可变薄，但见不到肿瘤破坏皮质、突入软组织。尽管基本的病变为溶骨性破坏，但有时病灶内可见不完全的小梁化和分叶。影像学上常呈良性病变表现，但仅从影像学上不能明确该病诊断。在影像学上，脊柱神经鞘瘤很难与单纯骨囊肿、软骨母细胞瘤、软骨黏液样纤维瘤和骨巨细胞瘤等疾病鉴别。

（一）X 线片

可见椎间孔或骶神经孔扩大，椎旁或骶前软组织肿块，椎骨呈溶骨性破坏（图 8－5－1、图 8－5－2），椎体病理性压缩骨折，脊柱后凸畸形。

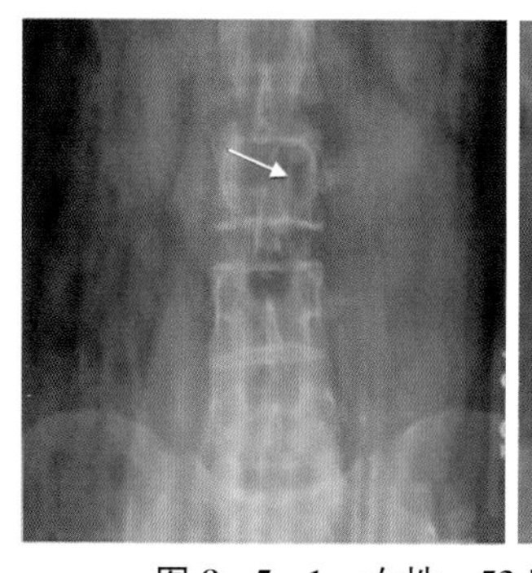
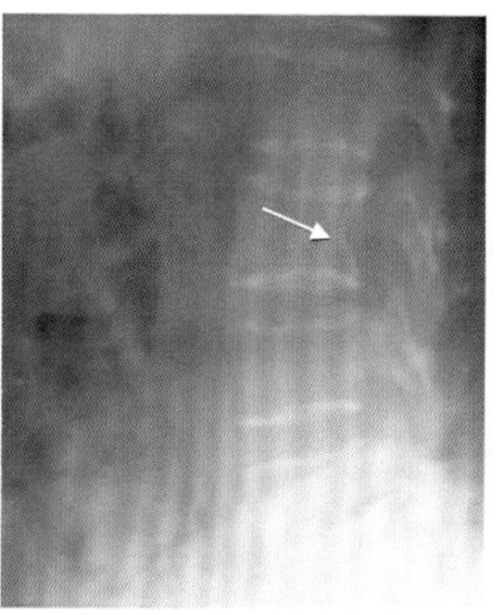

图 8－5－1　女性，53 岁，L_3 神经鞘瘤，X 线片表现有骨破坏（箭头所示）

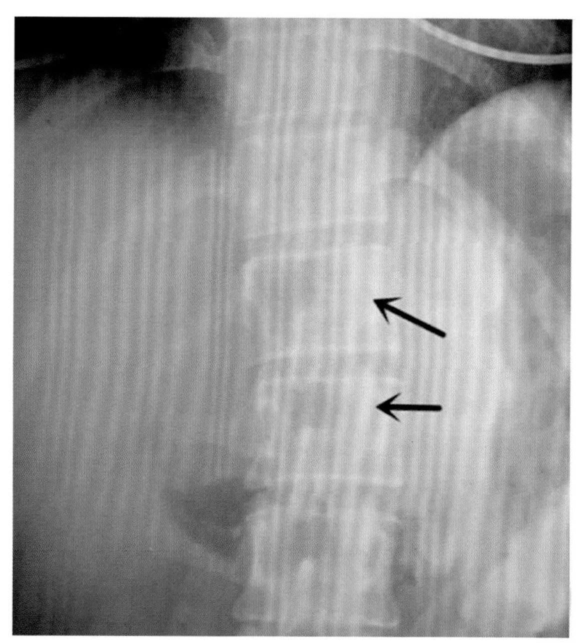

图 8－5－2　男性，20 岁，T_{12}～L_1 神经鞘瘤，X 线片表现有骨破坏（箭头所示）

（二）CT

可见椎管或者骶管扩大，椎管或骶管内肿瘤沿神经孔向外生长，椎旁或者骶前有较大的软组织肿块，椎骨有溶骨性破坏，骨皮质不完整，椎管内及椎旁软组织侵及（图 8－5－3～图 8－5－5）。

（三）MRI

肿瘤表现为 T1WI 低信号、T2WI 高信号，边界清楚，内部信号混杂，增强可见不均匀强化，病灶周围水肿，可见椎体及附件破坏、椎旁软组织及椎管内侵犯（图 8-5-6、图 8-5-7）。

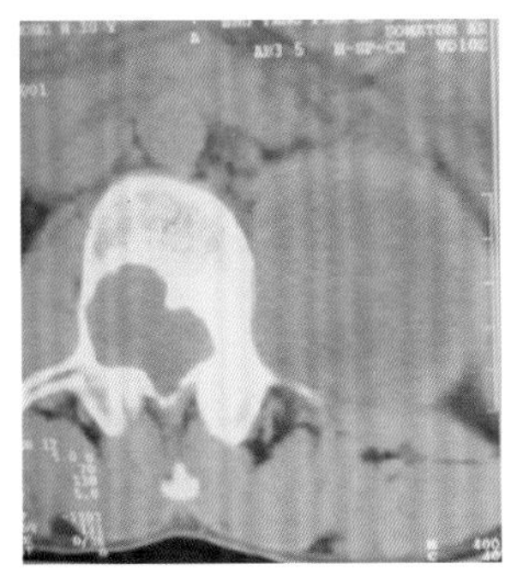
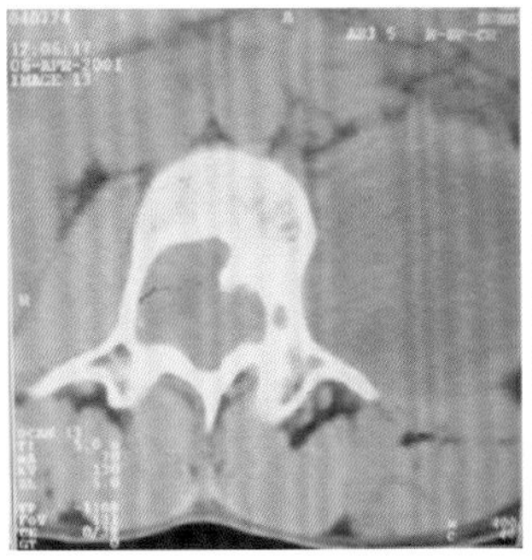
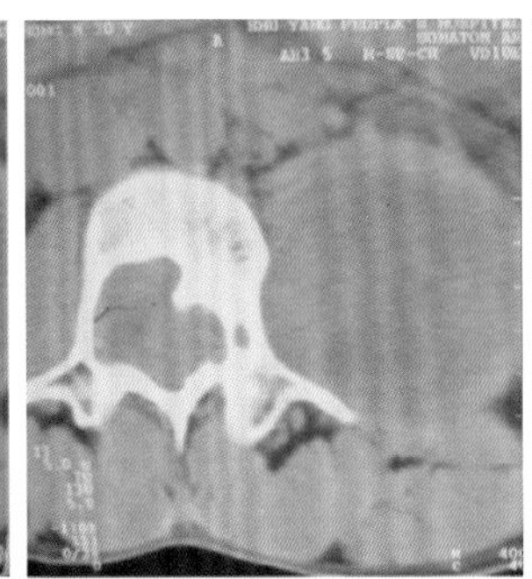
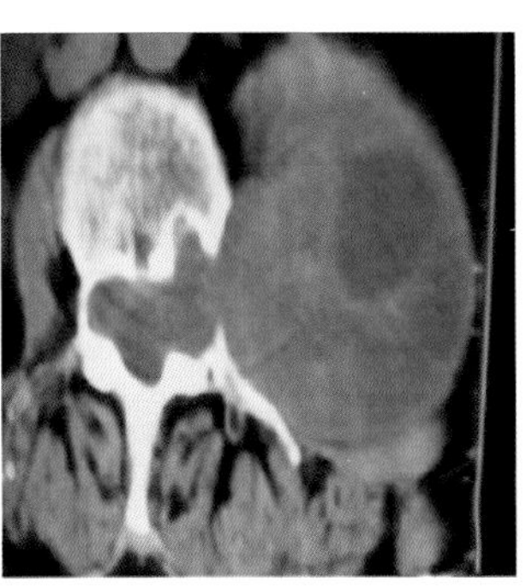

图 8-5-3　女性，53 岁，L_3 神经鞘瘤，CT 显示溶骨性破坏

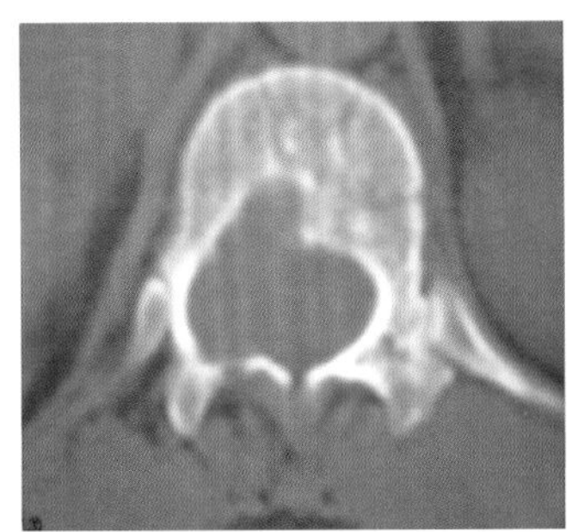
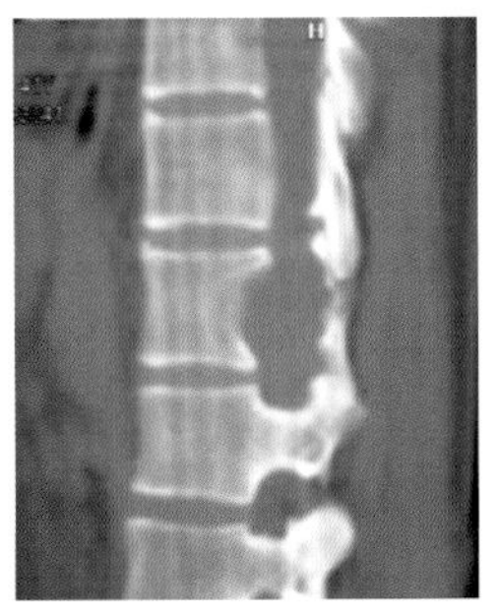

图 8-5-4　男性，20 岁，T_{12}～L_1 神经鞘瘤，CT 显示溶骨性破坏

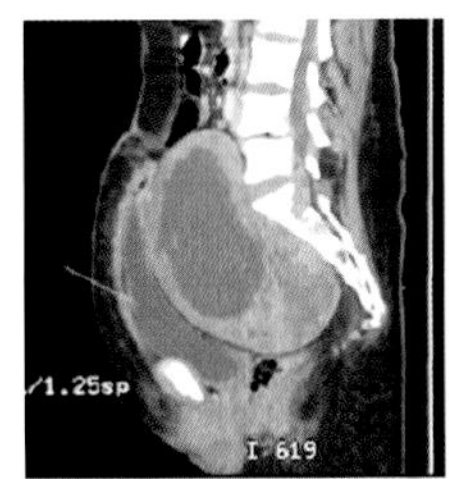
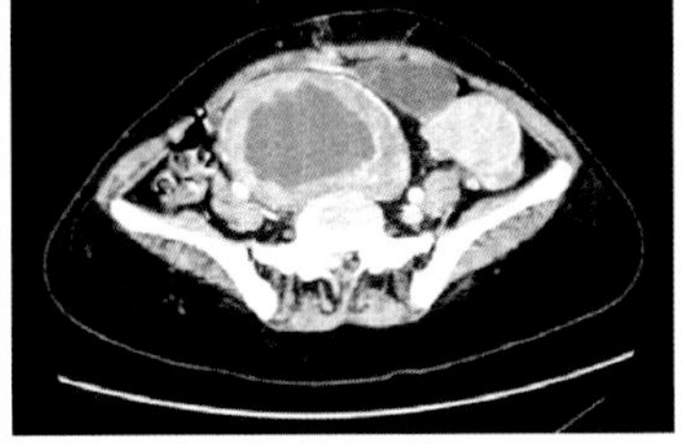

图 8-5-5　女性，53 岁，L_5～S_1 神经鞘瘤，CT 显示骶前巨大肿块、膀胱受压

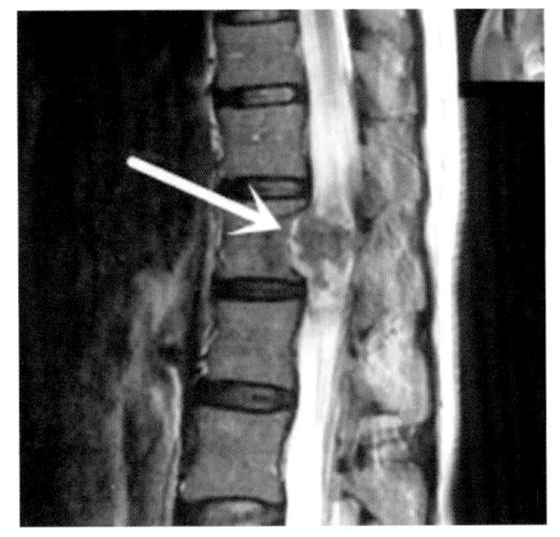

图 8-5-6　男性，20 岁，T_{12}～L_1 神经鞘瘤，MRI 显示椎体后缘破坏、肿瘤压迫脊髓（箭头所示）

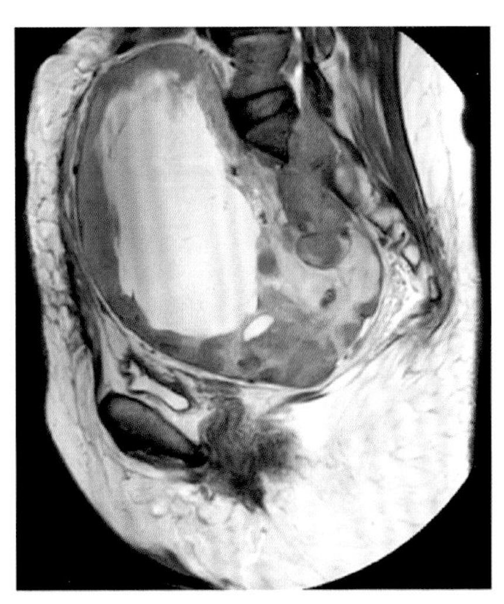

图 8-5-7　女性，53 岁，L_5～S_1 神经鞘瘤，MRI 显示骶前巨大肿块、膀胱受压

四、病理学检查

（一）肉眼观

脊柱神经鞘瘤边界十分清楚，可显示纤维性包膜。肿瘤可呈灰白色、黄色或出血性暗红色，有光泽。肿瘤周围有薄层反应性硬化骨围绕纤维性包膜。

（二）镜下所见

肿瘤由特征性的安东尼 A 区和安东尼 B 区结构构成。在安东尼 A 区内梭形细胞排列紧密，细胞核呈栅栏状排列，或形成维罗凯小体（Verocay body）（图 8-5-8）。安东尼 B 区组织疏松，细胞密度低，梭形细胞随意排列，间质呈黏液样或水肿样。肿瘤内常见厚壁血管、泡沫样细胞、出血囊性变、含铁血黄素沉积改变。部分肿瘤细胞因退变而出现异型性，不代表有恶变行为。

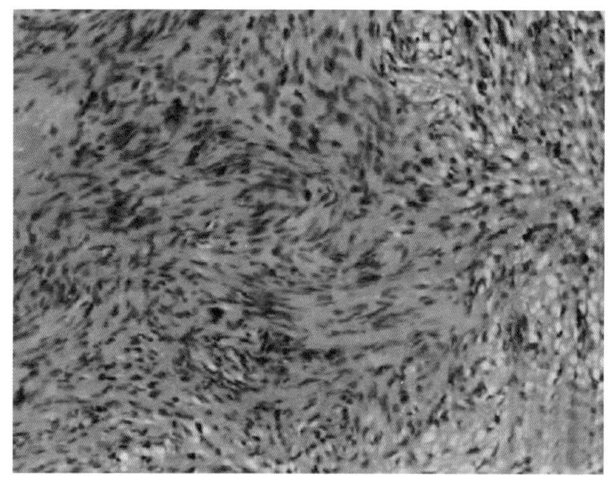

图 8－5－8　神经鞘瘤，镜下见安东尼 A 区肿瘤细胞呈栅栏状排列（HE ×200）

（三）免疫组织化学染色

肿瘤细胞几乎都表达 S－100 蛋白和波形蛋白，多数表达 Leu－7（CD57），少数可表达胶质纤维酸性蛋白（GFAP）。

五、诊断与鉴别诊断

脊柱神经鞘瘤的临床表现及影像学表现无特异性，患者病史长，症状进展慢，X 线片可有椎骨溶骨性破坏，多侵犯神经孔，可见椎间孔扩大、病理性压缩骨折、后凸畸形。CT 表现为溶骨性软组织肿块影。MRI 提示 T1 像等和/或低混杂信号、T2 像略高信号为主的混杂信号，增强呈不均匀强化，边界不清，多可侵破骨皮质至椎旁软组织内，多有椎管内侵及，均提示恶性侵袭性表现，难以与脊柱转移性肿瘤等椎体溶骨性恶性肿瘤鉴别。术前 CT 引导下病灶穿刺取标本行组织学及免疫组织化学染色是术前诊断的主要依据。肿瘤由特征性的安东尼 A 区和安东尼 B 区结构构成，免疫组织化学染色见本节前述。

在与恶性梭形细胞瘤的鉴别中，重要的是要知道不典型核分裂象从不在良性神经鞘瘤出现。在良性神经鞘瘤中出现的核不典型性是一种变性的表现。另外，如果在富含细胞的肿瘤中看到神经鞘细胞的表型特征，则表明该肿瘤更倾向于是良性神经鞘瘤，而不是恶性梭形细胞瘤。神经鞘瘤特殊的组织学和影像学表现常可使其易于和其他骨内良性病变（如纤维结构不良和非骨化性纤维瘤）鉴别。

除了组织学表现不同，硬纤维瘤的 S－100 蛋白染色呈阴性，据此可与神经鞘瘤鉴别。

神经纤维瘤影像学表现为椎间孔扩大，椎旁或骶前软组织肿块，脊柱后凸、侧凸、椎骨破坏缺损等。破坏区内可有高密度条状影，神经鞘瘤是人体中很少的几种具有真正包膜的肿瘤之一，几乎总是单发，常见囊性破坏，其镜下可见神经鞘膜瘤细胞形态各异，细胞排列疏松，常因含类脂质而被误认为泡沫状细胞。

骨巨细胞瘤好发于 20～40 岁，可发生在椎骨的任何部位，偏心性，溶骨性破坏，可呈囊状、分隔状或肥皂泡样，偶有肺转移。病程发展较慢，彻底刮除手术后容易复发。

六、治疗

（一）手术切除

脊柱神经鞘瘤最有效的治疗方法是手术切除。颈、胸、腰椎神经鞘瘤多沿椎间孔内外生长，呈哑铃状，不同部位和大小的肿瘤可采取不同的手术切除方法，有些肿瘤就诊时往往已侵及椎体和/或附件，侵破骨皮质并伴软组织内和椎管内侵及，造成肿瘤的完整切除困难，多行肿瘤包膜外分离，分块切除。对于较大的哑铃状肿瘤可先切除椎骨和椎管内的部分肿瘤，脊髓减压，避免损伤脊神经，再切除椎旁的部分肿瘤。根据脊柱稳定性丧失情况，采用不同的前方入路或后方入路植骨、内固定物重建脊柱的稳定性。肿瘤切除不完全往往导致局部复发，因此应尽量采用肿瘤边缘切除，彻底完整切除肿瘤，以免复发。

对于颈椎管前外侧肿瘤、颈椎体有破坏者，应采用颈前外侧手术入路，使肿瘤显露充分，周围结构可以在直视下辨认清楚，避免损伤颈髓、椎动脉及脊神经根。对于瘤体向后外侧侵犯椎板为主的颈椎管哑铃状肿瘤，则应行颈椎后方入路手术。颈椎后方入路手术可以清楚地显露脊髓和肿瘤之间的间隙，将肿瘤与脊髓分开，因肿瘤多包裹或伴行颈神经根，应仔细分离保护脊髓或神经根，避免将神经节误认为肿瘤予以切除而导致相应的感觉、运动功能障碍。C_1、C_2 神经根多支配感觉，可以与肿瘤一并切除，其他神经根应尽量与肿瘤剥离。确实难以剥离者，日后此神经根功能若可被其上下神经代偿，可予以切断。对于肿瘤包绕椎动脉的患者，术中应预先暴露椎动脉起始段并预留橡皮片，以便在发生椎动脉损伤时及时阻断或结扎。

骶椎单纯后方入路肿瘤切除适用于肿瘤生长只限于骶管内，仅累及椎管或后方骶骨（图 8-5-9）或 S_3 及以下伴有前方肿块者；单纯前方入路肿瘤切除适用于肿瘤生长只限于骶前，骶管内没有肿瘤者；前后路联合肿瘤切除适用于 S_1、S_2 伴有骶前后肿块者。前方入路手术肿瘤创面及骶前出血往往难以控制，术前可栓塞双侧髂内动脉或术中结扎双侧髂内动脉以减少出血，利于肿瘤切除边界的判断和 $S_{1\sim3}$ 神经根的解剖，保护骶神经功能，使括约肌功能不受影响的同时降低术后肿瘤复发率。

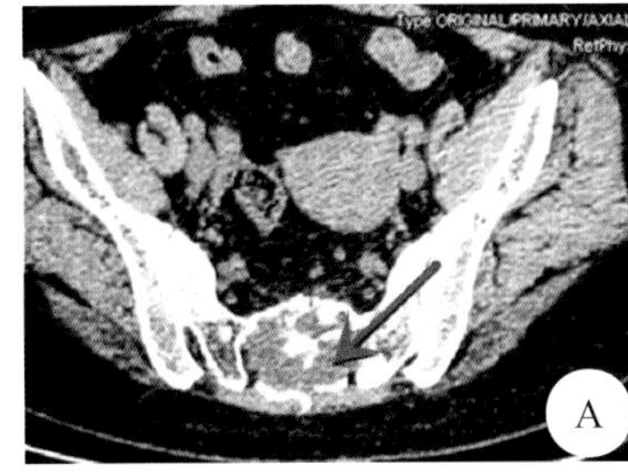
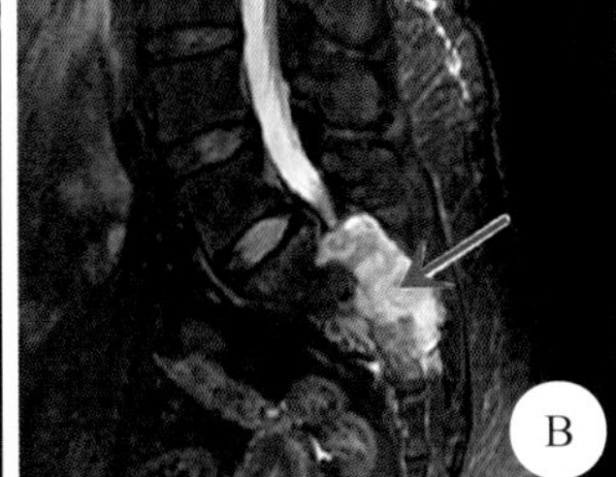
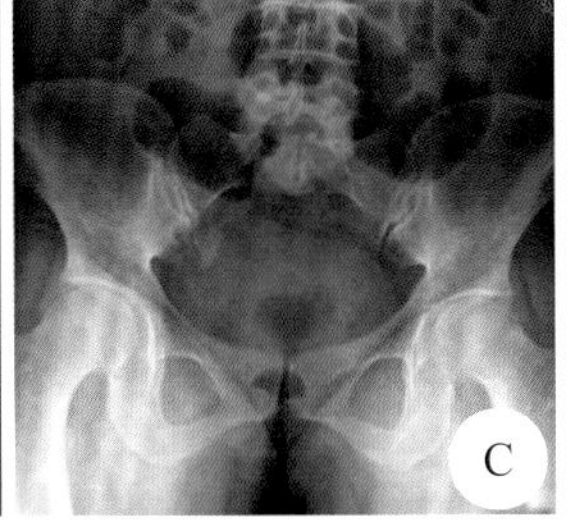
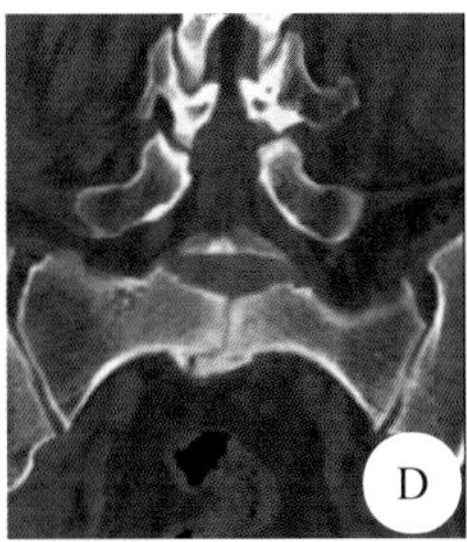

图 8-5-9　女性，34 岁，$S_{1\sim3}$ 神经鞘膜瘤

A、B. 术前 CT 与 MRI 表现（箭头所示）；C、D. 经 S_1 神经孔骶骨次全切除术后

（二）稳定性重建

1. 颈椎　颈椎肿瘤切除后依据椎板、侧块和关节突切除范围判断颈椎稳定性。颈椎肿瘤切除术后约 20%的患者发生颈椎不稳，Toyama 分类建议当肿瘤累及多节段、多方向或者肿瘤为恶性时，切除容易破坏脊柱的稳定性，多需要内固定重建。寰枢椎间肿瘤行寰枢椎椎弓根螺钉内固定术（图 8-5-10），椎体破坏较重者行椎体次全切、椎间 Cage 植骨融合螺钉内固定术。

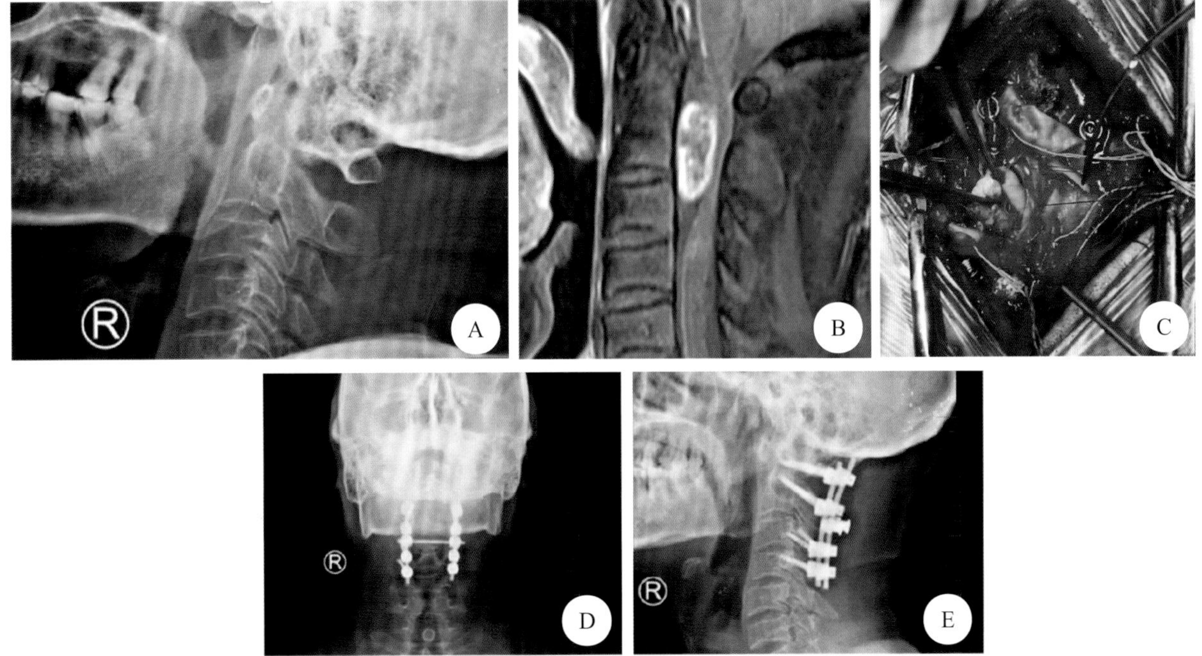

图 8-5-10　女性，60 岁，C_2 神经鞘瘤

A. DR 显示有骨质破坏；B. MRI 显示肿瘤压迫脊髓；C. 术中肉眼观；D、E. 肿瘤切除内固定术后 DR

2. 胸腰椎 根据脊柱稳定性丧失情况，采用不同的前方入路或后方入路植骨内固定，重建脊柱的稳定性（图 8-5-11）。

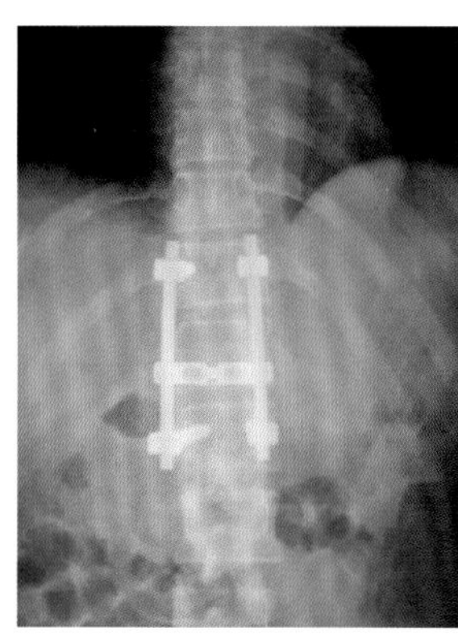
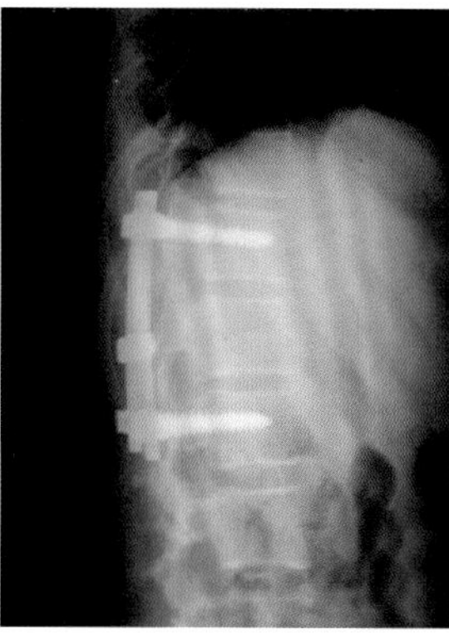

图 8-5-11 男性，20 岁，T_{12}～L_1 神经鞘瘤，肿瘤切除内固定术后

3. 骶椎 对于 $S_{1\sim2}$ 神经鞘瘤肿瘤切除后影响骶髂关节的 50%以上、术后需要早期的功能锻炼、预计生存期长的年轻患者需做髂腰稳定性重建。对年龄较大和术后软组织条件较差、术后感染风险大者，可不行髂腰稳定性重建，术后卧床 8 周后佩戴支具下床，依靠术后瘢痕可限制腰椎的下沉。

七、预后

脊柱神经鞘瘤为良性肿瘤，一般预后良好，手术完全切除肿瘤可治愈，不完全切除或刮除的复发率很高。文献报道肿瘤完全切除与不完全切除者 5 年局部复发率分别为 33.0%～34.8%和 56.2%～77.0%，多次复发有恶变的可能。鉴于脊柱神经鞘瘤发病率相对较低，目前尚无多中心大宗病例的长期随访报告。

第六节 脊柱纤维结构不良

一、概述

纤维结构不良（Fibrous dysplasia，FD）又称纤维异常增殖症，是由基因突变引起的良性非遗传性病变，是常见的发育异常，其发病机制目前未完全清楚，有人认为是间充质功能障碍所致的先天异常。本病表现为正常骨组织被吸收，而代之以均质梭形细胞为主的纤维组织和发育不良的编织骨小梁。本病分三型：单骨型，多骨型及多骨病变伴皮肤色素沉着、内分泌障碍的 Albright 综合征。可发生在儿童和成年，没有种族和性别差异。单骨型发病风险为多骨型的6 倍左右。单骨型多发生在 11～25 岁。多骨型发病年龄相对较小，多在 10 岁以前发病。Albright 综合征几乎仅见于女性，常在 3～4 岁发病，但到青少年或成年期才被发现。单骨型随骨骼发育而长大，骨发育成熟后趋于静止和修复。多骨型骨发育成熟后常继续进展。多骨型常累及颅面骨、骨盆、脊柱和上肢带骨。纤维结构不良约占良性瘤样病变的 7%。累及脊柱者仅占 1.4%～5.5%。

1972 年与 1993 年 WHO 骨肿瘤分类均将纤维结构不良分类为瘤样病变。2002 年 WHO 骨肿瘤分类将纤维结构不良分类为其他病变。2013 年 WHO 骨肿瘤分类将纤维结构不良分类为未明确肿瘤性质的肿瘤（ICD－O 编码 8818/0），定为良性。

二、临床表现

单骨型患者多无症状，有时可出现局部疼痛、肿块，病变后期出现肢体畸形、功能障碍，甚至病理性骨折。Albright 综合征与多骨型密切相关，除多发骨病变外，还可以出现内分泌紊乱（如性早熟、肢端肥大症、甲状腺功能亢进、甲状旁腺功能亢进、Cushing 综合征）和皮肤色素沉着（如牛奶咖啡斑），此种牛奶咖啡斑边缘呈现不规则碎布样。Schoenfeld 等回顾总结 30 年来诊治的 7 例脊柱单骨型纤维结构不良患者，发现单骨型以一过性的局部疼痛为主，疼痛的机制与病变部位的疲劳骨折相关，无神经功能损伤的症状体征，且均无病理性骨折发生。累及脊柱的多骨型患者多有进行性、局限性疼痛，常伴病理性骨折和脊髓神经根损伤，而神经功能损伤患者的症状多由病理性骨折所致的脊柱后凸畸形、脊柱不稳定引起（图 8-6-1）。

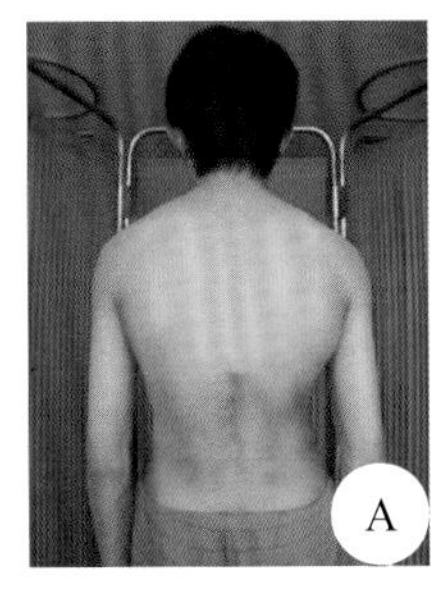

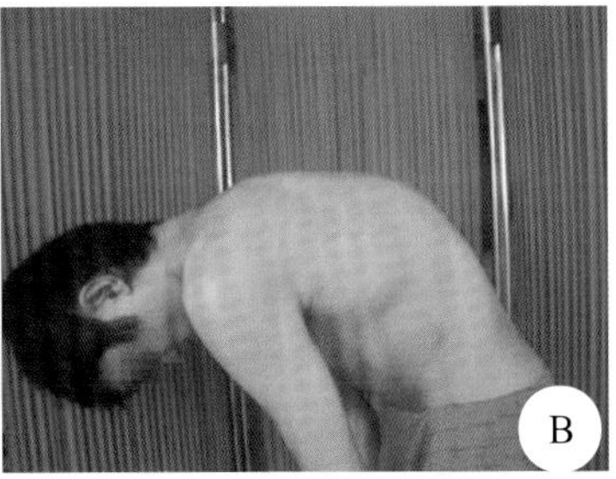

图 8－6－1　男性，16 岁，T_{12}～L_1 纤维结构不良，肉眼观后凸畸形

欧洲儿童骨科协会（The European Paediatric Orthopaedic Society，EPOS）的多中心回顾性研究认为，单骨型患者在成年后病变停止发展，多骨型的溶骨性病变，尤其是连续型，可能使广泛累及的病变节段支撑力降低，在应力长期作用下，即便成人，病情仍可能继续发展，并引起病理性骨折或畸形。其临床症状均与病理性骨折引起的神经系统损害或畸形相关。

三、影像学表现

（一）X 线片

骨干和干骺端膨胀增粗，髓腔扩大，皮质变薄，无骨小梁结构，呈磨砂玻璃样改变，是正常骨组织被成骨不全的纤维组织代替所致。其密度取决于病变内骨与纤维组织的比例，成骨程度越高则密度越高，成骨程度越低则密度越低，有部分患者呈囊样改变。病变内可见散在骨嵴或类似软骨钙化的表现，即丝瓜络样、大理石样纹理。骨皮质变薄，但一般不破坏皮质，无骨膜反应，罕见软组织浸润。股骨“牧羊拐”改变是病变部位反复微骨折与骨愈合的结果。累及椎骨者因解剖结构复杂，上述 X 线片表现不典型，但多见椎骨有膨胀性溶骨性破坏、病理性压缩骨折、后凸畸形（图 8－6－2），少数伴有边缘硬化，并可以延伸至椎旁形成软组织肿块。

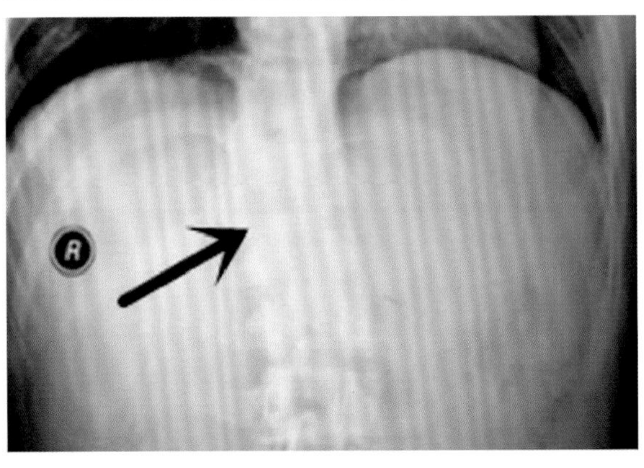

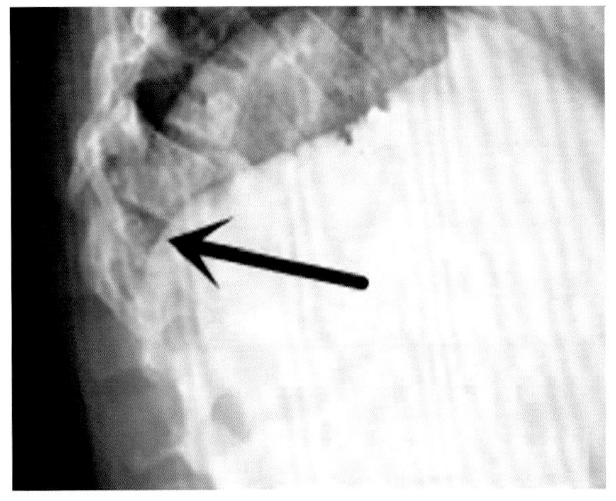

图 8－6－2　男性，16 岁，T_{12}～L_1 纤维结构不良，X 线片显示后凸畸形（箭头所示）

（二）CT

可以清晰地显示椎骨纤维结构不良膨胀性溶骨性破坏、病理性压缩骨折、后凸畸形的具体病变范围（图 8－6－3～图 8－6－5）等，偶见磨玻璃样改变。囊性改变呈囊状透光区，囊内可见玻璃状钙化。硬化性改变表现为不均匀密度增高，在高密度区内可见散在颗粒状透亮区，CT 三维重建能更清楚地显示病变（图 8－6－6）。

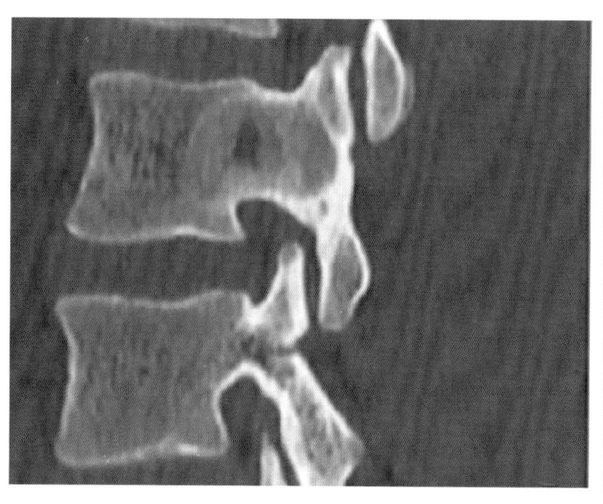
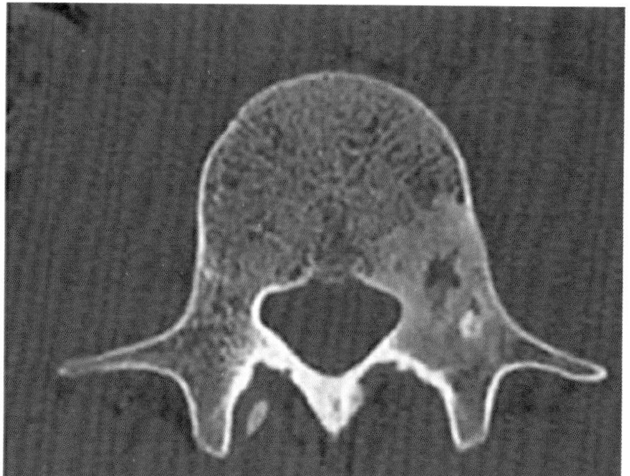

图 8-6-3　男性，14 岁，L_3 纤维结构不良，CT 显示 L_3 椎弓根增大而无骨皮质侵蚀

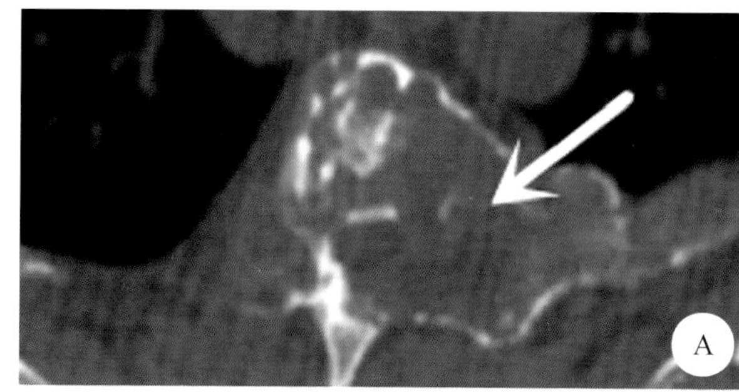

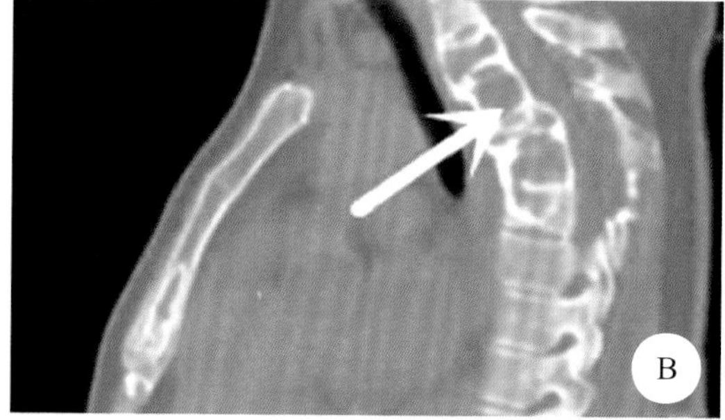

图 8-6-4　女性，15 岁，$T_{1\sim4}$ 纤维结构不良（箭头所示）

A. CT 矢状面显示膨胀性溶骨性破坏，边缘硬化；B. CT 冠状面显示椎旁软组织肿块

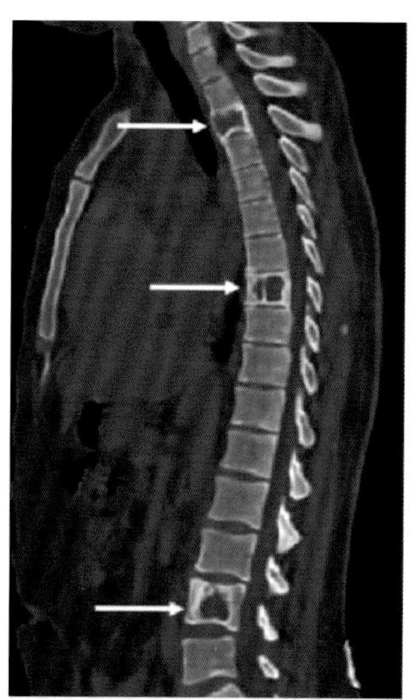
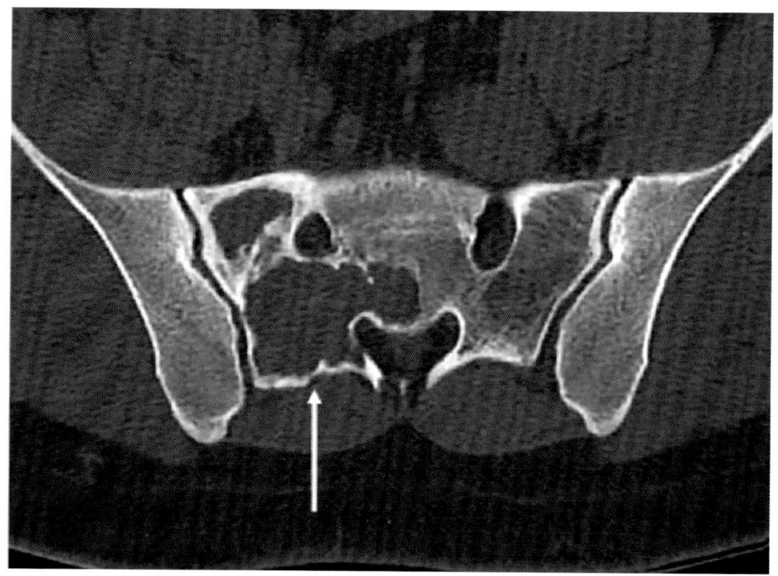

图 8-6-5　男性，20 岁，胸椎、腰椎、骶骨纤维结构不良，CT 显示溶骨性破坏、边缘硬化（箭头所示）

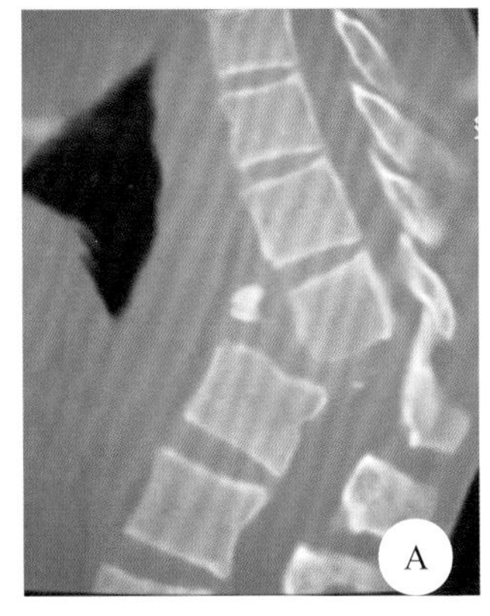

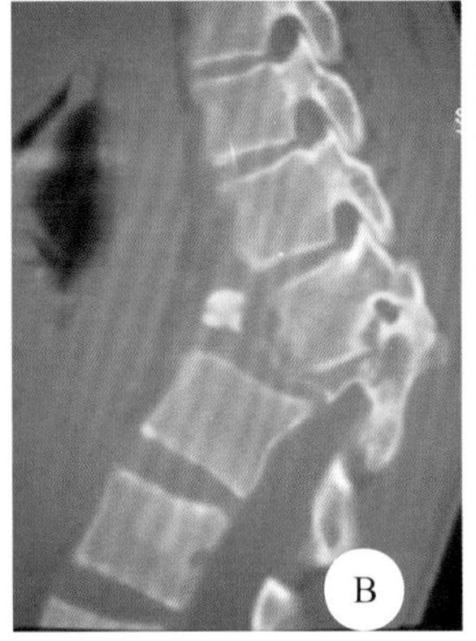

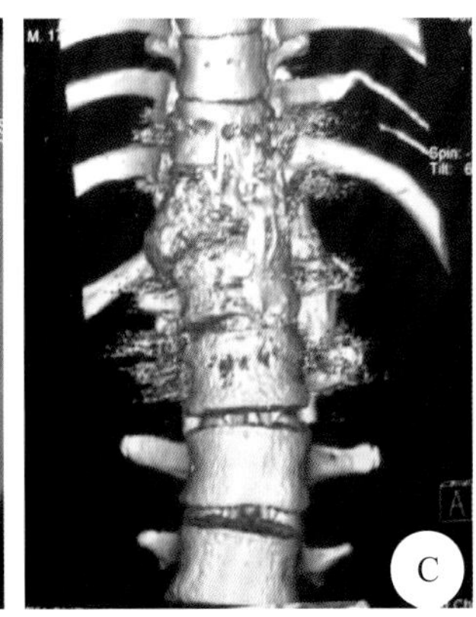

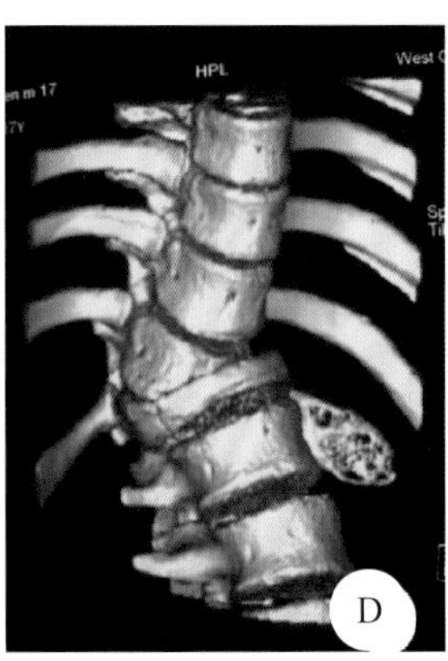

图 8-6-6　男性，16 岁，T_{12}～L_1 纤维结构不良

A、B. CT 显示病理性骨折、后凸畸形；C、D. CT 容积重建显示病理性骨折、后凸畸形

（三）MRI

由于病变主要由纤维组织和含水量低的类骨质组成，T1WI 往往表现为低信号，而 T2WI 表现为稍高信号，强度低于肿瘤、脂肪及液体。部分由于合并软骨分化、退行性囊变和出血，信号表现可以为异质性。增强相会有中度到显著性的强化（图 8-6-7～图 8-6-9）。

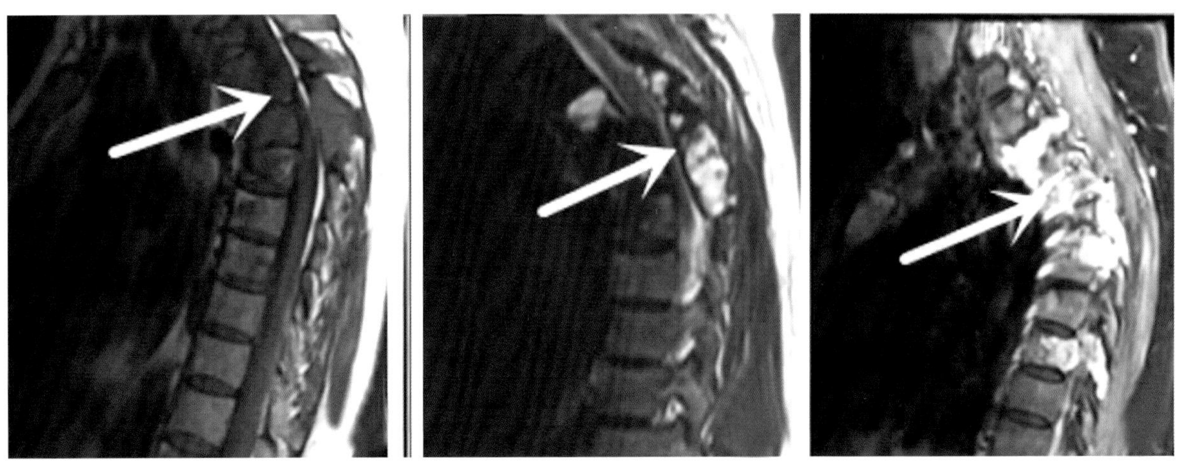

图 8-6-7　女性，15 岁，$T_{1\sim4}$ 纤维结构不良，MRI T1WI 显示为低信号、T2WI 为中等信号，增强相显示明显强化（箭头所示）

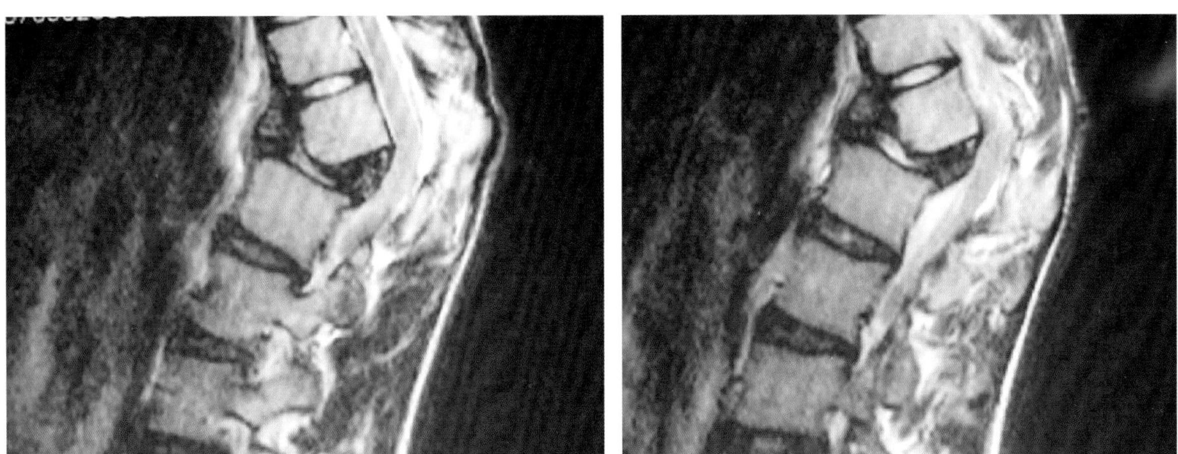

图 8-6-8　男性，16 岁，T_{12}～L_1 纤维结构不良，MRI 显示病理性骨折、后凸畸形

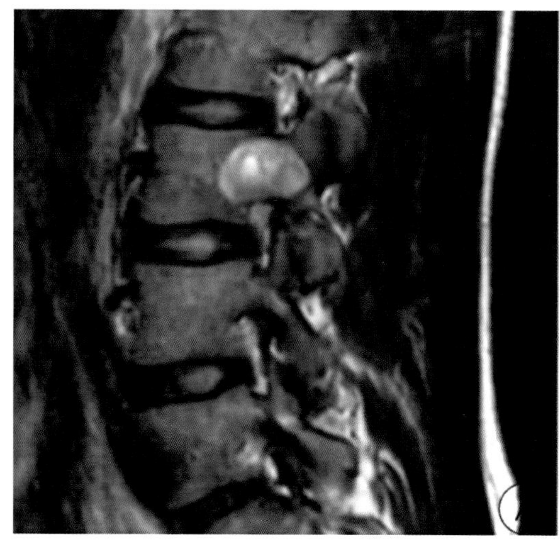
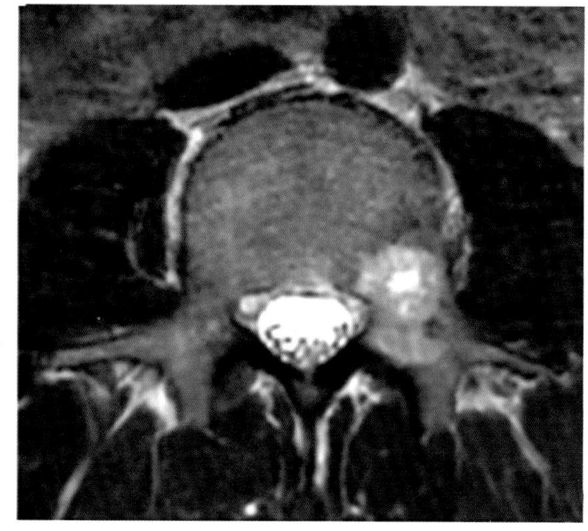

图 8-6-9　男性，14 岁，L_3 纤维结构不良，MRI T2WI 显示 L_3 椎弓根稍高信号

四、病理学检查

（一）肉眼观

一般边界清楚，病变骨膨胀，骨密质变薄，髓腔结构消失，病变为实性，黄褐色或灰色，质地韧实、沙粒样。可有囊腔形成，内含淡黄色液体。有时病灶内可见软骨样成分（图 8-6-10）。

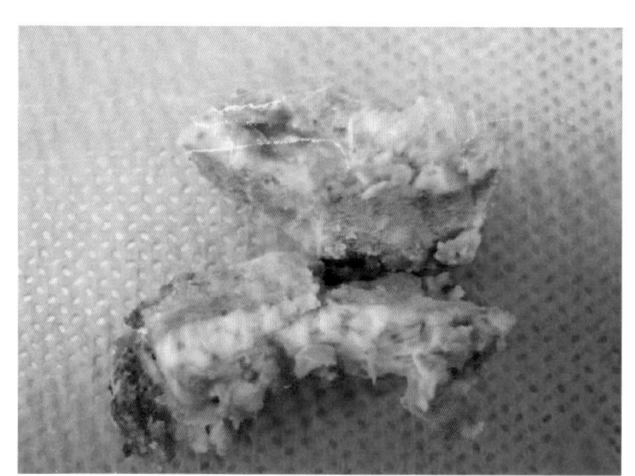

图 8-6-10　男性，16 岁，T_{12} ~ L_1 纤维结构不良，病椎切除大体标本

（二）镜下所见

病变的边界较清楚，正常骨结构消失，由梭形的成纤维细胞和不成熟编织骨成分构成，在不同区域二者的比例不同。不成熟编织骨形成的骨小梁纤细，排列不规则，无极性，与骨的应力方向无关，呈字母形、逗点状，被大量纤维组织分隔，缺乏连接，骨小梁周围无增生活跃的成骨细胞围绕，且很少有成熟板层骨形成，提示有骨成熟障碍，有十分重要的鉴别诊断意义（图 8-6-11）。纤维部分为增生的成纤维细胞，这些细胞形态温和，核分裂象少见，间质疏松，有丰富的薄壁血管，也可有破骨样巨细胞聚集和泡沫状组织细胞反应。脊柱纤维结构不良也可出现继发改变，继发动脉瘤样骨囊肿时可有巨细胞肉芽肿性囊壁结构，其内有新生骨样基质和反应性骨痂形成。黏液变也是一种常见的改变，一般为局灶性。脊柱纤维结构不良的组织学变异：一种为在典型的纤维结构不良的背景中出现形态成熟的软骨岛，常位于生长期骨的干骺端，以多骨型多见，称为纤维软骨性结构不良；另一种为牙骨质样纤维结构不良，出现类似牙骨质样或沙粒体样结构，多见于颅面骨。单骨型和多骨型纤维结构不良的病理改变完全一致。

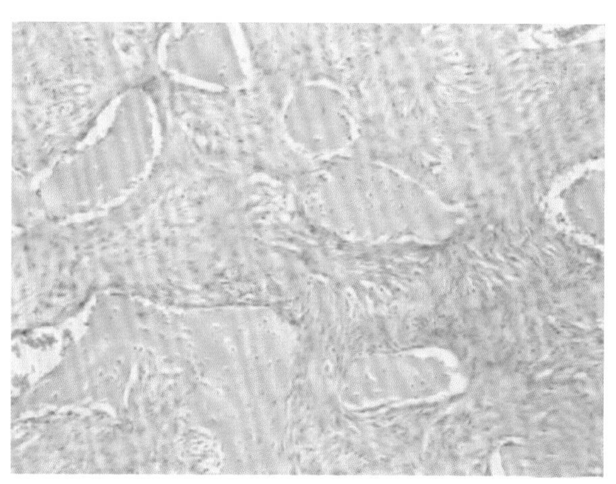

图 8-6-11　纤维结构不良，镜下由梭形的成纤维细胞和不成熟编织骨成分构成，骨小梁周围无增生活跃的成骨细胞围绕（HE ×10）

（三）遗传学改变

近年来的研究表明，脊柱纤维结构不良存在 *GNAS1* 基因激活性突变，染色体克隆性异常、畸变，*c－fas* 癌基因的过度表达等，提示为真性肿瘤性病变，不应该视为骨的发育不良。

五、诊断与鉴别诊断

（一）诊断

脊柱纤维结构不良的诊断主要依据病史、发病年龄、病变部位、影像学特点（膨胀性溶骨性改变伴边缘硬化）。确诊需病理学检查证实。单骨型需与脊柱骨囊肿、脊柱软骨瘤、脊柱骨母细胞瘤等鉴别。多骨型需与甲状旁腺功能亢进症、多发性内生软骨瘤等鉴别。CT 引导下穿刺活检有助于明确病变性质。

（二）鉴别诊断

1. 脊柱骨囊肿　好发于儿童及青少年，X 线片表现为干骺端圆形或椭圆形溶骨性病变，单房性，无骨性间隔，中心性生长，囊内无钙化斑点。有时可见特征性的“碎片陷落征”。位于脊柱的骨囊肿少见。

2. 脊柱软骨瘤　放射学上表现为干骺端中心性或偏心性溶骨性破坏，骨密度减低区内多有散在、不透 X 线的钙化灶，呈环状、斑点状或棉絮状。发生在脊柱的软骨瘤大多数是多发性软骨瘤病，位于半侧躯体，单独侵犯脊柱的软骨瘤少见。

3. 脊柱骨母细胞瘤　影像学改变相似，鉴别主要依靠组织学，脊柱骨母细胞瘤无纤维性基质，骨小梁周围有大量骨母细胞，基质有丰富的血管组织。

4. 甲状旁腺功能亢进症　甲状旁腺功能亢进症所致多发性纤维囊性骨炎多见于成年人或老年人，病变骨骼部位疼痛较明显。放射学上骨骼改变更广泛，在病变区外也可见骨质软化表现。血生化检查显示血钙高、血磷低、碱性磷酸酶高，血甲状旁腺激素异常升高。

5. 多发性内生软骨瘤　多发生于一侧肢体，但多发性内生软骨瘤发病部位与本病明显不同，常累及干骺端和骨干，累及单侧多数干骺端的患者，称为 Ollier 病。影像学上有其特征性，易与本病相鉴别。

六、治疗

大部分单骨型、无症状的患者不需要治疗，但需要密切随访观察，防止脊柱畸形的发展和病理性骨折。多骨型、在发展、有症状者需酌情采用手术治疗、微创治疗和双膦酸盐治疗。本病对放、化疗无效，放疗易引起恶变。

（一）手术治疗

1. 手术目的

矫正畸形、预防病理性骨折、去除病变、稳定脊柱。

2. 手术适应证

（1）出现神经症状者。

（2）脊柱病理性骨折引起严重畸形者。

（3）椎骨溶骨性破坏，引起脊柱不稳定者。

（4）进行性、局限性疼痛，姑息性治疗无效，有恶变倾向者。

3. 手术方法

（1）病灶刮除、植骨、内固定。

（2）姑息性切除、植骨、内固定。

（3）病椎切除、植骨、椎弓根螺钉内固定（图 8－6－12）。

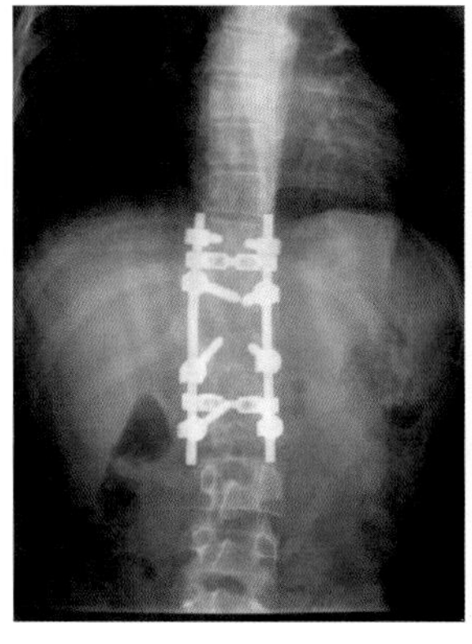
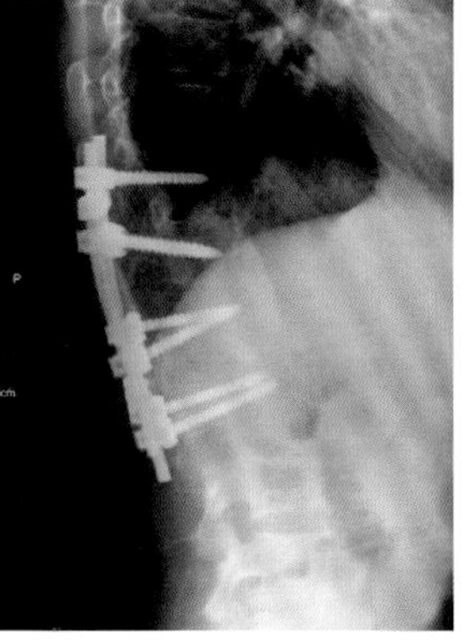

图 8－6－12　男性，16 岁，T_{12}～L_1 纤维结构不良，行病灶切除、畸形矫正、T_{10}～L_3 椎弓根螺钉内固定术

除有恶变倾向者外，一般姑息性手术治疗多可获得满意的临床疗效，但也有病灶刮除植骨后，植骨被病灶侵蚀的报告。对单骨型患者，可彻底切除纤维结构不良病灶。但多骨型病灶广泛，难以彻底切除，虽然病变可广泛累及脊柱、常伴有病理性骨折，但其实质仍为良性肿瘤样病变，无需广泛或根治切除。

（二）微创治疗

经皮穿刺椎体成形术（PVP）与后凸椎体成形术（PKP）可有效地缓解多骨型患者的疼痛症状、预防病理性骨折。多数学者越来越倾向于单独使用或于姑息性手术中辅助使用 PVP、PKP 来治疗。对于神经损害患者进行有限的减压和固定，辅助以 PVP。对于仅有疼痛或者病理性骨折风险的患者，可单行 PVP。PVP 应用于多骨型纤维结构不良（图 8－6－13）有如下优点：①针对多骨型硬化边缘的特点，可防止骨水泥溢漏，降低手术风险，减少创伤，患者康复快、住院时间短。②甲基丙烯酸甲酯（Polymethylmethacrylate，PMMA）是理想的骨填充物，不仅可提供良好的机械性支撑，有效减少局部疼痛，同时还能避免植骨再吸收。③PVP 之前可先进行术中活组织标本的取材，明确病变性质。一般来说，PKP 并不适用于纤维结构不良。绝大多数的纤维结构不良病灶进展缓慢、边缘硬化，PKP 难以撑开、矫形，即便强行撑开，也增加了骨水泥渗漏的风险。

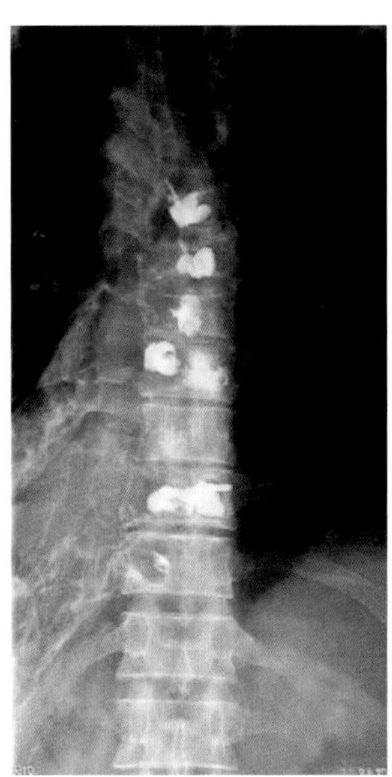
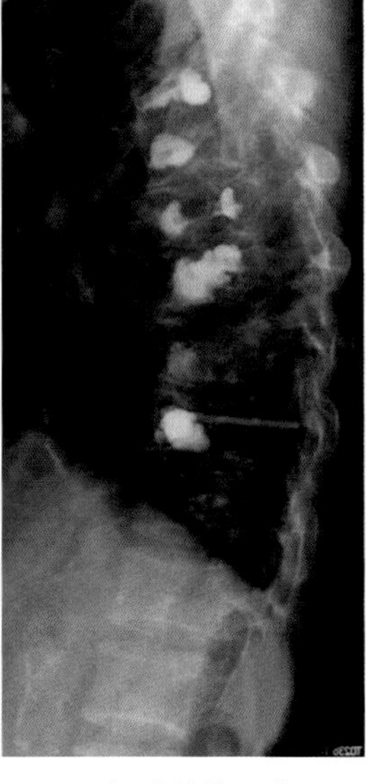

图 8－6－13　男性，18 岁，$T_{5\sim11}$ 纤维结构不良，行 PVP 后

（三）双膦酸盐治疗

多骨型是全身性疾病，因而治疗不能仅关注骨骼系统。双膦酸盐已广泛应用于全身治疗，效果良好。它可降低骨转化、改善成骨、改善疼痛、降低病理性骨折的风险。多骨型患者往往伴有明显的矿化不足及维生素 D 缺乏，因此对上述患者可同时补充钙剂及活性维生素 D。术后阿仑膦酸钠 70mg，每周一次或者术前术后唑来膦酸 4mg 静脉注射，每半年重复应用唑来膦酸一次。结合活性维生素 D 20μg 及碳酸钙 600mg 口服，每日一次。虽然多骨型患者使用双膦酸盐后疼痛的症状可得到明显的改善，但很难见到溶骨区成骨或骨皮质增厚的影像学表现。对于影像学上病变区域的再成骨是否可以作为双膦酸盐治疗的标准仍存在争议。

七、预后

一般情况下经过药物或手术治疗，脊柱或其他部位骨纤维结构不良患者临床效果较好，但仍存在不少患者发生恶变。骨纤维结构不良恶变率较低，在所有的患者中将近 0.4%～3.1%，通常和患者经过放疗有关，但一些患者没有经过放疗也可发生恶变，往往在患者 30 ～ 40 岁之后发生。最常发生恶变的部位是头面部骨头，其次是股骨、肱骨、骨盆和胫骨。发生在脊柱的骨纤维结构不良发生恶变极其少见。恶变的组织类型多为纤维肉瘤、骨肉瘤或软骨肉瘤。多骨病变伴皮肤色素沉着、内分泌障碍的 Albright 综合征患者，可因其他系统并发症导致死亡。

第七节　脊柱软骨瘤

一、概述

软骨瘤可发生于骨内，位于髓内中心部位，称内生软骨瘤；可发生于骨表面，称骨膜软骨瘤，可以是单病灶，也可以是多发灶，称内生软骨瘤病；也可以伴有软组织血管瘤，称 Maffucci

综合征。软骨瘤以多发的软骨瘤为特点，常累及干骺端和骨干，1899 年首次由 Ollier 描述累及单侧多数干骺端的患者，因此称之为 Ollier 病。与多发骨软骨瘤不同，本病无遗传和家族聚集倾向，多发性软骨瘤倾向于在半侧躯体上分布，曾考虑其为软骨错构瘤。软骨错构瘤既可由干骺端透明软骨衍生，也可源于深层骨膜。多发软骨瘤不像单发软骨瘤、外生骨疣或其他许多错构瘤，在身体生长结束时肿瘤也趋向于停止发展。多发性软骨瘤可长期保持其增殖能力，甚至一直到成人阶段。一些学者认为该病是发育性的，故归类为骨结构不良的一种表现。但多数研究证实这是一种具有基因异常的肿瘤。一项研究发现了混合性软骨瘤患者在 *PTPN*11 位点上的无功能突变。混合性软骨瘤是一种罕见的常染色体显性遗传病，患者表现为多发的内生软骨瘤和多发的骨软骨瘤。在已知存在混合性软骨瘤的 17 个家庭当中，有 11 个家庭存在这种突变，但在多发内生软骨瘤，如 Ollier 病或 Maffucci 综合征中却没有发现这种突变。1972—2013 年 WHO 骨肿瘤分类（1～4 版）均将软骨瘤分类为软骨源性肿瘤，定为良性肿瘤。

多发性软骨瘤较单发软骨瘤少见，男性占 62%，女性占 38%。与单发性软骨瘤不同，多发性软骨瘤生长较单发性软骨瘤快，并可导致肢体短缩和弯曲畸形。在严重的患者中，幼儿期即表现出症状与体征，常见于 10 岁以内的儿童。近 90%的患者发生在 30 岁以前，50 岁以后很少见。病变同单发性软骨瘤类似，但呈多发性、不对称性分布，多在身体的一侧发病。病变可发生于手及同一肢体近侧端，也可发生于两个肢体或脊柱等躯干的骨骼，呈偏心性。软骨瘤很少同时扩散至全部四肢和躯干骨，但却好发于躯干的半侧，易受侵犯的骨骼依次是手足的管状骨、股骨、胫骨、肱骨、尺桡骨、骨盆、脊柱和颅面骨。

二、临床表现

软骨瘤常常在儿童期和青春期即可发现，病变典型者因为生长板常被累及，发病的长骨可以变短，肢体短缩畸形好发于一个肢体或身体的半侧。在手部，多发性软骨瘤可以出现典型的球形或结节样肿胀。病变严重时，还可合并手指的短缩和偏斜，畸形明显。除非发生病理性骨折，否则肿胀、疼痛等症状一般较轻。在肢体，干骺端有轻微的膨胀，由于影响骨的正常生长，可出现肢体短缩和畸形。前臂的短缩和畸形一般为桡骨向侧方凸起，手尺偏、下尺桡骨分离、桡骨小头脱位。下肢可出现严重的膝外翻，发病儿童早在 2 岁时就可因肢体长度的差异变得明显而开始跛行。脊柱单发软骨瘤极少见，发生在脊柱的软骨瘤大多是多发性软骨瘤位于半侧躯体的一部分，儿童或青少年时发病，无明显症状，随着年龄增长、肿瘤影响骨骺的生长发育而逐渐出现脊柱畸形、驼背和姿势异常方引起注意或重视而就诊。

三、影像学表现

多发性软骨瘤有明显 X 线片特征，在病变累及的手和足可见多发的、有钙化的、非常类似于单发性软骨瘤的透光性软骨肿块，使骨骼明显变形，该处的软骨瘤可以是皮质内的或骨膜的。有时病灶从长骨或短骨的骨干突出，类似于骨软骨瘤，但这些突出的软骨瘤既没有软骨帽、骨蒂，也不朝相邻关节的反方向生长，这些表现有别于骨软骨瘤。

在长骨中，有透光的纵行条纹影自生长板伸进骨干。干骺端软骨瘤的融合常引起长骨的不对称性膨大和干骺端的增宽，病变影响生长板导致骨的变短和变形。可见溶骨性破坏，呈偏心性，像垂直的水滴，自骨骺向骨干发展。溶骨性破坏的边界清晰，并见一薄层硬化骨，在两水滴状破坏区之间有骨化影，这些骨化影可能呈“W”形或“M”形。有些患者的溶骨性破坏呈多房状或泡沫状。在骨盆，特别是在髂骨，扇形排列的线状影是特征性表现。脊柱多发性软骨瘤因幼儿时生长板被累及，随着年龄增长表现为椎骨发育畸形，多个椎体溶骨性破坏、压缩旋转变形，出现严重而不规则的侧后凸畸形（图 8－7－1），常和一侧髂骨和/或下肢骨的软骨瘤合并存在。

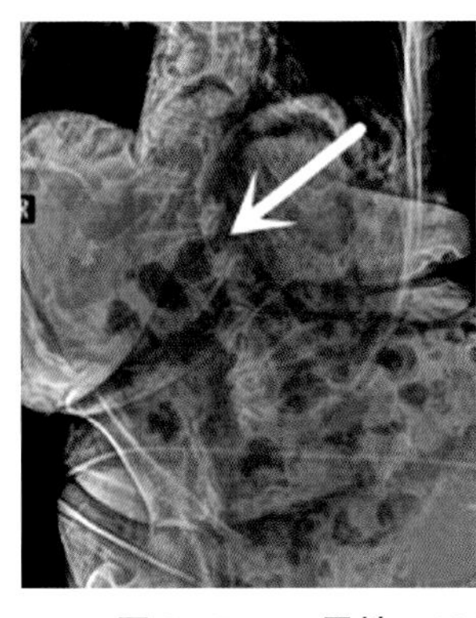
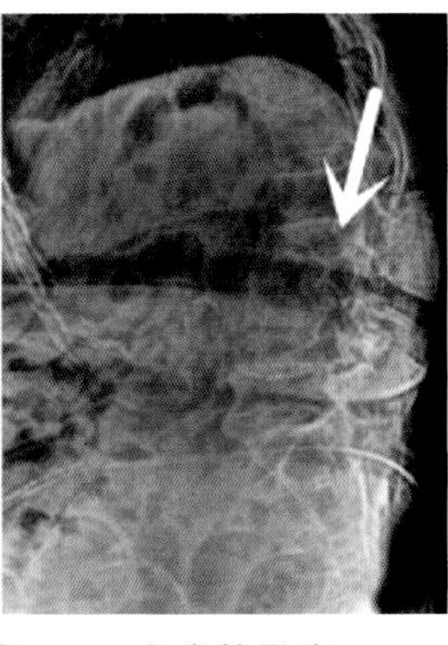

图 8-7-1 男性，19 岁，$L_{2\sim4}$ 多发软骨瘤，X 线片显示严重而不规则旋转的侧后凸畸形（箭头所示）

四、病理学检查

（一）肉眼观

多发性软骨瘤又称为多发性内生性软骨瘤病、Ollier 病、Maffucci 综合征。大体改变与单发性软骨瘤类似，部分患者可见显著的膨胀及骨密质变薄。

（二）镜下所见

多发性软骨瘤的镜下表现与长骨单发性内生软骨瘤相似，但软骨细胞更丰富，细胞异型性更明显，有更多的双核细胞（图 8－7－2）。Ollier 病多灶性生长的倾向十分明显，在肿瘤周围正常的骨髓腔内，由骨髓组织和薄层梁状骨包绕的软骨岛十分常见，提示肿瘤的多中心性生长。

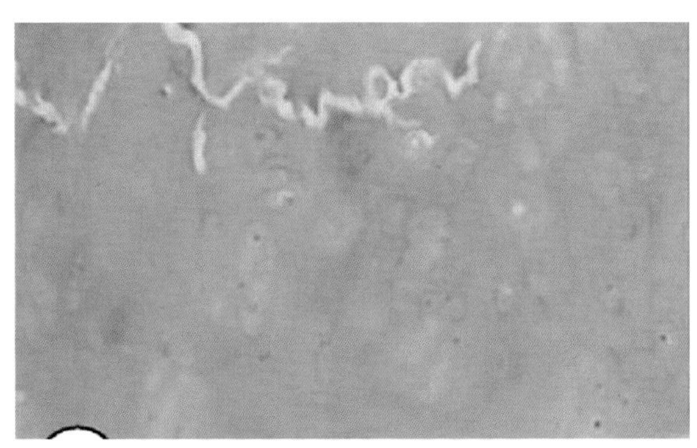

图 8－7－2 镜下 HE 染色显示散在的同孔软骨细胞包埋在成熟的透明基质中

（三）分子病理学

一些研究发现，部分多发性软骨瘤中存在 IHH/PTHrP 信号系统的异常，并与恶变为软骨肉瘤有关。在生长板，IHH 保持软骨细胞处于增殖状态，而 PTHrP 则对 IHH 起抑制作用。在一些多发性软骨瘤中发现了 PTHrP 受体的突变，从而导致骺板细胞总是处于增殖状态，形成软骨瘤。PTHrP 受体突变的转基因鼠模型也证明了这一点，但其分子发病机制仍不清楚。

五、诊断与鉴别诊断

（一）诊断

多发性软骨瘤在临床、影像学和解剖学等方面都具有明显特征性畸形，根据临床和影像学表现即可诊断本病。

（二）鉴别诊断

1. 脊柱纤维结构不良 多发性软骨瘤易与纤维结构不良相混淆，纤维结构不良也好发于单侧躯体并可累及手部骨骼，其组织内也同样含有软骨岛，如果病理切片正好取到孤立的软骨岛，而又未参考 X 线片，在显微镜下会把纤维结构不良误诊为软骨瘤。两者发病部位明显不同，纤维结构不良常发生在长管状骨和扁平骨，特殊畸形往往只在下肢，呈“牧羊拐”样。影像学上脊柱纤维结构不良多见椎骨有膨胀性溶骨性破坏、病理性压缩骨折、脊柱后凸畸形，少数伴有边缘硬化，并可以延伸至椎旁形成软组织肿块。

2. 脊柱多发性骨软骨瘤 多发性骨软骨瘤有遗传和家族倾向，多有家族史，呈对称性分布，影像学上一般都具有一个特征性的骨表面覆以软骨帽的骨性突出物，此骨性突出物即是骨软骨瘤。其皮质和松质与正常骨相连，有蒂的骨软骨瘤显示一个细长的蒂，无蒂的骨软骨瘤表现出一个宽的基底，附着于骨皮质。其特点：①受累椎骨的皮质和松质与骨软骨瘤皮质和松质相连，之间没有间隔，肿瘤尖端可见透亮软骨阴影。②软骨帽：骨性突出物的尖端有软骨帽，正常软骨帽的厚度＜1cm，儿童较厚，其外有一层纤维血管组织包膜，软骨帽未发生钙化时 X 线片不能显示，软骨帽钙化呈不规则形斑片状致密影。③软骨钙化：软骨钙化是诊断骨软骨瘤的重要征象，也是判断肿瘤生长活跃性的指标。缓慢生长的肿瘤，软骨钙化带薄；生长活跃的肿瘤，软骨钙化带厚薄不均；当肿瘤生长异常活跃时，钙化带呈环形、半环形，且密度不均，边缘模糊。

六、治疗

1. 对有神经症状的脊柱畸形　可进行椎管减压内固定以缓解神经症状，但对脊柱严重畸形的矫正很困难。

（1）旋转侧后凸畸形很严重。

（2）畸形是幼年时生长板受损造成的发育性畸形。

（3）脊柱多发性软骨瘤少见，对这样严重的畸形缺乏矫正经验。

（4）骨骼强度很弱，难以矫正和内固定。

2. 肿瘤恶变　对其治疗的措施与软骨肉瘤或其他肉瘤相同，可行广泛切除、稳定性重建。

3. 脊柱多发性软骨瘤伴四肢骨的多发性软骨瘤　对其治疗的方法是刮除植骨，对严重的畸形需要进行反复的截骨，矫正畸形。由于骨骼强度较弱，以及存在软骨瘤，内固定的方法很难获得成功。大范围的骨异常使获得正常植骨变得非常困难。Jesus－Garcia 等采用外固定支架的方法对 Ollier 病肢体畸形进行矫正，收到一定效果，但无法用于脊柱畸形的矫正。

七、预后

多发性软骨瘤最常见和最严重的后果是一个或多个软骨瘤恶变为软骨肉瘤。Schajowicz 认为 Ollier 病患者中约 30％将发展为软骨肉瘤，软骨瘤患者可产生数百个软骨瘤，其中单个病灶发生恶变的危险性可能不会高于单发性软骨瘤。多发性软骨瘤患者，即使病灶在短管状骨内，也可恶变为软骨肉瘤，这一点不同于单发性软骨瘤，这也是 Maffucci 综合征患者中的特殊情况。

脊柱多发性软骨瘤多起自儿童期，软骨瘤较为活跃，除影响椎骨的生长发育出现严重脊柱畸形外，一般预后良好，一部分肿瘤在发育停止后仍可生长，容易发生恶变，恶变往往是在成年期出现，年龄大约在 40 岁以后，有时甚至老年人发生恶变，发生率约 25％。大多恶变为低级别软骨肉瘤，也有纤维肉瘤、恶性纤维组织细胞瘤和骨肉瘤，偶尔也恶变为去分化软骨肉瘤，预后最差。

（谢天航　曾建成　朱轩灏　俞阳　胡豇　刘立岷　修鹏　陵廷贤）

参考文献

［1］蔡郑东，郑龙坡，左长京，等. CT 引导下经皮穿刺骨样骨瘤射频消融术［J］. 中华骨科杂志，2008，28（2）：122－126.

［2］杜建伟，陆宁，王岩. 脊柱血管瘤的诊断与治疗进展［J］. 实用临床医药杂志，2016，20（1）：186－189.

［3］胡星新，刘立岷. 脊柱骨纤维结构不良的诊断和治疗研究进展［J］. 华西医学，2016，31（8）：1453－1457.

［4］胡云洲，饶书城，沈怀信，等. 2312 例骨肿瘤和瘤样病变统计分析［J］. 中华骨科杂志，1986，6（3）：183－187.

［5］胡云洲，饶书城. 神经纤维瘤的骨关节改变［J］. 天津医药骨科（附刊），1979，12（1）：19－22.

［6］姜亮，崔岩，刘晓光，等. 脊柱骨软骨瘤的诊断与外科治疗［J］. 中国脊柱脊髓杂志，2011，21（2）：103－107.

［7］姜亮，李杰，刘忠军，等. 脊柱血管瘤的诊断与治疗［J］. 中国脊柱脊髓杂志，2011，21（1）：38－42.

［8］刘文生，邓志平，徐海荣，等. 脊柱骨样骨瘤的诊断和手术治疗［J］. 骨科临床与研究杂志，2019，4（3）：158－161，166.

［9］刘孝萍，吴春根，李明华，等. 脊柱血管瘤的病理、临床及影像学分型与 PVP 的应用［J］. 中国医学计算机成像杂志，2011，17（6）：565－568.

［10］沈彬，孟阳，赵卫东，等. 症状性椎体血管瘤影像学表现及手术治疗［J］. 中国脊柱脊髓杂志，2013，23（3）：251－256.

［11］汪礼军，胡侦明，郝杰. 经皮椎体成形术治疗症状性椎体血管瘤［J］. 中国脊柱脊髓杂志，2011，21（3）：256－257.

［12］王涛，张清，牛晓辉，等. 计算机导航辅助骨样骨瘤的外科治疗［J］. 中华外科杂志，2011，49（9）：808－811.

［13］吴再峰. 脊柱骨软骨瘤的临床诊断及手术治疗［J］. 世界最新医学信息文摘，2016，16（63）：41.

［14］赵旻暲，韦峰，姜亮，等. 寰枢椎骨样骨瘤治疗

初探［J］. 中国脊柱脊髓杂志，2012，22（8）：697－701.

［15］朱以诚. Ⅰ型神经纤维瘤病多学科诊治指南（2023版）［J］. 罕见病研究，2023，2（2）：210－230.

［16］Aksoy RA，Aksu MG，Korcum AF，et al. Radiotherapy for vertebral hemangioma：The single－center experience of 80 patients［J］. Strahlenther Onkol，2022，198（7）：648－653.

［17］Ariyaratne S，Jenko N，Iyengar KP，et al. Primary benign neoplasms of the spine［J］. Diagnostics (Basel)，2023，13（10）：2006.

［18］Estefan MM，Camino－Willhuber G，Bosio ST，et al. Management of NF－1 dystrophic scoliosis associated with rib heads dislocation into the spinal canal in neurological intact patients：A systematic literature review［J］. Spine Deform，2022，10（2）：285－294.

［19］Evans TJ，Wang X，Binitie O. Orthopaedic manifestations of neurofibromatosis type Ⅰ［J］. J Am Acad Orthop Surg，2022，30（23）：e1495－e1503.

［20］Guo X，Yang S，Li Z，et al. Clinical effect of laminectomy with lateral mass screw fixation in treating cervical schwannoma：A retrospective study［J］. Biomed Res Int，2022，2022：8512374.

［21］Jia F，Wang G，Sun，et al. Combined anterior－posterior versus posterior－only spinal fusion in treating dystrophic neurofibromatosis scoliosis with modern instrumentation：A systematic review and meta－analysis［J］. Clin Spine Surg，2021，34（4）：132－142.

［22］Joaquim AF. Spinal surgery in patients with type－1 neurofibromatosis：A comprehensive review［J］. Braz Neurosurg，2023，42（2）：e152－e159.

［23］Mamdouhi T，Unadkat P，Edelman MC，et al. Solitary pediatric osteochondroma of the spine with cord compression［J］. Cureus，2022，14（3）：e23342.

［24］Rustagi T，Schwab JH，Iwenofu H，et al. Overview of the management of primary tumors of the spine［J］. Int J Neurosci，2022，132（6）：543－557.

［25］Schraepen C，Donkersloot P，Duyvendak W，et al. What to know about schwannomatosis：A literature review［J］. Br J Neurosurg，2022，36（2）：171－174.

［26］Shao X，Huang Z，Yang J，et al. Efficacy and safety for combination of t－EMG with O－arm assisted pedicle screw placement in neurofibromatosis type Ⅰ scoliosis surgery［J］J Orthop Surg Res，2021，16：731.

［27］Xie TH，Xiu P，Song Y，et al. Percutaneous endoscopic excision and ablation of osteoid osteoma of the lumbar spine and sacrum：A technical note and outcomes［J］. World Neurosurg，2020，133：121－126.

［28］Xu AL，Suresh KV，Gomez GA，et al. Consensus－based best practice guidelines for the management of spinal deformity and associated tumors in pediatric neurofibromatosis type 1：Screening and surveillance，surgical intervention，and medical therapy［J］. J Pediatr Orthops，2023，43（7）：e531－e537.

第九章　脊柱中间性肿瘤

第一节　脊柱骨母细胞瘤

一、概述

骨母细胞瘤（Osteoblastoma，OB）是一种源于成骨细胞及骨样组织的良性成骨性或局部侵袭性肿瘤，其特点为产生大量的矿化不良的肿瘤性骨样基质。1956 年，Jaffe 和 Lichtenstein 独立地将这种病变描述为“骨的成骨纤维瘤”，并将良性骨母细胞瘤确立为临床和形态学实体。在组织学上，骨母细胞瘤是一种与骨样骨瘤相似的良性骨形成肿瘤，两者都是成骨细胞衍生的基本病变过程相同的变体。骨母细胞瘤在临床和放射学上比骨样骨瘤更具侵袭性。1984 年，Dorfman 和 Weiss 提出了一种命名为“侵袭性骨母细胞瘤”的交界性成骨细胞肿瘤实体，并发现其与高复发率和恶变潜力相关。

经典的骨母细胞瘤在瘤巢周边有完整且较厚的反应骨（Enneking Stage 2 期）。术后局部复发率很低。而有些病例的瘤巢边界不清、反应骨较薄弱、肿瘤突破间室侵入椎管或累及周边软组织（即 Enneking Stage 3 期），病理上细胞有丝分裂象较多，被称为侵袭性骨母细胞瘤。有些学者指出这类肿瘤在临床上的侵袭性表现与其在组织病理学上的表现无对应关系。因此，多数学者认为侵袭性骨母细胞瘤并非特定病理类型，而是综合临床、影像和病理结果做出的临床诊断，2020 年 WHO 骨肿瘤分类将骨母细胞瘤分类为中间型（局部侵袭性）骨肿瘤（ICD－O 编码：9200/1）。骨母细胞瘤是典型的良性原发性骨肿瘤之一，10～30 岁发病率最高，主要影响 10～15 岁的儿童，并以其成骨细胞和局部侵袭行为而闻名。各种研究已证实，这种疾病占所有良性肿瘤的 1%～5%和所有骨肿瘤的 1%左右。最常见的位置是脊柱内（28%～36%），其次是长骨，病变通常在骨干中观察到。脊柱原发性骨母细胞瘤好发于后部，尤其是椎板和椎弓根，占所有脊柱骨肿瘤的 10%左右。骨母细胞瘤通常会导致明显的骨质破坏、软组织浸润和硬膜外扩张。它们通常表现出攻击性，伴有广泛且无法控制的局部复发，甚至有恶变伴转移的报道。因缺乏多中心、大样本的病例研究，故脊柱骨母细胞瘤好发节段尚无定论。该病临床表现不典型，早期症状隐匿，常延误诊断。

二、临床表现

骨母细胞瘤缺乏特异性临床症状，从出现首发症状至初步确诊平均需 6 个月以上（1～72 个月），常表现为进行性加重的局限性钝痛、神经受压及脊柱侧凸等。约 80%患者出现患部疼痛，活动后可加重，且只有 1/3 患者口服阿司匹林或其他水杨酸类药物后可缓解。颈椎骨母细胞瘤患者最常见且最明显的症状为颈部肿瘤区域持续性疼痛，多伴有根性痛放射至肩部与上肢，部分有夜间痛，这对于早期发现肿瘤具有重要意义。神经受损症状取决于肿瘤在椎管内侵占情况，发生率约为 30%，表现为病变节段以下感觉、运动和括约肌功能障碍。椎骨病变可产生渐进性脊柱侧凸（图 9－1－1），伴有神经根刺激症状，少部分较大的肿瘤可引起感觉障碍、肌力下降、肌肉萎缩及反射异常，甚至截瘫。脊柱侧凸最常见于腰椎，发生率甚至可达 100%。颈胸椎侧凸较少见，常表现为斜颈。Saifuddin 等早先报道显示，骨母细胞瘤常位于侧凸的凹侧，脊柱侧凸即因患侧肌肉痉挛所致，其发生与患者性别、年龄及症状持续时间无关。如果肿瘤靠近体表，可有局部肿胀、肿块等表现，并伴有压痛，除非有神经功能损害，一般查体常无阳性体征，实验室检查也多在正常范围内。

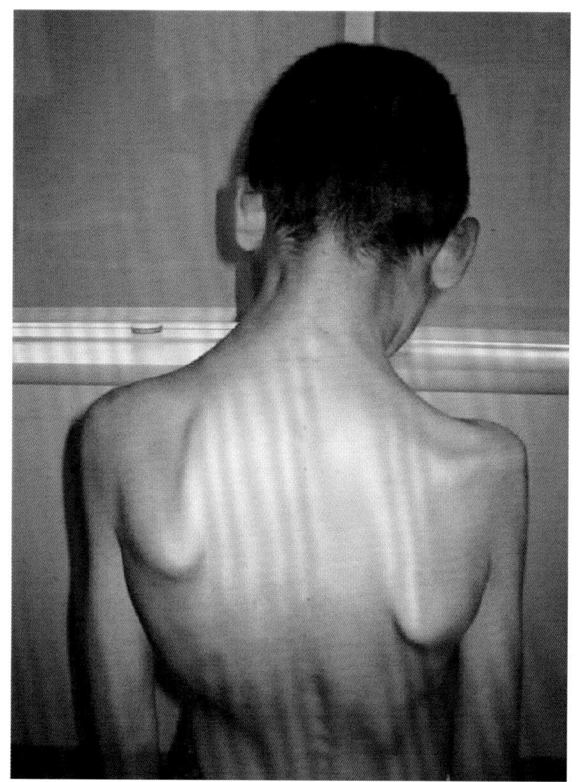

图 9－1－1　男性，15 岁，T_1 骨母细胞瘤，脊柱侧凸

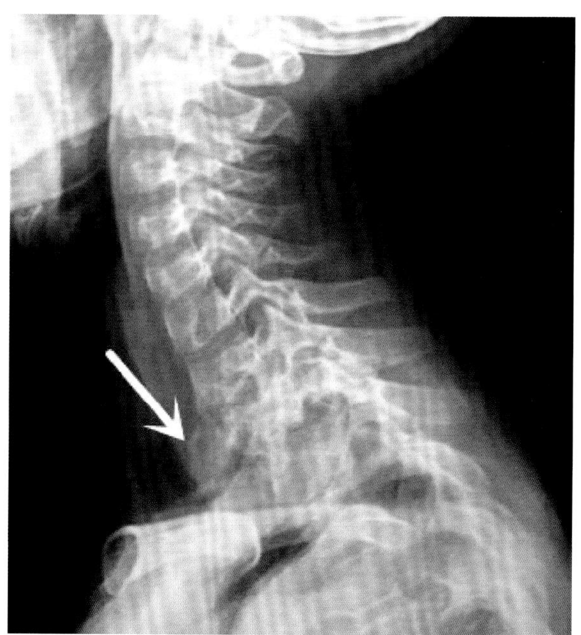

图 9－1－2　男性，15 岁，T_1 骨母细胞瘤 X 线片表现（箭头所示）

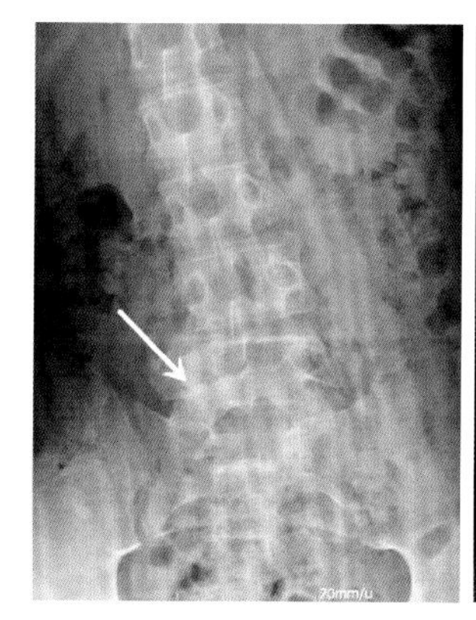

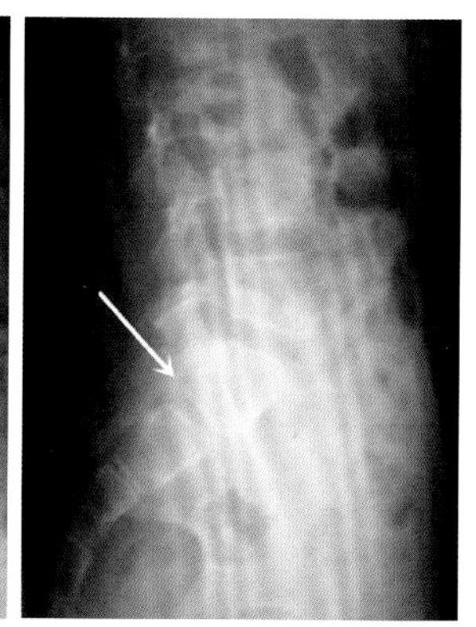

图 9－1－3　男性，18 岁，L_5 骨母细胞瘤，X 线片显示 L_5 右后侧骨性肿块（箭头所示）

三、影像学表现

（一）X 线片

X 线检查对于骨母细胞瘤诊断具有重要价值。其典型表现为局限性、膨胀性圆形或椭圆形肿块，周围界线清楚，有反应性骨形成，瘤体内常有斑点状或索状基质钙化或骨化影，其间混有溶骨性透亮影，病灶边缘常有明显的硬化环（图 9－1－2）。骨母细胞瘤常位于脊柱后部结构，大小在 1cm 以上（图 9－1－3）。亦有较为少见的整个病灶呈“象牙状”硬化影。发生于椎体的骨母细胞瘤，多表现为局限性囊状膨胀性低密度区，边界清晰，骨皮质可变薄甚至断裂，病灶周围出现清晰的薄壳状钙化为特征，肿瘤内斑点状或大片状钙化或骨化。有时表现为压缩骨折。

（二）CT

CT 可较清楚地显示骨母细胞瘤产生部位、范围、基质钙化等，可观察到病灶内细微结构，且对病灶边缘薄壳状硬化环的显示更为清晰（图 9－1－4、图 9－1－5）。此外，CT 还可显示周围软组织水肿及坏死灶，亦能清楚地观察到椎管内侵占、神经组织受压情况。病灶位于脊柱的附件，典型的 CT 表现为膨胀性溶骨性破坏，病灶内部为片状、斑点状或沙粒状骨化或钙化影，边缘常有硬化带，边界欠清晰，可见软组织肿块（图 9－1－6、图 9－1－7）。

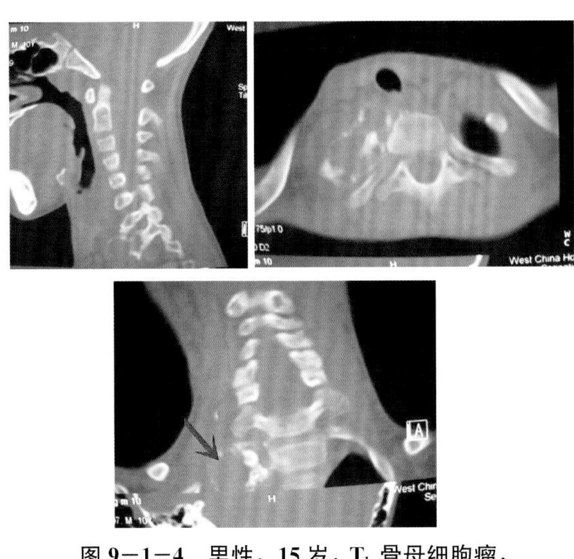

图 9-1-4 男性，15 岁，T_1 骨母细胞瘤，CT 显示溶骨性肿块（箭头所示）

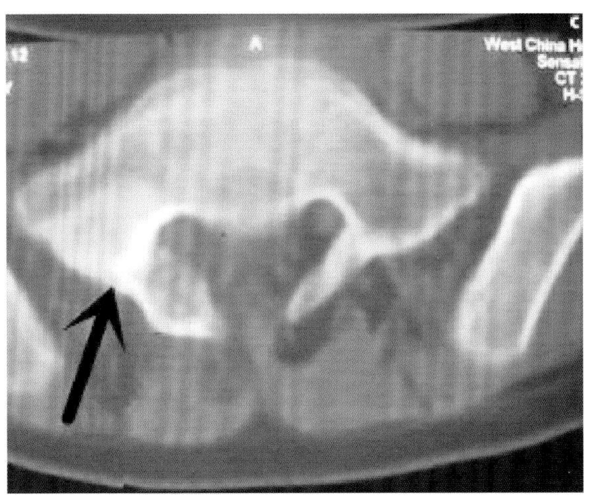

图 9-1-5 男性，18 岁，L_5 骨母细胞瘤，CT 显示骨性肿块（箭头所示）

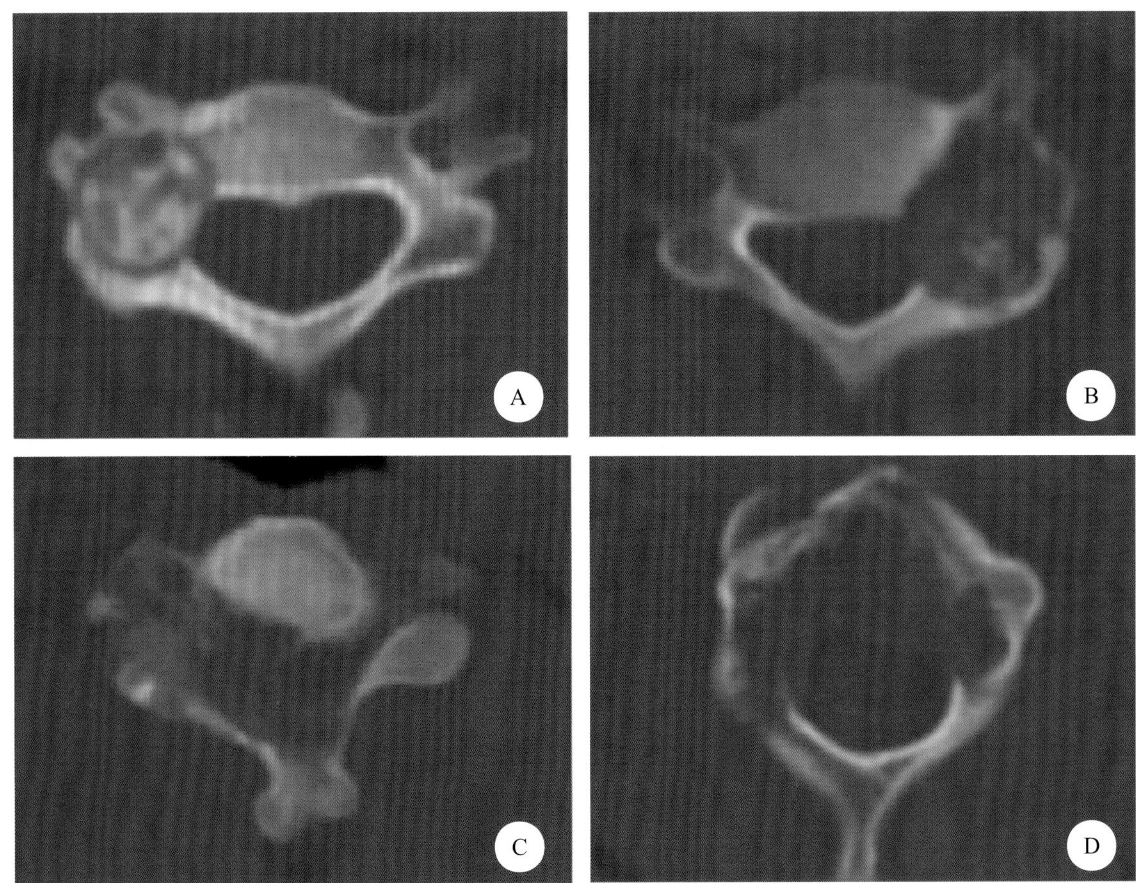

图 9-1-6 CT 上骨母细胞瘤的典型影像学特征

A. 浸润 2 期肿瘤与骨样骨瘤相似，但骨母细胞瘤硬化边缘完全或不完全，或扩张性病变伴小的中央钙化；B. 某些区域的边界可能不清楚；C、D. 浸润 3 期肿瘤是一种扩张性和侵袭性的软组织肿块

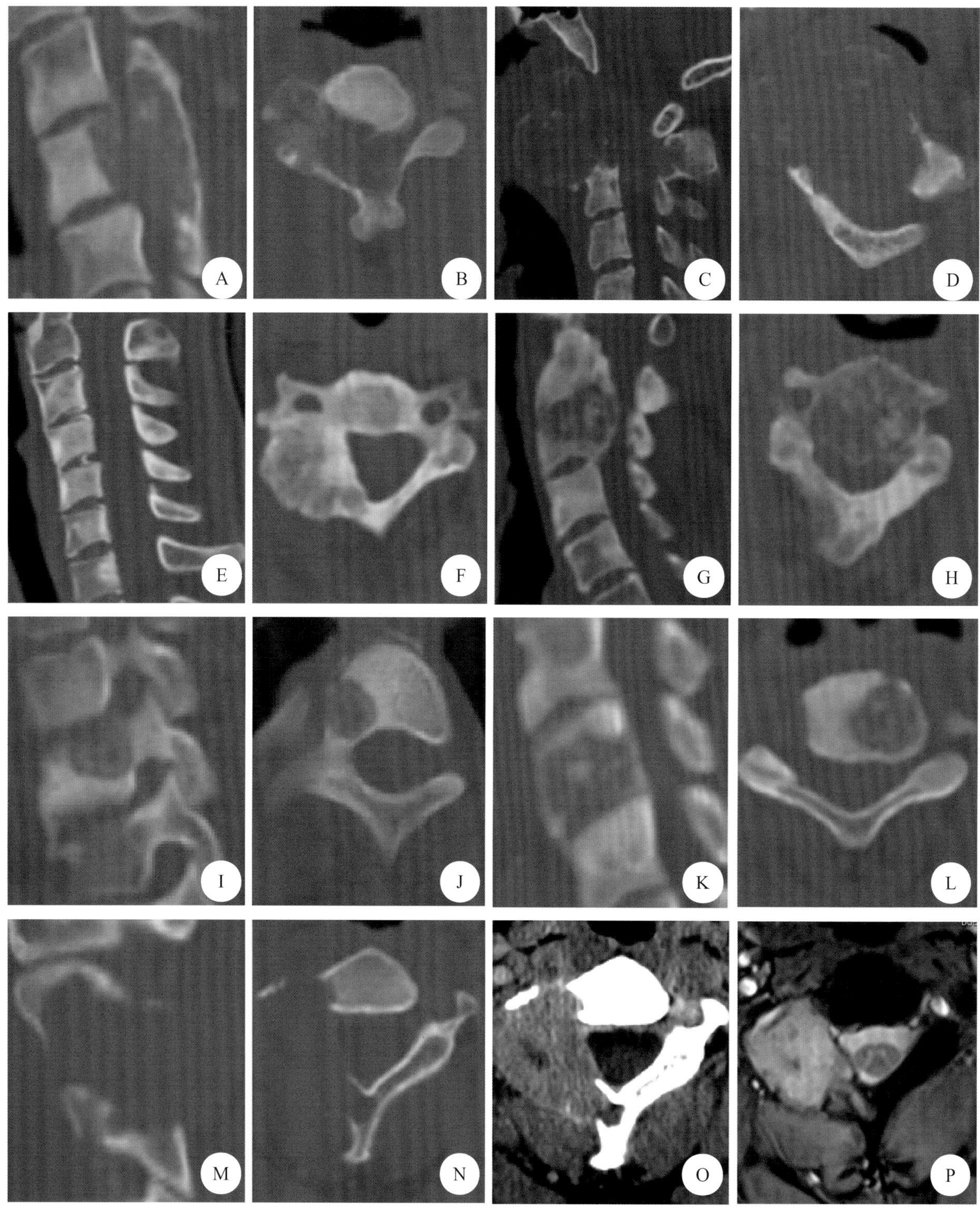

图 9-1-7　CT 上骨母细胞瘤的非典型影像学特征

A、B. 矢状面和水平面 CT 图像显示 $C_{2\sim4}$ 病变，涉及 3 个节段；C、D. 矢状面和水平面 CT 图像显示 $C_{1\sim3}$ 病变，涉及 3 个节段；E、F. 矢状面和水平面 CT 图像显示从 C_3 到 C_7 有广泛的椎体硬化；G、H. 矢状面和水平面 CT 图像显示从 C_2 到 C_5 有广泛的椎体硬化；I、J. 水平面 CT 图像显示病变仅位于椎体；K、L. 矢状面和水平面 CT 图像显示病变仅位于椎体；M~P. 矢状面和水平面 CT 图像显示未见钙化

（三）MRI

MRI 多表现为膨胀性占位影（图 9－1－8～图 9－1－10），T1WI 等、稍低或等信号，T2WI 可为低－等信号、高信号或高低混杂信号。病灶可见单发或多发囊状骨质破坏，有时可见液－液平面，周围软组织可轻度肿胀，而软组织肿块大多不明显。增强扫描显示骨样组织血管丰富，呈明显强化，而钙化或骨化、囊变、出血却无强化。可显示脊髓受压变形、脊髓水肿、椎管相对狭窄。

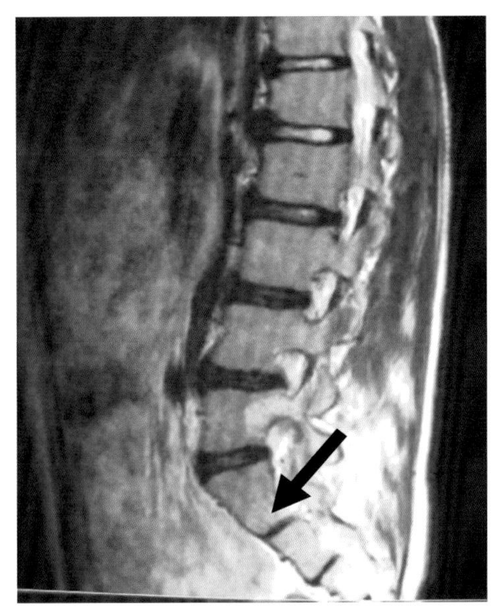

图 9－1－8　男性，18 岁，L_5 椎弓根骨母细胞瘤的 MRI 表现（箭头所示）

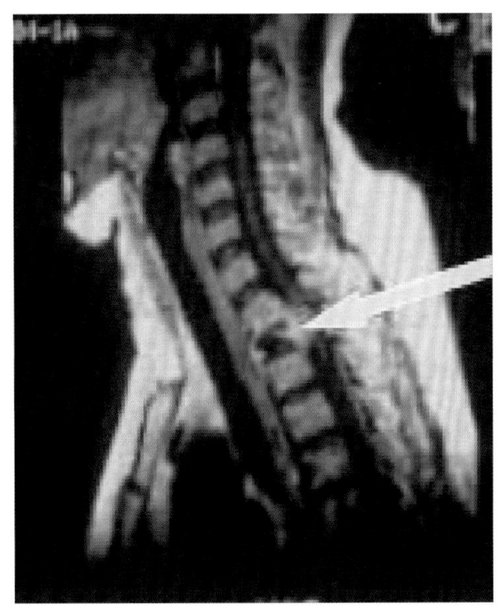

图 9－1－9　女性，21 岁，C_7 骨母细胞瘤，MRI 显示脊髓受压（箭头所示）

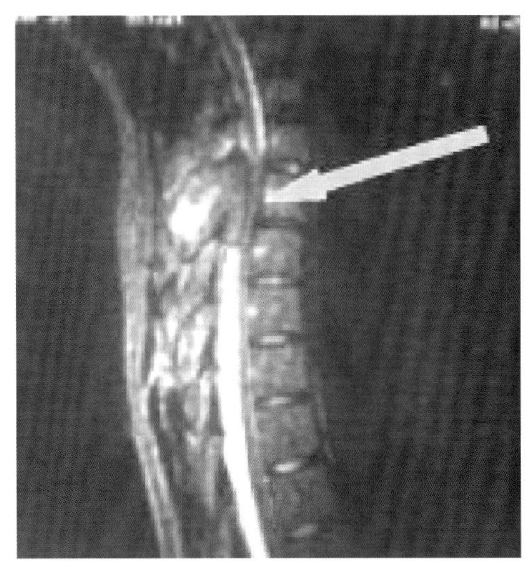

图 9－1－10　男性，23 岁，$T_{3\sim4}$ 椎弓骨母细胞瘤，MRI 显示脊髓受压（箭头所示）

（四）骨显像

对于高度怀疑骨母细胞瘤而 MRI 及 CT 等均无明显发现的病例，骨显像是重要的辅助检查方法，病损处局灶性放射性浓聚有可能是唯一的阳性改变。此外，骨显像对于多发性病灶具有重要意义。

四、病理学检查

（一）肉眼观

骨母细胞瘤好发于脊柱，尤其好发于椎体的后部，如椎弓、棘突和横突。完整切除标本可见肿瘤为圆形或卵圆形，向周围膨胀生长致骨皮质变薄，骨皮质破坏时可见周边有薄层骨膜反应性骨性包壳。肿瘤血管丰富，呈红色或红棕色，术中出血十分明显。部分患者出现囊性变，如有明确的囊腔形成，提示伴有动脉瘤样骨囊肿。临床送检的标本大多为刮除标本，很少见到完整切除标本。

（二）镜下所见

骨母细胞瘤和骨样骨瘤有相似的组织学特点。肿瘤与周围正常的骨松质和骨皮质分界清楚，周围没有骨样骨瘤那样的大片反应性硬化骨。肿瘤由肿瘤性骨小梁和小梁间纤维血管性间质构成。这些骨小梁随意、无序排列，缺乏力学结构（图 9－1－11），骨小梁衬覆单层成骨细胞，可有核分裂象，但没有病理性核分裂象。不同患者或同一患者的不同区域骨小梁成熟度不等，有的为大量原始的骨样组织的骨小梁，而有的骨样组织钙化明显，形成编织骨，骨小梁粗大出现黏合线，甚至形成板层骨，有的吻合编织骨聚集形成结节状。骨小梁间为富含血管的纤维性间质，红细胞渗出明显，破骨样巨细胞常见。部分患者肿瘤局部坏死囊性变或继发动脉瘤样骨囊肿，囊腔内充满血液。

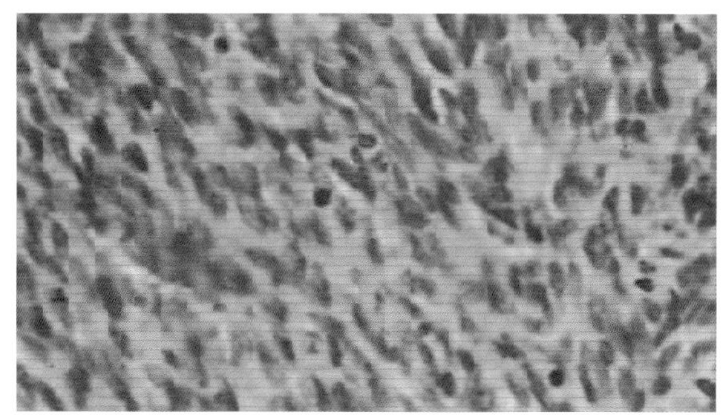

图 9－1－11 骨母细胞瘤镜下可见骨小梁随意、无序排列，缺乏力学结构

五、诊断与鉴别诊断

（一）诊断

1. 症状与体征 发病部位以脊柱为主，其次为长骨及不规则骨，本病多起病隐匿且发展缓慢，临床症状不明显且不典型，主要表现为局部疼痛、活动受限及神经肌肉受到刺激引起的脊柱侧凸畸形。当病灶累及神经根或脊髓时，则表现为神经根损伤和脊髓受压的症状，出现感觉、运动功能障碍，如肢体放射性疼痛、麻木等神经根损伤症状。早期诊断并不容易，临床实践中应重视长期慢性颈、肩、胸、腰、背部疼痛的年轻患者，要考虑罹患此病的可能。

2. 影像学表现 脊柱骨母细胞瘤通常发生在椎体附件，典型 X 线片表现为局限性囊状膨胀性低密度区，边缘清晰，骨皮质可变薄甚至断裂，病灶周围出现清晰的薄壳状钙化、肿瘤内斑点状或大片状钙化或骨化对诊断帮助较大。典型的 CT 表现是病灶位于脊柱的附件，膨胀性骨质破坏，边缘有硬化，边界欠清晰，可有软组织肿块影，病灶内可见斑点状钙化影。MRI 下病灶可见单发或多发囊状骨质破坏，有时可见液－液平面，周围软组织可轻度肿胀，而软组织肿块大多不明显。增强扫描显示骨样组织血管丰富，呈明显强化，而钙化或骨化、囊变、出血却无强化。

3. 病理学检查 根据临床结合影像学表现仍不能明确诊断者，应在 CT 引导下穿刺活检，阳性诊断率约为 90%、诊断准确率约为 93%。病理学检查主要成分为血管丰富的成纤维细胞组织、排列规整或分化不全的骨样组织及钙化组织。其间有大量成骨细胞，偶尔可见破骨细胞，未见软骨细胞。网织状骨组织由骨样组织钙化形成，新形成的骨小梁由成骨细胞排列而成。

（二）鉴别诊断

1. 脊柱骨样骨瘤 骨母细胞瘤与骨样骨瘤在组织学上极为相似，两者均为成骨性肿瘤。典型的骨母细胞瘤病理显示为骨小梁宽而长，且不连续。骨母细胞瘤缺乏黏附层，骨样骨瘤几乎均有黏附层。电镜下骨母细胞瘤幼稚细胞较多，骨样骨瘤则粗面内质网极发达。骨母细胞瘤呈无限制生长，瘤体直径往往大于 2cm，且可产生恶性或类似低恶性的成骨肉瘤。典型的骨样骨瘤相对体积较小，瘤体直径 1cm 以内，肿瘤生长呈一定的自限性，伴明显疼痛，夜间更甚，服用水杨酸类药物有效。两者一般以 2cm 为界定的标准，瘤体直径大于 2cm、疼痛较轻微者为骨母细胞瘤。瘤体直径在 1～2cm 时，如果位于髓腔认为是骨母细胞瘤，位于骨皮质认为是骨样骨瘤。

2. 脊柱转移性肿瘤 ①发病年龄较大，发展快，病程短；②有恶性肿瘤病史或有恶性肿瘤手术史并有病理学诊断结果；③椎骨呈溶骨性、虫蚀样、地图样或渗透性破坏，以后融合成大片；④PET/CT能找到确切的原发性肿瘤病灶；⑤常为多发病灶；⑥肿瘤标志物检查多为阳性。

3. 脊柱骨巨细胞瘤 脊柱骨巨细胞瘤多见于20～40岁成人，易发生在胸椎和骶椎，多见于椎体。X 线片显示溶骨性破坏，骨皮质膨胀变薄，边界清楚，中间常有囊状分隔，无新生骨与骨膜反应，轻微外力影响下即发生病理性骨折，使结构不清，一般为平行压缩，椎间隙完整。肿瘤穿破骨皮质后可有软组织肿块阴影。CT 与 MRI 可准确显示肿瘤的范围和对脊髓的压迫情况。

4. 脊柱软骨肉瘤 起自骨内的中央型软骨肉瘤，发病年龄在中老年，临床表现轻微，发展缓慢，病史较长，主要症状是深部的轻微疼痛，间歇性发作。肿瘤生长较大时，可有肿块出现，典型的影像学表现为骨内溶骨性破坏，其中有大量的钙化，可出现特征性骨内扇贝样的花边状改变和钙化，软骨钙化特征性表现为无结构的、不规则散布的“喷雾状颗粒”，或结节样、环形钙化。肿块内可伴有斑点状、小叶样钙化。

六、治疗

骨母细胞瘤保守治疗一般无效，一旦确诊，应首选手术切除。对于不能完整手术切除、不能耐受手术及术后复发患者，放疗和化疗不失为辅助性或替代性治疗手段。

（一）手术治疗

可以根据肿瘤的分级来考虑骨母细胞瘤的治疗方案。绝大多数患者术后疼痛明显减轻。大多数学者都认为，根治切除骨母细胞瘤可产生最佳的总体预后。开放手术仍然是该病变的主要治疗方法。先前的几项研究表明，积极的手术切除可以为骨母细胞瘤患者带来最佳的总体预后，也是局部复发最重要的预后因素。一些学者认为，如果可能的话，完全切除是一个不错的选择。然而，根据经验，由于解剖学限制、肿瘤体积、不可接受的发病风险和功能丧失，在某些部位（如脊柱）完全切除是不可能的。脊柱骨母细胞瘤的手术适应证包括持续性疼痛、肿瘤体积增大、神经功能缺损，以及可能破坏邻近脊柱稳定性和神经血管结构的攻击行为导致恶变和骨质破坏。目前，最广泛接受的原发性肌肉骨骼肿瘤评估系统是 Enneking GTM 外科分期，用于确定治疗和评估预后。根据 Enneking GTM 外科分期，2 期病变被认为是活动性病变，3 期病变被认为是良性侵袭性病变。

进行骨母细胞瘤手术时要考虑一些预防措施。第一，实现完全切除最重要的因素是准确的评估。术前影像学检查，如 MRI 和 CT，可以显示病变是否延伸到椎旁间隙。第二，较大的病变通常需要更广泛的切除，这可能会破坏脊柱的稳定性。因此，当需切除椎间关节或椎弓根的扩张区域时，需要使用器械稳定和融合，以确保长期稳定性并防止未来进行性畸形。第三，还需要持续长期随访，观察脊柱的稳定性。第四，由于骨母细胞瘤是一种血管丰富的肿瘤，术前可能需要对血管进行栓塞，这可以减少手术期间的出血并促进完全切除。第五，对于 3 期病变的治疗，应选择更积极的策略。具有宽手术切缘的完全切除应该是首选治疗选择。第六，精细的手术技术是降低患者复发率的重要一步。

手术切除的边界有三种，囊内切除、边缘切除和完全切除，这三种方式中以完全切除的复发率最低。部分切除复发率明显增高，因此完全的病灶切除是降低复发率的关键。肿瘤主要累及附件时，采取单纯后方入路切除（图 9－1－12）；主要累及椎体时，采取前方入路肿瘤切除；椎体及附件受累较多时，采取前后联合入路切除。

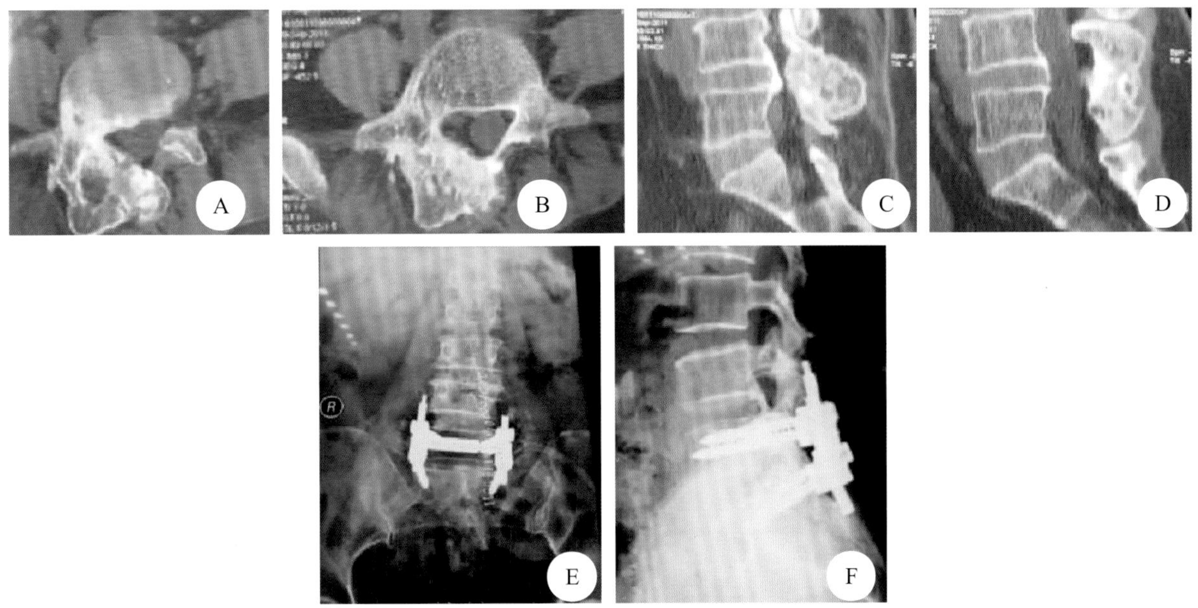

图 9－1－12　女性，38 岁，L_5 椎板骨母细胞瘤

A、B. CT 表现；C、D. CT 重建；E、F. 椎板切除内固定术后

对于非侵袭性骨母细胞瘤可以采取囊内或边缘切除（图 9－1－13～图 9－1－15），但对侵袭性骨母细胞瘤或复发的骨母细胞瘤，在条件允许的情况下宜采取整块切除，甚至全脊椎切除。对脊柱病理性骨折造成的不稳定，或在切除肿瘤、解除神经或脊髓压迫的过程中造成的脊柱失稳，可经前方入路或后方入路施行植骨内固定术，重建脊柱稳定性或恢复其解剖序列及良好力线。肿瘤切除后骨母细胞瘤复发率为 10%以下，复发时间平均为术后 12 个月，术后患者神经功能障碍可完全修复。复发后可再次肿瘤切除，仍可有效防治再次复发，并改善神经功能状况。在大量小关节或关节间部受到破坏的情况下，需要使用仪器进行稳定和融合，以确保长期稳定性并防止进行性畸形。对于血供丰富的脊柱骨母细胞瘤，术前可考虑行血管造影栓塞较大的肿瘤血管，以起到减少术中出血、提高完整切除率、减少术后复发的作用。

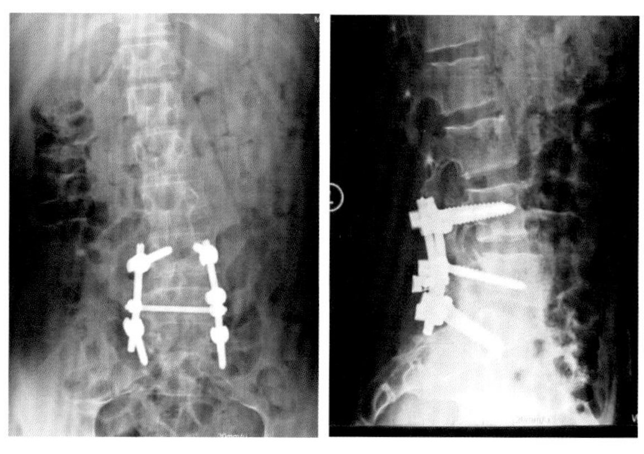

图 9－1－13　男性，18 岁，L_5 椎弓骨母细胞瘤切除，L_4～S_1 椎弓根螺钉内固定术后 DR

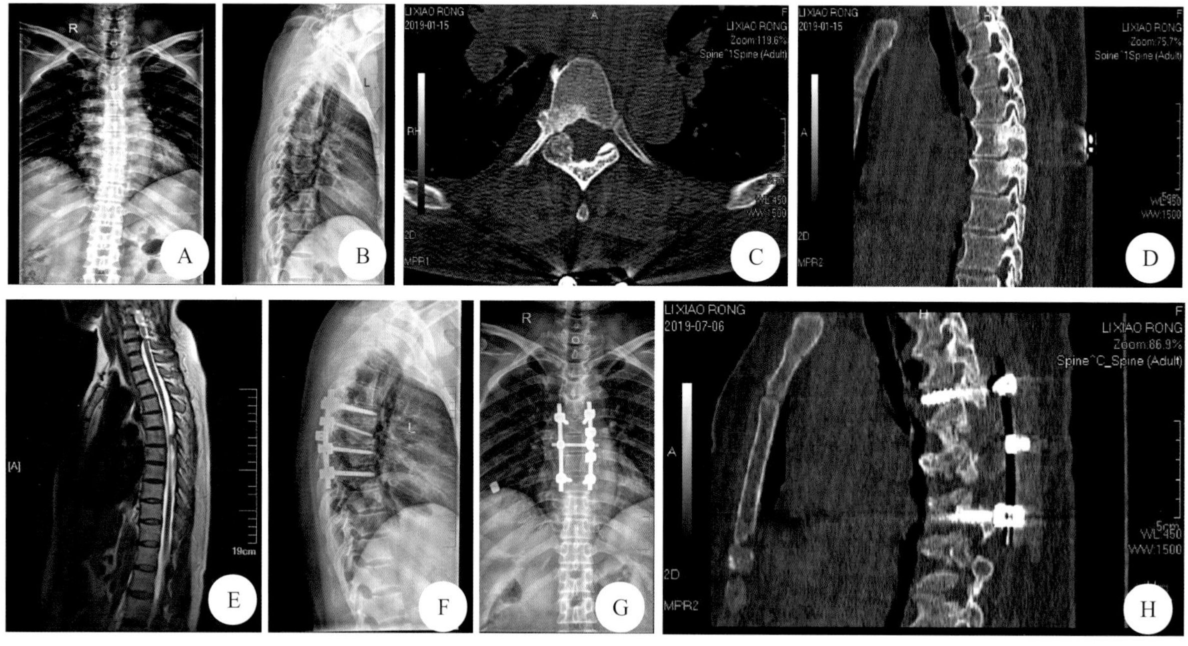

图 9－1－14　女性，50 岁，$T_{6\sim7}$ 骨母细胞瘤，行 $T_{6\sim7}$ 肿瘤切除、$T_{5\sim8}$ 椎弓根螺钉内固定术

A、B. 术前 DR；C、D. 术前 CT；E. 术前 MRI；F、G. 术后 DR；H. 术后 CT

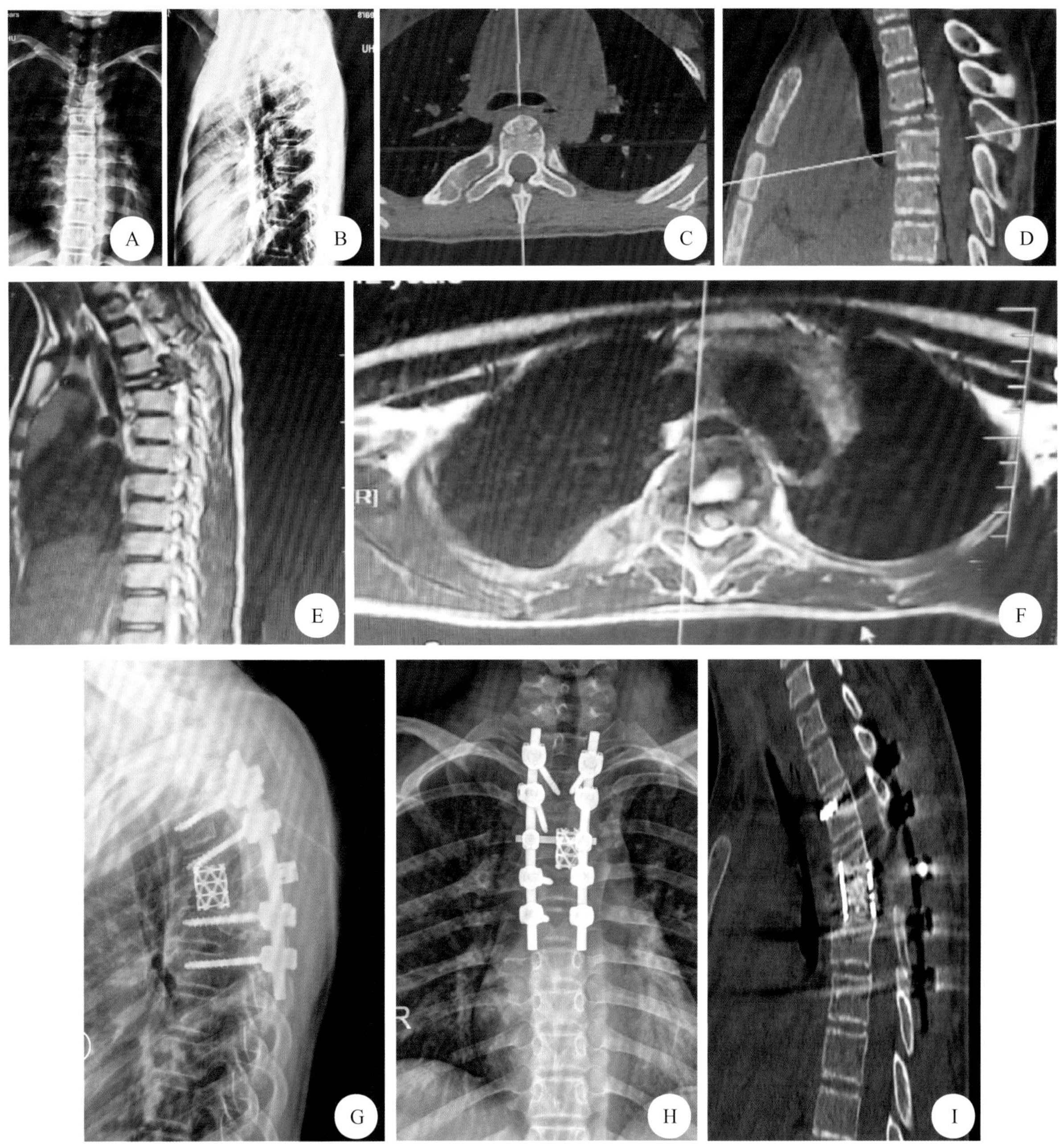

图 9-1-15　女性，12 岁，背部疼痛伴双下肢麻木 1 个月、无力 1 周，诊断"T_4 骨母细胞瘤 3 期"，行 T_4 全脊椎切除术，术后 1 年未见复发

A、B. 术前 DR；C、D. 术前 CT；E、F. 术前 MRI；G、H. 术后半年 DR；I. 术后 1 年 MRI

（二）经皮冷冻消融术

经皮冷冻消融术治疗脊柱骨母细胞瘤已取得初步临床疗效（图 9-1-16、图 9-1-17）。这是一种简单、安全、有效的治疗手段，准确放置探头和应用水冷式电极尖端可改善手术总体效果，并减少相关并发症。

计算机导航技术能实时提供脊椎解剖、病变范围及边界等多平面影像，也是肿瘤切除的重要技术手段之一。

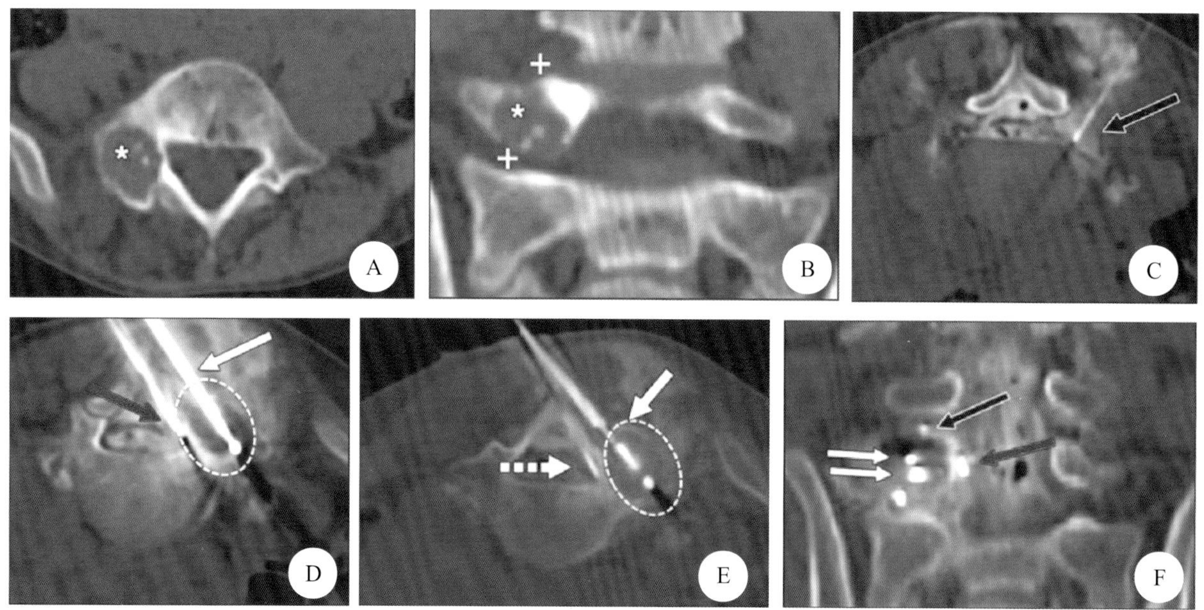

图 9-1-16 男性，6 岁，$L_{4\sim5}$骨母细胞瘤，行$L_{4\sim5}$经皮冷冻消融术，通过准确放置探头和应用水冷式电极尖端改善手术效果

A、B. CT 透亮病灶区；C、D. CT 可见保护神经根的冷冻探头（箭头所示）；E、F. CT 可见水分离系统以及椎间孔水分离和电刺激（箭头所示）

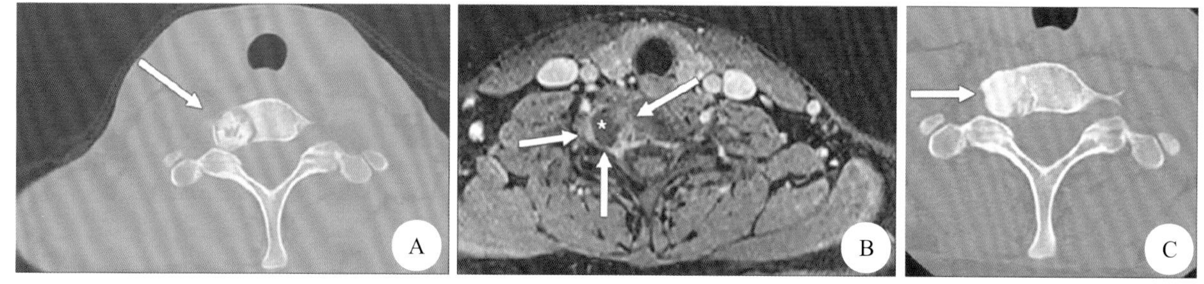

图 9-1-17 男性，27 岁，C_7骨母细胞瘤，行C_7经皮冷冻消融术（箭头所示）

A. 术前 CT 可见钙化灶；B. 术后 28 个月的 MRI；C. 术后 28 个月的 CT

（三）放疗

与脊柱其他肿瘤一样，并非所有骨母细胞瘤均可完整切除，且即使完整切除仍有一定的复发率，因此放疗在治疗骨母细胞瘤中的作用开始受到关注。对于不能完整切除、不能耐受手术及术后复发患者，可考虑行放疗。放疗可有效控制一些患者的肿瘤生长并使患者长期带瘤存活。对于体积较大、周围组织侵犯较广的肿瘤，放疗可作为手术治疗的辅助或替代方式，为完整切除肿瘤创造条件。

七、预后

多数骨母细胞瘤行病灶刮除或切除后预后良好，复发少见。复发常为生长部位手术操作困难，刮除不彻底所致。部分患者术后复发，其预后与其组织学特点紧密相关，2 期和 3 期病变行刮除术后其复发率明显不同，2 期复发率在 10%～20%，3 期则在 30%～50%。远处转移较少见，偶尔有报道骨母细胞瘤恶变为骨肉瘤。

第二节 脊柱骨巨细胞瘤

一、概述

骨巨细胞瘤（Giant cell tumor of bone，GCTB）又称破骨细胞瘤（Osteoclastoma）。

GCTB是一种侵袭性骨肿瘤，是临床上常见的原发性骨肿瘤之一，约占所有骨肿瘤的5%。中国和印度等亚洲地区发病率较高，约占所有骨肿瘤的20%。GCTB好发年龄为20～40岁，女性多见。该病好发于四肢长骨的干骺端，尤以股骨远端及胫骨近端最为常见，约占全身各部位GCTB的50%。脊柱GCTB较为少见，占全部GCTB的1.4%～9.4%，以骶尾椎多见，其次为胸椎、颈椎及腰椎。与四肢GCTB不同，脊柱GCTB往往发病较为隐匿，不同节段病变的临床表现也有较大差异，因此，在治疗方法的选择上也有所区别。

2020年WHO骨肿瘤分类把GCTB归类为中间型（局部侵袭性，罕见情况下可发生转移）骨巨细胞瘤，NOS（ICD-O编码：9025/1）。

二、临床表现

最常见的症状是局部疼痛与叩痛。约1/3患者因轻微外伤史（例如工作和生活中头部碰撞引起的颈项痛）引起注意。症状初发时疼痛局限在病变部位，疼痛程度初起较轻微，逐渐加重。有时疼痛难忍或影响患者睡眠，需服用镇痛药。自开始疼痛到就诊时间5个月至2年不等，多数患者疼痛史在半年左右。肿瘤侵犯或压迫脊髓、神经根可引起的神经症状。颈椎GCTB可致上肢麻木、疼痛，或四肢不全瘫。胸腰椎GCTB可致下肢麻木、放射痛或双下肢不全瘫。部分患者有鞍区麻木、二便功能障碍。有些患者直到肿瘤侵犯椎体致椎体病理性骨折、局部疼痛加重、脊柱畸形或引起神经症状才就诊。

脊柱GCTB可发生所谓的“良性肺转移”，常无胸痛、咳嗽、咳痰、咯血等呼吸系统症状，大多患者是在原发性肿瘤局部复发后就诊发现的，可有患者在复查时照射X线片时发现。但部分患者可出现背部疼痛。需要注意的是胸椎肿瘤灶可形成巨大软组织肿块，突出胸腔，引起相应呼吸系统症状，但较少发生。

三、影像学表现

（一）X线片

X线片上受累椎体呈偏心性、膨胀性、溶骨性破坏，可有椎体压缩骨折，压缩程度从椎体轻微变扁，到完全塌陷。常伴较大软组织肿块。多数椎间隙正常、椎体无硬化边缘和骨膜反应。可见肿瘤侵袭椎弓根。

（二）CT

CT表现为椎体呈偏心性、膨胀性、溶骨性破坏。密度表现为软组织密度，夹杂囊性密度灶。多数病灶呈侵袭性生长。骨质破坏范围大，周围形成软组织肿块。骨皮质连续性中断，骨性包壳不完整。病灶发展较大时累及相邻的多个椎体及附件、邻近的肋骨等，向后方可累及椎管及压迫神经。

（三）MRI

脊柱GCTB的MRI信号变化较多，表现缺乏特征性，但信号改变有一定的病理基础。T1WI表现为等-低信号，T2WI为不均匀高低混杂信号，并可显示瘤内坏死、囊变、出血等。T1WI、T2WI中等信号代表肿瘤的实质部分，高信号为出血、囊变、坏死区域。T1WI、T2WI均为低信号，为含铁血黄素沉着所致。伴有病理性骨折的椎体变扁呈哑铃状，椎体后缘呈球形向后突入椎管内，对病灶突破骨皮质显示很清楚，低信号的骨皮质为异常信号的肿瘤组织替代并形成软组织肿块（图9-2-1、图9-2-2）。

（四）特征性表现

Campanacci根据脊柱GCTB的影像学表现对其进行分级。

1. Ⅰ级　为静止的病变，发生在网状骨的微小骨皮质病变。病灶边界清晰，四周有硬化带环绕，基本无骨皮质累及。这一级很少见，常有较好的预后。

2. Ⅱ级　最常见，为活跃的病变，肿瘤有明显的边界，无硬化骨，骨皮质变薄膨胀，可能呈现轻度动脉瘤样改变，骨膜限制肿瘤的生长。

3. Ⅲ级　为侵袭性病变。肿瘤边界不清，有骨皮质突破、软组织侵袭。局部复发率高，可进行扩大切除，以代替单纯的刮除术。

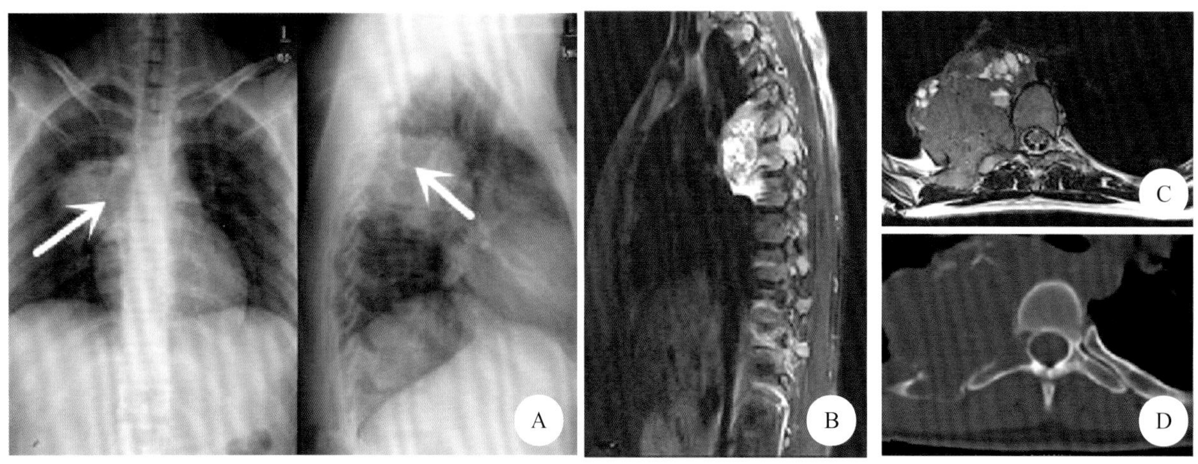

图 9−2−1　女性，24 岁，$T_{5\sim7}$ GCTB

A. X 线片显示肿瘤呈偏心性、溶骨性破坏，侵犯右侧椎弓根，伴椎旁巨大软组织肿块（箭头所示）；B、C. CT 显示肿瘤为软组织密度，呈侵袭性生长，右侧椎弓根、椎板、横突、肋骨破坏，骨皮质连续性中断；D. MRI T2WI 显示为不均匀高低混杂信号，可显示肿瘤实质及瘤内出血、囊变、坏死

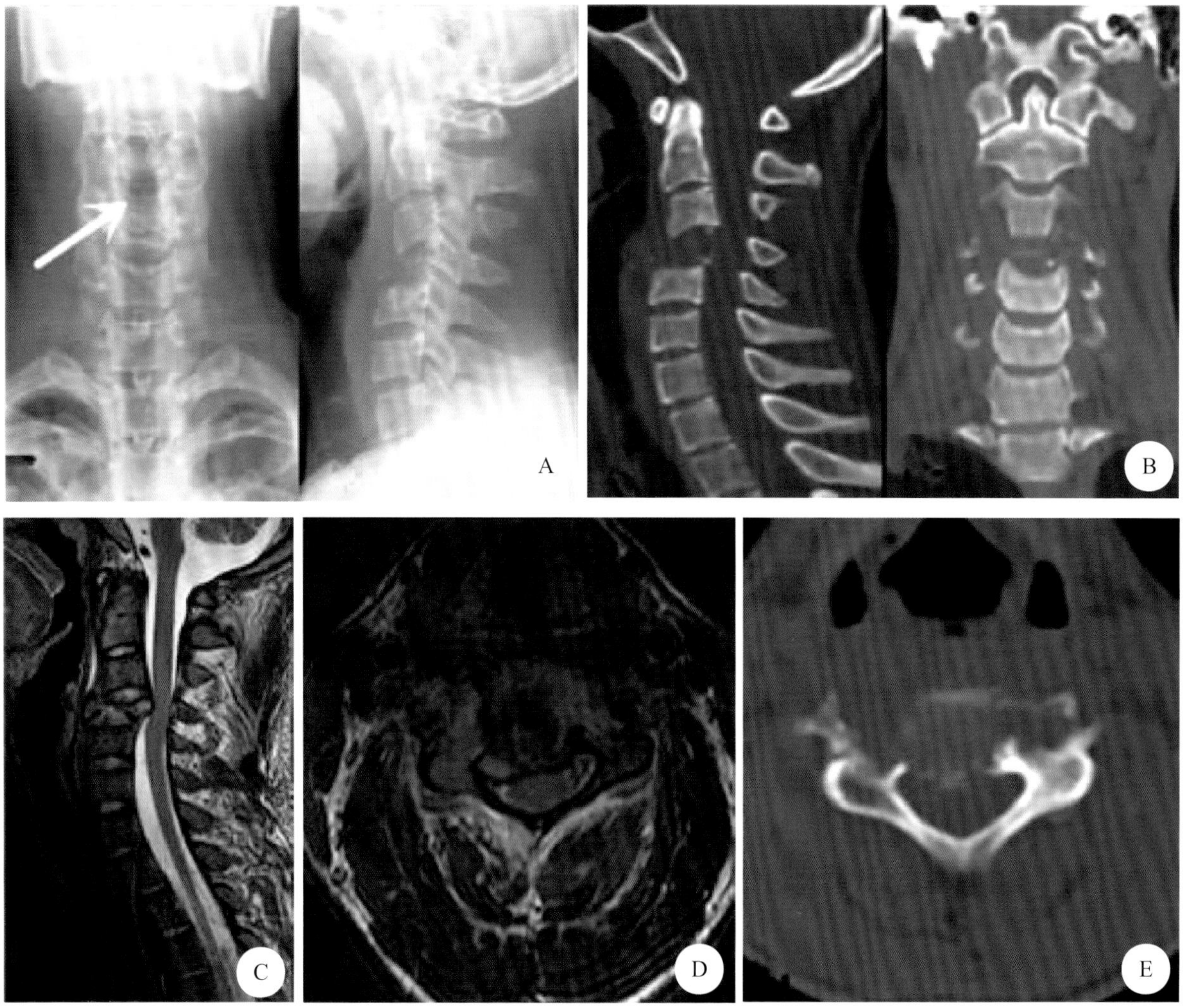

图 9−2−2　男性，21 岁，C_4 GCTB

A. X 线片显示 C_4 溶骨性破坏（箭头所示）；B. CT 显示溶骨性破坏范围；C~E. MRI 显示脊髓受压

四、病理学检查

（一）肉眼观

完整切除的 GCTB 肉眼观同影像学表现是一致的，肿瘤为边界清楚的偏心性骨破坏区，常包绕薄的不完整的反应性骨性包壳。尽管病变常侵蚀关节软骨下，但很少突破。肿瘤内有梁状纤维分隔。病变组织质地常柔软，棕红色，也有淡黄色区域，是黄瘤样改变所致。质韧的区域是纤维化导致的。肿瘤常有继发性坏死或囊性变区域，类似动脉瘤样骨囊肿。

（二）镜下所见

GCTB 主要由两种细胞构成（图 9－2－3）：一种是单核细胞，是真正的肿瘤细胞，呈圆形、卵圆形，细胞边界不清，也称作基质细胞，可据此与源于单核巨噬细胞系统的单核巨噬细胞、组织细胞相区别。单核细胞能产生胶原纤维，但一般不产生骨和软骨基质。核分裂象数量不等，多者可达 20 个/10 高倍视野，但无病理性核分裂象。另一种细胞为破骨样巨细胞，数量很多，均匀分布在单核细胞中。巨细胞中的核数量很多，常达 50～100 个，而正常的破骨细胞核一般不超过 20 个。单核细胞的细胞核同巨细胞的核形态类似，且二者之间有移行过渡。目前普遍认为，GCTB 中的破骨样巨细胞并非肿瘤成分，而是一种缺乏增殖活性的临终细胞，它从不出现核分裂象，也缺乏 Ki－67 的阳性表达。一些患者单核细胞更趋向梭形，可以排列呈车辐状，偶尔有大量泡沫细胞，而类似纤维组织细胞瘤。约 10％的患者可继发动脉瘤样骨囊肿。也可出现纤维化或小灶性新骨形成，特别是发生了病理性骨折的患者。肿瘤可向周围软组织扩展或转移到肺，在肿瘤周围与邻近软组织的界面上可以出现薄层反应性骨性包壳。巨细胞瘤间质常有丰富的薄壁血管，可见到血管内瘤栓，特别是在肿瘤周边部，没有预后意义。肿瘤内坏死常见，可见鬼影细胞。

以往常采用的骨巨细胞瘤分级被认为是不恰当的。目前通常根据术前影像学检查、术中临床所见和术后病理学检查结果，将骨巨细胞瘤分为非侵袭性和侵袭性两种。侵袭性骨巨细胞瘤有影像学、术中所见和病理学上侵袭的证据。有 1％～2％的组织学典型的骨巨细胞瘤会发生良性转移，最常见的转移部位是肺，转移性肿瘤与原发性肿瘤形态学一致。

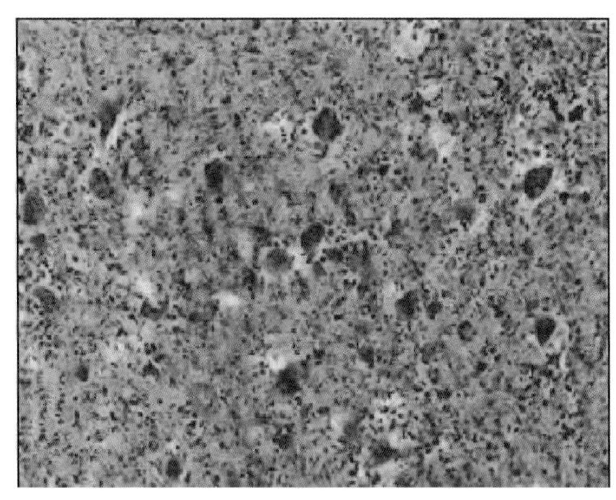

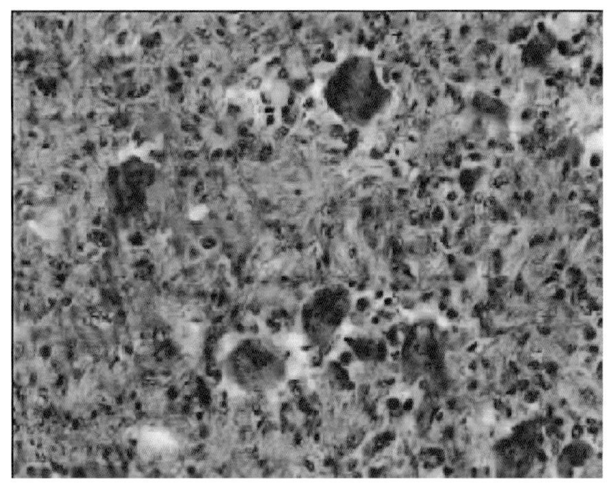

图 9－2－3　女性，48 岁，T_7 GCTB，HE×200（上）与 HE×400（下），可见圆形、卵圆形的基质细胞及多核破骨样巨细胞

（三）遗传学改变

GCTB 中出现特征性的细胞遗传学改变被称为“端粒相连”，表现为末端－末端的融合形成“部分”或“完整”的染色体。与自体的白细胞相比，肿瘤细胞端粒长度减少（平均缺失 500 个碱基），这种端粒的改变常影响 11p、13p、14p、15p、19q、20q 和 21p。

五、生物学行为的评估

（一）生长因子与受体

大量研究表明，生长因子可通过自分泌或旁

分泌的方式过度表达，并对相应的效应细胞产生慢性刺激，参与这些细胞的生物学行为调节，促进其过度增生、恶变。因此，生长因子在肿瘤细胞的表达情况可在一定程度上反映肿瘤的生物学行为，为治疗方案的制订和预后判断提供一定的参考信息。已知 VEGF、IGF、TGF－β 等生长因子在 GCTB 中有表达，且表达信号的强弱在复发 GCTB 与未复发 GCTB 之间存在着显著差异。

（二）基质金属蛋白酶与抑制因子

基质金属蛋白酶（Matrix metalloproteinases，MMPs）及其抑制因子（Tissue inhibitors of matrix metalloproteinases，TIMPs）在肿瘤的侵袭与转移过程中扮演着重要角色。MMPs 家族中的成员 MMP－1、MMP－2、MMP－3、MMP－9 在 GCTB 中均有表达，且复发 GCTB 阳性率及表达信号强度均明显高于未复发 GCTB。TIMP－1、TIMP－2 在 GCTB 中也有不同程度的表达，二者在复发 GCTB 的基质细胞和多核巨细胞表达信号均减弱。与未复发 GCTB 相比，复发 GCTB 普遍存在 TIMP－1、TIMP－2 的过度表达，同时伴有比例失衡。

（三）P27

P27 是新近发现的细胞周期素依赖激酶抑制蛋白家族成员之一，主要参与细胞周期的负调控。相关基因位于 12p12－13.1，编码的蛋白 P27 可抑制细胞从 G1 期进入 S 期，诱发 G1 期停滞及细胞凋亡，从而防止细胞过度增殖。P27 蛋白水平的改变与骨肿瘤的良恶性程度存在一定的相关性，可作为 GCTB 生物学行为判断的参考指标。

（四）*nm*23－*H*1

*nm*23－*H*1 是一个肿瘤转移抑制基因，其表达水平降低与乳腺癌、肝癌等多种肿瘤转移有关。*nm*23－*H*1 在初发的 GCTB 有阳性表达，在复发 GCTB 则为阴性，提示该基因表达水平与 GCTB 的复发存在一定相关性。

（五）GCF－5

GCF－5 是体外长期培养的 GCTB 细胞产生的一种单克隆抗体，GCTB 的 GCF－5 阳性率与 S+G2/M 期细胞所占比例显著相关（$P<0.05$），且原发性 GCTB 与复发 GCTB 之间有显著差异（$P<0.01$），提示 GCF－5 可反映相关生长潜能，可作为 GCTB 预后评估指标之一。

六、诊断与鉴别诊断

（一）诊断

与长骨 GCTB 不同的是，脊柱 GCTB 的影像学虽亦可表现为膨胀性、溶骨性破坏病灶，但不具有特征性，与其他溶骨性破坏病灶没有明显区别，故其早期诊断相当困难。故对 20～40 岁以下有脊柱局部疼痛不适、X 线片显示椎体膨胀性溶骨性破坏的患者，应考虑本病。诊断原则仍是根据临床表现、影像学检查和病理学检查，确诊依靠病理学检查。CT 引导下穿刺活检和某些穿刺困难患者的切开活检均有利于肿瘤的确诊。病理学检查对治疗方案的选择有重要意义。

（二）鉴别诊断

1. 脊柱嗜酸性肉芽肿 多见于儿童与青少年，具有骨破坏明显而临床症状相对轻微的特点，常因肿块或病理性骨折而偶然发现，早期为椎体溶骨性破坏，可累及一侧椎弓根，后期可发生椎体对称性塌陷，呈楔形或钱币状，谓之“扁平椎”“铜钱征”。该椎体前后及左右径均增加，相邻椎间隙无明显变窄，受压变扁椎体可向后突入椎管。病变主要累及椎体，附件很少受累，相邻椎间盘一般不受累。X 线片显示椎体中心区骨质破坏，呈现局灶性溶骨性或囊性病损，这种影像表现持续时间不长，很快出现进行性椎体压缩、塌陷，最终形成“扁平椎”。“扁平椎”是脊柱嗜酸性肉芽肿特征性影像学表现。

2. 脊柱动脉瘤样骨囊肿（Aneurysmal bone cyst，ABC） 多见于 20 岁青少年。好发于椎体附件，内部出血时间不一，密度混杂，内常见液－液平面。GCTB 病变可向 ABC 转变，成骨性肿瘤和 ABC 常累及椎体附件，而脊柱 GCTB 常累及椎体。但对于缺乏特征性影像学表现的病灶，最终确诊还需病理学检查。

3. 脊柱血管瘤 多位于椎体，一般无明显症状，X 线检查表现为条状、栅栏状排列的纵向骨嵴，CT 可清晰显示病灶内密度增高的骨嵴。血管瘤内粗大纵行的骨小梁使其在 CT 三维重建矢状面上呈栅栏状改变，水平面上呈“烟花样”改变，此为其特征性影像学表现。

4. 脊柱转移性肿瘤 多数患者有肿瘤病史或可查到原发性肿瘤病灶，椎骨病理性骨折，脊柱不稳和脊髓神经根压迫症状，严重癌痛，以静止时及夜间明显。血清肿瘤标志物阳性，高钙血症。在骨质破坏的区域抽取骨髓标本、骨髓涂片或穿刺活检均可见成堆的肿瘤细胞。

5. 小骨的巨细胞病变（Giant cell lesion of the small bones） 又称巨细胞修复性肉芽肿，是一类罕见的纤维性瘤样病变，伴有出血、含铁血黄素沉积、不规则分布的多核巨细胞和反应性骨形成。约 50%发生于 30 岁之前。病变主要累及手足骨，掌骨比腕骨和跗骨更常见。影像学表现为边界清楚的干骺端或骨干膨胀性溶骨性改变，偶尔延伸至骨骺，但当骺板软骨未闭合时发生在干骺端或骨干的病变不会穿透骺软骨累及骨骺。病理学检查：典型者病变呈灰褐色或棕色，有沙粒感，易碎，常见出血。镜下观察：主要由 3 种成分构成：成纤维细胞或肌成纤维细胞、破骨细胞样巨细胞和反应骨。成纤维细胞或肌成纤维细胞无异型性，核分裂象易见，但无不典型核分裂象。破骨细胞样巨细胞核的数量比骨巨细胞瘤者少。15%～50%患者于刮除术后复发，但经再治疗后可治愈。

七、治疗

（一）手术治疗

脊柱 GCTB 复发风险较高，整块切除是首选的治疗方式。首次选择彻底切除的手术方式是降低局部复发率的关键，病灶内手术及肿瘤分期是局部复发的危险因素。研究发现全脊椎切除并长期应用双膦酸盐可显著降低脊柱 GCTB 的复发率，年龄<40 岁患者预后更好。对于行病灶刮除术的患者，局部应用无水乙醇、苯酚或过氧化氢处理后填充骨水泥可一定程度上降低局部复发率。

1. 以 WBB 分期制订的手术治疗方案 WBB 分期能够确定肿瘤的空间位置和范围，以及受累节段的毗邻关系，根据肿瘤的空间位置和毗邻关系制订手术方案。根据 WBB 分期，脊柱 GCTB 的手术方式分为以下四种。

（1）椎体切除（椎体肿瘤的边缘切除）：如果肿瘤仅限于 4～8 区或 5～9 区，即位于椎体的中心部而至少有一个椎弓根未被侵犯，可实施肿瘤的椎体切除。前方入路（经胸或腹膜后）能充分显露椎体，有利于减压、重建与固定。此外，在手术中常需要去除部分未被肿瘤累及的相邻骨质。与后方入路相比，应用前方入路不仅能减少这部分骨质损失量，而且能有效重建负重的前柱，实施短节段固定。

（2）矢状切除：当肿瘤呈偏心性生长而累及一侧椎弓根和/或横突时（3～5 区或 8～10 区），为了获得良好手术边界，宜进行病椎的矢状切除，即先从后方入路切除部分正常的后方结构和病变对侧椎弓根，游离硬膜囊和神经根（必要时切断病变侧的神经根），再从前方入路分离病变侧的椎体并对前方重要结构加以保护，然后自后向前用骨凿矢状截断椎体，从前方整块取出病变组织。

（3）椎弓切除：当肿瘤累及 1～3 区伴 10～12 区和/或 10～3 区时，即肿瘤位于椎弓时，可单纯从后方入路，自椎弓根处离断，将其边缘或广泛切除，并从后方入路重建稳定性。两侧椎弓根是肿瘤与前方椎体离断的部位。

（4）全脊椎切除：当肿瘤累及 4～9 区伴 1～3 区和/或 10～12 区时，即肿瘤同时累及椎体和椎弓，行前后联合入路，切除椎体及椎弓，或后方入路全脊椎整块切除，其后均应行前后方稳定性重建。一期后方入路全脊椎切除术由 Tomita 于 1997 年首先报告，后方入路单一正中切口，先切除后方结构，游离硬膜囊和神经根。再从后方入路整块切除病椎。前后路联合全脊椎切除术由 Boriani 于 1996 年报告。从前方显露病椎不仅可以更容易处理节段血管，还能获得尽量充分的切除边界，同时可以保留全部神经根。但该术式耗时较长。文献报道，这两种术式均可将局部复发率降至 5%左右。

2. 不同部位脊柱骨巨细胞瘤手术治疗 脊椎 GCTB 较少累及颈椎。由于颈椎邻近复杂的解剖结构，使得全脊椎切除实施起来难度较大。椎动脉的损伤或结扎双侧椎动脉可能导致脑部延髓的不可逆缺血损伤。颈神经根的损伤使上肢一些重要功能丧失。颈椎椎弓根的截骨难度也较胸腰椎更高。颈椎 GCTB 整块切除主要适用于后外侧椎板、棘突或者横突的孤立病变，而此类病变较为少见。临床上，很大一部分颈椎 GCTB 发生于椎体，且常累及椎动脉及颈神经根，甚至多达数个脊椎节段。因而在技术层面上很难做到真正意义的全脊椎切除。大多颈椎 GCTB 的外科治疗仅能做到瘤内刮除或者次全切除（图 9-2-4），这样的外科处理局部复发率可高达 40% 以上。

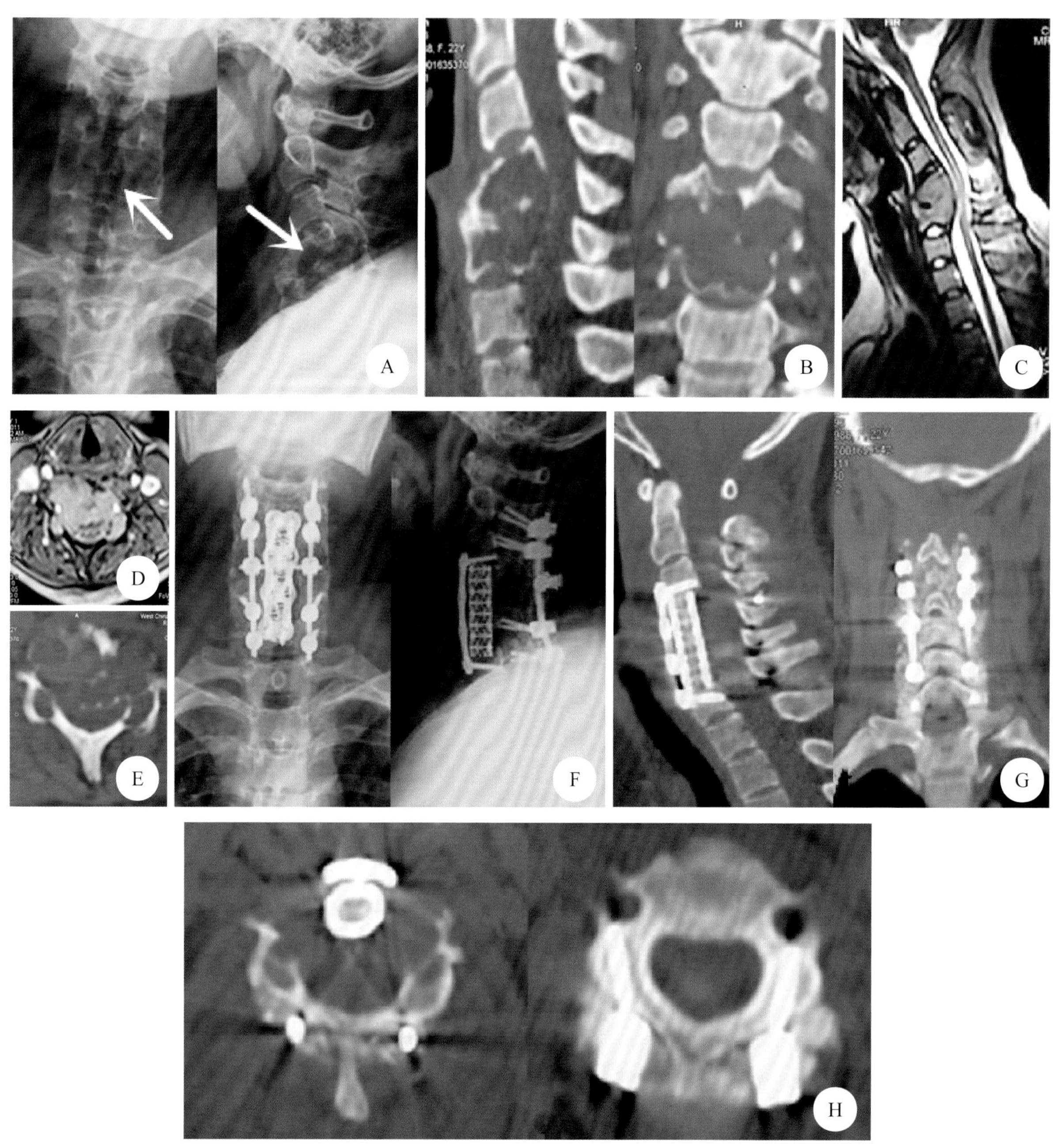

图 9-2-4 女性，22 岁，$C_{4\sim6}$ GCTB 病理性骨折脱位伴不全四肢瘫（Frankel C 型），行 $C_{4\sim6}$ 肿瘤次全切除、椎管减压，前方入路 $C_{3\sim7}$ 自体髂骨+钛网植骨重建、钢板内固定，后方入路 $C_{2\sim7}$ 椎弓根螺钉内固定、自体髂骨植骨融合术

A. 术前 X 线片显示 $C_{4\sim6}$ 椎骨破坏（箭头所示）；B. CT 显示 $C_{4\sim6}$ 溶骨性、膨胀性破坏；C~E. 术前 MRI 显示脊髓受压；F~G. 术后 X 线片；H. 术后三维 CT 重建

胸腰椎 GCTB 较颈椎常见，单纯瘤内刮除的复发率在 30%~50%，瘤内刮除后辅助放疗能降低局部复发风险。近年随着脊柱外科技术的进步，全脊椎切除更多地用于胸腰椎 GCTB 的

治疗。多项研究表明，全脊椎切除能有效地控制胸腰椎 GCTB 的发展，减少复发。对于术中未能达到整块切除或可能造成局部污染的患者可行术后放疗以最大限度减少复发。对于骶椎 GCTB 的外科治疗，为保留神经功能，瘤内刮除或者次全切除（图 9—2—5、图 9—2—6）也是常用的手术方式，但是局部复发率较高。

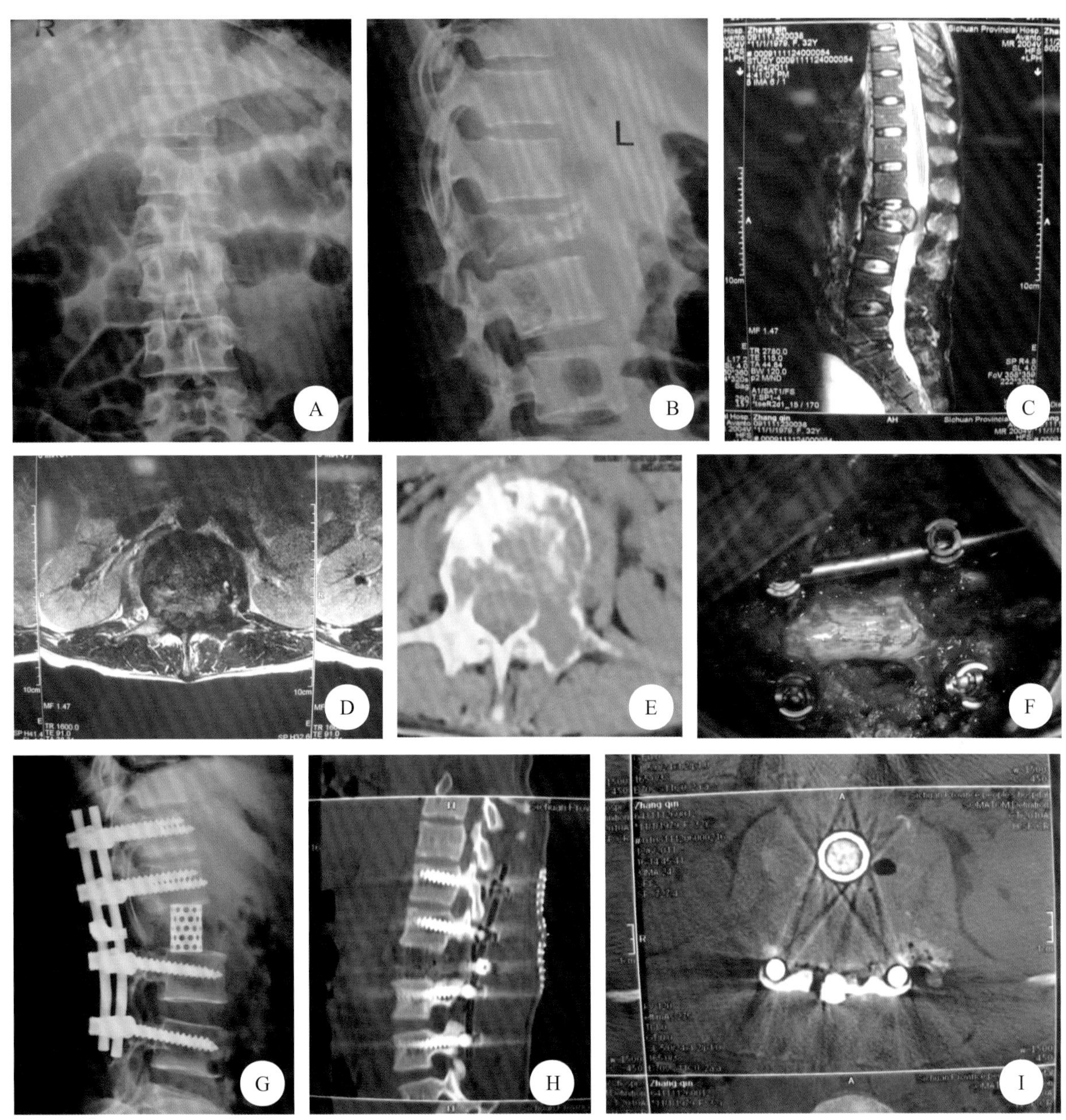

图 9—2—5　女性，32 岁，L_2 GCTB，行 L_2 全脊椎切除、钛笼植骨、椎弓根螺钉固定术

A、B. 术前 X 线片；C、D. MRI 显示脊髓受压；E. 术前 CT；F. 术中图片；G. 术后 X 线片；H、I. 术后 CT 重建

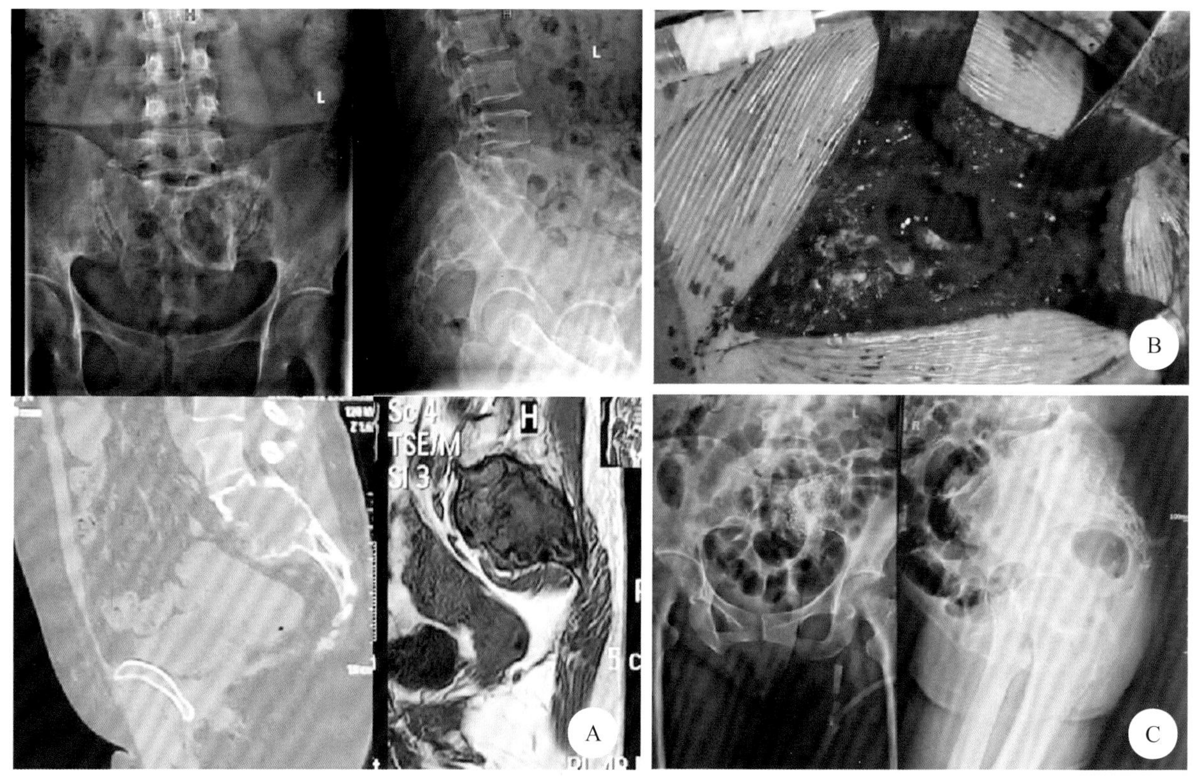

图 9-2-6　女性，54 岁，诊断为 S_1 GCTB，行刮除植骨手术

A. 术前影像；B. 术中影像；C. 术后 X 线片

全脊椎切除的目的是完整切除肿瘤，包括完全间室内切除主要的肿瘤和卫星灶，以减少局部复发。全脊椎切除是将受累脊椎分为后部附件和前部椎体，将两部分完整切除，在保护脊髓的同时，最大限度减少术野的污染。其根据病变累及范围和具体病理类型可以分为如下三种手术入路：①单纯后正中入路；②后方入路联合前方入路；③后方入路联合侧方入路。

全脊椎切除术前需准确评估肿瘤范围及肿瘤与前方血管的关系，确定合适的手术入路、椎体和附件的截骨平面。需注意如下风险：①后方向前方分离过程中椎体肿瘤破裂导致的污染和外科边界的破坏；②截骨平面可能的肿瘤污染；③瘤体与前方重要血管之间的粘连，致分离过程中不可控制的出血；④多节段椎体血管结扎导致的脊髓功能受损。

（二）双膦酸盐治疗

双膦酸盐的作用机制是抑制 GCTB 中基质细胞和巨细胞的生长。使用双膦酸盐并不能抑制 GCTB 中的肿瘤细胞的生长，但可有效缓解症状并降低复发率，这在近年的研究中得到证实。Tse 等报道了使用双膦酸盐预防 GCTB 术后复发的经验，他们将患者分为双膦酸盐组和对照组，结果发现两组术后复发率分别为 4.2%、30.0%，因此认为双膦酸盐可以降低局部复发率。Xu 等回顾性分析了 102 例脊柱 GCTB 的治疗情况，无论是分块切除还是整块切除，整个间室切除辅助唑来膦酸治疗，都能够显著降低 GCTB 的复发率。在随后的研究中，他们对骶骨 GCTB 进行了回顾性研究，16 例仅行局部切除保留骶神经、19 例行局部切除保留骶神经并辅助双膦酸盐治疗，两组术后局部复发率分别为 43.75% 和 10.53%，术后 3 年无复发生存率分别为 89.5% 和 56.3%（$P=0.04$）。

双膦酸盐不但可以术后辅助应用，也可单独用于 GCTB 的治疗。Gille 等单独使用双膦酸盐治疗 1 例 $C_{5\sim6}$ GCTB 患者，未行手术治疗，随访 3 年后影像学显示 $C_{5\sim6}$ 自发融合，病灶处骨质重新钙化。然而，有研究者指出，手术仍然是脊柱 GCTB 的首选治疗方案，尤其是当病灶引起脊柱不稳和畸形时。虽然双膦酸盐在恶性肿瘤骨相关事件的治疗中起到重要作用，其在 GCTB 的治疗中具有辅助化疗作用，但目前仍然缺乏大样本、随机对照及长期随访的相关研究。

（三）地舒单抗治疗

地舒单抗（Denosumab）是一种全人源性高度亲和性 RANKL 单克隆抗体，能够抑制破骨细胞的活化及发展，降低病灶中增殖性肿瘤基质细胞的比例，代之以非增殖性分化良好的新生骨组织。2010 年由美国食品药品监督管理局正式批准用于预防和治疗骨转移性肿瘤的骨相关事件，2013 年批准用于 GCTB 的治疗，使用方案为 120 毫克/次，每 4 周 1 次，皮下注射，在首次注射当月的第 8、15 天分别加强一次。临床研究表明，地舒单抗主要用于手术无法完全切除、复发及转移性 GCTB 的治疗，其安全性和有效性已经得到肯定。与双膦酸盐相比，地舒单抗显示出其在 GCTB 治疗中的优越性。

尽管地舒单抗在 GCTB 的治疗中具有明显的优势，但是，关于该药在 GCTB 中的应用仍然存在诸多尚待解决的问题：①如何选择用药时机；②不同手术方式辅助使用地舒单抗时是否需要调整治疗方案；③如何确定用药周期；④何时停药，停药后是否会出现肿瘤复发；⑤地舒单抗能否替代手术治疗。

（四）栓塞治疗

由于脊柱解剖结构复杂，脊柱 GCTB 血供丰富，术中出血亦较多。术中大量出血常常危及患者生命，并会影响肿瘤的彻底切除。一方面，栓塞治疗可以一定程度上阻断肿瘤血供，减少术中出血和相关并发症。并且清晰的术野有利于更加彻底地切除肿瘤，缩短手术时间。另一方面，栓塞治疗可以使肿瘤的体积减小，从而使肿瘤能够更加完整地被切除。针对那些肿瘤过大而无法实现整块切除的患者，可将术前栓塞治疗加上肿瘤病灶内切除作为治疗上的一种选择。而针对不可整块切除的骶骨 GCTB，肿瘤血管的栓塞治疗作为一种治疗选择，可在一定程度上缓解病痛和防止疾病进展。

栓塞治疗最严重的并发症是栓塞脊髓供血动脉造成截瘫。虽然这种并发症发生率很低，但必须引起重视。因此，在栓塞血管前必须先行血管造影，明确肿瘤的部位、大小、血供情况及与周围组织关系。对于包绕椎动脉的颈椎肿瘤，整块切除时需要牺牲该侧的椎动脉。这时需要通过血管造影显示椎动脉的走行，并利用球囊闭塞试验证明结扎椎动脉后不会造成大脑或脊髓缺血。而对于胸腰段肿瘤，必须仔细识别有无根髓动脉同时供应肿瘤组织，若造影发现存在根髓动脉且无法避开，则必须放弃栓塞，以免引起脊髓缺血。

栓塞材料可选择明胶海绵，可尝试先用明胶海绵碎粒将肿瘤区内小动脉栓塞，然后以明胶海绵细条栓塞肿瘤供血动脉主干，使整个肿瘤从瘤内小血管到主干血管全部栓塞，以达到尽量完全栓塞肿瘤的目的。使用明胶海绵栓塞后，血管内血栓在栓塞后 24h 内开始溶解。所以最好在栓塞后 24h 内手术，防止血管再通以及周围侧支循环重建。

八、复发、转移及恶变

（一）复发

自 Jaffe（1940 年）首次报道 GCTB 以来，人们逐渐认识到该肿瘤具有较强的侵袭性，多数学者将其列为低度恶性肿瘤或潜在恶性肿瘤，各家报道复发率均较高。考虑到 GCTB 有恶变为肉瘤的风险，所以一旦发生肿瘤复发，无论是否发生转移，都需对其复发病灶及转移灶做病理学检查，明确性质。许多研究均显示，肿瘤的大小、部位、X 线片表现、病理性骨折的有无、肿瘤的组织学分级均与肿瘤是否复发、是否具有侵袭性、是否会出现远处转移无关。

GCTB 复发时以局部肿块和轻度疼痛或活动受限为主要症状。复发病灶位于脊柱时，可出现不同程度的神经压迫症状。而部分患者临床无明显疼痛或功能障碍。复发的主要影像学表现：如果初次手术植入自体骨或异体骨，在随访的X 线片中可见骨质局部吸收，病灶周围的骨质硬化。如果植入骨水泥，可见骨水泥和骨质间有 2～4mm的透亮区，但这不代表复发。但如果出现新的骨质吸收、骨皮质连续性中断、膨胀性改变加重、软组织肿块形成或新生骨的吸收，则代表着复发。CT 能清晰显示刮除病灶内结构、骨皮质连续性中断和周围软组织肿块，及早发现移植物的吸收及骨水泥周围骨质破坏、软组织肿块。CT 二维或三维重建图像可更好地显示病灶范围及关节软骨下骨质破坏。MRI 利用其良好的组织分辨率，能更好地显示复发病灶的软组织肿块。尤其 MRI 增强扫描对病灶内外肿瘤复发和手术瘢痕的鉴别有一定帮助。GCTB 术后复发率高，除与其生物学行为具有侵袭性特点外，与手术方案的选择和手术技巧的掌握有很大关系。在远离骨质的软组织内出现的肿瘤复发，可能与手术时肿瘤细胞种植有关。在行广泛的瘤体切除时，我们应遵循不接触原则，术中需尽量保证肿瘤包膜的完整性，在行肿瘤刮除过程中要避免肿瘤细胞散落周围组织中。另外，术后伤口要反复多次冲洗，力争使伤口内无肿瘤细胞残存，这是避免肿瘤细胞种植简单而有效的方法。

（二）转移

GCTB 有局部侵袭性，偶有远处转移的生物学行为，组织学不能预测局部侵袭的程度。经刮除术、骨移植、骨水泥充填、冷冻治疗或苯酚滴注等治疗措施后，仍有部分患者在 2 年内转移。研究发现 GCTB 转移的概率为 1.8%到 9.1%，转移发生在初次诊断后的 4 个月至 11 年不等，发生转移的男女比例约为1.6∶1，转移部位包括骨骼（与多发 GCTB 较难鉴别）、肺、头皮、腓肠肌、乳房、阴茎包皮、纵隔及局部淋巴结等。多数患者在 GCTB 发生转移前或转移时，其局部病灶经历了复发。转移灶与原发灶有相同的组织病理学、形态学表现。

肺是发生转移的最常见部位，尤以肺的边缘及基底部最易受累。局部复发的患者更容易发生 GCTB 肺转移。一些基因、细胞因子和趋化因子的高表达也可能与 GCTB 的转移潜力和预后密切相关。原发性 GCTB 的治疗是影响疾病最终结果的关键，因为病灶内刮除术的局部复发率和肺转移率明显高于广泛切除术。研究表明，脊柱 GCTB 发生转移的概率较长骨 GCTB 高，但肺转移后肿瘤的生物学行为及预后没有太大差别。肺部转移灶的生物学行为较难预测，一部分患者未接受相关治疗，转移灶自行好转（范围变小，数目变少）。而另有一部分患者，无论采取何种处理，转移灶仍不断进展，最终因呼吸衰竭等原因致患者死亡。但总的来说，GCTB 肺转移灶的生长具有一定程度的自限性，其预后也相对较好。治疗的方法包括放疗、化疗及手术切除治疗，而更多的文献支持手术切除治疗更为直接和有效。

（三）恶变

GCTB 有恶变倾向，但其恶变的概率较低，<10%。恶变分为两类：原发性恶性骨巨细胞瘤（Primary malignant giant cell tumor，PMGCT），即在典型 GCTB 受累部位旁生长出高度恶性的肉瘤；继发性恶性骨巨细胞瘤（Secondary malignant giant cell tumor，SMGCT），即在接受过放疗或手术治疗的 GCTB 原发部位处生长出高度恶性的肉瘤。GCTB 恶变的诊断需要借助病理学检查。组织切片镜下可见核坏死及零散的核分裂象。对于 SMGCT，其最常恶变为骨肉瘤和恶性纤维组织细胞瘤，其次是纤维肉瘤和未分化肉瘤。GCTB 恶变后，侵袭性增强，可发生肺、脑、纵隔、脊髓、骨骼等全身多处转移，患者预后不佳。

第三节　脊柱朗格汉斯细胞组织细胞增生症

一、概述

朗格汉斯细胞组织细胞增生症（Langerhans cell histiocytosis，LCH）是一组以朗格汉斯细胞肿瘤样增生和播散为特征的疾病，是儿童组织细胞增生症中最常见的一种，可引起孤立性或多发性骨质破坏，累及其他脏器。临床上分为嗜酸性肉芽肿（Eosinophilic granuloma，EG，约占 75%）、黄色瘤病（Hand－Schüller－Christian disease，约占 15%）和 Litterer－Siwe 病（约占 10%），是一种疾病在不同年龄、不同系统的不同表现，各型间可转化或重叠，其共同的病理特点为光学显微镜下病变组织中有大量朗格汉斯细胞增生伴嗜酸性粒细胞、淋巴细胞浸润。历史上根据与单核吞噬细胞系统的组织学相似性进行分类。然而，随着对发病机制和个体发育机制的了解，有学者提出了一种修订后的分类依据，其中包括细胞起源、组织分布和分子病变及组织学特征。

LCH 发病率约 1/150 万，发病年龄多为婴幼儿和青少年，约 1/3 患者为 4 岁以下的幼儿，约 3/4 的患者为 20 岁以下的人群。发病的高峰年龄是 5～15 岁，男性发病率高于女性，男女比例约为 2∶1。可侵犯单一或多个组织器官，常累及皮肤、骨骼、淋巴结、骨髓、肝、脾、肺、胸腺、消化道、内分泌腺、口腔、眼、耳及中枢神经系统。对于仅发生在骨骼的 LCH 称为骨的嗜酸性肉芽肿，可累及全身任何骨，但多见于扁平骨、脊柱和长骨干。脊柱嗜酸性肉芽肿中胸椎的发病率最高，其次是腰椎和颈椎。

2020 年 WHO 骨肿瘤分类将 LCH 分类为骨的造血系统肿瘤（ICD－O 编码：朗格汉斯细胞组织细胞增生症，NOS 9751 /1，朗格汉斯细胞组织细胞增生症，播散型 9751 /3）。

二、临床表现

根据受侵犯部位的不同，临床表现多样化，并可相互移行和转变。皮肤受累者可出现红色斑丘疹、出血性或表面水疱；淋巴系统病变者可出现淋巴结肿大、脾大、肝功能损害；垂体受累者可出现尿崩症；肺侵犯者可有间质性肺炎、胸膜腔积液；部分患者可出现发热、贫血、突眼、牙齿松动脱落、慢性中耳炎等。黄色瘤病以骨骼病变、尿崩症和眼球突出为特点。Litterer－Siwe 病为播散型，以消瘦、淋巴结肿大、肝脾大和贫血为特征。脊柱嗜酸性肉芽肿具有骨破坏明显而临床症状相对轻微的特点，常因肿块或病理性骨折而偶然发现，有时也可出现炎性表现。

脊柱嗜酸性肉芽肿最常见的临床症状是椎体压缩骨折引起颈胸腰背痛，又因脊髓神经受压迫而产生相应的神经症状。当病变导致脊柱出现不同程度的后凸畸形或累及脊髓神经根时可出现不同程度的瘫痪和放射痛。Bertam 等回顾文献报道的 53 例脊柱嗜酸性肉芽肿患者，指出颈椎嗜酸性肉芽肿患者主要表现为颈椎活动受限和斜颈，神经症状的发生率约为 33％。胸腰椎的首发症状为局部疼痛，神经症状的发生率（胸椎约为 64％、腰椎约为 75％）高于颈椎。实验室检查可有白细胞计数增高或嗜酸性粒细胞占比增高，有些患者红细胞沉降率增快。具有骨破坏明显而临床症状相对轻微、自限性修复过程和多发病变此起彼伏的特点。脊柱病变亦可为单发或多发，早期为椎体溶骨性破坏，可累及一侧椎弓根，后期可发生椎体对称性塌陷，呈楔形或钱币状，谓之“扁平椎”“铜钱征”。该椎体前后及左右径均增加，相邻椎间隙无明显变窄，受压变扁椎体可向后突入椎管。

三、影像学表现

（一）X 线片

X 线检查是诊断脊柱嗜酸性肉芽肿最常用的方法。X 线片显示椎体中心区骨质破坏，呈现局灶性溶骨性或囊性病损，这种影像学表现持续时间不长，很快出现进行性椎体压缩、塌陷，最终形成“扁平椎”（图 9－3－1）。“扁平椎”是脊柱嗜酸性肉芽肿特征性影像学表现，它表现为对称性椎体扁平塌陷，多见于年轻患者。大部分病椎表现为不同程度的椎体塌陷和局灶性、溶骨性病灶。Hoover 等认为具有诊断意义的 X 线片表现是：①病损仅累及 1 个椎体的“扁平椎”；②受累椎体的椎间盘完整不受累；③受累椎体相比上下相邻的正常椎体增宽；④受累椎体骨密度与正常椎体相同。

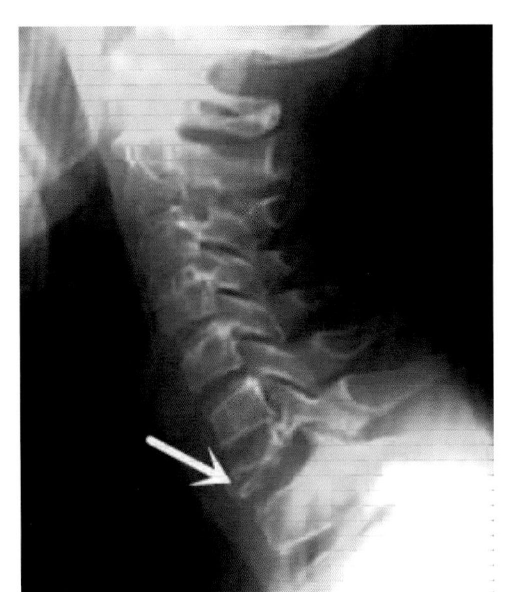

图 9－3－1　C_7 嗜酸性肉芽肿，扁平椎，椎间隙不窄（箭头所示）

（二）CT

CT 检查常用于 X 线片显示不清的患者，可以有效地显示骨质破坏、骨膜反应和病灶边缘，显示椎体病损为溶骨性改变，骨皮质完整或不完整，部分病灶周围显示硬化带和新生骨（图 9－3－2）。

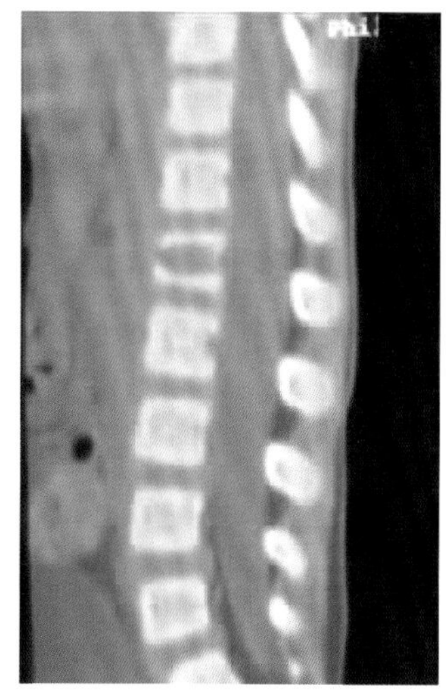
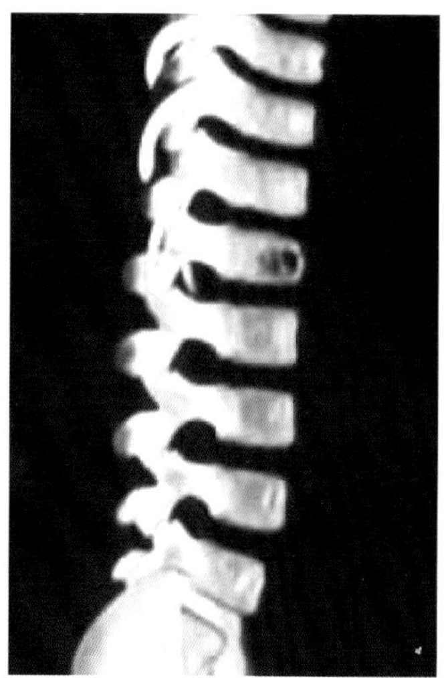
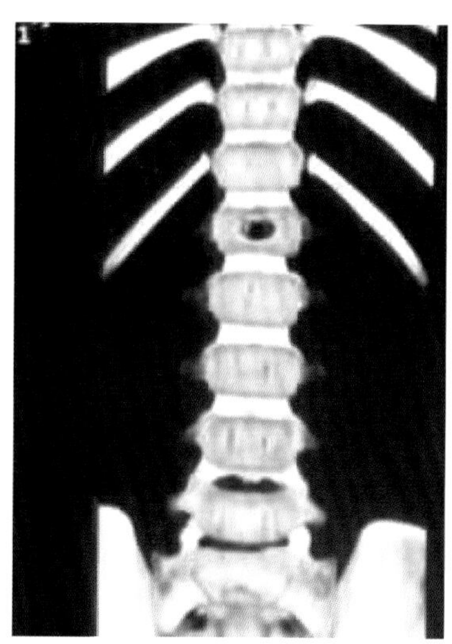

图 9－3－2　男性，14 岁，L_1 嗜酸性肉芽肿的 CT 表现

（三）MRI

MRI 的表现呈多样性，最常见的是局灶性病变的周围有来自骨髓或软组织的、大范围边界不清的信号，呈长 T1WI、长 T2WI 的特点。影像在青少年和成人不尽相同，T1WI 上青少年和成人嗜酸性肉芽肿病损大都显示为均匀等信号病损区，部分成人显示为低信号增高；青少年 T2WI 显示均匀的高信号区。MRI 同样可以显示邻近组织和椎管中浸润的嗜酸性肉芽肿组织（图 9－3－3）。

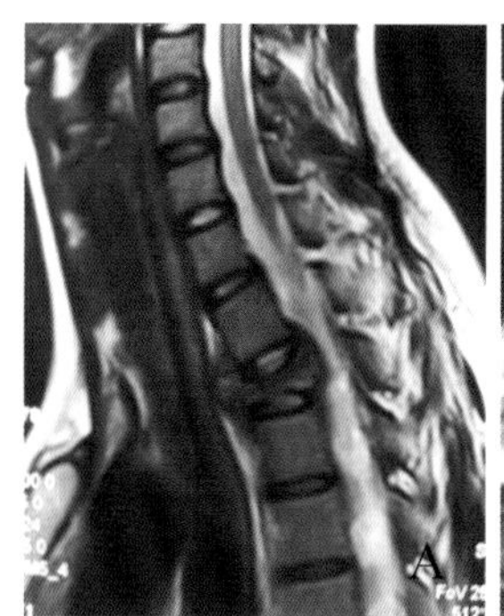
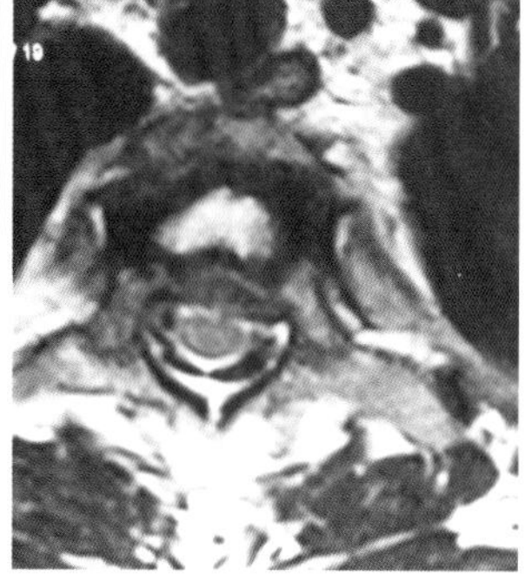

图 9－3－3　男性，17 岁，T_2 嗜酸性肉芽肿的 MRI 表现

（四）骨显像

骨显像特异度不高，但是具有较强的灵敏度，能够发现微小病变区骨组织与正常骨组织的差别，对于嗜酸性肉芽肿的早期筛查具有一定意义。骨显像可确定病灶的分布情况，有助于辨别无症状的病灶。核素的浓聚与反应骨形成有关，但大约有 35％的患者出现假阴性。

四、病理学检查

LCH 是肉芽肿性病变，由病理性朗格汉斯细胞、淋巴细胞（主要是 T 细胞）、嗜酸性粒细胞和巨噬细胞组成。与生理性表皮朗格汉斯细胞一样，LCH 的朗格汉斯细胞表达 CD1a 和 CD207（Langerin）表面标志物。LCH 和表皮朗格汉斯细胞之间的共同特征支持了 LCH 作为反应性免疫疾病、肿瘤性疾病或两者的某种组合的假设。

（一）肉眼观

活检或切除的骨内病变质地较软，呈灰红、暗红色。

（二）镜下所见

病理学诊断取决于朗格汉斯细胞的识别。肿瘤细胞呈上皮样，有成巢的倾向。细胞中等大小，界线不清，胞质透明或嗜酸性，细胞核卵圆形，外形不规则，可见特征性的类似“咖啡豆”样的核沟。背景常有大量的嗜酸性粒细胞，还有淋巴细胞、中性粒细胞和浆细胞浸润。还可见泡沫样细胞和多核巨细胞。组织中出现嗜酸性粒细胞浸润是本病的特征之一，但并非诊断的必要条件。

（三）免疫组织化学染色

朗格汉斯细胞具有特征性的免疫表型，即CD1a膜表达和S－100蛋白细胞核与胞质都表达、不表达CD45（图9－3－4）。

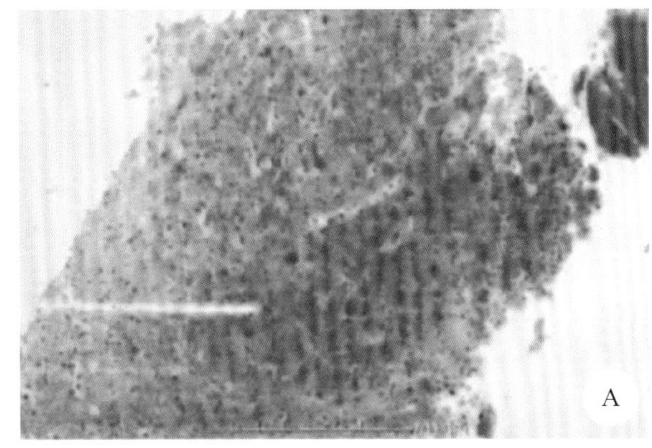

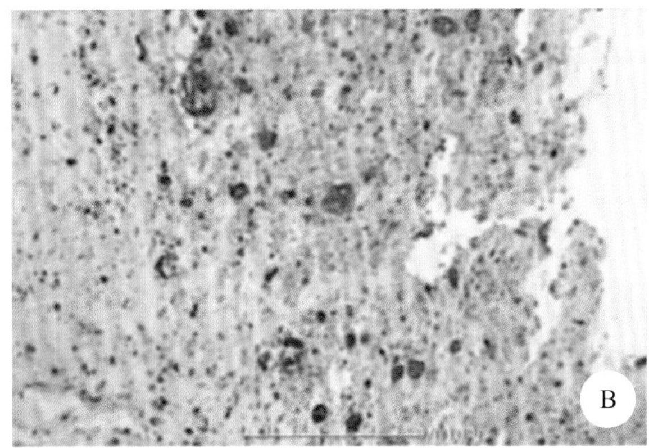

图9－3－4　嗜酸性肉芽肿病理学检查

A. 苏木精和伊红染色；B. 免疫组织化学染色

（四）超微结构

朗格汉斯细胞胞质内含有特征性的Birbeck颗粒，呈“网球拍”样。

五、诊断与鉴别诊断

（一）诊断

诊断需依靠临床表现、影像学表现和病理学检查的紧密结合、综合分析。由于许多恶性肿瘤如尤因肉瘤、淋巴瘤、白血病、神经母细胞瘤等累及椎体时均可表现为骨质破坏及“扁平椎”等，其影像学表现与LCH类似，故单纯通过影像学表现做出明确诊断较困难。但病理学检查发现异常累积的朗格汉斯细胞则可明确诊断。朗格汉斯细胞异常累积的原因不明，但由于朗格汉斯细胞为免疫系统的重要组成部分，本病可能为免疫系统成熟障碍所致。另也有主张本病为肿瘤性疾病或感染导致。其中病理学检查是本病最可靠的依据，免疫组织化学检查病变中含有大量S－100蛋白和CD1a阳性的朗格汉斯细胞，其中CD1a对诊断此病具有特异度。电镜下发现Birbeck颗粒或免疫组织化学染色CD1a和S－100阳性可作为诊断的依据。尤其是在电镜下找到具有Birbeck颗粒的朗格汉斯细胞，结合临床即可确诊。当临床和放射学表现不明确且病变有症状时，需要进行组织活检以进行组织学诊断。CT引导下嗜酸性肉芽肿活检对于组织学诊断是有效的，诊断准确率为70％～100％。尽管此前曾报道过单独活检对嗜酸性肉芽肿患者有良好的结果，但活检不应被视为治疗这些患者的策略，而应被视为确认诊断的一个步骤。

（二）鉴别诊断

骨的嗜酸性肉芽肿主要应与同样存在骨质不规则破坏、骨膜反应、软组织肿胀的疾病鉴别。脊柱单发性病变应与化脓性脊柱炎、脊柱结核鉴别。脊柱多发性病变应与脊柱浆细胞瘤、脊柱多发性转移性肿瘤鉴别。

1. 化脓性脊柱炎　化脓性脊柱炎包括椎体骨髓炎、椎间盘炎、化脓性小关节感染和硬膜外脓肿，一般发病较急，全身症状明显，常表现为急骤高热、寒战、病变部位疼痛甚至全身疼痛等症状。化脓性脊柱炎以椎体型及椎间型多见，多有急性化脓性炎症的全身和局部临床表现，起病突然且有持续性高热，白细胞计数升高，其临床表现以根性痛为主。椎体破坏后塌陷椎间盘容易受累，椎间隙变窄。X线片、CT检查在疾病早期很难发现椎体密度的改变及椎体终板的侵蚀破坏和椎间盘异常，一般晚于临床症状2～3周。MRI对早期病变灵敏，表现为相邻椎体的上下边缘部呈长T1WI低信号，与椎间盘信号融合，而椎体破坏、水肿、纤维肉芽组织增生等使T2WI上呈以长T2为主的混杂信号，范围较局限，椎旁软组织肿胀，界线不清，椎旁周围炎症信号表现为T2WI肌肉间弥漫性高信号。因此MRI是早期诊断本病较准确的方法之一。随着病程进展，影像学上骨质的增生和硬化更为明显，在破坏的骨质周围一般伴随有骨质修复和增生。

2. 脊柱结核 多继发于肺结核，起病多较缓慢，症状隐匿，一般有结核中毒的全身症状，潮热、盗汗，红细胞沉降率增快，结核菌素试验阳性，X线片边缘型结核常累及1个或数个相邻椎体，病灶椎间盘破坏是本病的特征，因而椎间隙变窄或消失、椎旁冷脓肿、脊柱后凸畸形。而嗜酸性肉芽肿表现为“扁平椎”，椎间隙多不受累。是否累及椎间盘是与骨的嗜酸性肉芽肿鉴别的重要依据。椎间隙变窄视为脊椎结核的典型表现之一，椎体破坏后形成的冷脓肿多跨越多个椎体，范围较大，脓肿内可见斑点状、片状钙化。抗结核治疗有效，出现冷脓肿影像或穿刺抽出脓液等特点均可帮助鉴别。椎体中心型结核可长期局限于一个椎体内而不侵犯椎间盘组织，有时鉴别相当困难，需结合临床及病理学检查，但椎体中心型椎体结核者多无椎旁软组织阴影，且几乎发生于10岁以下的儿童，好发于胸椎，病变进展快，整个椎体溶骨性破坏、楔形压缩或平行压缩，可伴有沙粒样死骨，一般只侵犯一个椎体，也有穿透椎间盘累及邻近椎体，大多不同时累及附件。CT可显示椎体的骨质由于结核的干酪化作用表现为低密度，亦可由于结核性肉芽组织充满骨髓腔和动脉内膜炎形成而表现为高密度。附件破坏较少见。脊柱嗜酸性肉芽肿主要表现为椎体不规则溶骨性破坏，病灶边缘清楚而不整齐，可伴破坏骨缘增生，其内可见残留的片状或斑点状死骨。同时能够显示椎旁或周围局限性软组织肿块及侵犯椎管压迫硬膜囊情况。椎体MRI图像上T1WI上呈低信号或等信号，T2WI和短时反转恢复序列上呈高信号，病变可呈均匀或混杂信号，椎间盘信号多为正常。

3. 脊柱浆细胞瘤 脊柱浆细胞瘤一般病程进展迅速，多发生于40岁以上的成年人，颈、胸、腰、骶部疼痛，逐渐加重，全身无力，进行性贫血，血尿、蛋白尿，肾功能损害、出血倾向、反复感染，尿中本周氏蛋白阳性，血红蛋白水平降低、红细胞沉降率加快、血钙升高、骨髓涂片浆细胞占比>30%。影像学表现为椎骨广泛骨质疏松，多发性溶骨性穿凿样骨质破坏伴病理性压缩骨折，边缘清晰，周边无硬化现象。

4. 脊柱多发性转移性肿瘤 脊柱多发性转移性肿瘤往往是中老年恶性肿瘤的晚期表现，好发于中老年人，大部分患者应有明确的原发实体肿瘤病史。多数患者可查到原发性肿瘤病灶，出现椎骨病理性骨折、脊柱不稳和脊髓神经根压迫症状、严重癌痛，以静止时及夜间明显。血清肿瘤标志物阳性，高钙血症。在骨质破坏的区域抽取骨髓标本、骨髓涂片或穿刺活检均可见成堆的肿瘤细胞。脊柱嗜酸性肉芽肿可以多发，椎骨破坏程度可以较重，但临床症状可以不明显。

六、治疗

脊柱嗜酸性肉芽肿是具有一定自限性的骨肿瘤性疾病，一般可自愈并且椎体高度可部分恢复，宜保守治疗为主，除非有脊柱不稳或神经功能障碍。随着对发病机制的进一步认识，目前有较多的治疗方法可供选择。

（一）临床观察及支具制动

脊柱嗜酸性肉芽肿具有自限性，有自愈的可能，对轻度的孤立性脊柱嗜酸性肉芽肿病变且无脊髓受压症状和脊柱不稳定的患者，可采用制动、卧床、支具制动治疗。不但可以缓解脊柱嗜酸性肉芽肿患者的症状，而且可以恢复塌陷椎体的高度，对于有疼痛及神经症状轻微的患者效果明显。Mammaano等报道9例脊柱嗜酸性肉芽肿患者，行制动治疗后随访10年，5例患者症状缓解，椎体高度恢复。Sohn等报道38例无神经压迫症状的脊柱嗜酸性肉芽肿患者，在早期有疼痛症状时卧床，部分患者疼痛仍不能缓解时牵引治疗。待疼痛减轻后，行支具固定治疗1～74个月，多数患者在3个月内症状均可缓解，复查时X线片发现病椎高度均有不同程度恢复，椎体高度平均为相邻正常椎体的76%。Raab等报道14例患者，行制动治疗后随访10年，有10例患者随访期间再次出现症状，6例行放疗，4例行化疗后缓解，14例患者病椎高度均明显恢复，治疗前患者椎体高度为相邻正常椎体高度的18.2%～63.8%，治疗后为72%～97%。较多文献报道制动治疗可获得满意的疗效。但应注意行制动治疗后每 4 周需复查一次 MRI，明确脊柱嗜酸性肉芽肿是否进一步发展，若影像学检查发现病变发展，则不论是否有临床症状，均需行放疗等进一步处理，若制动治疗过程中出现神经压迫症状，则应立即手术治疗。

（二）NSAIDs 和唑来膦酸治疗

脊柱嗜酸性肉芽肿溶骨性破坏引起的骨性疼痛是比较常见的症状，NSAIDs 通过抑制环氧化酶、阻断花生四烯酸－前列腺素途径而起到镇痛作用，是治疗脊柱嗜酸性肉芽肿源性疼痛的一线药物。

在治疗儿童孤立性 LCH 骨破坏方面，NSAIDs 的疗效是确切的，但 NSAIDs 是影响疾病的过程还是仅起到镇痛作用目前仍不清楚。

唑来膦酸是近几年发现的一种焦磷酸的衍生物，具有抑制破骨细胞增生和活性的作用，能明显缓解疼痛，提高患者的生活质量。目前唑来膦酸已被广泛用于治疗各种骨性疾病，包括骨质疏松、成骨不全症、佩吉特病、浆细胞骨髓瘤及其他恶性肿瘤的溶骨性破坏，已成为 LCH 的标准治疗之一。

（三）化疗

在 LCH Ⅲ期试验中，接受一线长春碱和泼尼松治疗 12 个月的低危 LCH 儿童的无进展生存率高于治疗 6 个月的儿童（5 年复发率，37% vs. 54%，P = 0.03）。核苷类似物可能是治疗 LCH 的一类合理药物，但最佳剂量仍有待确定。在一项Ⅱ期试验中，低剂量克拉屈滨在治疗 6 个月后很少能治愈。相比之下，克拉屈滨和阿糖胞苷的挽救治疗与急性白血病的治疗类似，在高危患者中具有非常高的治愈率，但与住院时间延长和治疗相关死亡率较高有关。同种异体造血干细胞移植也可能对难治性或复发性 LCH 患者有疗效。2000—2013 年美国和欧洲的注册数据显示，3 年总生存率为 71% ～ 77%。来自机构的系列数据也显示出有希望的结果，但在门诊患者中以中等剂量进行阿糖胞苷或氯法拉滨单一疗法指导 LCH 成人和神经退行性 LCH 成人临床护理的数据仅限于案例研究和系列研究。成人可能出现混合表型病变，可能与其他骨髓肿瘤共存。成年吸烟者可能会出现孤立性肺部 LCH。长春碱和泼尼松可能与成人不可接受的不良反应有关，但一般来说，成人对化疗的反应不如儿童强烈。神经退行性 LCH 的临床治疗方法历来受到将神经退行性解释为自身免疫或副肿瘤现象的限制。据报道，静脉注射免疫球蛋白可以稳定症状。然而，如果神经退行性 LCH 是由中枢神经系统中克隆性、MAPK 激活的骨髓细胞驱动的炎症表现，那么针对 LCH 的治疗可能更合适。事实上，一些神经退行性 LCH 患者对阿糖胞苷或维莫非尼靶向治疗有显著反应。

（四）放疗

脊柱嗜酸性肉芽肿对放射线中度敏感，有报道认为对于有神经症状，特别是嗜酸性肉芽肿病变造成脊柱不可逆性破坏的患者可行放疗。目前推荐放疗剂量为低剂量（<45Gy），主要用于化疗或手术治疗后病情进展、持续性疼痛和复发的患者。采用 20～30Gy，对制动治疗失败、局部复发或出现新病灶者仍可获得较满意疗效。Bertram 等指出对于制动治疗不能缓解症状或病变进展者，可选放疗。有报道对 12 例经病理学检查证实的脊柱嗜酸性肉芽肿患者行放疗，具体为 6MV X 线或 6～12Mev 电子线，放射野包括病灶外 1.5cm。常规分割，每周 5 次，每次 2Gy，总量均为 30Gy，随访 1.5～6.0 年，11 例患者治愈，1 例复发后再行放疗后治愈。但是也有学者指出放疗有可能发生放射性骨炎，放疗后骨缺损更难修复，且易破坏脊柱生长的潜能甚至出现恶变。Jiang 等的一项研究发现放疗患者中仍可观察到椎体重建和椎体高度的恢复，认为小剂量的放疗对于椎体单发的 LCH 是有效且安全的，且不影响儿童椎体骨骺的发育。

（五）甲泼尼龙注射治疗

考虑到脊柱嗜酸性肉芽肿的良性生物学和临床病程，以及该病更常影响儿科患者，需要一种在确保成功治愈的同时降低并发症风险的治疗方法。LCH 作为一种全身性疾病，似乎是组织破坏性最强的综合征之一，能够引起涉及许多器官和骨骼的多种明显的溶解性病变。由于这种溶解活性与疾病的肿瘤性质无关，因此可以合理地假设 LCH 细胞通过分泌局部组织溶解因子（如白介素和前列腺素），诱导嗜酸性肉芽肿中的骨吸收。几项体外研究表明，LCH细胞悬浮液可产生白介素（如IL－1）和前列腺素（如PGE2和PGD2）。尽管很难获得糖皮质激素注射导致观察到的反应的明确证据，但甲泼尼龙对IL－1诱导的骨吸收和前列腺素产生的抑制可能解释其临床和放射学效应。既往对某些溶骨性病变（包括骨囊肿、动脉瘤囊肿、嗜酸性肉芽肿和非骨化性纤维瘤）治疗的研究表明，通过在晶体中引入醋酸甲泼尼龙所获得的效果优于使用其他具有局部作用的皮质类固醇所获得的效果（图9－3－5）。这是因为它是甲泼尼龙醋酸盐的微晶混悬液，相对难溶，因此具有较长的药理作用。

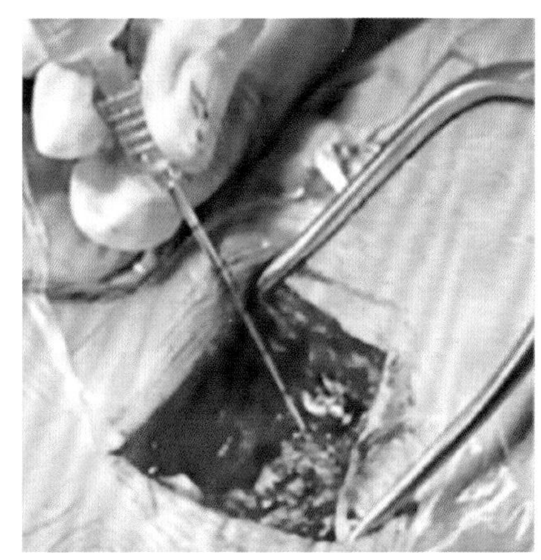

图9－3－5　通过双侧C_2椎弓根螺钉通道，向C_2病变内注射醋酸甲泼尼龙80mg

不能推荐针对嗜酸性肉芽肿的特定剂量。甲泼尼龙的注射量根据病变的大小凭经验确定。对于涉及小于受累骨直径一半的小病变，建议最小剂量为40mg；对于骨盆大病变，建议剂量高达160mg。与其他方法相比，病灶内注射甲泼尼龙的好处是它可以促进疼痛的早期缓解和可预测的骨愈合，作为辅助治疗或主要治疗的治疗结果与其他治疗相当。鉴于该病的临床病程通常为良性，对于低年龄段患者，并发症发生率低的简单、微创、门诊治疗（如CT引导下病灶内注射甲泼尼龙）可被视为首选治疗方法。

据报道，注射甲泼尼龙治疗嗜酸性肉芽肿后会出现股骨骨髓炎和阻塞性脑积水等并发症。然而，一般来说，即使涉及相对难以接近的脊柱或骨盆区域，与该手术相关的并发症发病率也可以忽略不计。注射甲泼尼龙后，相关骨骼能够重建的能力被认为是由于该疾病在骨骼成熟之前影响儿童，因此青春期生长突增为不受该疾病影响的活跃生长板提供了足够的时间进行充分重塑。一些病变可能由于其部位、即将发生骨折或软组织侵犯而无法缓解或不适合注射治疗。此外，不完全的椎骨重塑通常不会导致慢性疼痛或损害结构完整性。

（六）PVP

对于脊柱嗜酸性肉芽肿有进展性病变和渐进性椎体压缩骨折及存在神经受压潜在风险的患者，当保守治疗无效，又未达到手术治疗指征时，应选择PVP治疗。PVP联合化疗治疗椎旁和椎管内软组织受累是安全有效的，能够减少复发。PVP治疗具有以下优点：微创操作，不需要植入物和开放手术，快速缓解疼痛，通过加强椎体的刚度和强度稳定骨折，允许患者早期负重运动。由于脊柱嗜酸性肉芽肿病变呈溶骨性改变，对于单一部位的病例，可考虑行CT引导下PVP。向病椎中注入骨水泥，重建椎体的生物机械强度、恢复脊柱的稳定性和预防截瘫发生。文献报道使用该技术治疗孤立性脊柱嗜酸性肉芽肿，术后症状缓解，病椎高度恢复，术后6个月复查，X线片显示椎体高度无丢失。

（七）手术治疗

单发脊柱嗜酸性肉芽肿常可自愈，少有手术治疗的适应证。只有当保守治疗无效、诊断不明、怀疑为恶性肿瘤和脊柱病变引起脊柱显著的不稳定、畸形或压迫硬膜导致脊髓神经损害者，才考虑手术治疗，应严格掌握手术适应证：①相邻或不相邻多节段椎体受损，引起脊柱显著的不稳定，有病理性骨折或病理性骨折造成严重畸形者；②放疗或化疗等保守治疗无效、有脊髓神经压迫症状者；③诊断不明，怀疑为恶性肿瘤，需手术切除行病理学检查以明确诊断者。手术治疗的目的是明确脊柱嗜酸性肉芽肿的病理性质，脊髓和神经根减压，恢复脊柱的稳定性和缩短治疗周期。

手术多采用：①单纯病灶清除术不影响脊柱稳定性者，可仅行单纯病灶清除术；②影响脊柱稳定性者，则宜行病灶清除、器械内固定、植骨融合术；③脊柱病变范围主要是椎体前方者，手术应以前方入路为主或前后联合（图 9-3-6、图 9-3-7），病变累及中柱及后柱的患者，为了更好地暴露术野及获得坚强的固定效果，可选择后方入路。病灶清除术后可酌情采用放疗或化疗，或应用支具固定保护。目前有许多回顾性的研究表明手术干预可能对许多患者来说是没有必要的。

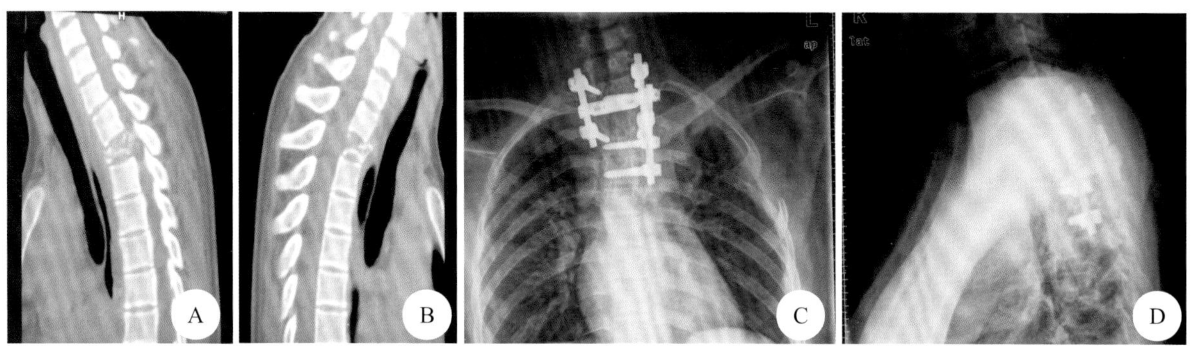

图 9-3-6　男性，17 岁，T_2 嗜酸性肉芽肿，行 T_2 嗜酸性肉芽肿切除内固定术

A、B. 术前 CT；C、D. 术后 X 线片

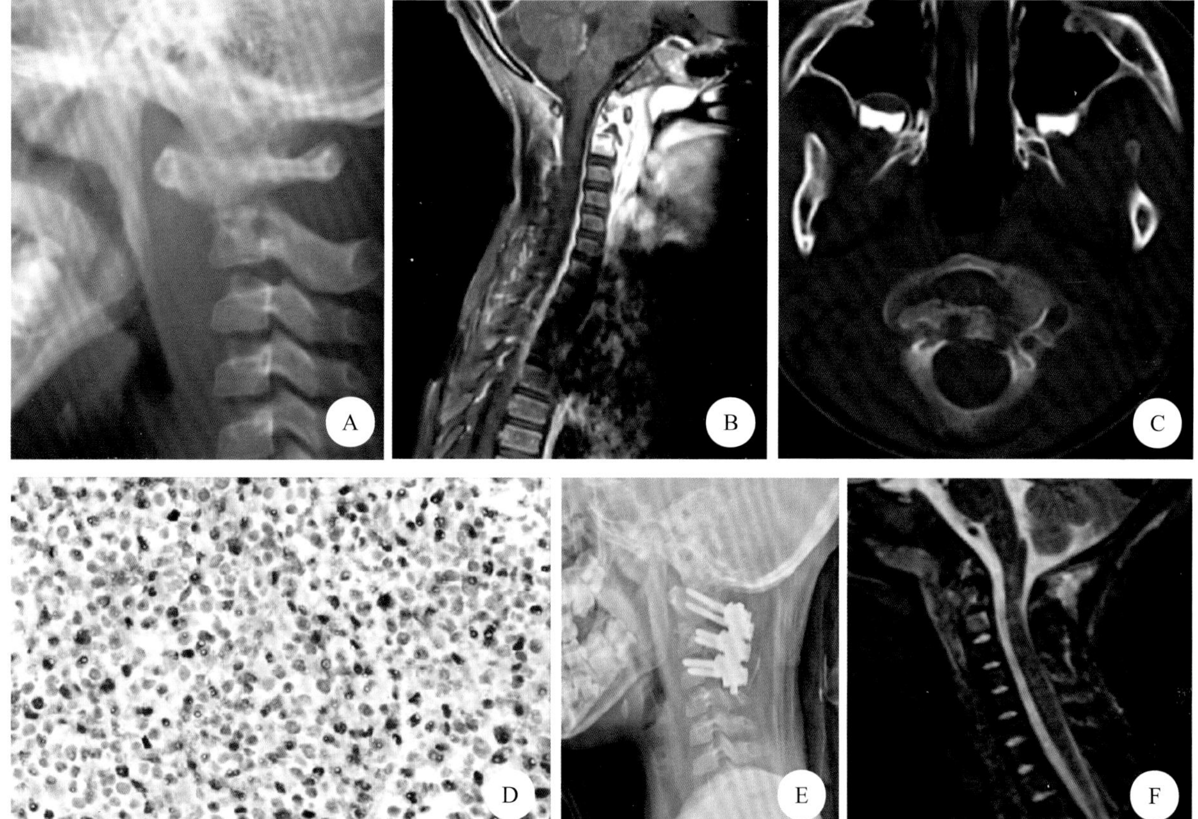

图 9-3-7　男性，6 岁，枢椎嗜酸性肉芽肿和寰枢椎脱位，行双侧 C_2 椎弓根螺钉通道，术中向 C_2 病变注射甲泼尼龙

A. 寰枢关节术前侧位 X 线片；B. 术前 MRI；C. 术前 CT；D. 组织标本术前病理学检查；E. 术后 X 线片，寰枢轴关节脱位，通过后寰枢植入椎弓根螺钉成功矫正；F. 术后 1 年，MRI 显示寰枢关节病变明显缩小，寰枢关节正常

七、预后

LCH具有一定自限性，单骨型和限制性多骨型预后较好。LCH的临床病程取决于系统或器官受累的程度，骨髓、肝脏或肺部受累被列为不良预后因素。然而，儿科LCH的孤立性肺部受累不再被视为重大死亡风险。超过99%的单部位受累LCH患者可存活，而多系统受累患者的死亡率为50%~66%。成人肺LCH患者的生存期比一般人群短。治疗方式的选择对脊柱嗜酸性肉芽肿的治疗影响较小。脊髓并发症多数是由侵袭性治疗引起的，而非疾病的自然进展。多数学者认为无论是否采取治疗，椎体高度的恢复通常是满意的，但是没有证据显示治疗能影响脊柱嗜酸性肉芽肿的自然病程。播散型患者，年幼患者尤其发病年龄3岁以下者则预后较差。临床上采用Lavin-Osband分级法判断预后，准确性高且简单易行。发病年龄：≥2岁为1分，<2岁为0分；受累器官数：<4为0分，≥4为1分；器官功能障碍：无为0分，有为1分。按0~3分依次分为Ⅰ~Ⅳ级，Ⅰ级预后最好，而Ⅳ级最差，可用于指导临床治疗方案的选择。

第四节　脊柱动脉瘤样骨囊肿

一、概述

动脉瘤样骨囊肿（Aneurysmal bone cyst，ABC）是发生于骨内由反应性出血组织构成的类似动脉瘤样膨胀性、进行性发展的骨肿瘤性病变，自1942年Jaffe和Lichtenstein命名以来，学者经过多年观察，发现ABC可以原发于骨而独立存在，称原发性动脉瘤样骨囊肿，是骨组织中常见的肿瘤样病变；也可伴发良、恶性肿瘤和肿瘤样病变，作为其他肿瘤的一个表现，称继发性动脉瘤样骨囊肿，与软骨母细胞瘤、成骨细胞瘤、骨巨细胞瘤、骨肉瘤和骨纤维结构不良等合并存在，在诊断上应予以鉴别。文献上ABC曾有很多同义名，如骨膜下血肿、骨膜下巨细胞瘤、骨化性骨膜下血肿、良性骨动脉瘤、出血性骨囊肿等。原发性ABC好发于30岁以下年轻人，几乎半数以上的患者年龄在10~20岁，约占骨肿瘤的1.3%，男、女发病率相当。全身骨骼均可发病，但长管状骨的干骺端和脊柱为好发部位。

ABC患者通常会出现隐匿性疼痛、肿胀或可触及肿块。临床表现存在一些差异，因为即使在同一位置，ABC也可能有不同的生长速度，倍增时间从数月到数年不等。这种生长速度的变化也会导致成像外观的差异。病理性骨折患者可能出现急性疼痛。当病变累及颅骨或脊柱时，局灶性神经症状（如感觉异常、麻木）可能会伴随疼痛或脊柱侧凸。

2020年WHO骨肿瘤分类中，命名法发生了变化，其中建议使用在某些先前存在的原发性骨肿瘤中的术语，如“ABC”和“ABC样变化”，而不是使用“原发性ABC”和“次要ABC”。70%的患者为ABC原发性骨病变，而其余30%的患者则为不同原发性骨肿瘤相关的ABC样变化。在普通人群中，与动脉瘤样变化相关的骨肿瘤包括良性肿瘤，如软骨母细胞瘤、纤维发育不良、骨巨细胞瘤、成骨细胞瘤和非骨化性纤维瘤，以及恶性肿瘤如骨肉瘤。在Sasaki等人的研究中，与ABC样变化相关的最常见肿瘤是骨巨细胞瘤和软骨母细胞瘤，这两种肿瘤通常累及骨骺。其他类型的ABC包括实体变体和软组织ABC。

二、临床表现

约11%的ABC发生于脊柱，脊柱ABC约占脊柱原发性肿瘤的10%~15%。常见于胸椎和颈椎，且多数在20岁以下发病，病情发展缓慢，大多数患者因疼痛或神经症状就诊时，多数在影像学上已有病理性骨折或侵及范围较广。Rizzoli Institute报道40例脊柱ABC，32例发生于10~20岁，20岁以上者仅1例。杨诚等报告12例脊柱ABC，年龄16~52岁，平均29岁。发生部位：颈椎4例、胸椎4例、腰椎3例、胸腰段1例。诊断前有3~10个月的局部疼痛、肢体麻木、乏力等不典型病史，其中3例于外伤后出现症状。脊柱ABC主要侵犯椎弓，也可侵犯邻近的椎骨，颈椎主要表现为枕颈部不适、疼痛、颈部活动受限，少数压迫脊髓和神经根，可产生相应的神经症状。胸腰椎主要表现为胸背局部疼痛肿胀，呈慢性、进行性加重，活动受限，叩压痛，侵犯椎体或椎弓骨质破坏严重者可出现椎体病理性骨折，脊柱后凸畸形，并压迫脊髓出现相应的神经症状。引起肌肉痉挛、四肢麻木无力、放射痛、感觉减退、肌力减弱、二便困难，最后出现截瘫。肿瘤穿刺时可抽出血性液体，且压力较高。

三、影像学表现

（一）X线片

椎体或椎弓中心性或偏心性、膨胀性、溶骨性骨质破坏（图9－4－1～图9－4－3），骨质破坏的内部有粗细不等的骨嵴和骨小梁间隔。病变大小2～4cm，与正常骨分界清晰并有硬化的完整骨性包壳。骨皮质膨胀变薄扩张，病变内有粗细不规则的骨性间隔，可有轻度的骨膜反应。病变多位于椎弓根及横突，累及椎体者，椎体因囊性变而压缩，伴有不同程度的椎体高度丢失，可出现病理性骨折，甚至合并椎骨移位，失去其典型表现，少数囊肿可跨越椎间盘累及邻近椎体。

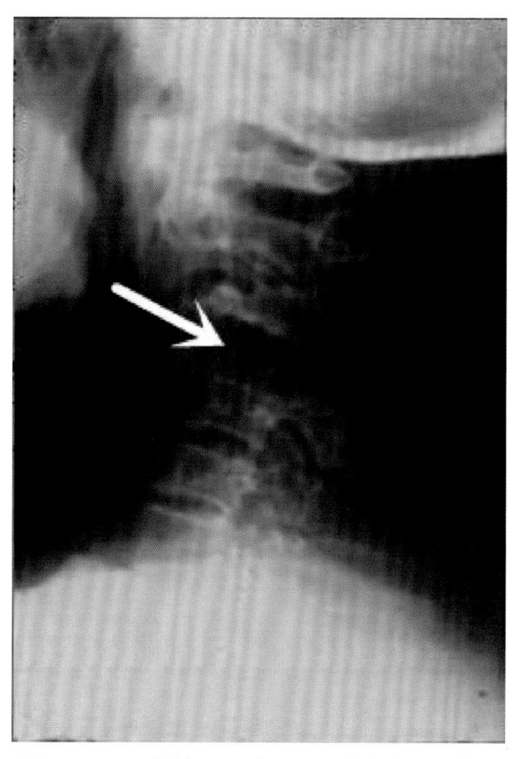

图9－4－1　女性，48岁，$C_{3\sim4}$动脉瘤样骨囊肿（箭头所示）

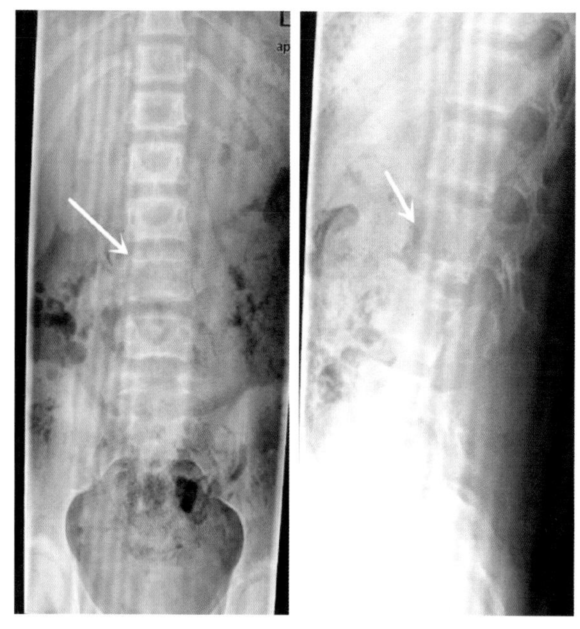

图9－4－2　男性，22岁，L_3动脉瘤样骨囊肿（箭头所示）

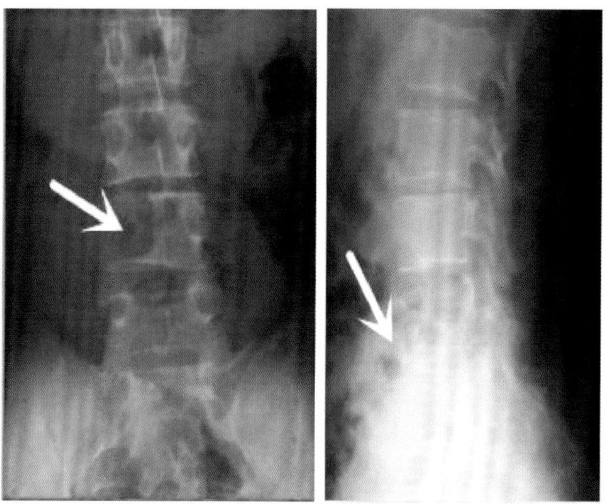

图9－4－3　女性，24岁，L_4动脉瘤样骨囊肿（箭头所示）

（二）CT

能帮助观察脊柱病灶的内部特征和解剖关系，脊柱ABC CT表现为囊状膨胀性骨破坏，边缘骨性包壳菲薄硬化（图9－4－4、图9－4－5），囊内无钙化，可有骨性间隔，部分患者可见到特征性液－液平面，即上方为水样低密度、下方为密度较高的血液。可以显示囊内的液体成分，囊内的出血因时期不同，而表现为不同密度的液－液平面，也可显示内部细小的钙化和骨化，还可显示囊腔软组织密度的间隔，增强后间隔有强化。

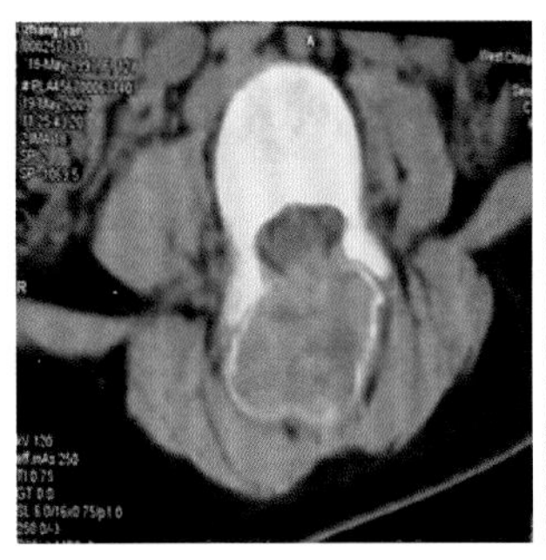
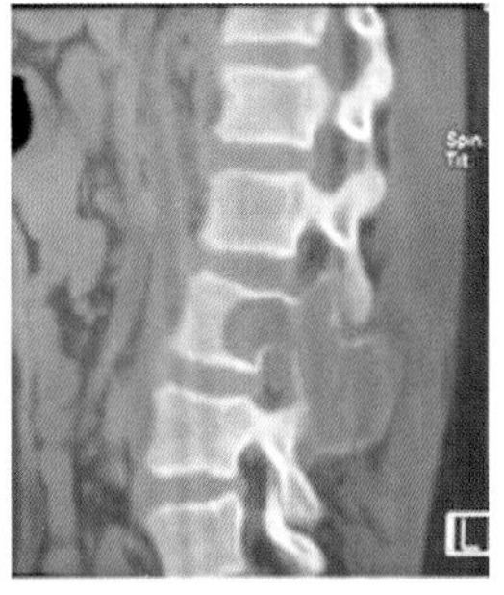

图 9-4-4　男性，27 岁，L_3 动脉瘤样骨囊肿

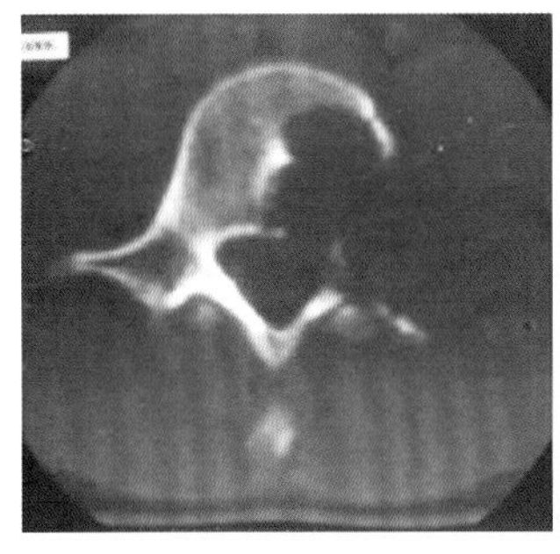
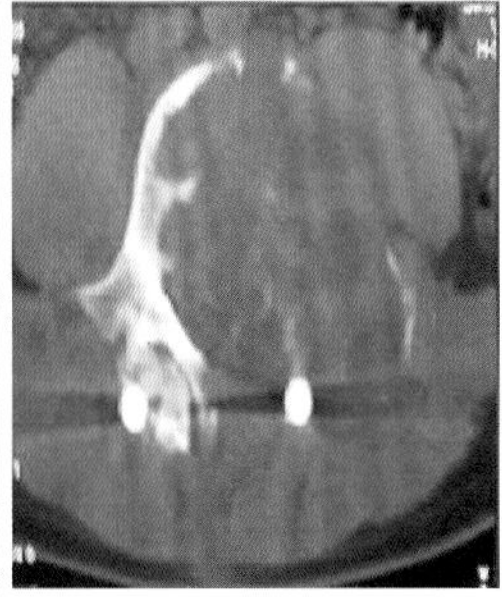

图 9-4-5　女性，24 岁，L_4 动脉瘤样骨囊肿

（三）MRI

可以多方位地显示病变由大小不一、信号强度不等的囊腔组成，其间围以纤维性间隔（图 9-4-6），有时可见 ABC 特有的海绵样改变，表现为边界清楚的膨胀性骨质破坏区，T1WI 上信号不均，多为低信号，存在正铁血红蛋白时可以见到高信号。在 T2WI 上，病变的信号变化较大，中上层的高信号可能是浆液性或新近出血的正铁血红蛋白，下层低信号主要是陈旧性出血及含铁血黄素沉积。增强扫描后病变有不均匀强化，囊腔内严重分隔。

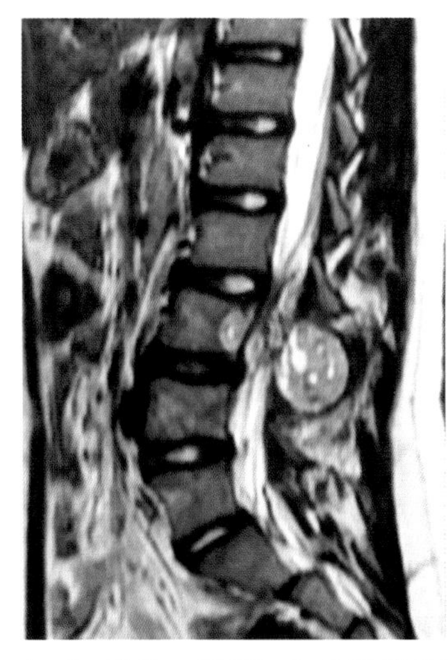

图 9-4-6　男性，27 岁，L_3 动脉瘤样骨囊肿

（四）血管造影

可见病椎骨性包壳上有较多的新生血管，有时可见动静脉短路表现。

（五）骨显像

表现为病椎边缘放射性浓聚较多，而中央放射性浓聚较少。

四、病理学检查

（一）肉眼观

ABC 完整切除标本为边界清楚的、充盈血液的多房囊性包块，表面有薄层骨性包壳，囊内充满不凝固的血液成分，混有棕黄色－灰白色沙粒样间隔。由于治疗通常以刮除为主，大体上很少能见到完整切除标本，通常为灰褐色或暗红色肉芽样组织碎片。偶尔会有实性成分，这些实性成分可以是 ABC 本身成分，或是继发性 ABC 中的原发性肿瘤成分。

（二）镜下所见

ABC 可分为原发性和继发性。原发性 ABC 边界清楚，由充满血液的囊腔构成，囊壁和囊内间隔中含有中等密度的、形态温和的成纤维细胞、成肌纤维细胞、组织细胞、散在破骨样巨细胞和反应性编织骨（图 9-4-7）。囊壁缺乏血管内皮细胞、平滑肌细胞和弹力纤维板。核分裂象常见，但没有病理性核分裂象。编织骨往往沿着纤维间隔分布，出现软骨样钙化带，这种软骨样组织常为纤维黏液样钙化，而不是典型的透明软骨，常规 HE 染色呈嗜碱性，称为“蓝骨”，有一定的诊断意义，但不特异。偶尔患者为实体型 ABC，实性成分由成纤维细胞、成肌纤维细胞、组织细胞、破骨样巨细胞构成，类似囊性型的囊壁或间隔成分。当成骨细胞增生明显时，可同成骨细胞瘤甚至骨肉瘤混淆。但大多数实性病变中有扩张的血窦样腔隙，是一个诊断提示点。继发性 ABC 常常与骨的良性肿瘤有关，最常见的是骨巨细胞瘤、成骨细胞瘤、成软骨细胞瘤和纤维结构不良。然而，ABC 也伴发于骨肉瘤中，容易掉入“诊断陷阱”。

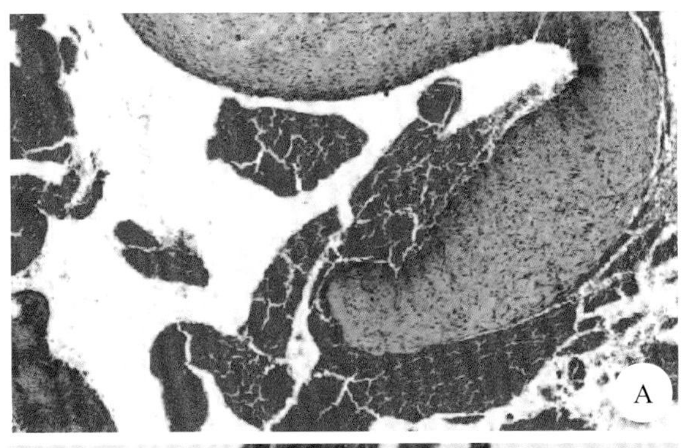

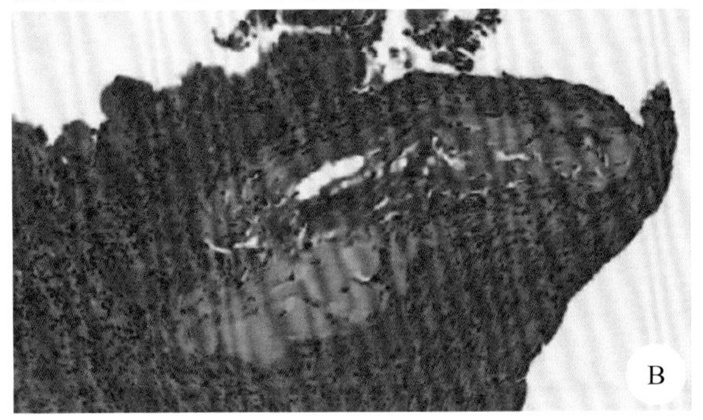

图 9－4－7　动脉瘤样骨囊肿

A. 出血附近可见散在多核巨细胞包围成纤维细胞结缔组织；B. 囊壁实性区，有蓝色网状软骨样物质

（三）遗传学改变

最显著的遗传学特征为 16 号和 17 号染色体的异常，最常见的是 t（16；17）（q22；p13）导致成骨细胞钙黏蛋白 11（*CDH*11）基因启动子易位到泛素特异性蛋白酶 6（*USP*6）编码区附近，导致 *USP*6 基因转录活性增强，对该基因的活化起到了作用。这些染色体异常可作为与毛细血管扩张型骨肉瘤进行鉴别的诊断依据。

五、诊断与鉴别诊断

（一）诊断要点

（1）脊柱原发性 ABC 好发年龄在 10～20 岁，多发于脊柱的后部结构，进而侵犯椎弓根及椎体，最终导致椎骨病理性骨折。

（2）颈、胸、腰部有慢性疼痛、局部叩压痛、肿块，椎骨病理性骨折可引起脊髓或神经根压迫症状。

（3）影像学表现为囊性、膨胀性、溶骨性破坏，透明区内有条纹状分隔。病变多呈偏心性，边缘清晰，骨皮质可明显扩张，呈吹泡样膨胀，骨性包壳菲薄，或部分缺损，穿破或病理性骨折后可见骨膜反应。当影像学检查提示病灶有明显的液－液平面时基本上可诊断为 ABC。

（4）病变囊腔穿刺可抽得大量血性液体。手术发现病变为囊状或蜂窝状血腔、无搏动性出血。除病理性骨折者外，一般无实质性肿瘤组织，仅能刮出囊壁。

（5）病理学检查见病变呈蜂窝状或囊状扩张，囊腔大小不等，内含血液或血凝块，囊壁内面光滑，厚薄不均。镜下见囊壁基本结构为纤维组织，其中可见数量不等的多核巨细胞，体积小，核较小，并有泡沫细胞、陈旧出血和新生骨等。囊腔内充满红细胞，有时尚可见散在的多核巨细胞或单核间质细胞，个别囊腔有血栓形成。

（二）鉴别诊断

由于本病可作为其他肿瘤的一个表现与其他肿瘤合并存在，缺乏特征性的临床和影像学表现，常给诊断带来困难。根据文献报告，原发性 ABC 最重要的诊断依据是术中所见和病理学检查。若囊状血腔内有较多的实质性组织，需根据镜下所见实质性组织的性质来确定原发性肿瘤的诊断，ABC 只是一种继发的改变。有研究表明原发性 ABC 的肿瘤细胞中的致癌基因 *USP*6 和/或 *CDH*11 发生了基因排序改变，而继发性 ABC 的肿瘤细胞基因中并未发现类似变化。在诊断过程中需与脊椎骨囊肿、脊柱骨巨细胞瘤、椎体骨血管瘤、脊椎骨母细胞瘤等进行鉴别。

1. 脊椎骨囊肿　骨囊肿好发于儿童及青少年四肢长骨干骺端，脊椎骨囊肿罕见，无临床症状，X 线片表现为椎体圆形或椭圆形单房透亮区，中心性生长，囊内无钙化斑点，无骨膜反应，无骨性间隔。病变中心穿刺可抽出囊性液体。

2. 脊柱骨巨细胞瘤　多见于 20～40 岁青壮年男性，好发于椎体。X 线片与 CT 中呈多囊状、偏心性、溶骨性破坏，可有不规则的压缩变形，无骨膜反应及硬化带，无液－液平面。

3. 椎体骨血管瘤　一般无明显症状，X 线检查有较特征性改变，表现为条状、栅栏状排列的纵向骨嵴，CT 矢状面椎体呈栅栏状，可清晰显示病灶内密度增高的骨嵴，冠状面呈蜂巢状。

4. 脊椎骨母细胞瘤　80％的患者出现患部

疼痛，活动后加重，病变常发生在椎弓，多数影像学表现为局限性、膨胀性圆形或椭圆形肿块，界线清楚，有反应骨形成，瘤体内有斑点状、索状基质钙化或骨化影，病灶周边有硬化。溶骨破坏区内有较高密度区，可以从磨玻璃样到正常骨小梁表现，CT 上可明显显示上述特征。

5. 毛细血管扩张性骨肉瘤 当怀疑 ABC 时，主要的挑战是将其与毛细血管扩张性骨肉瘤区分开来，毛细血管扩张性骨肉瘤在多个方面都与 ABC 相似：年龄、临床表现及组织学和放射学表现。毛细血管扩张性骨肉瘤患者会出现局部疼痛和肿胀/肿块，有时还会出现病理性骨折。与 ABC（约 15%）相比，由于肿瘤生长相对较快和广泛的骨破坏，病理性骨折在毛细血管扩张性骨肉瘤（约 30%）中更常见。与 ABC 相似，毛细血管扩张性骨肉瘤没有性别倾向。同样，出现的年龄通常也是二十多岁。在组织学上，毛细血管扩张性骨肉瘤的特点主要是囊性、充满血液的空间，具有类似于 ABC 的纤维间隔。然而，毛细血管扩张性骨肉瘤的间隔含有非典型恶性基质细胞，表现为核深染、明显多形性和非典型有丝分裂，可能存在蕾丝状肿瘤性骨样。除了囊性空间，还可以看到良性多核细胞与基质细胞混合的非典型区域，以及富含含铁血黄素的巨噬细胞。毛细血管扩张性骨肉瘤还表现出与骨肉瘤相关的细胞遗传学异常，如 *TP*53 和视网膜母细胞瘤（*RB*）基因突变等，并且缺乏 ABC 中看到的 *USP*6 基因重排，这有助于支持诊断。

六、治疗

（一）观察

未成年的脊柱原发性 ABC 有一定的自愈率，对生长缓慢的无症状脊柱 ABC 可以观察，有自愈可能。但成年患者自愈的可能性不大。

（二）药物治疗

近年来，地舒单抗（Denosumab）已被用于治疗 ABC，目的是缩小肿瘤。Denosumab 传统上被用于治疗骨巨细胞瘤，ABC 与骨巨细胞瘤有一些共同的病理特征，现在正被用于以标签外的方式治疗 ABC。使用 Denosumab 治疗脊柱或骨盆 ABC 特别重要，因为这些区域的手术结果可能会导致严重的疾病。现有文献表明 Denosumab 治疗 ABC 是一种有效的治疗方法（图 9-4-8）。

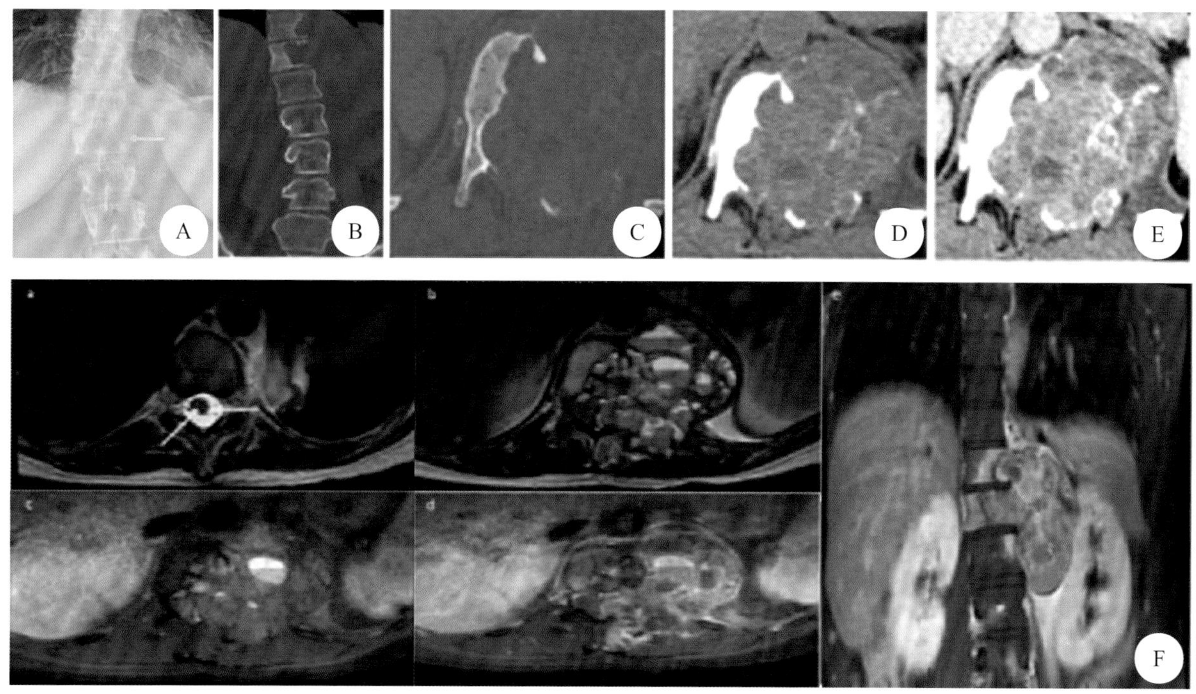

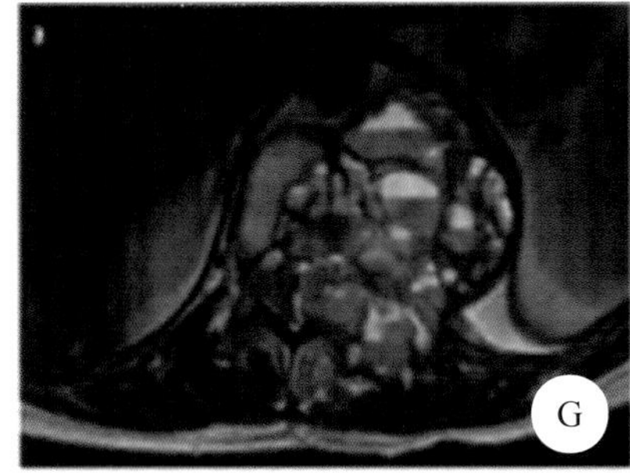
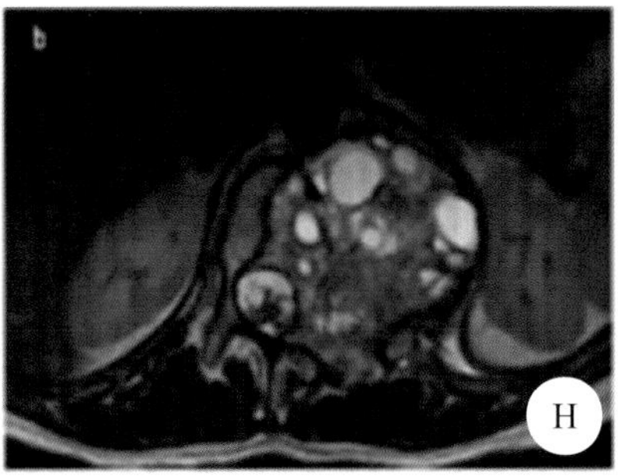
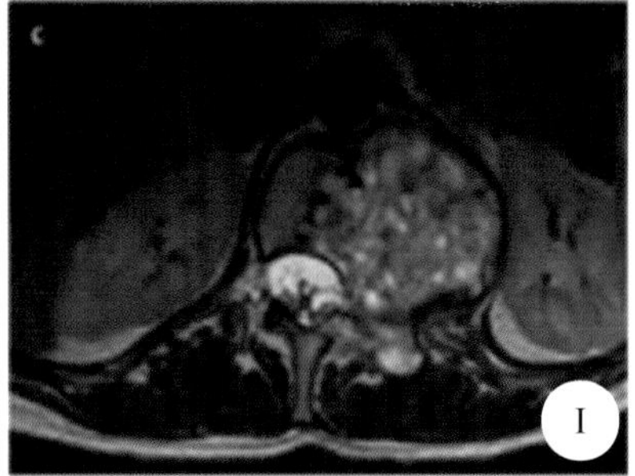

图 9－4－8　女性，32 岁，左腰痛，仰卧时疼痛加重，偶尔放射到左侧臀区

A. X线片显示沿 T_{12} 左缘的骨不规则；B～E. CT 骨窗显示 $T_{11\sim12}$ 水平的骨破坏，旁边有大块软组织肿块；F. 患者治疗前 MRI；G～I. 患者 Denosumab 治疗前、治疗后 4 个月和治疗后 9 个月 MRI

（三）手术治疗

对有病理性骨折、脊髓压迫等神经症状的患者需首选手术治疗；对有症状的脊柱原发性 ABC 患者，大多数病变以手术治疗为主。根据病变的不同分期采用刮除、边缘切除或广泛切除。术前要充分估计有大量出血的可能，并做好止血准备。其常规治疗方法是术前根据病情采取选择性动脉栓塞，再行手术切除病灶组织，常用下列两种手术方式。

1. 病灶包膜内切除术　此手术方式相对比较安全，对大多数患者均能做到有效切除，故为脊柱外科医生普遍采用（图 9－4－9）。但这种手术很难将囊壁及周围软组织切除干净，其术后复发率为 25%～60%。

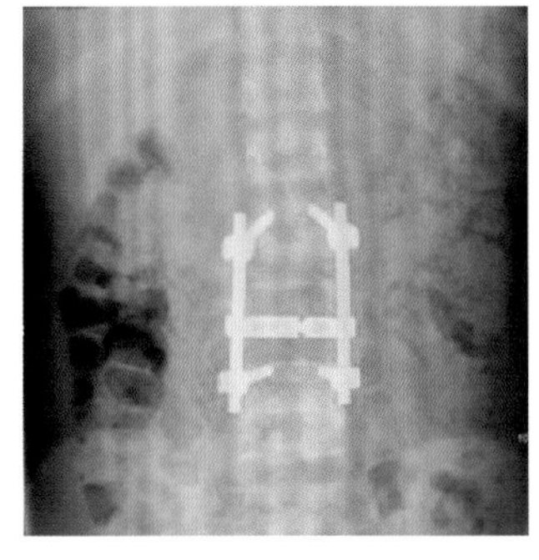
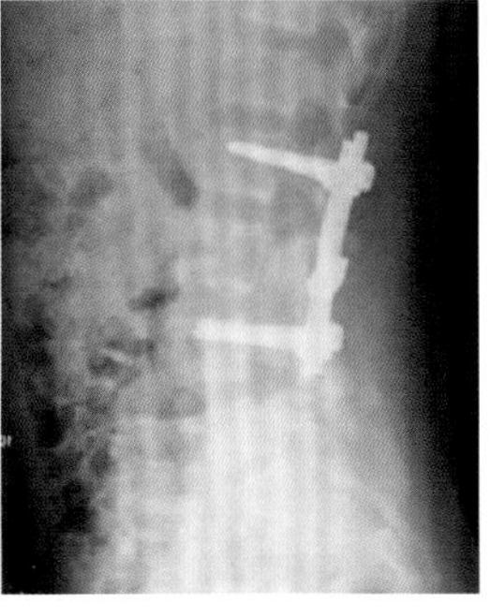

图 9－4－9　男性，27 岁，L_3 动脉瘤样骨囊肿切除，椎弓根螺钉内固定术后 DR 片

2. 病灶包膜外切除术　其切除范围包括肿瘤囊壁、内膜以及周围疏松、质脆的软组织和静脉膜样组织等，使用高速磨钻清理囊壁组织至正常骨结构为止，可完全切除囊壁及周围软组织，能有效地控制复发率。其适用于侵及范围较广、前后柱均有破坏并且压迫脊髓（图 9－4－10）、有严重神经症状及部分术后复发的患者。

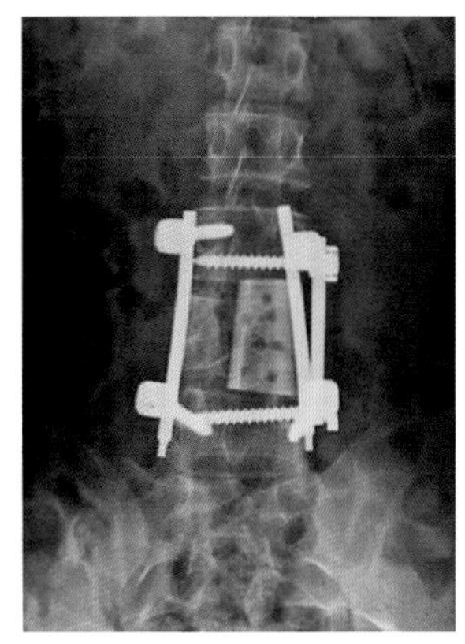
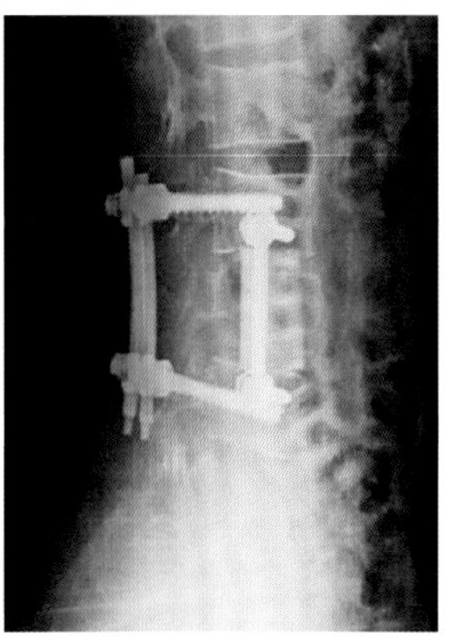

图 9－4－10　女性，24 岁，L_4 动脉瘤样骨囊肿切除植骨，前后入路内固定术后 DR 片

（四）选择性动脉栓塞

选择性动脉栓塞可作为术前准备以降低术中出血量，也可作为单独的治疗手段。有报告仅用栓塞治疗成功治愈 ABC 患者，并提出为控制病变，需反复多次栓塞。术中应尽量彻底切除病变组织，特别注意囊壁的切除。

（五）放疗

1. 单纯放疗　对于病变部位特殊、手术治疗困难者可考虑放疗，有一定的疗效，有报告用 1500rad 可使大多数静止期或活跃期 ABC 患者出现自发骨化，但放疗并发症较多且增加恶变的风险，故不可作为首选的治疗方法。对有病理性骨折、脊髓压迫等神经症状的患者需首选手术治疗。

2. 辅助放疗　适用于：①因解剖关系复杂而刮除难以彻底者。②术时出血不止而未能彻底刮除者。③病变广泛，若手术切除而术后会遗留功能障碍者。术后可结合具体病情进行放疗，但因放疗有导致恶变的倾向，故不推荐术前放疗。④对手术难以切除的病变，可采用栓塞治疗联合放疗。

七、预后

脊柱原发性 ABC 是中间性肿瘤，有复发潜能。采用各种治疗方法仍有一定的复发率，刮除治疗后复发率差异较大，从 20%到 70%不等，但总体预后较好。个别患者有自发消退的报道。手术的彻底性是防止复发的关键因素。脊柱继发性 ABC 的预后与伴随的良、恶性肿瘤和中间性肿瘤的性质有关。放疗后复发的患者有恶变倾向，总体预后不佳。

（陈华瑾　何伟　邓俊才　俞阳　曾建成　修鹏　胡豇　胡云洲）

参考文献

[1] 樊根涛，王一村，朱岩，等. 骨巨细胞瘤临床治疗进展 [J]. 骨科，2023，14 (2)：192－196.

[2] 胡云洲，饶书城，张贤良. 原发性动脉瘤样骨囊肿的诊断和治疗（附 41 例分析）[J]. 中华骨科杂志，1988，8 (6)：412－415，C3.

[3] 胡云洲，饶书城. 骨嗜酸性肉芽肿的诊断和治疗 [J]. 中华医学杂志，1987，67 (6)：354.

[4] 黄稳定，蔡维泺，李俊宽，等. 脊柱骨巨细胞瘤的诊断与治疗进展 [J]. 中国癌症杂志，2018，28 (8)：614－621.

[5] 李鹏飞，林枫，刘玉然，等. 唑来膦酸辅助治疗骨巨细胞瘤的疗效分析 [J]. 河北医药，2020，42 (1)：28－32.

[6] 刘锋. 脊柱骨巨细胞瘤手术治疗 2 年内复发情况及危险因素分析 [J]. 颈腰痛杂志，2019，40 (4)：498－500，504.

[7] 刘新宁，曹滨滨，赵亮，等. 脊柱良性与侵袭性骨母细胞瘤临床表现及 CT、MRI 征象研究 [J]. 中国 CT 和 MRI 杂志，2022，20 (7)：171－173.

[8] 吴虹仪，赵博，陈莉，等. 腰椎骨母细胞瘤伴动脉瘤样骨囊肿的诊断分析 [J]. 国际医学放射学杂志，2019，42 (3)：346－348.

[9] 曾建成，胡云洲，宁蒙，等. 脊柱骨巨细胞瘤 31 例临床分析 [J]. 四川医学，2003，24 (4)：336－337.

[10] 曾建成，裴福兴，胡云洲，等. 骨巨细胞瘤生物学行为的研究现状 [J]. 中国骨肿瘤骨病，2002，1 (4)：236－238.

[11] 赵巍，何云燕. 朗格汉斯细胞组织细胞增生症的研究 [J]. 医学信息，2022，35 (13)：57－61.

[12] 钟志伟，马洁琳，于宝海，等. 侵袭性骨母细胞瘤的影像诊断与鉴别诊断 [J]. 河北医科大学学报，2020，41 (11)：1339－1343.

[13] Bagnasco F，Zimmermann SY，Egeler RM，et al. Langerhans cell histiocytosis and associated malignancies：A retrospective analysis of 270 patients [J]. Eur J Cancer，2022，172：138－145.

[14] Cao S，Chen K，Jiang L，et al. Intralesional marginal resection for osteoblastoma in the mobile spine：Experience from a single center [J]. Front Surg，2022，9：838235.

[15] Deslivia MF，Savio SD，Wiratnaya I，et al. The efficacy of bisphosphonate in the treatment of giant cell tumour of the bone：A systematic review and meta－analysis [J]. Malays Orthop J，2023，17 (1)：98－110.

[16] Dubey S，Rastogi S，Sampath V，et al. Role of intravenous zoledronic acid in management of giant cell tumor of bone—A prospective，randomized，clinical，radiological and electron microscopic analysis [J]. J Clin Orthop Trauma，2019，10 (6)：1021－1026.

[17] Izzo A，Zugaro L，Fascetti E，et al. Management of osteoblastoma and giant osteoid osteoma with percutaneous thermoablation techniques [J]. J Clin Med，2021，10 (24)：5717.

[18] Kitagawa Y，Takai S. Optimal treatment for tenosynovial giant cell tumor of the hand [J]. J Nippon Med Sch，2020，87 (4)：184－190.

[19] Kiu A，Fung T，Chowdhary P，et al. Aneurysmal bone cyst in thoracolumbar spine [J]. BJR Case Rep，2020，6 (3)：20190133.

[20] Lau HW，Wong KC，Chiu WK，et al. Local recurrence after minimally invasive curettage for primary giant cell tumor of bone with perioperative bisphosphonate is comparable to open curettage：Retrospective comparison with 9－year follow－up [J]. Arthrosc Sports Med Rehabil，2021，3 (6)：e1729－e1736.

[21] Leggett AR，Berg AR，Hullinger H，et al. Diagnosis and treatment of lumbar giant cell tumor of the spine：Update on current management

strategies [J]. Diagnostics (Basel), 2022, 12 (4): 857.

[22] Montgomery C, Couch C, Emory CL, et al. Giant cell tumor of bone: Review of current literature, evaluation, and treatment options [J]. J Knee Surg, 2019, 32 (4): 331-336.

[23] Muratori F, Mondanelli N, Rizzo AR, et al. Aneurysmal bone cyst: A review of management [J]. Surg Technol Int, 2019, 35: 325-335.

[24] Rizkalla J, Holderread B, Liu J, et al. Giant cell tumor of the sacrum [J]. Proc (Bayl Univ Med Cent), 2020, 34 (1): 141-143.

[25] Tu CQ, Chen ZD, Yao XT, et al. Posterior pedicle screw fixation combined with local steroid injections for treating axial eosinophilic granulomas and atlantoaxial dislocation: A case report [J]. World J Clin Cases, 2023, 11 (20): 4944-4955.

[26] van der Heijden L, Lipplaa A, van Langevelde K, et al. Updated concepts in treatment of giant cell tumor of bone [J]. Curr Opin Oncol, 2022, 34 (4): 371-378.

[27] Wang T, Jia Q, Gao X, et al. Secondary aneurysmal bone cyst of the spine: Clinicopathological features, surgical modalities and outcomes [J]. Clin Neurol Neurosurg, 2020, 188: 105595.

[28] Wu M, Xu K, Xie Y, et al. Diagnostic and management options of osteoblastoma in the spine [J]. Med Sci Monit, 2019, 25: 1362-1372.

[29] Yin P, Mao N, Zhao C, et al. A triple-classification radiomics model for the differentiation of primary chordoma, giant cell tumor, and metastatic tumor of sacrum based on t2-weighted and contrast-enhanced t1-weighted MRI [J]. J Magn Reson Imaging, 2019, 49 (3): 752-759.

[30] Yokogawa N, Murakami H, Demura S, et al. Total spondylectomy for Ennecking stage Ⅲ giant cell tumor of the mobile spine [J]. Eur Spine J, 2018, 27 (12): 3084-3091.

第十章　脊柱恶性肿瘤

第一节　脊柱骨浆细胞瘤

一、概述

恶性浆细胞病包括骨浆细胞瘤（Plasma cell myeloma，PCM）、孤立性浆细胞瘤、意义未明单克隆免疫球蛋白血症、原发性巨球蛋白血症、重链病和原发性淀粉样变等。

WHO骨肿瘤分类（第3版）将骨浆细胞瘤称多发性骨髓瘤，WHO骨肿瘤分类（第4版）将其称浆细胞骨髓瘤，WHO骨肿瘤分类（第5版）将其称骨浆细胞瘤。骨浆细胞瘤是源于骨髓造血组织，因浆细胞过度增生引起的恶性肿瘤。多发性骨髓瘤（Multiple myeloma，MM）作为骨浆细胞瘤的同义名，是最常见的骨髓浆细胞异常增殖累积形成并产生过多单克隆免疫球蛋白（M蛋白）的恶性浆细胞病。

浆细胞瘤骨病是指由于骨浆细胞瘤溶骨性破坏导致的脊柱病理性骨折、脊髓与神经根压迫症、骨质疏松、高钙血症及骨痛等一系列临床并发症的总称，在骨浆细胞瘤患者中的发生率高达80%以上。骨浆细胞瘤的发生机制主要是由于骨浆细胞激活破骨细胞的同时抑制了成骨细胞的活性，最终导致骨代谢失衡。

在世界范围内，骨浆细胞瘤约占所有肿瘤的0.8%，每年约有86000例初发病例。在不同地区人群中的发病率为（0.4～5.0)/10万。近年来，骨浆细胞瘤的发病率呈逐年上升的趋势。在美国，其发病率已超过白血病，成为血液系统第二大常见的恶性疾病。在我国，随着人口寿命的增加，骨浆细胞瘤发病人数不断增加，大多发生在40～70岁，而以50～60岁最常见。成人有造血性红骨髓的部位均可发生，是威胁老年人健康的重要疾病之一。骨浆细胞瘤主要表现为骨痛、骨质疏松、溶骨性骨质破坏、血尿、蛋白尿、肾功能不全、贫血和反复发生的感染。由于症状或体征的非特异性，误诊率较高，提高骨浆细胞瘤诊断水平、避免误诊，是临床医生所面临的重要任务。随着对骨浆细胞瘤生物特性认识的深化，干细胞移植和靶向治疗药物的应用，骨浆细胞瘤患者的完全缓解率明显提高，10年以上生存期患者逐渐增加，目前追求的和未来的治疗目标是临床治愈（持续缓解≥10年），使骨浆细胞瘤成为一种被彻底治愈的疾病。

二、临床表现

（一）骨痛、局部肿块和病理性骨折

骨质损害是骨浆细胞瘤特征性的临床表现之一，约75%的骨浆细胞瘤患者在诊断时即有骨骼浸润，如骨痛、溶骨性破坏、弥漫性骨质疏松或病理性骨折，几乎所有患者在临床病程中都会出现骨质损害的表现。国内文献报告以骨痛为首发症状者，占55%～74%。骨髓瘤细胞在骨髓腔内大量增生，刺激由基质细胞衍变而来的成骨细胞过度表达IL－6，激活破骨细胞，侵犯骨骼和骨膜，导致骨质疏松及溶骨性破坏，引起骨痛。骨痛常常是早期和主要的症状，其中以腰骶痛最常见，其次是胸痛、肢体和其他部位疼痛。早期疼痛较轻，可为游走性或间歇性，因而易误诊为风湿病、类风湿关节炎、肋软骨炎、腰椎骨质增生、腰扭伤、腰椎间盘突出、脊椎结核等。数周或数月内渐变为持续性，后期疼痛较剧烈，常随活动、负重或

咳嗽等情况而加重，休息及治疗后减轻。活动或扭伤后骤然剧痛者有自发性骨折可能，多发生在肋骨、锁骨、下胸椎、上腰椎。多处肋骨或脊椎骨骨折可引起胸廓或脊柱畸形。约10％的患者因脊髓压迫而出现截瘫。

骨浆细胞瘤自骨髓向外浸润，侵及骨皮质、骨膜及邻近组织，引起骨骼局灶性隆起，形成局部肿块，发生率可高达90％，好发于胸骨、肋骨、颅骨、锁骨、脊椎和四肢长骨远端。胸骨、肋骨、锁骨连接处出现串珠结节为本病特征。肿块大小差别较大，可小至豌豆、大至核桃，肿块局部可有压痛，骨皮质可有波动感，甚至有响声，当肋骨局部肿块处按之有弹性或有响声时，常提示发生了病理性骨折。

（二）贫血和出血倾向

贫血是骨浆细胞瘤的常见临床表现。因贫血发生缓慢，症状多不明显，故以贫血为首发症状就诊者仅占10％～30％，但其发生率在初诊患者中达70％以上。骨浆细胞瘤早期或无症状期血红蛋白浓度可在正常范围，但随着疾病的进展，患者常有不同程度的贫血。贫血通常为正细胞正色素性，有时血红蛋白浓度降低但红细胞容积常无改变，这种不协调的贫血是由高浓度M蛋白使血容量增加引起血液稀释导致。引起患者贫血的因素很多：肿瘤细胞增殖使红细胞生成相对受到抑制；细胞因子抑制红系造血；红系前体细胞凋亡增多；肾衰竭所致内源性促红细胞生成素的产生缺乏；反复感染、营养不良、红细胞自身寿命缩短、伴发自身免疫性溶血、失血及化疗引起的骨髓抑制；铁利用障碍等。贫血的程度与肿瘤细胞的负荷直接相关。

出血倾向在本病也不少见。国内一组2547例骨浆细胞瘤患者中以出血为首发症状者为171例，占13.8％。出血程度一般不严重，多表现为黏膜渗血和皮肤紫癜，常见部位为鼻腔、牙龈、皮肤。疾病过程中尚可出现皮下血肿。晚期可能发生内脏出血及颅内出血。导致出血的原因是血小板减少和凝血障碍。血小板减少是因为骨髓造血功能受到抑制。因大量克隆免疫球蛋白覆盖血小板和凝血因子的表面导致凝血障碍。

（三）反复感染

感染是骨浆细胞瘤常见的初诊表现之一，也是治疗过程中的严重并发症之一，更是患者死亡病因之一。反复感染以呼吸系统细菌性肺炎多见，其次是尿路感染、败血症，也可发生皮肤和软组织的细菌感染。病毒感染以带状疱疹多见。易感染的原因是异常增生的单克隆浆细胞产生了大量单克隆免疫球蛋白，导致机体免疫功能下降，易发生各种感染。

（四）肾功能损害

50％的患者早期即出现蛋白尿、血尿、管型尿。约20％的患者仅有本周氏蛋白尿。在所有的骨浆细胞瘤患者中，近50％的患者可发展为肾衰竭，25％的患者死于肾衰竭，是仅次于感染的第二大死亡原因。患者往往因水肿、多尿、腰痛就诊，查尿常规和血生化发现蛋白尿和/或血尿、管型尿，血尿素氮增高、血肌酐增高，因而有些患者被误诊为慢性肾炎、肾病综合征、间质性肾炎、肾小管酸中毒及肾衰竭等。骨髓瘤细胞合成的异常免疫球蛋白的重链比例失调，轻链生成过多是肾功能损害的主要原因。

（五）神经系统损害

神经系统损害症状是多种多样的，表现为神经根痛，常在咳嗽、打喷嚏或伸腰时加重，晚期表现为感觉和运动丧失，并进展到括约肌功能障碍或截瘫。脊髓受压是典型的也是较为严重的神经系统损害症状，胸脊髓累及较多，常造成截瘫。累及脑神经以及分支时可产生脑神经麻痹，5％～10％患者有周围神经炎，表现为肌肉无力、肢体麻木和感觉迟钝。肿瘤直接压迫、浸润，高钙血症，高黏滞综合征，淀粉样变性系统及病理性骨折均可成为神经系统损害的原因。

（六）高钙血症和高尿酸血症

血钙＞2.58mmol/L即为高钙血症。高钙血症的原因首先是肿瘤细胞分泌的M蛋白与钙结合。其次，骨浆细胞瘤产生多种细胞因子引起广泛的骨质破坏，导致大量的血钙进入血液循环。另外，肾小管对钙的外分泌不足也是引起高钙血症的一大原因。高钙血症可引起头痛、呕吐、厌食、烦渴、多尿、便秘、脱水、思维混乱（神志模糊），严重者心律失常、昏迷甚至死亡。由于骨浆细胞瘤患者肾功能损害较多，并且脱水进一步抑制肾排泄钙离子，使高钙血症加重。血尿酸升高是肿瘤细胞裂解使尿酸增多和肾排泄尿酸减少的结果。血尿酸升高虽然很少引起明显的临床症状，但严重者可并发尿路结石，影响肾功能。

三、实验室检查

（一）血象

（1）白细胞计数绝大多数减少或正常，多数患者外周血涂片中红细胞排列成钱串状（缗钱状），可伴有少数幼粒、幼红细胞。

（2）贫血可为首见征象，多属正常细胞性贫血。

（3）红细胞沉降率显著增快，100mm/h左右。晚期骨髓瘤细胞在血中大量出现，形成浆细胞白血病。

（4）血小板早期正常或减少，晚期由于骨髓瘤细胞出现使血小板明显减少。

（5）外周血涂片多不见浆细胞，当外周血浆细胞>50%时，应怀疑继发于骨浆细胞瘤的浆细胞白血病。

（二）血液生化检查

1. 免疫球蛋白血症的检查

（1）蛋白电泳：肿瘤细胞克隆产生分子结构相同的单株免疫球蛋白或轻链片段。因此血清或尿液在蛋白电泳时可见一浓而密集的染色带，扫描呈现基底较窄、单峰突起的M蛋白。

（2）固定免疫电泳：可确定M蛋白的种类并对骨浆细胞瘤进行分型。IgG型骨浆细胞瘤约占52%，IgA型约占21%，轻链型约占15%，IgD型少见，IgE型及IgM型极罕见。伴随单株免疫球蛋白的轻链，不是κ链即为λ链。约1%的患者血清或尿中无M蛋白，称为不分泌型骨浆细胞瘤。少数患者血中存在冷球蛋白。免疫电泳发现重链（γ、α及μ）是诊断重链病的重要证据。

（3）血清免疫球蛋白定量测定：显示M蛋白增多，正常免疫球蛋白减少。

2. 血钙、血磷测定 因骨质破坏，出现高钙血症的患者约占全部的1/3。通常血磷水平正常，只有在肾功能不全发展到终末期肾病时才会升高。本病的溶骨不伴成骨过程，通常血清碱性磷酸酶水平正常，只有在伴病理性骨折时才会升高。

3. 血清 β_2 微球蛋白和血清白蛋白 血清 β_2 微球蛋白由浆细胞分泌，与全身骨髓瘤细胞总数有显著相关性。血清白蛋白量与骨髓瘤生长因子IL－6的活性成负相关，均可用于评估肿瘤负荷及预后。

4. C－反应蛋白（C－reactive protein，CRP）和血清乳酸脱氢酶（Lactate dehydrogenase，LDH） LDH与肿瘤细胞活动有关，CRP和血清IL－6成正相关，故可反映疾病的严重程度。

5. 尿和肾功能 90%左右的患者有蛋白尿，血清尿素氮和肌酐可增高。部分患者尿中出现本周氏蛋白。本周氏蛋白的特点：由游离轻链κ或λ构成，分子量小，可在尿中大量排出。当尿液逐渐加热至45～60℃时，本周氏蛋白开始凝固，继续加热至沸点时重新溶解，再冷至60℃以下，又出现沉淀。尿蛋白电泳时出现浓集区带。

（三）骨髓

1. 骨髓涂片 是诊断骨浆细胞瘤的主要方法，血液内科的绝大多数骨浆细胞瘤可通过骨髓检查确诊，但其骨髓象变异大，也有个别患者或疾病早期患者单部位穿刺不一定检出骨髓瘤细胞，多部位穿刺检查有助于诊断。

骨浆细胞瘤患者异常浆细胞占比大于10%，并伴有质的改变。该细胞大小形态不一。胞质呈灰蓝色，有时可见多核（2～3个核），核内有核仁1～4个，核旁淡染区消失，胞质内可有少数嗜苯胺蓝颗粒，偶见嗜酸性球状包涵体或大小不等的空泡。核染色质疏松，有时凝集成大块，但不呈车轮状排列。自骨压痛处穿刺，可提高检查阳性率。骨髓瘤细胞免疫表型为 $CD38^{+}$、$CD56^{+}$，80%的骨浆细胞瘤患者IgH基因重排阳性。

2. 骨髓印片 骨髓印片检查对骨髓抽吸不良的涂片标本的诊断有重要辅助意义。对于骨浆细胞瘤，骨髓印片细胞常比涂片多，浆细胞呈弥散性或簇状分布，通常为弥散性分布，形态接近骨髓涂片所见。

3. 骨髓切片　病变骨的骨小梁破坏，骨髓腔内为灰白色瘤组织所充填，骨皮质被腐蚀破坏，瘤细胞可穿透骨皮质，浸润骨膜及周围组织，故在做骨髓穿刺或获取骨髓组织时，有些患者的骨皮质似豆渣样松软。骨髓组织检查对骨浆细胞瘤的诊断有一定帮助，尤其对于骨浆细胞瘤伴有骨髓纤维化更有独到之处。肿瘤细胞浸润骨髓腔，多数呈针尖至绿豆大小结节，少数可大至拳头样，由于骨浆细胞瘤可呈病灶性生长，骨髓切片组织材料多，易于观察，同时可以观察组织结构，如浆细胞聚集成结节常有较为可靠的诊断意义。

四、影像学表现

（一）局部影像学表现

1. X线片

（1）正常：少数患者临床已经确诊，但骨质尚未被侵犯或病灶太小，X线片不能显示。恶性增生的浆细胞未破坏或较少破坏骨质时，常规X线检查由于其灵敏度的限制而不能发现早期的溶骨性病变。

（2）骨质稀疏：骨密度普遍降低，以脊柱表现最为明显，多发于腰椎、下部胸椎，其次为颈椎。X线片表现为广泛的骨质疏松、骨小梁少而细、骨皮质变薄、椎体压缩骨折。80%左右骨浆细胞瘤的骨质疏松能在X线片上表现出来。

（3）溶骨性破坏：病变进一步发展可出现局部溶骨性破坏。多发骨质缺损，包括穿凿状、囊状、地图状、鼠咬状及皂泡状骨质破坏。可出现在多处骨骼，同一骨骼也可以发生多个病灶。80%左右的溶骨性破坏能在X线片上表现出来。

（4）椎旁软组织肿块：骨浆细胞瘤可累及软组织，椎体骨浆细胞瘤可伴或不伴椎旁软组织肿块，但肿块较局限。

（5）受累椎体破坏：常见椎体溶骨性破坏，不同程度的病理性压缩骨折，椎体变形（图10－1－1），少数可破坏椎弓，椎管受累但不侵犯椎间盘。

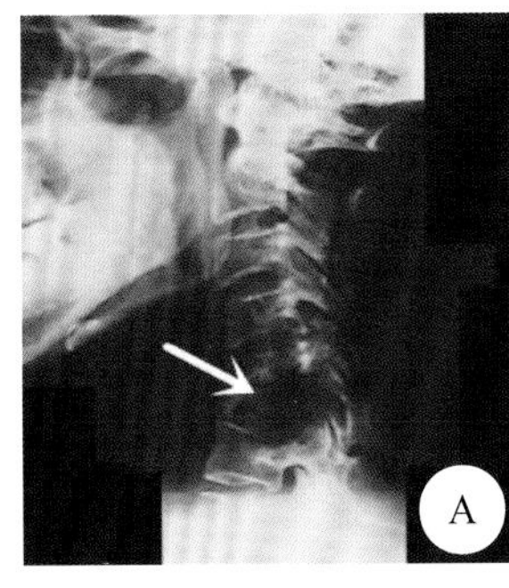

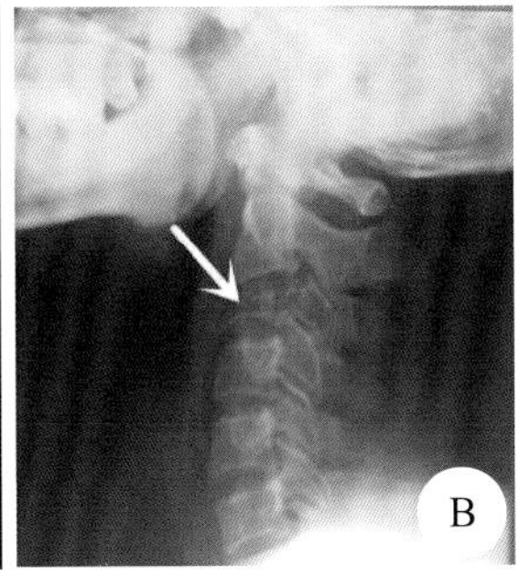

图10－1－1　受累椎体破坏（箭头所示）

A. 男性，58岁，$C_{5\sim6}$骨浆细胞瘤病理性骨折后凸畸形；B. 女性，61岁，C_3骨浆细胞瘤椎体压缩变扁

2. CT　CT可以发现常规X线片不能发现的小的骨浆细胞瘤溶骨性破坏，能准确描述相关软组织肿块的程度。多排螺旋CT可检测出脊柱小于5mm的溶骨性破坏。脊柱骨浆细胞瘤常为多发性溶骨性破坏，生长缓慢者可有轻度膨胀，硬化者少见。50%可浸及椎旁软组织形成软组织肿块，但一般肿块不大，且跨越椎间盘到达上下椎体者少见。常见继发性骨质疏松。90%浸入椎管压迫硬膜囊或者神经根。CT还可评价脊柱稳定性、椎骨破坏严重程度及侵蚀范围（图10－1－2、图10－1－3）。

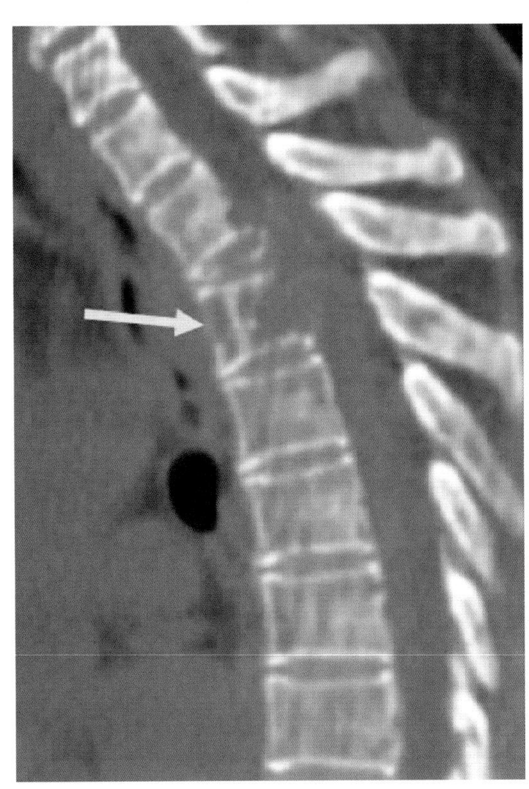

图10－1－2　男性，54岁，T_2骨浆细胞瘤的CT显示椎体溶骨性破坏（箭头所示）

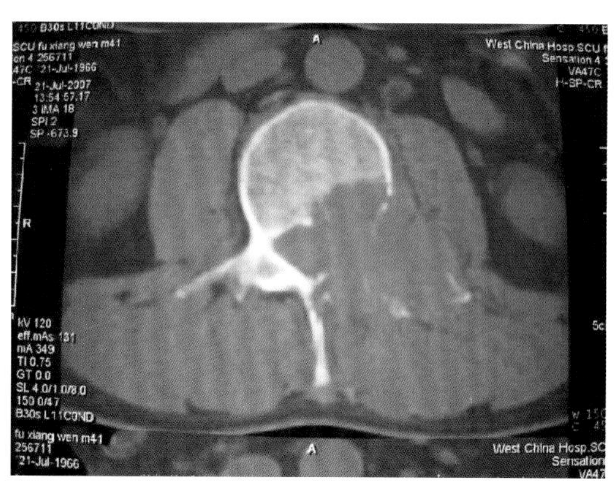
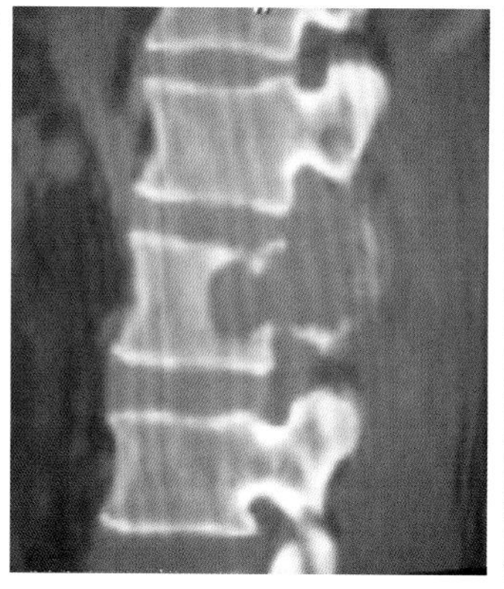
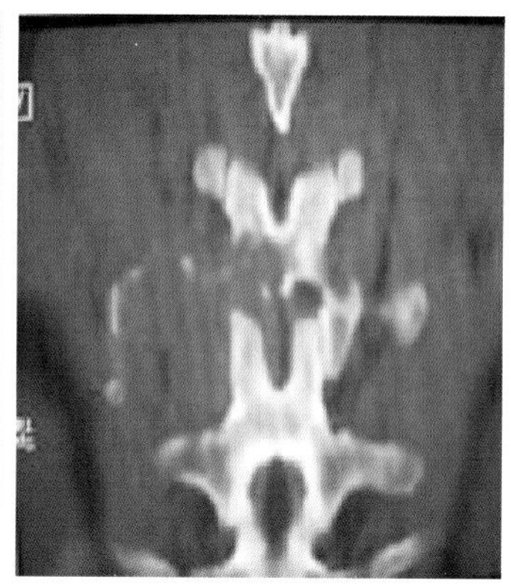

图 10-1-3　女性，61 岁，L_2 骨浆细胞瘤，CT 显示椎体与椎弓严重破坏

3. MRI　MRI 较常规 X 线检查和 CT 的优越性在于：①灵敏度高，可以对中轴骨进行出色的成像；②可以将骨浆细胞瘤与正常的骨髓区分开；③可精确显示脊髓角和/或神经根压迫、软组织浸润；④可清晰显示肿瘤与硬膜囊、神经根等周围软组织的关系。

MRI 检测骨浆细胞瘤患者的骨髓可有 5 种表现形式：①尽管显微镜下有少量的浆细胞浸润，但骨髓显像正常；②骨髓局灶性浸润；③均匀弥漫性浸润；④弥漫性和局灶性浸润混合存在（图 10-1-4）；⑤在脂肪髓与骨髓之间的“盐和胡椒”型不均匀浸润灶。

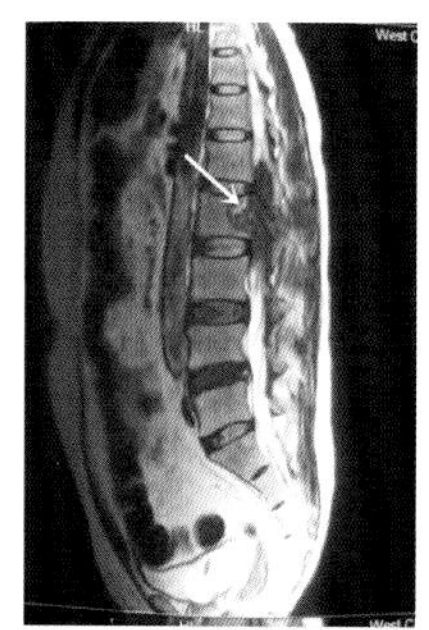
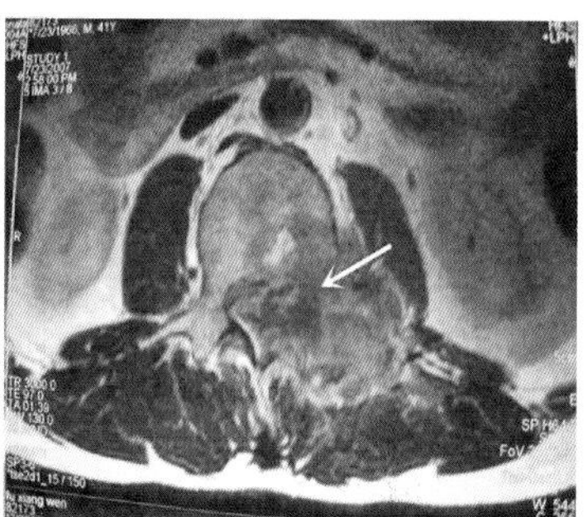

图 10-1-4　女性，61 岁，L_2 骨浆细胞瘤，MRI 显示 L_2 骨严重破坏、侵犯椎管（箭头所示）

（二）全身影像学表现

1. 骨显像　^{99m}Tc-sestamibi（MIBI 显像）能较活跃地聚集在各种恶性肿瘤，如肉瘤、乳腺癌、脑癌、肺癌和甲状腺癌。MIBI 显像能较严密地反映骨浆细胞瘤骨髓病变的活动情况，具有极高的灵敏度和特异度。MIBI 显像可以发现骨浆细胞瘤患者的软组织和骨骼病变情况，且比常规 X 线检查更灵敏。其总的灵敏度约 92%，特异度约 96%。然而，MIBI 显像的灵敏度较 FDG-PET/CT 略差。骨显像可以早期发现全身不同部位的多发病灶，多见于肋骨、脊柱或骨盆，阳性率 80%左右（图 10-1-5）。若将脊柱骨浆细胞瘤患者治疗前后的骨显像相比较，病灶缩小或数目减少常常意味着治疗有效；相反，病灶扩大或数目增多说明肿瘤在继续发展。

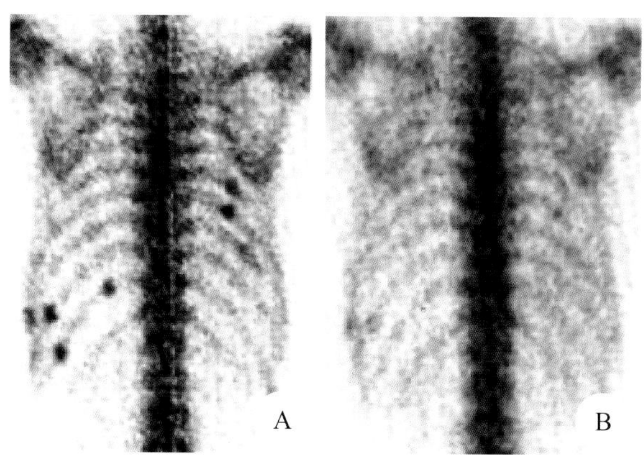

图 10-1-5　$T_{8\sim9}$ 与多数肋骨骨浆细胞瘤

A. 治疗前多数肋骨和 $T_{8\sim9}$ 局限性增浓影；B. ^{153}Sm-EDTMP 治疗后病灶基本消失

2. PET/CT　PET/CT 具有高对比力和高空间分辨率，是目前理想的全身检查手段，在发现小的溶骨性破坏方面较 X 线检查灵敏，在发现脊柱和骨盆的骨病方面与 MRI 有相同的灵敏度，可检测到多发病灶。脊柱 MRI 与 PET/CT 联合扫描可发现活动性骨浆细胞瘤的髓内或髓外的病变部位，其准确性可高达 92%。PET/CT 的主要局限为在感染、新近接受过化疗、骨折的患者中可能出现假阳性结果。

五、病理学检查

（一）肉眼观

骨浆细胞瘤受累骨以椎骨最常见。典型的外观为粉红色的柔软质脆的肿物，表现为弥漫性或多发性结节状骨髓受累。有些与淋巴瘤类似，有鱼肉样外观。受累骨膨胀，扩展到骨外，发生一个或多个椎体坍塌及病理性骨折等。个别病例中切除的肿物由于广泛的淀粉样物质沉积而呈灰色蜡样外观。溶骨性和硬化性改变同时存在少见。以上典型病变在尸检中可以见到，而活检或刮除的标本多为棕灰色软组织碎片。

（二）镜下所见

骨浆细胞瘤是浆细胞起源的圆形或卵圆形细胞肿瘤，表现为不同成熟阶段的浆细胞分化，并有预后意义。分化好的肿瘤细胞排列紧密，呈片状分布，细胞间质少，类似正常的浆细胞。这些细胞含有丰富的致密嗜碱性胞质，细胞边界清楚，核偏位，染色质呈车辐状排列，核仁明显。分化好的肿瘤中很少见到核分裂象，在Giemsa染色和超微结构中丰富的嗜碱性胞质和核周空晕等细胞学特点更为明显。肿瘤细胞胞质中可出现免疫球蛋白聚集，表现为桑葚样外观，又称为Mott细胞。亦可见到细胞外由免疫球蛋白聚合物聚积成的小球状物质，称为Russel小体。分化稍差的肿瘤细胞异染色质减少、核仁增大、包膜界线不清，分化差的骨浆细胞瘤可显示明显的细胞异型性，伴双核细胞、核分裂象增多及病理性核分裂象，浆细胞的特征难以辨认。

（三）免疫组织化学染色

骨髓瘤细胞与正常的浆细胞表型相似，表达浆细胞分化抗原如CD38、CD138，且特征性地表达单一类型的胞质免疫球蛋白（Ig），但缺乏表面免疫球蛋白，在大约85%患者中轻链和重链均可产生，其余仅表达轻链。如果仅表达κ或λ单一类型免疫球蛋白，则这种恶性肿瘤的诊断可以成立。大部分骨浆细胞瘤缺乏全B细胞抗原CD19和CD20，但部分可以表达CD79α、CD10和Mum−1。

六、诊断与鉴别诊断

（一）诊断

骨浆细胞瘤的诊断需结合患者临床表现、骨髓涂片、血清M蛋白、骨骼的X线（或CT、MRI）检查确定。

参考WHO、美国国立综合癌症网络、国际骨髓瘤工作组和英国血液学标准化委员会/英国骨髓瘤协会指南工作组的指南，有症状（活动性）骨浆细胞瘤和无症状（冒烟型）骨浆细胞瘤的临床诊断标准见表10−1−1、表10−1−2。

表10−1−1　有症状（活动性）骨浆细胞瘤临床诊断标准

序号	临床诊断标准
1	骨髓单克隆浆细胞比例≥10%和/或组织活检证明有骨浆细胞瘤
2	血清和/或尿中出现单克隆M蛋白
3	骨髓瘤引起的相关表现 靶器官损害表现（CRAB） 　校正血清钙>2.75mmol/L 　肾功能损害（肌酐清除率<40ml/min或血清肌酐>177μmol/L） 　贫血（血红蛋白低于正常下限20g/L或<100g/L） 　溶骨性破坏，影像学检查（X线、CT或PET/CT检查）显示1处或多处溶骨性破坏 无靶器官损害表现，但出现以下1项或多项指标异常（SLiM） 　骨髓单克隆浆细胞比例≥60% 　受累/非受累血清游离轻链比≥100 　MRI检查出现>1处5mm以上局灶性骨质破坏

注：需满足第1条及第2条，加上第3条中任何一项。

表 10－1－2　无症状（冒烟型）骨浆细胞瘤临床诊断标准

序号	临床诊断标准
1	血清单克隆 M 蛋白≥30g/L 或 24h 尿轻链≥500mg
2	骨髓单克隆浆细胞比例 10％～59％
3	无相关器官及组织的损害（无 SLiM－CRAB 终末器官损害表现）

注：需满足第 3 条，加上第 1 条和/或第 2 条。

（二）鉴别诊断

1. 脊柱转移性肿瘤　脊柱转移性肿瘤与骨浆细胞瘤在临床表现、受累骨骼的分布部位、影像学表现等方面均有相似之处，两者的鉴别诊断应侧重于以下几方面。

（1）病史与病程：脊柱转移性肿瘤往往是恶性肿瘤的晚期表现，大部分患者应有明确的实体肿瘤病史，多数患者可查到原发灶，骨痛以静止时及夜间明显。而骨浆细胞瘤患者多因免疫功能低下有反复感染的病史，还有贫血、出血倾向、肾功能损害、高钙血症等。

（2）实验室检查：脊柱转移性肿瘤患者可出现各类血清肿瘤标志物阳性。而骨浆细胞瘤患者可通过血清蛋白电泳检出典型的 M 蛋白，尿本周氏蛋白呈阳性。

（3）骨髓细胞形态学检查：针对脊柱转移性肿瘤患者，应尽可能根据 X 线检查结果，在有骨质破坏的区域抽取骨髓标本，骨髓涂片或活检可见成堆的肿瘤细胞。

2. 脊柱骨质疏松症　骨质疏松症是一种以骨量减少和骨组织微细结构破坏，导致骨脆性增加、容易发生骨折的全身性疾病。按其发生原因进一步分为原发性和继发性。原发性骨质疏松症包括绝经后骨质疏松症和老年性骨质疏松症，继发性骨质疏松症多由其他疾病、药物等导致。无论何种原因导致的骨质疏松症，其影像学改变均常见于骨松质丰富的胸腰椎、肋骨、骨盆和头颅。$T_{11\sim12}$和 $L_{1\sim2}$等负重部位可出现楔形变或双凹变形，骨密度减低。肋骨常有无症状的骨折，愈合时有丰富的骨痂形成。骨浆细胞瘤患者的骨质损害的好发部位与骨质疏松症相似，部分骨浆细胞瘤患者在疾病早期也可仅表现为骨质疏松改变，且两者都好发于老年人。因此，在临床实践中应仔细鉴别。骨质疏松症患者多与雌激素缺乏、1,25－双羟维生素 D 减少有关，或有长期大剂量服用糖皮质激素史。个别难以鉴别诊断者可根据血清蛋白电泳、免疫球蛋白定量、免疫固定电泳、骨髓细胞形态学检查结果进一步与骨浆细胞瘤相鉴别。

3. 强直性脊柱炎　强直性脊柱炎是一种以骶髂关节炎为特征的、主要侵犯中轴骨骼的慢性炎症疾病。该病患者中约 90％为 HLA－B27 阳性（普通人群中阳性率仅 6％～8％）。其病理改变包括早期以软骨下肉芽组织形成为特征的骶髂关节炎。组织学上可见滑膜增生和淋巴样细胞及浆细胞聚集、淋巴滤泡形成以及含有 IgG、IgA 和 IgM 的浆细胞。骨骼的侵蚀和软骨的破坏随之发生，然后逐渐被蜕变的纤维软骨替代，最终发生骨性强直。临床上真正出现脊柱完全融合者并不多见，大多为疾病早期因骶髂关节炎引起的炎性腰痛而来就诊，腰痛表现为隐匿性、很难定位，并感到臀部深处疼痛。起病初疼痛往往是单侧和间歇性的，数月后逐渐进展为双侧和持续性的，并且在下腰椎部位也出现疼痛。典型的症状是固定某一姿势的时间较长或早晨醒来时症状加重（晨僵），而躯体活动或热水浴可改善症状。骨浆细胞瘤患者的腰痛虽然也表现为进行性加重，但往往在活动后症状可明显加重，而固定在某一体位可减轻疼痛。影像学检查的特征性改变是诊断强直性脊柱炎的主要依据之一。多见于中轴关节，尤其是骶髂关节、椎间盘椎体联接、骨突关节、肋椎关节和肋横突关节等。早期表现为软骨下骨板模糊，随之可出现锯齿样破坏。因骨浆细胞瘤的骨质破坏是由骨髓腔内的骨髓瘤细胞及破骨细胞所导致，其骨质破坏的部位更靠近髓腔，病灶形状以虫蛀样的溶骨性病变为主。实验室检查方面强直性脊柱炎患者虽也常有红细胞沉降率加快、球蛋白水平升高，但蛋白电泳结果多为多克隆反应性球蛋白水平升高，而非骨浆细胞瘤时的单克隆 M 蛋白阳性。

4. 腰骶椎慢性损伤　骨浆细胞瘤通常表现为慢性腰痛，也有部分患者可因活动后已受破坏的病椎发生病理性骨折而表现为慢性腰痛急性加重，因此，要与慢性损伤性腰痛相鉴别。慢性损伤性腰痛患者有时可无明显的损伤史，询问病史时应详细询问职业和生活史，此病常见于重体力劳动者、运动员、长期伏案工作者等，受损组织主要是腰部的深浅韧带、筋膜、肌止点、椎间盘和椎弓根等。损伤组织表浅者可以有局限性压痛点。CT 或 MRI 等影像学检查可见椎间盘突出的相关表现，无骨质破坏征象。采用血清蛋白电泳、免疫球蛋白定量、免疫固定电泳、骨髓细胞形态学检查可进一步与骨浆细胞瘤相鉴别。

5. 腰骶椎结核 起病隐匿，发病早期可仅表现为腰痛。查体时虽有局部压痛，但不易出现局部肿胀。患者常有结核病史或结核患者接触史，可有午后低热和消瘦等结核中毒消耗症状。PPD 呈阳性。X 线检查可见受累椎体变窄、边缘不整齐、密度不均匀、死骨形成。椎体中心骨松质可表现为磨玻璃样改变或空洞形成。椎间隙变窄或消失。骨浆细胞瘤的骨质破坏主要表现为较为广泛的骨质疏松、多发性溶骨性破坏，患者除椎体外往往在骨盆、头颅、肋骨等扁平骨也出现溶骨性病灶。诊断困难者可行血清蛋白电泳、免疫球蛋白定量、免疫固定电泳、骨髓细胞形态学检查以帮助鉴别。

6. 反应性浆细胞增多症（Reactive plasmacytosis，RP） 是指由于各种原发疾病导致骨髓中浆细胞多克隆增生，且其比例升高至 3%（国内标准）或 4%（国外标准）以上的一种疾病状态。而骨浆细胞瘤在骨髓穿刺行细胞形态学检查时的主要表现之一即是浆细胞比例的升高，因此，骨浆细胞瘤与 RP 的鉴别诊断就显得尤其重要。两者的鉴别：①病因或原发疾病的有无，RP 存在原发病，如慢性炎症、伤寒、系统性红斑狼疮、肝硬化、转移性肿瘤等。②骨髓中浆细胞的数量与形态，RP 骨髓中浆细胞≤30% 且无形态异常。③免疫表型，RP 的免疫表型为 $CD38^{+}$ $CD56^{-}$，而骨浆细胞瘤则为 $CD38^{+}$ $CD56^{+}$。④M 蛋白鉴定，RP 无单克隆免疫球蛋白或其片段。⑤“克隆性”是两者鉴别的主要客观依据。RP 的浆细胞为多克隆增生，而骨浆细胞瘤的浆细胞为单克隆增生。⑥细胞化学染色，RP 患者酸性磷酸酶以及 5’核苷酸酶反应多为阴性或弱阳性，骨浆细胞瘤患者均为阳性。⑦对其他脏器的损害，即“侵袭性”，RP 对正常组织不具有破坏性。

七、治疗

对于无症状或无进展的骨浆细胞瘤，或 Durie－Salmon 分期Ⅰ期患者可以观察，每 3 个月复查 1 次；对有症状或 Durie－Salmon 分期Ⅱ、Ⅲ期的患者应规范化综合治疗。

（一）化疗与干细胞移植

自 20 世纪 80 年代出现大剂量化疗＋自体造血干细胞移植以来，这种方法一直作为＜60 岁有症状患者的首选治疗方案，是安全有效的巩固治疗方法。

1. 年龄≤65 岁或适合自体干细胞移植者 可选择下列方案之一，治疗 4 个疗程或 4 个以下疗程后达到部分缓解或更好疗效者，可进行自体干细胞移植。具体方案如下。

（1）VAD±T：长春新碱，0.4mg/d 持续静脉注射（或＞6h），1～4d。阿霉素，9mg/(m^2·d)，1～4d。地塞米松，20mg/(m^2·d)，1～4d、9～12d、17～28d。沙利度胺，100～300mg 口服，1～28d。28d 为一个疗程。

（2）TD：沙利度胺，200mg 口服，1～28d。地塞米松，40mg 口服，1～4d。作为移植前诱导每 4 周重复一次，共 4 个周期。

（3）BD：硼替佐米，1.3mg/m^2 静脉注射，1d、4d、8d、11d。地塞米松，40mg 口服，1～4d。作为移植前诱导每 3 周重复一次，共 4 个周期。

（4）PAD：硼替佐米，1.3mg/m^2 静脉注射，1d、8d、11d。阿霉素，1～4d。地塞米松，40mg 口服，1～4d。

（5）DVD：脂质体阿霉素，40mg/m^2 静脉注射，1d。长春新碱，0.4mg/d 持续静脉注射（或＞6h），1～4d。地塞米松，40mg 口服，1～4d。28d 为一个疗程。

（6）BTD：硼替佐米，1.3mg/m^2 静脉注射，1d、4d、8d、11d。沙利度胺，100～200mg 口服，1～21d。地塞米松，40mg 口服，1～4d。3 周重复一次，共 4 个周期。

2. 年龄＞65 岁或不适合自体干细胞移植、血肌酐≥176μmol/L 者 可选择以下方案之一直到获得部分缓解及以上疗效。具体方案如下。

（1）VAD：长春新碱，0.4mg/d 持续静脉注射（或>6h），1～4d。阿霉素，9mg/（m^2·d），1～4d。地塞米松，20mg/（m^2·d），1～4d、9～12d、17～28d。

（2）TD：沙利度胺，200mg 口服，1～28d。地塞米松，40mg 口服，1～4d。

（3）PAD：硼替佐米，1.3mg/m^2 静脉注射，1d、8d、11d。阿霉素，1～4d。地塞米松，40mg 口服，1～4d。

（4）DVD：脂质体阿霉素 40mg/m^2 静脉注射，1d。长春新碱，0.4mg/d 持续静脉注射（或>6h），1～4d。地塞米松，40mg 口服，1～4d。

3. 年龄>65 岁或不适合自体干细胞移植、血肌酐<176μmol/L 者 除以上方案之外，还可选择以下方案之一直到获得部分缓解及以上疗效。具体方案如下。

（1）MP：美法仑，0.1mg/（kg·d）或者 0.25mg/（kg·d），1～4d 或 7d。泼尼松，25～60mg/d 口服，1～4d 或 7d。每 4～6 周重复 1 次。

（2）M2：环磷酰胺，10mg/kg 静脉注射，1d。长春新碱，0.03mg/kg 静脉注射，21d。卡莫司丁，1mg/kg 静脉注射，1d。美法仑，0.1mg/kg 口服，1～7d。泼尼松，1mg/kg 口服，1～7d 以后每周递减剂量至 21d 停用。每 4～6 周重复 1 次。

（3）MPV：美法仑，9mg/m^2 口服，1～4d。泼尼松，60mg/m^2 口服，1～4d。硼替佐米，1.3mg/m^2 静脉注射，1d、4d、8d、11d、22d、25d、29d、32d、42d 重复 1 次。

（4）MPT：美法仑，0.25mg/kg 口服，1～4d。泼尼松，2mg/kg 口服，1～4d。沙利度胺，100～200mg 口服，1～28d。6 周重复一次，共 12 个周期。

4. 干细胞移植

（1）自体造血干细胞移植：常在有效化疗 3～4 个疗程后进行。有可能进行自体造血干细胞移植的患者避免使用含烷剂和亚硝基脲类药物。自体造血干细胞移植对提高患者的生活质量及延长生存期起到巨大的作用，特别是各种新药及传统的化疗方案加新药所组成的新化疗方案的应用更进一步提高了自体造血干细胞移植的疗效。有研究表明新诊断的<65 岁并且肾功能正常的患者中，自体造血干细胞移植的相关死亡率为 1%～2%。自体造血干细胞移植对初治患者的完全缓解率较高，从而可以减轻肿瘤负荷，延长缓解期和生存期。但是这种方法仍然不可治愈疾病，大多数患者会复发。部分原因是自体造血干细胞移植不能产生移植物抗骨髓瘤效应。另外在收集自体造血干细胞的过程中可能混有肿瘤细胞使治疗不彻底，容易复发。

（2）异基因干细胞移植：对骨浆细胞瘤患者可以进行自体－预处理方案的异基因干细胞移植。异基因干细胞移植一般在自体造血干细胞移植后 6 个月内进行。清髓性异基因干细胞移植可在年轻患者中进行，常用于难治、复发患者。异基因干细胞移植是唯一有可能治愈骨浆细胞瘤的方法，在骨浆细胞瘤的治疗中发挥了巨大的作用。传统的清髓性异基因造血干细胞移植主要是通过预处理方案去除患者体内发生变异的造血干细胞及肿瘤细胞，然后通过输入正常人的造血干细胞来恢复正常造血。由于供者与受者基因的差异，移植物抗宿主病的发生率较高，而且患者体内暂时性的低血细胞状态可导致感染率升高，有文献报道其治疗相关死亡率高达 30%～40%，限制了其应用。因此，通过各种方法降低移植相关死亡率就成了研究的重点。

（二）放疗

对剧烈的、难以控制的疼痛，镇痛效果不佳，局部骨质破坏明显，且脊髓神经损害轻、无神经症状或者进展缓慢者，可在规范有效化疗的基础上对主要病变部位进行放疗。放疗可以减轻骨痛，解除肿瘤对神经的压迫症状，巩固化疗治疗效果。放疗前神经损害出现的时间是影响神经功能改善的主要因素，短期出现神经损害恶化者预后差：有报告 1～7d 内恶化者，28%神经功能恢复；大于 7d 恶化者则 56%可恢复。Mill 等报道 128 例患者中 90%疼痛得到部分缓解、21%疼痛完全缓解，症状缓解需要的中位剂量为 10～15Gy（分 2～3 次给予）。Leigh 报道在 101 例患者中，97%的患者疼痛得到缓解、26%的患者疼痛完全缓解，中位剂量为 25Gy，缓解程度以及复发概率与放疗剂量无关。

单剂量 8Gy 已经证实与分次放疗一样，可以缓解骨髓瘤引起的疼痛，因而目前在骨浆细胞瘤缓解疼痛中的推荐剂量也是 8～10Gy/次。

（三）手术治疗

骨浆细胞瘤的特点是全身继发性骨质疏松和局部的骨质破坏，导致脊柱稳定性下降。脊柱不稳定的患者，在放、化疗过程中有发生压缩骨折的风险。Cybulski 评价脊柱稳定性的标准：①前柱和中柱破坏，椎体高度压缩≥50%；②≥2 个相邻节段压缩骨折；③累及中柱和后柱（骨折块可能移位）；④进行了椎板切除减压却忽略了（已经存在的）前柱和中柱破坏。满足以上 4 条中 1 条即属不稳定。

骨浆细胞瘤对放、化疗敏感，放、化疗可抑制肿瘤细胞增殖，缓解肿瘤局部浸润引起的疼痛。但疼痛和脊髓受压还可来自脊柱结构的破坏，导致脊柱不稳定，表现为运动时加重的脊柱严重疼痛。椎体破坏严重时，还可发生病理性骨折。椎体后缘骨片或椎间盘可向椎管压迫脊髓，或由于后凸畸形、椎体半脱位或脱位引起椎管形态改变而造成脊髓受压，出现脊髓神经损害时，放、化疗将无助于神经损害的改善，应采取手术治疗。

手术治疗适用于脊髓神经损害严重或进展迅速、脊柱不稳定、无手术禁忌者，在化疗的基础上可选择姑息性肿瘤切除、脊髓减压、脊柱内固定术。手术入路需结合病灶所在位置、患者年龄、全身情况和各器官的功能等综合考虑。手术方式应力求简单有效。病变主要累及椎体者，可行前方入路椎体肿瘤切除、脊髓减压、椎间植骨、骨水泥填塞或钛网支撑植骨，短节段钉板或钉棒系统内固定；病变主要累及椎弓（附件）者，可行后方入路椎弓肿瘤切除、脊髓减压、椎弓根螺钉系统内固定（图 10−1−6）。不必追求前后联合入路彻底切除病灶，因为前后联合入路手术创伤大、手术时间长、出血多、花费高。手术的主要目的是切除局部病灶、解除脊髓神经压迫、稳定脊柱、缓解顽固疼痛、提高生活质量，而不是治愈疾病本身。对有手术适应证的患者只有在化疗的基础上配合手术治疗，才能得到最好的治疗效果。

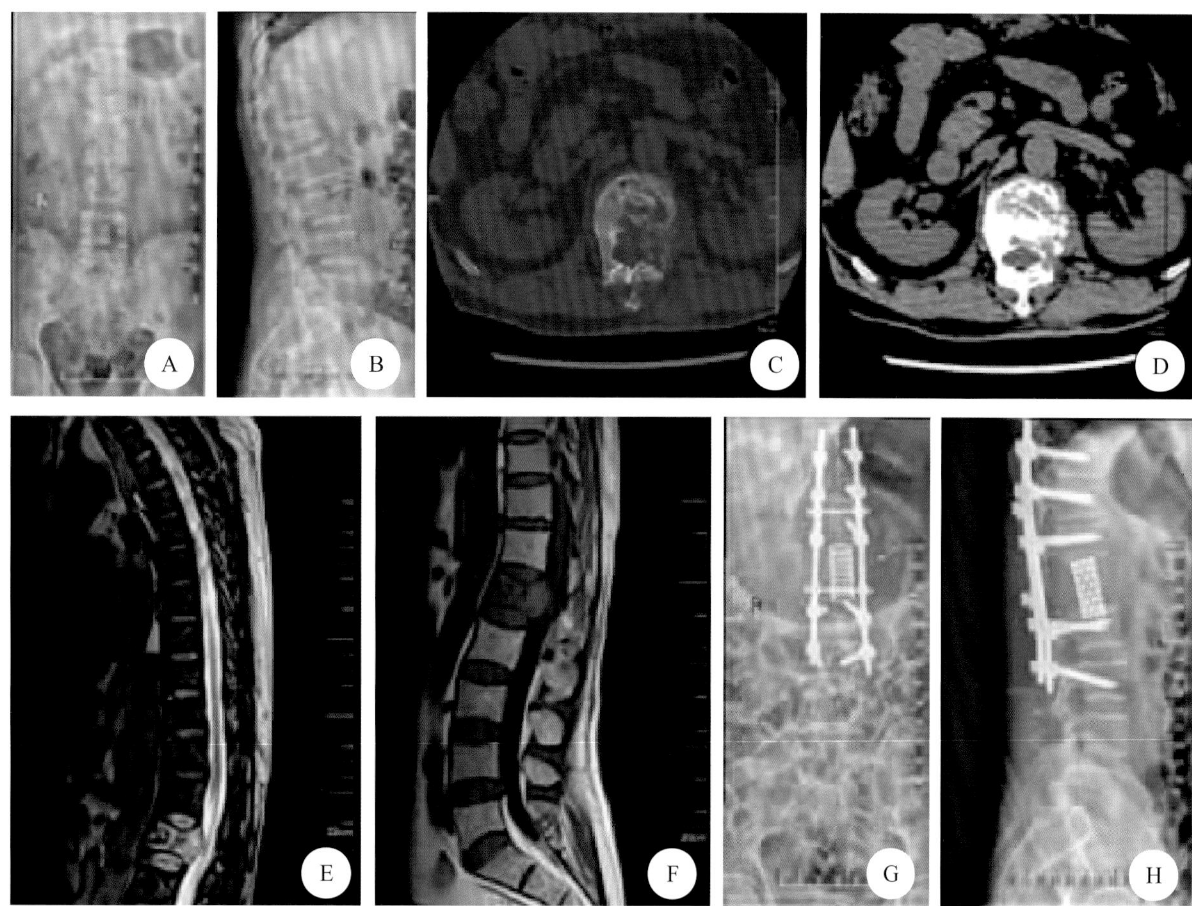

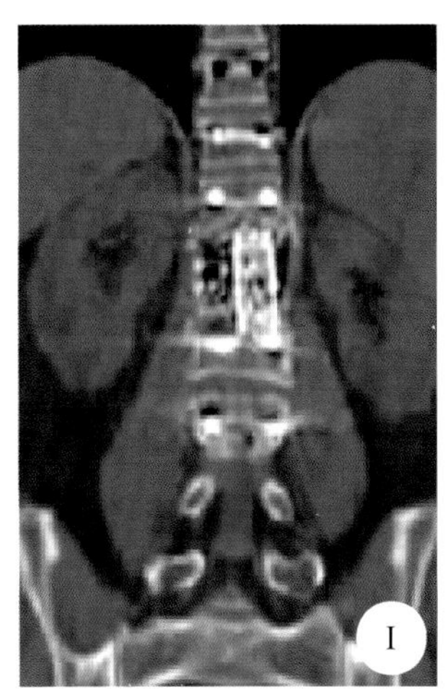

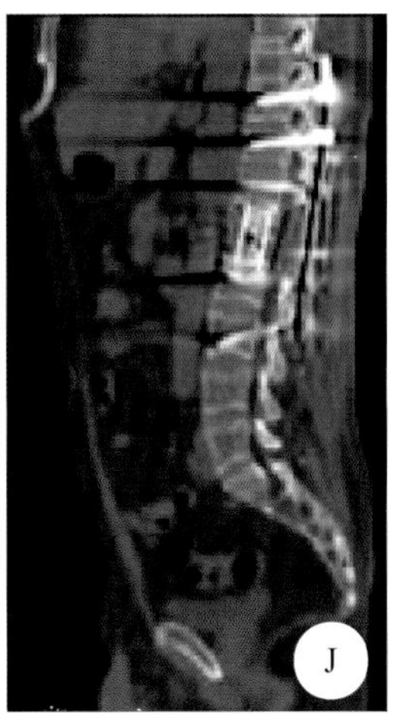

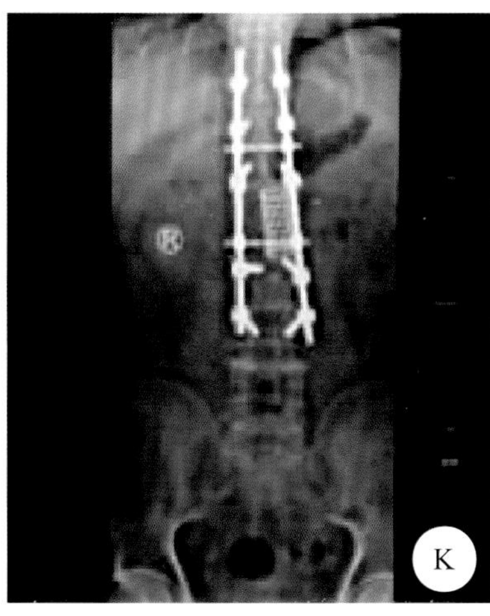

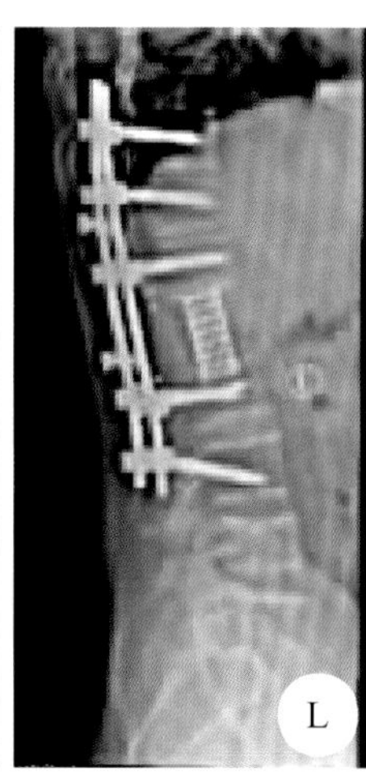

图 10－1－6　男性，59 岁　L_1 骨浆细胞瘤伴病理性骨折，行 L_1 全脊椎切除、同种异体骨钛笼植骨融合内固定术

A、B. 术前 X 线片；C、D. 术前 CT；E、F. 术前 MRI 显示肿瘤累及 L_1 椎体及附件，L_1 病理性骨折，硬膜囊受压；G、H. 术后 X 线片；I、J. 术后 CT 显示同种异体骨钛笼及内固定钉棒系统位置良好；K、L. 术后 3 个月 CT 显示内固定无松动断裂，钛笼固定在位，植骨融合

（四）经皮穿刺椎体成形术（Percutaneous vertebro plasty，PVP）和后凸成形术（Percutoneous kyphoplasty，PKP）

PVP 主要适用于骨浆细胞瘤破坏椎体致椎体病理性压缩骨折超过椎体高度 1/2～2/3 的情况，PKP 对于椎体严重压缩（超过 1/2～2/3）更显示其优越性。脊柱不稳定、椎体后壁完整、无并发脊髓神经受压的患者，下胸椎和腰椎在 C 臂机辅助下即可较顺利通过椎弓根穿刺进行 PVP，上胸椎通过肋椎关节穿刺进入椎体，但可能出现气胸和血胸。受累椎体被骨水泥充填 16.2％即可恢复椎体的强度、29.8％的充填即可恢复椎体的刚度，即上胸椎注射 2ml、胸腰段注射 4ml、腰椎注射 6～8ml 骨水泥可恢复椎体的强度和刚度。综合文献报道，PVP 或 PKP 对椎体骨浆细胞瘤的疼痛缓解率在 80％左右，多数局部镇痛效果可保持 1 年。但对骨浆细胞瘤引起的弥散性广泛疼痛，镇痛效果较差。

（五）对症支持治疗

1. 骨病　骨浆细胞瘤的骨病是常见的临床表现之一，有 75％～90％的患者在初诊时会出现溶骨性或是穿凿样骨质破坏。骨痛通常为本病的首发症状，疼痛部位多在骶部，其次是胸廓和肢体，尤其是由于椎体或肋骨压缩骨折所致的骨痛最为常见。骨浆细胞瘤细胞浸润时，可引起局部肿块，多见于肋骨、锁骨、胸骨及颅骨。

（1）一般治疗：除非骨折的急性期，不建议患者绝对卧床，鼓励患者适当运动以免钙质进一步流失，但是要避免进行剧烈运动以及抗阻运动，睡硬板床，预防脊柱压缩骨折。

（2）化疗：是缓解症状及避免骨病进一步进展的重要措施。在化疗中目前显示一些药物如硼替佐米、雷利度胺有抑制破骨细胞活性的作用，不仅可以抑制骨浆细胞瘤，还可以对骨病起治疗作用。特别是硼替佐米有促进成骨细胞增殖分化及成骨的能力。

（3）分子靶向治疗。目前分子靶向治疗药物的作用主要有：①诱导对传统药物耐药的骨浆细胞瘤细胞系及原代细胞凋亡或使细胞停滞在 G1 期；②减弱骨浆细胞瘤细胞与骨髓基质细胞的黏附作用；③阻断细胞因子对骨髓微环境的破坏；④抗血管生成；⑤调节 NK 细胞活性，提高机体抗骨浆细胞瘤免疫力。主要药物有沙利度胺和硼替佐米。

（4）双膦酸盐（Bisphosphonates，BPs）包括利塞膦酸钠、阿仑膦酸钠、伊班膦酸钠、唑来膦酸钠。目前认为双膦酸盐作用的最终靶细胞为破骨细胞，此类药物通过抑制破骨细胞的形成和功能和缩短破骨细胞的寿命这三个方面来抑制破骨细胞的破骨活动。双膦酸盐是治疗骨浆细胞瘤的一种化合物，对肿瘤细胞诱导产生的高钙血症及骨质疏松是有效的抑制药。静脉制剂使用时应严格掌握输注时间，使用前后注意监测肾功能，总使用时间不要超过 2 年，如 2 年以后仍有活动性骨损害，可间断使用。帕米磷酸二钠或唑来膦酸钠有可能引起颌骨坏死及加重肾功能损害。2004 年 Ross 进行了双膦酸盐的系统综述，1079 例患者的资料分析中，双膦酸盐与安慰剂相比可以显著降低脊柱骨折发生率，但是对高钙血症以及复合骨折的发生率无改善。

（5）局部放疗：对于化疗及双膦酸盐治疗之后仍然无法缓解的顽固骨痛、椎体不稳、即将发生的病理性骨折和脊髓压迫，采取局部放疗可以有效迅速缓解骨病及软组织病变的疼痛。

（6）椎体成形：对于脊柱的病理性压缩骨折，可以采用创伤较小的 PVP 及 PKP。PVP 是在局部麻醉下完成，但是不能恢复脊柱的高度，可以同时进行几个椎体的成形。PKP 是一种以 PVP 为基础的改良手术，在球囊植入后可以使后凸脊柱恢复以前的高度，然后球囊撤出，注入骨水泥充填空腔，除了可以缓解疼痛，还可以改善功能。

（7）三级镇痛：80％骨浆细胞瘤患者可在疾病进程中出现疼痛，疼痛常由并发症尤其是脊柱压缩骨折引起，以及由骨质疏松导致的脊柱塌陷引起。疼痛可以是局灶性的，也可以部位较为广泛。骨浆细胞瘤的患者应尽量避免使用 NSAIDs，因为可以引起肾功能损害的进一步加重。双膦酸盐可以缓解骨浆细胞瘤患者引起的骨痛。除了非阿片类以及阿片类镇痛药，芬太尼缓释贴膜对局灶性慢性疼痛也有较好疗效。一些抗抑郁药物如阿米替林、卡马西平、加巴喷丁，对合并周围神经疾病引起的疼痛有效，对于晚期患者地塞米松的使用可以缓解疼痛。

2. 高钙血症与高尿酸血症

（1）水化、利尿：注意出入量，尤其合并肾功能损害者，每日补液 2000～3000ml。保持尿量＞1500ml/d。

（2）使用双膦酸盐：如果既往没有使用双膦酸盐，开始双膦酸盐的治疗。如果已经用双膦酸盐治疗，可以考虑增加剂量或者换用药物的种类。

（3）肾上腺糖皮质激素：对于持续血钙增高的患者可静脉注射肾上腺糖皮质激素，有助于血钙的降低。

（4）降钙素：肌注降钙素对顽固性血钙增高的患者有效。

（5）别嘌呤醇：骨浆细胞瘤患者核酸代谢增强，血尿酸增高，尤其化疗后由于肿瘤细胞的裂解，血尿酸会更高，出现高尿酸血症，严重者可以出现尿路结石，口服别嘌呤醇 300～600mg 可以降低血尿酸。

3. 贫血

（1）促红细胞生成素（Erythropoietin，EPO）的使用：有证据表明在骨浆细胞瘤肾病患者中使用 EPO 可使患者受益，在使用 EPO 之后 12～16 周，血红蛋白的水平可以上升 1.6～1.8g/L。但目前没有关于症状性贫血患者不接受化疗只接受 EPO 治疗的结果，因为只有这样才可以更清晰地将 EPO 的作用从化疗获益中剥离出来。

（2）抗凝药的使用：在合并使用沙利度胺的患者中未见血栓事件发生率的增高，所以目前尚没有任何一个指南推荐正在使用 EPO 的患者使用抗凝治疗。

（3）血清 EPO＞200U/mL，需要频繁输血（在 3 个月之内输血量多于 3U）者是 EPO 疗效不好的预测因素。

（4）用药 4～6 周后无效患者剂量加倍；6～8 周之后血红蛋白升高＜20g/L，判断无效，可以停药。需要输血的患者要注意不要加重高黏滞血症。

4. 肾功能损害

（1）去除诱因：高钙血症、感染、NSAIDs（可以影响肾血流，加重肾功能恶化）、血管紧张素转化酶抑制剂和造影剂可成为急性肾功能不全的诱因。碱化尿液、利尿、维持循环血容量等可以防止肾小管管腔内形成管型，这对患者有非常重要的意义，常可通过这些措施逆转急性肾功能不全。大剂量造影剂可使肾血流量及肾小球滤过率暂时下降，血黏稠度增加，并促进黏蛋白在肾小管内沉淀。造影剂还可增加肾小管分泌尿酸，使小管腔阻塞，诱发急性肾衰竭。

（2）化疗：降低肿瘤负荷才可消灭肾脏损伤物质的源头，对合并肾功能损害的患者尽早开始化疗才有望逆转肾功能，尤其是使用含有硼替佐米等的化疗方案时。

（3）肾透析：有肾衰竭者应积极透析。腹膜透析有助于部分清除体内免疫球蛋白，可作为首选。其清除轻链的速率仅为血浆置换的 1/10，许多患者须在透析之后数周或数月才可见到肾功能的改善。

(4) 积极控制感染：对于疾病控制不佳的患者，感染会成为加重肾功能损害的重要原因，也是骨浆细胞瘤患者死亡的主要原因之一。对于疾病控制不佳的患者可以考虑预防使用抗生素预防感染的发生，对于使用硼替佐米的患者需要注意疱疹病毒感染的可能性，尤其是水痘-带状疱疹病毒，可在此类患者中加用阿昔洛韦进行预防。

5. 感染 如反复发生感染或出现威胁生命的感染，可考虑静脉使用免疫球蛋白。若使用大剂量地塞米松方案，应考虑预防肺孢子菌肺炎和真菌感染。使用蛋白酶体抑制剂、达雷妥尤单抗的患者可使用阿昔洛韦或伐昔洛韦进行水痘-带状疱疹病毒感染的预防。对于乙型肝炎病毒（Hepatitis B virus，HBV）血清学呈阳性的患者，应预防性使用抑制病毒复制的药物，并注意监测病毒载量。特别是联合达雷妥尤单抗治疗的患者，应在治疗期间以及治疗结束后至少 6 个月内监测 HBV 再激活的实验室参数。对于在治疗期间发生 HBV 再激活的患者，应暂停达雷妥尤单抗治疗，并给予相应治疗。

6. 静脉血栓/栓塞 对接受以免疫调节剂为基础的治疗方案的患者，应进行静脉血栓/栓塞风险评估，并根据发生风险给予预防性抗凝或抗血栓治疗。

7. 高黏滞血症 血浆置换可作为症状性高黏滞血症患者的辅助治疗。

八、预后

骨浆细胞瘤一般无法治愈，自然病程具有高度异质性，患者中位生存期 3～4 年，10%的患者生存期可达 10 年，有些患者可存活 10 年以上。生存期与年龄、CPR 水平、肿瘤分期、肾功能损害程度、骨髓被肿瘤组织替代的程度、肿瘤细胞的成熟度和异型性、Ki-67 高水平的表达及染色体 13q14 和 17q13 的缺失与否有关。细胞遗传学改变是决定疗效和生存期的重要因素。浆细胞分化程度、循环浆细胞数及血清乳酸脱氢酶水平均为彼此独立的预后因素。体能状态对骨浆细胞瘤患者生存期具有很强的预测能力。有经济条件，年龄≤65 岁，无严重心、肺、肝、肾等的并存疾病，一般状况良好者，可选择自体造血干细胞移植（骨髓移植），平均生存期可达 5 年。

文献报告对于脊柱骨浆细胞瘤、椎骨破坏严重、椎体塌陷病理性骨折造成脊髓神经功能损害、脊柱后凸畸形不稳定者，手术切除病椎肿瘤重建脊柱稳定性，术后平均 4 年随访的影像学显示病椎骨性愈合，脊柱稳定性良好，椎体压缩无进一步加重，病灶无复发。

第二节　脊柱孤立性浆细胞瘤

一、概述

浆细胞瘤是以浆细胞异常增殖为特征的恶性肿瘤，临床上通常分为 3 类，即骨浆细胞瘤、髓外浆细胞瘤（Extramedullary plasmacytoma，EMP）和骨孤立性浆细胞瘤（Solitary plasmacytoma of bone，SPB）。2016 年 WHO 骨肿瘤分类中，把孤立性浆细胞瘤（Solitary plasmacytoma，SP）作为浆细胞瘤的一个亚型单独列出，包含髓外浆细胞瘤和骨孤立性浆细胞瘤。骨孤立性浆细胞瘤是一种单发于骨的浆细胞瘤，占浆细胞瘤的 2%～3%，是浆细胞瘤的一种临床亚型，最终会进展为骨浆细胞瘤。骨孤立性浆细胞瘤的特点是单克隆浆细胞异常增殖引起单发性骨质破坏，临床较为少见，32%～72%的骨孤立性浆细胞瘤位于脊柱。脊柱孤立性浆细胞瘤（Solitary spine plasmacytoma，SSP）的治疗以放疗或手术治疗为主，预后相对较好，局部控制率可高达 80%，约 2/3 的脊柱孤立性浆细胞瘤患者在 2～4 年内进展扩散为骨浆细胞瘤，平均生存期为 7.5～12.0 年。

二、临床表现

脊柱孤立性浆细胞瘤多发于男性，男女比例 2∶1，平均发病年龄 55 岁，病程从 3 个月到 5 年。病灶主要位于胸椎、颈椎、腰椎及骶椎。

最常见的临床表现为病椎附近的局部疼痛，在确诊前有 6 个月的疼痛期，疼痛是首发临床症状，早期多为隐痛，由于发病年龄特点，早期易误诊为脊柱变。随着病变的进展，疼痛逐渐加重并呈持续性，部分患者由于脊髓或神经根受压而出现放射性疼痛、麻木、四肢无力、局部叩压痛、脊柱活动受限等，至后期常有难以忍受的剧烈疼痛，骨质破坏严重者可有脊柱后凸畸形，颈椎脊髓受压引起四肢瘫，胸椎脊髓受压引起截瘫，腰椎神经根受压引起下肢感觉运动功能障碍。

三、实验室检查

怀疑脊柱孤立性浆细胞瘤时应做：血液系统检查，行骨髓穿刺涂片检测浆细胞比例；行 M 蛋白的定性和定量检查（血清蛋白电泳、尿本周氏蛋白检测、血清免疫电泳、血清免疫球蛋白及轻链测定）明确有无 M 蛋白及其水平；其他器官功能检查，如血常规、血钙、肝肾功能等。

1. 血象　多为正常血象，无贫血。红细胞沉降率不增快。

2. 血液生化检查　蛋白电泳正常；血清免疫球蛋白定量测定显示 M 蛋白不增多；正常免疫球蛋白不减少；血钙不增高。

3. 尿和肾功能　尿本周氏蛋白检测阴性，血清尿素氮和肌酐无增高。

4. 骨髓　骨髓穿刺涂片检测浆细胞比例正常或<5%。

四、影像学表现

怀疑脊柱孤立性浆细胞瘤应做：

（1）脊柱病灶局部检查（正侧位 X 线、CT 和/或 MRI 检查），以明确肿瘤侵犯范围、骨质破坏程度、脊髓有无受压等情况。

（2）其他部位检查：行 X 线检查、骨显像或 PET/CT 判断有无其他部位病灶（建议有条件的患者行 PET/CT 检查）。

（一）局部影像学表现

1. X 线片　X 线检查是首选的检查方法，但灵敏度不高，30%～50%的骨质丢失在 X 线片上才能有所反映。当病变发展到一定程度时，X 线片上均可见相应椎体破坏，多表现为单发病变，呈膨胀性、不规则溶骨性破坏，椎体有不同程度的塌陷，通常无骨膜反应，60%～70%的患者可见椎体压缩骨折（图 10－2－1）。

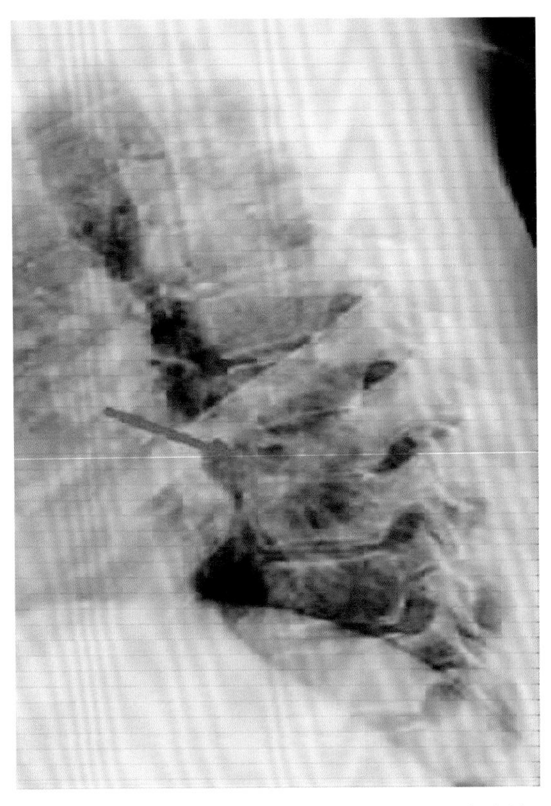

图 10－2－1　男性，42 岁，T_8 孤立性浆细胞瘤的 X 线片表现（箭头所示）

2. CT　可准确显示病椎溶骨性破坏（图 10－2－2），病灶边界清楚，可判断脊柱稳定性及压缩骨折程度，CT 多表现为椎体及附件虫蚀样或筛孔样破坏、椎旁软组织肿块。

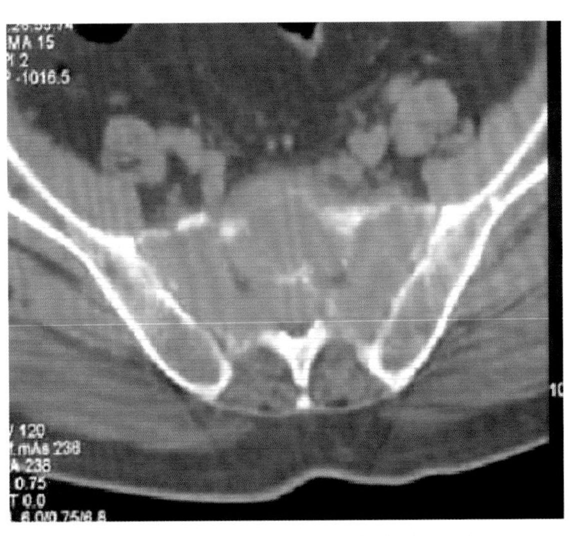

图 10－2－2　S_1 孤立性浆细胞瘤的 CT 表现

3. MRI 可清楚显示病灶累及范围，显示椎管及椎旁软组织侵犯更清晰。可见肿瘤侵入椎管，硬膜囊受压变形，MRI 表现为椎体病变节段信号不均，可伴有椎旁软组织肿块影，T1WI 为等信号，T2WI 为高信号，对脊柱孤立性浆细胞瘤诊断具有重要价值。

（二）全身影像学表现

1. 骨显像 主要反映成骨能力，而脊柱孤立性浆细胞瘤的特点为溶骨性破坏，故其灵敏度较低，病椎多呈单一的冷区，可用以寻找全身骨骼的多发与单发病灶。

2. PET/CT 是目前全身检查最理想的影像学手段，它兼有 PET 的高对比分辨率和 CT 的高空间分辨率。应注意 PET/CT 存在将隐匿的多发骨髓瘤误诊为孤立性骨髓瘤的可能。

五、病理学检查

怀疑为脊柱孤立性浆细胞瘤时，应获得病理标本，力争通过 CT 引导下病灶穿刺活检取得。脊柱孤立性浆细胞瘤和脊柱骨浆细胞瘤组织学形态完全一致。由肿瘤性浆细胞组成的脊柱孤立性浆细胞瘤在肉眼观、镜下所见（图 10－2－3）、免疫表型和遗传学特征方面都与脊柱骨浆细胞瘤相似。脊柱孤立性浆细胞瘤预后较脊柱骨浆细胞瘤好，35%的患者可存活 10 年以上，55%转变为脊柱骨浆细胞瘤，10%的患者出现局部复发或另生成一个孤立性浆细胞瘤。

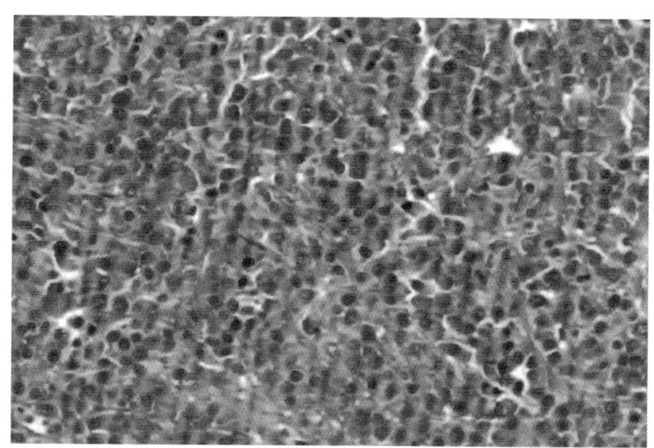

图 10－2－3 图片显示鳞状黏膜下有不同程度分化的肿瘤性浆细胞，弥漫增生，可有成熟性、不成熟性及浆母细胞样表现

六、诊断与鉴别诊断

脊柱孤立性浆细胞瘤的确诊，应结合临床表现、影像学表现及病理学检查。

（一）脊柱孤立性浆细胞瘤的诊断标准

（1）活检证实为单个部位的单克隆性浆细胞瘤，X 线检查、MRI 和/或 FDG－PET 检查证实除原发灶外无阳性结果，血清和/或尿 M 蛋白水平较低。

（2）多部位骨髓穿刺涂片或骨活检浆细胞数正常，标本经流式细胞术或 PCR 检测无克隆性增殖证据。

（3）无骨浆细胞瘤相关器官或组织损害表现（表 10－2－1）。

表 10－2－1 骨浆细胞瘤相关器官或组织损害表现

指标	具体内容
血钙水平增高	校正血清钙>正常上限值+0.25mmol/L（1mg/dL）或>2.8mmol/L（11.5mg/dL）
肾功能损害	血肌酐>176.8μmol/L（2mg/dL）
贫血	血红蛋白<100g/L 或低于正常值 20g/L 以上
骨质破坏	溶骨性破坏或骨质疏松伴有压缩骨折
其他	有症状的高黏滞血症、淀粉样变、反复细菌感染（≥2 次/年）

（二）脊柱孤立性浆细胞瘤的鉴别诊断

1. 脊柱骨浆细胞瘤 两者均为骨髓源性浆细胞克隆性肿瘤性增殖。怀疑脊柱孤立性浆细胞瘤者应行局部病灶 CT 引导下穿刺活检以确诊。还需详尽检查有无其他系统受累以鉴别脊柱骨浆细胞瘤。

（1）单发骨质破坏，活检证实为浆细胞瘤。

（2）影像学检查无其他部位病灶。

（3）骨髓检查为正常骨髓象或浆细胞<5%。

（4）无全身受累表现（无浆细胞病变所致的贫血、高钙血症或肾损害的证据）。

（5）脊柱孤立性浆细胞瘤血/尿 M 蛋白检测多无阳性发现。但有 24%～72%的孤立性浆细胞瘤患者血/尿标本中可检测到 M 蛋白，一般水平往往较低，均<20g/L。若≥20g/L 要考虑脊柱骨浆细胞瘤。

2. 脊柱恶性淋巴瘤　脊柱恶性淋巴瘤是单一的椎骨组织受累，伴有区域淋巴结受累，但没有内脏和淋巴结受累。通常表现出颈、胸、腰、骶患部疼痛，叩压痛，活动逐渐受限，随着病情进展可出现病理性骨折、脊柱后凸畸形、活动障碍，肿瘤侵入椎管出现脊髓压迫，引起相应的脊髓神经学症状，但由于两者病例均少见，有时症状和体征类似。影像学检查均显示单椎骨的溶骨性破坏。有时普通 HE 染色中难以区别，两者都是圆形肿瘤细胞，此时需借助免疫组化染色：绝大多数原发性骨淋巴瘤为弥漫性大 B 细胞型，LCA、CD19、CD20、CD79a（+），70%患者 BCL-2（+）。孤立性浆细胞瘤缺乏白细胞共同抗原（LCA）和全 B 细胞抗原，因而 LCA、CD99 和 CD20（-），而 CD38、CD138 以及 VS38C（+）。

七、治疗

脊柱孤立性浆细胞瘤的治疗需血液科、脊柱外科及放疗科等多学科共同协作。

（一）放疗

脊柱孤立性浆细胞瘤对放疗高度敏感，一旦诊断明确，如无明显病理性骨折、脊柱不稳及神经受压，即可行局部放疗。根治性放疗为其首选治疗方法。放疗的局部控制率可达 83%～96%。放疗可镇痛、改善神经损害，并使 60%患者病灶重新钙化或骨化（图 10-2-4）。75%以上患者疼痛缓解，50%以上神经功能改善。根治性放疗后，多数患者 M 蛋白消失。放疗后 M 蛋白持续存在超过 1 年、骨髓象并非完全正常者，进展为骨浆细胞瘤的风险更大。

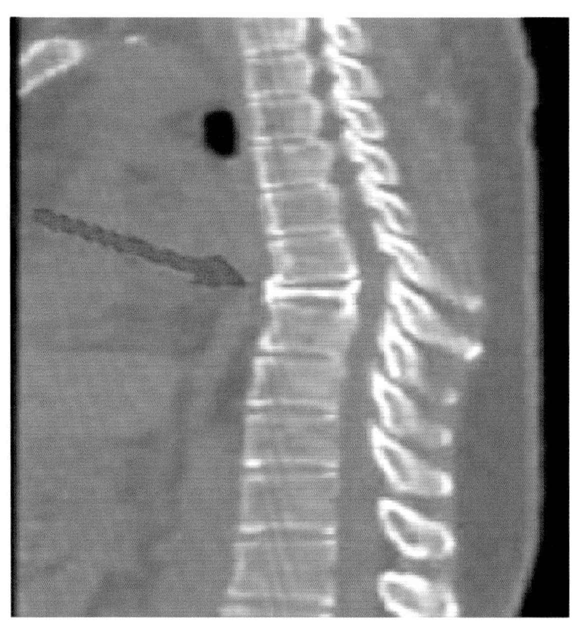

图 10-2-4　男性，42 岁，T_8 孤立性浆细胞瘤，放疗后 CT 显示骨性愈合（箭头所示）

1. 放疗适应证　①轻度、进展慢的神经损害者；②不稳定者可尝试支具保护下放疗；③不接受或不能耐受手术者；④术后辅助放疗。

2. 放疗剂量　对于脊柱孤立性浆细胞瘤患者放疗剂量的选择目前尚无定论。因为患者数量较少且所用剂量范围较窄，所以有关剂量-反应关系的数据不足。Mendenhall 等对 81 例患者剂量-反应进行回顾性分析后推荐放疗最小剂量为 40Gy。有些学者推荐放疗剂量为 45～50Gy，但有关剂量>40Gy 的剂量-反应曲线证据很少，且针对剂量为 50～60Gy 时的局部失败率只有少量报道。Tsang 等报道了治疗 32 例脊柱孤立性浆细胞瘤患者的经验，认为剂量>35Gy 时并没有明确的剂量-反应曲线。对于脊柱孤立性浆细胞瘤患者，肿瘤大小是影响局部控制率最主要的因素，当瘤块≤5cm 时，局部控制率为 100%；当瘤块>5cm 时，局部控制率仅为 38%。Ozsahin 等的多中心研究结果也支持这一结论。

3. 放疗范围　临床上关于脊柱孤立性浆细胞瘤放疗的范围亦有争议。MRI 检查可精确定位需放疗的骨骼和软组织范围，根据 MRI 定位的肿瘤范围有针对性地进行放疗可取得较好的局部控制率。临床上脊柱孤立性浆细胞瘤放疗范围应为 MRI 检查所见肿瘤边缘外至少 2cm 以内。对于较小的骨骼如脊椎骨，应包含受累的整个骨骼及其上、下各 1 个未受侵犯的椎节；对于较大的骨骼，则不必包含整个骨骼，以免正常组织受到不必要的放射线损伤。

4. 放疗效果 放疗效果评价取决于M蛋白水平变化、症状消失或进展情况，以及影像学检查有无发现新病灶。放疗可使25%～50%患者M蛋白消失。M蛋白通常下降迅速，接近下限界值时下降较慢，且可持续数年。M蛋白持续存在及其浓度本身并非治疗指征，但对这些患者需密切监测疾病进展情况。患者放疗后M蛋白消失表明治愈可能性较大，而放疗1年后M蛋白持续存在则大多会进展为骨浆细胞瘤。放疗后影像学检查所见的残留异常较常见，且临床上难以评价，但多与预后无关。

脊柱孤立性浆细胞瘤患者肿瘤≤5cm时，推荐放疗剂量为40Gy，分20次给予；肿瘤>5cm时，推荐剂量为50Gy，分25次给予。同时应注意避免损伤脊髓及神经根。应严密监测脊柱孤立性浆细胞瘤患者是否进展为骨浆细胞瘤，放疗后6个月内每6周需复查1次扩散情况，症状和体征评估应与实验室检查相结合。患者若对放疗没有反应，应考虑是否已进展为骨浆细胞瘤。若已进展为骨浆细胞瘤，需行手术治疗和/或辅助化疗，治疗方案应根据骨浆细胞瘤治疗指南选择。对于年轻患者，可采用高剂量化疗和自体造血干细胞移植。

（二）手术治疗联合放疗

脊柱孤立性浆细胞瘤患者如果出现或濒临脊柱病理性骨折、脊柱不稳、继发性脊髓及神经根损害等，应首选手术治疗并辅以术后放疗。放疗无法代替手术治疗。手术治疗的目的是切除肿瘤病灶、解除脊髓或神经根的压迫、改善神经症状、重建脊柱稳定性。手术治疗适应证：①脊柱病理性压缩骨折或濒临骨折，脊柱明显不稳定者；②神经功能损伤重、进展快者；③放疗无效者。

手术方式的选择：需根据病变特点而定，椎体病变者可行前方入路手术切除肿瘤、椎管减压、钛网及骨水泥内固定。附件病变者可行后方入路肿瘤切除、短节段内固定。病变累及椎体和附件时，可采用椎体切除、钛网及骨水泥固定和后方入路附件切除的联合方式，该方式可获得较好的效果。对于发生在胸腰椎的脊柱孤立性浆细胞瘤，可采用经后外侧入路病变椎节整块切除内固定术。临床及相关研究表明，该类肿瘤患者极有可能获得长期存活。虽然脊椎成形术已成功应用于骨浆细胞瘤患者，但尚未见应用于脊柱孤立性浆细胞瘤患者的报道。脊柱孤立性浆细胞瘤所致脊椎压缩骨折、椎体后缘缺损与破坏及神经受累的患者，禁用该技术。如果需行手术治疗，应在放疗前进行。只有迅速恢复脊柱、脊髓功能，才能实施进一步放疗。对已接受放疗的患者施行手术，会增加手术难度。手术可能减弱术后放疗效果，其原因与植入的金属内固定物可能潜在性地屏蔽有效放疗剂量所照射的范围有关。手术方式的选择取决于肿瘤部位和范围、患者适应性和一般情况，以及术者技术和经验。如果脊柱孤立性浆细胞瘤是造成临床症状的唯一原因，且没有累及其他器官，则应按上述治疗方案进行治疗；若病变演变为多节段椎节和骨髓受累，则应诊断为骨浆细胞瘤，并及时调整治疗方案。因此，治疗时应针对每位患者的特点，由血液科、脊柱外科和放疗科共同制订适当的治疗方案。

综合文献报告：行肿瘤切除、脊髓减压、脊柱内固定术者48例，术后疼痛均获得不同程度缓解；27例脊髓神经损害者，术后神经功能均获改善；34例脊柱不稳定的患者，术后均恢复稳定性。Tomita和姜亮各报告1例孤立性浆细胞瘤患者行全脊椎整块切除术，分别随访3.5年和1年，病变未进展，病灶无复发。全脊椎整块切除术对脊柱肿瘤虽可达到95%的局部控制率，但它能否成为脊柱孤立性浆细胞瘤局部控制的首选治疗，需要更长的时间随访观察。

（三）辅助化疗

针对早期辅助化疗目前尚有争议，一般不建议，理由是：①早期化疗可能影响M蛋白水平，从而影响预后的判断；②早期化疗可引起耐药，如脊柱孤立性浆细胞瘤进展为骨浆细胞瘤，将影响化疗方案的选择。目前辅助化疗的作用还未确定。放疗联合化疗在提高局部控制及防止或延迟其进展为骨浆细胞瘤方面具有优越性。有报道指出，辅助化疗能延迟骨孤立性浆细胞瘤进展为骨浆细胞瘤。但Tsang等研究发现，辅助化疗并没有益处。Aviles等进行随机对照试验发现，骨孤立性浆细胞瘤放疗后采用美法仑和泼尼松治疗3年有效，平均随访8.9年，放疗组28例患者中有15例（54%）进展为骨浆细胞瘤，而联合治疗组25例患者中只有3例（12%）进展为骨浆细胞瘤，表明联合治疗组具有明显的生存优势。Ozsahin等进行的多中心研究也支持这一结论。但这些研究样本量均较少，且辅助化疗可导致骨髓增生异常综合征、继发性白血病及耐药等不良反应，因此辅助化疗是否有益，还需进一步研究证实。有文献报告行早期辅助化疗者30%进展、未行辅助化疗者40%进展。回顾性研究中，联合化疗并未明显延长骨孤立性浆细胞瘤进展为骨浆细胞瘤的年限。而一项前瞻性研究显示放疗联合化疗与单纯放疗相比，可推迟骨孤立性浆细胞瘤进展为骨浆细胞瘤。化疗方案为MP方案（美法仑+泼尼松），每6周1次，持续3年。平均随访8.9年，接受化疗者88%未进展为骨浆细胞瘤，而未接受化疗者46%未进展为骨浆细胞瘤（$P<0.01$）。在未进展为骨浆细胞瘤之前，早期辅助化疗的意义仍未明确。虽然临床上还没有充足的资料来论证辅助化疗对脊柱孤立性浆细胞瘤的益处，但对存在治疗失败高风险如肿块体积大（大于5cm）的患者可采用辅助化疗。

第三节　脊柱原发性非霍奇金淋巴瘤

一、概述

淋巴瘤是原发于淋巴组织的恶性异质性实体肿瘤，故也称为恶性淋巴瘤。淋巴组织分布于全身器官，淋巴瘤可发生于机体的任何部位，最常见部位为淋巴结。脾脏、胸腺、扁桃体等淋巴组织，沿肠或支气管等黏膜分布的黏膜相关淋巴组织是淋巴瘤的好发部位，也可由散在分布于其他组织中的淋巴组织恶性增殖引起。淋巴瘤分为霍奇金淋巴瘤（Hodgkin lymphoma，HL）和非霍奇金淋巴瘤（Non-Hodgkin lymphoma，NHL）两大类。霍奇金淋巴瘤最重要的特点是淋巴组织中可见R-S细胞。除了R-S细胞，组织中还有淋巴细胞、组织细胞、浆细胞、嗜酸性粒细胞、中性粒细胞和纤维组织等成分。非霍奇金淋巴瘤具有高度异质性，比起霍奇金淋巴瘤有更多的结外侵犯和远处扩散。

非霍奇金淋巴瘤是一种由恶性淋巴细胞组成的、能够在骨组织内产生肿胀性损害的骨髓源性肿瘤，是恶性淋巴细胞原发或继发性累及骨并在骨形成的肿瘤性肿块，绝大多数非霍奇金淋巴瘤是弥漫性大B细胞淋巴瘤。骨的原发性非霍奇金淋巴瘤是一种很少见的结外淋巴瘤，1901年Wieland首先描述此病的表现，曾被认为是尤因肉瘤的亚型；1932年Oberlin等将此瘤命名为网状细胞肉瘤，以区别于尤因肉瘤；1939年Parker等首先报告17例骨网状细胞肉瘤，从临床与病理角度确立了此瘤的诊断，将其列为一种独立的肿瘤；1971年Shoji等提出原发性骨恶性淋巴瘤的诊断标准；1956年周人厚等首先在国内报告临床病例；1986年刘子君等分析国内首组病理标本；1999年胡云洲等报告骨原发性恶性淋巴瘤36例；2020年WHO骨肿瘤分类将骨的原发性非霍奇金淋巴瘤（ICD-O编码：9591/3）归为造血系统肿瘤。

淋巴瘤以原发于淋巴结最多见，但在淋巴结外淋巴网状组织与任何器官均可发生。发生于淋巴结外淋巴网状组织的淋巴瘤统称结外淋巴瘤。结外恶性淋巴瘤的生物学行为与淋巴结内基本相似。消化道是结外淋巴瘤的常见部位，结外淋巴瘤继发于骨者居多，原发于骨者少见。骨组织的淋巴瘤占骨恶性肿瘤的5%~7%，占结外淋巴瘤的5%左右。任何年龄段都可能会发病，但成年人发病居多，尤其是老年人。男性占多数。淋巴瘤主要侵袭红骨髓。脊柱是骨淋巴瘤的好发部位。当骨恶性肿瘤发生于脊椎和上颌窦时，很难分辨疾病最早发生于骨组织还是软组织。

二、临床表现

霍奇金淋巴瘤和非霍奇金淋巴瘤有相同的分期系统和相似的临床症状及表现特征。深入了解淋巴瘤的临床表现，对合理选择临床诊断技术，帮助临床诊断、鉴别诊断和制订正确的治疗方案，都具有重要的意义。

（一）全身症状

淋巴瘤的全身症状有发热、盗汗、体重减轻、皮肤瘙痒。约1/3的患者起病时伴有全身症状，而有10%的患者以全身症状为最早出现的临床表现。起病时有发热，表现为午后低热，午夜后体温可以恢复正常或接近正常，并伴有盗汗，疑似脊柱结核。部分患者可以表现为弛张热，午后体温可高达40～41℃，次日早晨体温恢复到接近正常水平。间歇热表现为周期性发热，发热期和间歇期长短相近，为1～2周，易误诊为脊柱化脓性感染，这种类型的发热临床上较少见，仅见于晚期患者。由于退热药物在临床上广泛应用，典型的热型已较少见。发热可能是由肿瘤组织产生的IL－1所致。

盗汗是发热患者在夜间退热后引起的（也有部分患者并没有感觉到发热）。盗汗明显者表述夜间可湿透睡衣或被单；部分患者仅表现为轻微的盗汗。10%～20%HL患者伴有体重减轻，皮肤瘙痒者仅为10%～15%。既往有较多的患者在病程的不同时期会出现皮肤瘙痒。随着现代治疗的应用，其发生率及严重程度均明显降低和减轻。皮肤瘙痒往往是全身性的，查体可发现躯干和四肢有多处皮肤抓痕，但也有部分病例表现为上肢或下肢局部性皮肤瘙痒，这种情况常被忽视，不明原因的发热（>38℃）、不明原因的体重下降（半年体重下降超过原体重的10%）和盗汗是临床分期的参考。

NHL患者的全身症状多见于晚期，占NHL的10%～15%。

（二）浅表淋巴结肿大

有90%的HL患者以浅表淋巴结肿大为首发症状，其中60%～70%发生于颈部淋巴结，腋窝和腹股沟淋巴结分别占10%～15%。有50%～70%的NHL患者以浅表淋巴结肿大为首发症状。原发于结外器官的NHL占NHL的40%～50%。在原发于韦氏环的NHL中，80%的患者合并颈部淋巴结肿大。在恶性淋巴结中，约1/5的患者起病时即有多处淋巴结肿大，临床上很难确定何处为首发部位。

肿大淋巴结常无痛，亦无压痛。质韧或中等硬度，富有弹性。一般与皮肤无粘连，初期和中期互不融合，可活动。以上特点有别于淋巴结转移性肿瘤。肿大淋巴结的生长速度于不同的患者会有所不同，在不同程度上也反映了肿瘤的生物学行为及恶性程度。肿瘤生长迅速的患者每天都会感到肿块在增大。也有一些患者肿瘤生长缓慢，1年以上才发现肿瘤增大。部分HL患者肿大的淋巴结可出现一过性缩小或相对稳定，而后继续增大，这种时大时小的现象可见于抗炎或抗结核治疗后，往往被误诊为反应性淋巴结炎或淋巴结结核。若合并全身症状，淋巴结快速增长时症状明显。淋巴结缩小时症状减轻或消失。原发于腹股沟的HL较少见，多为男性，为淋巴细胞为主型或混合细胞型。滑车淋巴结受侵于HL少见，多为滤泡性淋巴瘤。

（三）纵隔淋巴结肿大

纵隔淋巴结肿大是HL常见的临床表现之一，1/2～2/3的患者在诊断时伴有纵隔淋巴结受侵，因此胸部X线检查被认为是必需的检查项目。胸部CT或MRI检查，对发现小的病灶以及明确病变累及范围具有非常重要的价值。纵隔病变起初发生于前纵隔、气管旁及气管支气管淋巴结，胸部X线片上表现为上纵隔轻度增宽。临床上若未及时发现，病变发展可扩散到肺门淋巴结（支气管－肺淋巴结）。临床上，纵隔受侵的患者中约有1/4累及肺门，并且以单侧肺门受累常见，单独肺门受侵的患者则非常少见。

纵隔病变的早期，可以没有任何临床症状。随着病变发展，肿瘤增大到一定程度可因压迫气管、肺、食管，出现干咳、吞咽不畅等症状。

NHL的纵隔受侵发生率低于20%。在T淋巴母细胞淋巴瘤中，纵隔淋巴结肿大是常见的首发症状，发生率>50%。其特点是纵隔肿块大、浸润性生长、生长速度快，常伴有胸膜腔积液和气道阻塞。

（四）肝、脾和腹腔淋巴结病变

肝受侵是淋巴瘤的晚期表现，尸检发现60%HL和50%NHL有肝受侵，HL在确诊时约有3%的患者合并肝受侵。

NHL患者中，肝受侵发生率为11%～42%，肝受侵的阳性率与肝活检取材的大小及取材部位的多少有关。

脾是HL最常见的膈下受侵部位。有肝和骨髓受侵的患者肯定伴有脾受侵。有膈下淋巴结受侵者，其中70%～80%有脾受侵。下列因素易合并脾受侵：病理为混合细胞型，腹主动脉旁淋巴结受侵，有全身症状，膈上多个区域的淋巴结受侵。锁骨上窝有巨大肿块者可能也是好发脾受侵的一个因素。NHL 中，脾受侵较少见，多发生在晚期患者。原发于脾的 NHL 较罕见，其病理类型多为中、低度恶性，预后较好。

腹主动脉旁淋巴结是 HL 常见受侵部位，约 1/4 的患者在确诊时有腹主动脉旁淋巴结受侵；肠系膜淋巴结受累较少见，发生率约为 1%。腹膜后淋巴结是 HL 治疗后常见的复发部位。腹主动脉旁淋巴结受侵与脾受侵有关，认为病变是经血行到达脾，由脾到脾门淋巴结再至腹主动脉旁淋巴结。

（五）肺和胸膜病变

10%～20%的 HL 患者在确诊时表现为肺和胸膜受侵。肺和胸膜受侵往往是由纵隔和肺门病变发展所致，可由纵隔肺门病变直接侵犯，也可因肺门淋巴结受侵，肿瘤细胞沿淋巴管逆流至肺实质。临床上将这种病变看作相邻器官的直接侵犯，而不认为是血行扩散。HL 合并胸膜腔积液主要是肿瘤阻塞淋巴管而致淋巴液逆流漏出，其次是肿瘤侵犯所致。

NHL 在病变的晚期，可出现肺实质受侵或胸膜腔积液，纵隔 T 淋巴母细胞淋巴瘤由于病变进展快、恶性程度高，易合并气管压迫、呼吸困难及上腔静脉阻塞症状。原发于肺的 NHL 非常少见。

（六）骨髓病变

HL 中骨髓受侵的比例为 5%～15%，骨髓受侵一般见于Ⅲ期和Ⅳ期病变，常伴有发热、盗汗，几乎所有骨髓受侵的患者均伴有脾受侵。骨髓受侵的患者通常外周血象可在正常范围，如果血小板计数低于 $15\times10^{10}/L$，或血细胞比容低于 0.29，则往往合并骨髓受侵。

据统计 NHL 在初诊时有 20%～40%的患者骨髓受侵。NHL 骨髓受侵发生率与病理类型有关，小淋巴细胞瘤发生率最高，可达 40%～100%；而弥漫大细胞淋巴瘤发生率最低，仅有 5%～15%。

（七）骨骼病变

淋巴瘤侵犯骨骼可以分为原发性和继发性，在淋巴瘤的整个病程中有 5%～10%的患者并发骨骼受侵。以继发性淋巴瘤多见，而原发性骨淋巴瘤少见。原发者在恶性肿瘤中约占 1%，在淋巴瘤中约占 5%，几乎均为 NHL。可以累及全身骨骼，Huvos 的资料中扁骨以髂骨、肩胛骨、脊椎骨最好发，而长骨则以股骨和胫骨最易受侵。但 Dahlin 和 Unni 的统计数据显示颅骨和下颌骨的肿瘤最常见。关于原发性骨淋巴瘤的性别统计，不同医疗机构的结果不尽相同。Dahlin 和 Unni 的统计结果显示，男性发病率高于女性，比例为 2∶1；Huvos 的研究结果中男性与女性的发病比例为 3∶2。原发性骨淋巴瘤可以发生在任何年龄，其中 20 岁以后多见，在 30～40 岁最高发。与尤因肉瘤不同，原发性骨淋巴瘤在 10 岁以前非常少见，另外，继发性骨淋巴瘤大多发生在 40～50 岁及以后。

大多数原发性骨淋巴瘤伴有骨痛症状，受累骨骼周围肿胀伴压痛。病程发展缓慢，起病隐袭，一些患者在出现症状数月后才来就诊。部分患者可触到肿块，患者局部疼痛非常严重，但全身情况可以良好，这是原发性骨淋巴瘤的重要特点。患者疼痛部位和持续时间不同，在部分原发性骨淋巴瘤患者中可有全身症状，如发热或夜间盗汗。偶尔会出现血钙过高的相关症状，如便秘、乏力和嗜睡。

脊柱原发性 NHL 是单一的椎骨组织受累，伴有区域淋巴结受累，但没有内脏和淋巴结受累。通常表现出颈、胸、腰、骶患部疼痛，叩压痛，活动逐渐受限，随着病情进展可出现病理性骨折，脊柱后凸畸形，活动障碍，肿瘤侵入椎管出现脊髓压迫，引起相应的脊髓神经症状，如四肢麻木、感觉减退、肌力减弱、行走不便、二便困难、不全截瘫。

三、实验室检查

（一）血象与血生化

通常外周血象可在正常范围，初发病例血象以正常者居多，但可见中性粒细胞计数轻度增高或淋巴细胞增多。当疾病进展或合并脾功能亢进时可出现全血细胞减少，血小板计数减少。当骨髓受侵时，血小板计数低于 15×10^10/L，或血细胞比容低于 0.29。

（二）骨髓象

NHL 骨髓象可分为尚未浸润性和浸润性骨髓象两大类。尚未浸润时，骨髓象多表现为细胞增生性，尤其是中性粒细胞增多，伴有空泡变性，单核细胞和浆细胞反应性增多等，有类似感染性骨髓象细胞改变，一部分患者骨髓表现为多系细胞反应性增生，包括巨核细胞。也有一部分患者的骨髓中可出现较多的巨噬细胞和/或伴有吞噬血细胞现象，即表现为噬血细胞综合征的形态学特点，为疾病（淋巴瘤）伴随的噬血细胞综合征。淋巴瘤浸润骨髓时，骨髓象可见淋巴瘤细胞。而淋巴瘤细胞的形态取决于组织学的细胞类型：原始细胞型淋巴瘤浸润时，原始细胞比例高，形态学上常与急性淋巴细胞白血病不易鉴别。小淋巴细胞型淋巴瘤细胞浸润时，淋巴瘤细胞比例高，形态学上与慢性淋巴细胞白血病基本相同。但淋巴瘤细胞多形性形态较为明显，白血病细胞形态则较为单一。另外，细胞大而异型性显著的淋巴瘤细胞浸润时，其细胞比例常低，但这些细胞多与异常组织细胞类似，CD68 染色阴性是形态学鉴别的要点。

四、影像学表现

（一）X 线片

椎骨淋巴瘤 X 线片表现以浸润性椎体骨破坏多见，可以是地图状、虫蚀状、点片状的溶骨性破坏（图 10−3−1），偶尔可见轻度膨胀性改变。少数为混合性夹杂成骨性或溶骨性破坏（图10−3−2），硬化型罕见，单个椎骨的致密硬化似象牙椎征。出现病理性骨折后可有分层状或不连续的骨膜反应，骨皮质破坏，软组织肿块或肿胀等。

（二）CT

有助于显示微小的骨髓腔内病变、骨质破坏、死骨或钙化，也有助于观察软组织肿块，胸腰椎、骶椎等较厚部位的检查更有价值（图 10−3−3）。增强扫描对显示骨肿瘤的边界、内部结构、肿瘤和血管的关系及鉴别血肿坏死或存活的肿瘤能提供更多有价值的信息（图 10−3−4）。

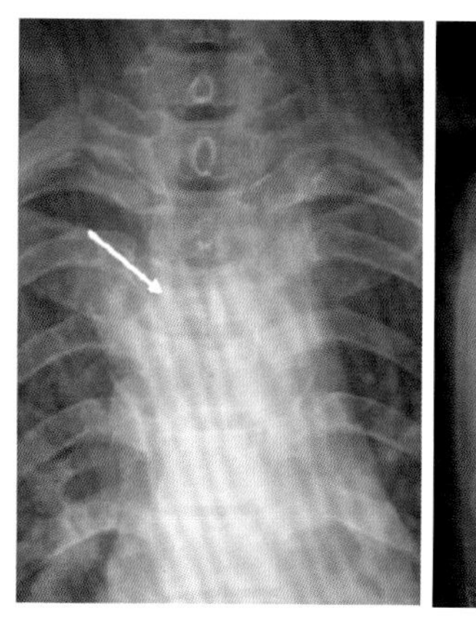
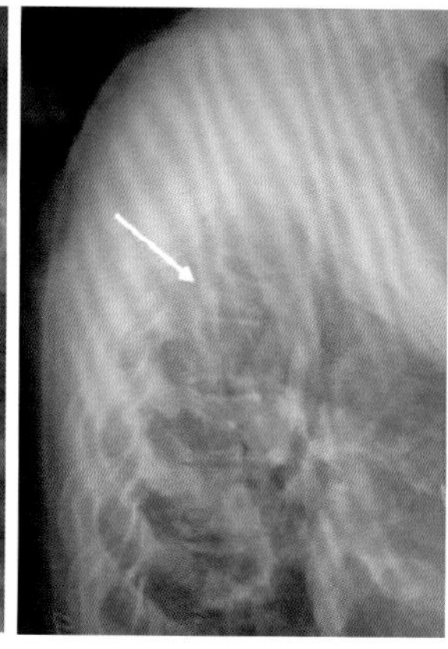

图 10−3−1　男性，35 岁，T_3 NHL 的 X 线片表现（箭头所示）

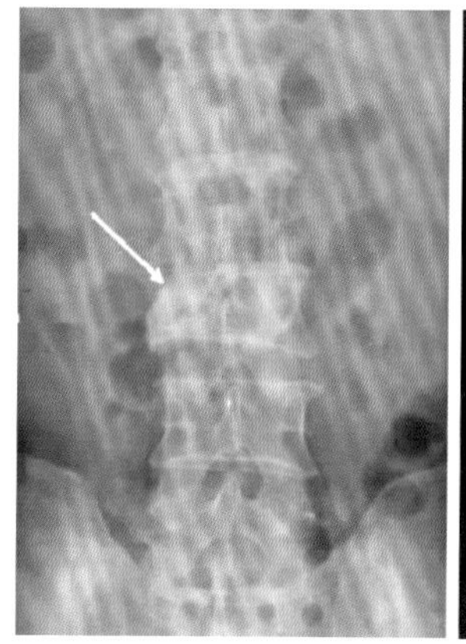
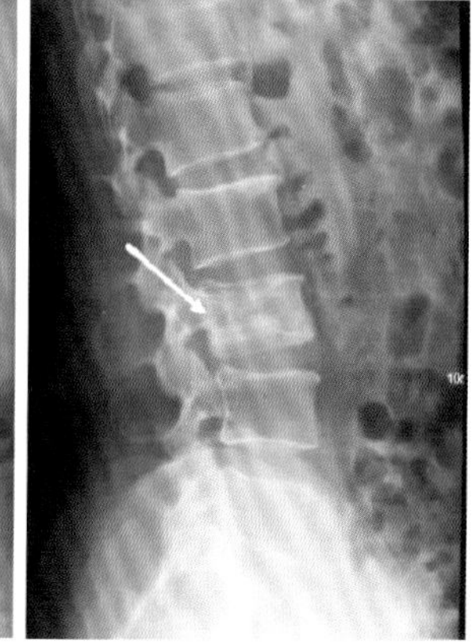

图 10−3−2　女性，41 岁，L_3 NHL 的 X 线片表现（箭头所示）

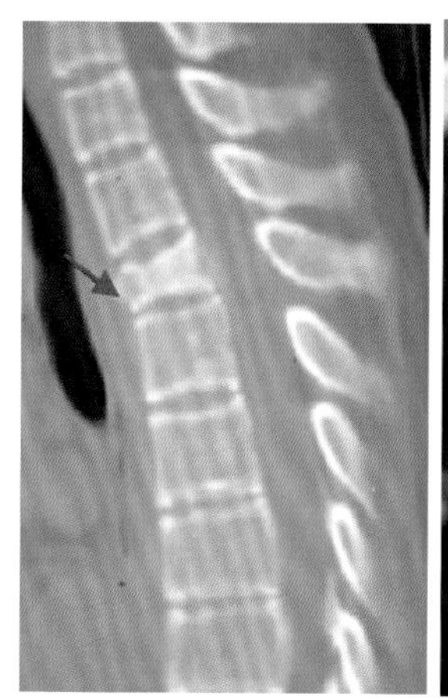
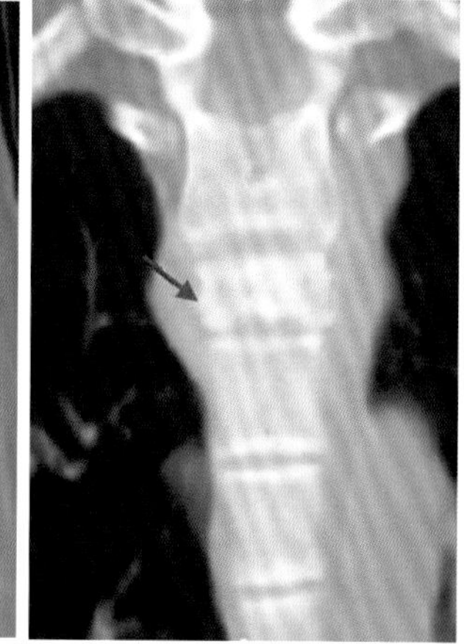

图 10−3−3　男性，35 岁，T_3 NHL 的 CT 三维重建表现（箭头所示）

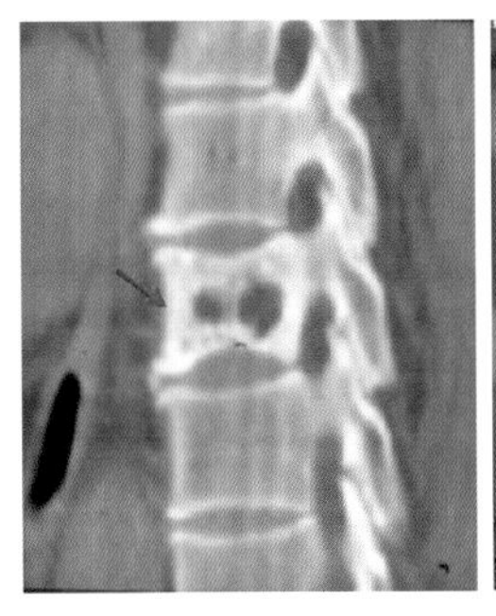
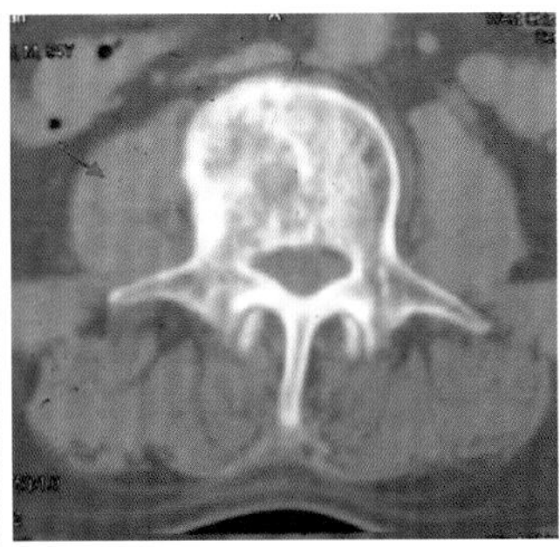

图 10-3-4 女性，41 岁，L_3 NHL 的 CT 表现（箭头所示）

（三）MRI

MRI 对于软组织对比分辨率高，可以获得任何层面的图像；可显示某些组织的特征，能显示骨髓病变，对早期即有骨髓受侵的 NHL 的分期具有重要意义（图 10-3-5）。椎骨骨质破坏和骨髓浸润表现为 T1WI 低信号，T2WI 低、等或高信号，T2WI 压脂高信号。软组织肿块与相邻正常肌肉相比，T1WI 呈均匀低信号、T2WI 呈高信号。MRI 增强扫描肿块多呈轻至中度强化，坏死液化不明显。

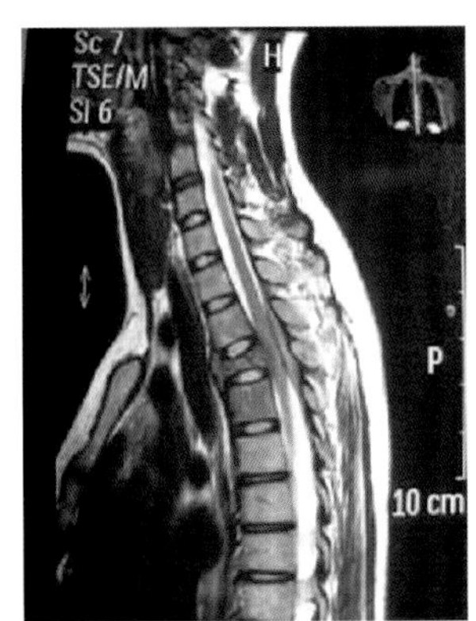

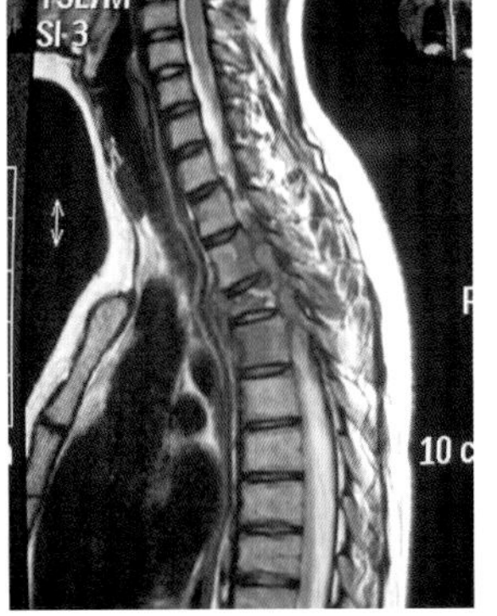

图 10-3-5 男性，35 岁，T_3 NHL 的 MRI 显示硬膜受压

（四）骨显像

骨显像具有高度灵敏度，可以显示骨的隐匿性病变和多发性骨破坏（图 10-3-6），但不能很好地区分肿瘤、感染、代谢异常，缺乏特异度。随诊过程中如见到原有的浓聚区经治疗后减低或消失，提示病变好转。

（五）PET/CT

PET/CT 具有高对比分辨率和高空间分辨率，在发现小的溶骨性损害方面较 CT 灵敏，在发现脊柱和骨盆骨受累方面与 MRI 有相同的灵敏度，可检测到多发病灶，用以早期发现微小的单一骨破坏和多发性骨破坏，帮助诊断和鉴别诊断。

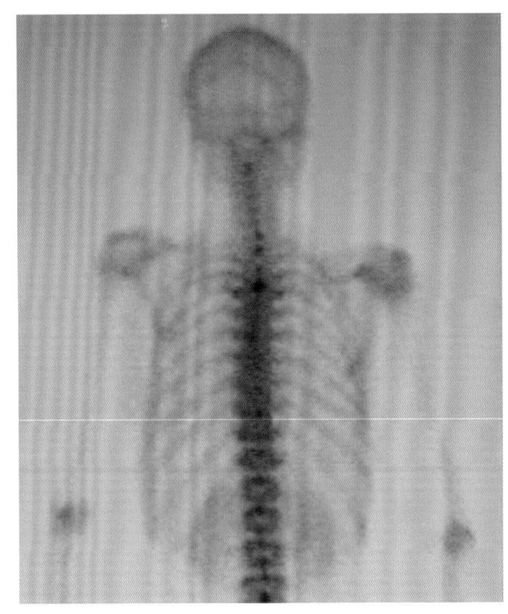

图 10-3-6 男性，35 岁，T_3 NHL，骨显像显示核素浓聚

五、病理学检查

CT 引导下的穿刺活检适用于骨髓源性肿瘤、转移性肿瘤及细胞成分丰富的肿瘤，由于取材量少、取材部位的局限，取材不能代表整个病变的特征，诊断的准确率一般为 70%～80%。淋巴结穿刺行细胞学检查，有一定的诊断价值。当细胞学图像出现多量原始淋巴细胞或幼稚淋巴细胞，或散在的大异形细胞时，均可做出诊断。但组织细胞样淋巴瘤细胞需进行其他染色如 CD68 染色，以证明为非组织细胞。切开活检标本量多，除做常规的组织学检查外还可做电镜及分子生物学检查，诊断的准确率达 90%～96%。术中冰冻切片检查：取肿瘤质地软的部分，可用于判断肿瘤边缘、手术边缘是否有肿瘤浸润和局部淋巴结是否有骨转移。

（一）术后病检大体观

病理科医生很少能看到恶性骨淋巴瘤的全部标本，因为目前治疗通常用放疗和/或化疗的方法，再用针穿刺活组织诊断。但是，可因患者病理性骨折初诊而见到少量的骨切除标本。大体见有骨的大范围累及，椎体破坏。病变同其他部位的淋巴瘤一样，呈软的鱼肉样外观。

（二）镜下所见

大多数骨淋巴瘤呈弥漫浸润生长模式，伴有明显的骨质破坏，很少形成瘤样肿块。原发于椎骨的淋巴瘤包括 NHL 和 HL，后者极为罕见，绝大多数骨 HL 都是全身广泛累及的一部分。骨淋巴瘤的组织学分类与骨外淋巴瘤相似，92％的骨原发性 NHL 是弥漫性大 B 细胞淋巴瘤（图 10－3－7）、3％为弥漫性滤泡中心细胞性淋巴瘤、3％为间变性大细胞性淋巴瘤、2％为免疫细胞性淋巴瘤。肿瘤细胞弥漫浸润，原来的组织结构倾向保留，肿瘤细胞在骨小梁和骨髓脂肪间渗透浸润，并取代正常的骨髓组织。弥漫性大 B 细胞淋巴瘤的细胞学变异较大，包括多分叶状。核常大、不规则、有裂隙。常由大小不等的细胞混合构成，具有多形性的表现。核仁可以显著，胞质不丰富，可为嫌色性。肿瘤细胞间可见纤细的网状纤维。有时可产生厚的纤维性条带。少数情况下，瘤组织中广泛纤维化，肿瘤细胞为梭形，甚至出现车辐状结构，可误诊为肉瘤。

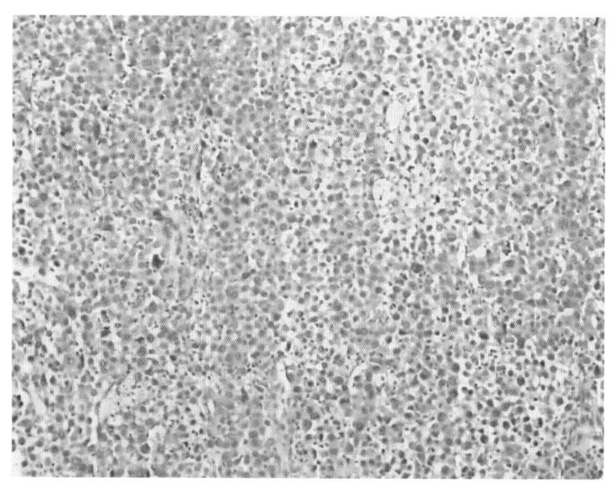

图 10－3－7　椎体 NHL（HE×100）

HL 原发于骨极为罕见。经典的R－S细胞很难找到，更多见的是 R－S 细胞的变异。常见的类型是结节硬化型和混合细胞型。

白血病浸润有时会在骨中形成瘤性包块，慢性或急性髓系白血病可出现骨破坏性病变和粒细胞肉瘤。其浸润细胞的组织学特征与其全身性病变相同。

（三）免疫组织化学染色

免疫组织化学染色在淋巴瘤的诊断中成为不可或缺的检测手段。几乎所有的原发性骨淋巴瘤都是 B 细胞性的，CD20 染色阳性（图 10－3－8）。T 细胞淋巴瘤或间变性大细胞淋巴瘤罕见。CD15 和 CD30 染色可识别 HL 中的 R－S 细胞。MPO、CD117、CD34、CD68 等标志物可以辅助判断不同分化程度的粒细胞肉瘤。

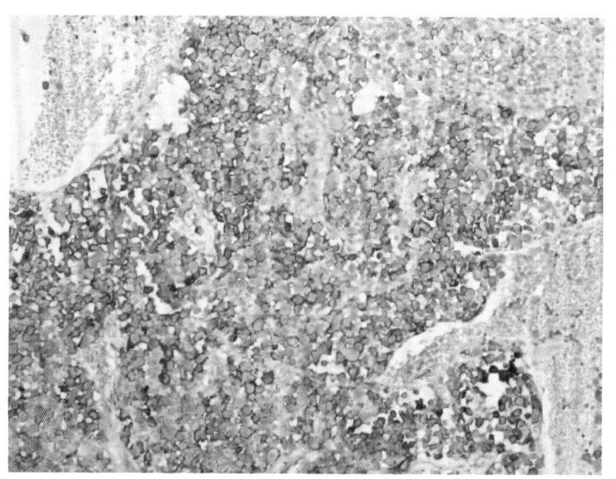

图 10－3－8　椎体 NHL，免疫组织化学染色 SP 法（CD20，×100）

六、诊断与鉴别诊断

（一）诊断标准

1. 椎骨原发性淋巴瘤的诊断标准

（1）单一椎骨受累（区域淋巴结可以受累）并经病理学检查（包括免疫组织化学染色）确诊为淋巴瘤。免疫组织化学染色：白细胞共同抗原（CD45）、B 细胞抗体（CD20）、T 细胞抗体（CD45RO）阳性，单核细胞抗体（MAC387）阴性，能排除尤因肉瘤、小细胞骨肉瘤、转移性神经母细胞瘤和小细胞未分化癌等易混淆的肿瘤。

（2）肿瘤的首发（甚至是唯一的）部位和症状必须在椎骨，经临床与影像学等各种辅助检查，未发现其他组织系统受累。

（3）单一椎骨受累 6 个月内不累及其他骨骼和骨外脏器，6 个月后才有其他部位的淋巴瘤。中晚期肿瘤发生扩散或转移时，其发展规律是依次由原发椎骨到邻近组织或淋巴结，再到肝、脾、骨髓，最后到外周血。

2. 椎骨继发性淋巴瘤的诊断标准

（1）椎骨和淋巴结的淋巴瘤与其他软组织和内脏的淋巴瘤并存。

（2）发现椎骨淋巴瘤6个月内累及其他骨骼和骨外脏器，出现淋巴结、内脏和软组织淋巴瘤。

（3）原发于淋巴结和/或软组织的淋巴瘤确诊后才出现的椎骨淋巴瘤。

以上三种椎骨淋巴瘤都是继发于全身淋巴瘤或其他部位的结外淋巴瘤，临床上都应诊断为椎骨继发性淋巴瘤，实际上是淋巴瘤的骨侵犯、骨扩散或骨转移。

（二）鉴别诊断

椎骨原发性NHL发病率低，病例数少，局部症状重而全身症状轻，实验室检查及影像学表现无特异性，诊断较困难，容易误诊，临床上如疑为椎骨肿瘤，应尽早进行组织活检，与病理科密切合作，充分利用免疫组织化学染色，以利该病的分型诊断与鉴别诊断。

1. 脊柱孤立性浆细胞瘤　临床病例均少，症状和体征类似，影像学检查均显示单椎骨的溶骨性损害。有时普通HE染色中难以区别，此时需借助免疫组织化学染色：孤立性浆细胞瘤缺乏白细胞共同抗原（LCA）和全B细胞抗原，因而LCA、CD99和CD20标记（－），而CD38和CD138以及VS38C标记（＋），两者都是圆形肿瘤细胞。绝大多数原发性骨淋巴瘤为弥漫性大B细胞型，LCA、CD19、CD20、CD79a（＋）。70％患者BCL－2（＋）。

2. 脊柱单发转移性肿瘤　病史：转移性肿瘤是恶性肿瘤的晚期表现，大部分患者应有明确的实体肿瘤的病史；实验室检查：部分没有临床先期病史，而以转移性肿瘤病灶引起的症状就医，此时原发灶较小并且隐匿，但可出现各类血清肿瘤标志物阳性；病灶区域抽取骨髓标本，可查见肿瘤细胞；穿刺活检：免疫组织化学染色，一些组织具有相对特性的标志物，如前列腺特异性抗原（PSA）、（Hep－Par1）、突触素（Syn）或嗜铬素（CgA）、细胞角蛋白（CK）联合CK7和CK20等，据此可帮助确定转移性肿瘤的起源。

七、治疗

NHL对放疗和化疗非常敏感，治疗原则应以放疗和化疗为主，辅以手术治疗。NHL确诊后，应根据每个患者的具体分型、分期、恶性程度、是单发还是多发、是原发还是继发、是否有病理性骨折和脊髓神经损害等来制订个体化的治疗方案。对于继发者应积极治疗原发性肿瘤，特别是全身淋巴瘤或其他部位的结外淋巴瘤，对脊柱原发性NHL应采取以放、化疗为主的综合治疗。本病分期标准与一般的淋巴瘤相同。治疗方针为Ⅰ、Ⅱ期病变以放、化疗的综合治疗为主。Ⅲ、Ⅳ期患者的治疗以化疗为主，局部放疗为辅。有病理性骨折和脊髓神经损害时，需做脊髓减压和内固定手术治疗。

（一）全身化疗

多数患者以全身化疗为主，酌情加局部放疗或必要的手术。化疗常用于多发病灶，对于软组织包块较大、边界不清晰者，术前化疗可使肿瘤的外科边界更清楚，降低复发的风险，手术后化疗可提高疗效，改善预后。化疗方案根据免疫表型和临床分期不同可选用CHOP、DHAP、DICE、MINE等方案。T细胞性宜采用以甲氨蝶呤为主的方案，因易于复发，治疗时间宜长，疗程15～32个月。B细胞性宜采用以大剂量环磷酰胺为主的方案，治疗宜强度大而时间短暂，疗程6～12个月。

1. 惰性NHL治疗原则　Ⅰ期和Ⅱ期采用扩大野放疗（40～45Gy）；Ⅲ期和Ⅳ期采用CHOP方案、局部放疗加干扰素治疗。

2. 侵袭性NHL治疗原则　Ⅰ期和ⅡA期采用CHOP方案4～6个周期加受累野放疗（30～40Gy）；ⅡA期和ⅡB期先行CHOP方案2～3个周期，局部放疗（30～40Gy），而后行CHOP方案2～3个周期；Ⅲ和Ⅳ期采用CHOP治疗6～8个周期，加局部放疗30～40Gy。

3. 高度侵袭性NHL治疗原则　全身化疗为主，加局部放疗或BMT/PBSCT支持下超大剂量化疗。

侵袭性NHL第一代化疗包括COP、CHOP、MOPP、HOP、CHOP－Bleo/BACOP

和 COMLA 方案；第二代化疗包括 COP－BLAM、ProMACE－MOPP、M－BACOD 和 m－BACOD 方案；第三代化疗包括 COP－BLAM 方案，Ⅲ期的 COD－BLAM 和Ⅳ期的 MACOP－B、ProMACE－CytaBOM 以及大剂量 ADM+Ara－C 方案。虽然第二代和第三代化疗方案较第一代化疗方案更为强烈，但 Fisher 等对1138 名患者开展的一项前瞻性随机研究显示，m－BACOD、ProMACE－CytaBOM 和 MACOP－B 等方案在增加毒性的同时，3 年无瘤生存率和 3 年总生存率方面并不优于 CHOP 方案。CHOP 方案仍是治疗侵袭性 NHL 的常用首选方案。

（二）局部放疗

放疗多用于早期而局部的侵袭性椎骨淋巴瘤，多主张化疗 2～3 个周期后即可进行放疗，在 4～5 周内，照射野须包括受累骨及区域淋巴结。照射 40～45Gy 后缩小照射野至原病灶处，再追加剂量 10Gy 左右。术中辅助治疗者用中剂量（30～35Gy）。放、化疗也可同时进行。经放、化疗后，患者的 5 年生存率可达 66%。1960 年，Coley 提出放疗对于网状细胞肉瘤是最有效的手段，同时可以辅助进行化疗。Christie 等于1999 年报道澳大利亚治疗 70 例骨原发性淋巴瘤结果，94%患者进行了放疗，56%患者进行了化疗。5 年局部控制率为 82%，生存率为 59%，多因素分析显示放疗后加用化疗对无瘤生存率及总生存率无明显影响。Barbieri 等于 2004 年报道Ⅰ、Ⅱ期骨原发性 NHL 放、化疗综合治疗的疗效，15 年无病生存率为 76.6%，总生存率为 88.3%，无局部复发。Fidias 报道 37 例综合治疗的结果，10 年无病生存率为 73%。这些结果提示放、化疗比单独放疗好。目前普遍认为骨的恶性淋巴瘤对放疗非常敏感，但是即使应用 45～60Gy 的大剂量放疗，也无法完全避免局部复发。

（三）手术治疗

手术仅适用于少数 NHL 引起的椎体严重破坏，病理性骨折塌陷引起的脊髓神经受压，脊柱不稳定，放、化疗后症状体征改善不明显或放、化疗后复发，有截瘫或濒临截瘫，需要切除肿瘤解除压迫重建稳定性的患者。若病变主要在椎弓，可行后方入路椎弓肿瘤切除、植骨，椎弓根螺钉内固定；若肿瘤主要在椎体，可行前方入路肿瘤切除，椎间钛笼植骨，钉板或钉棒系统内固定（图 10－3－9）。对于椎体溶骨性破坏、而椎体后壁完整者，多选用经皮穿刺椎体成形术（图 10－3－10）。

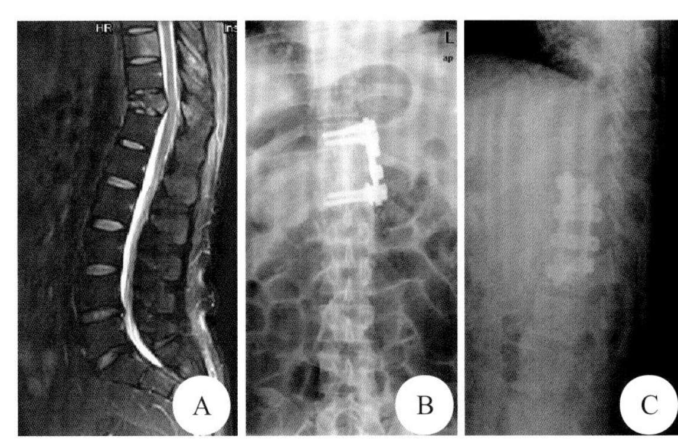

图 10－3－9　女性，33 岁，T_{11} 弥漫性大 B 细胞淋巴瘤、病理性骨折伴不全瘫，行经前方入路肿瘤切除、钛网植骨、Antares 内固定术

A. 术前 MRI；B、C. 术后 DR

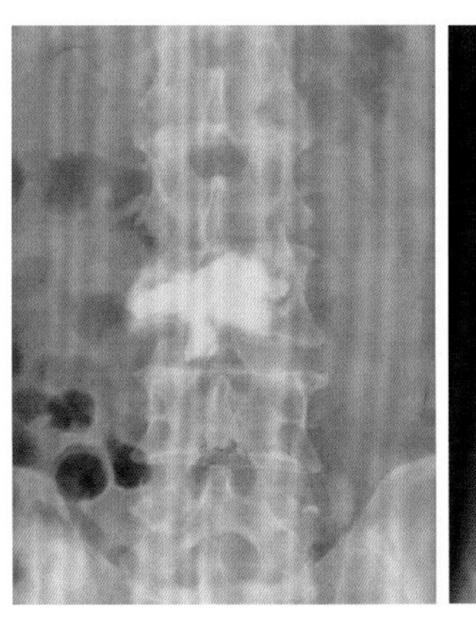

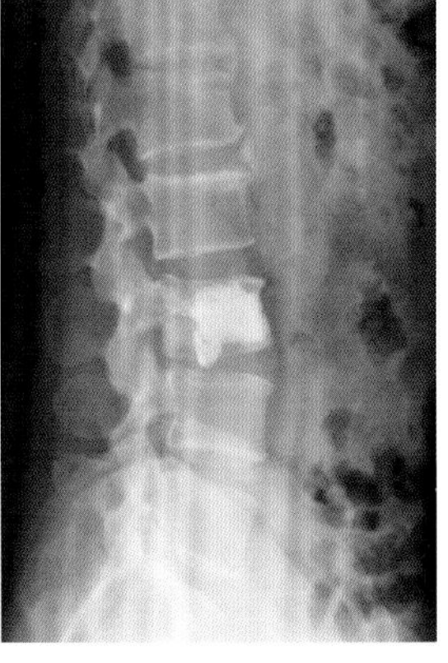

图 10－3－10　女性，41 岁，L_3 NHL，经皮穿刺椎体成形术后 X 线片

（四）分子靶向治疗

1. 抗 CD20 单抗　CD20 表达于几乎所有的正常 B 细胞和恶性 B 细胞，却不表达于干细胞。利妥昔单抗（Rituximab，美罗华）是人－鼠嵌合性抗 CD20 单抗，不在人体内引发人抗鼠抗体。其抗肿瘤机制：抗体依赖性的细胞杀伤作用（ADCC）、补体依赖性的细胞杀伤作用（CDC）、诱导肿瘤细胞凋亡和化疗增敏作用。

一项多中心Ⅱ期临床研究观察了利妥昔单抗对 166 例复发性、难治性滤泡性或转化型 NHL

患者的临床疗效。结果总缓解率为48%，其中完全缓解率达6%，中位肿瘤进展时间为12个月。对于初次治疗有效然后进展的患者，再次接受利妥昔单抗治疗的缓解率仍可达40%，中位肿瘤进展时间为17个月。这一临床研究促使美国FDA于1997年批准利妥昔单抗用于CD20阳性的复发性、难治性、低度恶性或滤泡性B细胞NHL，成为首个批准用于肿瘤治疗的单克隆抗体。利妥昔单抗单药治疗NHL，推荐剂量为375ng/m^2，静脉给药，每周1次，共4次。利妥昔单抗可以联合化疗治疗NHL，2012年杨毅等报告利妥昔单抗联合CHOP方案治疗骨原发性NHL 11例，具体用法：利妥昔单抗375mg/m^{2}在生理盐水中稀释至1g/L静脉滴注，首次输注开始速度为50mg/h，最大可达400mg/h，每周期化疗前1d应用。利妥昔单抗应用前30min静脉注射地塞米松5mg、肌内注射异丙嗪25mg。联合CHOP方案（环磷酰胺750mg/m^2，吡柔比星40～50mg/m^2，长春新碱1.4mg/m^2，泼尼松60mg/m^2），每3周为1个周期，6～8个周期后评价疗效。结果证实利妥昔单抗是一种高效、安全的治疗骨原发性淋巴瘤的药物，但其长期疗效以及不良反应仍待临床观察。

2. 核素标记抗CD20抗体　核素标记抗CD20抗体可以不必完全依赖CDC和ADCC，而主要依赖射线杀伤肿瘤细胞。体内和肿瘤细胞表面相应抗原直接接触就能发挥作用，对于体积大、内部血供较差的肿瘤组织依然有效。与单一使用利妥昔单抗相比，发射的β－粒子可以穿透多个细胞，因而可以通过“交叉火力”根除表面抗原改变肿瘤细胞。这种特点还允许它可以杀伤抗原突变阴性的、位于肿瘤深部、抗体穿透有困难的细胞。放射免疫治疗在NHL取得成功的原因一方面在于NHL属于放射敏感性肿瘤，另一方面在于它克服了并非所有肿瘤细胞均负载特定抗原以及并非特异性抗体均能达到所有肿瘤细胞的缺点，适用于复发的或顽固性低度恶性NHL患者。

（1）^{90}Y－抗CD20抗体（Zevalin，泽娃灵）：2002年泽娃灵成为第一个得到美国FDA批准的放射免疫治疗药物，适用于复发的或顽固性低度恶性NHL患者。泽娃灵是由有效成分鼠源性抗CD20抗体ibritumomab通过稳定的巯基共价键与螯合剂tiuxetan化学结合而形成的一个免疫轭合物。它可与^{111}In或^{90}Y形成稳定的、具有严格构象的络合物。在一项Ⅲ期临床随机对照研究中，143例化疗耐药的、滤泡性或转化型NHL患者被随机分为两组，一组在利妥昔单抗250mg/m^{2}静脉用药后接受泽娃灵0.4mCi/kg治疗，另一组仅接受利妥昔单抗375mg/m^{2}静脉用药，给药周期为每周一次，共4次。结果泽娃灵治疗组的总缓解率为80%，其中完全缓解率为30%；而利妥昔单抗治疗组的总缓解率为56%，其中完全缓解率为16%。Kaplan－Meier生存分析显示泽娃灵治疗组和利妥昔单抗治疗组中位缓解期分别为14.2个月和12.1个月，疾病进展时间分别为11.2个月和10.1个月，缓解时间不低于6个月的发生率分别为64%和47%（$P=0.030$）。

（2）^{131}I－抗CD20单抗（Bexxar，托西莫单抗）：2003年美国FDA批准托西莫单抗用于治疗利妥昔单抗难治性且化疗后复发、CD20阳性、伴或不伴转化的滤泡性NHL患者。一项多中心Ⅲ期临床研究评价了一个疗程托西莫单抗用于60例先前接受化疗但产生耐药的低度恶性或转化型低度恶性NHL患者。所有患者均接受过两个以上方案化疗，与患者接受上一个合理化疗方案的总缓解率28%相比，托西莫单抗治疗这些患者的总有效率为65%，其中完全缓解率17%（$P<0.001$）。

在2004年ASCO会议上报道了化疗后放射免疫治疗作为滤泡性NHL的一线治疗的三项Ⅱ期临床研究。三项研究联合组的完全缓解率均超过80%，而且患者耐受性良好，但进一步结论仍需长期随访。

八、疗效

影响NHL疗效的因素。

1. 细胞类型　淋巴瘤组织学类型与预后密切相关。M.D. Anderson中心的资料显示，26例大细胞淋巴瘤患者中17例长期存活，其中有裂隙细胞组长期存活率达到67%，而无裂隙细胞组仅为20%。核隙细胞型的预后较无核隙细胞型好，而多形T细胞型和大细胞间变型的预后最差；免疫母细胞亚型的患者较中心母细胞单或者多形态亚型及多裂片的中心母细胞亚型患者预后差。

2. 肿瘤的临床分期 Ⅰ期和Ⅱ期的患者预后良好，而Ⅲ期和Ⅳ期的患者预后很差。

3. 肿瘤部位和软组织包块 累及椎体和骨盆并有软组织肿块的病例患者较差，复发和播散比例偏高。

Beal 等报告 82 例长期随访结果总体生存率 88%，其中单纯放疗（中位剂量 44Gy）患者，5 年生存率 70%。采用 CHOP 方案化疗，若肿瘤细胞 CD20 阳性，则加用利妥昔单抗（R－CHOP 方案），实施 4～6 个周期，5 年生存率 81%；化疗（R－CHOP 方案）2～6 个周期，联合放疗（中位剂量 44Gy），5 年生存率 95%。

第四节　脊柱尤因肉瘤

一、概述

尤因肉瘤肿瘤家族（Ewing sarcoma family tumor，ESFT）是一组小圆细胞肿瘤的统称，包括尤因肉瘤、原始神经外胚瘤（Primitive neuroectodermal tumor，PNET）、骨 PNET 和骨外软组织尤因肉瘤。尤因肉瘤和 PNET 是相对少见的高度恶性的骨髓源性恶性肿瘤。尤因肉瘤是指在光学显微镜、电镜和免疫组化水平缺乏明确神经外胚叶分化证据的病变。而 PNET 是 WHO 神经系统胚胎类肿瘤分类中一个罕见的类型，最早由 Hart 和 Earle 于 1973 年报道，指一类源于神经外胚层、由原始未分化的小圆细胞构成的肿瘤。PNET 的诊断则用于有一项或多项神经外胚叶分化证据的肿瘤，根据发病部位的不同，又可分为中央型（C－PNET）和外周型（P－PNET），以外周型最常见。最初的定义里尤因肉瘤与 PNET 属于两种不同的疾病，尤因肉瘤主要发生于骨髓间充质细胞，但它们的细胞形态、生物性特性等方面与起源于神经嵴的 P－PNET 有类似性，免疫组织化学染色显示几乎所有的 ES/PNET 都表达 CD99（＋），它是一种膜蛋白，其编码基因位于 X 和 Y 染色体的短臂上，具有共同的染色体易位 t（11；22）（q24；12），涉及 22 号染色体上的 *EWS* 基因，同属于 ESFT。尤因肉瘤通常分化程度较低，而 PNET 通常表现出一定程度的神经外胚层分化。这两种肿瘤的治疗方法基本相同，文献报道两者的预后无明显区别，在治疗和预后因素分析中通常被归为一类。鉴于 PNET 在生物学特征和病理学形态上与尤因肉瘤有交叉，2020 年 WHO 骨肿瘤分类将二者合并命名为尤因肉瘤/原始神经外胚瘤（ES/PNET）。ESFT 好发于青少年及年轻人，可见于全身任何骨骼，最常见的初始发病部位为骨盆、股骨以及胸壁，长骨病变骨干最易受累。尤因肉瘤好发部位为胫腓骨、股骨与肋骨，脊柱 ES/PNET 少见，约占 8%，在脊柱原发性肿瘤中所占比例约 1%，好发于男性，男女比例约为 1.4∶1，儿童和青少年多见，将近 80%的患者小于 20 岁，发病高峰年龄为 10～20 岁，大于 30 岁的患者很少见，多在 30 岁以下人群发病。

二、临床表现

脊柱原发性 ESFT 可以累及脊柱的所有节段，但最常见的部位依次为骶椎、腰椎、胸椎和颈椎。病程短，发展快，局部疼痛和肿块是脊柱 ES/PNET 最常见的临床症状，表现为颈、胸、腰、骶局部持续性的疼痛、进行性加重、局部活动受限、叩击痛，肿瘤生长迅速，几周即可出现局部肿胀或触及肿块。肿瘤很快侵犯脊髓和神经根，表现为相应节段的神经功能受损，出现四肢疼痛、感觉和运动功能障碍，二便困难，部分患者可因肿瘤巨大而出现局部明显肿块。对患者进行全身检查时经常发现发热、贫血、白细胞计数增加和红细胞沉降率增快等类似急性化脓性椎骨炎的表现。

三、影像学表现

（一）X 线片

脊柱尤因肉瘤最常发生于长骨或扁平骨骨干上，边界不清的虫蚀样骨破坏伴洋葱样骨膜反应是其影像学特征之一，但脊柱尤因肉瘤患者最初的 X 线片可以没有任何异常表现。当出现神经症状后，X线片才可能有异常表现，表现为溶骨性肿瘤的特点，有软组织肿块，无明显洋葱样骨膜反应。常见椎体或附件的骨质破坏，透亮度增加，椎旁肿胀和出现肿块（图 10－4－1）。

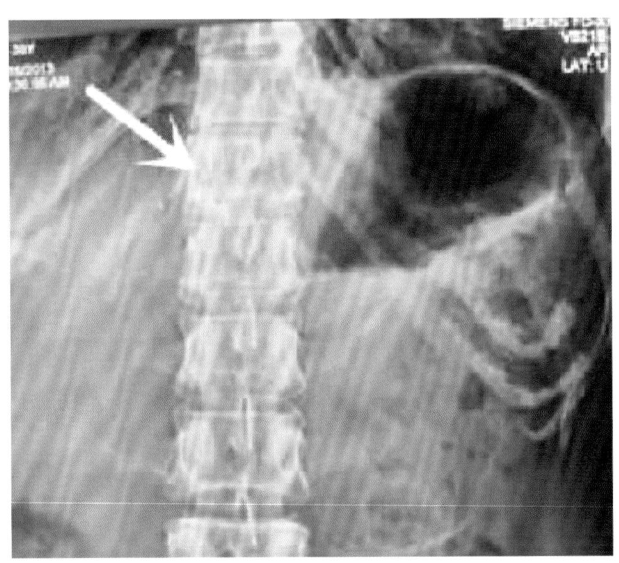

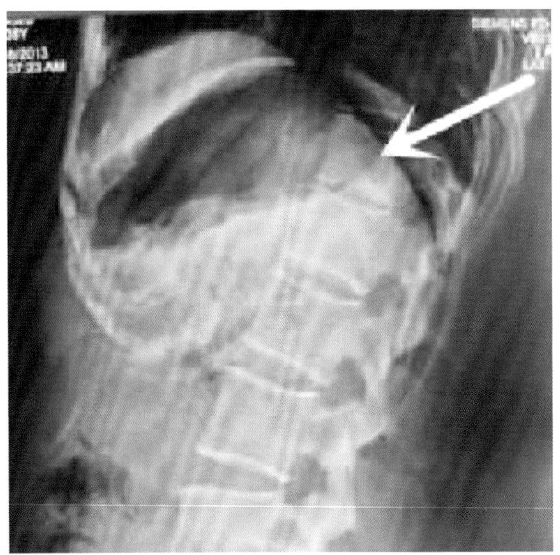

图 10－4－1 女性，46 岁，T_{12} 尤因肉瘤 X 线片表现（箭头所示）

（二）CT

肿瘤密度较软组织高，常侵犯椎体或附件，呈虫蚀样溶骨性破坏，肿瘤破出皮质浸入椎管及椎旁软组织形成椎旁巨大软组织肿块（图 10－4－2），密度较正常软组织高，边界模糊，无钙化与骨化影。CT 对显示骨破坏和肿块轮廓具有很大价值。

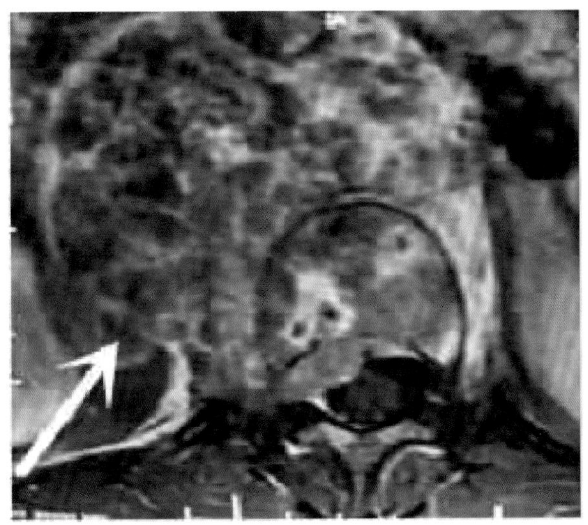

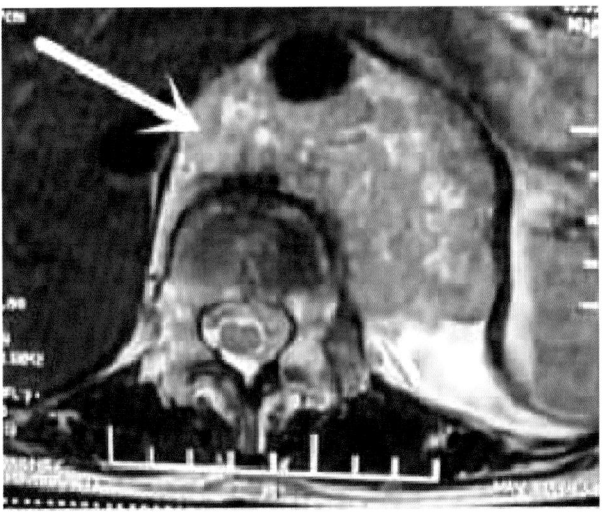

图 10－4－2 女性，46 岁，T_{12} 尤因肉瘤，CT 显示椎旁巨大软组织肿块（箭头所示）

（三）MRI

MRI 对于早期发现脊柱肿瘤非常敏感，肿瘤为软组织信号，T1WI 呈低信号，T2WI 信号稍高，增强后强化明显，与周围组织界线不清，椎骨肿瘤与椎旁巨大软组织肿块相连（图 10－4－3）。

（四）血管造影

椎体溶骨性破坏，椎前巨大软组织肿块推移主动脉，但未侵蚀动静脉血管（图 10－4－4）。

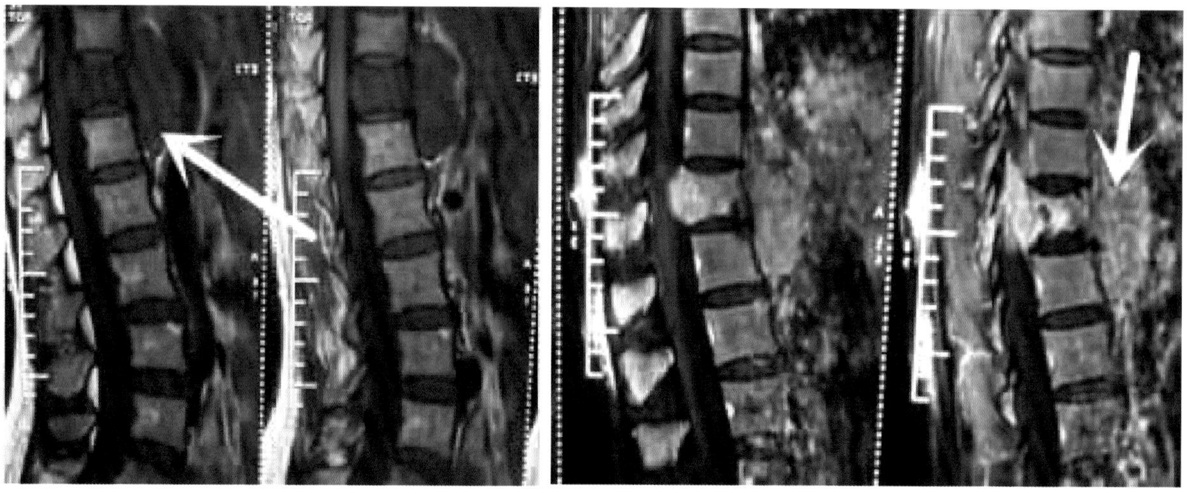

图 10－4－3　女性，46 岁，T_{12} 尤因肉瘤，MRI 显示椎前与椎管内肿块（箭头所示）

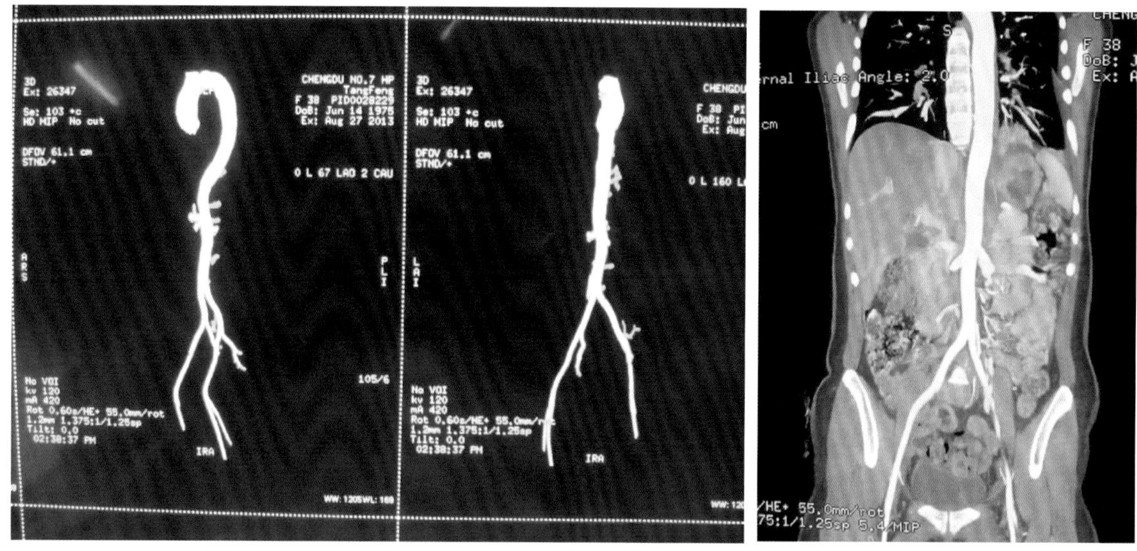

图 10－4－4　女性，46 岁，T_{12} 尤因肉瘤，血管造影显示未侵蚀血管

四、病理学检查

（一）肉眼观

ES/PNET 的肉眼所见常使人产生误解。因为肿瘤中不产生任何基质（骨样、软骨样或纤维性基质），并常常伴有广泛的出血、坏死，大体表现为柔软的肉样肿块，如果肿瘤性坏死明显，手术活检中在髓内可以取出几乎呈液态的坏死组织，并可误以为脓液。骨科医生因此误诊为骨髓炎，而将标本送检验科做细菌培养或药敏试验。在截肢标本中，可见髓腔内弥漫性肿瘤浸润代替正常骨髓组织。

（二）镜下所见

低倍镜下肿瘤细胞丰富，除了纤维间隔，缺乏细胞间骨样或软骨样基质。肿瘤由单一的小圆细胞构成，细胞核圆形，染色质细腻，胞质少，呈透亮或嗜酸性，包膜不清楚。肿瘤细胞胞质中常含有 PAS 染色阳性的糖原。有的患者有 Homer－Wright 菊形团。坏死常见，残存的肿瘤细胞常围在血管周围。有些经典的 ES/PNET 可出现大细胞变异，尤其在治疗后的患者中，不影响预后（图 10－4－5）。

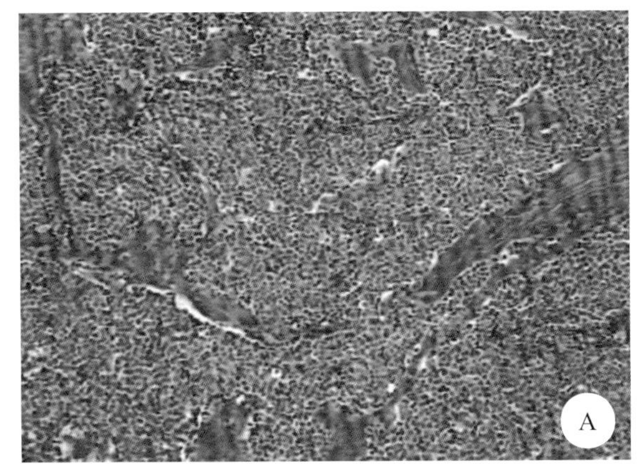

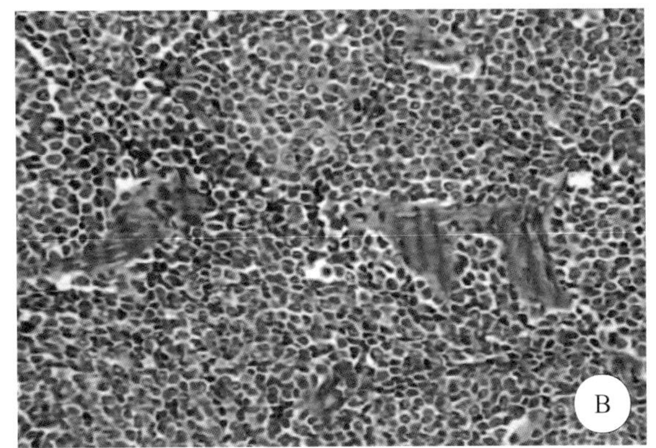

图 10-4-5　镜下所见

A. 由细小、均匀的细胞组成的固体薄片被纤维隔膜不完全地分割成簇；B. 高倍下肿瘤细胞可见卵圆形胞核，染色质细腻、分散，核仁小，亦可见透亮或嗜酸性胞质。偶见肿瘤细胞增大、胞核轮廓不规则及核仁显著

（三）免疫组织化学染色

几乎所有的肿瘤细胞均出现 CD99 特征性的膜表达，但不特异。大部分肿瘤细胞可表达波形蛋白（Vimentin），神经元特异性烯醇化酶（Neuron specific enolase，NSE）等神经标志物表达也常见，个别患者也表达肌酸激酶（Creatine kinase，CK）。在 ES/PNET 的诊断中，免疫组织化学染色不仅仅是证实肿瘤的诊断，更重要的是排除其他类型的小圆细胞肿瘤，如恶性淋巴瘤、横纹肌肉瘤、转移性小细胞癌等。

（四）遗传学改变

95%以上的 ES/PNET 患者具有特征性的 t（11；22）（q24；q12）染色体易位，导致位于 22q12 的 *EWS* 基因的 5’末端与 *FLI*1 基因（11q24 的 *FLI* 基因是 *ETS* 转录因子家族的成员之一）的 3’末端形成 *EWS*/*FLI*1 融合基因，其结果是表达肿瘤特异性的嵌合 RNA 和编码新的转录因子，*EWS*/*FLI*1 融合基因具有潜在的致癌基因功能。另外部分患者的 t（11；12）（q22；q12）染色体易位含有第三方染色体加入，如 4q21、5q31、6p21、7q12、10p11.2、12q14、14q11、18p23 等，甚至有时还会有两条染色体的加入。

编码 CDKN2A 细胞周期抑制因子的 *INK*4*α* 基因位点的失活也是常见的基因改变，可能与 ES/PNET 的预后有关。

五、诊断与鉴别诊断

（一）诊断

全身检查发现发热、贫血、白细胞计数增多和红细胞沉降率增快等类似急性化脓性椎骨炎的表现。影像学上椎骨有溶骨性、浸润性生长，软组织肿块等表现，CT 引导下穿刺活检证实为小圆细胞肿瘤。免疫组织化学染色检查阳性，几乎所有的肿瘤细胞均出现 CD99 特征性的膜表达。大部分肿瘤细胞可表达 Vimentin，NSE 等神经标志物表达也常见，个别患者也表达 CK。

椎旁与椎骨相连的软组织肿块是临床诊断脊柱 ES/PNET 的重要线索。在笔者诊治的脊柱 ES/PNET 中有 1 例女性，46 岁，T_{12} 尤因肉瘤（图 10-4-2、图 10-4-3），突出表现为椎旁与椎体相连的巨大软组织肿块，曾因腰背痛与上腹痛 2 月余在普外科初诊为腹膜后肿瘤，后经 CT 与 MRI 进一步检查发现软组织肿块与 T_{12} 相连，椎骨有溶骨性破坏并突入椎管，切开活检为小圆细胞肿瘤，免疫组织化学染色 CD99（+）、Vimentin（+），能排除其他小圆细胞肿瘤，如淋巴造血系统肿瘤的骨髓瘤、淋巴瘤以及白血病。李晓等报告 28 例 ES/PNET 中，7 例伴有局部软组织肿块，也提示软组织肿块是临床诊断的重要线索。

（二）鉴别诊断

在骨的恶性小圆细胞肿瘤中，尤因肉瘤、淋巴瘤、转移性神经母细胞瘤和小细胞腺癌的鉴别诊断最为困难，尽管有些患者可以通过影像学表现和临床表现做出诊断，但大多数患者最终诊断还要依靠组织病理学结果。当肿瘤组织分化差，或者发生的部位和年龄不典型时，病理学诊断也应格外慎重。

ES/PNET 和其他小圆细胞肿瘤的鉴别诊断主要依赖于 NSE 和其他一些神经标志物（HNK－1、HBK－7/1 等）的免疫组织化学染色，这些神经标志物不但在 PNET 组织中呈阳性，在一部分尤因肉瘤组织中也出现阳性表达。此外，两种肿瘤中同样存在 11 和 22 号染色体易位，这也说明它们之间存在密切的组织学关联，因此对形态不典型而且有明显神经外胚叶分化倾向的尤因肉瘤应该进行光学显微镜、电镜和免疫组织化学染色，认真分析，从而做出相应的诊断。

六、治疗

由于尤因肉瘤属高度恶性肿瘤，故应提倡早期确诊后尽早进行手术治疗、放疗和化疗相结合的综合治疗。

（一）手术治疗

手术治疗及放疗是非转移尤因肉瘤患者最常用的局部控制方法。由于脊柱相邻脊髓、神经和大血管等重要结构，对于多形成较大软组织肿块的脊柱原发性尤因肉瘤，采用整块切除术要求手术技术较高，多难以实行，但越来越多的学者认为达到安全边界的整块切除可以降低局部复发率和提高生存率。术前化疗 1～2 个周期，术后化疗4～6 个周期，化疗方案：阿霉素 60mg/m^2、长春新碱 1.4g/m^2、环磷酰胺 1200mg/m^2、依托泊苷 100mg/m^2，连续 5d；异环磷酰胺 2g/m^2，连续 5d 。对病灶限于椎体者采用经前方入路椎体肿瘤切除、植骨融合内固定术；病灶局限于椎弓者采用后方入路椎弓肿瘤切除、植骨融合椎弓根螺钉内固定术；病灶累及椎体和椎弓者，采用全脊椎切除、钛网植骨椎弓根螺钉内固定术（图 10－4－6）；肿瘤广泛累及椎体和椎弓、椎前软组织、椎旁和椎管内时，不宜广泛或根治切除者，为缓解症状可行姑息性后方入路椎管减压、椎弓根螺钉内固定术。只要严格掌握手术适应证，合理选择手术方式，适当辅助放、化疗，对有神经症状的患者，通过手术解除对脊髓或神经根的压迫，重建脊柱的稳定性，常能使患者疼痛缓解，平均肌力较术前提高，麻木好转，二便功能障碍基本解除，生活质量明显提高。以手术治疗为主的综合治疗，特别是全脊椎切除术在延缓肿瘤的复发和转移上有一定意义。手术切除后需对手术切缘进行病理学评估，对切缘阳性的患者，术后继续化疗后放疗，或放疗后化疗。

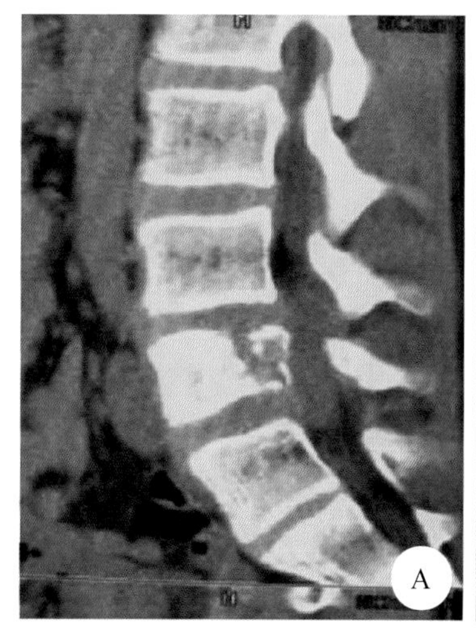

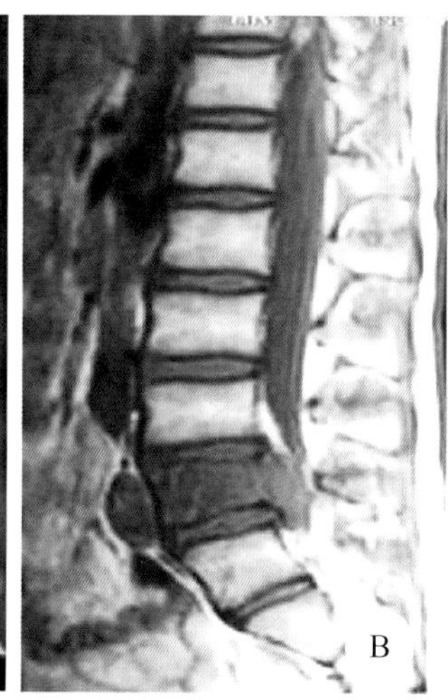

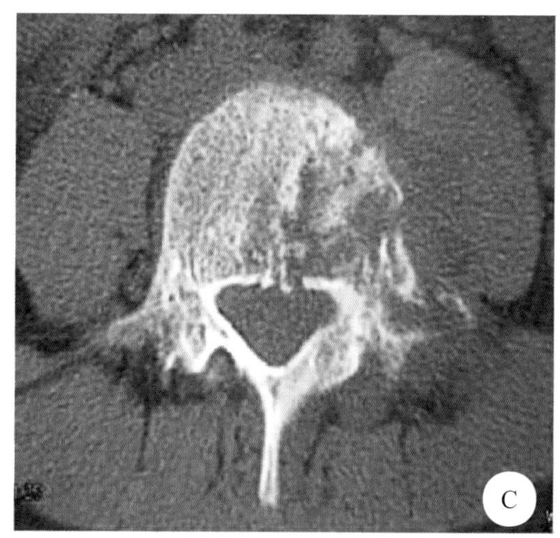

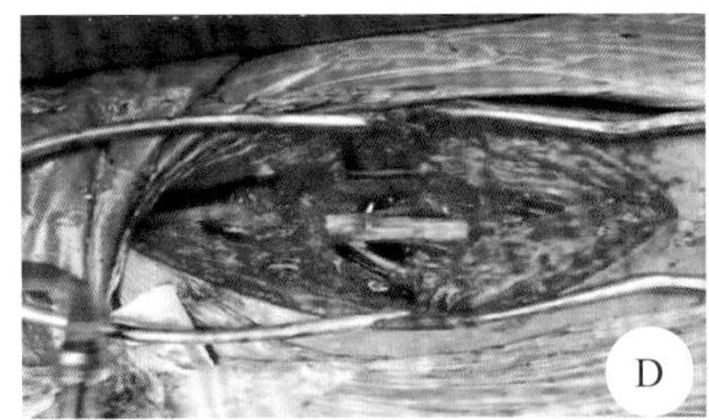
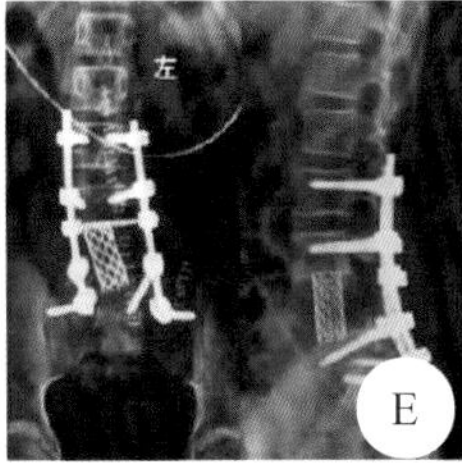

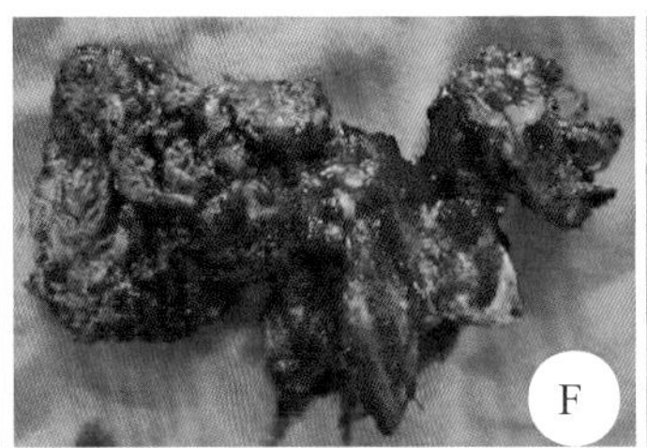
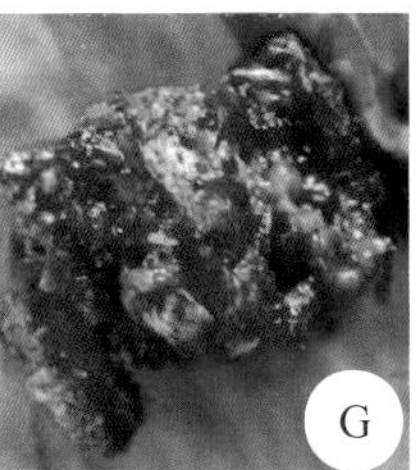

图 10-4-6　男性，14 岁，腰腿痛 1 个月，双下肢无力 1 周，诊断 L_5 尤因肉瘤

A、B. 术前 MRI；C. 术前 CT；D. 术中椎弓切除，显露脊髓与神经根；E. 行全脊椎切除，L_3～S_2 椎弓根螺钉内固定术后 X 线片；F、G. 全脊椎切除后标本

（二）放疗

尤因肉瘤对放疗敏感，国内外学者对尤因肉瘤放疗的观点比较一致，多数学者认为成年人放疗剂量在 40～55Gy、儿童 30～45Gy，根据肿瘤大小可适当调整剂量，分割成 3 周左右小剂量放疗 30Gy，所产生的局部控制率为 60%～90%，POG 研究发现，局部控制达 3 年的仅 76%。CESS 研究报道达 5 年的仅 77%。这些研究表明放疗不能完全消灭肿瘤，放疗后局部复发率与许多因素有关，其中肿瘤的大小很重要。大肿瘤比小肿瘤更有可能存在耐照射的细胞群。肿瘤的发生部位也很重要，脊柱比四肢肿瘤有更高的复发率。常规 X 线放疗剂量在 45～55Gy，分割成 1.8～2.0Gy，每日 1 次。

对于不能手术切除或手术切除不够彻底者，放疗仍是重要的局部治疗手段。当无法完全切除时可术后放疗。文献报道进行瘤内切除术后不进行放疗者局部复发率为 28.6%；进行术后放疗者复发率降低，为 20.5%；单纯放疗的局部复发率为 22.5%，与进行瘤内手术＋术后放疗者一致。因此有学者认为不应做瘤内手术，应进行单纯放疗或做术前放疗后再进行手术切除残留病灶。

La 等于 2006 年报道针对 60 例预后不好的尤因肉瘤患者采用放疗的结果。72%患者原发部位在躯体中央，包括胸壁、盆腔和脊柱等。38%患者在初治时就有远处转移。52%原发性肿瘤最大径≥8cm。全组患者都接受了化疗和放疗（术前、术后及根治性放疗）。其中因肿瘤部分切除或手术切缘阳性进行术后放疗者占 43%，52%患者做了根治性放疗，5%做了术前放疗。中位随访期 41 个月（2 个月～14.9 年）。全组 3 年局部控制率为 77%，初治时无远处转移者局部控制率为 84%，初治时有远处转移者为 61% 。初治时无远处转移者 3 年无病生存率及总生存率为 70%和 86%，而初治时有远处转移者均为 21%。

（三）化疗

在化疗的选择上，国内外报道不一，方案多样。其中 REN-3 方案如下。

（1）术前化疗，对于脊柱 ESFT 而言，术前化疗有三方面的优势：①体积较大或难以切除的肿瘤在化疗后有可能被切除；②杀死全身微转移瘤灶；③为手术后化疗提供敏感性信息。

有研究提示，对于某些化疗效果好的肿瘤，化疗可以作为首选的缓解硬膜受压的治疗方式。术前化疗（5 药方案）：长春新碱，剂量为 1.4mg/m^2；阿霉素，剂量为 40mg/(m^2·d)，4h 内输入，连续 2d；环磷酰胺，剂量为 1200mg/m^2，30min 内输入；异环磷酰胺，剂量为 1800mg/(m^2·d)，1h 内输入，连续 5d；放线菌素 D，剂量为 1.25mg/m^2，最高剂量为 2mg。

（2）术后化疗（6 药方案）：前 5 药使用同术前化疗，另加依托泊苷，剂量为 100mg/m^2，1h 内输入，分 5d 给药。

有报告使用 REN-3 方案 157 例，通过随访结果显示，5 年无瘤生存率 71%，5 年总体生存率 76%，局部复发率 8%，达到Ⅲ级组织反应率为 49%。Gururangan 等在治疗儿童 PNET 时先用异环磷酰胺和依托泊苷进行 3 周诱导，后续使用环磷酰胺和阿霉素。Kushner 等推荐环磷酰胺＋阿霉素＋长春新碱方案。崔益亮等报告 11 例采用环磷酰胺＋阿霉素＋长春新碱方案：环磷酰胺 150～250mg/m^2，连续 7d，第 8 天用阿霉素 30～40mg/m^2＋长春新碱 1.0～2.0mg/m^2，然后休息两周，如此 3 周为 1 个疗程，共 3 个疗程。

（四）治疗方法小结

尤因肉瘤患者建议采取以下方案治疗：初始诱导化疗后接受局部控制治疗（手术和/或放疗）和辅助治疗。初始治疗包括多药化疗以及粒细胞集落刺激因子支持，至少12周。已有转移灶的患者根据化疗反应可以适当延长初始诱导化疗周期。VAC/IE（长春新碱、阿霉素和环磷酰胺与异环磷酰胺、依托泊苷交替）是局部尤因肉瘤的首选方案，而VAC（长春新碱、阿霉素和环磷酰胺）是有转移灶患者的首选方案。

七、疗效

脊柱ES/PNET是一种恶性程度较高的肿瘤，无论手术与否患者均有较高的死亡率，但手术治疗可以缓解症状、改善患者的生活质量。现代综合治疗手段已使脊柱ES/PNET的预后有了改进，据统计目前的5年存活率可达41%。Chintagumpala等报告PNET放疗结合化疗的5年生存率为68%±14%。崔益亮等报道11例获得随访，平均随访（21.8±17.6）个月。经手术治疗的9例患者随访7例，4例已死亡，术后生存期分别为20、14、8和3个月，平均（11.3±7.4）个月；3例分别已存活52、49和7个月，平均（36.0±25.2）个月；1例全脊椎切除术后25个月发现远处转移，已存活49个月，仍在放疗与化疗中；4例未经手术治疗的患者全部获得随访，其中3例已死亡，生存期分别为7、8和6个月，平均生存期（7.0±1.0）个月，1例已存活5个月。2014年，郭卫等报告28例中除1例术前化疗效果比较差放弃治疗外，其余20例分块切除，局部复发8例，整块切除7例，复发1例，5年无瘤生存率为53%，和Schuck报告的5年55%无瘤生存的预后相似。

疗效和分期、解剖部位、肿瘤大小等因素有关。另外，不同的外显子融合产生不同大小的嵌合蛋白，在局部发生的具有*EWS*/*FLI*1基因融合的肿瘤中，最为常见的所谓1型融合基因，即EWS外显子7与FLI1外显子6融合，据称其预后要好于那些具有更大且较为少见的融合类型。

第五节　脊柱原发性骨肉瘤

一、概述

骨肉瘤是指原发于骨髓内的高度恶性肿瘤，其特征为增殖的肿瘤细胞直接形成骨和骨样组织，故又称成骨肉瘤。其主要成分为肿瘤性成骨细胞、肿瘤性骨样组织和肿瘤骨。骨肉瘤按其解剖部位及组织形态可被分为10种亚型，最多见的是传统型（髓内型）骨肉瘤，占骨肉瘤的75%～85%。在骨原发性恶性肿瘤中，骨肉瘤的发病率仅次于骨浆细胞瘤，骨肉瘤出现转移的概率为20%，患者常因肺转移或全身弥漫性转移而死亡。骨肉瘤多位于长骨干骺端，膝关节附近即股骨远端、胫骨近端多见，可向骨干及骨骺蔓延，扁骨中以髂骨较多见。脊柱原发性骨肉瘤临床上相对少见，与四肢骨肉瘤相比，其临床特点明显不同，如发病年龄略大、男女比例基本相同、患者常有神经损害症状、影像学特征不典型等。尽管都是高度恶性肿瘤，但脊柱原发性骨肉瘤累及的解剖部位较四肢骨肉瘤复杂且重要。

脊柱原发性骨肉瘤的发病率较低，在所有骨肉瘤患者中，脊柱原发性骨肉瘤仅占0.85%～3.00%。Ilaslan等统计的4887例原发性骨肉瘤病例中，198例发生于脊柱，仅占4%。在脊柱原发性骨肿瘤中，骨肉瘤也仅占3.6%～14.5%。脊柱原发性骨肉瘤患者的平均年龄略大，且男女比例基本相同，而四肢骨肉瘤患者中男性所占比例明显偏高。Ilaslan等统计198例脊柱原发性骨肉瘤患者中，男95例、女103例，男女比例近似1∶1；年龄8～80岁，平均为34.5岁。

脊柱原发性骨肉瘤常见于胸腰椎，也可见于颈椎，骶椎很少受侵，尾椎原发性骨肉瘤仅见个案报告。Ilaslan等报告的198例脊柱原发性骨肉瘤患者中，颈椎27例、胸椎66例、腰椎64例、骶椎41例。当然，脊柱原发性骨肉瘤也可能同时累及不同节段的椎体。

2020年WHO骨肿瘤分类学将恶性成骨源性肉瘤分为：①低级别中央型骨肉瘤（ICD－O编码：9187/3）；②骨肉瘤（ICD－O编码：

9180/3)，其包括普通型骨肉瘤、毛细血管扩张型骨肉瘤、小细胞型骨肉瘤；③骨旁骨肉瘤(ICD－O 编码：9192/3)；④骨膜骨肉瘤（ICD－O 编码：9193/3)；⑤高级别骨表面骨肉瘤(ICD－O 编码：9194/3)；⑥继发性骨肉瘤(ICD－O 编码：9184/3)。

二、临床表现

脊柱原发性骨肉瘤常见于椎体，可能侵犯椎弓根及后方附件，也可能单独累及椎体附件或与椎体一同受累。Ilaslan 等报告的 56 例资料完整的脊柱原发性骨肉瘤患者中，44 例病变起于脊椎后方结构且同时累及部分椎体，病变局限于椎体的仅 12 例。

脊柱原发性骨肉瘤早期症状隐匿，起病初期无典型症状，一般健康状况良好，有时只在体检或影像学检查时偶被发现。所有患者均表现为胸腰背局部疼痛，呈中等程度并间歇发作，活动后加重，数周内疼痛持续发作，呈持续性、进行性加重。查体表现为局部压痛明显，叩击痛阳性。晚期时疼痛常比较剧烈，夜间痛更明显。60%～80%的脊柱原发性骨肉瘤患者伴有不同程度的神经损害症状，尤其是肿瘤累及颈椎时出现颈僵硬、颈肩疼，活动受限。神经损害症状一般由肿瘤直接压迫脊髓和神经根导致，也可以因肿瘤侵蚀脊椎引起病理性骨折造成的压迫导致，常表现为肢体麻木无力、行走困难、二便障碍等，甚至患者可能会因病理性骨折突然出现截瘫就诊。查体可以发现步态异常、肌力下降、皮肤感觉减退、病理征阳性等。脊柱原发性骨肉瘤还可以表现为局部肿块，特别是位于下腰椎和骶椎的肿瘤。

三、影像学表现

（一）X 线片

脊柱原发性骨肉瘤的 X 线片表现并不像四肢骨肉瘤一样出现 Codman 三角及骨膜反应等典型特征。脊柱原发性骨肉瘤可以是成骨性破坏或溶骨性破坏，但两者混合更多见。脊椎骨可有虫蚀样或不规则形溶骨性破坏，边界模糊，骨皮质破坏表现为筛孔状或细线状破坏，其后骨质破坏可融合成大小不等斑片状，椎体进一步破坏则出现骨皮质的缺损、病理性压缩骨折。可见象牙椎征和棉絮样瘤骨形成，瘤骨区内无破坏改变，瘤骨和骨破坏相互分开，确定瘤骨是诊断脊柱原发性骨肉瘤的可靠证据。脊柱原发性骨肉瘤内含有软骨成分时，X 线片上可见瘤软骨钙化，钙化后的瘤软骨密度较淡，边缘较模糊，呈不规则的环形、半环形或弧形钙化。椎骨骨肉瘤常由骨质内部向周围破坏，极易破出骨皮质向软组织内浸润，形成肿块。软组织肿块的密度常较正常软组织高，半圆形或椭圆形，边界可部分清楚、部分模糊，其内可见数量及形态不一的瘤骨或瘤软骨钙化。Ilaslan 等报告有完整 X 线片的 69 例脊柱原发性骨肉瘤资料显示，X 线片表现为单纯溶骨性破坏的 14 例，仅占 20%，余 55 例（约 80%）均显示不同程度的成骨性破坏，其中 17 例较为明显，这 17 例中又有 5 例成骨性破坏极为明显，并局限于椎体内，呈象牙椎征。94%的成骨细胞型脊柱原发性骨肉瘤表现为脊椎成骨性破坏，其他类型的骨肉瘤较少出现成骨性破坏。此外，7 例患者 X 线片显示脊椎病理性压缩骨折。

（二）CT

CT 比 X 线片更能准确地显示椎骨骨肉瘤侵犯的范围。CT 平扫表现为不同程度的骨质破坏或骨质增生硬化，可以发现细微的钙化和/或骨化等脊柱原发性骨肉瘤的异常表现，能为诊断提供依据。螺旋 CT 可以显示骨肉瘤侵蚀脊椎骨性结构，清楚显示脊髓和神经根受压的情况，侵蚀椎体使其变成不规则高密度组织，肿瘤向外破出骨皮质时可见骨皮质连续性中断，形成软组织肿块，其 CT 值 20～40HU，含有瘤软骨钙化或瘤骨时密度更高。肿瘤如有坏死，其内可见到低密度病变。CT 增强扫描可清楚显示软组织肿块的边缘，并有利于显示肿瘤与大血管的关系，了解供血状况。胸部 CT 还可以了解是否发生肺部转移。

（三）MRI

MRI 检查能从多方位观察骨骼及软组织受侵范围，显示脊椎破坏程度以及脊髓神经受压等情况，是目前诊断、鉴别脊柱原发性骨肉瘤的最好手段，对手术方案的设计大有裨益。溶骨性破坏表现为高信号，成骨性破坏为低信号，混合性破坏为高低混杂信号（图 10－5－1）。肿瘤周围水肿表现为 T1WI 低信号、T2WI 高信号。肿瘤对骨皮质的破坏表现为低信号的皮质内线状、条状 T2WI 高信号。当破坏增大时，骨皮质局限性缺损，被异常肿瘤信号代替。根据瘤骨和瘤软骨钙化的不同，肿块表现为 T1WI 低或中等信号、T2WI 高或混杂信号，肿块内出血表现为 T1WI、T2WI 高信号，坏死表现为 T1WI 低信号、T2WI 高信号。

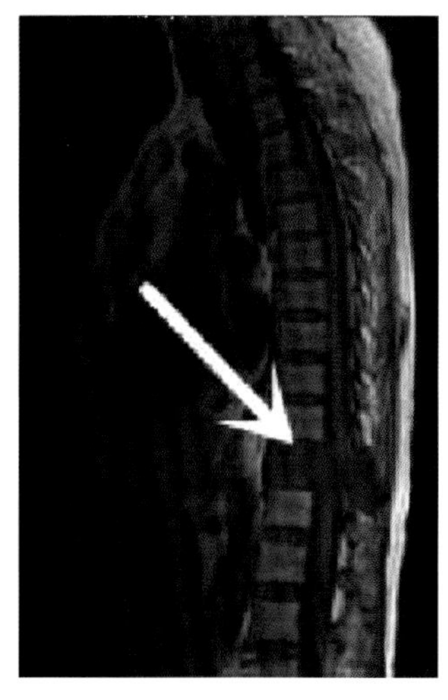
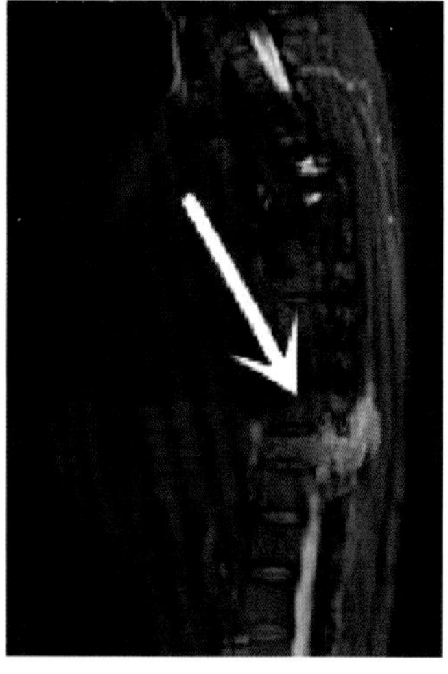
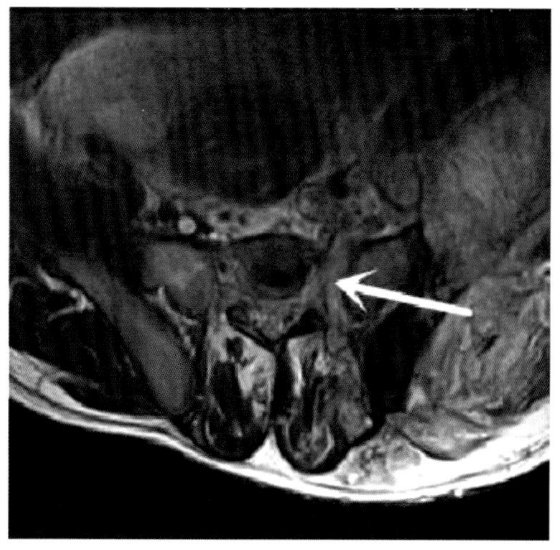

图 10－5－1　男性，21 岁，T_9 骨肉瘤 MRI 表现（箭头所示）

（四）骨显像

脊柱原发性骨肉瘤早期 X 线片可无明显变化，但早期 Tc－MDP 骨显像即可显示局部的异常放射性浓聚，当肿瘤增大时，肿瘤的血供中断，其内可出现局灶放射性稀疏区。骨显像可以发现多发病变和远隔部位转移，但无法鉴别良、恶性肿瘤。

（五）血管造影

血管造影对脊柱原发性骨肉瘤的诊断和鉴别诊断有重要的作用。脊柱原发性骨肉瘤在血管造影时表现为肿瘤供血管的形态和分布异常，一般是肿瘤的血管增粗，在肿瘤里可见大小不一、密度不均、边缘不规整的新生血管，部分病例还可见肿瘤染色或动静脉瘘。

四、病理学检查

（一）肉眼观

骨肉瘤一般体积较大，呈肉质或质硬的肿块，可破坏骨皮质与软组织肿块相连。成骨型的骨肉瘤可呈灰褐色，不规则颗粒状（似浮石），有些则致密硬化，偏黄白色。成软骨型骨肉瘤含有软骨，倾向于白色至黄褐色，有不同程度的钙化。成纤维型骨肉瘤大体更像软组织肉瘤，呈鱼肉样，含有很少的骨样基质，软骨成分可有可无。

（二）镜下所见

在病理学上骨肉瘤有多种组织学类型，包括普通型骨肉瘤、毛细血管扩张型骨肉瘤、小细胞骨肉瘤、髓内高分化骨肉瘤、骨皮质内骨肉瘤、骨膜骨肉瘤、骨旁骨肉瘤、高级别骨表面骨肉瘤等。发生在脊柱的骨肉瘤大多数为普通型骨肉瘤。普通型骨肉瘤由梭形的或高度间变性多形性肿瘤细胞加多少不等的骨样基质构成。肿瘤细胞除了梭形和多形性，还可以呈上皮样、浆细胞样、纺锤形、椭圆形、小圆细胞、透明细胞、单核或多核巨细胞。在大多数患者中复杂地混有两种或两种以上这些细胞类型。在组织学上，骨样基质的认定是诊断骨肉瘤的必要条件，但有时骨样基质的认定对病理科医生是一项挑战。骨样基质是致密、粉染、无规则形的细胞间物质（图 10－5－2）。骨样基质的厚度差别颇大，最薄的被称为金属丝样或花边状骨样基质，最厚的骨样基质可形成粗大的编织骨。普通型骨肉瘤除产生骨样基质外，还可以产生软骨和纤维，因此可以按产生的基质不同将普通型骨肉瘤分为三种：成骨型、成软骨型和成纤维型骨肉瘤，分别占50%、25%和25%。成骨型骨肉瘤以肿瘤性骨和骨样基质为主要成分，基质间为间变性多形性瘤细胞。成软骨型以产生软骨基质为主，大多为高级别透明软骨，和其他非软骨肉瘤成分（成骨型和成纤维型骨肉瘤成分）紧密而随意地混合在一起。成纤维型以高级别梭形细胞成分为主，伴少量骨样基质产生，伴或不伴软骨成分，整个肿瘤的组织学表现类似纤维肉瘤或恶性纤维组织细胞瘤。除了以上三种常见类型，还有少见类型：硬化性骨肉瘤、类似成骨细胞骨肉瘤、富于巨细胞的骨肉瘤、上皮样骨肉瘤、恶性纤维组织细胞瘤样骨肉瘤、成软骨细胞瘤样骨肉瘤、透明细胞骨肉瘤、软骨黏液样纤维瘤样骨肉瘤。各类型的骨肉瘤预后没有明显的差异。

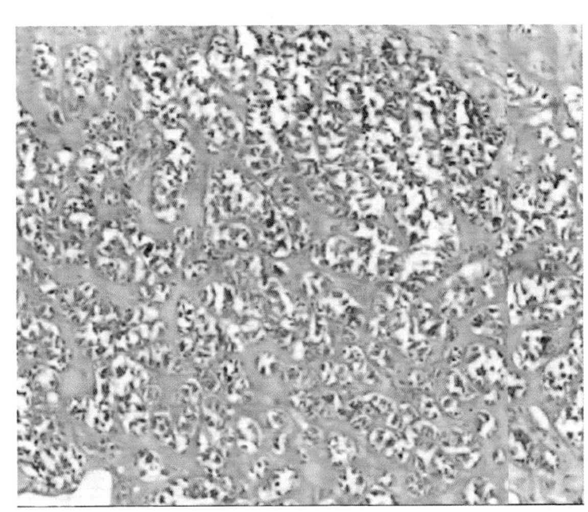

图 10-5-2　普通型骨肉瘤中骨样基质是致密、粉染、无规则形的细胞间物质，由明显异型性的肿瘤细胞直接产生（HE ×200）

（三）遗传学改变

细胞遗传学发现几乎全部骨肉瘤具有克隆性染色体畸变，此类变异很复杂，包括大量的染色体数目和结构上的改变，但目前还没有确认有必然诊断意义的任何结构变异。细胞遗传学异常还包括 DNA 拷贝数的异常、等位基因的杂合性丢失。分子遗传学异常包括出现周期性复制的目的基因，*MET*、*FOS* 和 *MYC* 基因的过表达以及基因表达调控异常等。

五、诊断与鉴别诊断

（一）诊断

脊柱原发性骨肉瘤早期症状不明显、影像学表现多样、病理特征变化较大，所以早期诊断较为困难，常被误诊为骨母细胞瘤、淋巴瘤、佩吉特病以及转移性前列腺癌和肺癌等。病理学检查是其确诊的唯一方法。同四肢骨肉瘤一样，脊柱原发性骨肉瘤由产生骨样基质和骨质的肉瘤细胞组成。细胞异型性明显，呈梭形或不规则形，体积较大，核畸形、深染，可见典型的有丝分裂现象。病理学诊断的关键是肿瘤基质细胞产生的骨样基质的存在。

术前 CT 引导下的穿刺活检对手术方法的选择十分重要。针刺抽吸活检诊断脊柱肿瘤的总体有效率约为 65%。但脊柱周围解剖复杂、骨肉瘤组织结构变异大且细胞异型性明显，加之针刺获得的组织较少，故常出现假阴性。Baghaie 等报告 1 例 9 岁男孩，影像学检查提示 T_7 病变，初步诊断为嗜酸性肉芽肿，行针刺活检后诊断为巨细胞瘤。最后行椎体切除，病理学检查结果为骨肉瘤。经椎弓根椎体活检被认为是安全、经济的诊断方法，具有较高的诊断成功率。切开活检可以最大限度地取得肿瘤组织，提高诊断的成功率与准确率。但它也有损伤大、污染机会高等明显的缺点，并可能导致患者死亡。

（二）鉴别诊断

1. 脊柱尤因肉瘤　病理上与小圆细胞型骨肉瘤难以区分，常见于青少年男性。X 线片显示骨膜葱皮样改变。镜下瘤组织呈小岛状，常有显著出血坏死，少数患者有假菊形团结构，瘤细胞质内含大量糖原。免疫表型显示 CD99、HBA71 阳性，对放疗敏感，可进行诊断性治疗。

2. 脊柱恶性淋巴瘤　该肿瘤很少发生在10～30 岁的年轻患者身上，肿瘤多位于长骨骨干、干骺端、髂骨或椎骨。镜下表现为非霍奇金淋巴瘤，细胞的大小形状变异性更大，而且也不产生骨样组织，可通过免疫组化进行鉴别，B 细胞占多数。免疫组化表达 LCA、L26、UCHL-1

等系列抗体。

3. 脊柱间叶性软骨肉瘤 常见于10～29岁，女性稍多。发生于扁骨、椎骨及股骨。肿瘤由小圆形或短梭形的原始间叶细胞和分化较好的透明软骨小岛组成，并见血管外皮瘤样改变。免疫组化显示软骨岛S－100蛋白阳性。

六、治疗

目前脊柱原发性骨肉瘤采用以手术治疗和化疗为主的综合治疗，化疗联合手术边缘或广泛切除是治疗的最好选择。

（一）化疗

新辅助化疗包含术前化疗、手术和术后化疗。术前化疗后要对患者及肿瘤做全面的评估，要注意疼痛的减轻、肿块的缩小程度，以及影像学上病灶边界是否变得清晰、骨硬化是否增多、肿瘤的新生血管是否减少。术前化疗的作用如下。

1. 早期进行全身治疗，消灭潜在的微小转移灶 脊柱原发性骨肉瘤在临床上做出诊断时，其中80%的患者已经发生了肺转移，因此治疗上首先要采取大剂量的化疗。再好的手术治疗也不能控制转移性肿瘤的发展，同时也就不能提高患者的生存率。

2. 通过评估术前化疗效果，指导术后化疗 肿瘤对化疗的组织学反应是影响长期预后的最重要因素，在术前化疗中发现反应不良者，在术后换用其他细胞毒性药物（挽救性化疗）。强调术前化疗6～10周，然后行肿瘤切除，根据肿瘤组织坏死程度，制订术后化疗方案。如果肿瘤坏死率大于90%，术后继续原化疗方案，5年生存率可达80%～90%；而坏死率不大于90%者，5年生存率低于60%，应调整术后化疗方案。

3. 缩小肿瘤及肿瘤周围的反应带 大剂量的化疗可以杀灭肿瘤细胞，原发灶发生大片的坏死，肿瘤体积缩小，降低了术中肿瘤细胞扩散的概率，瘤周反应性水肿带减退，血管减少，切缘更安全，降低复发率。术前化疗4～6个疗程，其中甲氨蝶呤8～12g/m^2、异环磷酰胺3g/m^2（连续5d）、阿霉素30mg/m^2（连续3d）、顺铂120mg/m^2。术后化疗以6个疗程为1个周期，进行2～3个周期。随后化疗持续1.0～1.5年，仍以甲氨蝶呤、异环磷酰胺为主进行单药化疗，交替使用阿霉素和顺铂。

新辅助化疗对于脊柱原发性骨肉瘤较为有效。Del Prever等报告1例2岁10个月男孩，诊断L_5高度恶性骨肉瘤伴双肺及T_5转移。因年龄关系，患者无法接受手术，故仅采用顺铂、甲氨蝶呤、阿霉素、异环磷酰胺等药物联合化疗。5年后随访，患者一般状况良好。目前认为，全脊椎切除术联合化疗是治疗脊柱原发性骨肉瘤的最佳方案，也更符合现代肿瘤学的治疗观点。具体方法是，依照脊柱原发性骨肉瘤的反应，先行2～3个疗程的新辅助化疗，再行全脊椎切除术，术后继续化疗，以巩固疗效。目前常用的化疗方案与四肢骨肉瘤基本相同，为顺铂、阿霉素、大剂量甲氨蝶呤和异环磷酰胺的不同组合及Rosen的T10、T12方案。Murakami等认为新辅助化疗明显改善了脊柱原发性骨肉瘤患者的预后，并使得全脊椎切除术更容易实施。

（二）手术治疗

对骨原发性恶性肿瘤实施广泛的手术切除并获得阴性边界已经成为肿瘤外科治疗的公认标准。但这在脊柱手术中几乎无法实现，尤其是在颈、胸椎。因为切除脊柱肿瘤比四肢肿瘤复杂得多，前者不仅要求保持脊柱的稳定性，还要避免神经损害。是保护神经功能，还是全部切除肿瘤以获得阴性的手术边界，对于医生、患者来说都是困难的选择。很多学者主张，肿瘤的整块切除有益于延长脊柱原发性骨肉瘤患者的生存期。但全脊椎切除术的风险很高，手术并发症发生率达到13%～56%，手术相关死亡率为0～7.7%。对于病灶多发和远处转移的高龄患者，首选姑息性肿瘤切除、减压固定；对于单发病灶、一般情况好的年轻患者首选病灶切除术。Shives等报告27例脊柱原发性骨肉瘤患者，行肿瘤姑息性切除，术后行放疗或化疗，结果除1例患者外均死亡。因此，建议采用更为彻底的手术方法治疗脊柱原发性骨肉瘤，而非单纯姑息手术。

目前治疗脊柱原发性骨肉瘤的最佳方案是联合化疗的全脊椎切除术（图10－5－3）。全脊椎切除术能最大限度地降低脊柱原发性骨肉瘤的复发率，并明显提高患者的生存率。Sundaresan等报告11例行全脊椎切除术的脊柱原发性骨肉瘤患者，术后辅以化疗，结果有 5 例患者长期存活，仅 1 例出现转移。早期的全脊椎切除术大多通过前后路联合完成，但此术式明显增加了肿瘤细胞污染的概率，并可能导致局部复发。Tomita 等将其改进，通过单纯后方入路来完成全脊椎切除术。从肿瘤学角度讲，该手术大大提高了局部治愈的可能性，并将复发率降至最低。他采用此术式治疗了 7 例脊柱原发性恶性肿瘤患者，其中包括 2 例骨肉瘤，结果除 1 例在术后 7 个月发生纵隔转移而死亡外，其余 6 例随访 2.0～6.5 年均未见转移和复发。不过该术式最大的风险是可能损伤椎体前方大血管，造成难以控制的大出血。

随着脊柱外科技术的发展以及新型材料在脊柱外科的广泛应用，对脊柱原发性骨肉瘤实施更为广泛的切除，甚至根治切除逐渐变为可能。Krepler 等报告 1 例 27 岁男性患者，诊断 T_6 原发性骨肉瘤并侵犯部分硬膜。先行前方入路椎体切除重建，再行后方入路椎板及硬膜切除、硬膜修补及内固定融合术。术后随访 116 个月，患者症状缓解，并能正常生活。Keynan 等报告 1 例 20 岁男性患者，确诊为 L_2 原发性骨肉瘤并侵犯椎旁软组织。术前行 3 个疗程化疗后，一期行包括马尾神经在内的广泛切除。先行后方入路手术，暴露肿瘤、硬膜囊及神经根，同时行椎弓根固定，再行前方入路手术，切除相应椎间盘、$L_{1\sim3}$ 神经根以及部分脊髓圆锥，结扎肿瘤上、下方硬膜囊，将肿瘤连同椎体一并切除，最后行椎体重建。术后继续化疗。随访 5 年，患者一般状况良好，未发现复发迹象，无背痛，骨融合坚固。笔者认为，尽管该手术造成了神经损害，但手术目的得以实现，最重要的是患者基本的生存要求得以满足。尽管是个案报告，但手术疗效却令人鼓舞，手术方法更符合骨恶性肿瘤的治疗原则，有望明显提高脊柱原发性骨肉瘤患者治愈的概率。

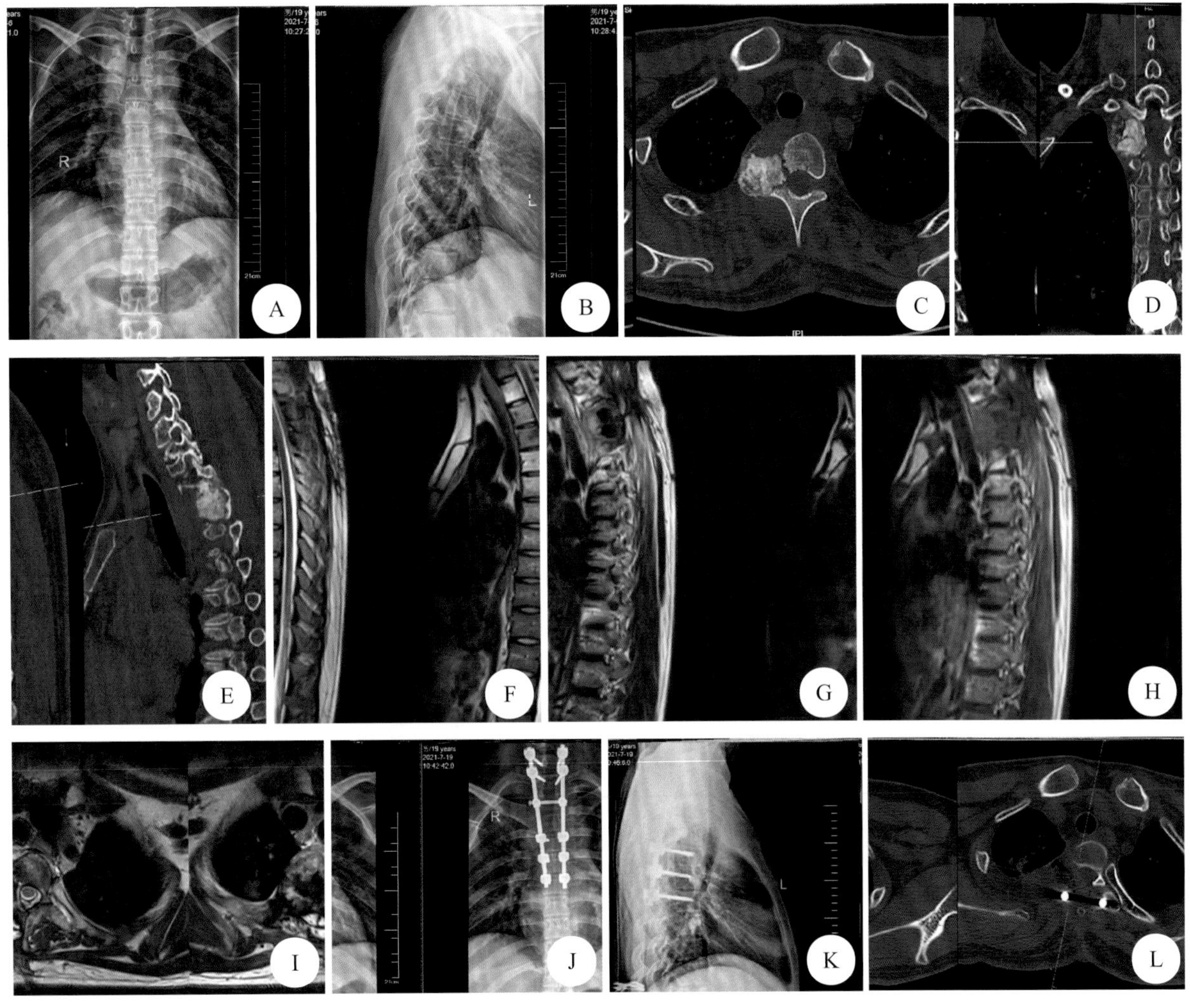

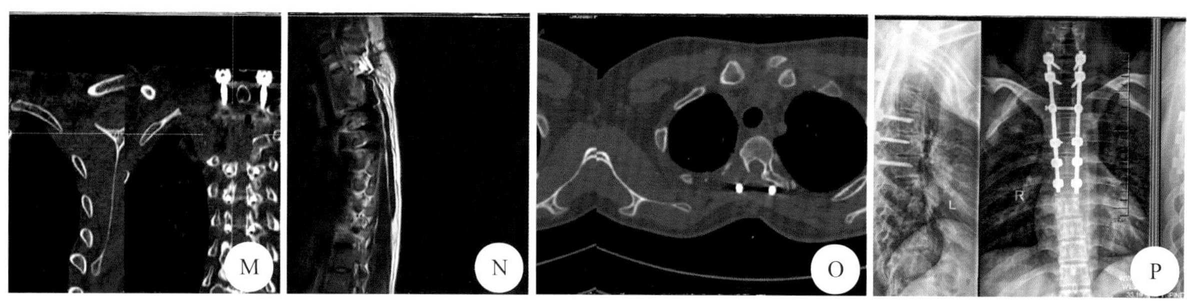

图 10－5－3　男性，19 岁，确诊骨肉瘤 7^{+} 月，术后化疗后复发再手术后 1^{+} 月，
在机器人辅助下经后方入路 $T_{2\sim3}$ 椎旁肿瘤切除、椎管扩大减压、神经根探查松解、钉棒系统内固定术

A、B. 术前 X 线片；C～E. 术前 CT；F～I. 术前 MRI：肿瘤累及 $T_{3\sim5}$ 椎体及附件，脊髓受压；J、K. 术后 X 线片；L、M. 术后 CT；N. 术后 MRI：内固定位置无松动及断裂；O. 术后 1 年 CT；P. 术后2 年X 线片：内固定在位，无沉降及松动

（三）放疗

放疗用于脊柱原发性骨肉瘤的有效性过去普遍受到质疑。尽管放疗剂量有时高达 70～80Gy，但最终疗效仍无法肯定，并且还出现较多并发症。随着技术的进步，放疗用于脊柱原发性骨肉瘤的有效性逐渐被证实。有研究认为，随着调强放疗、近距离放疗及术中放疗等技术的发展，骨肉瘤的放疗效果明显改善。目前，放疗更多地被应用在术后，以便更好地控制肿瘤的复发。对于未能做到根治性全脊椎切除的脊柱原发性骨肉瘤患者，术后放疗可以起到局部控制的作用，手术边缘有极少骨肉瘤组织残留或仅在显微镜下可见骨肉瘤组织时，放疗更为有效。放疗也可作为不能手术和拒绝手术的原发性患者的治疗选择。

（四）新药研究

传统的细胞毒性药物已将疗效显著提高，但即使采用全脊椎切除联合化疗的最佳治疗方案，患者短期内还是可能复发和肺转移，5 年生存率较低、死亡率较高。大剂量化疗造成的毒性反应如胃肠道反应、骨髓抑制、心肌毒性、肝肾功能损害等也制约了化疗方法的应用。因此，探索骨肉瘤的新药疗法已成为临床上迫切的需求。骨肉瘤确切的发病机制尚不清楚。有学者认为骨肉瘤可能是由染色体畸变导致的，也有学者认为先天性血管萎缩性皮肤异色病（Rothmund－Thomson 综合征）、布卢姆综合征（Bloom 综合征）、李弗劳明综合征（Li－Fraumeni 综合征）等遗传基因病及佩吉特病、纤维结构不良等是骨肉瘤发生的高危因素。有研究发现骨肉瘤的发生也与基因突变有关。例如骨肉瘤患者的 2 种抑癌基因，即 *P*53 基因和视网膜母细胞瘤（*Rb*）基因发生突变。这些研究均为骨肉瘤的基因治疗奠定了科学基础。基因治疗是将外源性 DNA 整合至人细胞内，基因在体内表达后发挥治疗作用。骨肉瘤常用基因补偿疗法、自杀基因疗法和免疫增强疗法。近年研究发现间充质干细胞对多种肿瘤具有趋向性，可利用其携带治疗基因靶向至肿瘤部位，从而提高基因治疗效率。随着对骨肉瘤基因水平研究的逐渐深入，骨肉瘤基因治疗已得到广泛关注。

磷脂酰乙醇胺胞壁酰肽（MTP－PE）是一种免疫调节剂，可以使机体的单核巨噬细胞系统激活，从而杀伤肿瘤细胞。2008 年，美国儿童肿瘤协作组设计的 662 例患者参加的Ⅲ期临床研究结果显示：多室脂质体包裹的 MTP－PE（L－MTP－PE）将骨肉瘤患者 6 年生存率从 70%提高至 78%（$P=0.03$），结果令人振奋。

甲氨蝶呤治疗骨肉瘤可以说是骨肉瘤化疗的基石，但部分骨肉瘤对其耐药从而导致化疗失败，因此发展新的抗叶酸药物也是骨肉瘤新药研究的重要组成部分。体外研究表明，新的抗叶酸药物三甲曲沙在体外能够显著抑制实体肿瘤的生长，初步临床研究也证明，其对骨肉瘤的反应率达到 13%。已经有研究者将三甲曲沙和甲氨蝶呤联合用药用于复发或者转移性骨肉瘤的治疗，联合治疗不仅可以通过互补作用避免耐药骨肉瘤细胞的存活，而且由于药物毒性没有重叠，两种药物可以同时采用最大剂量。

另外，临床上也有改变骨肉瘤治疗给药途径的研究。美国的一项关于吸入性脂质体包裹顺铂制剂治疗复发性骨肉瘤的临床研究显示，18 例患者中有 2 例患者获得疾病稳定或好转，另有 2 例单发肺转移患者在开胸肿瘤切除后接受吸入性顺铂治疗后长期处于无疾病生存状态。

有研究发现血管内皮生长因子抗体能够通过抑制血管生成，进而显著促进骨肉瘤细胞凋亡。双膦酸盐能够诱导骨肉瘤细胞处于 S 期，并诱导其凋亡，但这些研究都需要临床研究来证实其确切疗效。

（五）免疫治疗

由于骨肉瘤细胞缺少非主要组织相容性抗原等能激活 T 细胞的分子，不能被 T 细胞识别，无法激活 T 细胞介导的主动免疫。过继免疫治疗可帮助 T 细胞识别机体内的异常细胞，如恶性肿瘤细胞或者病毒感染细胞。其作用原理主要是取出肿瘤患者体内部分有潜力的免疫细胞，由多种免疫因子刺激诱导，经过体外的干预，扩增其数量，激活和强化其功能，然后再回输到患者体内，其杀伤机制表现为直接杀伤作用和免疫效应细胞参与的间接杀伤作用。树突状细胞联合细胞因子诱导的杀伤细胞作为过继免疫治疗方法的一种组合方案，在临床应用方面表现出极大的潜力和前景。

（六）复发和转移的治疗

脊柱及其毗邻结构在解剖上的特殊性，增大了脊柱肿瘤手术切除的难度，客观上造成了较高的复发率。通常说的局部复发指因肿瘤没有被完全切除，肿瘤重新生长，而在原来进行手术切除肿瘤的部位再出现肿瘤。脊柱回流血液直接流入腔静脉系统、右心室，然后至肺部，而不涉及门静脉系统，所以很少有内脏转移。肺部是脊柱肿瘤远处转移的最常见部位，90%以上的脊柱恶性肿瘤的第一转移部位是肺部。局部复发和转移灶如有可能切除应尽量切除，手术仍是最好的治疗选择，对于肺转移的患者，有效的治疗仍然是外科切除，化疗处于从属地位。根据转移灶的大小，可行楔形切除、肺段切除、肺叶切除或全肺切除。

第六节　脊柱软骨肉瘤

一、概述

软骨肉瘤（Chondrosarcoma）是一种恶性结缔组织肿瘤，其细胞有向软骨分化趋向、形成软骨基质的特点，又称恶性软骨性肿瘤，是常见的骨原发性恶性肿瘤。其发病率仅次于骨肉瘤，约占骨原发性恶性肿瘤的 10%，其中男性发病率是女性的 2 倍左右，发病年龄在中老年，只有少数患者发生于儿童和青春期。

软骨肉瘤好发于扁骨、肢带骨和长管状骨的近端，可以分为源自骨内的中央型软骨肉瘤、源自骨外（如骨软骨瘤）的周围型和骨膜型软骨肉瘤。按细胞组织学特点可分为普通型、去分化型、间叶型和透明细胞型软骨肉瘤。其中，普通型占 80%，透明细胞型占 2%～5%，间叶型占 1%～13%，去分化型占 3%～10%。不同亚型软骨肉瘤恶性程度不同。原发于脊柱的软骨肉瘤相对较少见，占 3%～12%。脊柱软骨肉瘤占脊柱原发非淋巴源性肿瘤的 7%～12%。脊柱软骨肉瘤可见于脊柱任何节段，其中以胸椎为多见，这可能与胸椎的数目最多有关。主要发生在成人，特别是 30～70 岁的人群，平均年龄 45 岁，男性多见，其发病率是女性的 2～4 倍。平均生存期约为 5.4 年。

2020 年 WHO 骨肿瘤分类将恶性软骨源性肿瘤分为以下五类。①软骨肉瘤可分为三级：软骨肉瘤，1 级（ICD－O 编码：9222/3）；软骨肉瘤，2 级（ICD－O 编码：9220/3）；软骨肉瘤，3 级（ICD－O 编码：9220/3）；②骨膜型软骨肉瘤（ICD－O 编码：9221/3）；③透明细胞型软骨肉瘤（ICD－O 编码：9242/3）；④间叶型软骨肉瘤（ICD－O 编码：9240/3）；⑤去分化型软骨肉瘤（ICD－O 编码：9243/3）。

二、临床表现

普通型软骨肉瘤临床表现轻微、发展缓慢，病史一般较长。主要症状是深部的轻微疼痛，呈间歇性发作。通常因肿瘤尚未侵犯软组织，不能触及骨外肿块，仅有受累骨骼的增粗。晚期可形成大的、能触及的软组织肿块。发生于脊柱、骶骨、肋骨或骨盆可引起严重疼痛，可因为压迫神经而引起放射性疼痛。有些首发或继发的患者，肿瘤生长迅猛呈侵袭性，早期即可破坏骨皮质并侵犯软组织，应考虑为去分化征象或恶性升级。

中央型软骨肉瘤常有隐袭性疼痛，除非肿瘤已生长较大，一般无肿块出现；反之，周围型继发性软骨肉瘤可以无症状，但有较大的肿块存在。如果肿瘤发生于盆腔等，有较大空间的部位，只有肿瘤体积达到一定水平时临床上才能发现。软骨肉瘤的生长方式各不相同，大部分肿瘤生长缓慢，是低度恶性，倾向于局部复发，转移不常见或仅在晚期时才发生；少部分则发展迅速，呈高度恶性，早期伴有转移。

三、影像学表现

对于软骨肉瘤的放射学检查，应包括 X 线片、动脉造影、骨扫描、CT 和 MRI 等一系列检查手段。X 线片对于确定诊断最为重要，显示为骨内溶骨性破坏，其中有大量钙化。一些特征性的表现常能直接提示软骨肉瘤的诊断，这些特征包括骨质破坏的特殊形态、骨内扇贝样的花边、钙化和骨膜反应等。动脉造影可以了解肿瘤血供。CT 和 MRI 可以评价肿瘤在骨内外的侵犯范围。MRI 还可以更清楚地显示软组织侵犯程度及肿瘤与重要血管神经之间的关系，MRI 可评价肿瘤信号特点，软骨源性肿瘤信号特点均相对混杂，尤其软骨肉瘤和软骨母细胞瘤以混杂信号多见，内部的钙化呈低信号，软骨黏液基质、软骨小叶及软骨母细胞呈高信号，诊断需结合临床影像。软骨肉瘤瘤体信号与母骨信号一致，呈低信号，表面软骨帽呈 T2 高信号，部分表面伴钙化呈低信号。

软骨肉瘤由不同的小叶构成，小叶间可见明显分隔。位于软骨小叶间隔的钙化常见，呈直径 1～2cm 大小的环状、弓状，为其特征性影像学表现。由于软骨有钙化及骨化的倾向而表现出肿瘤内的放射学不透光性增强。软骨钙化特征性表现为无结构的、不规则散布的“喷雾状”颗粒，或结节样、环形钙化。

四、病理学检查

（一）肉眼观

普通型软骨肉瘤以透明软骨分化为主，大体呈灰蓝色半透明状、胶冻样、分叶状肿块。如果局部有黏液变或去分化成分，则呈黏液状或灰白鱼肉状，也可有囊性区域。常见钙盐沉积的黄白色白垩样矿化区域。缓慢膨胀，可因骨膜下反应性新生骨形成而增厚。

间叶型软骨肉瘤呈灰白或灰红色，质地从硬韧到软不等，界线常清楚。分叶状罕见。大部分有硬的矿化沉积物，程度不一。一些肿瘤可显示清晰的软骨样外观。有时可见明显的坏死出血灶，可有骨皮质破坏和软组织浸润。

（二）镜下所见

软骨肉瘤按细胞组织学分类有普通型、去分化型、间叶型和透明细胞型软骨肉瘤。普通型软骨肉瘤低倍镜下有不规则分叶状结构。软骨小叶大小形状不等。小叶被纤维性条索或渗透于其中的骨小梁分隔。小叶内软骨细胞总体上较内生软骨瘤丰富，常成团成簇分布，不典型软骨细胞大小和形状各异，核大、深染。异型性一般轻到中度。双核细胞常见。肿瘤渗透到宿主骨皮质和/或髓质骨是软骨肉瘤的重要特征，可以同内生软骨瘤区别。黏液样或软骨样基质液化是软骨肉瘤常见的特征。软骨肉瘤中可见到坏死和核分裂象，尤其是高级别的病变（图 10－6－1）。

软骨肉瘤分级很重要，对判断预后十分有用。主要依据细胞核大小、核染色质浓集程度、细胞密度等指标将软骨肉瘤分为Ⅰ～Ⅲ级。Ⅰ级：细胞密度中等，核大小一致，肥硕，染色质深。双核少见。细胞组织学非常类似内生软骨瘤。Ⅱ级：细胞密度、核染色质、异型性和核的体积更加明显。Ⅲ级：细胞密度和异型性都超过Ⅱ级，核分裂象易见。大部分原发性软骨肉瘤是

Ⅰ、Ⅱ级，Ⅲ级很少。

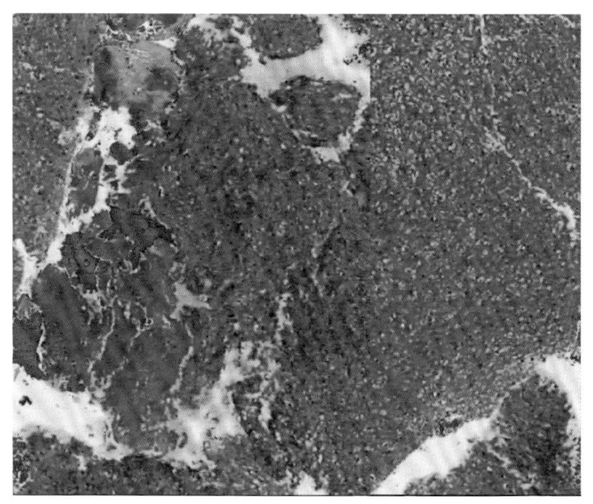

图 10-6-1　镜下肿瘤性软骨细胞大小不一，含有中等量嗜酸性胞质，偶呈空泡状。呈浸润性生长并包绕宿主骨小梁，肿瘤性基质呈透明样或黏液样，罕见纤维软骨，几乎无弹性软骨。透明基质常均匀一致，嗜碱性，偶呈紫色。透明软骨中的肿瘤细胞呈圆形至卵圆形，位于腔隙内

软骨肉瘤中除了普通型软骨肉瘤，间叶型软骨肉瘤也是较常见的类型。显微镜下呈典型的双相形态：未分化小圆细胞混合有透明软骨岛。软骨岛的含量变异较大，与未分化细胞成分界线清楚或逐渐移行过渡。未分化小细胞类似尤因肉瘤。间质含有丰富的薄壁小血管，呈血管外皮瘤样形态。偶尔可见破骨样巨细胞、骨样基质甚至骨组织。

五、诊断与鉴别诊断

软骨肉瘤主要临床表现为局部肿块，伴随脊髓或神经压迫症状。其主要发生在脊柱的椎体和附件，也可发生在椎管内。在影像学上的表现主要是在破坏的基础上伴有较广泛的点状、斑驳样钙化。但是原发于脊柱的软骨肉瘤可只表现破坏，而不伴有钙化。脊柱软骨肉瘤与其他部位软骨肉瘤的 CT 和 MRI 表现相似，CT 对于钙化的显示具有明显优势，对定性诊断有一定价值；MRI 对于显示软组织肿块和椎管内侵犯具有明显优势，对指导临床治疗有重要价值。

特征性影像学表现：软骨肉瘤由不同的小叶构成，小叶间可见明显分隔。位于软骨小叶间隔的钙化常见，呈直径 1～2cm 大小的环状、弓状，为其特征性影像学表现。位于小叶内的钙化呈斑点或雀斑状无序排列，相对少见，无诊断特异度。肿瘤与正常骨界面呈扇贝状或花边状小分叶，其病理基础与软骨小叶边缘的推压有关。软骨肉瘤小叶 MRI T1WI 多为显著高信号（高于脂肪），小叶间隔则呈环状、弓状低信号，低信号与小叶间隔内胶原纤维及矿物盐有关。动态增强对软骨肉瘤的诊断有价值，其表现为：增强后多数病变周边明显强化，病变内可见不均匀环状、弓状或隔膜状强化，环和弓的直径 1～2cm，小叶本身一般不强化。强化的环或弓分布不均匀、长短不等、直径不等、线条不连续和粗细不等都提示肿瘤的恶性特征。在动态增强时，一般为进行性延迟强化。Geirnaerdt 的研究认为，弓状、环状强化可以见于软骨肉瘤、内生软骨瘤和骨软骨瘤，但软骨肉瘤强化出现的时间早于内生软骨瘤和骨软骨瘤。

不同亚型软骨肉瘤恶性程度不同，影像学表现存在一定的差异，可能被误诊为其他肿瘤。透明细胞型软骨肉瘤可能被误诊为良性软骨母细胞瘤。由于存在大量非软骨结构，去分化型软骨肉瘤常被误诊为非软骨来源肿瘤。而 30%～50% 间叶型软骨肉瘤位于骨骼外软组织内，可能被误诊为非骨骼类肿瘤。此外，间叶型和去分化型软骨肉瘤恶性程度明显高于其他亚型软骨肉瘤，这在手术方案的制订及术后随访复查间隔时间上有着不同的要求。在病理学上有的把继发于骨软骨瘤等良性肿瘤或畸形骨病的软骨肉瘤称为继发性软骨肉瘤，而把一开始即表现为恶性的称为原发性软骨肉瘤，以后者更为常见。

六、治疗

（一）手术治疗

彻底和广泛的外科切除是脊柱软骨肉瘤的基本治疗原则，也是唯一可能治愈脊柱软骨肉瘤的方法。1971 年 Bertil Stener 报道了第 1 例 $T_{6\sim8}$ 软骨肉瘤的脊椎整块切除术（En bloc 术），这种切除方式历经 20 多年的发展和完善，逐渐应用于临床。En bloc 术是指切除肿瘤及肿瘤所在的整个间室。基于这种理论的肿瘤切除应是自包膜外切除肿瘤，包括一定范围内相对正常的组织。

只有这样才能最大限度地确保彻底切除肿瘤及周围微卫星灶，最大限度地避免或减少局部复发。有研究显示，软骨肉瘤瘤内切除和部分切除的局部复发率高达93%。根治性外科手术后肿瘤复发平均时间是5.14年，肿瘤部分切除后的平均复发时间则是3.17年，而因肿瘤复发所导致的死亡人数占患病人数的74%左右。对于脊柱原发性软骨肉瘤，首选广泛切除；对难以达到广泛切除者，应尽量争取彻底切除；对复发肿瘤，仍应争取再次手术并尽可能彻底切除，可达到一定的生存期及功能保留。

（二）化疗

传统上认为，脊柱软骨肉瘤对细胞毒性药物化疗是不敏感的。目前绝大多数学者认为，化疗和/或放疗对于大部分脊柱软骨肉瘤患者不能明显提高其生存率，主要运用于恶性程度较高及去分化程度较高的脊柱软骨肉瘤。

（三）放疗

国外学者有报道，放疗可以延缓肿瘤的发展，但不能阻止其发展。因此，是否将放疗作为脊柱软骨肉瘤的术后辅助治疗尚存争议。

典型病例：患者，男性，54岁，因“L_3左侧横突软骨肉瘤切除术后3^+年，腰部包块伴腰腿痛，间歇性跛行2^+年”就诊。专科查体：患者脊柱外形未见明显异常，左侧腰部可见一直径约12cm×13cm包块，质硬，活动度差，与周围组织界线不清，触之有酸痛感。腰部棘突广泛压叩痛（+）。左股四头肌萎缩。左大腿内外侧感觉减退，大腿后侧、小腿、足感觉无明显异常。右下肢感觉未见异常。鞍区感觉未见异常。双腿直腿抬高试验（−），双腿膝反射、踝反射未引出，左伸膝肌力Ⅳ级，其余肢肌力$Ⅲ^+$级。CT显示L_3左侧横突破坏，巨大软组织肿块内有钙化影。MRI显示：$L_{3\sim4}$左侧见多发结节状高密度影，L_3左侧局部密度增高；$L_{1\sim4}$左侧椎旁肌肉软组织（以竖脊肌－腰大肌为著）异常信号，6.6cm×6.1cm×12.7cm，边界欠清，形态欠规则。由于CT强化见肿瘤与左肾动脉粘连，故仅行肿瘤切除术、^{131}I粒子植入术、肿瘤标本切除术，术后患者左下肢感觉减退有所恢复（图10－6－2）。

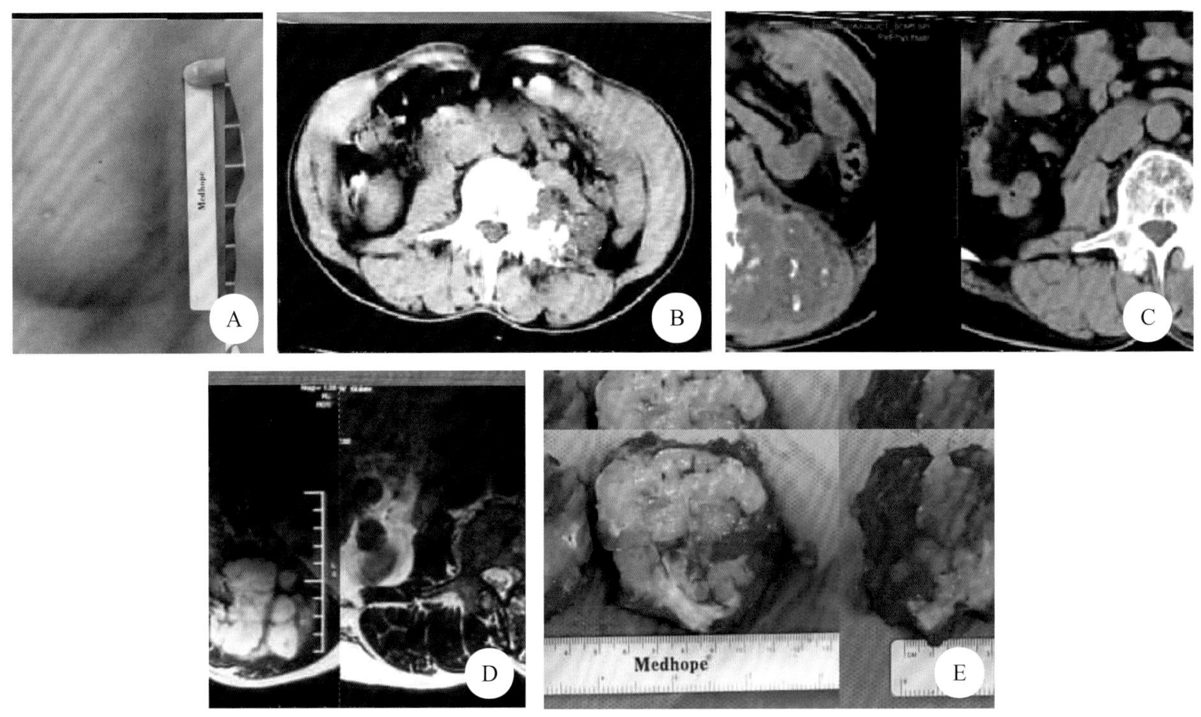

图10－6－2　男性，54岁，$L_{3\sim4}$复发性软骨肉瘤

A. 术前腰部包块12cm×13cm；B、C. CT显示L_3左侧横突破坏，软组织肿块内有钙化影；D. $L_{3\sim4}$左侧见多发结节状高密度影，L_3左侧局部密度增高；E、F. L_3肿瘤切除术后标本

第七节　脊柱骨的未分化多形性肉瘤

一、概述

骨的未分化多形性肉瘤（Undifferentiated high grade pleomorphic sarcoma of bone），原用名为恶性纤维组织细胞瘤（Malignant fibrous histiocytoma，MFH），是一种以成纤维细胞样细胞和组织细胞样细胞为主要成分，伴有数量不等的单核和多核巨细胞、黄色瘤细胞和炎症细胞的多形性肉瘤，肿瘤无明确分化的特征，常局灶性出现席纹状或车辐状结构。1963 年和 1964 年 Stout 和 O'Brein 首先发现和描述了软组织的该种肿瘤，大多数发生于四肢和躯干的软组织，1972 年 Feldman 首次报告骨的该种肿瘤。原发于骨者为少数，一般认为，发生在骨和软组织的该种肿瘤，其组织结构基本相同。1975 年 Furs 和 1977 年 Taxy 等通过电镜观察，认为该种肿瘤源于原始间叶组织。1978 年 Weiss 将其正式命名为恶性纤维组织细胞瘤，并将其分为车辐状－多形性、黏液性、巨细胞性、炎性和血管瘤样 5 种组织学亚型。恶性纤维组织细胞瘤主要有 3 种起源学说：纤维细胞起源、纤维组织细胞双重起源、原始间叶细胞起源。1987 年胡云洲等于国内首次报告骨恶性纤维组织细胞瘤 25 例。2002 年 WHO 骨肿瘤分类将恶性纤维组织细胞瘤列为纤维组织细胞性肿瘤（ICD－O 编码：8830/3），重新整理了恶性纤维组织细胞瘤的概念，认为其本质是组织学来源及分化方向仍不明确的未分化多形性肉瘤。重新定义后的恶性纤维组织细胞瘤包括多形性、巨细胞性和炎性 3 种组织学亚型。将黏液性恶性纤维组织细胞瘤命名为黏液性纤维肉瘤，将血管瘤样恶性纤维组织细胞瘤命名为血管瘤样纤维组织细胞瘤。2013 年 WHO 骨肿瘤分类将骨恶性纤维组织细胞瘤更名为骨的未分化多形性肉瘤（ICD－O 编码：8830/3），列为杂类肿瘤。2020 年 WHO 骨肿瘤分类将骨的未分化多形性肉瘤（ICD－O 编码：8802/3）归类于恶性骨的其他间叶性肿瘤。

骨的未分化多形性肉瘤可发生于肺、肝、腹腔、腹膜后和甲状腺等身体的不同部位，是中老年人常见的骨与软组织肿瘤，其组织学来源及分化方向一直是讨论的焦点。有研究认为，骨的未分化多形性肉瘤起源于成纤维细胞或原始的间充质细胞可能性更大一些。大量研究结果显示，骨的未分化多形性肉瘤的病理学特征多样化，分子遗传学表型复杂，基因遗传学结果多样，染色体核型复杂，基因组杂交也在多条染色体上发现异常，临床表现及预后差异明显，尚无有效的治疗方法，缺乏有针对性的药物和手段。目前，诸如 microRNA 在基因调控中的研究、蛋白质组学在寻找疾病分子标志中的应用，为骨的未分化多形性肉瘤的发病机制研究和组织学来源探讨提供了新的思路。随着分子生物学技术、基因遗传学技术以及临床病理学诊断技术的不断进步，骨的未分化多形性肉瘤的实质必将被揭示。

二、临床表现

骨的未分化多形性肉瘤可发生于任何年龄，常见于中年，中位年龄 38～47 岁，男女发病比例约 1.7∶1，绝大多数为单发病灶。黄承达等统计骨的未分化多形性肉瘤占恶性肿瘤的 2.5%，国外资料报道接近 2%。全身各处骨骼均可发生，但主要发生于长骨（股骨、胫骨较多）干骺端，亦可见于脊柱。骨的未分化多形性肉瘤可以在其他疾病的基础上发生，Jun 等对 81 例骨的未分化多形性肉瘤进行研究，22%的患者继发于其他疾病，包括佩吉特病、骨硬化、纤维异常增殖症、既往放疗病史等。继发性骨的未分化多形性肉瘤患者的发病年龄略高于原发性骨的未分化多形性肉瘤患者，两者的治疗方案相同，预后并无明显区别。

骨的未分化多形性肉瘤多见于胸椎和骶椎，多发病灶亦有报道。病程 3～19 个月，起病均有患部不同程度的疼痛，呈慢性进行性加重，多数疼痛剧烈，需服用吗啡类药物维持。脊柱相应节段有压痛、叩击痛和活动障碍并逐渐加重。部分患者有神经根刺激症状，下肢肌力下降，病椎局部软组织肿胀并逐渐出现软组织肿块，胸椎椎弓肿瘤的软组织肿块可向背部迅速生长，有的软组织肿块特别巨大。随病变进展可伴有病理性骨折、脊柱后凸畸形，病变累及椎管者可出现脊髓神经损害、四肢麻木无力、感觉减退、肌力减弱、二便困难，最后造成截瘫。

实验室检查发现多数患者红细胞沉降率增快，但碱性磷酸酶不高。

三、影像学表现

（一）X线片

X线片多表现为溶骨性、膨胀性骨质破坏，呈虫蚀状、斑片状，直至大片骨质溶解，范围大小不一，有时可见轻度骨质硬化，破坏区中心可无骨小梁残留，但有时可见条状或网状骨嵴，瘤体边缘不规则，与正常骨组织界线不清，大部分患者有软组织肿块，内可见残留骨或致密钙化，并可见单发或多发囊性坏死灶。小部分患者呈骨质硬化增生表现，髓腔致密，骨皮质增厚。一般无骨膜反应。

（二）CT

CT可清楚而准确地显示椎体和椎弓的病灶轮廓、形状、皮质改变、内部密度等骨的细微结构，以及软组织肿块的大小。有报告80%脊柱骨的未分化多形性肉瘤患者有软组织肿块。

（三）MRI

T1WI多呈低信号和等信号，T2WI呈高信号或混杂信号，病变周围可见长T1、长T2反应性水肿区，增强扫描呈程度不均匀强化。MRI能够清晰显示骨病灶及软组织肿块的范围，可发现跳跃状病灶。

四、病理学检查

（一）肉眼观

肉眼表现无特征性。肿瘤色泽不一，从红棕色到灰白色。质地不同，从软到硬。常有坏死、出血而呈淡黄色。肿瘤破坏浸润骨皮质，在软组织形成浸润性、边界不清的肿块。

（二）镜下所见

肿瘤主要由梭形细胞、网织细胞样细胞及多形性细胞混合组成。可见多少不等的破骨样巨细胞、泡沫细胞和慢性炎症细胞。梭形的肿瘤细胞有不同的排列方式，典型的排列方式为车辐状排列，常见于成纤维区域。肿瘤细胞核非典型性明显，可见到异型性瘤巨细胞。核分裂象和病理性核分裂象常见（图10－7－1）。骨的未分化多形性肉瘤可有不同的组织学亚型，如车辐状－多形性亚型、黏液样亚型、巨细胞亚型和炎性亚型等。车辐状－多形性亚型在骨科常见，而黏液样亚型罕见。

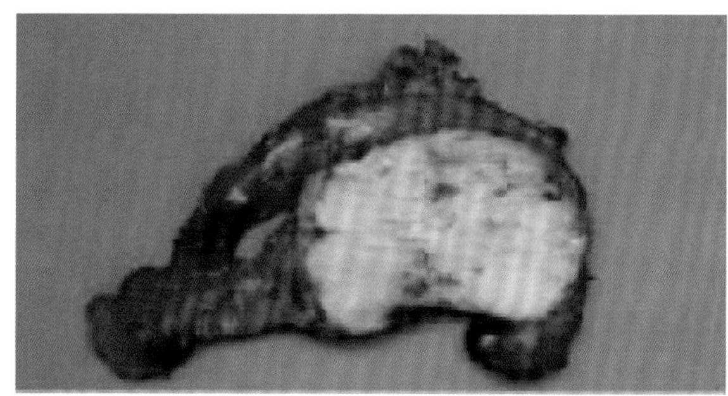

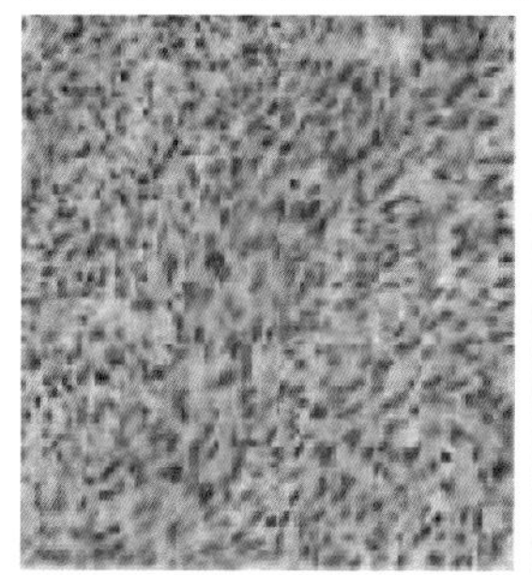

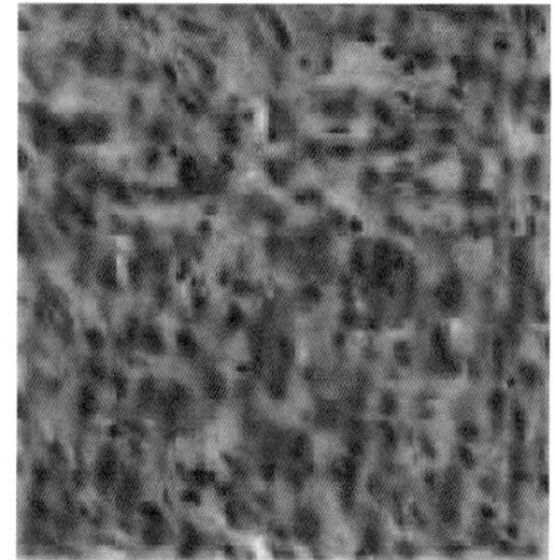

图10－7－1　骨的未分化多形性肉瘤细胞密集排列，细胞核大而多形性，有丝分裂体多

（三）免疫组织化学染色

诊断骨的未分化多形性肉瘤，免疫组织化学染色不可或缺，主要的价值在于排除其他一些可能与该肿瘤相似的恶性肿瘤，如平滑肌肉瘤、转移性肿瘤和恶性黑色素瘤等。肿瘤细胞表达Vimentin，局部表达SMA、CK，CD68可呈阳性。

（四）遗传学改变

在部分散发性骨的未分化多形性肉瘤的患者中发现9p21－22的杂合性丢失。

五、诊断与鉴别诊断

（一）诊断

对男性中年患者，可逐渐发生腰背疼痛进行

性加重，局部压痛肿胀，活动受限。影像学检查发现溶骨性破坏，边界不清，无肿瘤及骨膜反应，仅在病理性骨折或创伤后才有轻度骨膜反应。生化检查时除部分患者红细胞沉降率增快外，其余无特殊异常。Feldman 认为本病的特征就是在骨破坏附近出现软组织肿块，且与骨破坏密切相关，如骨破坏局限皮质表面，范围不大，而软组织肿块明显时，就应考虑本病可能。确诊主要靠病理学检查结合临床与影像学表现。本瘤在病理组织学上必须符合以下标准：

（1）肿瘤由具有异型性的成纤维细胞、组织细胞、多核巨细胞和炎症细胞构成。

（2）恶性形态的成纤维细胞及其产生的胶原纤维呈辐射状排列。

（3）肿瘤细胞不产生骨基质，无肿瘤新生骨形成。

（二）鉴别诊断

由于骨的未分化多形性肉瘤临床与影像学表现和一般的骨恶性肿瘤尤其骨纤维肉瘤难以区分，所以在病理组织学上应特别注意与下列肿瘤鉴别。

1. 脊柱骨肉瘤　好发于青少年，男性多于女性，病程发展快，疼痛明显。血清碱性磷酸酶常升高。影像学检查可见溶骨性破坏和成骨性骨硬化灶，骨膜反应多而显著，并有肿瘤新生骨，可见 Codman 三角及日光射线现象。病理组织学上肿瘤内可见不同种类的骨肉瘤细胞。

2. 脊柱骨纤维肉瘤　发病率低，以成年人多见。X 线片主要表现为溶骨性破坏，边界不清，软组织肿块相对较少，很少有骨膜反应。镜下为梭形细胞，形态相对较一致，常排列呈束状，无组织细胞样恶性多核巨细胞等。

3. 脊柱恶性骨巨细胞瘤　多见于中年人，X 线片表现为偏心性、分房状、膨胀性、溶骨性破坏，无骨膜反应，一般不形成软组织肿块。镜下可见异型性瘤巨细胞和多核细胞，但缺少异型性成纤维细胞和组织细胞。

4. 脊柱溶骨性转移性肿瘤　既往有原发性肿瘤病史，脊柱转移性肿瘤以溶骨性破坏多见，一般无骨膜反应及软组织肿块。转移灶椎体后缘骨皮质后凸，可伴有硬膜外肿块。转移灶 T1WI，椎体或椎弓根呈弥漫性低信号改变，转移灶 T2WI 或增强后呈高信号或不均匀信号改变。生化检查异常。个别患者只能依靠病理学检查和适当的免疫组织化学指标来鉴别。

六、治疗

（一）手术治疗

骨的未分化多形性肉瘤是高度恶性的肿瘤，只要是能承受手术，可以切除的肿瘤，应尽早广泛或根治性彻底切除肿瘤。因此对确诊的每位患者，要根据影像学和 WBB 分期，对患者进行全面评估，术前即确定患者可能的手术切除方式和各种不同的手术入路，广泛或根治性彻底切除肿瘤包括全脊椎切除、矢状扇形半脊椎切除术、椎体全切除术、椎弓全切除术等。对大多数患者来说，前方入路手术更适合椎体肿瘤切除，后方入路手术更适合椎弓肿瘤切除、后方入路一期全脊椎大块切除，前后路联合手术更适合全脊椎肿瘤切除。椎弓肿瘤切除后，行椎弓根螺钉内固定、后外侧植骨。椎体肿瘤切除后，行椎间大块植骨或钛网植骨、钢板螺钉或钉棒内固定。全脊椎切除后，行前方椎体间钛网植骨或钛网填骨水泥、后方长段椎弓根螺钉内固定植骨。如果患者选择恰当，手术可完全切除肿瘤病灶，解除脊髓神经、血管和神经根压迫，重建脊柱稳定性；维持或改善神经功能，推迟或避免截瘫；增强行走能力；解除疼痛，改善患者生活质量。

手术的边界是决定肿瘤复发率的关键因素。文献报道通常以 1cm 为边界，肿瘤边缘的正常组织在 1cm 以上可以明显降低肿瘤的复发率。肿瘤边缘切除的患者的局部复发率为 33.3%，而广泛切除的患者的局部复发率为 11.8%，两者之间有明显的差异。肿瘤的复发主要为软组织复发，出现复发的患者均为肿瘤出现较大的软组织肿块的患者，肿瘤的软组织肿块通常邻近比较重要的神经和血管，手术时为保留神经血管束而进行瘤内切除，遗留肿瘤组织造成复发。

（二）化疗

多数研究结果支持进行化疗，认为大剂量的化疗可以提高生存率。Gaetano 等对 65 例骨的未分化多形性肉瘤患者进行新辅助化疗，平均随访7年，69%的患者无病生存。有研究推荐进行新辅助化疗，认为肿瘤位于深部、范围大于5cm的患者应该进行新辅助化疗。化疗多联合用药，常用的化疗药物包括阿霉素、异环磷酰胺、达卡巴嗪、甲氨蝶呤、依托泊苷等。常用的各种化疗药物之间的各种组合化疗效果基本相似。

国外有学者将阿霉素和异环磷酰胺联合化疗用于四肢骨的未分化多形性肉瘤患者，结果表明，化疗组的中位无病生存率和中位总生存期都有提高。国内多数学者认为，对于高度恶性和可以切除的肿瘤患者多采用早期边缘或广泛手术，并于手术前后行化疗，化疗用药同骨肉瘤，用药后的肿瘤标本细胞坏死率是一个很重要的预后因素。化疗不仅能控制微小的肿瘤病灶，而且能降低复发率。

1. 术前化疗 包括两个周期。阿霉素60mg/m² (分2d给药)，同时给予肌苷、葡醛内酯进行保肝治疗。之后，顺铂100mg/m²静脉滴注，24h内持续输入。甲氨蝶呤8～12g/m²静脉输入，在给药后24h开始甲酰四氢叶酸钙解救，剂量为9～15mg，每6h 1次，共12次，同时注意水化和碱化尿液。对于某些患者还可随机加用异环磷酰胺2g/m² (连续5d)，以增加术前化疗效果，同时给予等剂量的美司钠，预防出血性膀胱炎的发生。

2. 术后化疗 开始于手术结束后14d。化疗方案的选择取决于术后病理。如果肿瘤坏死率大于90%，继续原方案；若不大于90%，调整化疗方案，加用异环磷酰胺，剂量为2g/ (m²·d) (连续5d)，同时给予等剂量的美司钠，预防出血性膀胱炎的发生。

（三）放疗

由于对脊柱原发性骨的未分化多形性肉瘤尚难做到根治切除，所以在行脊椎肿瘤切除术后，放疗可以起到局部控制作用。对于手术边缘有极少骨的未分化多形性肉瘤残留或仅在显微镜下可见的骨的未分化多形性肉瘤，放疗更为有效，能更好地控制肿瘤的复发。目前，放疗主要作为无法完全切除或不能保证切缘阴性的情况下重要的辅助治疗手段。多个研究结果显示，手术治疗辅助放疗（术前或术后）与单纯手术治疗相比，患者的局部复发率得到明显改善，但是无瘤生存率与总生存率未见明显差异。O'sullivan等的研究结果显示，术前行放疗与术后行放疗相比患者的总生存率有所改善，放射损伤合并症有所增加。术后辅助放疗，组织纤维化、脊柱僵硬以及水肿等现象较为常见。辅助放疗的治疗剂量为50～60Gy，一般推荐60Gy为标准治疗剂量（图10-7-2）。

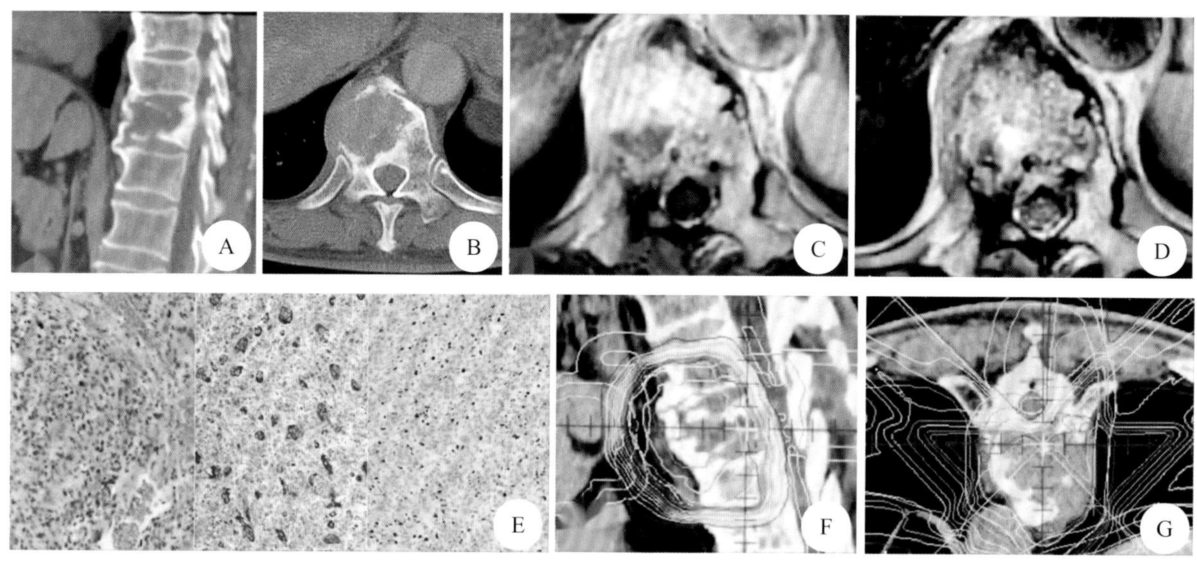

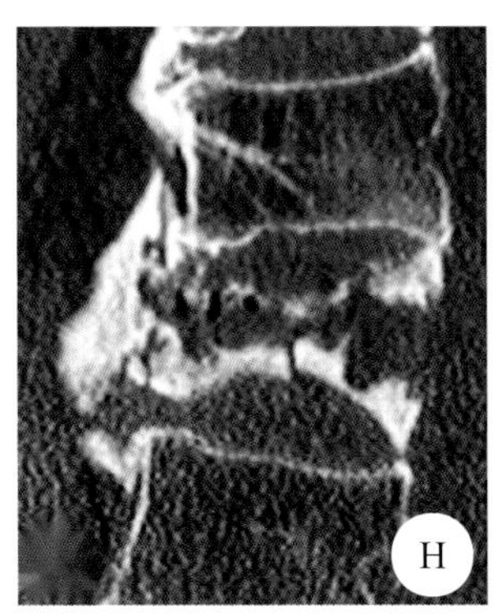

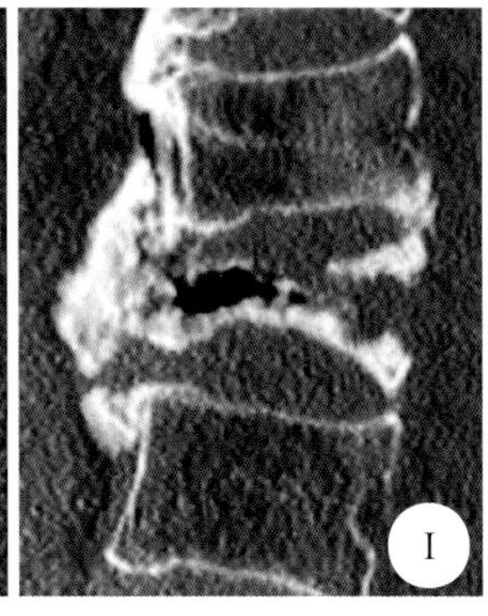

图 10－7－2　男性，76 岁，T_{11} 原发性骨的分化多形性肉瘤，经放疗后患者肿瘤无复发

A、B. CT 显示 T_{11} 有溶骨性病变，稍有气球状，部分呈分叶状，并伴有边缘骨硬化、变薄和部分骨皮质破坏；C、D. MRI 显示肿瘤在 T1WI（C）上呈高信号，在 T2WI（D）上呈略高信号，脊髓轻微移位，伴有骨外延伸；E. 切取活检标本的组织病理学和免疫组织化学染色，切面活检标本的病理学结果显示多个多核巨细胞，周围弥漫存在组织细胞样单核细胞。尽管看起来类似于瘤巨细胞，但单个核细胞表现出强烈的异型性（从左到右分别为苏木精－伊红染色，免疫组织化学染色显示 CD68 阳性、MIB－1 标记指数为 20％）；F、G. 碳离子治疗的剂量分布显示了 T_{11} 的 UPS（粉红色线条表示 95％的等剂量），脊髓处于“甜甜圈”状的低剂量照射区域；H、I. 碳离子放疗后 CT 显示 T_{11} 压缩骨折及椎间裂隙塌陷，肿瘤无复发

（四）分子生物学治疗

舒尼替尼是一种多靶点酪氨酸激酶受体抑制剂，它通过抑制多种酪氨酸激酶受体，从而阻断肿瘤生长所需的血液和营养物质供给，同时还能够直接杀死肿瘤细胞。临床前研究表明，舒尼替尼具有广谱的抗肿瘤活性，包括对转移性肾细胞癌、胃肠间质瘤、乳腺癌、结直肠癌、肝细胞癌、非小细胞肺癌及神经内分泌肿瘤等均有较好的疗效。Mauri 等用舒尼替尼治疗 1 例已有骨、肺转移的晚期纤维组织瘤患者，局部病灶稳定，转移灶部分缓解，治疗后 13 个月无疾病进展，提示酪氨酸激酶抑制剂在治疗无法切除或有远处转移的纤维组织瘤中可能有较好的远期疗效。

埃兹蛋白是埃兹蛋白、根蛋白和膜突蛋白家族成员之一，具有维持细胞形态和运动、连接黏附分子及调节信号转导等功能。近年来的研究发现，埃兹蛋白在肿瘤细胞中的表达异常，提示其在肿瘤的浸润、转移机制中发挥重要作用。有研究表明，埃兹蛋白在肿瘤细胞中的表达可作为新的辅助治疗的靶点。在埃兹蛋白高表达的肿瘤中，应用针对相关分子的遗传学或免疫学方法进行靶向治疗可能为肿瘤治疗提供新的前景。

第八节　脊柱脊索瘤

一、概述

在人类胚胎发育过程中，脊索形成一个中轴结构，在胚胎发育至 1.0～1.1cm 时，脊索完全发育成熟。随后，脊索逐渐退化，伴随中轴骨多个骨化中心的形成分成多个节段。到胚胎发育至 2 个月时，脊索变为椎间残留物。到成人时，它形成椎间盘的髓核。这种残留物偶尔可以出现在椎体周围部分，也可以出现在蝶枕区或骶尾部。有时形成位于椎体中心的较大的实体团块，这些团块可能起源于未退化的椎间脊索管。脊索残留组织被称为髓内脊索瘤。脊索残留组织与不成熟的软骨细胞相似，由嗜酸性的黏液瘤基质中的卵圆形细胞组成，细胞核位于细胞中心，胞质内含空泡。特征性的空泡细胞呈灶状分布。脊索细胞在免疫组织化学染色上兼具软骨细胞和上皮细胞的特点，其 S－100 蛋白、角蛋白和上皮细胞膜抗原（Epithelial membrane antigen，EMA）染色呈强阳性。S－100 蛋白和上皮细胞标志物的共同表达是脊索组织的特性，在脊索瘤中仍保留该性质。过去，脊索残留组织多在尸检中或因其他原因进行脊椎活检时被偶然发现。随着现代计算机影像技术的发展，它们更多地在术前的诊断过程中被发现。从组织学的观点出发，重要的是不要将这些残留组织误认为脊索瘤。

脊索瘤是一种源于胚胎脊索的残余组织，具有上皮细胞和间叶细胞分化双重特性，好发于脊柱终末端，特别是骶尾部及颅底的蝶枕软骨结合部，占原发性恶性骨髓瘤的1%～4%，是除骨浆细胞瘤外最常见的脊柱原发性恶性肿瘤，是生长缓慢的、呈脊索样分化的原发性低、中度恶性肿瘤。1894年由Ribbert命名，可发生于脊柱任何节段。发病部位：50%～60%在骶骨，25%～35%在颅底，颈椎约为10%，胸腰椎约为5%。几乎无一例外地发生于中轴骨。几个解剖部位的多发脊索瘤也有报道，但极为罕见。脊索瘤最常见于40～70岁，50～60岁为发病的高峰年龄段，平均年龄为56岁。男性发病率高于女性，男女发病比例约为2∶1。2020年WHO骨肿瘤分类将脊索样肿瘤分为良性与恶性两类。良性：良性脊索样细胞瘤（ICD－O编码：9370/0）。恶性：①软骨样脊索瘤（ICD－O编码：9370/3）；②去分化脊索瘤（ICD－O编码：9372/3）；③分化差的脊索瘤（低分化脊索瘤）（ICD－O编码：9370/3）。

二、临床表现

脊柱脊索瘤在临床上比较少见，根据病变部位可分为骶尾椎脊索瘤、颅底脊索瘤、脊椎脊索瘤。它生长较慢，病程长，在出现症状前往往已患病多年。疼痛是常见的、最早出现的临床症状，虽然很早出现疼痛，但往往不引起重视。疼痛进展缓慢，可持续几个月到几年，直到局部疼痛严重或伴有神经根症状时才就诊，此时发病已很久。

（一）骶尾椎脊索瘤

典型的临床表现为慢性下腰部或骶尾部疼痛，可放射至臀部、会阴及下肢。多数患者伴有单侧或双侧坐骨神经支配区疼痛及麻木，在患者就诊前病史可长达1～2年。肿瘤一般向前方呈膨胀性生长，肿瘤对骶神经的浸润和压迫以及骶前肿块对盆腔脏器的挤压，均导致肛门、直肠及膀胱的功能障碍，先有排便习惯改变、里急后重、便秘、尿频、尿急、尿失禁、鞍区麻木，最后二便困难。部分患者可有膀胱和直肠刺激症状，而首诊于泌尿和肛肠外科，易误诊为膀胱炎、直肠炎。少数患者以骶尾部肿物为首发表现。查体可发现骶后叩击痛、压痛，局部隆起或肿块突起，骶神经分布区感觉减退、肌力减弱、肛门括约肌松弛。直肠指检均于骶前可触及一个大小不等的肿物。有报告95例骶骨脊索瘤中82例主诉骶尾部疼痛；13例主诉骶尾部或臀部肿物；45例同时存在坐骨神经痛，易误诊为腰椎间盘突出症；39例同时伴有便秘或尿潴留；所有患者均能通过直肠指检触及肿物，肿物自骶骨突出，位于骶骨与直肠之间，不活动。

（二）颅底脊索瘤

颅底脊索瘤按肿瘤部位分为鞍区型、斜坡型、中颅窝型、广泛型和颅颈交界型。颅底不同部位的脊索瘤因对周围组织结构如视神经和垂体的压迫和破坏可导致各种比较隐匿的临床症状。早期症状不典型，早期发现和诊断比较困难。Amir报道从出现首发症状到疾病的诊断，平均约为0.8年。颅底脊索瘤可见于包括儿童和老年人在内的各个年龄阶段，通常有临床症状的患者年龄在30～40岁，男性患者较多见，文献报道男女比例为（1.30～1.50）∶1。患者就诊时的临床表现不一，取决于肿瘤的大小以及侵犯颅底骨质和毗邻结构的程度。硬膜外骨组织起源的颅底脊索瘤，常见于中上斜坡、蝶岩区，可累及海绵窦、垂体窝，甚至鼻窦等毗邻的重要结构等，压迫相应颅神经产生相应的临床表现，部分甚至突破硬脑膜、挤压脑干。常见的临床表现有头痛、视物障碍和/或视物双影，其他诸如鼻塞、听力减退、伸舌侧偏、舌肌萎缩、耳鸣、眩晕、面部麻木和/或轻偏瘫、吞咽困难、语言不清、行走不稳、声嘶等颅神经压迫症状和体征。也有患者仅因体检或偶然发现颅底异常占位病变而就诊。

（三）脊椎脊索瘤

脊椎脊索瘤早期症状不典型，多以枕颈部不适、颈肩痛、肢体麻木等为主。大多数患者主诉有慢性、进行性疼痛加重，多数比较剧烈，需口服可待因或吗啡类药物镇痛。多有神经根和颅神经的刺激症状。肿瘤侵及寰枢椎者吞咽困难的症状明显，可见咽后壁肿块。肿瘤同时累及下位斜坡者出现构音不清、伸舌侧偏、舌肌萎缩等颅神经压迫症状。伴有椎管内脊索瘤者，易出现不全截瘫。胸腰椎脊索瘤者常有不同程度的胸腰背部疼痛，缓慢加重，局部压痛和活动障碍，多有双下肢麻木无力等脊髓和神经根的刺激和压迫症状。肿瘤侵及椎管常引起脊髓硬膜受压、双下肢感觉减退、肌力减弱、二便困难，最后出现瘫痪。

三、影像学表现

（一）X 线片

1. 骶尾椎脊索瘤 可以向骶骨前方和后方生长，在 X 线片上表现为中心性或偏一侧生长的分叶状膨胀性溶骨性破坏，多位于中线，肿瘤较大时可偏向一侧，边缘可有轻度硬化，肿瘤内可见残留骨片或斑点状钙化影，常伴有软组织肿块。可使骨外形膨胀，无法辨认正常的解剖标志，表现为浸润性、溶骨性破坏，穿破骨皮质，边界不清，周围少有硬化缘，其内有散在的、不透亮区的肿瘤钙化影。

2. 颅底脊索瘤 大多发生在斜坡及鞍背区，少数在颅底其他部位。表现为膨胀性生长、造成鞍背区床突、斜坡、岩骨尖的广泛骨质破坏，也可侵及筛窦、蝶鞍、岩锥等，邻近可出现软组织肿块。

3. 脊椎脊索瘤 以 C_2 最多见，可累及一或多个椎体及附件，肿瘤多位于椎体，累及或不累及椎间盘。X 线片表现为椎骨骨质破坏、椎体压缩变形，肿块内常有斑点状钙化，无明显反应骨形成，椎间隙受累较少。椎间隙变窄或正常，椎旁可有软组织肿块（图 10－8－1），并可累及相邻的 2 个或更多椎体。肿瘤可向椎管内膨胀性生长造成椎管内容物压迫，可见椎间孔异常扩大。

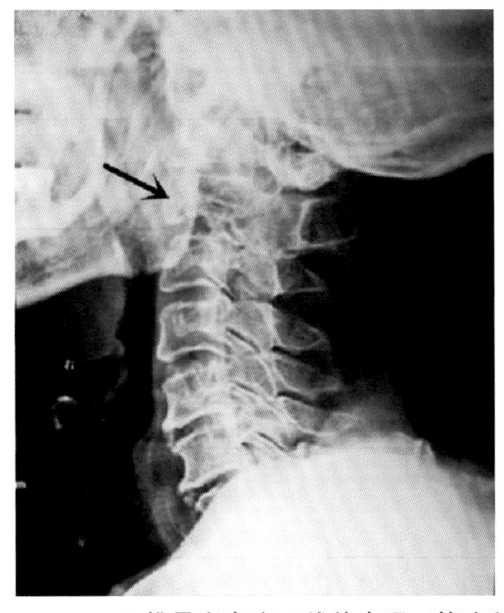

图 10－8－1 C_2 椎骨脊索瘤 X 线片表现（箭头所示）

（二）CT

CT 可清楚显示脊柱脊索瘤病变的范围及内部结构。骶尾椎脊索瘤表现为骶尾部膨胀性的骨质破坏，甚至下部骶椎和尾骨完全消失，病灶边缘清晰，可向前生长，形成分叶状的软组织肿块，肿瘤内常出现点片状残余骨和钙化，能清楚显示肿瘤和直肠、膀胱及骶神经的关系。增强扫描时肿瘤常均匀强化。颅底脊索瘤表现为以斜坡或岩尖为中心的分叶状软组织肿块，边界清晰，内有斑点状钙化，强化均匀或不均匀。对于脊椎脊索瘤 CT 可显示肿瘤侵袭范围和软组织肿块，并可区分瘤体钙化灶与骨溶解区内残留的骨组织，增强扫描可显示硬膜受压程度（图 10－8－2）。

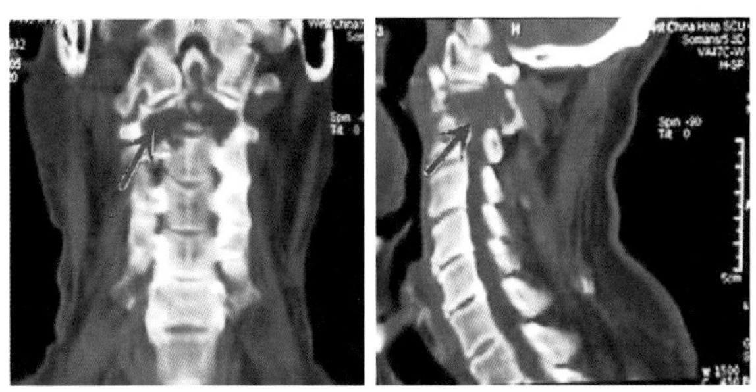

图 10－8－2 C_2 椎骨脊索瘤 CT 表现（箭头所示）

（三）MRI

MRI 能清楚显示脊柱脊索瘤的范围和生长方向，特别是显示肿瘤向椎管内生长的情况更为有效。MRI 的 T1WI 上肿瘤信号不均，多数为低、等混杂信号，T2WI 上肿瘤主要为高信号，矢状面图像可以清楚显示肿瘤向近端破坏骨质以及神经孔受侵情况。肿瘤内的出血在 T1WI、T2WI 上均为高信号，钙化呈低信号，增强后可见肿瘤强化。MRI 能清楚显示脊髓及椎动脉受压程度（图 10－8－3）。

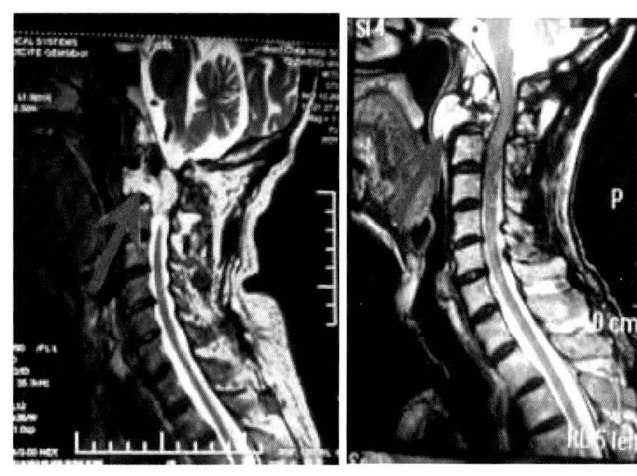

图 10－8－3　C_2 椎骨脊索瘤 MRI 表现（箭头所示）

（四）骨显像

在血液相和骨相核素摄取均增高（图10－8－4）。

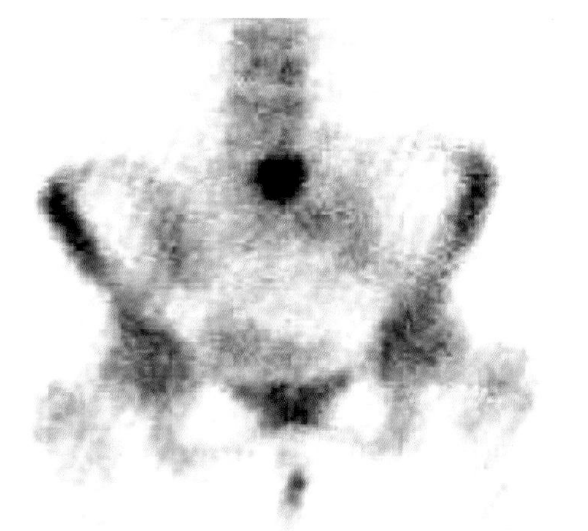

图 10－8－4　L_5 椎骨脊索瘤骨显像，显示增浓影

（五）脊髓造影

可以排除骶骨囊肿，显示肿瘤向近端及硬膜外的扩展情况。

四、病理学检查

（一）肉眼观

脊柱脊索瘤呈分叶状外观，有光泽，色泽从棕灰色到蓝白色，质脆、胶冻样，大小 5～15cm，大部分伴有突破骨组织的软组织肿块侵袭。

（二）镜下所见

组织形态类似胎儿的脊索，特征性的分叶状结构，分叶之间被纤维性条带分隔，小叶内充满黏液样基质，基质中含有空泡细胞。肿瘤细胞呈条索状、巢状或单细胞结构。胞质丰富，形成典型的空泡状，有小的类似印戒细胞的空泡到多个大的气球样空泡不等。肿瘤细胞漂浮在淡蓝色黏液样基质中（图 10－8－5）。细胞核轻到中度异型性，核分裂象不常见。空泡细胞可以不是脊索瘤唯一的或主要的细胞类型，有些脊索瘤含有梭形细胞，这种轻度异型性的梭形细胞也常形成特征性的分叶状结构，并有黏液背景。也有的脊索瘤出现丰富的粉红色而非空泡状胞质，呈上皮样形态。

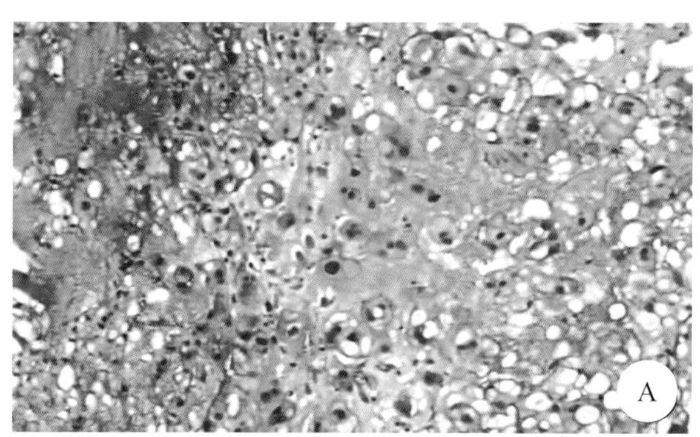

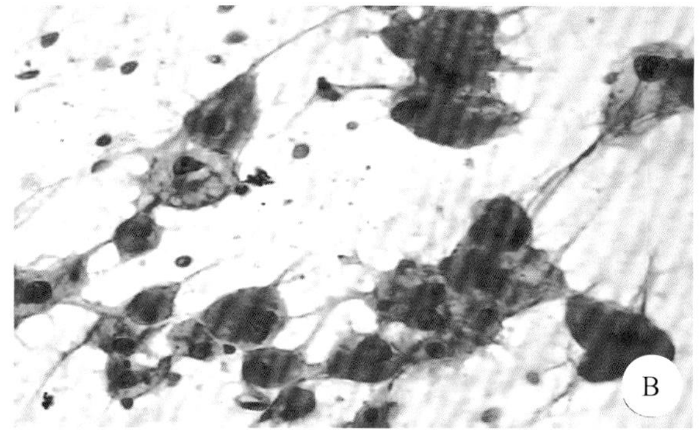

图 10－8－5　镜下所见

A. 镜下有大的上皮样细胞巢状或索状生长，肿瘤细胞可环绕或“拥抱”其他细胞。肿瘤细胞的胞核中等大小，深染，可见小的核仁或假包涵体，胞质丰富、嗜酸性，可含有多个圆形、透亮空泡；B. 可见多边形及梭形的肿瘤细胞，呈纤维状外观，有多个空泡状胞质（含磷细胞）

除了上述常见脊索瘤，还有软骨样脊索瘤和去分化脊索瘤两个亚型。软骨样脊索瘤含有软骨瘤或软骨肉瘤和脊索瘤两种成分。去分化脊索瘤是指在脊索瘤中出现大片高级别恶性梭形细胞肉瘤区域。

（三）免疫组织化学染色

肿瘤细胞表达 Vimentin、S－100 蛋白、

CK、EMA 等，在 CK 系列中，CK8、CK19 和 CK5 阳性率最高，CK7、CK20 通常为阴性。

（四）遗传学改变

Miozzo 在 16 例脊索瘤患者中检测到染色体畸变。最常见的染色体数目改变包括 1 号、3 号、4 号、10 号和 13 号的丢失及染色体 5q、7q 和 20 号染色体的获得。其中 1 号、3 号染色体的丢失较显著。另外，在散发性和家族性脊索瘤中，染色体 1p36 的杂合性丢失的发现进一步支持了在 1p36 远端存在抑制脊索瘤发展的肿瘤抑制基因位点的可能。

五、遗传学与生物学行为

（一）遗传学

遗传学研究包括染色体分析，端粒长度、端粒酶活性测定，DNA 测序和杂合性缺失检测等。有研究发现，初发脊柱脊索瘤和复发脊柱脊索瘤都存在 1p36、1q25、2p13 和 7q33 染色体突变；但 6p12 染色体突变只发生于初发脊柱脊索瘤，表明 6p12 染色体可能与脊柱脊索瘤的发生有关。有研究发现侵袭性脊柱脊索瘤的肿瘤细胞端粒较长，端粒酶活性较高。有人调查发现，70%肿瘤细胞的 9p21 染色体缺失 *CDKN2A* 和 *CDKN2B* 基因，提示这 2 个基因可能参与了肿瘤的形成过程。有研究对女性脊柱脊索瘤患者的细胞进行培养，发现脊柱脊索瘤细胞均表达 2 条 X 染色体的雄激素受体基因，提示脊柱脊索瘤是多克隆增殖分化的肿瘤。

（二）生物学行为

脊柱脊索瘤的一大生物学行为是局部侵袭性生长、破坏骨质、损伤邻近组织并可远处转移。局部侵袭性生长的原因可能与脊柱脊索瘤的肿瘤细胞分化程度较高、凋亡较少有关。有研究发现脊柱脊索瘤细胞和正常脊索细胞表达神经生长因子（Nerve growth factor，NGF）及其 2 个受体 p75 和原肌球蛋白受体激酶 A（Tropomysin receptor kinase A，TrkA），发现脊柱脊索瘤细胞和脊索细胞都高表达 NGF、p75 受体，但无显著性差异；而脊柱脊索瘤细胞表达 TrkA 的水平明显高于脊索细胞，表明脊索细胞恶化转化可能与 TrkA 高表达有关，而脊柱脊索瘤细胞凋亡率低可能与 p75 受体低表达有关。有研究报道脊柱脊索瘤的侵袭、骨质破坏与Ⅰ型、Ⅱ型胶原酶降解邻近间质的胶原和弹力纤维组织有关，免疫荧光染色证实在肿瘤边缘区Ⅰ型胶原酶表达最强。脊柱脊索瘤一般有纤维隔膜形成，含有大量胶原纤维。有研究发现纤维隔膜是正常骨小梁与肿瘤相互作用诱发的。在 122 例脊索瘤的肿瘤移行区和瘤旁组织形态学的对比研究中，发现纤维隔膜阳性率达 64.8%。肿瘤移行区纤维隔膜内含丰富的Ⅰ型和Ⅲ型胶原，偶见骨岛及无成骨细胞的透明基质，瘤旁骨外软组织也可检测到纤维隔膜，此处纤维隔膜大多含肌纤维和周围神经纤维，呈现一种向周围软组织过渡的状态。因此，纤维隔膜可能是脊柱脊索瘤组织学边界之一。

脊柱脊索瘤另一生物学行为是术后易局部复发。有报道显示颈椎脊索瘤细胞神经型钙黏蛋白表达上调和上皮型钙黏蛋白表达下调与患者高复发率和死亡率成明显正相关。这表明钙黏蛋白可能通过改变肿瘤细胞的黏附能力，使脊柱脊索瘤的局部侵袭超过术中肉眼所见边缘，致使切除不彻底，术后复发。c－MET 癌蛋白是由 *c－MET* 基因编码的蛋白产物，为肝细胞生长因子受体，与多种癌基因产物和调节蛋白相关，参与细胞信息传导、细胞骨架重排的调控，是细胞增殖、分化和运动的重要因素。有研究报道的免疫组织化学染色结果显示，脊柱脊索瘤患者术后标本几乎不表达肝细胞生长因子，但有 70%的初发和 88%的复发患者表达 c－MET，并且复发患者高表达 c－MET，与基质金属蛋白酶 1、基质金属蛋白酶 2 及尿激酶型纤溶酶原激活物（Urokinase－type plasminogen activator，uPA）表达成正相关。而初发者表达 c－MET 只与 uPA 表达成正相关。这表明，脊柱脊索瘤复发可能与肿瘤细胞分泌相关酶的能力增强有关，而这些酶能够降解细胞外基质，致使复发的脊柱脊索瘤的局部侵袭能力更强。

六、诊断与鉴别诊断

（一）诊断

脊柱脊索瘤具有典型的临床表现，常发生于

40~70岁，平均55岁，男性多于女性，有长达1~2年的慢性蝶枕部、颈部、下腰部或骶尾部疼痛史，蝶枕部或骶后有肿胀、肿块，特别是直肠指检在骶骨前方触及肿块，X线片上表现为膨胀性、溶骨性骨质破坏，可有硬化边缘，典型的表现是前后位片显示肿瘤位于骶尾骨，侧位片显示肿瘤位于骶尾骨的前方。CT显示骶尾骨或椎骨溶骨性破坏的范围，骶前或颈部软组织肿块常超越骶骨或椎骨破坏的水平。在骶尾椎的位置多是自高位骶骨至低位骶骨的破坏。MRI可清楚显示肿瘤及软组织肿块的范围、脊髓及椎动脉受压的情况，T1WI肿瘤呈低信号，T2WI肿瘤为不均匀的高信号，矢状面图像可以清楚显示肿瘤向近端破坏骨质的情况以及神经孔受侵情况。术前穿刺活检即可明确诊断，发病特征不典型的患者结合临床学检查、影像学检查及病理学检查可最终获得明确诊断。

（二）鉴别诊断

1. 脊柱巨细胞瘤 一般发生在20~40岁的患者，影像学显示肿瘤呈偏心性、膨胀性生长；常侵及椎体，典型者表现为膨胀性、溶骨性、有分隔的病变，往往合并骨皮质破损和软组织肿块。MRI表现为T1WI呈低信号，T2WI呈边界清楚的高信号。肿瘤内出血时T1WI、T2WI均表现为高信号。

2. 脊柱神经纤维瘤 神经纤维瘤是由周围神经纤维成分局限或弥漫增生所形成的肿瘤，可发生于全身各处的神经干和神经末梢，临床上多以发现肿块就诊，无明显疼痛感，但按压肿块时可有放射性疼痛和麻木感。脊柱神经纤维瘤的破坏是围绕脊神经孔或椎间孔，使神经孔变大或消失。椎弓根受侵蚀，椎体间边缘波浪状。CT表现为位于肌间隙内的梭形、类圆形或哑铃状略低密度肿块，无包膜，边界清楚，密度均匀，沿神经分布。MRI表现为T1WI上与骨骼肌信号相似，T2WI上等至高信号的梭形、类圆形或哑铃状肿瘤。

3. 脊柱转移性肿瘤

（1）有原发性肿瘤病史，病程短，疼痛剧烈，大多数患者很快出现转移性肿瘤的相关表现，部分可查出原发性肿瘤病灶。

（2）肿瘤标志物多为阳性。

（3）转移性肿瘤在T1WI上均表现为局限性或弥漫性低信号。溶骨性T2WI为高信号，成骨性为低信号，混合性为高低混杂信号。增强后肿瘤大多数有强化，少数不强化或轻度强化。

4. 脊柱软骨肉瘤 脊索瘤也可以有软骨分化。无论是大体还是组织学上都可以观察到软骨组织。在脊索瘤中空泡细胞条索状排列以及黏液样基质是典型表现。然而，在普通脊柱软骨肉瘤中也可出现细胞的条索状排列和黏液样基质。在这种情况下，如S－100蛋白染色阳性而上皮性标志物染色阴性则提示脊柱软骨肉瘤。

5. 良性脊索细胞瘤（Benign notochordal cell tumour，BNCT） 良性脊索细胞瘤是一种显示脊索分化的良性肿瘤，包括巨大脊索残余（Giant notochordal rest，GNR）、脊索性错构瘤（Notochordal hamartoma，NH）或颅内蝶枕脊索瘤（Ecchordosis physaliphora sphenooccipitalis，EPS）。

（1）病理学检查：EPS为位于斜坡的息肉样病变，胶冻样，大小为1~2cm；其他BNCT均位于骨内，平均大小为2mm×4mm，GNR能累及整个椎体。

（2）镜下观察：BNCT边界清楚，与脊索瘤相比，无分叶状结构、纤维条带、细胞外黏液样基质、脉管系统和坏死（据此可与脊索瘤区别），肿瘤细胞无异型性，胞质呈空泡状，核圆形或卵圆形，居中或偏位，有小核仁，肿瘤细胞可与成熟的脂肪细胞相似；空泡少的肿瘤细胞，胞质内可能有玻璃样小球；无核分裂象；肿瘤内常有被包绕的骨髓岛。病变周围有骨硬化现象，BNCT也许毗邻脊索瘤。

（3）免疫表型：与脊索瘤一样，可表达S－100蛋白、上皮细胞膜抗原、AE1/AE3、CAM5.2等。临床预后呈良性经过。

七、治疗

（一）手术治疗

因脊柱脊索瘤多呈局部浸润，对放、化疗不敏感，被认为可以通过手术切除而达到治愈。对原发灶采取彻底手术切除是一种疗效肯定的重要的治疗手段。手术治疗原则：彻底切除肿瘤、解除对脊髓神经的压迫，恢复和重建脊柱的稳定性。手术方法分为囊内切除、边缘切除和广泛切除。囊内切除复发率高，广泛切除（全脊椎切除）复发率低或无复发。但长期随访结果表明，无论首次手术还是复发再手术，都面临较高的复发率。肿瘤局部复发与肿瘤切除的边界显著相关。有学者对脊柱脊索瘤局部侵袭范围的组织学进行研究后认为，脊椎可被视为一个解剖间室，对局限于该间室的脊索瘤，应首选全脊椎切除。在肿瘤周围骨松质、椎旁肌肉和脂肪组织内行广泛切除时，切除范围应分别达到肿瘤肉眼所见范围外 1.3cm、1.5cm 和 1.0cm。重视首次手术切除彻底性，复发再手术时，原切口瘢痕切除范围至少应达到肉眼所见范围外 1.0cm。这样的广泛切除可以有效降低术后复发率。

1. 颅底脊索瘤　首选开颅根治性手术切除，被认为是目前有效的治疗手段，尽管如此，由于肿瘤浸润周围组织，肿瘤全切除十分困难，术后常常复发。手术入路有额眶入路、远外侧入路、经岩前入路、经乳突入路以及联合入路等，根据患者的病灶部位和大小以及术者的经验，选择最佳的入路。近年来经鼻内镜脊索瘤切除术，特别是在神经导航的辅助下的切除术，给颅底脊索瘤患者提供了一种微侵袭性手术方法，能有效切除肿瘤，且手术损伤小，可避免开颅手术时嗅神经、前庭-耳蜗神经及面神经等副损伤。其他手术入路，如经口入路或者改良经口入路，对于低位斜坡和/或高颈位脊索瘤患者有一定意义。

2. 颈椎脊索瘤　由于存在椎动脉这一特殊结构且部分病例被肿瘤侵袭、包裹，要做到肿瘤的扩大切除或全脊椎切除需要较高的手术技巧及临床经验，应严格掌握手术适应证。尤其是上颈椎脊索瘤，由于椎节部位有丰富、复杂的供血系统，颈椎结构的特异性及手术显露的特殊要求，要做到扩大切除或全脊椎切除更加困难。但是边缘切除、包膜外的大块切除仍是颈椎脊索瘤切除方式的发展方向。对肿瘤侵袭范围广、重要神经和血管被包裹者，首要目的是解除肿瘤压迫，多采用囊内切除，在保护周围软组织防止肿瘤扩散的同时将肿瘤分块切除，对此类患者术前除行 MRI 检查外，还需行椎动脉造影，以明确肿瘤部位椎动脉走行及其与肿瘤的关联程度，并了解健侧椎动脉供血是否存在异常。结合 MRI 考虑术中是否需行椎动脉结扎，必要时术前可做健侧椎动脉阻断试验，受累的一侧椎动脉可行结扎。对于较局限的颈椎脊索瘤，目前多采用颈椎脊索瘤边界性的 En bloc 术。根据肿瘤侵犯的范围，采用前斜角肌旁入路、两侧前外侧入路或单侧前入路，肿瘤切除后的缺损通过骨移植和脊柱内固定达到脊柱融合，恢复脊椎的稳定性（图 10-8-6）。局部复发的颈椎脊索瘤，因组织粘连，再次手术扩大切除病灶非常困难，多行椎管减压的姑息性切除术。对于复发或难以行扩大切除术的患者，术后多联合高能量放疗，提高疗效。

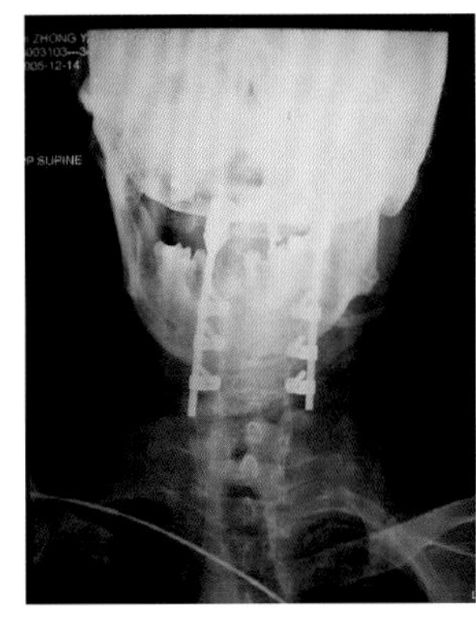

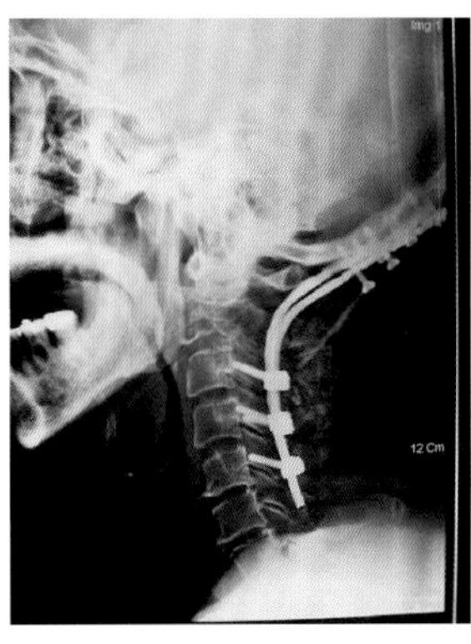

图 10-8-6　C_2 椎骨脊索瘤切除内固定术后 25 个月

3. 胸腰椎脊索瘤　相对少见。肿瘤多与硬膜囊有反应带相隔，术中相对容易分开。并且胸腰椎脊索瘤仅与第 1～2 肋间神经和腰神经关系密切，必要时切断部分肋间神经亦不会引起明显功能障碍。因此，根据 WBB 分期，外科治疗策略为全脊柱切除术，包括前方入路肿瘤切除与脊柱重建、后方入路肿瘤切除、小关节融合和后方入路稳定性重建等（图 10-8-7）。

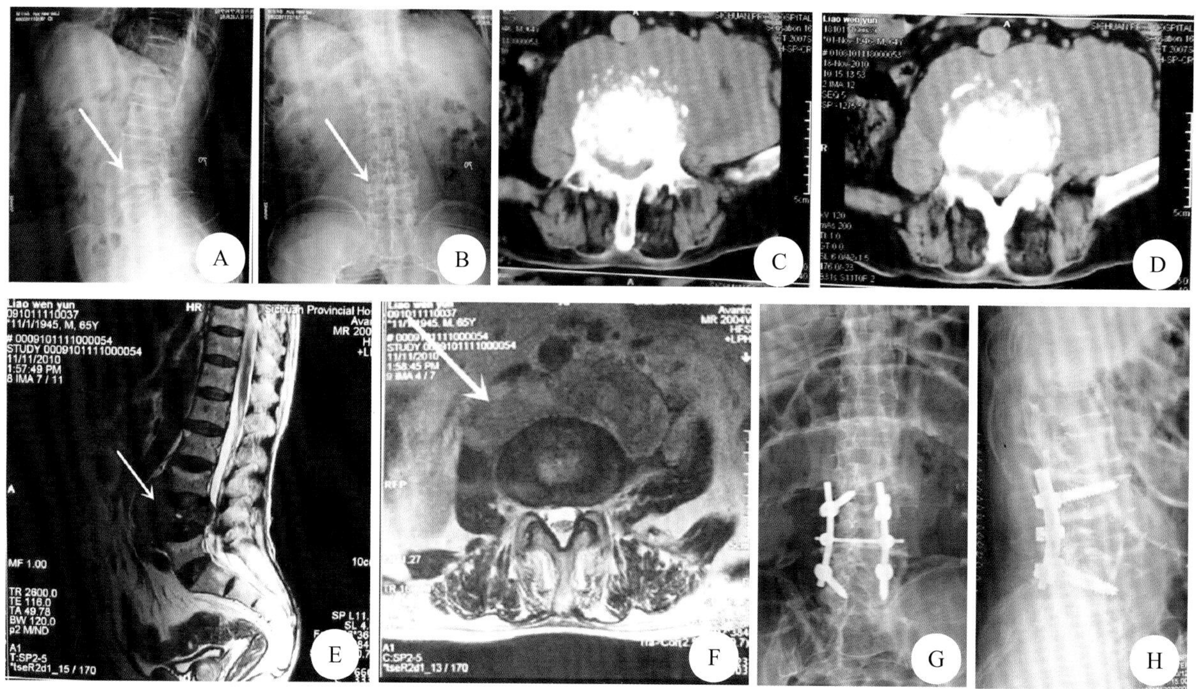

图 10-8-7　男性，65 岁，L_4 脊索瘤

A、B. 术前 X 线片（箭头所示）；C、D. 术前 CT；E、F. 术前 MRI（箭头所示）；G、H. L_4 全脊椎切除、椎体间髂骨块植骨、椎弓根螺钉内固定术

4. 骶尾椎脊索瘤　多主张行根治切除术，术后辅助放疗，可以提高术后生存率。但由于骶尾椎的解剖复杂，肿瘤常常体积很大，同时对于高位骶骨肿瘤，切除全部骶神经的根治性手术后可丧失排便、排尿、性功能和大部分行走功能，令患者无法接受。手术常常是被动采取囊内切除。最好能行保留一定数量骶神经的肿瘤广泛切除，既可较彻底地切除肿瘤，又能保留部分直肠、膀胱功能。根据肿瘤在骶骨的侵袭范围、对骶神经功能的影响，位于 $S_{1\sim5}$、$S_{2\sim5}$ 及部分 $S_{3\sim5}$，行 S_3 神经孔水平以下完整切除，S_3 神经孔以上为保留至少一侧 $S_{1\sim3}$ 神经根，行囊内刮除术；部分 $S_{3\sim5}$ 肿瘤，行边缘切除或囊内切除；$S_{4\sim5}$ 肿瘤行广泛切除。为预防和减少复发，应尽可能在病变组织外围广泛整块或大块切除肿瘤。术中肿瘤边界清楚且大块切除者，术后复发率不到 1/4；若仅行病灶内刮除，则复发率可增加至 2/3。对肿瘤切除不完全、肿瘤残余或复发肿瘤可再切除，部分患者通过手术治疗虽无法根治，但可减少痛苦，延长生存期，为辅助治疗创造条件，以达到最佳的长期控制。首次手术应尽量选择广泛切除或者边缘切除。

（1）入路选择：入路选择对于肿瘤的彻底切除、减少术中出血和并发症及降低局部复发率至关重要。目前的手术入路主要有前方入路、后方入路和前后联合入路。骶骨前方经腹膜后入路主要适用于 S_2 以上甚至高达腰椎的脊索瘤，且肿块向前生长进入盆腔者，经腹膜后可清楚显示髂内动静脉及分支、腰骶部神经根，骶骨腹侧上方和髂翼的连接。尽可能地游离肿瘤前壁，再经腹膜后入路把肿瘤切除。若患者术前未行血管栓塞，可在术中同时结扎双侧髂内动脉及骶中动脉。骶骨后方入路主要适用于肿瘤以向骶后生长为主者，对于 S_2 以下的肿瘤最好的治疗方法是骶骨部分切除。根据肿瘤位置及大小确定切口，通常采用后正中的“工”字形或“Y”形切口。对肿瘤病灶范围大或累及全骶骨者，则只有切除单侧或双侧骶髂关节以后，方能显露整个病灶，再予以切除。若肿瘤侵袭髂骨，应该把切口顺着髂骨翼延长。病灶累及骶椎节段较高的患者，应选前后联合入路。经前方入路结扎血管并游离肿瘤前方，然后经后方入路游离肿瘤后大块或整块切除。

（2）控制出血：骶骨及其周围的血液供应丰富，主要由髂内动脉的后干分支供应，腹主动脉分出的骶中动脉也参与骶骨血供，且骶外侧动脉与骶正中动脉形成吻合，参与营养骶骨。骶正中动脉与腹主动脉、髂外动脉之间形成侧支循环，并与臀上动脉有广泛的吻合支形成，而与其伴行的静脉在骶骨前部形成骶前静脉丛。患者就诊时常肿瘤巨大，神经多被完全包绕，骨质有严重的破坏，肿瘤与大血管距离近，故出血速度快、出血量大。Hulen 等报道 16 例行肿瘤切除术的骶骨脊索瘤患者，术中平均失血量 5000ml（1500～8000ml）。供应肿瘤的血管多异常增生、增粗且形成大量吻合支，正常解剖发生改变，使出血机会进一步增多。为减少术中出血，可酌情选用以下措施：①术前 1d 或手术当天行双侧髂内动脉栓塞或进行介入靶血管栓塞；②术前放置球囊导管阻断腹主动脉，连续阻断时间不宜过长；③术中单纯低位腹主动脉阻断或同时结扎双侧髂内动脉；④术中结扎双侧髂内动脉及骶中动脉；⑤控制性低血压；⑥熟练操作，快速有效，避免重复步骤；⑦肿瘤切除后的残腔用适当的填充物填充压迫止血，切口缝合后加压止血；⑧若术中出血量大于 4000ml，可以出现凝血功能异常，创面大量渗血，凝血速度减慢，应及时补充血浆、血小板及相应的凝血因子。

（3）骶神经功能的保护：前方入路手术时，以游离肿瘤的前缘为主，先切除部分肿瘤，再显露神经根，保护好 $S_{1\sim3}$ 神经，最后彻底切除肿瘤。后方入路手术时，先打开骶管，游离骶神经，保护好 $S_{1\sim3}$ 神经，切除肿瘤，处理骶骨，这样就可以尽量多地保留运动及二便功能，最后再进行骨盆的重建。由于肿瘤对神经和邻近结构侵袭损害，有学者建议行肿瘤全切并切除神经，不过骶骨全切并切除神经会造成术后行走困难及二便失禁，影响患者生活质量。Todd 等在进行研究之后发现行双侧的 $S_{2\sim5}$ 切除后均出现大便和膀胱功能的异常，而行双侧的 $S_{3\sim5}$ 切除后可以保留 40%的直肠功能及 25%的膀胱功能。切除双侧的 $S_{4\sim5}$ 神经可以部分保留直肠功能和膀胱功能。在保留一侧 S_3 神经时，可以保留 67%的直肠功能和 60%的膀胱功能，认为骶骨手术应该保留 $S_{1\sim2}$ 神经并至少保留一侧 S_3 神经，大多数患者就可以有正常的二便功能。如果为了防止脊索瘤复发而将骶骨脊索瘤进行根治性的切除，切除神经后引起二便功能障碍，明显降低了患者的生活质量，需要患者接受，而且切除骶骨后造成脊柱失稳，患者无法尽早恢复行走和日常活动，延缓了患者术后的恢复。有学者认为术中肿瘤整体切除及其边缘的切除程度是判断患者术后生存和局部复发的重要信息，不过即使肿瘤彻底切除，还是有局部复发的可能。对于神经的保护，要想保留二便功能，就需要在不影响肿瘤彻底切除的情况下，尽可能多地保留骶神经。一般倾向于保留双侧 $S_{1\sim2}$ 及至少一侧 S_3 神经，配合术后相应的功能锻炼，多数患者基本可以保留运动及二便的功能。

（4）稳定性重建：骨盆环前部结构的稳定作用占 40%，后部结构占 60%，文献报道经 $S_{1\sim2}$ 间切除骶骨，会使骨盆环稳定性降低约 30%，如果经骶岬 1cm 以下切除，骨盆承受力丢失 50%，但患者的正常站立、行走不会受到很大影响。Hugate 等模拟骨盆生理受力情况，并将经 $S_{1\sim2}$ 之间切除变成经 S_1 神经孔上下缘横断面切除，发现经 S_1 神经孔上缘切除，骶髂关节面有 25%被切除，承重力减少 65%。经 S_1 神经孔下缘切除，骶髂关节面有 16%被切除，承重力减少 28%。故经 S_1 神经孔下缘切除无需重建骶骨，经 S_1 神经孔上缘和经 S_1 椎体（即骶岬下 1cm）时需重建。骶骨切除后会引起骨盆与脊柱的分离，脊柱及骨盆无法保持稳定，导致垂直与旋转的失稳。重建骨盆是为了保证骨盆的完整性，支持躯干，使轴向负荷得以传递，维持躯干平稳，并保护盆腔脏器，是保留坐和维持下肢功能的重要保障。而腰骶的稳定性重建是术后治疗的一个主要难题，过去骶骨全切或次全切术后依靠植骨及组织瘢痕化而达到腰骶椎所需要的稳定性。现在为稳定骨盆和腰椎，应进行相应的重建，方法多为植入自体或异体骨加金属内固定。有学者设计了包括髂骨固定装置和椎弓根螺钉及连接杆的装置，但还是没有解决 L_5 前柱的支撑问题，术后由于假体承受的轴向应力增加，容易导致断钉或断棒。术中尽量保留 S_1，确保骶髂关节的稳定性没有受到损害，使骨盆环的稳定性尽量不受影响。若需进行重建，则行 $L_{4\sim5}$ 椎弓根螺钉联合骶骨棒及横连内固定并行腓骨植骨或 $L_{4\sim5}$ 椎弓根螺钉与髂骨内固定、髂骨间钛网固定融合术，增加稳定性。

（二）放疗

颅底或骶骨的脊索瘤均难以全切除，术后复

发率高，因此，术后常需要其他的治疗。而放疗是最有效的辅助治疗方式。脊索瘤术后配合瘤灶局部放疗已被多数学者接受，以降低术后复发率，对于复发患者或难以做到扩大切除或全脊椎切除患者，将以神经减压为目的的肿瘤局限性切除术和高能量放疗相结合，可以获得相对较好的效果。放疗虽不能根治和防止脊索瘤转移，但可以暂时控制肿瘤的局部生长，降低肿瘤复发率。如 Park 等报道 6 例只接受光子和质子线混合照射患者中，4 例接受≥73Gy 的照射，3 例获得很好的局部控制率。Baratti 等报道 16 例骶骨脊索瘤患者切除边界不足，10 例给予术后放疗，结果只有 5 例出现复发（占 50%），而另外 6 例未给予放疗，结果全部复发（100%）。由于病例数过少，作者没有给出肯定的结论。对于术后放疗是否可弥补瘤内刮除的缺陷、降低局部复发率，仍有很多学者持负面观点。1999 年，麻省总医院放疗中心报道了一项 290 例脊索瘤质子放疗的研究数据，运用 66～83cGE 剂量放疗，其 5 年和 10 年生存率分别达到 64%和 42%。随着影像学和放疗仪器和方法的更新，出现了立体定向放疗，其优点：①采用先进的立体定位与三维计划系统，可以对肿瘤做到精确定位、精确计划和精确治疗。②肿瘤以外剂量锐减，重要组织如垂体、下丘脑、视交叉、脑干、脊髓等能获得良好保护，最大限度地避免放射损伤及治疗不良反应的发生。③患者痛苦小，治疗时间短，患者消耗少，易耐受。2009 年 Fraser 报道了一组射波刀辅助治疗的 18 名颅底脊索瘤患者，平均总放射剂量 35Gy（分 5 次进行），中位随访 46 个月，结果显示射波刀治疗能有效减小术后残余或原发性肿瘤的体积。2011 年 Kano 等总结了北美 6 个中心 71 例脊索瘤患者的 γ 刀治疗效果，平均肿瘤容积 7.1cm^3，平均周边剂量 15.0Gy。中位随访时间为 5 年。23 例患者死于肿瘤进展，5 年生存率 80%。其中 50 例 γ 刀治疗前未行常规放疗，21 例治疗前行常规放疗。总的 5 年肿瘤控制率为 66%（γ 刀前未放疗组控制率 69%，γ 刀前行放疗组控制率 62%）。目前在一些大放疗中心有粒子放疗等技术的应用，如氦离子和碳离子等，但其疗效仍处于观察阶段。

（三）化疗

脊索瘤对化疗不敏感。肿瘤局部复发与肿瘤切除的边界显著相关。经病灶内刮除术后，局部复发率可高达 83%。多数学者认为瘤内刮除手术造成的术后高复发率不能依赖术后化疗来弥补，化疗对脊索瘤无效。但 Guiu 等指出向肿瘤内注射卡铂和肾上腺素实施化疗可能是针对手术及放疗后复发的有效治疗方法。有学者报道骶尾椎脊索瘤伴肺转移患者在服用西妥昔单抗和吉非替尼治疗后，原发灶和转移灶均有部分缓解，提示靶向治疗用于脊索瘤可能有很好的前景。美国密歇根大学的Ⅱ期临床研究中应用的 9－硝基喜树碱（9－NC）或许是将来化疗的一个潜在的选择。

八、疗效

脊索瘤总体疗效较差，患者多死于局部肿瘤病灶的反复复发。蝶枕部及颈椎脊索瘤患者可因术中的颈脊髓损伤或术后局部复发后造成呼吸衰竭和脑疝而死亡，或死于高位截瘫的其他并发症。2010 年 Zhen 等报道了一项大宗病例研究，随访 106 例开颅手术患者，3 年、5 年和 10 年的生存率分别达 79.4%、67.6%、59.5%。2007 年 Amir 等对其手术的 49 例术后患者进行随访研究，总结认为根治性颅底脊索瘤切除，尽管增加了术后的致残率，但可以延长术后的疾病复发间期，其 5 年和 10 年生存率分别达 65% 和 39%。2010 年，Brian 等荟萃分析了颅底脊索瘤英文文献，共有超过 2000 例患者，分析复发患者年龄（是否大于 21 岁）、组织学类型（经典型与类软骨型）、治疗方法（单纯手术或者手术加术后放疗）等因素，464 名患者入组，他们发现患者的年龄＜21 岁、类软骨型及手术加术后放疗者复发率明显较低。脊柱脊索瘤手术切除局部复发率高，但生存期较长，远隔转移率低，完全切除的脊索瘤术后复发率为 28%，而部分切除的脊索瘤术后复发率为 64%。20%～30%出现远处转移，最常见的部位是肺。2001 年美国的 McMaster 等总结了 400 例脊索瘤患者（包括骶尾部），平均生存期为 6.29 年，5 年、10 年生存率分别为 68%和 40%。20 世纪 90 年代以前针对骶尾骨脊索瘤的患者多行以保留骶神经功能为主的囊内切刮术治疗，囊内切刮术局部复发率高达 81.0%。手术切除的边界是影响局部复发的重要因素，首次手术对预后有重要影响。张清等报告68例骶尾骨脊索瘤患者5年生存率87.3%，10年生存率73.3%，中位生存期（282.0±88.7）个月。其中囊内切除者5年生存率83.4%，10年生存率69.3%，但是局部复发手术多达7次，局部复发者44例（64.7%），平均复发次数2.07次，中位复发次数2次，总共91次。骶尾椎脊索瘤手术治疗后，一旦局部复发，再次切除后，仍然会反复复发，越来越多的学者认为骶尾椎脊索瘤患者生存期较长，局部控制更加重要，在首次治疗时应采用广泛切除或边缘切除，即使会损伤骶神经，对生活质量的影响也小于因局部反复复发而需多次手术治疗者。复发肿瘤切除手术的风险明显高于原发性肿瘤手术，死亡率达22.1%，其中围手术期内死亡人数占46.7%。

第九节　脊柱恶性神经鞘瘤

一、概述

恶性神经鞘瘤或称施万细胞瘤，是一种由施万细胞构成的恶性外周神经鞘瘤（Malignant peripheral nerve sheath tumor，MPNST），是一种少见的神经源性软组织肉瘤，发病率约为0.001%，占软组织恶性肿瘤的3%～10%，可发生于身体任何部位，最常见于外周神经干周围。曾命名为恶性神经瘤、神经纤维肉瘤等。1993年WHO骨肿瘤分类将其命名为恶性外周神经鞘瘤，归入软组织肿瘤中的神经组织肿瘤。一般认为其发生有3种来源：

（1）原发于外周神经纤维，多起源于外周神经干。

（2）Ⅰ型神经纤维瘤病（NF－1）恶变而来，文献报道MPNST合并NF－1者有22%～52%。

（3）局部放疗后继发肉瘤变，10%～15%患者有局部放疗病史。好发部位为躯干及四肢近端神经干，累及脊柱者少见。

脊柱原发性恶性神经鞘瘤多源于脊神经根，表现为椎旁软组织肿块沿椎间孔向椎管内生长，形成哑铃状肿瘤，并伴有脊柱骨性结构侵蚀的恶性侵袭性生物学行为，手术中可见受累的载瘤神经根。完全表现为椎骨内占位的脊柱原发性恶性神经鞘瘤少见。2010年郭卫等报道的24例骶骨神经鞘瘤中恶性神经鞘瘤9例。2010年祝斌等报告脊柱原发性恶性外周神经鞘瘤3例。2012年孙伟等报道骶骨神经鞘瘤27例。脊柱原发性恶性神经鞘瘤病变以脊柱骨性结构溶骨性破坏为主，与硬膜及脊神经根无紧密粘连，躯干其他部位无明显原发依据。

二、临床表现

脊柱原发性恶性神经鞘瘤的症状无特异性，根据文献报道，患者病程短，症状进展迅速，多不合并NF－1，肿瘤部位既往无手术史及放疗史。位于颈、胸、腰椎者，最常见的症状是颈、胸、腰骶部位疼痛，活动受限，很快出现根性疼痛，四肢麻木无力，多有脊髓或马尾神经受压的症状，多表现为椎旁软组织内肿块伴椎体骨质侵蚀，形成椎管内外哑铃状肿块，部分有椎体病理性压缩骨折、后凸畸形，脊髓受压，二便功能障碍，逐渐产生四肢瘫痪或者截瘫。位于骶椎者，主要表现为腰骶部疼痛、坐骨神经痛、会阴麻木、二便功能障碍、骶部或骶前有软组织肿块。

三、影像学表现

脊柱原发性恶性神经鞘瘤多以脊柱溶骨性破坏为主，有一定影像学特征，但无特异质，从影像学上不能明确该病诊断。

（一）X线片

表现为椎旁软组织内肿块伴椎体骨质侵蚀，形成椎管内外哑铃状肿块。椎骨呈溶骨性破坏（图10－9－1），椎体病理性压缩骨折，后凸畸形。椎间孔与骶神经孔扩大的特征不明显。

（二）CT

表现为病灶软组织密度，广泛的溶骨性破坏，骨皮质不完整，椎管内及椎旁软组织侵及，骨质破坏表现为侵蚀性改变，肿瘤无明显包膜，边界不清，难以和脊柱转移性肿瘤等椎体溶骨性恶性肿瘤相区别（图10－9－2）。

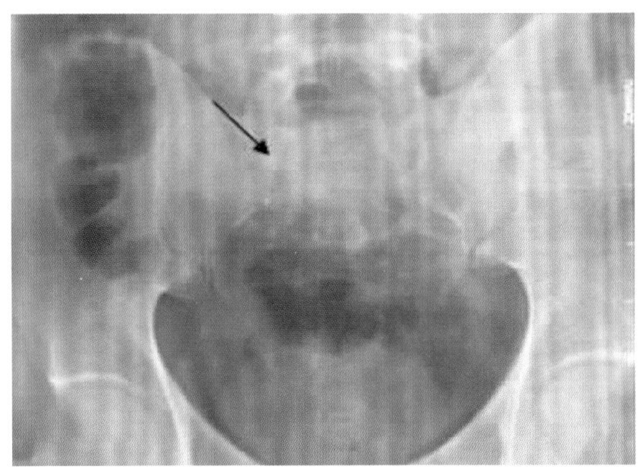
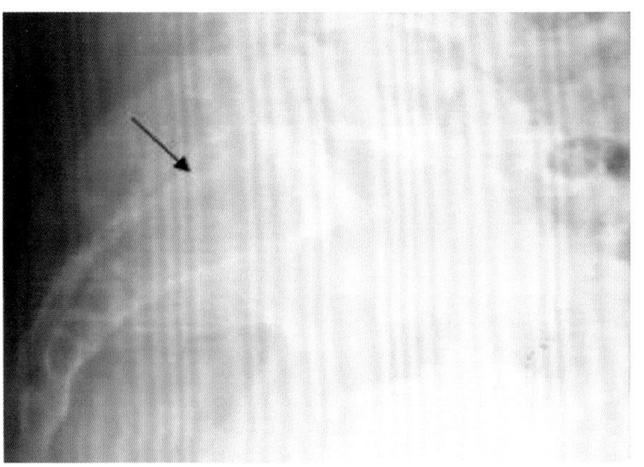

图 10－9－1 男性，42 岁，$S_{1\sim2}$恶性神经鞘瘤的 X 线片表现（箭头所示）

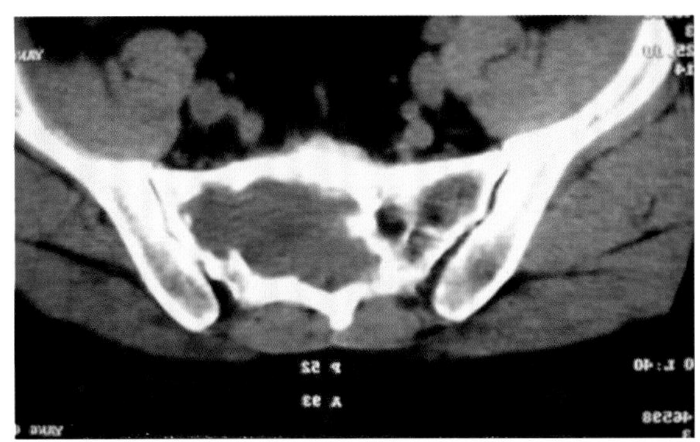
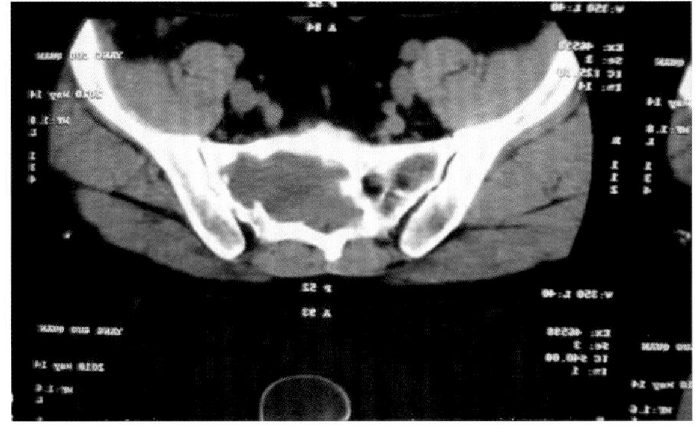

图 10－9－2 男性，42 岁，$S_{1\sim2}$恶性神经鞘瘤的 CT 表现

（三）MRI

表现为以 T1WI 等和/或低混杂信号、T2WI 略高信号为主的混杂信号，增强呈不均匀强化，边界不清，多可侵破骨皮质至椎旁软组织内，多有椎管内侵及。骶椎恶性神经鞘瘤多数为不均匀的信号改变，约 75％出现囊性病变（图 10－9－3）。

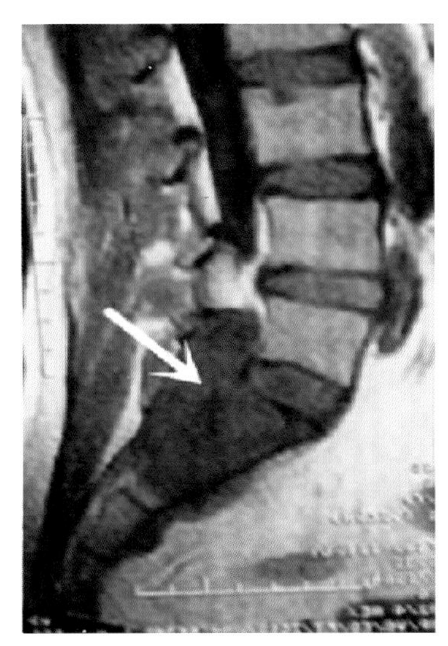

图 10－9－3 男性，42 岁，$S_{1\sim2}$恶性神经鞘瘤的 MRI 表现（箭头所示）

四、病理学检查

（一）镜下所见

HE 染色光镜下，肿瘤细胞密集，以胖梭形细胞为主，可呈波浪状、栅栏状排列，有时呈漩涡状。细胞核形态不规则、不对称，核扭曲呈波纹状，核仁少，可见细胞异型性，核分裂象常见。部分患者可见异源性成分如软骨和骨骼肌等（图 10－9－4）。

（二）免疫组织化学染色

50％～90％患者 S－100（＋），多为灶性，少数肿瘤细胞弱阳性反应。50％患者 Leu－7（＋），40％患者 MBP（＋），部分患者 EMA（＋）。

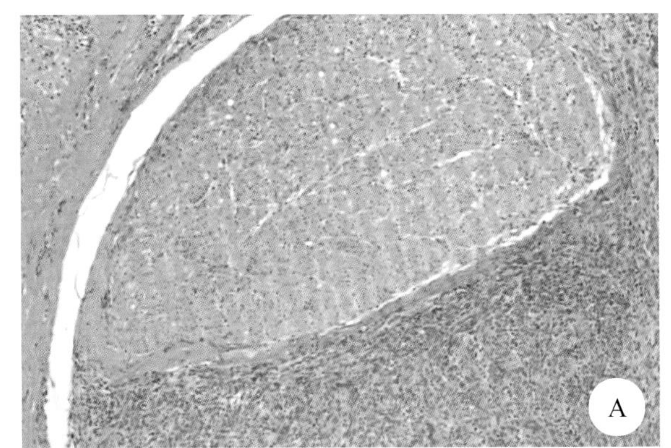

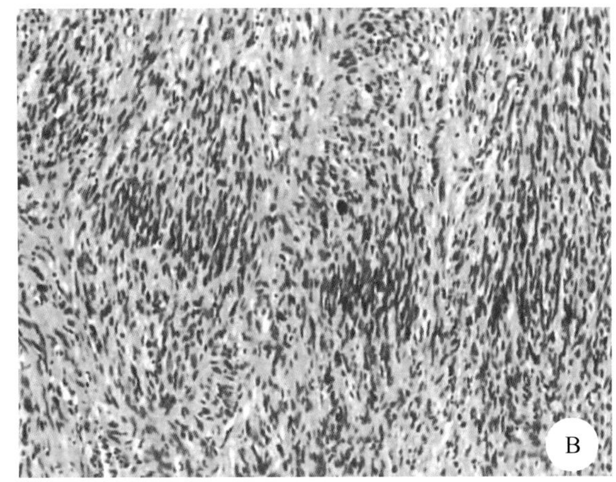

图 10-9-4　镜下所见

A. 镜下可见地图样坏死，坏死区周围细胞呈栅栏状排列，类似胶质母细胞瘤；B. 血管周围常见密集的肿瘤细胞，肿瘤细胞呈似施万细胞的形态特点，核深染、核端呈圆形或锥形

五、诊断与鉴别诊断

脊柱原发性恶性神经鞘瘤的临床症状及影像学检查无特异性，既往文献报道患者病史短，症状进展迅速。X线片可有椎骨呈溶骨性破坏，可见椎间孔扩大，病理性压缩骨折，后凸畸形。CT表现为溶骨性软组织肿块影。MRI提示T1WI等和/或低混杂信号、T2WI略高信号为主的混杂信号，增强呈不均匀强化，边界不清，多可侵破骨皮质至椎旁软组织内，多有椎管内侵及，均提示恶性侵袭性表现，难以与脊柱转移性肿瘤等椎体溶骨性恶性肿瘤相区别。术前CT引导下病灶穿刺取标本行组织学及免疫组织化学染色是术前诊断的主要依据。镜下见肿瘤组织主要由梭形细胞构成，细胞核形态不规则、不对称，有时可见漩涡状结构或栅栏状排列，可见细胞异型性及核分裂象，部分患者可见异源性成分如软骨、骨骼肌等。免疫组织化学染色后50%～90%患者S-100（+），多为灶性，少数肿瘤细胞弱阳性反应。50%患者Leu-7（+），40%患者MBP（+），部分患者EMA（+）。结合肿瘤部位镜下表现及免疫组织化学染色多可确定诊断。

椎骨神经鞘瘤的超微结构与软组织恶性神经鞘瘤相似。富含胞质的梭形细胞周围包绕基片带。有时可见桥粒样连接，以及多房小体和长形胶原纤维。免疫组织化学染色肿瘤细胞的S-100和Vimentin（+）。

在与恶性梭形细胞瘤的鉴别中，重要的是要知道不典型核分裂象从不在良性神经鞘瘤出现。在良性神经鞘瘤中出现不典型核分裂象是一种变性的表现。另外，如果在富含细胞的肿瘤中看到神经鞘细胞的表型特征，则表明该肿瘤更倾向于是良性神经鞘瘤，而不是恶性梭形细胞瘤。对于诊断可疑的“纤维瘤”和“肉瘤”必须行S-100等免疫组织化学染色。

六、治疗

手术切除是目前脊柱恶性神经鞘瘤的主要治疗方法。由于肿瘤侵袭性生长，就诊时往往已侵及整个椎体及附件，侵破骨皮质并伴椎旁软组织内和椎管内侵及，造成肿瘤的完整切除困难，多行肿瘤包膜外分离、分块切除、脊髓减压、脊柱稳定性重建（图10-9-5）。对于骶骨恶性神经鞘瘤，单纯后方入路肿瘤切除适合于肿瘤生长只限于骶管内、仅累及椎管或后方骶骨或S_3及以下伴有前方肿块者；单纯前方入路肿瘤切除适合于肿瘤生长只限于骶前，骶管内没有肿瘤者；前后路联合入路肿瘤切除适合于S_1、S_2伴有骶前后肿块者。前方入路手术肿瘤创面及骶前出血往往难以控制，术前可栓塞双侧髂内动脉或用球囊暂时阻断腹主动脉，或术中结扎双侧髂内动脉以减少出血，利于广泛切除肿瘤边界的判断，保证足够的切除范围，降低复发率及转移率，权衡保留$S_{1\sim3}$神经根的利弊，决定是否解剖$S_{1\sim3}$神经根。如果$S_{1\sim2}$肿瘤切除后影响骶髂关节的50%以上，术后需要早期的功能锻炼。预计生存期长的年轻患者需做髂腰稳定性重建（图10-9-6）。对年龄较大和术后软组织条件较差、术后感染风险大者，可不行髂腰稳定性重建，术后卧床8周后佩戴支具下床，依靠术后瘢痕可限制腰椎的下沉。肿瘤切除不完全往往导致较高的局部复发率、肿瘤转移率和死亡率。一般认为化疗对脊柱恶性神经鞘瘤改善预后无效，部分学者使用阿霉素联用环磷酰胺等化疗药物对个别患者效果良好。放疗对该肿瘤疗效存在争议，部分学者认为放疗对改善预后没有明显作用，也有学者认为近距离放疗及术中放射粒子植入对于控制局部复发和改善预后有显著效果。

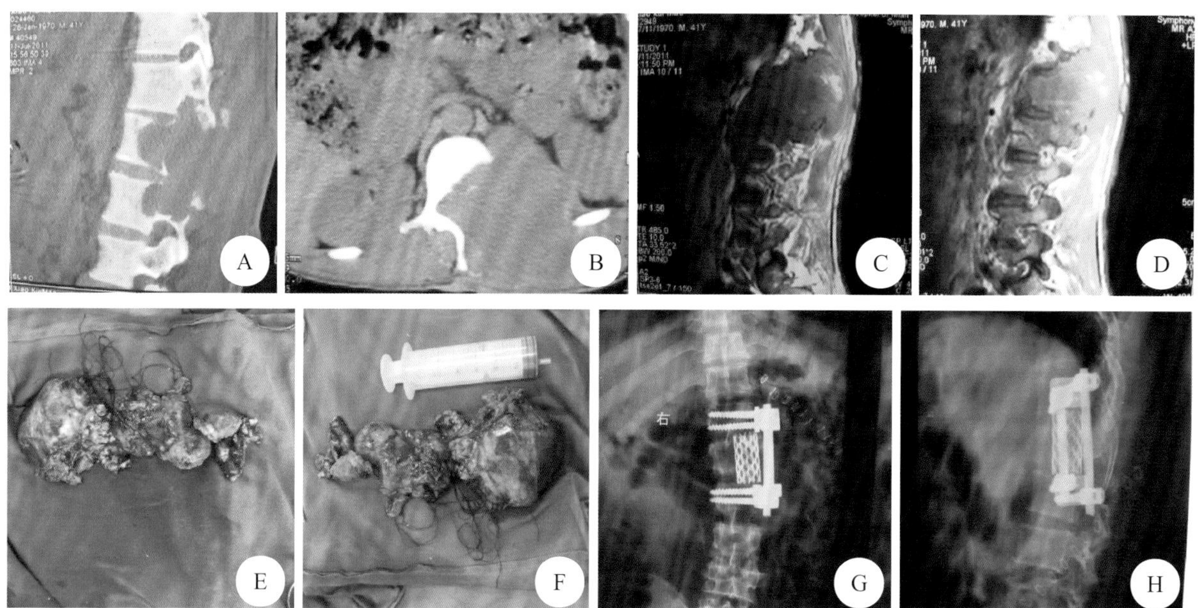

图 10-9-5　男性，41 岁，$L_{1\sim2}$ 恶性神经鞘瘤切除后稳定性重建术

A、B. 术前 CT 表现；C、D. 术前 MRI 表现；E、F. 术中肿瘤图片；G、H. 术后 X 线片表现

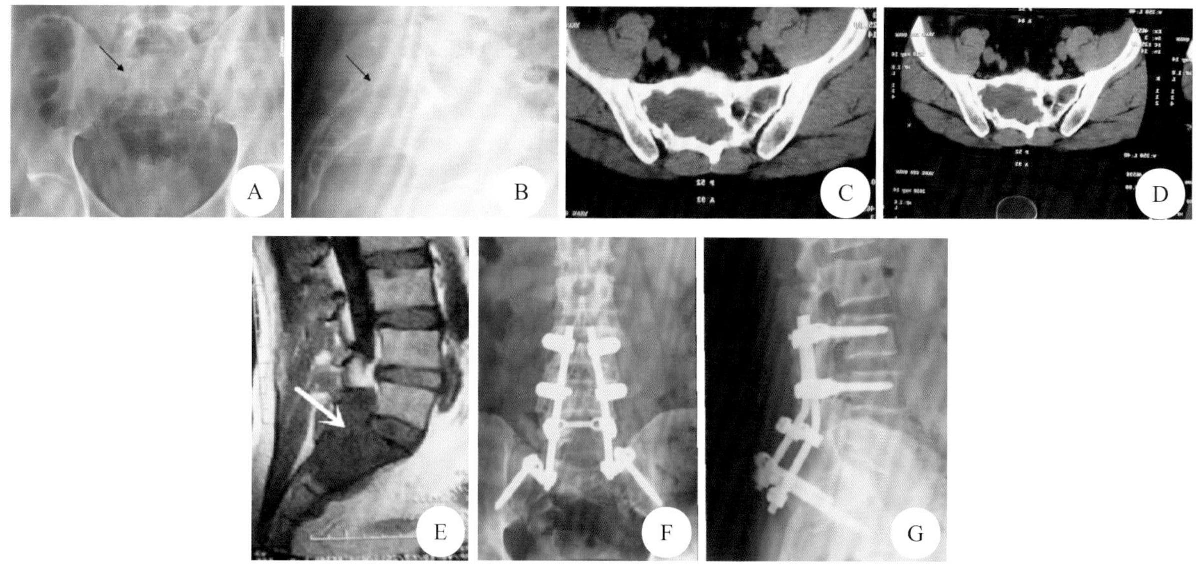

图 10-9-6　男性，42 岁，$S_{1\sim2}$ 恶性神经鞘瘤切除后髂腰稳定性重建术

A、B. 术前 X 线片表现（箭头所示）；C、D. 术前 CT 表现；E. 术前 MRI 表现（箭头所示）；F、G. $S_{1\sim2}$ 恶性神经鞘瘤切除、髂腰稳定性重建术后 DR

鉴于脊柱恶性神经鞘瘤手术切除率低，放、化疗对控制肿瘤复发及远隔转移效果不确切，有学者尝试分子免疫靶向治疗。Nakayama 等报道 1 例孤立性恶性神经鞘瘤肿瘤细胞体外培养，用人 γ-干扰素基因转染，可显著抑制肿瘤细胞增殖。Wojtkowiak 等将法尼基转移酶抑制剂联合

洛伐他汀用于合并 NF－1 的脊柱恶性神经鞘瘤细胞株的研究，可明显抑制脊柱恶性神经鞘瘤细胞的增殖，且对小鼠正常神经鞘瘤细胞无明显毒性作用。近年来表皮生长因子受体在脊柱恶性神经鞘瘤中的高表达及表皮生长因子受体酪氨酸激酶抑制剂厄洛替尼在脊柱恶性神经鞘瘤中的潜在治疗作用引起了学者的注意。Holtkamp 等对 37 例脊柱恶性神经鞘瘤标本的体外试验表明，28％的肿瘤存在表皮生长因子受体的高表达。Mahller 等的动物实验证实，溶瘤性单纯疱疹病毒（Oncolytic herpes simplex virus，oHSV）联合厄洛替尼能够有效抑制恶性神经鞘瘤异种移植物中肿瘤的生长。

第十节　脊柱恶性骨巨细胞瘤

一、概述

恶性骨巨细胞瘤（Malignant giant cell tumor of bone，MGCTB）分为原发恶性骨巨细胞瘤（Primary malignant giant cell tumor of bone，PMGCTB）和继发恶性骨巨细胞瘤（Secondary malignant giant cell tumor of bone，SMGCTB），占所有骨巨细胞瘤的 2％～9％。PMGCTB 是指通过病理学检查初次诊断时即可在传统的巨细胞组织周围看到具有多形核的恶性细胞。SMGCTB 是指 PMGCTB 经过手术、放疗等治疗后，复发时镜下看到多形核的恶性细胞。如果 MGCTB 中的肉瘤成分为纤维肉瘤、骨肉瘤或恶性纤维组织细胞瘤/骨的未分化高级别多形性肉瘤，则将其称为去分化骨巨细胞瘤。MGCTB 发病率低，文献多以个案的形式报道。中间型骨巨细胞瘤向 MGCTB 转变的时间不一。文献报道，手术后恶变时间从 1 年至 36 年不等、放疗后恶变时间从 4 年到 42 年不等。中间型骨巨细胞瘤的复发常常发生于初次治疗后 2 年内，恶变常发生于初次治疗 3 年后。恶变常在局部病灶多次复发后发生。骨巨细胞瘤最常恶变为骨肉瘤和恶性纤维组织细胞瘤，其次为纤维肉瘤和未分化肉瘤。较多的文献报道，骨巨细胞瘤易于放疗后恶变为 SMGCTB。但有骨巨细胞瘤未接受放疗，经历数年时间亦恶变为 SMGCTB。亦有文献报道，骨巨细胞瘤容易在接受局部刮除、植骨治疗后恶变。对于中间型骨巨细胞瘤，没有任何临床的、影像学的、组织学的特点能评估其恶变的倾向。

二、临床表现

脊柱 MGCTB 较为罕见，尚未见大宗病例研究结果。由小样本研究及个案报道的结果来看，脊柱 MGCTB 可发生在从颈椎到腰椎的各个节段。其临床表现为局部疼痛、神经根压迫症状。其疼痛症状往往较脊柱中间型骨巨细胞瘤更重，疾病进展亦较快，更快地出现神经功能受损的表现。然而，其组织病理学分级及影像学分期并不能准确地预测其临床表现。

三、影像学表现

脊柱 PMGCTB 在 X 线片、CT 和 MRI（图 10－10－1）上的表现可以与脊柱中间型骨巨细胞瘤类似，即椎体呈膨胀性、偏心性、溶骨性骨质破坏，可有椎体压缩骨折。密度表现为软组织密度，夹杂囊性密度灶。但如果病椎出现显著的骨皮质溶解、骨外组织受累，则需要高度警惕 PMGCTB 的可能。有文献报道，四肢 PMGCTB 甚至可以看到 Codman 三角及骨质的虫蚀样破坏。

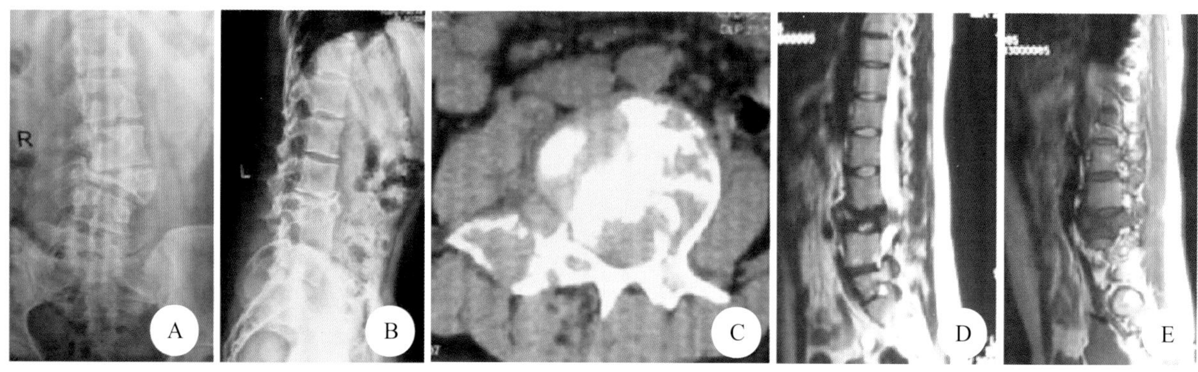

图 10-10-1 女性，21 岁，L_3 MGCTB

A、B. 术前 X 线片表现；C~E. 术前 CT 与 MRI 表现

对于脊柱 SMGCTB，在恶变发生前，其影像学表现与脊柱中间型骨巨细胞瘤相同。而恶变发生后，一部分亦仅表现为骨巨细胞瘤病灶的复发，另一部分则表现为骨皮质溶解及骨外组织的广泛受累。

四、病理学检查

（一）肉眼观

MGCTB 尤其是 PMGCTB 在大体上并无特异性。与其他高级别的肉瘤相同，可见到体积大的灰白色或肉红色鱼肉样组织侵蚀周围软组织。SMGCTB 的肉眼观还受到以往治疗史的干扰，如骨水泥充填、掺杂植入的骨组织等。

（二）镜下所见

镜下可见，SMGCTB 为高级别的梭形细胞肉瘤，见不到原先的骨巨细胞瘤成分。肉瘤形态可表现为纤维肉瘤、骨肉瘤或恶性纤维组织细胞瘤，通常见不到残存的巨细胞。PMGCTB 中可见到普通经典的骨巨细胞瘤区域，这种区域与高级别梭形细胞肉瘤的区域区别明显，多核巨细胞可有可无。

五、诊断与鉴别诊断

仅仅依靠临床表现鉴别脊柱中间型和恶性骨巨细胞瘤较为困难。影像学上 Campanacci 分级Ⅰ级更加倾向于是脊柱中间型骨巨细胞瘤。脊柱中间型骨巨细胞瘤复发时需警惕恶变的可能，如果在影像学上观察到显著的骨皮质溶解或虫蚀样破坏、骨外组织广泛受累则需高度怀疑骨巨细胞瘤恶变。其最终诊断需借助病理学检查。且需与富含巨细胞的骨肉瘤、骨的未分化高级别多形性肉瘤、动脉瘤样骨囊肿等鉴别。需要注意脊柱中间型骨巨细胞瘤恶变为恶性纤维组织细胞瘤，还是之前骨巨细胞瘤病灶的邻近组织又罹患恶性纤维组织细胞瘤。文献报道，后者可能与 Kiel 骨移植材料、骨水泥的使用及病灶局部骨坏死修复时所引起的诱发恶变作用有关。

富含巨细胞的骨肉瘤是普通型骨肉瘤中的罕见组织学亚型，与侵袭期骨巨细胞瘤在临床、影像学及病理学改变上都有交叉。虽然单核肿瘤细胞的异型性、病理性核分裂象及其直接形成的肿瘤性骨样组织是富含巨细胞的骨肉瘤的主要诊断依据，亦是 GCT 所缺乏的，但这三项特征在活检组织中并不一定都出现，综合分析资料对确定诊断尤为重要。

六、治疗

（一）手术治疗

全脊椎切除术是彻底切除肿瘤、防止复发的最佳方法。可采用经后方入路一期全脊椎切除术（图 10-10-2），也可采用经前后联合入路一期全脊椎切除术（图 10-10-3）。

（二）手术联合放、化疗

对脊柱 MGCTB 的治疗方案争议较大。其治疗方案可包括单纯手术或手术治疗联合放、化疗，热疗，冷冻治疗。因各医疗单位所用化疗方案及剂量均不统一，故化疗对脊柱 MGCTB 作用还不确定，其可能会提高患者的 1 年生存率。但有文献报道，比较单纯手术患者和手术联合化疗患者的 5 年生存率，其差异无统计学意义。脊柱 MGCTB 患者接受治疗后，其可能出现的并发症较脊柱中间型骨巨细胞瘤多，其功能亦较脊柱中间型骨巨细胞瘤差。

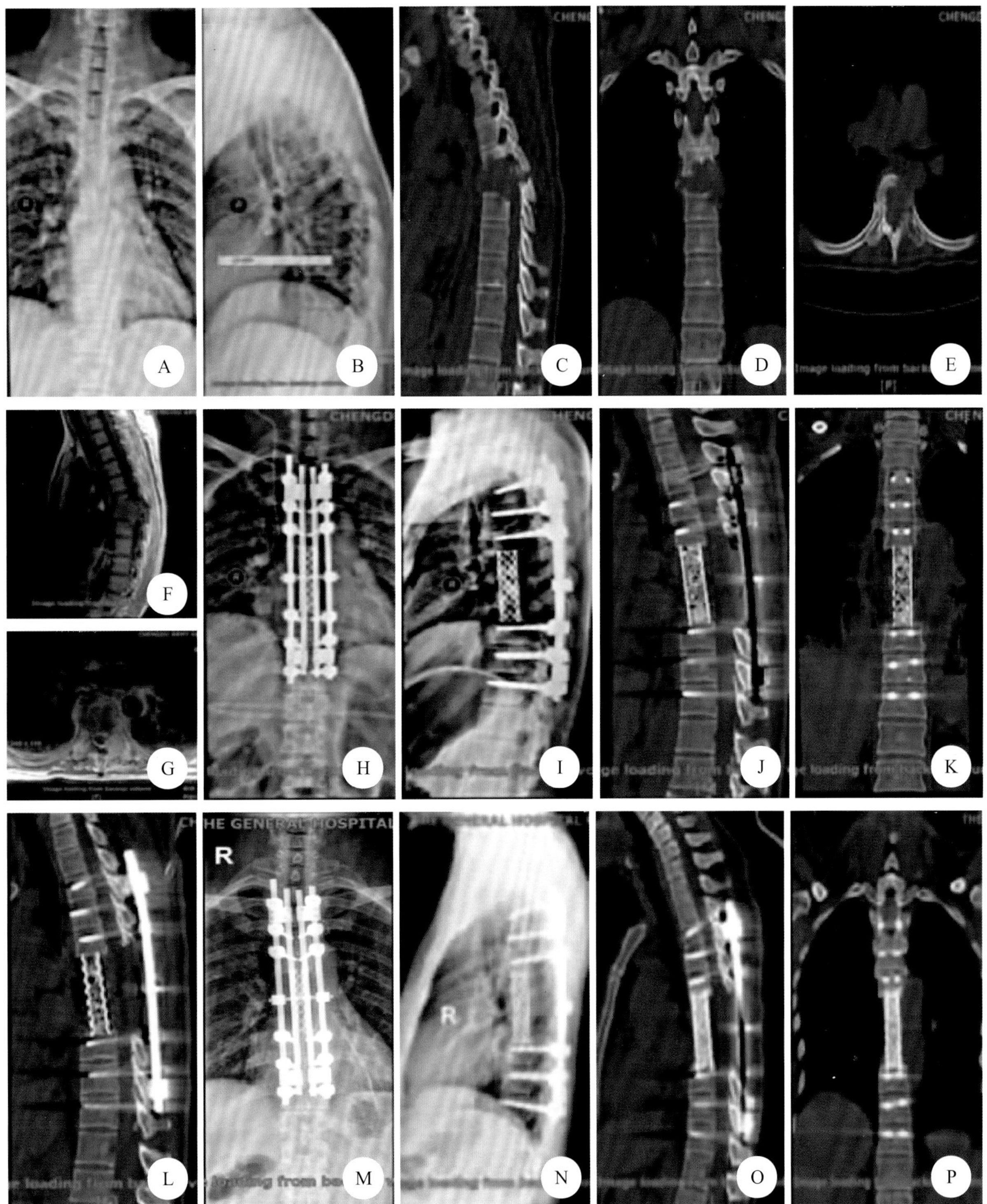

图 10-10-2　女性，39 岁，$T_{6\sim8}$ 骨巨细胞瘤，行 $T_{6\sim8}$ 全脊椎切除、同种异体骨钛笼植骨融合内固定术

A、B. 术前 X 线片；C～E. 术前 CT 显示肿瘤累及 $T_{6\sim8}$ 椎体、附件及肋骨，胸椎后凸畸形；F、G. 术前 MRI 显示脊髓、神经根受压；H、I. 术后 X 线片；J～L. 术后 CT 显示同种异体骨钛笼位置良好，内固定在位，后凸畸形纠正；M、N. 术后 3 年 X 线片；O、P. 术后 3 年 CT 显示植骨融合，内固定位置无松动，肿瘤局部无复发

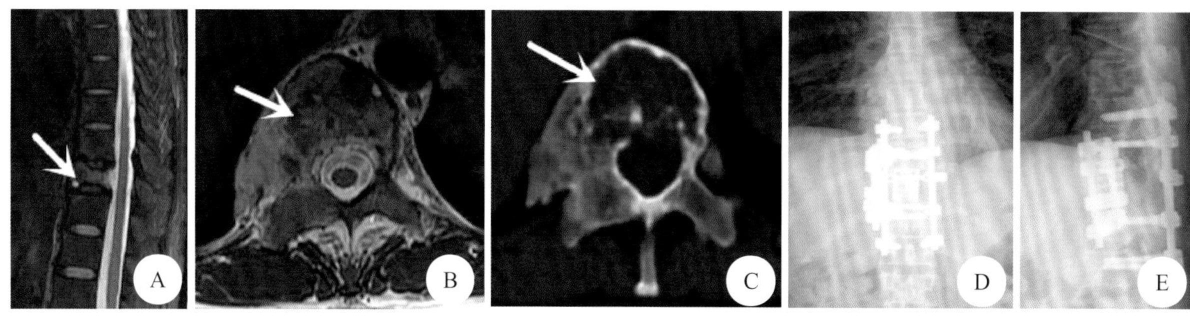

图 10－10－3 女性，47 岁，T_{10} MGCTB 伴不全瘫，肿瘤累及椎体及附件

A~C. 术前 MRI 显示肿瘤侵蚀 T_{10} 椎体及附件（箭头所示）；D、E. 一期前后联合入路全脊椎切除前后内固定术后 X 线片

第十一节 脊柱血管肉瘤

一、概述

血管肉瘤是一种原发于血管内皮细胞的恶性肿瘤，在血管肿瘤及肉瘤中只占很小的部分。血管肉瘤可发生于身体的任何部位，但很少发生于大血管，明显好发于皮肤及表浅软组织。而骨原发的血管肉瘤极为罕见，仅占血管肉瘤的不到 1%。骨血管肉瘤多见于长管状骨（好发部位依次为胫骨、股骨、肱骨、骨盆等）。骨血管肉瘤有多发倾向，可累及某一单肢体或一组骨骼。脊柱血管肉瘤仅占骨血管肉瘤的 10%左右。骨血管肉瘤的病因不明，可能与外伤，放、化疗，长期暴露于氯乙烯、二氧化钍，砷剂化疗，淋巴水肿，骨梗死，慢性骨髓炎，医源性异物或植入物等有关。2013 年 WHO 骨肿瘤分类将血管肿瘤分为：①血管瘤（ICD－O 编码：9120/0）；②上皮样血管瘤（ICD－O 编码：9125/0）；③上皮样血管内皮瘤（ICD－O 编码：9133/3）；④血管肉瘤（ICD－O 编码：9120/3）。

二、临床表现

血管肉瘤好发于成年人，发病高峰在 20~50 岁，男女发病比例约 2∶1。血管肉瘤临床表现多变，具体症状取决于肿瘤的部位、分级及有无转移。脊柱血管肉瘤可以引起持续性非特异性疼痛，休息无缓解，镇痛药效果不佳，可伴有肿胀感，胸腰椎活动受限，严重者可造成压缩骨折与截瘫。血管肉瘤最常见的转移部位为淋巴结、肺、肝、脾、骨、肾及肾上腺等，且大多数出现在治疗后 2 年。

三、影像学检查

骨血管肉瘤的 X 线片、CT 及 MRI 表现缺乏特异性。骨血管肉瘤为完全溶骨性破坏，骨破坏不规则，边界不清楚，骨皮质和骨髓质同时受累，并且可见软组织肿块。X 线片上放射性骨针及骨膜反应少见。脊柱血管肉瘤一般表现为单一椎体的溶骨性破坏，并伴有明显的侵袭性表现，如骨质膨胀、骨皮质破坏及椎体周围软组织肿块（图 10－11－1）。ECT 或 PET/CT 上呈代谢增高表现。动脉造影可清晰显示多数病变的范围，尤其是肿瘤深入周围软组织的范围，并能将本病与溶骨性骨肉瘤及一般转移性肿瘤等非血管源性骨肿瘤区分。

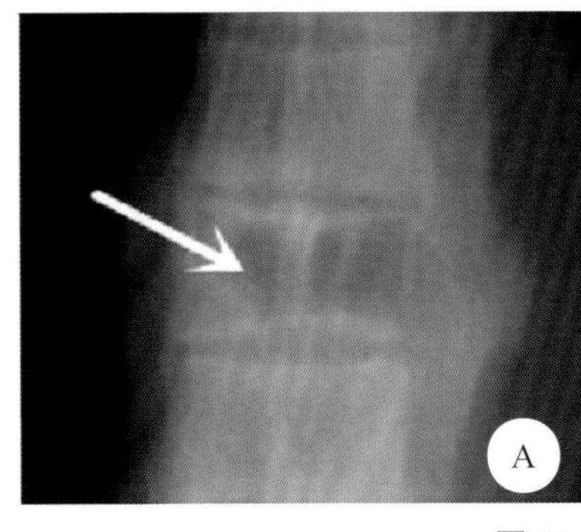
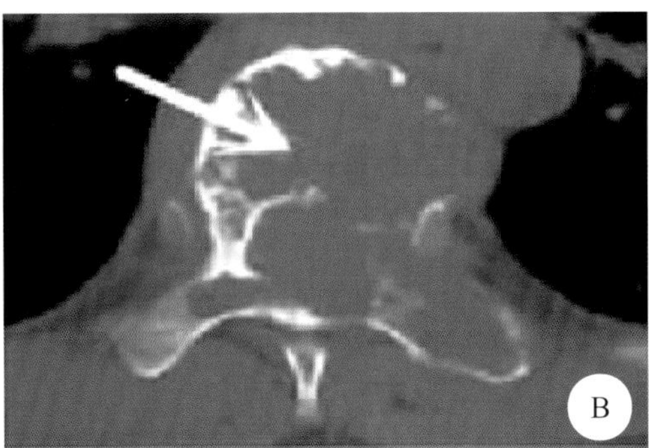
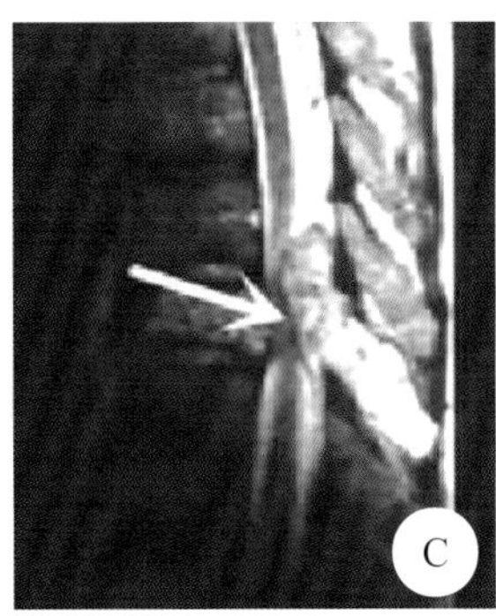

图 10－11－1　脊柱血管肉瘤影像学表现（箭头所示）

A、B. T_8 血管肉瘤 X 线片与 CT 显示椎骨溶骨性破坏；C. 肿瘤突破骨皮质伴椎体塌缩，MRI 显示脊髓受压

四、病理学检查

病变呈柔软肉质，血供丰富，外观似机化血块。肿瘤边界较清楚，大部分局限于髓腔或骨皮质范围内。

镜下血管肉瘤是由构型不良的血管组成，这些血管呈现复杂折叠及杂乱吻合的组织结构特点，其上衬覆的内皮细胞有明显的恶性特征，即明显异型性、不典型核分裂象及核深染。肿瘤的实质区有梭形细胞和上皮样细胞，坏死常见。

电镜下可见肿瘤细胞间有桥粒样连接，肿瘤细胞下有基膜。在分化低的血管肉瘤中，多个肿瘤细胞围成的小腔隙或肿瘤细胞胞质的微腔内可见红细胞，提示有原始血管腔形成。肿瘤细胞胞质内可见吞饮囊泡，有数量不等的粗面内质网及线粒体，Weibel－Palade 小体虽具有诊断特异度，但少见，肿瘤细胞分化越差越不易见到。

血管肉瘤可以用一组血管内皮细胞标志物来鉴别。内皮细胞标志物 F8－RA、CD31、CD34、UEA－1 在血管肉瘤多为阳性。F8－RA 的灵敏度差、特异度好；UEA－1 的灵敏度好、特异度差；CD34 的灵敏度优于 F8－RA，特异度优于 UEA－1；CD31 对内皮细胞有高度灵敏度和特异度，在非血管性肿瘤中一般不表达。如果这些标志物呈阳性，则支持血管肉瘤的诊断（图10－11－2）。

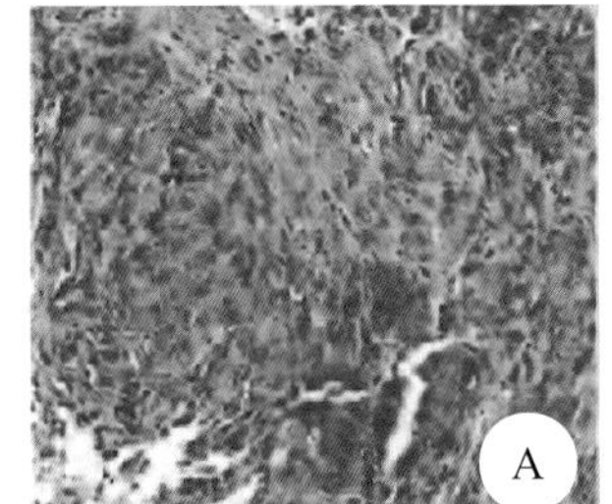
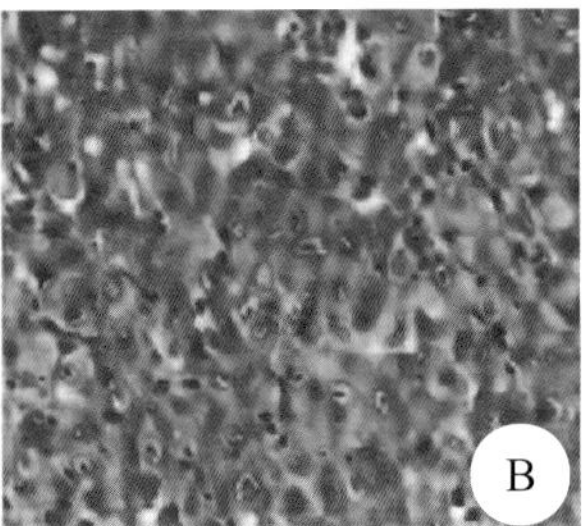
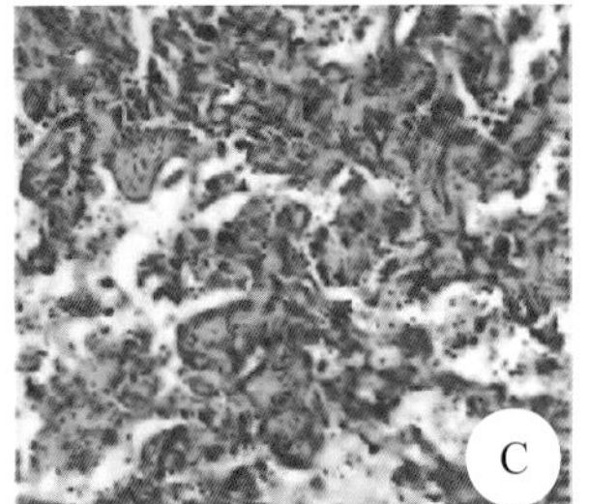
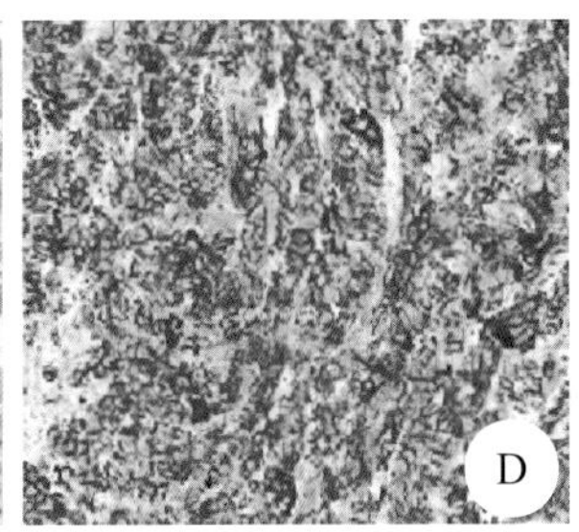

图 10－11－2　血管肉瘤镜下表现

A. 血管肉瘤细胞呈巢状分布；B. 肿瘤细胞呈上皮样，胞质嗜酸，核大小形状不一，核仁明显，空泡状；C. 镜下富含不规则血管腔，内衬肿瘤细胞；D. 免疫组织化学染色：CD31 弥漫阳性

五、诊断与鉴别诊断

脊柱血管肉瘤需与动脉瘤样骨囊肿、骨转移性肿瘤、骨淋巴瘤、上皮样血管瘤及其余脊柱原发性恶性肿瘤（如滑膜肉瘤）等鉴别。

1. 动脉瘤样骨囊肿　动脉瘤样骨囊肿倾向于血管性增生而累及周围软组织，增生血管间的基质中没有肿瘤细胞；而脊柱血管肉瘤如果侵犯周围组织，是以实性肿块形式侵犯的。另外，动脉瘤样骨囊肿非常特征性的化生成骨不出现于脊柱血管肉瘤中。

2. 骨转移性肿瘤　较高恶性程度的脊柱血管肉瘤往往可见巢状成群的具有显著异型性的肿瘤细胞，且难以发现血管源性特征，使其酷似骨转移性肿瘤。但骨转移性肿瘤很少累及单骨，累及多骨时也往往不会是某一部位相邻的几块骨，一般光学显微镜下血管周围肿瘤细胞分布稀少。

CD31、CD34 等指标具有鉴别意义。追问患者的既往肿瘤病史尤为重要。

3. 骨淋巴瘤 儿童、青少年或 40～65 岁成人好发，常合并累及淋巴结和结外组织，包括骨、软组织、皮肤。肿瘤细胞形态变化很大，从小细胞到多形性、胞质丰富的大细胞。肿瘤淋巴细胞标志物 CD30 和 T 细胞标志物阳性，ALK 阳性者 EMA 常阳性。

4. 滑膜肉瘤 是一种分化起源未定的恶性肿瘤，具有向间叶和上皮双向分化的特点，青少年好发。传统的组织学按照形态特点分为双相型、单相上皮型、单相纤维型和差分化型。肿瘤细胞 AE1/AE3、EMA、CAM52、CK7、CK19 和 Vimentin 阳性，当滑膜肉瘤以上皮样细胞和梭形细胞为主时，可与上皮样血管肉瘤混淆，但滑膜肉瘤无肿瘤性血管形成区域，一般 CD34 阴性。

5. 上皮样血管内皮瘤 是一种低度恶性的血管肉瘤，可发生于任何年龄，但成人多见。肿瘤可呈浸润性生长，镜下血管腔隙结构不明显，常见胞质内空泡形成，内含 1 个或多个红细胞，可见腔内乳头状结构。肿瘤细胞呈束状、小巢状排列，圆形、多边形或梭形，核仁不明显，核分裂少或无。少数患者肿瘤细胞有明显异型性，核分裂＞1 个/10HPF，并可见坏死。肿瘤细胞 CD31、F8 阳性，25％～30％患者 AE1/AE3 和 EMA 灶性阳性。尽管目前认为脊柱血管肉瘤总体上分化更差一些，但该病与脊柱血管肉瘤组织学上有时难以鉴别，需要结合肿瘤侵袭性等临床特点加以综合判断。

6. 上皮样血管瘤 是一种良性血管源性肿瘤，血管内皮细胞呈上皮样，好发于中青年人，多位于皮下或真皮内，界线清楚，病变内可见增生的血管，内衬的上皮样肿瘤细胞特征性地呈“墓碑样”或“钉突样”突向管腔内。此外，上皮样内皮细胞亦可在管腔内或管腔旁生长。多数患者于血管周围可见少量到中等量的慢性炎症细胞散在浸润，以淋巴细胞为主，不形成淋巴滤泡。内皮细胞 CD31、CD34 和 F8 阳性。

7. 恶性周围神经鞘膜瘤 成人好发，软组织发生部位与周围神经干关系密切。多数由排列紧密的梭形细胞组成，似纤维肉瘤，但约 5％具有上皮样形态，伴或不伴丰富的血管（一般为厚壁血管），易与上皮样血管肉瘤混淆。肿瘤细胞 S－100、PGP9.5 和 Leu－7 等神经标志物阳性，有助于鉴别。

8. 恶性黑色素瘤 成人多见，肿瘤细胞形态及组织结构均具有多样性的特点，常见恶性黑色素瘤的细胞排列呈巢状，胞质较透明或呈磨玻璃样，有时胞质内或外可见少量黑色素颗粒，亦可见大的红染核仁，但无明显血管腔形成区域。肿瘤细胞 S－100、HMB45、Melan－A 和 Vimentin 阳性，而 AE1/AE3 和 EMA 多为阴性。

9. 骨髓炎 上皮样血管肉瘤常伴有明显炎性改变，与骨髓炎有时相似。虽然两者均可见炎性改变，并可见上皮样细胞团，但上皮样血管肉瘤无干酪样坏死及郎格汉斯巨细胞，且其上皮样细胞有异型性及核分裂象，并围成腔隙样结构，而骨髓炎的上皮样细胞是没有这些表现的。上皮样血管肉瘤组织化学染色显示 CD34、CD31 阳性，而骨髓炎中染色阴性。

六、治疗

脊柱血管肉瘤的外科治疗需采取积极的手术，应对病椎进行 En bloc 术并重建脊柱稳定性（图 10－11－3）。但即使进行全椎体切除，脊柱血管肉瘤也很难获得足够安全的手术切缘，因此综合治疗尤为重要。患者术后多数还需进行术后辅助放疗及化疗。为了改善治疗效果，术后放疗可以采用三维适形调强放疗、断层放疗或质子放疗等较复杂的方法，以加大病灶处有效剂量并避开脊髓等重要器官。放疗剂量应大于 50Gy，有研究发现放疗剂量大于 50Gy 者的 5 年生存率（66.5％）显著高于放疗剂量小于 50Gy 者（42.4％）。NCCN 推荐紫杉醇、多西他赛、长春瑞滨作为血管肉瘤辅助化疗的药物，也可使用软组织肉瘤的一线化疗方案（异环磷酰胺＋蒽环类药物）作为辅助治疗手段，以上推荐可作为脊柱血管肉瘤辅助治疗的参考方案。但辅助化疗的有效性仍然缺乏Ⅰ类证据支持。曾有研究发现，血管肉瘤手术＋放疗组患者的 5 年生存率为 64.5％，显著高于手术＋放疗＋化疗组（37.5％）及手术＋化疗组（0），但该结论的有效性尚存局限，有待进一步的随机对照试验加以检验。但药物治疗仍然有使晚期患者获益的潜在可能。

一些新的靶向药物，如索拉非尼、舒尼替尼、贝伐单抗、帕唑帕尼及抗血管生成因子对血管肉瘤也有一定效果，可以作为试验性用药。

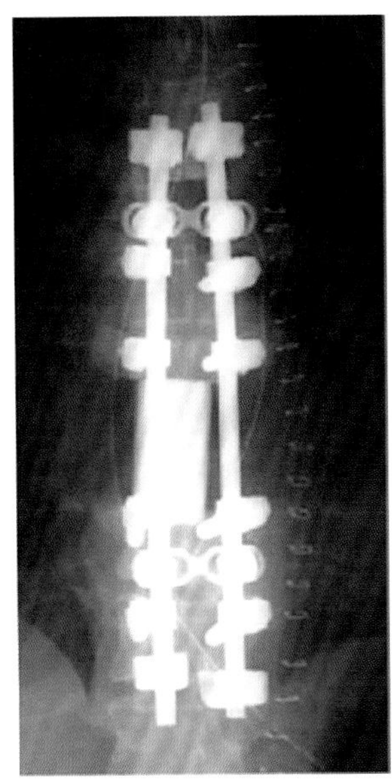
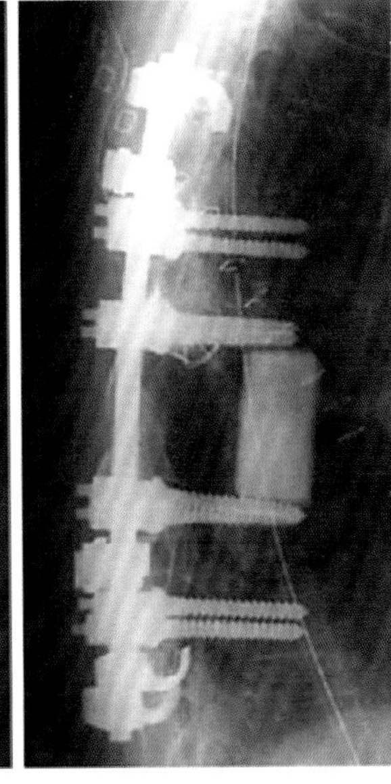

图 10－11－3　T_8 血管肉瘤全椎体切除重建术后

七、疗效

脊柱血管肉瘤的疗效极差，极易发生早期转移。脊柱血管肉瘤患者多数死因是肺转移及肝转移。多数患者死于确诊后的 2～3 年，中位生存期 15～24 个月，5 年生存率 7.1％～33.0％。Huvos 认为骨血管肉瘤单发病灶恶性度较高，5 年生存率约 18％；而多发病变恶性度相对较低，报道的 10 例中有 8 例平均生存 5 年。脊柱血管肉瘤的预后与肿瘤大小、肿瘤学恶性程度、肿瘤深度、有无复发及转移、手术切缘等相关。肿瘤大小是最重要的预后因素，Naka 等报道肿瘤小于 5cm 的患者预后明显优于大于 5cm 的患者（$P<0.01$），单因素及多因素分析均有显著意义。Lydiatt 等报道肿瘤大于 10cm 者，观察期内全部死于血管肉瘤；而小于 10cm 者，仅有 67％死于血管肉瘤。显然，脊柱血管肉瘤的恶性程度反映了肿瘤的局部侵袭和远处转移能力，低度恶性者其分化程度较高、局部侵袭能力较弱，远处转移的机会也较小，容易被完全切除。因此低度恶性者预后较好，恶性程度较高者则相反，预后较差。影响肿瘤恶性程度（或组织分级）重要的因素之一是有丝分裂数，因此有学者建议将有丝分裂数作为血管肉瘤的预后因素。Naka 等通过活检或外科标本取材，证实血管肉瘤的有丝分裂数是一个有意义的预后因素。

采取综合治疗措施的患者预后疗效显著好于单纯手术患者，其中扩大切除＋放疗的效果最好。辅助化疗的有效性仍缺乏有力证据，但对于合并远处转移的患者，综合治疗仍是不可或缺的手段，NCCN 建议此类患者应入组临床试验。

第十二节　脊柱椎旁软组织肉瘤

一、概述

椎旁软组织肉瘤可根据解剖部位定义为非源于椎体，位于脊柱椎旁软组织内，在椎管外未侵及中央椎管的软组织肉瘤。椎旁软组织肉瘤向前方生长可突入胸腹腔，向后方生长多侵犯椎旁肌，也可由源于胸腹腔的软组织肉瘤向后侵犯至椎旁。例如，脂肪肉瘤是常见的软组织肉瘤，腹膜后是脂肪肉瘤的好发部位，腹膜后脂肪肉瘤可以累及椎旁区域，其中以黏液性/圆细胞型脂肪肉瘤及高分化/去分化脂肪肉瘤比较常见。

二、临床表现

椎旁软组织肉瘤相对少见，因肉瘤的部位、体积和生物学行为不同，患者可表现为无痛性包块、疼痛、神经根受累等症状。国内外关于椎旁软组织肉瘤的报道多为个案报道（图 10－12－1～图 10－12－3），缺乏统计数据。

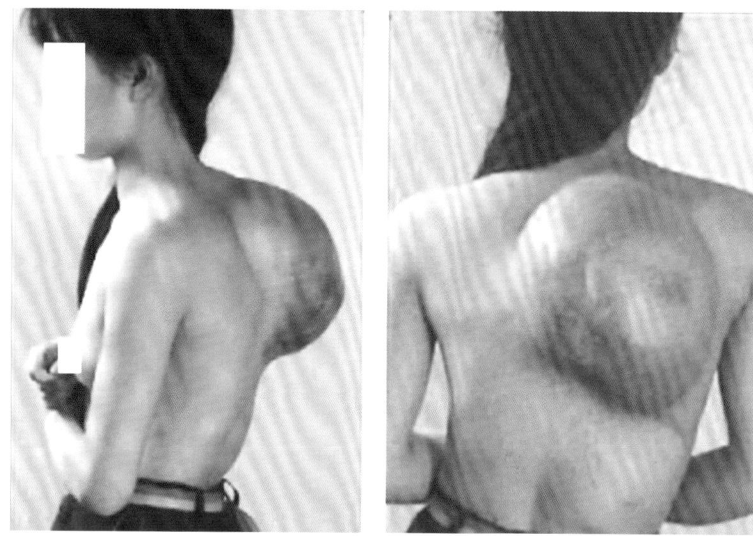

图 10－12－1　女性，15 岁，1996 年背部长包块就医行局部切除，病检为 $T_{7\sim8}$ 椎旁未分化多形性肉瘤，局部切除后很快复发，肿块迅速长大如图，就诊较晚，切除后重建困难，家属放弃治疗

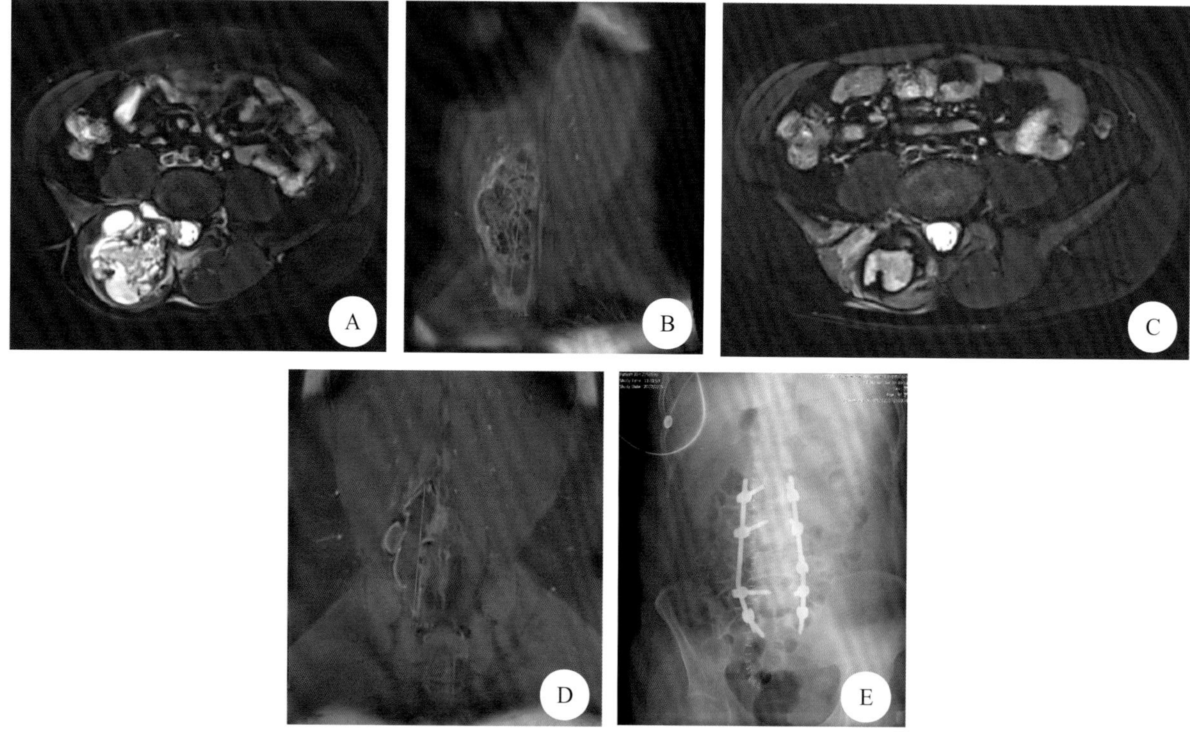

图 10－12－2　男性，34 岁，右腰部疼痛 1 年余。MRI 显示右侧竖脊肌占位伴腰椎骨质侵犯，大小 3.9cm×6.7cm×6.2cm。PET/CT 显示右侧竖脊肌内高代谢肿块，侵犯 $L_{4\sim5}$ 右侧椎体及附件，经 $L_{4\sim5}$ 椎间孔侵入椎管内。穿刺病理考虑多形性未分化肉瘤。术前行异环磷酰胺（IFO）＋聚乙二醇化脂质体阿霉素（PLD）＋PD－1 新辅助化疗联合免疫治疗 4 个周期，影像学评价部分缓解（PR），行右腰部肉瘤扩大切除＋L_4 椎板减压＋L_4 椎体部分切除＋腰椎后方入路钉棒系统内固定术，术后病理评价完全缓解（pCR）

A、B. 化疗前 MRI；C、D. 化疗 4 个周期后、术前 MRI；E. 术后 X 线片

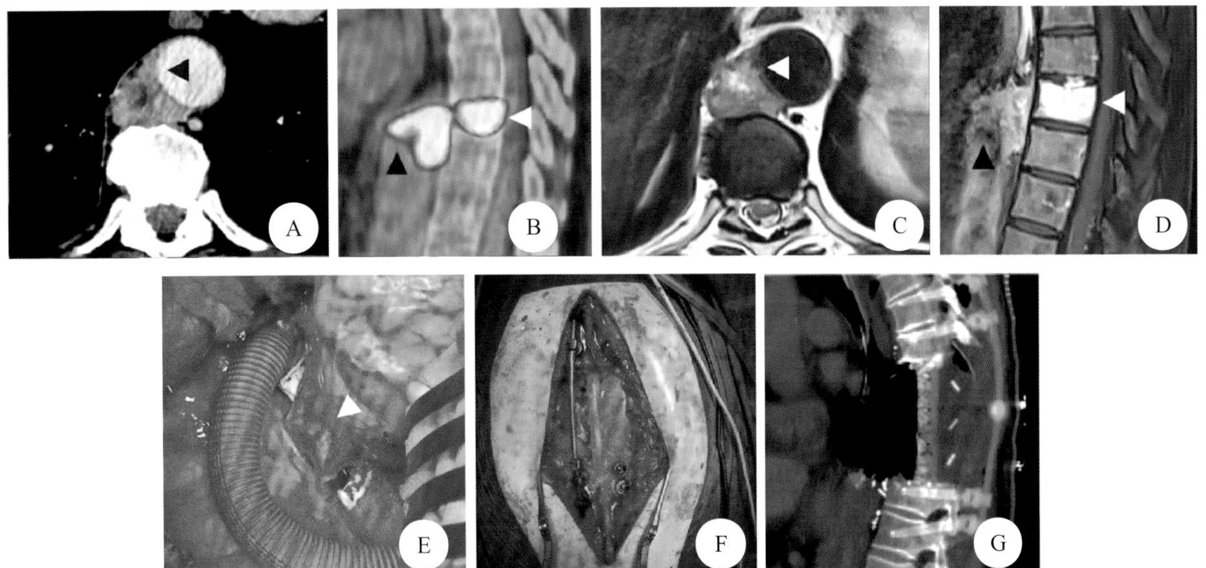

图 10－12－3　男性，62 岁，椎旁的多形性未分化肉瘤侵犯主动脉及 T_9，经胸外科、血管外科及脊柱外科医生的联合手术，达到了根治切除。手术过程包括主动脉切除、旁路移植及三节段椎体的 En bloc 术与重建

A～D. CT 及 MRI 显示肿瘤侵及椎体前方的主动脉及后方的 T_9（箭头所示）；E. 对肿瘤侵及的主动脉行切除及旁路移植；F、G. $T_{8\sim10}$ 切除后行重新内固定

三、诊断

椎旁软组织肉瘤与躯干四肢的软组织肉瘤的诊断原则是一致的。在治疗之前，需要完善穿刺活检，明确病理学诊断。需要完善肿瘤部位的增强 MRI 及 CT。MRI 对软组织分辨率良好，可以就此判断肿瘤是否侵入椎管并确定切除范围。CT 可以分辨肿瘤是否侵犯骨质。此外完善全身检查，明确肿瘤是否有转移也极为重要。

四、治疗

因椎旁软组织肉瘤的手术切除可能创伤较大，必要时需要内固定重建脊柱稳定性，因此明确肿瘤分期可以确定手术是根治性质还是姑息性质，这对于判断该术式的必要性很关键。对于较大的椎旁软组织肉瘤，如果肿瘤是化疗相对敏感型，如 G3T1 或 G2T2 以上，或者肿瘤毗邻重要血管或神经根，可以考虑行术前新辅助化疗，以达到术前缩瘤、降低复发率的目的。因受解剖部位限制，椎旁软组织肉瘤有时难以达到 R0 切除，对于术后对于切缘阳性患者，可考虑术后辅助放疗以降低复发率，但是需要综合考虑射线对脊髓及胸腹部脏器的影响。Deniz 等回顾了 96 例儿童的椎旁肿瘤，其中软组织肉瘤占 24%。主要的症状是疼痛，67.7%的患者有脊髓压迫，58.5%的患者需要接受减压手术，17.7%的患者有神经方面的后遗症。作者认为儿童的某些椎旁肿瘤是化疗敏感的，如果可能的话，应该采用新辅助化疗以避免手术造成的神经系统后遗症。治疗策略的制定需要多学科的参与。

因为椎旁软组织肉瘤可能侵犯椎间孔、椎体及附件骨皮质，肿瘤扩大切除可能涉及椎板及上下关节突，甚至部分或者全部椎体，所以在椎旁软组织肉瘤扩大切除后，可能需要重建脊柱稳定性。

肉瘤位于不同的部位、侵犯不同的结构，决定了手术方式的不同。有学者将椎旁软组织肉瘤按部位不同分成三型：Ⅰ型，病变位于椎体旁，小部分沿神经根向椎间孔生长，但未突入中央椎管。Ⅱ型，病变位于椎体旁椎间孔之外，其中腰段的病变多见于腰大肌内。Ⅲ型，病变位于椎弓后方的竖脊肌。手术入路可以选择前方入路、后方入路或者前后联合入路。入路选择需根据肿瘤位于颈、胸、腰椎哪一段，肿瘤位于椎体前方、侧方还是椎板横突后，以及肿瘤的大小、与毗邻重要结构关系综合考虑，以利于充分暴露肿瘤，保证手术达到R0切除。

（邱钰钦　曹云　李舒　樊征夫　高天　王贤帝　曾建成　胡豇　王征东）

参考文献

[1] 樊征夫，胡云洲，裴福兴，等. 骨血管内皮恶性肿瘤［J］. 中国骨肿瘤骨病，2002，1（4）：221－226.

[2] 郭卫，杨毅. 多发性骨髓瘤骨病外科治疗专家共识（2022版）［J］. 中国肿瘤临床，2022，49（13）：650－659.

[3] 胡云洲，胡豇，曾建成. 原发性骨恶性淋巴瘤36例报告［J］. 中华骨科杂志，1999，19（1）：28.

[4] 胡云洲，饶书城，沈怀信，等. 骨恶性纤维组织细胞瘤的诊断与治疗［J］. 中华外科杂志，1987，25（12）：681－683.

[5] 李少利，董颖，袁瑛. 2023年第2版《NCCN恶性骨肿瘤临床实践指南》更新解读［J］. 实用肿瘤杂志，2023，38（1）：1－4.

[6] 孙璐，石宏伟，皮国良. 血管肉瘤的分子靶向及免疫治疗研究进展［J］. 肿瘤防治研究，2022，49（1）：62－66.

[7] 万顺，张新胜，李宗阳，等. 原发性骨质疏松与多发性骨髓瘤致椎体压缩骨折的临床对比［J］. 中国脊柱脊髓杂志，2022，32（1）：34－41.

[8] 王荣靖. 脊柱孤立性浆细胞瘤的CT和MRI表现［J］. 中国医疗器械信息，2019，25（18）：3－4，175.

[9] 王永强，姜亮，刘晓光，等. 脊柱原发性骨肉瘤外科治疗临床观察［J］. 中华肿瘤防治杂志，2018，25（8）：550－554.

[10] 吴研飞，廖文胜，高延征，等. 胸腰椎椎旁占位性病变的临床分型和手术方案选择［J］. 中国脊柱脊髓杂志，2020，30（11）：985－990.

[11] 武太勇，付海军，李健，等. 血液源性原发脊柱肿瘤诊断及治疗的研究进展［J］. 现代肿瘤医学，2021，29（13）：2350－2354.

[12] 张立华，袁慧书. 脊柱软骨源性肿瘤的影像分析及鉴别［J］. 临床放射学杂志，2020，39（7）：1379－1383.

[13] 中国抗癌协会血液肿瘤专业委员会，中华医学会血液学分会，中国霍奇金淋巴瘤工作组. 中国霍奇金淋巴瘤的诊断与治疗指南（2022年版）［J］. 中华血液学杂志，2022，43（9）：705－715.

[14] 中国医师协会骨科医师分会骨肿瘤专业委员会. 尤因肉瘤肿瘤家族（ESFT）临床循证诊疗指南［J］. 中华骨与关节外科杂志，2018，11（4）：260－275.

[15] 祝斌，刘晓光，刘忠军，等. 脊柱原发恶性外周神经鞘膜瘤的诊断与治疗［J］. 中国脊柱脊髓杂志，2010，20（5）：385－389.

[16] Ariyaratne S，Jenko N，Iyengar KP，et al. Primary osseous malignancies of the spine［J］. Diagnostics (Basel)，2023，13（10）：1801.

[17] Cariboni U，Gennaro N，Costa F，et al. Multi－step combined upfront surgery for locally advanced paravertebral sarcoma：A case report［J］. Front Surg，2021，8：664089.

[18] Conticello C，Giuffrida R，Adamo L，et al. NF－κB localization in multiple myeloma plasma cells and mesenchymal cells［J］. Leuk Res，2011，35（1）：52－60.

[19] Gahrton G. Allogeneic transplantation in multiple myeloma［J］. Recent Results Cancer Res，2011，183：273－284.

[20] Jeon DG，Song WS，Kong CB，et al. MFH of bone and osteosarcoma show similar survival and chemosensitivity［J］. Clin Orthop Relat Res，2011，469（2）：584－590.

[21] Kadowaki M，Yamamoto S，Uchio Y. Late malignant transformation of giant cell tumor of bone 41 years after primary surgery［J］. Orthopedics，2012，35（10）：e1566－e1570.

[22] Kizmazoglu D，Ince D，Cecen E，et al. Pediatric paravertebral tumors：Analysis of 96 patients［J］. Childs Nerv Syst，2024，40（1）：123－133.

[23] Kooner P，Bozzo I，Rizkallah M，et al. Primary sarcomas of the spine：A systematic review and pooled data analysis［J］. Clin Spine Surg，2023，36（7）：280－286.

[24] Li W，Dong S，Lin Y，et al. A tool for predicting overall survival in patients with Ewing sarcoma：A multicenter retrospective study［J］. BMC Cancer，2022，22（1）：914.

[25] Lv Y，Wu L，Jian H，et al. Identification and characterization of aging/senescence－induced genes in osteosarcoma and predicting clinical prognosis［J］. Front Immunol，2022，13：997765.

［26］ Ly R，Terrier LM，Cognacq G，et al. Spinal lesions in multiple myeloma：Primary bone tumors with distinct prognostic factors ［J］. Surg Oncol，2023，48：101927.

［27］ Macagno N，Fuentes S，de Pinieux G，et al. Paravertebral well－differentiated liposarcoma with low－grade osteosarcomatous component：Case report with 11－year follow－up，radiological，pathological，and genetic data，and literature review. ［J］. Case Rep Pathol，2017，2017：2346316.

［28］ Marek T，Hunt CH，Howe BM，et al. "Wrap－around sign" in non－hodgkin lymphoma of the spine：A common yet overlooked imaging feature? ［J］. World Neurosurg，2021，151：e457－e465.

［29］ Noor A，Bindal P，Ramirez M，et al. Chordoma：A case report and review of literature ［J］. Am J Case Rep，2020，21：e918－e927.

［30］ Noureldine MHA，Shimony N，Jallo GI，et al. Malignant spinal tumors ［J］. Adv Exp Med Biol，2023，1405：565－581.

［31］ Su X，Kong X，Lu Z，et al. Infiltration of the spinal cord and peripheral nerves in multiple myeloma ［J］. Front Oncol，2022，12：991246.

［32］ Zhang F，Zhuang J. Pathophysiology and therapeutic advances in myeloma bone disease ［J］. Chronic Dis Transl Med，2022，8（4）：264－270.

［33］ Zhao X，Wu Q，Gong X，et al. Osteosarcoma：A review of current and future therapeutic approaches ［J］. Biomed Eng Online，2021，20（1）：24.

第十一章　脊柱转移性肿瘤

第一节　概述

一、转移的概念

肿瘤转移的定义是恶性肿瘤细胞由原发灶向远处重要器官的扩散，以及对转移器官造成的病理损害。侵袭和浸润是肿瘤转移的前提，侵袭和浸润不一定会发生转移，但肿瘤转移必定有肿瘤的侵袭和浸润过程。转移途径为血道转移和淋巴道转移。骨转移最常发生于原发性实体瘤，如乳腺（70%）、前列腺（85%）、肺（40%）和肾（40%）。其中，脊柱是骨转移中发生率最高的部位，也是所有恶性肿瘤中继肺和肝之后第三好发的转移部位。大约70%的恶性肿瘤在病程中可能发生脊柱转移，其中约10%可能出现脊髓压迫。60%～70%的脊柱转移性肿瘤发生在胸椎区域，腰骶椎（20%～25%）和颈椎（10%～15%）较少见。在CT扫描分析中发现，转移性病变通常先发生在椎体后部，然后穿透椎弓根。随着人均寿命的延长和医疗技术的发展，恶性肿瘤的脊柱转移发病率会越来越高。

二、转移的机制

骨转移的发展并不是肿瘤细胞在这些空间中运输、阻滞和生长的简单过程。肿瘤细胞在进入骨髓并在骨髓中生根生长之前，必须经过很长的路径。它们首先必须以牺牲原有细胞和基质为代价，通过原发部位扩散，然后通过黏附分子的减少和上皮基底膜的打开而脱离原发部位，到达血管，通过基底膜和内皮的降解进入血管，随着血流迁移，逃避免疫细胞的监视，到达骨髓窦状体，在那里停止生长。这些过程主要通过蛋白酶的活性进行，如金属蛋白酶、丝氨酸、半胱氨酸和天冬氨酸蛋白酶、基质溶酶、尿激酶纤溶酶原激活剂。这些蛋白酶通过降解Ⅳ型胶原蛋白、层粘连蛋白、蛋白聚糖和其他蛋白质来破坏上皮基底层和周围组织，但也通过干扰细胞膜上的黏附受体来揭示隐藏的生物活性并减少细胞间的黏附。肿瘤与宿主的相互作用是由一些细胞表面黏附分子介导的，这些分子属于四个超家族：整合素、钙黏蛋白、免疫球蛋白和选择素。肿瘤细胞获得侵袭性和弥散性显然与这些分子的变化有关，尤其是钙黏蛋白表达的下降和CD44表达的上升。整合素 αⅡb β3、αL β2 或 PECAM－1、ICAM－1、N－CAM等黏附分子的表达在肿瘤细胞与内皮和基质的相互作用中发挥着相关作用。肿瘤细胞优先定位于含有红骨髓的骨骼节段（椎体、肋骨、髂骨、胸骨、股骨头、长骨骨骺），这是因为丰富的血管使肿瘤细胞能够运输到这一水平，血流速度降低，同时形成漩涡和/或微血栓，促进肿瘤细胞黏附和固定在内皮细胞上。另有理论认为，肿瘤细胞迁移并定位于一个优先的目标组织，因为那里是它们找到的最肥沃的“土壤”。骨和骨髓细胞含有并表达各种生长因子、细胞因子、酶和激素样物质，这些物质与肿瘤细胞产生的类似因子一起，可以使骨微生物环境“土壤”适合细胞植入“种子”和发育。通过降解细胞外基质，修饰细胞－细胞、细胞－基质的接触和相互作用，调节内皮细胞的附着和趋化迁移，促进血管生成，在肿瘤细胞植入骨髓中发挥关键作用。在骨髓空间定位后，它们的生长和转移取决于许多促进或抑制条件，主要是与周围骨骼和骨髓细胞的相互作用。转移的发生显然取决于肿瘤细胞的增殖，但在这一过程中，新血管生成过程也至关重要。

三、转移的过程

肿瘤转移是一个复杂的多步骤连续过程，目前，肿瘤转移过程仍以 Bross 和 Blumenson 学说为依据，大致可分为以下过程：肿瘤在原发部位扩张性生长、繁殖→肿瘤血管生成→肿瘤细胞脱离原发灶→向邻近组织侵袭→穿过血管或淋巴管壁→在血液或淋巴循环中运行并存活→黏附于血管内皮细胞→穿出血管壁进入靶器官或远隔组织→转移灶形成→再侵袭和再转移。

脊柱转移性肿瘤的形成过程涉及多种因素。从解剖学上来看，一方面脊椎骨属于红骨髓，成年后仍保留造血功能，能提供肿瘤栓子生长的适当条件，血供丰富，血流速度缓慢并具有多样性，同时其血窦缺乏基底膜包围，这一微细结构有利于肿瘤细胞滞留并穿出血窦。另一方面正常脊椎静脉系统位于硬脊膜和脊髓周围，本身无静脉瓣，它既独立于腔静脉、门静脉、奇静脉和肺静脉成为专门体系，又有交通支与上、下腔静脉联系，脊椎静脉系统内血流缓慢、停滞或逆流，易为通过的肿瘤细胞制造停留和繁殖的机会。因此，从肺部来的肿瘤细胞进入大循环后容易在脊椎停留。同时，当肿瘤细胞进入大循环后，可突破肝、肺等脏器，或从肝、肺直接到达脊椎，形成脊柱转移性肿瘤。乳腺的静脉血通过奇静脉回流，前列腺的静脉血通过盆腔静脉回流，均可导致胸椎和腰椎转移性肿瘤。结直肠癌通常在脊柱转移发生前先转移到肝和肺。

从分子生物学的角度来看，肿瘤的侵袭和转移需要黏附分子、细胞运动因子、细胞外基质降解酶等的相互作用，而这些物质的表达最终受一系列基因的调节和控制。也就是说，在肿瘤的侵袭和转移这一复杂的动态分子过程中涉及许多基因的改变，包括编码基因的表达、癌基因的激活、抑癌基因的失活、转移相关基因的激活以及转移抑制基因的失活等。

脊柱发生肿瘤转移是一个非常复杂的过程，涉及多个方面的生理、生化变化，不仅包括肿瘤细胞表面性质的变化、基因表达和细胞外基质的变化、细胞骨架的变化，还包括宿主组织自身的一些变化过程。有研究表明，正常骨组织更新过程中出现的Ⅰ型胶原、骨钙素片段可趋化转移的肿瘤细胞；宿主病灶中的 TGF－β、PDGF、类胰岛素生长因子、BMP 可增加破骨细胞的活性，促进转移的形成。

原发性肿瘤转移至脊柱并形成转移性肿瘤的过程与转移至其他脏器的过程相似，可分为 5 个阶段：①从原发性肿瘤中释放细胞。②侵犯输出淋巴管或血管通道。③肿瘤细胞从体循环中移行于脊柱滞留。④肿瘤细胞穿越微血管、血窦和淋巴管在内皮细胞附着。⑤在局部进一步生长形成转移灶。

四、脊柱转移的途径

（一）血道转移

血液进入椎体后，通过较大的中央椎基静脉和较小的关节旁静脉排出。在正常情况下，门静脉和腔静脉系统中有 5%～10%的血液分流到脊椎静脉系统中。Batson 是一个没有瓣膜的静脉网络，连接骨盆、胸椎与椎内静脉，有助于脊柱转移。由于瓣膜的缺失，任何腔静脉压力的增加都伴随着神经丛内血流量的增加，导致肿瘤细胞扩散。反过来，肿瘤转移直接通过营养动脉到达椎体。不太常见的是，肿瘤病变通过直接接触转移，如前列腺癌转移到腰骶棘。此外，肿瘤细胞具有黏附血细胞（包括血小板）的能力，可保护其免受血流动力学的不利影响，肿瘤细胞也具有黏附免疫细胞肿瘤模拟前体产生的骨髓细胞的能力，有助于避免先天免疫反应。

（二）淋巴道转移

虽然淋巴系统被认为是一个潜在的传播途径，但进入脊柱的主要途径是由静脉和动脉血管组成的。淋巴管包括淋巴干、集合淋巴管和毛细淋巴管，是壁较薄弱的管道，其内皮通常只由一层内皮细胞构成，细胞间连接较疏松，有较大的间隙。毛细淋巴管以锚丝固定于周围组织中，靠周围组织的收缩及松弛来推动淋巴液的流动。

（三）种植转移

种植转移也被认为是前列腺癌的潜在转移途径。位于腹膜后或纵隔的肿瘤在扩张时可能直接侵蚀椎体，也可能通过神经孔进入椎管。这就解释了为什么前列腺癌更容易转移到腰椎，而肺癌和乳腺癌更容易转移到胸椎。

五、脊柱转移的类型

脊柱转移可以是溶骨性、成骨性或混合性（溶骨和成骨成分）。根据 Constans 等人的研究，溶骨性脊柱转移占脊柱转移的 70% 以上，成骨性转移占 8%，混合性转移（溶骨和成骨）占 21% 。溶骨性脊柱转移是乳腺癌、肺癌和肾癌转移的特征，而前列腺癌转移最常形成成骨性脊柱转移。混合性脊柱转移可见于许多肿瘤类型，最常见的是乳腺癌。

（一）溶骨性脊柱转移

溶骨性脊柱转移最常见，以骨组织的破坏吸收为主，造成骨基质溶解及骨盐的大量丢失，同时，骨的力学强度大大下降，导致病理性骨折的发生。骨组织的破坏吸收是破骨细胞，而不是肿瘤细胞直接作用的结果。破骨细胞对骨进行破坏吸收，释放出原本结合于骨基质的大量生长因子，刺激肿瘤细胞进一步生长。这种肿瘤细胞与破骨细胞间的相互作用形成恶性循环，导致溶骨过程不断推进。

（二）成骨性脊柱转移

破骨细胞的激活是所有脊柱转移发生的重要先决条件。破骨细胞通过溶骨性破坏可释放并激活存在于骨组织中一系列细胞因子，维持肿瘤细胞在骨组织中生长和增殖。随着成骨细胞激活，病理性成骨逐渐明显，最终形成成骨性脊柱转移。

（三）混合性脊柱转移

混合性脊柱转移兼有溶骨性脊柱转移及成骨性脊柱转移的特点。骨代谢过程中成骨及溶骨过程相互关联，成骨细胞与破骨细胞在功能上相互依存。肿瘤骨转移时二者共存，但溶骨与成骨不完全均衡。破骨细胞的激活是所有骨转移发生的重要先决条件。病理性成骨是肿瘤细胞与成骨细胞相互作用的结果，同时破骨细胞也起到重要作用。

六、脊柱转移的发生率

骨转移几乎可由所有形式的恶性疾病引起，但最常继发于乳腺癌、肺癌、前列腺癌或肾癌，较少发生于甲状腺癌或胃肠癌。发生原发性肿瘤和脊柱转移性肿瘤的时间间隔因原发性肿瘤的类型和部位不同而不同。有学者回顾了 322 例有记录的骨转移疾病，确定 80%的骨转移来自四种主要类型的癌（乳腺癌、肺癌、前列腺癌和肾癌）。乳腺癌是女性骨转移最常见的来源。在患有乳腺癌的女性中，65%～85%的患者在死前已患上了骨转移疾病。在男性中，肺癌和前列腺癌的转移发生率最高。淋巴瘤和多发性骨髓瘤也是播散性骨骼病变的常见来源。然而，关于多发性骨髓瘤和淋巴瘤是转移性肿瘤还是原发性肿瘤，尚有一些争论。估计 9%的脊柱转移性肿瘤不能确定肿瘤的原发来源。

第二节　临床表现

相当一部分患者在发现原发性恶性肿瘤的同时即已存在骨转移，有的患者甚至因骨转移性肿瘤产生的症状来就诊，但仅一半左右患者在临床上出现症状。出现症状者多数以转移性肿瘤为首发症状。如果没有原发性恶性肿瘤的病史，早期确诊十分困难。因此，临床医生应当熟悉脊柱转移性肿瘤的临床表现。随时警惕中老年骨科患者中脊柱转移性肿瘤的发生，缩短脊柱转移性肿瘤从怀疑到确诊的时间。

一、发病特点

脊柱转移性肿瘤发展快，病程短，从症状初发到确诊的时间一般为 1～2 个月，但最长者可达到 1～2 年。部分患者早期有肿瘤手术病史，有时原发性恶性肿瘤非常隐蔽。约 40%患者有原发性恶性肿瘤的病史，约 50%原发性恶性肿瘤常在脊柱转移性肿瘤被诊断后才查出，部分患者应用现代检测手段仍无法发现原发性恶性肿瘤。

二、疼痛与叩痛

最常见的和最早发生的是疼痛，95%以上的患者都会有疼痛，发生缓慢但进行性发展，在其他症状出现之前，疼痛可以单独出现数月。疼痛因病灶部位不同而表现各异，颈椎转移时疼痛常由颈肩部向手指放射，严重者可表现为上肢刀割样疼痛。胸椎转移时常出现神经根性痛，肋间神经痛，束带感。腰椎转移时常表现为腰背痛，并向胸腹部及下肢放射，坐骨神经痛。骶椎转移时常有臀部、会阴及下肢痛。50%～90%患者以枕颈部、颈肩部、胸背部和腰骶部疼痛起病，由轻到重，由间歇性逐渐变为持续性，夜间疼痛明显，制动静息时无缓解，局部疼痛是肿瘤直接侵犯骨膜或因椎体压缩导致骨膜受损或受牵拉的结果。神经根性疼痛是神经根受牵拉或压迫的结果，是一种间断性的放电样疼痛，常伴有神经根分布区域的放射痛，产生触电样麻木痛，诱发放射到四肢或躯干的放电样异常感觉，或诱发从上肢到下肢的麻木无力。对于脊椎椎管相对较宽的节段，早期没有脊髓受压的表现，唯一的症状是疼痛，患部多有恒定的叩击痛。因此，凡有恶性肿瘤病史者，若出现颈、胸、腰骶部疼痛或髂嵴处的疼痛、叩击痛，应高度怀疑脊柱转移性肿瘤。

三、活动受限

若肿瘤累及颈、胸、腰、骶，会引起该运动节段的活动受限、僵硬，头颈部完全不能动，部分患者可出现斜颈、胸腰椎脊柱侧凸。早期由于疼痛和肌肉痉挛使脊柱各方活动受限，晚期由于病理性骨折和脊柱不稳，使脊柱各方活动受限加重。

四、乏力与感觉异常

乏力是仅次于疼痛的常见症状，可以呈节段性，也可以是上神经源性。

患者常感觉肢体沉重、僵硬和不稳定，走路时脚步会有拖拉。感觉异常也很常见，但有时只有经过仔细比较或检查才能发现。可以表现为感觉麻木、感觉丧失等，或者有无法解释的寒冷感觉。另外还可因本体感觉异常而出现步态不稳。

五、神经功能障碍

5%～14%的脊柱转移性肿瘤患者因压迫或侵袭脊髓、神经根或神经丛，产生不同程度的神经功能障碍，很快出现神经根性痛和感觉、运动功能损害。如肿瘤累及交感神经，则可出现Horner综合征。椎体破坏塌陷严重者，有轻微外伤或根本无任何诱因，就可发生椎体压缩骨折、疼痛加剧。肿瘤或病理性骨折压迫脊髓，可很快出现神经功能障碍、二便困难等。膀胱括约肌功能障碍往往以多尿、夜尿和尿急开始。脊髓压迫可以导致急迫性尿失禁，而马尾神经压迫则可以导致尿潴留伴充溢性尿失禁。肛门括约肌功能障碍则可以表现为便秘，少数则表现为大便失禁。括约肌功能异常往往是预后恶劣的征兆，患者即使经过治疗也很难恢复下床活动能力，并很难保持良好的括约肌功能，有些患者会很快出现难以恢复的截瘫。

六、病理性骨折

5%～40%的脊柱转移性肿瘤，由于椎骨溶骨性破坏，有轻微外伤或根本无任何诱因就可发生椎体病理性骨折，造成脊柱不稳定、疼痛加剧、活动受限加重，很快出现脊髓神经受压的症状和体征，出现感觉、运动、反射和括约肌功能障碍，四肢瘫，甚至完全截瘫等。

七、全身症状

多因原发性恶性肿瘤表现全身情况较差，常有食欲不振、贫血、消瘦、低热和乏力。无原发性恶性肿瘤症状者，一般情况尚好，但逐渐出现全身症状，随着脊柱转移性肿瘤的发展而加重。合并高血钙者，可引起胃肠功能紊乱和精神不振，甚至神志失常。

第三节　实验室检查

一、生化指标

（一）一般生化指标

脊柱转移性肿瘤患者多出现血红蛋白降低，血红细胞减少，白细胞计数稍升高，C反应蛋白升高，红细胞沉降率增快，血浆蛋白下降，白蛋白与球蛋白比例倒置，肝肾功能异常。溶骨性转移者先有尿钙升高，随病情进展血钙增高、血磷下降。成骨性转移的患者中，血清碱性磷酸酶有不同程度增高。前列腺癌转移者中，血清酸性磷酸酶增高。

（二）骨转移生化代谢指标

1. 骨吸收代谢指标

（1）血清Ⅰ型胶原交联端肽（ⅠCTP）和尿Ⅰ型胶原吡啶交联氨基末端肽（NTX）：ⅠCTP和NTX为骨吸收代谢生化指标。这两种指标以稳定的形式存在于血液与尿液中，不受食物及双膦酸盐的影响，并具有良好的稳定性及可重复性，可以用来评价骨转移的程度。研究显示，作为溶骨性指标的血清ⅠCTP和尿NTX在临床上的应用是最广泛的。ⅠCTP是Ⅰ型胶原的特异性成分，只来源于破坏的成熟的骨基质，以完整的免疫原性肽形式进入血液中，不再进一步分解，能直接反映溶骨的范围。ⅠCTP可反映破骨细胞的功能和骨吸收率，其测量水平可反映骨转移的程度，随着病灶的增多，ⅠCTP的水平也逐渐升高。尿NTX是Ⅰ型胶原纤维的分子间交联物质，是骨Ⅰ型胶原区别于其他组织Ⅰ型胶原的特征物质。尿NTX是尿中稳定的骨质溶解最终产物，其值增高表明骨胶原分解增高，骨溶解增多，是评价骨分解破坏特异度最高的指标。尿NTX可用来评估骨骼破坏的程度和死亡风险，并能监测唑来膦酸的治疗效果。

（2）尿吡啶酚（PYD）和脱氧吡啶酚（D-PYD）：PYD和D-PYD是在许多组织的胶原成分中存在的成熟交联氨基酸，在破骨细胞的作用下，两者在骨基质降解中被释放，所以均反映溶骨性破坏程度。PYD和D-PYD能通过ELISA在尿中定量检测，而且它们的分泌只受肾功能的影响，在经尿肌酐校正后，两者的特异度较高。

（3）抗酒石酸酸性磷酸酶（TRACP）：是一种与骨免疫相关的重要标志物，是酸性磷酸酶中的第5型同工酶，可分为5a和5b两种亚型。TRACP5b主要源于破骨细胞和肺泡巨噬细胞的一种含铁糖蛋白，而只有源于破骨细胞的才具有生物活性，能够降解骨基质中的钙磷矿化物。其水平的高低可间接反映破骨细胞的活性和骨吸收的状态。有报道乳腺癌骨转移患者TRACP5b水平显著高于无骨转移者和健康人，可作为乳腺癌骨转移的诊断指标。

2. 骨形成代谢指标

（1）血清骨特异性碱性磷酸酶（B-ALP）：B-ALP是由成骨细胞合成的特异性细胞外酶。B-ALP主要集中在全身骨化部位，有助于骨的形成，是目前评价全身性骨形成代谢和骨转移较好的指标之一，测定血清B-ALP的含量可较准确地反映骨改变的早期情况。有研究证实肺癌骨转移患者血清B-ALP水平远高于未发生骨转移患者，可用于肺癌骨转移的诊断。

（2）血清Ⅰ型前胶原氨基端前肽（PⅠNP）：PⅠNP由成骨细胞合成，在血清中的含量能够反映成骨细胞的活动、骨代谢活跃程度及Ⅰ型胶原的合成，是监测成骨细胞功能和骨形成的特异性指标。有研究证实乳腺癌与前列腺癌骨转移患者血清中PⅠNP水平明显高于非骨转移患者。

（3）血清骨钙素（BGP）：BGP是骨特异性依赖于维生素K的钙结合蛋白，主要在骨基质钙化期产生，因此是理想的骨形成代谢指标。当骨基质降解时，其中的BGP便进入循环中，因此，测定血清中BGP能反映成骨细胞的活性。

二、肿瘤标志物

肿瘤标志物是指恶性肿瘤细胞生长和增殖过程中，由于肿瘤细胞的基因表达而合成分泌的或是因机体对肿瘤反应而异常产生和/或升高的，反映肿瘤细胞生长和增殖的一类物质。肿瘤标志物的检测为肿瘤的早期诊断、治疗监测和预后评估提供可靠的量化依据，有利于寻找原发性肿瘤和判断疗效。临床上常组合检测肿瘤标志物，如乳腺CA153、CEA、CA125，甲状腺Tg、CA199，消化道AFP、AFU、CEA、Fer、CA50、CA199，妇科AFP、CEA、Fer、CA50、CA193或CA125，前列腺PSA、FPSA。不同的医院有不同的检测方法，有不同的正常参考范围。常用的肿瘤标志物，根据来源有以下几类。

（一）胚胎性抗原类

1. 甲胎蛋白（AFP）　AFP增高为原发性肝癌重要标志之一，特异度强，灵敏度高。对肝癌、消化道肿瘤等恶性肿瘤骨转移的诊断较灵敏，正常参考范围：< 15ng/mL。

2. 癌胚抗原（CEA） 对肺癌和消化道癌的骨转移较灵敏，70%～90%结肠癌患者显示CEA高度阳性，但不是特异性抗原，而是癌的一种相关抗原。正常参考范围：≤3.4ng/mL，5～10ng/mL有可能为肿瘤，10～20ng/mL肿瘤可能性大。

（二）糖蛋白抗原类

糖蛋白抗原类（CA）是肿瘤细胞的相关抗原，常用的CA系列有以下几类。

1. CA125（卵巢癌等相关抗原） 灵敏度90%，正常参考范围：<35U/mL。

2. CA199（胰腺癌、肠癌等相关抗原） 胰腺癌、肝胆癌、胃癌、结肠癌、直肠癌的CA199水平分别较正常值高数倍，而阳性率以胰腺癌为最高。正常参考范围：≤37U/mL。

3. CA50 是胰腺癌、结肠癌、直肠癌的标志物。正常参考范围：0～20μg/mL。

4. CA242 是一种比CA199和CA50更有价值的标志物，正常参考范围：≤20U/mL。

5. CA724 恶性肿瘤时增高，阳性率分别为胃肠癌40%、肺癌36%、卵巢癌24%。正常参考范围：<9.8U/mL。

6. CA153 是乳腺癌细胞中的一种癌蛋白，并由肿瘤细胞释放到血液中，对乳腺癌特别是早期乳腺癌的诊断意义不大。但对乳腺癌术后复发、转移，尤其是对诊断骨等部位的转移具有较高的临床价值。乳腺癌30%～50%增高，可与CA125、CEA联合检测。正常参考范围：<30U/mL。

（三）蛋白质抗原类

1. 前列腺特异性抗原（PSA） 对前列腺有较高的特异度，用于前列腺癌的诊断和疗效预后判断。对原发灶不明的骨转移，用其可以判断原发灶是否源于前列腺，正常参考范围：<40岁PSA<0.57ng/mL；40～50岁PSA<0.59ng/mL；50～60岁PSA<0.75ng/mL；60～70岁PSA<1.65ng/mL；>70岁PSA<1.73ng/mL。

2. 细胞角蛋白19可溶性片段（Cyfra21-1） 是非小细胞肺癌患者最有价值的血清肿瘤标志物，也是一个有用的膀胱肿瘤标志物。正常参考范围：<3.3ng/mL。

3. 组织多肽抗原（TPA） 与CEA同时检测可明显提高乳腺癌诊断与良、恶性之间的鉴别能力。正常参考范围：< 120U/mL，血清<110U/mL，尿<600 U/mL。

4. β2-微球蛋白（β2-M） 在肺癌的阳性率为73.5%，较CEA高。正常参考范围：0.8～2.5mg/L（<3mg/L）。

5. 铁蛋白 临床常用血清铁蛋白（SF），肝癌、肺癌、胰腺癌、淋巴瘤及乳腺癌复发转移时SF含量明显增高。正常参考范围：男性<322μg/L，女性<219μg/L。

（四）酶类

1. 神经元特异性烯醇化酶（NSE） 用于小细胞肺癌和神经母细胞瘤等肿瘤的检测。正常参考范围：≤15.2U/L，6～10ng/mL。

2. 酸性磷酸酶（ACP） 前列腺癌、乳腺癌、胃癌、甲状腺、肾癌、卵巢癌、霍奇金淋巴瘤、多发性骨髓瘤患者血清中ACP升高。正常参考范围：≤80ng/mL。在转移性前列腺癌的患者中80%可出现血清前列腺酸性磷酸酶（PACP）、ACP增高，提示前列腺癌伴转移。

3. 碱性磷酸酶（ALP）

4. 乳酸脱氢酶（LDH）

（五）激素类

1. 人绒毛膜促性腺激素（HCG） 用于非精原细胞瘤、乳腺癌、卵巢癌、子宫内膜癌、肝癌、肺癌、白血病及淋巴瘤等肿瘤的检测。正常参考范围：血清<10μg/L，尿<30μg/L。

2. 降钙素（CT） 用于甲状腺癌、小细胞肺癌、肝癌、肾癌、前列腺癌、乳腺癌等肿瘤的检测。正常参考范围：男性0～14ng/L，女性0～28ng/L。

3. 生长激素（GH） 用于垂体、肾、肺等器官肿瘤的检测。正常参考范围：0～7.7μg/L。

4. 促肾上腺皮质激素（ACTH） 用于垂体或肾上腺皮质肿瘤的检测。正常参考范围：10～80ng/L。

（六）癌基因和抑癌基因蛋白产物

c－myc、*Ras*、*P*53、*P*73、*P*15、*P*16、*Rb*、*c－erbB－*2 以及端粒酶、CK20 等。

三、骨髓象

肿瘤晚期骨髓涂片可查见肿瘤细胞，并与浆细胞骨髓瘤细胞鉴别。

第四节　影像学表现

一、X 线片

X 线检查是简单、快速和经济的主要诊断手段之一，但由于 X 线片分辨率较低，对早期转移灶无法显现，30％～50％患者出现 X 线片改变之前椎体就有破坏，当椎体骨小梁破坏达 50％～70％时，才能在 X 线片上表现出骨质疏松，继之溶骨性破坏，常为多发者，单发者少。椎体压缩骨折后上下椎间隙常保持不变（图 11－4－1）。初次 X 线检查阴性者并不能排除早期转移性肿瘤的存在。

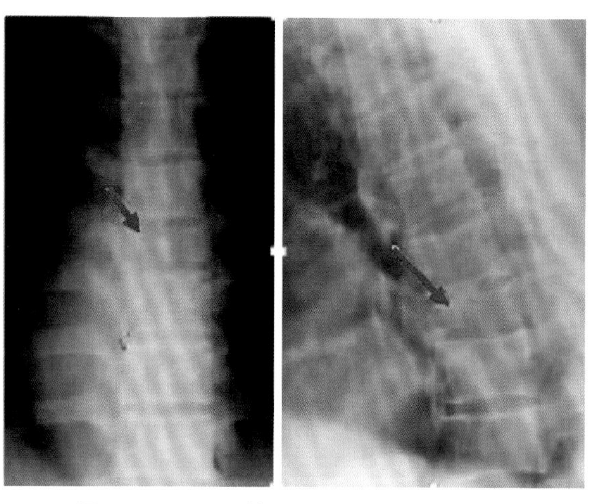

图 11－4－1　男性，45 岁，肝癌 T_7 转移，椎间隙完整（箭头所示）

1. 脊柱溶骨性转移性肿瘤　脊柱溶骨性转移性肿瘤最常见，常为多发。X 线片表现为骨松质内产生局限性溶骨性破坏（图 11－4－2、图 11－4－3），呈虫蚀样、地图样或渗透性，以后融合成大片状，边缘可完整或不完整，不伴有硬化缘，骨皮质也可发生破坏，病变区很少出现骨膨胀和骨膜反应，周围软组织很少累及。骨转移性肿瘤多数没有软组织阴影。溶骨性破坏是由破骨细胞参与完成的，破骨细胞激活因子是由肿瘤细胞和肿瘤周围的白细胞产生的。另外，肿瘤细胞可迅速直接吸收骨，也可通过分泌骨降解酶直接破坏骨。

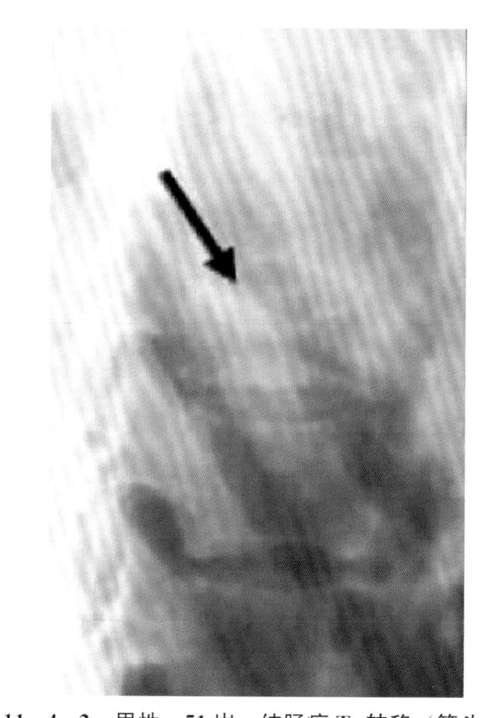

图 11－4－2　男性，51 岁，结肠癌 T_9 转移（箭头所示）

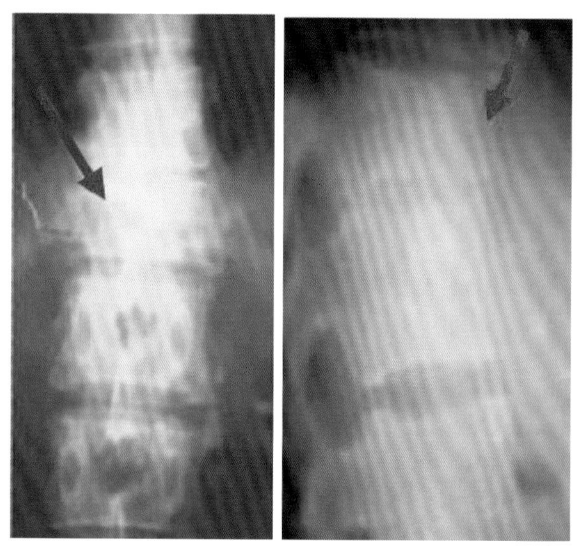

图 11－4－3　女性，49 岁，胃癌 T_{12} 转移（箭头所示）

2. 脊柱成骨性转移性肿瘤　脊柱成骨性转移性肿瘤较少见，亦常为多发，可多骨受累或一骨多处受累。其 X 线片表现为斑点状、片状致密影，甚至为象牙质样、棉絮状、磨玻璃样或日光放射状密度增高，骨小梁紊乱、增厚、粗糙、受累骨体积增大，边界可清楚或不清楚，基本上保持骨骼外形，在骨外形无改变的背景上出现圆形或片状棉絮样密度增高影，逐渐融合成大片状，以致累及大部或整个椎骨，严重者呈大理石样。四周无软组织肿块形成。在影像学上可见前列腺癌、膀胱癌和部分乳腺癌的骨转移是脊柱成骨性转移性肿瘤的表现，这些上皮肿瘤的细胞有成骨能力，肿瘤周围的纤维基质产生成骨细胞刺激因子，为骨化提供基质。另外，肿瘤可刺激骨内膜骨小梁产生新生骨，属于对肿瘤的反应，这种骨承受能力很差。

3. 脊柱混合性转移性肿瘤　脊柱混合性转移性肿瘤少见，其 X 线片表现兼有上述脊柱溶骨性及成骨性转移性肿瘤的特点（图 11－4－4）。任何原发性肿瘤均可发生脊柱混合性转移，以乳腺癌和肺癌为多，其次为鼻咽癌、黑色素瘤、膀胱癌等。椎体后壁骨质消失，后壁向后凸出或后壁凹陷成角，椎旁有膨隆的软组织肿块影，椎弓根破坏，椎体塌陷。

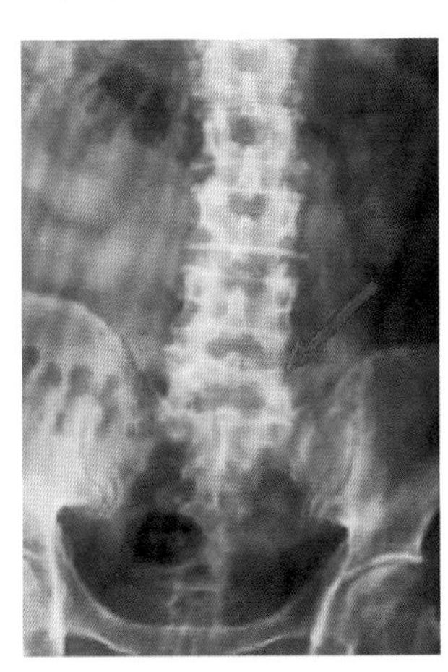
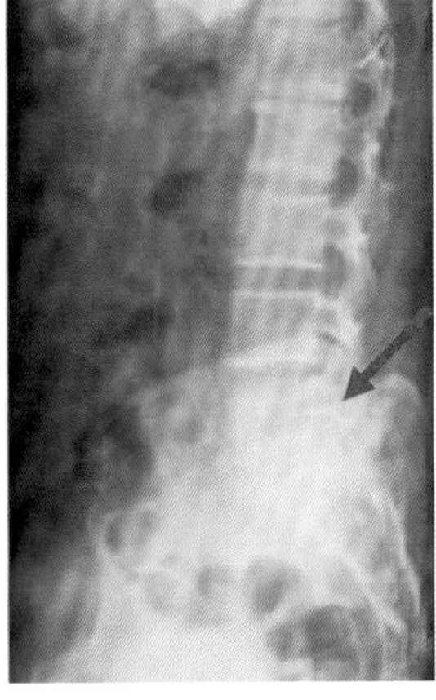

图 11－4－4　男性，42 岁，肝癌 L_5 转移，溶骨性破坏（箭头所示）

二、CT

CT 对骨肿瘤的显示远较 X 线片灵敏，常常患者无明显症状或常规检查阴性时即可发现一处或多处病灶，主要的优点在于可明确骨皮质及骨小梁的微小破坏（图 11－4－5），能准确显示椎骨的溶骨性或成骨性病灶（图 11－4－6），显示入侵硬膜外腔或椎体软组织的部位和范围，以及硬膜受压的程度。脊柱溶骨性转移性肿瘤（图11－4－7）表现为髓腔内脂肪低密度影被异常软组织密度影取代，边缘较清楚，骨皮质呈分叶状、花边状破坏，周围软组织肿块较少见。脊柱成骨性转移性肿瘤的 CT 表现为髓腔内大片状或斑片状高密度区，大小不一，边缘较模糊，少数可见全身骨骼出现普遍性骨质增生硬化。脊柱混合性转移性肿瘤的骨破坏表现为高、低混杂密度区，转移性肿瘤偶尔可穿破骨皮质形成软组织肿块。

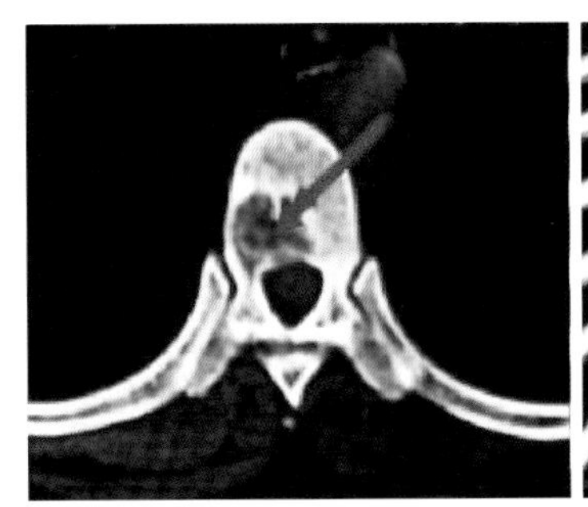
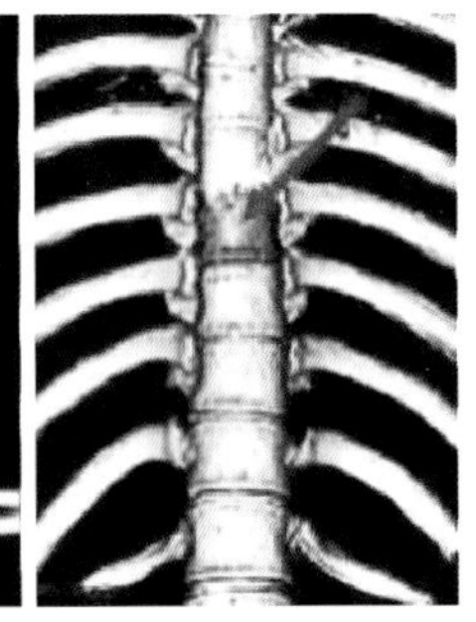

图 11－4－5　男性，41 岁，肝癌 T_8 转移，CT 显示 T_8 骨质破坏（箭头所示）

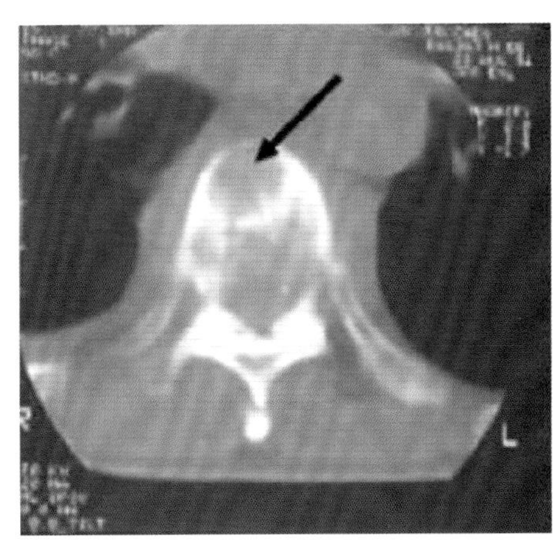

图 11－4－6　女性，47 岁，胃癌 T_3 转移，CT 显示 T_3 骨质破坏（箭头所示）

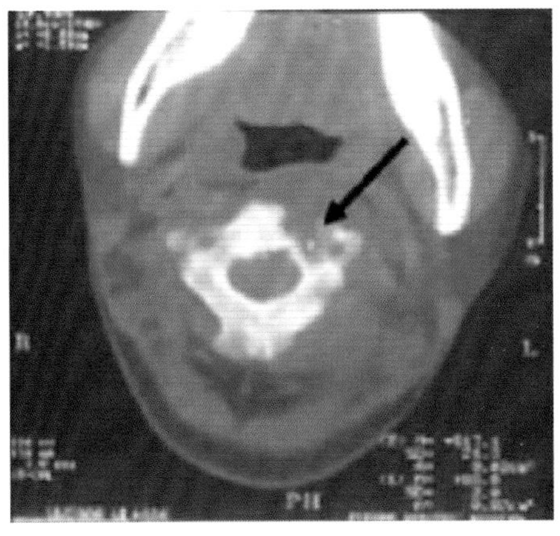

图 11－4－7　男性，61 岁，鼻咽癌 C_2 转移，CT 显示 C_2 骨质破坏（箭头所示）

三、MRI

早期转移性肿瘤侵犯骨骼时不造成明显的骨质破坏，X线片及CT均不能显示，而MRI由于病灶与脂肪组织之间的良好对比，可以清晰地显示转移灶，尤其是对脊柱转移性肿瘤显示得更好。MRI对骨松质的变化尤为灵敏，骨松质中以黄骨髓为主，只要骨髓脂肪受到侵犯，即可出现骨髓信号的改变，可使正常骨髓信号消失而产生异常信号。溶骨性转移在T1WI上表现为低信号，T2WI上表现为高信号。成骨性转移在T1WI和T2WI上均表现为低信号。骨髓信号的改变易于早期发现3mm以上的微小病灶，是早期诊断脊柱转移性肿瘤的重要手段。MRI能清楚显示转移灶的大小、数目及脊髓的受压情况（图11－4－8、图11－4－9）。有文献报道其灵敏度和特异度可以超过90%，与其他检查方法比较，可以较早地发现转移灶。若MRI上出现多发性椎骨跳跃性受累，要注意进一步鉴别多发性浆细胞骨髓瘤、恶性淋巴瘤和白血病的骨髓侵犯。影像学上的脊髓受压，是指由于硬膜外肿瘤、椎体压缩骨折，或两者同时存在造成的脊髓受压变形。假若硬膜外的肿瘤占据部分椎管，可能仅造成脊髓周围脑脊液的阻塞，但未发生脊髓的受压变形，即不能称作影像学上的脊髓受压。对于L_1以下、任何占据椎管超过50%的病变，都应该等同于脊髓受压，受到同样的重视。

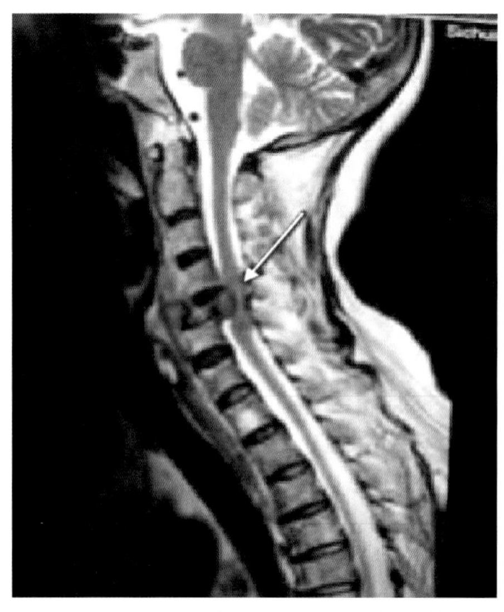

图11－4－8　女性，51岁，肺癌C_5转移，MRI显示脊髓受压

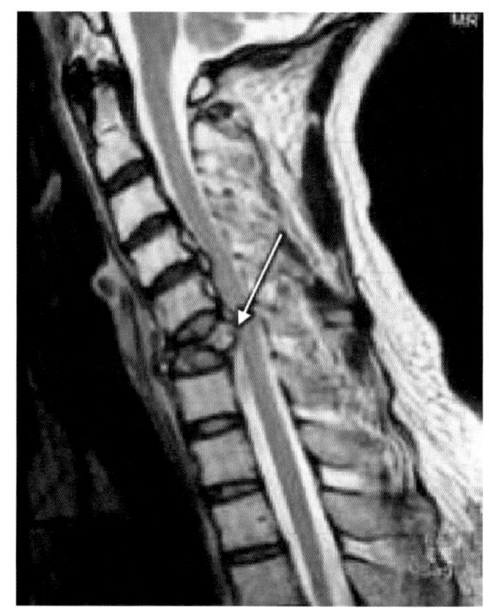

图11－4－9　男性，61岁，腺癌C_6转移，MRI显示脊髓受压

四、骨显像

骨显像在检测转移灶局部代谢改变时非常灵敏（图11－4－10），其灵敏度约比X线检查高30%。在转移早期无症状时，骨显像即可出现阳性表现，可比X线检查早5～81个月发现转移灶，其灵敏度虽然高，但无特异度，假阳性多，要进一步鉴别肿瘤侵袭、骨创伤和骨感染，因其可因反应性新骨形成表现为核素异常浓聚。也要注意肾癌和黑色素瘤转移可常表现为冷区，出现假阴性。前列腺癌和甲状腺癌的成骨性转移为多发性、非对称性、无规律的核素浓聚。溶骨性转移多为放射性缺损。混合性转移多为多发性、规律的核素浓聚合并放射性缺损。

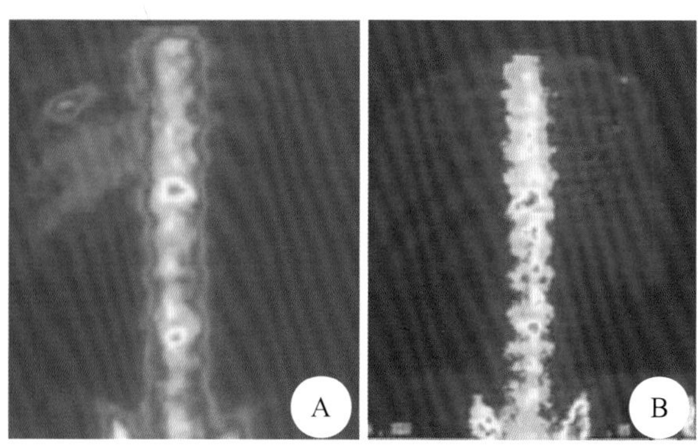

图11－4－10　女性，51岁，乳腺癌骨转移

A. T_{12}～L_3核素浓聚；B. T_{12}～L_3和双侧髂骨核素浓聚

五、PET/CT

PET可以显示病灶的病理生理变化，有助于早期发现病灶和定性；CT可以显示病灶形态结构变化，有助于精确定位。PET/CT除具有PET和CT各自的功能外，其独特的融合图像将PET图像和CT图像同机融合，可以同时反映病灶的病理生理变化及形态结构变化，显著提高了诊断的准确性。当然，PET/CT也有假阳性和假阴性发生，其总的诊断准确率在90%左右。PET/CT在脊柱转移性肿瘤的诊断、治疗决策与预后评估方面具有以下优点。

（1）脊柱转移性肿瘤患者，可通过PET/CT搜寻转移性肿瘤的原发灶。

（2）PET/CT能够帮助放疗人员勾画更为合理的生物靶区，指导转移性肿瘤放疗计划的制订。

（3）可鉴别骨肿瘤治疗后坏死、纤维化与残留或复发，评估脊柱转移性肿瘤手术和放、化疗的疗效，指导治疗方案的调整（图11－4－11）。

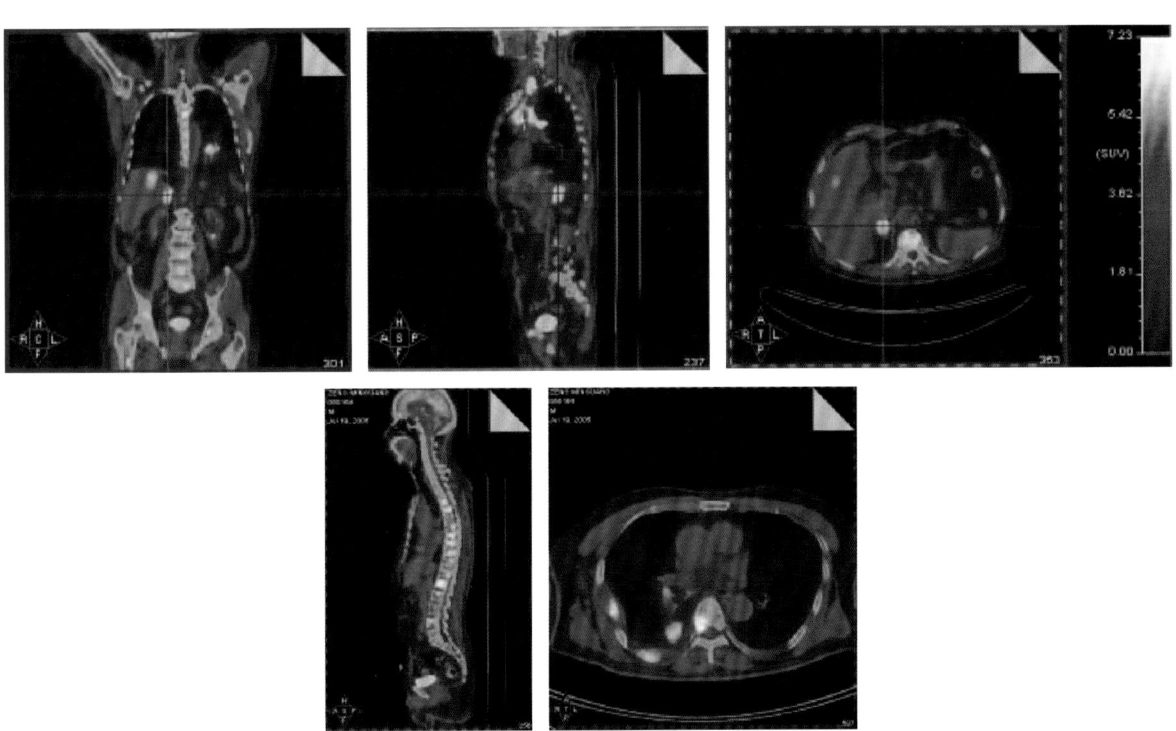

图11－4－11　男性，47岁，肝癌，PET/CT显示胸腰椎多发转移

六、B超

进行甲状腺、乳腺、肝胆、脾、胃、肾、膀胱、前列腺、卵巢、子宫等器官的B超检查以帮助寻找原发灶或发现多器官转移。

七、血管造影

脊柱转移性肿瘤的血管造影表现与恶性肿瘤相似，无特异征象。如来自甲状腺、胃肠道、肾上腺、肺的肿瘤血供程度中等，脊柱成骨性转移性肿瘤多为少血管性的肿瘤。

第五节　病理学检查

一、大体病理表现

脊柱转移性肿瘤的大体改变与骨原发性肿瘤相比缺乏特异性而变化多样，取决于肿瘤所致的反应性新骨的多少。溶骨性转移一般边界清楚；成骨性转移边界不清，质地硬。乳腺癌常为成骨性转移灶，灰白色，坚实质韧；甲状腺癌、肾细胞癌常富于血管而形成质软的出血性转移灶。

二、组织病理学特征

在未知原发性肿瘤的情况下，可根据部分有特征的脊柱转移性肿瘤形态判断原发部位，如肾脏的透明细胞癌、肝细胞癌、甲状腺滤泡癌等。但大多数脊柱转移性肿瘤单从形态学来判断其肿瘤来源是困难的（图 11－5－1～图 11－5－3）。最常见的脊柱转移性肿瘤是乳腺癌、肺癌、肾癌、甲状腺癌和前列腺癌，被称为嗜骨性肿瘤。而软组织肉瘤很少转移到骨，但儿童的胚胎性横纹肌肉瘤可能例外。免疫组织化学染色可以辅助判断原发性肿瘤的部位，肿瘤特异性免疫组织化学标志物（表 11－5－1）和 CK7、CK20 和 villin 标记套餐可以辅助判断转移性肿瘤的来源（表 11－5－2）。

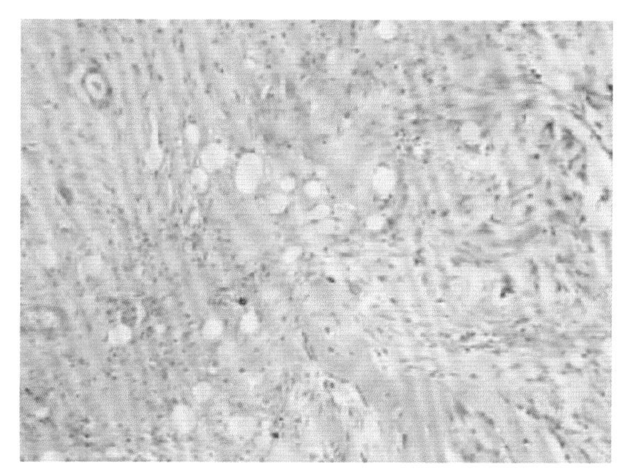

图 11－5－1　胃腺癌转移至椎骨（HE×100）

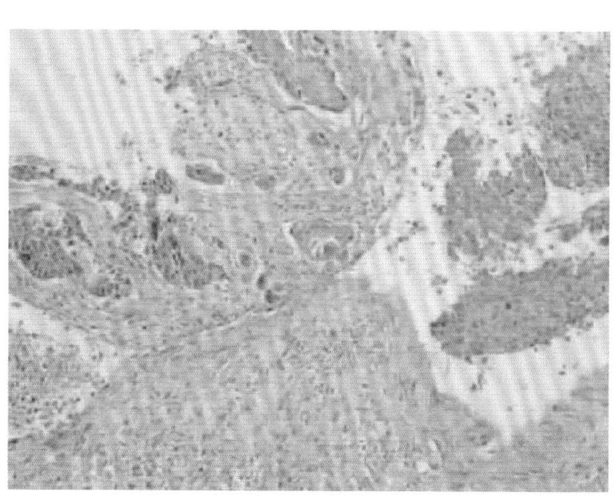

图 11－5－2　食管鳞状细胞癌转移至椎体（HE×100）

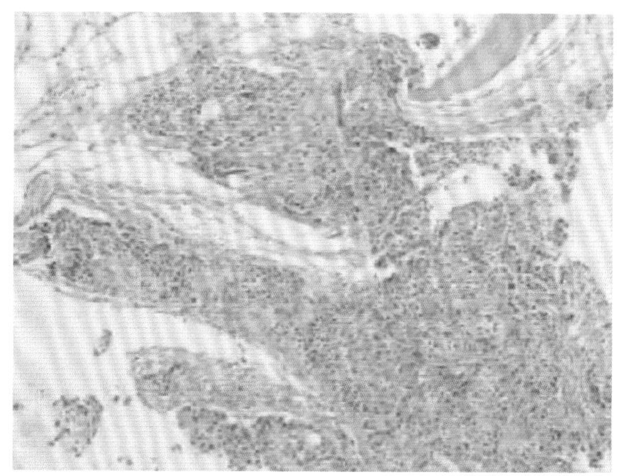

图 11－5－3　胃神经内分泌癌转移至椎体（HE×100）

表 11－5－1　肿瘤特异性免疫组织化学标志物

肿瘤	标志物
前列腺癌	PSA、P504s
甲状腺滤泡状癌	TTF－1、Thyroglobulin
甲状腺髓样癌	Calcitonin、TTF－1
甲状旁腺癌	PTH
卵巢上皮性肿瘤	CA125、ER、PR
胃肠道上皮性肿瘤	CA199、CEA、CDX－2
乳腺癌	GCDFP－15、ER、PR
肺癌	TTF－1
肝细胞癌	Hepatocyte、Glypican、AFP
肾细胞癌	RCC
神经内分泌癌	CgA、Syn、CD56

表 11－5－2　CK7、CK20、villin 标记套餐

标记情况	可能来源	不太可能来源
CK7－、CK20－、villin＋	胃、肾、肺鳞癌、肝细胞癌、前列腺癌、神经内分泌癌	间皮瘤、乳腺癌、卵巢、尿路上皮、胰腺
CK7－、CK20－、villin－	间皮瘤、肾癌、肺鳞癌、肝细胞癌、前列腺癌、乳腺癌	胃、卵巢、胰腺、尿路上皮
CK7＋、CK20－、villin＋	肺、胰腺/胆道、胃、小肠、子宫内膜、卵巢黏液性肿瘤、鳞癌	尿路上皮、乳腺癌、卵巢浆液性肿瘤、结肠、间皮瘤
CK7＋、CK20－、villin－	肺、乳腺、卵巢、尿路上皮、宫内膜、间皮瘤、鳞癌	胃肠道、胰腺、胆道
CK7＋、CK20＋、villin＋	胃、胰腺、胆管、卵巢黏液性肿瘤、小肠	尿路上皮、乳腺、前列腺、结肠、子宫内膜、肺
CK7＋、CK20＋、villin－	卵巢黏液性肿瘤、尿路上皮、乳腺	胃肠道、胰腺/胆道
CK7－、CK20＋、villin＋	胃、肝细胞、结肠、十二指肠壶腹部	乳腺、肺、膀胱、女性生殖道、间皮
CK7－、CK20＋、villin－	肝细胞、部分前列腺癌	乳腺、肺、尿路上皮、女性生殖道、间皮

第六节　诊断与鉴别诊断

一、诊断依据

（1）椎骨破坏者经皮穿刺活检或经椎弓根活检，经椎体切开活检或脊柱病灶手术切除标本病理学检查为转移性肿瘤。

（2）椎骨破坏者在全身各器官系统的检查中找到有经病理学检查确诊的原发性肿瘤病灶。

（3）椎骨破坏者有恶性肿瘤病史或有恶性肿瘤手术史并有病理学诊断结果。

（4）椎骨破坏者影像学检查（包括 PET/CT、骨显像）发现身体其他部位有确切的原发性肿瘤病灶，能排除假阳性和假阴性。

脊柱转移性肿瘤的诊断原则仍需遵循临床、影像和病理三结合原则，三方面综合分析。若无恶性肿瘤病史、手术史和原发性肿瘤的病理学诊断依据，首先根据临床表现、实验室检查及影像学表现，提出初步诊断作为骨科、影像科和病理科共同研究的基础，而后经病理学检查证实，才能得出正确的诊断。作为临床医生应注意的是：①颈、胸、腰、骶部疼痛是脊柱转移性肿瘤的最常见或首发症状，以静息痛为主，因此对有颈、胸、腰、骶部静息痛者应怀疑脊柱转移性肿瘤的可能；临床上仅有 40%～50%的患者有明确的恶性肿瘤病史，因此不能以无恶性肿瘤病史而排除脊柱转移性肿瘤；②脊柱转移性肿瘤早期 X 线片表现仅有骨质疏松或椎弓根影模糊不清，因此，对不明原因持续性颈、胸、腰、骶部疼痛者，应及时做 CT、MRI 等检查；③对于确诊的脊柱转移性肿瘤患者，PET/CT、骨显像检查可以发现其他部位转移情况，有助于对患者进行全面评估；④对原发性肿瘤诊断不明确者应行穿刺活检。

二、鉴别诊断

脊柱转移性肿瘤多属腺癌，鳞癌较少。肿瘤细胞有时分化较好，有时分化较差。若无原发性肿瘤的证据，单靠转移性肿瘤细胞，很难判断来源，只有少数分化较好的转移性肿瘤，如甲状腺癌的滤泡形成、肾癌的透明细胞可提供病理学诊断依据。对于首发于脊柱而原发性肿瘤不明的转移性肿瘤，可根据活检或手术切除后的标本，结合临床表现与影像学表现，判断部分转移性肿瘤的组织来源，如肝癌和甲状腺癌等。在诊断过程中，脊柱的多发性病灶应注意与浆细胞骨髓瘤、椎体骨质疏松性骨折、原发性恶性肿瘤、椎体结核、陈旧性骨病、血管及脊髓疾病相鉴别。

（一）浆细胞骨髓瘤

两者的鉴别诊断应侧重于以下几方面。

1. 临床表现 脊柱转移性肿瘤往往是恶性肿瘤的晚期表现，大部分患者应有明确的实体肿瘤病史，多数患者可查到原发灶，骨痛以静止时及夜间明显。而浆细胞骨髓瘤主要发生在老年人，中位年龄70岁，罕见于30岁以下的成年人。患者多因免疫功能低下有反复感染的病史，还有贫血、出血倾向、肾功能损害、高钙血症等。

2. 实验室检查 脊柱转移性肿瘤患者可出现各类肿瘤标志物阳性。而浆细胞骨髓瘤患者可通过血清蛋白电泳检出典型的M蛋白，尿本周氏蛋白呈阳性，血清和尿液中单克隆免疫球蛋白（M蛋白）升高达97%。

3. 骨髓细胞形态学检查 脊柱转移性肿瘤患者，可根据X线检查结果，在有骨质破坏的区域抽取骨髓标本，骨髓涂片或活检可见成堆的肿瘤细胞。而浆细胞骨髓瘤的骨髓涂片浆细胞>30%，常伴有形态异常。

（二）椎体骨质疏松性骨折

椎体骨质疏松以50岁以上老年女性为多见，有长期腰腿痛症状，动态观察无进行性加重。在长期腰腿痛基础上发生压缩骨折，无脊髓神经功能障碍。骨质疏松所引起的椎体骨折X线片上可表现为双凹形或楔形改变，椎体后缘完整、相对较直。椎间隙一般不狭窄，但合并椎间盘突出，可引起间隙的狭窄。CT显示椎体无破坏，椎旁软组织不肿胀。通过MRI可以区分转移性肿瘤的病理性骨折与骨质疏松的压缩骨折，前者呈长T1、长T2信号，而后者信号改变与椎体髓内信号一致。借助MRI椎体转移性肿瘤还可依据以下特点与椎体骨质疏松性骨折相鉴别：

（1）转移灶椎体后缘骨皮质后凸。

（2）转移灶可伴有硬膜外肿块。

（3）转移灶T1WI，椎体或椎弓根呈弥漫性低信号改变。

（4）转移灶T2WI，增强后呈高信号或不均匀信号改变。

脊柱转移性肿瘤的血生化检查不正常。如既往有原发性肿瘤病史，则更便于诊断。

（三）椎体结核

（1）99%脊柱结核是椎体结核，而且多为椎体边缘性结核，破坏塌陷从椎体边缘开始，很快影响椎间盘使椎间隙变窄。

（2）椎体结核隐匿起病，全身症状常不明显，可有潮热、盗汗、全身不适、倦怠、乏力等症状。局部可有肿胀、疼痛、活动受限，炎症累及神经根时可出现放射痛。

（3）寒性脓肿：颈椎结核可出现咽喉壁脓肿、颈部与锁骨上凹脓肿，胸椎结核可出现椎旁脓肿，腰椎结核可出现腰大肌、髂窝、腹股沟及大腿两侧脓肿。

（4）实验室检查：红细胞沉降率可明显增快，肿瘤标志物阴性。

（5）影像学检查：椎体结核出现病理性骨折时可显示椎体后凸、成角畸形明显、椎间隙狭窄甚至消失。椎旁多个椎体严重破坏时，压缩在一起，要通过椎弓根才能辨认是几个椎体，一般不累及附件，若出现椎弓根信号的异常，常提示为恶性病变。少数单椎体中心型结核也可长期保持椎间隙正常，但有腰大肌脓肿与椎旁脓肿阴影等表现。与转移性肿瘤明显不同，椎体结核在活动期，MRI椎体呈长T1、长T2不均匀信号，陈旧性结核多为等信号。

（6）休息制动与抗结核治疗有效。

（四）多发性溶骨性转移

除应与常见的浆细胞骨髓瘤鉴别外，还应与甲旁亢多发棕色瘤、朗格汉斯细胞组织细胞增多症、多发性巨细胞瘤、血管内皮细胞瘤和骨淋巴瘤鉴别。

（五）单发性溶骨性转移

应与孤立性浆细胞瘤、单发性嗜酸性肉芽肿、单发骨巨细胞瘤和甲旁亢单发棕色瘤等鉴别。

第七节　治疗前准备

一、治疗原则

脊柱转移性肿瘤是恶性肿瘤的晚期表现，患

者生存期相对有限，其治疗主要目的：①减轻疼痛；②保持或恢复神经功能，防止或解除脊髓受压；③维持或重建脊柱的稳定性；④维持或提高生活质量乃至延长生存期。

脊柱转移性肿瘤的治疗目标主要是围绕着减轻或缓解疼痛，恢复或改善神经功能，维持或重建脊柱稳定性，有少数原发灶已根除的单发脊柱转移性肿瘤患者可能通过广泛切除而治愈。因此，对脊柱转移性肿瘤的患者，应对生存期进行科学的评估后，多学科共同参与，主动积极地综合治疗，其具体治疗原则如下。

（一）对症支持治疗

脊柱转移性肿瘤患者已是各种癌瘤的晚期，多数患者有疼痛、消瘦、贫血、食欲不振，需要减轻疼痛，输血输液，纠正贫血、低蛋白血症和水电解质紊乱，补充营养和各种维生素，增强免疫能力，改善全身情况和各器官功能。根据导致疼痛的原因进行适当治疗（表 11－7－1）。

表 11－7－1　脊柱转移性肿瘤疼痛分类及治疗策略

疼痛类型	疼痛机制	症状和体征特点	治疗策略
局部疼痛	肿瘤牵拉骨膜、局部炎症刺激	局部酸痛、胀痛，一般有棘突叩痛	切除肿瘤，放、化疗，NSAIDs
机械性疼痛	椎体变形、结构不稳	静止时不痛、活动时疼痛	支具制动、手术内固定
神经性疼痛	神经根受压或受刺激	神经根支配区症状，长传导束症状，大小便障碍	解除神经根及脊髓压迫

（二）积极寻找和治疗原发性肿瘤

对脊柱转移性肿瘤，不论单发或多发，首先要明确肿瘤组织学来源，原发性肿瘤是否妥善处理。若原发性肿瘤尚未明确，应通过各种检查，包括对转移性肿瘤穿刺取材进行病理学检查，积极查明原发性肿瘤，明确肿瘤来源和性质，才能制订有效的治疗方案。对找到的原发性肿瘤可实行根性或姑息性切除，不能切除者可根治性放疗，避免原发性肿瘤继续向全身组织器官转移。

（三）综合治疗转移性肿瘤

要根据患者具体的全身情况，肿瘤性质、肿瘤分期，首先做出生存期的评估，再根据评估结果制订个体化的治疗方案。手术能切除顽固的瘤体，解除对脊髓的压迫、维持或重建脊柱稳定性；放疗能消灭瘤体及周边的亚临床病灶；联合化疗能防治多发转移及再复发。对个体而言，可以某种治疗为主，配合其他治疗。对总体而言，三者综合治疗的疗效肯定较单一的手术、放疗或化疗为佳。

1. 手术治疗　在原发性肿瘤已妥善处理或有效控制的前提下，手术适用于：①转移性肿瘤致截瘫或濒临截瘫者；②对放、化疗不敏感的单发转移性肿瘤；③转移性肿瘤病理性骨折致脊柱不稳定者；④非手术治疗无效，有难以忍受疼痛者；⑤全身情况能耐受手术，预计生存期大于3个月者。

2. 局部放疗　原发性肿瘤已根治的单发转移性肿瘤、对射线敏感者可根治性放疗；晚期无法手术与化疗者，可姑息性放疗。

3. 全身化疗　不管原发性肿瘤是否切除或复发，均可联合运用对原发性肿瘤有效的化疗药物，以消灭亚临床病灶和微小转移灶，降低转移率。

4. 放射性核素治疗　对于脊柱多发性转移性肿瘤，放、化疗无效而疼痛剧烈者可用^{89}锶、^{186}铼或^{153}钐－EDTMP 等放射性核素治疗。放射性核素可以在骨转移部位聚集，浓度达到正常骨骼的2～25倍。通常在应用的第 1 周开始发挥作用并维持 1～12 个月。

5. 内分泌治疗　乳腺癌转移者可切除卵巢，前列腺癌转移者可切除睾丸。

6. 微创技术　疼痛性椎体转移性肿瘤不伴椎体后壁缺损者，是经皮椎体成形术较好的适应证，可供综合治疗选择。

二、病情评估

为了避免不必要的手术及严重手术并发症，在制订治疗方案时有必要引入脊柱肿瘤评分或分级系统进行病情评估，以明确以下内容。

（1）患者预期的生存期多长。

（2）是否需进行手术治疗。

（3）患者适合哪一种类型的手术治疗。

脊柱转移性肿瘤患者手术治疗方案的制订需综合考虑手术效果、恢复期长短、术后生存期长短等多方面因素，这需要术者在具备精湛的手术技术的同时，对于手术适应证要充分理解、严格把握。为明确手术适应证、制订合理的手术方案，不同的研究者设计了不同的术前病情评估方案以指导患者的临床治疗。

（一）Tokuhashi 预后修正评分法

Tokuhashi 等在 2005 年建立了预后修正评分法，该评分法的修正主要集中于原发性肿瘤类型因素，肾癌、子宫癌为 3 分，直肠癌为 4 分，甲状腺癌、乳腺癌、前列腺癌为 5 分，总分为 15 分，总分数越高提示预后越好。同时采用 Frankel 分级评估瘫痪程度。当总分为 12～15 分时，95% 的患者预期生存期大于 1 年，应对脊柱转移灶行切除术；当总分为9～11分时，73%患者预期生存期大于 6 个月（其中 30%生存期大于 1 年），若为单发病灶或无内脏转移可行转移灶切除手术，否则只能行姑息性手术；当总分为 0～8 分时，85% 的患者预期生存期小于 6 个月，根据患者情况可选择姑息性手术或保守治疗（表 11－7－2）。

表 11－7－2　Tokuhashi 预后修正评分法

预后因素	0 分	1 分	2 分	3 分	4 分	5 分
①全身状况（Karnofsky 功能评分）	差	中等	良好			
②脊椎外骨转移性肿瘤数量	≥3 个	1～2 个	0 个			
③脊椎受累数量	≥3 个	2 个	1 个			
④重要脏器转移情况	无法切除	可切除	无转移			
⑤原发性肿瘤类型	肺癌、胃癌、肠道癌、食管癌、膀胱癌、胰腺癌	肝癌、胆囊癌、来源不清	淋巴癌、结肠癌、卵巢癌、尿道癌	肾癌、子宫癌	直肠癌	甲状腺癌、乳腺癌、前列腺癌
⑥瘫痪程度（Frankel 分级）	A 与 B 级	C 与 D 级	E 级			

Tokuhashi 修正评分法可作为脊柱转移性肿瘤患者生存期预测的重要参考指标，从而指导脊柱转移性肿瘤的治疗决策。对于单发的原发性肿瘤、恶性程度相对较低的脊柱转移性肿瘤、Tokuhashi 修正评分 12～15 分者，采取积极的手术治疗可望取得较好的疗效。此评分系统用于决定对脊柱转移灶施行手术的类型，是行切除术还是行姑息性手术。

（二）Tomita 评分系统

2001 年 Tomita 等提出了一种新的脊柱转移性肿瘤的评分系统，由三种重要的预后因素组成：①原发性肿瘤病理分级。生长缓慢 1 分，生长速度中等 2 分，生长迅速 4 分。②脏器转移情况。无转移为 0 分，可治疗 2 分，不可治疗 4 分。③骨转移情况。单发或孤立 1 分，多发 2 分。以上 3 因素累计预后评分 2～10 分，评分越高，预后越差。

（1）2～3 分患者，行广泛切除或边缘切除以获得长期局部控制。

（2）4～5 分者，行边缘或病灶内切除，以获得中期局部控制。

（3）6～7 分者，预计生存期较短，行姑息性手术治疗，以获得短期局部控制。

（4）8～10 分者，仅非手术支持治疗，以临终关怀支持治疗为主。

Tomita 以此评分系统进行了前瞻性研究，对 61 例脊柱转移性肿瘤患者中 52 例行手术治疗，其中 43 例（83%）成功获得局部控制。Tomita 根据 3 项预后因素总结出了一套评分系统（表 11－7－3）。

表 11－7－3　Tomita 评分

预后因素	0 分	1 分	2 分	4 分
原发性肿瘤病理分级		生长缓慢（乳腺癌、甲状腺癌、前列腺癌）	生长速度中等（肾癌、子宫癌、输尿管癌）	生长迅速（肺癌、肝癌、胃肠）
脏器转移情况	无转移		可治疗	不可治疗
骨转移情况		单发或孤立	多发	

该评分系统通过计算出原发性肿瘤病理分级、脏器转移和骨转移情况三项重要预后因素各自的风险比，采用风险比值作为评分分值，使其评分系统更具统计学依据。

（三）Katagiri 评分系统

2005 年 Katagiri 等对 350 例非手术脊柱转移性肿瘤患者进行分析，提出了 Katagiri 评分系统，该评分除了纳入原发性肿瘤情况、内脏或脑转移情况、功能状态、多发骨转移情况等，最大的特点是将患者既往化疗史纳入了评分系统，总分为 0～8 分，分数越低表明生存率越高。2014 年，Katagiri 等对其进行了修订，在原有的影响因素中加入了 6 个实验室指标，并且增加了原发性肿瘤情况、内脏或脑转移情况在评分中的权重。但因为各原发性肿瘤对化疗的敏感性不一样，化疗时机选择也和医生主观因素有关，所以具有一定的主观性和不确定性。2020 年，Kobayashi 等采用新的 Katagiri 评分中的预后因素来分析 201 例接受手术治疗的脊柱转移性肿瘤患者的生存率，从而评估新的 Katagiri 评分对于脊柱转移性肿瘤患者的效能，得出 12 个月和24 个月的总体生存率分别为 55% 和 40%，认为在新的 Katagiri 评分系统中，原发性肿瘤情况、内脏或脑转移情况、实验室检查情况和功能状态是患者生存率的重要独立预后因素（表 11－7－4）。

表 11－7－4　Katagiri 评分系统

影响因素	评分（分）
原发性肿瘤情况	
生长缓慢的肿瘤：包括激素依赖性前列腺癌和乳腺癌、淋巴瘤、甲状腺癌和多发性骨髓瘤	0
有敏感基因突变的肺癌，非激素依赖性前列腺癌和乳腺癌、肾癌、卵巢癌和子宫内膜、肉瘤等	1
无敏感基因突变的肺癌，结直肠癌、胃癌、食管癌、胰腺癌、头颈部癌、其他泌尿系统癌症、黑色素瘤、肝细胞或脑癌、胆囊癌、宫颈癌以及原发灶不明的肿瘤	2
内脏或脑转移情况	
结节性内脏或脑转移	1
胸膜、腹膜或脑膜播散	2
实验室检查情况	
异常（CRP≥4mg/L，LDH≥250IU/L，ALB<37g/L）	1
临界（血小板<100×10^9/L，血钙≥2.57mmol/L，总胆红素升高≥1.4 倍）	2
功能状态	
KPS 评分 30～40 分	1
既往化疗史	1
多发骨转移情况	1

三、治疗方法的选择

对脊柱转移性肿瘤患者进行综合评分，可预测患者生存期，指导手术与否或手术方式的选择。2007年，曾建成等报告447例脊柱转移性肿瘤的研究，结果表明：Tomita评分与Tokuhashi评分均与脊柱转移性肿瘤患者的预后密切相关，和生存期成正相关，Tokuhashi评分在脊柱转移性肿瘤的近期预后方面较为准确，而Tomita评分则在远期预后方面较为准确，可作为脊柱转移性肿瘤治疗决策的重要参考指标。2010年，Yamashita等应用Tokuhashi修正评分，对评分在9～11分的脊柱单发转移性肿瘤（预计生存期大于6个月）和评分在12分以上（预计生存期大于12个月）的85例患者进行En bloc术，结果证明Tokuhashi修正评分与生存期有显著相关性。2011年，Wang等对于Tokuhashi评分及其修正版进行了比较，他们发现两套评分系统对于脊柱转移性肿瘤患者的预后都有很高的预测价值，其中修正版较原版具有更高的准确率，该研究还发现Tokuhashi评分在前列腺癌和前列腺癌脊柱转移患者的预后预测上最为准确。很多研究均提示，脊柱转移性肿瘤术前全面评估对延长生存期具有重要意义。患者累计Tomita评分与Tokuhashi评分是决定治疗策略的依据。

（1）生存期长（预后得分：Tomita评分为2～3分，Tokuhashi评分12～15分），治疗目标为长期局部控制者，治疗策略是行肿瘤广泛切除或边缘切除。

（2）生存期中等（预后得分：Tomita评分4～5分，Tokuhashi评分9～11分），治疗目标为中期控制者，治疗策略是行肿瘤边缘切除或瘤内切除。

（3）生存期短（预后得分：Tomita评分6～7分，Tokuhashi评分5～8分），治疗目标为短期局部控制者，治疗策略是行肿瘤姑息性手术治疗。

（4）终末期（预后得分：Tomita评分8～10分，Tokuhashi评分0～4分），治疗目标为临终关怀者，治疗策略是只行非手术的对症支持治疗。

目前Tomita评分和Tokuhashi评分是评估脊柱转移性肿瘤预后、指导制订治疗方案较为公认的手段，对脊柱转移性肿瘤患者实施治疗前应根据Tomita评分和Tokuhashi评分决定患者是否能从手术中获益，明确恰当的手术切除范围。但脊柱转移性肿瘤的治疗决策涉及多种因素，故应提倡肿瘤科、放疗科、脊柱外科等多科协作，根据患者的全身情况，原发性肿瘤类型，对放、化疗的敏感程度，病变范围，主要症状和患者的经济状况等综合因素，结合目前的预后评分系统综合评估，才能制订出一套切实可行并且有效的治疗方案。

临床医生一旦为患者选择某种治疗方法，就应充分认识到所选择的这种方法必须有助于改善其有效生存期内的生活质量或延长患者生存期。因此，在选择治疗方法时必须慎重思考这种方法的利和弊，关键是要在利和弊之间找到恰当合理的平衡点。

第八节　手术治疗

各种恶性肿瘤一旦发生脊柱转移，均是恶性肿瘤的晚期，患者生存期有限。生存期受很多因素的影响，如肿瘤的病理类型、转移范围、脊髓压迫程度、患者的全身情况、各器官的功能和基础疾病等。腺癌转移中，乳腺癌、前列腺癌、甲状腺癌和肾透明细胞癌转移生存期相对较长，而肺癌和肝癌转移生存期则较短。放、化疗及激素治疗可以抑制骨肿瘤生长，促进受累椎体的钙化和骨化，可延缓病理性骨折的发生。但对于一个即将发生或已经发生病理性骨折、脊柱不稳定、骨折脱位和脊髓神经受压者，只有手术才能提供即刻稳定并去除脊髓的致压物，防止或改善截瘫，恢复或保留神经功能。一旦发生脊髓压迫症状，若脊柱特别是头颈活动过大或轻微外伤，即造成颈椎骨折脱位、四肢瘫痪。寰枢关节脱位、高位截瘫则可直接危及生命，更需手术治疗。考虑手术治疗的前提，即必须具备的条件是：患者未合并其他严重的基础疾病、全身情况和各器官功能还能耐受手术；预计患者的生存期不短于3个月；术者必须高度重视并应有充分的术前准备，严格掌握手术适应证，尽可能降低手术风险，提高手术安全性。

一、手术治疗目标

（1）解除肿瘤或骨折块对脊髓神经的压迫，保留或改善脊髓神经功能。

（2）缓解疼痛。

（3）重建受累节段脊柱稳定性，避免出现畸形，创造早期活动的条件。

（4）切除孤立的，单发的，有生长可能的，对放、化疗无效的转移灶。

（5）对原发性肿瘤不明者，提供足够的组织供病理学检查，指导进一步治疗。

（6）预防截瘫。

二、手术适应证

（一）以手术治疗为主要措施的手术适应证

一般认为全身情况和重要器官功能良好能耐受手术，预计生存期大于3～6个月，具有下列适应证之一的患者可考虑手术治疗。

（1）发生病理性骨折脱位伴有骨块压入椎管致脊髓神经受压，神经功能进行性减退者。

（2）转移性肿瘤进展导致脊柱不稳定或即将发生脊柱不稳定而严重疼痛者。

（3）转移性肿瘤对放、化疗不敏感或放、化疗后复发，有难以忍受的顽固性疼痛者。

（4）单纯应用放、化疗等辅助治疗不能取得长期疼痛缓解者。

（5）原发性肿瘤不明，需切取肿瘤组织进行病理学检查，以便进一步治疗者。

（二）以手术治疗为辅助措施的手术适应证（接受了放、化疗为主的治疗之后）

（1）放、化疗等治疗后神经症状进行性发展者。

（2）放、化疗后病理性骨折或脊柱不稳定者。

（3）放、化疗后出现脊髓或神经根受压、神经功能障碍者。

三、手术方法的选择

脊柱转移性肿瘤最易累及椎体，当肿瘤自椎体向背侧发展、破坏椎体后缘突入椎管时，就会压迫硬膜囊。由于肿瘤破坏造成的脊髓压迫主要来自前方，单纯椎板切除无法充分暴露病椎，广泛切除椎弓会加重脊柱不稳，甚至导致结构的改变，可能加重神经症状。特别是胸椎，前方入路更能充分暴露病椎，最大限度切除肿瘤，进行椎管减压，缩短固定节段，有效重建负重的前柱。因此，应根据脊柱转移性肿瘤患者的术前评估、肿瘤侵犯的具体部位、全身情况和术者的经验等来选择手术方法。

（一）前方入路肿瘤椎体切除、椎管减压、钢板螺钉内固定骨水泥填塞或人工椎体置换术

适用于侵犯1～2个相邻单椎体或椎体连同一侧椎弓根（WBB分期：4～8区或5～9区）的单发脊柱转移性肿瘤。由于脊柱转移性肿瘤主要侵犯椎体，因此，对于全身情况好、预期生存期较长的单一或相邻2个节段的脊柱转移性肿瘤应首选此术式（图11－8－1）。

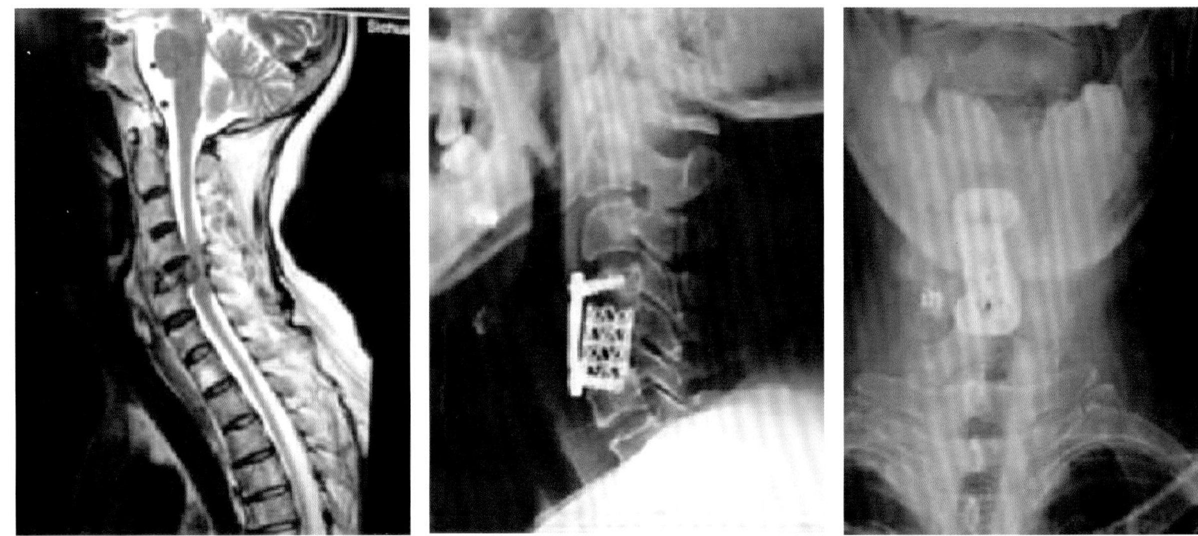

图 11-8-1 男性，61 岁，肺癌 C_5 转移，前方入路 C_5 切除、Orion 及钛网内固定术

（二）后方入路肿瘤椎弓切除、椎管减压、经椎弓根螺钉内固定术

适用于仅侵犯脊柱 1～3 个节段椎弓（WBB 分期：1～3 区和 10～12 区，包括棘突、双侧椎板、关节突、横突及椎弓根）的单发脊柱转移性肿瘤，或肿瘤累及 2 个以上节段椎体和椎弓、全身情况差、宜姑息性手术切除的单发脊柱转移性肿瘤，以减少由脊柱不稳定引起的神经功能障碍和降低疼痛的发生率，对多发性转移灶脊髓受压、截瘫、全身情况尚好者也可选此术式（图 11-8-2、图 11-8-3）。

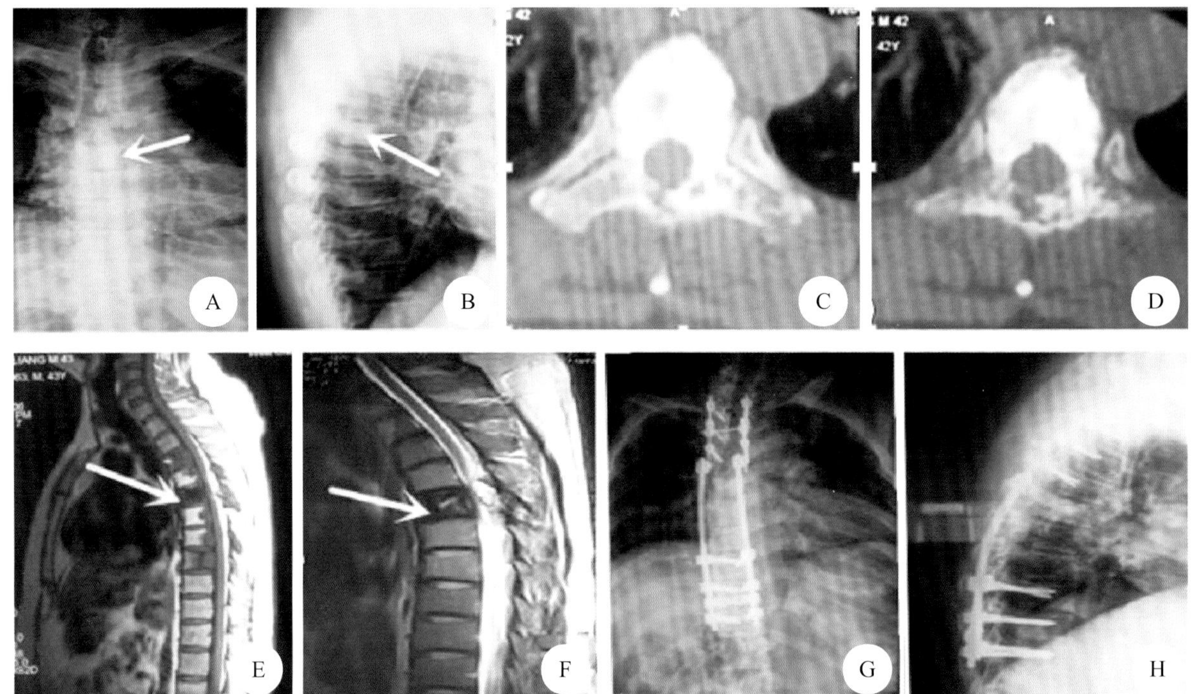

图 11-8-2 女性，51 岁，因“胸背痛伴双下肢无力 3 个月”入院，诊断：肺癌 $T_{3\sim8}$ 转移伴不全瘫，Tokuhashi 修正评分 7 分，Tomita 评分 6 分。入院后行经后方入路肿瘤局部切除减压、$T_{1\sim10}$ 后外侧植骨融合椎弓根螺钉内固定术，术后疼痛缓解，截瘫有恢复，术后 4 周戴支具下床活动，术后 11 个月肺多处转移死亡

A、B. 术前 X 线片表现（箭头所示）；C、D. CT 显示 T_5 脊椎骨广泛破坏；E、F. MRI 显示 T_5 脊髓严重受压（箭头所示）；G、H. 椎弓切除、椎管减压、$T_{1\sim10}$ 椎弓根螺钉内固定

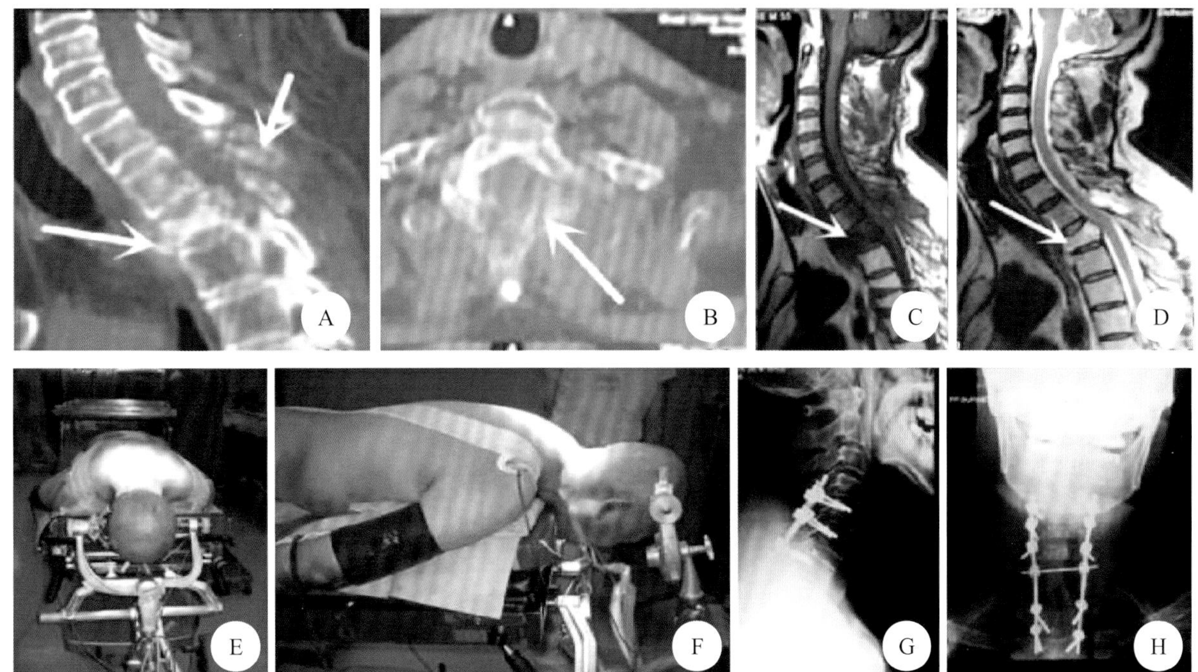

图 11－8－3 男性，55 岁，因“颈肩痛伴双下肢无力 2 个月”入院，诊断：肝癌 C_7～T_2 转移伴不全瘫，Tokuhashi 修正评分 4 分，Tomita 评分 8 分。入院后行经后方入路肿瘤局部切除减压、C_5～T_4 后外侧植骨融合椎弓根螺钉内固定术，术后疼痛缓解，术后 2 周戴支具下床活动，术后 3 个月脑、肺多处转移死亡

A、B. CT 显示溶骨性破坏（箭头所示）；C、D. MRI 显示脊髓受压（箭头所示）；E、F. 头部牵引俯卧位；G、H. 椎弓切除、椎管减压、C_5～T_4 椎弓根螺钉内固定

（三）前后路联合全脊椎切除术或后方入路一期全脊椎切除术

后方入路椎弓整块切除、椎管减压、椎弓根螺钉内固定，联合前方入路椎体整块切除、钢板螺钉内固定骨水泥填塞或人工椎体置换适用于少数侵犯单个或多个相邻节段脊椎的椎弓和椎体（Tomita 分型：Ⅲ～Ⅵ型，WBB 分期：4～9 区伴 1～3 区和/或 10～12 区）的单发脊柱转移性肿瘤。原发灶已根治切除或还可根治切除，得到有效控制，重要器官无转移，肿瘤未侵犯硬膜囊或大动、静脉，身体条件能承受大手术，预期生存期超过 6 个月，有脊髓压迫或脊柱不稳定引起非手术治疗难以控制局部疼痛者，这是前后路联合全脊椎切除术（图 11－8－4）或后方入路一期全脊椎切除术的最佳选择。Tomita 等 1989—2003 年治疗 198 例脊柱转移性肿瘤患者，其中 64 例进行全脊椎切除，结果全脊椎切除的患者 2 年生存率为 66.6%，5 年生存率达到 46.6%。2009 年 Li 等报告 En bloc 术和分块切除手术治疗 131 例脊柱转移性肿瘤患者，En bloc 术后患者复发率明显低于分块切除患者。2010 年 Cloyd 等报告 77 例脊柱单发转移性肿瘤患者，平均随访时间 26.5 个月，En bloc 术后 1 年生存率为 61.8%，5 年生存率为 37.5%，10 年生存率为 0。En bloc 术的应用能否提高脊柱转移性肿瘤患者生存期，不仅受原发性肿瘤的病理类型、肿瘤对全身脏器的影响以及术前躯体功能状况等因素影响，同时还与术前对肿瘤全面准确的评估密切相关。

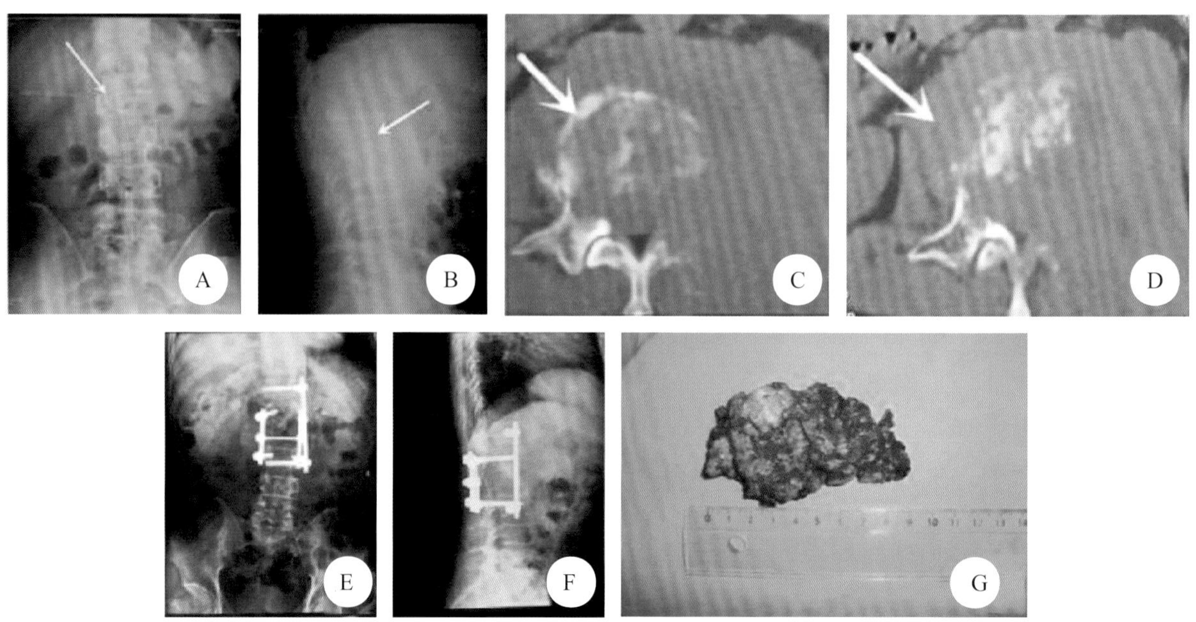

图 11-8-4　男性，43 岁，肺癌 L_2 椎骨转移

A、B. 术前 X 线片表现（箭头所示）；C、D. 术前 CT 表现（箭头所示）；E、F. 前后路联合切除内固定术后；G. 切除的肿瘤标本

（四）手术联合椎体成形术

（1）后方入路肿瘤切除内固定术或单纯后方入路椎板减压内固定联合椎体成形术，适用于多发性椎体转移、全身情况差、无法接受创伤大的前方入路或前后路联合椎体切除椎管减压、钢板内固定术者，可行后方入路椎管减压、经椎弓根螺钉内固定结合骨水泥椎体成形术（图 11-8-5）。

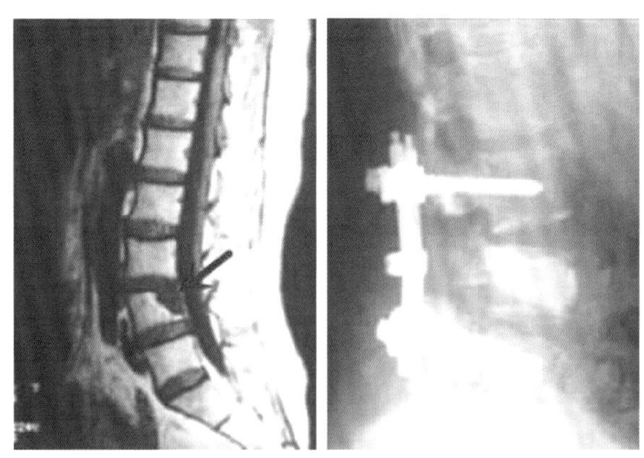

图 11-8-5　男性，55 岁，结肠癌 L_4 椎骨转移，MRI 显示椎体呈溶骨性破坏（箭头所示），X 线片显示椎弓切除、椎体骨水泥成形、椎弓根螺钉内固定

（2）前方入路主要病椎减压内固定、次要病椎椎体成形术适用于多发性椎体转移伴脊髓受压者。

椎体成形术具有创伤小、症状改善明显而迅速的特点，尤其适用于溶骨性的多发性椎体转移。将椎体成形术与手术联合运用可以最大限度地发挥两者的优势，扩大了多发椎体破坏的手术适应证，缩小手术范围，减少术中出血及合并症的发生，从而改善了治疗效果。由于采用了椎体成形术，手术减压内固定的范围集中于引起神经压迫的主要病椎，使前方入路手术成为可能，能够进行较为彻底的减压和椎体重建。在进行后方入路减压内固定的同时，可对前方的病椎进行椎体成形，进一步增强了脊柱稳定性。

四、微创手术治疗

（一）经皮穿刺椎体成形术（PVP）和后凸成形术（PKP）

1. 适应证与禁忌证　PVP 主要适用于脊柱溶骨性转移性肿瘤破坏椎体引起的剧烈疼痛或者椎体病理性压缩骨折。对无症状性脊柱溶骨性转移性肿瘤，为防止椎体塌陷，可行预防性 PVP。PKP 对于椎体严重压缩（超过 1/2～2/3）更显示其优越性。PVP 绝对禁忌证为椎体感染、无法纠正的凝血和出血倾向，以及椎体肿瘤导致截瘫的患者。

2. 手术操作技术　对于下胸椎和腰椎在 C

臂机辅助下即可较顺利通过椎弓根穿刺进行PVP。对于上胸椎和颈椎，由于椎体较小、椎弓根狭窄，最好是在术中CT辅助下进行。颈椎通过右前外侧入路进入椎体，避免损伤气管、食管和颈部血管及神经。上胸椎通过肋椎关节穿刺进入椎体，但可能出现气胸和血胸。受累椎体被骨水泥填充16.2%足可恢复椎体的强度，29.8%的填充即可恢复椎体的刚度，即上胸椎注射2ml、胸腰段注射4ml、腰椎注射6～8ml骨水泥可恢复椎体的强度和刚度（图11－8－6）。PKP有气囊装置，气囊扩张作用有助于椎体复位，减小骨水泥注入的压力。

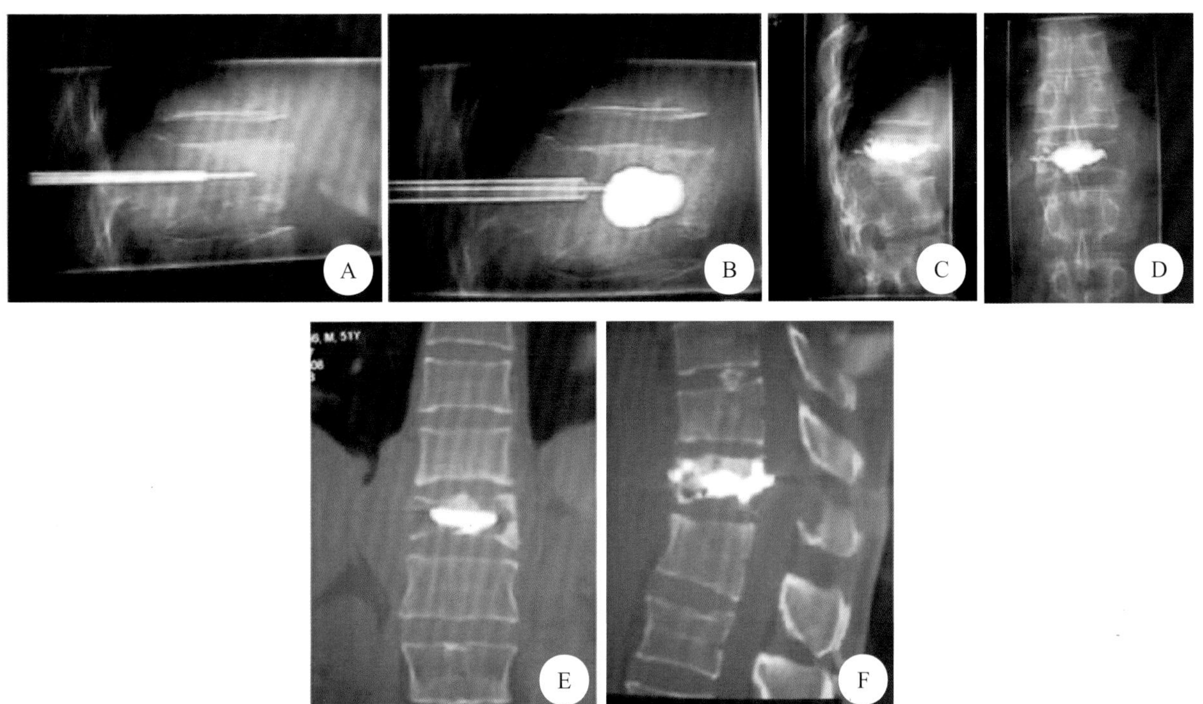

图11－8－6　男性，51岁，肝癌T_{12}转移

A、B. 行T_{12}PVP；C、D. PVP术后X线片表现；E、F. PVP术后

3. 治疗原理与疗效　PVP是在影像学引导下，利用较细的骨穿刺针经皮直接穿刺，经过椎弓根至椎体内，向椎体内注入骨水泥恢复椎体部分高度，以达到缓解腰背部疼痛、恢复椎体强度、防止塌陷的作用。PKP与PVP的治疗原理相同，只是多了气囊装置，气囊扩张有助于椎体复位，同时减小骨水泥注入压力、减少骨水泥渗漏等并发症的发生。综合文献报道，PVP或PKP对脊柱转移性肿瘤的疼痛缓解率在90%左右，镇痛效果可保持1年。对多发性脊柱转移性肿瘤引起的弥散性广泛疼痛，PVP的效果较差。

（二）射频消融术（RFA）

对Tomita评分4～5分、Tomita分型Ⅳ和Ⅶ型的患者可应用RFA辅助椎体次全切除术，目的是减小肿瘤体积、减轻术中出血。通过椎体次全切除直接去除椎体肿瘤，解除脊髓或神经根受压。Chen等对23例胸椎转移性肿瘤所致神经功能障碍的患者采用经椎弓根入路病变节段椎体次全切除，82.6%的患者至少获得Frankel脊髓损伤功能分级一个级别的改善。应用RFA经双侧椎弓根对责任椎体进行充分消融，减少肿瘤原位复发，在理念上接近全椎体切除术。Huang等报告一项随机对照研究比较了230例肝脏转移性肿瘤患者，单纯应用RFA和手术切除的5年复发率分别为63.48%和41.74%。这一研究结果表明，相对于手术切除，单纯应用RFA的5年复发率偏高。王国文等报告RFA辅助椎体次全切除术的复发率明显低于单纯椎体次全切除术，证实RFA通过对责任椎体充分消融，杀灭可能残存的肿瘤细胞，可有效减少肿瘤的原位复发，有效缓解脊柱转移性肿瘤所致的顽固性疼痛。应用RFA辅助责任椎体肿瘤病灶切除后，对跳跃灶椎体后缘完整者可联合应用椎体成形术。

（三）经皮椎弓根螺钉内固定术

开放手术应用椎弓根螺钉内固定需要广泛的组织切开以进行椎弓根螺钉植入和棒安装，组织创伤大，失血量大。经皮椎弓根螺钉内固定术则为椎弓根螺钉内固定术开辟了新的发展领域。该技术在椎体骨折的治疗方面得到广泛的应用，在椎体转移性肿瘤的治疗上，适用于没有脊髓和神经根压迫但存在严重脊柱不稳、体质差、无法耐受常规开放椎弓根螺钉内固定手术的患者，局部麻醉下即可进行。

（四）RFA 联合 PVP

近年来许多研究者也将研究转向 RFA 与 PVP 联合治疗。2011 年 Lane 等报告 36 例患者的 53 处脊柱转移灶实施 RFA 和 PVP 联合治疗，治疗后患者疼痛平均 VAS 评分（满分为 10 分）由治疗前的 7.2 分下降至治疗后的 3.4 分，显示该联合治疗效果明显，认为此联合治疗方案有足够的安全性。亦有其他的作者在研究中得到了类似的结论，认为在 RFA 的基础上联合 PVP 能够更好地缓解肿瘤侵犯造成的疼痛，同时 PVP 能够恢复椎体高度，在一定程度上重建脊柱生物力学结构，因此能够缓解因脊柱不稳所导致的疼痛。此外，RFA 可根据病变情况灵活选择，RFA 后应注意冷却病变，避免因温度过高导致骨水泥快速凝固。

（五）微波消融术（MWA）联合椎体成形术

先进行 MWA 杀灭肿瘤负荷，阻止肿瘤继续向周围进展，拔除微波消融针后经相同路径在影像学引导下直接将骨水泥注入椎体内，在杀灭肿瘤的同时重建椎体结构稳定性。两者对治疗具有良好叠加效果，MWA 后椎体内形成空腔，使骨水泥的分布更均匀，有利于重建椎体完整性，从而降低术后椎体病理性骨折的发生率。MWA 后形成的静脉丛血栓降低了骨水泥渗漏的发生率，此外 MWA 对肿瘤细胞的杀灭更加彻底，MWA 后屏障形成，有利于控制肿瘤进展。但目前 MWA 与椎体成形术联合应用于脊柱转移性肿瘤的时间较短，缺乏统一标准。

（六）脊柱转移性肿瘤的内镜和机器人手术

有关内镜和机器人辅助下的脊柱转移性肿瘤手术的报道相对较少。有文献报道，整合内镜技术进行肿瘤切除和减压进一步减少了手术相关的组织损伤，可使手术的可视化程度增加。有研究者对 70 例患者进行回顾性研究，比较机器人和透视引导下椎弓根螺钉内固定治疗脊柱转移性肿瘤的病例，研究发现，机器人手术可以安全有效地植钉，植钉准确性、透视时间、术后感染率与传统手术相当。随着机器人技术的不断发展，机器人技术可能在脊柱转移性肿瘤中有很好的应用前景，后期可能与微创技术相结合用于治疗脊柱转移性肿瘤。脊柱转移性肿瘤的治疗目的为缓解疼痛、稳定脊柱、解除脊髓压迫和控制局部肿瘤，目前内镜和机器人在脊柱转移性肿瘤手术中应用较少，尚处于起步阶段，尤其在腰椎和颈椎肿瘤手术中，由于缺乏生理腔隙空间，需要人为制造空间，完成内镜和机器人辅助手术，可能额外给患者造成创伤和干扰。总之，影像学引导下的内植入物植入更加安全、准确。导航引导、机器人辅助下的脊柱外科手术更加微创。5G、6G 技术的发展，使机器人辅助下的远程手术成为可能。脱离人为干预的机器人主导的微创、精准手术将是未来发展方向。

第九节　非手术治疗

由于上颈椎椎管较宽，相对管径较大，肿瘤和病理性骨折压迫脊髓、神经根一般出现较晚，神经症状较轻，常无严重的脊髓压迫症状，而以颈枕部疼痛为主，局部放疗或全身化疗疗效较好，同时寰枢椎前方入路手术显露困难，解剖结构复杂，手术多行刮除术，难以做到边缘或广泛切除，所以非手术治疗占有重要地位。对于一个晚期癌症患者，中下颈椎、胸椎和腰椎行肿瘤全脊柱整块切除重建稳定性常常较困难，风险较大，对术者和麻醉医生要求极高。分块切除或刮除，术后辅以适当的放、化疗或免疫治疗常是一个较切实和有效的选择。

一、非手术治疗的适应证

（1）晚期癌症，全身情况差或有重要脏器转移，预计生存期短于 3 个月，多发性脊柱转移或寰枢椎转移者。

（2）单用放、化疗或免疫治疗有效者。

（3）手术后需辅助支具与放、化疗者。

（4）脊柱病理性骨折脱位不明确，排列序列基本正常，脊柱稳定性尚好者。

（5）骨量不足，骨质疏松，多发脊髓压迫致完全截瘫者。

二、非手术治疗的方法

（一）制动

制动技术采用各种支具，承载负荷，减少颈椎、胸椎和腰椎的外部负荷，使颈椎、胸椎和腰椎获得稳定，从而达到治疗目的。制动可以缓解因活动局部肌肉痉挛所引起的疼痛，可以减轻局部的水肿和炎症反应，可以防止病理性骨折或畸形进一步加重，可以在非手术治疗期间对脊椎起保护作用或用于术后辅助治疗。

1. 颈托　颈托的优点为装卸容易，重量轻，有一定的限制脊柱活动的作用，不影响其他治疗的进行。

2. 头颈、胸背、腰背金属硬部件支具　订制支具和螺丝的高度，支撑头颈、胸部、腰部，分别限制胸背、腰背脊柱各方活动。

3. 头颈、胸背、腰背塑料支具　订制头颈、胸背、腰背穿戴式热塑板材支具与头颈胸框架式热塑板材支具支撑头部，减轻头部重量加给颈椎的负担，限制颈椎活动。胸腰骶支具限制胸腰部脊柱各方活动。

4. 树脂石膏　包括颌颈胸、胸背和腰背树脂石膏等，轻便、经济、制动可靠。

5. Halo 支架　可分为头环背心牵引架和头盆牵引架。该支架较之其他制动法有更大稳定性和一定的牵引作用。但有使用不便、钉孔感染、头环滑脱、螺钉加深等缺点。

（二）放疗

放疗是缓解肿瘤性骨痛迅速有效的方式之一，总有效率可达85%，一般疼痛完全缓解率>50%，有50%以上的患者1～2周内开始见效，如>6周仍未见效则可认为无效。70%以上的患者疼痛缓解达3个月以上，生存期超过1年者半数可获得持续缓解。同时，它对减少病理性骨折的发生及减轻肿瘤对脊髓的压迫等亦有明显效果。

由于脊柱转移性肿瘤所处解剖位置的特殊性，手术风险大，常难以实现完整的病灶切除。因此，当患者无或仅有轻微的神经功能受损的单一病灶，或肿瘤对射线敏感且并非骨性压迫，或未出现椎体明确塌陷、不稳定和神经压迫时，放疗应作为治疗的主要措施，以放疗为首选，单独放疗有效率达90%。对于多发性转移的主要瘤灶，放疗应作为化疗与手术治疗的辅助疗法。寰枢椎转移性肿瘤患者，只要颈椎排列序列正常，骨折脱位较轻，一般均可通过放疗和制动获得局部控制，而不必考虑肿瘤的组织学类型及放疗的敏感性。

（三）联合化疗

不管原发性肿瘤是否切除，也不管是单发还是多发转移，以及转移性肿瘤是否切除，都应根据原发性肿瘤各自敏感的药物，施行多药性联合化疗。多发转移以化疗为主，配合激素、免疫与中医药扶正治疗，主要瘤灶放疗，有截瘫和病理性骨折时还需手术减压与内固定。单发转移以放疗和手术治疗为主，但仍需辅助化疗。

对于脊柱转移性肿瘤手术即使能够以边缘切除瘤体，也不能消除局部所有微小转移灶。单纯依靠手术治疗的效果是有限的，而微小转移灶的存在是肿瘤复发和转移的主要原因，也是影响存活的主要原因。全身化疗可以对原发性肿瘤本身进行治疗，同时能有效地消灭亚临床病灶，减少肿瘤复发和转移。但应该看到，脊柱转移性肿瘤出现脊髓压迫时，单纯行全身化疗是不够的。仍应联合放疗及手术治疗，以避免因脊髓压迫而导致不可逆的神经功能障碍。因此，手术辅以放、化疗，能有效提高转移性肿瘤患者的2年存活率。化学药物很多，目前多主张行多药联合化疗以提高疗效，尽量降低肿瘤耐药性。

（四）激素治疗

1. 皮质类固醇　皮质类固醇在脊柱转移性肿瘤治疗中的主要作用是减轻脊髓水肿，保护神经功能，防止截瘫。对于淋巴瘤、精原细胞瘤及尤因肉瘤有较为显著的治疗作用。

2. 内分泌治疗　乳腺癌和前列腺癌是内分

泌治疗敏感性肿瘤，早期单用内分泌治疗对于改善神经功能及抑制肿瘤生长有重要意义。对绝经后或激素受体阳性的乳腺癌脊柱转移患者，内分泌治疗更有意义。目前用于乳腺癌内分泌治疗的药物为他莫昔芬、氨鲁米特、孕激素及芳香化酶抑制剂。对于前列腺癌转移的内分泌治疗包括睾丸切除术、应用雌激素类药物。雄激素阻断类药物可用于二线内分泌治疗，主要有尼鲁米特、氟硝基丁酰胺等。

（五）双膦酸盐治疗

双膦酸盐是近年发展起来的一类新药，用于治疗伴有或不伴有骨转移的恶性肿瘤引起的高钙血症、骨质疏松症、骨更新代谢异常加快等，是目前肿瘤骨转移引起的相关性骨病的标准治疗。脊柱转移性肿瘤可导致明显骨痛、高钙血症，甚至引起病理性骨折。双膦酸盐对肿瘤细胞和破骨细胞均有促进凋亡、抑制增殖的作用，同时，还可以刺激 T 细胞在免疫系统中产生抗肿瘤作用。对乳腺癌、前列腺癌等脊柱转移性肿瘤，以及多发性骨髓瘤，双膦酸盐均能在多数患者中起到减轻骨痛、预防病理性骨折、延长生存期的作用。第三代双膦酸盐，如唑来膦酸钠，通过对双膦酸盐的 R2 侧链进行氨基集团修饰，使药物的抗骨质吸收作用增强，且不良反应更小，并对其他双膦酸盐治疗失败的患者仍然有效。双膦酸盐适用于有骨转移影像学证据的患者，能抑制羟基磷灰石的溶解，是骨溶解抑制剂，抑制破骨细胞活性，进而阻止骨质的吸收。对脊柱溶骨性转移有明显镇痛作用，并可治疗高钙血症。唑来膦酸盐安全性和耐受性与其他双膦酸盐相当，作用更强，使用更方便，其作用机制包括：抑制破骨细胞成熟及其在骨质吸收部位的聚集、抑制成熟破骨细胞的功能、减少细胞因子 IL－1 和 IL－6 的产生、抑制细胞增殖和细胞溶解、抑制肿瘤细胞扩散。推荐的给药方法为 4mg/15min 静脉输入，每 3～4 周一次。Saad 等报告了唑来膦酸钠阻止癌性骨破坏及对前列腺痛转移引起的骨并发症的作用，用 4mg 或 8mg，15min 静脉内注射可有效治疗前列腺癌骨转移患者的骨相关事件。

（六）免疫治疗

研究已经证实，肿瘤细胞可以通过激活免疫抑制介质来逃避免疫检查点并下调防御机制。根据这一理论，动态的步骤序列决定了肿瘤的形成：首先，免疫系统能够清除肿瘤细胞。然后，在获得性免疫和肿瘤生长之间达到平衡。最后，肿瘤细胞通过下调肿瘤相关抗原和上调最终导致转移的增殖基因来逃避免疫系统。免疫治疗策略的目标是直接改变患者的免疫系统，以消除肿瘤细胞。因此，治疗方法分为主动或被动免疫疗法。主动免疫疗法可以通过肿瘤疫苗、过继细胞疗法、检查点抑制剂和细胞因子等刺激内源性免疫反应，使之适用于癌症的多种类型和不同分期。被动免疫疗法由单克隆性抗体和佐剂组成，用于刺激特异性和非特异性防御反应，这些反应大多是暂时的，因此需要持续给予。将被动免疫疗法与肿瘤疫苗或检查点抑制剂相结合，可以提高抗肿瘤治疗方案的有效性。

（七）靶向治疗

靶向治疗是指在肿瘤分子生物学基础上利用肿瘤组织或细胞所具有的特异性结构分子作为靶点，使用某些能与这些靶分子特异结合的抗体、配体等，达到直接治疗或导向治疗目的的一大类治疗手段。靶向治疗实际上属于病理生理治疗，也就是封闭肿瘤发展过程中的关键受体和纠正其病理过程。

被动靶向制剂主要通过肿瘤组织自身的生理特性，实现药物在肿瘤组织中被动、靶向聚集。一方面，由于肿瘤组织内皮细胞间隙增大、外膜细胞缺陷，与正常组织相比具有较高的通透性。另一方面，由于肿瘤组织缺乏淋巴回流，所以纳米粒子渗出液可以选择性地聚集到肿瘤组织中，增加局部药物浓度。这种实体瘤的高通透性和滞留效应，使得某些尺寸的纳米药物更趋向于聚集在肿瘤组织中，被称为高渗透长滞留效应。正是这种高渗透长滞留效应，使纳米药物具有被动靶向性。被动靶向制剂根据作用机制的不同可分为非响应性纳米粒子和刺激响应性纳米粒子。

主动靶向制剂可以选择性地结合细胞表面分子、受体、新生血管相关配体及肿瘤组织细胞外基质，增加纳米粒子和细胞之间的亲和力，提高药物的内化，减小化疗药物的系统毒性。

（八）放射性核素治疗

放射性核素治疗脊柱转移性肿瘤的药物研制

和临床应用已成为国内外医学研究的热点，其缓解疼痛的主要机制：高剂量的辐射效应可使肿瘤变小，从而缓解由骨膜受累和骨间质压力增加引起的癌痛；低剂量辐射可抑制引起疼痛的化学物质分泌，使前列腺素、缓激肽分泌减少，提高机体免疫力，抑制肿瘤细胞，从而使骨痛减轻。

目前，已应用于临床的有^{153}Sm、^{89}Sr、^{186}Re、^{188}Re、^{32}P等。与化疗、外照射治疗相比，放射性核素体内辐射治疗脊柱转移性肿瘤具有全身多靶点同时治疗、镇痛作用时间长、不良反应相对较小、方法简便、经济等优点，故^{32}P、^{89}Sr和^{153}Sm三个核素治疗药物已经美国FDA批准在临床应用。

以^{89}Sr为代表的放射性核素治疗是近期应用于临床的保守治疗方式。^{89}Sr为纯β发射型的放射性核素，其代谢与钙相似，主要集中于骨骼系统，而身体其他组织器官的分布较少。^{89}Sr经静脉注射进入人体后，90%浓聚于骨骼系统，仅10%由肾脏排泄，骨转移灶中的^{89}Sr积累量是正常骨的2～25倍，对骨转移灶引起的疼痛具有非常好的镇痛作用。^{89}Sr的半衰期比较长，达50.5d，注射后很快被骨摄取，在转移灶内的生物半衰期>50d，在正常骨的生物半衰期为14d。转移灶内的^{89}Sr停留时间长，可能是从正常骨中释放的^{89}Sr再循环之故。注射后90d，转移灶内的^{89}Sr滞留量仍可达20%～88%，可维持持久的药效。故^{89}Sr治疗为每3个月一次。部分患者定期随访复查骨显像，随着^{89}Sr静注后时间的延长，异常浓聚影不断缩小、变淡，甚至消失，临床症状也明显改善。^{89}Sr还可降低碱性磷酸酶和前列腺素的水平，有利于减轻骨质溶解、修复骨质，达到镇痛和降低血钙的目的。^{89}Sr治疗还可以使骨转移灶缩小或消失，以缓解病情、延长患者生存期。其β射线能杀死肿瘤细胞。

第十节　分离手术联合立体定向放疗

一、治疗策略的演进

在20世纪70年代，由于脊柱内固定材料十分有限，在提高脊柱稳定性方面，手术治疗相对于放疗并没有明显的优势，术后随访发现手术治疗的效果与传统放疗相似，所以当时手术在脊柱转移性肿瘤治疗方面的应用较少。到20世纪80年代，随着脊柱内固定器械的发展及脊柱外科技术的逐渐成熟，外科干预的效果显著提高，所以手术在脊柱转移性肿瘤的治疗中发挥着越来越重要的作用。手术能够改善脊柱稳定性、解除神经压迫、缓解神经症状，而放疗能够提供肿瘤局部控制。对于放疗敏感肿瘤，传统放疗可以达到满意的局部肿瘤控制，放疗的2年局部控制率可达到80%～98%。但是，对于放疗不敏感肿瘤，传统放疗仅能达到30%的肿瘤局部控制。所以对于放疗不敏感肿瘤的脊柱转移性肿瘤，手术切除仍有着积极的作用。随着放疗技术的发展，立体定向放疗（Stereotactic radiosurgery，SRS）技术逐渐成熟。该技术使用立体定位装置，通过CT或MRI扫描定位，利用聚焦的原理，将各个照射野或照射弧的射线集中到肿瘤区（靶区），在靶区和正常组织间形成剂量陡降区，从而可以实现对靶区使用最大剂量而对正常组织照射剂量降到最低（表11-10-1）。脊髓的放疗安全剂量上限为14Gy，按靶区与周边50%递减的剂量梯度计算，椎体理论上单次最大照射剂量为28Gy，这一剂量在精准的空间定位下可以达到对肿瘤的理想控制。除此之外，原本对放疗不敏感的肿瘤通过SRS后依旧可以得到很好的局部控制，这使得几乎各类肿瘤均可以通过传统放疗或SRS得到和手术相似的局部控制效果。

表11-10-1　传统放疗及SRS的放疗剂量

放疗方式	总剂量/分次	单次剂量
传统放疗	60～70Gy/30～35次	2Gy/次
低分次剂量SRS	18～36Gy/5～6次	3～7Gy/次
高分次剂量SRS	24～30Gy/3次	8～10Gy/次
单次大剂量SRS	24Gy/次	24Gy/次

SRS的推行为分离手术的出现奠定了基础。从2000年开始，随着SRS的应用，各类放疗更多地应用于脊柱转移性肿瘤的治疗中，而开放手术在脊柱转移性肿瘤治疗中的应用程度有所降低。2010年，Molding等首次将术后放疗应用

于21例行手术减压和内固定的脊柱转移性肿瘤患者。2013年Laufer等对186例脊髓转移性肿瘤患者应用硬膜外肿瘤环形减压并联合术后放疗，首次提出了“分离手术（Separation surgery，SS）”的概念。分离手术联合SRS使得脊柱转移性肿瘤的治疗方式发生了根本性的改变，肿瘤切除的重点是脊髓减压及分离硬膜与肿瘤组织，为放射提供安全的靶点，而不需要过多地切除病椎以及残留的椎旁或椎体肿瘤。

二、分离手术联合立体定向放疗的适应证与禁忌证

在手术前应进行详细、精确的评估，明确手术指征及禁忌证。NOMS（Neurologic，oncologic，mechanical and systemic）评估系统及治疗方案决策流程由Memorial－Sloan Kettering癌症中心的Bilsky及其同事提出，用于对脊柱转移性肿瘤患者进行全面的评价。Bilsky等人还提出了脊髓受压程度（Epidural spinal cord compression，ESCC）分级（图11－10－1），用于评估放疗的脊髓损害风险。另外，他们与其他专家共同推出了脊柱稳定性评分（Spinal instability neoplastic score，SINS），反映脊柱的机械稳定性。NOMS评估系统从四个角度对脊柱转移性肿瘤患者进行评估，包括神经功能、肿瘤学特征、稳定性和全身情况。神经功能评估主要判断患者是否存在脊髓和神经根病变，以及硬膜或脊髓压迫的严重程度。肿瘤学特征指肿瘤对放疗敏感性。稳定性可通过肿瘤性脊柱不稳评分系统来进行评估，评分在13～18分的患者应该进行手术固定。全身情况是对患者的手术耐受能力进行风险评估。根据MRI轴位片T2WI上脊髓受压的程度，ESCC分级可以分为4级。0级是指肿瘤局限于椎体内，没有侵入椎管内。1级指肿瘤侵入椎管内，但脊髓未受压：1a级，肿瘤接触硬膜但硬膜未变形；1b级，肿瘤接触硬膜但未接触脊髓；1c级，肿瘤接触脊髓但无压迫。2级：肿瘤侵入椎管压迫脊髓，但仍可见脑脊液信号。3级：肿瘤侵入椎管压迫脊髓，同时见脑脊液信号中断。ESCC分级达到2级、3级的患者，可认为脊髓高度受压，若同时对传统放疗中度敏感或不敏感，则可考虑行分离手术。

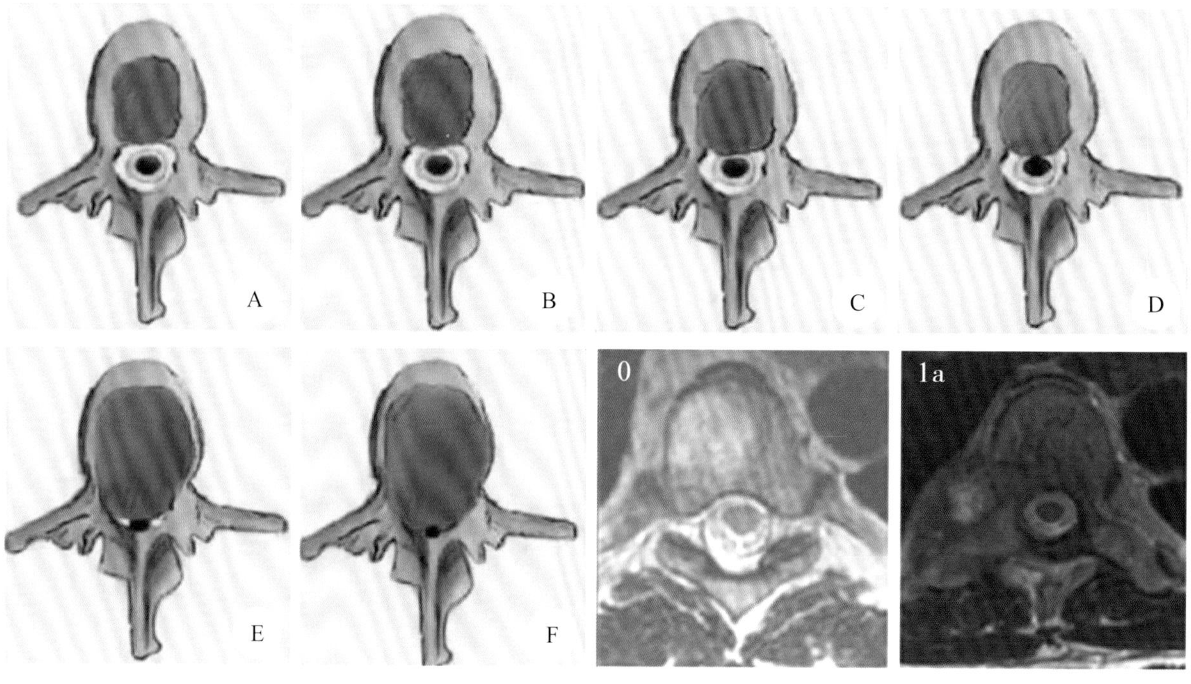

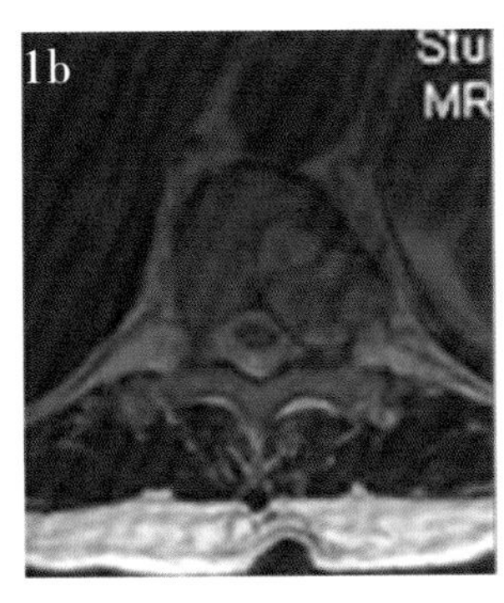

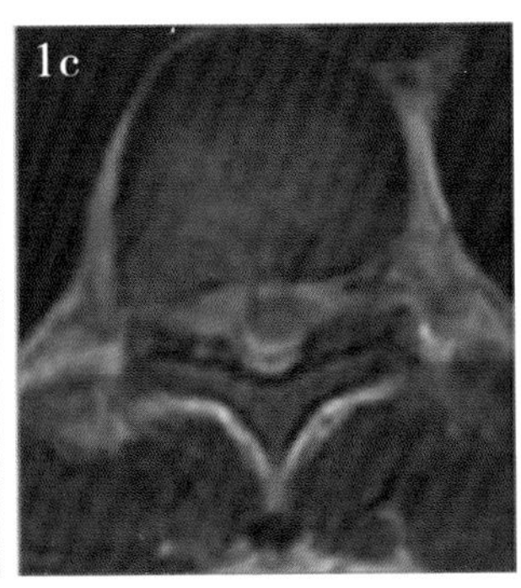

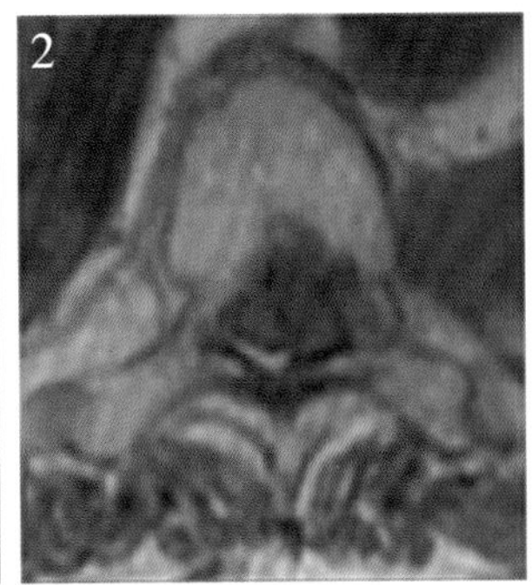

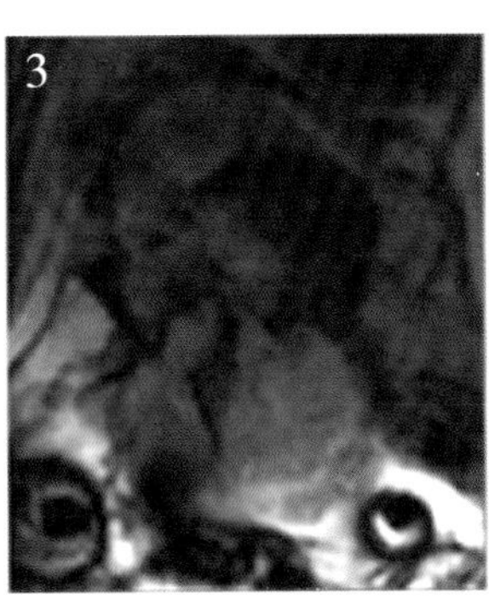

图 11－10－1　ESCC 分级

A. 0 级：肿瘤局限在椎体内；B. 1a 级：肿瘤接触硬膜但硬膜未变形；C. 1b 级：肿瘤接触硬膜但未接触脊髓；D. 1c 级：肿瘤接触脊髓但无压迫；E. 2 级：肿瘤突入椎管压迫脊髓，但仍可见脑脊液信号；F. 3 级：肿瘤突入椎管压迫脊髓，同时脑脊液不可见

（一）适应证

根据 NOMS 评估系统，对放疗敏感的肿瘤（所有 ESCC 级别）应采用传统常规放疗，对低级别 ESCC（1 级）和对放疗不敏感的肿瘤应采用 SRS，对高级别 ESCC（2 级和 3 级）和对放疗不敏感的肿瘤类型应采用分离手术联合 SRS。对于全身状况不能耐受手术的患者，也应行传统常规放疗。

（二）禁忌证

目前基于 ESCC 分级的手术指南建议对预期寿命小于 6 个月的患者进行保守治疗，而预期寿命在 6 个月至 1 年的患者接受有限的姑息性手术。对于全身情况较差、不能耐受手术的患者，则列为手术禁忌证，应行保守治疗。

三、如何进行分离手术

1. 术前准备　通过术前 MRI 确定肿瘤的总体积，包括侵占椎体内、硬膜外和棘旁等的部分。再利用术后 CT 作为指导，计划后续 SRS 的治疗量，并确定硬膜边缘位置。术中患者采取俯卧位，C 臂机定位后常规消毒和铺巾，全麻插管后开始手术。

2. 暴露术野　以病椎为中心取后正中纵切口（如为单节段病椎，通常 10～12cm）逐层切开皮肤、皮下组织、深筋膜，自棘突向两侧骨膜下剥离肌肉组织，暴露病椎上下各 1 到 2 个椎体的棘突、椎板、关节突等后方结构（如病椎为中上胸椎，通常暴露上下各 1 个椎节，如病椎为下胸椎或腰椎考虑需病椎上下各植入 2 对椎弓根螺钉，则需暴露上下各 2 个椎节）。

3. 减压分离

（1）使用超声骨刀或电磨钻、椎板咬骨钳等器械切除上位椎体下半棘突椎板及下关节突，切除病椎棘突、椎板、关节突及椎弓根（可保留椎弓根外侧皮质及横突以减小创伤），切除下位椎体上关节突尖部行扩大椎管及椎间孔，减压硬膜及神经根。如果一侧椎弓根无肿瘤侵犯则可保留一侧关节突及椎弓根以维持稳定。

（2）切除椎管内黄韧带，清除椎管后方及两侧可能有的硬膜外肿瘤组织，充分减压。

（3）如果为胸椎可在离硬膜约 2cm 处分离并切断病椎两侧脊神经根，夹住并切断脊神经根近端后略牵开硬膜。如为腰椎则一般不能切断脊神经根，但可小心直接牵拉，用双极电凝将硬膜前静脉丛仔细止血。

（4）用肿瘤刮匙、超声骨刀刮削等切除硬膜腹侧后纵韧带及后部分病椎，使得硬膜与周围组织隔出 5～8mm 的空间，以达到对脊髓的 360°充分环形减压分离（图 11－10－2），以便术后进行大剂量的放疗。

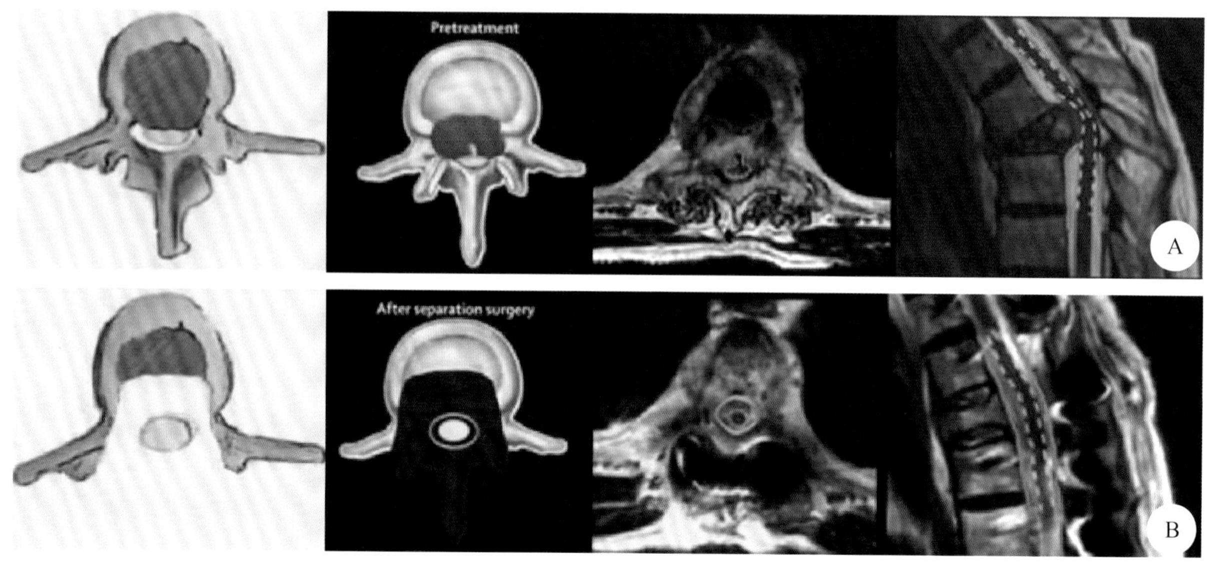

图 11－10－2　脊髓环形减压分离

A. 术前 MRI 显示肿瘤引起脊髓压迫，红色为肿瘤、蓝色为硬膜囊、黄色为脊髓。矢状面图像显示肿瘤造成了严重的脊髓压迫；B. 术后 MRI 显示椎管狭窄减少，肿瘤与脊髓之间分离增加，蓝色为硬膜囊、黄色为脊髓

4. 重建稳定

（1）如果切除双侧小关节和椎弓根，病椎为上中胸椎，则建议上下各植入 1 对椎弓根螺钉。病椎为下胸椎或腰椎则建议上下各植入 2 对椎弓根螺钉或各 1 对骨水泥增强螺钉。如果仅切除一侧小关节和椎弓根，则病椎上下可以各植入 1 对椎弓根螺钉，或视情况在病椎完整的椎弓根植入 1 枚椎弓根螺钉，或植入 1 枚骨水泥螺钉并通过此螺钉向病椎灌注骨水泥。

（2）原则上在肿瘤减压步骤前植钉，一般建议在一侧减压后上临时棒，以免两侧减压后出现脊柱不稳定。

（3）分离手术由于创伤相对不大，一般不会影响前方的稳定性，无需前方的重建，如下胸椎和腰椎等负重较大部位有条件，必要时可加行残余病椎骨水泥增强。

（4）必要时两侧上连接棒后还可加用横连接增强稳定性（图 11－10－3）。

5. 控瘤技术

（1）如果条件允许，对于一些患者也可以尝试术中进行病椎的射频或微波消融以控制肿瘤，但需严格按照相关规程操作，警惕由于操作不当而产生的神经损伤。

（2）虽然分离手术是经瘤操作，但手术过程中也应该注意外科无瘤原则，以尽量减少肿瘤污染、局部复发机会，术中可定时用氟尿嘧啶、顺铂等抗肿瘤药物冲洗术野和手术器械，关闭切口前术野用蒸馏水浸泡冲洗、更换手套及干净的敷料器械等。

6. 术后处理　逐层关闭切口，放置负压引流 2～3d，术后 1～2d 可佩戴支具下地活动，支具需佩戴 2～3 个月。术后 2～3 周，伤口愈合良好后可开始进行放疗，一般可根据术前是否行放疗、肿瘤对放疗的敏感性，经多学科讨论后由放疗科选用单次大剂量（24Gy）或高分次剂量（18～36Gy/3～6 次）的放疗方案。

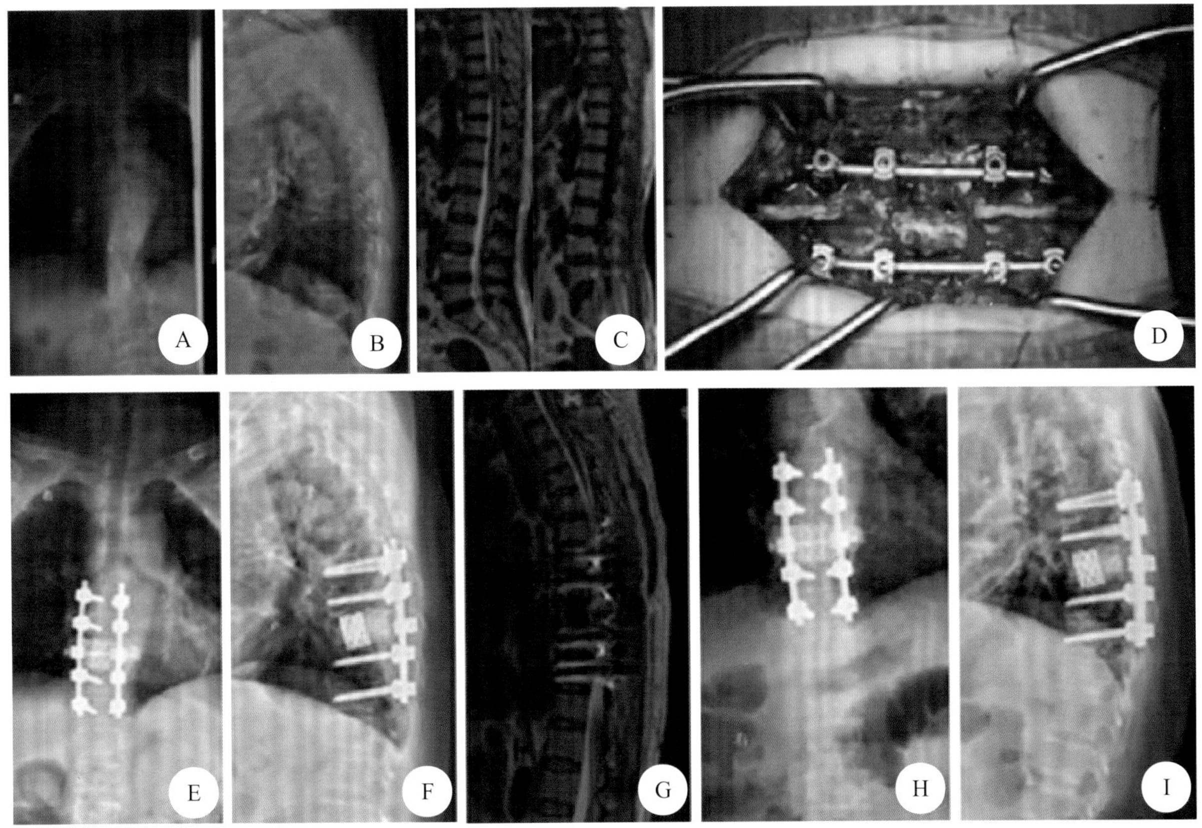

图 11－10－3　女性，60 岁，肾透明细胞癌 T_9 单发转移，行 T_9 肿瘤分离、椎弓根螺钉内固定术

A、B. 胸椎正、侧位 X 线片显示 T_9 压缩变扁；C. MRI T1WI 和 T2WI 显示肿瘤压迫脊髓；D. 术中杂交重建技术，骨水泥填充间隙；E、F. 术后胸椎正、侧位 X 线片显示内固定装置及骨水泥位置良好；G. 术后复查 MRI 显示脊髓压迫已解除；H、I. 术后 3 个月胸椎正、侧位 X 线片显示内固定无移位及松动

四、分离手术的技术难点与注意事项

1. 出血控制　部分富血供的肿瘤在手术中可能出血较多，如肾癌、肝癌等，可采用以下措施：①术前评估，若考虑术中可能出血较多，术前行病变节段的血管选择性栓塞；②术中控制患者收缩压在 80～ 100mmHg；③术中操作使用双极电凝处理椎管内静脉丛，必要时使用流体明胶、止血海绵或止血纱布填塞。

2. 减压范围　手术减压的最小范围建议超过病椎上下椎间隙平面，通常情况下应该适当扩大减压范围，应包括病椎上位椎体下 1/2 到下位椎体上 1/2 范围内的全椎板，为未来肿瘤可能复发预留脊髓被动向后推挤的空间。针对前方的减压，理论上肿瘤和硬膜之间有大于 2mm 的间隙即可行精准放疗。但有研究证实，当残存椎体肿瘤与脊髓间的距离大于 3mm 时，可以明显降低局部的复发率。考虑到目前国内绝大多数医院要想非常准确地实现放疗过程中的精准定位很困难，故国内多数专家建议前方减压空间为 5～8mm，这样既安全又不至于切除过多椎体。

3. 神经功能保护　术中减压时应小心分离硬膜周围的肿瘤组织，避免脊髓功能的损伤，术中超声骨刀和肌电监护的应用可以大大降低脊髓损伤的风险。应在保护脊髓功能的前提下，对脊髓周围行充分的环形减压，保证脊髓周围有足够的间隙，以便术后行大剂量的放疗。

4. 硬膜破裂　在切除与硬膜粘连较紧密的肿瘤时易出现硬膜的破裂，多需在术中立即修补，可采用“三明治”法修复，在缝合硬膜的裂口后再覆盖“医用胶－明胶海绵－医用胶”，这可以明显地提高修复的效果。

5. 脊柱稳定性的重建　分离手术并不追求完整切除肿瘤或病椎，故一般无需前方的重建，当病椎破坏、严重切除椎体大于 50％时，可行残余病椎骨水泥增强，慎重使用钛网和人工椎体。避免手术创伤过大，失去了“控制创伤”的分离手术初衷。

第十一节 常见脊柱转移性肿瘤诊治

一、肺癌脊柱转移

（一）准确诊断

在肺癌诊断和治疗的过程中或诊治结束后的一段时间内，若出现颈、胸、腰、骶背部疼痛加重，压痛、叩击痛，活动障碍，有神经损害的体征，依靠脊柱X线片、CT、MRI、骨显像、PET/CT等影像学检查，发现脊柱有破坏处，可证实肺癌脊柱转移的具体部位、病变范围等（图11－11－1、图11－11－2）。必要时还应在X线或CT引导下进行骨穿活检或切开活检，以明确转移性肿瘤的病理学诊断。全身骨显像所发现的“热区”中，10%～20%为假阳性，故全身骨显像只能作为全身骨转移的筛查手段，通常对全身骨显像阳性的部位再行X线、CT或MRI检查进一步证实。

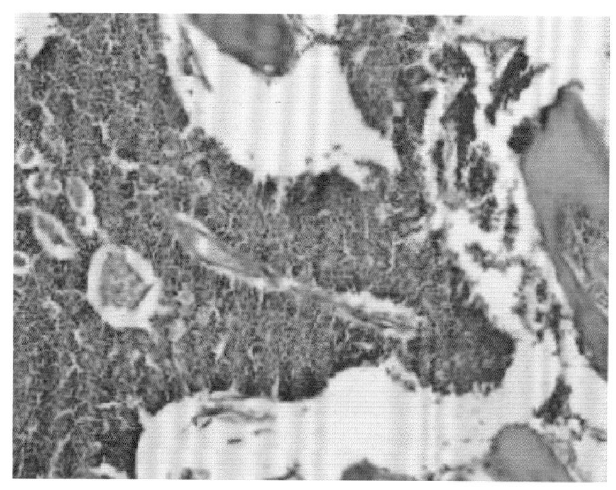

图11－11－1　肺的神经内分泌癌转移至椎骨（HE×100）

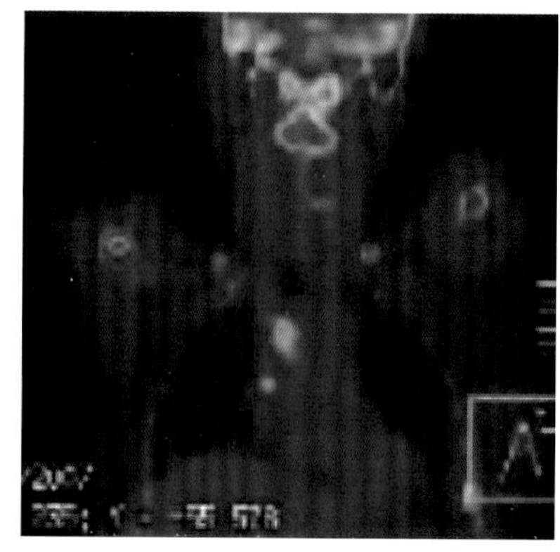

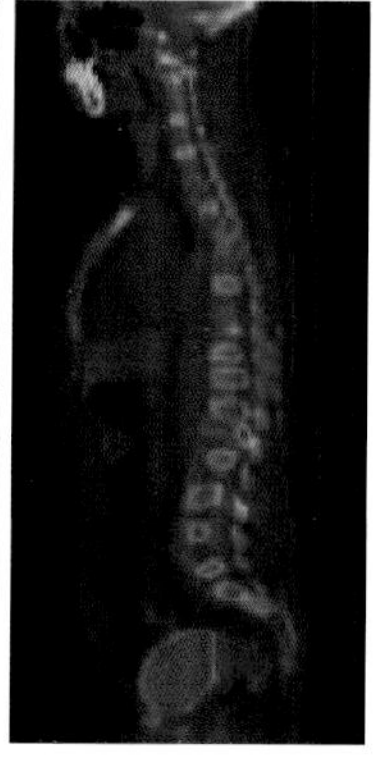

图11－11－2　女性，65岁，PET/CT显示肺癌脊柱多发转移

（二）有效治疗

肺癌脊柱转移的治疗目标：①积极处理原发肺癌；②解除肿瘤或骨折块对脊髓神经的压迫，维持或改善脊髓神经功能；③保持或重建脊柱稳定性、缓解疼痛、维持或改善患者生活质量；④尽可能切除转移灶，去除病灶、缓解疼痛，延长生存期。

1. 手术治疗

（1）肿瘤切除术：肺癌单发局限性的脊柱转移灶，可采取整体切除术辅以术后放、化疗，具有较好的疗效。如病变位于椎体，可采取前方入路肿瘤椎体切除并应切除受累的椎旁组织，椎间钛网与椎体前方入路钢板螺钉内固定，也可行前方入路椎体肿瘤切除。肺癌多发转移，对引起脊髓神经受压、脊柱不稳的主要病灶，若条件允许，也可行后方入路姑息性手术切除、脊髓减压和椎弓根螺钉内固定（图11－11－3、图11－11－4）。

（2）微创手术：PVP主要适用于肺癌转移致椎体溶骨性破坏或椎体病理性压缩骨折，椎体后缘骨皮质完整者。PKP对于椎体严重压缩（超过1/2～2/3）更显示其优越性。PVP绝对禁忌证为椎体感染、无法纠正的凝血和出血倾向以及椎体肿瘤导致截瘫的患者。

（3）彻底性手术：对于全脊椎切除治疗脊柱转移性肿瘤仍存在不同的学术观点与方式，我们赞同多数学者的观点，认为它适用于以下几种情况。①单发腰椎孤立性转移性肿瘤；②原发灶已得到有效控制；③转移性肿瘤未扩散或侵袭邻近器官，没有与腔静脉或主动脉粘连；④全身情况尚好，不伴有手术禁忌证者（3个以上椎体累及应视为禁忌证）。整体适用于 Tomita 评分 2～4 分，Tokuhashi 评分 10～14 分，Tomita 分Ⅱ～Ⅴ型的患者。手术适应证：无器官转移和其他骨转移的单发脊柱转移（Tomita 评分 5 分）或单发病灶累及连续 2～3 个脊椎（Tomita 评分 6 分）的患者。其平均生存期达 46.3 个月，且随访期内局部无肿瘤复发。

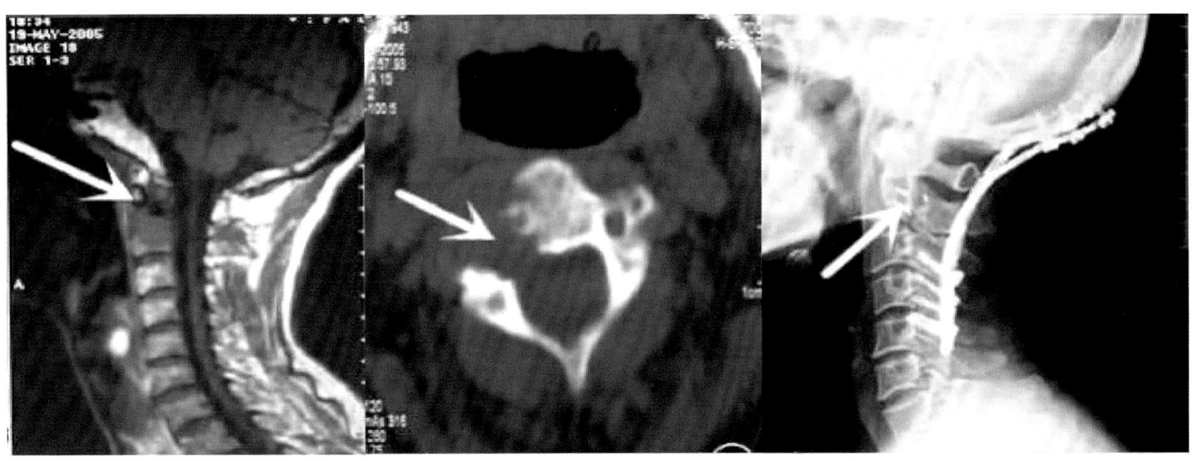

图 11-11-3 女性，59 岁，肺癌 C_2 转移，后方入路枕颈固定（箭头所示）

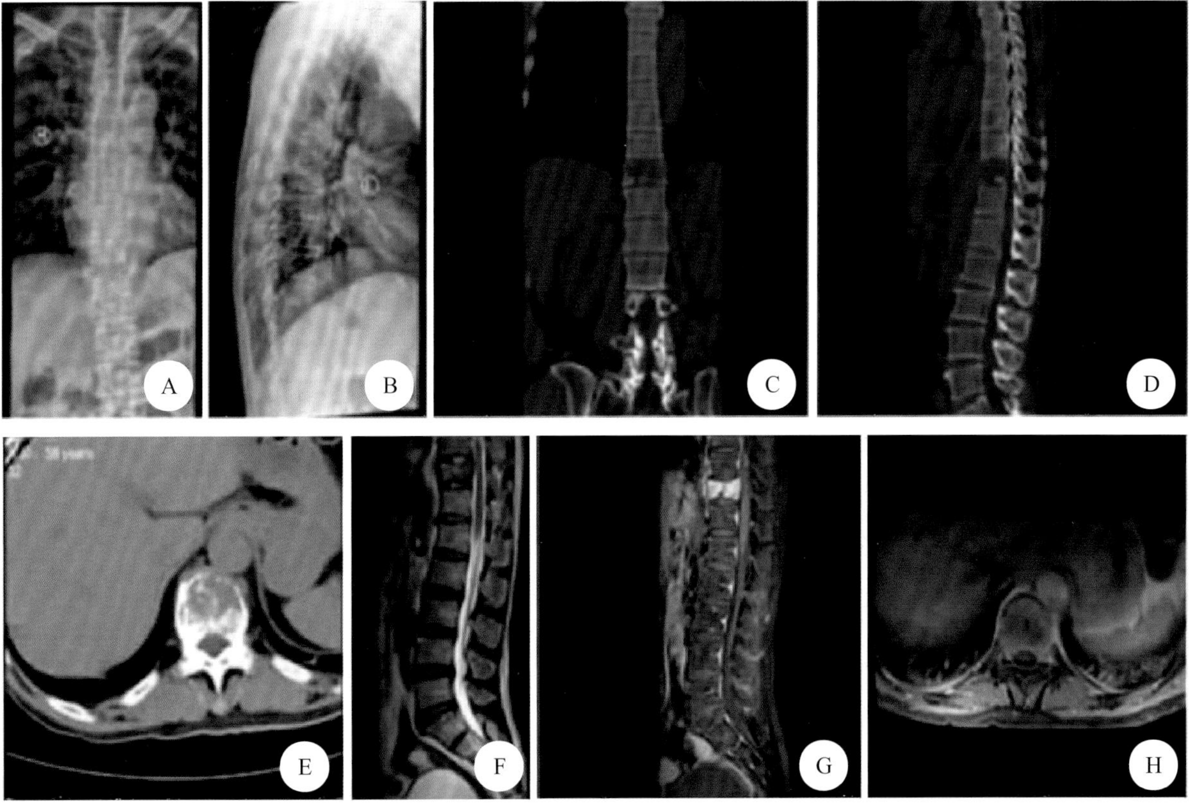

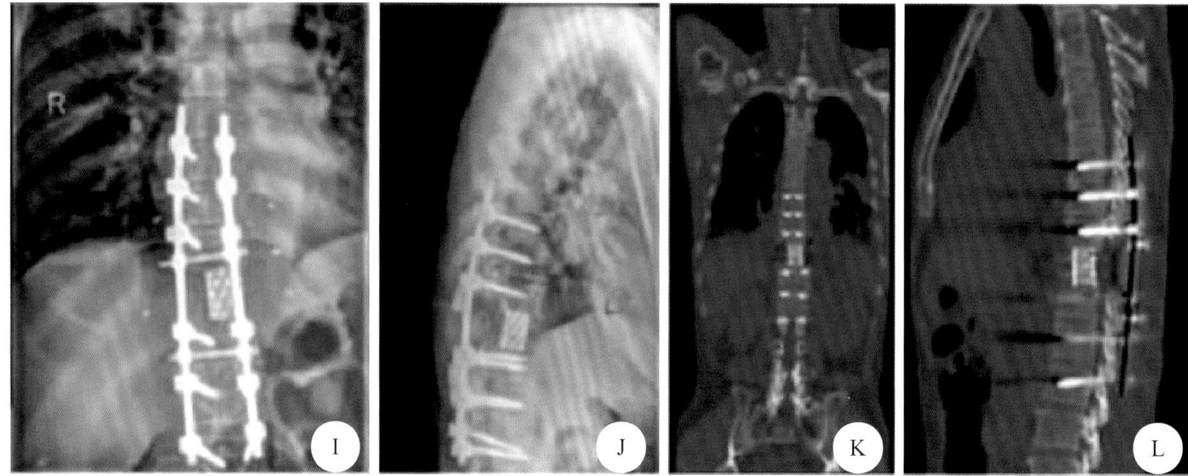

图 11－11－4 男性，58 岁，T_{11} 肺癌转移病理性骨折，行 T_{11} 全脊椎切除、同种异体骨钛笼植骨融合内固定术

A、B. 术前 X 线片；C～E. 术前 CT；F～H. 术前 MRI 显示肿瘤破坏 T_{11}，对应节段脊髓受压；I、J. 术后 X 线片显示同种异体骨钛笼及内固定位置良好；K、L. 术后 3 个月 CT 显示内固定无松动断裂，同种异体骨钛笼无松动、无明显沉降

2. 放疗 小细胞肺癌对放疗非常敏感，非小细胞肺癌对放疗相对不敏感。姑息性放疗的体外照射需要根据病史、体检、骨影像学及三维成像所得的资料确定放射野。常用剂量及分割方法有三种方案：300cGy/次，共 10 次；400cGy/次，共 5 次；800cGy/次，单次照射。体外照射局部放疗，70%患者的镇痛疗效维持>3 个月或者死亡。脊柱转移疼痛症状大多数在放疗 10～14d 后开始缓解，放疗在脊柱转移性肿瘤的姑息性治疗中仍占有重要的地位。放射性核素内照射治疗缓解脊柱疼痛的总有效率为 51%～92%，缓解疼痛持续作用时间 1～6 个月，^{89}Sr 是临床最常用的放射性核素，但骨髓抑制发生率相对较高，禁用于硬膜外的病变和骨髓抑制的患者，慎用于脊柱明显破坏和有明显的病理性骨折风险的患者。

3. 化疗 小细胞肺癌对化疗较为敏感。全身化疗能延长肺癌患者的生存期。单药治疗中异环磷酰胺、长春新碱、顺铂和丝裂霉素 C 是最有效的药物。小细胞肺癌常用 CAO、COMVP、MFP 和 CAMP 等化疗方案。非小细胞肺癌常用 CAP、MFP、CAMB 和 PE 等化疗方案。紫杉醇（泰素）、异长春新碱在临床应用中也显示出了较好的疗效。

4. 双膦酸盐治疗 双膦酸盐最主要的抗肿瘤转移机制是导致破骨细胞和肿瘤细胞的凋亡。一旦确诊肺癌脊柱转移就应考虑用双膦酸盐，即使肿瘤病情进展，双膦酸盐仍然可以作为治疗的基础用药，患者发生高血钙时双膦酸盐更为重要，建议长期服用，直到患者不能耐受，一般不少于 6 个月。常用双膦酸盐的用量和用法：第一代为氯屈膦酸盐，口服起始剂量为 1600mg/d，如临床需要剂量可增加，但不宜超过 3200mg/d；第二代为帕米膦酸盐，90mg，静脉滴注>2h，每 3～4 周重复；第三代为唑来膦酸盐，4mg，静脉滴注>15min，每 3～4 周重复。双膦酸盐不能代替抗癌治疗，可以和化疗、放疗、手术治疗、内分泌治疗、镇痛药等联合运用。

5. 靶向治疗 随着对肿瘤生物学认识的加深，针对细胞受体、基因、调控分子等信号传导为靶点的治疗正逐渐被医学界所重视，靶向治疗药物就其特点而言是选择性地作用于肿瘤细胞的一些与其发生、发展有关的特殊结构，达到抑制肿瘤及血管的生长，并使肿瘤凋亡增加的目的，故其不良反应小、耐受性良好。近年来，很多靶向治疗药物应用于非小细胞肺癌进展期患者并证实有效，其中尤以表皮生长因子受体的小分子酪氨酸激酶抑制剂（厄洛替尼和吉非替尼）最为成功。研究认为术后联合运用靶向治疗对延长患者生存期具有重要意义，随着分子水平肺癌亚型的不断细化，对于靶向治疗敏感的肺癌亚型患者生存期会有明显延长。

目前，用于非小细胞肺癌治疗的单克隆抗体主要包括两大类：抗表皮生长因子受体的单抗

(EGFR-Ab)及抗血管内皮生长因子受体的单抗(VEGFR-Ab),代表性的药物分别为西妥昔单抗(Cetuximab,C225)和贝伐单抗(Bevacizumab,Avastin)。

二、乳腺癌脊柱转移

乳腺癌是影响女性健康的首要恶性肿瘤。骨骼是乳腺癌最常见的远处转移部位,占所有转移性乳腺癌患者的60%~75%。研究发现激素受体阳性型乳腺癌更易发生骨转移。乳腺癌骨转移是乳腺癌发展的特殊阶段,治疗方案的选择存在一定困难。

(一)准确诊断

典型的乳腺癌脊柱转移诊断并不困难,在确诊了乳腺癌为其原发灶后,主要依靠脊柱X线、CT、MRI、骨显像、PET/CT等影像学检查(图11-11-5)来证实乳腺癌脊柱转移的具体部位、病变范围等。必要时还应在X线或CT引导下进行骨穿活检或切开活检,以明确病理学诊断(图11-11-6)。CA153是最先发现于乳腺癌细胞中的一种糖蛋白抗原,并由肿瘤细胞释放于血液循环中,对乳腺癌术后复发、转移尤其是骨等器官的转移具有较高的临床价值,有报道其对乳腺癌骨转移的阳性检出率为79%。组织多肽特异抗原(Tissue polypeptide specific antigen,TPS)是检出转移性乳腺癌最为灵敏的标志物,尤其是骨转移的患者。远处淋巴结转移的乳腺癌患者TPS水平最高。TPS灵敏度显著高于CA153及癌胚抗原(Carcinoembryonic antigen,CEA),CA153特异度显著高于TPS及组织多肽抗原(Tissue polypeptide antigen,TPA),TPS与CA153两者联合检测灵敏度、特异度互补,有效性显著提高,TPS与CA153联合是监测转移性乳腺癌的最佳组合。另外可有红细胞沉降率增快,血清碱性磷酸酶的升高,血清磷、钙及尿钙的升高。一旦脊柱转移性肿瘤确诊,还应尽早进行骨骼之外的系统检查。在老年妇女要注意与老年退变性疾病和骨质疏松症,尤其是骨质疏松性椎体压缩骨折相鉴别。

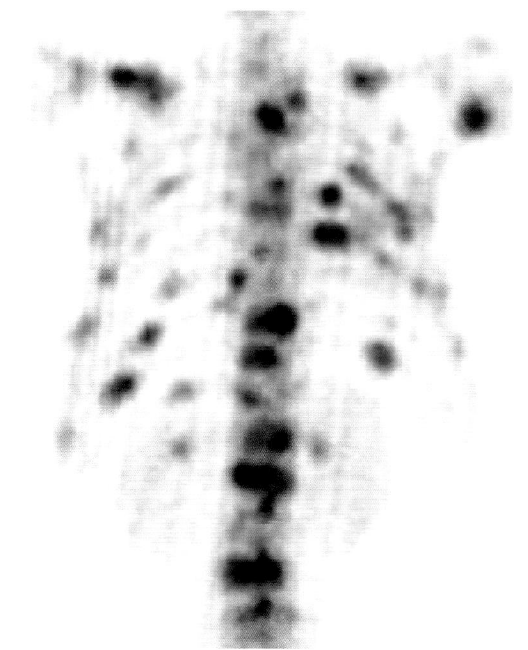

图11-11-5 骨显像显示乳腺癌脊柱、肩胛骨和肋骨有广泛性骨转移

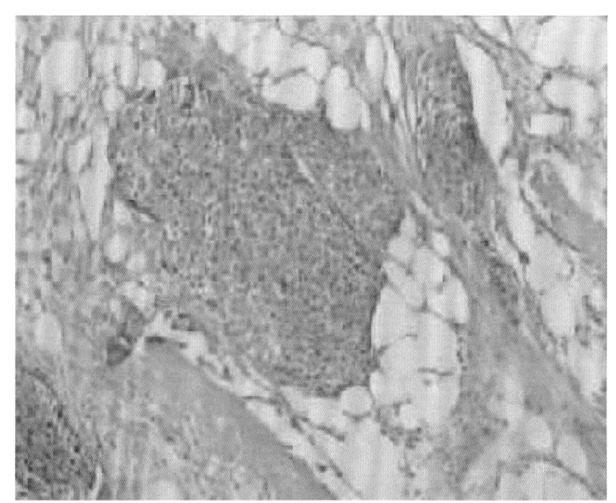

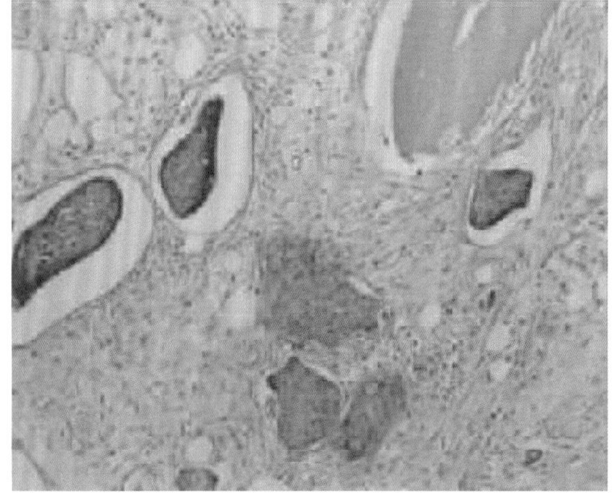

图11-11-6 乳腺浸润性导管癌转移至椎体(HE×100)

（二）有效治疗

在进行转移性肿瘤治疗前应先确认乳腺癌原发灶是否去除，对已切除者，注意有无复发或其他部位的转移。

1. 手术治疗 手术治疗能够在最大程度上缓解肿瘤对周围神经血管的压迫症状，减轻癌痛，恢复肢体结构和运动系统功能。虽然对于全身疾病来讲，乳腺癌脊柱转移的手术往往是姑息性的，但很多情况下，如不对转移灶进行适当的外科干预，患者生活质量将受到明显影响。手术治疗的核心在于一方面对具有潜在病理性骨折发生风险病灶的手术时机和手术方式进行准确判断，争取在骨折或截瘫前进行处理，使患者免受不必要的痛苦。同时恢复骨的机械结构和功能，提高生活质量。另一方面，手术可获得转移灶的组织学诊断，便于疾病的进一步综合治疗。

手术治疗适用于单发转移、椎骨破坏塌陷较重致病理性骨折，造成脊柱不稳定、脊髓或神经根受压，肿瘤仅累及1～2个相邻椎体（WBB分期4～8区或5～9区）者，可经前方入路肿瘤椎体切除椎管减压，人工椎体、钛网或钢板螺钉内固定，骨水泥填塞（图11－11－7）；若肿瘤累及2个以上的节段、拟行姑息性手术者，或肿瘤只破坏后侧椎弓（WBB分期10～3区）者，行后方入路肿瘤椎弓切除、椎管减压、椎弓根螺钉内固定；若肿瘤仅同时破坏1～2个节段的大部分椎体和椎弓者，可先行后方入路手术，而后根据患者的全身情况，Ⅰ期或Ⅱ期行前方入路手术。乳腺癌的单发转移，手术治疗应力争行边缘整块切除。有脊髓神经压迫者，应行肿瘤脊椎切除减压与稳定性重建。若有全脊椎切除的手术适应证，应争取行全脊椎整块切除术（En bloc术）（图11－11－8）。乳腺癌多发转移，对引起脊髓神经受压和脊柱不稳的主要病灶可行姑息性手术切除、脊髓减压、稳定性重建。术中对次要病灶可同时行骨水泥椎体成形术。

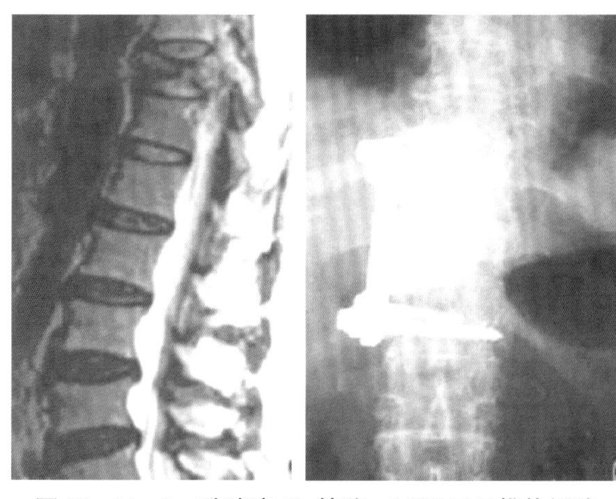

图11－11－7 乳腺癌 T_{11} 转移，MRI显示椎体塌陷破坏，X线片显示 T_{11} 肿瘤切除、骨水泥填塞和Z－plate接骨板内固定

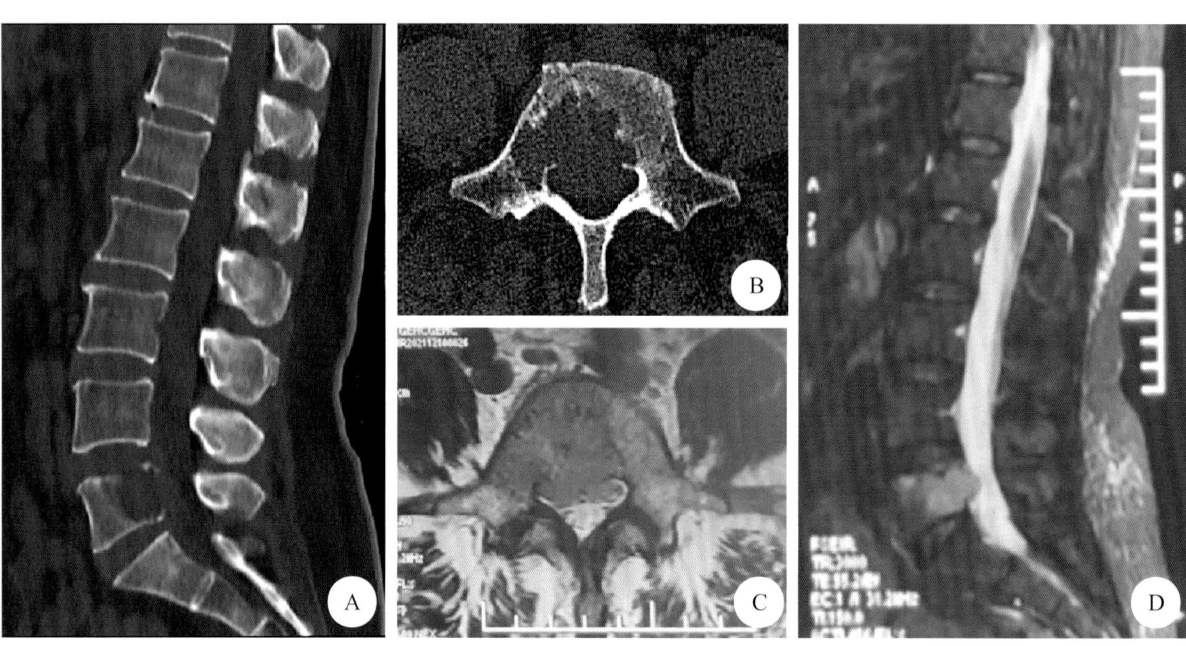

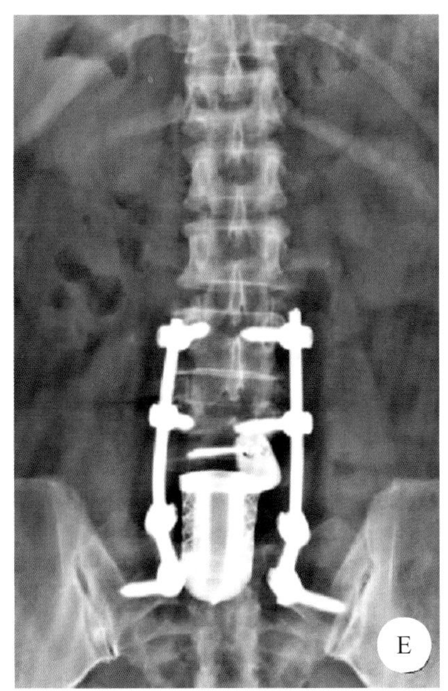

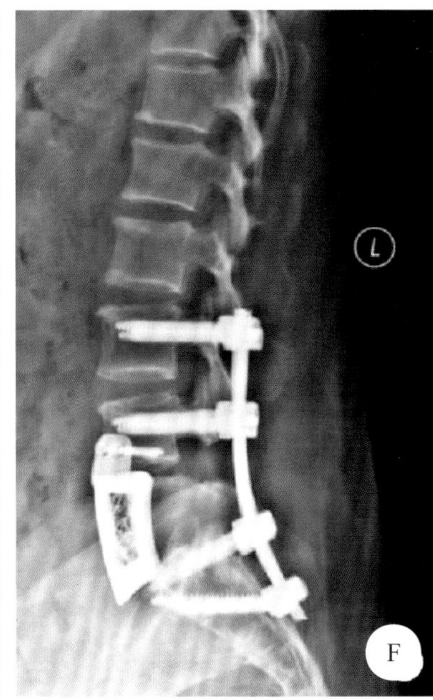

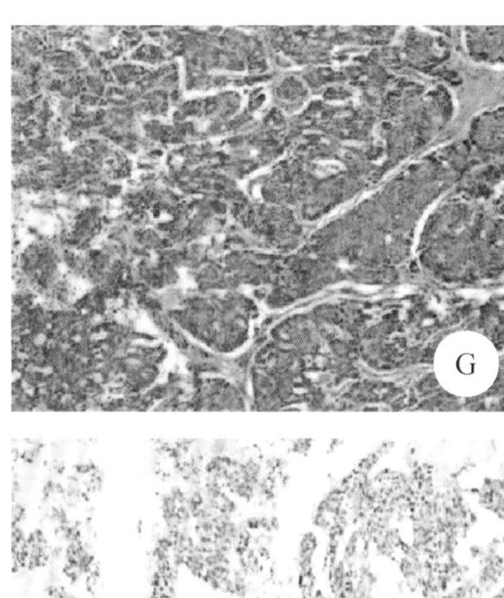

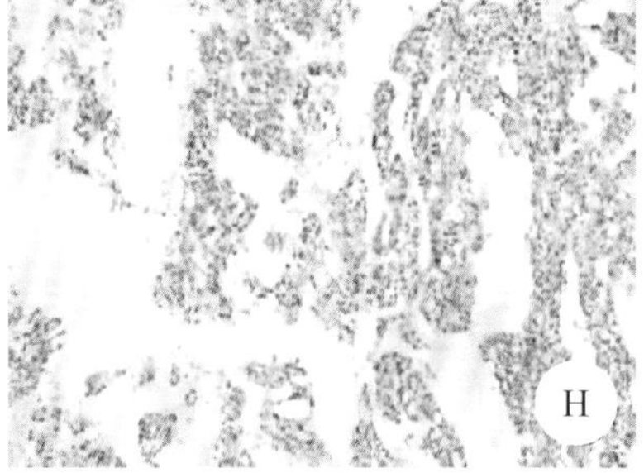

图 11－11－8　女性，52 岁，乳腺癌术后 3 年 L_5 转移，行 L_5 全脊椎切除、3D 打印椎体重建、椎弓根螺钉内固定术

A、B. 术前 CT；C、D. 术前 MRI；E、F. 术后 DR；G、H. 术后病理

2. 激素治疗　雌激素受体（Estrogen receptor，ER）阳性乳腺癌脊柱转移以激素治疗为首选。他莫昔芬作为选择性雌激素受体调节剂可竞争性结合雌激素受体，从而达到阻断雌激素信号的目的。他莫昔芬已经应用于临床数十年，至今仍然是 ER 阳性乳腺癌患者的首选药物。继他莫昔芬之后，黄体酮同样被证实可以有效控制转移性乳腺癌，有报道 18 例骨转移患者接受甲羟孕酮治疗后 9 例有效。有报道甲羟孕酮有效率为 40%，优于他莫昔芬的 23%。有报道甲羟孕酮治疗乳腺癌脊柱转移的有效率为 33%，同样优于他莫昔芬的 13%。芳香化酶抑制剂通过抑制芳香化酶从而阻断雌激素合成的最后步骤，它可有效控制卵巢外雌激素的合成。目前，第三代芳香化酶抑制剂已经取代他莫昔芬成为 ER 阳性的绝经后患者的一线激素治疗药物。

黄体酮作为二线药物多年来应用于他莫昔芬治疗后复发的患者。Smith 等人曾报道 192 例乳腺癌骨转移接受黄体酮后 40 例有效。乳腺癌脊柱转移一线激素治疗（尤其是他莫昔芬）失败后，应用第一代芳香化酶抑制剂作为挽救方案的临床试验研究已有所报道，Lipton 和 Smith 等分别报道安鲁米特治疗乳腺癌脊柱转移的疗效优于他莫昔芬。新一代芳香化酶抑制剂作为二线药物已经应用于他莫昔芬治疗失败的患者，Thurlimann 等报道，在治疗骨转移方面，阿那曲唑和法曲唑的疗效优于甲羟孕酮。

氟维司群作为新型雌激素受体阻滞剂，逐渐成为转移性乳腺癌的三线治疗方案，对于曾接受芳香化酶抑制剂和他莫昔芬的 ER 阳性患者，氟维司群通过下调 ER 和封闭信号传导通路达到治疗效果。临床试验显示，在 693 例 ER 阳性的绝经后进展期患者中，氟维司群药效和耐受性与非甾体芳香化酶抑制剂依西美坦类似。

ER 表达情况与激素治疗的疗效有直接关系，不加选择地对乳腺癌患者施行激素治疗，有效率为 30%左右；ER 阳性者，有效率为 60%；ER 和 PR 均阳性者，有效率可达 65%～75%；ER 阴性者，仅约 10%有效。ER 水平越高，激素治疗效果越明显。对于绝经后和绝经前 ER 阳性和 PR 阳性者，激素治疗均有效，常用药物为他莫昔芬 10mg，2 次/天。其他激素药物如第二和第三代芳香化酶抑制剂已经应用于临床，取得较好的治疗。

乳腺癌患者出现骨转移后 24 个月内未见其他器官受累者称为乳腺癌单纯骨转移，研究显示这组患者对激素的治疗保持高度敏感性，80%以上的患者对他莫昔芬等一线激素治疗有效，对二线药物（甲羟孕酮、芳香化酶抑制剂、曲普瑞林及促性腺激素释放激素拮抗剂）的有效率高达44%～67%，而对三线药物的有效率仍在60%左右。乳腺癌单纯骨转移患者的预后明显优于其他乳腺癌患者，同时应用双膦酸盐可明显提高生活质量。

3. 化疗 适用于CEA增高，ER阴性者；重要器官有转移者；激素治疗无效或显效慢者。常用药物为表阿霉素、氟尿嘧啶、环磷酰胺等。常用CMF、CAF、MFO和ACMF等治疗方案。可同时或序贯使用蒽环类和紫杉类药物。多选用表阿霉素联合多西他赛新辅助化疗6个疗程。紫杉醇对乳腺癌具有较好的疗效，单药用于一线治疗有效率为26%～32%。

4. 放疗 放疗是乳腺癌脊柱转移姑息性治疗的有效方法。其目的是在患者有限的生存期内，预防或减轻因转移灶引起的症状和功能障碍，也可用于姑息性手术后快速进展病变的局部控制。同时，随着肿瘤药物发展，对于全身药物控制的患者，特别是骨转移患者，局部放疗可以进一步巩固全身效果、延长生存期。放疗的方案需要根据转移灶部位、邻近器官、疼痛程度以及是否再次治疗来决定照射总剂量和分次剂量。放疗的方法包括体外照射和放射性核素内照射。

5. 双膦酸盐治疗 双膦酸盐是治疗乳腺癌骨转移的有效药物，其有效成分为焦磷酸盐的稳定类似物，能阻止肿瘤转移引起的溶骨性病变、减少骨吸收、减轻骨痛及由骨转移所致的高钙血症等骨骼相关事件（Skeletal－related events，SREs）。对于乳腺癌脊柱转移患者，如果其预期生存期≥3个月，且血肌酐低于30mg/L，在给予化疗、激素治疗及抗Her2治疗等治疗的基础上，应尽早给予双膦酸盐治疗。随机临床试验证实，双膦酸盐的应用可明显降低骨痛、病理性骨折、高钙血症等骨相关事件的发生率，改善患者的生活质量。

6. 靶向治疗 人类表皮生长因子受体（Epidermal growth factor receptor，EGFR）是一类具有酪氨酸激酶活性的受体家族，其成员包括ErbB1/EGFR、ErbB2/Her2、ErbB3/Her3和ErbB4/Her4，在乳腺癌中均有表达。这些受体与特异配体结合后通过有丝分裂原活化蛋白激酶途径和磷脂酰肌醇激酶途径促进细胞的增殖。约有30%的乳腺癌患者存在Her2扩增或过表达，且其在乳腺癌的发生发展过程中扮演着重要角色，故成为一个主要的治疗靶点。

（1）曲妥珠单抗：重组DNA人源化单克隆抗体，其作用靶点是*Her2*基因调控细胞表面的P185糖蛋白。其在Her2过表达的乳腺癌患者的解救治疗、辅助治疗和新辅助化疗领域都扮演着重要角色。美国FDA于1998年批准其用于治疗Her2过表达的转移性乳腺癌。2004年欧盟批准其用于Her2阳性的转移性乳腺癌的一线治疗。文献报道Her2阳性乳腺癌患者新辅助化疗联合曲妥珠单抗后pCR率可提高7%～78%，曲妥珠单抗能明显提高新辅助化疗疗效。

（2）帕妥珠单抗：是一种新的Her2重组单克隆抗体，与Her2胞外受体结构域Ⅱ区结合，抑制二聚体形成，从而抑制之后的信号转导。与曲妥珠单抗不同，其既对Her2高表达的乳腺癌有效，也对Her2低表达的乳腺癌有效，有望成为抗Her2治疗的新选择。目前研究表明，*ErbB2*/*Her2*癌基因产物在多数乳腺癌中过度表达，群司珠单抗（重组人Her2单克隆抗体，HERCEPTIN）通过与Her2受体结合，具有抑制肿瘤生长的作用，在临床应用中取得较明显的疗效。

（3）拉帕替尼：是一种口服的表皮生长因子（ErbB1、ErbB2）酪氨酸激酶双重抑制剂。与曲妥珠单抗不同的是其可以进入细胞内，与酪氨酸激酶受体的胞内结构域结合，完全阻断其下游的信号转导。因其可以透过血－脑屏障，广泛应用于乳腺癌脑转移的治疗。2007年美国FDA核准其上市，联合卡培他滨用于治疗晚期转移性乳腺癌。

HKI－272和BIBW－2992是两种第2代EGFR和Her2/neu双重酪氨酸激酶抑制剂，通过与EGFR和Her2胞内的酪氨酸激酶结构域不可逆的共价结合来起到抑制信号转导的作用。HKI－272对实体瘤的效果和安全性已经在Ⅰ期临床试验中得到证实，尤其对于曲妥珠单抗、蒽环类及紫杉醇治疗失败并且免疫组织化学染色ErbB2表达呈2＋～3＋的乳腺癌患者有显著疗效。

三、前列腺癌脊柱转移

（一）准确诊断

前列腺癌脊柱转移的确诊：①增殖型，临床症状与前列腺增生相似。②隐蔽型，肿瘤小，不引起梗阻和临床症状。要体检或出现转移灶时才被发现。③潜伏型，仅在行组织病理学检查时发现。所以有很大一部分中老年前列腺癌患者可首先表现为脊柱转移，出现颈、胸、腰、背部疼痛，神经根和脊髓压迫症状。行影像学检查时发现脊柱转移，90％表现为成骨性，主要表现为骨外形无改变的背景上出现圆形或片状棉絮样密度增高影，逐渐融合成大片状，以致累及大部或整个椎骨，严重者呈大理石样。四周无软组织肿块形成。一部分前列腺癌脊柱转移在早期无明显症状，在脊柱形成可以查到的病灶后，才会逐渐产生颈、胸、腰、背部的间断性、静息性疼痛，逐渐加重变为持续性，夜间为甚，局部压痛、活动受限，脊柱X线、CT、MRI、骨显像、PET/CT等影像学检查可证实前列腺癌脊柱转移的具体部位，是单发病灶还是多发病灶，病变范围及脊髓受压情况。CT引导下穿刺活检或切开活检，均可证实转移性肿瘤的诊断。

（二）有效治疗

前列腺癌未处理者，应酌情治疗原发灶。前列腺癌已手术或已治疗者，要检查有无复发，处理复发瘤灶，有效控制前列腺癌。

1. 激素治疗　前列腺癌的生长高度依赖血液循环中的雄激素，特别是睾酮水平。转移性前列腺癌的标准方案为激素治疗，通过雄激素阻断包括手术去势（睾丸切除术）和药物去势（LHRH阻断及抗雄激素治疗），抑制体内雄激素对前列腺癌细胞的促生长作用。应用激素治疗可以有效控制前列腺癌脊柱转移患者的临床症状，然而绝大多数患者最终会进展成为激素非依赖型前列腺癌，5年生存率不足50％。目前主要采用以下方法。①全雄激素阻断疗法：双侧睾丸切除或促黄体生成激素释放激素类药物＋非甾体类抗雄激素药物，如氟他胺、比卡鲁胺（康士得）。此疗法可以最大限度地阻断雄激素对前列腺癌细胞的促生长作用，被认为是晚期前列腺癌最好的激素治疗方式。②间歇雄激素阻断疗法：雄激素间断抑制后，存活的肿瘤细胞通过补充雄激素进入正常的分化途径，从而恢复细胞的凋亡能力，并延迟激素非依赖型前列腺癌的进展过程。睾丸切除术近期疗效较为明显，部分能改善截瘫患者的脊髓压迫症状。

激素治疗常用药物为己烯雌酚，为雌激素类的代表药物，一般口服每日3～5mg，于7～21d后血睾酮可达去势水平，维持每日1～3mg。近年研究表明，睾丸切除术加非激素类抗雄激素药物可提高缓解率和延长生存期。前列腺癌对激素有明显的依赖性，所以激素治疗有效。80％晚期前列腺癌患者经激素治疗出现肿瘤缓解。前列腺癌经内分泌治疗后5％～10％达临床缓解，20％～35％可达到部分缓解。内分泌治疗过程中前列腺特异性抗原最低值和达到前列腺特异性抗原最低值的时间为转移性前列腺癌生存期的独立预后因素。

2. 双膦酸盐治疗　双膦酸盐能聚焦于骨重建活跃的部位，与骨矿物质结合，并牢固吸附于骨小梁表面，形成保护膜，阻止破骨细胞的形成，并能通过抑制H^+和Ca^{2+}移出细胞外及调节各种酶的活性来减少骨吸收。双膦酸盐可使血清中的钙离子浓度正常化，延缓骨转移所引起的骨痛和病理性骨折，对成骨性和溶骨性病变同样有效。另外，双膦酸盐还有抗肿瘤、促肿瘤细胞凋亡和抗增生作用。目前，双膦酸盐已经发展到第三代。第三代双膦酸盐具有环形侧链，代表药物为伊班膦酸钠和唑来膦酸钠，其抑制骨吸收的效果可达到第一代的100倍。由于其强大的抑制骨吸收的作用，可使骨相关事件的发生减少，能显著延缓前列腺癌患者的骨痛症状，对延缓前列腺癌脊柱转移患者并发症的发生疗效显著。

3. 手术治疗　对有手术适应证，特别是单发性脊柱转移、原发灶可控制、Tomita评分＜3分或预期生存期超过6个月、全身情况可耐受手术者宜行手术治疗：①若肿瘤仅累及1～2个相邻椎体（WBB分期4～8区或5～9区），可经前方入路肿瘤椎体切除椎管减压，人工椎体、钛网或钢板螺钉内固定，骨水泥填塞；②若肿瘤累及2个以上的节段、拟行姑息性手术，或肿瘤只破坏后侧椎弓（WBB分期10～3区），可行后方入路肿瘤椎弓切除、椎管减压、椎弓根螺钉内固定；③若肿瘤仅同时破坏1～2个节段的大部分椎体和椎弓，可先行后方入路手术，而后根据患者的全身情况，Ⅰ期或Ⅱ期行前方入路手术；④对于出现脊髓神经压迫和脊柱不稳的单发性的前列腺癌脊柱转移患者应力争行肿瘤的边缘或广泛切除、脊髓减压、稳定性重建术；⑤若为多发转移性肿瘤，对引起脊髓神经受压和脊柱不稳的主要病灶，也应姑息性手术切除、脊髓减压和稳定性重建，次要病灶可术中行开放性椎体成形术。

4. 放疗 前列腺癌椎骨转移所致疼痛一般经过激素治疗及双膦酸盐治疗后，大多数患者疼痛可以缓解。对于内分泌治疗无效并且疼痛逐渐加剧的患者可以考虑采用放疗。①局部外放疗：主要用于转移灶局限于一处或几处的前列腺癌患者，是缓解疼痛的首选治疗手段，总放射剂量为500～700cGy。②半身放疗：主要用于镇痛药无效，其他治疗如激素治疗、化疗、局部治疗也无效的多发性转移、疼痛剧烈的患者。③放射性核素内照射治疗：主要用于广泛性骨转移引起的、常规方法无法缓解的疼痛，临床上应用最多的放射性核素是^{89}Sr，其发射β射线，在骨转移灶内的生物半衰期＞50d，一般在药剂注射后7～20d治疗效果开始显现，缓解作用维持1～15个月。

5. 化疗 通常用于治疗去势抵抗性前列腺癌出现多处转移者，通常与放射性核素内照射治疗联合应用，可减轻症状、延长生存期。主要有以下方案：①多西他赛：75mg/m^2，第1天，每3周1次，静脉用药，加用泼尼松5mg，2次/日，口服1～21d，共10个周期。②米托蒽醌：12mg/m^2，第1天，每3周1次，静脉用药，加用泼尼松5mg，2次/日，口服1～21d，其可明显减轻骨痛。③卡巴他赛：25mg/m^2，第1天，每3周1次，静脉用药，加用泼尼松5mg，2次/日，口服1～21d。可作为多西他赛治疗失败后有效的二线药物。曾选用的联合化疗方案还有：①阿霉素20mg/m^2，每周1次；酮康唑400mg口服，每日3次，21d为1个周期，3周期为1个疗程。②雌二醇氮芥15mg/（m^2·d）口服，每日1次；VP－16 50mg/（m^2·d）口服，1～14d或21d，28d为1个周期，3个周期为1个疗程。③雌二醇氮芥140mg口服，每日3次；长春花碱6mg/m^{2}静脉滴注，第1、8、15、21天为1个周期，3个周期为1个疗程。④雌二醇氮芥600mg/（m^2·d）口服，每日1次；长春碱（VLB）4mg/m^{2}静脉滴注，第1、8、15、21天为1个周期，3个周期为1个疗程。⑤氟尿嘧啶900mg/m^2，1～5d静脉滴注，300mg/m^2，6～8d静脉滴注；顺铂30mg/m^2，6～8d静脉滴注，28d为1周期，3周期为1疗程。⑥环磷酰胺1.2～1.6g/m^2，静脉滴注，第1天；阿霉素40mg/m^{2}静脉滴注，第1天，21d为1个周期，3个周期为1个疗程。⑦顺铂50mg/m^{2}静脉滴注，第1天，环磷酰胺500mg/m^{2}静脉滴注，第1天；5－FU 500mg/m^{2}静脉滴注，第1天，21d为1个周期，3个周期为1个疗程。

6. 分子靶向治疗 雄激素非依赖性前列腺癌仍然是一种不可治愈性疾病，对放、化疗等各种治疗均不敏感，中位生存期仅18～20个月。随着肿瘤分子细胞生物学的发展，分子靶向治疗在诸多肿瘤的治疗中取得了突破性进展。①多靶点蛋白酶抑制剂：伊马替尼、索拉非尼、凡德他尼和拉帕替尼；②抗血管形成制剂：贝伐单抗、沙利度胺和阿曲生坦；③表皮生长因子受体：吉非替尼、厄洛替尼、西妥昔单抗和曲妥珠单抗；④德尼单抗是一种人源化的单克隆抗体，能有效缓解去势治疗所致的前列腺癌骨相关事件，已经于2010年被美国FDA批准用于预防实体肿瘤所致的骨相关事件。有研究显示德尼单抗可以显著延长前列腺癌患者无骨转移生存期4.2个月，并能延缓首次发生骨转移时间。

四、肾癌脊柱转移

（一）准确诊断

肾癌脊柱转移后常出现进行性加重的疼痛和脊髓压迫症状。脊柱X线、CT、MRI、骨显像、PET/CT等影像学检查可证实肾癌脊柱转移的具体部位，是单发病灶还是多发病灶及病变范围。肾癌脊柱转移在影像学上表现为溶骨性破坏，在CT上可见明显的溶骨性破坏（图11－11－9），在MRI上T1WI一般表现低信号，在T2WI上由于出血、坏死或炎症反应可表现为高信号或低混杂信号及脊髓受压（图11－11－9）。CT引导下穿刺活检或切开活检均可证实肾癌脊柱转移的诊断（图11－11－10）。

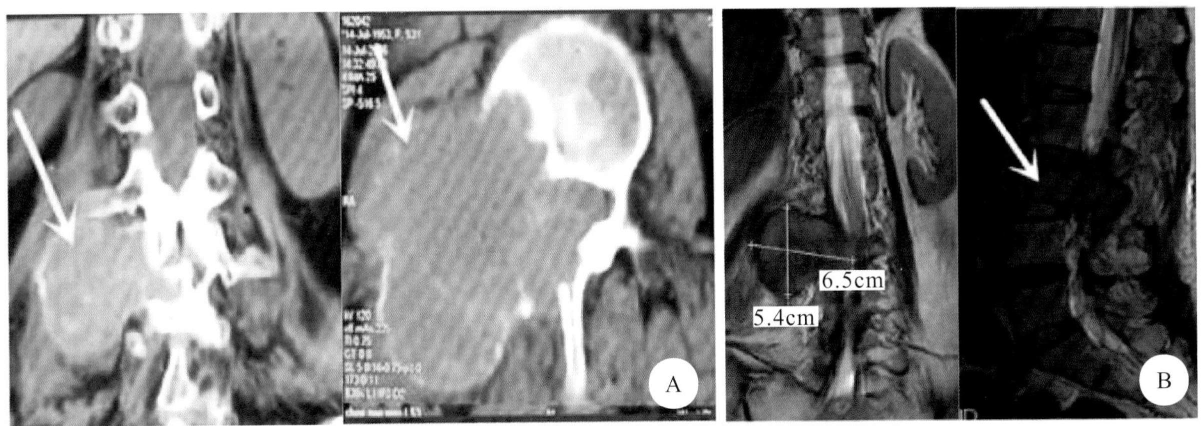

图11－11－9 女性，56岁，L_3转移性肿瘤伴不全马尾神经损伤，Tokuhashi修正评分12分。术后病理学检查结果为腺癌不能明确原发灶，L_3肾癌转移（箭头所示）

A. 术前CT显示椎骨破坏，Tomita分型Ⅴ型；B. 术前MRI显示L_3脊髓受压

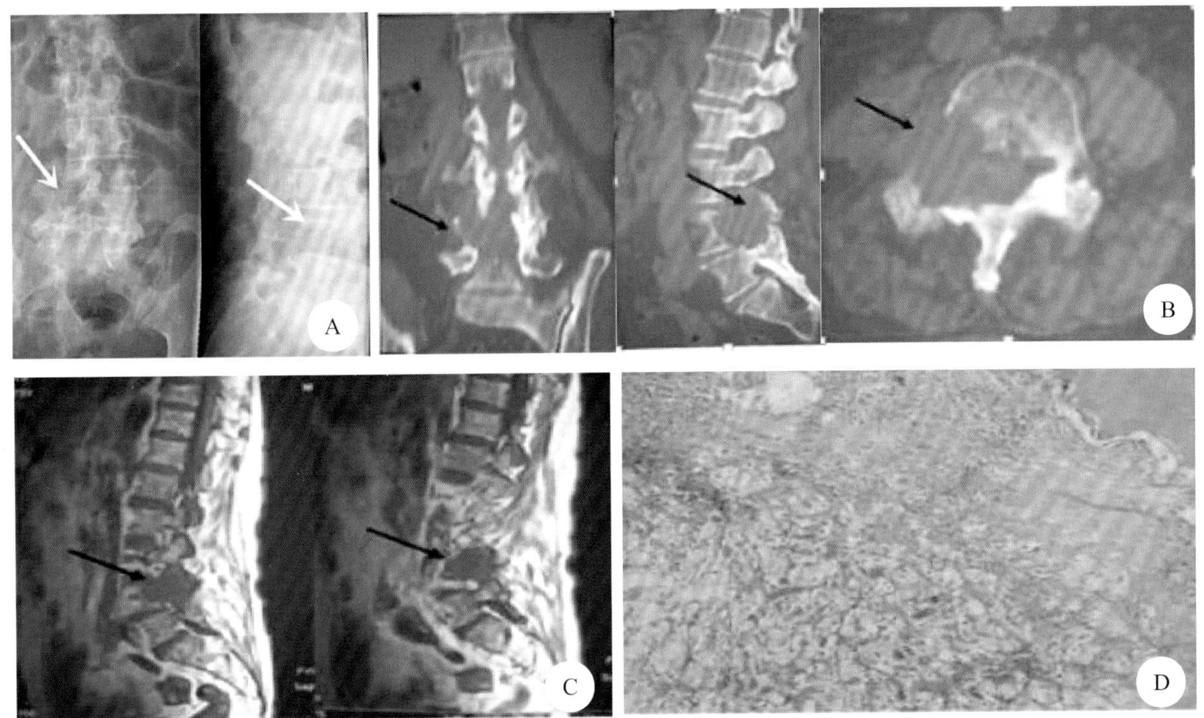

图11－11－10 男性，75岁，L_4肾癌转移伴不全马尾神经损伤，Tokuhashi修正评分12分。术后病理学检查结果为右肾透明细胞癌，L_4肾癌转移（箭头所示）

A. X线片显示L_4椎骨破坏；B. CT显示L_4椎骨破坏；C. MRI显示马尾受压；D. 术后病理学检查显示右肾透明细胞癌（HE×100）

（二）有效治疗

在治疗转移灶前应先积极处理原发灶。肾癌已切除者应检查有无复发，及时处理复发灶；若肾癌未治疗，应在切除转移灶的同时根治切除肿瘤肾，有效控制肾癌。

1．手术治疗（图11－11－11、图11－11－12）

（1）手术切除：对于肾癌单发局限性的脊柱转移灶，可选择边缘切除或广泛切除、脊髓神经减压、稳定性重建辅以术后放、化疗，具有较好的疗效。Robert 等报道 107 例肾癌脊柱转移患者，其中 79 例行手术治疗，前方入路手术 25 例，后方入路手术 36 例，手术后与转移相关的脊柱疼痛明显减缓，36 例患者神经功能障碍得到明显改善。大多数转移灶具有丰富的血运，可导致术中的大出血。一般情况下，术前行血管造影和栓塞治疗有助于减少术中出血。

（2）微创手术：对于多发的病灶，在条件允许的情况下也可以对引起脊髓神经受压的主要病灶进行手术切除，对次要病灶术中配合进行微创的椎体成形术。

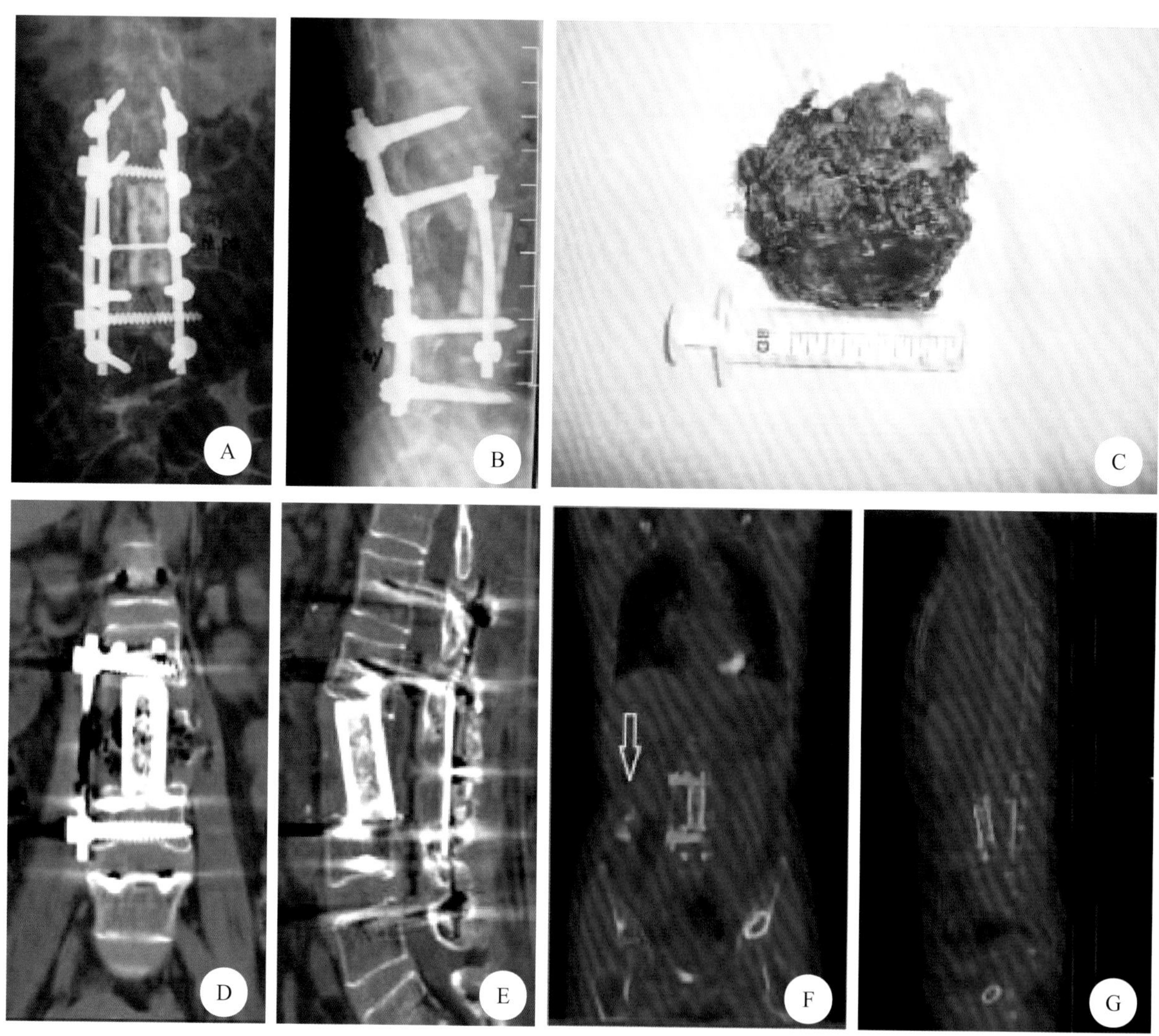

图 11－11－11　女性，56 岁，L_3 转移性肿瘤伴不全马尾神经损伤，Tokuhashi 修正评分 12 分。术后病理学检查结果为腺癌，不能明确原发灶。术后 27 个月随访行 PET/CT 检查发现原发灶在右肾，L_3 肾癌转移

A、B. 前后联合入路全脊椎肿瘤切除，人工椎体重建与内固定术后；C. L_3 肾癌转移肿瘤切除后标本；D～G. 术后 27 个月 CT、PET/CT 发现原发灶在右肾、L_3 肾癌转移

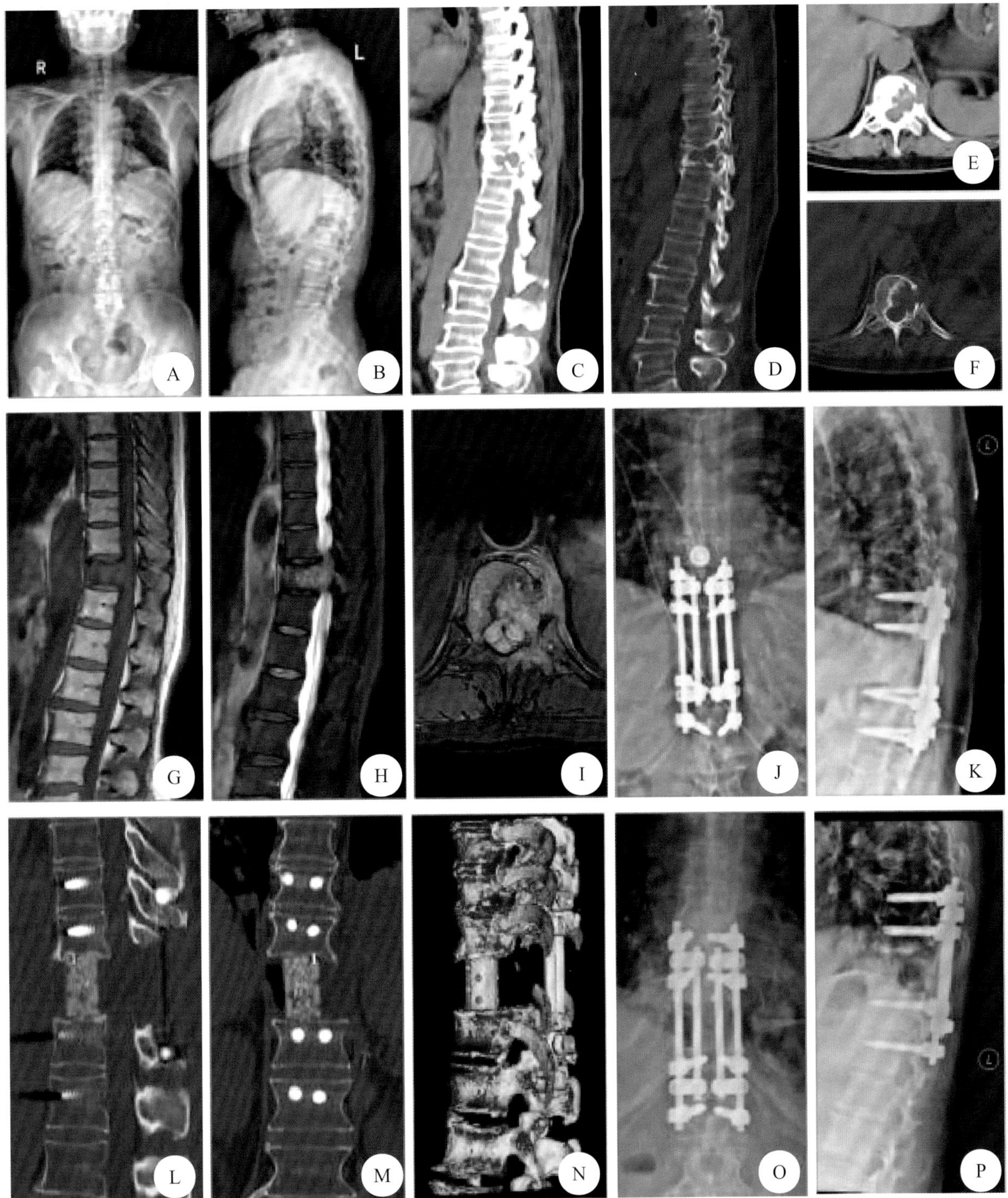

图 11－11－12　女性，62 岁，肾癌放、化疗 1 年后 T_{11} 转移，行 T_{11} 全脊椎切除，3D 打印假体重建，椎弓根螺钉内固定术，现已存活 2 年

A、B. 术前 X 线片；C～F. 术前 CT，T_{11} 转移，骨质破坏；G～I. 术前 MRI，T_{11} 肿瘤病变，压迫脊髓；J、K. 术后 X 线片，融合器及内固定位置良好；L～N. 术后 1 个月 CT，内固定稳定无松动、椎间植骨融合，肿瘤无复发；O、P. 术后 3 个月 X 线片，内固定稳定、无松动

2. 放疗　肾癌细胞对于放疗不敏感，目前尚无研究表明进行放疗对于延长患者的生存期有所帮助，但对肾癌脊柱转移进行一定剂量的放疗有助于缓解疼痛。

3. 化疗　肾癌细胞对于化疗不敏感，主要作为转移性非透明性细胞癌患者的一线治疗。目前临床研究中所使用的化疗药物临床缓解率均低于15％。多选用MVB（长春碱4mg/m^2静脉滴注、甲氨蝶呤500mg/m^2静脉滴注、博来霉素30mg静脉滴注，每周一次。四氢叶酸15毫克/次口服，首次每3h一次，然后每6h一次，共12次，每14d为一个疗程）和MVP（长春碱5mg/m^2静脉滴注、甲氨蝶呤500mg/m^2静脉滴注、培来霉素10mg/d静脉滴注。四氢叶酸15毫克/次口服，首次每3h一次，然后每6h一次，共12次，每14d为一个疗程）方案。研究表明，肾癌细胞含有*MDR*基因，能高表达P－170糖蛋白，可能与肾癌细胞对于多种化疗药物耐受有关。

4. 细胞因子治疗 白介素－2（IL－2）和α干扰素（IFN－α）是针对肾细胞癌转移的标准治疗方法。切除肾脏原发灶可提高IFN－α和/或IL－2治疗肾细胞癌转移的疗效，故对于初诊时有原发灶及单一孤立转移灶或在肾切除术后出现孤立转移灶的患者，应首先对原发灶及转移灶进行同时或分次手术切除。对原发灶有可能切除的多发转移灶患者，在全身药物治疗前应进行减瘤性肾切除。多项试验分析显示手术联合药物治疗的中位生存期较长。高剂量IL－2相比低剂量IL－2治疗有更高的缓解率，有一部分患者能达到完全缓解。但高剂量IL－2不良反应较明显，需对患者进行全面评估。1684例患者应用各种干扰素治疗，有效率为16％，平均缓解时间为6个月。其中α、β、γ 3种IFN有效率分别为16％、10％及9％。

5. 分子靶向治疗 现在酪氨酸激酶抑制剂的靶向药物已经逐渐用于一线和二线治疗。舒尼替尼、索拉非尼、西罗莫司、依维莫司和贝伐珠单抗联合IFN－α是美国FDA批准的5种靶向治疗药物。全身药物治疗前应进行风险度分级，风险因子和影响生存期的不良因子包括：血液LDH水平＞正常水平上限的1.5倍、高血钙（校正血钙水平＞2.5mmol/L）、贫血、从初步诊断到需要接受全身治疗的时间间隔小于1年，以及一般情况较差。无上述风险因素者预后好，有1～2项风险因素者预后中等，风险因素≥3项者预后差。舒尼替尼的Ⅱ期临床试验治疗的总有效率高达40％，明显高于先前标准的肾癌治疗方案（包括使用IFN－α和IL－2），后者的有效率为10％～20％。

在靶向药物单药用于治疗肾细胞癌转移后，一些研究尝试将靶向药物联合使用或与细胞因子联合，以期提高临床有效率。如索拉非尼和舒尼替尼的序贯治疗，依维莫司联合贝伐单抗、舒尼替尼联合贝伐单抗、贝伐单抗联合厄洛替尼、索拉非尼联合贝伐单抗，贝伐单抗、厄洛替尼和伊马替尼的三药联合治疗，贝伐单抗联合IFN－α、索拉非尼联合IFN－α、替西罗莫司联合IFN－α。

6. 双膦酸盐治疗 双膦酸盐治疗高钙血症可缓解骨痛，有效预防或延缓肾癌脊柱转移引起的相关事件。双膦酸盐的安全性良好，不良反应发生率低，可以长期服用。唑来膦酸钠的疗效优于帕米膦酸二钠。

五、甲状腺癌脊柱转移

（一）准确诊断

在甲状腺癌诊断和治疗的过程中或诊治结束后的一段时间内，若患者出现颈、胸、腰、背部疼痛逐渐加重、局部压痛、活动受限，甚至有神经根和脊髓压迫症状时，应及时进行脊柱X线、CT、MRI、骨显像、PET/CT等影像学检查，以确定病变的具体部位、是单发病灶还是多发病灶、病变范围以及脊髓受压程度。CT引导下病椎穿刺活检或手术切除肿瘤送活体组织检查，均可证实甲状腺癌脊柱转移。若患者是以转移性肿瘤就诊，此时再查找原发性肿瘤的证据。

（二）有效治疗

积极处理原发灶，若甲状腺癌曾手术治疗，现应检查有无复发，对复发者要处理复发灶；若甲状腺癌未处理，应在处理脊柱转移的同时与普外科和肿瘤科协同处理原发灶。

1. 手术治疗 手术治疗适用于：①椎骨破坏塌陷较重致病理性骨折，造成脊柱不稳定者；②脊髓或神经根受压者；③肿瘤对放疗不敏感者。

手术方式：①若甲状腺癌单发转移，仅累及1～2个相邻椎体（WBB分期4～8区或5～9区），可经前方入路肿瘤椎体切除椎管减压，人工椎体、钛网或钢板螺钉内固定，骨水泥填塞。②若肿瘤累及 2 个以上的节段，拟行姑息性手术者，或肿瘤只破坏后方椎弓（WBB 分期 10 ~3 区），行后方入路肿瘤椎弓切除、椎管减压、椎弓根螺钉内固定。③若肿瘤仅同时破坏 1~2 个节段的大部分椎体和椎弓，可先行后方入路手术，而后根据患者的全身情况，Ⅰ期或Ⅱ期行前方入路手术。④甲状腺癌的单发转移，手术治疗应尽可能行边缘整块切除。有脊髓神经压迫者，应行肿瘤脊椎切除减压与稳定性重建。若有全脊椎切除的手术适应证，也可行全脊椎切除术，全脊椎整块切除术可有效减少局部复发。⑤甲状腺癌多发转移，对引起脊髓神经受压和脊柱不稳的主要瘤灶可行姑息性手术切除，脊髓减压，稳定性重建。术中对次要病灶可同时行骨水泥椎体成形术。

甲状腺癌脊柱转移患者术中出血量较大，大大降低了患者的手术安全性，同时也不利于术中彻底切除转移灶，进而增加围手术期并发症、远期并发症发生的风险。为了减少术中出血，目前较为常用的有术前肿瘤血管栓塞、术中腹主动脉球囊临时阻断或暂时阻断供血大血管等（图 11－11－13 ）。

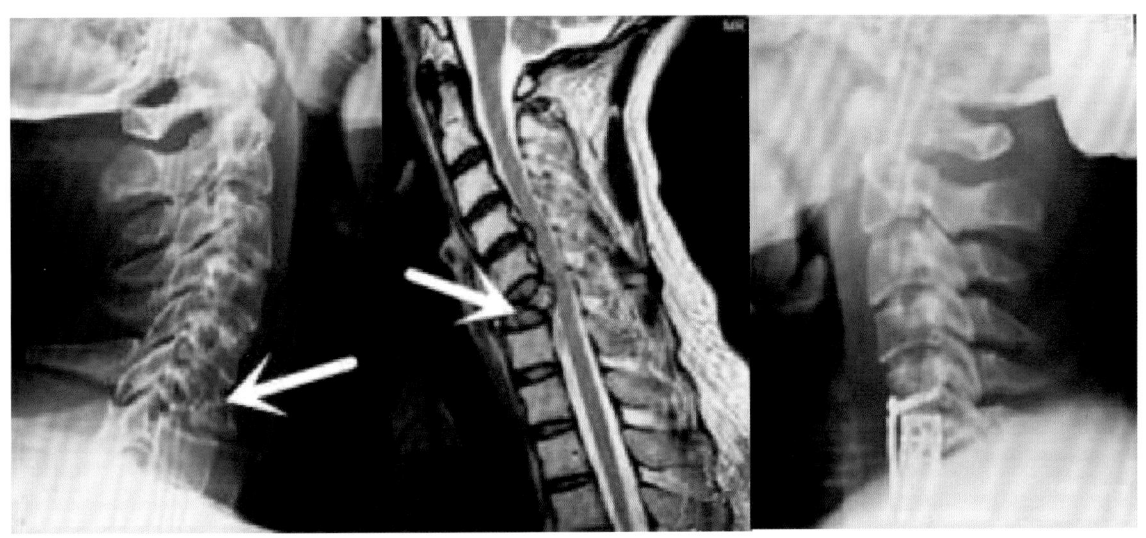

图 11－11－13　男性，49 岁，甲状腺癌 C_6 转移（箭头所示），椎体切除前方入路钛钢板及钛网固定

2. 冷冻疗法结合手术治疗　通过注射液氮进入肿瘤组织从而杀死肿瘤细胞。术中将切下的椎弓和椎体放入液氮中冷冻灭活，再被当作自体骨移植用于脊柱重建。此方法不但能提供局部肿瘤的根治切除，还可提升患者的 IL－12 水平，提高机体的抗肿瘤免疫性，从而有效延长生存期。

3. 放射性核素治疗　甲状腺细胞捕捉放射性碘的能力是^{131}I 治疗的基础。^{131}I 进入转移灶后可逐步释放 β 射线、破坏肿瘤细胞。^{131}I 治疗已被证实是甲状腺癌的有效治疗手段，在甲状腺癌椎骨转移患者中，该治疗方式也被证实为预后良好因素。年轻分化型甲状腺癌转移患者转移灶吸碘能力强，^{131}I 治疗所需剂量较低，预后较好，甚至有可能治愈，转移灶吸碘能力是影响患者预后的主要因素。^{131}I 治疗常需辅助用药，增加转移灶对^{131}I 摄取的能力，延长滞留时间和提高疗效。常用辅助药包括重组人类促甲状腺激素、维 A 酸和碳酸锂等。对于甲状腺癌椎骨转移患者，如术前曾接受过^{131}I 治疗，对其椎骨转移灶的手术治疗常能收到更好的疗效；如术前未接受^{131}I 治疗，术后应建议患者择期行^{131}I 治疗，以持续改善患者的生活质量，并进一步对肿瘤进行全身控制，以期达到延长患者生存期的目的。

对乳头状甲状腺癌、滤泡状甲状腺癌，术后应用^{131}I 治疗适合于 45 岁以上、多发性癌灶、局部侵袭性肿瘤及存在远处转移者，每次 15~30mCi，4~5d给药一次；转移灶少、全身状况较好者，可一次大剂量给药，75~150mCi，半年后根据需要考虑是否重复给药。

4. 体外放疗　适用于对于^{131}I 不敏感、手术不彻底、存在远处转移及老年的患者。主要用于未分化型甲状腺癌。从普通放疗已发展为调强放疗、近距离放疗和立体定向放疗等更为精确、强度更高的放疗。

5. 激素治疗 分化型甲状腺癌（Differentiated thyroid carcinoma，DTC）是最常见的内分泌系统恶性肿瘤，下丘脑分泌的促甲状腺激素（Thyroid stimulating hormone，TSH）在甲状腺癌的发生发展过程中发挥着重要作用。鉴于DTC对TSH的高度依赖性，通过服用甲状腺素片抑制TSH分泌仍然是DTC的终身治疗策略。DTC脊柱转移患者的治疗往往并非根治性而是姑息性的。一般情况下，患者在接受术后^{131}I治疗后即开始服用甲状腺素。甲状腺癌脊柱转移患者接受^{131}I治疗前应首先使用人重组TSH（rhTSH），以恢复肿瘤细胞的碘摄取。

进行甲状腺次切或全切除者应终身服用甲状腺素片，以预防甲状腺功能减退及抑制TSH。乳头状甲状腺癌和滤泡状甲状腺癌均有TSH受体，TSH通过其受体能影响甲状腺癌的生长。剂量以保持TSH低水平，但不引起甲亢为宜。可用干燥甲状腺片，每天80～120mg，也可用左甲状腺素，每天100μg，并定期测定血浆T_4和TSH，以此调整用药剂量。

6. 分子靶向治疗 德尼单抗是美国FDA新批准的一种人体单克隆抗体，可以抑制核因子κB受体活化因子配体，从而阻止破骨细胞对骨质的吸收。Fizazi报道DTC脊柱转移患者每4周使用120mg的德尼单抗能有效减少SREs，且效果优于同剂量的唑来膦酸钠。血管内皮细胞生长因子受体是一种有效控制血管再生和肿瘤生子的因子，适合于对^{131}I不敏感的患者。

7. 双膦酸盐治疗 双膦酸盐通过抑制DTC诱导的破骨细胞活动，有效地减少疼痛、脊髓压迫、病理性骨折和高钙血症等SREs的发生，其疗效以SREs的最初发生时间和次数为指标，适用于骨质疏松及恶性肿瘤溶骨性转移引起的高钙血症和骨痛。

六、胃癌脊柱转移

（一）准确诊断

若胃癌手术或非手术患者出现颈、胸、腰、背部疼痛逐渐加重、局部压痛、活动受限，甚至有神经根和脊髓压迫症状时，应及时进行脊柱X线、CT、MRI、骨显像、PET/CT等影像学检查，以确定病变的具体部位、是单发病灶还是多发病灶、病变范围及脊髓受压程度。CT引导下病椎穿刺活检或手术切除肿瘤时送活体组织检查，均可证实胃癌脊柱转移的病理学诊断。若少数患者是以脊柱转移性肿瘤就诊，此时应查找原发灶的证据。

（二）有效治疗

积极处理原发灶，若胃癌曾手术治疗，现应检查有无复发，对复发者要处理复发灶；若胃癌未处理，应及时行手术治疗。

1. 手术治疗 手术作为脊柱转移性肿瘤综合治疗措施之一，目的是切除肿瘤病灶；解除脊髓或神经根压迫，重建脊柱稳定；预防或治疗病理性骨折；缓解疼痛。应根据脊柱转移性肿瘤所在部位、危害性、患者一般情况以及是否合并其他重要脏器的转移等综合考虑，严格掌握手术指征，科学评估患者条件，制订合理的外科手术方案（图11－11－14）。

2. 化疗 对于胃癌多发脊柱转移可采用全身化疗，在进展期胃癌，化疗可以使患者生存期延长一倍以上，因此占有重要的地位。尽管胃癌的化疗方案层出不穷，但至今没有一个标准的一线化疗方案被大家广泛接受。常用的一线化疗方案有5－FU和顺铂组成的CF方案，或在此基础上加上阿霉素组成的ECF方案。该方案疗效切实，被广泛应用，但不良反应较大。如果以奥沙利铂和卡培他滨分别替代ECF方案中的顺铂和5－FU，组成EOX方案，不仅不良反应明显下降，疗效也明显增加，总的有效率达到48%，总的生存期达到了11.2个月。在CF方案的基础上加上多西他赛形成的DCF方案，临床疗效明显增加，中位生存期延长2个月以上，达到9.2个月，但不良反应也明显增加，其中Ⅲ～Ⅳ度的骨髓抑制达到82%，化疗后30d内死亡率高达10%。5－FU和伊立替康组成的IFL方案也显示了较好的安全性且疗效不次于CF方案，从而奠定了伊立替康在晚期胃癌中化疗的地位。在临床实际应用中，由于三药联合方案的不良反应较两药大，故临床上常用两药联合的方案，如5－FU和奥沙利铂组成的FOLFOX方案。

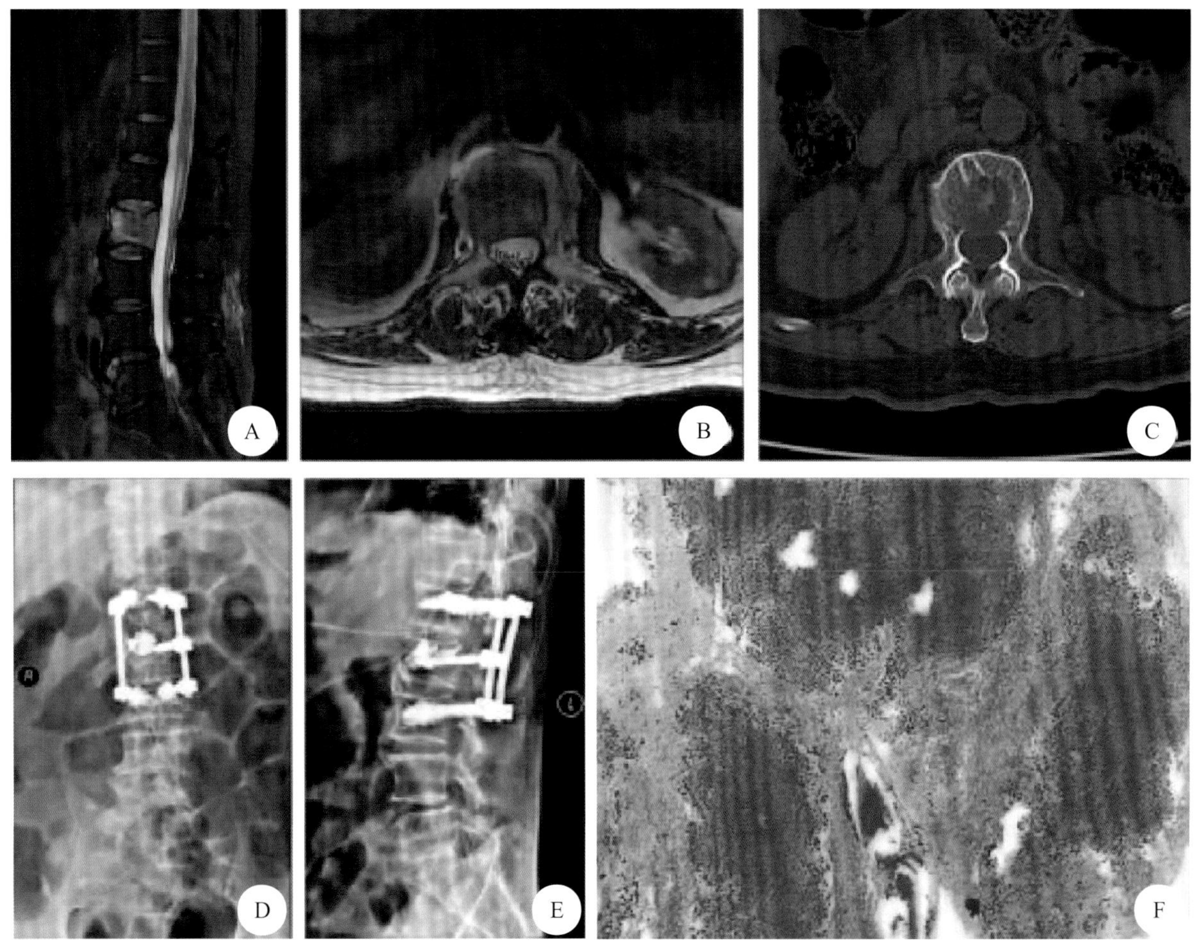

图 11-11-14 男性，83 岁，胃癌 L_2 转移，行微波消融、椎体强化与内固定术

A~C. 术前 MRI；D、E. 术后 DR 片；F. 术后病理

3. 放疗 局部放疗也是有效方法，80%~90%转移灶能得到明显改善。多项回顾性和随机性分组研究结果表明，在有疼痛症状的胃癌骨转移放疗中，单次大剂量照射可以获得与多次高剂量照射相同的疗效。

4. 靶向治疗 随着胃癌发生、发展和转移过程中分子生物学、分子病理学的研究深入发展，胃癌的靶向治疗研究有望突破胃癌治疗的瓶颈。目前的治疗策略主要包括新一代化疗方案联合靶向 EGFR 通路、靶向 VEGF 通路及靶向 mTOR 信号传导通路的药物等。Her2 为表皮生长因子受体 2，属于 EGFR 受体家族，Her2 高表达的患者应用曲妥珠单抗的总生存期可达 16.0 个月，而单纯化疗的总生存期仅为 11.8 个月。Her2 阳性患者常用 TCF 方案：曲妥珠单抗首次 8mg/kg 静脉滴注，以后 6mg/kg，第 1 天；顺铂 $80mg/m^2$ 静脉滴注，第 1 天；氟尿嘧啶 $800mg/(m^2 \cdot d)$ 持续静脉滴注，24h，第 1~5 天；或卡培他滨 $1g/m^2$ 口服，每天 2 次，第 1~14 天，每 21d 重复。近期有效率 47.3%，中位总生存期 13.8 个月。常见的不良反应是无症状的左心射血分数下降，但并不增加充血性心力衰竭等不良反应。

5. 核素治疗 以 ^{89}Sr 为代表的放射性核素治疗是近期应用于临床的保守治疗方式之一，适用于胃癌多发性脊柱骨转移伴有严重骨疼痛而不适宜手术或局部放疗者。

（宋柠壕 易寒 李宁涛 何伟 曹云 杨楠 张伟 曾建成 胡豇 胡云洲）

参考文献

[1] 崔云鹏，施学东，刘佳，等. 经皮椎弓根螺钉内固定联合可扩张管状牵开器下肿瘤切除治疗脊柱转移瘤的效果 [J]. 北京大学学报（医学版），2023，55 (3)：530-536.

[2] 郭卫. 乳腺癌骨转移临床诊疗专家共识 [J]. 中国肿瘤临床，2022，49（13）：660－668.

[3] 胡豇，刘仲前，万仑，等. 全脊椎切除不同术式治疗腰椎转移瘤比较研究 [J]. 中国骨伤，2014，27（9）：49－56.

[4] 胡豇，刘仲前，王跃，等. 胸腰椎转移瘤 98 例的手术治疗 [J]. 中国骨肿瘤骨病，2005，4（6）：350－354.

[5] 胡云州，饶书城. 脊柱转移瘤的手术治疗（附 33 例分析）[J]. 中华骨科杂志，1992，12（2）：102－105.

[6] 胡云洲，饶书城，屠重棋，等. 脊柱转移癌 91 例的综合治疗 [J]. 中华肿瘤杂志，1993，15（4）：292－294.

[7] 胡云洲，曾建成. 脊柱转移瘤诊治中值得注意的一些问题 [J]. 中国脊柱脊髓杂志，2003，13（8）：453－454.

[8] 尉然，郭卫，杨荣利，等. 脊柱转移癌外科治疗策略及预后因素分析 [J]. 中华外科杂志，2013，51（12）：1057－1062.

[9] 尉然，郭卫，杨毅. 甲状腺癌骨转移的外科治疗及预后因素分析 [J]. 中华骨科杂志，2012，32（11）：1073－1080.

[10] 徐辉，肖嵩华，刘郑生，等. 胸腰椎转移瘤的外科治疗策略和效果分析 [J]. 中国骨伤，2014，27（1）：25－28.

[11] 闫兵山，刘艳成，张宏，等. 脊柱转移瘤临床、病理及手术治疗的演变：多中心回顾性研究 [J]. 中华骨科杂志，2022，42（8）：471－481.

[12] 杨王喆，田乔乔，王羽珊，等. 脊柱转移瘤手术治疗新进展 [J]. 实用骨科杂志，2023，29（1）：334－337.

[13] 曾建成，宋跃明，刘浩，等. Tokuhashi 修正评分在脊柱转移瘤患者生存时间预测中的价值 [J]. 四川大学学报（医学版），2007，38（3）：488－491.

[14] 曾建成，宋跃明，刘浩，等. Tomita 评分在脊柱转移瘤治疗决策中的意义 [J]. 中国脊柱脊髓杂志，2006，16（10）：728－731.

[15] 翟书珩，李彦，刘晓光，等. 肺癌脊柱转移瘤的临床治疗研究进展 [J]. 中国脊柱脊髓杂志，2022，32（3）：280－284.

[16] 张超，韩秀鑫，马育林，等. 射频消融在脊柱转移瘤的研究进展 [J]. 中国矫形外科杂志，2022，30（18）：1669－1672.

[17] 张余，胡永成. 微波消融治疗脊柱转移瘤临床指南 [J]. 中华骨科杂志，2022，42（2）：65－76.

[18] 中华医学会骨科分会骨肿瘤学组. 脊柱转移瘤外科治疗指南 [J]. 中华骨科杂志，2019，39（12）：717－726.

[19] 周非非，姜亮，刘晓光，等. 颈椎转移瘤外科治疗效果及不同术式选择策略 [J]. 中华骨科杂志，2013，33（8）：797－802.

[20] 朱小军，宋国徽，唐清连，等. 脊柱转移瘤的外科治疗进展 [J]. 中国肿瘤临床，2022，49（3）：688－692.

[21] Ariyaratne S，Jenko N，Iyengar KP，et al. Primary osseous malignancies of the spine [J]. Diagnostics (Basel)，2023，13（10）：1801.

[22] Barzilai O，Versteeg AL，Sahgal A，et al. Survival，local control，and health－related quality of life in patients with oligometastatic and polymetastatic spinal tumors：A multicenter，international study [J]. Cancer，2019，125（5）：770－778.

[23] Bollen L，Dijkstra SPD，Bartels RHMA，et al. Clinical management of spinal metastases—The Dutch National Guideline [J]. Eur J Cancer，2018，104：81－90.

[24] Court C，Boulate D，Missenard G，et al. Video－assisted thoracoscopic en bloc vertebrectomy for spine tumors：Technique and outcomes in a series of 33 patients [J]. J Bone Joint Surg Am，2021，103（12）：1104－1114.

[25] Fuentes Caparrós S，Rodríguez de Tembleque Aguilar F，Marín Luján MÁ，et al. Preoperative assessment and surgical indications：Separation surgery [J]. Rev Esp Cir Ortop Traumatol，2023，67（6）：463－479.

[26] Glicksman RM，Tjong MC，Neves－Junior WFP，et al. Stereotactic ablative radiotherapy for the management of spinal metastases：A review [J]. JAMA Oncol，2020，6（4）：567－577.

[27] Hao L，Chen X，Chen Q，et al. Application and development of minimally invasive techniques in the treatment of spinal metastases [J]. Technol Cancer Res Treat，2022，21：15330338221142160.

[28] Harel R，Kaisman－Elbaz T，Emch T，et al. A quantitative and comparative evaluation of stereotactic spine radiosurgery local control：Proposing a consistent measurement methodology [J]. Neurosurg Focus，2022，53（5）：E10.

[29] Hashmi SMM，Hammoud I，Kumar P，et al. Outcome of surgical treatment for metastatic spinal cord compression：A single－center retrospective

study [J]. Asian J Neurosurg, 2022, 17 (4): 577-583.

[30] Ito K, Sugita S, Nakajima Y, et al. Phase 2 clinical trial of separation surgery followed by stereotactic body radiation therapy for metastatic epidural spinal cord compression [J]. Int J Radiat Oncol Biol Phys, 2022 , 112 (1): 106-113.

[31] Kato S, Demura S, Shinmura K, et al. Surgical metastasectomy in the spine: A review article [J]. Oncologist, 2021, 26 (10): e1833-e1843.

[32] Kumar N, Lopez KG, Ramakrishnan SA, et al. Evolution of materials for implants in metastatic spine disease till date - Have we found an ideal material? [J]. Radiother Oncol, 2021, 163: 93-104.

[33] Litak J, Czyżewski W, Szymoniuk M, et al. Biological and clinical aspects of metastatic spinal tumors [J]. Cancers (Basel), 2022, 14 (19): 4599.

[34] Newman WC, Bilsky MH. Fifty-year history of the evolution of spinal metastatic disease management [J]. J Surg Oncol, 2022, 126 (5): 913-920.

[35] Noureldine MHA, Shimony N, Jallo GI, et al. Malignant spinal tumors [J]. Adv Exp Med Biol, 2023, 1405: 565-581.

[36] Price M, Goodwin JC, De la Garza Ramos R, et al. Gender disparities in clinical presentation, treatment, and outcomes in metastatic spine disease [J]. Cancer Epidemiol, 2021, 70: 101856.

[37] Rossi L, Longhitano C, Kola F, et al. State of art and advances on the treatment of bone metastases from breast cancer: A concise review [J]. Chin Clin Oncol, 2020, 9 (2): 18.

[38] Roth SG, Chambless LB. Editorial. Assessing treatment response following stereotactic body radiotherapy for spinal metastases [J]. Neurosurg Focus, 2022, 53 (5): E11.

[39] Takuhashi S. Bone metabolic markers for evaluation of bone metastases [J]. Clin Calcium, 2013, 23 (3): 391-400.

[40] Vargas E, Mummaneni PV, Rivera J, et al. Wound complications in metastatic spine tumor patients with and without preoperative radiation [J]. J Neurosurg Spine, 2022, 38 (2): 265-270.

第十二章　脊柱椎管内肿瘤

第一节　概述

脊柱椎管内肿瘤又称脊髓肿瘤。当临床出现脊髓病损的征象、神经根痛的表现、颈肩胸背疼痛时，脊髓肿瘤都是非常重要的鉴别病种。脊髓肿瘤可以分为原发性肿瘤和转移性肿瘤。前者有源于脊髓实质的胶质来源肿瘤，有源于脑（脊）膜细胞的肿瘤，也有源于神经根施万细胞的肿瘤。而椎管内结缔组织起源的肿瘤、交感神经链起源的肿瘤和骨来源的肿瘤也属于脊髓原发性肿瘤（而且是不同于颅内肿瘤的细胞起源）。脊髓转移性肿瘤既可以源于各系统原发性肿瘤的播散，也可以来自颅内肿瘤的种植转移。

脊髓肿瘤的年发生率为（0.9～2.5）/10 万人。颅脑肿瘤发生率与脊髓肿瘤发生率之比为（4～20）∶1。而且具体到某种类型的肿瘤，此比值差别较大。绝大多数脊髓肿瘤在性别分布上没有显著差异，但脊膜瘤更易发生于女性患者，而男性更易罹患室管膜瘤。脊髓肿瘤多发生于青壮年人群，儿童及老人较少发生。在儿童群体中，脊髓肿瘤的病理和流行病学与成人存在较大差异。

一、分类

除了病理学的分类，临床上常根据病变所处的脊髓节段（纵定位）和病变与脊髓、硬脊膜的关系（横定位），细化肿瘤的解剖学位置。这不仅关乎疾病的诊断，对治疗也有指导价值。

以纵定位的角度看，颈、胸、腰、骶各节段肿瘤的分布存在一定规律：神经鞘瘤、脊膜瘤、星形细胞瘤、血管瘤，大致按脊髓各节段的长短比例分布；室管膜瘤、血管母细胞瘤更多分布于颈段；先天性肿瘤更容易发生于腰骶部。

以横定位的方式分类，脊髓肿瘤可以分为以下几类。

（一）硬脊膜外肿瘤

转移性肿瘤最为常见（乳腺、前列腺、淋巴造血系统、肺来源的恶性肿瘤），另有局部发生的肉瘤（如尤因肉瘤、横纹肌肉瘤、骨肉瘤），神经鞘瘤、脂肪瘤、血管瘤、囊肿、骨/软骨瘤等良性肿瘤所占比例较低。

（二）髓外硬膜下肿瘤

此类肿瘤所占比例超过半数，以神经鞘膜瘤、脊膜瘤、室管膜瘤最为常见；皮样囊肿、表皮样囊肿、畸胎瘤、肠源性囊肿、蛛网膜囊肿、副神经节细胞瘤、脂肪瘤、种植转移于蛛网膜下腔的肿瘤等都有报道。而肉芽肿性病变不在此节讨论。

（三）髓内肿瘤

星形细胞瘤、室管膜瘤、血管母细胞瘤、脂肪瘤是临床常遇到的髓内肿瘤。海绵状血管瘤并非少见类型。约 2%的髓内肿瘤是转移性肿瘤。

此外，有些肿瘤可能跨越不同的间隙，形成骑跨型的肿瘤（图 12－1－1）。临床最多见的是哑铃状的神经鞘瘤。

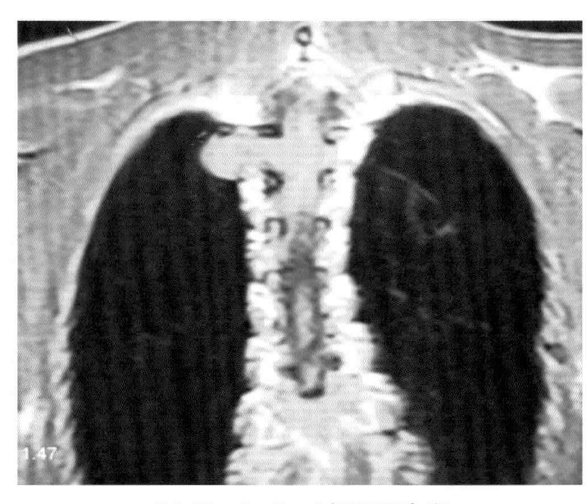

图 12－1－1　骑跨型肿瘤

二、临床表现

（一）临床症状

1. 神经根痛　神经根痛是脊髓肿瘤最具特征的症状，也是对临床定位诊断最有意义的症状。脊髓肿瘤长大的过程，直接刺激神经根，造成根性疼痛。此类疼痛往往因咳嗽、打喷嚏等动作加重，称为脑脊液冲击征阳性。夜间痛、平卧痛也是脊髓肿瘤神经根痛的典型症状。卧位时，椎管拉长、管腔相对狭窄，同时静脉血管床扩张，这些因素都将加重病变对神经根的刺激，使症状加剧。最早出现神经根痛的部位，往往提示肿瘤所在。晚期病变进展，侵袭范围加宽所致的根性疼痛症状，则失去了定位价值。

2. 运动及反射异常　肿瘤直接压迫的节段出现下运动神经元瘫痪，表现为弛缓性瘫痪、反射减弱或消失。其下的脊髓节段出现上运动神经元瘫痪，表现为肌力下降、肌张力增高、反射亢进。圆锥马尾节段的损害以弛缓性瘫痪为主。

3. 感觉异常　痛温觉、触觉、本体感觉都有其固有的解剖学通路。临床症状涉及的结构，表现为感觉的减退/丧失、分离，发展是由上到下还是相反过程，均对定位定性具有相当价值。病变影响后索、脊髓后角、脊髓前联合所致的感觉异常及临床鉴别，就不在此赘述。当疾病进展至晚期，感觉平面最终固定下来，且接近于病变的最高平面，以此进行定位诊断，显然已为时过晚。

4. 自主神经功能障碍　根据颈交感神经节受到破坏或激惹，出现 Horner 征或反 Horner 征。排便中枢位于腰骶节髓内，该部位损伤造成的二便功能障碍，主要是充溢性尿失禁和大便失禁。而排便中枢以上的脊髓损害，造成下位中枢失调控，出现自律性膀胱和大便秘结。自主神经功能障碍还体现在皮肤营养、立毛反射异常。

5. 特殊症状

（1）蛛网膜下腔出血：偶有发生，多为髓外硬膜下的肿瘤，如血管母细胞瘤、脊膜瘤、神经鞘瘤等。

（2）脑积水：脊髓肿瘤，尤其是髓外硬膜下肿瘤，可以因阻塞脑脊液循环通道或脑脊液内蛋白水平持续增高，出现脑室扩大、积水的情况。

（3）以椎管内占位为表象，但存在颅内恶性肿瘤：此类病例非常具有迷惑性，如果没有细致检查和警觉，容易疏漏颅内病变的诊断，甚至因专注于局部而带来非常严重的后果。

（二）分期

1. 刺激期　脊神经后根受激惹，出现神经根痛症状；脊髓后角损害，出现一侧的痛温觉消失；脊髓前联合病变，造成双侧分离性感觉障碍；脊髓前角或脊髓前根受累，出现相应节段的肌肉无力、肌震颤。刺激期的症状往往容易被忽视。

2. 脊髓半横贯性损害期　又称脊髓半切综合征（Brown－Séquard syndrome），表现为损害同侧的本体感觉丧失、肢体瘫痪，对侧躯体痛温觉丧失。传导束在脊髓内排布极有规律：颈、胸、腰、骶自外而内，无论感觉还是运动纤维，都是如此。如果髓外病损造成的压迫，出现症状的规律为自下而上。而髓内病变的影响，最先波及颈段，症状自上而下发展。脊髓肿瘤的症状有时会出现反体征，或者与经典神经系统症候学的描述不一致。此时，应该想到脊髓在椎管内，被软膜起源的齿状韧带相对固定。肿瘤挤压时，脊髓发生扭曲，或许能解释症状的复杂性。

3. 脊髓横贯性损害期　脊髓完全受压，血运障碍明显，终致脊髓功能的不可逆损害。运动、感觉、反射、自主神经功能全面损害。因此，早期诊断、及时干预，避免进入终末阶段，才是至关重要的问题。

三、辅助检查

（一）MRI

MRI 是最佳的诊断脊髓肿瘤的影像学手段。其良好的分辨率能够清晰显现神经组织与肿瘤的细节。注入对比剂后，可以增强肿瘤与邻近正常组织的对比度。MRI 显示骨质方面存在弱点，这是成像原理决定的，有时需要其他检查辅助。

（二）脊髓血管造影

对于富血运的肿瘤或脊髓血管畸形，造影能

够显示血供来源和静脉引流的通道，有时还可进行术前栓塞治疗。

（三）CT/CT 脊髓造影

既往人们通过椎管内注入造影剂，然后通过X线扫描，观察脊髓肿瘤间接征象，称为脊髓造影检查。因有创、效果较差，临床不再应用。但脊髓造影与CT结合后，此法又获得了新生，尤其是对于无法进行MRI的患者，CT/CT脊髓造影可以作为替代，但它难以显示髓内病灶。此外，CT及CT三维成像能够良好显现骨质结构。

（四）X线检查

脊柱X线片中，约30%的脊髓肿瘤会出现椎间孔扩大、椎体破坏或吸收、椎旁软组织影、椎管内外异常钙化等征象。这些表现具有提示意义，但确诊还需要更为精准的检查手段。

（五）脑脊液检查

既往的奎根试验（Queckenstedt's test），通过颈部单/双侧加压，观察腰池脑脊液压力在加压后上升的速度和幅度。随后去除施压，再观察脑脊液压力下降的速度和幅度，进而判断椎管是否存在梗阻及梗阻的程度。现今，此法临床已基本不用。脑脊液性状的检查可以发现脑脊液黄变、蛋白增高（甚至出现自凝的Froin征）等现象。脑脊液脱落细胞学检查对于肿瘤椎管内转移或种植亦具有一定价值。

（六）骨扫描

无论用放射性核素骨显像还是PET/CT，都难确定或排除脊髓肿瘤的诊断，仅作参考。

四、诊断和鉴别诊断

（一）诊断

1. 病史 病程的长短取决于以下几方面。

（1）病变的性质：良性的神经鞘瘤病程往往以年计，转移性肿瘤的病程多为数周或数月。

（2）病变所处的节段：胸段椎管相对狭窄，同样的肿瘤发生于此，更易出现症状。

（3）有无突发的肿瘤出血、囊变等临床过程。主要临床症候的演变过程，往往具有定位或定性的提示价值。既往疾病的追溯对于明确转移性肿瘤、先天性肿瘤的诊断有一定帮助。

2. 体格检查

（1）神经系统检查：除了系统了解脊髓运动、感觉、反射、自主神经功能，颅脑的神经系统检查也不能轻忽。通过查体，明确阳性的体征和对临床判断有益的阴性症状，与病史资料共同构建临床诊断的框架，以期回答有无、何处、何种等三个问题。肿瘤位于何处，需要明确纵定位及横定位。而性质的判断和鉴别，需要影像学的进一步印证。这才是临床思维的正性过程。我们反对执果索因式的“影像学指导下的临床思维”。

（2）全身检查：发现皮毛窦的皮肤损害，脊柱裂患儿局部的皮肤血管瘤，神经纤维瘤病Ⅰ型的皮肤牛奶咖啡斑和皮下多发神经纤维瘤，斑痣错构瘤的皮肤病损等。

3. 辅助检查 MRI检查作为诊断脊髓肿瘤的首选。同时，需要评价肿瘤及随后的外科干预对脊柱稳定性的影响。

（二）鉴别诊断

1. 腰椎间盘突出 青壮年多见，常有腰部外伤史。以$L_{4\sim5}$、$L_5\sim S_1$节段多见。典型的表现为坐骨神经痛、直腿高抬试验阳性、腱反射的减弱或消失。症状在运动或直立位加剧，休息可缓解。MRI检查可见突出的髓核和受压的硬膜囊、神经管，椎间隙变窄。

2. 多发性硬化 多发性硬化时可以出现脊髓半横贯性损害或者横贯性损害的表现。其病情加重与缓解的病程特点，以及解剖部位特征，都是很好的鉴别点。诱发电位的特点和脑脊液单克隆蛋白条带，都提示多发性硬化的诊断。

3. 脊髓空洞症 髓内肿瘤也可继发脊髓空洞症。而脊髓空洞症常存在颅底畸形、脊柱侧凸。临床病程相对更长。临床症状相对轻微。肌肉萎缩和营养障碍更为突出。

4. 肌萎缩性侧索硬化（Amyotrophic lateral sclerosis，ALS） 可以和颈段椎管肿瘤的症状相混淆。但患者感觉功能正常，有肌束颤动、肌肉萎缩，可资鉴别。

5. 脊髓蛛网膜炎 既往病史较长，症状存在波动。脊髓造影检查可以显示造影剂停留的部位而明确诊断。外科手术分离粘连，收效甚微，可尝试激素治疗。

6. 颈椎病　各型颈椎病的症状也可以与脊髓肿瘤重叠。病程长、波动性是颈椎病的特点，而脊髓肿瘤的总进程是渐进加剧的。颈椎病较少引起括约肌功能障碍。影像学检查可以进一步明确。

7. 脊柱结核　鉴别要点为既往结核病史，现今存在潮热、盗汗、红细胞沉降率增快等结核活跃的表象。脊柱 X 线检查发现，椎体破坏、椎间隙缩小、椎旁肿物等征象。MRI 上，病椎可以呈现长 T1、长 T2 改变，椎间盘受累、椎间隙变窄，可见椎旁肿物和腰大肌炎性肿胀。

五、治疗

随着影像学技术的提高，术中电生理监测的运用，术中超声和 MRI 等定位方法的应用，以及显微手术条件的不断改善，脊髓肿瘤的外科治疗取得了显著进步。对于椎管内良性肿瘤而言，追求肿瘤全切除和维持脊柱稳定性，成为治疗的核心。而椎管内恶性肿瘤的治疗，则需要多学科协作，需要肿瘤放疗和化疗的专家对恶性肿瘤的综合治疗提出方案。

髓外硬膜下的肿瘤多为良性肿瘤，外科切除是唯一有效的方法。神经纤维瘤病患者多发的椎管内病变，以观察为宜，不建议积极切除。蛛网膜下腔播散的恶性肿瘤，不是外科干预的对象，应考虑放、化疗。

髓内肿瘤多为恶性程度不高的星形细胞瘤或生物学行为近乎良性的室管膜瘤，室管膜瘤的全切除可以取得良好的远期效果，而对于星形细胞瘤充分减压后的放、化疗疗效存在争议。对于髓内恶性肿瘤，放、化疗是手术减瘤后的必要治疗。

硬膜外肿瘤多数为恶性肿瘤。为了明确病理学诊断，或解决脊髓压迫的危象，抑或作为辅助治疗无效后的补救措施，外科切除仍作为重要的治疗手段之一。但综合措施的运用才是取得较好疗效的前提。

第二节　硬脊膜外肿瘤

硬脊膜外肿瘤（Epidural spinal tumors）占脊髓肿瘤的 15%～20%。硬脊膜外的组织结构复杂，包括脂肪、血管、神经、脊柱骨质，这些结构都可能发生肿瘤。此外，全身其他部位的肿瘤还可以转移至硬脊膜外间隙。

局部发生的良性肿瘤包括神经鞘膜瘤、脊膜瘤、脂肪瘤、畸胎瘤、蛛网膜囊肿、源自椎旁软组织的肿瘤，以及源于骨组织的骨样骨瘤、成骨细胞瘤、骨软骨瘤、骨血管瘤、骨巨细胞瘤、动脉瘤样骨囊肿、嗜酸性肉芽肿。局部发生的恶性肿瘤有脊索瘤、骨肉瘤、软骨肉瘤、神经母细胞瘤、尤因肉瘤、淋巴瘤、软组织肉瘤、浆细胞骨髓瘤等。远处转移而来的肿瘤常见的有肺癌、乳腺癌、黑色素瘤、淋巴瘤、结直肠癌等。

一、临床表现

硬脊膜外肿瘤的临床表现取决于肿瘤起源的部位、肿瘤的性质、病变发展的速度和方向、神经根及脊髓受侵袭的程度及脊柱受累的程度。

原发于硬脊膜外间隙的良性肿瘤，起病隐袭、病程长。早期缺乏特异性症状。疼痛可以是最常见的首发症状，可以表现为局部疼痛、神经根痛或脊柱痛。随着病变的长大，逐渐出现传导束受累的表现，呈现由下向上发展的运动感觉障碍。位于腰骶部的肿瘤，出现马尾神经受累的征象。

硬脊膜外骨质来源的良性肿瘤中，骨样骨瘤、成骨细胞瘤、动脉瘤样骨囊肿、嗜酸性肉芽肿等都容易在青少年阶段或儿童期发病。临床表现以局部疼痛、神经受累、痛性脊柱侧凸畸形等为主。骨巨细胞瘤、骨软骨瘤的发病年龄在青年期及青少年期。青年期发病容易出现疼痛，随病情进展，可出现神经损害症状；而青少年期发病往往以局部疼痛和包块就诊，少有神经损害症状。骨血管瘤通常没有症状，出现局部疼痛后，病情可于数月内进展，出现脊髓病损。

硬脊膜外骨质来源的恶性肿瘤病情进展更快，对邻近结构的破坏也更严重。脊索瘤好发于枕蝶骨交接的斜坡区域、骶尾部。骶尾部的脊索瘤多为中年后发病，以局部疼痛和下肢疼痛、直肠功能障碍或尿失禁、局部包块为主要临床症状。淋巴瘤及造血系统来源的肿瘤包括淋巴瘤、浆细胞骨髓瘤、白血病、浆细胞瘤，肿瘤侵蚀破坏骨骼，造成病理性骨折；侵入椎管内也造成脊髓压迫，甚至包绕脊髓生长，引起严重的神经受累。肉瘤类的病变包括尤因肉瘤、骨肉瘤、骨软骨肉瘤、软组织肉瘤（包含脂肪、软骨、血管、滑膜、神经纤维等来源的肉瘤）。尤因肉瘤和骨肉瘤的平均发病年龄都在15～16岁。疼痛和脊髓神经压迫非常常见，尤因肉瘤的患者还有发热的现象。

其他器官恶性肿瘤也可转移到硬脊膜外。最多见的是肺癌，也常见于乳腺癌、黑色素瘤、结直肠癌等。转移到硬脊膜外的同时，肿瘤往往也出现其他器官的转移灶，如肝转移、肺转移等，可能产生相应的症状。硬脊膜外的病灶往往在局部侵袭破坏，造成神经根的激惹、破坏和脊髓的压迫，同时还可以侵蚀脊柱。

二、影像学表现

（一）硬脊膜外脊膜瘤

1. MRI 硬脊膜外生长，与硬脊膜关系紧密，肿瘤与硬脊膜的交角为钝角（说明由硬脊膜长出）。T1WI、T2WI上肿瘤为等信号居多，均匀强化（图12－2－1）。

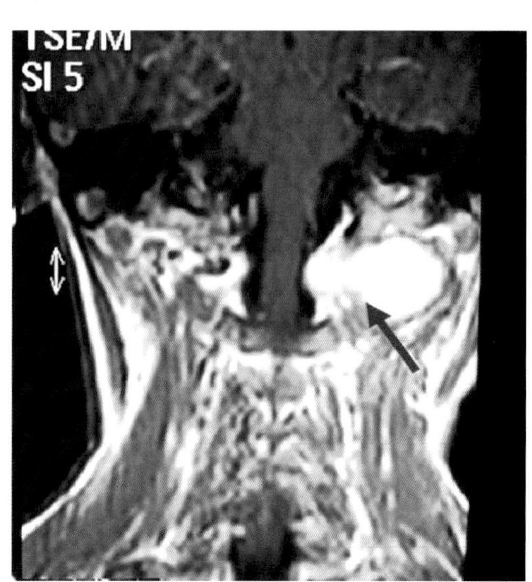

图12－2－1 颈硬脊膜外神经鞘瘤（箭头所示）

2. CT/X线片 肿瘤压迫局部的骨质变薄，椎间孔扩大。CT可以显示椎旁软组织影，均匀强化。

3. 脊髓造影 可以观察到受压局部的蛛网膜下腔狭窄或阻塞，称为“鸟嘴征”。脊髓造影检查有导致症状加重的可能，因此只适用于无法进行MRI检查的患者。

（二）脊索瘤

1. CT 骶尾部溶骨性损害、不定型的钙化和软组织肿块影是脊索瘤的典型表现。由于病变生长速度较快，病灶周围的骨反应性增生较弱，骨硬化带不明显。

2. MRI T1WI上肿瘤为等信号，如果瘤内有出血，则为高信号；T2WI上肿瘤多为高信号。注入造影剂后，肿瘤强化明显（图12－2－2、图12－2－3）。

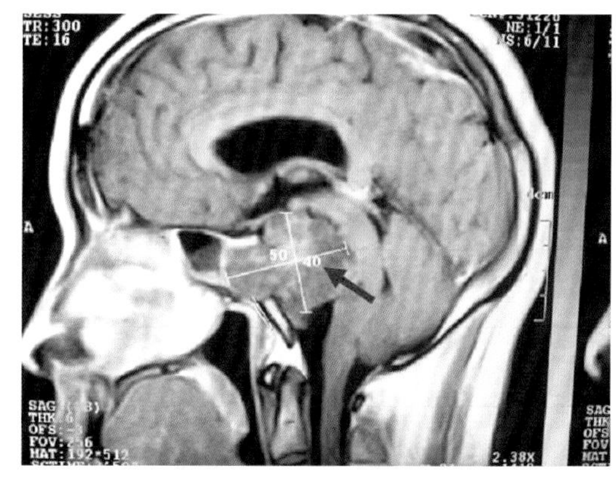

图12－2－2 斜坡脊索瘤（箭头所示）

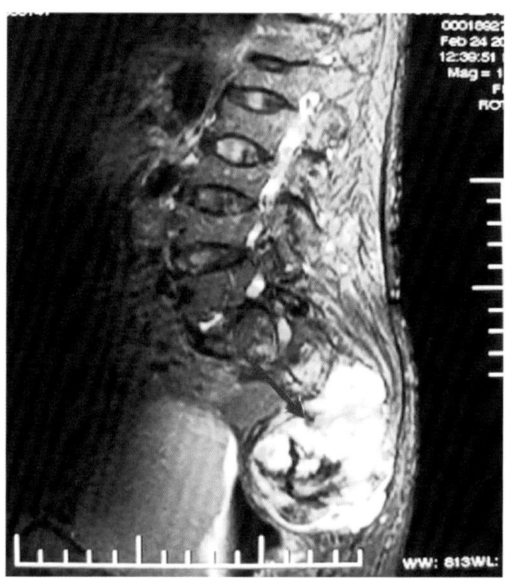

图12－2－3 骶尾部脊索瘤（箭头所示）

（三）淋巴瘤与造血系统来源的肿瘤

肿瘤本身缺乏特异性表现。MRI 能够显示肿瘤对神经、软组织的侵袭，CT 利于发现溶骨性损害（图 12－2－4、图 12－2－5）。

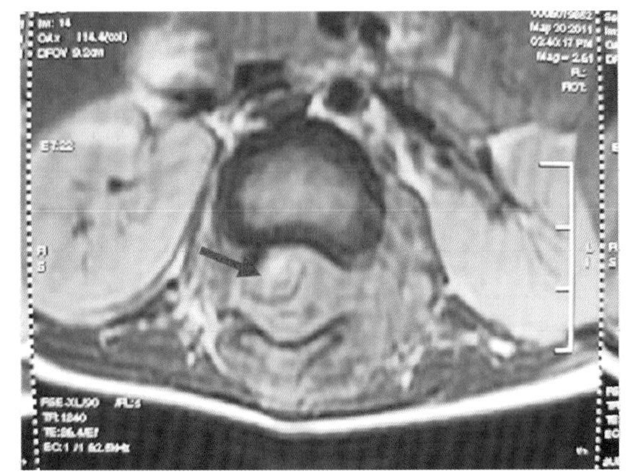

图 12－2－4　非霍奇金淋巴瘤（箭头所示）

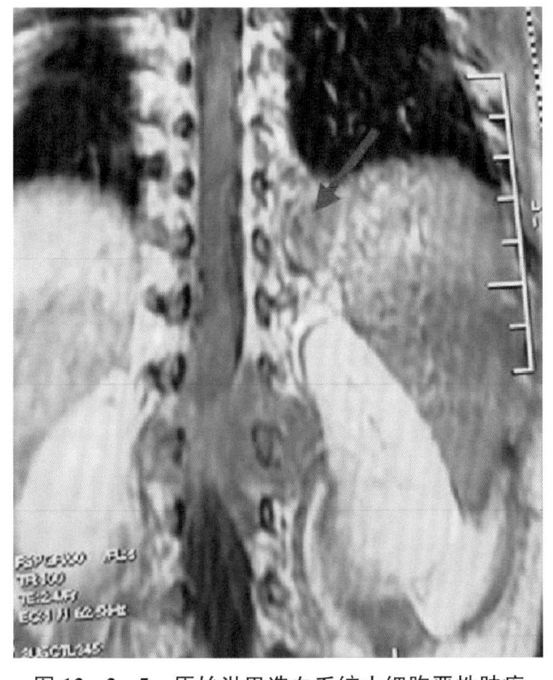

图 12－2－5　原始淋巴造血系统小细胞恶性肿瘤（箭头所示）

（四）尤因肉瘤

X 线片可以显示溶骨性损害，骨硬化带可见；CT 能进一步评价骨损害的范围；MRI 主要显示神经等软组织受累的情况（图 12－2－6）。骨显像对于术后评价有意义。

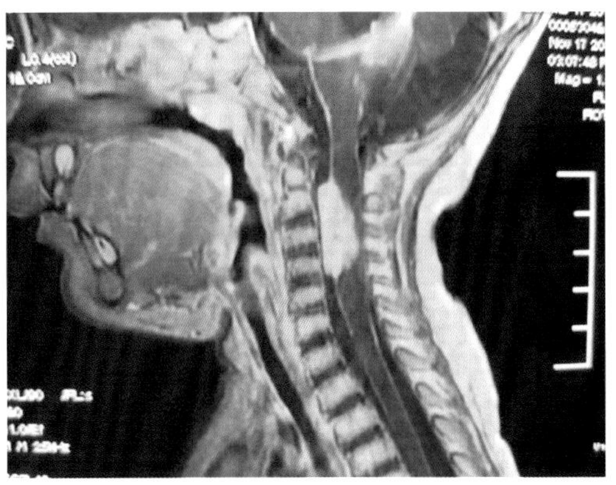

图 12－2－6　颈段尤因肉瘤

三、诊断和鉴别诊断

硬脊膜外肿瘤的临床症状包括疼痛（神经根痛、脊柱痛）、渐进发展的髓外向髓内压迫引起的运动感觉障碍。病程通常较短、病情进展迅速。X 线、CT 及 MRI 检查可以为临床诊断提供进一步的线索。由于此部位肿瘤的病理非常复杂，有时需要 CT 引导下的针吸活检或切除病变送检才能最终确定诊断。

鉴别诊断主要指与脊柱退变性疾病、椎间盘突出、硬脊膜外出血、硬脊膜外脓肿、髓外硬脊膜下肿瘤等相鉴别。

四、治疗和预后

（一）脊膜瘤、神经鞘膜瘤、脂肪瘤、囊肿等良性肿瘤的治疗

手术切除是唯一有效的手段，力争全切肿瘤，定期随访。不需其他辅助治疗。长期随访，效果理想。

（二）硬脊膜外骨质来源的良性和中间性肿瘤的治疗

1. 骨样骨瘤　全切通常可以治愈，脊柱畸形也多会缓解，约 5%的复发率。

2. 骨软骨瘤　有症状者应考虑手术，全切可以达到治愈的效果。

3. 成骨细胞瘤　生长较骨样骨瘤快，后期可能恶变，宜争取全切。

4. 嗜酸性肉芽肿　病灶稳定可观察，当进展产生脊髓压迫或影响脊柱稳定性时，则需考虑

手术。

5. 动脉瘤样骨囊肿 病灶内切除和栓塞同样有效。

6. 骨巨细胞瘤 有侵袭性生长的特性，不容易做到彻底切除，复发率较高。

（三）硬脊膜外骨质来源的恶性肿瘤的治疗

1. 脊索瘤 应采取整块切除肿瘤及受累椎体同时重建的方法，可以取得更好的远期疗效。局部复发率降至25%。术后辅以放疗，其中质子束放疗受到推崇，可使5年生存率达到67%、10年生存率达到40%。脊索瘤可以发生远处转移，转移区域涉及淋巴结、肺、肝、脑、骨等。出现转移者预后明显恶化。

2. 淋巴瘤 对于没有神经压迫侵袭症状的淋巴瘤患者，通过CT引导的活检明确诊断后，可以选择放疗和化疗，淋巴瘤对这两种治疗都很敏感。神经症状明显者，应考虑减压、缩瘤手术。术毕尽快规范化地进行辅助治疗。非霍奇金淋巴瘤的5年生存率为40%～60%，而霍奇金淋巴瘤的5年生存期可达80%以上。

3. 尤因肉瘤 属于原始神经外胚层肿瘤，恶性程度高。外科手术切除、放疗、化疗综合运用，5年生存率也只有20%左右。目前提倡扩大切除范围、配合新型化疗方案，有报道称5年生存率已提高至60%左右。

4. 浆细胞骨髓瘤 主要是非手术治疗，肿瘤对放、化疗均敏感，平均生存期约48个月。

（四）其他器官恶性肿瘤转移至硬脊膜外

此类肿瘤外科干预的指征包括解除脊髓压迫、明确诊断、维持脊柱的稳定性。更多的是采取放、化疗的手段，控制症状。恶性肿瘤发生椎管的转移是预后不良的指标，平均生存期约10个月。

第三节 髓外硬膜下肿瘤

髓外硬膜下肿瘤是脊髓肿瘤中所占比例最高的肿瘤，可达55%～65%。

髓外硬膜下肿瘤中，神经鞘瘤、神经纤维瘤和脊膜瘤约占80%，发生于终丝的黏液乳头型室管膜瘤约占15%（虽然是室管膜瘤的亚型，但从生物学行为和治疗的角度来划分，归在髓外硬膜下肿瘤），其余少见的肿瘤约占5%（表皮样囊肿、皮样囊肿、畸胎瘤、脂肪瘤、神经肠源性囊肿、蛛网膜下腔转移性肿瘤、蛛网膜囊肿等）。

神经鞘膜来源的肿瘤包括神经纤维瘤和神经鞘瘤，两者均来源于施万细胞。但两者在病理形态、生物学行为方面存在差异，需要分别讨论。绝大多数神经鞘膜瘤位于髓外硬膜下间隙，10%～15%呈椎管内外骑跨的哑铃状，约10%的肿瘤完全位于硬脊膜外。脊膜瘤是女性好发的肿瘤，男女比例约为1∶3。脊膜瘤的发生部位依次为胸段脊髓、枕骨大孔区、上颈段脊髓，腰段和下颈段的脊膜瘤较少见。约90%的脊膜瘤位于髓外硬膜下间隙，约10%为哑铃状。终丝室管膜瘤由下端和终丝发出，在腰骶部的蛛网膜下腔扩展（图12－3－1）。

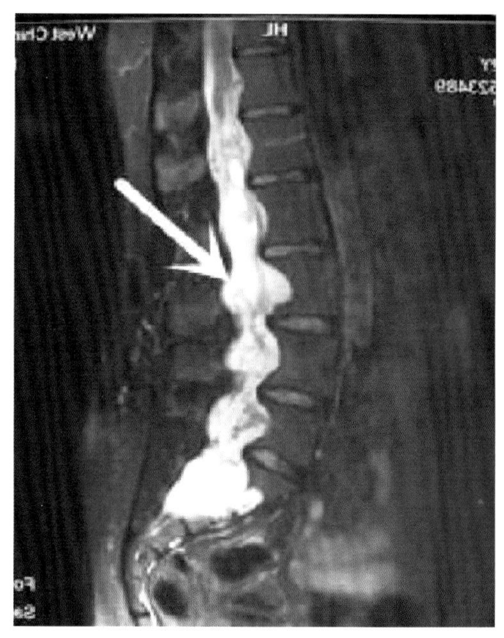

图12－3－1 终丝室管膜瘤（箭头所示）

一、临床表现

神经鞘膜瘤发病高峰在30～50岁。早期症状不典型，或呈现非特异性，很难与局部的肌肉韧带损伤或退变性疾病相鉴别。随着肿瘤的进展，症状逐渐明晰。神经根痛是比较常见的症状。神经鞘膜瘤与神经根毗邻，容易早期压迫神经根，造成根性分布的疼痛。脑脊液冲击征阳性、卧痛或夜间痛等症状也比较常见。随着肿瘤进一步长大，挤压脊髓，出现感觉障碍、运动受损，直至脊髓半切综合征（Brown－Séquard syndrome）。症状发展的顺序为由下向上。括约肌功能的障碍，甚至是横贯性损害，只见于病程进展的晚期，此时减压手术后仍有机会恢复，但很难恢复至病前水平。当神经鞘膜瘤只是神经纤维瘤病Ⅰ型和Ⅱ型的表现之一时，患者可能还存在神经纤维瘤病伴发的多发神经纤维瘤、丛状神经纤维瘤、双侧听神经瘤等的症状。神经鞘膜瘤向椎管外扩展，形成哑铃状肿瘤（图 12－3－2）。恶性神经鞘膜瘤侵袭进展较快，短期内破坏神经及邻近骨质，造成脊髓功能快速衰退。

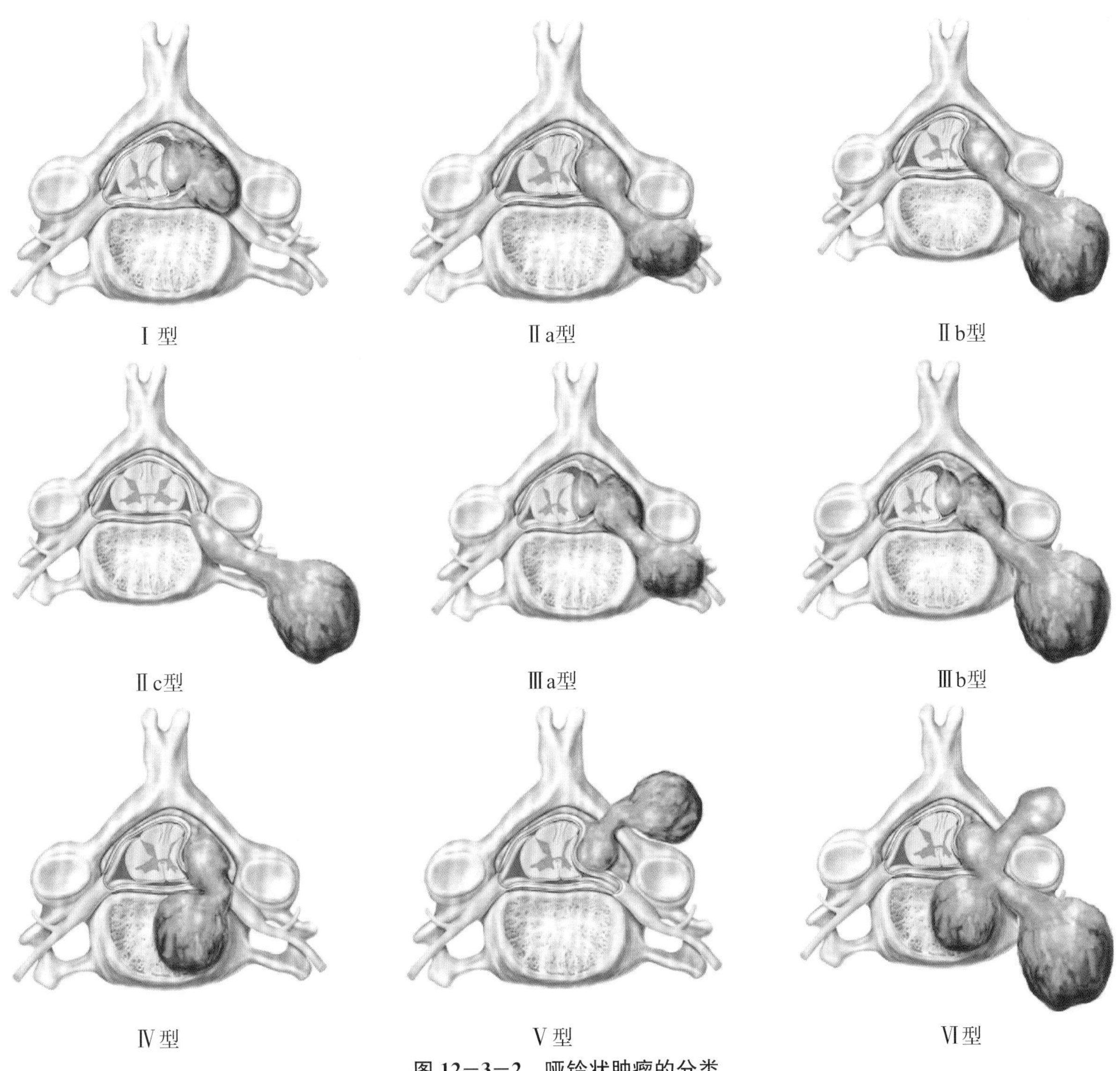

图 12－3－2　哑铃状肿瘤的分类

注：修改自 Asazuma 等相关文献，依次显示了九种类型的哑铃状肿瘤（Ⅰ型、Ⅱa 型、Ⅱb 型、Ⅱc 型、Ⅲa 型、Ⅲb 型、Ⅳ型、Ⅴ型、Ⅵ型）。后方入路在Ⅰ型、Ⅱa 型、Ⅲa 型中是可行的，有时在Ⅳ型和Ⅴ型中是可行的，而Ⅱb 型、Ⅱc 型、Ⅲb 型和Ⅵ型则需要前后联合入路。多层次侵袭肿瘤、硬膜外椎间肿瘤（Ⅳ型）和多向侵蚀性肿瘤（Ⅵ型）需要脊柱重建。

脊膜瘤源于神经根袖套附近的蛛网膜帽状细胞，容易分布在脊髓侧方（图 12－3－3、图 12－3－4）。发病高峰在 40～60 岁，女性发病占 75％以上。胸段脊髓为最常见的部位。背部疼痛和指端感觉异常是最常见的症状，神经根痛远少于神经鞘膜瘤。肿瘤压迫脊髓腹侧，根据肿瘤的位置不同，可造成截瘫或四肢瘫。真正进展为半横贯性损害、括约肌功能障碍者只占少数。临床病情的进展较漫长，反而容易延误诊断。

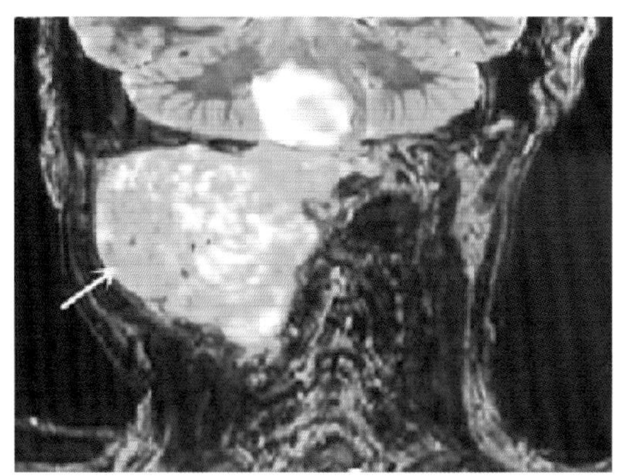

图 12－3－3 颅颈交界区巨大神经鞘膜瘤 MRI 表现（箭头所示）

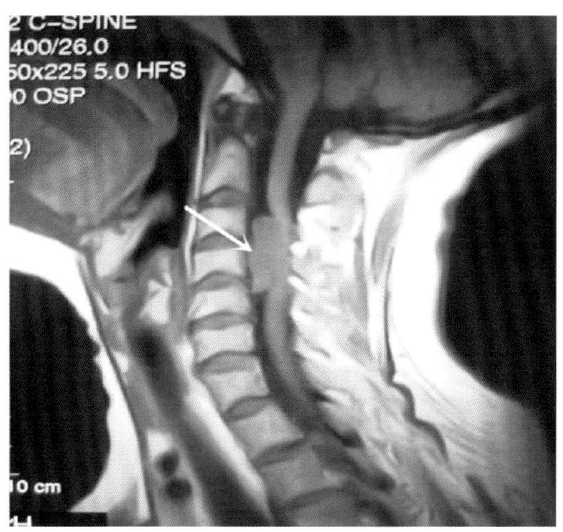

图 12－3－4 上颈段腹侧脊膜瘤 MRI 表现（箭头所示）

终丝室管膜瘤的典型症状就是长期、非典型性腰背部疼痛。运动症状和括约肌功能障碍出现的概率较低。肿瘤偶有卒中，可造成蛛网膜下腔出血。

其他少见的先天性肿瘤发病年龄相对较小，临床表现缺乏特异性。根据神经症状的演变，推测可能存在椎管内占位，通过特殊的辅助检查可明确诊断。

蛛网膜下腔种植转移的患者，除了有椎管的症状（如剧烈的神经痛、脊髓压迫），细致检查还能发现颅内病变的蛛丝马迹（如颅内压增高的症状、小脑共济失调、癫痫、复视等）。如果只满足于脊髓症状的把握，可能漏诊颅内重症，甚至在椎管手术减压后造成脑疝的发生。

二、影像学表现

（一）神经鞘膜瘤

1. X线/CT检查 肿瘤的膨胀性生长，可以造成椎弓根骨质变薄、椎弓根间距加宽、椎体后壁压迫性改变、椎间孔扩大等间接征象。CT可以发现椎管内外的稍高密度肿块影像。

2. MRI MRI是目前较为公认的最佳检查方法，神经鞘膜瘤在T1WI呈较脑脊液低、略低或相等的信号，在T2WI呈高信号，但较脑脊液的高信号明显要低。在MRI增强图像中，T1WI肿瘤实体呈显著的强化，信号的改变常与内部结构密切相关，如肿瘤出现坏死囊变，常呈更长的T1、T2信号，急性期的点状出血往往呈等T1、短T2信号，如为静脉团则注入造影剂后无明显强化。哑铃状肿瘤由扩大的椎间孔突向椎管外。恶性神经鞘膜瘤均质强化，边界不清，对邻近的骨、肌肉组织有侵袭破坏（图12－3－5）。

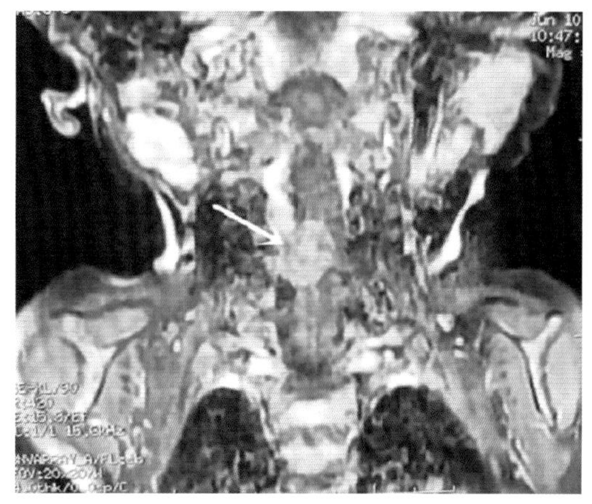

图 12－3－5 恶性神经鞘膜瘤 MRI 表现（箭头所示）

3. MRA、CTA、椎动脉血管造影 当颈段肿瘤穿过椎间孔、向椎旁扩展时，需要评价椎动脉与肿瘤的关系。

（二）脊膜瘤

通常在X线检查上无异常表现，钙化型脊膜瘤在X线检查中检出率较低，X线片可见钙化的发生率仅为1%～5%。CT被认为是诊断钙化型脊膜瘤不可或缺的一种检查方法，非钙化型脊膜瘤CT密度多高于相应脊髓，而钙化型脊膜瘤多可见肿瘤组织内存在均匀点状或片状高密度影。完全被钙化的肿块密度比脊髓更高，即使是有限的钙化也会出现密度增高，可在CT上被检测到。MRI是诊断脊髓肿瘤的可靠方法，脊膜瘤MRI信号特点表现为T1WI及T2WI呈与脊髓信号相似的等信号，囊变、坏死不明显，增强扫描多呈中等强化。脊髓多向健侧移位，肿瘤很少超过两个阶段，恶变时可突破脊膜长至硬膜外。脊膜瘤与神经鞘瘤鉴别较困难，脊膜瘤常发生在胸段，女性较多，钙化出现率高，常是鉴别这两种肿瘤的主要征象之一。肿瘤位于枕骨大孔区时也应考虑脊膜瘤。

（三）终丝室管膜瘤

肿瘤填充于腰骶段蛛网膜下腔。MRI T1WI可以表现为高、等或低信号，T2WI通常为高信号，强化比较均匀。

（四）表皮样囊肿

表皮样囊肿多发生于青少年、青年人群，病程长、症状波动。病变压迫脊髓形变明显，而临床症状相对轻。病灶主要位于胸段以下。MRI T1WI为低信号，T2WI为高信号，无强化或仅有边缘少许强化。内容物中有角蛋白、胆固醇、钙化等，决定了T1WI上信号是否均质（图12-3-6）。

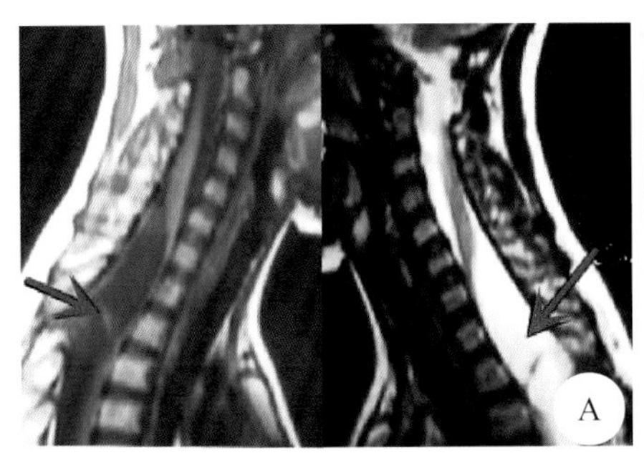
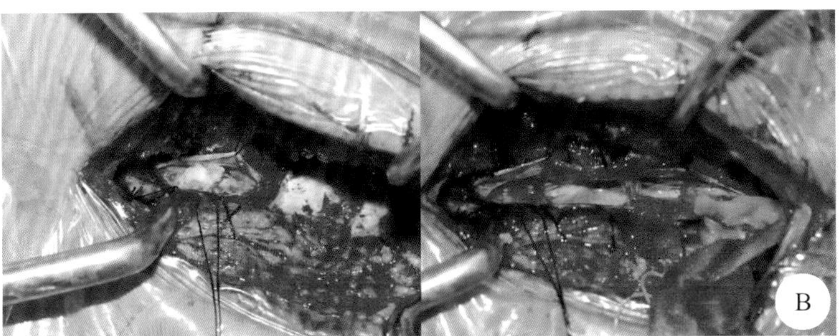

图12-3-6　颈段表皮样囊肿

A. 表皮样囊肿MRI表现（箭头所示）；B. 硬膜下表皮样囊肿切除术

三、病理学检查

神经纤维瘤和神经鞘瘤均源于施万细胞，但存在显著的不同。顾名思义，神经纤维瘤是神经纤维本身的梭形膨大，神经穿过肿瘤且无法区分正常与异常组织；神经鞘瘤则是依托于神经鞘膜，偏心生长的球形肿瘤，神经纤维本身并不膨大。镜下观，神经纤维瘤有大量的纤维组织，可见神经周细胞和成纤维细胞，肿瘤细胞核狭长、波纹状；神经鞘瘤的细胞呈双极性，胞核梭形浓染，细胞可以呈紧密排列的栅栏状（Antoni A型）和疏松排列的星形细胞（Antoni B型）。

脊膜瘤通常源于神经袖套内的蛛网膜细胞，少部分源于硬膜或软膜的成纤维细胞。因此，临床所见的脊膜瘤多位于侧方，腹侧及背侧少见。肿瘤大多位于硬膜下，不容易影响邻近骨质。肿瘤体积不大，扁圆形或匍匐样，质地较硬，血供来自硬膜。肿瘤的组织学分型包括砂粒型、内皮型和成纤维型。最常见的组织学特征包括脊膜上皮型、成纤维细胞型、移行型和乳腺瘤型。脊膜上皮型和乳腺瘤型是主要的组织病理学病变。脊膜瘤可分为钙化型和非钙化型，钙化型脊膜瘤并不常见，仅占文献中所有脊膜瘤的1%～5%，一般认为钙化型脊膜瘤是骨化脊膜瘤的前身，钙化型病变更可能黏附在神经和周围组织，尤其是硬脊膜。

终丝室管膜瘤呈腊肠样，沿腰骶段蛛网膜下腔伸展。色红褐，质地较脆，血供一般。虽然没有包膜，但仍与邻近神经有清楚的分界。镜下可见立方或柱状的肿瘤细胞，周围围绕着透明化的少细胞结缔组织。生物学行为近于良性。

先天性肿瘤，如脂肪瘤、表皮样囊肿、皮样囊肿、畸胎瘤、神经肠源性囊肿等都源于胚胎期的发育异常，因此常常可以发现伴随的病损，如皮肤损害、窦道、脊髓纵裂、脊柱裂等。肿瘤多位于髓外硬膜下，偶有髓内分布的报道。脂肪瘤可以与脊柱裂相伴随，也可以位于终丝，或单纯位于硬膜下。神经肠源性囊肿是内外胚层分离不完全而形成的囊性占位。常位于颈段或上胸段脊髓腹侧，可有系带、盲管与脊柱、肠管或肠系膜相连。脊柱畸形、脊髓纵裂常见。囊肿内容液体清亮或浑浊，囊壁为黏液柱状上皮。

四、诊断与鉴别诊断

髓外硬膜下肿瘤的临床表现较为典型：神经

根痛，脑脊液冲击征阳性，卧痛或夜间痛，由下向上发展的运动或感觉障碍，括约肌功能障碍出现较晚。有了上述的临床特征，通过特殊检查手段，就能明确疾病的细节。

有关疾病的鉴别诊断请参照本章相关部分。

五、治疗

（一）神经鞘膜瘤

没有症状的患者由于肿瘤是良性的，可定期随访拍片；对于有症状或影像学显示肿瘤增大者，手术切除是最有效、最安全的治疗方法（图12－3－7）。对于散发的神经鞘瘤，手术切除可以达到治愈的目的，术后10年的复发率为28%。术中离断了肿瘤发生的神经根，有16%的机会发生神经功能障碍，3%的患者不能恢复。对于神经纤维瘤病Ⅰ型患者罹患的髓外硬膜下多发神经纤维瘤，只需要切除引起明显症状的肿瘤，其余只需观察，临床过程相对平和。而神经纤维瘤病Ⅱ型的患者多表现为椎管内多发的神经鞘瘤和脊膜瘤，肿瘤位于椎管内外或呈哑铃状生长。手术切除后容易复发或再发。恶性神经鞘膜瘤的手术治疗只能采取姑息性的减瘤手术。肿瘤侵袭范围广，手术全切很难达成。多数生存期不超过1年。放疗可以起到一定的局部控制作用，化疗的效果不确切。

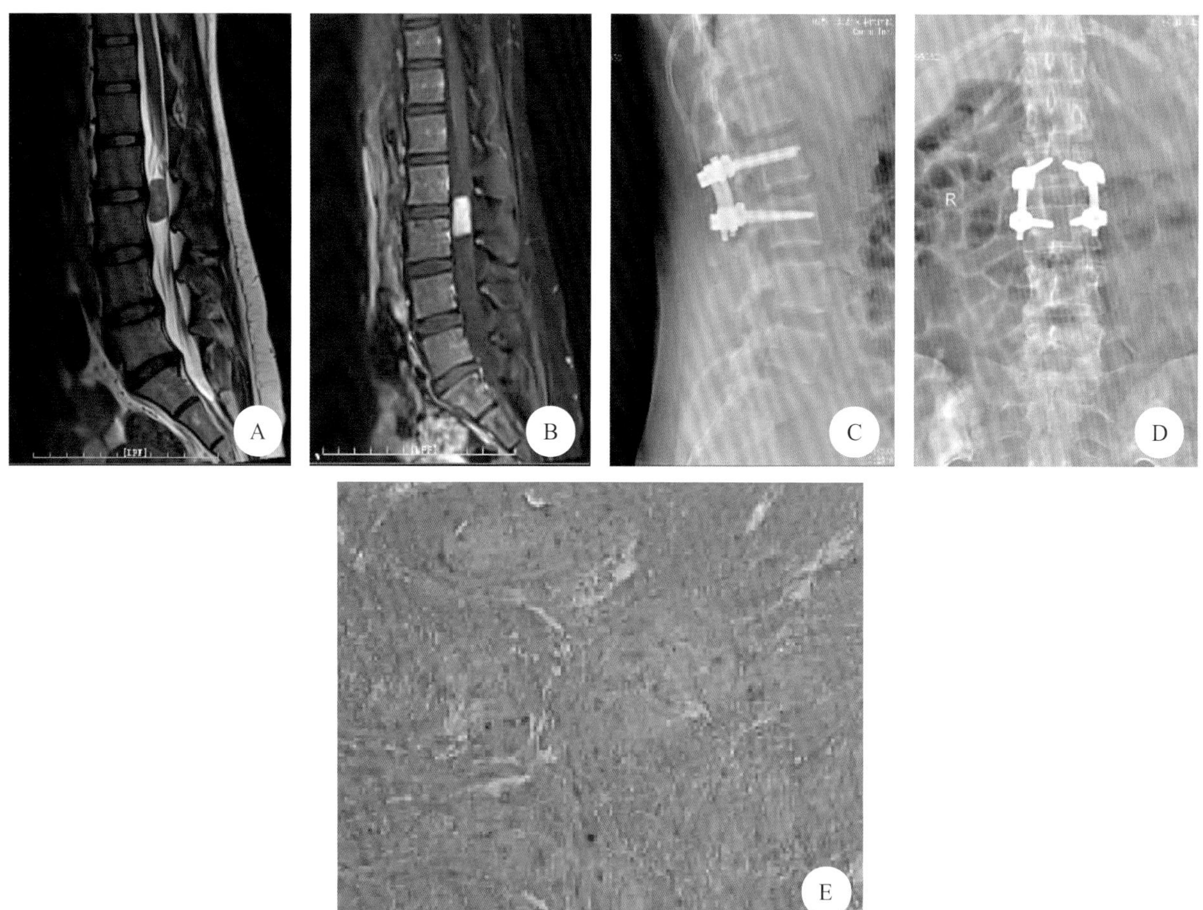

图12－3－7　女性，27岁，$L_{2\sim3}$椎管内硬膜下神经鞘瘤，行后方入路全椎管减压、肿瘤切除、内固定、植骨融合术

A、B. MRI显示$L_{2\sim3}$椎管内T1、T2信号影，增强MRI显示瘤体增强明显；C、D. 后方入路手术；E. 术后病理学检查显示梭形细胞增生性病变，免疫组化EMA（+）、Vimentin（+）、S－100（+），表型为神经鞘瘤

对于哑铃状肿瘤的治疗存在不同的观点。有些主张一期切除，部分学者建议分期处理。我们常规采取一期手术的方式。颈腰段的哑铃状肿瘤可以通过中线及附加切口，同时暴露椎管内外的部分，做到一期切除。而胸段的哑铃状肿瘤，可以在胸腔镜的辅助下，一期切除椎管内外的肿瘤。按照操作常规，应该优先处理脊髓肿瘤，避免由外向内操作对脊髓造成损伤。对于颈段的哑铃状肿瘤的处理要特别关注椎动脉的保护。

（二）脊膜瘤

目前手术切除是最为有效的治疗方法，随着MRI的应用和显微外科手术技术的快速发展，在脊膜瘤的手术治疗中，无论是手术的安全性还是肿瘤的全切率都取得了很大程度的提高（图12－3－8、图12－3－9）。通常采取后方入路，半椎板切除暴露。如果肿瘤位于腹侧，可以切除部分椎弓根，增加腹前外侧的显露。当脊柱稳定性受到影响时，宜于肿瘤切除后行关节融合术。肿瘤暴露后，宜从瘤内切除开始，逐步缩减肿瘤体积。脊膜瘤质地较硬，有时颇费时间和耐心。待肿瘤掏空，可以开始处理肿瘤附着的基蒂部。分离边界，最终全切肿瘤。硬膜附着处应一并切除。如果难以切除，可以电凝肿瘤基蒂部，也可以有效减少复发。长期随访肿瘤的复发率为10％～15％，如果肿瘤残留，复发率将增加。复发肿瘤的治疗仍以再手术为宜。恶性或间变性的肿瘤才考虑放疗。

（三）终丝室管膜瘤

由于肿瘤与马尾众多的神经关系密切，终丝室管膜瘤的全切概率不超过50％。手术前患者的状态直接与术后的效果有关。术前仅有疼痛症状者，术后75％的患者症状稳定。术前除了疼痛，还有神经废损，则术后症状稳定的比例下降到50％。术前已有括约肌功能障碍，术后几乎均会加重。因此，手术的目的是最大限度地减瘤和明确诊断。对于术后残留的患者，放疗可以作为辅助手段。多项研究均显示了放疗的必要性。化疗对终丝室管膜瘤的作用尚待证实。

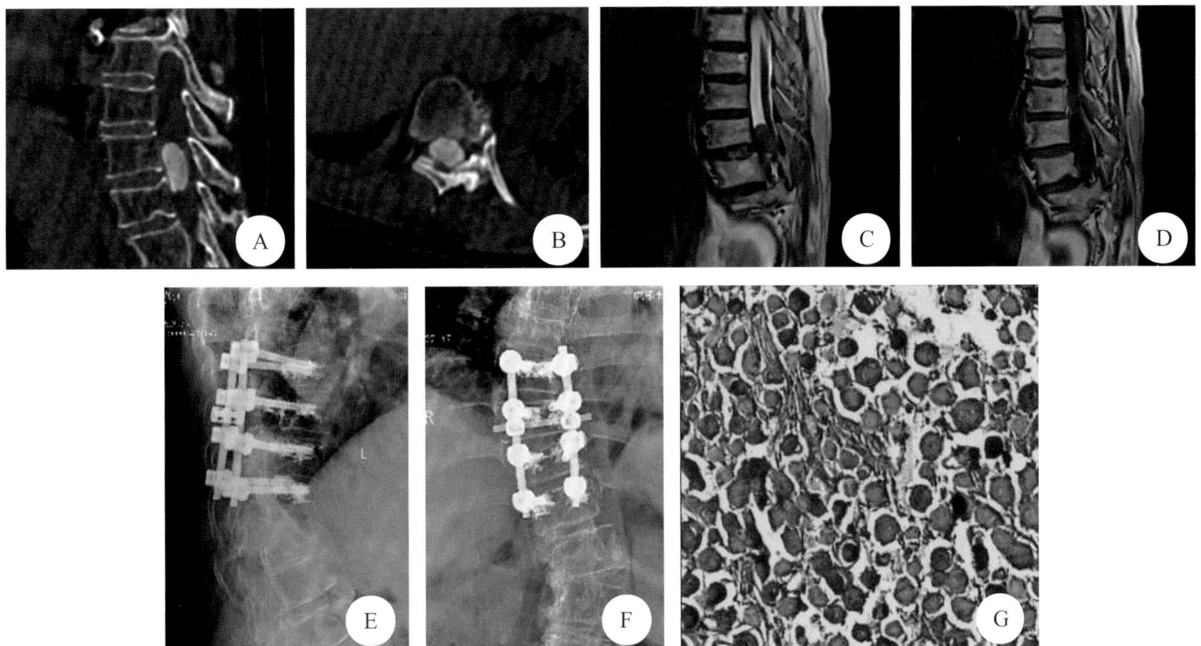

图12－3－8　女性，61岁，$T_{9\sim10}$椎管内硬膜下脊膜瘤，行后方入路全椎管减压、肿瘤切除、内固定、植骨融合术

A、B. CT显示$T_{9\sim10}$椎管内结节状高密度影；C、D. MRI显示$T_{9\sim10}$椎管内T1稍低、T2稍高信号结节影，脊髓受压后移；E、F. 后方入路手术；G. 术后病理学检查显示形态学符合脊膜瘤

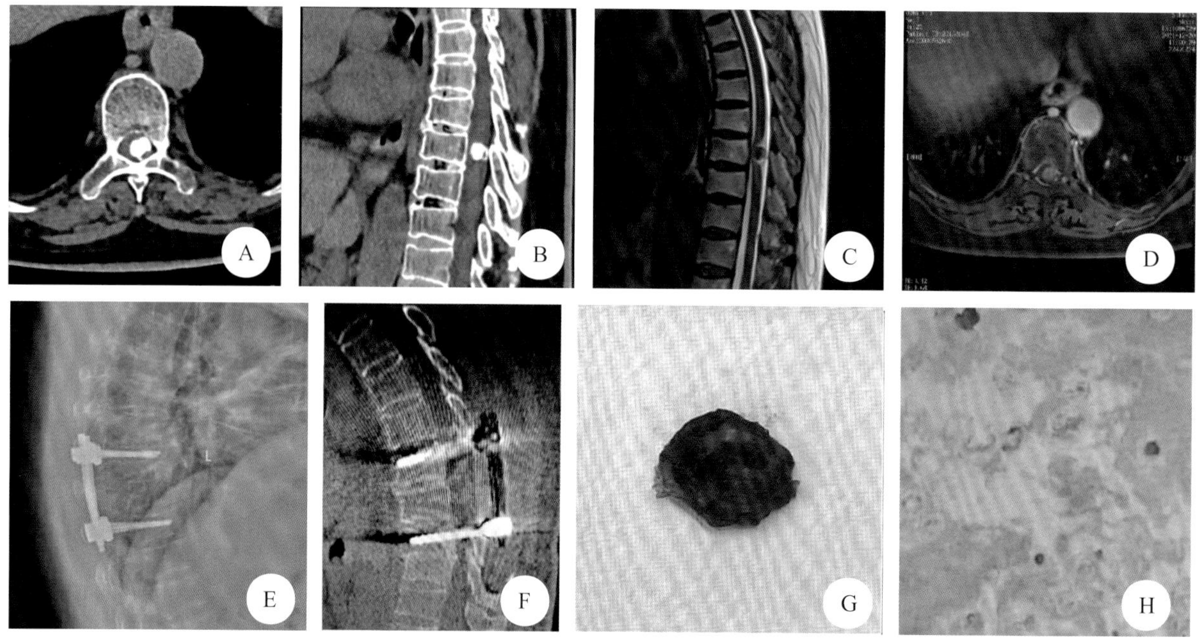

图 12-3-9　女性，76 岁，T_8 髓外硬膜下钙化型脊膜瘤，行后方入路全椎管减压、肿瘤切除、内固定、植骨融合术

A、B．CT 显示 T_8 椎管内高密度影；C、D．MRI 显示 T1、T2、T2 压脂均为低信号影，增强 MRI 显示瘤体略有增强；E、F．后方入路手术；G．术后肿瘤标本质地硬；H．病理学检查为脊膜瘤、EMA（+）

第四节　髓内肿瘤

髓内肿瘤占椎管内肿瘤的 20%～35%。病变源自脊髓髓质内或转移至脊髓髓内。对神经功能的干扰明显而全面，手术治疗的风险较高，是临床工作中的重点和难点。常见的髓内肿瘤包括室管膜瘤、星形细胞瘤、血管母细胞瘤、脂肪瘤、海绵状血管瘤等，少见的有间变性星形细胞瘤、多形性胶质母细胞瘤、髓内转移性肿瘤、蛛网膜囊肿、表皮样囊肿等。室管膜瘤约占成人髓内肿瘤的 60%，近 2/3 发生在颈段脊髓，肿瘤上下方伴发脊髓空洞的约为 65%。在儿童人群中，髓内星形细胞瘤的发生率远远超过室管膜瘤，排在第一位。超过 60 岁的人群中髓内星形细胞瘤少见。在髓内星形细胞瘤中，低级别星形细胞瘤占 70%～90%。血管母细胞瘤好发于小脑、脑干和脊髓，其中约 2/3 为散发，约 1/3 的患者作为 von-Hippel-Lindau 病（VHL）的一部分出现。脂肪瘤并非真正意义的肿瘤性病损，临床病程长、症状相对轻微，因持续进展而接受手术者较少（图 12-4-1）。脂肪瘤组织与正常髓质难以辨别，大部切除减压即可，不要强求全切。

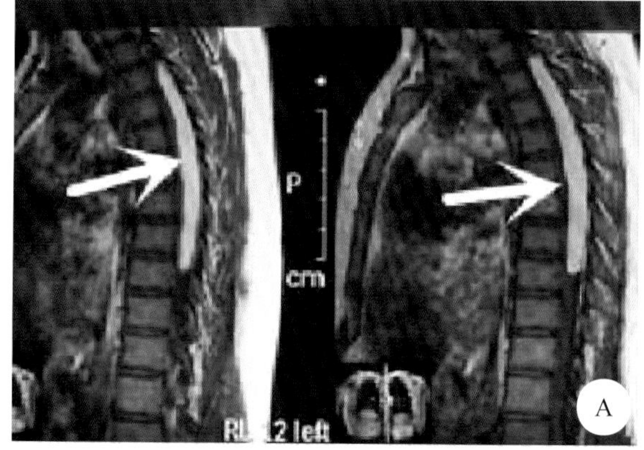

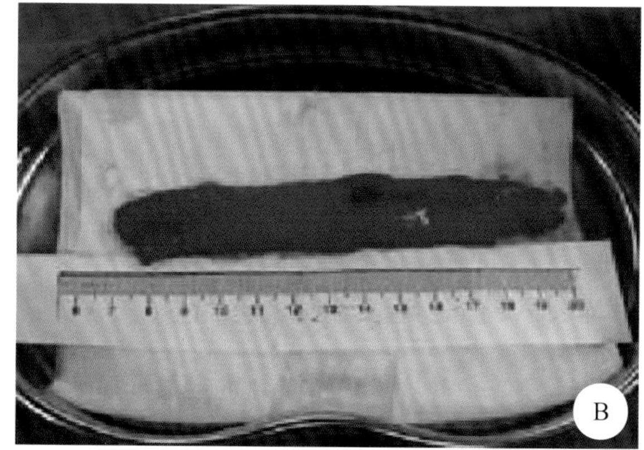

图 12-4-1　胸段脂肪瘤

A．脂肪瘤 MRI 表现（箭头所示）；B．脂肪瘤切取的标本

一、临床表现

初始症状多为隐袭和非特异，偶因轻微外伤后症状出现、进展。从症状出现到明确诊断，室管膜瘤为3～4年，低级别星形细胞瘤为数月至数年。血管母细胞瘤临床进展也需要较长时间，海绵状血管瘤突发加重与缓解交替出现是其特征。因为肿瘤卒中，症状可急骤恶化。

感觉障碍出现的概率最高，可达70%以上，表现为感觉减退、疼痛、分离性感觉障碍、本体感觉障碍等。疼痛分布较为弥散，根性疼痛相对少见。由于病变在髓内分布不一定对称，因此症状也存在不对称性。运动症状表现为受损节段的下运动神经元瘫痪与下位脊髓节段上级性瘫痪共存的现象，表现为肢体无力、下肢肌张力增高、步态异常、反射亢进等。自主神经功能障碍发生相对较早。对于发生于脊髓圆锥的髓内肿瘤，排便障碍、性功能障碍可以是首发症状。10%～30%的患者存在脊柱后凸、侧凸等畸形，容易将椎旁疼痛归因于脊柱畸形，而漏诊了髓内肿瘤。

髓内肿瘤所处的节段与症状和临床进展相关。上肢的症状出现于颈段髓内肿瘤的患者；胸段髓内病变产生下肢的僵硬和感觉异常，下肢症状由下向上进展；圆锥病变早期影响括约肌功能，且影响马尾神经，造成根性疼痛。

二、影像学表现

（一）室管膜瘤

室管膜瘤好发于颈段髓内（图12－4－2），胸腰段髓内也有发生（图12－4－3）。位于圆锥以下终丝部位的黏液乳头样终丝室管膜瘤已在本章前述讨论。X线、CT检查能发现椎体吸收、椎间孔变化等间接征象，对于脊柱后凸、侧凸等显示有其价值。脊髓碘油造影因为不良反应大、辨识能力有限而被废止。将脊髓造影与CT结合，可以作为无法完成MRI检查的备选方案。临床上以MRI检查为首要检查手段。T1WI上，肿瘤呈现等或低信号，显得不够均质；T2WI上表现为高信号。病变上下方有脊髓空洞的比例超过60%，甚至颈髓病变的空洞可以延伸至延髓。强化后，病灶多为均质强化，勾勒出与邻近脊髓和空洞间的清晰界面。水平面上室管膜瘤位于脊髓中心，基本对称分布。

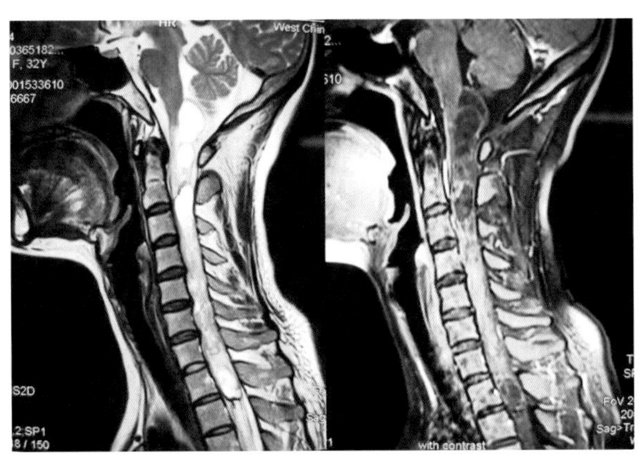

图12－4－2　颈段髓内室管膜瘤MRI表现

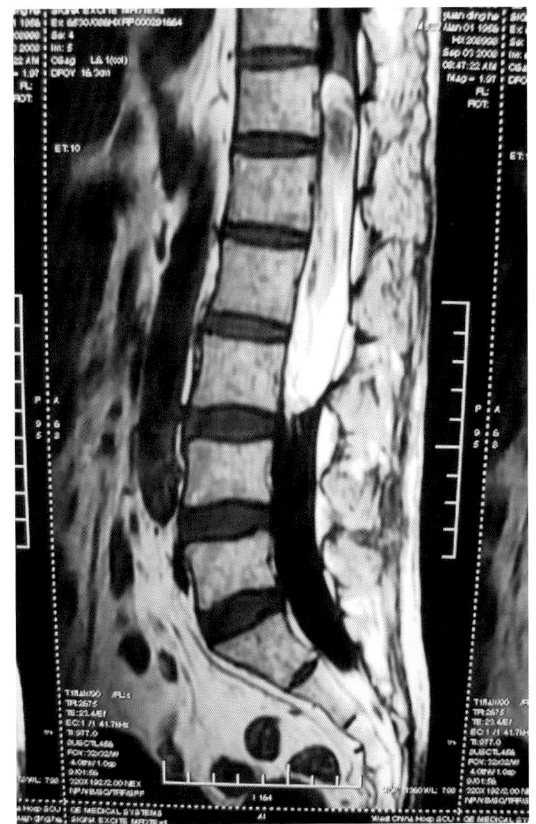

图12－4－3　胸腰段髓内室管膜瘤MRI表现

（二）星形细胞瘤

星形细胞瘤（图12－4－4）在T1WI上表现为脊髓增粗、病变信号与脊髓组织相等或稍高、脊髓空洞不明显。强化后增强不明显或不均匀增强。水平面上肿瘤偏心分布。

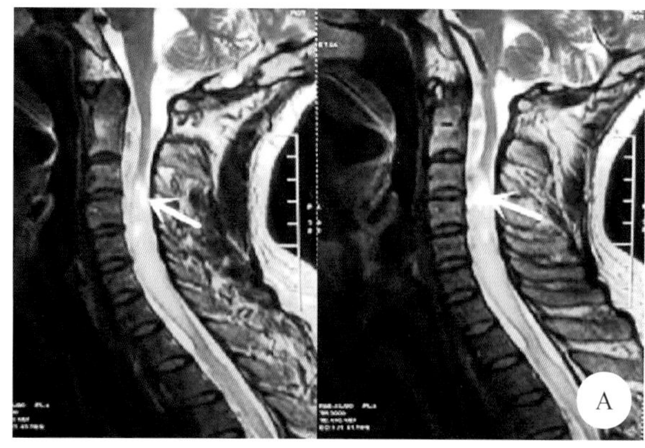

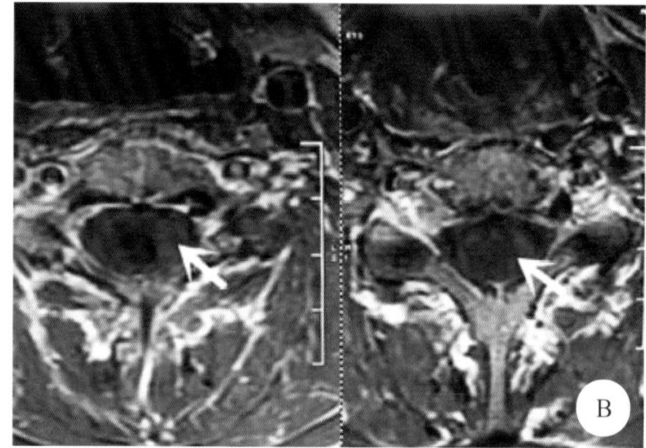

图 12－4－4　颈段髓内星形细胞瘤

A. 髓内星形细胞瘤 MRI T1WI；B. 髓内星形细胞瘤 MRI 水平面

（三）血管母细胞瘤

血管母细胞瘤多为实体性肿瘤（图 12－4－5），可以多发（图 12－4－6）。病变在 MRI T1WI 上为等信号，强化明显、均质；T2WI 可以看到显著的血管流空影像，肿瘤伴发脊髓空洞也比较常见，空洞的长度远远超过病变的直径（与室管膜瘤伴发空洞的鉴别点）。血管造影检查可以明确供血来源及静脉引流，便于治疗方案的制订。

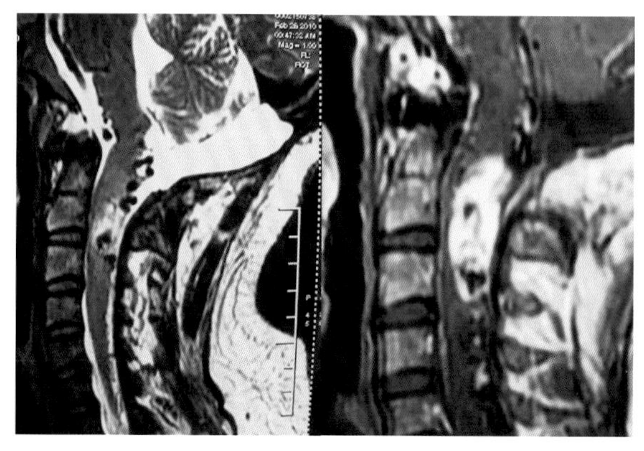

图 12－4－5　颈段髓内血管母细胞瘤 MRI 表现

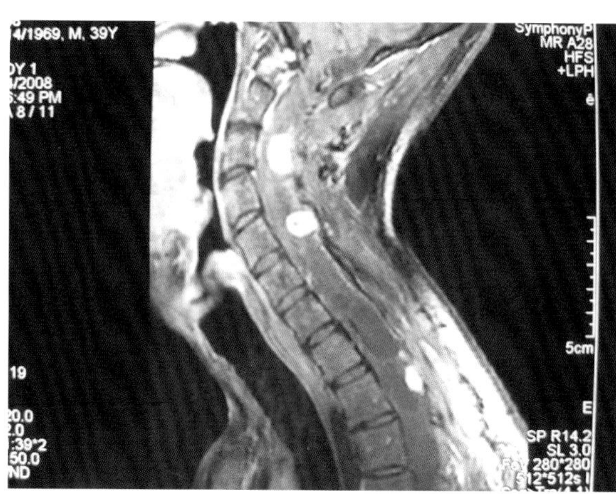

图 12－4－6　颈段髓内多发性血管母细胞瘤 MRI 表现

（四）海绵状血管瘤

海绵状血管瘤临床上具有突发加重和缓解的波动性过程。MRI 上的典型表现为病灶 T1WI、T2WI 为低信号。“靶环征”——中心为混杂信号，可强化，周边围绕着低信号的含铁血黄素带（图 12－4－7）。

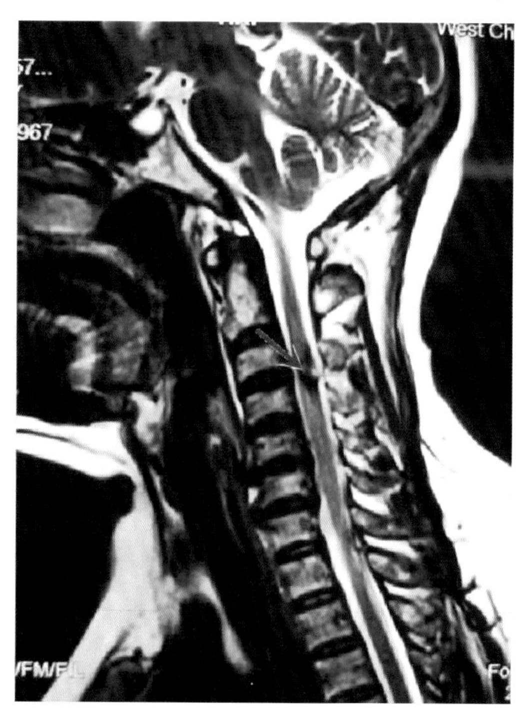

图 12－4－7　颈段髓内海绵状血管瘤（箭头所示）

（五）髓内转移性肿瘤

全身其他器官的恶性肿瘤可以通过血行途径、淋巴转移、局部侵入、随脑脊液种植等方式播散至脊髓。往往存在多发病灶，单纯转移至髓内的少见（图 12－4－8）。可以综合既往肿瘤的病史、多发病灶、脊髓髓内占位伴较快临床进展等判断。

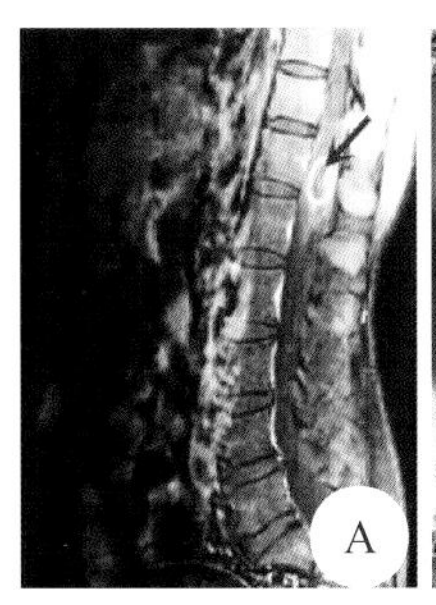
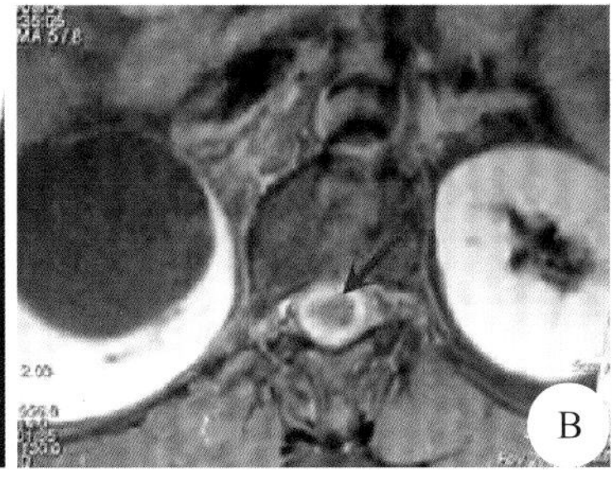

图 12-4-8 圆锥转移性肿瘤（箭头所示）

A. 圆锥转移性肿瘤 MRI 矢状面；B. 圆锥转移性肿瘤 MRI 冠状面

三、病理学检查

室管膜瘤是成年人群最常见的髓内肿瘤，在儿童患者中仅占 12%左右。组织学上可以分为多种亚型：细胞型最为常见，另有上皮型、纤维型、黏液乳头型、恶性型以及室管膜下瘤。肿瘤大体观呈红褐色或灰褐色，质地较脆，没有包膜。但肿瘤与周围的正常脊髓有明显的分界。肿瘤两极有非肿瘤性的囊性区域。肿瘤呈良性的生物学行为。

星形细胞瘤最常见于颈段，胸段次之。全节段受累者称为全脊髓肿瘤（Holocord tumor）。颅内星形细胞瘤多为恶性，而脊髓星形细胞瘤多为低级别星形细胞瘤，其具体病理分型：间变性或多形性星形细胞瘤、毛细胞型星形细胞瘤、节细胞星形细胞瘤等。间变性或多形性星形细胞瘤所占比例较低。髓内的星形细胞瘤与周围组织界线不清，成为手术全切病灶的障碍。毛细胞型星形细胞瘤界线清晰，容易做到全切除。节细胞星形细胞瘤只发生在儿童及青年，肿瘤神经元和星形细胞分化良好。突触囊泡蛋白、神经丝蛋白等标志物阳性。恶性星形细胞瘤细胞异型性明显，血管增生，坏死区域可见。

血管母细胞瘤外观为鲜红色或灰红色——富血管团呈红色，而脂质沉积呈黄色。细胞有丝分裂少，镜下血管增生显著，周围包绕着富脂质的间质细胞。

海绵状血管瘤只占髓内肿瘤的 2%左右，外观形似桑葚，镜下可见薄壁血窦样的血管腔隙。出血后周围的含铁血黄素带非常明显。

其他少见的肿瘤类型包括少突胶质细胞瘤、表皮样囊肿、髓内神经鞘膜瘤、蛛网膜囊肿等。

四、诊断与鉴别诊断

（一）诊断

详细的病史询问和体格检查能够为我们提供更多判别疾病的线索。期望在疾病早期的非特异性症状阶段就一目了然地确定病因显然是非常困难的。而当所有典型症状都明朗化时，诊断是没有问题的，但患者的神经废损严重，甚至影响治疗的效果。因此，临床医生应该保持开放性的思维，对任何相关症状，动态观察、细致鉴别，及时选择恰当的检查手段来明确诊断。

（二）鉴别诊断

1. 脊髓血管畸形 脊髓血管造影可以明确是脊髓动静脉瘘还是动静脉畸形。易和血管母细胞瘤或富血运的髓内肿瘤鉴别。

2. 脊髓脓肿 较为罕见。急性阶段，脊髓局部炎症明显、组织肿胀；进入亚急性和慢性期后脓肿壁逐渐形成，产生与髓内肿瘤相似的症状。

3. 脊髓梗塞 通常急性起病，最常见于胸段脊髓。需要与脊髓肿瘤卒中鉴别。

4. 脊髓髓内肉芽肿 如结核球、结节病。

五、治疗

（一）手术治疗

1. 手术要点

（1）体位：建议俯卧位，颈段或高位胸段肿瘤可以使用 Mayfield 头架。

（2）术前准确定位病变节段，术中椎板切开的范围可以通过术中超声辅助确定。减少影响脊柱稳定性的不必要暴露，术毕根据需要选择术中固定、术后外带支具等。

（3）根据肿瘤的不同性质，选择手术策略：极富血运的血管母细胞瘤禁忌分块切除，而其余肿瘤建议首先囊内减压。

（4）选择对脊髓干扰最小的入路：外生性肿瘤长出脊髓的位置就是最好的突破口。髓内对称分布的室管膜瘤多选择背侧脊髓正中入路。而位于腹侧的肿瘤，甚至可以采取前方入路来减少对脊髓的牵拉。

（5）使用能减少创伤的工具：手术显微镜、YAG 激光或 CO_2 激光、双极电凝器、超声刀（Cavitron ultrasound aspirator system，CUSA）。

（6）术中神经电生理监测的运用：选择体感诱发电位（Somatosensory－evoked potentials，SSEPs）及运动诱发电位（Motor－evoked potentials，MEPs），增加手术的安全系数。

（7）术中超声的运用：可以指导切除的程度。为了达到更好的远期效果，手术切除的比例应力争超过 80%。

2. 术后并发症 与手术操作相关的并发症有术后出血、脑脊液漏、术后功能障碍加重或出现新的废损、感染/败血症、脊柱变形等。与肿瘤相关并发症有肿瘤播散、无菌性脑脊髓膜炎（见于皮样囊肿、表皮样囊肿内容物的溢流、刺激）。与卧床相关的并发症有压疮、下肢静脉血栓、肺栓塞等。

（二）辅助治疗

1. 放疗 对于良性和低度恶性的髓内肿瘤，放疗没有带来预后的改进，只需要外科切除及随访观察。而对恶性髓内肿瘤而言，放疗是有益的综合治疗手段。对于儿童患者，不建议使用放疗。放疗的不良反应包括急性/迟发的脊髓病损、脊柱变形等。

2. 化疗 作为尝试性的治疗手段，在针对儿童患者的多项研究中取得了一定效果。但由于病例数的限制，仍然需要进一步评价。

六、预后

综合而论，影响预后的因素包括以下几方面。

1. 肿瘤的组织学分类是影响预后的最重要因素 间变性星形细胞瘤的平均生存期只有 48 个月；而低级别星形细胞瘤、室管膜瘤的患者，大多得到长期缓解；脂肪瘤大部切除后状态可以稳定终生。

2. 肿瘤切除的程度 手术仍然是脊髓髓内肿瘤治疗的唯一显效手段，辅助治疗的作用存在争议。是否全切或近全切除肿瘤，特别是生物学行为接近良性的肿瘤，必然影响疾病的长期疗效。

3. 肿瘤累及的节段 胸段髓内肿瘤术后效果稍差，可能与此节段脊髓血供相对不丰富有关。

4. 肿瘤累及范围 长节段分布的髓内肿瘤，手术干扰的范围和程度加宽、加重。

5. 术前患者的功能状态 神经功能已经严重损害的患者，术后少有改善，多数维持或加重。因此，建议能够在临床症状开始进展时进行手术，远期效果相对更好。

6. 术后 MRI 检查 发现脊髓萎缩或蛛网膜瘢痕形成，提示功能状态的预后不佳。

7. 高龄 超过 60 岁以上的人群，同等状态下的恢复效果较差。

（鞠延　邓俊才）

参考文献

[1] Akinduro OO，Ghaith AK，El－Hajj VG，et al. Effect of race，sex，and socioeconomic factors on overall survival following the resection of intramedullary spinal cord tumors [J]. J Neuro Oncol，2023，164（1）：75－85.

[2] Alvarez－Crespo DJ，Conlon M，Kazim SF，et al. Clinical characteristics and surgical outcomes of 2542 patients with spinal Schwannomas：A systematic review and meta－analysis [J]. World Neurosurg，2024，182：165－183. e1.

[3] Bai J，Grant K，Hussien A，et al. Imaging of metastatic epidural spinal cord compression [J]. Front Radiol，2022，2：962797.

[4] Cao Y，Jiang Y，Liu C，et al. Epidemiology and survival of patients with spinal meningiomas：A SEER analysis [J]. Eur J Surg Oncol，2021，47（9）：2340－2345.

[5] Di Perna G，Cofano F，Mantovani C，et al. Separation surgery for metastatic epidural spinal cord compression：A qualitative review [J]. J Bone Oncol，2020，25：100320.

[6] Pereira BJA，de Almeida AN，Paiva WS，et al. Neuro－oncological features of spinal meningiomas：Systematic review [J]. Neurochirurgie，2020，66

(1)：41－44.

[7] Katsos K, Johnson SE, Ibrahim S, et al. Current applications of machine learning for spinal cord tumors [J]. Life (Basel), 2023, 13 (2): 520.

[8] Moghamis IS, Alamlih MI, Alhardallo MA, et al. Rare presentation of intra－spinal extradural grade 1 chondrosarcoma: A case report [J]. Int J Surg Case Rep, 2022, 94: 106985.

[9] Ottenhausen M, Ntoulias G, Bodhinayake I, et al. Intradural spinal tumors in adults—update on management and outcome [J]. Neurosurg Rev, 2019, 42 (2): 371－388.

[10] Pavón－Flores J, Benavides－Rodríguez D, Navarro－Ruíz PP, et al. Adolescent radiculopathy associated with extradural intraspinal tumor [J]. Acta Ortop Mex, 2022, 36 (1): 52－57.

[11] Radaelli S, Fossati P, Stacchiotti S, et al. The sacral chordoma margin [J]. Eur J Surg Oncol, 2020, 46 (8): 1415－1422.

[12] Rijs K, Klimek M, Scheltens－de Boer M, et al. Intraoperative neuromonitoring in patients with intramedullary spinal cord tumor: A systematic review, meta－analysis, and case series [J]. World Neurosurg, 2019, 125: 498－510. e2.

[13] Safaee MM, Lyon R, Barbaro NM, et al. Neurological outcomes and surgical complications in 221 spinal nerve sheath tumors [J]. J Neurosurg Spine, 2017, 26 (1): 103－111.

[14] Shah LM, Salzman KL. Conventional and advanced imaging of spinal cord tumors [J]. Neuroimaging Clin N Am, 2023, 33 (3): 389－406.

[15] Tufo T, Grande E, Bevacqua G, et al. Long－term quality of life and functional outcomes in adults surgically treated for intramedullary spinal cord tumor [J]. Front Psychol, 2023, 14: 1136223.

[16] Ulici V, Hart J. Chordoma: A review and differential diagnosis [J]. Arch Pathol Lab Med, 2022, 146 (3): 386－395.

[17] Ushirozako H, Yoshida G, Imagama S, et al. Efficacy of transcranial motor evoked potential monitoring during intra－and extramedullary spinal cord tumor surgery: A prospective multicenter study of the Monitoring Committee of the Japanese Society for spine surgery and related research [J]. Global Spine J, 2023, 13 (4): 961－969.

[18] Van den Brande R, Cornips EM, Peeters M, et al. Epidemiology of spinal metastases, metastatic epidural spinal cord compression and pathologic vertebral compression fractures in patients with solid tumors: A systematic review [J]. J Bone Oncol, 2022, 35: 100446.

第十三章　脊柱肿瘤手术中的电生理监测

第一节　概述

术中神经电生理监测是指应用各种神经电生理技术及血流动力学监测技术，监测术中处于危险状态的神经系统功能的完整性，以降低和/或避免术后神经功能缺损的风险。

术中神经电生理监测基本指标及方法如下。

（1）体感诱发电位：监测上行感觉神经传导系统的功能。

（2）运动诱发电位：监测下行运动神经传导系统的功能。

（3）脑干听觉诱发电位：通过听觉传导通路监测脑干功能状态及听神经功能。

（4）肌电图及神经肌肉激发电位：监测支配肌肉活动的颅神经、脊髓神经根丝及外周神经的功能。

（5）经颅脑血管多普勒超声波：直接显示大脑基底动脉环各大血管及压力状态，了解大脑供血状态。

（6）脑电图：显示大脑半球皮质功能。

（7）脑局部血氧饱和度测定：了解大脑皮质血氧代谢状态。

在脊柱肿瘤手术中，由于解剖、专业、操作实用性等原因，目前运用最多的是体感诱发电位、运动诱发电位和肌电图三种监测方法。

一、体感诱发电位

体感诱发电位，简单来说就是记录感觉传导系统对于刺激（通常是电刺激）引发的反应。刺激外周神经引发的感觉冲动经脊髓上传至大脑，在整个传导通路上的不同部位记录电极，所记录的神经传导信号经过监测仪放大器放大后的波形就是体感诱发电位。按记录部位的不同分为皮层体感诱发电位、脊髓体感诱发电位、节段性体感诱发电位。在外科手术中体感诱发电位的监测是用来评估手术中可能造成缺血和损失危险的中枢神经系统、脊髓和脑功能的完整性。

体感诱发电位的波形是由不同反应时间、不同幅度的电压形成的系列波峰、波谷组成的，通常以波幅、刺激－反应时间或峰间潜伏期来记录波形。在手术监测中的波幅是指峰－谷的电压差值，刺激－反应时间则是指从刺激到反应波形高峰的时间。峰－峰反应时间，又称峰间潜伏期，是指两个不同的波幅之间的反应时间的长短。

波形的标记：体感诱发电位的波形可以是单相、双相、三相波（图 13－1－1）。波形成分通常按极性和平均峰潜伏期标记。波形极性向下为正相波，标记为 P 波。波形极性向上为负相波，标记为 N 波。而 P 波或 N 波的平均峰间潜伏期则标记在后面，如果从刺激到向上的反应波峰间潜伏期的时间为 20ms，则反应波峰的标记为 N20。同理，正相波的反应时间为 23～25ms，标记则为 P23～25 。

皮层体感诱发电位指刺激神经（上肢正中神经、尺神经，下肢胫后神经、腓总神经）在脑皮层感觉区所记录到的电位。1947 年，Dawson 首先在人头皮上记录皮层体感诱发电位，1954 年采用计算机叠加技术，20 世纪 60 年代后在临床得到广泛应用。

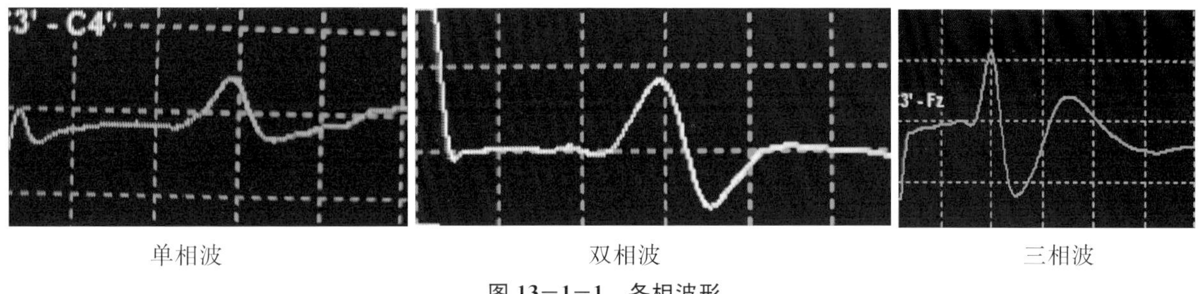

图 13－1－1　各相波形

脊髓体感诱发电位又称皮层下体感诱发电位，指刺激周围神经或脊髓远端，在相应脊髓近端记录到与刺激有锁时关系的节段性和传导性电位。节段性电位指记录电极邻近脊髓后角的突触后电位，表示该节段的神经功能。传导性电位则指经后索传导的动作电位，表示脊髓的传导功能。1946 年，Pool 首先测定截瘫患者的脊髓体感诱发电位变化，20 世纪 70 年代开始应用于临床。

节段性体感诱发电位是通过刺激脊神经后根感觉纤维特定的皮肤感觉分布区即皮节，在皮层记录的皮节体感诱发电位，或直接刺激感觉皮神经或混合神经的皮节即皮神经干，在头皮记录的节段性体感诱发电位。前者的波幅较低，波形也欠清晰，颈髓和腰髓电位难以检出，并由于皮节受邻近神经根的重叠支配，故对神经根功能障碍定位欠准确。后者的图像较前者清晰，也同时记录感觉神经动作电位和脊髓诱发电位，对神经根、脊髓等节段性感觉损害的定位有独特的作用，但是皮神经多涉及 2 条神经根，有时对刺激点的准确定位较难。

值得注意的是，在临床工作中，术者在手术时往往都是避免对脊髓、神经根的直接刺激，尽量减少对其刺激干扰，这些监测都是方便服务于临床工作的，协助术者安全有效地手术。因此对于技术要求高，刺激脊髓而获得的脊髓体感诱发电位和节段性体感诱发电位的操作在临床工作中实际很少使用。本章节重点讲述在实际临床工作中使用最广泛成熟的体感诱发电位——皮层体感诱发电位。

（一）正中神经、尺神经体感诱发电位

1. 刺激部位　阴极（刺激）电极放置在掌长肌和尺侧屈腕肌的肌腱之间，约在腕褶上 3cm 处。阳极（参考电极）放置在离阴极电极 2～3cm 的掌侧，接地电极放在前臂肩头或头皮处。如若外伤或其他原因不能在腕部放置电极，可将肘部内侧中央部位作为正中神经的刺激点，同样，也可以将尺骨内上髁附近作为尺神经的刺激点（图 13－1－2）。

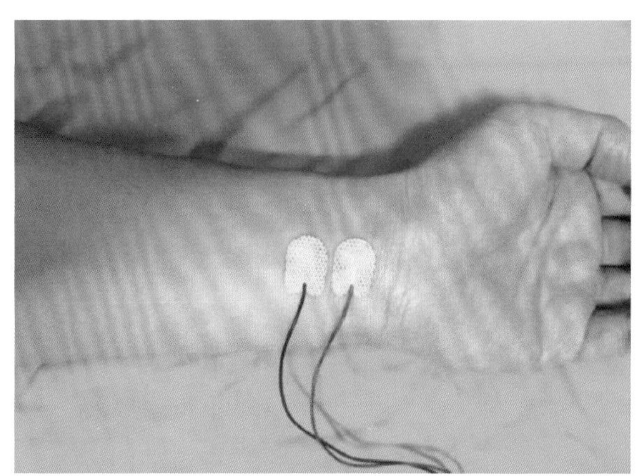

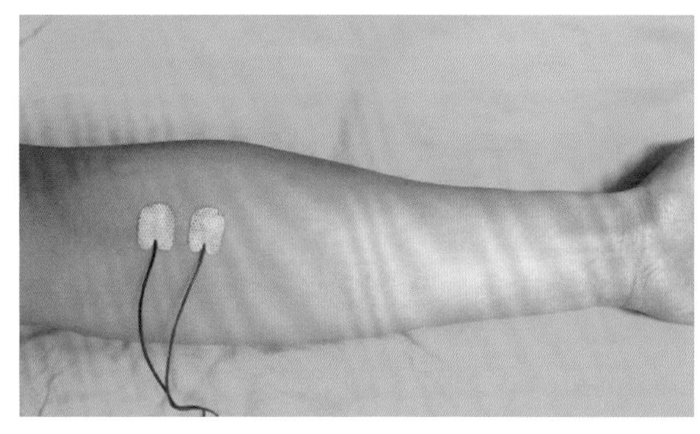

图 13－1－2　正中神经刺激电极安放位置

2. 刺激参数　包括刺激强度、刺激频率和刺激间期。

（1）刺激强度：对于体感诱发电位来说，没有一个绝对固定的刺激强度，能否成功地引出体感诱发电位受很多因素的影响，如患者的胖瘦、脊髓病变的程度、刺激电极的种类、麻醉药品的使用及麻醉深浅等。一般来说，刺激时引起远端指（趾）微动为止。通常不超过 40mA。

（2）刺激频率：是指在单位时间内重复刺激发生的次数，一般是 2.1～4.7Hz。

（3）刺激间期：是指单个电刺激所持续的时间。每个刺激间期的时间越长，所提供的刺激量就越大。通常使用 100～300μs。

3. 记录部位 正中神经、尺神经体感诱发电位的记录是沿着整个外周及中枢神经传导途径上不同部位安置电极，记录各节段神经电位的反应。根据解剖结构，上肢体感诱发电位的记录部位包括：锁骨上窝处的 Erb 点，记录从刺激点到锁骨上窝处外周神经产生的神经电位反应；C2～5 水平（C2S）放置颈部电极，记录颈电位；头皮电极记录点位 C3’和 C4’，记录中央区感觉皮质产生的皮质电位。颈部电极、头皮电极常选用 Fz 作为参考电极。

最常用的头部电极安放法是根据国际会议所建议的 10/20 系统（图 13－1－3），测量方法是前后方向从鼻根部到枕外隆凸的中央连线，在这条线上定出额极（Fp）、额（F）、中央（C）、顶（P）和枕（O）五点，其间距离各为 1/5。头的两侧是以左右耳屏前点通过中央的连线，在这条线上也定出五点，其间的距离也是各为 1/5，离耳屏前点线上 1/10 为颞点（T），在颞叶上安放电极的前后连线，是从中线上的 Fp 点经过中央线上的 T 点，再回到中线额 O 点连线。Fp 就在前端离开中线 1/10 距离的位置上，O 点也在后端离开中线 1/10 的距离处，其余各点相距均为 1/5。其中 C3’是选在距 C3 2cm 之后，C4’选在距 C4 2cm 之后。

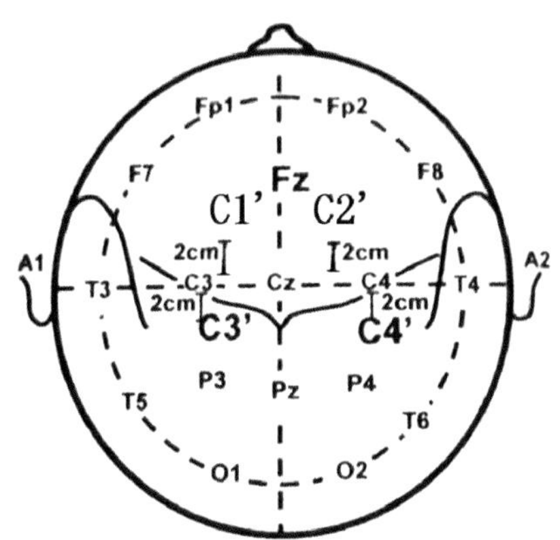

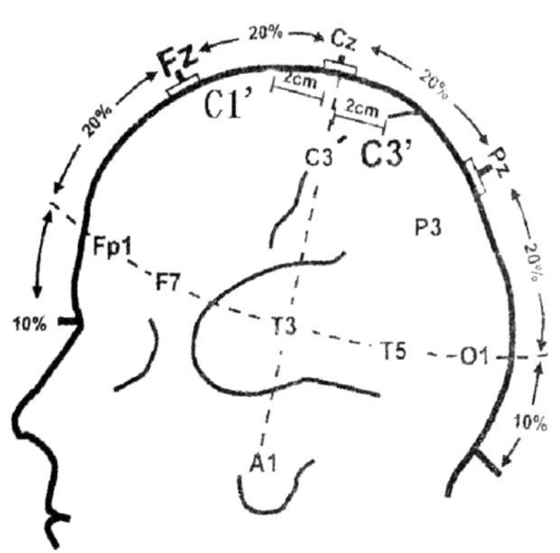

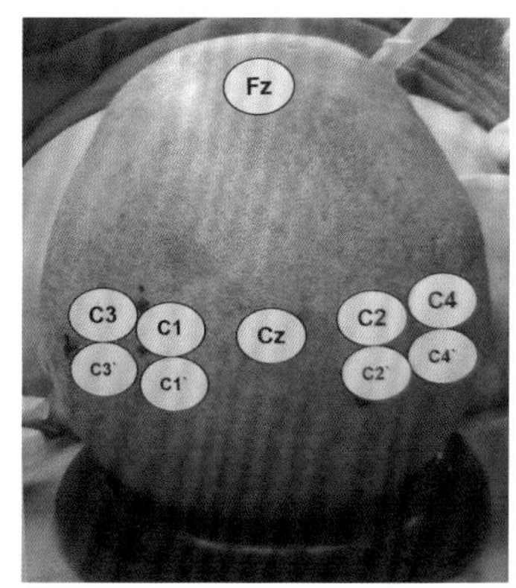

图 13－1－3 头部电极安放位置

导联 1：EPi（－）－EPc（＋），Erb 点电位，记录外周神经动作电位。

导联 2：C2S（－）－Fz（＋），颈部电位，记录脊髓灰质的突出后电位。

导联 3：C4’（－）－Fz（＋），皮质电位，记录对侧皮质突触后电位。

导联 4：C4’（－）－C_3’（＋），皮质电位，记录皮质的突触后电位。

EPi－同侧（左）Erb 点，EPc－对侧（右）Erb 点。右侧正中神经感觉诱发电位的记录，导联 3 应为 C3’（－）－Fz（＋），导联 4 为 C3’（－）－C4’（＋）。

刺激正中神经或尺神经后的传入冲动，可以在不同记录点上记录诱发电位。神经冲动从腕部到达臂丛（记录点是 Erb 点）的时间是 9～11ms，通常以 N9 标记。随后是神经冲动由脊神经根进入脊髓引发的颈电位，记录点在 C2～C5，神经冲动传导时间是 12～15ms，由双相波组成，通常以 N12/P15 标记。上传的感觉纤维在薄束核交叉后的纤维经丘脑，最后传到中央后回感觉皮质，引发皮质电位，记录点在 C3’、C4’，传导时间是 19～25ms，多表现为多相波，组合标记为 N20/P25（图 13－1－4）。

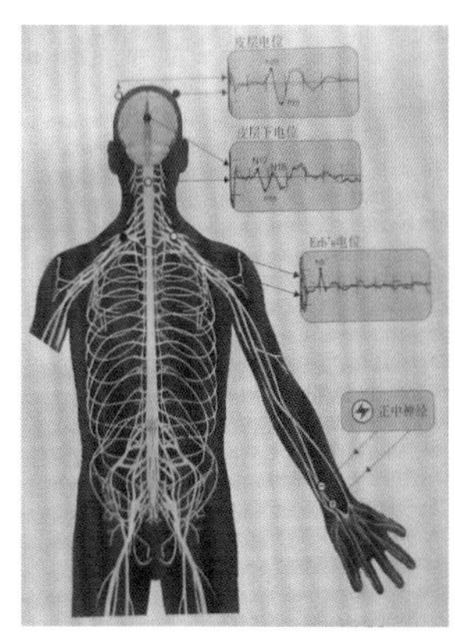

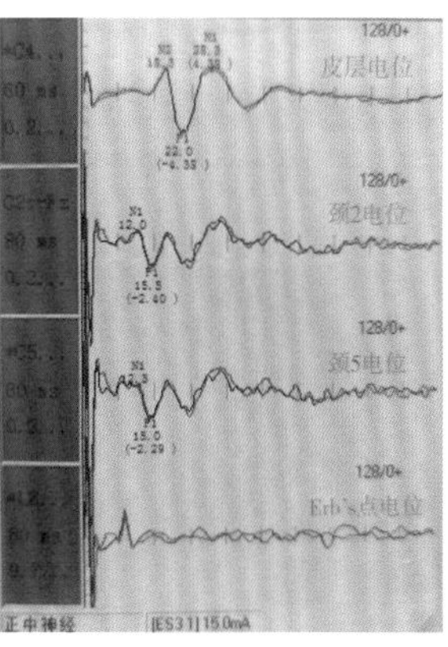

图 13－1－4　刺激正中神经不同记录点的诱发电位

（二）胫后神经体感诱发电位

1. 刺激部位和刺激参数　下肢感觉神经刺激通常采用内踝部胫后神经和膝部后外侧腓总神经作为刺激点，由于胫后神经相比腓总神经，解剖部位个体差异小，也可以采用腘窝部位记录腘窝电位，作为外周神经刺激的对照，因此胫后神经是手术监测最常用的刺激点。胫后神经刺激的刺激电极（阴极电极）放在跟腱与内踝之间，靠头侧；参考电极（阳极电极）放在离阴极电极3cm 处的尾侧（图 13－1－5）。刺激参数与正中神经刺激参数大体相同，由于传导的距离较上肢远，刺激强度要稍高于上肢神经刺激。

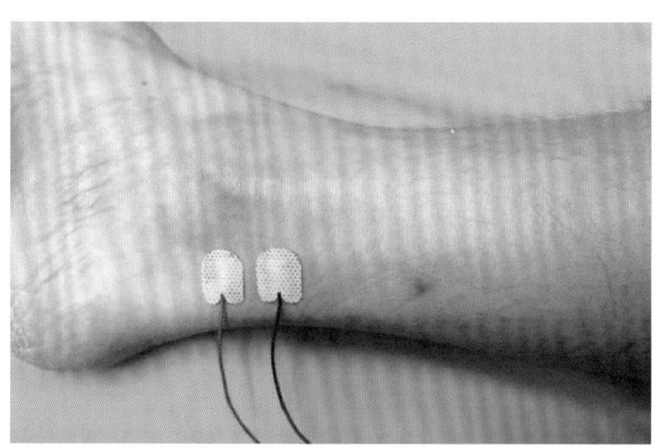

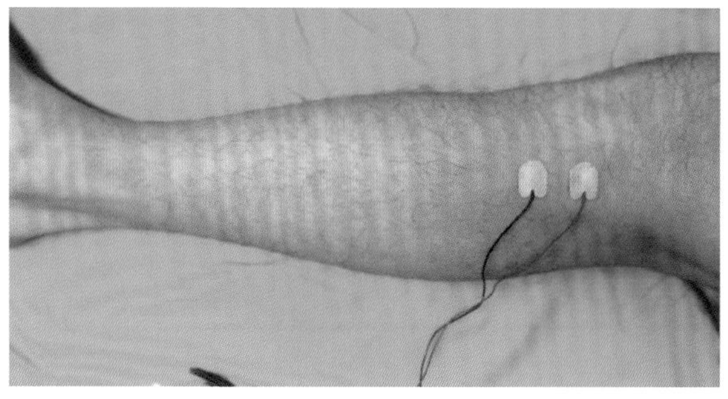

图 13－1－5　胫后神经刺激电极安放位置

2. 记录部位　记录胫后神经体感诱发电位，通常需要 3～4 个导联，即外周神经的腘窝电位、腰电位、颈部记录的皮质下电位及皮质电位。

（1）腘窝电位：在腘窝处放置 2 个电极，记录电极（阴极）在远端，参考电极（阳极）在近端，记录刺激胫后神经后在腘窝处产生的外周神经电位，传导时间约 8ms，通常标记为 N8。

（2）腰电位：刺激反应信号继续上传，经坐骨神经分出的不同的神经根，从 L_2 到 S_1 的椎间孔进入脊髓的不同节段。在下胸部（T_{12}）、上腰部（L_1）用记录电极和髂前上棘的参考电极为导联可以记录腰电位，传导时间约为 22ms，标记为 N22。记录电极（阴极）放置在 L_1 水平，参考电极（阳极）放置在髂嵴处。由于腰电位记录电极放置位置限制，通常胸腰部手术不用记录此电位。

（3）皮质下电位：上传的神经到达脑干、皮质下结构的时间为 25～35ms，标记为 N25/P30。与正中神经颈电位不同的是，由于皮质下电位是“远场电位”，因此放置在 C2（C2S）水平的颈部电极相对而言是作为参考电极（阳极），而记录电极（阴极）通常采用额部的 Fz。

（4）皮质电位：刺激胫后神经产生的神经冲动传至延髓下部楔束核，交换神经元后，传入纤维交叉到对侧，经丘脑传至大脑中线对侧皮质下肢感觉代表区，传导时间为 37～45ms，标记为 P40/N45。通常采用 Cz 作为记录电极（阴极），以 Fz 作为参考电极（阳极）。

3. 记录导联

（1）导联 1：PF（－）－PF（＋），腘窝电位，记录外周神经动作电位。

（2）导联 2：LP（－）－LP（＋），腰电位。

（3）导联 3：C2S（＋）－Fz（－），皮质下电位，记录脑干、丘脑的突触后电位。

（4）导联 4：Cz（－）－Fz（＋），皮质电位，记录皮质的突触后电位（图 13－1－6）。

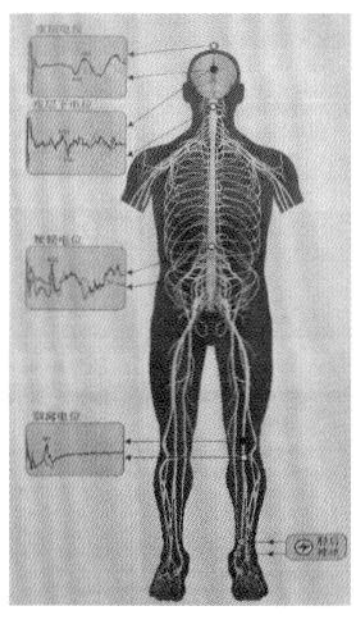

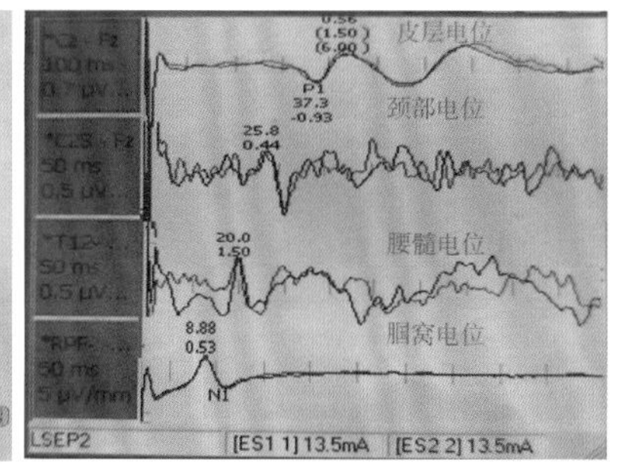

图 13－1－6　刺激胫后神经不同记录点的诱发电位

（三）影响体感诱发电位的因素

1. 麻醉对体感诱发电位的影响 由于全身性麻醉对神经传递有抑制作用，特别是对大脑皮质细胞传递有明显的抑制作用，所以对体感诱发电位也有明显的抑制。麻醉对突触传递的抑制作用比对轴突传导的大，因此记录的皮质电位远比记录的脊髓、皮质下电位受到的麻醉抑制的影响要大得多。

体感诱发电位与麻醉深度、麻醉用药种类及用量有关。通常是氟烷类>N_2O>异丙酚>芬太尼>肌松剂。对于术中的监测，我们则关心术中体感诱发电位的变化。麻醉药物虽说是削减体感诱发电位的波幅和潜伏期，乃至影响整个波形的形态，但只要在整个监测过程中麻醉的深度、用药、用量没有明显的变化，那么单纯对于麻醉来讲体感诱发电位是没有变化的。如果监测者没有及时了解麻醉的变化及认识麻醉剂的影响，那么就无法合理、正确地解释体感诱发电位的变化，甚至导致监测失败。

鉴于麻醉的影响，体感诱发电位监测应在麻醉师的密切配合下进行，记录到恒定、可靠的体感诱发电位。比较理想的全麻方案是使用纯静脉麻醉，或者按照一定比例复合麻醉，并加用人工控制性降压。

2. 体温对体感诱发电位的影响 一般来说，当体温低于32°C时，神经功能活动会降低，这是由于减少了神经递质的释放和抑制了突触传递过程。在神经电生理方面的变化表现为静息膜电位的降低、波幅降低、神经动作电位反应时间增加和神经传导速度降低。突触传递（大脑神经元）比轴突传导（皮质下、脊髓）对低温的反应更敏感。体温每下降1°C，外周神经传导和中枢神经传导都会相应地延迟5%和15%。

降低体温时所引起的体感诱发电位潜伏期的变化发生得比较快，一般是随着体温的下降，诱发电位的潜伏期也随之延长。低温对体感诱发电位潜伏期的影响是非常明确的，但对波幅的影响无明确的报道。

3. 平均动脉压的变化及缺血对体感诱发电位的影响 血压的变化，特别是平均动脉压降低到自动调节阈值水平以下，就会引起体感诱发电位波幅的进行性降低，但是一般不会引起潜伏期的延长，这种波幅的降低可以是可逆性的，也可是不可逆性的。这就取决于血压降低造成脊髓缺血的程度和时间。往往在临床操作中平均动脉压低于50mmHg，可造成体感诱发电位波幅的降低。此时，监测者应引起注意，尽快提高患者的平均动脉压，避免平均动脉压的继续下降而加重和延长脊髓缺血程度和时间，造成脊髓不可逆的损伤。对此，大量的临床工作证实在手术中应维持患者的平均动脉压在60mmHg以上（图13-1-7）。

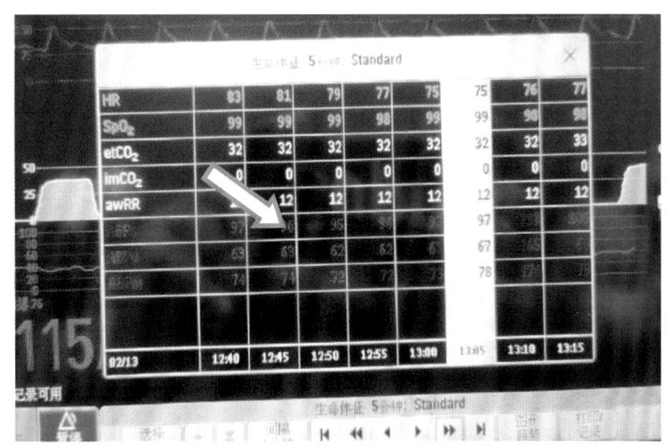

升压前

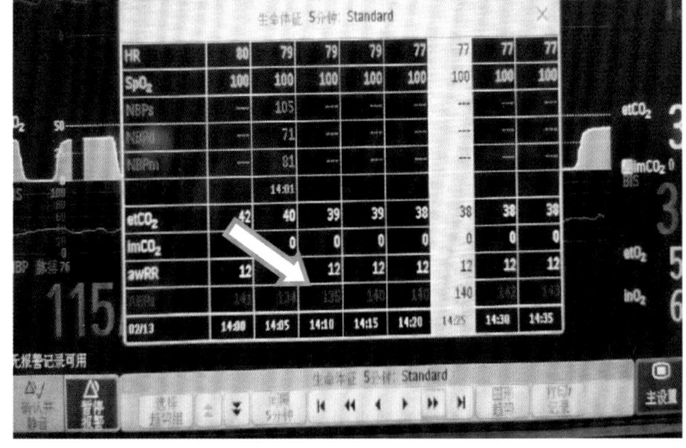

升压后

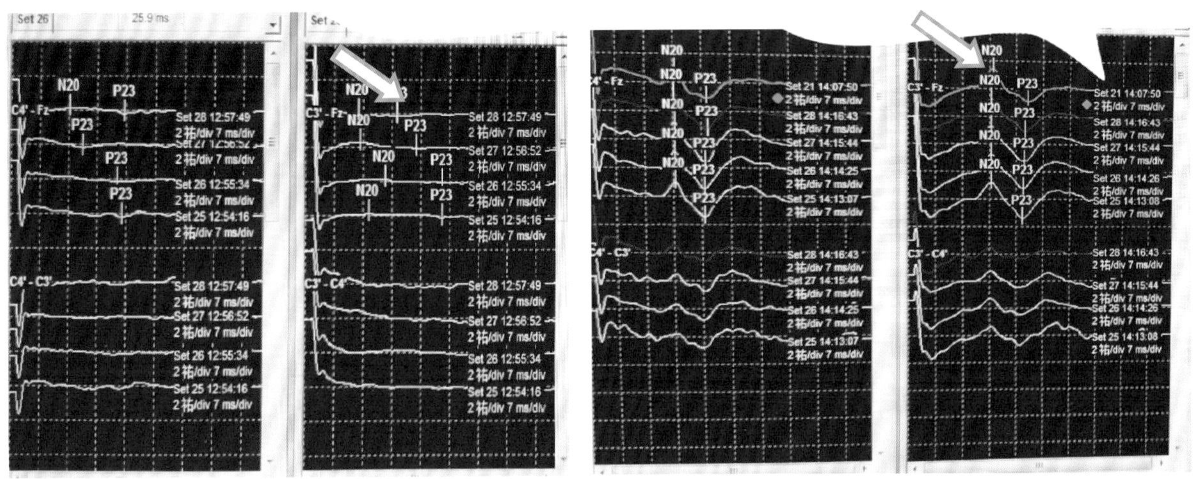

升压前体感诱发电位　　　　升压后体感诱发电位

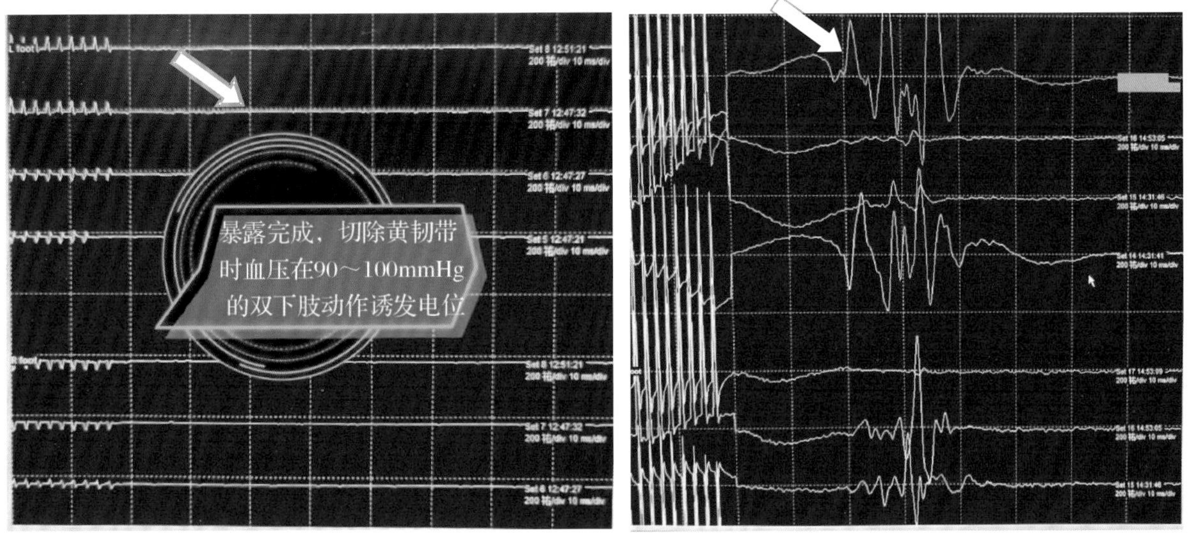

升压前动作诱发电位　　　　升压后动作诱发电位

图 13－1－7　升高血压后，全身性变化明显，体感诱发电位和动作诱发电位立即可正常引出波形（箭头所示）

（四）体感诱发电位的报警标准和解释

手术中监测患者的体感诱发电位波幅及潜伏期的数值，要以该患者在麻醉平稳后的基数值为准，衡量手术中体感诱发电位的变化。正确地解释手术中体感诱发电位的变化，依靠完整的、清晰的、可靠的诱发电位反应的记录。首先要在切口完全暴露后建立体感诱发电位的基准线（在实际操作中，患者体位完全确定后，手术开始时麻醉师都会加深插管时麻醉状态以维持整个手术过程，此时如果按照传统的在插完管体位确定好设定基线的方法，我们的监测将会失败。因为开始手术时麻醉的加深导致暴露过程中的体感诱发电位的波幅和潜伏期与基准线不一致，实际此时术者还没有操作到脊髓，将误导手术的节奏，出现假阳性的结果），这一基准线应该清晰地显示各体感诱发电位的波形，并在整个监测过程中保留在显示屏上以做比较。

手术中体感诱发电位发生实质性改变的辨别标准是与基准线相比较，波幅和/或潜伏期有明显的变化。这些变化必须是可靠的，而且信号的变化是可以重复获得的（也就是说，在其他记录参数一致的情况下，多次重复获得并贮存的波形）。在此条件下，如果反应波幅降低>50％和/或潜伏期延长>10％则为报警标准，即所谓的经典的 50/10 法则。

由于波幅和/或潜伏期的变化可能来自多方面的原因，因此正确地解释体感诱发电位的变化还应综合考虑其他因素的影响。①变化的类型：是急速变化还是渐进性的变化，变化仅涉及皮质电位还是累及皮质下电位及外周神经电位的变化，是单侧的变化还是两侧的变化。②变化的相应因素，手术操作的影响、血压的变化、麻醉因素、体温的变化及各种技术上的原因造成的假象影响。一般来说，由于手术操作（如脊髓受到牵拉或挤压），或是急性脊髓缺血造成的体感诱发电位的改变多数是急速的变化，通常仅影响一侧的变化，或是一侧先改变，继而发展成两侧的变化。麻醉或体温等因素引起的变化则是全身性的变化，同时导致两侧体感诱发电位的变化，而且相对比较缓慢。因此，既要正确认识体感诱发电位在监测中的重要性，又要考虑它的局限性。在解释它的变化时，更要综合考虑多种因素。

二、运动诱发电位

运动诱发电位是用电或磁刺激大脑运动区或其传出通路，在刺激下方的传出通路及效应器－肌肉所记录的电反应。它是继体感诱发电位监测感觉神经系统后进一步检查运动神经系统的功能，更好地确保了脊髓传导功能的完整性。

运动诱发电位主要有经颅（头皮）和经脊髓刺激两种方法：经颅（头皮）电刺激运动皮质产生肌肉动作电位的方法称为经颅（头皮）电刺激运动诱发电位（TES－MEP），经颅（头皮）磁刺激运动皮质产生肌肉动作电位的方法称为经颅（头皮）磁刺激运动诱发电位（TMS－MEP），经硬膜外或硬膜下直接刺激脊髓，并在手术区域下段脊髓记录诱发电位的方法称为脊髓刺激运动诱发电位。经椎板、椎间盘、棘间韧带间接刺激脊髓，在外周神经干记录神经诱发电位的方法称为下行神经源性诱发电位（DNEP）。

记录电极放置于肌肉上所记录的反应称为肌肉发生性、肌源性反应，所记录的电位称为复合性肌肉动作电位（CMAPs）。记录电极放置于外周神经干上所记录的反应称为神经发生性、神经源性反应，所记录的电位称为复合性神经动作电位（CNAPs）。

（一）脊髓刺激运动诱发电位

1. 直接刺激脊髓——记录脊髓的诱发电位 直接刺激脊髓上端，在脊髓下端记录的诱发电位反应称为脊髓诱发电位，该监测技术是将刺激电极和记录电极放置在硬膜外或硬膜下（图 13－1－8）。刺激手术部位以上脊髓，记录手术部位以下的脊髓引发的电位反应。由于脊髓上行和下行的传导束，因此从脊髓下段接收的反应电位可能是来自下行和上行传导束的动作电位，即下行的传导束引发的顺行反应电位和上行的传导束引发的逆行下传的反应电位的电活动的总和。由于上行和下行的传导束有不同的传导特性，因此从脊髓所记录反应电位显示出两种明显不同的波形：较短反应期、振幅较大的单相波形称为 D 波，又称直接波；而随后反应期稍长的、振幅较小的多相波称为 I 波，又称间接波（图 13－1－9）。

D 波现在认为是下行的皮质脊髓束所产生的，因此它的波幅较高、反应期较短。I 波则可能是由上行感觉传导束逆行传导产生的，因此波形呈多相而分散，振幅较小，潜伏期也稍长。但是，这一推论还没有得到临床大量患者及相关病理的完全证实。此法不能明确辨别所记录的反应电位是来自感觉的后索电位还是由运动的皮质脊髓束所产生。还有的报道认为此法对髓内肿瘤切除的术中监测缺乏明确的指导意义。

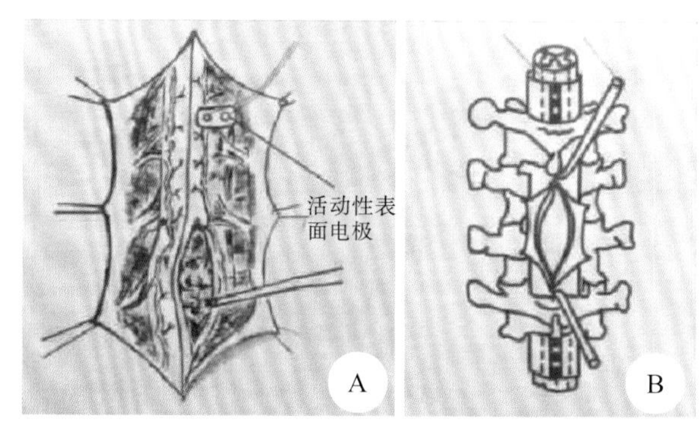

图 13－1－8　直接脊髓刺激电极位置

A. 硬膜外刺激；B. 硬膜下刺激

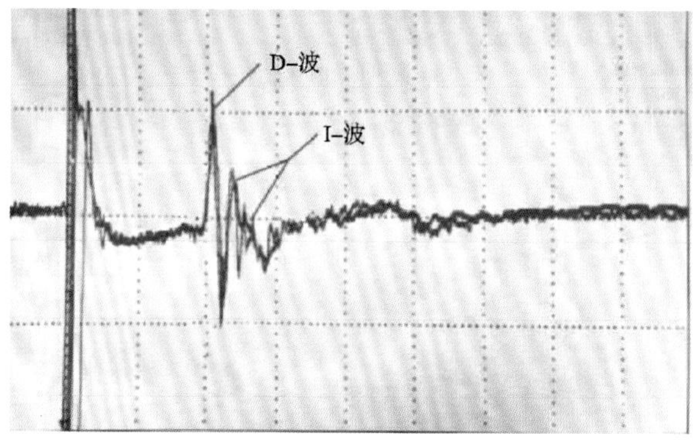

图 13－1－9　D 波和 I 波波形图

2. 间接刺激脊髓——记录外周神经和肌肉的反应电位　间接刺激脊髓法是以插入两个邻近的椎骨水平的椎板、棘突、棘间韧带或椎间盘上刺激针电极（图 13－1－10、图 13－1－11），非选择性地通过骨性组织或软组织间接刺激脊髓。记录电极通常放置在外周神经干通过的皮肤上，如放在腘窝处以接收来自脊髓－胫神经的动作电位，或放置在上肢或下肢肌肉上以接收来自不同肌肉组的肌肉诱发电位。

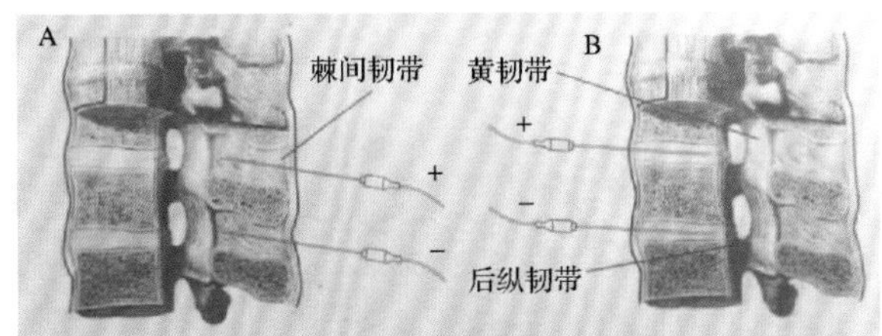

图 13－1－10　棘间韧带和椎间盘间接刺激电极位置

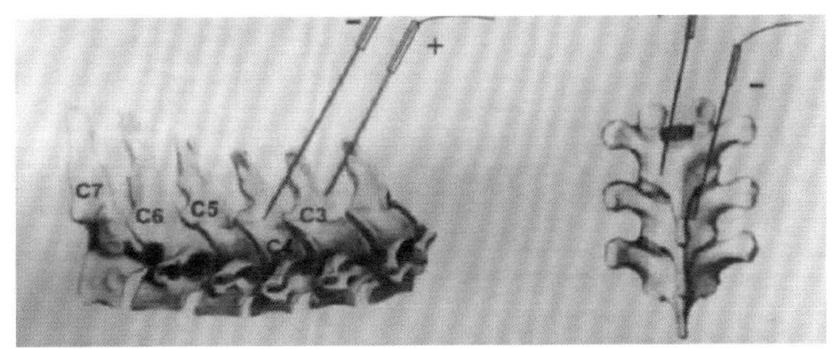

图 13－1－11　椎板间接刺激电极位置

值得注意的是，直接脊髓刺激运动诱发电位监测技术要求较高，例如需要术者帮助放置在硬膜外或硬膜下，多数情况下刺激和/或记录电极放置在术野范围内影响手术进行或手术造成电极移动而影响记录反应的电位，并且刺激和/或记录电极的位置相对不易固定，可能造成不必要的脊髓损伤。同时在实际手术操作中，应尽可能减少对脊髓的刺激，因此在实际应用中，脊髓刺激运动诱发电位受到一定限制。

（二）经颅（头皮）刺激运动诱发电位

即经颅（头皮）电刺激运动诱发电位（TES－MEP）和经颅（头皮）磁刺激运动诱发电位（TMS－MEP）。两者的原理、操作方式基本相同，但在实际临床应用中，由于磁刺激设备笨重、价格昂贵、刺激位置很难准确定位，使用最多、最便捷的是经颅（头皮）电刺激运动诱发电位。

1. 记录部位　对于运动诱发电位，阳极是有效电极，即刺激电极，阴极则是参考电极。

（1）阳极置于 C3/C4，阳极放在记录肢体肌肉反应的对侧头部，其中 C4、C3 互为阴极。

（2）阳极置于 C1/C2，其中 C2、C1 互为阴极。

（3）阳极置于 Cz，阴极为 Fz（图 13－1－12）。

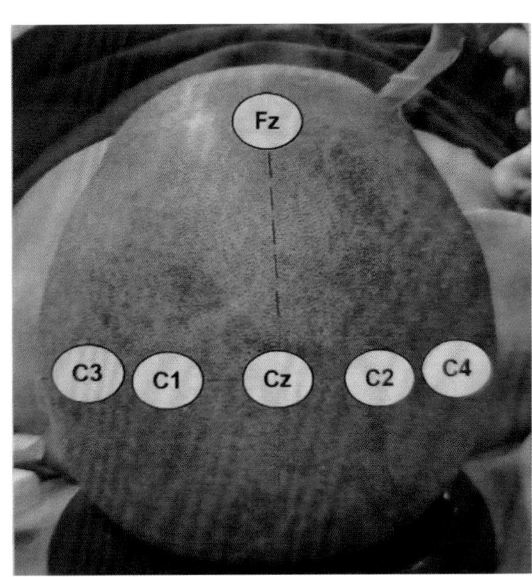

图 13－1－12　运动诱发电位刺激电极安放位置

颈椎手术多采用 C3 和 C4 作为皮层刺激部位，因为其比较接近中央前回上肢部位；胸椎手术多采用 C1 和 C2，因为其比较接近中央前回下肢部位。故在临床应用中，当运动诱发电位信号不佳时，可根据上述原则适当偏内或偏外调整刺激部位，以此改善运动诱发电位信号质量。如图 13－1－13可见，不同刺激部位下运动诱发电位波形质量的差异。

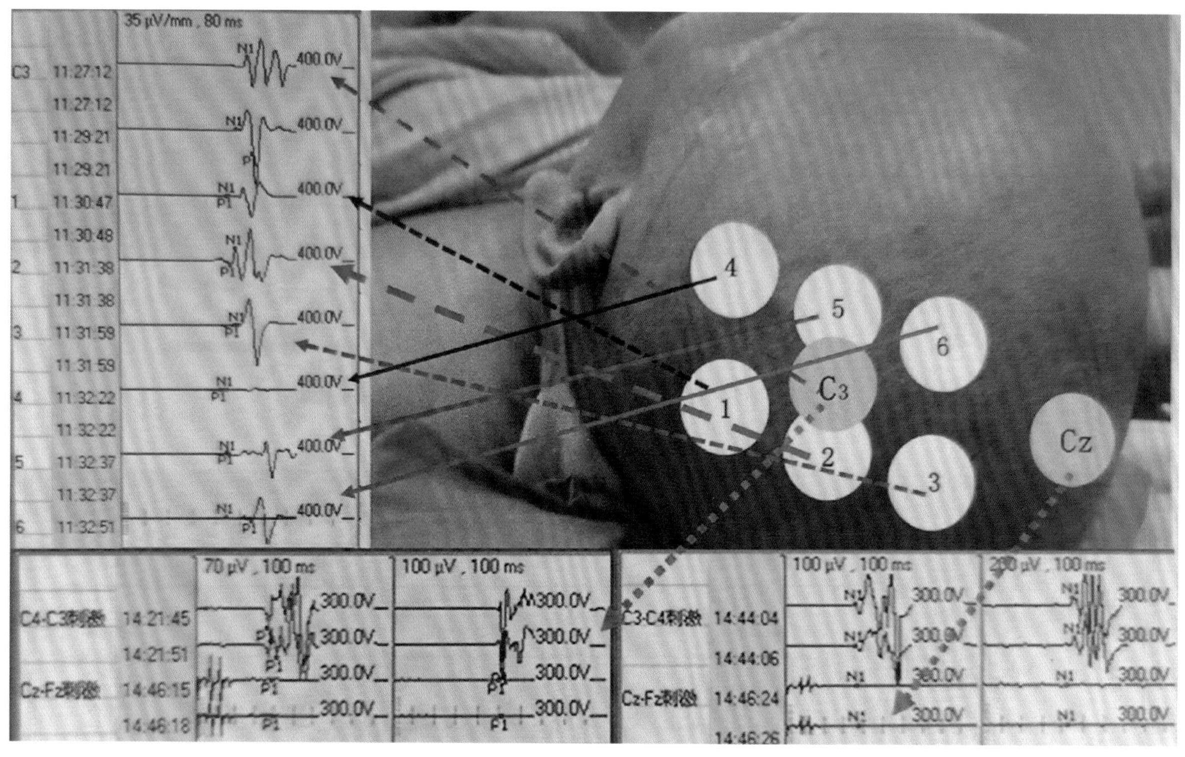

图 13－1－13 不同刺激部位下运动诱发电位波形质量

2. 记录电极安放 电刺激大脑中央前回皮质引起的肌肉收缩反应，理论上讲，可以在身体的任何部位记录，常规选用浅表、易辨认和手术相关不同节段脊髓神经支配肌肉作为运动诱发电位监护的记录靶肌。此外，可同时选择非手术相关的肌肉记录运动诱发电位，作为术中监护的参考电位。实际操作中是将记录电极插入肌腹，一般只记录几组主要的肌肉组。如颈椎的手术，以上肢的拇短展肌、肱桡肌、肱二头肌、三角肌作为直接监测的肌肉组。胸腰部的手术，只需以下肢的腹直肌、股四头肌、胫前肌、腓肠肌、踇展肌作为直接监测的肌肉组。两者可相互作为参考电位。

3. 刺激与记录参数

（1）刺激参数。

1）刺激部位和导联：C3、C4（阳极为刺激电极，放在记录部位的对侧）。

2）刺激强度：100～400V。

3）刺激间歇时间：1～10ms。

4）刺激间期：0.1～0.5ms。

5）系列刺激：5～9/次。

（2）记录参数。

1）滤波范围：30～2000Hz。

2）信号平均次数：1 次（运动诱发电位不需要多次平均）。

3）信号分析时间：100ms。

4. 经颅（头皮）刺激运动诱发电位中麻醉的影响及使用 临床使用的麻醉药物大多会抑制运动通路突触间的神经兴奋传导，并延长运动神经元轴索传导的不应期，降低了突触产生反应波的数量，从而抑制了 α 运动神经元的兴奋，导致运动诱发电位波幅降低。

麻醉药物对运动诱发电位波幅的抑制作用会随麻醉时间的延长而增强。研究表明，麻醉时间超过 3h 后，运动诱发电位的波幅开始出现明显降低趋势，并且波幅的降低可以维持到麻醉结束后 3h。原因可能是：①虽然麻醉药物在血液里很快达到平衡的浓度，但进入神经组织却需要较长时间。因此，随着麻醉时间的延长，麻醉药物对神经兴奋传导的抑制作用才逐渐显现。②麻醉药物对中枢神经系统的抑制作用（如延长运动神经元轴索传导的不应期）要比其他的抑制作用产生得慢。

麻醉药物对运动诱发电位潜伏期的影响较小，术中潜伏期相对比较稳定，几乎没有影响。

在具体临床手术监测中，没有一个固定的麻醉模式，每个医疗单位有自己的麻醉习惯和方式，要根据自己的具体情况，找出一套适合本院的麻醉组合方案。

5. 经颅（头皮）刺激运动诱发电位的报警标准　总体上讲，经颅（头皮）刺激运动诱发电位对于监测神经损伤和估计预后是非常灵敏的，对脊髓运动传导损伤的预报则比体感诱发电位、下传神经源性诱发电位和脊髓诱发电位灵敏得多，根据传统报警标准，经颅（头皮）刺激脑皮质在脊髓硬膜外腔记录的运动诱发电位的报警标准：与改变之前的波幅相比，波幅降低大于50%则为报警标准。波幅降低20%～30%应高度重视，严密观察，检查波幅降低的原因，明确波幅降低是否为进行性，以便综合考虑、提高警惕。目前，对于经颅（头皮）刺激脑皮质在肌肉接受复合肌肉诱发电位反应，尚没有非常明确的报警标准。有人建议用波幅降低大于50%的相同标准作为警报标准。但是，有人报道波幅降低80%与手术后的神经损伤没有联系。

三、肌电图

观察肌肉中自由产生的或由随意收缩所引起的动作电位，并记录肌肉电活动的方法称为肌电描记法，所描记的肌电波形称为肌电图(Electromyography，EMG)。肌电描记法主要监测不同肌肉组的整体肌电活动而不包括临床上用于诊断神经肌肉病变的单一肌纤维和肌束的肌电图记录。肌电图包括自由肌电图和激发性肌电图。

（一）自由肌电图

自由肌电图通常又称自发性肌电图，是指在正常状态下，通过表面电极或针电极连续记录肌肉静息电活动，所记录的肌电图为“平线”。当手术操作过程中碰到神经，或因牵拉、分离等因素造成对神经根机械性的刺激时，其受到刺激的神经所支配的肌肉就会产生动作电位而收缩，此时表现为平静的肌电图基线上突然出现一个或多个突发的肌肉收缩的电活动（图13-1-14）。操作方法是直接将针式或皮肤表面电极插入所监测神经支配的肌腹内。

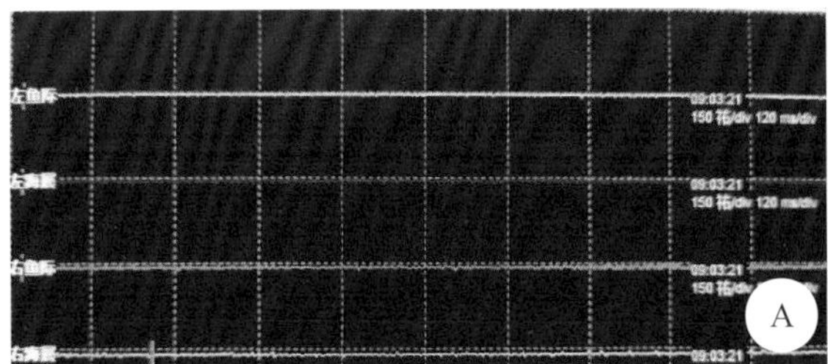

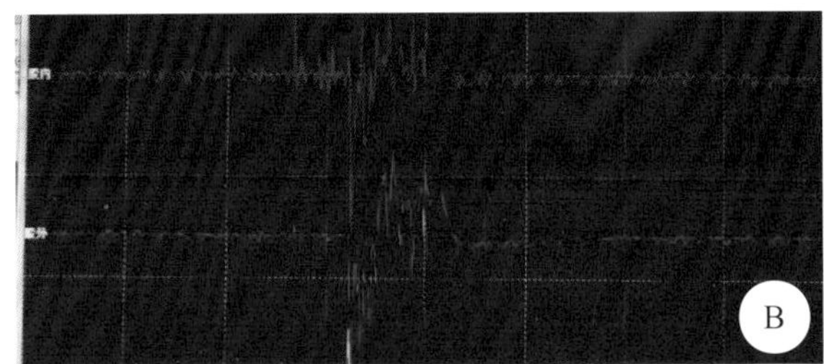

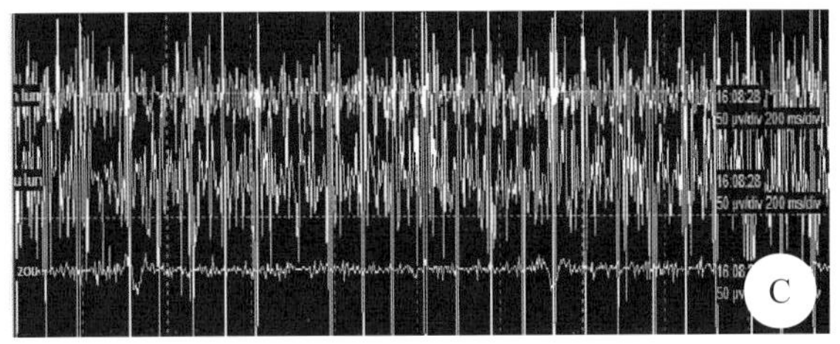

图 13-1-14　自由肌电图

A. 正常情况下肌肉的静息状态的肌电图；B. 单个爆发的肌电图；C. 多个爆发肌电图

（二）激发性肌电图

激发性肌电图是指有目的地用电刺激外周或脊髓神经根的方法，使该神经所支配的肌肉组收缩，通过肌电图描记的记录结果得到的肌肉诱发电位。

1. 直接刺激法　通常用小量的电流对正在分离或已经分离暴露的外周神经根（干）进行电刺激，记录特定神经所支配肌肉的诱发电位反应（图13-1-15），适用于神经根减压，术后脊髓及神经根瘢痕粘连松解，椎弓根螺钉植入，臂丛神经根损伤后探查确定运动神经纤维。刺激强度以恒定脉冲电流刺激，见轻微肌肉收缩为宜。

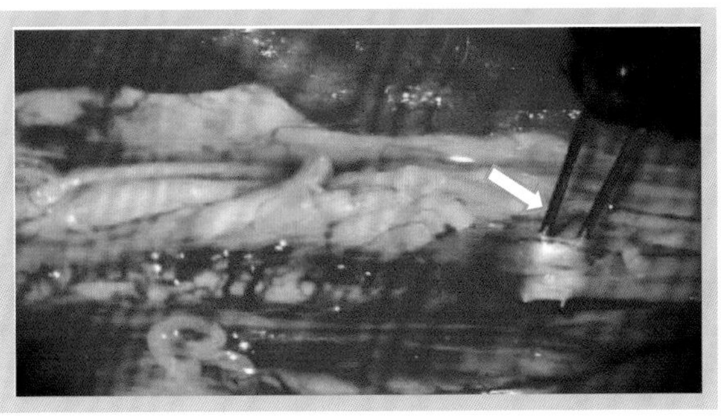

图 13-1-15　双头分叉刺激电极直接刺激神经（箭头所示）

2. 间接刺激法 指通过特殊刺激电极，采用逐渐增大的刺激电量，刺激已经植入体内的金属物体后试图刺激神经根（图 13－1－16），适用于螺钉植入过程中保护神经根。其设想是基于结构完整的骨组织是电流的相对绝缘体，实质性骨组织的电阻抗要比软组织高 25～100 倍。当椎弓根因植入螺钉而破裂时，电流很容易通过破裂的骨组织兴奋周围的神经结构。因此，需要引发肌电反应的刺激电流越大，椎弓根结构破裂可能性越小，植入螺钉安全系数越高。

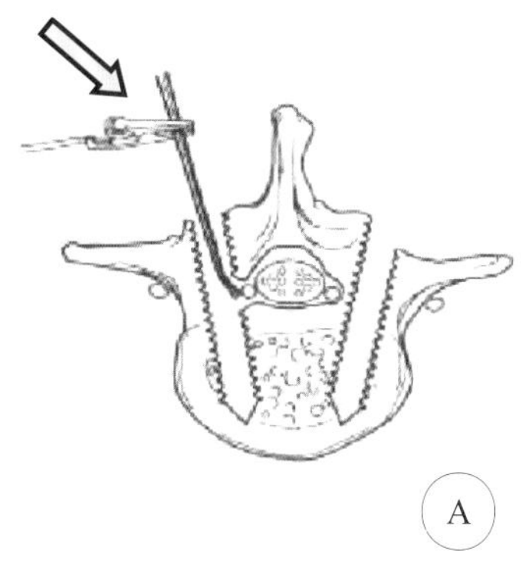
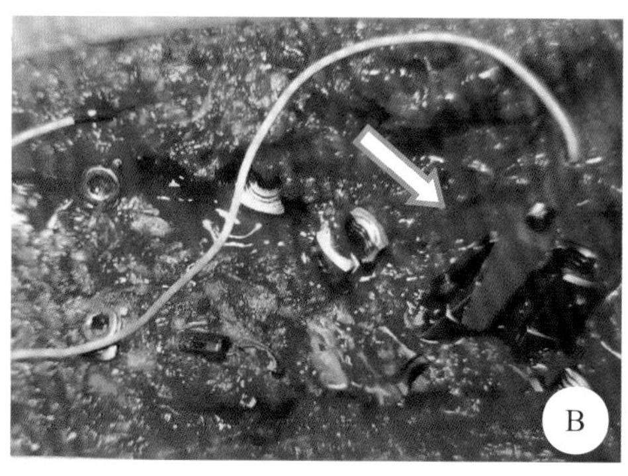
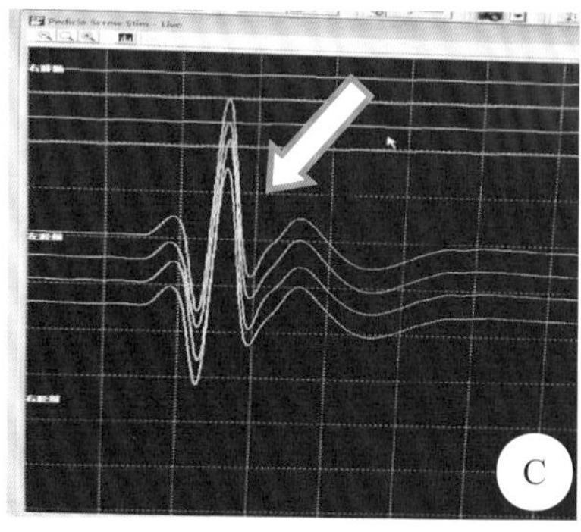

图 13－1－16 间接刺激法

A、B. 术中鳄鱼夹电极安放在探针或螺钉尾部间接刺激（箭头所示）；C. 引起相应神经根支配区刺激肌电图（箭头所示）

3. 刺激与记录参数

（1）刺激参数。

1）刺激电极：双头分叉刺激电极、Prass 电极、鳄鱼夹电极，参考电极为针电极（刺激电极为单极时使用）。

2）刺激频率：1.1～4.7Hz。

3）刺激强度：从 0 开始，逐渐增大刺激电量至肌肉出现诱发电位反应。

（2）记录参数。

1）滤波范围：30～3000Hz。

2）时基：500ms/Div。

3）显示灵敏度：50～100μv/Div。

4）记录部位：记录电极置入被刺激神经根支配的肌肉，可采用针式或皮肤表面电极，正负电极相距约 5cm。

（三）自由肌电图的解释和激发肌电图的刺激阈值标准

1. 自由肌电图的解释 手术中自由肌电图的正常反应是没有任何肌肉收缩反应的直线静息波形，如果监测中出现任何形式的肌电反应说明神经受到一定程度的激惹或损伤。肌肉收缩反应的形式是全或无形式的。在手术中无论哪个阶段出现肌肉收缩反应，特别是出现了连续的爆发性肌肉收缩反应，都应及时告之术者，防止出现不可逆的神经损伤。应当强调的是，肌电图记录的是神经受到刺激后的肌肉收缩反应，因此，要特别注意神经肌肉接头阻断剂（肌松剂）的使用，如果术中使用肌松剂后肌肉完全松弛，则不可能记录到任何肌肉反应活动。

2. 激发肌电图的刺激阈值标准 根据文献的综合报道，螺钉刺激安全阈值的参考标准为 8.2mA，也就是说，刺激螺钉的电流小于 8mA，则螺钉有可能植入椎弓根之外。1995 年，Lenke 等综合报道实验室和临床研究结果，建议了如下的螺钉刺激阈值参考标准。

（1）刺激阈值>8mA，表明螺钉完全植入在椎弓根内。

（2）刺激阈值 4～8mA，显示植入的螺钉可能造成椎弓根破裂。

（3）刺激阈值<4mA，强烈显示植入的螺钉已造成椎弓根破裂，并可能与神经根或硬膜接触。

不同的参数、不同经验的监测者和术者配合程度，以及术中监测的习惯和环境条件等差异，抑或采用不同的评价方法等，其刺激阈值标准都会有所不同。建立符合自己的刺激阈值标准更为合适、准确。

总之，在肌电图操作过程中，均会涉及肌松剂的问题。监测者需要肌肉保持一定的紧张度以便于监测神经肌肉的功能活动，而术者要求放松肌肉以利于手术的操作需要，怎样才能平衡这样的关系呢？建议在手术开始暴露时候使用肌松剂，之后不再追加肌松剂至手术结束，在暴露完后，术者主要操作脊柱和神经，对肌松剂的要求低，仅需打断患者呼吸以满足基础的麻醉，同时也满足监测的要求。

第二节　电生理监测在颈椎肿瘤的应用

颈部手术一般分为上颈椎（$C_{1\sim2}$）手术和下颈椎（$C_{3\sim7}$）手术两个部分。

一、上颈椎（$C_{1\sim2}$）

上颈椎手术因为解剖结构，相对来说危险性较大。高位颈椎与脑干延髓相邻，手术中可能造成延髓受累，造成生命体征的变化。因此在这类手术中电生理监测通常采用上肢正中神经、下肢胫后神经的体感诱发电位和经颅（头皮）电刺激运动诱发电位。

（1）体感诱发电位一般来说在高位颈椎手术监测中是非常灵敏的，上颈椎手术正好在体感诱发电位信号的交界区，上颈椎细微的操作都会干扰体感诱发电位的信号收集。尽管体感诱发电位监测的是脊髓后索感觉功能，但是由于椎管比较狭窄，当脊髓腹面或侧面受到刺激时，也会影响脊髓背侧后索的感觉功能，从而引起体感诱发电位的变化。假阴性的结果出现，即患者术中监测上下肢体感诱发电位正常无变化，而术后患者出现运动功能障碍，因此也就产生了高位颈椎手术中监测是否使用经颅（头皮）电刺激运动诱发电位的问题。

（2）经颅（头皮）电刺激运动诱发电位本身是比较安全有效的术中监测运动神经功能的方法，但是由于每个电刺激时，头面部、颈部、上肢等肌肉都会有收缩运动，造成患者的“抖动”，这对于高位颈椎的术中操作是非常不利的。因此，对于一些高位颈椎肿瘤，在术者的配合下，每次在监测经颅（头皮）电刺激运动诱发电位时，需要提醒术者暂停手术操作，避免在刺激运动诱发电位时引起的患者“抖动”，干扰术中神经及脊椎管内的操作。同时结合体感诱发电位监测才是最佳的监测选择。

典型病例：郭××，60 岁，诊断为 $C_{2\sim4}$ 平面硬膜内髓外肿瘤。

手术方式：经后方入路 $C_{2\sim4}$ 椎管内肿瘤切除，椎板切除，椎管减压，脊神经松解，植骨融合内固定术（图 13－2－1）。

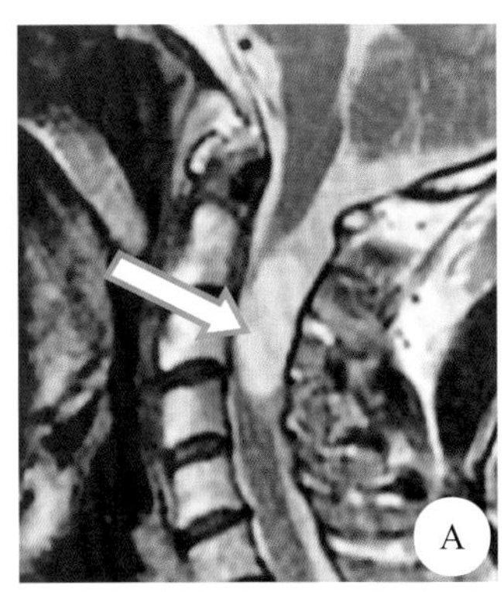

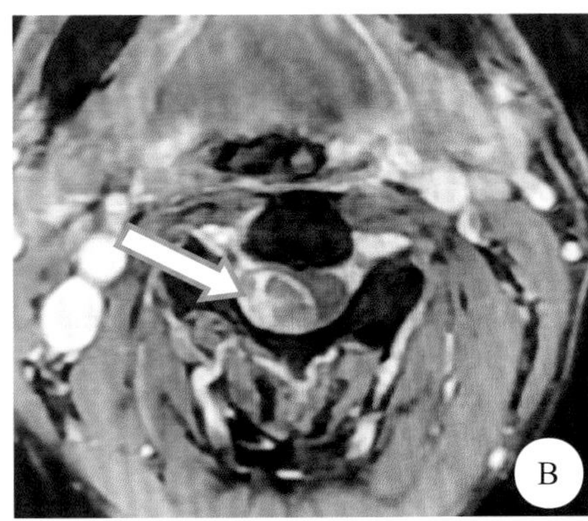

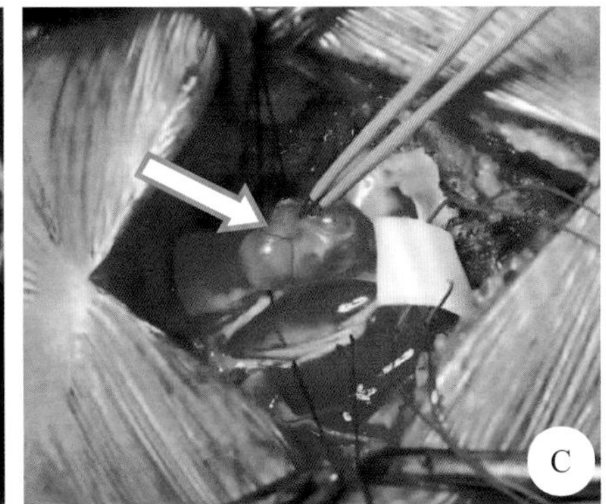

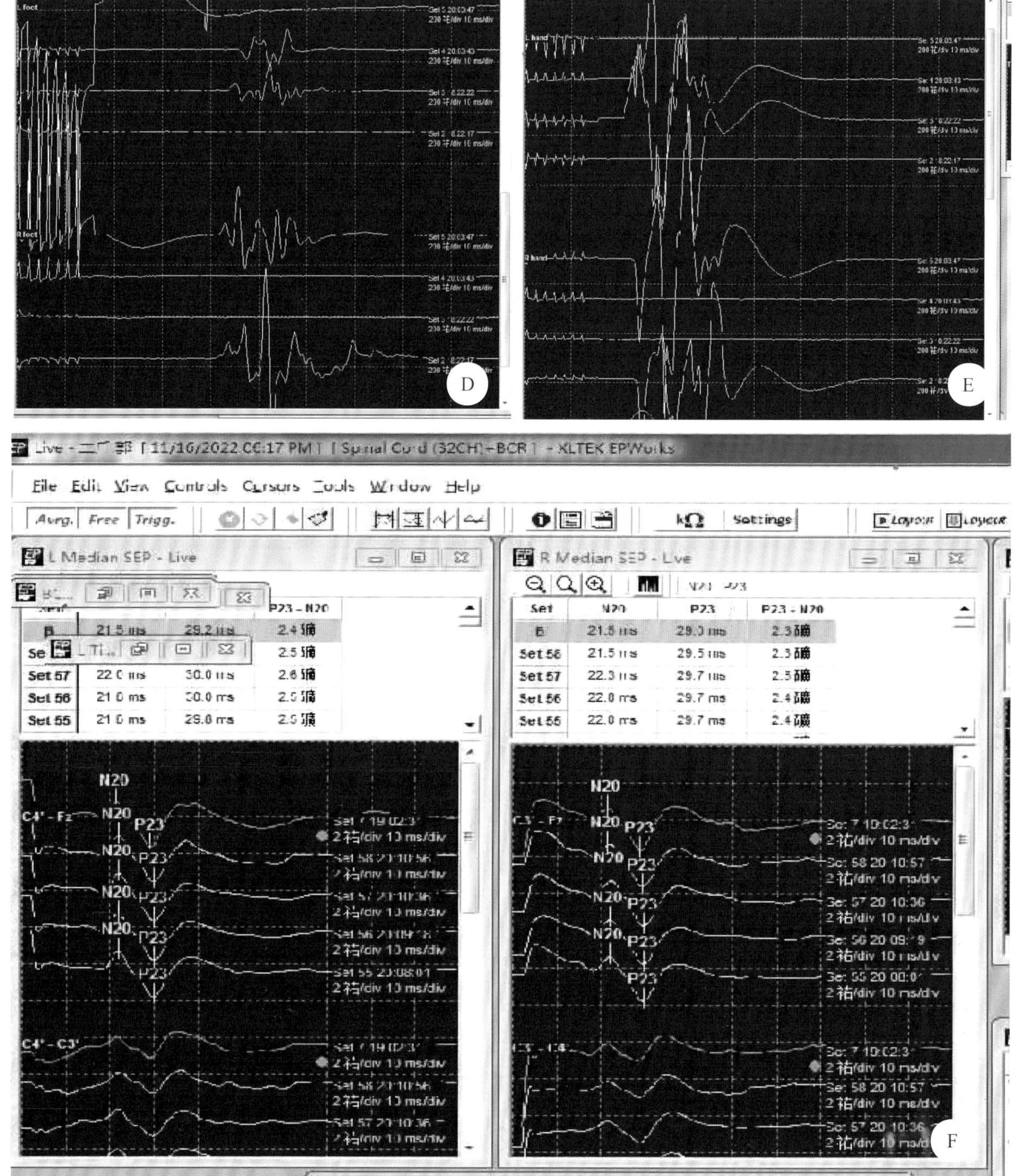

图 13-2-1 经后方入路 $C_{2\sim4}$ 椎管内肿瘤切除，椎板切除，椎管减压，脊神经松解，植骨融合内固定术

A、B. 术前影像（箭头所示）；C. 术中影像（箭头所示）；D~F. 术中电生理监测，术中切除肿瘤前后四肢神经监测运动诱发电位及体感诱发电位均无明显异常变化，术中潜伏期、波幅稳定可靠

二、下颈椎（$C_{3\sim7}$）

下颈椎的监测同样采用上肢正中神经、下肢胫后神经的体感诱发电位和经颅（头皮）电刺激运动诱发电位。同时可以监测相应节段神经根支配肌肉的自由肌电图。对于分离切除一些和神经根粘连在一起的肿瘤组织，该方法避免了神经根的不可逆损伤，最大限度地保留了脊髓和神经根的完整性。

典型病例：朱××，24 岁，诊断为 C_4 肿瘤伴病理性骨折，骨巨细胞瘤？

手术方式：经后方入路 C_4 附件肿瘤整块切除，椎管减压，脊神经松解，植骨融合内固定术+经前方入路 C_4 切除，人工椎体置换，植骨融合内固定术（图 13-2-2）。

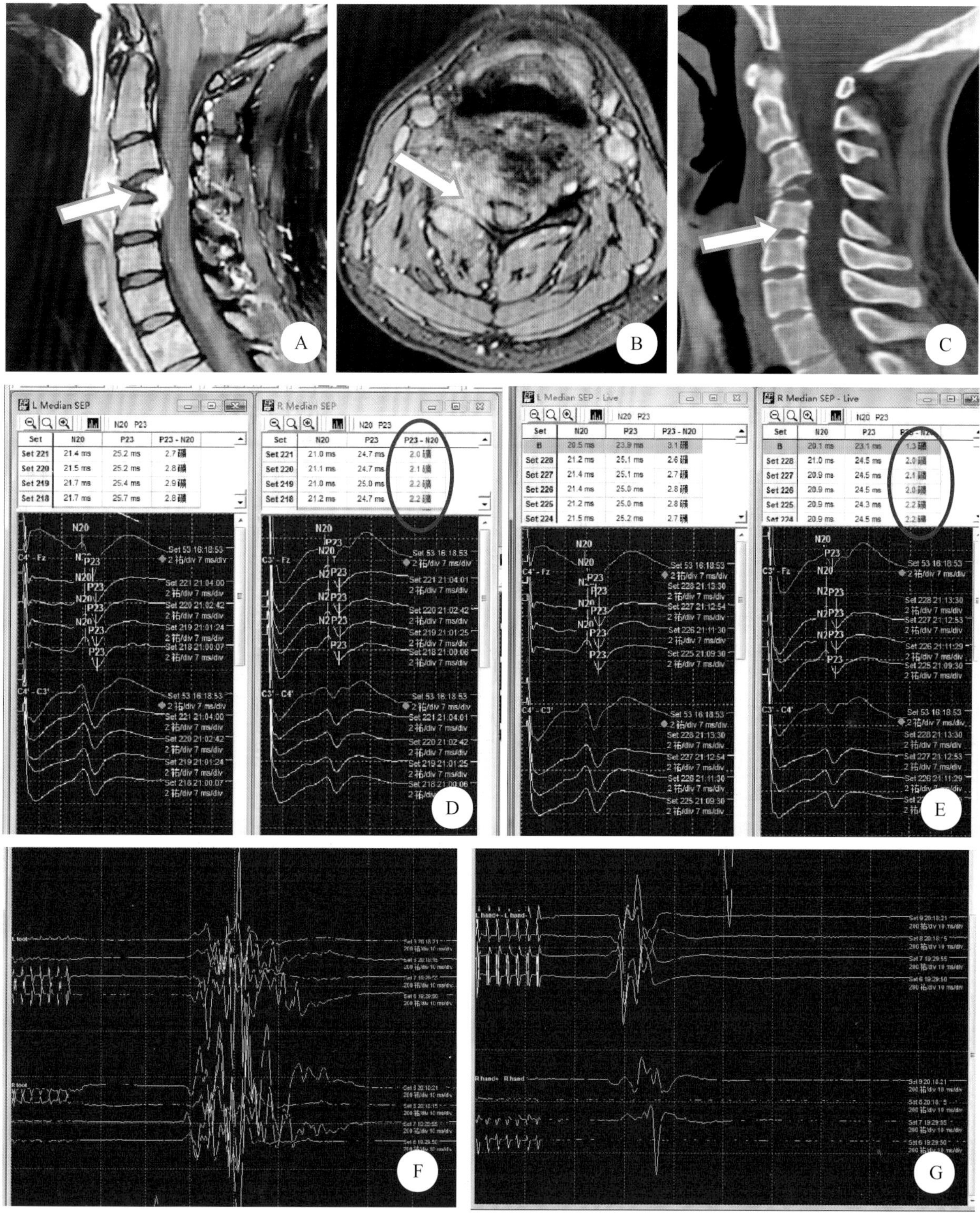

图 13-2-2　经后方入路 C_4 附件肿瘤整块切除，椎管减压，脊神经松解，植骨融合内固定术+经前方入路 C_4 切除，人工椎体置换，植骨融合内固定术

A～C. 术前影像（箭头所示）；D～G. 术中电生理监测，D、E 图红圈处显示肿瘤切除减压后，可见右侧体感诱发电位波幅较基准线明显升高约 1 倍，F、G 图运动诱发电位未见明显异常变化，可重复性好

值得注意的是，对于一些过于肥胖、颈部粗短者，需要用宽胶布将患者的双肩向脚侧牵拉，尽可能暴露颈部，由于一侧或双侧牵拉过重，造成臂丛神经受压，影响外周神经感觉传递功能，出现尺神经的感觉诱发电位的改变，如果持续时间过长就会引起臂丛神经的损伤。因此可以将外周神经的 Erb 点电位作为上肢正中神经体感诱发电位的参考电位。但是应先排除刺激电极的因素，因为有时在固定患者体位时，无意中将刺激电极碰落，也会出现诱发电位的改变，通常电位波幅为直线。这样体感诱发电位和 Erb 点参考电位就可用于辨别究竟是机器（或刺激电极）的问题还是手术操作引起的问题。若 Erb 点电位下降，正中神经体感诱发电位必然下降；而正中神经体感诱发电位下降，Erb 点电位不一定下降。

第三节　电生理监测在胸椎肿瘤的应用

在胸椎肿瘤中电生理监测和颈椎肿瘤一致，但是由于操作节段，胸椎做肌电图时针电极难以固定及准确定位，通常可以只监测下肢胫后神经的体感诱发电位和运动诱发电位，而上肢的正中神经体感诱发电位和运动诱发电位仅作为下肢监测的一个参考电位。

典型病例：严××，41 岁，诊断为 T_8 软骨肉瘤，不全截瘫（Frankel C 级）。

手术方式：经后方入路 T_8 肿瘤切除，椎管减压，脊神经松解，植骨融合内固定术（图 13－3－1）。

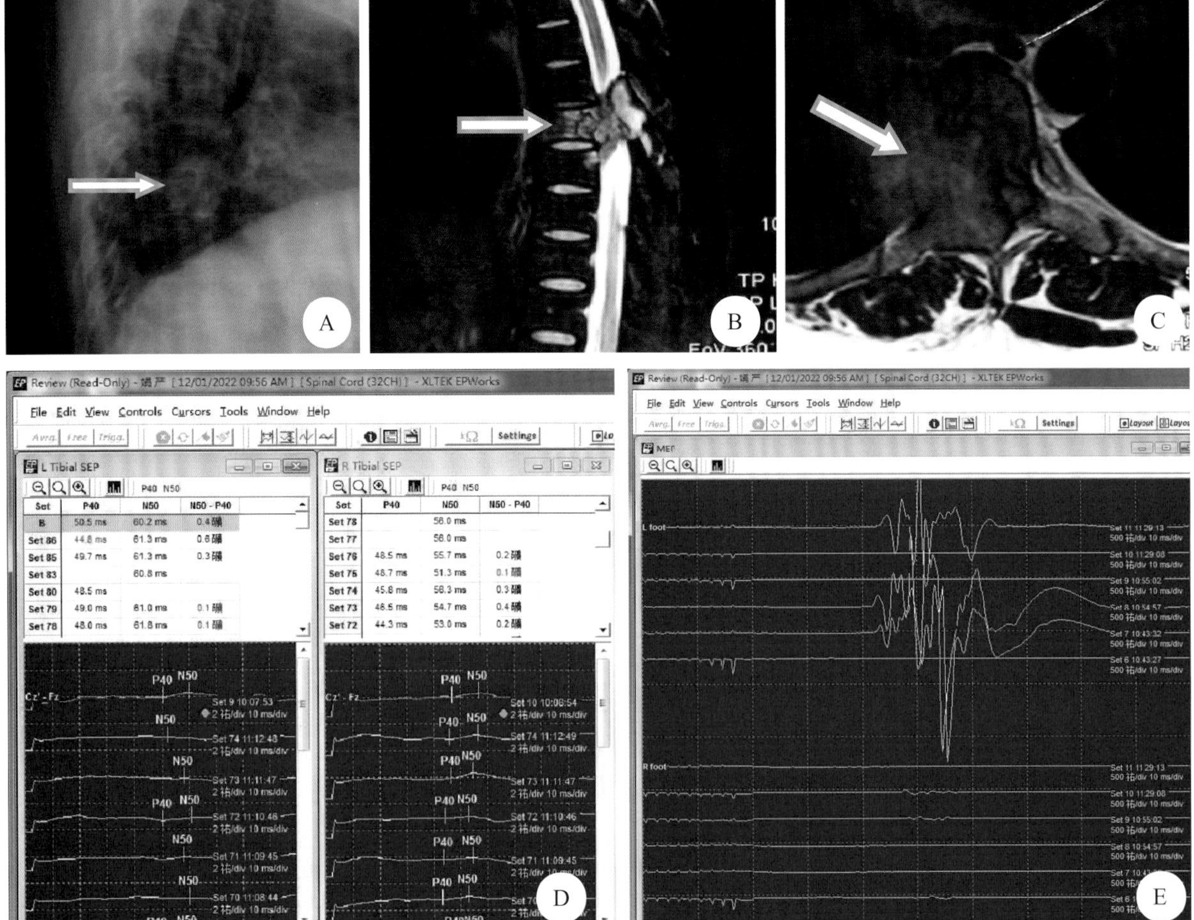

图 13－3－1　该患者术前不全截瘫，经后方入路 T_8 肿瘤切除、椎管减压、脊神经松解、植骨融合内固定术

A～C. 术前影像（箭头所示）；D、E. 术中电生理监测，D 图体感诱发电位基准线波形成较差，波幅较低，难以辨别，E 图右下肢运动诱发电位基准线较左下肢明显低，双侧差异性明显，与患者症状吻合。肿瘤切除后，均未见异常明显变化

典型病例：周××，42 岁，诊断为 $T_{7\sim8}$ 及椎旁梭形细胞瘤。

手术方式：经后方入路 $T_{7\sim8}$ 及右侧椎旁肿瘤整块切除，肋骨部分切除，主动脉探查松解，$T_{6\sim7}$、$T_{8\sim9}$ 椎间盘切除，椎骨减压，脊神经松解，人工椎体置换术，植骨融合内固定，胸膜修补，筋膜瓣成形术（图 13－3－2）。

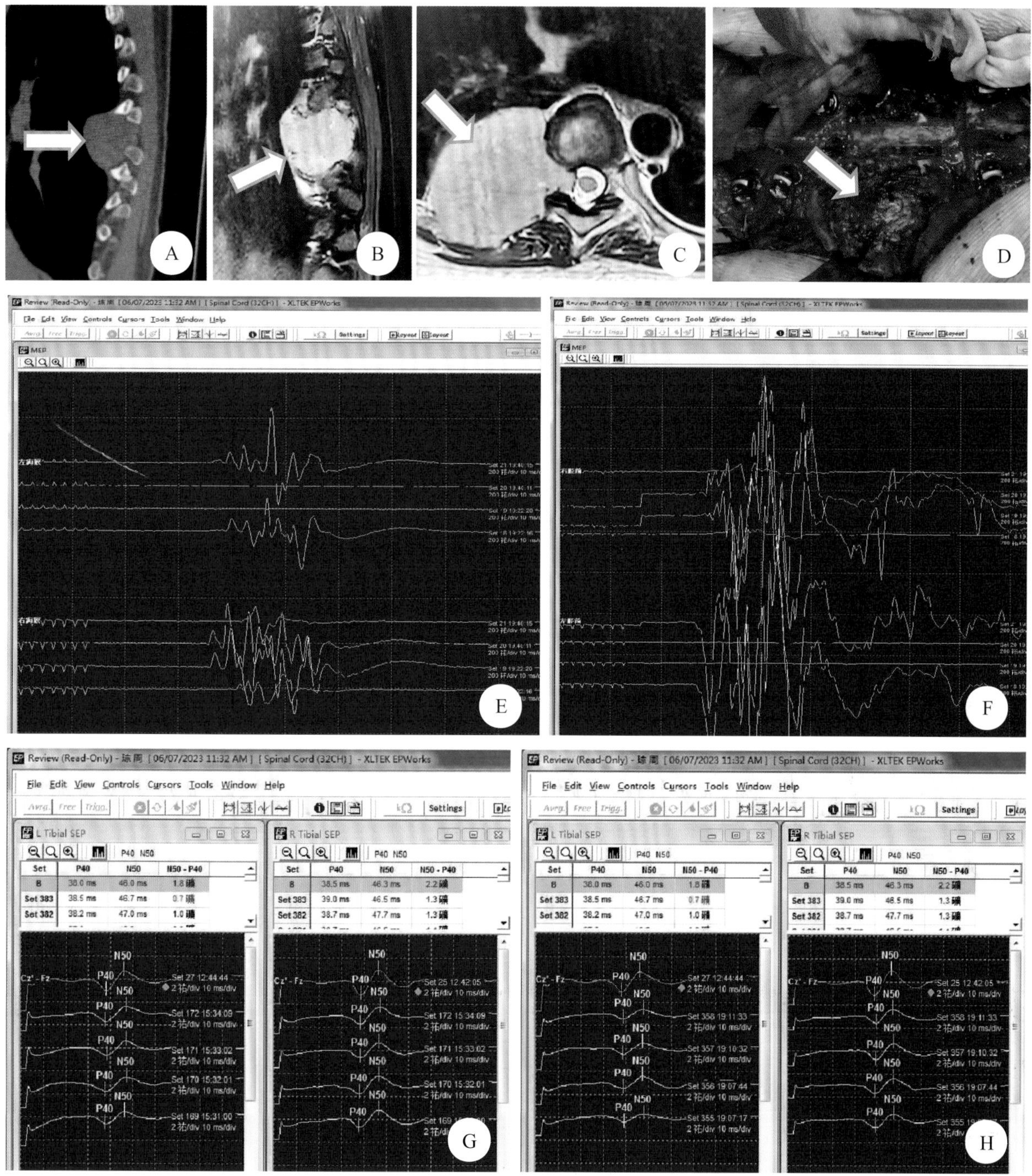

图 13－3－2　经后方入路 $T_{7\sim8}$ 及右侧椎旁肿瘤整块切除，肋骨部分切除，主动脉探查松解，$T_{6\sim7}$、$T_{8\sim9}$ 椎间盘切除，椎骨减压，脊神经松解，人工椎体置换术，植骨融合内固定，胸膜修补，筋膜瓣成形术

A～D. 术前及术中图像（箭头所示）；E～H. 术中电生理监测，E、F 图显示术中肿瘤整体切除后双下肢运动诱发电位未见明显异常下降，运动诱发电位潜伏期、波幅稳定可靠，G 图显示肿瘤整体切除前双下肢体感诱发电位潜伏期、波幅与基准线可重复性好，无异常变化，H 图显示肿瘤整体切除后双下肢体感诱发电位波幅较基准线明显下降 30%～40%，以左侧为甚，术毕患者清醒后查体基本同术前

对于颈胸交界的肿瘤我们则通常要监测正中神经、胫后神经体感诱发电位和运动诱发电位，以了解脊髓本身功能的完整性和通过监测上肢主要肌肉群（三角肌、肱二头肌、肱三头肌、鱼际肌）的肌电图了解神经根功能的完整性。在分离肿瘤过程中可能伤及神经根，一根神经根可支配多组不同的肌肉，因此术中应尽可能地监测多组功能不同的肌肉，在分离肿瘤时，如对要切断的组织有疑问，应使用激发电刺激的方法加以鉴别，避免伤害神经组织。

第四节　电生理监测在腰骶椎肿瘤的应用

腰骶椎肿瘤手术中电生理监测的重点是脊髓和神经根功能的完整性，与手术有关的脊髓损伤多数是由于分离肿瘤或者牵拉血管造成脊髓缺血变化。由于脊髓多数终止于 $L_{1\sim2}$ 水平，L_2 水平以下为马尾神经根丝，因此大部分手术中监测都以监测神经根功能为主，肌电图可作为首选。特别是肿瘤组织与神经根粘连分离时，为鉴别神经根组织或其他组织结构，常常需要使用小量电流通过刺激电极刺激需要鉴别的组织，如有相应支配区肌肉的收缩，连续监测的肌电图上会出现爆发性反应，则证实所刺激的纤维组织为神经组织，应予保留。

典型病例：李××，27 岁，诊断为 $L_3\sim S_2$ 椎管内巨大神经鞘瘤伴不全神经损害，胸腰椎侧后凸畸形。

手术方式：经后方入路 $L_3\sim S_2$ 椎管内巨大肿瘤切除，椎管减压，脊神经松解，多节段截骨，脊柱侧后凸矫形，T_{10} 骶髂部植骨融合内固定术（图 13-4-1）。

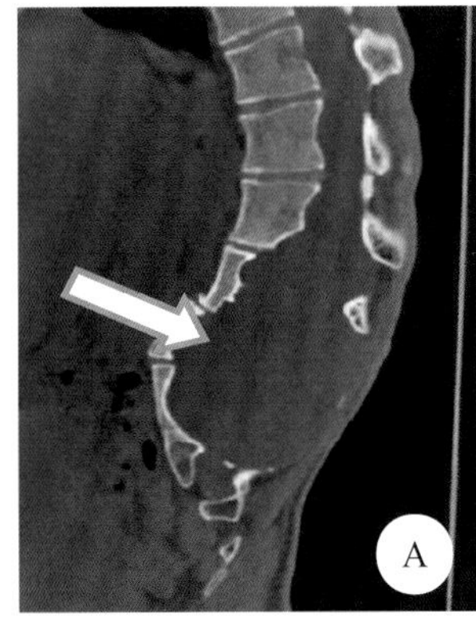

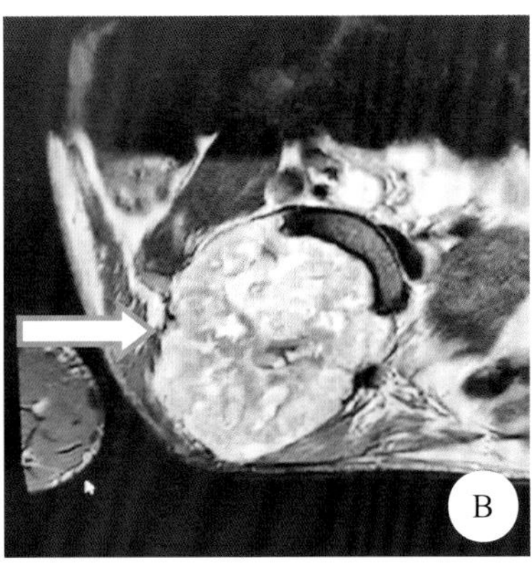

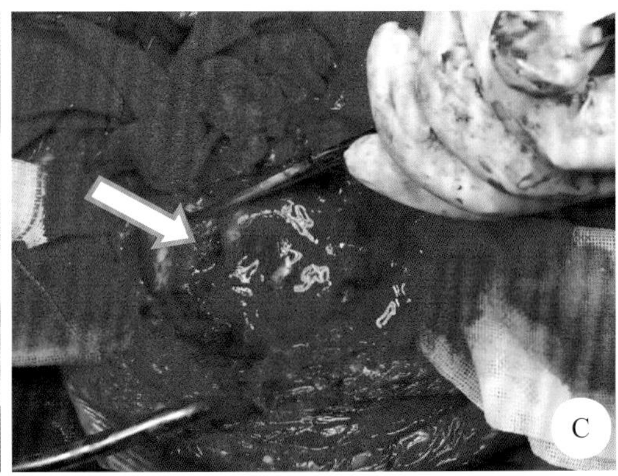

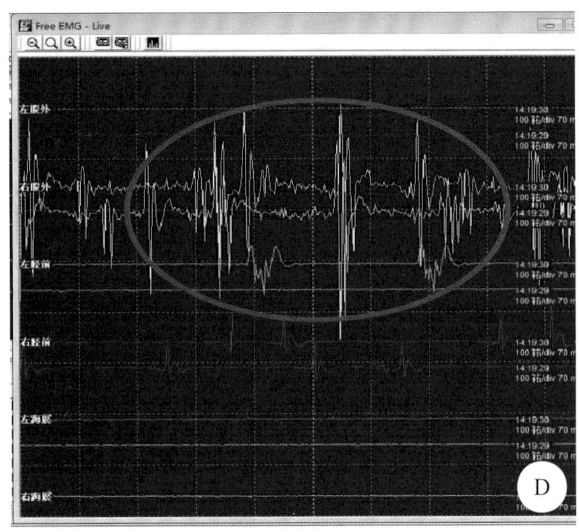

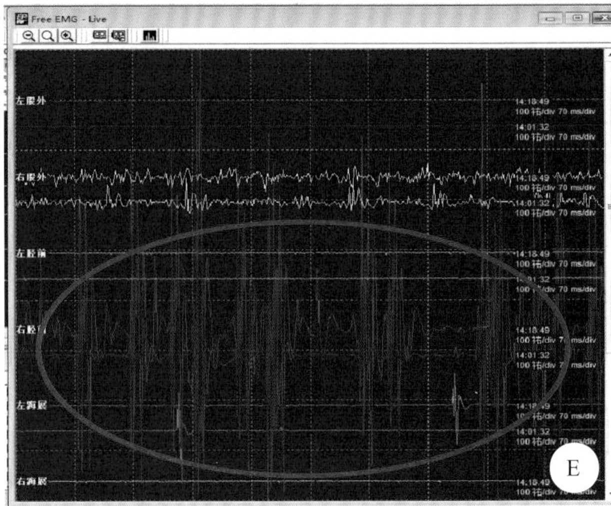

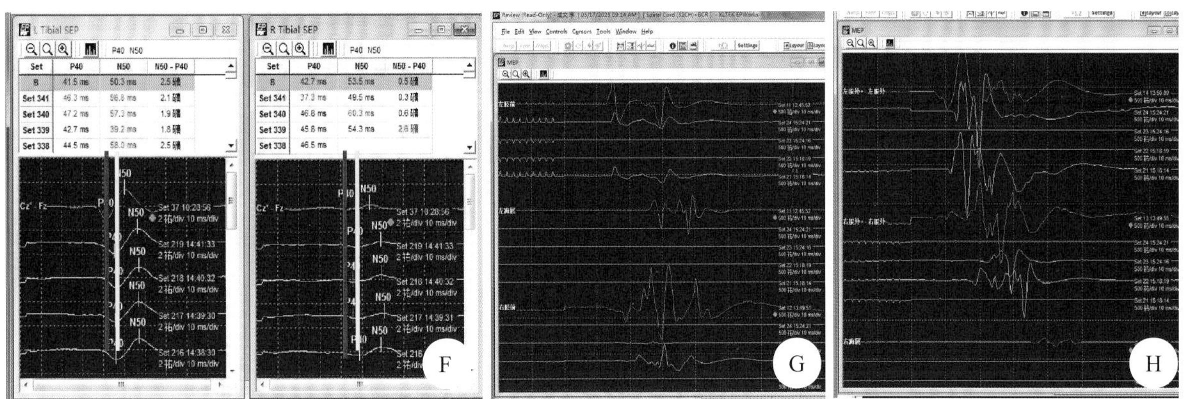

图 13-4-1　经后方入路 L_3～S_2 椎管内巨大肿瘤切除，椎管减压，脊神经松解，多节段截骨，脊柱侧后凸矫形，T_{10} 骶髂部植骨融合内固定术

A～C. 术前及术中图像（箭头所示）；D～H. 术中电生理监测，D、E 红圈显示术中分离肿瘤及正常组织时多个神经根牵拉，肌电图持续性爆发，F 图显示肿瘤切除后双下肢体感诱发电位潜伏期较基准线明显延长，红色为基准线潜伏期，黄色为切除肿瘤后潜伏期，延长约 15%，以右侧为甚，G、H 图显示肿瘤切除后双下肢运动诱发电位较绿色基准线均有明显下降或消失：双侧踇展肌运动诱发电位未引出，左右胫前肌运动诱发电位下降约 60%，右股外运动诱发电位下降约 40%，其余未见异常变化。术后查体：右下肢小腿外侧、外踝、足背皮肤感觉减退，鞍区皮肤感觉减退，双下肢屈髋、伸膝、踝背伸、踇背伸肌力 4 级，双下肢踝跖屈 1～2 级

（罗超　肖婷婷　曾建成）

参考文献

[1] 陈裕光，李佛保，刘少喻．脊柱外科神经监测技术与实例图析［M］．广州：广东科技出版社，2018.

[2] 方缘，李晓宇，乔慧，等．脊髓脊柱手术中神经电生理监测专家共识［J］．中华神经外科杂志，2022，38（4）：329－335.

[3] 黄霖，赵敏，王鹏，等．脊柱手术中多模式神经电生理监测异常的原因分析及处理对策［J］．中国脊柱脊髓杂志，2015，25（7）：594－601.

[4] 李天扬，邱俊荫，丰成，等．体感诱发电位联合运动诱发电位在严重脊柱侧后凸畸形患者矫形手术中的应用价值［J］．中国脊柱脊髓杂志，2018，28（9）：769－773.

[5] 马越，党耕町，刘忠军，等．神经电生理检查对神经根型颈椎病与肘管综合症的鉴别诊断价值［J］．中国脊柱脊髓杂志，2006，16（9）：652－654.

[6] 周琪琪，张小锋．神经监测技术在临床手术中的应用［M］．北京：中国社会出版社，2005.

[7] Dowlati E，Alexander H，Voyadzis JM. Vulnerability of the L5 nerve root during anterior lumbar interbody fusion at L5－S1：Case serise and review of the literature［J］．Neurosurg Focus，2020，49（3）：E7.

[8] Halsey MF，Myung KS，Ghag A，et al. Neurophysiological monitoring of spinal cord function during spinal deformity surgery：2020 SRS neuromonitoring information statement［J］．Spine Deform，2020，8（4）：591－596.

[9] Wang HR，Field N，Kumar V，et al. Intraoperative neuromonitoring in percutaneous spinal cord stimulator placement［J］．Neuromodulation，2019，22（3）：341－346.

[10] Macdonald DB，Dong C，Quatrale R，et al. Recommendations of the International Society of Intraoperative Neurophysiology for intraoperative somatosensory evoked potentials［J］．Clin Neurophysiol，2019，130（1）：161－179.

[11] Nuwer MR，Schrader LM. Spinal cord monitoring［J］．Handb Clin Neurol，2019，160：329－344.

[12] Pang D. Surgical managenment of complex spinal cord lipomas：How，why，and when to operate. A review［J］．J Neurosurg Pediatr，2019，23（5）：537－556.

[13] Walker CT，Kim HJ，Park P，et al. Neuroanesthesia guidelines for optimizing transcranial motor evoked potential neuromonitoring during deformity and complex spinal surgery：A delphi consensus study［J］．Spine（Phila Pa 1976），2020，45（13）：911－920.

第十四章　骨科手术机器人在脊柱肿瘤的应用

第一节　骨科手术机器人的发展历程

医疗机器人是医学工程前沿的发展方向之一。根据实际应用场景，医疗机器人主要可以分为手术机器人、康复机器人、辅助机器人和医疗服务机器人四大领域。其中，医疗机器人的发展主要集中在手术机器人领域。按照应用场景，手术机器人主要分为腔镜手术机器人、经自然腔道手术机器人、骨科手术机器人、神经外科手术机器人等。手术机器人辅助手术相比传统手术方式具有以下优势：

（1）通过精确的定位能够完成精细的操作，可对一些不易暴露、较深的部位进行操作，提高手术的精确性和安全性。

（2）通过提供稳定的术中姿态，降低医生的工作强度，减少医生和患者的辐射。

（3）可实现远程操作，缓解医疗资源分配不均的矛盾。

一、我国骨科手术机器人发展回顾

在我国，骨科手术机器人已有20余年的发展历程。2002年，北京积水潭医院使用红外线导航设备，开展了三维影像导航辅助下的脊柱椎弓根固定的系列研究。同时在国家相关部委支持下，北京积水潭医院和北京航空航天大学医工联合，研制出一种小型双平面二维图像胫骨髓内钉锁定螺钉辅助固定系统，利用骨科双平面定位技术，试图实现术中靶点的精确定位，解决了锁定螺钉定位困难、术者经验依赖性高及术中频繁透视等瓶颈问题。但是该系统使用的是比较早期的框架计算位置方法，存在需要和肢体固定在一起、没有实时导航能力和机器自主运动能力、临床实用性不强等问题，属于早期探索性质，但是开辟了我国自主研发骨科手术机器人技术之路。此后，我国骨科手术机器人的研发进入快速发展期。

2010年，第三军医大学联合中国科学院沈阳自动化所研发了一种脊柱微创手术机器人，该机器人可在术中辅助进行螺钉钻孔操作，减少了术中辐射损伤，手术精度可控制在2mm以内。2012年，香港中文大学威尔士亲王医院和北京航空航天大学研制了Hybri Dot骨科手术机器人，该机器人融合了人机协同操作理念，实现了主被动混合控制，定位精度达到0.811mm。同期，北京积水潭医院和中国科学院深圳先进技术研究院开始合作研发红外导航自动机器人系统，2014年开发了一款基于力反馈的主被动一体化脊柱手术机器人，该机器人末端安装六轴力/力矩传感器，实现了基于力反馈的末端安全操作。

2016年，经过十几年努力，北京积水潭医院团队与北京航空航天大学、北京天智航医疗科技股份有限公司团队，联合研制出国际首台通用型红外线导航智能骨科手术机器人——天玑骨科手术机器人，具有部分自动运行能力的骨科手术机器人在临床中的亚毫米级操作能力，性能指标国际领先，改变了骨科手术精度不足、风险高的现状，实现了骨科手术机器人在我国的大规模临床应用，使中国医用机器人研发迈入了国际先进行列。

二、骨科手术机器人主要类型

骨科手术机器人主要用于硬组织手术，目前应用较广泛，主要用于术前规划和术中导航。骨科手术机器人通过患者术前/术中的影像学资料，寻找手术靶点和规划手术路径，利用机械臂的导向作用，指导术者按照规划的手术路径完成手术，提高手术的准确性和安全性。按照应用场景，骨科手术机器可细分为脊柱手术机器人、关节手术机器人和创伤骨科手术机器人等。

（一）脊柱手术机器人

1. 国外脊柱手术机器人　ROSA 手术机器人主要由机械臂基座、摄像机基座、脚踏开关、导航工具及配件组成，可通过选配脊柱外科和脑外科的适配器分别适用于脊柱外科与脑外科手术（图 14－1－1）。MAZOR X 手术机器人搭载美敦力导航系统，可实现全程可视化，提供智能术前规划和术中机械臂精准定位（图 14－1－2）。

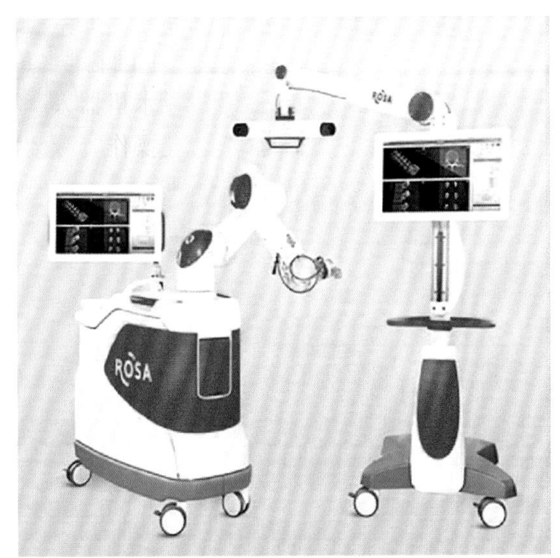

图 14－1－1　ROSA 手术机器人

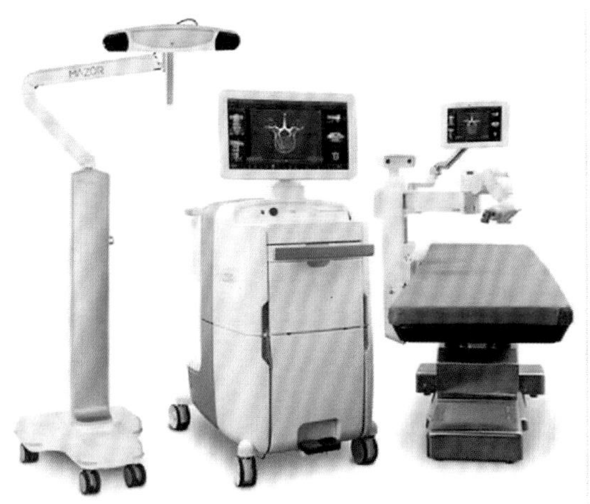

图 14－1－2　MAZOR X 手术机器人

2. 国内脊柱手术机器人　天玑骨科手术机器人是基于影像实时导航技术与机器人技术的通用型骨科手术导航定位机器人，引领骨科手术导航定位技术跨入了影像实时导航技术与机器人技术结合的机器人智能辅助时代（图 14－1－3）。其技术先进性体现在定位精准、适应证广和影像图片配准好三个方面，其中机器人的临床精度可达到亚毫米级别，产品适应证可覆盖骨盆、髋臼、四肢等部位的创伤手术及全节段脊柱外科手术，在医学影像配准技术方面实现了对 X 线、CT、CBCT 等二维和三维影像的兼容，并通过图像配准技术实现骨科手术的临床应用，可使用术中 3D、术中 2D 等多种影像模式。

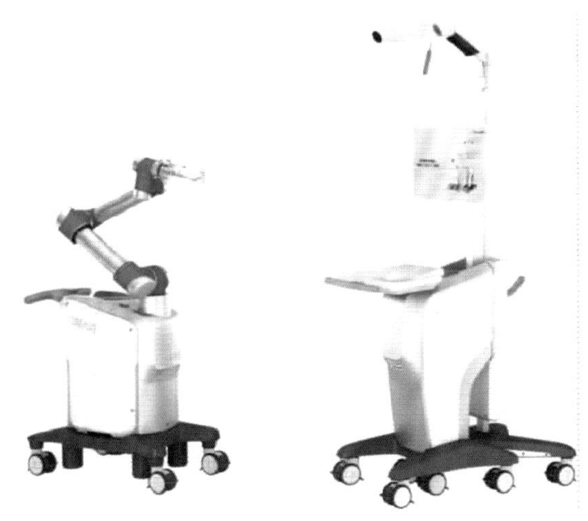

图 14－1－3　天玑骨科手术机器人

铸正机器人佐航－300 采用了全球首创的直观图像定位技术，可实施局部麻醉骨科手术，有效解决了手术时间长、手术成本高、医生“吃线”等问题，提高了手术的安全性和疗效，实现了手术的均质化，促进了微创脊柱外科的发展，更为微创脊柱手术在基层医疗机构的应用推广提供了技术和装备支持（图 14－1－4）。

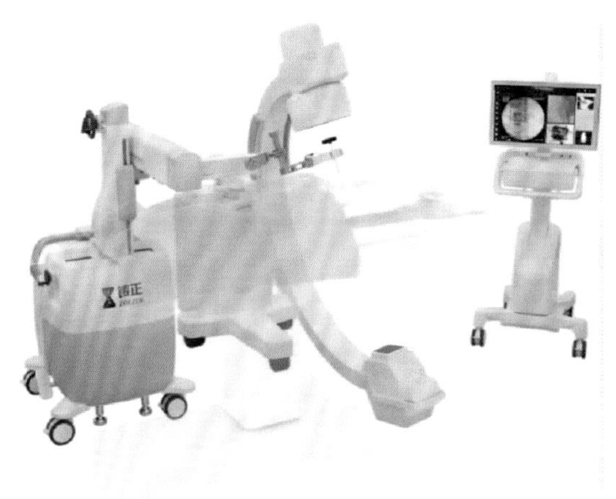

图 14－1－4　铸正机器人佐航－300

（二）关节手术机器人

1. 国外关节手术机器人 史塞克公司的RIO手术机器人适用于全髋、全膝和单髁置换手术。该机器人通过基于骨性解剖标志点的配准方法，实现三维配准；通过光电跟踪器，实现对患者的实时位置追踪；通过交互式控制方法和虚拟切割导引技术，实现辅助操作；通过力反馈的方式，辅助术者完成准确的骨骼切削操作（图14－1－5）。国家骨科与运动康复临床医学研究中心于2020年12月使用RIO手术机器人完成了国内首例智能骨科手术机器人辅助全新生物型人工膝关节置换手术，精准完成难度极高的生物型假体植入。

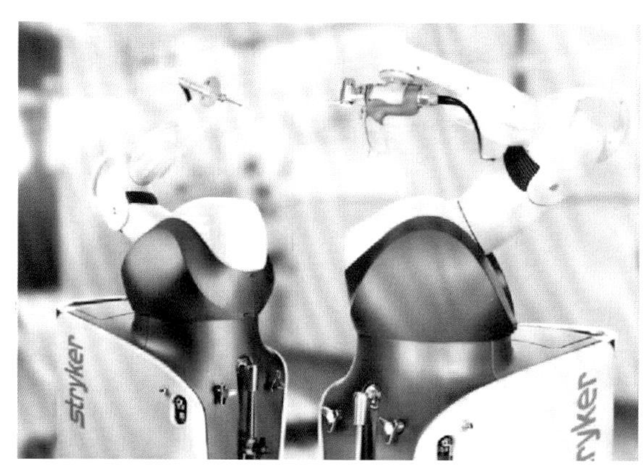

图14－1－5 RIO手术机器人

Cori手术机器人集成了智能机器人平台、操作系统和数据分析系统等多个模块。在植入人工膝关节前，通过可视化切割技术准备、机械校准和韧带数据为每位患者制订治疗计划，实时规划和评估操作误差并辅助术者平衡植入物。其采用便携式设计，可适应多种操作环境，适合在门诊手术中使用。

VELYS™关节机器人是首款可安置在手术床边支持即插即用的关节手术机器人，无需术前成像，可在全膝关节置换术中准确切除骨骼，使植入物准确定位。

2. 国内关节手术机器人 鸿鹄®手术机器人适用于全膝关节置换，主要由导航系统、规划系统、机械臂等组成（图14－1－6）。该机器人基于患者术前CT扫描数据及假体模型数据的规划系统，能够协助术者制订个性化假体植入方案；基于手术规划的精准定位，通过配准技术和自主研发的灵巧、轻量化的机械臂，能够快速完成截骨操作，提高手术精准度和工作效率。上海交通大学医学院附属第九人民医院于2021年9月使用鸿鹄®手术机器人完成首例国产骨科手术机器人辅助的5G远程膝关节置换手术。

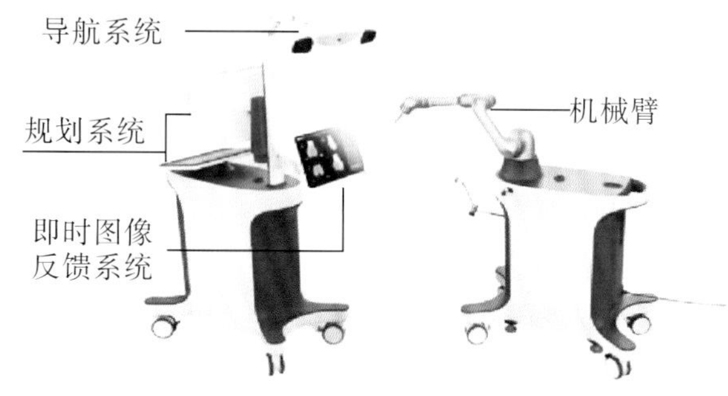

图14－1－6 鸿鹄®手术机器人

ARTHROBOT HIP手术机器人通过术中生理结构与其术前影像数据建立空间关联，保证手术规划的准确执行，配准时间控制在3～5min，实时显示磨削进度，指示手术规划的磨削区域，警示过度磨削；实时显示安装角度，误差控制在1°以内，主要适用于髋关节置换手术。

TiRobot Recon手术机器人用于全膝关节置换手术，其采用机器人引导截骨方案，无须开髓、打骨针、更换工具即可完成定位截骨，大大提高了截骨精准度且减少了手术创伤。

（三）创伤骨科手术机器人

骨科手术机器人及髓内固定技术的发展为骨折的微创治疗提供了新思路。2015年，中国人民解放军总医院开发了一种基于六自由度Stewart平台的长骨复位机器人，该机器人通过三维图像融合技术，以健侧骨骼为参考，通过机器人定位标记球对复位平面进行识别，实现患侧匹配复位，实时监测与安全反馈，可以满足临床骨折复位需求。

2022年，北京积水潭医院与北京罗森博特科技有限公司、北京航空航天大学共同设计研发了骨盆骨折复位机器人系统，该系统包括光学跟踪设备、六自由度机械臂、下肢弹性牵引系统、骨盆夹持设备和骨盆骨折复位软件。该机器人系统基于术中影像，根据健侧半骨盆镜像模板进行伤侧复位位置的自动规划，并联合固定牵引系统，以机械臂结合把持针的运动方式，实现骨盆骨折复位。目前该机器人系统已经开展多中心临床注册研究。

脊柱手术机器人和关节手术机器人技术相对成熟，临床应用较广。由于骨折手术分型多样，手术需求复杂，现有机器人系统难以满足实际手术需求，创伤骨科手术机器人尚未开展较多的临床应用与产品化推广。

（四）通用型骨科手术机器人

天玑骨科手术机器人能够辅助开展脊柱外科手术及创伤骨科手术，以机械臂辅助完成这些手术中的手术器械或植入物的定位，可解决骨科手术机器人适应证狭窄、仅适用于单个部位、研发成本高等问题。该系统可以配合不同的末端导向工具、二维/三维影像配准及手术规划模块，实现脊柱全节段、舟骨、骨盆、髋臼、股骨颈、股骨转子间、胫骨平台、跟骨等多部位内固定螺钉的准确植入，是目前国内应用最为广泛的骨科手术机器人。

第二节　骨科手术机器人的技术路线

目前骨科手术机器人种类较多，操作类型较为相似，本节以天玑骨科手术机器人在脊柱手术的操作路线为例进行展示。

一、天玑骨科手术机器人结构

（一）产品名称及型号

产品名称：骨科手术导航定位系统（商品名：天玑骨科手术机器人），型号：TiRobot。

（二）产品主要结构

产品由主机、机械臂、手术计划与控制软件、光学跟踪系统、主控台车和导航定位工具包组成。主机包括移动平台、稳定支撑系统、控制机箱、电源模块、主机通信模块、连接线缆。手术计划与控制软件包括主控软件、光学跟踪控制模块、空间多坐标系标定模块、机械臂控制与交互模块、术中患者跟踪与随动控制模块、手术数据管理模块、通信模块、双平面规划模块、多平面规划模块、三维规划模块。其中双平面规划模块、多平面规划模块、三维规划模块为可选配模块。光学跟踪系统包括光学跟踪相机、连接线缆与电源、相机支架。主控台车包括移动操作平台、计算机系统、控制面板，控制面板为可选配部件。导航定位工具包由基座、跟踪器、连接器、标定器、引导器、套筒、固定器等组成。

二、天玑骨科手术机器人操作流程

（一）体位与消毒

患者体位同传统手术，根据手术具体部位采取俯卧位、仰卧位或侧位等。根据手术需要将患者在手术床上进行良好固定。常规方法消毒与铺巾。

（二）系统连接

1. 安装患者跟踪器　夹钳是连接棘突和患者跟踪器的固定装置。切开 1～2cm 皮肤，切开深筋膜，选择合适形状的夹钳，一端在体内固定到显露的棘突上，另一端在体外连接患者跟踪器（图 14－2－1）。对于某些上颈椎手术患者可根据具体情况选择体外固定夹钳，拧紧两端的螺栓，安装牢固。对于骨质条件较好的腰椎手术患者，可以将 4mm 的螺纹钉固定在患者髂骨上，再将跟踪器固定在螺纹钉，这样可以减少创伤。需要注意的是，因皮肤或筋膜的牵扯可能造成夹钳轻微位移，故夹钳周围皮肤和筋膜应比较松弛。对于椎体活检和单节段椎体成形术，有学者改进患者跟踪器的固定方法，也有学者将患者跟踪器通过三角形结构粘贴固定于患者皮肤表面，通过机器人引导，在克氏针植入 1cm 处通过 C 臂 X 线机透视确认穿刺位置和方向，达到了满意的穿刺准确率（图 14－2－2）。患者跟踪器需要不妨碍术者操作，且跟踪器接收红外线时不能被术者或助手遮挡。

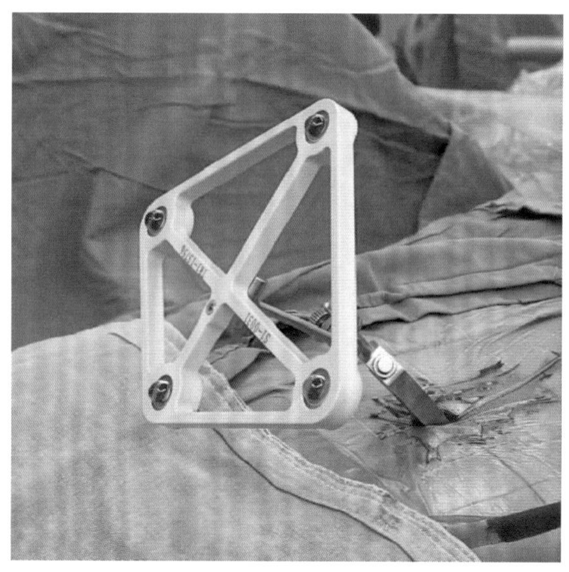

图 14-2-1　患者跟踪器与夹钳连接

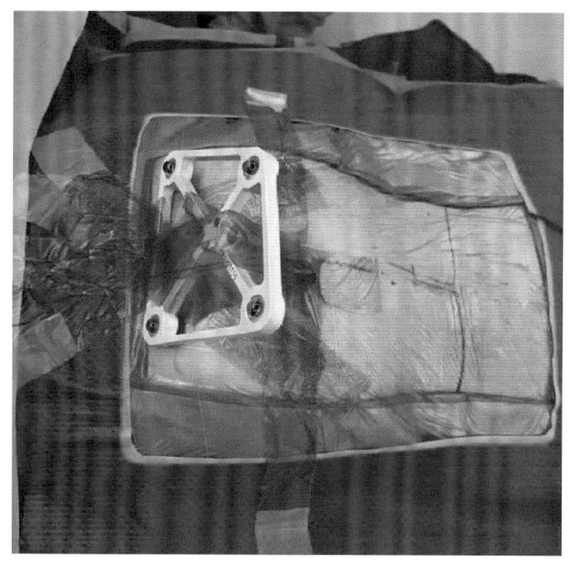

图 14-2-2　患者跟踪器通过三角形结构粘贴固定于患者背部皮肤表面

2. 安装机械臂跟踪器　一手握持基座，另一手持固定器，顺时针旋转固定器接头，将无菌保护套安装到机械臂跟踪器上，随后将基座安装到机械臂末端，将机械臂的跟踪器安装到基座上，扭紧机械臂固定器基座。机械臂跟踪器平面靠近手术区域的皮肤表面，准备系统注册（图 14-2-3）。

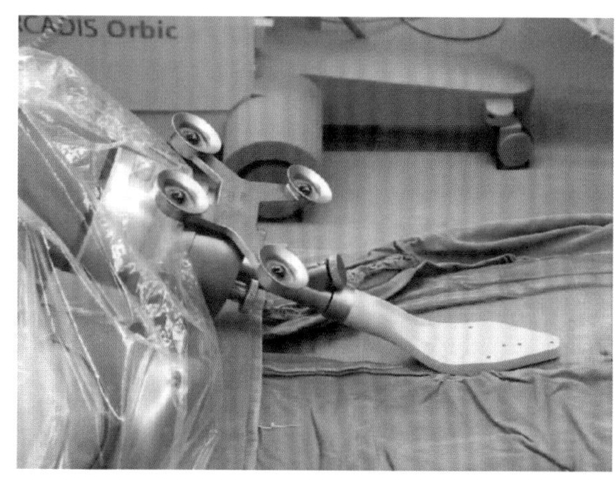

图 14-2-3　安装机械臂跟踪器

3. 获取三维图像和钉道设计　调整位置传感器位置，面向术野和患者跟踪器，使机械臂跟踪器和患者脊柱上的跟踪器可以同时被识别。机械臂摆放至试摆位验证过的位置之后，按下机械臂把手上的按钮启动稳定支撑系统，将机械臂撑起。患者跟踪器必须牢固固定，避免术中移动，否则精确度降低，需要重新进行导航系统注册操作。

用无菌保护套罩住移动式 C 臂 X 线机的探测器，将 C 臂移动到试摆位验证过的位置。术中根据需要调整光学跟踪相机位置，使其与术野之间的距离保持在 1.0～2.5m，且与患者和机械臂的跟踪器之间无物体遮挡光线。在计算机操作界面选择需扫描的部位、患者体位和 C 臂 X 线机位置。按照计算机操作界面的提示手动旋转 C 臂 X 线机，确定扫描结束位置和扫描起始位置，踩住脚踏开关开始三维扫描。C 臂 X 线机自动连续旋转 270°采集数字点片图像并自动重建三维图，将图像传输至骨科手术机器人控制台。

根据重建的三维图像，设计需要植入螺钉的长度、直径、方向（图 14-2-4）。

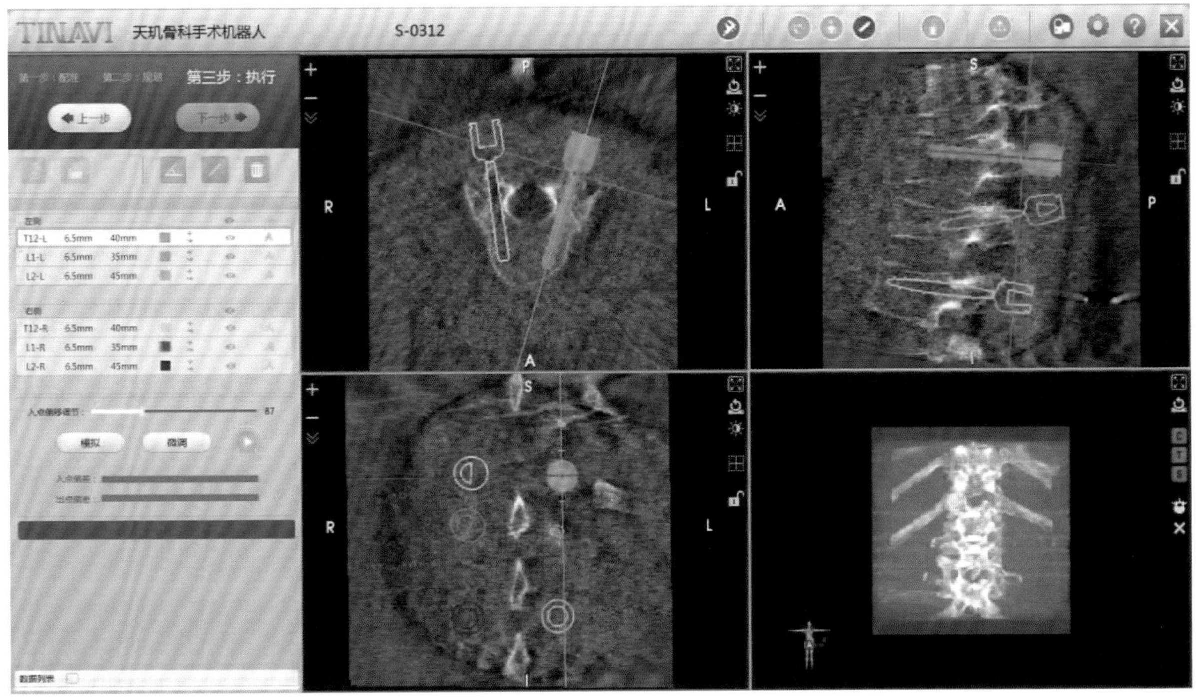

图 14－2－4　术中钉道设计

4. 更换引导器和内固定　从机械臂基座上换下标定器，安装引导器（图 14－2－5），术者拖拽机械臂至预定到达位置附近，使机械臂跟踪器和患者跟踪器均能在光学跟踪相机的探测范围内。

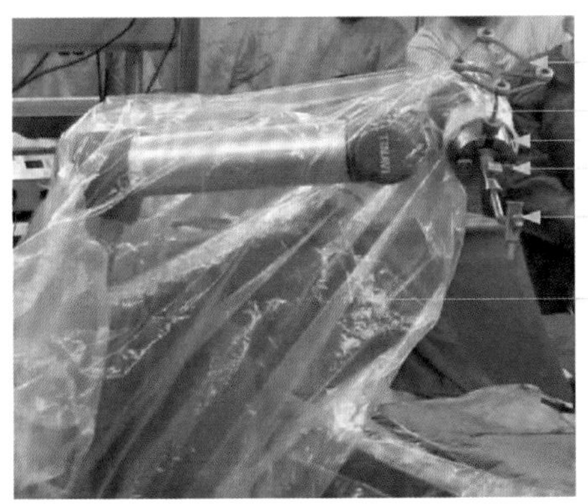

图 14－2－5　引导器及相关装置

控制台发出指令，机械臂移动到预先设定的螺钉方向和角度，在引导器的引导下，电钻置入导针（图 14－2－6）。置入导针过程中，C 臂 X 线机透视确认导针位置，满意后植入空心椎弓根螺钉。机械臂辅助定位完成，退出机械臂系统，术者完成手术后续操作。

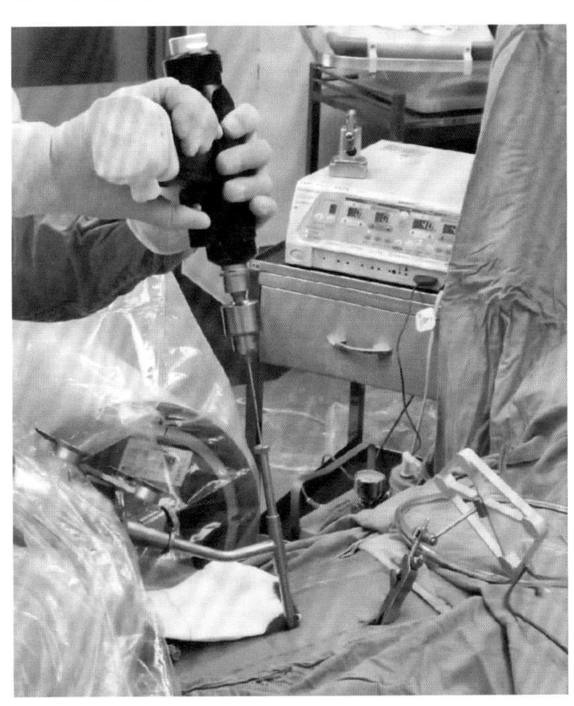
图 14－2－6　在引导器的引导下置入导针

第三节　脊柱肿瘤相关的临床运用与病例

一、机器人辅助下椎体肿瘤经皮穿刺活检术

术前明确脊柱病变性质是临床诊断的重要依据，也是制订治疗方案的关键。常规影像引导下的经皮穿刺活检术逐渐成为术前明确脊柱病变性质的重要手段。据文献报道，X线、CT、超声等技术引导下能有效达到病变部位，但存在分辨率低、放射性损伤、伪影等缺点，准确率参差不齐，总准确率为61%～90%，而相关并发症的发生率则为0～10%。目前对于脊柱肿瘤，无论是原发性肿瘤还是转移性肿瘤，机器人辅助技术都可以用于穿刺活检或椎体强化，同时较传统手术降低了手术相关并发症发生率。

穿刺活检的准确性与病变部位及取材质量有非常密切的关系。张伟等研究通过回顾性分析2018年11月至2020年1月四川省人民医院收治的38例脊柱病变患者的临床资料，所有患者均在天玑骨科手术机器人辅助下行经皮穿刺活检术，术后活检标本送病理科行组织病理学检查（图14－3－1）。38例活检病灶组织刺中率为100%，其中脊柱转移性肿瘤21例，原发恶性肿瘤4例，中间性肿瘤5例，良性肿瘤5例，非特异性炎症反应3例。平均手术时间为（37.11±5.65）min，所有患者未发生穿刺相关并发症。研究显示机器人辅助下经皮穿刺活检具有安全、快速、微创、准确率高的特点，是一种高效的诊断脊柱病变的活检方法。

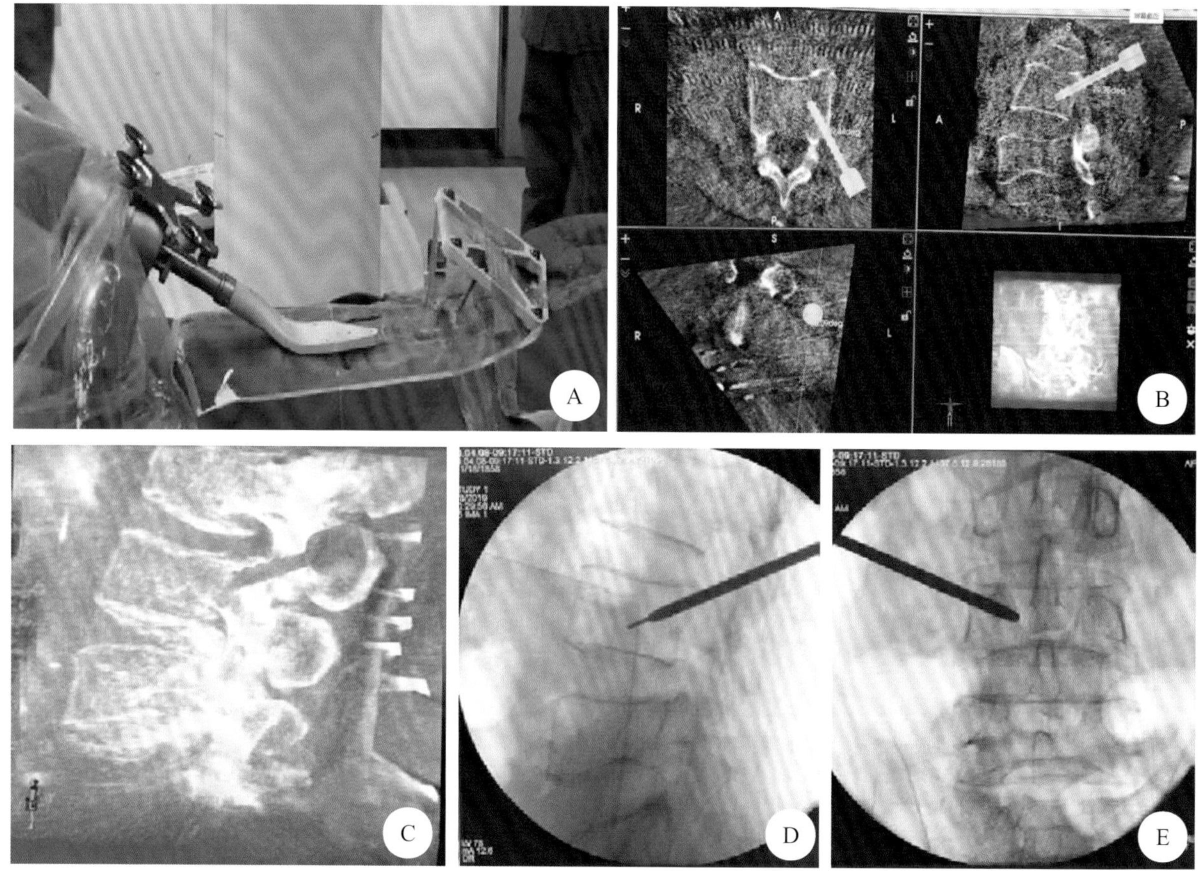

图14－3－1　男性，43岁，L_4病变，行机器人辅助下L_4病变经皮穿刺活检术

A. 安装跟踪器及术中扫描注册；B. 在机器人控制台设计穿刺路径；C. 穿刺路径的三维成像；D. 术中C臂扫描侧位的穿刺位置；E. 术中C臂扫描正位的穿刺位置

二、机器人辅助下椎体肿瘤经皮椎体后凸成形术

随着现代医疗技术的进步，脊柱转移性肿瘤患者的生存期较过去显著延长，患者对生活质量的要求也逐渐提高。经皮椎体后凸成形术（Percutaneous kyphoplasty，PKP）因其创伤小、恢复快的特点，是姑息性治疗晚期脊柱转移性肿瘤的主要方式之一，但也存在骨水泥渗漏风险高、辐射大等缺陷。

机器人辅助手术可以避免反复调整入针点和穿刺角度，缩短手术时间。林书等回顾分析2018年1月至2019年4月收治的43例无神经损伤症状多节段脊柱转移性肿瘤患者的临床资料，根据手术方法分为机器人辅助组和传统透视组。研究结果表明，机器人辅助下经皮椎体后凸成形术治疗多节段脊柱转移性肿瘤可缩短手术时间、减少透视次数、降低透视剂量，穿刺准确率高、骨水泥渗漏风险低（图14－3－2）。

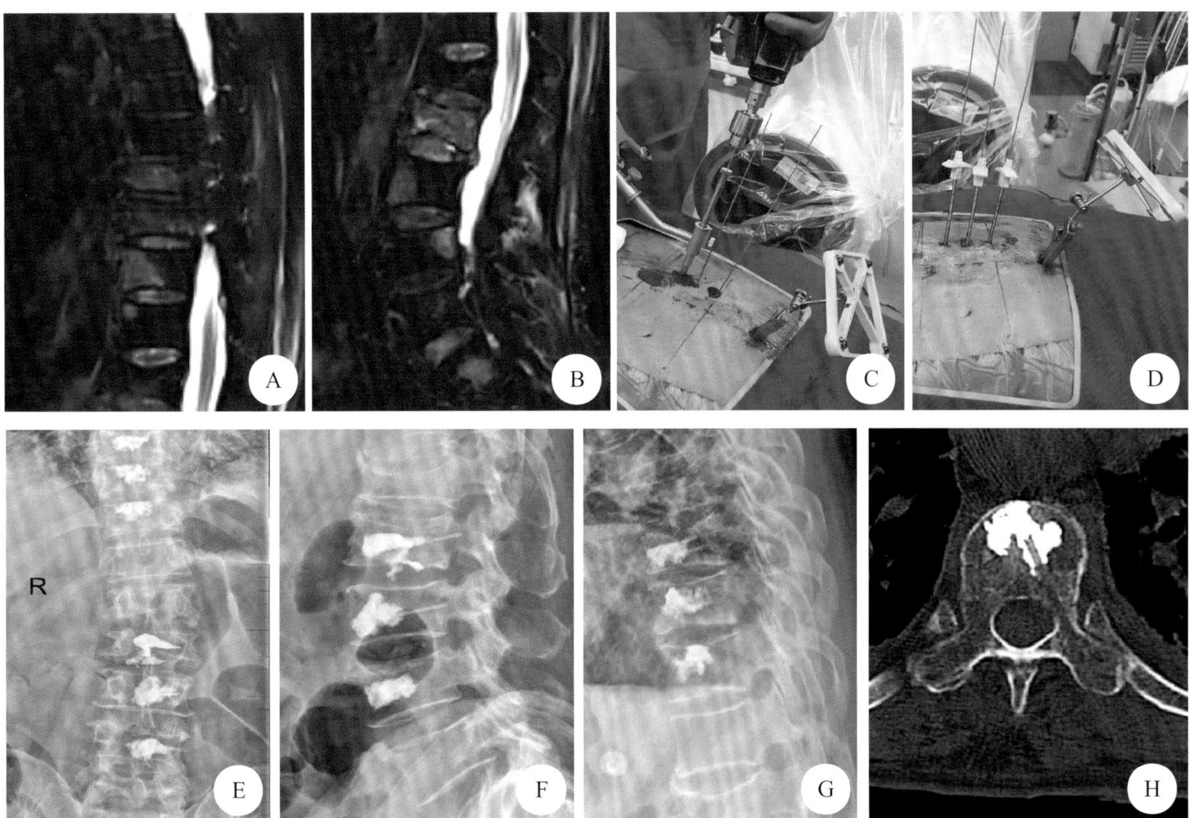

图14－3－2　男性，68岁，脊柱多处转移性肿瘤，行机器人辅助下 $T_{9\sim10}$、$L_{2\sim4}$ 经皮椎体后凸成形术

A. 术前胸椎MRI；B. 术前腰椎MRI；C. 机器人辅助下置入导针；D. 植入骨水泥；E. 术后正位胸腰段X线片；F. 术后侧位腰椎X线片；G. 术后侧位胸椎X线片；H. 术后CT显示工作通道无椎弓根破裂

三、机器人辅助下肿瘤切除与重建术

随着检测技术的进步和老年人口的增加，脊柱转移性肿瘤的发病率逐年增加。对于晚期脊柱转移性肿瘤往往采用放疗、化疗等治疗方式，但如果发生脊髓受压、高钙血症、病理性骨折和严重的骨痛等情况，常常需要采取姑息性减压稳定等手术治疗。

林书等通过机器人辅助经皮固定结合小切口微创肿瘤切除减压的手术方法治疗胸腰椎晚期转移性肿瘤的患者（图14－3－3）。研究结果显示，相比传统开放手术治疗晚期腰椎转移性肿瘤患者，机器人辅助经皮固定微创减压手术可以改善术后VAS评分、缩短手术时间、减少术中失血、缩短住院时间，在降低输血率和减少并发症方面具有潜在优势。

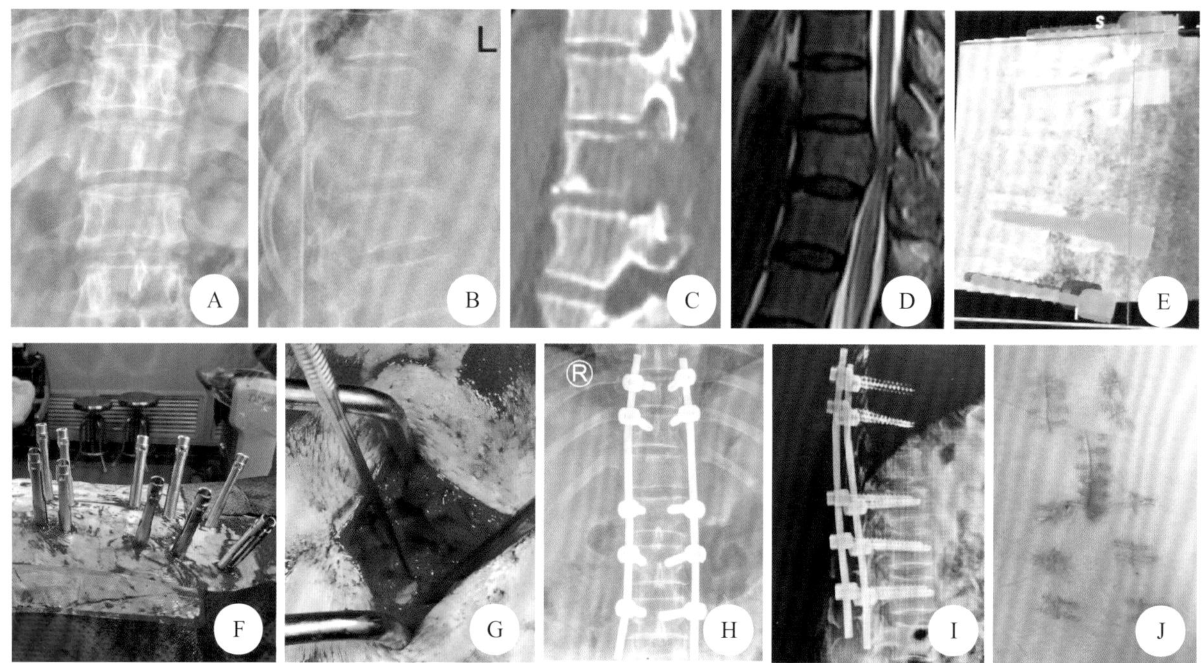

图 14－3－3　女性，58 岁，T_{11} 转移性肿瘤，行机器人辅助下经皮固定结合小切口肿瘤切除减压术

A. 术前正位 X 线片；B. 术前侧位 X 线片；C. 术前 CT；D. 术前 MRI；E. 在工作站设计植钉规划；F. 经皮植钉；G. 小切口椎管减压；H. 术后正位 X 线片；I. 术后侧位 X 线片；J. 术后 2 个月切口情况

自从 2009 年美国 FDA 批准了经口机器人手术（Transoral robotic surgery，TORS）在口咽和下咽手术的应用，全世界范围内头颈部肿瘤 TORS 得到广泛开展，手术部位从口咽和下咽扩大到喉、咽旁、鼻咽以及颅底等解剖领域。Dmitriy Petrov 等使用达芬奇机器人通过 TORS 的技术，成功治疗 1 例颈椎脊索瘤。目前骨科手术机器人主要是刚性系统，尚缺乏对柔性系统的研发。现阶段机器人在脊柱肿瘤的应用较少，主要集中在螺钉固定和肿瘤范围术中定位等方面。

第四节　骨科手术机器人的未来展望

近年来，骨科手术机器人行业迅猛发展，我国也涌现出一批有代表性的医疗机构、科研院所以及生产企业。但是，国内外产品均处于机器人辅助的半自动化阶段，机器人尚无法全流程、全自动地实施手术，仍处于需要术者介入的半自动化阶段。未来需要与人工智能（Artificial intelligence，AI）技术深度融合，通过数据积累和机器学习，加强骨科手术机器人的自动化程度，从而实现机器人从功能辅助到相对自主。

基于 5G 技术的实时高带宽和低延迟访问特性，扩展了骨科手术机器人的应用场景，推动了骨科远程医疗的快速发展，变革了现代诊疗理念和手段。从 2019 年以来，北京积水潭医院等医疗机构也通过 5G 远程手术平台实现一对多骨科手术机器人遥控操作，落地 5G 医疗健康标志性应用，实现了远程骨科手术机器人操作的应用与推广，促进了优质医疗资源下沉，提升了区域医疗服务质量。

此外，通用型、小型化、模块化机器人或将成为骨科手术机器人的发展趋势。灵巧的机器人构型、简捷的人机交互、灵敏的智能传感以及安全的控制策略也是骨科手术机器人发展的主要方向。但我国骨科手术机器人产业仍处于发展阶段，机械臂、导航定位系统、传感器等核心零部件仍依赖进口，图像重建、空间配准和精准控制等技术的基础研究尚不足，交叉学科的专业人才缺口大。未来，我国要进一步开展骨科手术机器人及其关键零部件研发攻关，掌握快速图像配准、高精度定位、智能人机交互、多自由度精准控制等核心关键技术，积极探索医工交叉的人才培养新模式，激发医务人员创新活力，强化知识产权保护，加强临床应用研究，开展大规模临床对照试验。

骨科手术机器人作为新型的高端医疗设备，帮助术者更准确、安全地完成手术，并提高治疗效果。但我们也需要思考该技术带来的伦理学问题。特别是当骨科手术机器人将要实现自主操作时，更加需要符合医学伦理学规范。虽然骨科手术机器人可以超越术者的部分手术技能，但永远不能替代术者，未来将是术者和机器人深度合作治疗患者疾病的新时代。

目前，临床上的骨科手术机器人还没有真正意义上采用机器学习与深度学习技术，但基于机器学习与深度学习的术前规划与诊断、术中监测已取得一定的进展。AI 与机器人技术的结合是发展的必然趋势。当前骨科手术机器人的临床应用尚未普及，一些术式的骨科手术机器人达不到应用要求，而 AI 将推进骨科手术机器人的发展，加快临床应用的脚步。

（林书　刘希麟　张伟　俞阳　李亭　胡豇）

参考文献

[1] 柯晋. 微波消融脊柱转移瘤随访及机器人精准穿刺消融实验研究［D］. 广州：南方医科大学，2021.

[2] 林书，胡豇，万仑，等. 骨科机器人辅助经皮椎体后凸成形治疗多节段脊柱转移瘤［J］. 中国组织工程研究，2020，24（33）：5249－5254.

[3] 田伟，范明星，张琦，等. 中国骨科手术机器人的发展［J］. 应用力学学报，2023，40（1）：1－6.

[4] 王建新，周立勇，薛滨勇，等. 骨科机器人在多节段椎体成形术中应用［J］. 创伤与急危重病医学，2020，8（6）：413－416.

[5] 杨丽晓，侯正松，唐伟，等. 近年手术机器人的发展［J］. 中国医疗器械杂志，2023，47（1）：1－12.

[6] 杨勇昆，刘巍峰. 骨科机器人在骨肿瘤手术中的应用现状［J］. 中华骨科杂志，2023，43（5）：337－341.

[7] 俞阳，唐六一，胡豇，等. 机器人辅助椎体成形骨水泥注射治疗胸腰椎多椎体病理性骨折［J］. 中国组织工程研究，2022，26（16）：2467－2472.

[8] 张伟，胡豇，唐六一，等. 机器人辅助经皮穿刺活检诊断脊柱病变的优势［J］. 中国组织工程研究，2021，25（6）：844－848.

[9] 赵彤，黄承夸. 骨科机器人在脊柱微创手术中的应用效果与研究进展［J］. 现代医学与健康研究电子杂志，2022，6（23）：114－117.

[10] 郑泽鑫，赵岩. 天玑骨科机器人在脊柱外科手术中的临床应用［J］. 内蒙古医学杂志，2022，54（12）：1503－1504.

[11] 朱振中，郑国焱，张长青. 机器人辅助技术在创伤骨科的发展与临床应用［J］. 中国修复重建外科杂志，2022，36（8）：915－922.

[12] 宗路杰，干旻峰，杨惠林，等. 脊柱外科机器人及其临床应用进展［J］. 中国脊柱脊髓杂志，2021，31（8）：754－758.

[13] 左维阳，谭海宁，杨雍，等. 骨科手术机器人安全策略的研究进展［J］. 中华医学杂志，2022，102（33）：2638－2640.

[14] Flynn SC，Eli IM，Ghogawala Z，et al. Minimally invasive surgery for spinal metastasis：A review［J］. World Neurosurg，2022，159：e32－e39.

[15] Huang M，Tetreault TA，Vaishnav A，et al. The current state of navigation in robotic spine surgery［J］. Ann Transl Med，2021，9（1）：86.

[16] Petrov D，Spadola M，Berger C，et al. Novel approach using ultrasonic bone curettage and transoral robotic surgery for en bloc resection of cervical spine chordoma：Case report［J］. J Neurosurg Spine，2019，1：1－6.

第十五章　脊柱肿瘤活检术

第一节　活检必要性与基本原则

活检是活体组织检查的简称，即使用外科手段切取病变组织行病理学检查，从而明确病变性质，指导疾病治疗。在脊柱肿瘤诊断和治疗过程中，活检极其重要。脊柱肿瘤治疗的关键问题是早期诊断。现代影像学技术的进步使脊柱肿瘤定位比较容易，但单纯依靠临床症状、体征、实验室检查及影像学检查仅能做出临床诊断，并不能确定肿瘤性质、分型、分级及基因突变等。活检不仅为临床医生做出正确诊断，为后续是否需要手术切除、切除范围及稳定性重建提供依据，还能评估预后，为不宜手术切除患者选择化疗药物及其他综合治疗提供指导。

活检主要包括经皮穿刺活检和切开活检两种方法，另有切除活检少量用于临床。在活检前临床医生与病理科、影像科一起讨论制订周密活检计划，包括分析影像学特征、选择恰当活检方式、正确处理获取标本。如果处理得当，通过活检可以得到及时而准确的诊断，使患者得到及时而有效的治疗；如果活检计划或操作不当，可能影响诊断准确性，对诊断和治疗造成延误。因此施行肿瘤活检需要遵循一些基本原则。第一，活检应该由脊柱肿瘤手术切除的主刀医生或者在其指导下实施。选择恰当切口或者穿刺点位置，使其能在最终手术时可与肿瘤一并切除。第二，尽可能采用最直接入路到达肿瘤。第三，因为肿瘤中央区容易缺血性坏死，在软组织肿块边缘或者骨皮质破坏区域获取标本往往最易于诊断。要取到足够量的标本才可进行组织学、免疫组织化学染色及基因检测。第四，仔细处理邻近组织并彻底止血，以防原发灶肿瘤细胞向周围及远处扩散。

第二节　经皮穿刺活检

经皮穿刺活检是一种有效的诊断方法，在20世纪的临床医学发展中起了重要作用。经皮穿刺活检又分为抽吸活检和针芯抽取活检。抽吸活检常使用18～22G抽吸式活检针穿刺抽吸，对骨髓源性肿瘤及细胞丰富的肿瘤穿刺阳性率较高，但是它不能获取病变部位基质，因此病理学检查结果不能显示肿瘤组织结构，一般用于内脏器官穿刺活检，也可用于软组织肿瘤及溶骨性破坏为主的肿瘤活检。针芯抽取活检选用切割活检针或者骨钻式活检针深入肿瘤病变取材，能得到较大块或条索状肿瘤实质标本，适用于实质性、含纤维、骨或软骨的肿瘤活检取材，适合大部分脊柱病变活检。

经皮穿刺活检操作方便快速、微创、并发症少，可以多次多部位取材。缺点是取材组织较少，有假阴性结果，给临床医生带来困惑，甚至影响患者治疗。为了确保经皮穿刺成功，需要在C臂X线机或者CT引导下完成穿刺。C臂X线机引导穿刺取活检阳性率可达到80%，其缺点是不能精确区分病变组织与正常组织结构，C臂X线透视的平面图像，其空间分辨率差。近年随着影像学发展，CT引导下经皮穿刺活检阳性率可达到99%，已被公认为脊柱肿瘤术前获得病理学诊断的最佳方法。

一、适应证

（1）临床诊断脊柱原发性肿瘤，需要明确肿瘤的细胞类型。

(2) 临床诊断脊柱转移性肿瘤，不清楚转移性肿瘤来源者。

(3) 脊柱原发与继发肿瘤的鉴别诊断。

(4) 脊柱肿瘤与炎症疾病的鉴别诊断。

(5) 骨代谢性病变的诊断和鉴别诊断。

(6) 脊柱肿瘤的组织细胞培养和实验研究。

二、禁忌证

无绝对禁忌证。相对禁忌证：出血性疾病未控制，穿刺后出血难以制止者；肿瘤已破坏椎体后壁、椎弓根侵入椎管，有神经压迫症状，穿刺的挤压效果可能加重神经损伤，或出血进入椎管，引起灾难性后果者；不配合患者；缺乏安全穿刺路径患者。

三、穿刺方法

(一) CT 引导下穿刺

1. 术前准备

(1) 患者准备：术前行血常规及凝血功能检查，排除出血倾向，以确保术中、术后不出现出血、血肿形成，保证安全。术前要给患者及家属介绍病情，消除他们对穿刺的紧张、恐惧心理。穿刺活检多在局部麻醉下经皮穿刺完成，创伤小，但风险不小，术前要与患者及家属进行良好的医患沟通，明确手术可能的并发症及穿刺假阴性的存在，以便术中、术后良好配合。对于寰枢椎取材的患者要做局部皮肤准备，剃除取材区的头发。因病痛影响取材时，摆放体位患者要进行必要的体位练习，疼痛严重患者可给予镇痛药，以保证操作时能够较好地配合。

(2) 医生准备：穿刺手术应由高年资医生完成或指导，术前仔细分析患者影像学资料，对肿瘤分期分级、肿瘤性质、穿刺部位、穿刺途径以及穿刺并发症有全面的研究与计划，还需要放射科、病理科医生的合作。

(3) 影像设备及穿刺器材准备：经皮穿刺活检多在 CT 引导下完成，CT 引导下穿刺定位精确，阳性率高，适用于全部脊柱破坏的取材，如椎体、椎弓根、附件等。穿刺器材种类繁多，常用的穿刺针有骨活检针与 PKP 穿刺套管及活检钳（图 15－2－1）。临床中根据自己的习惯及患者的病情综合选择。

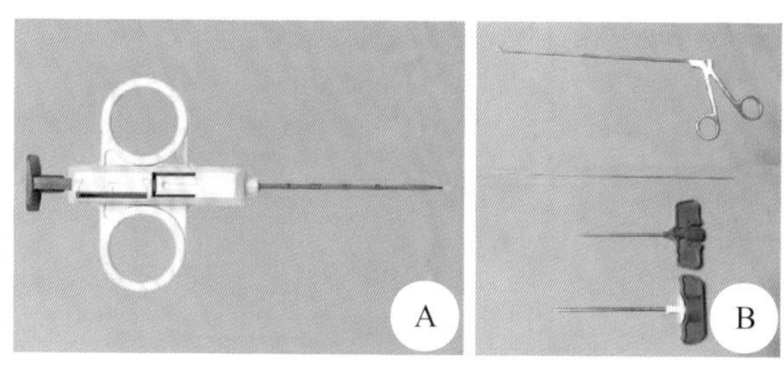

图 15－2－1 骨活检针、PKP 穿刺套管及活检钳

A. 骨活检针；B. PKP 穿刺套管及活检钳

2. 麻醉与体位 脊柱穿刺活检一般采用局部麻醉，常用 1％盐酸利多卡因溶液麻醉。局部麻醉的重点是经皮肤、皮下组织、肌肉逐层浸润麻醉至骨膜上的神经末梢。不建议通过套管向病灶内推注麻醉药物对椎体内神经末梢进行麻醉，因为椎体内向外的出血会阻挡麻醉药物进入，同时麻醉药物有进入椎管引起高位脊髓麻醉或全脊髓麻醉的风险。对小儿或不能配合患者，可采用全身麻醉。根据病变部位，可选择仰卧位或俯卧位，术中用软枕辅助让患者舒适，以便配合手术。

3. 手术操作技术

(1) 定位及穿刺路径规划：根据术前已有的影像学资料确定患者应采取的穿刺体位，先行常规 CT 扫描，扫描层厚为 1～3mm。根据扫描 CT 图像，选取病变明显靶区图像设计好皮肤穿刺点、穿刺所经过路径、进针角度、针壳进入深度及取材深度。

常用穿刺路径有前侧方入路和后侧入路。前侧方入路主要用于颈椎病变活检穿刺，上颈椎的经皮穿刺活检采用经口入路，穿刺 C_1（寰椎）前弓病变，可通过抬高软腭实现；C_2 恰好位于口腔后方，可用压舌板向下压住舌体进行穿刺，也可以经后外侧入路穿刺（图 15－2－2）；对于下颈椎病变可通过胸锁乳肌前缘或后方进行，根据轴位 CT 帮助选择最佳入路，任何入路穿刺针都不要离中线太近，以免损伤食管（图 15－2－3）。注意避开重要血管、周围重要组织及神经等。如果肿瘤组织周围血管结构显示不清，可静脉推注造影剂，帮助分辨血管和确定取材界线，确保安全穿刺。

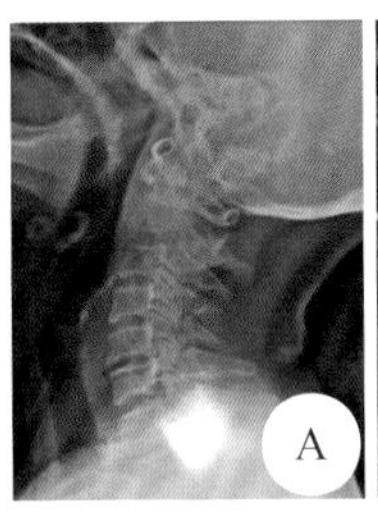
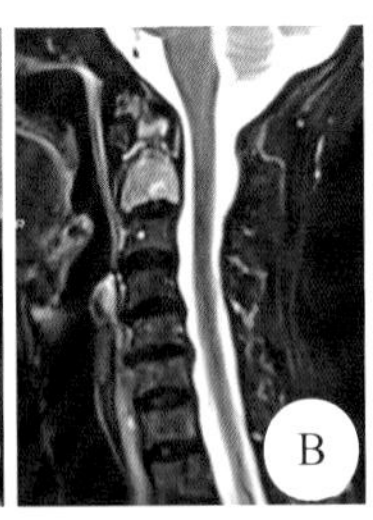
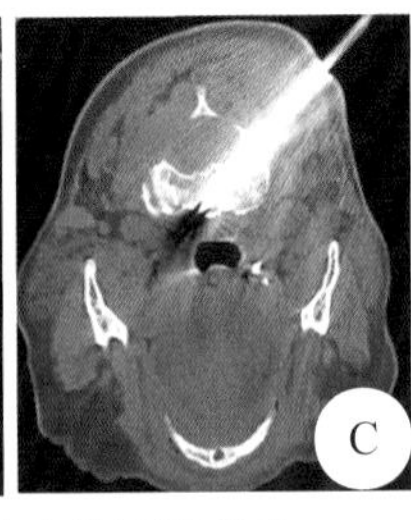

图 15－2－2　女性，70 岁，肺癌伴颈椎转移

A. 颈椎侧位 X 线片显示 C_2 溶骨性破坏；B. MRI 显示 C_2 高信号；C. CT 引导下经颈椎后外侧入路穿刺，穿刺针针尖到达 C_2 中央

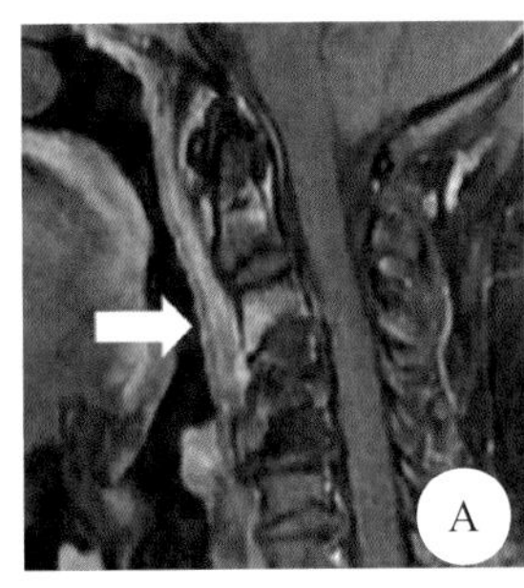
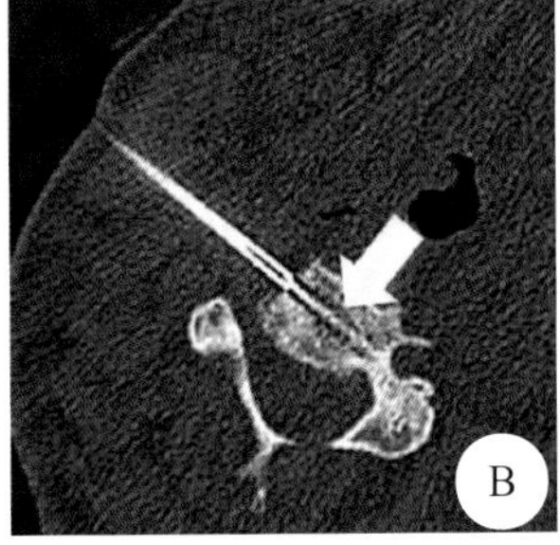

图 15－2－3　男性，45 岁，C_3 破坏待诊（箭头所示）

A. 颈椎 MRI 显示 C_3 信号异常；B. 经 CT 引导下经颈椎前侧方穿刺，穿刺针针尖到达 C_3 中央

后侧入路主要包括后侧椎弓根入路、经肋横突关节入路或椎旁入路，适用于胸、腰、骶椎病变穿刺活检。对椎体每间隔 2mm 做 CT 轴位平扫，以肿瘤最明显和易穿刺成功的 CT 扫描层次作为穿刺平面，确定进针路径。在工作站上根据 CT 图像确定最佳进针点和路线并测量进针点与中线之间距离、与体表垂线的夹角和进针深度，用扫描光标在体表标记进针点，并在皮肤上做标记。

（2）常规消毒铺巾后局部麻醉。常规用 3％碘伏溶液做皮肤常规消毒，铺无菌孔巾。用 2％盐酸利多卡因溶液自皮肤至骨膜做局部麻醉，观察 2～3min 麻醉药物起效。疼痛剧烈或 14 岁以下患儿可辅以基础麻醉。

（3）穿刺操作：用尖刀做 3～4mm 皮肤切口，将穿刺针按预定方向刺入，缓慢进针，进针过程中要注意观察和询问患者反应。当穿刺针进入预定深度一半左右时，要进行 CT 扫描，及时调整穿刺针方向，防止损伤重要结构。当穿刺针进针深度达到设定值时，再次扫描确认针尖位置，确认穿刺针尖位置正确后，将活检针的针芯或骨钻针的环锯芯推入病灶内，开始取材。将钻取标本立即置入 10％福尔马林溶液中浸泡保存，送病理学检查，部分患者同时送细胞学检查，怀疑化脓性感染的标本送细菌培养，怀疑结核的标本送抗酸染色涂片检查及结核分枝杆菌 PCR。活检结束后再次 CT 平扫，观察有无出血等并发症（图 15－2－4）。

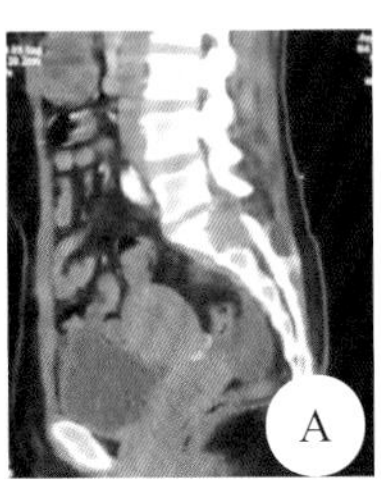
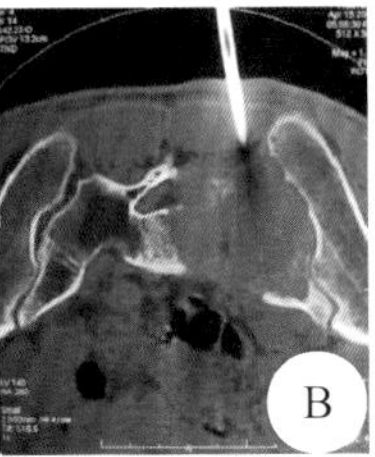
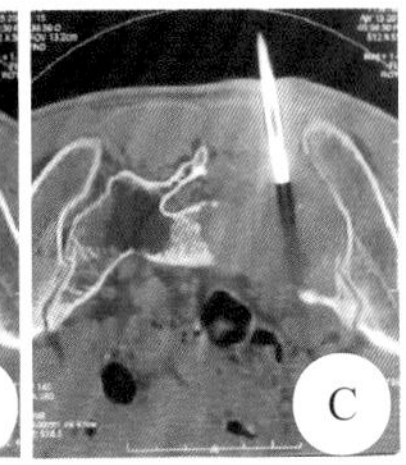

图 15－2－4　女性，48 岁，考虑骶骨肿瘤，行 CT 引导下 S_1 穿刺活检

A. 术前 CT 显示 S_1 溶骨性破坏；B、C. CT 引导下 S_1 穿刺活检

（二）C 臂 X 线机透视引导下穿刺

1. 术前准备同 CT 引导下穿刺　以往多用骨活检针取标本，获得标本的量很有限，近年来常用 PKP 穿刺套管及活检钳等。

2. 麻醉与体位　C 臂 X 线机透视引导下穿刺主要适用于中下胸椎和腰椎病变穿刺活检。常用 1％盐酸利多卡因溶液麻醉。通常选择俯卧位，术中用软枕垫于患者胸部和髂骨，使腹部悬空，让患者舒适，以便配合手术。

3. 手术操作技术　首先通过 C 臂 X 线机透视确定穿刺部位，根据术前影像学资料选择椎体破坏明显或浸润椎弓的一侧。以病椎为中心，沿棘突旁 2～3cm 做 3mm 切口，置入穿刺针。根据 C 臂 X 线机靶向透视调整穿刺方向，确定穿刺针针尖在标准正位图像椎弓根投影的 3 点或 9 点位置时，开始向椎弓根方向缓慢进针。若肿瘤位于椎体前中部，常规经椎弓根入路穿刺有可能穿不到肿瘤位置，胸椎可采用肋横突关节入路穿刺，腰椎可以采用经横突－椎弓根入路穿刺，穿刺点位于椎弓根投影外侧 3～5mm，由于从上到下腰椎体逐渐增大，从 L_1 到 L_5 穿刺点逐渐偏离椎弓根投影外侧，穿刺角度也逐渐增大（图 15－2－5）。当侧位靶向透视显示针尖到达椎体后壁时，正位靶向透视显示针尖位于椎弓根影的内侧缘，说明进针方向正确，可继续钻入 3mm，达到预定进针深度后抽出穿刺针内芯，置入导针使针尖位于椎体前 1/3，置入工作套管达预取材深度，使用活检钳在椎体各方向取材（图 15－2－6）。值得注意的是椎体内肿瘤经 Batson 静脉窦转移到椎管、椎旁等是重要途径，钳取椎体肿瘤组织时尽量避开静脉窦是很重要的，有研究对 T_6～L_5 椎静脉窦深度进行 CT 检查，发现 $T_{6\sim12}$ 椎静脉窦深度从 6mm 增加到 9mm，每增加一个椎体序数增加 0.5mm，$L_{1\sim5}$ 椎静脉窦深度多为 8～9mm。此外活检术后用骨水泥灭活肿瘤细胞及填塞椎静脉窦对防止肿瘤转移、减轻疼痛也许有帮助。

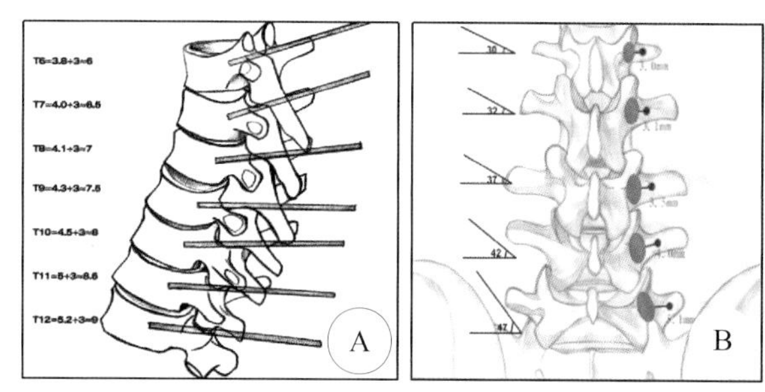

图 15－2－5　穿刺示意图

A. $T_{6\sim12}$ 椎静脉窦深度与穿刺套管置入深度示意图；B. 经横突－椎弓根入路穿刺点示意图，红色小圆点示腰椎各椎体穿刺点

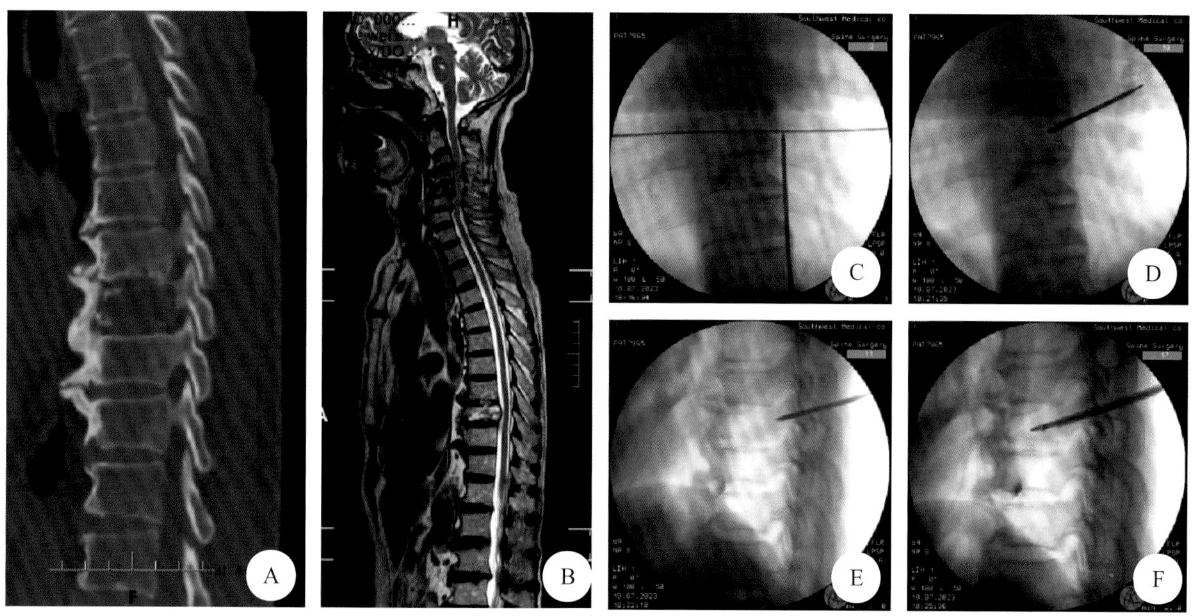

图 15－2－6　男性，79 岁，考虑 T_9 转移性肿瘤、弥漫性特发性骨肥厚病，行 C 臂 X 线机透视引导下 T_9 穿刺活检术

A. 术前 CT 显示 T_9 溶骨性破坏，$T_{7\sim12}$ 前纵韧带骨化；B. MRI T2 显示 T_9 高信号；C. C 臂 X 线机靶向正位透视，定位针位于病椎双侧椎弓根中部（棘突平分两侧椎弓根）；D. 穿刺针从入针点到达椎弓根投影内缘；E. 此时侧位靶向透视针尖到达椎弓根前缘；F. 拔出针芯，将导针插入椎体前 1/3，将穿刺导管插入椎体内恰当位置，拔出导针，用活检钳在预定位置取标本

四、并发症预防与处置

1. 神经根及脊髓损伤　术前准备充分，仔细阅片，分析肿瘤的位置及穿刺路径，穿刺术中应准确定位，在局部麻醉下缓慢进针，进针过程中出现神经刺激或神经损害表现，立即停止穿刺操作。

2. 气管和食管损伤　常见于颈椎肿瘤经皮穿刺活检。

3. 血肿　如为大血管损伤，尤其是颈部大血管损伤应及时处理。

4. 气胸　常见于胸椎肿瘤经椎旁入路活检，据一些学者报道，胸椎肿瘤闭合活检气胸发生率为 2.2%～6.6%。

5. 穿刺针道肿瘤播散　常见于椎旁入路。应避免反复穿刺，以免增加肿瘤播散可能性。经椎弓根入路相对于椎旁入路而言，活检通道位于椎骨内，可减少肿瘤椎旁播散可能性。

6. 并发症　如术中注射骨水泥还要注意骨水泥渗漏等各种并发症。

第三节　经皮穿刺活检术的综合应用

一、经皮穿刺活检术与经皮椎体成形术合用

随着各种肿瘤综合治疗水平的不断发展，患者的生存期明显延长。文献报道约有 20％以上恶性肿瘤伴有脊柱转移，多转移至胸椎，其次是腰椎和颈椎。对于脊柱转移性肿瘤患者，经皮穿刺活检术可以获得组织标本进行病理学检查，以明确肿瘤来源和细胞类型，为后期进一步手术切除、放疗、化疗或者生物治疗提供依据。脊柱转移性肿瘤患者常常伴有顽固性疼痛或者病理性骨折，如果不能手术切除肿瘤，目前只有通过放疗、化疗、双膦酸盐治疗、镇痛药治疗等治疗方法缓解患者疼痛，提高患者生活质量。但是，这些方法仍然不能持续缓解患者疼痛，并且不能解决因肿瘤破坏而造成的脊柱不稳定问题。

在 1984 年法国介入放射学医生 Galibert 等应用经皮椎体成形术（Percutaneous vertebroplasty，PVP）成功治疗 1 例 C_2 血管瘤患者后，PVP 受到越来越多的脊柱外科医生的重视，已经有大量文献报道将 PVP 用于治疗部分脊柱原发性肿瘤和脊柱转移性肿瘤。这项技术最突出的特点是缓解脊柱肿瘤所致的顽固性疼痛，能增加脊柱的稳定性，明显提高患者的生活质量（图 15－3－1）。目前，PVP 已经广泛用于治疗椎体转移性肿瘤和多发性骨髓瘤。PVP 治疗脊柱转移性肿瘤、缓解疼痛可能的机制：PMMA 单体的细胞毒性作用导致肿瘤细胞死亡；骨水泥将微小骨折固定，提高局部稳定性和椎体支撑力；骨水泥聚合反应过程中释放出的热量产生的热效应足以使肿瘤组织和椎体痛觉神经末梢坏死。

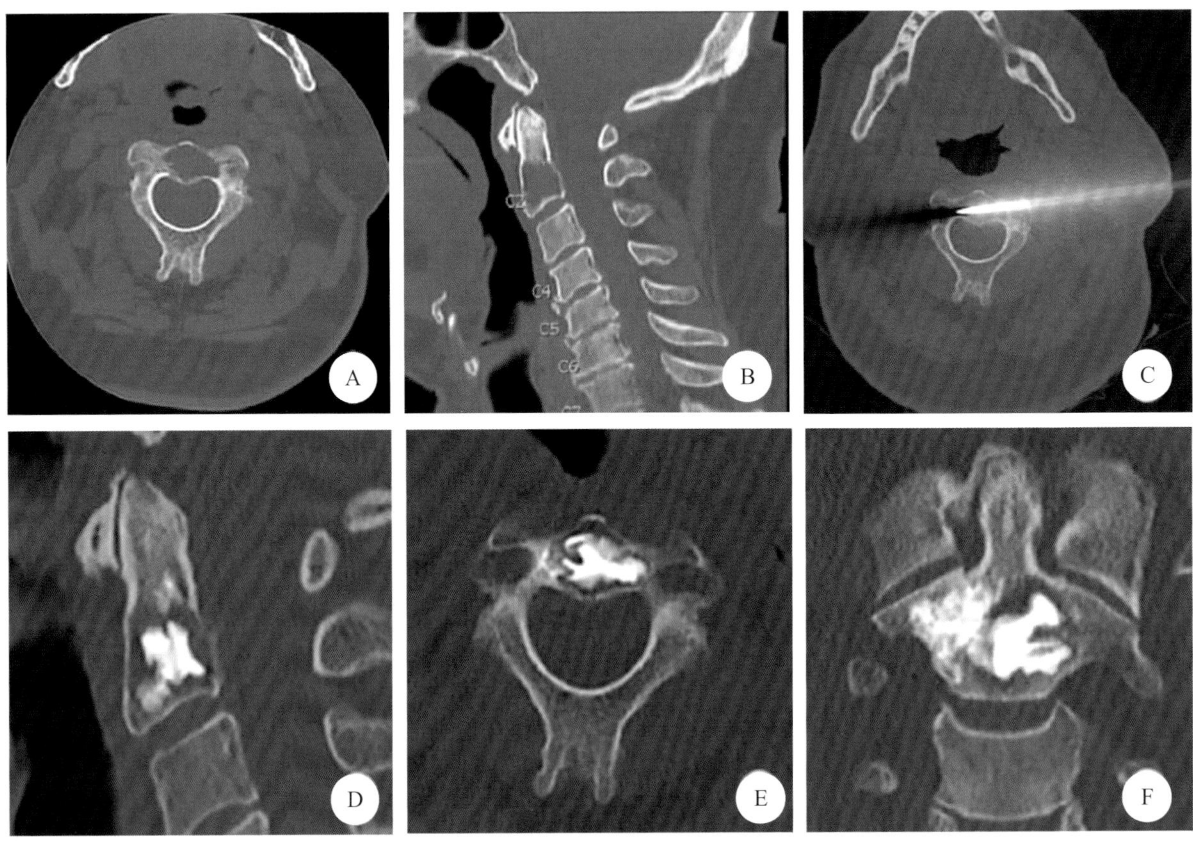

图 15－3－1　男性，65 岁，胆管癌伴 C_2 转移

A、B. 术前 CT 显示 C_2 溶骨性破坏；C. CT 引导下经颈部前外侧入路穿刺针到达 C_2；D～F. 术后矢状面、水平面和冠状面 CT 显示 C_2 内骨水泥分布情况

二、经皮穿刺活检术与射频消融术及经皮椎体强化术合用

消融术是治疗肿瘤的微创手术方法，包括微波消融术（Microwave ablation，MA）、射频消融术（Radiofrequeney ablation，RFA）和冷冻消融术（Cryoablation，CA）。目前临床使用最多的是射频消融术。射频消融术作为一种新的微创脊柱肿瘤热疗技术，具有手术创伤小、禁忌证少、效果显著等优势。在CT等影像技术引导下穿刺肿瘤，一方面可以获得组织标本用于活检，另一方面可将射频电极置入肿瘤组织中，在高频交变电流作用下形成电磁场，引起肿瘤组织内水、蛋白质等离子相互之间的高速摩擦、碰撞，电极周围局部温度可达到60～120℃，引起肿瘤细胞凝固性坏死，达到治疗肿瘤的目的。近年来，射频消融术已经应用于部分脊柱良性肿瘤和不可切除的溶骨性转移性骨肿瘤，射频消融治疗能够迅速缓解患者疼痛并提高生活质量。Osti等首次报道了一位24岁 L_4 附件骨样骨瘤患者，主要表现为左侧腰痛伴左大腿间歇性疼痛1年，经保守治疗6周无好转。应用射频消融术治疗后症状好转（使用1mm电极，85°，消融4min），随访观察16个月，局部无复发（图15－3－2）。

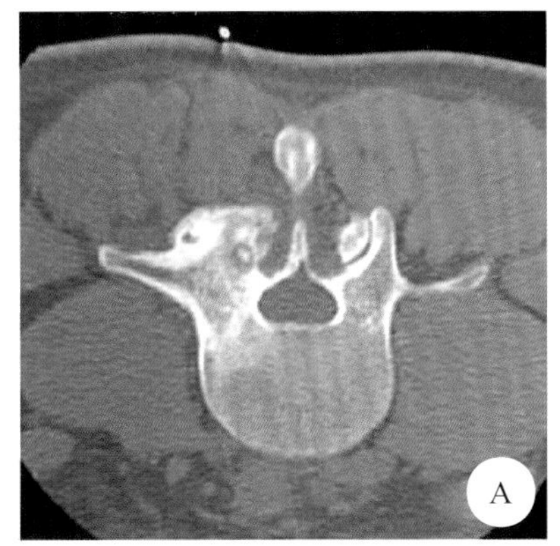
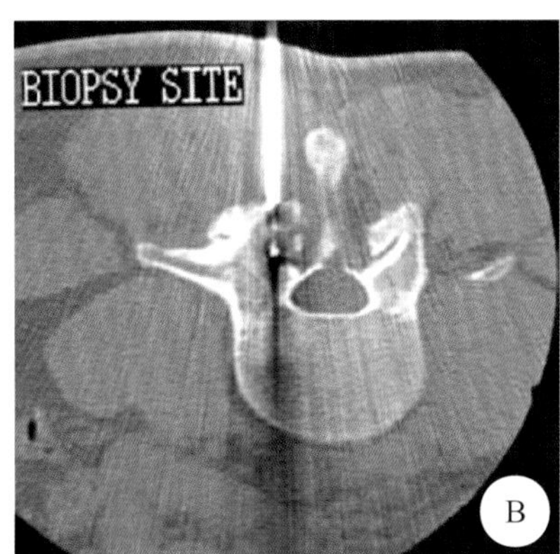

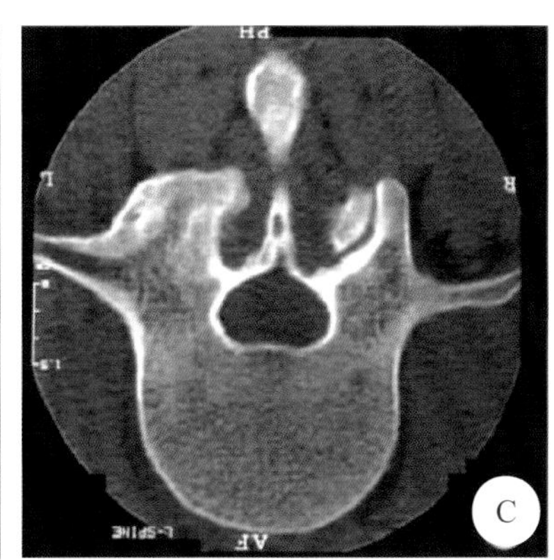

图15－3－2　男性，24岁，L_4骨样骨瘤

A. 术前CT显示 L_4 左侧椎板肿瘤；B. CT引导下穿刺针到达到肿瘤附近；C. 术后16个月随访时CT显示 L_4 左侧肿瘤灶已经愈合

Schaefer等首次报道采用CT引导下经皮穿刺射频消融联合PVP治疗1例80岁的男性肾细胞癌伴 L_3 转移患者。患者全身麻醉，先在CT引导下经皮穿刺到肿瘤位置取肿瘤组织活检，然后消融治疗，最后注入4ml PMMA强化椎体。患者无明显并发症，术后疼痛完全缓解，日常活动无任何受限。Tomasian等采用射频消融联合PMMA椎体强化术治疗27例椎体转移性肿瘤患者，结果显示，所有患者疼痛明显缓解，治疗后16周的影像学随访中96％的患者肿瘤获得良好的局部控制，没有脊髓压迫的临床证据（图15－3－3）。一项多中心回顾性研究分析了2012年10月至2014年7月，42例脊柱转移性肿瘤患者（79个病椎）同时接受射频消融术联合PMMA椎体强化术的临床资料，结果显示射频消融术后行椎体骨水泥强化可显著减轻疼痛和改善功能状态，无重大并发症。射频消融或联合经皮椎体强化术对于疼痛性脊柱转移性肿瘤的镇痛机制包括：

（1）射频消融术的热生物学效应能损毁肿瘤边缘及骨膜下神经末梢。

（2）射频消融术治疗减少肿瘤分泌的细胞因子。

（3）骨水泥注入可增加转移性肿瘤椎体力学强度，减少病椎内微结构的破坏和病理性骨折的发生。

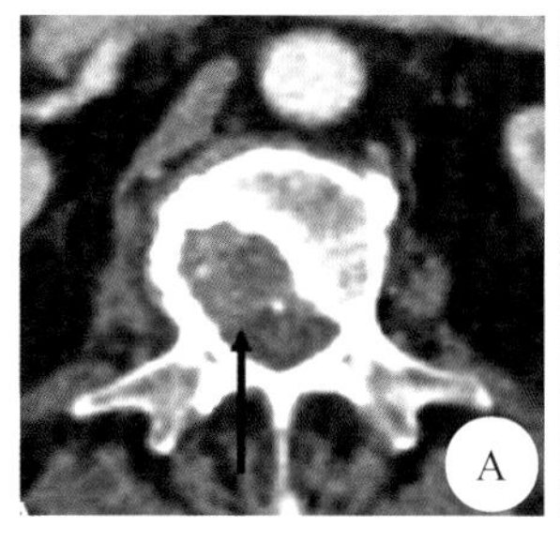

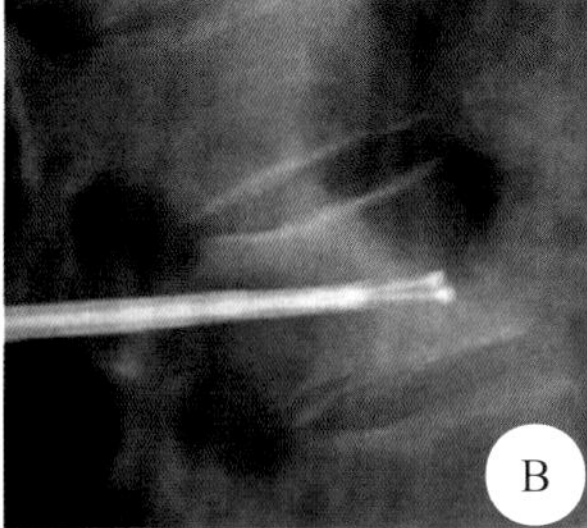

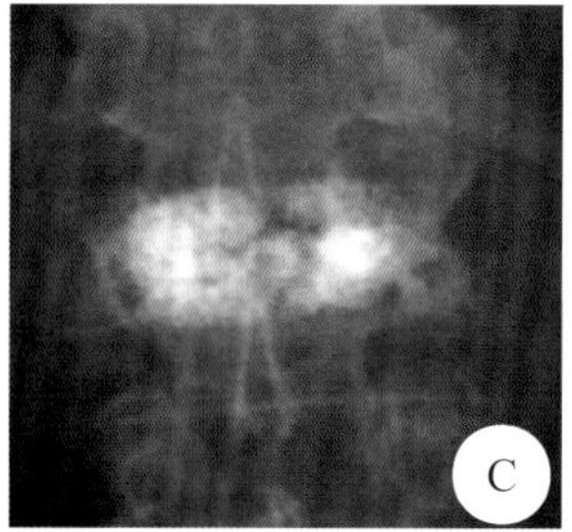

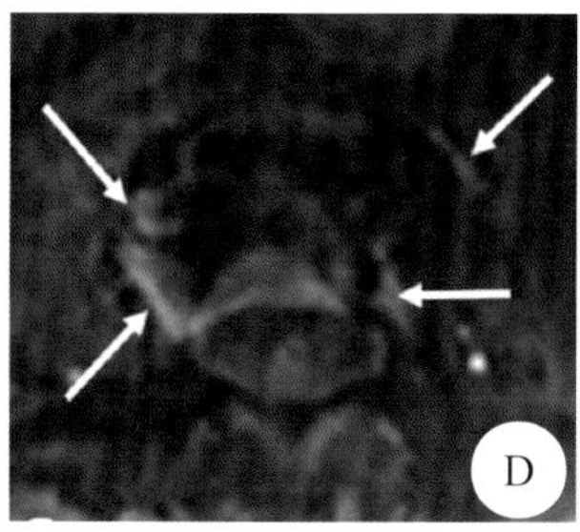

图 15-3-3 男性，86 岁，诊断 L_1 转移性肿瘤

A. L_1 溶骨性破坏，椎体后壁部分破裂（箭头所示）；B. 侧位透视图像显示射频电极尖端置入椎体前缘；C. 射频消融术治疗后使用骨水泥强化椎体；D. 术后随访 1 年，增强 MRI 显示肿瘤局部控制，消融区周围有肉芽组织（箭头所示）

第四节 切开活检

脊柱肿瘤切开活检在某些情况下仍是明确诊断的重要方法，包括切取活检和切除活检两种方式。切取活检是指切开皮肤显露肿瘤，直接切开肿瘤，取出部分肿瘤组织，而不将整个肿瘤完整切除，适用经皮穿刺失败患者，或者肿瘤侵犯椎管压迫神经、需要及时挽救神经功能者。其优点是在直视下切取病变组织，可以获得足量标本，有助于明确脊柱病变性质，鉴别肿瘤性与非肿瘤性疾病，鉴别良性、恶性疾病，为进一步手术方案制订和辅助放疗、化疗选择提供依据。与穿刺活检相比，其诊断准确率较高，可以达到 96%。但是切取活检手术创伤大，所需时间较长，围手术期感染、血肿和病理性骨折等并发症发生率相对较高，而且切开手术将破坏肿瘤原有屏障，可能导致周围邻近组织肿瘤转移。切除活检指在活检时切除整个肿瘤作为标本活检，临床更为少用，可用于脊柱后方局限性肿瘤病变或脊柱良性肿瘤手术。

一、适应证

（1）穿刺活检无法得到足够标本以获得准确病理学诊断。

（2）病变位置特殊，邻近重要血管、神经，经皮穿刺容易损伤，如寰枢椎、上胸椎等。

（3）患者已有神经压迫表现，神经功能障碍进行性加重，需要手术减压以挽救神经功能。

二、禁忌证

（1）一般情况不佳，难以耐受手术者。

（2）有出血倾向、凝血障碍者。

（3）全身感染或手术局部有感染灶者。

（4）血液系统肿瘤（如脊柱浆细胞瘤等）一般不需要切开活检。

三、手术方法

1. 术前准备

（1）全身情况能耐受一般手术。

（2）血小板计数与凝血功能正常。

（3）长期服用阿司匹林或其他抗凝血药物者停药 1 周。

（4）仔细检查活检处皮肤有无红肿等软组织感染情况。

2. 麻醉与体位

（1）病变位于椎体或者椎弓根，切开活检采用全身麻醉。病变位于腰骶椎也可采用腰麻、部分病变位于脊柱后方结构且位置表浅，可在局部麻醉下完成切开活检。

（2）术中体位根据病变部位选择仰卧位、侧卧位或俯卧位，一般用俯卧位，注意腹部悬空。

3. 手术操作技术

（1）切口：经 C 臂 X 线机透视以确定病变部位，活检切口一般选用棘突中线纵形切口，避免横形切口、斜形切口。因为切开活检的通路均应被认为已被肿瘤污染，故活检切口必须计划在以后根治性手术的切口内，以便二次手术时切除。

（2）入路：手术入路应选择操作方便、危险性小、离病灶最短的取材通路。切开活检要用刀或电刀锐性剥离，直达肿瘤，尽量少地暴露正常组织。

（3）取材：切开活检对位于棘突、椎板、关节突部位的病变取材方便，用骨刀、骨剪、刮匙、活检钳等切取病变组织，包括肿瘤组织及肿瘤组织周围与正常组织交界处，应避免仅获得肿瘤的边缘或中心坏死区域组织。而对位于椎弓根及椎体深部病变，需经椎弓根投影做卵圆形骨皮质开窗，用刮匙、活检钳对椎弓根或椎体内病灶组织取材，注意控制刮匙、活检钳位置和深度，避免穿破椎弓根或椎体前方骨皮质。手术过程中要严格采用无接触隔离技术，手术切口及创面在手术过程中应采用手术薄膜及纱布垫保护，术者的手套尽可能不接触肿瘤，已用过的纱布垫不能反复应用。术者钳取组织时应尽量避免造成组织挤压，挤压引起的人工假象常使活检标本不能明确诊断。

（4）关闭切口：用骨蜡封堵椎弓根骨洞和骨创面出血点，用可吸收性明胶海绵填塞软组织内切取标本后的出血。用无菌蒸馏水反复冲洗手术切口，彻底止血，如切口较小可以不做引流。如切口较大，取材后的空腔较大仍然有出血，需要放置引流。可以选择乳胶片直接从切口引流，如选择引流管，引流管放置的位置应与切口纵轴一致，在切口旁放置引流，切口缝合宽度要窄，间距要小，以便后续根治手术可以一并切除。

（5）术后处理：术后包扎伤口，压迫止血，观察患者生命体征和神经功能状态。获得标本立即以10％福尔马林溶液（或90％乙醇溶液）固定液固定送病理学检查，固定液要浸没整个标本。

四、并发症及防治

切开活检并发症与常规切开手术并发症类似，主要有术中出血、气胸、损伤神经血管等重要结构、术后感染、血肿形成、肿瘤播散等。并发症重在预防，术中严格遵循肿瘤活检基本原则，严格无菌操作，仔细解剖，彻底止血，尽量避免对脊柱周围重要结构的损伤。

（徐双　王高举　王清）

参考文献

［1］胡云洲，宋跃明，曾建成. 脊柱肿瘤学［M］. 北京：人民卫生出版社，2015.

［2］Chaudhary RK, Acharya S, Chahal RS, et al. Fluoroscopy guided percutaneous transpedicular biopsy of vertebral body lesion［J］. J Nepal Health Res Counc, 2019, 17 (2): 163－167.

［3］Lee SA, Chiu CK, Chan CYW, et al. The clinical utility of fluoroscopic versus CT guided percutaneous transpedicular core needle biopsy for spinal infections and tumours: A randomized trial［J］. Spine J, 2020, 20 (7): 1114－1124.

［4］Mark A, Karam AR, Grand DJ. Review of CT－guided trans－osseous biopsies［J］. Abdom Radiol (NY), 2022, 47 (8): 2612－2622.

［5］Osti OL, Sebben R. High－frequency radio－wave ablation of osteoid osteoma in the lumbar spine［J］. Eur Spine J, 1998, 7 (5): 422－425.

［6］Pua U, Chan SY. Percutaneous CT－guided biopsy of C3 vertebral body: Modified approach for an old procedure［J］. Cardiovasc Intervent Radiol, 2013, 36 (3): 880－882.

［7］Reyes M, Georgy M, Brook L, et al. Multicenter clinical and imaging evaluation of targeted radiofrequency ablation (t－RFA) and cement augmentation of neoplastic vertebral lesions［J］. J Neurointerv Surg, 2018, 10 (2): 176－182.

［8］Sakhrekar RT, Bhilare PD, Khurjekar KS, et al. A stepwise posterolateral approach for computed tomography guided C2 (Axis) transpedicular biopsy: A technical note［J］. J Orthop Case Rep, 2021, 11 (9): 77－81.

［9］Singh DK, Kumar N, Nayak BK, et al. Approach－based techniques of CT－guided percutaneous vertebral biopsy［J］. Diagn Interv Radiol, 2020, 26 (2): 143－146.

［10］Tarabay B, Freire V, Yuh SJ, et al. CT guided percutaneous vertebroplasty of C2 osteolytic lesion: A case report and technical note［J］. J Spine Surg, 2022, 8 (1): 70－75.

［11］Tomasian A, Hillen TJ, Chang RO, et al.

Simultaneous bipedicular radiofrequency ablation combined with vertebral augmentation for local tumor control of spinal metastases [J]. AJNR Am J Neuroradiol, 2018, 39 (9): 1768–1773.

[12] Wang S, Wang Q, Kang J, et al. An imaging anatomical study on percutaneous kyphoplasty for lumbar via a unilateral transverse process–pedicle approach [J]. Spine (Phila Pa 1976), 2014, 39 (9): 701–706.

[13] Wu MH, Xiao LF, Liu HW, et al. PET/CT–guided versus CT–guided percutaneous core biopsies in the diagnosis of bone tumors and tumor–like lesions: Which is the better choice? [J]. Cancer Imaging, 2019, 19 (1): 69.

第十六章　脊柱肿瘤选择性血管造影和栓塞技术

脊柱肿瘤位置深、血供丰富，毗邻重要神经、血管、脏器，面临术中难以避免的出血、神经系统和脏器的副损伤，在临床上完整切除肿瘤和良好重建脊柱常常十分困难。

在脊柱外科与肿瘤综合治疗融合的时代，如何把过去不能实施的手术变为可能？如何把过去高发或难以控制的出血或因出血而带来的各种并发症减少到可控制的水平？如何采用微创或介入手段达到巨创手术才能获取的治疗效果？如何化繁为简，使手术变得安全、可控、微创？选择性血管造影和栓塞技术取得了令人瞩目的临床效果。

第一节　应用解剖

脊柱血供来自各个相关的节段动脉。脊髓主要供给血管为根髓动脉、脊髓前动脉、脊髓后动脉，数量少但位置多变。对于脊柱肿瘤切除手术，一旦牺牲一根或多根根髓血管及分支，可能导致脊髓缺血，缺血程度取决于动态自动调节或侧支循环。

一、脊髓前、后动脉

人体脊髓由三条纵形血管供血：一条脊髓前动脉及两条脊髓后动脉。脊髓前动脉从枕骨大孔到脊髓圆锥，水平走行于脊髓前正中沟，是全身最长的血管，也是各层面脊髓的主要供血动脉，提供脊髓前 2/3 的血供，在腰骶部最密集，其次为颈、胸部。

两条脊髓后动脉在脊髓的后外侧表面伴行，提供脊髓后 1/3 的血供（图 16－1－1）。脊髓前动脉的最头端由一侧或者双侧椎动脉的细小分支供血，脊髓后动脉的最头端源于椎动脉或小脑后下动脉的分支，相比脊髓前动脉要小。脊髓前、后动脉是脊髓的主要供血动脉，如被栓塞，尤其是脊髓前动脉栓塞，可能会导致脊髓急性或迟发性缺血/梗死。

脊柱肿瘤在栓塞治疗前，必须在血管造影图上仔细辨别栓塞是否会直接影响脊髓前、后动脉，以预防脊髓缺血性损伤的发生。

二、节段动脉

肋间后动脉和腰动脉源于主动脉的后壁，又被称为节段动脉。节段动脉向后弯曲，在横突水平分为脏腹支和背脊支。脏腹支延伸为肋间动脉和腰动脉，提供横突和肋骨的血供。背脊支在神经孔水平分为根动脉和肌支。根动脉通过神经孔进入椎管，分为前、后根髓动脉，在脊髓表面又进一步分为升支和降支。

节段动脉延续为根髓动脉，进而向脊髓前、后动脉供血。节段动脉间存在广泛的吻合支（图 16－1－1）。脊柱肿瘤栓塞术前，通过血管造影检查肿瘤所在的节段及其上下两脊柱水平的节段动脉，仔细辨认是否存在节段动脉同肿瘤的供血动脉交通。

三、根髓动脉

脊髓前、后动脉接受来自根髓动脉的血供。根髓动脉分为前、后根髓动脉，分别与前、后神经根相伴行（图 16－1－1）。在脊髓中线位置，每一前根髓动脉分为升支和降支，相互吻合形成脊髓前动脉。前根髓动脉的降支同正中的脊髓前动脉相汇合，即造影中的“发卡样”结构。

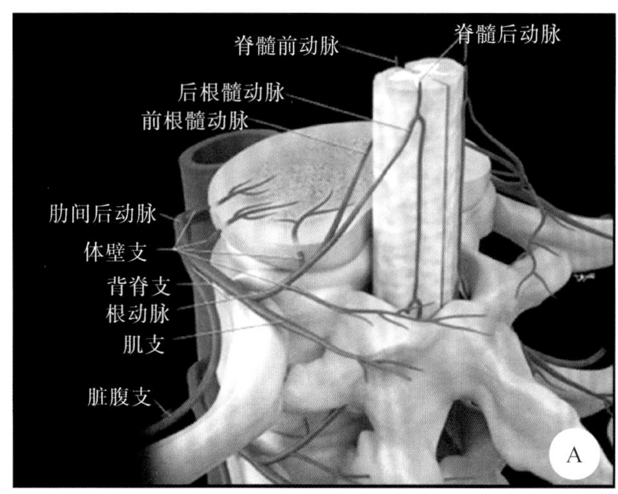

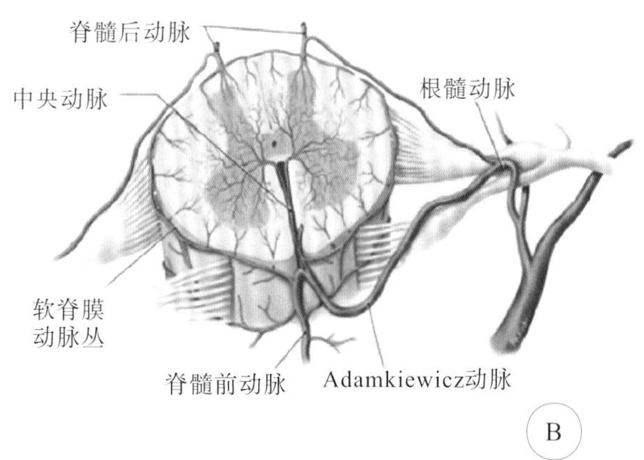

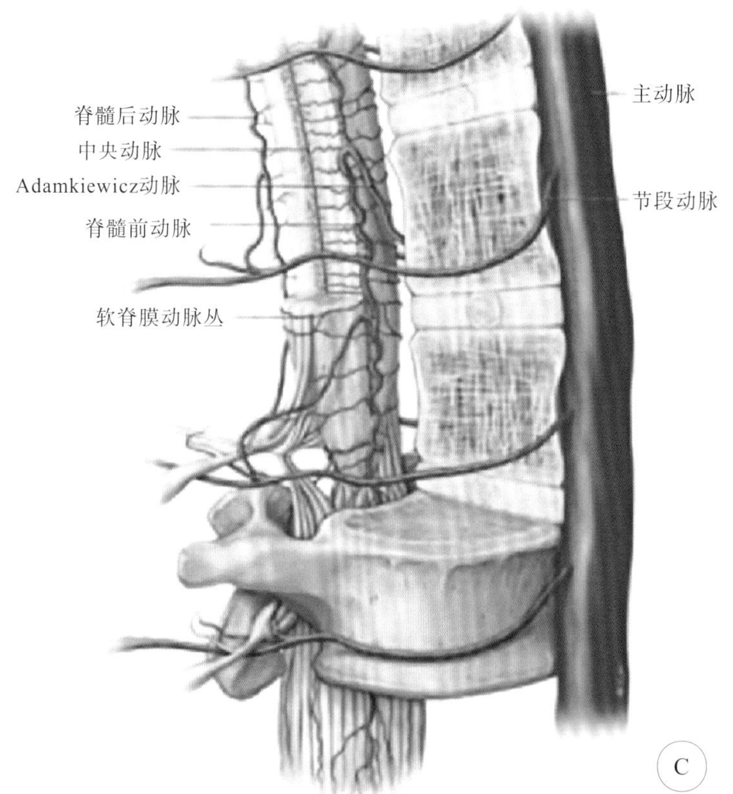

图 16-1-1　脊柱脊髓血供应用解剖

A. 脊柱脊髓血供；B. 脊髓横断面血供分布；C. 脊髓纵切面血供分布

在颈段，根髓动脉源于椎动脉、颈升动脉和颈深动脉。颈膨大动脉是比较明显的根髓动脉，位于C_5或C_6水平。变异时它也可以源于肋颈干、甲状颈干、枕动脉和咽升动脉与颈外动脉的吻合支。

在胸腰段，根髓动脉源于肋间上动脉、肋间后动脉和腰动脉。骶骨和马尾的血供大部分源于髂内动脉的分支——骶外侧动脉和髂腰动脉，小部分源于骶正中动脉。脊髓前、后动脉在脊髓圆锥水平形成筐形的吻合血管网。

临床上须在血管造影图上仔细辨认根髓动脉，特别是 Adamkiewicz 动脉，它是胸腰段最大的前根髓动脉，是下胸段和上腰段脊髓前动脉的主要供血来源，一旦被误识和误栓，便会导致术后脊髓缺血或梗死，引起截瘫（图 16-1-2）。

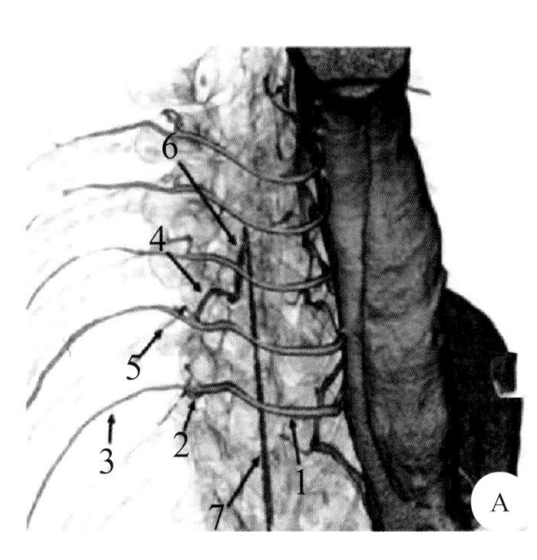

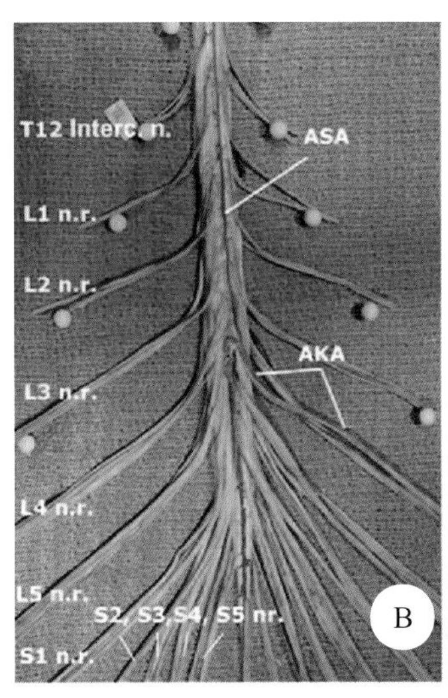

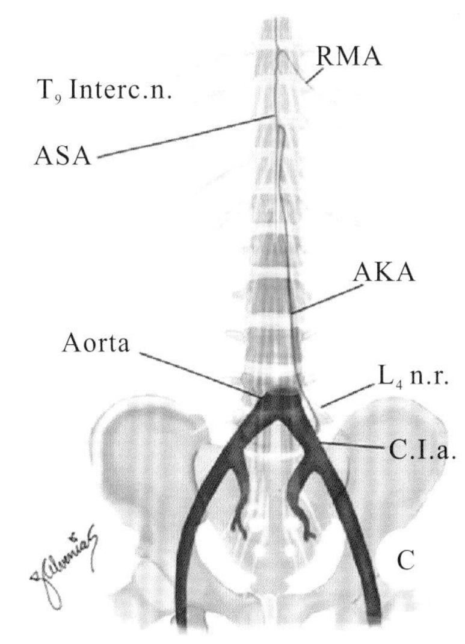

图 16－1－2　Adamkiewicz 动脉

A. Adamkiewicz 动脉的 CTA 3D 成像（肋间动脉或腰动脉 1，从腹主动脉发出后分为后支 2 和前支 3，后支又分为脊神经根动脉 4 和肌支 5，最大的前根髓动脉为 Adamkiewicz 动脉 6，其与前动脉 7 形成特有的发卡样弯曲连接）；B. Adamkiewicz 动脉的血管灌注模型；C. Adamkiewicz 动脉的示意图

四、临床应用

脊髓前、后动脉的血管管径在不同的脊髓平面存在变化。在脊髓的 $T_{4\sim8}$ 区域，常只有一根髓动脉向脊髓前动脉供血，如此根髓动脉闭塞，即会发生脊髓缺血或梗死。如果多根根髓动脉被同期栓塞，更容易出现脊髓急性缺血或迟发性缺血性损伤，临床上应十分谨慎。

节段动脉在椎体的前外侧及横突附近有吻合，相邻节段动脉通过这些吻合交通。在血管栓塞治疗脊柱肿瘤时，亦须先行血管造影，了解瘤体所在的脊柱节段相邻上下两脊椎水平的节段动脉，以排除栓塞目标节段动脉与脊髓动脉之间是否存在潜在吻合，如有吻合，也须格外谨慎。

Adamkiewicz 动脉是胸腰段最大的前根髓动脉，是下胸段和上腰段脊髓前动脉的主要供血来源。对于大多数人来说，Adamkiewicz 动脉从 $T_{9\sim12}$ 水平发出，多源于左侧。当发出位置高于 T_8 或者低于 L_2 水平时，就可能存在向脊髓前动脉供血的第二条主要前根髓动脉。有学者在对 178 例患者的血管造影研究中发现，48％的患者拥有两根前根髓动脉提供胸腰段的血供，头端的位于 $T_{6\sim10}$ 水平，尾端的位于 T_{12} 或以下脊柱水平；45％的患者拥有一根前根髓动脉，通常位于 T_9 水平；7％的患者拥有三根前根髓动脉为胸腰段供血。

在行椎体肿瘤栓塞前须观察是否有 Adamkiewicz 动脉显影，如误栓此动脉，可能发生脊髓严重缺血性损伤。

双侧腰段的血供通常共同源于中线处的血管干。在节段间血管干上发出背脊支，但有时背脊支不从节段动脉发出，而直接从主动脉发出。在临床上要辨认从主动脉直接发出的背脊支，背脊支延伸为根髓动脉，为脊髓前动脉的重要血供来源。

充分了解脊柱、脊髓血管的解剖、供血和代偿机制，对于顺利开展手术尤为重要。血管造影技术表明，在全脊椎切除术中可安全结扎 3 个平面的节段血管。脊柱的血液供应是复杂的，可能有动态的自动调节或吻合性机制，以补偿在手术过程中脊髓前动脉等关键血管的受损。当节段动脉被结扎后，根髓动脉无法直接供给脊髓前动脉，邻近节段神经根动脉通过分支供给脊髓前动脉，再通过重叠性调控联通脊髓前、后动脉系统。或利用远端的根髓动脉系统、圆锥吻合环，使脊髓前动脉系统代偿性逆流。

第二节　脊柱肿瘤血管造影

术前数字减影血管造影（Digital subtraction angiography，DSA）可帮助脊柱外科医生了解脊柱肿瘤的部位、侵犯范围、供应血管，肿瘤血管、肿瘤与血管及器官的关系，有无动静脉瘘等。DSA被视为确定肿瘤血管分布的“金标准”，相比于传统血管造影具有侵袭性小、曝光量少等优势。DSA显示新生血管少说明肿瘤恶性程度较低，新生血管错综复杂或大量聚集则提示肿瘤细胞分化程度低、恶性程度高。

DSA可识别有无供应脊髓的根髓动脉，以免手术误伤带来脊髓缺血性损伤，使医生慎重地制订手术方案。DSA的应用使脊髓根髓动脉特别是Adamkiewicz动脉的显影率大大提高，为选择性栓塞、手术切除及防止肿瘤血管漏栓和误栓Adamkiewicz动脉提供依据。若Adamkiewicz动脉显影，则不能行栓塞治疗，以免造成脊髓急性或迟发性缺血或梗死，尤其是在处理中胸段脊柱肿瘤时。

一、脊柱肿瘤血管造影适应证

（1）富血供脊柱肿瘤。

（2）MRI增强扫描提示肿瘤内部高流速血流。

（3）栓塞术中及术后观察手术效果及栓塞剂是否进入正常组织。

（4）无法外科切除的脊柱肿瘤拟行栓塞治疗。

（5）脊柱原发良性肿瘤拟行多次栓塞治疗。

（6）肿瘤出血较多及难以止血。

（7）脊柱肿瘤手术切除前对脊髓供血动脉的定位。

（8）需做栓塞及化疗栓塞的肿瘤。

（9）脊柱肿瘤发生脊髓休克后判断责任供血动脉的分布。

（10）脊柱肿瘤伴有动、静脉畸形。

二、脊柱肿瘤血管造影禁忌证

（1）碘造影剂过敏。

（2）严重心肝肾功能不全。

（3）近期心肌梗死、严重心肌疾病及心力衰竭。

（4）有严重出血倾向。

（5）高血压、甲状腺功能亢进及糖尿病未能良好控制。

三、富血供脊柱肿瘤

（1）原发良性肿瘤（血管瘤、软骨瘤、骨样骨瘤、骨软骨瘤）。

（2）原发中间性肿瘤（动脉瘤样骨囊肿、骨巨细胞瘤、血管外皮细胞瘤、骨母细胞瘤）。

（3）原发恶性肿瘤（骨肉瘤、软骨肉瘤、尤因肉瘤、浆细胞骨髓瘤、淋巴瘤）。

（4）转移性肿瘤（肾细胞癌、甲状腺癌、肝细胞癌、乳腺癌、多发性骨髓瘤、黑色素瘤、神经内分泌肿瘤）。

上述原发良性、恶性、转移性肿瘤的血管增生率分别为40％、85％和60％。富血供脊柱肿瘤是术前血管造影及栓塞的主要适应证。术前栓塞可促进肿瘤缩小，提高了完全切除的可能性。

临床上出现以下征象时，常提示脊柱肿瘤富血供：局部出现软组织炎症样改变，如红斑、硬结、褶皱等；肿瘤明显破坏周围结构；椎动脉、节段动脉肿瘤生长迅速；造影剂明显增强或大量信号空洞形成以及瘤体内明显出血等。

血管造影能够充分识别脊柱肿瘤血供及预期血管栓塞术后的结果。轻度－中度血管性肿瘤造影后无需栓塞，重度血管性的肿瘤术前栓塞能显著减少围手术期的失血（图16－2－1）。

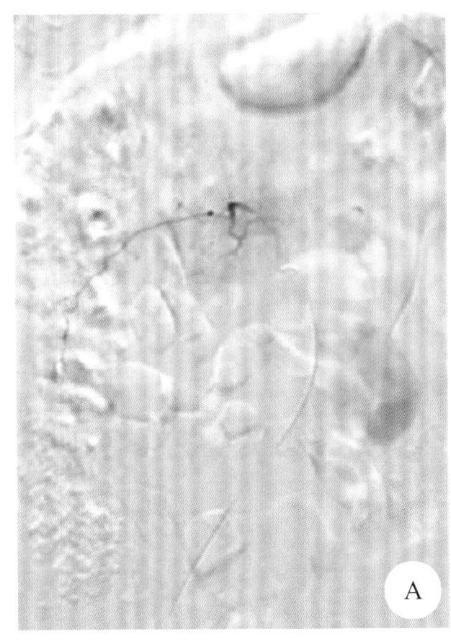

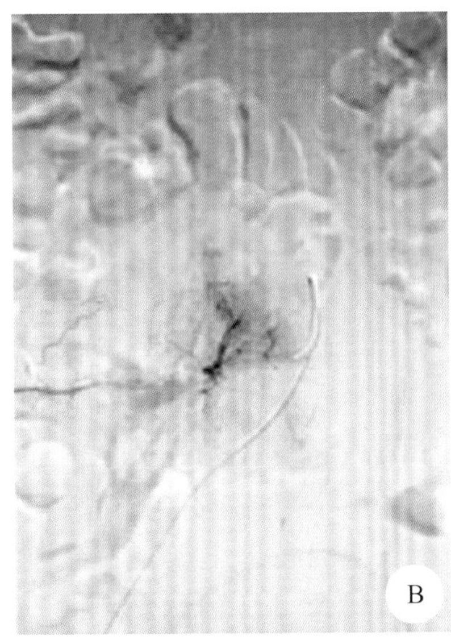

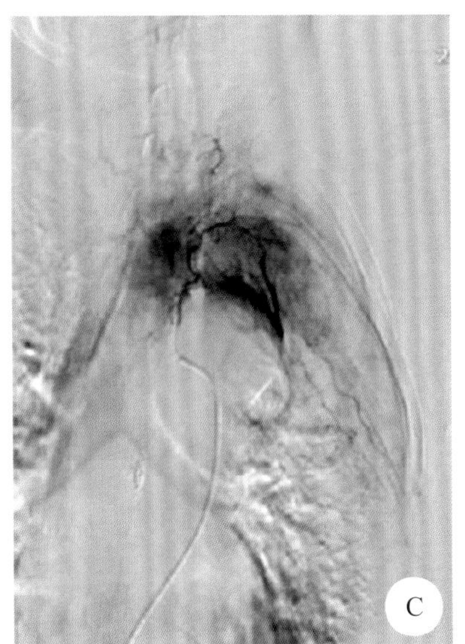

图 16－2－1　富血供脊柱肿瘤

A. 轻度血管性；B. 中度血管性；C. 重度血管性

四、脊柱肿瘤血管造影前影像学检查

在脊柱肿瘤血管造影前，需行影像学检查与评估，以辅助血管造影。X 线检查可初步判断肿瘤的位置、大小、范围和对毗邻的侵袭情况，以确定需要血管造影的具体位置。CT 和 MRI 可进一步判断肿瘤的具体位置、大小、范围、性质、椎管侵犯和神经受压程度。增强 CT 和 MRI 扫描还可判断肿瘤血供程度，肿瘤供血动脉、根髓动脉、脊髓动脉及走行情况。

临床上，对于影像学检查的灵敏度和特异度尚存在争议。Ruth 等对 104 位脊柱肿瘤患者行血管造影前 MRI 增强扫描，比较 MRI 增强和血管造影的相关性，结果提示二者无明显相关性。Prabhu 等报道 19 例 MRI 增强提示血供不丰富的患者，却有 15 例术前血管造影显示肿瘤血供丰富，认为可能术前行放疗后肿瘤组织的微血管被破坏，而大血管不受影响，导致 MRI 增强信号减弱，血管造影则提示血供丰富。有研究者建议，前述富血供脊柱肿瘤和 MRI 增强扫描提示血供丰富的肿瘤，都应该考虑实施血管造影。

脊柱肿瘤影像学检查需要多学科诊治团队的共同协作。在完成影像学检查与评估后，脊柱外科医生应将患者的诊断、手术意图和方案、围手术期并发症及预防等与影像科、介入科医生进行充分沟通，才能提高脊柱肿瘤血管造影的安全性和效果。

五、脊柱肿瘤血管造影操作

（一）术前准备

DSA 能充分了解和识别脊柱肿瘤血供、分布、毗邻和根髓动脉（如 Adamkiewicz 动脉）、脊髓动脉。

让患者在造影前充分了解造影的意义和程序并予以配合。造影前对患者实施憋气训练。在图像采集过程中，嘱患者屏住呼吸以消除伪影，伪影会干扰结果的判断和对根髓动脉、脊髓动脉的识别。

造影时保持患者体位的恒定和安静也是高质量造影的必要条件。施行造影过程中，有学者建议常规全身麻醉，尽量减少患者活动及肠道蠕动，特别是儿童、无法平躺及不能配合的患者，以消除伪影；也有学者建议局部麻醉，让患者保持清醒状态，配合静脉输注咪达唑仑和芬太尼，达到抗焦虑、镇静、镇痛、肌肉松弛的作用，以便密切监测患者的脊髓功能，减少栓塞并发症。是否需要麻醉，要根据术者习惯、医院条件、患者合作程度及具体病情、造影复杂程度和操作时程等因素来决定。

（二）基本步骤

1. 造影时机 以减少术中出血为目的的造影通常在肿瘤切除术前 48h 内完成。

2. 造影基本步骤

（1）局部麻醉或全身麻醉下，用 Seldinger 技术（经皮血管穿刺技术）经股动脉置管，建立动脉通道，使用 DSA 装置进行观察。

（2）股动脉内置入 5F 导管鞘，便于更换导管，也便于对主动脉及髂动脉存在广泛动脉粥样硬化的患者进行导管操作。

（3）在透视下将导管经导管鞘插入动脉通道，根据术前的影像学检查，行脊柱肿瘤的超选择性动脉造影。有学者建议先行主动脉造影，有助于观察肿瘤的血供全貌。在临床上，只有在选择性肋间动脉及腰动脉插管无法实施时才选择主动脉造影。原因在于主动脉造影提供的脊髓血管分布图像质量较差，且需要注入大量造影剂，对肾有损伤。

（4）在导丝帮助下将导管尽可能超选择性地插入需栓塞的肿瘤供血动脉，注射非离子型造影剂并证实导管位置无误，明确肿瘤染色的位置、大小、范围、供血动脉及其与周围组织毗邻关系，明确栓塞范围内有无供应脊髓的根髓动脉及造影剂返流。

（5）在造影过程中，除了常规监测患者的神志和生命体征，还要重点监测脊髓功能，如辅以脊髓诱发电位跟踪。应注意脊髓诱发电位对于缺血性脊髓损伤尚存在滞后效应，难以同步监测脊髓功能。

（三）超选择性血管造影

如需精确了解脊柱目标部位血供，减少不必要的造影和栓塞所带来的相关并发症，超选择性血管造影优于普通造影。

脊柱不同层面血供来源不同，不同的部位应有不同的超选择性动脉血管造影及栓塞。在上颈椎有颈外动脉和颈内动脉直到 Willis 环等；在下颈椎有椎动脉、甲状颈干、肋颈干、肋间上动脉及源于颈外动脉的枕动脉和咽升动脉。有研究者曾对一名颅颈结合部前后联合入路手术后出现急性咽腔出血的患者实施了颈外动脉的超选择性血管造影，以试图识别和处理一侧咽升动脉的出血（图 16－2－2）。在上胸椎有肋间最上动脉、甲状颈干、肋颈干；在下胸椎和腰椎有双侧节段动脉以及受累椎体上下相邻 1～2 个椎体的节段动脉；在腰椎和骶椎有髂内动脉、髂腰动脉、骶外侧动脉、骶正中动脉。

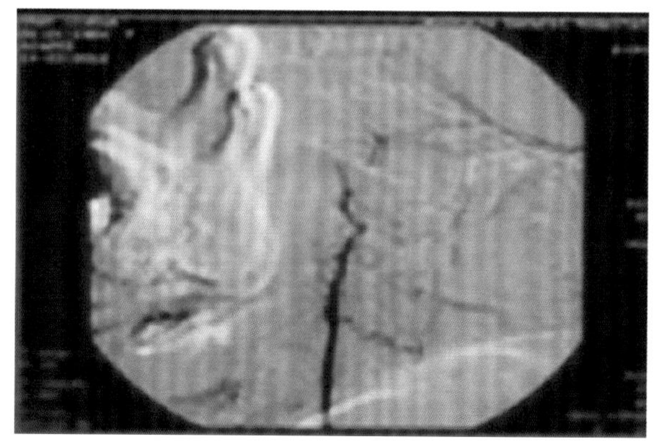

图 16－2－2 咽升动脉血管造影

颈段和腰骶段是原发脊柱肿瘤的好发部位，如骨巨细胞瘤、脊索瘤。由于肿瘤体积较大、重要血管毗邻、血运丰富，肿瘤完整切除和脊柱重建常有困难。术前应充分了解肿瘤的血供分布、范围及周围重要器官的血供，预判对血管处理后所造成的影响，这关乎治疗的顺利和安全。颈椎肿瘤术前要判断椎动脉在术野的走行、对肿瘤血供的影响、肿瘤供血动脉与椎动脉基底环及大脑 Willis 环的关系，以及手术中能否处理椎动脉等（图 16－2－3）。对 DSA 图像细节的精准判读有助于识别高危血管解剖的患者，预防脊柱肿瘤切除术后截瘫的风险。

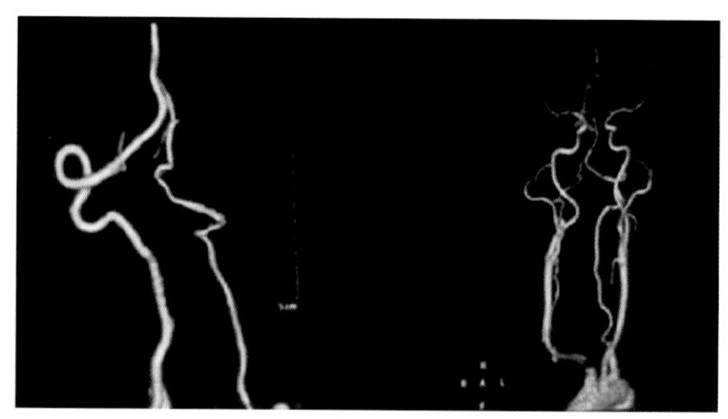

图 16－2－3 椎－基底动脉血管造影

（四）造影导管

造影导管是经皮血管造影的关键设备，应具有良好的透 X 线性能、形状记忆功能、管壁光滑、造影性能高、血栓形成性低等优点。造影导管的选择依赖于术者的经验和偏好及目标血管的解剖。

（五）临床应用

选择性动脉造影通过注射 3～5ml 非离子型碘造影剂完成。DSA 具有大视场、高帧率(6/s)特点，在前后位投照时开始，持续至引流静脉显影。大视场不仅可以看清肿瘤的供血动脉，也能显示脊髓动脉的分布。应该尽力去寻找、辨认可能存在的根髓动脉和脊髓动脉，进而判断肿瘤的供血动脉是否同根髓动脉相通，若相通则须终止栓塞。

根髓动脉在造影上的特点是在其与脊髓动脉汇合处形成“发卡样”结构。脊髓前动脉是一根细长的中轴血管，脊髓后动脉为成对的纵向平行走行，比脊髓前动脉管径细，位置更偏外侧。拥有 C 臂机 DSA 系统的锥体束 CT 可以提供关于肿瘤、肿瘤供血动脉、根髓动脉和脊髓动脉更加详细的解剖学和病理解剖信息，利于脊柱肿瘤的超选择性血管造影及栓塞的实施。

（六）动态增强 CT 及动态增强磁共振血管造影术

动态增强 CT 具有快速搜集数据的优势，以造影剂作为示踪剂对要探知的区域进行快速连续扫描，更好地了解组织结构血流灌注情况。CT 灌注成像是一种功能成像方法，在静脉团注入造影剂，对选定区域进行连续性同层扫描，获得该层面内每一像素的时间-密度曲线，显示出造影剂在器官内的浓度变化。在脊柱肿瘤患者术前评估中，三维重建的 CT 血管造影图像可提供类似于手术解剖的视图效果。

动态增强磁共振血管造影术在造影剂到达目标区域时开始连续采集图像，评估目标区域的信号强度改变以判断骨肿瘤的良、恶性。随着技术的更新换代，时间分辨对比增强磁共振血管造影术问世，在任何给定位置提供血管系统的动态可视化，也适用于脊柱肿瘤患者的术前评估，无创，与 DSA 互补，但有时无法精准显示根髓动脉。

第三节　脊柱肿瘤血管栓塞

为获得良好的栓塞效果，必须严格遵循栓塞的适应证和禁忌证，掌握栓塞技术、不同栓塞剂的选择使用、栓塞治疗并发症监测和预防。脊柱肿瘤的血管栓塞治疗已广泛应用于富血供的原发性良、恶性肿瘤及脊柱转移性肿瘤。

术前血管栓塞治疗可以减少术中出血，使肿瘤组织缩小、坏死，使手术操作更简便安全，有利于完全切除肿瘤，是外科手术的有效辅助治疗措施。理想情况下，栓塞剂应浸润病变的毛细血管床，实现完全和永久的血管栓塞。

一、脊柱肿瘤血管栓塞适应证、禁忌证与栓塞时机

（一）脊柱肿瘤血管栓塞适应证

1. 术前栓塞　适合于减少富血供肿瘤术中出血。

2. 协同治疗　适合于难以切除的脊柱肿瘤，但在肿瘤血管栓塞治疗后可完整切除。

3. 姑息治疗　适合于不必或无法外科手术的替代治疗。

4. 辅助治疗　适合于外科手术后残留肿瘤的后续治疗。

5. 终极治疗　适合于单一栓塞治疗就能获得肯定疗效的患者。

（二）脊柱肿瘤血管栓塞的禁忌证和相对禁忌证

（1）造影发现在肿瘤供血动脉的近端存在脊髓供血的根髓动脉，如果被误栓则可能导致脊髓动脉栓塞。

（2）无法纠正的凝血功能障碍及肾衰竭。

（3）造影剂过敏。

（4）严重的心、肺、血管问题。

相对禁忌证：肿瘤内存在动静脉分流，节段动脉段间吻合支发现有根髓动脉。

（三）脊柱肿瘤血管栓塞时机

最常见的时机是肿瘤术前血管栓塞以控制术中出血。脊柱肿瘤通常需要行一个或几个椎体切除术。可能面临术中出血增加，术野不清晰干扰外科操作，手术时间延长，术中、术后并发症风险增加，术后椎管内血肿的概率增加，伤口愈合

延迟。大量的失血会导致手术中止及肿瘤难以切除。

正确把握时机并实施选择性血管栓塞能减少术中出血，提高术野清晰度，减少围手术期并发症，缩短手术时程。脊柱肿瘤术前选择性血管栓塞可以使手术变得更安全和简单。在临床上，常常在脊柱复杂肿瘤和巨大肿瘤切除术前24h实施血管造影和栓塞，便于肿瘤完整切除及重建（图16－3－1）。血管内栓子可在24h内溶解，明胶海绵栓塞后1d内进行手术较合适。钢圈和其他材料栓塞后的手术时机也不宜超过3d。胸腰椎肿瘤术前1d行肋间动脉栓塞、骶骨肿瘤术前1d行髂内动脉栓塞（图16－3－2）。术前栓塞后24h内对脊柱转移性肿瘤实施手术治疗，可有效减少术中出血。

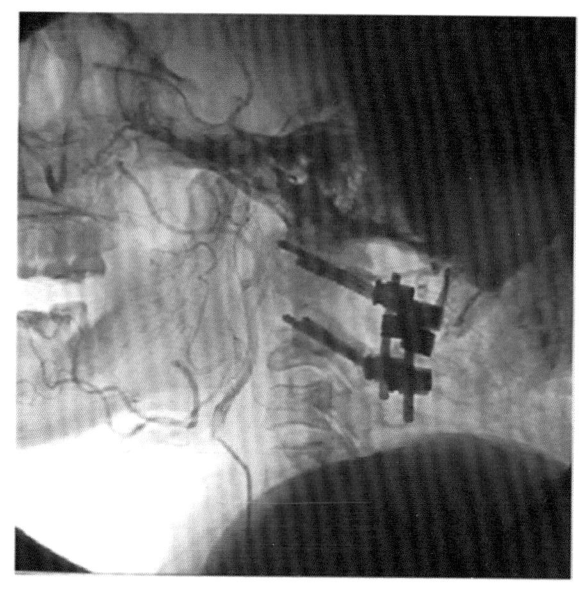

图16－3－1 上颈椎行选择性血管造影及栓塞

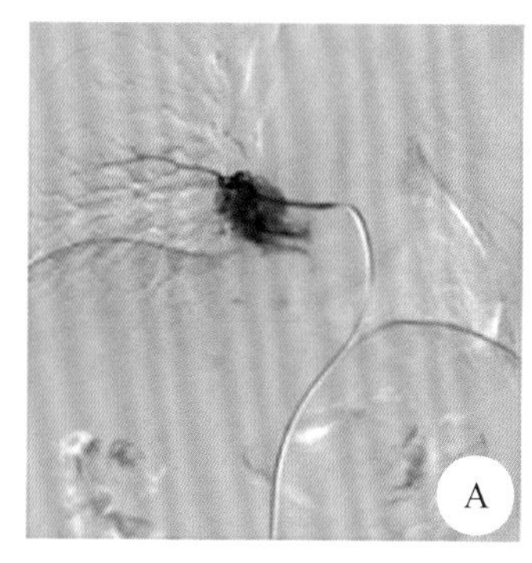

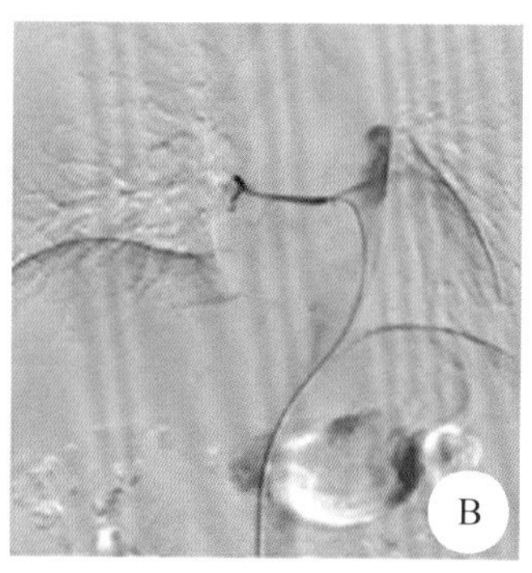

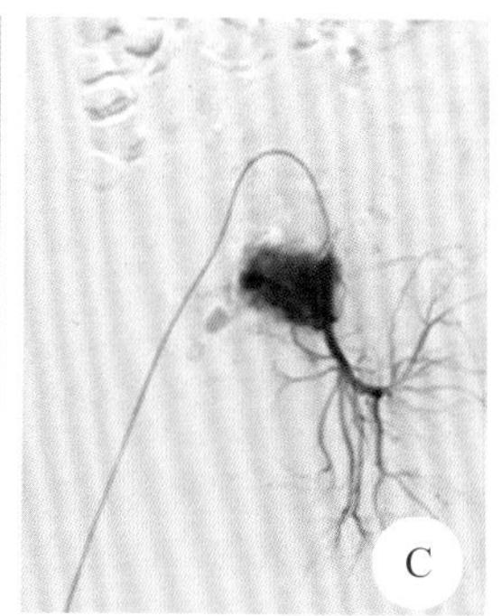

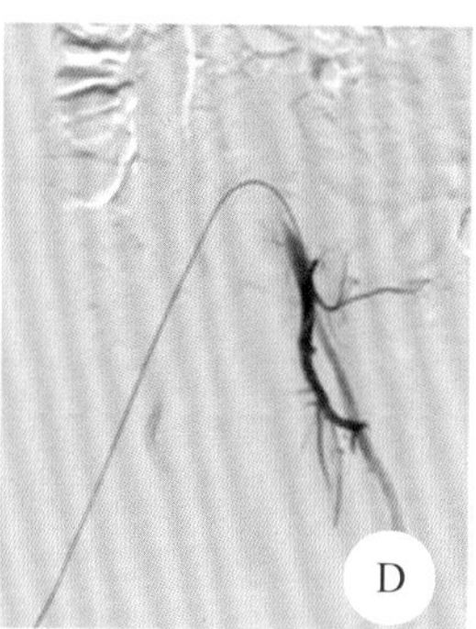

图16－3－2 血管造影前行动脉栓塞

A、B. 胸腰椎肿瘤患者供血动脉栓塞造影图像，A为右侧第8肋间动脉造影，可见明显肿瘤血管与肿瘤染色，B为明胶海绵颗粒栓塞后，肿瘤染色完全消失，次日手术，术中出血1000ml；C. 左侧髂内动脉造影，显示骶椎瘤灶主要由髂内动脉供血，肿瘤染色明显；D. PVA颗粒超选择性供血动脉栓塞后，肿瘤染色完全消失，次日手术，术中出血900ml

二、脊柱肿瘤血管栓塞操作

（一）血管栓塞术

对肿瘤组织的供血动脉实施超选择性血管造影并注入栓塞剂可以显著降低术后并发症的发生风险。方法包括利用5F导管循血管通路进入，再用3F微导管对肿瘤组织供血动脉超选择性插管，通过血管造影图了解肿瘤的供血情况和侵犯范围，并辨别有无根髓动脉供应脊髓动脉；还可以判断栓塞剂注入的速度，使其不会返流至正常的血液循环。

由于肿瘤供血动脉的数量和管径不同，不是所有的供血动脉都可以实施超选择性插管。对无法插管的供血动脉，可将微导管跨过肿瘤供血动脉，在下游动脉内置入微线圈，阻止栓塞剂对肿瘤组织下游正常组织的栓塞。选择合适的栓塞剂，透视监视下在肿瘤供血动脉的近端缓慢注入，直至血流速度变慢或血流被阻断。要避免栓塞剂返流至正常血管内，以免造成严重并发症。栓塞剂注入时通常采用流量控制技术，通过血管灌注压和血流将栓塞剂带入远端的肿瘤组织。栓塞结束后常规行血管造影复查，以评价栓塞效果。

（二）栓塞剂选择

栓塞剂具有栓塞肿瘤血管的功能，促进肿瘤

的缺血、坏死。为了完全阻断肿瘤血供，获得最佳的缺血和坏死效果，栓塞剂应该穿透肿瘤毛细血管床，沉积在肿瘤实质内，阻断毛细血管前动脉、毛细血管，甚至周围组织的引流静脉，达到永久的血管栓塞。

栓塞剂有多种类型，包括弹簧圈、液体栓塞剂（如乙醇、α氰基丙烯酸正丁酯、Onyx）、颗粒型栓塞剂（如明胶海绵、聚乙烯醇颗粒、Trisacryl 明胶微球）等。

弹簧圈是早期栓塞常用的材料，但因其颗粒较大，一般只能阻断主要的供血动脉。单独使用弹簧圈进行肿瘤血管的栓塞是不够的，一般与明胶海绵或聚乙烯醇颗粒联合应用以加强栓塞效果。弹簧圈栓塞较大的血管可能会导致正常组织的坏死。

液体栓塞剂具有快速、永久栓塞及可深层次渗透肿瘤组织的优点。液体栓塞剂具有液体的特性，故难以控制，容易造成非目标血管栓塞。乙醇可以引起血管内膜硬化和炎症反应，对红细胞和肿瘤细胞都具有毒性作用，会造成广泛的肿瘤组织坏死。为了避免术后并发症的发生，建议对供血动脉实施超选择性插管并控制栓塞剂注入速度。

颗粒型栓塞剂是脊柱肿瘤栓塞治疗最常用的栓塞剂。理想颗粒型栓塞剂应该具有不可降解、形态可变、大小和形状均一的特性。较小粒径的颗粒术前阻断肿瘤血管更有效，因为颗粒能渗透到血管的更远端。明胶海绵是早期脊柱肿瘤栓塞常用的栓塞剂，可以被酶所降解，具有暂时性，临时阻塞血管，血管再通率很高。目前，聚乙烯醇颗粒是使用最为广泛的栓塞剂，是永久性栓塞物质，具有惰性、不吸收、在毛细血管床及其近端栓塞肿瘤血管等优点，可用于栓塞肿瘤组织内的微小血管，不易产生侧支供血，栓塞效果良好。Trisacryl 明胶微球不吸收、形状可变，精确校准的颗粒具有相同的形状、微球不会聚集、在血管内的渗透深度超过聚乙烯醇颗粒。临床上更倾向于使用 300～500μm 的 Trisacryl 明胶微球来行脊柱肿瘤的栓塞。

多数患者单独应用颗粒型栓塞剂即可达到预栓塞效果，少数患者需要颗粒型栓塞剂结合弹簧圈栓塞才能达到预期效果（图 16－3－3）。

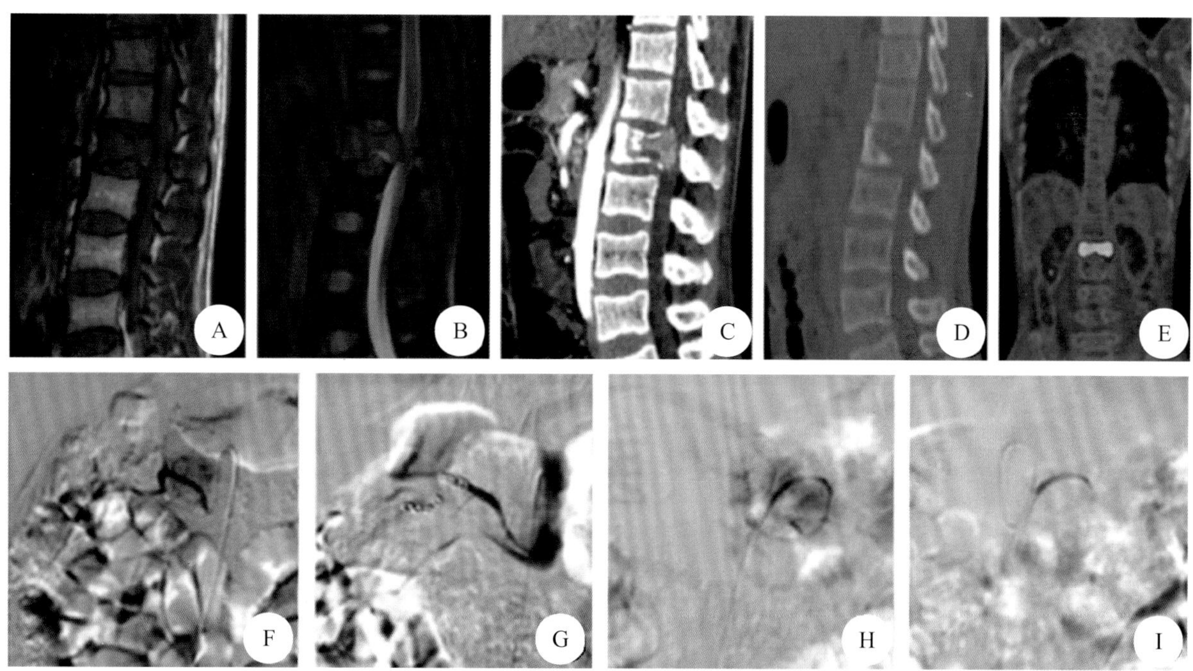

图 16－3－3　男性，27 岁，骨巨细胞瘤

A. MRI T1WI；B. T2WI 显示 L_1 占位，硬膜囊受压；C. CT 增强；D. 骨窗显示 L_1 肿瘤强化、骨质破坏；E. 全身 PET/CT 显示 L_1 高代谢，无其他器官转移；F. 右侧腰动脉 DSA 显示肿瘤血供来自腰动脉多个细小分支；G. 先使用弹簧圈保护性栓塞，之后使用颗粒型栓塞剂栓塞肿瘤供血动脉，最后再用弹簧圈栓塞动脉主干，肿瘤染色消失；H. 左侧腰动脉 DSA 亦可见肿瘤染色；I. 使用颗粒型栓塞剂栓塞后肿瘤染色消失

（三）临床应用

脊柱肿瘤血管栓塞技术已经发展到节段动脉、髂内动脉，以及超选择性肿瘤滋养动脉多个层级。栓塞会剥夺组织血供，在减少术中出血的前提下应尽可能缩小受影响范围，即梯次栓塞理念。

节段动脉栓塞可采用弹簧圈或明胶海绵进行，需要栓塞包括目标椎体在内的上下 2～3 对节段动脉，以避免交通动脉而导致的栓塞不完全。椎动脉需先行阻断实验，只有在栓塞一侧椎动脉后不会引起椎－基底动脉系血供失代偿时方可进行，且不可栓塞优势侧椎动脉。

髂内动脉栓塞是行骶骨肿瘤切除术前的常见操作。可以选择栓塞髂内动脉主干或选择性栓塞其分支。对于高位、巨大骶骨骨瘤，应同时栓塞骶正中动脉。

超选择性栓塞肿瘤滋养动脉对于正常组织的干扰最小，常和更高级别的栓塞技术联合使用。肿瘤供血动脉位于根髓动脉起始处的近端是栓塞的禁忌证。如果根髓动脉起始端与肿瘤供血动脉有足够的距离，可考虑远离根髓动脉起始端对肿瘤供血动脉实行超选择性插管，这样可以保证栓塞相对安全，但要预防栓塞剂的返流。

如果在术中出现栓塞剂的返流或神经功能异常，须立即停止栓塞。栓塞治疗的过早终止会导致肿瘤供血血管的不完全栓塞，但即使是不完全栓塞也可降低术中的失血。在进行肿瘤栓塞时可在根髓动脉的起始端放置弹簧圈，以保护正常组织血供。当脊髓的侧支血供被栓塞时，可能出现脊髓缺血。当肿瘤供血动脉与节段动脉间的吻合支距离太近时，禁忌栓塞。

动静脉分流是栓塞的相对并发症，可导致肺栓塞和全身栓塞的风险增加。如果在血管造影上存在明显的动静脉分流，可尝试用较大颗粒的栓塞剂或弹簧圈阻塞分流部位，如果分流仍然存在，也禁忌栓塞。

可采用脊髓诱发电位检测来监测栓塞中脊髓缺血状况，特别是在胸段。

颈椎肿瘤的动脉血供复杂及神经并发症的风险较高，栓塞治疗技术要求也高。为了保护脑和脊髓的血供，对于肿瘤供血动脉需行超选择性插管。如果椎动脉或颈总动脉的分支不能被超选择性插管，可以选用球囊置于肿瘤供血动脉的远端进行临时闭塞，以保护脑供血血管不被栓塞。如果肿瘤已包裹椎动脉或颈总动脉，可使用弹簧圈或可脱性球囊闭塞，便于将肿瘤完整切除。当椎动脉或颈总动脉无法保留时，大脑 Willis 环的代偿能力需要评估。球囊闭塞试验可以评价患者对永久性动脉栓塞的耐受性。与可脱性球囊相比，弹簧圈可以栓塞更长的动脉血管段。可脱性球囊操作比较复杂，而且具有放气和移位的倾向。

（四）血管栓塞术后监测

血管栓塞术后应立即进行的观察和处理：①生命体征。②神经功能。③局部出血。

穿刺部位需沙袋压迫，防止出血和血肿形成。患者当晚要留院观察神经症状，因血管栓塞术后可能会出现肿瘤肿胀和脊髓缺血。部分患者会出现栓塞后综合征，如低热、胸腹疼痛、恶心、呕吐及白细胞计数升高，多属自限性。

（五）血管栓塞术后外科手术时机

手术最好选在血管栓塞术后 24h 内进行，以减少肿瘤通过侧支循环再血管化。侧支循环随血管栓塞时间的延长而增多，手术时间的拖延可能导致术中失血增加。Gellad 等报道 2 例用明胶海绵栓塞后 3d 后才行手术治疗的患者，术中失血高达平均 9450ml，归因于明胶海绵栓塞剂具有生物可降解性，被体内蛋白分解酶降解、吸收，导致栓塞血管再通。如果手术时间在血管栓塞后超过 1 周，可重复施行血管栓塞。

（六）姑息性栓塞、终极性栓塞和化疗栓塞

当脊柱肿瘤无法切除或无法完全切除以及化疗和放疗无效时，姑息性栓塞可使肿瘤周围断血管化，导致肿瘤组织坏死、瘤体缩小，能有效缓解疼痛并改善神经压迫症状。这体现了姑息性治疗与局部肿瘤控制相结合的个体化治疗原则。

对于部分良性的脊柱肿瘤，如骨巨细胞瘤、动脉瘤样骨囊肿及血管瘤，连续的超选择性动脉血管栓塞可作为单一的治疗方法，即终极性栓塞。对较粗大椎体血管瘤实施的椎体成形术，就属于终极性的脊柱肿瘤栓塞技术（图 16－3－4）。无水乙醇是一种良好的血管栓塞剂及组织坏死剂，在 CT 引导下进行无水乙醇注射亦作为治疗侵袭性椎体血管瘤的终极性栓塞（图 16－3－5）。

栓塞技术作为独立治疗脊柱肿瘤的作用仍有

争议。目前，单一运用栓塞技术仅在动脉瘤性骨囊肿、骨巨细胞瘤、血管瘤的治疗上取得了满意的临床效果，对其余脊柱肿瘤未能单独应用或单独应用后效果不佳时，栓塞与外科手术常常有机结合。2023 年，Mousavi SR 对一例 T_5 肿瘤的年轻患者局部麻醉下经股部入路进入左侧 T_7 肋间动脉，造影显示清晰而粗大的病变血管（$T_{5\sim7}$），应用聚乙烯醇栓塞，氰基丙烯酸酯和碘油的 1∶1 混合物进行封闭，达到主干和侧支完全栓塞。后行外科手术，病理学检查为侵袭性血管瘤，而后行椎体成形术，术后 2 年随访，未见病变复发（图 16−3−6）。这是由于栓塞了侵袭性血管瘤的主要供血来源，骨水泥填充对于肿瘤的小滋养动脉的栓塞也可起到辅助作用，还具有维持椎体高度的力学效应。

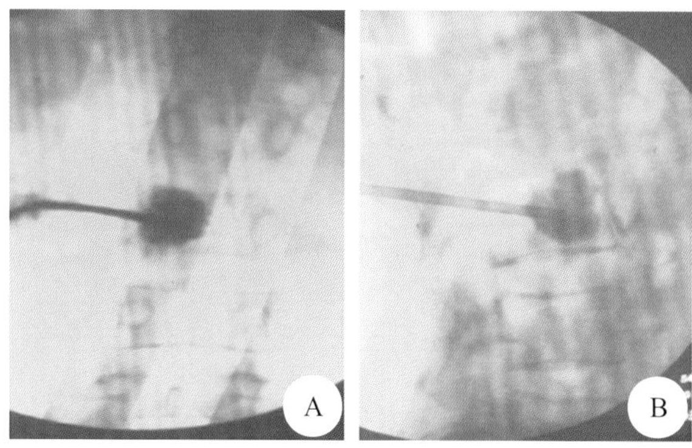

图 16−3−4　粗大血管瘤

A. PVP 术中脊柱正位 X 线片；B. PVP 术中侧位 X 线片，可见椎体前缘血管瘤粗大的交通血管

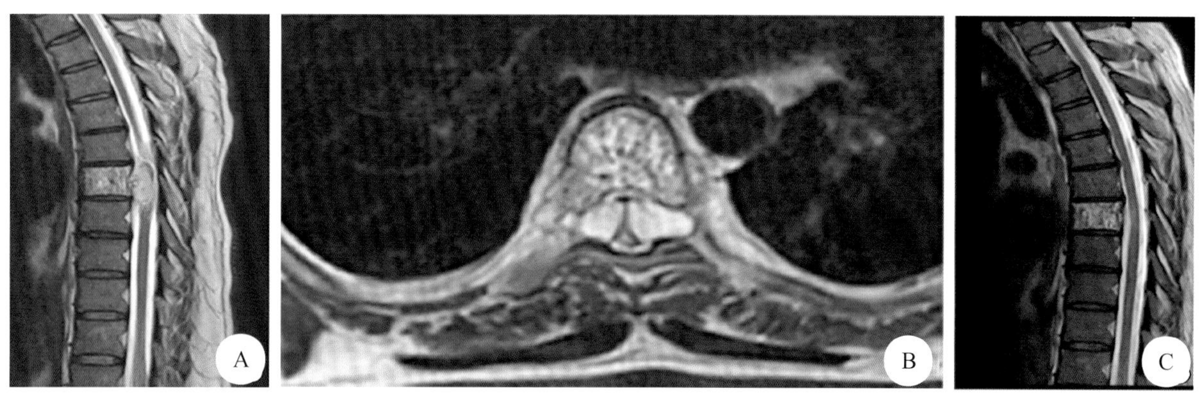

图 16−3−5　无水乙醇注射栓塞

A、B. T2WI 矢状面和水平面图像显示椎体血管瘤累及 T_7，延伸至椎管并压迫脊髓；C. 无水乙醇注射后的随访扫描显示椎管内软组织成分明显缩小

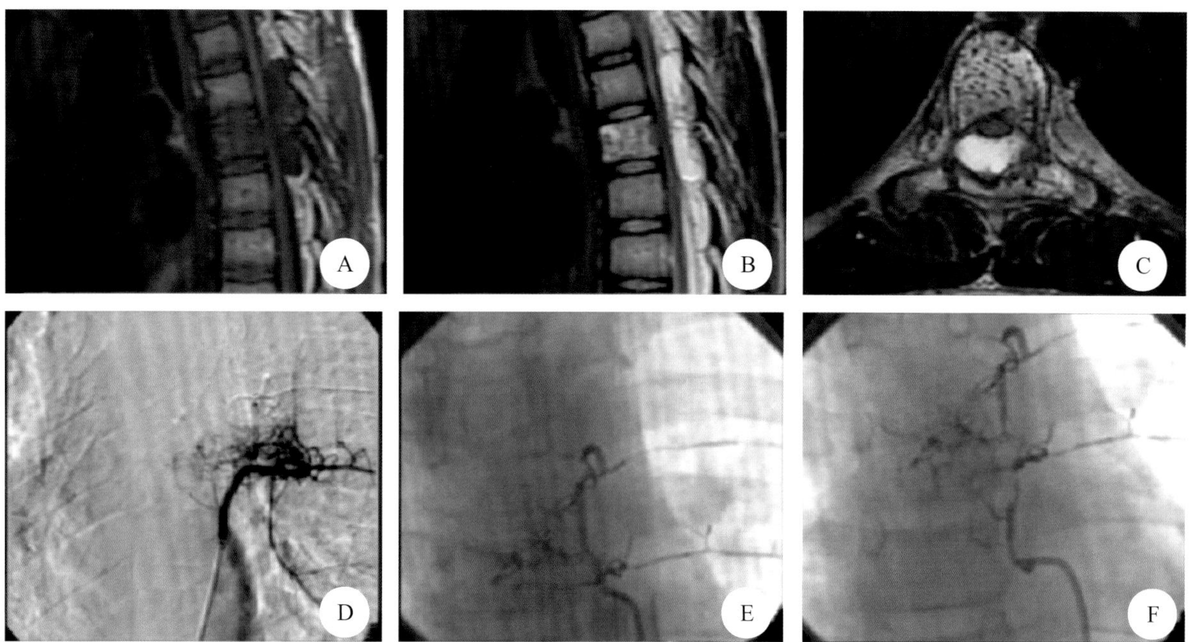

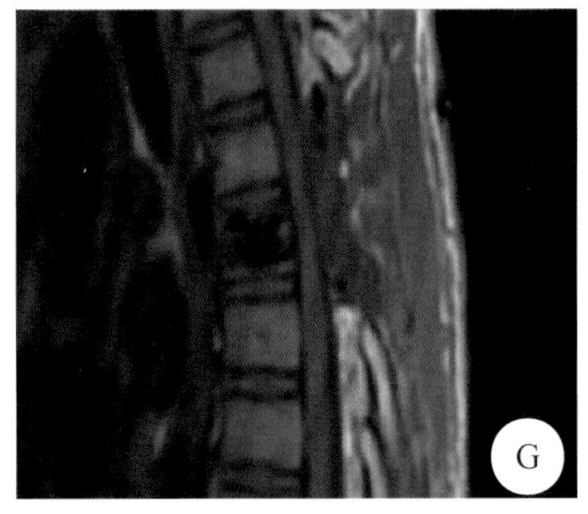
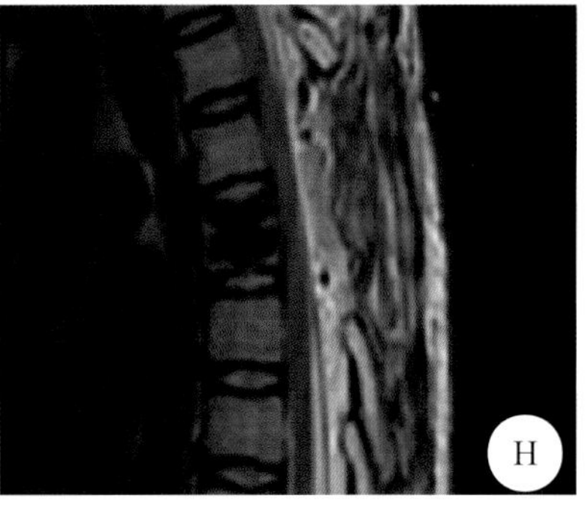
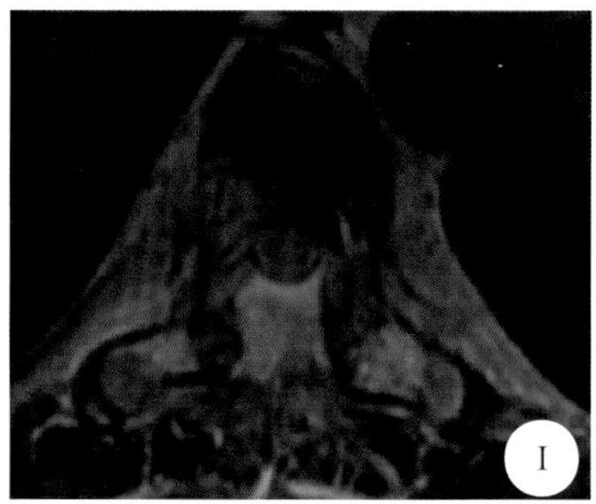

图 16－3－6　T_5 肿瘤，聚乙烯醇栓塞

A～C. 术前胸椎的 MRI，T_5 病变，T1 为低信号，T2 为高信号，肿瘤向硬膜外间隙扩张；D～F. 椎体血管病变的主要供血动脉超选择性栓塞：D 为栓塞前，E 为栓塞中，F 为栓塞后；G～I. 侵袭性血管瘤术前病变供血动脉栓塞＋术中椎体成形术后 2 年，未见肿瘤复发

经动脉化疗栓塞指栓塞及化疗药物的联合，用于治疗富血供或存在外科手术禁忌的脊柱恶性肿瘤。该技术可减轻病变组织水肿，缓解神经压迫，在疼痛管理上优于放疗。还可降低癌栓通过周围静脉网发生远处转移的概率，减缓瘤体对椎体的侵袭。Koike 等对乳腺癌多发椎体转移的患者使用顺铂＋明胶海绵颗粒化疗栓塞，经过 4 次治疗后，肿瘤体积明显减小，周边硬化，神经功能均得到改善。

Zenda、Nicolas、Heianna 等多个研究（图 16－3－7）证实了经动脉化疗栓塞治疗疼痛性骨转移性肿瘤的有效性及安全性，效果比放疗或双膦酸盐更优。

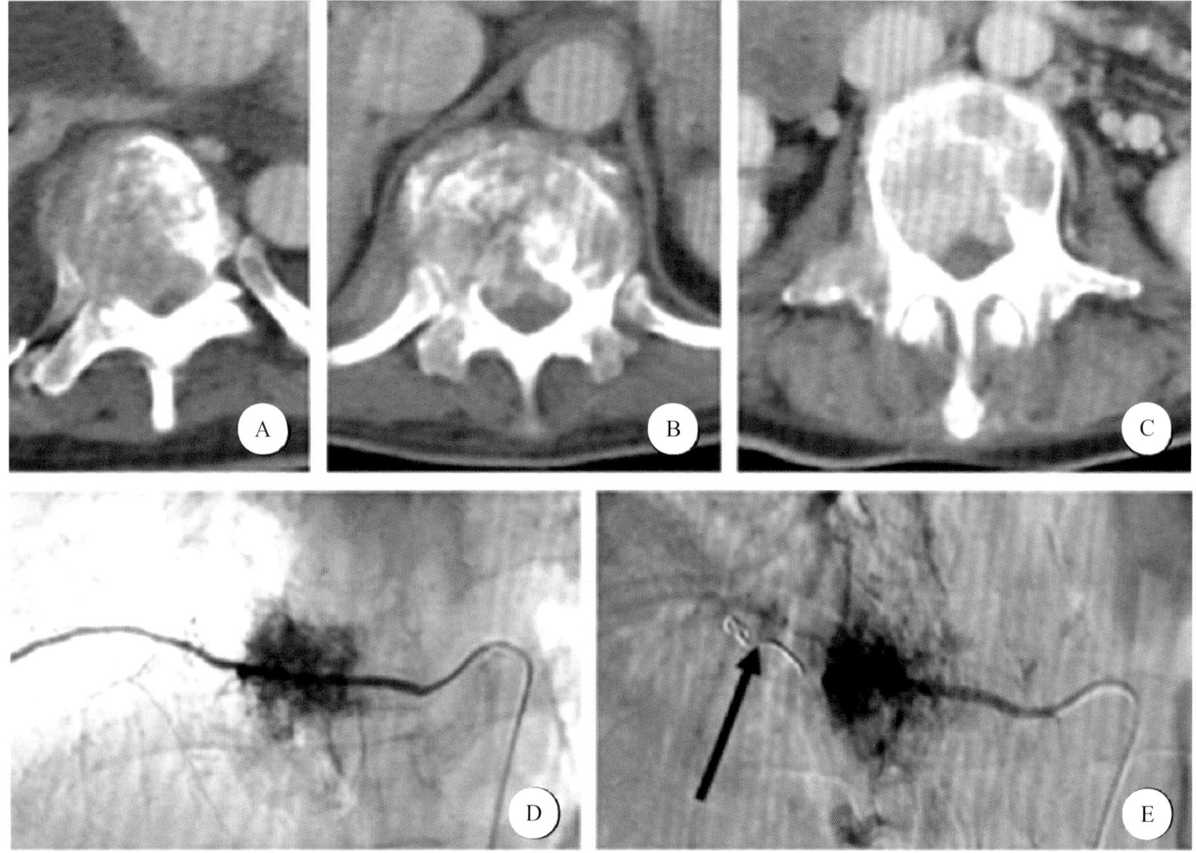

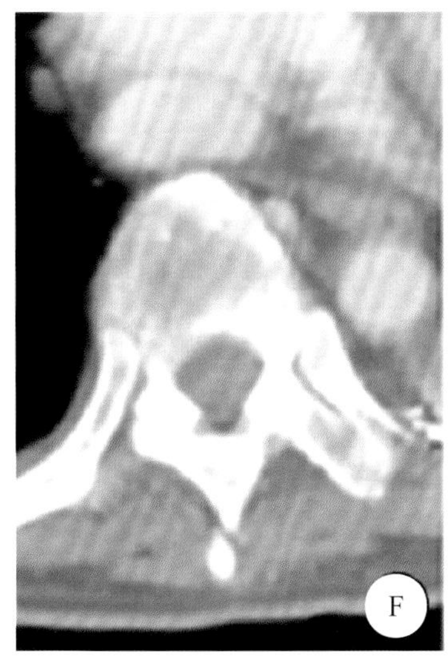

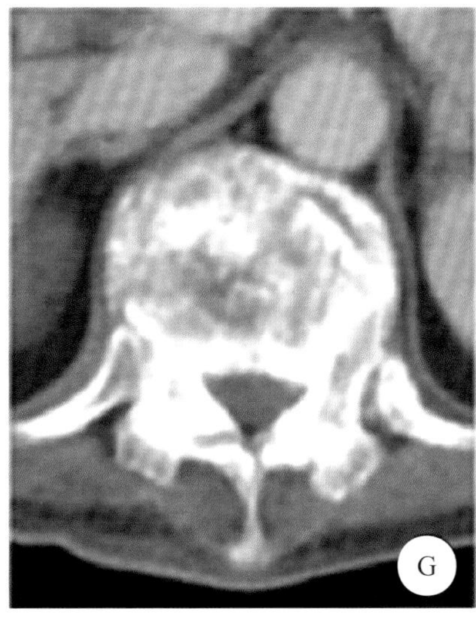

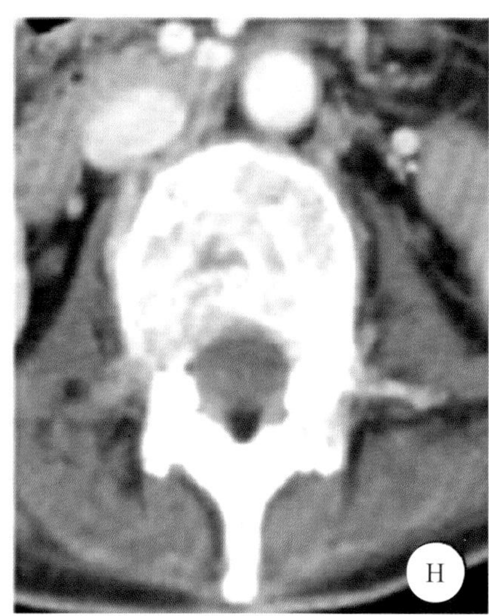

图 16-3-7　经动脉化疗栓塞

A～C. 胸椎骨转移性肿瘤治疗前 CT 表现；D、E. 使用顺铂+明胶海绵颗粒连续进行 4 次治疗；F～H. 治疗后 CT 表现，肿瘤明显减小，周边硬化带形成

第四节　脊柱肿瘤血管栓塞并发症预防和处理

现用的非离子型造影剂对血管刺激小，剂量用量少、浓度不高，超选择性血管栓塞极少引起并发症，但是依然存在临床风险。

最常见的并发症是栓塞后低热，腰背部不适、酸胀，其发生比例可达 18%～86%。原因可能为肿瘤组织和正常背部肌肉组织一过性缺血、肿瘤组织坏死、炎症因子释放等，但症状较轻，对症处理数天后即能缓解，无需特殊治疗。

最严重的并发症为脊髓缺血，若在造影时没能辨认出根髓动脉，易导致脊髓缺血或梗死，引起截瘫。Cloft 等报道一例肾细胞癌脊柱转移的患者，栓塞后出现下肢瘫痪、大小便失禁。血管造影证实由于造影剂流向了血流丰富的肿瘤组织，一根较大的前根髓动脉血管在造影图上被掩蔽，当栓塞减少肿瘤血供后，栓塞剂返流向未显影的根髓动脉。Berkefeld 等也报道一例用明胶海绵颗粒栓塞右侧 L_1 动脉后出现短暂瘫痪的患者。经造影发现在栓塞的节段动脉上方 T_{12} 水平存在一细小的供应脊髓前动脉的根髓动脉，术中没有被辨认，出现节段间动脉的吻合支栓塞剂返流，是脊髓缺血的原因。Finstein 等报道一例骨巨细胞瘤栓塞治疗后出现瘫痪及感觉异常的患者，在栓塞前后的血管造影上均未发现根髓动脉。当脊髓动脉被栓塞时，患者常出现腓肠肌和比目鱼肌的痉挛，Dimar 等报道，当脊髓诱发电位异常时伴有类似的短暂症状，应予以警惕。

在根髓动脉起点处放置弹簧圈具有保护作用，但存在脊髓缺血的风险，特别是在侧支血供不足的情况下。在栓塞前应辨别和保护根髓动脉、脊髓动脉及节段动脉间的吻合支。在栓塞中要监测血流是否流向未显影的根髓动脉及神经功能。

颈椎肿瘤的栓塞治疗风险性比较高。颈部血管解剖结构复杂，除了栓塞目标血管，栓塞剂还可能通过椎动脉或颈动脉吻合途径栓塞颅内血管系，栓塞剂一旦误栓可能造成患者脑卒中。Wilson 等报道一例肾细胞癌转移累及 C_6～T_1 的患者，栓塞后发生急性脑卒中，出现辨距不良、步态失调及共济失调，MRI 扫描提示右侧小脑梗死。如果肿瘤供血动脉不能被超选择性插管栓塞，应在栓塞部位的远端临时用球囊栓塞椎动脉和颈动脉，以保护脑循环。

锥体束增强 CT 更能实时显示 Adamkiewicz 动脉，脊髓前、后动脉系统的走行及分支，可在很大程度上降低误栓的可能。如果节段动脉远端被广泛栓塞，就会出现皮肤和肌肉坏死。Wirbel 等报道 2 例因此出现腰大肌坏死的患者。有的患者在栓塞后因为肿瘤肿胀导致皮节区的感觉异常及短暂性脊髓病。

第五节　典型病例

病例见图 16－5－1～图 16－5－5。

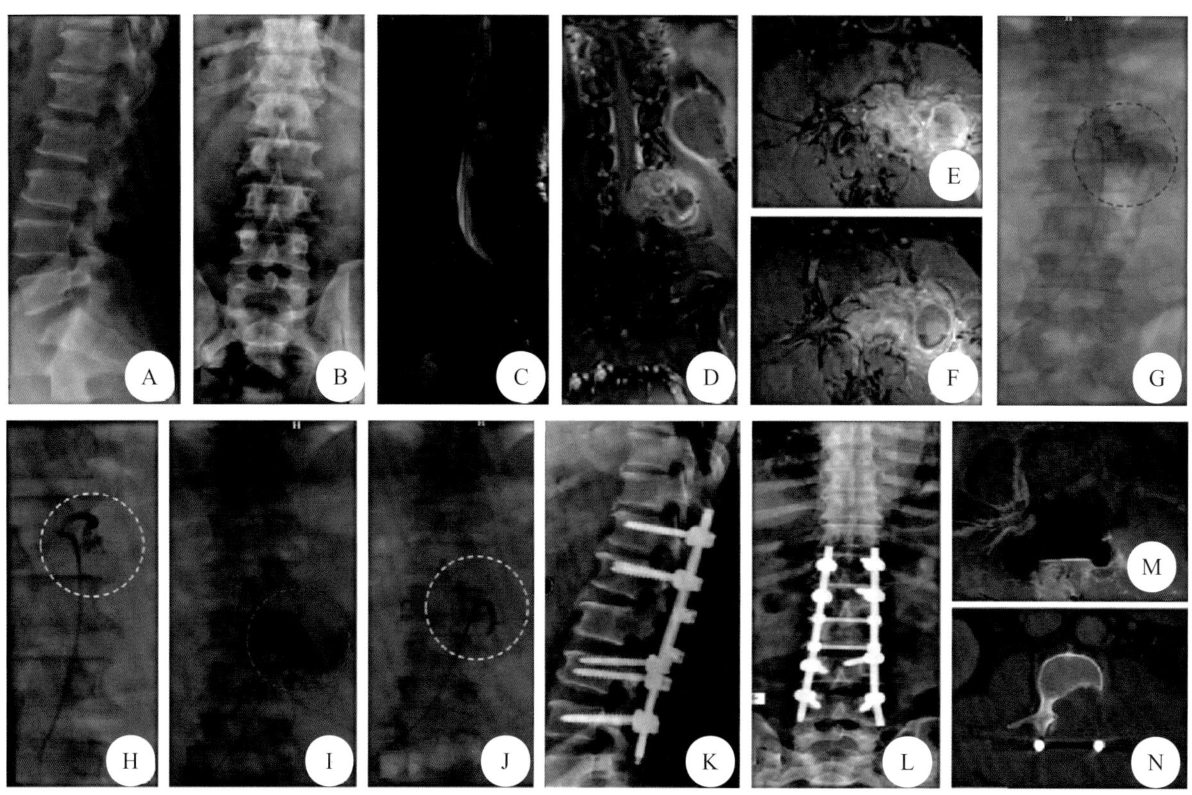

图 16－5－1　男性，50 岁，肾癌伴 $L_{1\sim2}$ 转移，硬膜外脊髓压迫，行术前肿瘤栓塞术及后方入路肿瘤切除减压内固定术

A. 术前侧位 X 线片；B. 术前正位 X 线片；C. 术前 MRI 显示 L_2 脊髓受压；D. 术前增强 MRI 显示转移性肿瘤；E. 术前增强 MRI 显示 L_1 左侧转移性肿瘤；F. 术前增强 MRI 显示 L_2 左侧转移性肿瘤；G. 肿瘤栓塞术前血管造影显示左侧第一腰动脉有广泛的肿瘤浸润；H. 肿瘤栓塞术后血管造影显示成功栓塞肿瘤；I. 肿瘤栓塞术前血管造影示左侧第二腰动脉有广泛的肿瘤浸润；J. 肿瘤栓塞术后血管造影示成功栓塞肿瘤；K. 术后侧位 X 线片；L. 术后正位 X 线片；M、N. 术后 3 个月 CT 及 MRI 显示肿瘤无进一步破坏。红色圆圈代表肿瘤栓塞术前影像，白色圆圈代表肿瘤栓塞术后影像

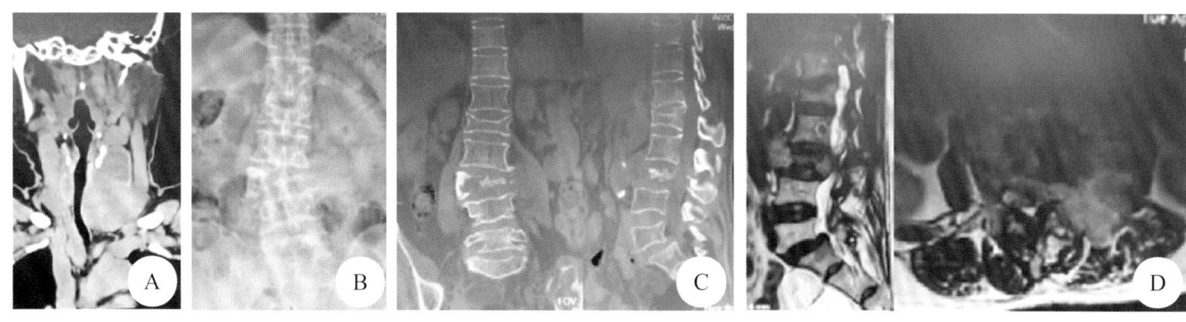

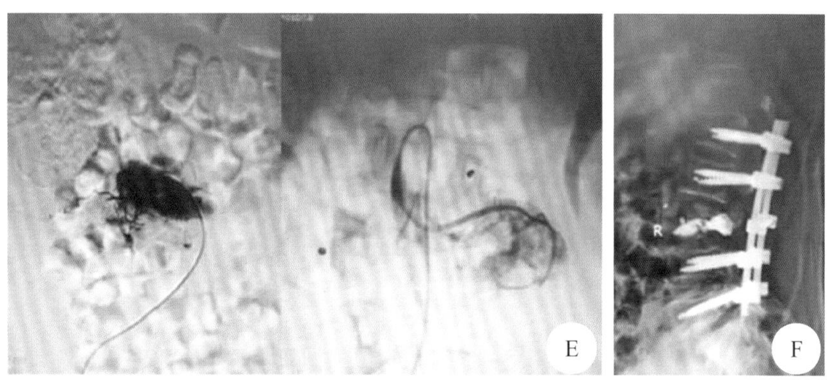

图 16-5-2　女性，54 岁，甲状腺癌伴 L_3 肿瘤转移，弹簧圈和明胶海绵栓塞左侧 $L_{2\sim4}$ 节段血管和右侧肿瘤滋养动脉，次日行后方入路肿瘤分离手术、术中放疗（8Gy，27s）、椎体强化、$L_{1\sim5}$ 椎弓根钉棒系统内固定术

A. 2 年前发现左侧甲状腺包块，穿刺活检诊断良性肿瘤，未予处理，其后逐渐长大；B. 本次因腰痛伴左下肢放射痛入院，症状定位于左侧 L_3 神经根支配区，VAS 评分 8 分，X 线片发现 L_3 左侧骨质破坏，腰椎向左侧塌陷；C. CT 可见 L_3 骨质溶骨性破坏，累及椎弓根，椎旁、椎管内占位明显；D. L_1 楔形变，MRI 显示肿瘤明显突破椎体骨质，椎管内神经根受压；E. DSA 发现肿瘤血供丰富，弹簧圈和明胶海绵栓塞左侧 $L_{2\sim4}$ 节段血管和右侧肿瘤滋养动脉；F. 次日行后方入路肿瘤分离手术、术中放疗（8Gy，27s）、椎体强化、$L_{1\sim5}$ 椎弓根钉棒系统内固定术

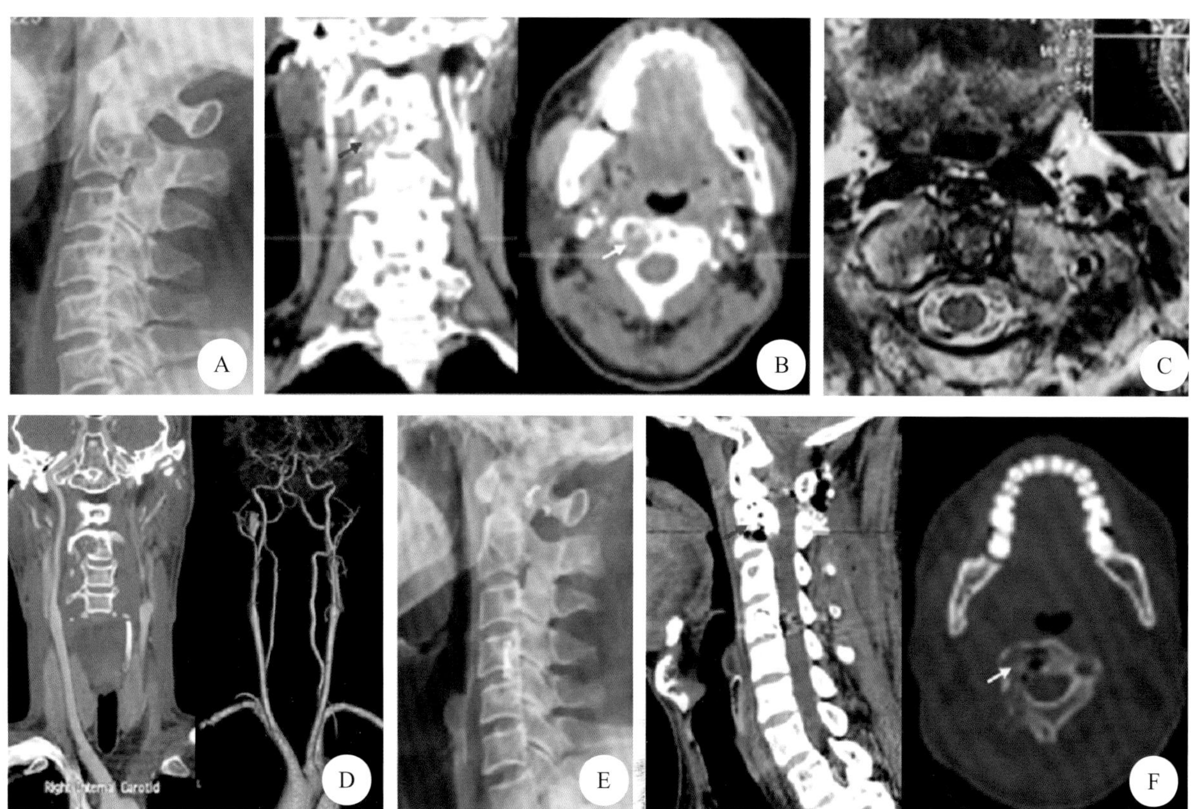

图 16-5-3　男性，45 岁，C_2 神经纤维瘤，术前于 C_1、C_4 水平置入弹簧圈 2 枚栓塞右侧椎动脉，次日于显微镜下行经 C_2 肿瘤切除术，并取髂骨植骨

A. C_2 神经纤维瘤，侧位 X 线片可见 C_2 骨密度减低区；B. CT 可见肿瘤位于 C_2 右侧，累及右侧横突，膨胀性骨质破坏；C. MRI 可见肿瘤尚未压迫脊髓，但部分包绕右侧椎动脉；D. CTA 显示肿瘤压迫右侧椎动脉，左侧椎动脉优势型；E. 术前椎动脉阻断试验（−），C_1、C_4 水平置入弹簧圈 2 枚栓塞右侧椎动脉；F. 次日行经 C_2 肿瘤切除术，并取髂骨植骨，手术耗时 3h，出血 100ml

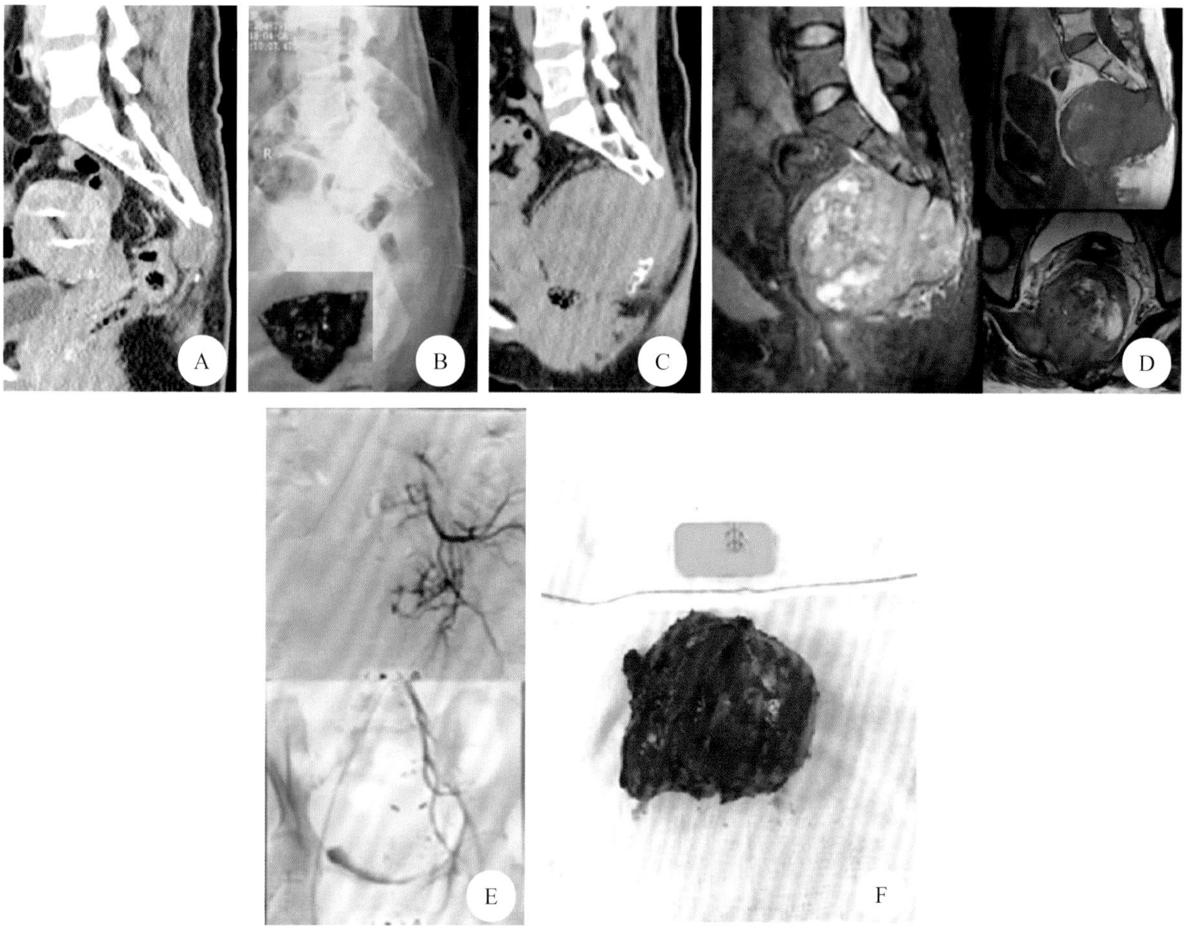

图 16-5-4　女性，38 岁，S_4骨巨细胞瘤，行 S_3水平骶骨切除术，2 年后复发，再次入院行双侧髂内动脉栓塞，自 S_1 下方完整切除肿瘤

A. 肿瘤位于 S_4；B. 初次手术自 S_3下缘切除肿瘤；C. CT 显示肿瘤在骶骨残端复发并向盆腔生长；D. MRI 显示肿瘤范围；E. 双侧髂内动脉栓塞；F. 自 S_1 下方完整切除肿瘤

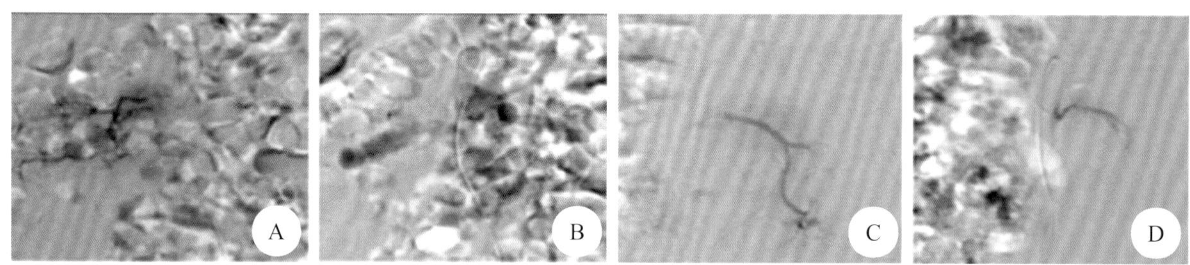

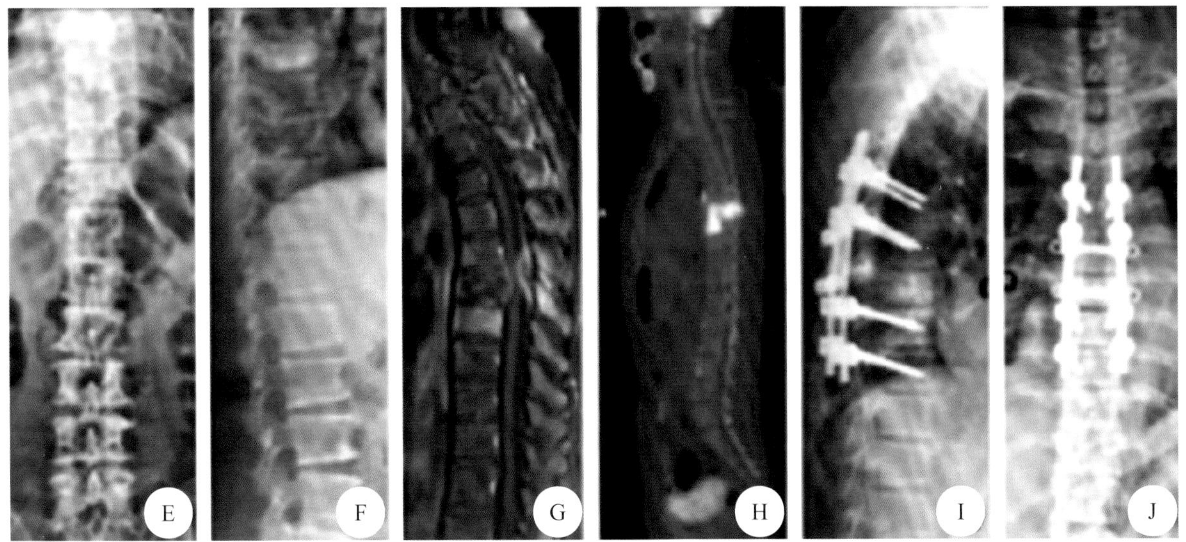

图 16-5-5　男性，56 岁，肺癌伴 L_7 转移性肿瘤硬膜外脊髓压迫，术前血管造影及动脉栓塞，单纯后方入路椎板切除、椎管减压、钉棒系统内固定术治疗

A、B. 术前右侧、左侧 L_3 动脉血管造影见肿瘤染色；C. 栓塞前血管造影显示清晰，血管通畅；D. 栓塞后显示血管栓塞效果明显；E、F. 术前正、侧位 X 线片显示 L_7 压缩骨折；G. 术前 MRI 显示 L_7 压缩骨折伴脊髓压迫；H. 术前骨扫描显示 L_7 脊柱转移性肿瘤；I、J. 术后正、侧位 X 线片显示椎体高度恢复

（伍骥　刘俊朋　郑超　杜俊杰　张金康　甘璐　王钟　刘明永　陈渲宇）

参考文献

[1] 王传卓，刘兆玉，王海瑞，等. 脊柱肿瘤术前选择性动脉栓塞术的临床价值 [J]. 中华放射学杂志，2020，54 (2)：140-144.

[2] 张阳阳，刘耀升，祝宝让，等. 动脉栓塞联合后路环形减压术治疗肺癌脊柱转移瘤压迫症 [J]. 中国矫形外科杂志，2019，27 (13)：1153-1158.

[3] Alvernia JE, Simon E, Khandelwal K, et al. Anatomical study of the thoracolumbar radiculomedullary arteries, including the adamkiewicz artery and supporting radiculomedullary arteries [J]. J Neurosurg Spine, 2023, 38 (2): 233-241.

[4] Facchini G, Parmeggiani A, Peta G, et al. The role of percutaneous transarterial embolization in the management of spinal bone tumors: A literature review [J]. Eur Spine J, 2021, 30 (10): 2839-2851.

[5] Haber Z. Transarterial embolization of bone metastases [J]. Tech Vasc Interv Radiol, 2023, 26 (1): 100883.

[6] Heianna J, Makino W, Toguchi M, et al. Transarterial chemoembolization for thepalliation of painful bone metastases refractory to first - line radiotherapy [J]. J Vasc Interv Radiol, 2021, 32 (3): 384-392.

[7] Maddy K, Trenchfield D, Destine H, et al. Spinal tumor embolization: Benefit for surgical resection [J]. BOHR Int J Neurol Neurosci, 2023, 1 (2): 71-80.

[8] Papalexis N, Peta G, Vara G, et al. Palliative arterial embolization for metastases of the sternum [J]. Cardiovasc Intervent Radiol, 2023, 46 (6): 794-798.

[9] Premat K, Shotar E, Burns R, et al. Reliability and accuracy of time - resolved contrast - enhanced magnetic resonance angiography in hypervascular spinal metastases prior embolization [J]. Eur Radiol, 2021, 31 (7): 4690-4699.

[10] Srinivasan G, Moses V, Padmanabhan A, et al. Utility of spinal angiography and arterial embolization in patients undergoing CT guided alcohol injection of aggressive vertebral hemangiomas [J]. Neuroradiology, 2021, 63 (11): 1935-1945.

[11] Tsuruta W, Yamamoto T, Ikeda G, et al. Spinal cord infarction in the region of the posterior spinal artery after embolization for vertebral artery dissection [J]. Oper Neurosurg (Hagerstown), 2018, 15 (6): 701-710.

[12] Westbroek EM, Pennington Z, Ahmed AK, et al. Comparison of complete and near - complete endovascular embolization of hypervascular spine tumors with partial embolization [J]. J Neurosurg

Spine, 2020, 33 (2): 245–251.

[13] Yuh WT, Han J, Lee CH, et al. The optimal time between embolization and surgery for hypervascular spinal metastatic tumors : A systematic review and meta-analysis [J]. J Korean Neurosurg Soc, 2023, 66 (4): 438–445.

[14] Zenda S, Arai Y, Sugawara S, et al. Protocol for a confirmatory trial of the effectiveness and safety of palliative arterial embolization for painful bone metastases [J]. BMC Cancer, 2023, 23 (1): 109.

[15] Zhang B, Yu H, Zhao X, et al. Preoperative embolization in the treatment of patients with metastatic epidural spinal cord compression: A retrospective analysis [J]. Front Oncol, 2022, 12: 1098182.

第十七章　脊柱肿瘤的经皮椎体强化术

第一节　经皮椎体强化术的机制

经皮椎体强化术主要包括经皮椎体成形术及经皮椎体后凸成形术两种。经皮椎体成形术（Percutaneous vertebroplasty，PVP）是在影像学技术引导下经皮穿刺病椎将聚甲基丙烯酸甲酯（Polymethylmethacrylate，PMMA）骨水泥注入其内，用来治疗骨质疏松、血管瘤、转移性肿瘤、骨髓瘤、嗜酸性细胞肉芽肿等良、恶性病变引起的压缩骨折的一种介入技术，其主要作用是增加椎体强度、镇痛、防止塌陷等，以达到增加椎体强度和稳定性、防止塌陷、缓解疼痛、恢复椎体高度等目的（图 17－1－1）。目前最常用的可注射性骨替代物（Injectable bone substitute，IBS）是 PMMA 骨水泥。经皮椎体后凸成形术（Percutaneous kyphoplasty，PKP）借用 PVP 的原理，利用球囊或 SKY 扩张的作用，在椎体里做一空腔，再低压灌入 PMMA，所以有人又把 PKP 称作球囊辅助的 PVP（Balloon－assisted vertebroplasty），此外，PKP 还可以用来复位压缩的椎体，纠正脊柱后凸畸形。国内外临床文献报道 PVP 显著缓解骨质疏松性椎体压缩骨折患者的疼痛，术后迅速镇痛，有效率达 90％以上，并且疗效在随访期内能够得到很好的保持（Durable efficacy）。

经皮椎体强化术应用于脊柱肿瘤时，主要通过以下机制发挥作用。

（1）增加椎体生物力学强度及稳定性。脊柱血管瘤、骨髓瘤、溶骨性转移性肿瘤等破坏椎体骨质，使得椎体生物力学强度降低，导致病理性骨折。椎体的骨折进一步导致脊柱机械性不稳定。经皮椎体强化术向椎体内注入 IBS，可使治疗节段强化，防止椎体塌陷或塌陷加重，增加脊柱生物力学稳定性。PKP 还可有效恢复椎体的高度，纠正后凸畸形，从而恢复脊柱生物力学结构（图 17－1－2）。有研究表明，纠正脊柱后凸，可减少邻近节段继发骨折的发生。

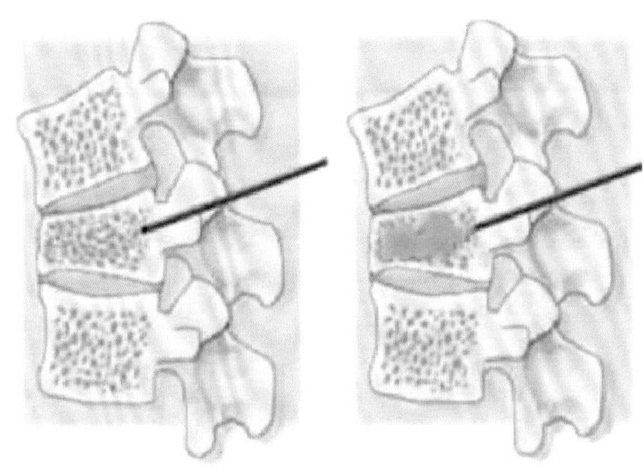

图 17－1－1　PVP 手术原理示意图

注：将穿刺针置于椎体中，高压注入低黏度骨水泥，使之分布于骨小梁。

（2）缓解脊柱疼痛。对于椎体骨折后疼痛机制的研究发现，椎体微小的骨折及骨折部位微动，可对椎体内的神经末梢产生刺激从而引起疼痛。椎体强化可有效缓解疼痛，其机制主要包括以下两个方面：一方面，IBS 注入椎体后，可渗入骨小梁间的空隙并硬化，减弱椎体骨折的微动，减少了对神经末梢的刺激；另一方面，某些 IBS（如 PMMA 骨水泥）在固化时释放热量及其单体的细胞毒性作用，可对神经末梢产生破坏作用。Eck 等对 PVP 治疗骨质疏松及椎体肿瘤等各种原因引起的椎体压缩骨折进行了一项荟萃分析，结果显示 PVP 能使患者的疼痛 VAS 评分从术前的 8.36 分降至术后 2.68 分。

（3）对肿瘤细胞的灭活作用。向病椎中注入 PMMA 骨水泥，可利用其热效应和细胞毒性作用，将部分肿瘤细胞灭活，减少局部肿瘤细胞负荷。

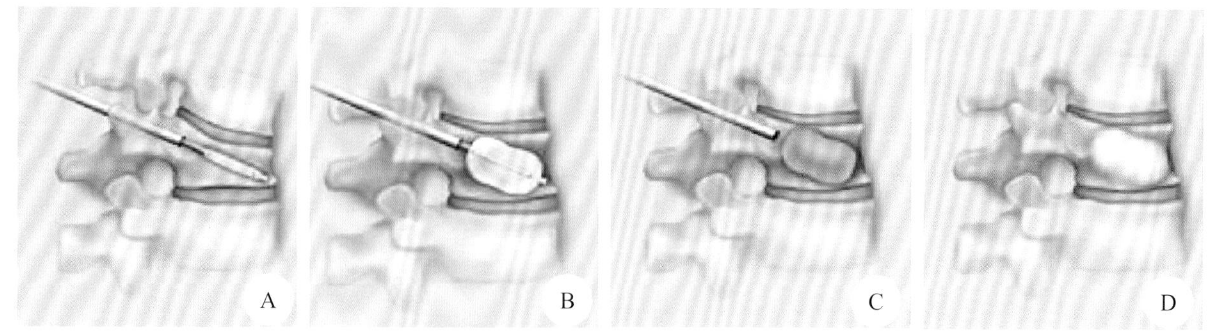

图 17—1—2　PKP 手术原理示意图

A. 经椎弓根途径向椎体内置入可扩张球囊；B. 向球囊内注入液体（含造影剂），撑开塌陷终板；C. 移除球囊后，椎体内形成空腔；D. 向空腔内注入 IBS，填充空腔

第二节　经皮椎体强化术的适应证和禁忌证

1984 年在法国 Amiens 大学医学院由 Galibert 和 Deramond 率先开展经皮注射 PMMA 骨水泥椎体成形术，成功地治疗了 1 例 C_2 血管瘤患者，开创了经皮椎体成形术的先河。后来法国里昂大学附属医院的神经放射科和神经外科医生使用一种略加改良的技术，给 7 例患者椎体内注射骨水泥，其中 2 例为椎体血管瘤、1 例为脊柱转移性肿瘤、4 例为骨质疏松性椎体压缩骨折。结果 7 例患者的近期疼痛均获得缓解，手术效果优 6 例、良 1 例。经皮椎体强化术应用于脊柱肿瘤主要有 4 个方面作用：镇痛、增加椎体的稳定性、杀灭局部的肿瘤细胞和延缓肿瘤侵蚀所致的高位截瘫。经皮椎体强化术可有效缓解脊柱肿瘤导致的疼痛，明显提高患者的生活质量。该手术具有创伤小、手术时间短、手术安全性高等优点，即使手术耐受性较差的晚期脊柱肿瘤患者也能安全地接受这种治疗方法。同时，该手术过程中可取得肿瘤组织做相应检查，为后续的放、化疗提供客观依据。

一、适应证

疼痛性溶骨性椎体转移性肿瘤不伴有椎弓根周围侵犯是经皮椎体强化术的最佳手术适应证。主要适应证有以下几种。

（一）椎体血管瘤

PVP 最早就是用于对椎体血管瘤的治疗，可有效缓解椎体血管瘤引起的疼痛，预防椎体压缩骨折。

（二）多发性骨髓瘤

广泛的骨质疏松和局部骨溶解是多发性骨髓瘤患者发生椎体压缩骨折的潜在原因。在多发性骨髓瘤患者中，有超过半数将发生椎体压缩骨折，在其中又有约 50％的患者出现临床症状。多节段椎体压缩骨折所致的疼痛使得患者活动、呼吸功能受限，影响患者的生活质量。经皮椎体强化术可提供椎体稳定性，缓解疼痛。也有研究表明，经皮椎体强化术可在一定程度上预防多发性骨髓瘤的患者截瘫的发生。

（三）溶骨性椎体转移性肿瘤

随着椎体转移性肿瘤病情的发展，肿瘤组织对椎体的侵蚀增大，发生椎体塌陷的可能性也随之增加。经皮椎体强化术在应用于椎体转移性肿瘤时，应考虑肿瘤组织可能破坏椎体后壁，这使得骨水泥椎管内渗漏的风险加大。对于出现神经压迫症状的椎体转移性肿瘤，可将经皮椎体强化术与减压内固定结合进行治疗。

（四）部分椎体良性肿瘤

椎体良性肿瘤的指征是良性肿瘤导致椎体骨折塌陷而引起疼痛，包括嗜酸性肉芽肿、椎体淋巴瘤等。

二、禁忌证

（一）绝对禁忌证

（1）难治的凝血功能障碍和出血倾向。

（2）对手术相关器械或材料过敏。

（二）相对禁忌证

（1）椎体骨折线越过椎体后缘，骨质破坏、不完整。

（2）严重椎体骨折，椎体压缩超过 75％。

（3）严重心脏疾病、体质极度虚弱、不能耐受手术。

（4）椎弓根骨折。

（5）合并神经损伤。

（6）存在感染性疾病。

第三节　经皮椎体强化术的技术要点

一、体位选择

患者舒适的体位对穿刺和手术成功十分重要。胸腰椎椎体强化术通常采取俯卧位。一般在上胸部和骨盆部分别垫一软垫或将患者置于环形俯卧垫上，腹部悬空，这样可保持呼吸道通畅，减少手术出血。但最近有学者指出，俯卧位腹部悬空时，心脏位于手术部位下方，由于虹吸作用的原理，空气可能随操作通道进入静脉系统，导致空气栓塞的发生。故主张在俯卧位时，不使腹部悬空，以增加腹内压，抵消虹吸作用，降低空气栓塞的发生率。但目前尚未见到关于腹部悬空与否与空气栓塞发病率的相关性研究，故尚无法得出确切结论。在头部前额处垫一环形软垫，这样有利于患者呼吸和护理、麻醉人员工作。在透视定位时，应注意 C 臂 X 线机投照的位置应使椎体处于标准前后位上，其图像特点是：两侧的椎弓根对称，棘突刚好位于椎体中央，上下终板为“一线影”。极少数患者由于肋骨骨折、肋软骨炎引起前胸壁疼痛，或因心肺功能不好不能耐受完全俯卧位，可适当采取 3/4 俯卧位甚至完全侧卧位进行手术，通过 C 臂 X 线机球管的灵活调整来适应患者体位的改变。在颈椎进行 PVP，通常应采取仰卧位，在颈肩部垫软垫，使颈椎处于过伸位并且头部向手术的对侧旋转约 20°。

二、穿刺定位方式的选择

经皮椎体强化术的穿刺路径主要有以下几种：椎弓根旁入路（经椎肋入路）、后外侧入路（仅用于腰椎）、前外侧入路（仅用于颈椎）及经椎弓根入路。大多数椎体成形的经典入路是经椎弓根入路。它具有以下优点：

（1）能为术者穿刺提供一个清晰的解剖标志。

（2）用于 PVP、PKP 及椎体活检都十分有效。

（3）该入路安全性较高，只要能维持穿刺针在椎弓根内，就不会损伤邻近的解剖结构。

不同部位因解剖结构不同，需采用不同穿刺技术。

（1）颈椎：在颈椎通常采取前外侧途径进行穿刺，颈动脉、颈静脉周围由软组织包绕，活动度较大，穿刺时易被损伤。椎动脉固定于椎体两侧骨性管道内，故在穿刺时应避免使用外侧入路。

颈椎的结构和解剖标志因不同节段而不同（图 17−3−1）。

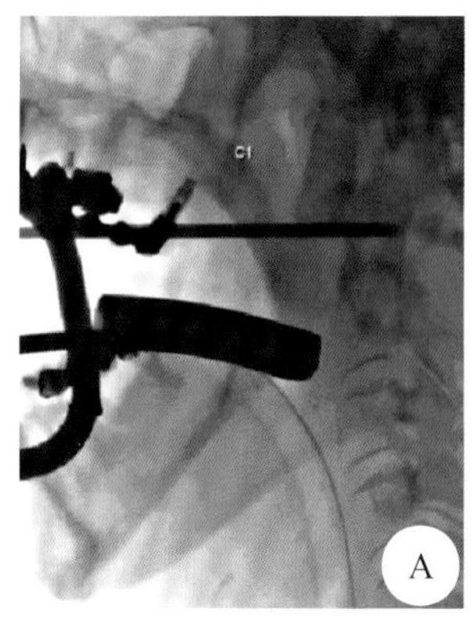

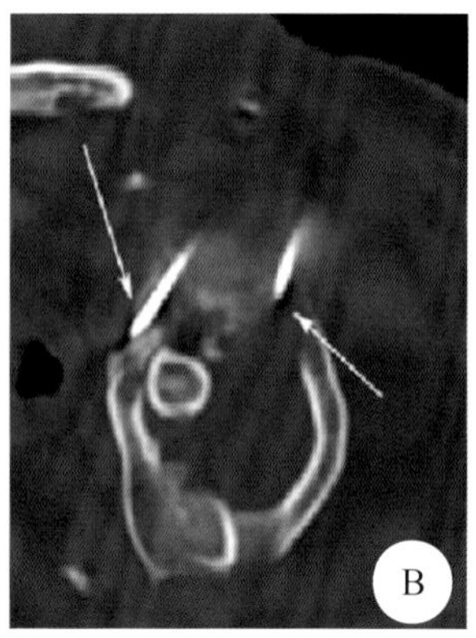

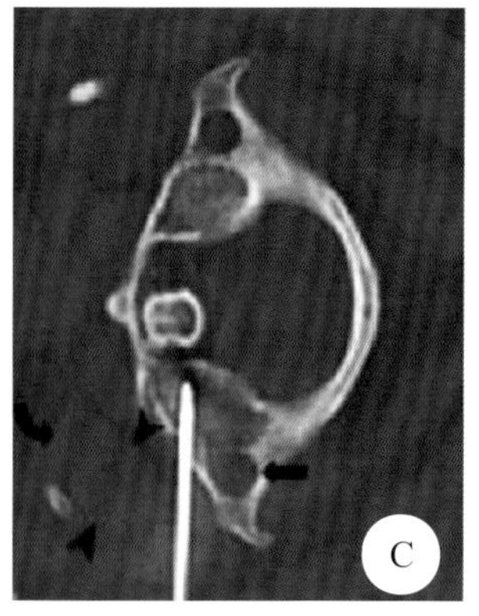

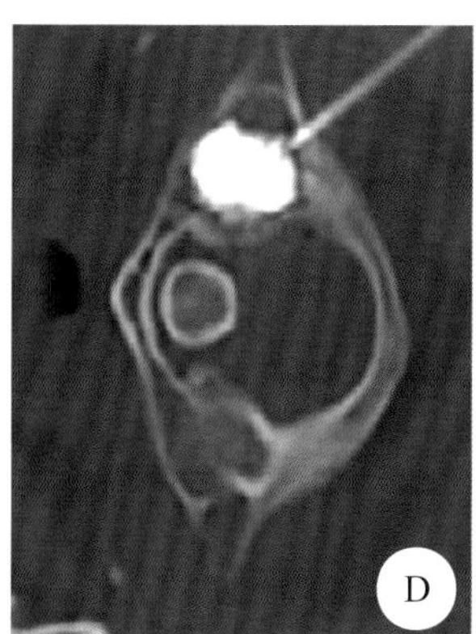

图 17－3－1　C_1 操作时四种入路

A. 口前入路；B. 前外侧入路（箭头所示）；C. 侧方入路；D. 后外侧入路

对于上位颈椎（$C_{1\sim2}$），可选择前外侧或下颌下入路。进针点位于下颌角，进针过程中避开下颌下腺、颈动脉及口咽结构，于 C_2 下部进入椎体。有人报道口前入路穿刺进入 C_2，因咽后壁与 C_2 紧邻，该入路不会损伤重要的结构。但从无菌的角度考虑，仍应首选前外侧入路（图 17－3－2）。

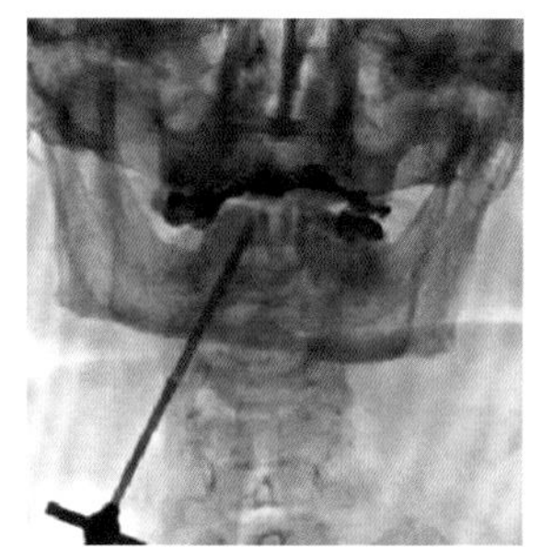
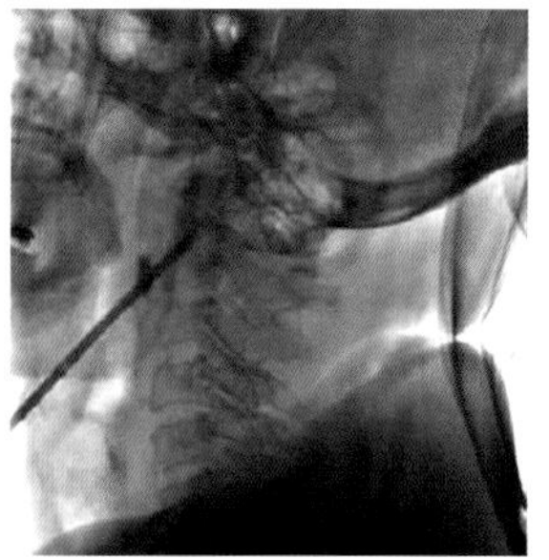

图 17－3－2　C_2 经前外侧入路行经皮椎体强化术，C 臂 X 线机透视图像

中、下位颈椎（$C_{3\sim7}$）可选择前外侧入路（图 17－3－3）。穿刺针应避开甲状腺，可从颈动静脉的内侧或外侧进入。穿刺针可于血管的外侧进入气管、食管及颈动、静脉，可用手推向内侧。以上解剖标志应在术前 CT 扫描片上或术中（如使用 CT 引导）辨识确认。

（2）胸腰椎：上胸椎（$T_{1\sim3}$）可选前外侧或后外侧入路进入。前外侧入路经锁骨上方，因此必须避开主动脉、气管、食管及甲状腺。应在术前 CT 扫描片上仔细辨认该入路及周围结构，做好术前计划。通常认为右外侧入路更为安全，因其可避开食管。

中下胸椎及腰椎（$T_{4\sim5}$）可应用两种后外侧入路，即椎弓根入路和横突上经椎弓根旁入路。经皮椎体强化术最常选择椎弓根入路，现将其穿刺技巧详述如下（图 17－3－4）。

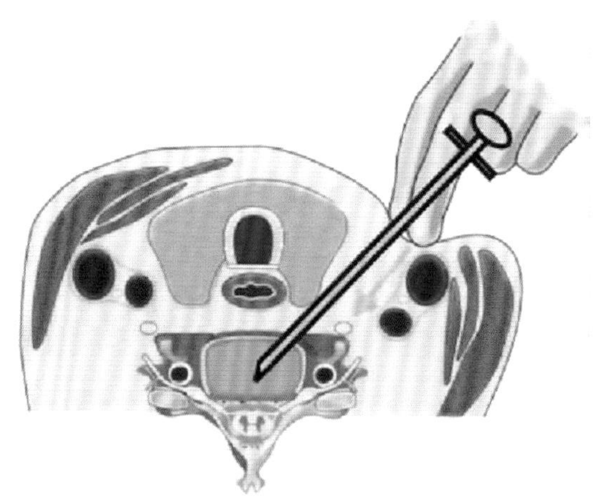

图 17－3－3　颈椎前外侧入路穿刺示意图

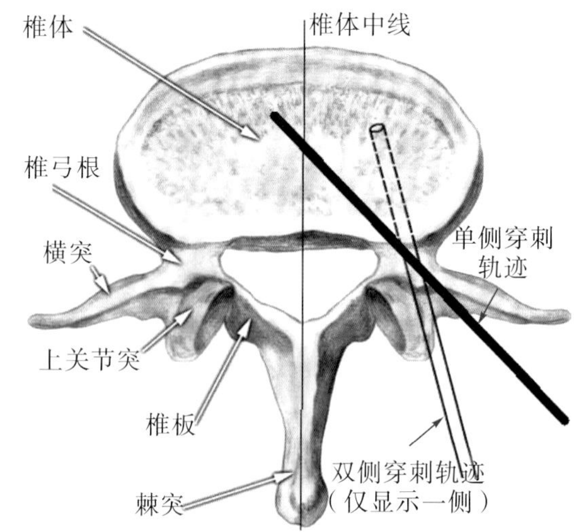

图 17－3－4　胸腰椎椎弓根入路穿刺示意图

注：为了使骨水泥的分布更加符合脊柱生物力学特性，当单侧穿刺时，穿刺路径应过中线；当双侧穿刺时，穿刺路径应位于中线两侧。

患者取俯卧位时，通常我们可以选择两种不

同的定位和穿刺监视方法，目前最为常用的就是正侧位透视法。调整 C 臂 X 线机的球管投射方向使之与患者背部平面垂直，也就是我们通常说的正位透视。通过正位透视辨别脊柱的相关结构，如塌陷的病椎、棘突和两侧的椎弓根。判断正位透视方向是否标准的一个重要的标志就是两侧的椎弓根投影是否左右对称，并且棘突投影是否位于椎体的正中央（图 17－3－5）。通常在正位透视下，我们采用一根克氏针定位出病椎的椎弓根水平，针尖定位于椎弓根的上外侧缘的皮质，此为穿刺的骨性进针点，在相应的皮肤投影点用油性笔做一标记点（图 17－3－6）。考虑到穿刺时的进针角度，体表皮肤的穿刺点应向标记点外侧旁开约 0.5cm，以此来适应椎弓根的外展角度。而穿刺针的头尾侧角度则应在侧位透视的监测下进行调整。由于这种定位方式操作简单，不需要过多调整球管的投射方向，因此国内外绝大部分术者采用这种定位方式。但是，这种定位方式也存在许多不足。首先，穿刺针外展角度的大小往往凭术者自身的经验来确定，外展角度过小会使穿刺针偏向椎体的一侧，外展角度过大会刺破椎弓根内侧皮质，损伤神经根或脊髓。其次，穿刺的过程是在侧位透视监视下进行的，其间穿刺针是否一直处于椎弓根内只能靠两种方式确定：一是术者的手感；二是当穿刺针刚好到达椎体后缘时，正位透视下观察穿刺针的尖端是否位于椎弓根内侧骨皮质的外侧。在实践中，穿刺手感是一个较为不明确的概念，与术者的经验和患者病椎的骨质量有关，不能作为一种正规的操作指南。而正侧位透视监视针尖与椎弓根内侧皮质之间的关系虽能明确穿刺针的具体位置，但是对穿刺针刺破椎弓根的内侧皮质的发生毫无预防作用。因此，即使是经验丰富的术者，也难免有刺破椎弓根内侧皮质损伤脊髓或神经根的意外发生。对于有意向开展该项手术的术者，应该在手术经验丰富的医疗机构或术者的指导下进行正规的培训才可独立进行（图 17－3－7）。

对于 PKP，术前应充分评估椎弓根大小：一般来说，椎弓根至少应有 5mm 直径来容纳 PKP 器械通过。椎弓根的直径可在术前水平面 CT 和 MRI 上测量评估。杨慧林评估进行 PKP 建立通道时的风险后指出：通道建立偏内侧时可能刺入椎管，损伤脊髓或马尾神经等产生相应的神经损伤；偏外可能刺入肺或腹腔器官；穿刺向前方可能导致大血管损伤。

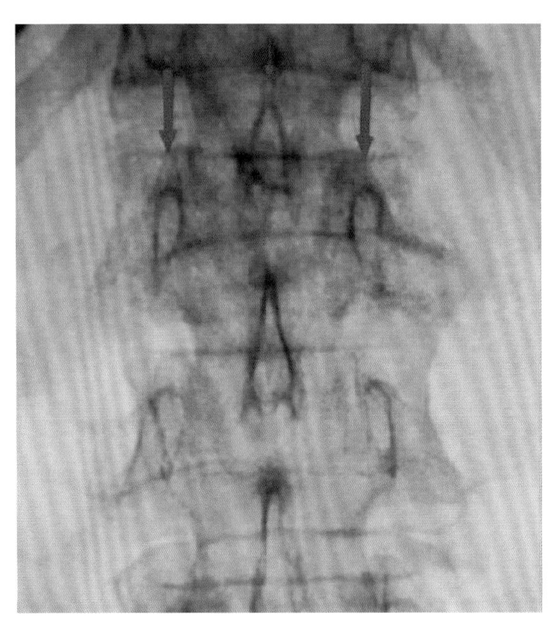

图 17－3－5　术中标准 C 臂 X 线机正位透视影像：两侧的椎弓根投影应左右对称（粗箭头），并且棘突投影应位于椎体的正中央（细箭头）

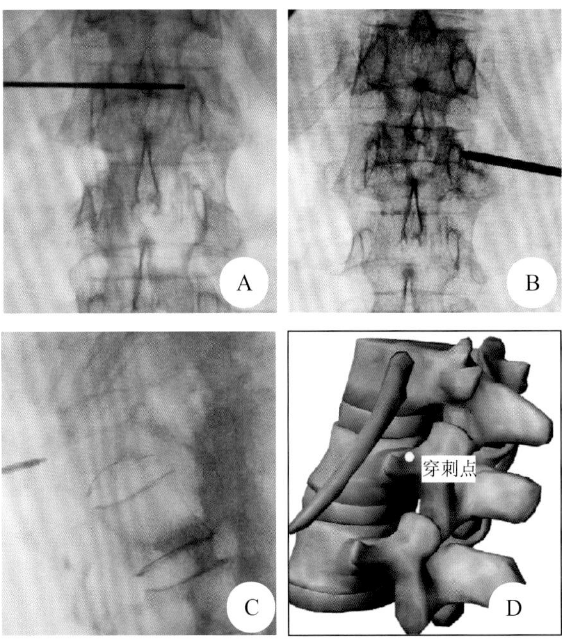

图 17－3－6　穿刺点的定位与选择

A. 在标准正位透视下，以克氏针置于患者体表并调整位置，使其处于病椎椎弓根上缘连线，沿克氏针尾侧缘标画水平线；B. 经椎弓根入路理想穿刺进针点正位透视下应位于椎弓根影的上外方；C. 侧位透视时，进针点应位于上、下关节突的基底部；D. 经椎弓根入路进针点的模式图

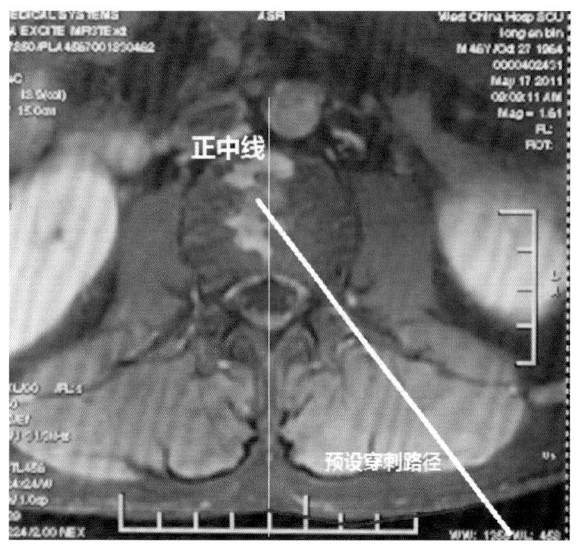

图 17－3－7　皮肤进针点相关距离的确定方法

注：对于皮肤进针点的选择，可根据术前 CT 或 MRI 确定。先标画出正中线（与体表后正中线对应），再设计一个穿刺路径，当单侧穿刺时，路径需跨过正中线，以保证强化时骨水泥与脊柱生物力学特性吻合。测量正中线与皮肤交点到穿刺路径与皮肤交点的距离（红线表示）。

第四节　经皮椎体强化术的并发症及预防

一、并发症

Taylor 等的研究发现经皮椎体强化术的并发症发生率为 5%～10%，主要有以下几种。

（一）骨水泥渗漏

骨水泥渗漏是 PVP 及 PKP 最常见的并发症，可导致严重后果，也是近年来国内外研究的热点。根据渗漏方位不同，骨水泥渗漏可分为椎管内渗漏、神经孔渗漏、椎间盘渗漏、脊柱旁软组织渗漏、椎静脉渗漏和穿刺针道渗漏等。常见原因主要有以下几点。

（1）椎体皮质不完整，穿刺损伤椎弓根皮质或终板。

（2）多次穿刺使通道增宽。

（3）为了追求骨水泥较好地弥散，注入过于稀薄的骨水泥。Baroud 等建立了一个椎体压缩骨折实验模型，用于研究 PVP 时骨水泥渗漏的特点。他们将不同剂量和黏度的骨水泥注入该模型，观察骨水泥渗漏与注入量、骨水泥黏度的关系。研究结果显示：注入调制后 5～7min 的骨水泥，因其黏度低，50%以上的模型在骨水泥注入后立即出现渗漏；调制后 7～10min 的骨水泥黏度为中间瞬变状态，注入后 < 10%的模型发生骨水泥缓慢渗出；调制后> 10min 时骨水泥呈生面团状，黏度较高，注入时未发生渗漏。

（4）注入量过多，注射压力过大。临床手术中关于骨水泥的注入量是一个长期争论的问题。Belkoff 等利用尸体椎体压缩骨折模型研究了骨水泥注入量与强化后椎体生物力学强度的关系。研究者利用 12 具尸体制做了 144 个椎体压缩骨折模型，用不同量的 PMMA 骨水泥注入其中，并对强化后的模型进行生物力学测试。结果显示：注入 2ml 骨水泥即可恢复椎体强度，而恢复椎体刚度在腰椎需要 6ml，在胸腰段则需要 8ml。实验中有 8 个模型出现骨水泥渗漏，且均出现于注入 6ml 以上的模型。Kaufmann 在其对椎体强化患者的临床研究中也证实，骨水泥注入量与临床疼痛缓解效果无直接关系。在 PKP 中填充骨水泥时，应参考球囊撑开时注入球囊中的液体体积。若骨水泥的注入量超过了球囊膨胀形成的空腔所能容纳的最大剂量，椎体内的压力则会骤然增加，增加了骨水泥的渗漏概率。

（5）拔针时间过早。骨水泥注入后，需要一段时间发生聚合而硬化。若在骨水泥尚未硬化之前将注射针拔出，未硬化的骨水泥可顺着穿刺通道渗漏。

（6）透视监测不充分。骨水泥注入过程中的透视监测对于术中及时发现骨水泥渗漏有重要作用。一旦发现严重的椎管内渗漏，压迫神经、脊髓，需要行开放手术取出渗漏的骨水泥，避免损伤加重。

骨水泥渗漏时，可因渗漏部位不同而出现不同的临床表现。

（1）骨水泥椎管内及神经孔渗漏时，由于骨水泥对脊髓、马尾神经或神经根的压迫及骨水泥硬化时的热力损伤，患者术后可能出现根性疼痛、马尾综合征甚至截瘫。

（2）静脉渗漏。椎体后壁基底静脉孔是骨水泥渗漏的常见通道，并可能继续渗漏至椎间孔静脉、椎旁静脉，引起肺栓塞，尤其是针道与椎体内静脉相通、骨水泥过于稀薄或注射过快时。

（3）椎间盘渗漏。少量的骨水泥渗漏至椎间盘一般不会造成患者出现临床症状，但也有研究指出，骨水泥椎间盘渗漏可改变椎体应力分布，导致邻近椎体继发骨折概率增加。

（4）椎旁软组织及针道渗漏。一般患者不出现神经症状，也有研究指出较大量的骨水泥软组织渗漏可引起腰背痛。

（二）邻近椎体继发骨折

对于 PVP 及 PKP 是否增加邻近椎体继发骨折的发生率目前尚存在争议。Grados 等的研究指出利用 PMMA 骨水泥行椎体强化术后，患者邻近椎体骨折的优势比为 2.27，而非手术治疗的骨折邻近椎体继发骨折的优势比为 1.44。PVP 后椎体硬度明显加强，可以导致邻近椎体继发骨折，特别是老年性骨质疏松患者或邻近椎体发生转移性肿瘤。PMMA 骨水泥与人体骨组织在生物力学方面存在差异，PMMA 骨水泥压缩强度为 80MPa，明显高于压缩强度小于 10MPa 的骨质疏松性骨质。有的学者认为这种差异可导致强化节段周围椎体应力分布发生改变。如前所述，骨水泥渗漏也是邻近椎体继发骨折的危险因素之一。

（三）肺栓塞

骨水泥经静脉系统回流至肺动脉，导致肺栓塞的发生，是 PVP 和 PKP 的严重并发症。Hulme 等对 69 项临床研究结果进行荟萃分析后得出，PVP 后发生肺栓塞的风险为 0.6%，而 PKP 后为 0.01%。根据肺栓塞的面积不同，患者可出现不同的临床表现。小面积肺栓塞时，患者可无自觉症状；大面积肺栓塞时，患者可出现呼吸困难、难以纠正的低氧血症，甚至发生猝死。2012 年《新英格兰医学杂志》报道了 1 例 PVP 后出现肺栓塞的病例。患者为 61 岁男性，因 L_4 血管瘤所致的压缩骨折行 PVP 治疗。术后患者出现血氧饱和度下降，无其他症状。经胸超声心动图示：肺动脉压 45mmHg（正常值 10～22mmHg），胸部 X 线片可发现肺动脉分支有高密度的骨水泥影（图 17－4－1）。给予患者氧气吸入及观察，3d 后患者血氧饱和度正常出院。

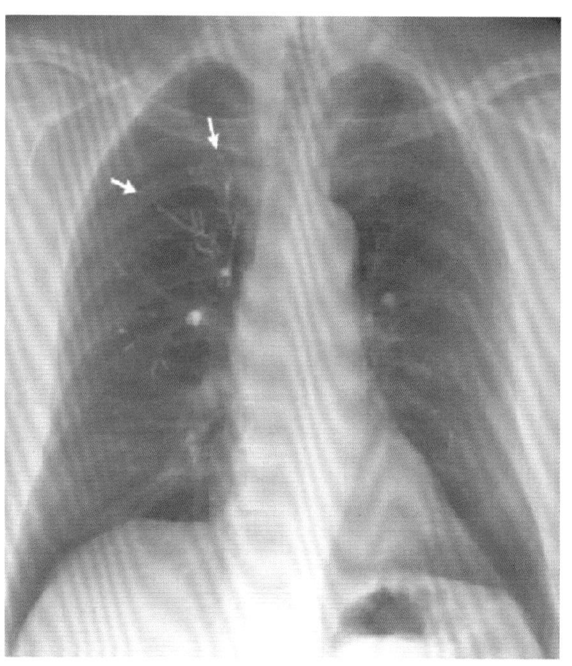

图 17－4－1 PVP 后肺动脉栓塞，右肺中叶及下叶后段肺动脉内可见骨水泥影（箭头所示）

（四）其他并发症

（1）肋骨骨折，因大多数患者采用俯卧位，操作时应避免过度施压。

（2）过敏反应。Weinborn 报道了 PKP 后皮肤迟发型过敏反应。患者为 66 岁男性，行 $T_{10\sim11}$ PKP 10d 后，出现红斑及丘疹，瘙痒不重。皮损在背部穿刺点附近且均匀分布。躯干部也有较轻的皮损分布。皮损随后出现色素沉着。全身黏膜、四肢指/趾甲未见改变。患者使用维 A 酸 3 个月（45mg/d），病情好转。

（3）血肿。脊柱旁血肿并不是一个严重的并发症，经过治疗后不会留下后遗症；而硬膜外血肿则可引起脊髓受压，严重的可能造成永久的神经功能损伤。

（4）椎弓根骨折。椎弓根骨折的发生与手术操作有较大关系，内侧壁骨折可导致硬膜外静脉撕裂、硬膜囊损伤，甚至损伤脊髓。导致骨水泥顺骨折处渗漏，也可引起神经根刺激。

（5）脊髓前动脉综合征。Yazbeck 报道了 1 例20 岁男性多发性尤因肉瘤患者，影像学检查显示 T_8～L_1 病理性骨折。行这两个节段 PVP 后，患者出现双下肢瘫痪，脐平面以下痛温觉消失，深感觉及两点辨识觉存在。CT 及 X 线片显示：L_1 右侧节段动脉及 T_{10}～L_1 脊髓前动脉内可见骨水泥。

（6）空气栓塞。

二、预防

（一）术前预防

充分的术前准备及对患者病情的准确判断对手术并发症的预防有重要作用。为了减少骨水泥渗漏，术前应对患者手术节段椎体情况进行充分评估。CT 三维重建可清晰反映手术节段椎体骨皮质完整性情况，故术前应对手术节段常规行 CT 三维重建。有研究结果显示，PVP 术后肺栓塞的发生率与手术节段的数目相关。故为预防肺栓塞的发生，一般主张一次注射不超过三个椎体。此外，术前对患者进行俯卧及手术配合训练可在术中获得患者更好的配合，可降低因体位不良引起的肋骨骨折、穿刺失败等并发症的发生率。

（二）术中预防

术中操作技术在并发症的预防上起着决定性作用。为了预防骨水泥渗漏，David 等用“蛋壳技术”骨水泥注射方法。具体方法：在行 PKP 时，先用球囊将椎体撑开，取出球囊，注入面团期骨水泥。再次置入球囊并扩张，使得骨水泥在椎体空腔内层形成薄层的骨水泥“蛋壳”，再向腔内注入骨水泥。该方法先用少量骨水泥阻断了骨水泥渗漏的可能途径，再注入骨水泥，减少了渗漏发生的可能。

进针技巧对骨水泥渗漏的预防也有一定重要性：棱形穿刺针进针时，尽量不要旋转进针，应锤击针尾，徐缓进针。因旋转能使工作通道扩大，骨水泥可沿针道向外渗漏。如选择旋转进针，则针尖在通过椎弓根后，进入椎体前宜锤击针尾徐缓在椎体内进针，从而避免工作通道的扩大。同时，操作过程中应注意控制骨水泥的黏度、注射压力及注入量。避免注射时骨水泥黏度过低和注射压力过高。在骨水泥的注入过程中，全过程均应在 X 线透视监视下进行。故一台高质量、显影清晰的 C 臂 X 光机是 PVP 和 PKP 必不可少的。透视方式有连续和间断两种。间断 X 线透视的射线量相对较小，但其透视时机的把握需根据患者术前椎体情况、术中注入骨水泥量及推注时手感综合判断，对术者经验有一定要求。

椎弓根骨折的预防主要是选择恰当的穿刺路径。经椎弓根入路穿刺时，当针尖进入椎体之前，应始终保持其在正位透视时位于椎弓根内侧皮质边缘的外侧方。当穿刺针已进入椎弓根骨皮质时，若要调节进针方向应尽早进行，随着针头的进一步穿刺深入进行，调整方向的阻力逐渐加大，调整效果逐渐变差，并且可因针头过度扭转导致椎弓根骨折。

第五节　经皮椎体强化术的填充物

用于经皮椎体强化术的 IBS 应具备以下特性：可注射性；理想的生物力学强度；不透过 X 线；良好的组织形容性，不产生排斥反应。目前研究较多的 IBS 主要有以下几种。

一、聚甲基丙烯酸甲酯骨水泥

聚甲基丙烯酸甲酯（Polymethyl methacrylate，PMMA）骨水泥易于操作，具有良好的生物力学强度和刚度，同时价格相对便宜，因此在临床上广为使用。PMMA 由其单体甲基丙烯酸甲酯（MMA）聚合而成。该种骨水泥包括粉末和液体两部分。粉末的成分是 PMMA＋苯乙烯＋引发剂＋显像剂，液体成分是 MMA＋促进剂，为无色液体，有刺鼻气味，易挥发，具有亲脂性和细胞毒性。为了方便对骨水泥的观察，PMMA 骨水泥中含有一定量的硫酸钡，可使其在 X 线透视时显像。在使用时，将粉末和液体在室温下混合搅拌，一定时间后，混合物将发生聚合反应而固化。有学者根据 PMMA 骨水泥固化过程中物理性状的改变，将骨水泥的工作过程分为湿沙期、拉丝期、面团期和硬化期。其中拉丝期和面团期是进行操作的时机。但 PMMA 骨水泥存在着一定的缺点：首先，PMMA 骨水泥强度远远高于椎体骨松质。有研究显示 PMMA 骨水泥的强度是椎体骨松质的 8 倍。这种生物力学特性的差异可导致强化节段周围椎体应力分布发生改变。有学者使用三维有限元分析的方法研究了使用PMMA骨水泥行PVP后，手术节段及周围椎体及椎间盘应力情况。结果发现强化椎体邻近节段的椎体及椎间盘的应力明显增高，增高的应力可能是邻近椎体压缩骨折发生的危险因素。其次，PMMA骨水泥聚合固化时会释放大量热量。MMA单体通过碳键的断裂而相互连接聚合成PMMA，碳键断裂时会释放热量。100g MMA单体聚合时释放热量为13kcal。这种放热效应在肿瘤患者中有一定的益处，但当出现骨水泥渗漏时，有损伤周围神经、血管等结构的风险。再次，PMMA骨水泥不可吸收降解，长期随访有松动移位的风险。近年来有人研发出了高黏度PMMA骨水泥。其混合后可瞬间达到面团期高黏度状态并可保持8～10min的可注射状态，且聚合温度较低（50～60℃），操作简单，大大降低了骨水泥渗漏的风险。其已成为研究新热点，具有良好临床前景。

二、磷酸钙骨水泥

磷酸钙骨水泥（Calcium phosphate cements，CPC）主要分为两类：磷灰石骨水泥（Apatite cement）和磷酸氢钙骨水泥（Brushite cement）。磷酸氢钙骨水泥降解速度过快，导致生物力学作用大大削弱，且凝固时间短，注射性差，限制了其临床应用。以羟磷灰石（Hydroxyapatite，HA）骨水泥为代表的磷灰石骨水泥成为研究热点，并且衍生出一系列以HA为载体的生物型骨水泥。Li等报道了将双酚A甲基丙烯酸缩水甘油酯（Bis－GMA）与锶羟磷灰石（SrHA）结合的新型可注射骨水泥，并应用于PVP和PKP。其凝固时间在15～18min，聚合放热最高为58℃，生物力学刚度较PMMA骨水泥低，更接近于骨质。SrHA与HA相比，促进成骨细胞黏附、增殖，钙沉积能力更强，在生物体内骨传导、骨诱导、骨相容性显著优于PMMA。Kim等将天然HA粉末、壳聚糖（Chitosan）粉末与PMMA混合制成新型的骨水泥，在动物（成年雌性新西兰白兔）实验中发现随着壳聚糖的自然降解留下孔隙，有利于周围骨组织渗入。并且在生物力学性能上与PMMA相当，达到了即刻稳定和生物活性的结合效果。

三、硫酸钙骨水泥

硫酸钙（Calcium sulfate，CS）骨水泥作为临床上骨缺损的填充材料已有相当长的历史，其具有可注射性、骨传导性以及凝固时有限产热等优点，受到了高度关注。Perry等体外研究结果表明，在人新鲜冰冻尸体骨质疏松性椎体压缩骨折模型上应用CS骨水泥行PKP后，能完全恢复椎体的强度（108%）及部分刚度（46%），与PMMA骨水泥相比无统计学差异。但CS骨水泥具有吸收过快的缺点。Bell等对CS骨水泥的体内降解速度进行了研究，结果发现CS骨水泥降解速度比自体骨快两倍多，比异体骨和异种骨快得更多，CS骨水泥在体内完全降解时间为33d，自体骨7周，异体骨10周，异种骨11.5周，冻干骨和去有机质骨吸收时间则更长。由于吸收过快，导致强化椎体生物力学强度下降，椎体高度丢失。Ryu等将CS骨水泥用于骨质疏松性椎体压缩骨折后的PKP治疗。结果发现，用CS骨水泥行PKP强化椎体后，患者的椎体高度、后凸角、疼痛及功能障碍较术前有明显恢复，但在随访中发现，患者手术节段出现进行性椎体高度丢失，后凸角度增加。因而得出结论：单纯将CS骨水泥用于PKP患者值得商榷。目前，对CS骨水泥的改性研究主要集中在减慢其降解速度上，如改变CS结晶方式，在CS中掺入锶盐、壳聚糖、磷酸钙等。

四、生物活性陶瓷骨水泥

目前具有生物活性的新型陶瓷骨水泥主要有两种：Orthocomp骨水泥和Cortoss骨水泥。

Orthocomp骨水泥是以Bis－GMA及其衍生物双酚A甲基丙烯酸乙氧基酯（Bis－EMA）为树脂基质加入生物活性陶瓷的复合材料。作为一种专门适用于PVP或PKP的骨水泥，其具有与PMMA骨水泥相似甚至更好的力学性能。有研究表明，注射Orthocomp骨水泥的椎体恢复了最初的刚度，并且在显像性、聚合产热等方面优于PMMA骨水泥。

Cortoss骨水泥是一种模拟人体骨质许多重要性质的生物活性复合物。其主要成分为Bis－

GMA 和 Bis－EMA 交叉结合树脂，以及生物活性玻璃陶瓷粒子菱硅钙钠石（Combeite）。可使天然羟磷灰石分布于材料表面，促进骨组织的结合。相对于 PMMA 骨水泥，Cortoss 骨水泥在体内的凝固时间更短，减少了注射后骨水泥流动的风险，并且具有可控的“即停即止”的注射系统，可预先少量注入骨水泥以堵住潜在的裂缝或破口，待这部分骨水泥聚合后再进行二次灌注，从而增加了注射的灵活性。

五、其他新型骨水泥

将氧化铁纳米粒子加入磷酸钙骨水泥中，这种新型骨水泥较普通磷酸钙骨水泥有更长的凝固时间、更好的可注射性，且无细胞毒性。加入的氧化铁纳米粒子不影响骨水泥凝固的反应方式，并强化了其显微结构以具有更高的抗压强度。Jayabalan 等报道了羟基聚丙烯延胡索酸（HT－PPF）骨水泥，具有生物降解活性及可注射性。在体外对其理化及生物学特性进行了一系列测定后，发现 HT－PPF 骨水泥具有良好的弥散性，凝固时间适中（约 5min），凝固温度较低（约 42℃），且生物力学性能平稳，组织相容性高，同时具有良好的骨传导和骨诱导性。HT－PPF 骨水泥在被周围组织缓慢降解的过程中，可诱导周围成骨细胞渗入附着、软骨形成及钙化组织沉着，并提供支架作用。

第六节　经皮椎体强化术的综合应用

一、与放、化疗合用

对于脊柱肿瘤患者，行 PVP 或 PKP 的过程中可获得肿瘤标本，在确定其肿瘤类型后，应继续行相应的放、化疗，控制肿瘤发展。

放疗能有效地缓解大多数患者椎体转移引起的骨疼痛和神经痛，特别是在控制突发性疼痛和镇痛药不能缓解的疼痛上更显得有意义。放疗可通过杀伤肿瘤细胞来促进骨愈合，溶骨性破坏的病变由增生的纤维组织聚集、钙化来替代。放疗能缓解 90％以上患者的疼痛症状，但一般需在 10～20d 才能显效，而且无强化椎体的功效。相反，射线还会削弱骨的重建能力，使得放疗期间病椎有发生病理性骨折的潜在风险。而经皮椎体强化术的优势是可通过骨水泥的填充加强病椎强度，而且可快速有效缓解疼痛。行经皮椎体强化术后放疗不仅能增加病椎的稳固性，避免脊髓受压，而且能够维持疼痛剧烈的患者常不能忍受的照射期间的体位摆放，使预期放疗或精确放疗能够得以进行。

关于放疗与经皮椎体强化术联合应用的研究结果显示，联合应用效果明显好于单一使用的任一种疗法。Jagas 等关于 PVP 与外照射联合应用的研究指出，联合应用不仅在治疗效果上表现优异，且在注入骨水泥后，可使外照射时确定最佳正常组织照射边界变得相对容易，增加了照射的安全性。经皮椎体强化术还可同放射性粒子植入联合应用，Yang 等将 100 例脊柱转移性肿瘤患者分为 PVP＋^{125}I 粒子植入组和单纯体外照射组，经 6 个月至 5 年的随访发现，PVP＋^{125}I 粒子植入组患者的疼痛缓解情况、脊柱稳定性、生活质量及截瘫发生率等均优于单纯体外照射组。

对于化疗较为敏感的肿瘤，行经皮椎体强化术后联合化疗，可有效控制肿瘤的发展。Yang 等将 74 例多发性骨髓瘤合并椎体病理性压缩骨折的患者随机分为 2 组，分别行 PVP＋化疗联合治疗和单纯化疗。PVP＋化疗联合治疗组完全缓解率（Complete remission）为 15.8％，而单纯化疗组为 7.9％，差异有统计学意义。对治疗的总体反应率（Overall response rate）在联合治疗组为 65.8％，而在单纯化疗组为 50.0％。因此得出结论，在多发性骨髓瘤的治疗中，联合治疗效果优于单一化疗。有学者在对 136 例实体瘤脊柱转移患者的治疗情况及随访结果进行分析后指出，医生应认识到经皮椎体强化术在疼痛性椎体转移性肿瘤中应用可提高患者的生活质量、改善预后。将其作为放、化疗的辅助手段应该受到更多医生的重视（图 17－6－1～图 17－6－3）。

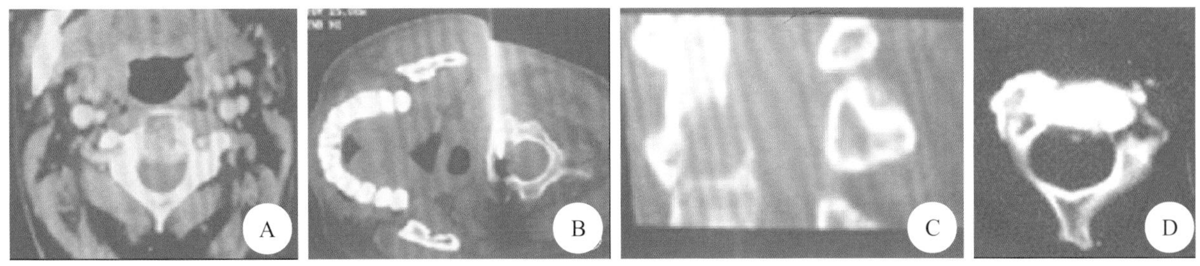

图 17－6－1　男性，56 岁，肺癌枢椎转移，PVP 与放、化疗合用

A～C. CT 显示枢椎椎体破坏，齿状突基底病理性骨折；D. 骨水泥充填良好

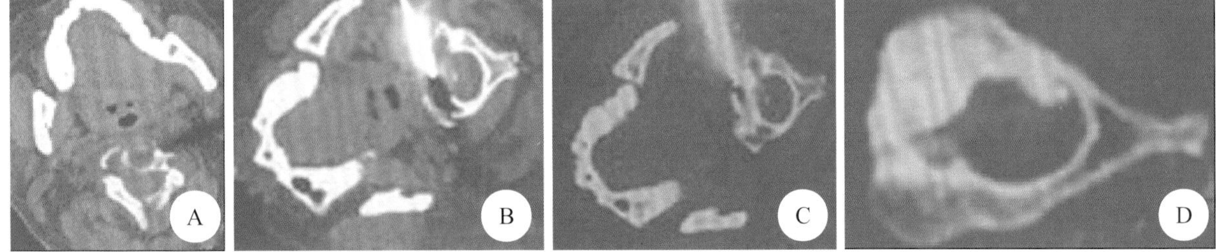

图 17－6－2　女性，49 岁，乳腺癌枢椎转移，PVP 与化疗合用

A～C. CT 显示枢椎椎体破坏；D. 骨水泥充填良好

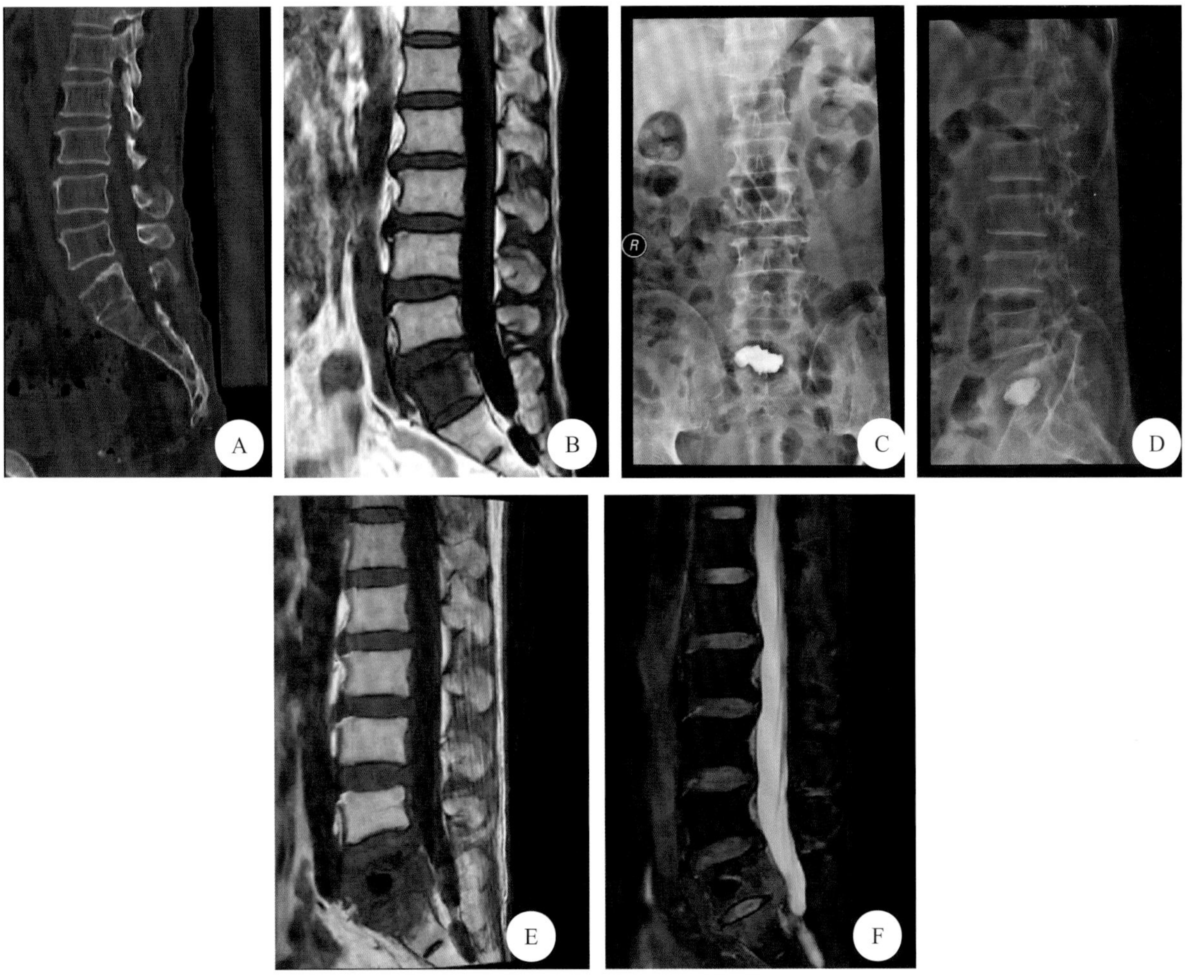

图 17－6－3　男性，55 岁，直肠癌骶椎转移，PVP 与化疗合用

A、B. S_1 病变；C、D. 术后正、侧位 DR 片；E、F. 术后 7 个月 MRI 显示骨水泥充填良好

二、与射频消融术合用

实时影像学引导下射频消融术（Radio-frequency ablation，RFA）是近年开展的肿瘤微创治疗新技术，操作安全，并发症少，广泛用于治疗各种实质性肿瘤。RFA 应用于骨肿瘤的局部介入治疗，得益于医学微创理念和现代工业技术的发展。RFA 在影像学精确定位引导下经皮穿刺到达病灶，实行温度和功率双重控制消融范围，以最小的创伤最大限度地局部杀灭瘤细胞，可以缓解肿瘤引起的顽固性疼痛，提高生活质量，是一种有效的局部治疗办法（图 17－6－4）。

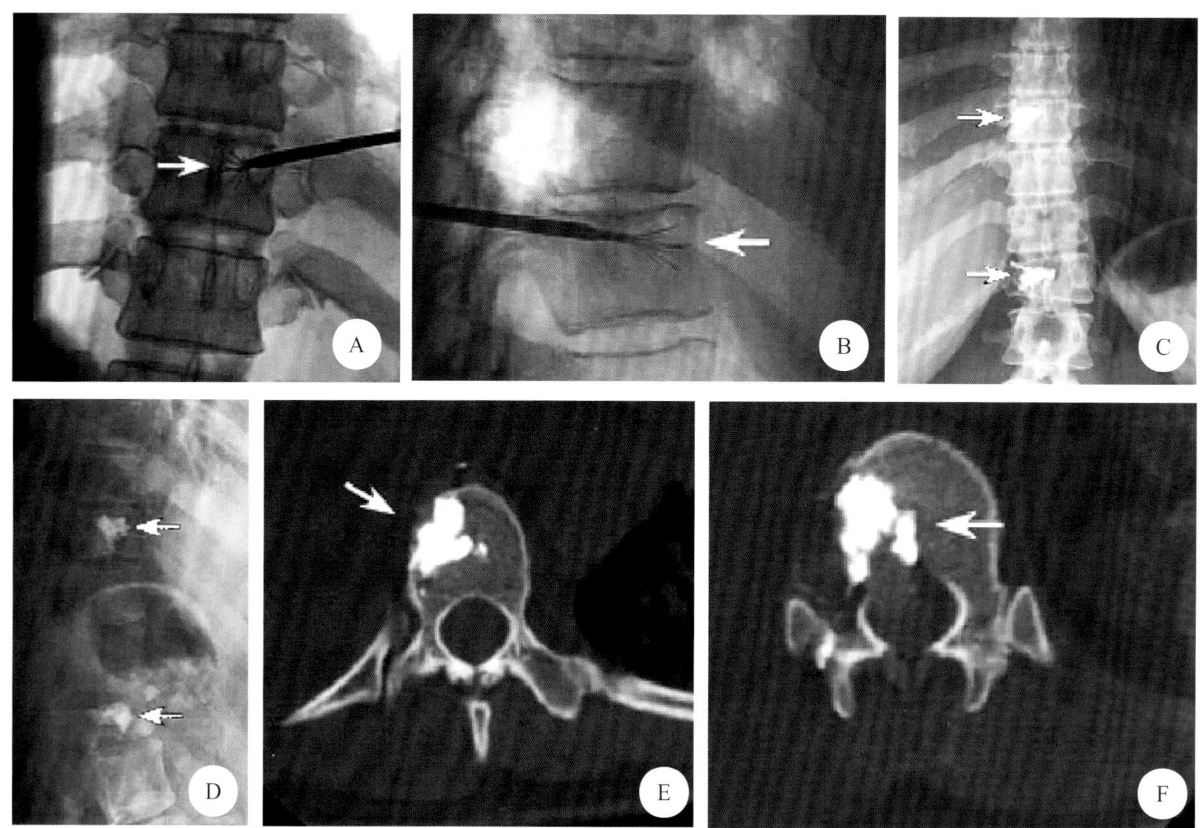

图 17－6－4　女性，45 岁，非小细胞肺癌，T_9 与 T_{12} 转移，PVP 与 RFA 合用（箭头所示）

A、B. DR 片显示非小细胞肺癌晚期 T_9 与 T_{12} 转移；C～F. CT 显示骨水泥充填良好

三、与减压内固定合用

经皮椎体强化术与减压内固定联合现已广泛应用于治疗无神经症状的胸腰椎骨折，取得了满意的疗效。对于出现神经损害（如脊髓、神经根受压表现）表现的脊柱肿瘤患者，若不解除压迫，将导致神经损害进行性加重，尤其是当肿瘤位于中上胸椎时。患者从出现脊髓压迫症状到完全瘫痪可能仅需数天时间。患者因脊髓压迫出现活动困难、大小便失禁，生活无法自理，大大增加了家属照顾患者的时间成本和人力成本。长期卧床可继发卧床相关并发症（如压疮、坠积性肺炎、血栓、抑郁等）。患者往往在身心的双重折磨下无尊严地痛苦死去，甚至选择放弃生命。因此，手术减压作为预防瘫痪的重要手段，可提高晚期肿瘤患者临终生活质量，体现生命尊严，减少患者及家属的痛苦。开放手术可进行有效的减压，内固定重建脊柱的稳定性，而对病椎的处理可采用经皮椎体强化术的方式（图 17－6－5～图 17－6－8）。

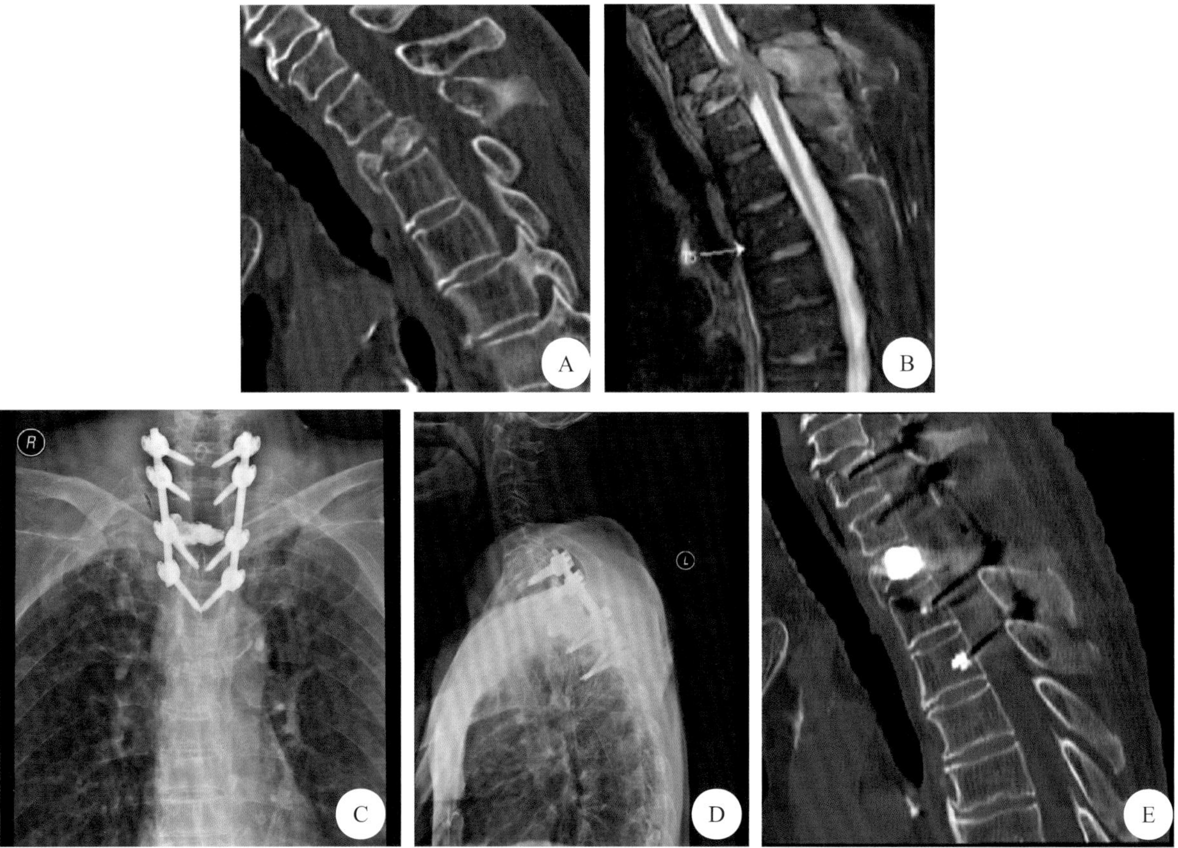

图 17－6－5　男性，71 岁，肺鳞癌胸椎转移，PVP 与椎板切除减压、椎弓根螺钉内固定合用

A. CT 显示胸椎破坏；B. MRI 显示椎体破坏、椎管占位；C、D. 术后正、侧位 DR 片显示内固定位置良好；E. CT 显示骨水泥充填良好

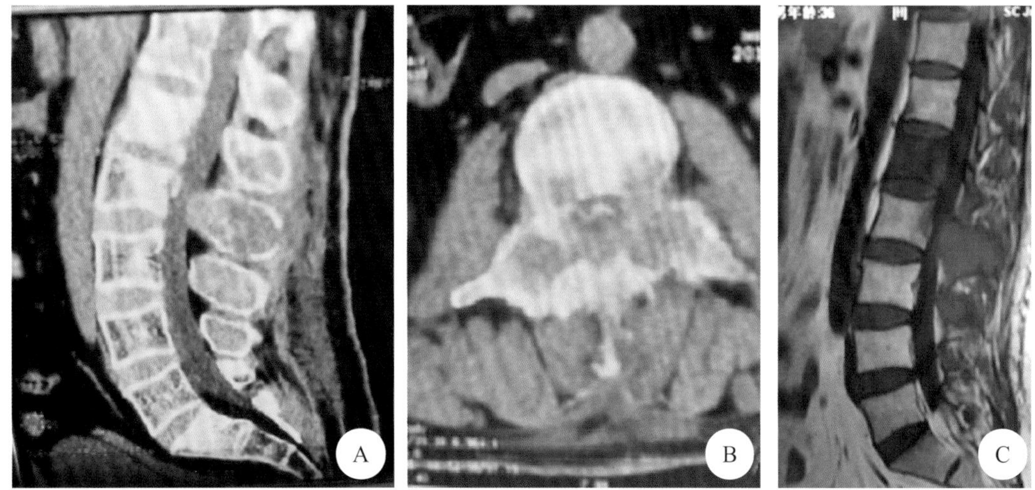

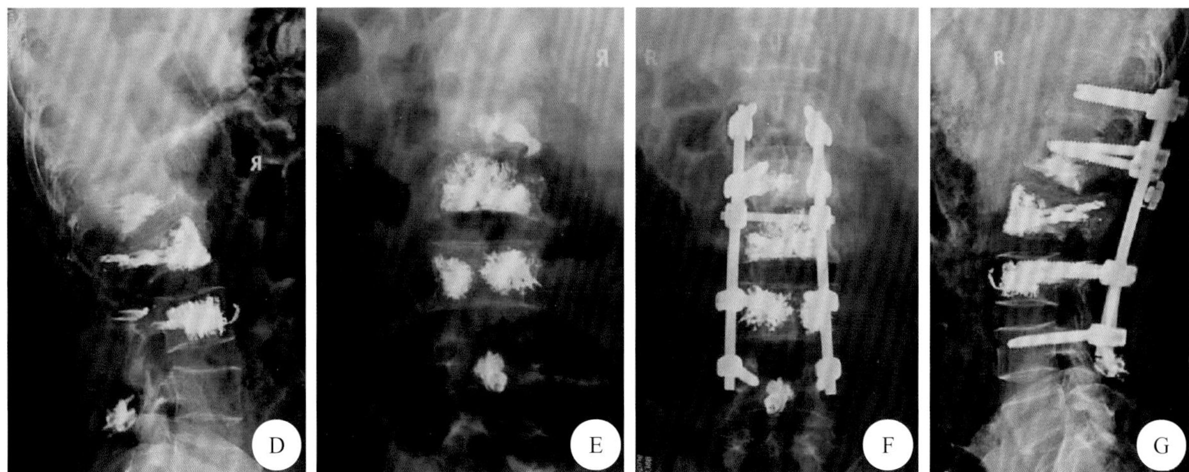

图 17－6－6　男性，35 岁，持续性腰背骨痛 4^+ 月，进行性加重，PVP 与椎板切除减压、经皮椎弓根螺钉内固定合用

A~C. CT 与 MRI 显示 $L_{1\sim4}$ 椎体与附件骨质破坏，腰椎多发转移无法切除；D、E. $L_{1\sim4}$ 行 PVP；F、G. T_{12} ~L_4 行经皮椎弓根螺钉内固定

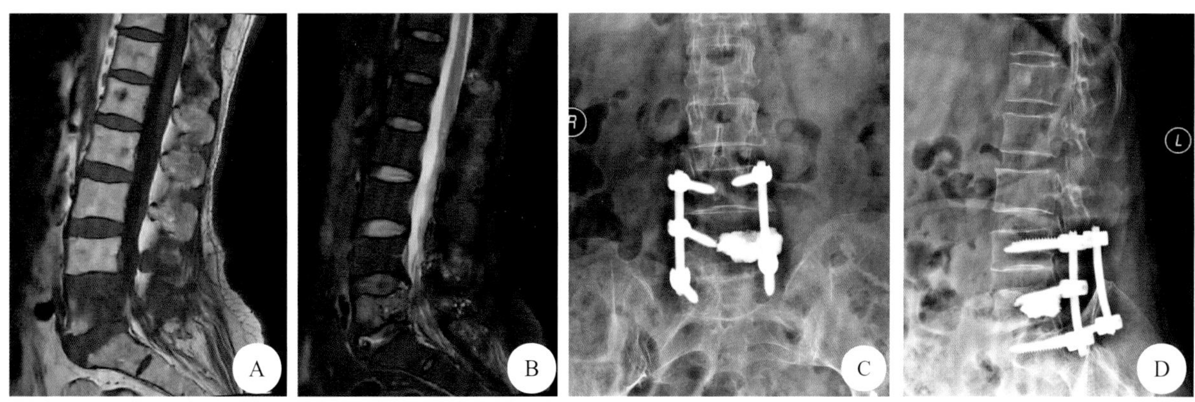

图 17－6－7　女性，65 岁，肺腺癌腰椎转移，PVP 与椎板切除减压、椎弓根螺钉内固定合用

A、B. MRI 显示椎体破坏、椎管占位；C、D. 术后正、侧位 DR 片显示内固定物位置良好，骨水泥充填良好

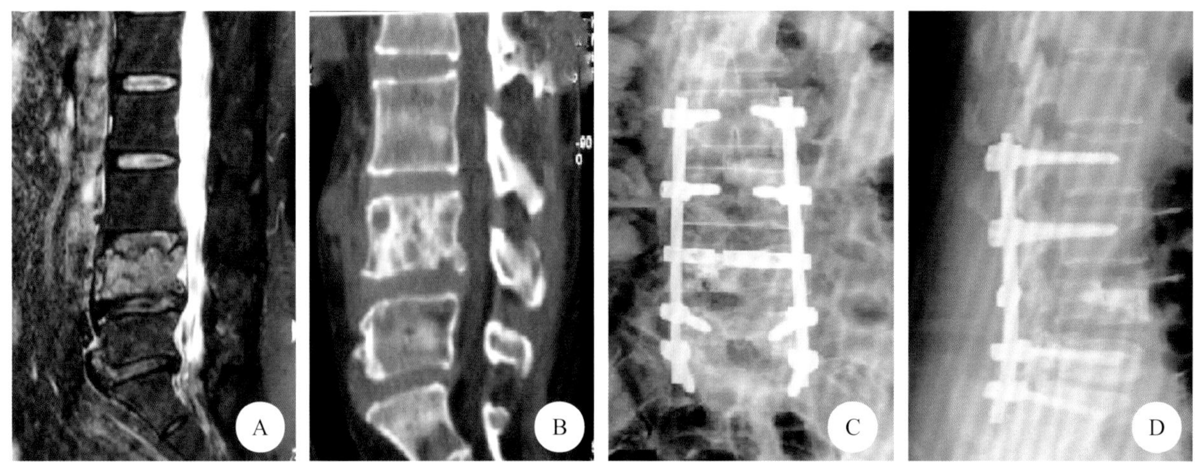

图 17－6－8　女性，59 岁，肺癌 L_4 转移病理性骨折伴不全马尾神经损伤，双肺与纵隔淋巴结转移性肿瘤，经后方入路 L_4 成形、椎管减压、L_2 ~S_1 同种异体骨植骨、椎弓根螺钉内固定，术后患者症状缓解

A、B. MRI 显示 L_4 破坏；C、D. 术后复查正、侧位 X 线片，内固定物位置良好

脊柱转移性肿瘤患者生存期短，多学科联合治疗是脊柱转移性肿瘤治疗的主要理念，对于顽固性疼痛、脊髓压迫症状的患者，微创姑息治疗是主要策略，可以改善脊髓及神经根压迫症状，术后能够早期进行放疗、化疗、靶向治疗等多学科治疗，使肿瘤得到有效控制。脊柱后方入路椎弓根钉棒系统用于因肿瘤破坏而失稳的椎体上、下节段固定，可达到较好的稳定性，具有承受脊柱轴向压缩、屈伸和侧方负荷的作用，并有一定的抗扭转能力。该术式将 PVP 与后方入路椎弓根钉棒系统联合，充分发挥了各自的优势。在开放手术中，可随时清理渗漏入椎管的骨水泥，克服了骨水泥椎管内渗漏的弊端。后方入路手术暴露相对容易，它可以直接切除受累的后柱结构，通过切除椎板暴露椎管内肿瘤上、下界线，彻底清除椎管内的肿瘤组织，解除脊髓压迫。根据 Denis 三柱理论，除了后方入路牢固内固定，手术还需为前、中柱提供强有力的支撑。替代物选择多样，如钛网、自体骨、复合材料人工骨、人工椎体及骨水泥等。选择该术式的患者预期寿命较短，昂贵的填充物显然不适合。而自体骨往往被肿瘤组织再次破坏，维持时间短。所以，骨水泥是该术式理想的填充材料。在病椎内注入具有凝固特性的骨水泥进行椎体重建，恢复了前、中柱的支撑抗压性，减轻了椎弓根钉棒系统的负荷，可有效防止椎弓根钉棒松动、断裂及拔出等并发症。

四、与微波消融术及减压内固定合用

脊柱转移性肿瘤的治疗原则以缓解疼痛、防治病理性骨折及改善患者生活质量为主，但具体治疗方案的选择尚存争议。单纯经后方入路椎板减压及椎弓根螺钉内固定术可缓解脊髓神经压迫、改善功能障碍和重建脊柱稳定性，但受限于无法有效控制肿瘤局部进展，其临床获益有限。PVP 和微波消融术等微创治疗手段能在一定程度上增加脊柱稳定性和抑制肿瘤进展，但由于无法有效缓解脊髓神经压迫，难以改善患者已出现的神经功能障碍。近年来，三者联用的方式在骨恶性肿瘤的治疗中逐步应用并取得了一定疗效，在增加放、化疗敏感性及提高患者生活质量等方面具有重要意义（图 17－6－9）。

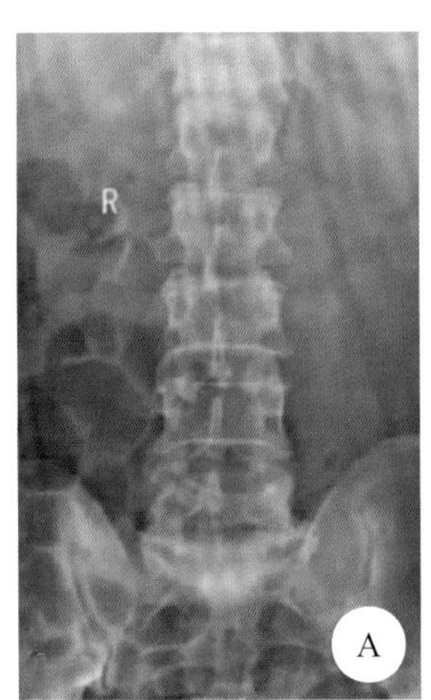

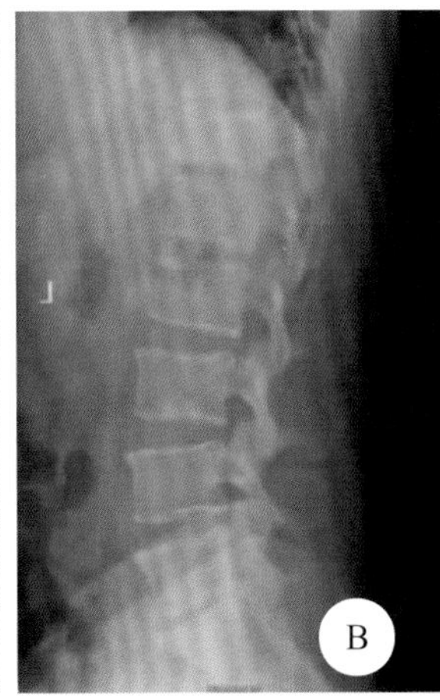

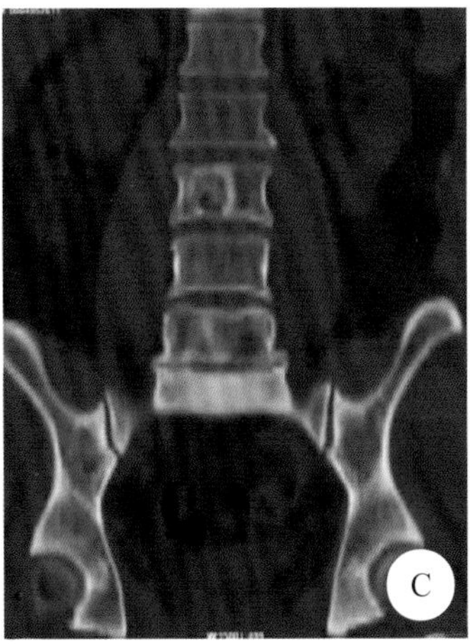

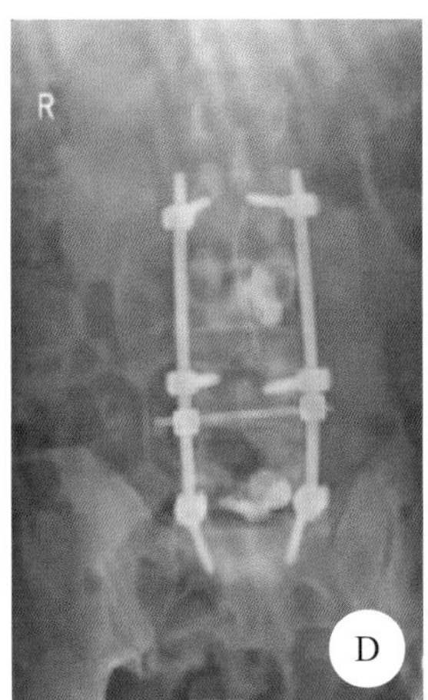

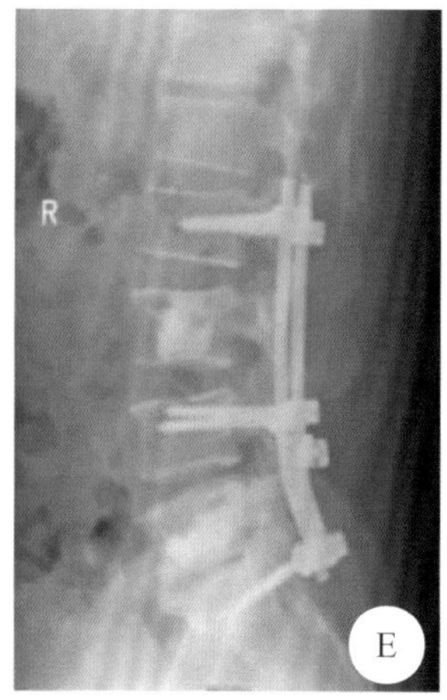

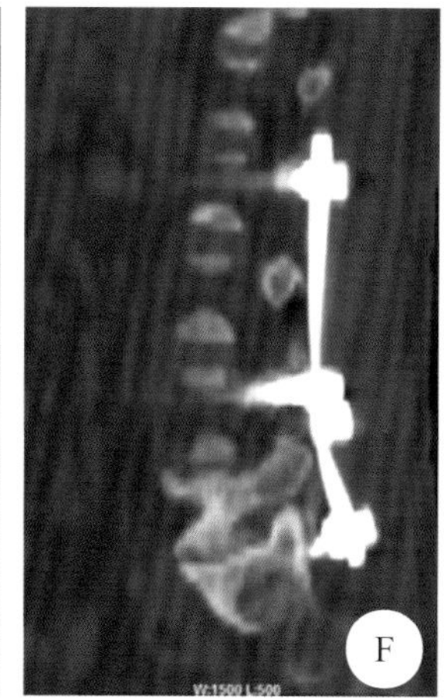

图 17-6-9 男性，48 岁，L_3～L_5 肺癌转移，PVP 与微波消融术、减压内固定合用，术前 Tomita 评分 7 分，Tokuhashi 评分 9 分

A、B. 术前腰椎正、侧位 DR 片显示 L_3、L_5 多发骨转移椎体病变；C. 术前腰椎 CT 显示 L_3、L_5 溶骨性破坏，L_5 病理性压缩骨折；D、E. 病灶微波消融术联合椎板减压、椎弓根螺钉内固定术后腰椎正、侧位 DR 片，因椎体微波消融术后缺损较多，故予以椎体内骨水泥注射增强椎体稳定性，L_5 高度较术前恢复；F. 术后 3 个月 CT 显示内固定在位，无松动

（李宁涛　何沛峰　曹云　郑龙坡　王贤帝　张闻力　曾建成　胡豇）

参考文献

[1] 安永博，侯文根，路坦，等. 经皮椎体成形术和经皮椎体后凸成型术治疗脊柱转移癌的临床观察 [J]. 临床研究，2020，28（3）：23－24.

[2] 郭卫. 多发性骨髓瘤骨病外科治疗专家共识（2022版）[J]. 中国肿瘤临床，2022，49（13）：650－659.

[3] 郭卫. 乳腺癌骨转移临床诊疗专家共识 [J]. 中国肿瘤临床，2022，49（13）：660－668.

[4] 胡云洲，宋跃明，曾建成. 脊柱肿瘤学 [M]. 北京：人民卫生出版社，2015.

[5] 江伟，柯珍勇，陈萧霖. PVP 在治疗脊柱转移性肿瘤的研究进展 [J]. 中国医药科学，2020，10（23）：62－65.

[6] 王志坤，张贤森，李再学，等. 聚甲基丙烯酸甲酯骨水泥与同种异体骨混合强化羊椎体的生物力学研究 [J]. 中国修复重建外科杂志，2021，35（4）：471－476.

[7] 吴学元，郝崔培，靳占奎，等. 胸腰椎转移瘤后路减压固定联合病椎骨水泥成形的短期疗效 [J]. 实用骨科杂志，2021，27（4）：300－305.

[8] 杨惠林. 经皮椎体强化术的临床应用 [J]. 骨科，2017，8（3）：161－162.

[9] 曾建成，刘浩，宋跃明，等. 瘤椎全切与重建治疗胸腰椎肿瘤伴神经功能障碍 [J]. 中国修复重建外科杂志，2007，21（5）：445－448.

[10] 张闻力，旷甫国，苟亚伟，等. 单纯椎板减压椎弓根螺钉内固定术与联合微波消融治疗脊柱转移瘤的疗效比较 [J]. 中国脊柱脊髓杂志，2021，31（2）：127－133.

[11] 张忠民，张超，韩秀鑫，等. 微创手术治疗脊柱转移癌的临床研究 [J]. 中国肿瘤临床，2022，49（13）：682－687.

[12] 朱小军，宋国徽，唐清连，等. 脊柱转移瘤的外科治疗进展 [J]. 中国肿瘤临床，2022，49（3）：688－692.

[13] Aliev MA，Mamadaliev AM，Saidov SS，et al. The result of surgical treatment of secondary stenosis of the cervical spinal canal due to instability after vertebra－spinal trauma（clinical case）[J]. Tech Neurosurg Neurol，2022，5（1）：1－7.

[14] Colangeli S，Capanna R，Bandiera S，et al. Is minimally－invasive spinal surgerya reliable treatment option in symptomatic spinal metastasis? [J]. Eur Rev Med Pharmacol Sci，2020，24（12）：6526－6532.

[15] Morgen SS，Hansen LV，Karbo T，et al. Minimal access vs. open spine surgery in patients with metastatic spinal cord compression－A one－center randomized controlled trial [J]. Anticancer Res，2020，40（10）：5673－5678.

[16] Phull SS，Yazdi AR，Ghert M，et al. Bone cement as a local chemotherapeutic drug delivery carrier in

orthopedic oncology：A review［J］. J Bone Oncol，2020，26：100345.

［17］Ramazanoğlu AF，Sarıkaya C，Etli MU，et al. Results of percutaneous cervical vertebroplasty using an anterolateral approach for cervical spine tumors［J］. Acta Orthop et Traumatologica Turcica，2022，56（4）：268—271.

［18］Vega RA，Traylor JI，Habib A，et al. Minimally invasive separation surgery for metastases in the vertebral column：A technical report［J］. Oper Neurosurg，2020，18（6）：606—613.

［19］Wang B，Zhang K，Zhang X，et al. Microwave ablation combined with cementoplasty under real—time temperature monitoring in the treatment of 82 patients with recurrent spinal metastases after radiotherapy［J］. BMC Musculoskelet Disord，2022，23（1）：1025.

［20］Zhou Z，Wang Y，Liang X，et al. Minimally invasive pedicle screw fixation combined with percutaneous kyphoplasty under O—Arm navigation for the treatment of metastatic spinal tumors with posterior wall destruction［J］. Orthopaedic Surgery，2020，12（4）：1131—1139.

第十八章　脊柱肿瘤射频消融术与微波消融术

第一节　脊柱肿瘤射频消融术

一、消融机制

（一）工作原理

射频消融术（Radio frequency ablation，RFA）是新兴的微创疗法，其肿瘤治疗原理类似于激光、微波及高强度超声疗法，皆属于热损毁策略。其在超声、CT、MRI或内镜引导下，透过经皮的针状或多极伞状电极，将频率介于460～500kHz的射频电流，经射频消融装置的调控单元和计算机控制，传导至患者肿瘤部位。该过程运用导电离子和极化分子在肿瘤组织内快速变化，随射频交变电流的方向，产生内在的摩擦热。当温度超过60℃，导致肿瘤组织生成不可逆的凝固坏死，而这些坏死区（或灭活区）在患者体内逐渐被吸收（大约1个月）。其周围则形成纤维包膜，其中富集了中性DNA，从而增强患者的免疫功能并提高治疗效果。同时，肿瘤周边组织的凝固坏死区形成一反应带，中断肿瘤的血液供应并预防肿瘤的扩散。RFA具备操作简捷便利、可控性强、创伤微小、疗效确凿、适应范围广、治疗周期短、疗效迅速、不良反应较少等优势。研究指出，RFA所引发的肿瘤组织坏死区的大小和形态，与射频设备所使用的辐射能量、电极长度、电极针的空间分布、预设组织电阻及疗程的长短有关。射频治疗装置最大功率可达150～250W，多极伞状电极能一次性形成凝固直径3.5～7.0cm的球状灶，其尺寸可由计算机根据上述参数进行自动调控。射频电极周围组织的温度升高并非电极自身温度升高和传导所致，而是组织中离子在电极的高频交替变化的电流作用下，产生振荡运动，离子振荡摩擦生热，引起局部组织温度升高。最初的单电极式射频探针的射频电流从单电极向外传播时，随着传播距离的增大，能量迅速下降，其程度与传播距离的平方成反比，因此组织凝固坏死区直径最大只能够达到1.6cm。随后出现的双电极式射频探针消融的直径达到了4～5cm。多电极式射频探针的问世，使得凝固坏死区直径达到3.5cm～7.0cm。为了让热传导能够使肿瘤凝固坏死达到足够的范围，RFA区域常需要包括肿瘤周边的部分正常组织。因此，根据组织坏死的最大范围，多数学者认为RFA治疗肿瘤的直径一般不超过6cm，在3cm以内效果最好（图18－1－1～图18－1－3）。

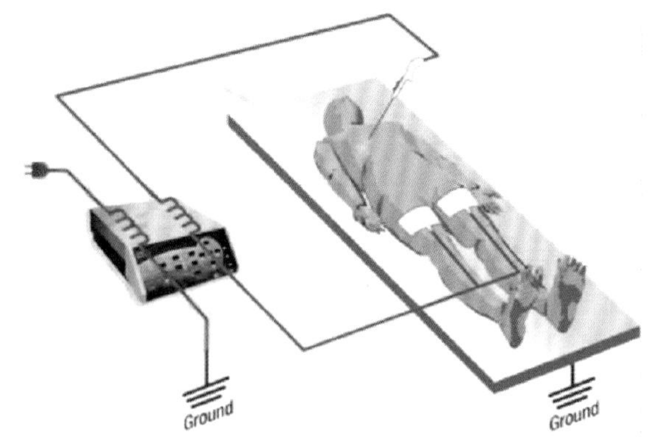

图18－1－1　RFA电流回路图

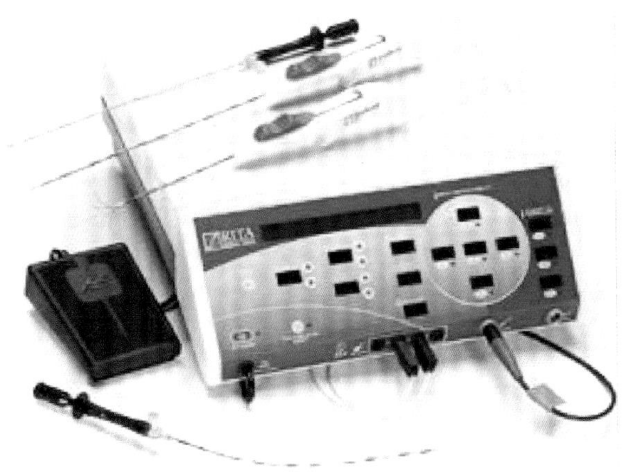

图 18－1－2　射频消融仪系统

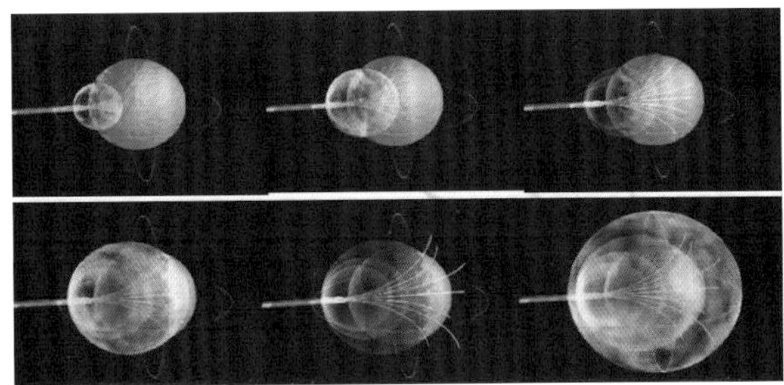

图 18－1－3　RFA 热消融形成示意图

（二）治疗脊柱肿瘤的机制

脊柱原发性良性肿瘤主要有骨样骨瘤、脊柱血管瘤、软骨瘤等；脊柱交界性肿瘤主要有骨母细胞瘤、嗜酸性肉芽肿和动脉瘤样骨囊肿等；脊柱恶性肿瘤主要有恶性骨巨细胞瘤、浆细胞骨髓瘤、脊索瘤、骨肉瘤、软骨肉瘤等。脊柱转移性肿瘤较脊柱原发性肿瘤多见，多数发生于胸、腰椎，其次是颈椎，尤其多见于老年患者，中青年患者也可见。

解剖学上，脊柱以骨松质为主，外围包裹较薄的骨皮质，因此脊柱的血运相对较丰富，尤其对于脊柱转移性肿瘤而言，常规手术切除脊柱肿瘤面临出血多、手术难度大、切除不彻底等问题。有研究表明，恶性肿瘤细胞对热的敏感性高于正常组织细胞，因此，RFA 应用于脊柱肿瘤的治疗能够较好地杀灭恶性肿瘤细胞。

射频热降低癌痛的可能机制有如下几种：①高温破坏涉及骨膜及骨皮质的相邻的感觉神经纤维，抑制痛觉传导；②机械性减压，通过热损毁使肿瘤体积减小，减少刺激感觉神经纤维；③破坏肿瘤细胞产生神经刺激因子（肿瘤坏死因子、白介素等），这可能降低神经纤维的敏感性及痛觉传导；④抑制可引起疼痛的破骨细胞活性。

脊柱肿瘤 RFA 治疗中需要保留脊髓及神经根的活性，因此神经组织对高温的敏感性直接影响到 RFA 对肿瘤组织的温度剂量。实验研究发现，44℃温度作用于犬坐骨神经持续 1h，可造成严重损伤；小鼠脊髓的半数反应剂量（ED_{50}）为 41.3℃（1h）或 45℃（10.8min）；犬脑组织的耐热限度为 42℃（45min）或 43℃（15min）。因此，临床上应用时应尽可能使涉及重要神经组织的温度控制在 42℃以下，不宜超过 43℃。近几年来，冷循环射频消融电极在临床应用广泛。电极针末端具有冷盐水出口，水直接冲刷电极针末端和组织表面，以此来直接冷却消融电极和周围组织。冷循环射频消融降低了电极末端的温度，减轻电极附近组织的碳化和气化现象，降低组织的阻抗，提高放电输出功率，使得损伤深度增加，从而保证了治疗的有效性（图 18－1－4～图 18－1－6）。研究表明，完整的骨皮质可有效限制热的分布和传导，而椎体后壁的完整性是避免脊髓热损伤的重要保证。

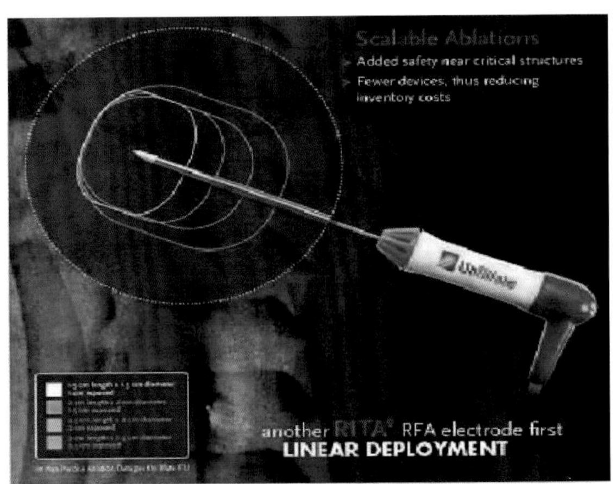

图 18－1－4　单电极

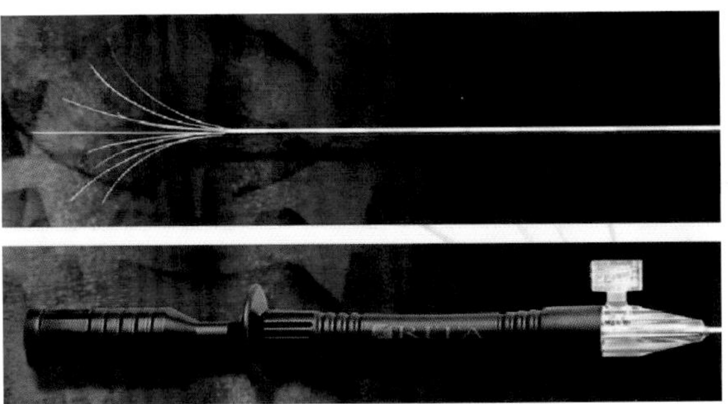

图 18－1－5　伞状电极

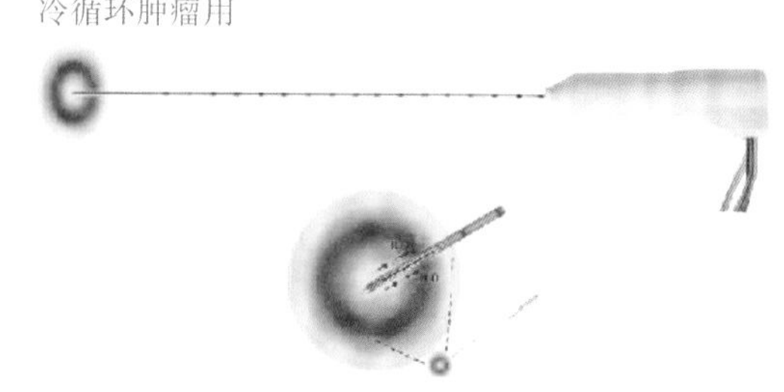

图 18-1-6　冷循环单电极

二、适应证与禁忌证

（一）适应证

脊柱肿瘤的 RFA 是一种相对较新的技术，一些适应证正在持续探索中。根据国内外现有文献，总结如下。

1. 脊柱原发性肿瘤

（1）骨样骨瘤：约占脊柱肿瘤的 7.5%，主要症状是夜间加重的疼痛感，口服非甾体抗炎药有效，X 线检查很难发现病灶，CT 扫描可见 0.8～1.0cm“鸟巢”样病灶。

（2）骨母细胞瘤：约占脊柱肿瘤的 11%，影像学上容易和骨样骨瘤混淆，主要症状为后背部酸痛，也可以无症状。

（3）上皮样血管内皮瘤：占脊柱肿瘤的 10%～20%，对于一些存在椎体压缩骨折的病灶，可联合应用椎体成形术进行治疗。

（4）软骨瘤：约占脊柱肿瘤的 2%。

（5）骨巨细胞瘤：约占脊柱肿瘤的 15%。

（6）软骨肉瘤：约占脊柱肿瘤的 6%。

（7）脊索瘤：发生率约 1/100 万。

（8）浆细胞骨髓瘤和淋巴瘤。

2. 脊柱转移性肿瘤　脊柱转移性肿瘤在脊柱肿瘤中非常常见，10%～30%的肿瘤患者发生脊柱转移。胸椎和腰椎转移常见，原发灶多见于乳腺癌、肺癌、前列腺癌、肝癌及肾恶性肿瘤等。大部分患者临床症状最早表现为疼痛，继而发生病理性骨折，尤其是脊柱溶骨性破坏和脊柱浆细胞骨髓瘤患者，更容易发生病理性骨折。支持性和姑息性治疗是目前针对大多数患者行之有效的办法。

脊柱转移性肿瘤的非手术治疗方法包括镇痛药治疗、放疗、激素治疗、化疗及双膦酸盐治疗等。外科手术治疗包括病椎切除、Cage 重建、骨水泥成形术、椎弓根螺钉内固定术等。但对于年纪较大、体质较弱，且合并其他疾病或病灶多处转移的患者而言，外科手术相对创伤较大、恢复期较长，微创和姑息性治疗的办法是首选。

（二）禁忌证

RFA 治疗肿瘤的原理是一种热疗，在引起肿瘤组织热损毁的同时，也会导致周围正常组织的热损伤。因而对一些包裹有重要的血管和神经等组织、椎管后壁不完整、有可能导致重要组织器官损伤的肿瘤禁用 RFA 治疗，对于一些不能耐受麻醉和凝血功能障碍的患者，也应谨慎使用。存在神经受压症状的患者，可考虑在神经减压手术的同时直视下进行 RFA。

三、技术要点

（一）术前准备

术前与患者签订手术知情同意书，详细讲述 RFA 治疗脊柱肿瘤的原理和要达到的预期目的。术前常规检查心电图、出凝血时间，进行脊柱正侧位 X 线检查、病椎的 CT 扫描和三维重建、MRI 平扫加增强和全身核素骨显像，明确患者对麻醉药物或抗生素是否过敏，年龄超过 65 岁患者需进行心肺功能检查。对患者全身和局部情况进行综合评定，明确肿瘤部位、大小以及与周围组织器官的毗邻关系。根据影像学资料制订空间布针方案，选择不同规格的电极、设计进针点及进针方向。对于体积较大、形状不规则的骨转移灶，需多次进针达到消融范围，相邻进针位点射频治疗有效半径一般可叠加30%～50%。

术前活组织检查可明确肿瘤性质，指导下一步对肿瘤的综合治疗。术前需准备肿瘤穿刺活检器械，以备术中使用。对于影像学显示肿瘤血运丰富的肿瘤组织，可于术前进行 DSA，必要时进行局部血管的明胶海绵栓塞。病理学诊断明确者可于术前血管内注射肿瘤细胞敏感的化疗药物进行局部化疗。

（二）操作方法与要点

根据患者肿瘤病灶部位，采取全麻或腰麻，

患者平卧于C臂X线机或CT机检查平台上，前臂建立静脉补液通道。根据病灶部位和穿刺进针方向，调整患者不同的体位，碘伏消毒术野皮肤直径约30cm，铺无菌洞巾。首先对病灶部位进行C臂X线机透视或CT扫描，CT扫描层厚2～4mm，平均3mm。计算肿瘤大小，根据肿瘤空间范围初步确定各进针点及空间布针数，确定进针角度，进针点原则上选择既方便穿刺针进入病灶，又可避免周围神经、血管和重要组织脏器损伤的路径。如椎体肿瘤，一般选择椎弓根入路。对于实体瘤，空间布针根据所采用射频电极的有效消融半径进行估算，原则上是有效消融半径依次叠加30%～50%区域进行空间布针。用开皮针将皮肤切开一约3mm长切口，经皮肤切口用直径为11～13G的椎弓根穿刺系统进行穿刺，直达病灶，影像学定位下调整进针方向。建立工作通道后，用骨活检针经原通道刺入病灶，取部分病灶组织放置于甲醛溶液中送病理学检查。

根据肿瘤大小选取不同规格的探针经工作通道插入病灶内，再次影像学扫描见电极位置确切，伞状电极充分打开，线路连接射频消融仪，负极电板贴于下肢后外侧，设置消融参数：治疗温度（95±5)℃，治疗时间5～10min，功率150W。启动射频消融仪，当达到治疗温度95℃后机器开始自动倒计时。治疗时间结束，机器自动停止，缓慢取出射频电极，热凝穿刺针道防止出血。根据病灶范围和大小，不同进针点依同样步骤进行穿刺、布针、消融。在无重要的神经、血管及脏器损伤的前提下，消融边界应当超出肿瘤边界0.5～1.0cm。治疗完成后针眼处乙醇纱布、无菌敷料包扎（图18-1-7、图18-1-8)。

术后适当静脉用抗感染及消炎药物，6h内平卧，给予吲哚美辛栓（消炎痛栓）100mg纳肛或布桂嗪（强痛定）100mg肌注，以减轻因组织热消融在麻醉消退后出现的局部疼痛。术后24h恢复无限制性正常活动，继续口服抗生素3d预防感染。

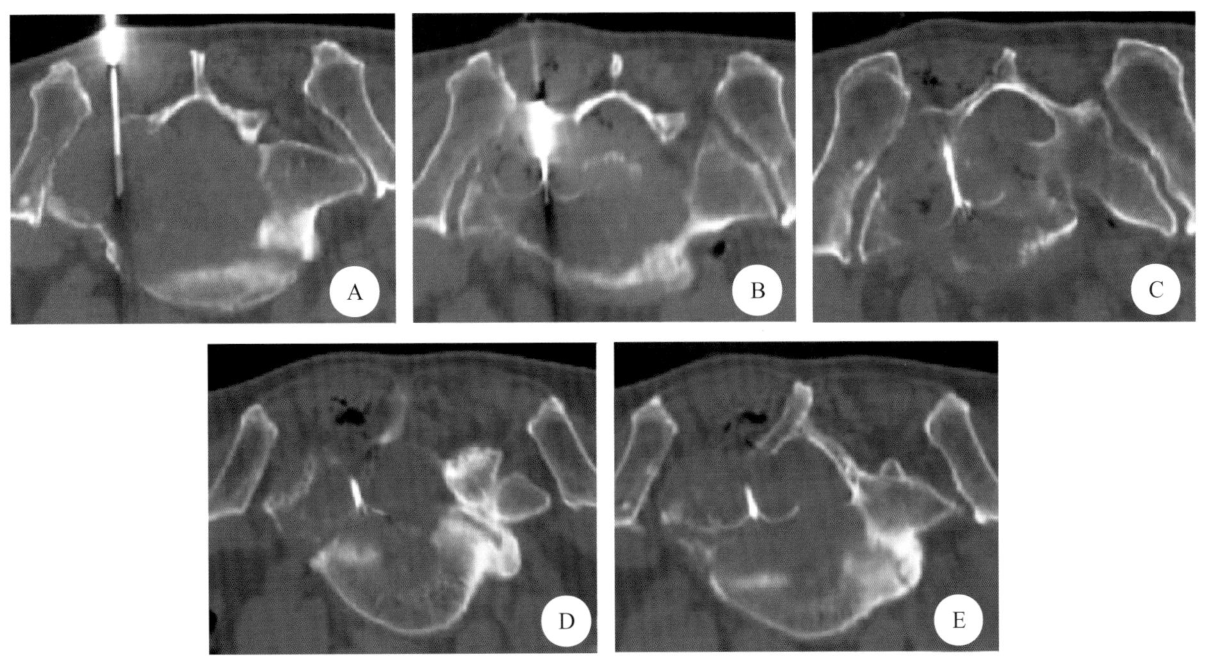

图18-1-7　射频消融操作方法

A. CT引导下将射频电极经皮刺入腰骶部骨转移灶；B. 将伞状电极充分打开；C～E. 根据病灶范围和大小，进行穿刺布针、消融

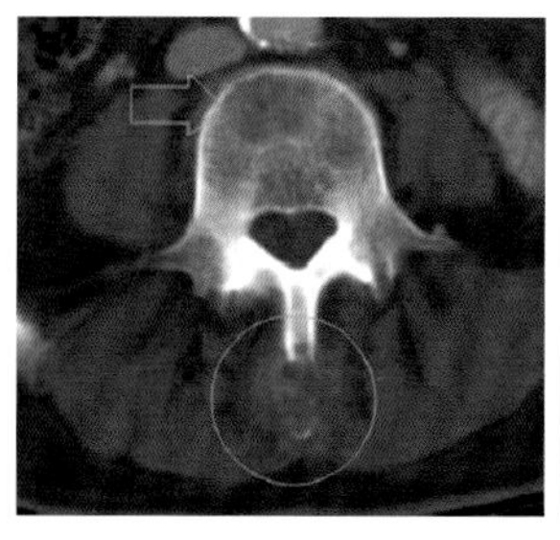
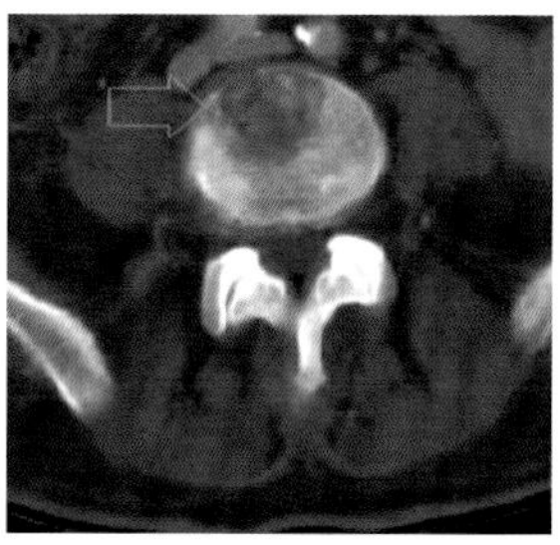
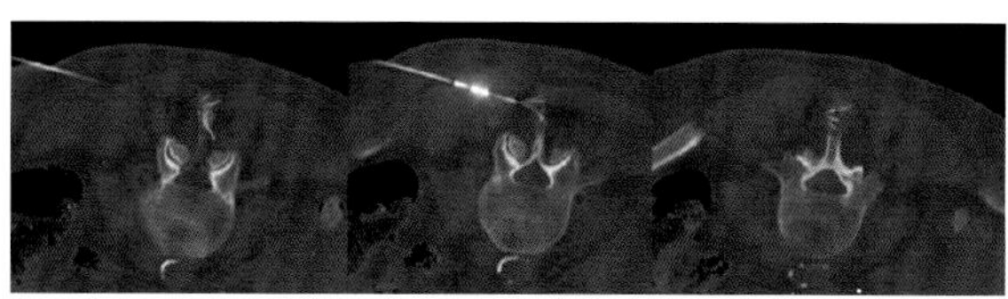
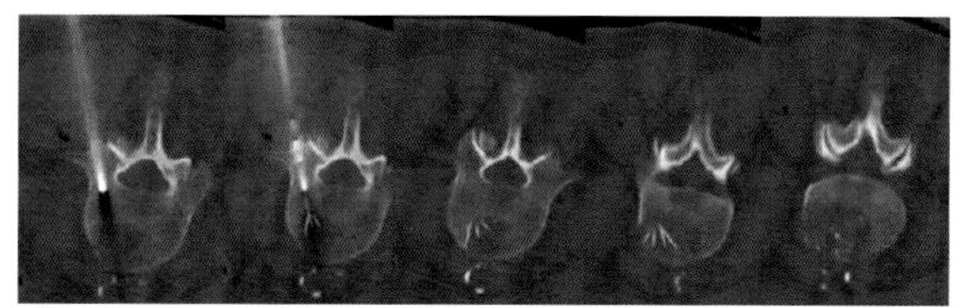

图 18－1－8　男性，63 岁，食管癌椎体及棘突转移，进行多次进针、肿瘤射频消融

（三）术中监测系统

1. 影像学监测　为保证 RFA 的成功，诊断成像包括 3 个任务：精确显示靶组织，在影像学引导下将探针放到靶点；在消融过程中引导和监测热能的蓄积和发散；随访评估治疗结果。多平面成像技术可以较理想地将探针经皮放置到靶点。超声和 CT 廉价而有效，它们常常被用来作为引导设备。MRI 能提供肿瘤与组织间的最大对比度，且可多平面导向，更为重要的是可实时检测靶组织的温度变化。

CT 成像对骨肿瘤的灵敏度和特异度均较好，其密度分辨率也明显优于 X 线片。CT 对肿瘤累及范围、邻近组织尤其是神经、重要血管等显示良好，在显示骨肿瘤病灶内结构与钙化、细小骨皮质破坏及病理性骨折等方面有其自身优势，但对骨肿瘤软组织变化的显示欠佳。CT 良好的分辨率提高了穿刺的精确度和安全性。CT 引导下活检技术的开展可提供骨肿瘤影像特点的组织学依据，使骨肿瘤的诊断、鉴别诊断、治疗和预后的评估准确度有了明显提高。

MRI 的多平面成像优势能更好地显示肿瘤全貌。MRI 对骨髓异常十分灵敏，因此在骨肿瘤疗效评估中起着极其重要的作用，信号强度的变化可提供病灶内骨化和纤维组织成分的变化。动态增强 MRI 不仅能反映肿瘤强化效果和肿瘤实际轮廓，还能显示肿瘤不同的增强类型，反映肿瘤内部不同的血管化程度与灌注状态。

2. 温度监测　为了保证治疗过程的安全性，必须监测靶组织内的温度分布，因为 RFA 的生物学效应主要取决于每一部分靶组织所达到的温度。应用磁共振热成像的介入性 MRI 具有很高的空间和时间分辨率，允许非侵入性地监测体内的介入步骤，与 CT 或超声导向治疗相比，磁共振环境对激光和射频治疗设备的要求更高。磁共振弛豫机制的温度依赖性和 MRI 的高度灵敏度，特别适用于显示和控制组织的热能蓄积和发散，这是介入性 MRI 在间质治疗中应用的基础。

MRI 拥有与众不同的特征，能够显示 RFA 治疗中 T1WI 和 T2WI 的信号变化，T2WI 中信号减低可作为凝固坏死的标志。影像学和病理对照研究说明，MRI 与 CT 可清楚显示2～3mm 的凝固坏死区域。当然，MRI 的优势是它的实时显示能力，这对治疗与重要结构毗邻的病变特别有用。MRI 和 CT 都可用于随访检查。

3. 疗效评定

（1）视觉模拟疼痛评分（Visual analogue score，VAS，0～10 分）：是临床常用的疼痛评分系统，能够相对客观地评价治疗前后疼痛程度的变化情况。因为患者痛阈的个体差异，不同个体疼痛分值大小也存在一定的误差。但目前尚无更好的疼痛评价指标，因此可作为相对指标对治疗效果进行评价。RFA 治疗后即刻可减轻肿瘤引起的疼痛，这跟肿瘤体积减小、痛觉纤维破坏、肿瘤致痛因子释放得到抑制有直接的关系。

（2）影像学评定：X 线、CT 及 MRI 检查可以显示治疗前后肿瘤体积大小、肿瘤组织含水量、椎体高度、病灶周围骨量等变化，尤其 MRI T2WI 信号强度的改变，可明确消融范围的大小及肿瘤组织坏死程度及判断预后。

4. 组织学评定　取治疗前后肿瘤边缘组织和肿瘤组织在光镜和电镜下观察肿瘤细胞坏死率，将病理学检查结果中肿瘤坏死程度分为无（0，0）、差（＞0，＜50％）、良（≥50％，＜100％）和佳（100％，100％），以此判定肿瘤坏死情况。

四、与经皮椎体强化术合用

影像学引导下的经皮椎体成形术（Percutaneous vertebroplasty，PVP）是一种在影像学定位指引下，通过皮肤穿刺途径，将骨水泥注射至受影响的椎体内部的方法。其目的在于稳定椎体的结构，增加椎体的负荷承载能力。PVP 适用于多种椎体良性病变，如骨质疏松引发的椎体骨折，以及椎体转移性肿瘤、淋巴瘤、浆细胞瘤、血管瘤等的治疗。此外，除了加强椎体的稳定性，该方法还可以缓解疼痛症状。

RFA 联合 PVP 治疗脊柱肿瘤是近年来提出的一个较新的理念，两种治疗方法具有互补作用。脊柱肿瘤中最多见的是脊柱转移性肿瘤，往往会有病理性骨折和难以忍受的疼痛，其中大部分患者都不适合常规手术治疗而只能采取姑息性治疗。PVP 常常被单独使用或联合外科手术来维持患者的脊柱稳定性，近期随访结果满意，而极个别失败往往因为肿瘤的快速发展和肿瘤病灶的破坏范围较大引起。RFA 可用于治疗多种肿瘤，其中包括脊柱转移性肿瘤。它的优点在于在不采取外科切除的情况下可以杀死肿瘤组织，而对于无法耐受常规手术的患者，可以选择 RFA 进行治疗。RFA 可以在患者意识清醒、局部麻醉下实施，同时在影像学引导下能够控制热消融范围大小。它可以减轻因为骨肿瘤和转移性病灶引起的疼痛，其中包括脊柱病变。有关报道表明，采取 RFA 治疗的溶骨性破坏的患者中，约 80%的患者在随访期间明显降低了镇痛药的使用量。

经皮球囊扩张椎体后凸成形术（Percutaneous kyphoplasty，PKP）在 PVP 基础上形成，是将球囊在 X 线透视引导下沿经皮插入的套管置入病椎，在一定压力下球囊扩张，使病椎的骨松质中形成一个类圆形的空间，移出球囊后，在较低压力下向空腔内推入面团期（固态）PMMA 骨水泥。PKP 是 PVP 的一大进步，撑开的球囊可使 RFA 后的病灶区域获得更大的空间，以利于骨水泥更大范围的填充，提高了椎体的稳定性，同时也扩大了骨水泥与病灶边缘的接触机会，在骨水泥释放热量时更有利于病灶边缘肿瘤组织的热损伤。

一个值得思考的问题是，靠近脊髓和神经的肿瘤是否可以采取 RFA 进行治疗。相对于软组织，脊椎的骨皮质作为一种热传导的绝缘体，而骨松质可以明显降低热量的传导，因而为肿瘤与脊髓和神经组织之间提供了一个安全屏障。建议需要进行 RFA 的瘤巢距离重要的结构至少 1cm，这样可以在不侵入椎管和不需要将射频电极紧贴着椎管后壁的情况下，对整个靶组织进行热消融。

PVP 或 PKP 的目的是减轻患者疼痛、防止病理性骨折、维护或提高椎体的稳定性。而联合应用 RFA 进行治疗，可以使椎旁和椎体内静脉丛在高温下发生血栓，因而降低椎体成形操作过程中骨水泥反应、肿瘤细胞经静脉网转移等并发症的发生率。虽然单独行 RFA 可以减轻疼痛，但是却不能提高椎体的稳定性。但 RFA 可以通过破坏椎体成形病灶内的靶组织，有助于骨水泥在椎体内的分布，延长 PVP 后致椎体稳定的时间，降低 PVP 的失败率。

RFA 和 PVP 或 PKP 可以同时进行，都可以在椎体成形建立的工作通道内操作。首先经椎弓根或椎弓根旁入路建立工作通道，活检钳或活检针取肿瘤组织送病理学检查，然后将射频电极经工作通道插入病灶内进行 RFA，结束后再进行椎体成形，经工作通道将骨水泥直接或经球囊成形后注入病灶内。常用工具包括 11～20G 穿刺针、1ml 注射器、骨科小锤、骨水泥和单体（如 PMMA），以及 C 臂 X 线机和/或 CT 等。

国内外的文献表明，RFA 联合 PVP 或 PKP 治疗椎体肿瘤较分别单独应用两种治疗方式具有明显的优势，在扩大肿瘤损毁范围、减轻疼痛的同时，提高了椎体的稳定性，防止了脊椎后凸畸形和骨水泥松动的发生。

五、与手术切除合用

肿瘤治疗的核心原则是早期手术彻底切除，以综合治疗为主，力求彻底清除肿瘤组织，预防肿瘤复发，延长患者生存期，提升生活质量。对于产生疼痛症状的良性肿瘤，可考虑经皮穿刺 RFA 治疗。对于椎体后壁皮质完整且不适合常规手术的患者，联合经皮椎体固定技术与PVP可实现姑息性治疗效果。然而，对于肿瘤体积较大、与脊髓或神经根边界不明确、椎管完整性受损且伴有神经受压症状的患者，不适合采用经皮穿刺RFA治疗。由于脊柱解剖复杂，完全切除肿瘤在临床上具有挑战性。这种情况下常采用肿瘤减量手术，将肿瘤分块切除，即刮除。然而，由于此类手术是囊内进行的，切除程度有限，局部肿瘤控制效果不佳。通过联合手术椎管减压及直视下RFA，可以充分利用两者优势：手术阶段先显露硬膜囊和神经根，RFA过程中通过冲洗降温保护脊髓神经；RFA后肿瘤组织收缩，血供中断，切除过程中出血显著减少。此方法既提高了肿瘤切除的完整性，又显著增加了操作的安全性。常规采用脊柱后方入路。选择需要固定的病灶邻近节段植入椎弓根螺钉后，先行病灶所在节段的椎板切除，充分显露硬膜囊和神经根，再经该节段椎弓根进入椎体病灶内取活检，同样通过椎弓根在X线透视下将RFA电极置入椎体病灶内（图18－1－9），电极到达满意的位置后打开伞状电极，开始RFA过程。消融过程可设定为8～12min，功率为150W，治疗温度为(95±5)℃。在此过程中为了确保脊髓和神经根不被高温灼伤，需不断用水冲洗硬膜囊周围，以带走硬膜与肿瘤交界处部分热量。RFA结束后，再进行彻底的病灶刮除和脊柱稳定性重建，刮除的组织作为RFA后的病理标本，以进行治疗前后的组织病理学评估。

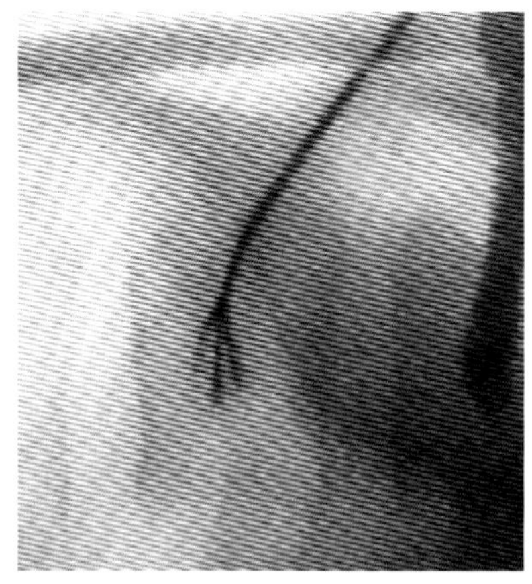

图18－1－9　X线透视下将RFA电极置入椎体病灶内

虽然已初步证实手术切除联合RFA临床应用的可行性和有效性，但在病例的选择、RFA时间和温度控制等方面仍存在很多疑惑和问题，此治疗方法是否可以延长患者的生存期及远期疗效如何亦尚不清楚，还需要今后进一步研究。

总之，微创外科的发展是现代外科领域的主旋律，旨在以最小的创伤达到最佳的治疗效果。RFA治疗脊柱溶骨性病灶是一项简单、微创、安全、高效的方法，对于大多数脊柱肿瘤患者可以作为一种很好的选择。

六、机器人辅助射频消融

通常情况下，由于热消融区域大小的限制，RFA在临床实践中更适用于治疗小肿瘤或复发性肿瘤。对于大于3cm的肿瘤而言，需要多次放置针头进行RFA，这通常会增加定位不准确的概率及对患者的创伤风险。机器人辅助的RFA因其速度、准确性和一致性而更适合对较大的肿瘤进行RFA，可最大限度地减少放射性暴露和克服视觉的限制。近年来，随着医疗技术的飞速发展，机器人辅助手术在脊柱肿瘤治疗领域中崭露头角，作为一项创新性的治疗手段，其受到了越来越多医疗专家的关注与推崇。机器人辅助脊柱肿瘤RFA不仅在手术操作中发挥了巨大作用，更为患者带来了更加精准、安全和有效的治疗体验。该技术将O臂X线机与机器人系统紧密结合，实现了实时影像监控下对脊柱肿瘤的高精度定位和穿刺进针。术前通过O臂X线机获取薄层影像三维数据并快速同步到机器人工作平台，术者根据三维影像数据规划进针路径及深度，引导机械臂精准到达穿刺点进行经皮穿刺，将RFA电极经穿刺路径插入肿瘤部位进行消融（图18－1－10）。机器人精准导航可减少穿刺次数，提高了RFA电极插入瘤巢的精度，最大限度地保护了周围正常组织，有效降低了手术风险和并发症的发生。

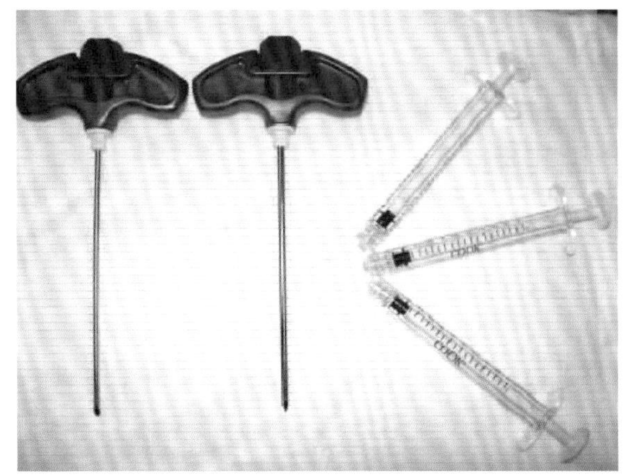

图 18－1－10　骨穿针和 1ml 注射器

机器人辅助下的脊柱肿瘤 RFA，应用光追踪实时校准，在机械臂的精准定位引导下，避免了穿刺过程中外力导致的偏差，极大降低了人手操作导致的穿刺点偏离概率，同时缩短了手术时间。相比传统手术，机器人辅助 RFA 创伤更小，出血量更少，术后疼痛明显减轻，患者住院时间大大缩短。

机器人联合 O 臂 X 线机辅助脊柱肿瘤 RFA 以实时、精准、快速的导航模式，为脊柱肿瘤患者提供了一种安全、有效的治疗选择，但也面临一些挑战。第一，机器人系统的成本较高，限制了其在一些医疗机构的推广应用；第二，手术团队需要接受专门的培训，该设备的熟练使用需要一定的训练周期；第三，目前的骨科手术机器人尚处于初期阶段，尚不能实时自动判断 RFA 电极穿刺深度，仍需借助术中透视确定 RFA 电极有效消融范围。随着骨科手术机器人智能化的不断改进，相信未来其会成为广大医务工作者最佳的手术辅助设备（图 18－1－11～图 18－1－14）。

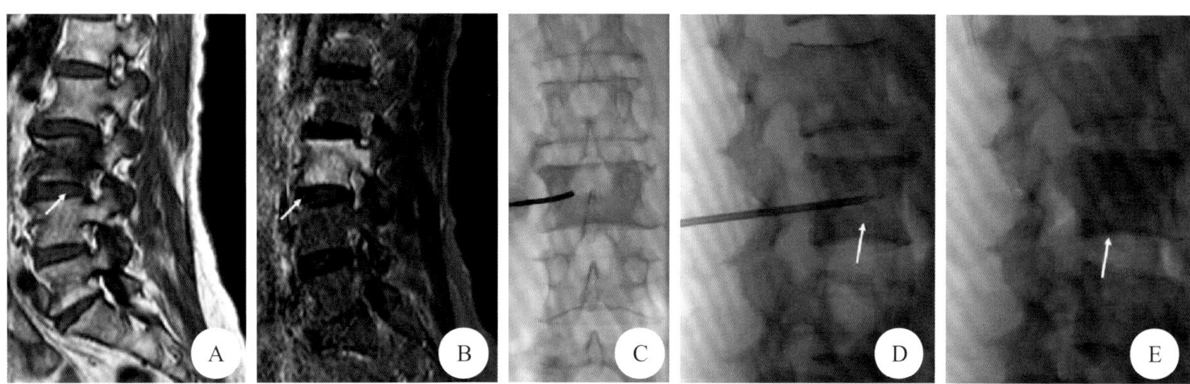

图 18－1－11　女性，65 岁，鼻咽癌 L_3 转移，放疗术后 4 年

A、B. MRI 显示 L_3 病变（T1WI、T2WI）；C. 骨穿针经 L_3 左侧椎弓根进针；D. RITA UniBlate 微泵单针射频消融（箭头所示）；E. 骨水泥注入（箭头所示）

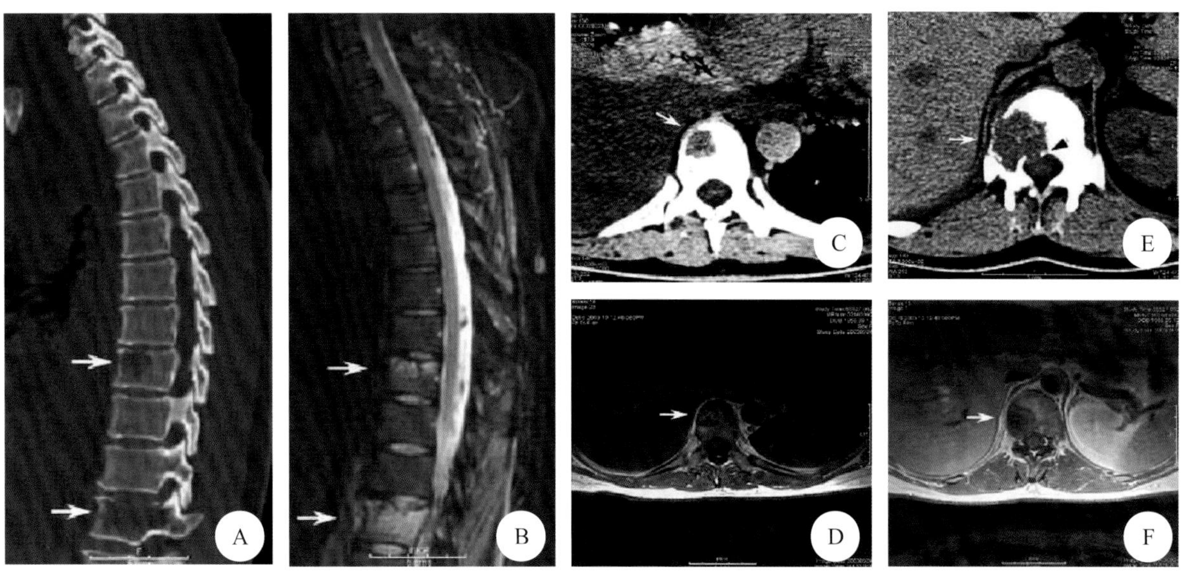

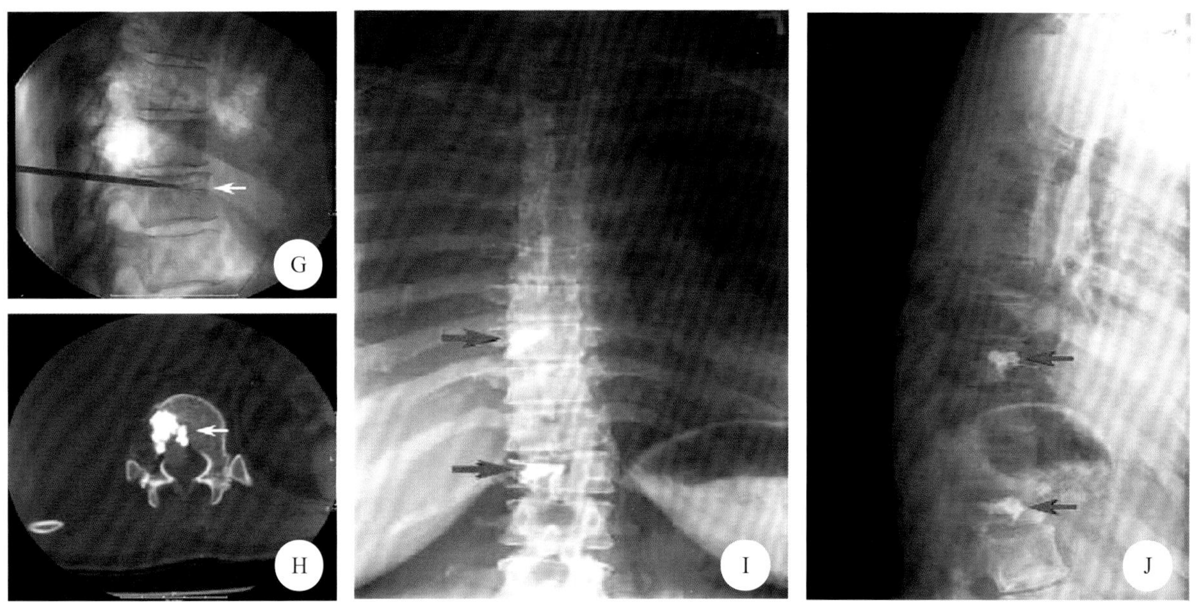

图 18－1－12 女性，45 岁，非小细胞肺癌，T_9、T_{12} 转移（箭头所示）

A、B. CT、MRI 显示转移灶；C、D. CT、MRI 显示转移灶在 T_9 右前方；E、F. CT、MRI 显示 T_{12} 转移灶破坏了椎体后壁，轻度椎管受压；G. X 线片显示 RFA 电极插入病灶中心并打开伞状电极；H. 术后 CT 平扫显示骨水泥分布情况，未见骨水泥硬膜外间隙渗漏；I、J. 术后 X 线片显示骨水泥在 T_9 及 T_{12} 的分布情况

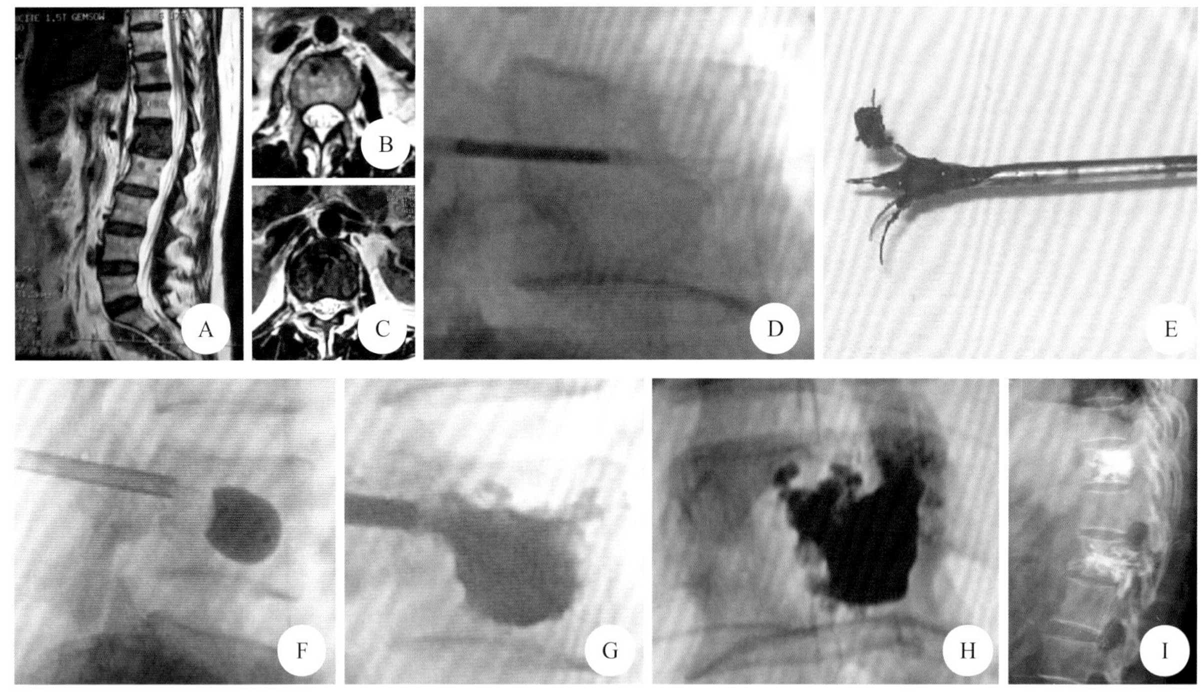

图 18－1－13 女性，47 岁，乳腺癌 T_{11}、L_1 转移，行 RFA＋PKP 治疗

A. MRI 矢状面显示 T_{11}、L_1 病灶；B. T_{11} MRI 水平面；C. L_1 MRI 水平面；D. 椎体病灶 RFA；E. RFA 后的伞状电极；F. 球囊椎体成形；G. 骨水泥注入 T_{11}；H. 骨水泥注入 L_1；I. RFA＋PKP 术后 X 线片

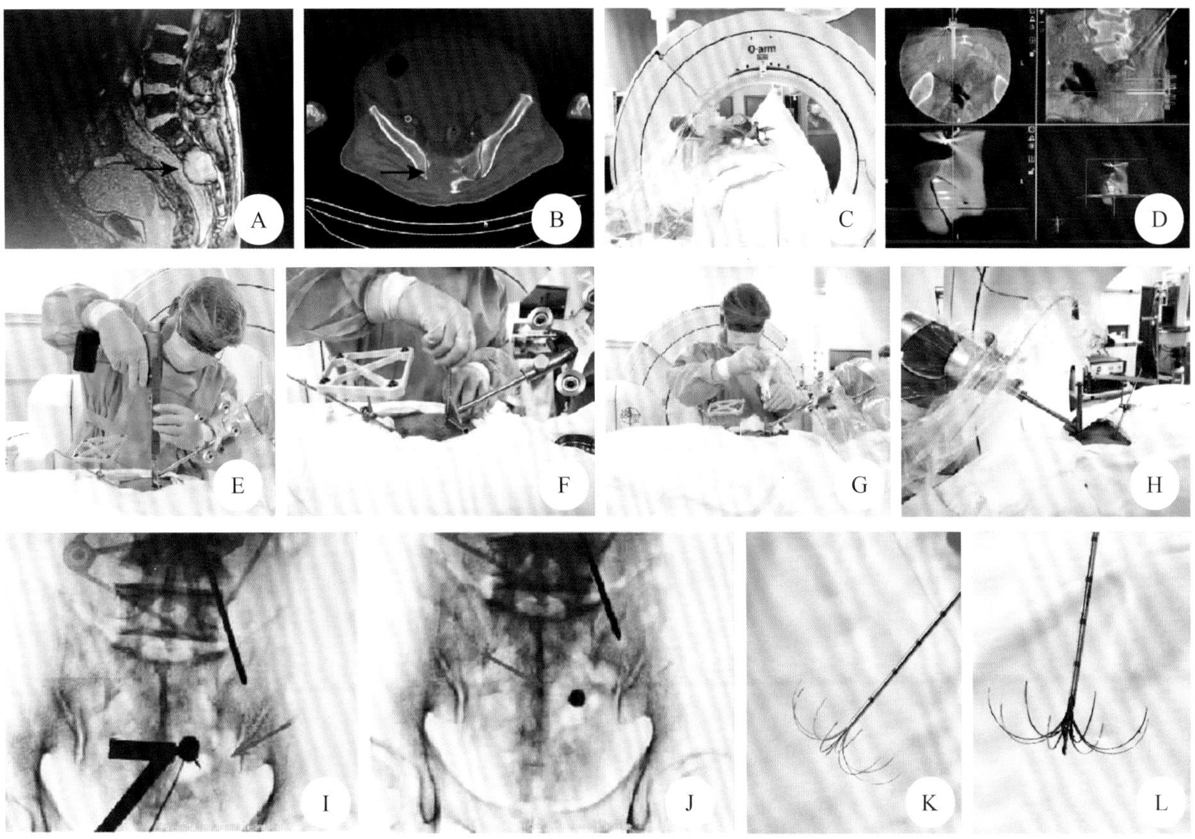

图 18-1-14　男性，77 岁，骶骨肿瘤，行 O 臂 X 线机联合机器人辅助 RFA 治疗

A、B. 术前影像学显示骶骨病灶（箭头所示）；C. 术中三维影像采集；D. 机器人导航系统三维重建与路径规划；E. 沿规划路径置入导针；F. 拧入套筒；G. 置入射频消融针；H. 实时监测电极位置；I、J. 透视确认伞状电极位置（箭头所示）；K. 射频消融针伞状电极（RFA 前）；L. 射频消融针伞状电极（RFA 后）

第二节　脊柱肿瘤微波消融术

肿瘤热消融技术指通过微波或射频等技术产生高温条件，将其直接作用于肿瘤区域，使肿瘤发生凝固性坏死，已广泛应用于各种实体肿瘤的治疗。与其他热消融技术相比，微波消融（Microwave ablation，MWA）具有升温速度快、肿瘤内温度高、受组织碳化和血流影响小、消融范围大、操作简单等优点。在影像学（如 MRI、CT、超声）引导下，能更精准控制 MWA 的消融范围，同时术中监测系统及冷却系统能有效地控制消融温度，从而减少并发症发生。目前 MWA 已广泛应用于骨样骨瘤、骨母细胞瘤、骨巨细胞瘤等良性肿瘤。大量临床研究也证实，MWA 对于脊柱原发性恶性肿瘤或转移性肿瘤也取得了良好的治疗效果。此外，MWA 联合 PVP、PKP 或者开放手术内固定等技术，能进一步增加 MWA 术后椎体的稳定性，改善患者功能状态和生活质量。总之，随着 MWA 技术及相关辅助技术的不断发展和完善，MWA 有望成为脊柱肿瘤的重要治疗方案之一，值得进一步深入研究和探索。

一、消融机制

（一）工作原理

微波指频率在 300MHz～300GHz 的电磁波。MWA 指在超声、CT 等影像学引导下将微波发射器（微波刀/微波天线）插入肿瘤组织内部，发射 915MHz 或 2450MHz 频率的微波。其中极性分子（如水分子）在高频微波作用下发生反复快速的自旋运动，通过分子间摩擦产生 100℃以上的高温，以达到灭杀肿瘤组织的目的。在 MWA 治疗后 3～6 个月，新生骨组织以“爬行替代”的方式代替消融后的死骨组织。动物实验研究发现 MWA 后 6 个月即可观察到骨组织的再血管化。此外，MWA 还可能通过多种免疫调节机制诱导机体的抗肿瘤免疫作用（图 18－2－1），MWA 的免疫调节机制及其与免疫治疗的联合应用正成为热消融领域的研究热点。

（二）设备组成

随着 MWA 的发展和推广，目前已有多种设备应用于临床。然而，MWA 治疗设备的组成要素是相同的，其主要组成部分包括微波功率源（主机）、微波能传输线以及消融天线。为适应肿瘤临床治疗的需要，对于体积较大的肿瘤，可采用多源 MWA 治疗系统的设备，即多台微波功率源和配套多根 MWA 天线。

进行 MWA 时的有效加热区域与其消融功率、消融天线的几何形状、组织类型等因素有关。理想的加热图案可能是天线末端周围的完美球形，但大多数天线会形成椭圆形或泪滴形的图案（图 18－2－2）。

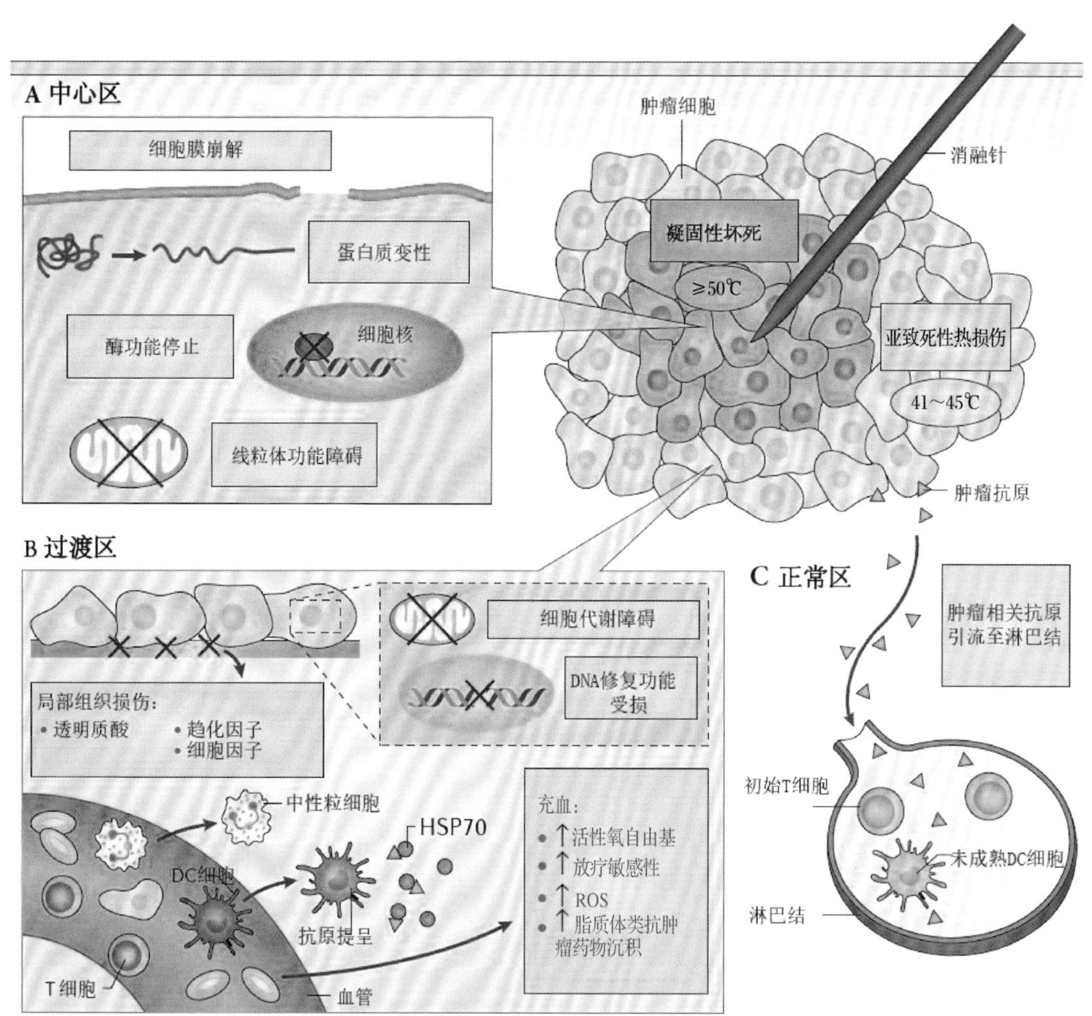

图 18－2－1　消融过程中的温度梯度分布示意图，消融区域由内向外可分为中心区、过渡区和正常区

A. 中心区温度高于 50℃，肿瘤发生凝固性坏死，导致细胞膜崩解、蛋白质变性、酶功能停止及线粒体功能障碍等一系列变化；B. 过渡区温度 41～45℃，组织受到亚致死性热损伤，导致出现如细胞膜功能受损、酶活性降低、线粒体结构改变等可逆性损伤。同时，该区域内局部组织损伤还可导致局部细胞因子、趋化因子等表达增加，提高局部免疫浸润水平，消融后组织充血，可引起细胞内活性氧自由基浓度增加、放疗敏感性增加及脂质体类抗肿瘤药物沉积；C. 正常区组织细胞无热损伤，但是肿瘤相关抗原在坏死后可引流至附近的淋巴结，刺激未成熟的 DC 细胞和初始 T 细胞

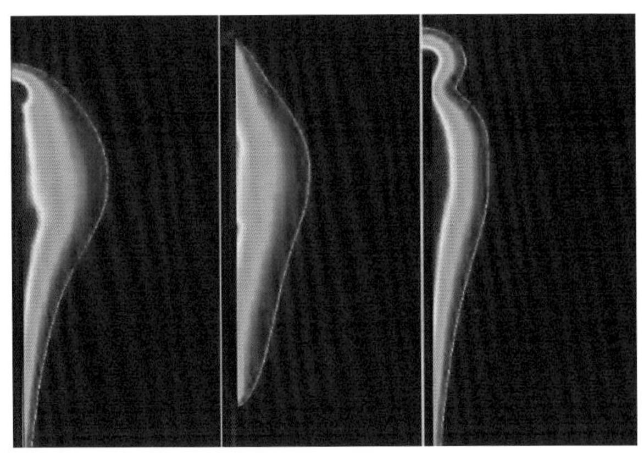

图 18-2-2 三种不同微波消融天线产生的模拟电场的比较

此外，考虑到消融过程中可能会对近端天线轴周围的组织造成不必要的热损伤，MWA 设备也逐渐加入水冷循环系统。循环冷冻盐水或水是冷却天线的一种策略，并且水冷循环系统的添加使得能够在更长的时间内提供更高的消融效率，进而产生更大的消融区域。天线冷却的另一种策略是使用压缩气体。二氧化碳气体的快速减压导致探针尖端处发生焦耳-汤姆逊现象，从而起到冷却作用。该系统的高冷却能力允许使用高功率发电机，同时保持更小的消融天线直径（图 18-2-3）。

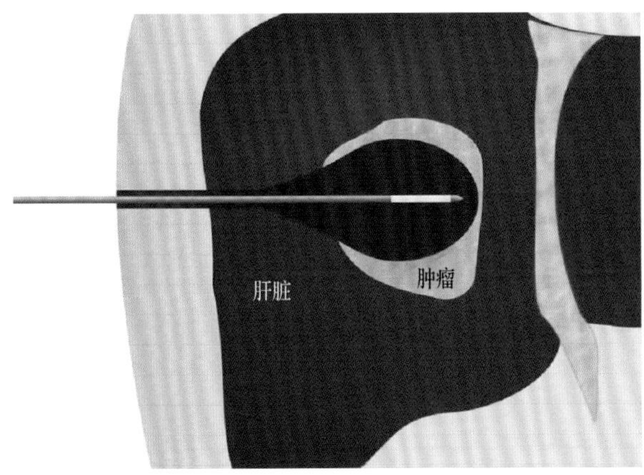

图 18-2-3 天线轴加热示意图

注：由于 MWA 过程中可能会产生显著的轴向加热，因此需要强大的轴冷却机制来最大限度地减少对皮下组织和皮肤的热损伤。

二、适应证与禁忌证

（一）适应证

MWA 在脊柱的良、恶性肿瘤中均得到广泛应用，但是该技术主要适用于椎体间室内的肿瘤。

1. 脊柱原发性肿瘤

（1）良性肿瘤：骨样骨瘤、骨母细胞瘤、软骨瘤、骨巨细胞瘤等。

（2）恶性肿瘤：软骨肉瘤、脊索瘤、浆细胞骨髓瘤和淋巴瘤等。

2. 脊柱转移性肿瘤 60%～70%恶性肿瘤晚期患者发生脊柱转移。胸椎和腰椎转移最常见，原发性肿瘤主要包括肺癌、乳腺癌、前列腺癌、肝癌及肾恶性肿瘤等。大部分患者临床症状最早表现为疼痛，并且后期疼痛常呈持续性，常规镇痛效果不佳。此外，脊柱溶骨性转移性肿瘤患者更容易出现病理性骨折，进一步降低患者生活质量。因此，有效缓解疼痛、防治病理性骨折及改善患者生活质量是脊柱转移性肿瘤的治疗原则，但具体治疗方案的选择尚存争议。外科手术治疗包括病椎切除、骨水泥成形术、椎弓根螺钉内固定术等，能够在切除肿瘤的同时重建脊柱稳定性，改善患者生活质量，但对于无法耐受手术、广泛远处转移或合并其他严重疾病的患者而言，并非首选，更推荐微创治疗方法。MWA 可以有效控制局部肿瘤、缓解疼痛，但是无法重建脊柱稳定性，有效缓解脊髓神经压迫。因此，对于脊柱转移性肿瘤，MWA 的适应证为脊柱转移性肿瘤所致顽固性疼痛（不伴有神经压迫和轴向不稳定）。并且与脊柱转移性肿瘤单节段消融相比，脊柱转移性肿瘤两节段或多节段消融均可达到相同的治疗效果，且不会增加手术风险。

（二）禁忌证

MWA 属于热消融治疗方式的一种，也可能造成非肿瘤区域的热损伤。因此，其主要禁忌证包括：

（1）肿瘤累及椎旁重要血管、神经。

（2）累及或压迫椎管，既往有脊柱损伤史。

（3）合并其他疾病或后遗症，严重影响患者生活质量、导致肢体残疾。

（4）肿瘤表面皮肤破溃或感染。

三、技术要点

（一）操作流程

（1）根据 CT 及 MRI 检查测量肿瘤的大小，

设计消融针放置的地方和数目，保证消融范围的准确性，并能够覆盖全部肿瘤区域（图 18－2－4）。

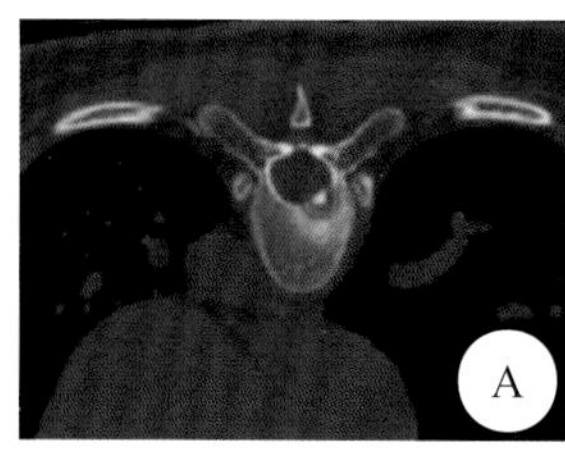

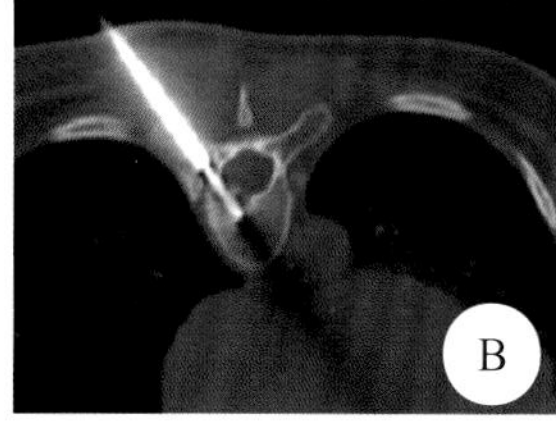

图 18－2－4　女性，22 岁，诊断为 T_8 骨样骨瘤，行 T_8 病灶微波消融术

A. 术前 CT 显示病灶位于 T_8 右侧，贴近椎体后壁；B. 消融针经 T_8 右侧椎弓根进针

（2）根据肿瘤大小、部位决定单侧或双侧消融。在消融过程中，应用至少两根测温针监控区域温度，其中一根经对侧椎弓根放置于消融范围的边缘，另一根放置于椎体后壁，以监测脊髓及神经根温度。

（3）可加用一根测温针同消融针一起放置在消融中心，用于充分监测和控制消融区域中心温度在 70～85℃。消融期间，注意需不停地使用冰盐水给予脊髓降温，防止脊髓及神经根受到热损伤。

（4）微波的功率不宜过高，一般设置为 40～60W，按照设备功率要求设定相应时间。消融时间延长可确保肿瘤组织的彻底灭活，但同时也会造成一定程度的骨结构损伤，增加术后病理性骨折的风险。

（二）注意事项

1. 实时测温　在消融过程中实时严格监测温度变化非常重要，消融区域边缘温度＞50℃，或者椎体后壁温度＞43℃时应立即停止一切消融操作。耐心等待组织冷却后继续操作，消融过程中可以双侧椎弓根交替进行。

2. 充足的术前准备　术前准备时应该留意脊柱肿瘤局部累及情况，若肿瘤与重要器官或大血管发生粘连，此时不宜使用 MWA。

3. 消融后联合椎体成形　在 MWA 后由于椎体内温度较高，此时若无间歇而直接注射骨水泥，会促进凝固进而影响弥散效果，因此应稍等片刻，待椎体冷却后再注射骨水泥。

四、并发症的防治

MWA 过程中可能同时对肿瘤周围的骨、神经、血管、软组织及体表皮肤等造成热损伤，术后常见并发症包括病理性骨折，神经、皮肤和软组织损伤等。

（一）继发病理性骨折

MWA 会破坏骨皮质的韧性和可塑性，增加骨组织的脆性，因此 MWA 后病理性骨折发生风险提高。建议必要时联合经皮椎体强化术或加强内固定，降低术后病理性骨折的发生率。术后妥善的外固定可有效预防病理性骨折。

（二）神经损伤

MWA 过程中神经损伤常发生于脊髓及椎体周围神经，建议：

（1）充分了解术区神经解剖结构，必要时行 MRI 神经成像明确神经与肿瘤的位置关系。

（2）严格控制消融功率，缩短每次消融的持续时间，或采取短期、多周期消融策略，避免重要组织过度损伤。

（3）使用带有循环冷却系统的消融设备，同时在消融过程中实时温度监测，以保证神经周围温度在生理范围内（10～42℃）。

（4）此外，为防止脊髓的热损伤，术中可反复用冰盐水冲洗硬脊膜。

（三）感染及感染性休克

MWA 后坏死组织未清除干净，以及肿瘤患者接受放、化疗后免疫力低下是术后发生深部感染的主要潜在原因，建议采取术中加强创面的无菌处理及提高患者的免疫力等措施。

五、与经皮椎体强化术合用

单纯行 MWA 虽然可以有效减轻肿瘤负荷，控制局部肿瘤进展，但消融后易使椎体失去支撑力，甚至导致压缩骨折和脊髓压迫。MWA 联合 PVP 或 PKP 等经皮椎体强化术的优势在于灭活肿瘤组织的同时，减少术后发生椎体病理性骨折的风险，重建椎体的稳定性，降低脊椎后凸畸形的发生率。此外，消融后的血栓形成还可有效降低骨水泥渗入椎静脉和后壁的概率，避免骨水泥发生松动。

六、与开放式手术合用

与 RFA 类似，对于肿瘤体积大、肿瘤与血管神经关系密切、脊椎完整性受到破坏、合并脊髓或神经受压的患者，不适合 MWA 治疗。但是由于脊柱解剖结构复杂，单纯开放式手术减压和肿瘤切除又难以控制局部肿瘤进展，术后复发率高。因此，对于合并脊髓受压、轴向不稳定的脊柱肿瘤患者，可将 MWA 与开放式手术结合，手术先显露硬膜囊和神经根，将重要神经结构与肿瘤组织相分离，同时在直视操作条件下能更方便、合理进行消融针布针、测温针监测及充分冷却等操作，可有效减少对周围组织的损伤。此外，消融后的肿瘤组织固缩、血管闭塞，更有利于肿瘤组织的切除，并有效提高镇痛效果、减少出血和肿瘤细胞的播散。

常规采用脊柱后方入路，患者取俯卧位，经脊柱后方入路显露手术区域。在 C 臂 X 线机透视辅助下，明确手术节段及消融部位。根据病变累及范围，在相邻 1～2 节正常椎体植入椎弓根螺钉。之后用椎板咬骨钳、超声骨刀等对病椎节段进行全椎板切除减压，探查脊髓及神经根压迫情况。对于硬脊膜和硬膜外间隙受累者，充分松解和神经根减压，行脊柱-脊髓分离手术，显露硬膜囊和神经根。之后再在 X 线透视下经病椎椎弓根置入微波消融针，透视确定微波发射中心位置满意后，在消融针的椎体前缘和后方硬脊膜侧、神经根侧分别置入测温针，实时监测消融周围温度。消融灭活温度中心 80～100℃，椎管内温度与硬膜囊、神经根周围温度≤42℃，椎体前缘温度≤50℃。多点消融共 15～20min，然后经对侧椎弓根按相同方法消融 15～20min。完全消融后再刮除肿瘤组织和进行脊柱稳定性重建（图 18-2-5、图 12-2-6）。

尽管目前多数相关临床研究是回顾性的，存在病例数少、随访时间短的缺点，但是 MWA 作为一种简单、微创、安全、高效的治疗手段，依然是脊柱肿瘤治疗的有效选择。

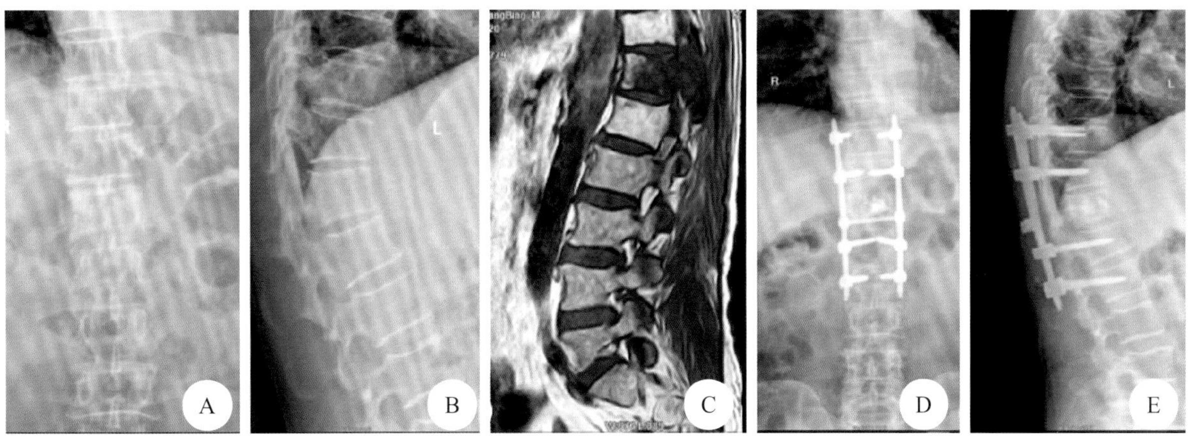

图 18-2-5　男性，61 岁，腺癌 T_{12} 转移，行 T_{12} 病灶切除、MWA、骨水泥填充、椎板减压、钉棒系统内固定术

A～C. 术前影像学检查；D～E. 术后 1 年 X 线片

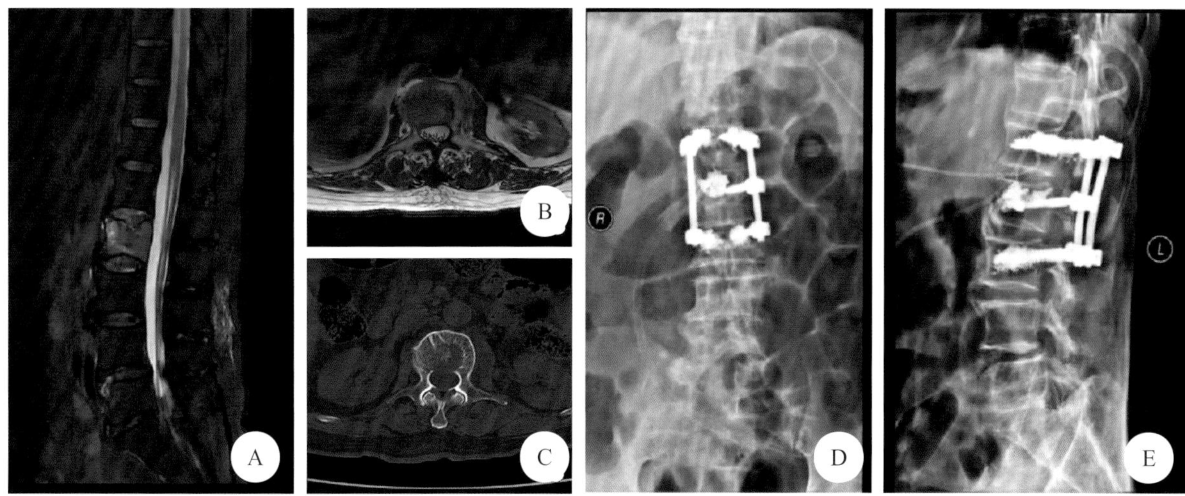

图 18-2-6　男性，83 岁，胃癌 L_2 转移，行 MWA+椎体强化椎弓根螺钉固定术

A~C. 术前 MRI；D~E. 术后 DR 片

第三节　射频消融术与微波消融术的临床应用选择

根据消融原理，消融技术可分为低温消融和热消融。热消融主要包括 RFA、MWA、激光消融、高强度聚焦超声消融（High intensity focused ultrasound ablation，HIFUA）等。目前国内脊柱肿瘤热消融治疗技术主要为 RFA、MWA。RFA 已广泛应用于多种骨良、恶性肿瘤治疗，如骨样骨瘤、软骨瘤、血管瘤、骨原发性或转移性恶性肿瘤等。MWA 对于多种骨良性、侵袭性及恶性肿瘤也取得很好的疗效。

消融方式的选择主要取决于肿瘤的位置、大小和组成（溶骨性、成骨性或混合性）等因素。RFA 通常用于治疗几何形状简单、溶骨性的病变（肿瘤体积较小或无软组织成分），而成骨性病变最好采用 MWA 治疗，因为硬化骨组织的阻抗很高，会降低 RFA 的治疗效果。并且，MWA 更适用于体积较大且几何形状复杂的肿瘤，因为多个探针或天线可以策略性地排列，形成一个定制的连续消融模式。椎体前部和后外侧病变可以通过传统的直射频电极和微波天线经椎弓根入路进入，而中央后椎体肿瘤更多通过导航射频电极经椎弓根入路进入。

（郑龙坡　雷森林　旷甫国　曹云　张闻力　段宏）

参考文献

[1] 蔡郑东，郑龙坡，左长京，等. CT 引导下经皮穿刺骨样骨瘤射频消融术［J］. 中华骨科杂志，2008，28（2）：122-126.

[2] 汝鸣，蔡郑东，郑龙坡，等. Paiban 骨组织单电极射频消融的范围及热场分布［J］. 中国组织工程研究与临床康复杂志，2008，12（30）：5865-5868.

[3] 张闻力，旷甫国，苟亚伟，等. 单纯椎板减压椎弓根螺钉内固定术与联合微波消融治疗脊柱转移瘤的疗效比较［J］. 中国脊柱脊髓杂志，2021，31（2）：127-133.

[4] 郑龙坡，龚海洋，李全，等. 射频消融联合经皮后凸成形术治疗胸腰椎体转移性肿瘤的临床分析［J］. 第二军医大学学报，2011，32（2）：220-223.

[5] 郑龙坡，蔡郑东，牛文鑫，等. 热力学有限元方法研究骨组织热传导的三维空间分布［J］. 中国组织工程研究与临床康复杂志，2008，12（39）：7665-7668.

[6] 郑龙坡，蔡郑东，张治宇，等. 射频消融姑息性治疗骨转移瘤的效果［J］. 中国骨肿瘤骨病杂志，2009，8（2）：87-90.

[7] 郑龙坡，蔡郑东. 射频消融技术在骨肿瘤治疗中的应用［J］. 国际骨科学杂志，2006，27（4）：220-224.

[8] 中国抗癌协会骨肿瘤和骨转移瘤专业委员会. 中国骨肿瘤热消融治疗专家共识［J］. 中国肿瘤临床，2023，50（13）：649-653.

[9] 中国抗癌协会肿瘤微创治疗专业委员会骨与软组织肿瘤学组，中华骨科杂志编辑部. 微波消融治疗脊柱转移瘤临床指南［J］. 中华骨科杂志，2022，42（2）：65-76.

[10] Cazzato RL，de Rubeis G，de Marini P，et al.

Percutaneous microwave ablation of bone tumors：A systematic review ［J］. Eur Radiol，2021，31（5）：3530－3541.

［11］Chu KF，Dupuy DE. Thermal ablation of tumours：Biological mechanisms and advances in therapy ［J］. Nat Rev Cancer，2014，14（3）：199－208.

［12］Lv N，Geng R，Ling F，et al. Clinical efficacy and safety of bone cement combined with radiofrequency ablation in the treatment of spinal metastases ［J］. BMC Neurol，2020，20（1）：418.

［13］Porras JL，Pennington Z，Hung B，et al. Radiotherapy and surgical advances in the treatment of metastatic spine tumors：A narrative review ［J］. World Neurosurg，2021，151：147－154.

［14］Pusceddu C，De Francesco D，Ballicu N，et al. Safety and feasibility of steerable radiofrequency ablation in combination with cementoplasty for the treatment of large extraspinal bone metastases ［J］. Curr Oncol，2022，29（8）：5891－5900.

［15］Pusceddu C，De Francesco D，Melis L，et al. The role of a navigational radiofrequency ablation device and concurrent vertebral augmentation for treatment of difficult－to－reach spinal metastases ［J］. Curr Oncol，2021，28（5）：4004－4015.

［16］Pusceddu C，Marsico S，Derudas D，et al. Clinical rationale of using steerable technologies for radiofrequency ablation followed by cavity creation and cement augmentation in the treatment of painful spinal metastases ［J］. Curr Oncol，2023，30（4）：4257－4268.

［17］Tomasian A，Jennings JW. Percutaneous minimally invasive thermal ablation for management of osseous metastases：Recent advances ［J］. Int J Hyperthermia，2019，36（2）：3－12.

［18］Tomasian A，Jennings JW. Spine microwave ablation：Safety and efficacy for treatment of vertebral metastases ［J］. AJNR Am J Neuroradiol，2022，43（3）：E9－E10.

第十九章　脊柱肿瘤手术治疗策略

第一节　手术进展

由于脊柱的部位深在，解剖结构复杂，前面有大血管和重要器官，中间有脊髓神经，寰枢椎还邻近延髓、脊髓、脑神经和臂丛神经，术中易出现呼吸循环障碍、高位截瘫、肿瘤出血、椎动脉损伤出血等严重并发症，随时危及生命，给完整切除肿瘤造成极大的困难，使脊柱肿瘤的治疗难以达到肿瘤的广泛切除原则。多数脊柱肿瘤的切除，特别是恶性脊柱肿瘤的边缘切除常存在一定的难度和风险，有时可因失血过多而失败。所以，长期以来刮除或瘤内切除术是临床普遍应用的手术方法。

自 20 世纪 90 年代起，国内不少学者尝试了对脊柱肿瘤实施肿瘤椎体切除或全脊椎切除。为尽可能避免手术造成肿瘤组织残留及手术区域肿瘤细胞的污染，导致术后肿瘤的局部复发，Tomita 提出可以将下述组织结构看作肿瘤向四周扩散的自然屏障：前纵韧带、后纵韧带、覆盖椎管的骨膜、黄韧带、椎板的骨膜和棘突、棘间韧带棘上韧带、椎间盘终板和纤维环，据此提出了一种更积极的手术方式：单一后方入路的全脊椎整块切除（Total en bloc spondylectomy，TES），并根据肿瘤侵犯的部位将脊柱肿瘤分为 7 型。随着医疗水平提高，我国学者对 TES 及操作器械进行了诸多改良。对 TES 手术的不断优化，使出血量和并发症明显减少。

近年来，脊柱原发性肿瘤和孤立性转移性肿瘤的全脊椎分块切除术，从颈椎、胸椎、腰椎到骶椎，已经得到了普遍的开展。胸腰椎的椎弓也可以整块切除，但颈椎的椎弓，由于椎弓横突孔有椎动脉通过，椎弓只能分块切除，只有当脊柱原发性恶性肿瘤已造成永久性截瘫的胸腰椎肿瘤患者，才有 TES 的条件。

第二节　全脊椎切除手术入路的选择

随着脊柱外科及相关技术的迅速发展。手术彻底切除肿瘤、脊髓减压、重建脊柱稳定性的全脊椎切除成为脊柱肿瘤手术治疗的基本原则和重要手术理念，要求彻底切除病椎，操作尽可能在肿瘤外的正常组织中进行，争取完整切除肿瘤及其假包膜，是可行且相对彻底的切除方式，疗效已得到国内外众多学者的认同。入路是手术设计的重要组成部分，选择恰当的手术入路、充分暴露肿瘤是彻底切除的前提。全脊椎切除手术入路的选择取决于肿瘤累及脊柱节段的多少和范围的大小，通常有三种入路可供选择。

一、后正中入路

后正中入路可很好地显露脊柱全长的后方结构，可能获得边缘或边界外的整块全脊椎切除，主要用于初次手术，肿瘤位于 $T_4 \sim L_2$，单节段或椎旁肿块较局限的双节段，WBB 分区的 B～D、3～9 区，未侵犯椎体前方大血管时采用此入路，其最大优点是在手术全程，特别是在前柱截骨、椎体切除及脊柱重建时都可以观察到脊髓情况，避免误伤脊髓；对于较局限的胸腰椎肿瘤，后正中入路切除更彻底，整块切除率高，复发率低，并且创伤较小，是最有效的、使用最多的全脊椎切除手术入路。

二、后方入路联合前方入路

前方入路即经胸/腹膜腔入路，能比较满意地暴露 $T_{3\sim12}$ 和 $L_5\sim S_1$。颈胸段（$C_7\sim T_3$）肿瘤多用后方入路联合低位下颈椎前方入路或胸骨柄入路。上胸椎前方或侧方有肿块时，毗邻重要脏器及血管，加之肩胛骨的遮挡，影响暴露，多数学者选择后方入路联合前方入路。中下胸椎及胸腰段侧前方开胸入路，侧卧位，沿右或左侧肋缘斜形切口，前方达腋前线，后方达腋后线，切除肋骨，切开壁层胸膜进入胸腔，暴露并切除瘤椎。中下胸椎及腰椎的前方入路能较满意地显露 $T_4\sim L_5$。中下腰椎因髂骨翼和腰骶神经丛的存在，对于 $L_{3\sim5}$ 脊椎肿瘤可先行后方入路椎弓整块切除和内固定，再经前外侧入路行椎体整块切除及重建。因 $L_{2\sim3}$ 从神经根之间取出时容易引起神经根损伤，故对 $L_{2\sim3}$ 也可行后方入路联合前方入路。此入路以分块切除为主，复发率较整块切除高。经腹直肌旁直切口与经腹腔入路不同，后者需要切开腹膜经腹腔至后腹膜，对腹腔脏器有一定的干扰。经腹直肌旁直切口对于显露 L_5 及上下椎间盘有优势，可以对经后方入路手术不容易切除的 L_5 较方便地切除。但是因前方有大血管的存在，术中应用内固定比较困难，往往需要后方入路椎弓根系统内固定。

三、后方入路联合侧方入路

侧方入路又称经胸/腹膜后入路，采用胸椎后外侧入路（即肋骨横突切除入路）与腰椎前外侧入路，可用于显露胸腰段脊髓侧方和前方的椎体结构。行胸椎侧方入路时，左或右侧病椎相关节的肋骨或其上一肋缘做斜形切口，将肋骨切除，进入胸膜后间隙，整块或分块切除病椎。中下腰椎侧方入路，沿病椎水平左或右侧，从 12 肋下半部向下到脐和耻骨联合中点平面的腹直肌侧做斜形切口，经腹膜后间隙显露并切除病椎。后方入路联合侧方入路主要用于脊椎侧方较大肿块，单节段或多节段的 1～12 区破坏，首次手术或复发的肿瘤，由于椎体肿瘤侵犯椎旁组织，单纯后方入路很难处理，而侧方入路可达到所有胸腰段的椎体，手术时宜选择肿瘤椎旁侵袭一侧入路。后方入路联合侧方入路以分块切除为主，复发率较整块切除高。

侧方入路与前方入路相比有以下几个优点：①侧方入路可达到胸腰脊柱所有的椎体，而前方入路在某些节段的椎体难以采用；②侧方入路不需经胸/腹膜腔，手术相对安全简单，患者比较容易耐受；③侧方入路不仅能切除胸腰段脊髓前方、侧方的肿瘤，而且横断棘旁肌后能够暴露脊椎的后部结构，切除脊髓后侧的肿瘤组织，尤其当脊髓神经组织呈环形嵌压时，此手术入路特别有利，是椎管环形减压的改良途径。但是侧方入路不像前方入路那样能够获得充分的暴露，尤其是肿瘤累及连续多个椎体时显露范围有限。

第三节 脊椎整块与分块切除的概念

全脊椎切除根据肿瘤切除的手术边界可分为：①瘤内切除；②边缘切除；③广泛切除。其中以广泛切除最好，但临床实际工作中瘤内切除用得最多，边缘切除用得较少，能做到广泛切除者极少。根据肿瘤切除的方式全脊椎切除可分为：① 全脊椎碎块切除术（Debris total spondylectomy）；②全脊椎大块切除术（Piecemeal total spondylectomy）；③TES。其中以 TES 最好，但临床实际工作中 TES 用得较少，大块切除用得最多，碎块切除用得极少。

1968 年 Lievre 等报告对 1 例骨巨细胞瘤患者进行了全脊椎切除。1971 年 Stener 对 1 例 T_7 软骨肉瘤患者进行了全脊椎分期切除，病椎切除方式均以经瘤碎块切除为主。1988 年 Magerl 等对 9 例胸腰椎转移性肿瘤行全脊椎切除，病椎切除方式以经瘤大块切除为主。1994 年 Tomita 基于脊柱毗邻解剖研究和脊柱肿瘤分型，设计了 TES 的手术步骤和使用钢缆式 T－saw 线锯相关配套器械，实施 TES，在 23 例脊柱转移性肿瘤临床试验中，疼痛均得到缓解，18 例神经功能损害的患者中 14 例神经功能显著改善，术后均未出现局部复发，在平均 14.1 个月的随访后，12 例患者存活，使脊柱肿瘤的手术治疗取得了突破性进展。20 世纪 90 年代，Boriani 等研究者为了分类脊椎肿瘤并制订手术计划，提出了

Boriani 分型系统。该系统基于 WBB 分区法，进一步细化了涉及不同分区及深度的脊椎肿瘤的分类，并对各类肿瘤的切除范围及相应的手术策略进行了详尽描述。与 Tomita 分型的概括性和一元性相比，Boriani 分型在临床手术计划制订中显示出更优的综合性和实用性。此分型针对脊柱不同节段的肿瘤，以及肿瘤在特定分区及其侵犯深度，提出了明确的肿瘤显露和切除操作方案，展现了更强的针对性和综合性。理想的 TES 指将脊椎间室内的肿瘤及其周围病灶完整切除。脊柱原发性恶性肿瘤患者的长期生存率与初次手术切除范围和肿瘤类型显著相关，肿瘤广泛切除将有较好的预后。突出整块切除（En bloc 术）的概念，不同于以往的以刮除和瘤内切除为主的全脊椎切除术，希望以整块的形式将存在于一个脊椎间室内的肿瘤及其周围的卫星微小病灶完整切除，以避免术后复发。TES 是一个肿瘤学概念，在切除了部分脊椎结构后能够将脊髓和硬膜与要切除的肿瘤安全分离，周缘有一层相对正常的组织，再将病变作为一个整块切除。从解剖学概念来说，要保留脊髓和神经根，就得分前后两个大块，也就是椎体和椎弓两个大块来切除。TES 相关概念如下。

（1）肿瘤学概念的 TES 即保留脊髓神经根的分块切除术。肿瘤可以是整块切除的，椎体也可以是整块切除的，但脊椎骨是分块切除的，至少分前后两大块。

（2）解剖学概念的 TES 即不保留脊髓神经根的整块切除术。目前国内外文献报告的整块切除实际上都是分块切除，至少要切断椎弓根，分为后方的椎弓和前方的椎体两个大块（整块）。由于脊椎的椎弓与椎体环状结构之间是椎管，椎管内是脊髓神经，要保护脊髓和神经根就只能是椎体和椎弓的分两大块切除。国外有学者报道以牺牲功能为代价的硬膜囊结扎切除实施脊柱肿瘤整块根治切除。这种连同脊髓的整块切除，将造成完全性永久性截瘫，使大小便和肢体行走功能完全丧失，令患者及家属无法接受，使这种术式难以实施。只有当肿瘤侵犯压迫脊髓，造成不可恢复的完全截瘫，完全丧失脊髓神经功能时，才可以牺牲无功能的脊髓神经根，连同脊髓一起整块切除，否则都是分两大块或碎块切除。1998 年四川大学华西医院饶书城等为 1 例 $L_{3\sim4}$ 软骨肉瘤复发累及椎旁和椎管内、肿瘤广泛浸润压迫脊髓圆锥和马尾神经伴完全性截瘫的患者，成功地施行了经前后联合入路，$L_{3\sim5}$ 三个节段全脊椎整块切除，$T_{10}\sim S_1$ 用 CD 器械作胸腰骶长段内固定，前方用长段自体胫骨支撑，用钢丝与后方 CD 棒捆绑，髂骨植骨融合，脊柱稳定性重建术。手术时间长达 11h，手术出血 10500ml，输血 9800ml。术后 4 个月患者坐轮椅逐渐恢复日常生活与工作，术后 3 年死于脑转移，但未见局部复发（图 19－3－1）。

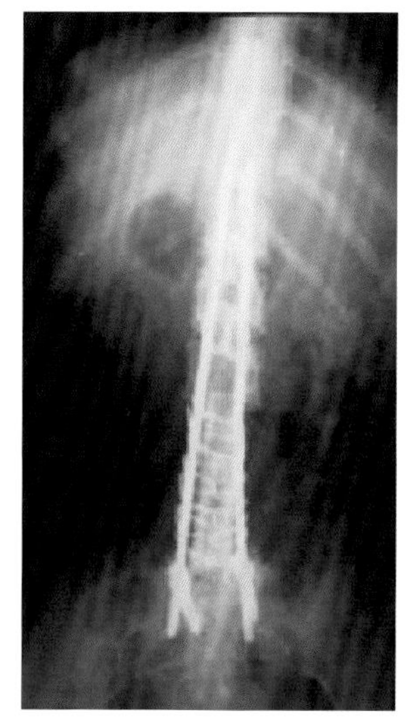
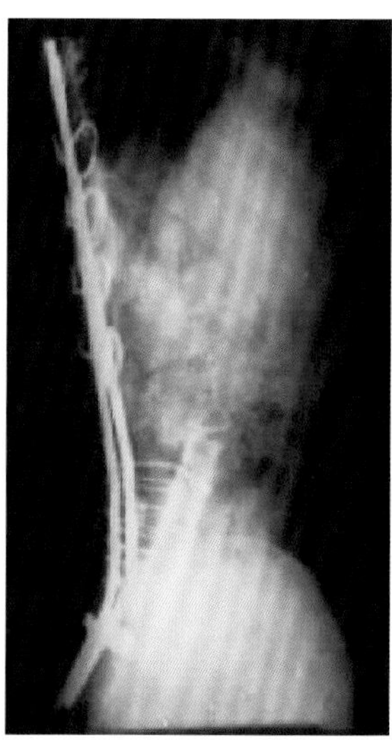

图 19－3－1　女性，42 岁，$L_{3\sim5}$ 软骨肉瘤复发，$L_{3\sim5}$ 全脊椎整块切除术后 1 周正、侧位 X 线片

第四节　全脊椎切除的适应证与手术风险的防范

一、手术适应证

TES 的肿瘤局部控制率明显高于瘤内分块切除，但具有严格的适应证，并非适用于所有的脊柱肿瘤患者，TES 的适应证为：

（1）原发性脊柱恶性肿瘤（Ⅰ、Ⅱ期）。

（2）侵袭性生长的良性脊柱肿瘤。

（3）脊柱中间型肿瘤。

（4）孤立性脊柱转移性肿瘤。

（5）患者一般情况良好，能耐受手术，无广泛内脏转移。

从肿瘤侵犯的角度而言，全脊椎切除适用于

Tomita 分型的Ⅲ～Ⅴ型、Tokuhashi 预后评分 12～15 分、Tomita 评分 2～3 分的单发转移性肿瘤，Ⅰ型、Ⅱ型与Ⅵ型为相对适应证，Ⅶ型为禁忌证。不同学者对全脊椎切除的适应证有不同学术观点。目前，普遍接受的全脊椎切除治疗脊柱转移性肿瘤的适应证是：

（1）患者具有神经功能缺损症状。

（2）孤立性脊柱转移性肿瘤。

（3）Tokuhashi 预后评分 12～15 分。

（4）Tomita 分型Ⅲ～Ⅴ型（Ⅰ、Ⅱ、Ⅵ型为相对适应证）。

（5）原发灶已得到有效控制。

（6）转移性肿瘤未侵袭邻近脏器和血管。

（7）全身情况良好，不伴有手术禁忌证。

二、手术风险的防范

脊柱肿瘤的 TES 是一项技术要求很高的手术，并可能导致高并发症发生率。Norio 等人对 307 名患者进行统计学研究，结果显示 TES 后至少发生一种并发症的总体并发症发生率为 67%。尽管研究显示 TES 后并发症的发生率很高，但这种手术能让患者保持移动的能力，并提供更好的肿瘤局部控制，对于患有特定肿瘤类型或预期良好的患者尤其如此，这证明执行这种技术要求高的手术是合理的。所以面对复杂的脊柱肿瘤手术，提高手术技术和关注手术风险的防范应该成为重点。

（一）术中大量出血的防范

术中出血主要来自肿瘤组织、节段动静脉及椎管内静脉丛。减少术中出血的方法有以下几种。

（1）术前选择性血管造影与血管栓塞。2005 年 Nambu 等与 Ueada 等在动物实验中发现连续结扎 3 个脊椎的双侧节段动脉后，脊椎的血供会减少 75%，而脊髓组织仍可保留 80%的血供，同时脊髓功能不会受到损伤。所以，在临床中不仅应用介入方法栓塞肿瘤的营养动脉，同时栓塞病变脊椎及其上、下相邻的节段动脉，术中出血可明显减少。在行血管栓塞治疗脊柱肿瘤时，必须先行血管造影检查，以了解瘤体血管的分布情况和相邻的上、下两个椎体的节段动脉，避免栓塞后影响脊髓的血供。

（2）术中进行控制性降压麻醉，使收缩压维持在 80～100mmHg。

（3）胸椎肋间血管的结扎和椎体的暴露应从病椎上、下侧正常椎体开始，然后逐步至病椎，仔细结扎两侧肋间动静脉，以动静脉发出或回流的残端为解剖标志，在其与椎体之间仔细分离椎体前方，防止大血管损伤导致严重出血。上位胸椎椎体较小，椎间隙更狭窄，线锯更不容易准确地切入椎间隙，在完成脊柱前方的解剖后，从两侧以示指在脊柱前方会合，触摸脊柱前方，防止条索样结构残留，然后以纱布垫贴近脊柱填压其前方组织，再将保护拉钩在纱布垫的上方由两侧分别置入，由两侧的助手把持并做适度下压，可达到压迫创面止血和扩大手术操作空间的目的。

（4）腰动脉自腹主动脉后壁发出后沿腰椎椎体中部向后外侧走行，沿途发出一些垂直小支进入椎体前方，主干至椎间孔前缘分出脊前支、横突前支和背侧支，形成椎管内、外血管网。腰静脉与腰动脉伴行，接收椎体小静脉，最后汇入下腔静脉或髂总静脉。腰椎管内静脉丛主要接收椎体后半部的静脉回流。因此要根据腰椎的血管分布，认真仔细显露手术区域椎体侧前方腰动静脉，牢靠结扎、切断腰动静脉后将断端推向前方，以防椎前的大血管损伤。

（5）在椎弓根截骨后，以骨蜡封堵椎弓根残端，可减少残端渗血和肿瘤污染周围组织。

（6）对于椎管内静脉丛出血，常用止血方法为双极电凝止血及明胶海绵压迫止血法。还可在硬膜外腔注射一种由凝血酶和纤维蛋白原混合而成的胶水，它可迅速由溶胶态凝固成凝胶态，对静脉丛有明显的填压止血作用。

（7）尽量在肿瘤外切除和缩短手术时间是减少术中失血的重要因素，术后使用生物蛋白胶喷洒创面，减少创面术后渗血。

（二）大血管和节段血管损伤的防范

1. 选择手术入路　胸腰椎肿瘤突破到椎体前方软组织形成肿块，行肿瘤整块切除时易伤及大血管，特别是经单一后侧入路进行椎体前方钝性剥离时极易损伤前方大血管和节段血管，有上胸椎肿瘤术中因前方奇静脉破裂大出血死亡的报告。因此，颈胸段（C_7～T_3）肿瘤多用后方入路联合低位下颈椎前方入路或胸骨柄入路。上胸椎前方或侧方有肿块时，毗邻重要脏器及血管，加之肩胛骨的遮挡，影响暴露，多数学者选择后方入路联合前方入路。后方入路联合侧方入路主要用于脊椎侧方较大肿块，单节段或多节段的1～12区破坏，首次手术或复发的肿瘤，由于椎体肿瘤侵犯椎旁组织，单纯后方入路很难处理，而侧方入路可达到所有胸腰段的椎体，手术时宜选择肿瘤椎旁侵袭一侧入路。

2 熟悉解剖 须熟悉椎体和内脏器官、大血管、节段血管及其脊髓支之间的解剖关系。尸体标本研究发现，在 $T_{1\sim4}$ 节段进行椎体前方剥离时不易损伤胸主动脉和奇静脉。在 T_5 节段水平以下，在切除椎体前须小心分离节段动脉，要先从椎体上剥离横膈膜。整个胸段脊柱的左前方有胸主动脉。

3. 精心操作 防止损伤的关键在于显露椎体时，剥离应在骨膜下或靠近肿瘤包膜进行，避免使用暴力和盲目剥离及器械失手损伤。腰段脊柱左前方为腹主动脉，右前方为下腔静脉，在 L_4 下缘分为髂总血管。腰椎前方入路手术中，因腹主动脉和下腔静脉紧贴椎体，应在直视下极其小心地进行分离，避免损伤。在 L_5～S_1 区域操作时，可能损伤位于椎体前方的骶中动静脉，常止血困难，应先行结扎、切断骶中动静脉。若肿瘤侵蚀大血管或包绕大血管，这应是全脊椎整块切除的手术禁忌。术前应通过CT、MRI或血管造影明确肿瘤与大血管的关系。

（三）脊髓和神经根损伤的防范

1. 手术节段的脊髓血供障碍 脊髓表面有三条纵行动脉：一条沿着正中裂走行称脊髓前正中动脉（有的称脊髓前动脉）。两条沿后外侧沟走行称脊髓后外侧动脉（有的称脊髓后动脉）。这三条动脉是由颅内椎动脉和躯干节段动脉发出到脊支吻合而成。躯干的节段动脉在胸部为肋间动脉和肋下动脉，在腰部为腰动脉和髂腰动脉，这些动脉发出的脊支经椎间孔进入椎管，一般在椎间孔处分为3支：一支向前到椎体，一支向后到椎弓，一支沿脊神经根走行称根动脉。根动脉又分前根动脉和后根动脉，前根动脉和后根动脉的血管管径在走行的不同脊髓平面有变化。通常情况下，在脊髓的 $T_{4\sim8}$ 区域，血管管径最细。在这一区域，经常只有一根根动脉向前根动脉供血，这根根动脉常常起源于 T_4 或者 T_5 水平。$T_{4\sim5}$ 区域位于胸中段和胸腰段的交界处，如果这根根动脉闭塞，该节段的脊髓会发生缺血、梗死。这提示在临床上如果一次性栓塞了过多的根动脉，有可能导致相应节段的脊髓急性缺血或迟发性缺血性损害，故必须谨慎。一些节段的根动脉较大，发出后沿脊神经前根到脊髓前面与脊髓前正中动脉吻合，称脊髓前支。其中较大的一支称为腰骶膨大动脉，起自 T_7 到 L_3，以 T_9 最常见，左侧为多。脊髓的血供相当一部分来自节段动脉的脊髓前、后支。腰骶膨大动脉是脊髓的重要供血动脉，在此动脉起源部位（肾动脉平面以上主动脉发出的节段动脉，左侧第9肋间动脉最常见）附近手术时，应注意避免损伤。避免同时结扎双侧或同侧连续两根以上节段动脉。

全脊椎切除术的脊髓环形（360°）减压和“拱桥样”畸形曾被认为会引起脊髓损伤。但胸椎后纵韧带骨化引起脊髓压迫的患者在进行了脊髓环形减压后脊髓功能有明显改善。因此，在全脊椎切除术中可以彻底切除脊髓周围的组织结构。脊髓的血供来自椎管内、硬膜外和软脊膜三个层次的动脉网。当一或两个节段的根动脉被结扎时，这些层次的动脉网可补偿脊髓血供的损失。

2. 术中脊髓和神经根的损伤 主要在以下4个步骤进行防范：

（1）在病椎全切前应尽可能先植钉并予预弯棒连接、固定，以保持病椎切除时的局部稳定。

（2）线锯切割椎间至后缘时，可将线锯和骨刀前后联合使用，避免线锯由前向后切割时在脊椎后缘不易控制，存在潜在损伤脊髓的风险。在椎板下穿过线锯时，先以神经根钩沿椎板下适当分离，线锯以聚乙烯保护套保护，仔细穿过。在进行椎间盘切割前将硬膜与椎管内壁分离。进行椎间盘切割时，上位线锯适当压低。

（3）取出病椎时，应严格遵循将与硬膜囊腹侧无粘连的病椎分离并向腹侧推离硬膜囊6～10mm的原则，以获得旋转的余地，再将锯下的椎体轻轻推向一侧并围绕硬膜囊缓缓旋转取出。

（4）椎体间植入钛网时，首先要选择恰当直径和长度的钛网，植入时尽可能自外侧方植入，避免强行自后方挤入而压迫脊髓，植入后检视其头尾侧有无倾斜及突入椎管，要求其后缘与硬膜腹侧的距离至少 5mm，可经透视确认。适当加压缩短脊柱 5～10mm，一般不超过单椎节的 2/3，一般认为 1/3 以内为安全范围，1/3～2/3 为警惕范围，超过 2/3 属危险范围。

（四）肿瘤细胞污染和残留的防范

只要有肿瘤细胞残留就一定会再生，在全脊椎切除术中，对手术切除边缘的判断和计划是预防术后残留肿瘤组织局部复发的关键措施。如果肿瘤切除边缘适当，就不会残留肿瘤组织。然而，对于Ⅲ、Ⅳ、Ⅴ型病变，椎弓根会受到肿瘤破坏，进行椎弓根截骨就是一种囊内操作，不可避免地会发生肿瘤细胞污染，肿瘤细胞污染的危险性始终存在。而污染肿瘤细胞的再生潜力较弱，为了杀灭污染的肿瘤细胞，可先用蒸馏水浸泡 2.5min，使肿瘤细胞肿胀，细胞膜通透性增加，再用高浓度顺铂（0.5mg/mL）浸泡 2.5min。经蒸馏水浸泡后，使进入细胞内的顺铂量增加，导致肿瘤细胞灭亡，有利于去除污染的肿瘤细胞。

如果仅单侧椎弓根受累，则椎弓整块截断的位置可望避开肿瘤侵犯部位，即不一定都放在双侧椎弓根，可于一侧未受累椎弓根截断，并于另一侧椎板处截断。

第五节　胸腰椎后方入路全脊椎整块切除术

一、手术方法之一

1994 年 Tomita 等首创应用特制的线锯进行双侧椎弓根截骨横断，将脊椎分成前后两部分分别进行整块切除，以达到肿瘤边缘切除的目的。Tomita 后方入路一期 TES 的手术操作主要分三个步骤完成。

（一）椎弓整块切除

患者取俯卧位，行背部后正中切口，切口两端分别超过受累节段上、下各 3 个脊椎。手术区暴露必须足够宽，以便于在横突下进行分离操作。在胸椎，受累脊椎两侧的肋骨必须在肋横关节外侧3～4cm处截断并切除，以利于分离椎体表面的胸膜。清除受累脊椎下关节突与下一相邻脊椎上关节突周围的软组织，将一根易折弯的 C 形线锯导向器绕过椎弓根，经神经根管由椎间孔钻出。导向器应紧贴椎弓根的内侧壁以免损伤硬膜和神经根。当导向器绕过椎弓根后，其尖端正好位于神经根的出口、关节突关节的下方。然后，将一根直径 0.54mm 的线锯穿过导向器中央的小孔，接着抽取导向器，拉紧线锯，使其紧贴上关节突和横突，来回拉动线锯锯断椎弓根。完成上述操作后，脊椎的后半部分，包括椎板、棘突、上下关节突、横突和椎弓根就可被整块切除。用骨蜡封闭椎弓根的截骨面以减少出血和降低肿瘤细胞污染的可能。为保持脊椎后半部分切除后的脊柱稳定性，在后方入路行椎弓根螺钉内固定。

（二）椎体整块切除

在剥离椎体前，必须分辨清楚椎体两侧的节段动脉，游离并结扎沿神经根走行的节段动脉的脊支。在胸椎，可切断一侧的神经根以便取出被切除的椎体。通常用一把特制的弯形椎体剥离器在胸膜和椎体间隙由两侧向前方剥离椎体。当剥离至椎体前方时，小心用剥离器和手指分离主动脉。当术者的手指在椎体前方接触时，即用一系列的剥离器从最小号开始依次插入以扩大剥离范围，直至用一对最大号的剥离器挡住椎体周围的组织和器官以防误伤，并有利于进行脊椎前柱截骨。确定病椎上、下椎间盘的位置并放置线锯，用脊髓拉钩保护脊髓，来回拉动线锯，锯断脊椎前柱和前、后纵韧带。将锯下的椎体以绕脊髓旋转的方式取出。

（三）稳定性重建

稳定性重建方法包括采用自体骨、异体骨、陶瓷或纳米椎体假体，或钛网植入椎体缺损处，调整椎弓根螺钉使植入物适度受压。

二、手术方法之二

（一）椎弓整块切除

患者全麻后取俯卧位，将病变节段置于手术床腰桥处，C臂机定位并体表标记，以病椎棘突为中心做后正中切口，充分显露病椎及病椎上、下各2个椎节的椎板和关节突。在解剖和透视定位下分别于病椎上、下的双侧椎弓根植入8颗椎弓根螺钉，切除病椎双侧各4～5cm的肋骨至肋椎关节，切除肋骨头，若操作空间不足，也可以切除两段肋骨，结扎肋间血管，必要时可以切断肋间神经。对于腰椎病变则自横突尖部骨膜剥离其腹侧至椎弓根外缘，分离受累的腰神经。用骨刀和咬骨钳去除病椎上位椎节的部分椎板、下关节突、黄韧带和下位椎节的部分椎板、上关节突、黄韧带。可用以下三种方法切断椎弓根：

（1）用磨钻切断病椎的两侧椎弓根，注意保护脊髓和神经根，完整切除病椎后半部分。

（2）将0.6cm线锯在保护套保护下由椎板下穿过并仔细将线锯滑移至椎弓根处，抽去保护套，缓慢进行椎弓根截骨，完整切除病椎后半部分。

（3）紧贴病椎椎弓根引入线锯，改向器辅助下进行椎弓根截骨，置入线锯困难者可用锋利的弧形骨刀至椎弓根的上、下方截骨，完整切除病椎后半部分。

（二）椎体整块切除

病椎后半切除后，骨蜡封堵截骨面。确定病椎上、下椎间盘及椎体两侧组织侵犯情况，如为Ⅱ～Ⅳ型肿瘤，未扩展到周围软组织，则可直接沿骨膜下剥离，显露病椎和上、下椎体两侧及前方；如为Ⅴ～Ⅵ型肿瘤，显露则应从病椎上、下正常椎体开始，然后逐步至病椎，仔细分离结扎病椎节段血管，可用以下三种方法取出病椎。

（1）用弧形剥离子将病椎两侧的软组织和胸膜剥离并推向前方显露病椎两侧和前方。将纱布垫置入椎体两侧和前方，将椎体与周边的重要组织隔开，当病椎与周围的软组织完全分离后，固定棒预弯至适合矢状面生理弧度并与一侧椎弓根螺钉连接、固定，以保持病椎切除时脊柱的暂时稳定，以弧形侧弯骨刀绕过脊髓前方，切断病椎上、下椎间盘及相连的前、后纵韧带，至病椎完全游离。分离病椎和粘连硬膜，然后将其整块从侧方旋转取出。

（2）以手指和钝性剥离子仔细由后向前钝性分离胸膜、椎体前方结构，手指在椎体前方接触，并进行适度上、下分离，将两个“S”形拉钩由后向前放入，两个拉钩前端在椎体前方会合重叠，仔细分离病椎的上、下椎间盘，周围用纱布适度堵塞，穿刺针带套筒与脊柱水平面成45°～60°，在椎管中份椎间盘水平由后向前穿过至前方挡板拉钩，拉出穿刺针，将线锯由套筒内穿过，以导引钳将线锯前端在同侧拉出，以神经根剥离子保护硬膜，拉动线锯，切割椎间盘。选择合适长度的固定棒并适度撑开，固定一侧脊柱，将病椎从对侧旋转取出。

（3）用手指和钝性剥离子自后向前钝性分离椎体侧方至前方结构，直至手指或两侧剥离子头端接触，再沿脊椎前方上下钝性分离扩大分离面，达病椎上、下椎间盘及上、下部分，于椎体两侧置入“S”形拉钩隔离前方大血管和侧方结构。选择合适长度的固定棒并适度撑开，固定一侧脊柱，接着先用小刀切开后外侧纤维环，再用薄骨刀自两侧后外侧于椎间盘处向前内下开口至略抵达挡板拉钩，导入线锯，将薄的圆弧形神经拉钩置于硬膜囊腹侧与病椎之间，助手略向腹侧方施力，持续往返拉动线锯。自此骨刀开路切割水平由前向后切割至椎间盘后1/3处，再用“L”形骨刀经两侧由后向前凿至线锯切割水平处会合，进而完成整个椎间盘的截断，用手指将病椎向腹侧推移6～8cm，使病椎和瘤体离开硬膜囊腹侧并获得旋转的空间，用神经剥离子保护硬膜囊，围绕硬膜囊缓缓旋转取出病椎。

（三）稳定性重建

病椎切除后，清理上、下椎体软骨终板及残存的椎间盘纤维环至正常骨质，精确测量上、下椎体间距离，选择合适直径和长度的人工椎体或钛网，填充自体肋骨和异体骨或骨水泥后植入椎体间，使植入的人工椎体或钛网牢固嵌入，重建前柱稳定性。安装螺钉及固定棒，适度加压后安装横联，重建脊柱后柱矢状面生理曲度及稳定性。冲洗创面，仔细止血，放置引流管，逐层关闭切口。胸膜破裂无法修补者，按常规置入胸腔闭式引流管（图19－5－1）。

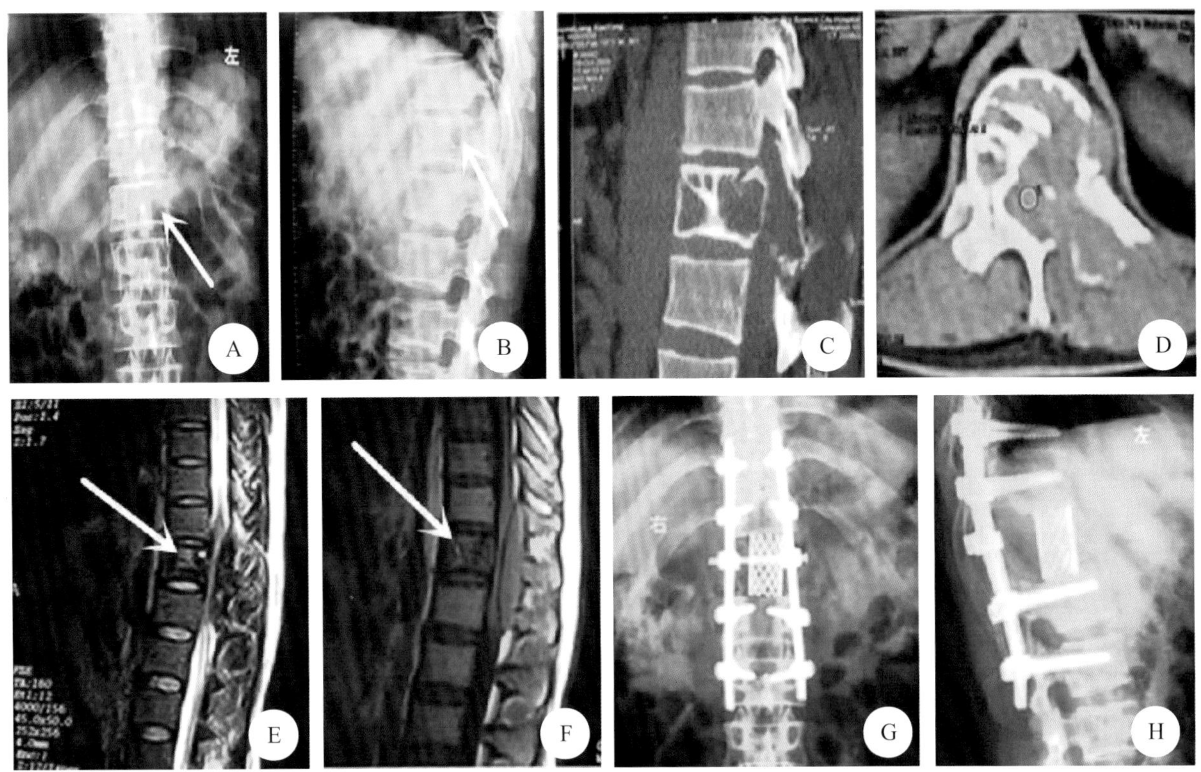

图 19-5-1　男性，37 岁，T_{12} 骨巨细胞瘤，一期后方入路 TES，稳定性重建

A、B. 术前正、侧位 X 线片表现（箭头所示）；C、D. 术前 CT 表现；E、F. 术前 MRI 表现（箭头所示）；G、H. 术后 X 线片表现

第六节　腰椎后方入路联合前外侧入路全脊椎整块切除术

腰椎肿瘤的 TES 手术入路有单纯后方入路和前后联合入路。Abe 等认为 L_3 以上采用一期后方入路，L_4、L_5 采用前后联合入路。Kawahara 等通过对尸体解剖研究得出 L_1、L_2 能够行一期后方入路 TES；L_3、L_4 也能行后方入路 TES，但 L_3、L_4 从神经根之间取出时容易引起神经根损伤，他还是推荐 L_4 采用前后联合入路；L_5 局部解剖更为复杂，如单纯采用后方入路，双侧髂翼阻挡及腰椎的生理性前弯形成一个狭窄而深的操作视野，所以对 L_5 的入路同样推荐采用前后联合入路。我们认为单一后方入路适用于 $T_{4\sim12}$ 肿瘤和 $L_{1\sim2}$ 肿瘤，鉴于胸椎节段神经根的功能容易获得代偿，经单一后方入路行整块切除的可行性较强。尤其对于中、上胸椎，经后方入路行全脊椎切除的技术更简单实用，创伤相对较小、手术时间短、术中失血量在一定程度上也相应减少。而前后联合入路适用于腰椎肿瘤，由于腰椎是腰大肌附着点，并且邻近腹主动脉与下腔静脉，腰神经都由同序数椎骨下方的椎间孔穿出，L_1 神经前支一般分为 3 分支：一支为髂腹下神经，一支为髂腹股沟神经，另一支以第 2 腰神经上支组成生殖股神经。第 2 腰神经下支、第 3 腰神经和第 4 腰神经的一部分均分成较小的前股和较大的后股，前股合成闭孔神经，后股组成股外侧皮神经和股神经。$L_{4\sim5}$ 神经和 $S_{1\sim3}$ 神经前支发出全身最长、最粗的坐骨神经。由于腰神经根阻挡椎体，尤其下位腰椎受到髂骨翼的阻挡和腰骶神经丛的存在，给 $L_{3\sim5}$ 椎体经后方入路整块分离与取出带来了很大的困难。宜前后联合入路暴露游离椎体两侧组织，切除后方椎弓，再经前方入路手术取出椎体，可避免腰神经根损伤。L_2 以上的腰神经根损伤对相关功能影响不大，但 L_2 以下的神经根损伤后，影响股神经和坐骨神经，必然导致下肢功能障碍。有研究回顾性研究了 2008 年以来 20 例采用一期后方入路联合前外侧入路 TES 治疗腰椎转移性肿瘤，其手术方法如下。

一、椎弓整块切除

患者取俯卧位，行背部后正中切口，充分显露病椎及上下各 3 个相邻椎骨的棘突、椎板、上、下关节突及病椎两侧的横突，于受累脊椎上、下方的各 1～2 个脊椎椎弓根植入椎弓根螺钉。咬去部分病椎上方椎体的下关节突显露病椎的上关节突及椎间孔上后缘，探测椎弓根内侧缘并置窄骨刀完全离断椎弓根，解剖腰神经根到相邻神经根的连结处，分开腰大肌，在肿瘤头尾交界处切除椎骨的后半部分，取出全椎弓整块，椎弓根残端用骨蜡封闭。自后方入路切断后纵韧带，尽可能切除病椎上、下椎间盘组织，并临时安装钉棒系统，用纱布临时填塞切口。

二、椎体整块切除

患者取侧卧位，经腹膜后做斜形切口显露病椎前方。结扎腰椎节段血管，注意保护腰骶丛、输尿管及下腹部大血管。显露病椎并将纱布垫置入椎体前方和两侧，挡板保护掩盖椎体周围软组织，线锯或剪刀结合锐利骨刀切断病椎上、下椎间盘，软骨板及相应处的前、后纵韧带，充分游离椎体前的组织，使其完全松动，然后拆开后方入路切口，自后向前推出并以绕脊髓旋转的方式完整取出椎体。如果肿瘤侵入椎管，在切除肿瘤前用神经剥离子将肿瘤与硬脊膜仔细分开，保护好脊髓，避免过多地刺激脊髓。

三、稳定性重建

病椎切除后，清理上、下椎体软骨终板及残存的椎间盘纤维环至正常骨质，精确测量上、下椎体间高度，选择合适直径和长度的人工椎体或钛网，填充自体肋骨和异体骨或骨水泥后植入椎体间，于前方植入合适大小的人工椎体或钛网，使植入的人工椎体或钛网牢固嵌入，采用钉棒系统重建前柱稳定性。安装后方入路椎弓根螺钉及固定棒，适度加压后安装横联，重建脊柱后柱矢状面生理曲度及稳定性。对原发性良性、中间性肿瘤应用整块自体髂骨或填充自体骨钛网进行前方入路椎体重建，对原发性高度恶性肿瘤或转移性肿瘤采用纳米人工椎体、阿霉素骨水泥钛网和异体骨钛网复合体重建椎体，安装预弯连接棒，并压缩椎弓根钉使植骨块或钛网固定牢固，重建脊柱矢状面生理曲度及稳定性，切除相邻脊椎小关节突及椎板骨皮质，其间桥式植入髂骨，冲洗创面，仔细止血，放置引流管，逐层关闭切口（图 19－6－1）。

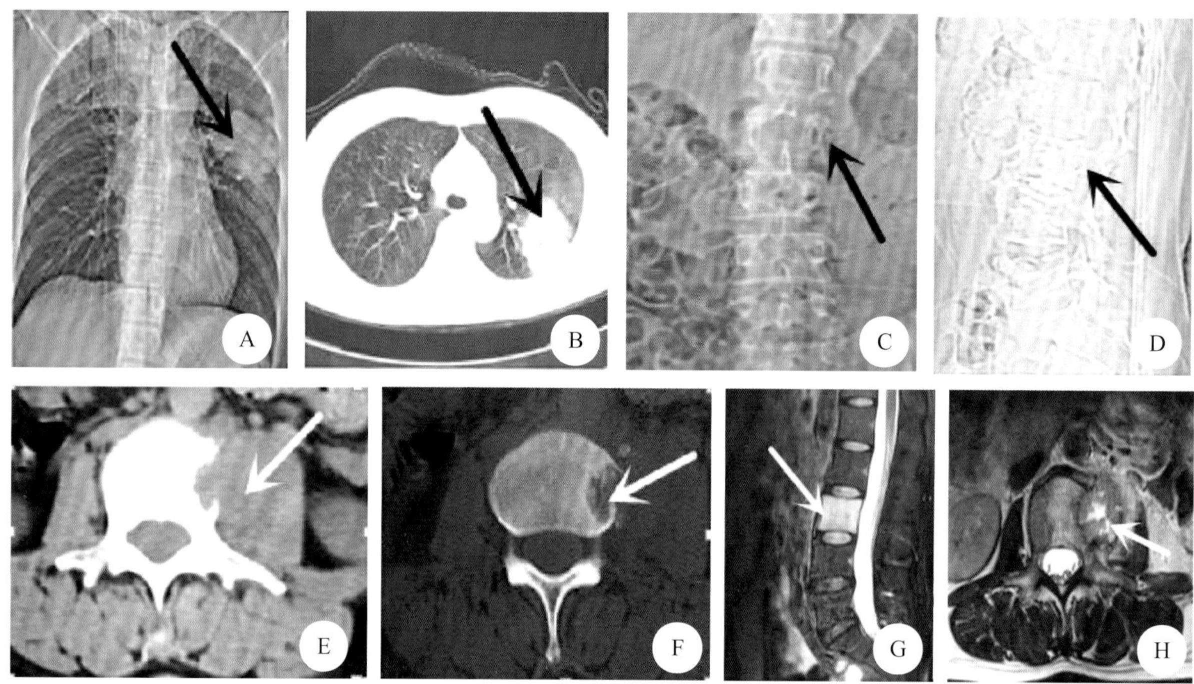

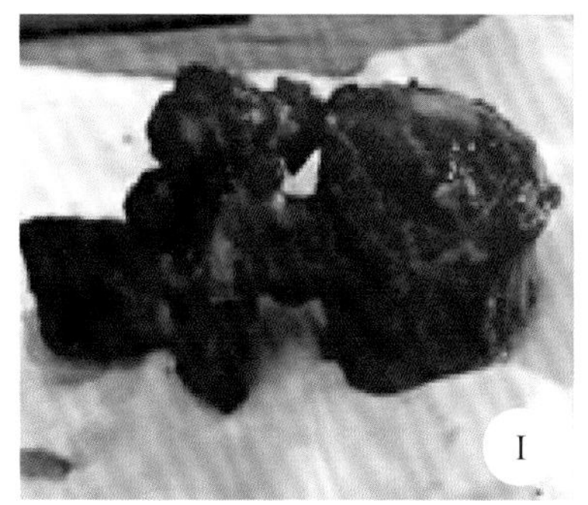

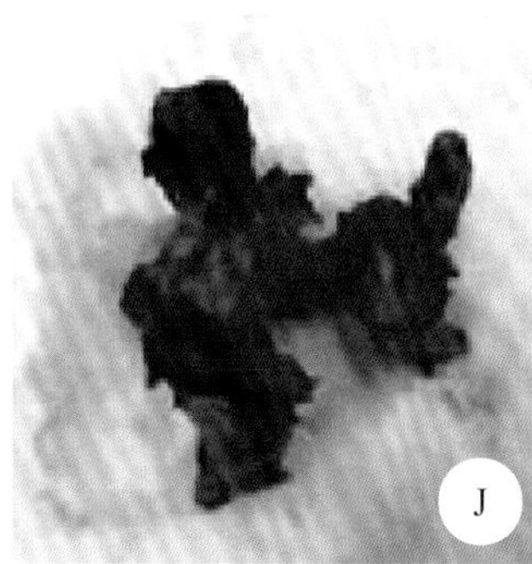

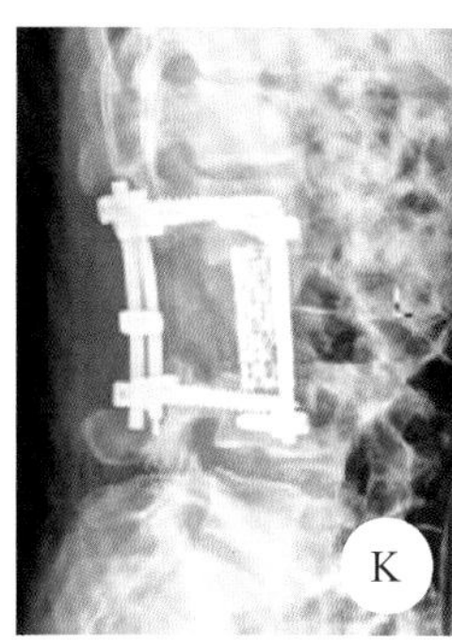

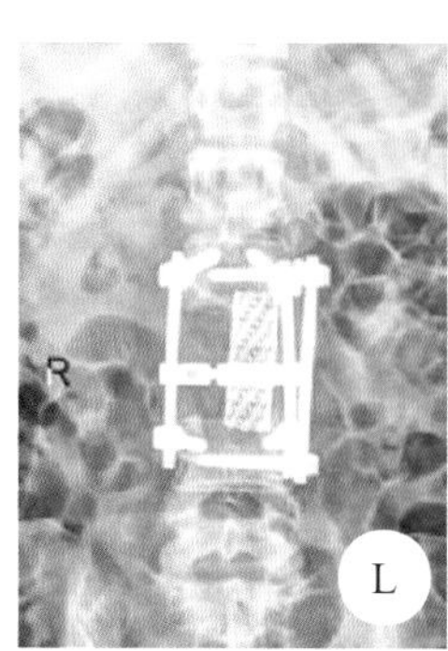

图 19－6－1　男性，44 岁，左侧肺癌切除术后 20 个月发生 L_3 骨转移，Tokuhashi 评分 11 分，Tomita 分型Ⅴ型

A、B. 左侧肺癌 X 线片与 CT 表现（箭头所示）；C、D. L_3 转移性肿瘤 X 线片表现（箭头所示）；E、F. L_3 转移性肿瘤 CT 表现（箭头所示）；G、H. L_3 转移性肿瘤 MRI 表现（箭头所示）；I、J. 一期前后联合入路 TES 的病椎标本；K、L. 术后 X 线片显示病椎完整切除，内固定位置良好

第七节　脊柱重建方式的选择

一、脊柱稳定性重建

脊髓周围环形（360°）切除后必须进行环形重建以恢复脊柱稳定性。目前常用的重建方法可分为后方与前方重建。后方重建方式相对一致，均采用长节段钉棒系统固定。前方重建常使用钛网、人工椎体、自体骨等。常见重建组合方式如下。

（1）前方 3D 打印假体与后方钉棒系统固定。

（2）前方人工椎体与后方钉棒系统固定。

（3）前方纳米羟基磷灰石假体与后方钉棒系统固定。

（4）前方钛笼植骨与后方钉棒系统固定。

（5）前方自体或异体骨椎间植骨与后方钉棒系统固定。

内固定能提供脊柱短期稳定性，但长期稳定性的维持须依靠前方入路植骨的融合。植骨块的骨融合需坚强的内固定，但同时过于坚强的内固定会引起应力遮挡，导致植骨块不能接受有效应力的刺激而影响骨融合。因此，在坚强固定与应力传递之间必须保持平衡。

2005 年 Akamaru 等运用三维有限元法对脊柱重建后植骨块所承受的应力进行了分析。被测试的内固定方法包括三种：钛网＋多节段椎弓根螺钉、钛网＋前方入路钢板＋多节段椎弓根螺钉、钛网＋前方入路钢板＋短节段椎弓根螺钉。测试结果证实单用多节段椎弓根螺钉固定能更好地重塑钛网内的植骨块，促进植骨愈合。

有关全脊椎切除的重建方式争议较多，有学者在冷冻新鲜的尸体标本上进行单节段全脊椎切除的生物学模型检测，结果显示前方内固定加后方固定较单纯的后方固定更为稳定。而另有学者进行了尸体标本的稳定性测试，结果显示前方人工椎体＋后方椎弓根螺钉内固定，前方人工椎体、钢板＋后方椎弓根螺钉内固定，前方骨水泥－螺钉复合体＋后方椎弓根螺钉内固定这三种方式的稳定性无明显差异。

一期后方入路全脊椎切除术由于不能同时在前方进行固定，为保证局部稳定性，病椎上、下多节段固定较单节段更可靠。Tomita 报道的病例基本采用上、下各 3 个节段以上的后方入路椎弓根螺钉内固定，前方重建采用的是自体/异体腓骨块或钛网，认为其支撑强度优于自体髂骨块。多数学者认为，良性或低度恶性肿瘤用钛网＋自体骨松质填充，而对术前病理分型恶性度较高、估计生存期较短者用钛网＋骨水泥重建前柱。在上胸椎单节全脊椎切除后对脊柱稳定性影响相对较小，可以上、下各 2 个节段固定。目前国内文献报道，TES 多采用椎弓根钉棒系统结合前方椎体的替代物（Vertebral body replacement，VBR），重建脊柱稳定性。有学者在前方多采用恰当直径和长度的钛网充填自体/异体骨材料，尽可能自外侧方植入，避免强行自后方挤入而压迫脊髓，植入后检视其头尾侧有无倾斜或突入椎管，要求其后缘与硬膜腹侧的距离至少 5mm。适度加压缩短脊柱 5～10mm，一般不超过单椎节的2/3，在1/3以内为安全范围，后方采用长节段（2～3个节段，8～12颗螺钉）椎弓根钉棒系统固定（图19－7－1）。

随着全脊椎切除术后肿瘤患者生存期明显延长，脊柱稳定性重建相关的并发症也逐渐受到关注。Krepler等报告7例脊柱原发性恶性肿瘤患者行全脊椎整块切除术，3例内固定失效，2例螺钉断裂，1例因进展性脊柱畸形而行二次内固定翻修术。Boriani等应用一种可与后方固定棒相连的新型碳纤维增强复合材料网填充自体骨重建前方椎体，术后10例（7%）出现内固定失效。

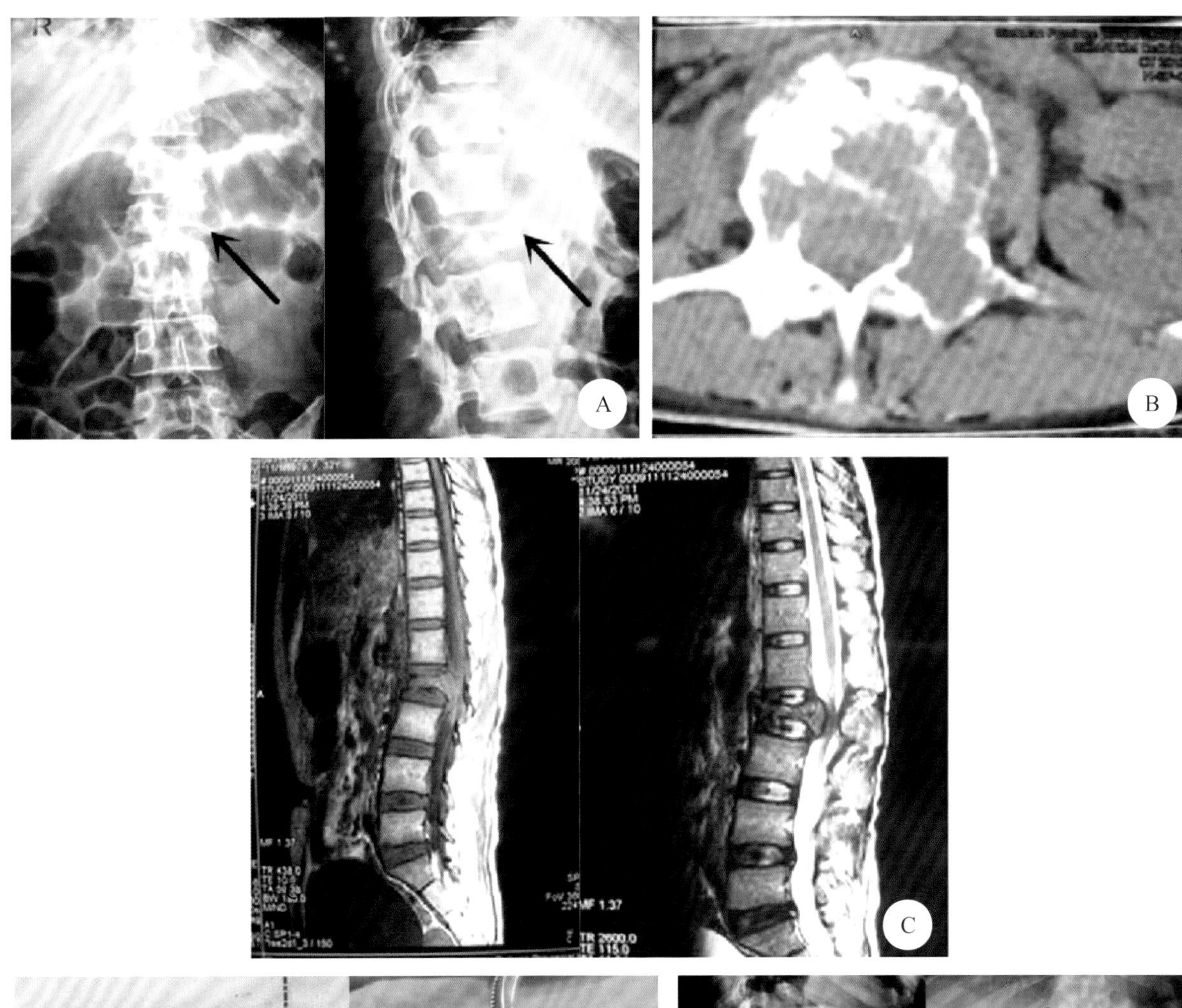

图19－7－1　女性，39岁，乳腺癌L_2转移，Tokuhashi评分14分，预计生存期大于12个月，Tomita分型Ⅲ型

A. L_2转移性肿瘤X线片表现（箭头所示）；B. L_2转移性肿瘤CT表现；C. L_2转移性肿瘤MRI表现；D. 全脊椎切除标本；E. 经后方入路全脊椎整块切除钛网与椎弓根螺钉内固定术后X线片，显示全脊椎切除

随着科技和工业水平等发展，3D 打印技术逐渐在医学多个领域展现它的优势。3D 打印技术的独特之处在于它的易用性。工程师可以使用 CT 和 MRI 通过基于计算机的建模来替代骨缺损，使用增加骨匹配的生物力学特性，降低并发症发生率。一项系统评价表明，骨科中的 3D 打印技术可改善手术时间、失血量、透视次数、骨愈合时间、疼痛程度等，并且不会增加手术并发症。近年来，已经创建了 3D 打印的患者定制人工椎体植入物，并被认为是解决脊柱难治病症的一种方法。国内有研究显示 3D 打印假体植入物生存情况显著优于钛网，印证了 3D 打印假体植入物在脊柱肿瘤整块切除中良好的应用效果（图 19-7-2、图 19-7-3）。

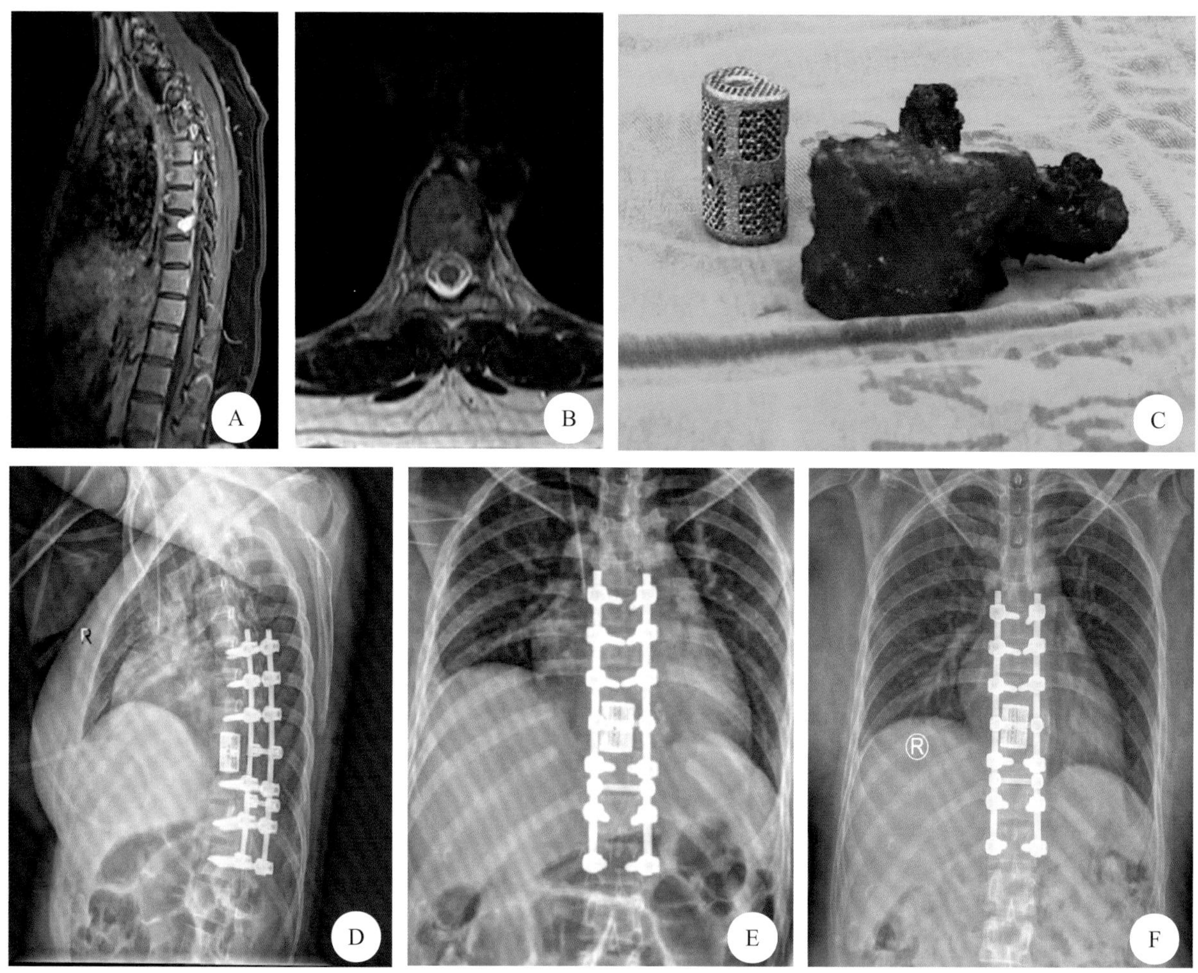

图 19-7-2 女性，24 岁，非典型软骨肉瘤，行 T_9 全脊椎切除、3D 打印假体植入、后方入路钉棒系统内固定术

A、B. 术前矢状面、水平面 MRI；C. 术中椎体整块切除椎体和 3D 打印假体植入物对比照片；D、E. 术后正、侧位 X 线片；F. 术后 1 个月正位 X 线片

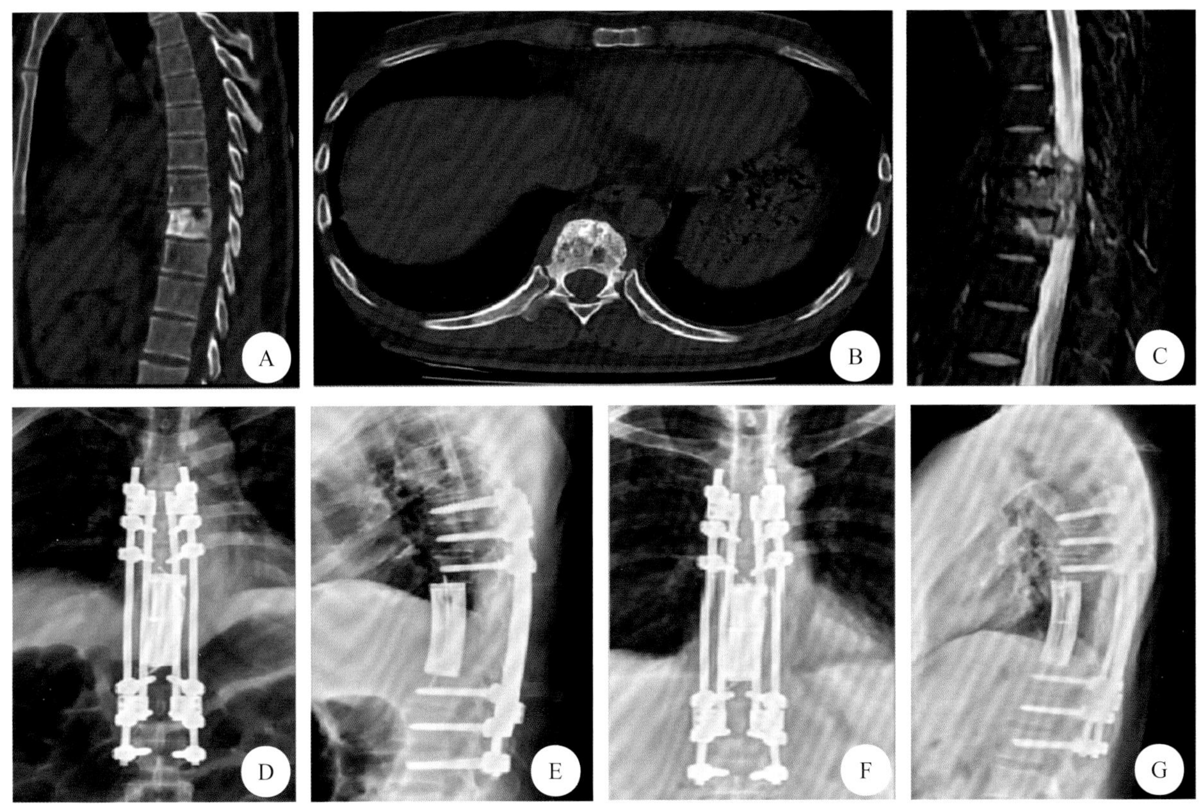

图 19-7-3　男性，36 岁，鼻咽癌放化疗后 7 年出现 $T_{9\sim11}$ 转移，行 $T_{9\sim11}$ 全脊椎切除、3D 打印假体植入物重建、椎弓根螺钉内固定术，术后已存活 5 年

A、B. 术前 CT，肿瘤累及 $T_{9\sim11}$ 及附件；C. 术前 MRI，$T_{9\sim11}$ 肿瘤病变，压迫脊髓；D. 术后 X 线片，3D 打印假体植入物及内固定位置良好；E～G. 术后 8 个月 X 线片，内固定稳定无松动、钛笼植骨融合，肿瘤无复发

二、脊柱短缩

脊柱重建时最后的操作步骤为调整椎弓根螺钉以使钛网受到适当的加压作用。此操作会导致脊柱短缩，但有增加脊柱前柱和后柱的稳定性、增加脊髓血流量，以促进脊髓功能恢复的好处。2005 年 Kawahara 等用犬做实验以测试脊柱短缩的安全性。他发现脊柱短缩不超过 1/3 椎体高度时不会引起硬膜囊或脊髓的畸形；脊柱短缩介于 1/3～2/3 椎体高度时会引起硬膜囊皱缩，但不会引起脊髓畸形；脊柱短缩超过 2/3 椎体高度时会引起脊髓畸形，同时硬膜囊会压迫脊髓。

第八节　手术的局限性与手术效果

一、手术局限性

TES 最大的局限性在于肿瘤侵犯椎弓根时，进行椎弓根截骨是一种囊内操作，不可避免会造成肿瘤细胞污染。另外，当肿瘤侵入椎管或侵犯椎体外组织时，最大限度也只能做到肿瘤边缘切除。因此，目前脊柱肿瘤的广泛切除还只是一种理想化的目标，尚需不断创新手术方法以实现此目标。Tomita 等建议当高度恶性骨肉瘤侵犯一侧椎弓根时，可行同侧椎板截骨及对侧椎弓根截骨。当病灶侵犯双侧椎弓根时，可将电刀插入椎弓根，使截骨处肿瘤细胞凝固以防止肿瘤细胞污染。Krepler 等认为当肿瘤侵入椎管但没有累及硬膜，并且病灶宽度不超过硬膜周径的 1/3 时，可行硬膜部分切除和人造硬膜重建，以达到广泛切除。因为硬膜切除多在脊髓腹侧，视野狭小、不便修补。Biagina 等介绍了一种从背侧修补腹侧硬膜缺损的方法。他先在病变水平纵行切开背侧硬膜，取冻干牛心包膜内层包裹脊髓，然后在背侧分别缝合牛心包膜和硬膜。再切除病椎和受累的腹侧硬膜，取冻干牛心包膜外层再包裹整个硬膜囊，在背侧缝合。其缺点是需切断两侧的脊神经根。另外，在 TES 操作中，为了将整块切除的椎体取出，有时不可避免地会将一侧的脊神经根切断。如肿瘤在胸椎，神经根切断后影响不大，但肿瘤如在腰椎将会引起下肢肌肉瘫痪，影响下肢功能。

二、手术效果

TES不仅将后方椎板及附件切除，而且还将前方受累椎体切除。肿瘤被完整切除，有效地解除了脊髓压迫，在改善神经功能、缓解疼痛和肿瘤控制等方面具有一定的优势。

2003 年 Yao 等报告 40 例脊柱转移性肿瘤患者中，手术死亡率 1%，局部复发率低于 10%，平均生存期在 3 年以上。2014 年 Kato 等对82 例脊椎肿瘤 En bloc 术后患者进行长达 10 年以上随访，29 例患者获得至少 10 年以上生存期，其中 19 例为原发性肿瘤、10 例为孤立性脊柱转移性肿瘤。长期的临床结果显示 En bloc 术对脊柱肿瘤（包括转移性肿瘤）很有意义，可增加患者的生存期。另外，有学者对 29 例生存 10 年以上患者的统计发现，79%患者肿瘤性质为侵袭性良性肿瘤或者低－中度恶性肿瘤，其余为良性肿瘤，没有高度恶性肿瘤，均存活至 10 年以上。2014 年 Lee 等报道 62 例行全脊椎切除的患者术后 1 年生存率为 41.9%。2016 年 Park 等的研究中纳入了 50 例全脊椎切除治疗的肺癌脊柱转移患者，术后发现 59%运动功能得到改善。生存获益方面，2016 年 Murakami 等研究发现全脊椎切除后生存期长于非全脊椎切除。

国内 2016 年贺曦等回顾性分析 11 例行全脊椎切除术治疗的脊柱转移性肿瘤患者临床资料，发现疼痛缓解率为 100%，神经功能改善率为 45.5%，术后 1 年生存率为 44.8%；整块切除平均生存期、6 个月生存率、12 个月生存率均较分块切除高，且差异具有统计学意义。2017 年杨立等研究报道，26 例患者疼痛缓解率达到 100%，25 例神经功能障碍患者术后 1 个月改善率高达 96%（24/25）。方涛林等纳入 17 例全脊椎切除和 24 例非全脊椎切除的患者进行回顾性分析，发现前者肿瘤复发率明显较低。但脊柱肿瘤整块切除手术复杂，容易损伤脊髓和神经，是一种高风险的手术方式。2023 年尉然等报告 113 例脊柱肿瘤整块切除患者术中及围手术期并发症发生率达到 38.9%，4 例在术中和围手术期死亡，证实了此手术高风险这一特点。

目前，一期后方入路或前后联合入路 TES 仍是脊柱手术中难度最大、技术要求和风险性较高的手术，用于治疗胸腰椎肿瘤临床疗效肯定，国内外应用的疗效均较刮除或瘤内切除有较大提高。随着脊柱肿瘤治疗理念的更新、手术技术的提高与手术操作的熟练，TES 将会更安全、更可靠，值得进一步改进和积累经验，疗效会更好。

由于新辅助化疗和分子靶向治疗的发展，能有效控制对治疗敏感的原发灶和转移灶，从而使得患者术前有良好的功能状态，大大提高了手术的机会，而且越早治疗，手术获益就越大。如果原发灶和转移灶难以得到控制，患者全身状况差时，则采取相应放、化疗处理。

（廖文鳌　何沛峰　刘希麟　曹云　俞阳　张伟　唐六一　胡豇）

参考文献

[1] 蔡维泺，徐仑，严望军. 整块切除术治疗孤立性脊柱转移瘤的疗效 [J]. 中国癌症防治杂志，2020，12（6）：621－625.

[2] 郭常安，阎作勤，张键，等. 改良全脊椎切除技术后路一期切除胸椎肿瘤 [J]. 中华骨科杂志，2010，30（5）：449－453.

[3] 胡豇，刘仲前，万伦，等. 全脊椎切除不同术式治疗腰椎转移瘤的比较研究 [J]. 中国骨伤，2014，27（9）：49－56.

[4] 李锋，方忠，熊伟，等. 一期经前后路全脊椎整块切除术治疗腰椎肿瘤 [J]. 中华外科杂志，2010，48（2）：120－123.

[5] 刘玉杰，万维，万炯熙，等. 单纯后路全脊椎整块切除术治疗 L_5 椎体肿瘤 [J]. 中华骨科杂志，2022，42（24）：1615－1622.

[6] 刘忠军，党耕町，马庆军，等. 脊柱肿瘤的全脊椎切除术及脊柱稳定性重建 [J]. 中华骨科杂志，2001，21：646－649.

[7] 沈慧勇，黄霖，杨睿，等. 改良一期后路全脊椎整块切除术治疗胸腰椎肿瘤 [J]. 中华骨科杂志，2011，31（1）：7－12.

[8] 孙越，王海瑞，刘艳成，等. 3D打印人工椎体在脊柱肿瘤全椎体切除术中的疗效评价 [J]. 天津医药，2021，49（11）：1207－1211.

[9] 王林，高嵩涛，刘继军，等. 3D打印人工椎体在脊柱转移瘤整块切除后脊柱稳定性重建中的应用 [J]. 实用医学杂志，2021，37（23）：3008－3013.

[10] 王增平，刘林，薛文，等. 全脊柱整块切除技术在脊柱肿瘤中的应用 [J]. 中国骨伤，2018，31（7）：674－678.

[11] 韦峰，刘忠军，刘晓光，等. 上颈椎原发肿瘤全脊椎切除术的术中术后并发症 [J]. 中国脊柱脊髓杂志，2014，24（4）：227－233.

[12] 尉然，于沂阳，汤小东. 脊柱肿瘤整块切除的外科分型与手术策略 [J]. 中华外科杂志，2023，61（11）：937－943.

[13] 尉然，于沂阳，杨毅，等. 脊椎肿瘤整块切除的疗效分析 [J]. 中华骨科杂志，2023，43（2）：112－121.

[14] 杨立，伦登兴，张浩，等. 脊柱转移瘤全脊椎切除术的临床疗效分析 [J]. 中国脊柱脊髓杂志，2017，27（9）：772－780.

[15] 杨强，李建民，杨志平，等. 全脊椎整块切除术治疗胸腰椎肿瘤及稳定性重建结果 [J]. 中华肿瘤杂志，2013，34（3）：225－230.

[16] 杨荣利，郭卫，汤小东，等. 后路一期整块全脊椎切除治疗胸椎及腰椎肿瘤 [J]. 中国脊柱脊髓杂志，2010，20（1）：34－38.

[17] 曾浩彬，朱小军，唐清连，等. 脊柱肿瘤全脊椎整块切除术围手术期并发症的处理 [J]. 中国癌症防治杂志，2020，12（6）：637－642.

[18] 曾建成，刘浩，宋跃明，等. 瘤椎全切与重建治疗胸腰椎肿瘤伴神经功能障碍 [J]. 中国修复重建外科杂志，2007，21（5）：445－448.

[19] Demura S，Kato S，Shinmura K，et al. Perioperative complications of total en bloc spondylectomy for spinal tumours [J]. Bone Joint J，2021，103－B（5）：976－983.

[20] Disch AC，Schaser KD，Melcher I，et al. En bloc spondylectomy reconstructions in a biomechanical in－vitro study [J]. Eur Spine J，2008，17（5）：715－725.

[21] Hu X，Kenan S，Cheng M，et al. 3d－printed patient－customized artificial vertebral body for spinal reconstruction after total en bloc spondylectomy of complex multi－level spinal tumors [J]. Int J Bioprint，2022，8（3）：576.

[22] Kato S，Demura S，Shinmura K，et al. Surgical metastasectomy in the spine：A review article [J]. Oncologist，2021，26（10）：e1833－e1843.

[23] Kato S，Murakari H，Demura S，et al. More than 10－year follow－up after total en bloc spondylectomy for spinal tumors [J]. Ann Surg Oncol，2014，21（4）：1330－1336.

[24] Kieser DC，Parker J，Reynolds J. En bloc resection of isolated spinal metastasis：A systematic review update [J]. Clin Spine Surg，2021，34（3）：103－106.

[25] Kurokawa Y，Murakami H，Demura S，et al. Risk factors for poor outcomes of early rehabilitation after total en bloc spondylectomy：A retrospective chart review of 140 patients [J]. Spinal Cord，2020，58（8）：900－907.

[26] Luzzati AD，Shah SP，Gaglino FS，et al. Four－and five－level en bloc spondylectomy for malignant spinal tumors [J]. Spine，2014，39（2）：129－139.

[27] Paholpak P，Wisanuyotin T，Sirichativapee W，et al. Clinical results of total en bloc spondylectomy using a single posterior approach in spinal metastasis patients：Experiences from Thailand [J]. Asia Pac J Clin Oncol，2023，19（1）：96－103.

[28] Tang X，Yang Y，Zang J，et al. Preliminary results of a 3D－printed modular vertebral prosthesis for anterior column reconstruction after multilevel thoracolumbar total en bloc spondylectomy [J]. Orthop Surg，2021，13（3）：949－957.

[29] Toda Y，Morimoto T，Matsumoto Y，et al. Application of contralateral osteotomy for the en bloc resection of paraspinal and spinal tumours：A report of three cases [J]. Br J Neurosurg，2022：1－7.

[30] Tomita K，Kawahara N，Murakami H，et al. Total en bloc spondylectomy for spinal tumors：Improvement of the technique and its associated basic background [J]. J Orthop Sci，2006，11（1）：3－12.

[31] Wong RMY，Wong PY，Liu C，et al. 3D printing in orthopaedic surgery：A scoping review of randomized controlled trials [J]. Bone Joint Res，2021，10（12）：807－819.

第二十章　颈椎肿瘤手术治疗

颈椎是骨肿瘤的好发部位，可以发生很多种良、恶性肿瘤，当颈椎发生肿瘤以后，通常会出现局部疼痛、颈部活动受限。随着肿瘤的生长，可出现疼痛加重，由于肿瘤可以造成对脊髓及臂丛神经的压迫，出现上肢剧烈疼痛及截瘫症状。颈椎发生肿瘤以后，应该尽快完善影像学检查，了解病变的特点，明确肿瘤的良、恶性，制订相应的手术方案。颈椎肿瘤如果不得到及时诊断治疗，可以出现严重的后果，如高位瘫痪。所以颈椎出现肿瘤以后一定要尽快进行全面的检查，了解病变的特点，明确诊断。如果是良性肿瘤可以做局部切除；如果是恶性肿瘤，术后还要进行放、化疗控制肿瘤复发，延长生存期，提高患者生活质量；如果颈椎肿瘤是转移性肿瘤，应该寻找原发灶，并对原发灶进行系统治疗。

随着脊柱外科技术的进步和脊柱内固定器械的改进与提高，颈椎肿瘤诊断、治疗观点和手术方法日新月异。传统原发性颈椎肿瘤的瘤内部分切除和转移性肿瘤的姑息性颈椎椎板减压的治疗方案已渐被淘汰，取而代之的是针对颈椎肿瘤的积极有效的根治性治疗方案即全脊椎切除术。全脊椎切除术包括全脊椎分块切除术和全脊椎整块切除术。颈椎由于双侧椎动脉从颈椎的横突孔经过，所以只能分块切除，下颈椎肿瘤为避免损伤椎动脉，常采用后前联合入路全脊椎切除术治疗，是一种安全、有效的根治性手术方式，在严格掌握手术适应证的条件下，能彻底切除下颈椎肿瘤，可有效控制术后肿瘤局部复发，从而治愈肿瘤，最大限度地延长患者的生存期和提高生活质量。

第一节　上颈椎肿瘤的切除与重建

上颈椎肿瘤通常症状较重且致残、致死率较高，大部分患者需要手术治疗。发生于上颈椎的肿瘤较少见，在治疗上面临许多挑战。首先，寰枢椎是颅颈交界区的移行椎，发生在该部位的病变位置深在，手术暴露困难；其次，颅颈交界区结构特殊，周围结构毗邻复杂，按照肿瘤学的原则进行边缘或广泛切除极其困难；再次，颅颈交界区利用空间和结构有限，肿瘤切除后进行稳定性重建技术要求高，难度大，手术创伤大，并发症多，无论术中或术后出现并发症都可能导致手术失败，甚至危及生命。所以，长期以来发生于该部位的肿瘤被视为手术治疗的“危险区”或“禁区”，尤其是恶性肿瘤。随着CT、MRI的临床应用，术前诊断水平的提高，手术技术的进步，脊柱内固定器械的更新以及相关学科的发展，上颈椎肿瘤的手术治疗已经取得了显著的疗效。

上颈椎全脊椎切除需要前方和后方联合入路，入路的顺序是手术设计的重要组成部分。若先行前方入路手术，颈部可以尽量后伸，基本可采用高位颌下切口显露上颈椎，从而避免经口手术，但当前方结构被切除后，前方内固定往往不足以维持稳定而在术中变换体位时发生移位，这种情况在颈椎后方结构也被肿瘤侵蚀时更容易发生。若先行后方入路手术，则可较好地解决上述问题，因为后方入路肿瘤切除后采用的枕颈长节段固定能够比较好地维持颈椎的稳定性。有研究发现，80％的术中椎动脉损伤是发生在前后联合入路手术的前方入路中的。而后前联合入路手术中椎动脉损伤的发生率则较低，这可能是因为前方入路高位颌下切口在显露椎动脉时有一定困难，特别是在肿瘤包绕椎动脉的情况下，更容易损伤椎动脉。而后方入路术野宽阔，可以从容地切除后方结构，特别是椎弓根、横突孔后壁及外侧壁，从而使椎动脉得到充分的显露和游离。在后续的前方入路手术时，只需要切除相邻的椎间盘就可以分几大块将椎体和横突孔前壁取出，从而减少了从前方对椎动脉的显露，也就减少了椎动脉损伤的风险。然而，先行后方入路手术虽然减少了内固定移位和椎动脉损伤的发生，却由于枕颈部固定使颈椎难以后仰，增加了经口咽入路的需要，从而增加了咽后壁并发症的发生和切口感染的风险。

一、上颈椎前方入路肿瘤切除与重建

（一）入路选择

上颈椎前方入路适用于累及寰椎前弓、枢椎齿状突、椎体及一侧侧块的肿瘤。前方入路是治疗上颈椎肿瘤的常用途径，可以单独用于累及区域病灶的切除。目前用于上颈椎肿瘤治疗的前方入路包括经口咽入路、经下颌下咽后方入路及经口劈开上/下颌骨的扩大入路。具体选择何种入路，术前应做出充分的评估和准备。一般来说，需要进行两个方面的评估：

（1）是否能够充分显露并切除病灶。

（2）是否能够进行有效的稳定性重建。通常，C_1 或 $C_{1\sim2}$ 病变，可选择标准经口咽入路；C_1 或 $C_{1\sim2}$ 病变向上累及斜坡下 1/3 和枕骨髁，可选择经口咽入路并劈开软、硬腭显露病变；C_1 或 $C_{1\sim2}$ 病变向上累及斜坡达中上 2/3，可选择经口劈开上颌骨的扩大入路（上颌骨开门术）显露病变；C_2 病变广泛累及 C_1 和 C_3 可采取经口劈开下颌骨的扩大入路；C_2 及 C_2 以下病变可选择经下颌下咽后方入路或经口劈开下颌骨的扩大入路。临床上经口咽和经下颌下咽后方入路较常用，经口劈开上/下颌骨的扩大入路因创伤大、并发症多，并需要相关科室协作，应用须慎重。临床上具体选择何种手术入路，应根据肿瘤病变的部位、性质、范围以及术者的技术和经验确定合适的手术方式，其基本原则是在保证充分显露、达到手术治疗目的的同时，尽可能减少创伤和并发症。

（二）手术风险

前方入路手术风险主要来自外侧的椎动脉和中线的脊髓。由于手术主要在瘤体内操作以及硬脊膜的屏障作用，一般不易伤及脊髓，但椎动脉却很容易受到肿瘤累及，甚至直接位于瘤体内，所以向侧方清除时，不应超过中线 2.5cm，即侧块外侧缘，向后不超过其前后径 2/3。如果椎动脉位于瘤体内，病灶清除至此则可以终止前方入路手术。后方入路手术较为简单，显露后方结构后可以首先分离保护椎动脉，然后沿侧块周围小心分离，将残留侧块和附件移除直至前方留置棉片或纱条。

（三）前方入路重建

单纯前方入路重建主要适用于 Stage1、2 期及部分转移性肿瘤病灶刮除术的稳定性重建。如果病灶清除后大体结构基本完整，没有明显破坏局部的稳定性，可以直接采取填充式植骨，一般也不需要内固定。植骨材料可以选择自体骨、同种异体骨或其他骨替代物，老年患者也可用骨水泥。如果病灶清除后引起明显结构缺损和不稳定，则需要考虑结构性植骨。植骨材料可以选择大块自体骨、同种异体骨（髂骨、腓骨）或钛笼。由于单纯前方入路病灶刮除术造成的缺损很少同时累及寰枢椎，缺损范围一般不是很广泛，所以自体骨可以广泛应用于枕骨髁－枢椎侧块或椎体（$C_{0\sim2}$）及寰椎－C_3（$C_{1\sim3}$）各部位的支撑植骨。同种异体髂骨或腓骨与自体骨的应用相同，但前者支撑强度有限，脆性高，易骨折；后者愈合时间长，支撑植骨时应慎重。钛笼可用于枕骨斜坡－枢椎（$C_{0\sim2}$）和寰椎前弓－C_3（$C_{1\sim3}$）等缺损较大部位的支撑植骨。涉及枕骨髁和斜坡的内固定非常困难，通常仅能用钛板在尾侧临时固定或使用钛笼将其塑形后直接固定于斜坡和尾侧椎体。保留寰椎的固定相对简单，可以在单侧或双侧侧块和下颈椎椎体间固定。由于前方入路支撑植骨后固定欠稳定，通常需要后方入路固定和/或坚强的 Halo－Vest 外固定。

（四）术后处理

手术结束关闭切口前，应认真检查创面，清理损伤组织并严格止血，按照由深至浅的顺序逐层关闭切口。由于手术创伤大，清理创面后可放置引流管。一般单纯前方入路手术后于前方放置负压吸引，根据引流情况引流管一般在术后 3～5d 拔出。术后可使用抗生素或联合用药 5～7d 预防感染。

典型病例见图 20-1-1、图 20-1-2。

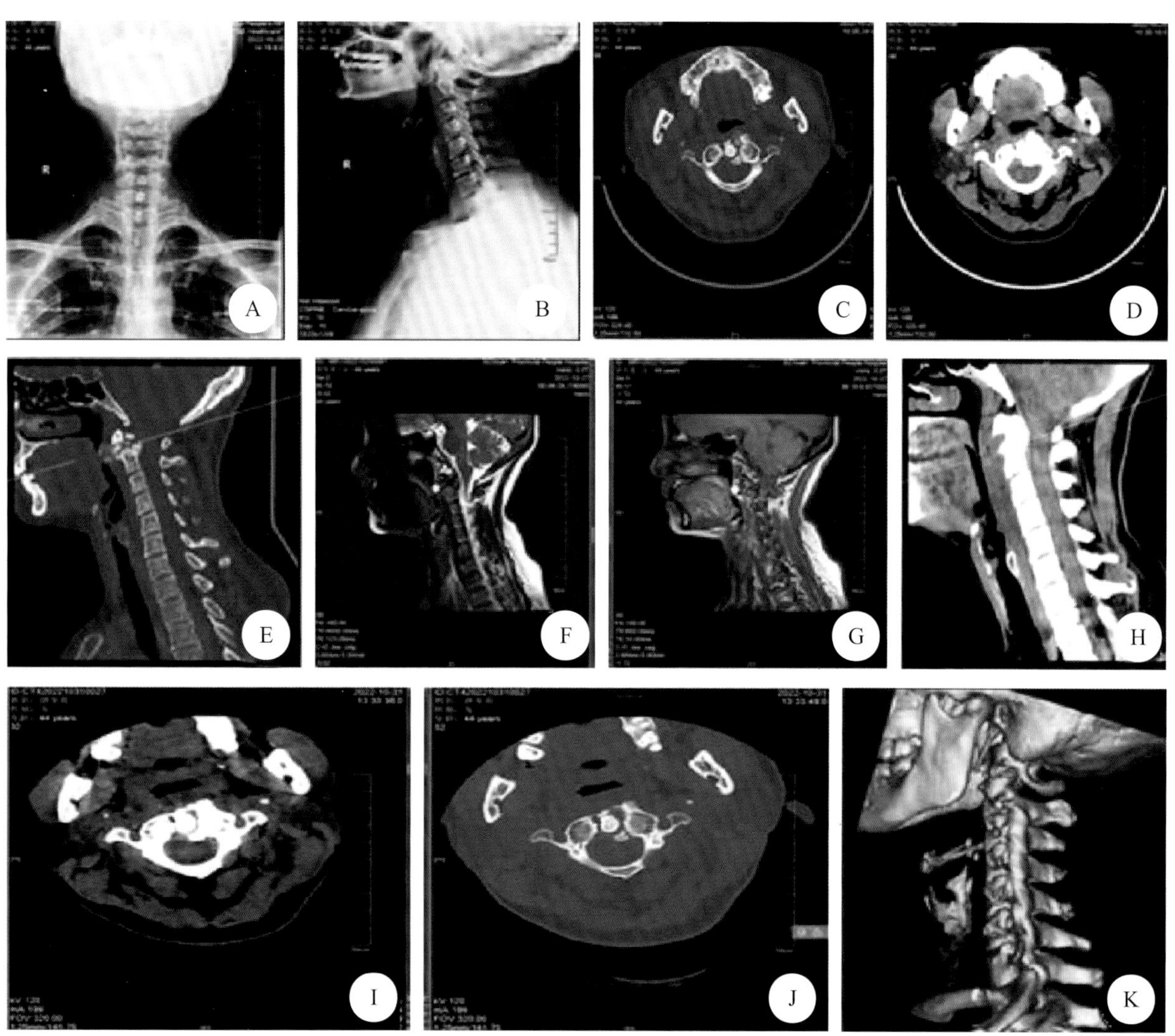

图 20-1-1　女性，44 岁，寰枢关节骨软骨瘤，行前方入路寰枢关节左侧软骨瘤切除术

A、B. 术前 X 线片：寰枢关节左侧周围见多个结节状骨样密度影；C～E. 术前 CT：寰枢关节左侧周围见多个结节状骨样密度影；F、G. 术前 MRI：寰枢关节左侧周围见多个结节状骨样密度影，邻近咽后壁受压、咽腔变窄，寰枢关节间隙变窄；H～K. 术后 CT：寰枢关节间隙变窄，关节面毛糙，关节面下骨密度呈不均匀增高，寰枢关节左侧周围见多个结节状钙化灶，邻近咽后壁受压、咽腔变窄

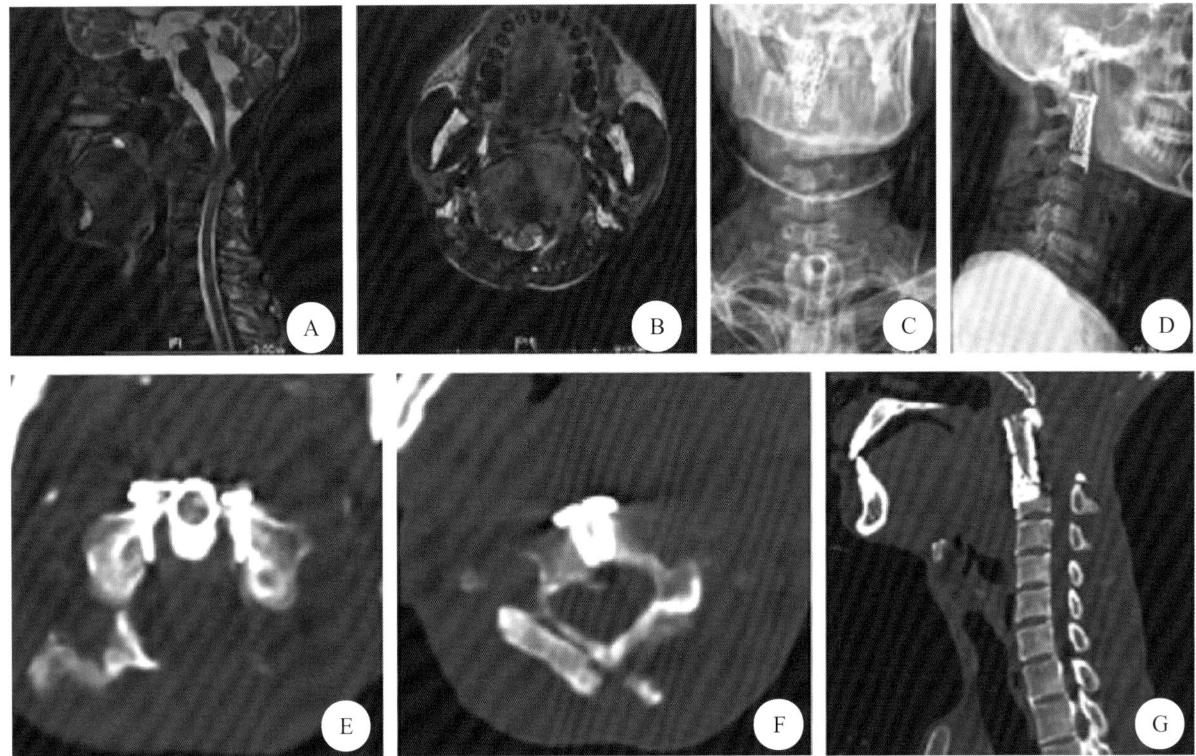

图 20-1-2　男性，33 岁，$C_{2\sim3}$ 纤维肉瘤，行经下颌下咽及经口联合入路肿瘤姑息性切除、一期前方入路钛笼支撑植骨融合、C_1 前弓与 C_3 前方重建锁定钢板螺钉内固定术

A、B. 术前 MRI 显示肿瘤巨大；C、D. 术后即刻颈椎正、侧位 X 线片显示内固定物位置良好；E~G. 术后6 个月 CT 显示内固定物无松脱、植骨已融合

二、上颈椎后方入路肿瘤切除与重建

单纯累及椎体后方附件及椎旁的颈椎肿瘤在临床较少见，但无论是良性肿瘤、中间性肿瘤还是恶性肿瘤，如果累及附件、压迫或侵蚀神经组织或韧带复合体，均可通过后方入路进行肿瘤切除及稳定性重建。颈椎后方入路手术途径包括颈椎后正中、旁正中和后外侧或极外侧入路。后正中入路不仅是临床应用最广泛、历史最悠久的入路，也是操作最简单、安全和便捷的入路，适用于各种疾病的减压和稳定，是治疗颈椎肿瘤的常用途径。旁正中和后外侧入路主要适用于微创技术条件下的神经减压，在颈椎肿瘤中的应用较少，而且也不便于在病灶清除后进行稳定性重建。

（一）手术适应证

（1）$C_{1\sim3}$ 后方附件结构的原发性良性、恶性或转移性肿瘤。

（2）$C_{1\sim3}$ 病变需要后方入路姑息性减压和稳定性重建。

（3）$C_{1\sim3}$ 髓内、外的原发性良性、恶性或转移性肿瘤。

（二）手术禁忌证

（1）累及 $C_{1\sim3}$ 的肿瘤。

（2）严重神经功能障碍，手术后难以获得功能恢复或患者情况难以耐受手术。

（三）手术优缺点

1. 优点　可直视下充分显露 $C_{1\sim3}$ 附件结构；手术操作简单易行，容易进行稳定性重建。

2. 缺点　可以引起颈部僵硬、疼痛、无力或颈胸交界区后凸畸形。

（四）手术技术

经颈椎后方入路能显露枕骨大孔后缘、寰椎后弓、枢椎及以下棘突、椎板和关节突关节等后部结构。由于颈后部肌肉丰富、骨性结构深在，因此操作时必须熟悉不同解剖区域的特点才能准确无误地进行显露并减少出血和组织损伤。手术前应对病变部位、范围，神经压迫程度和颈椎稳定性等进行仔细评估，显露时务必保持动作轻柔和准确，防止误入椎管伤及神经。

1. 切口　颈椎后方入路手术根据病变部位和范围，分别以枕后粗隆、C_2 为解剖标志进行上、下颈椎的暴露。沿颈椎棘突做正中直线切口切开皮肤和皮下组织至项韧带，根据手术操作需要，切口可以上、下延长和缩短。如果病变位于寰枢椎，切口自枕骨粗隆部至 C_4 棘突可以显露枕骨大孔后缘及寰椎后弓和 $C_{2\sim4}$ 椎板。

2. 显露　皮肤切开后，宜选择枕部或枢椎以下的部位先行显露，待枕骨和枢椎充分显露后，再进行寰椎后弓的剥离。临床通常按照枢椎或以下棘突和椎板、枕骨和枕骨大孔后缘至寰椎后弓的顺序进行显露，分段显露不仅可以减少出血和损伤，而且有利于判断寰椎后弓及病变的部位和范围。

枕骨区的显露：沿枕后粗隆中线切开项韧带，并在骨膜下用骨膜剥离器向两侧剥离枕肌至枕骨大孔外侧。抵至枕骨大孔后缘时，先触及枕骨大孔边界，再仔细剥离。显露时务必保持动作轻柔和准确，不可用力过度。

寰椎后弓的显露：枕骨区和枢椎及以下棘突、椎板显露后，用自持牵开器将切口两侧软组织牵开，确定寰椎后弓位置后，上方显露枕骨大孔后缘，下方沿枢椎上方剥离附着肌肉，即显露寰椎后部结构。确定寰椎后弓结节，沿寰椎后弓结节两侧做锐性切割分离。后弓显露范围不能超过后结节两侧 1.5～2.0cm，避免损伤椎动脉。

3. 关闭切口　颈椎后方入路切口关闭较为简单，如果手术创伤大，术后应严格止血，清理创面并放置引流管。

4. 术后处理　术后当日应禁食，第 2 天可经口给予流质或半流质。引流管一般于术后 3～5d 拔出。术后使用抗生素预防感染。

典型病例见图 20－1－3～图 20－1－5。

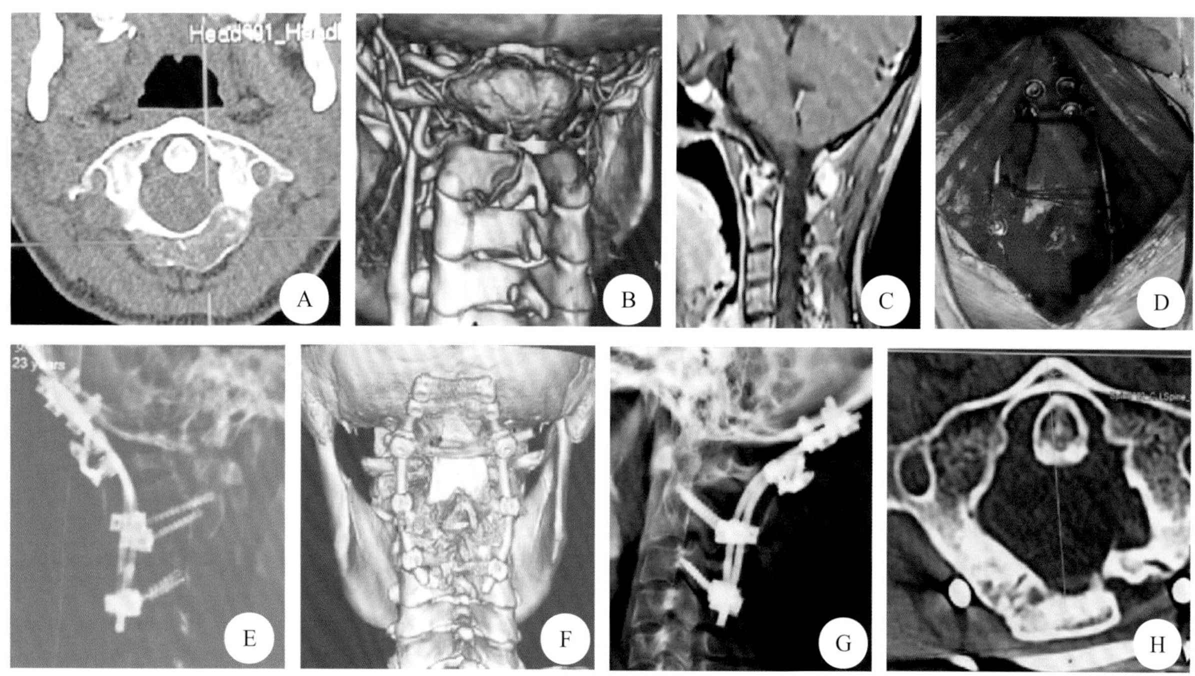

图 20－1－3　女性，23 岁，寰椎后弓骨母细胞瘤 Enneking Ⅱ期，行寰椎后弓肿瘤切除、枕颈融合内固定术

A、B. 术前 CT；C. 术前增强 MRI；D. 术中后方入路内固定；E. 术后 X 线片；F. 术后 CT；G. 术后半年复查 X 线片；H. 术后 3 年复查 CT，显示肿瘤无复发

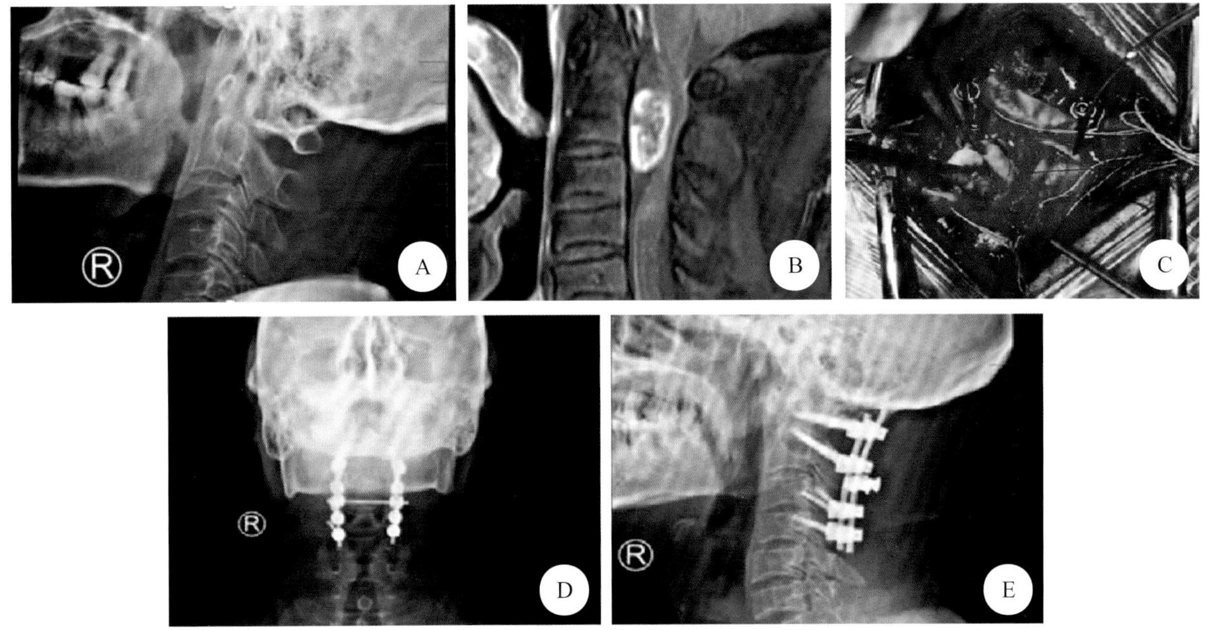

图 20-1-4　女性，60 岁，C_2 神经鞘瘤，行 C_2 神经鞘瘤切除、椎弓根螺钉内固定术

A. DR 片显示骨质破坏；B. MRI 显示肿瘤压迫脊髓；C. 术中肉眼观；D、E. 肿瘤切除内固定术后 DR 片

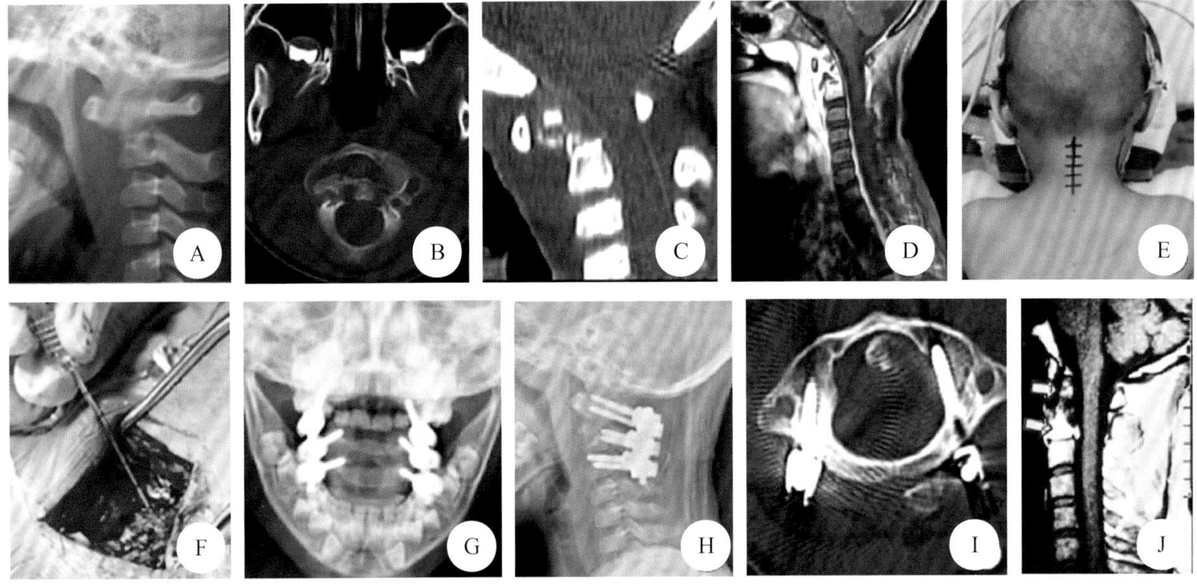

图 20-1-5　男性，6 岁，寰枢椎嗜酸性肉芽肿伴寰枢关节脱位，行颅骨牵引复位、椎弓根螺钉内固定植骨融合术

A. 术前侧位 X 线片；B、C. 术前 CT；D. 术前 MRI；E. 颅骨牵引；F. 术中操作；G、H. 术中 X 线片；I. 术后 CT；J. 术后 4 年 MRI 显示肿瘤无复发

三、上颈椎经口咽入路肿瘤切除与重建

经口咽入路适用于齿状突、枢椎椎体肿瘤及寰枕区前部硬膜外病变。经口咽入路在血管较少的中线上进行手术操作，不需牵拉神经血管结构，可以显露枕骨大孔至 C_2。其缺点在于部位较深，显露范围较小，口腔内操作范围亦较受限，病灶切除及创面止血较为困难，手术难度高。且术后需常规行气管切开，存在感染和脑脊液漏的风险，在污染的口腔区域内植骨也存在很多争议。因此，经口咽入路主要用于寰枢椎脱位的松解、齿状突切除等寰枢椎关节

疾病。近年来随着显微技术的飞速发展及手术器械的不断改进，该入路手术在临床的应用也日益广泛，逐渐成为一种手术死亡率低、疗效满意的方法。目前，该入路已相继应用于咽后壁脓肿切开引流、感染和肿瘤的病灶清除、先天性畸形和陈旧性骨折脱位的减压和复位等治疗。

经口咽入路直接由前正中进入上颈椎，能够暴露从斜坡至 C_3 上缘的区域，术中可以根据病变的不同范围进行改良，但一般要求患者下颌关节的开口范围不应少于 2.5cm，病变以累及 $C_{1\sim2}$ 为主。如果显露范围还需向头尾侧和/或两侧扩展，术中可以通过切开软、硬腭以进一步显露斜坡下方，否则可能需要采取经口劈开上/下颌骨的扩大入路显露病变。

（一）手术适应证

（1）寰椎前弓和侧块的原发性良性、恶性或转移性肿瘤。

（2）枢椎齿状突、侧块和枢椎体的原发性良性、恶性或转移性肿瘤。

（3）同时累及寰枢椎的原发性良性、恶性或转移性肿瘤。

（二）手术禁忌证

（1）寰枢椎巨大肿瘤或已广泛累及颅底斜坡、枕骨髁和 C_2 及以下椎节。

（2）术者缺乏上颈椎手术的经验及相关训练。

（3）长期、严重神经功能障碍，手术后难以获得功能恢复或患者情况难以耐受手术。

（三）手术优点

（1）直视下显露颅椎区病变，手术入路简单、易行、创伤小。

（2）术中可根据病变情况调整切口范围以便充分显露。

（四）手术缺点

（1）受病变范围、张口程度及解剖结构等因素的影响，显露范围有限。

（2）容易发生感染，脑脊液漏，血管、神经损伤等并发症。

（3）术后重建稳定性较为困难，可能需要后方入路稳定。

（五）手术技术

在经口咽入路手术前应对口腔情况仔细评估以避免感染的发生，可以在术前 3d 进行口腔护理或预防性使用抗生素，必要时可以进行细菌培养和药敏试验。同时需要评估牙齿状况，对于牙齿松动或无牙患者，可以采用牙齿护套予以保护。另外，患者张口程度和舌体大小、厚度也是影响手术的重要因素。

1. 术野准备　安置好自持口腔牵开器后，术者应仔细检查舌体和嘴唇，防止其在自持口腔牵开器和牙齿之间被钳夹或压迫。经两侧鼻孔各插入一条红色橡皮导尿管，并由一侧导尿管将对侧导尿管由该侧鼻孔引出，然后缝于悬雍垂两侧，向外牵引导尿管把悬雍垂和软腭拉入鼻咽部，离开手术区并将导尿管在鼻外固定。利用自持口腔牵开器进一步张开口腔，从而暴露高位鼻咽部和咽喉后壁，并且将舌下压增加显露范围。咽后壁可用 0.5%利多卡因溶液及 1∶200000 的肾上腺素混合液局部浸润。

2. 切口　以寰椎前结节为中心做咽后壁的纵形切口 3～4cm，上至软腭平面，下至 C_3 上缘。如果需要暴露斜坡和枕骨大孔，则需要切开软腭，甚至硬腭。

3. 显露咽后肌　用示指经口腔在咽后壁扪到寰椎前结节。切开咽后壁黏膜和黏膜下组织，并一同向两侧钝性分离，防止黏膜和黏膜下组织分离及黏膜损伤。如需切开软腭，应从硬腭开始沿中线切开软腭，到悬雍垂基底部后绕至其一侧切开，用缝线牵开软腭瓣，暴露高位鼻咽部。向两侧牵开咽后壁黏膜和黏膜下组织瓣，即可显露咽肌和前纵韧带。

4. 显露寰椎前弓和枢椎　再次确认寰椎前结节或中线准确定位后，沿寰枢椎表面进行分离，将两侧头长肌、颈长肌从其附着点充分剥离后向两侧牵开即可显露斜坡下方、寰椎前弓及枢椎体病变。从中线向两侧剥离至侧块外侧缘不超过中线 2cm，以免损伤椎动脉。

5. 关闭切口　经口咽入路的术野较深，软组织闭合应该按照肌层和黏膜层分别进行缝合，各层要对合整齐。如果切口累及软、硬腭，也必须对其逐层修复。如果术中发生硬膜撕裂，应尽可能予以修补。如果难以直接修补，可尝试使用生物胶和明胶海绵等封闭硬膜，并于术后留置腰椎蛛网膜下腔引流。

6. 术后处理 鼻腔和口腔的黏膜愈合较快，术后应注意口腔和鼻腔的清洁。术后禁食2～3d，在此期间可通过静脉补充营养，肠蠕动恢复后可以改用鼻饲补充营养。每8h给1次氢化可的松有助于减轻唇、牙龈和口腔黏膜水肿。术后2～3d咽部水肿消退后拔除气管插管及鼻腔填塞物。如有脑脊液外引流，一般应在术后第5天拔出腰穿引流管。术后使用抗生素以预防感染。

典型病例见图20－1－6、图20－1－7。

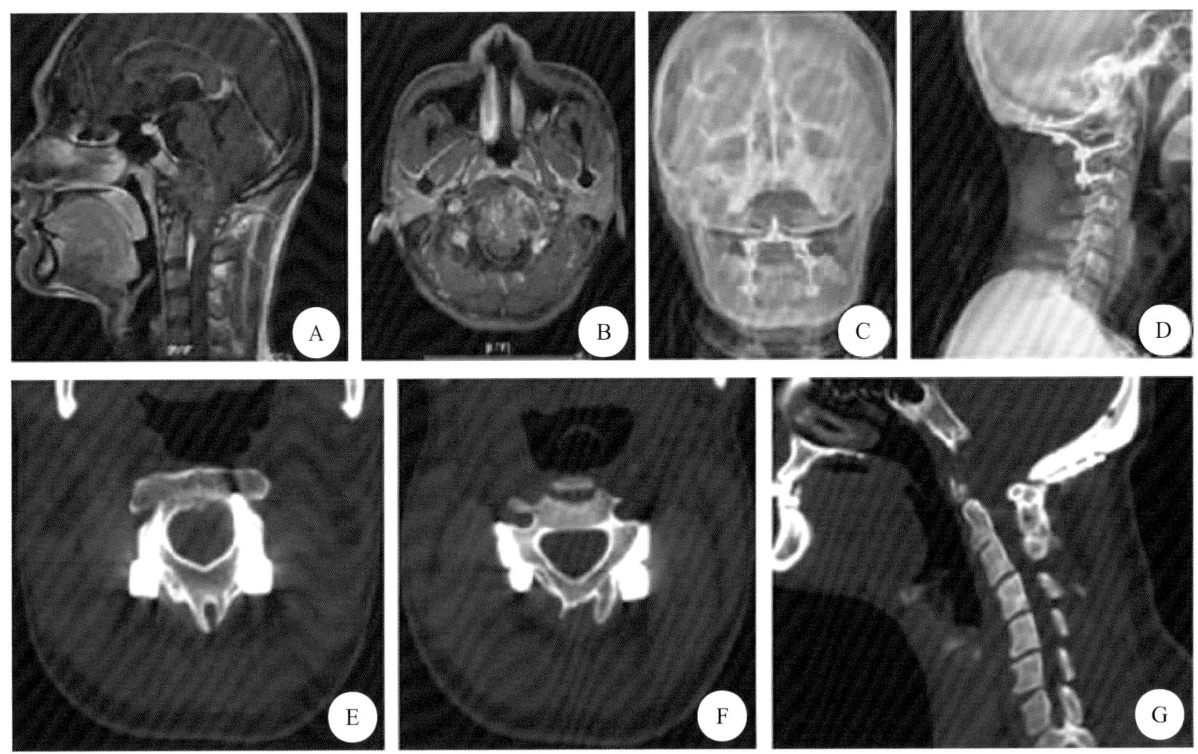

图20－1－6 男性，23岁，$C_{0\sim1}$脊索瘤，行口咽后方入路枕颈融合、一期肿瘤姑息性切除术

A、B. 术前MRI显示肿瘤侵犯斜坡，病变浸润范围广，与周围无明显边界；C、D. 术后即刻颈椎正、侧位X线片显示内固定在位；E～G. 术后6个月CT显示枕颈部已达骨性融合

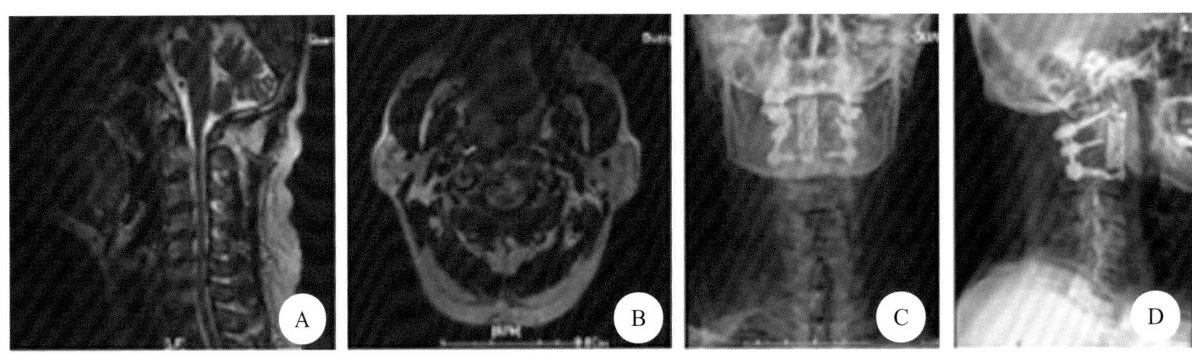

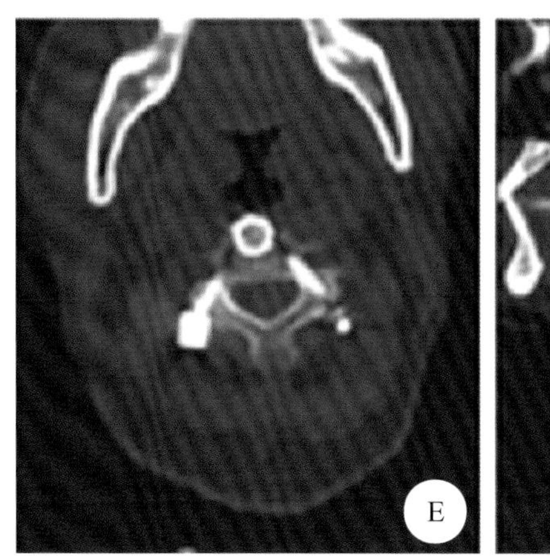
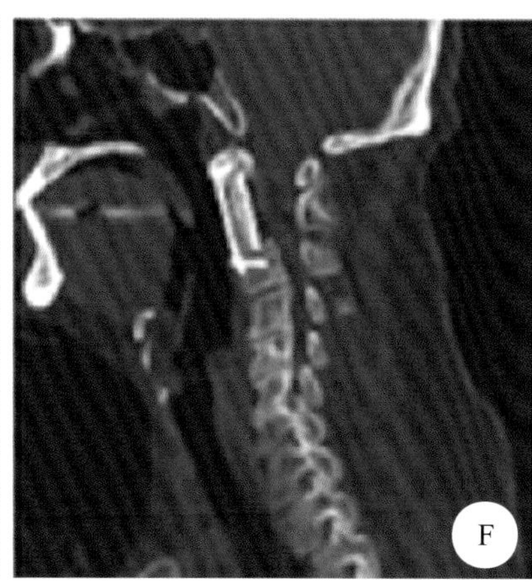
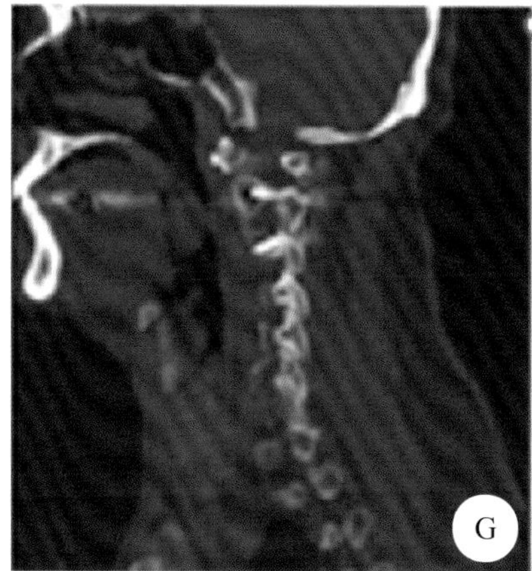

图 20-1-7　男性，56 岁，C_2 脊索瘤，行颈椎后方入路 C_1、C_2、C_3 椎弓根螺钉内固定植骨融合，一期经口咽入路肿瘤边缘切除，前方入路异形钛网支撑植骨融合，C_1 前弓与 C_3 椎弓根螺钉内固定术

A、B. 术前 MRI 显示肿瘤主要集中于枢椎椎体；C、D. 术后即刻颈椎正、侧位 X 线片显示内固定牢靠、位置满意；E~G. 术后 6 个月 CT 显示植骨已融合

四、上颈椎经下颌下咽后方入路肿瘤切除与重建

经下颌下咽后方入路是上颈椎常用入路。与下颈椎前内侧和前外侧入路相似，经下颌下咽后方入路基于和颈动脉鞘的关系可以分为前内侧入路（Anteromedial retropharyngeal approach）和前外侧入路（Anterolateral retropharyngeal approach）。经下颌下咽后方入路是下颈椎前内侧和前外侧入路在上颈椎的改良和应用。前外侧入路能够避免对喉上、下神经和颈外动静脉分支的干扰，但由于颈内动脉、颈静脉分支和迷走神经、副神经及舌下神经固定于颅骨基底部，使向上暴露范围受到限制，而且经前外侧入路病灶清除后难以直接进行稳定性重建，所以，下颌下咽后方入路中前外侧入路在临床肿瘤治疗中应用较少，对于上颈椎肿瘤主要采取前内侧入路进行病灶清除。与经口咽入路不同，该入路在口腔外操作，可进一步避免经口咽入路引起的感染、硬膜及神经功能损害等并发症。2014 年韦峰等报告上颈椎原发性肿瘤经双侧下颌下咽入路全脊椎切除术 23 例，效果良好，主要并发症为椎动脉损伤、术后咽后壁伤口感染及后期内固定移位等。

（一）手术适应证

（1）枢椎体和侧块的原发性良性、恶性或转移性肿瘤。

（2）枢椎肿瘤同时累及 C_3 的原发性良性、恶性或转移性肿瘤。

（二）手术禁忌证

（1）寰枢椎巨大肿瘤或已广泛累及颅底斜坡、枕骨髁。

（2）长期、严重神经功能障碍，手术后难以获得功能恢复或患者情况难以耐受手术。

（三）手术优点

（1）口咽外操作，可避免经口咽入路引起的感染等相关并发症。

（2）入路熟悉，不需要颌面外科、颅底外科等相关科室协作。

（3）手术后可以进行有效的植骨和固定以重建稳定性。

（四）手术缺点

（1）受病变部位、范围、患者体型等因素的影响，头侧显露范围有限。

（2）累及对侧或寰椎及以上病变可能需要辅助切口。

（3）术中复杂的解剖容易造成血管、神经和腺体等组织器官的损伤。

（五）手术技术

经下颌下咽后方入路术前准备较为简单，基

本与下颈椎相同。但手术前应对患者颈椎及颅椎区情况仔细评估，尤其是颈椎的屈曲和伸展功能，对合并头颈部活动受限或僵硬者应慎重选择。另外，术前应充分准备各种植骨和固定材料以便进行稳定性重建。

1. 切口 经下颌下咽后方入路切口的选择取决于病变的部位、范围及术者习惯等情况，可以分别采取颌下横形、斜形和“T”形切口。

病变范围局限，可以选择颌下横形切口；病变范围广泛，则可以选择斜形和“T”形切口。切口的侧别选择取决于病变的解剖位置。偏侧性病变切口位于病变同侧，病变位于中央者切口选择根据术者的习惯。

颌下横形切口位于下颌骨下方 2cm 并平行于下颌骨下缘，前方至甲状软骨水平。需要显露 C_4 下缘时，可以选择胸锁乳突肌前缘斜形切口，长度根据病变范围确定。横形和斜形切口于下颌骨下缘相交则为“T”形切口。如果显露不超过 C_5 水平，损伤喉返神经的可能性较小。

2. 分离颈内脏鞘和颈动脉鞘 切开皮肤、皮下组织和颈部浅筋膜，显露并纵行和/或横行切开颈阔肌，在其深面向上、下潜行分离，显露甲状腺上动脉和喉上神经并加以保护。在舌骨下肌群和胸锁乳突肌之间锐性分离，将颈动脉鞘和胸锁乳突肌牵向外侧，甲状腺、喉头和气管、食管向内侧牵开，显露颈动脉三角区。向上切开颈深筋膜浅层，牵开胸锁乳突肌显露颌下腺，提起颌下腺下缘并在切口正中剪开筋膜，可见面动、静脉横跨切口侧后方，向上方牵开颌下腺，必要时可切除颌下腺。

3. 牵开或切断二腹肌和茎突舌骨肌 二腹肌位于颌下腺下方，平行于横形切口。沿着肌腱的方向游离，牵拉二腹肌的两个肌腹，区分二腹肌和茎突舌骨肌并在肌腱处切断以增加侧方显露。

4. 血管和神经的处理 在颈动脉三角区内有面动、静脉，舌动、静脉和甲状腺上动、静脉三组血管及舌下神经、面神经和喉上神经等重要神经。术中应仔细分离并保护舌下神经、面神经和喉上神经，必要时可以使用神经刺激器以免造成损害。术中可以根据需要结扎面动、静脉，舌动、静脉，但甲状腺上动、静脉在显露时，解剖层次务必清楚，不可随意钳夹和结扎，防止不可逆性神经损伤。

5. 上颈椎的显露 颈动脉三角区内血管和神经处理后，向两侧充分牵开颈动脉鞘和内脏鞘，纵向分开疏松结缔组织和椎前筋膜，显露并确定两侧颈长肌及头长肌之间的椎体中线。将颈长肌和头长肌从其中线附着点分开，沿颈椎椎体前缘向两侧加以分离。通常先显露病变远侧，逐步向上方分离达枢椎椎体，继续向上方显露直达寰椎前弓，显露寰椎前弓和枢椎侧块关节。枕骨大孔前缘位于寰椎前弓头端，其基底有头长肌和颈长肌附着，分离肌肉至颅底可显露枕骨大孔前缘以及邻近的枕骨基底部。本显露途径的要点是充分显露各层颈筋膜平面，在各层筋膜切开前应仔细识别相应的解剖标志并以此引导手术。术中适当牵拉保持筋膜紧张有利于切开筋膜，锐性切开各层筋膜保证有足够的范围向两侧牵开。

6. 关闭切口 经下颌下咽后方入路关闭切口较为简单，但由于手术创伤大，术后应严格止血，清理创面并放置引流管。

7. 术后处理 术后应禁食 2～3d，在此期间可通过静脉补充营养，随疼痛缓解、水肿消退可经口给予流质或半流质饮食。引流管一般在术后 3～5d 拔出。术后使用抗生素 5～7d 以预防感染。

典型病例见图 20－1－8～图 20－1－10。

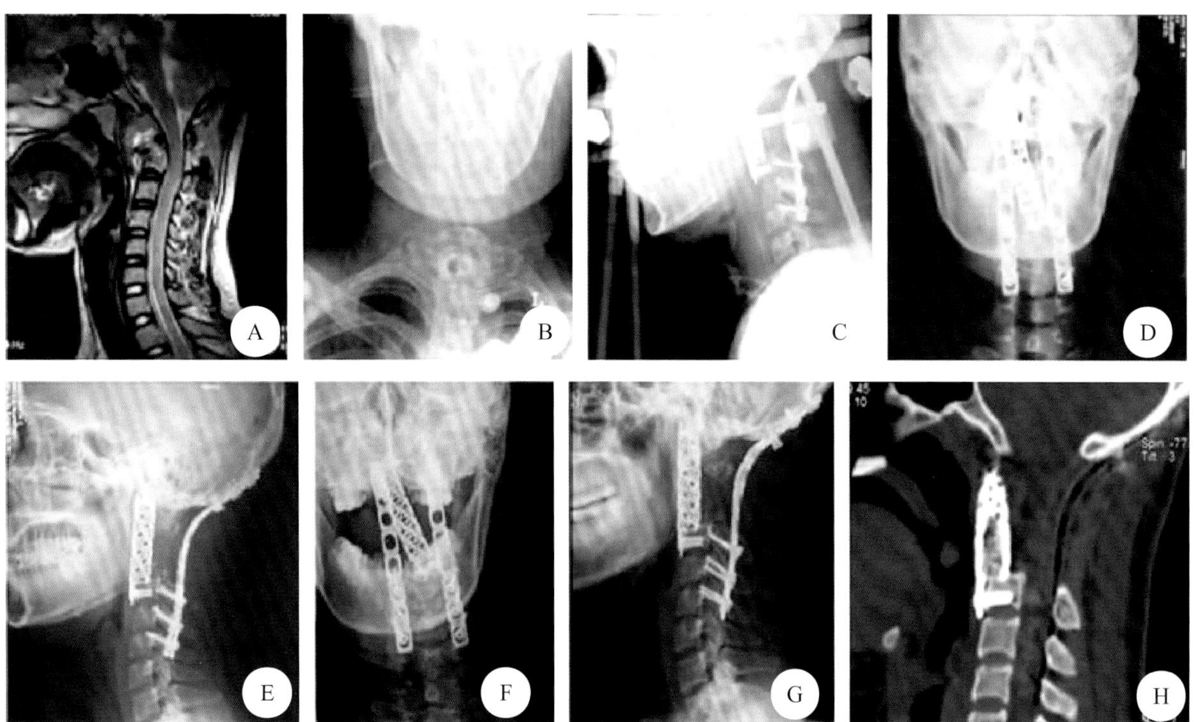

图 20-1-8　女性，18 岁，C_1、C_2 骨巨细胞瘤，放疗后行前后联合入路 C_1、C_2 全脊椎切除及重建术。前方入路采用双侧下颌下咽入路，前方钛网置于枕骨斜坡与 C_3 间，并以 1 枚螺钉固定于枕骨斜坡、以 2 枚螺钉固定于 C_3。术后 Halo 架外固定 1 个月，因患者不能耐受而改用枕颈胸支具外固定 2 个月，随访 80 个月，肿瘤无复发，患者正常生活

A. 术前 MRI 矢状面 T2WI 显示肿瘤累及 C_1 和 C_2；B、C. 术后 1 周正、侧位 X 线片显示前方钛网有轻度倾斜，Halo 架外固定；D、E. 术后 3 个月正、侧位 X 线片可见前方钛网倾斜角度轻度增加；F～H. 术后 6 个月正、侧位 X 线片和 CT 显示前方钛网倾斜角度轻度增加，但钛网最终与枕骨斜坡及 C_3 融合

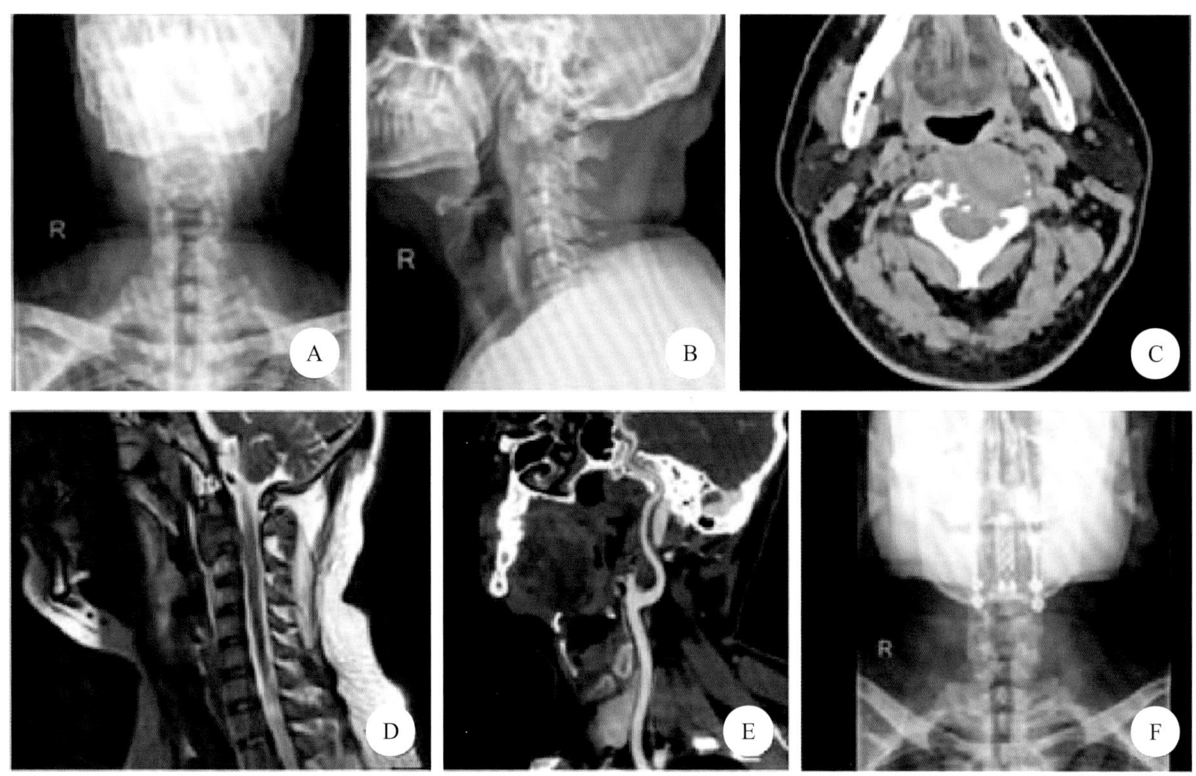

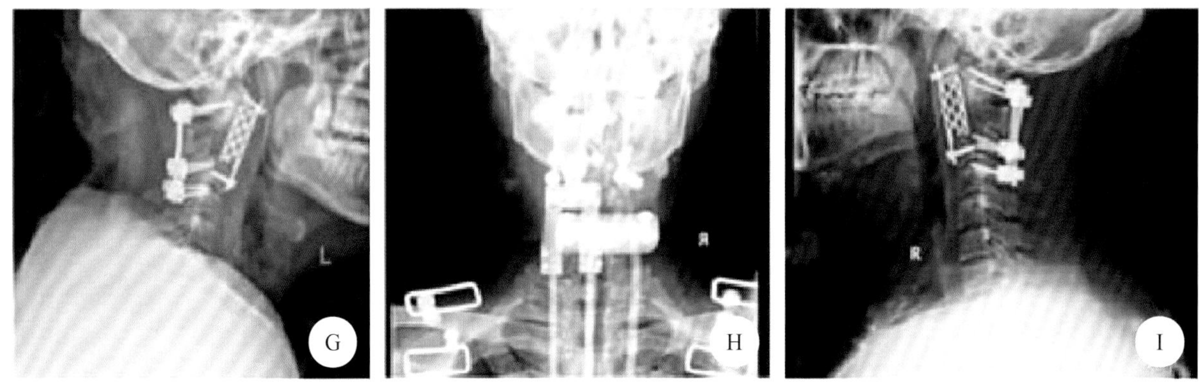

图 20－1－9　男性，27 岁，C_2 间叶源性肉瘤，行前方入路 $C_{2\sim3}$ 肿瘤切除、椎管扩大减压、钛笼植入植骨融合、钉棒系统内固定术

A、B. 术前正、侧位 X 线片；C. 术前 CT 见肿瘤累及 C_2 左前方，骨质破坏；D. 术前 MRI 见 C_2 肿瘤病变，压迫脊髓；E. 术前 CTA 见肿瘤瘤体附近血供丰富，椎动脉完整；F、G. 术后正、侧位 X 线片见内固定稳定无松动；H、I. 术后 3 个月正、侧位 X 线片

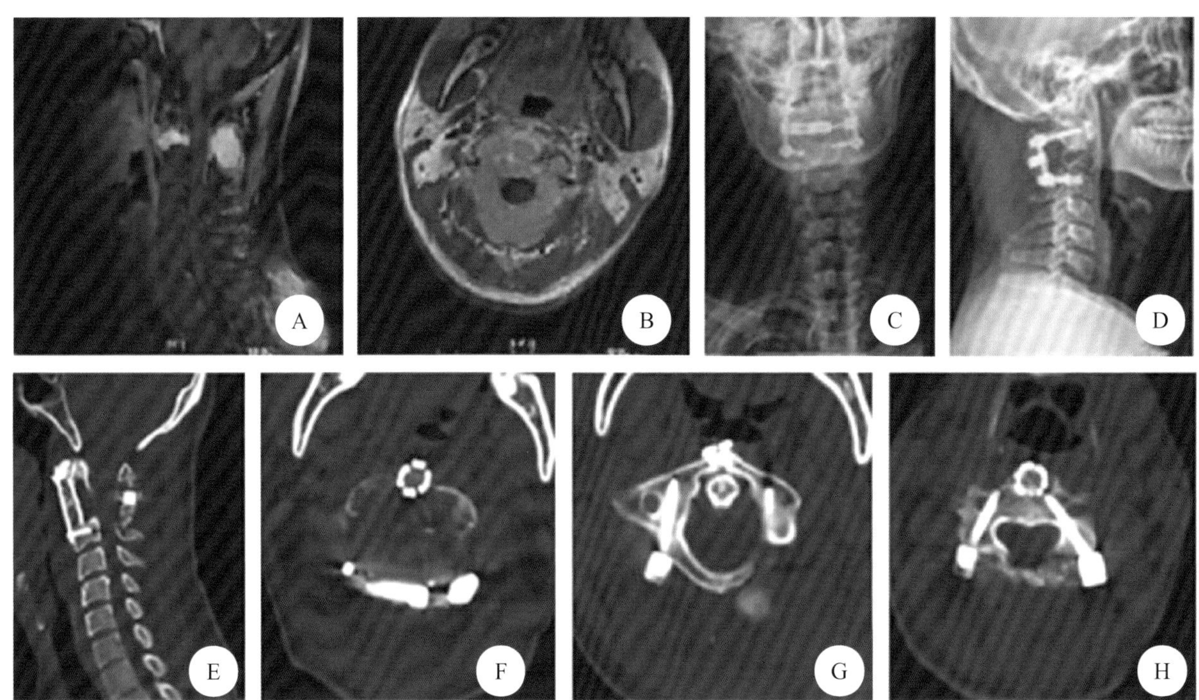

图 20－1－10　男性，31 岁，C_2 浆细胞瘤，一期行颈椎后方入路 C_1 及 C_3 椎弓根螺钉内固定植骨融合术，二期行下颌下咽入路肿瘤边缘切除，同时行前方入路异形钛笼支撑植骨融合、C_1 前弓与 C_3 螺钉内固定术

A、B. 术前 MRI 显示肿瘤侵犯枢椎椎体及椎板；C、D. 一期术后即刻颈椎正、侧位 X 线片显示颈后方入路内固定位置良好；E、F. 二期术后即刻 CT 显示肿瘤有部分残留；G、H. 二期术后 3 个月 CT 显示内固定无松脱、植骨已融合

第二节　下颈椎肿瘤的切除与重建

下颈椎（$C_{3\sim7}$）肿瘤远较上颈椎常见，治疗的复杂性、风险和并发症明显低于上颈椎。但由于其解剖结构的特殊性，治疗的复杂性和风险仍明显高于胸腰椎。近 20 余年来，随着 CT、MRI 的临床应用，外科技术的进步和内固定器械的发展，下颈椎肿瘤的外科治疗取得了巨大的进步。目前，按照肿瘤学原则进行病变的边缘或广泛切除在下颈椎已不再困难，不仅可以完整地切除肿

瘤，同时还能达到治愈和有效控制肿瘤的目的，显著改善患者的生活质量。大量研究结果表明手术已经成为下颈椎肿瘤治疗的重要手段。

一、下颈椎前方入路肿瘤切除与重建

下颈椎肿瘤是指发生在 $C_{3\sim7}$ 的原发性和转移性肿瘤。临床上下颈椎肿瘤较上颈椎肿瘤常见，诊断和治疗较为容易，而且各种并发症也相对较少。下颈椎前方入路包括前内侧和前外侧入路。前内侧入路经外侧血管鞘和内侧气管、食管鞘之间进入椎前，可以充分显露 $C_{3\sim7}$ 的病变，是治疗下颈椎肿瘤的常用途径。前外侧入路经胸锁乳突肌和血管鞘后侧进入椎旁，可以显露一侧横突、颈神经和椎动脉，主要应用于局部的减压，很少用于颈椎肿瘤的治疗，所以下颈椎肿瘤的前方入路主要是指前内侧入路。前方入路手术首先切除邻近病椎头、尾侧椎间盘，向后至硬膜前方，两侧至钩椎关节外侧缘，使头、尾侧完全分离。然后由病椎前方进一步向两侧沿横突外侧缘显露，直至后方入路手术的隔离棉片，将其彻底松动并完整取出。

（一）手术适应证与禁忌证

1. 适应证 $C_{3\sim7}$ 的原发性良性、中间性和恶性肿瘤或单发转移性肿瘤。

2. 禁忌证 肿瘤累及三个或以上节段，或头侧累及上颈椎、尾侧累及上胸椎；棘突、关节突和椎板等附件结构的肿瘤；严重神经功能障碍，手术后难以获得功能恢复；患者情况难以耐受手术，广泛转移。

（二）手术优缺点

1. 优点

（1）直视下充分显露 $C_{3\sim7}$ 病变。

（2）手术入路解剖层次清楚，病灶清除简单易行、创伤小。

（3）手术后容易进行稳定性重建。

2. 缺点

（1）长时间牵拉造成颈部前方血管神经及气管、食管等组织器官的损伤。

（2）患者体型、短颈、畸形及颈部屈伸活动受限等因素影响前方暴露。

（三）手术技术

下颈椎前方入路手术前应对患者进行详细的体格检查，评估颈部活动、颈前及前外侧皮肤、甲状腺大小、发声和吞咽功能等情况，确定手术的部位、范围和侧别。对于既往接受过颈前手术的患者，术者需决定采用同侧切口还是对侧切口。若选择对侧切口，必须仔细评估患者是否存在喉返神经麻痹。

1. 切口 下颈椎前方入路切口的选择取决于病变的部位、范围及术者习惯等情况，可以分别选择横形或斜形切口。病变范围局限于两个或两个以下节段，可以选择横形切口；病变范围广泛，累及三个或以上节段则可以选择斜形切口。横形切口的中点位于胸锁乳突肌的内缘，斜形切口位于胸锁乳突肌的前缘，略长于病灶范围。切口的侧别取决于术者的习惯。由于左侧喉返神经的解剖比较固定，行程长，所以首选左侧皮肤切口，可降低该神经意外损伤的风险。一般来说，显露 $C_{3\sim5}$，切口位于甲状软骨水平，在锁骨上3至4横指处；显露 $C_{5\sim7}$，切口位于环状软骨水平，在锁骨上2至3横指处。

2. 分离颈内脏鞘和颈动脉鞘 切开皮肤、皮下组织和颈部浅筋膜，显露并纵行切开颈阔肌以获得更广泛的显露。确认胸锁乳突肌前缘，纵行切开颈深筋膜的浅层，通过触摸动脉搏动确定颈动脉鞘的位置。将胸锁乳突肌牵向外侧，沿颈动脉鞘内侧小心切开包绕肩胛舌骨肌的颈深筋膜中层，显露肩胛舌骨肌，并根据手术部位和术中情况决定是否将其切断。将胸锁乳突肌和颈动脉鞘牵向外侧，气管、食管和甲状腺牵向对侧即可到达颈椎椎体的前侧。

3. 显露下颈椎 向两侧充分牵开颈动脉鞘和内脏鞘后，纵向分开颈深筋膜深层、疏松结缔组织和椎前筋膜，显露并确定两侧头、颈长肌之间的椎体中线。将头、颈长肌骨膜从其中线附着点向外剥离至钩突关节和横突前外侧缘。下颈椎前方入路显露的要点是充分显露各层颈筋膜平面，在各层颈筋膜切开前应仔细识别相应的解剖标志并以此引导手术。

4. 关闭切口 下颈椎前方入路切口关闭较为简单，如果手术创伤大，术后应严格止血，清理创面并放置引流管。

5. 术后处理 术后当日应禁食，第2天可经口给予流质或半流质饮食。引流管一般在术后3~5d拔出。术后使用抗生素以预防感染。

典型病例见图20-2-1~图20-2-4 。

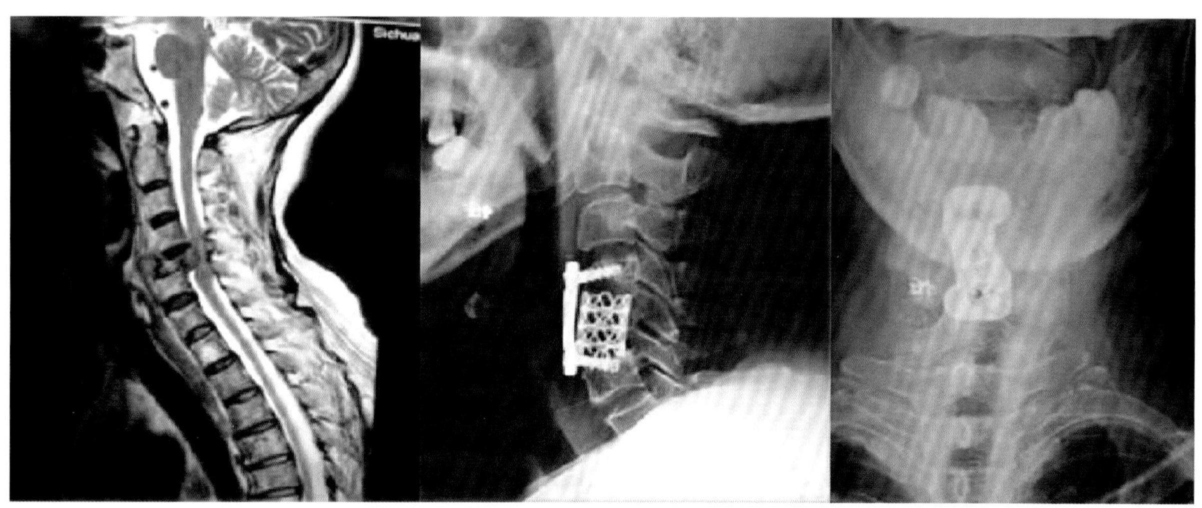

图20-2-1 男性，61岁，肺癌C_5转移，前方入路C_5切除、Orion及钛网固定

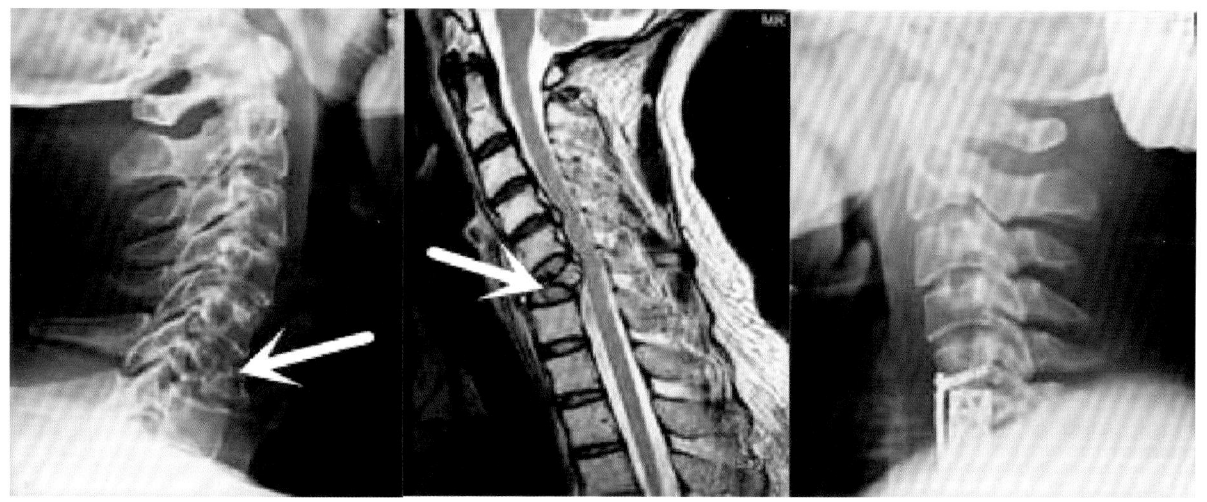

图20-2-2 男性，49岁，甲状腺癌C_6转移，前方入路椎体切除、钛钢板及钛网固定（箭头所示）

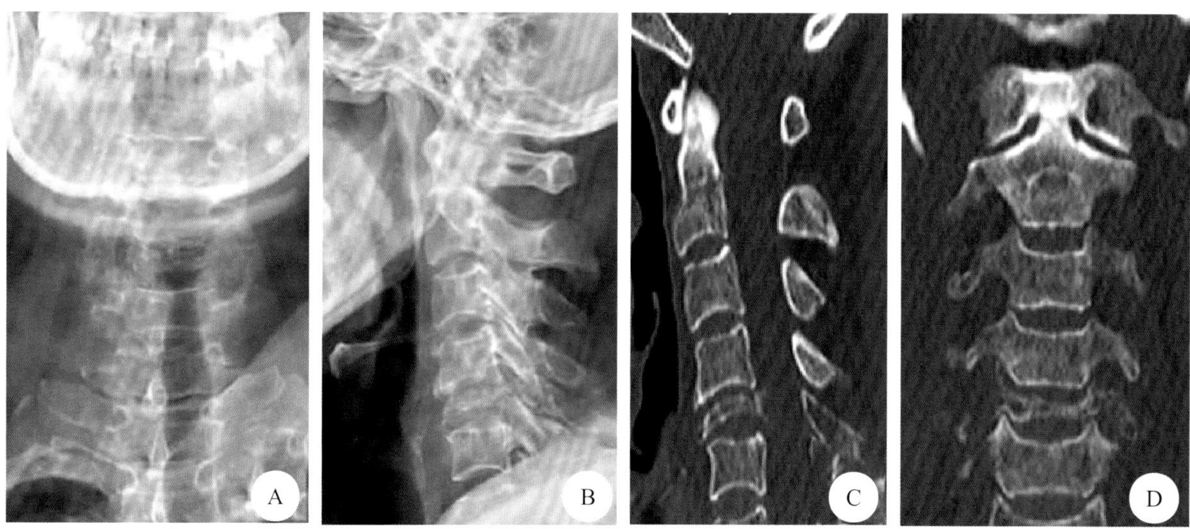

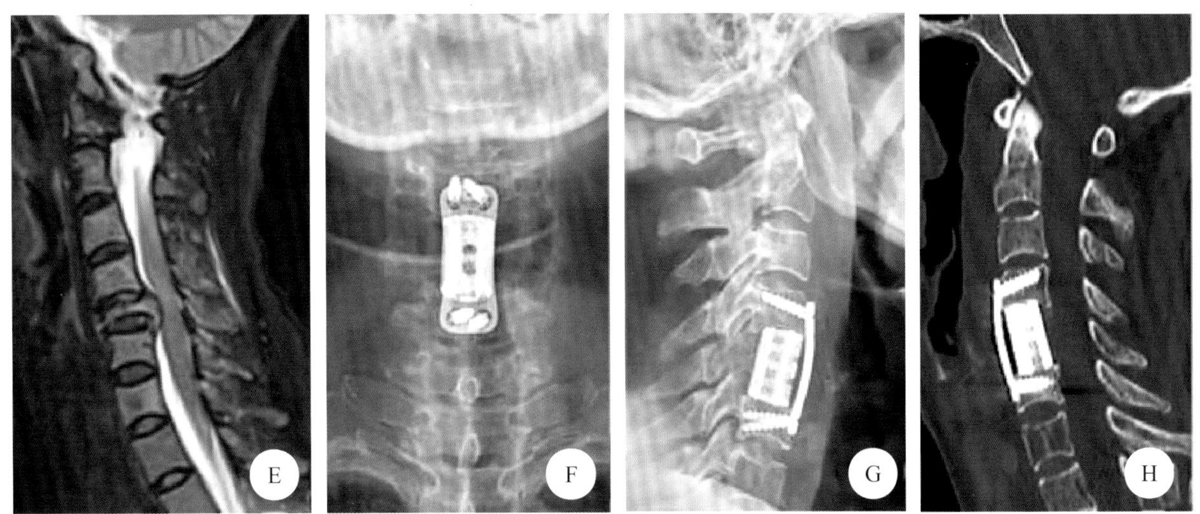

图 20-2-3　女性，48 岁，C_5 浆细胞瘤伴脊髓受压不全截瘫，行 C_5 全切除、脊髓减压、3D 打印假体与前方入路钛板内固定术，手术前后化疗

A、B. 术前正、侧位 DR 片显示 C_5 破坏塌陷；C、D. 术前 CT 显示 C_5 破坏变扁平；E. 术前 MRI 显示 C_5 脊髓受压；F、G. 术后正、侧位 DR 片显示假体与钛板重建位置良好；H. 术后 CT 显示稳定性重建良好，脊髓受压完全解除

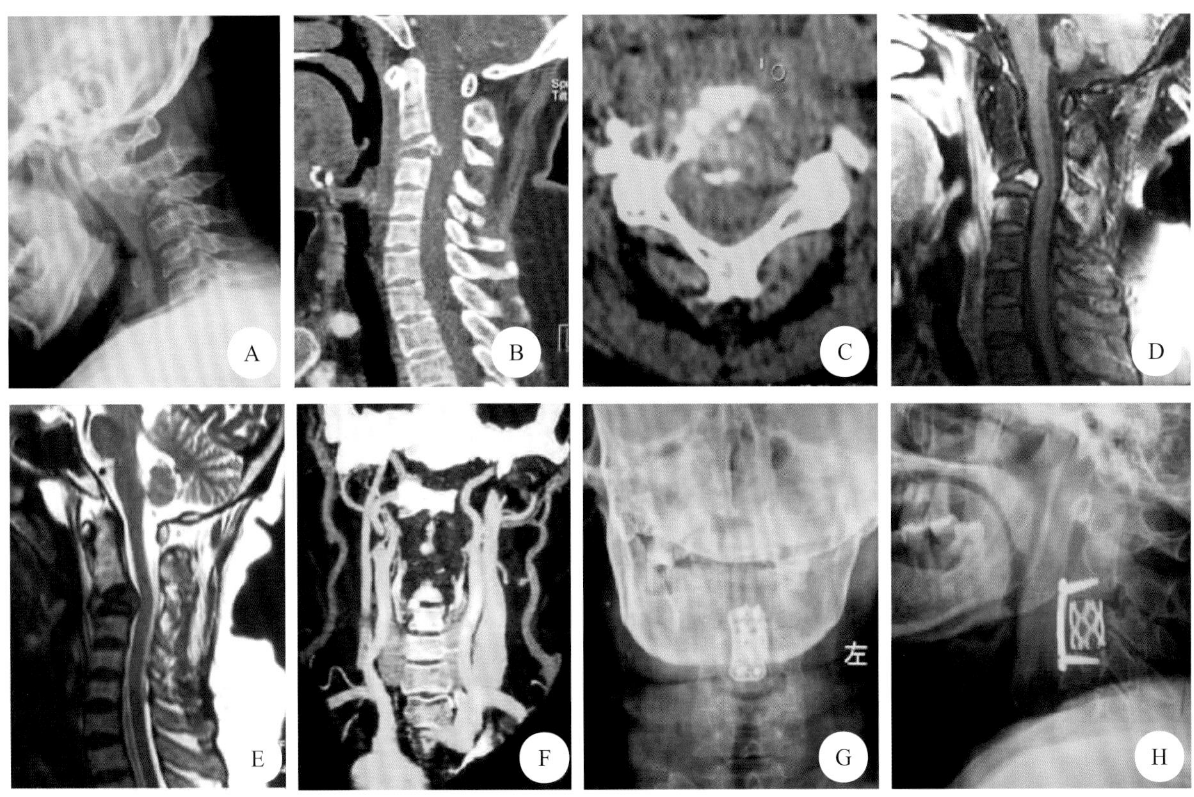

图 20-2-4　女性，58 岁，C_3 骨巨细胞瘤伴病理性骨折，经前方入路行 C_3 肿瘤全切除、钛笼植骨与钢板螺钉固定术

A. 术前 DR 片；B、C. 术前 CT；D、E. 术前 MRI；F. 椎动脉造影；G、H. 术后 DR 片

二、下颈椎后方入路肿瘤切除与重建

下颈椎后方入路肿瘤切除与重建主要适用于肿瘤累及后方附近结构及部分椎体，即 WBB 分期 10～4 区或 9～3 区，或 Tomita 分型Ⅰ型（3 区）和Ⅱ型（3+2 区）。单一后方入路可行附件结构的广泛切除或附件结构和部分椎体的矢状面

切除，临床主要用于部分 Enneking Stage 1 期、Stage 2 期及转移性肿瘤的治疗；或作为联合入路的一部分，用于 Stage3 期，Stage Ⅰ、Ⅱ期，部分 Stage2 期和转移性肿瘤的治疗。

（一）肿瘤显露

下颈椎的显露较为简单，按照入路要求逐层显露病变。到达病变附近后充分利用切口最大限度显露时尽可能减少组织创伤。显露先由头、尾侧正常部位切开椎前筋膜，逐步向病变区域接近，然后向两侧剥离头、颈长肌至钩椎关节和横突外侧缘，由自持牵开器纵向和横向充分显露病变部位。后方入路显露也由病变头、尾侧正常部位开始，根据病变范围和稳定性重建的需要，至少显露头、尾侧各一正常节段，两侧至侧块外侧缘。在没有完成必要的显露前，避免误入病变或立即进行病灶切除，应尽可能保持肿瘤壁和假包膜的完整。

（二）肿瘤切除

根据病变的性质、部位和范围等因素，可采取病灶刮除和边缘或广性全椎或次全切除术。

1. 瘤灶刮除术 主要适用于 Stage 1、2 期及部分转移性肿瘤。手术中先用棉片或纱条保护隔离正常组织，经肿瘤侵蚀部位或于局部开窗进入瘤体，病损内清除肿瘤组织后充分打开或清除软组织瘤壁，显露瘤腔或周围正常的骨或软组织壁，确定无肿瘤组织残留后，小心用电凝或苯酚处理骨性瘤壁或于正常组织切除瘤壁。如肿瘤累及范围较小或为实体病变，如骨样骨瘤和骨软骨瘤，也可将其连同部分正常骨组织整块切除。

2. 边缘或广泛全椎或次全切除术 是良性交界性和恶性肿瘤的主要治疗技术，适用于 Stage 3 期和 StageⅠ、Ⅱ期及部分 Stage 2 期和转移性肿瘤。治疗过程中可以通过病损内分块切除或 En bloc 术达到边缘或广泛全椎或次全切除的目的。

（1）病损内分块全椎或次全切除术：病损内分块切除是下颈椎肿瘤治疗的常用方法，多用于累及范围较为广泛的病变，无论首先选择前方入路还是后方入路，都难以避免直接进入瘤体。所以，可以通过病损内分块切除的方法逐步将其全椎或次全切除。

（2）椎弓整块切除：患者取俯卧位，行后方入路正中切口，切口两端分别超过受累节段上、下各 3 个脊椎。手术区显露必须足够宽，以便于在横突下进行分离操作。清除受累脊椎下关节突与下一相邻脊椎上关节突周围的软组织，将一根易折弯的 C 形线锯导向器绕过椎弓根，经神经根管由椎间孔钻出。导向器应紧贴椎弓根的内侧壁以免损伤硬膜和神经根。当导向器绕过椎弓根后，其尖端正好位于神经根的出口、关节突关节的下方。然后，将特制线锯穿过导向器中央的小孔，接着抽取导向器，拉紧线锯，使其紧贴关节突和横突，来回拉动线锯锯断椎弓根。完成上述操作后，脊椎的后半部分，包括椎板、棘突、上下关节突、横突和椎弓根就可被整块切除。用骨蜡封闭椎弓根的截骨面以减少出血和肿瘤细胞污染的可能。为保持脊椎后半部分切除后的脊柱稳定性，可在后方入路行椎弓根螺钉内固定术。

（3）En bloc 全椎或次全切除术：En bloc 全椎或次全切除术是下颈椎肿瘤治疗的重要技术，改变了经瘤手术切除的传统方法，使其根治切除成为可能。手术首先通过后方入路整块切除附件结构，在累及严重一侧于肿瘤外结扎和切断部分神经根和椎动脉，必要时可将部分硬膜一并切除，而将另一侧神经根和椎动脉分离和保护，然后用明胶海绵和棉片将神经和血管彻底与前方结构隔离。

（三）稳定性重建

下颈椎肿瘤切除后稳定性重建较为简单，与一般颈椎手术后的重建基本一致。但由于肿瘤切除后稳定性破坏较其他颈椎疾病更加严重，所以重建的要求更高，考虑的因素也更多。主要涉及病变切除的范围、植入材料和内固定物的选择等方面。如果部分或局部附件结构切除，不破坏稳定性，一般情况下不需要植骨和内固定。如果广泛的附件结构切除或切除后稳定性破坏则需要植骨和内固定。植骨材料可用自体骨或同种异体骨。内固定物选择非常广泛，各种颈椎后方入路钉板或钉棒系统均可以获得良好的固定。通常固定病变的头、侧即可。

典型病例见图 20－2－5、图 20－2－6。

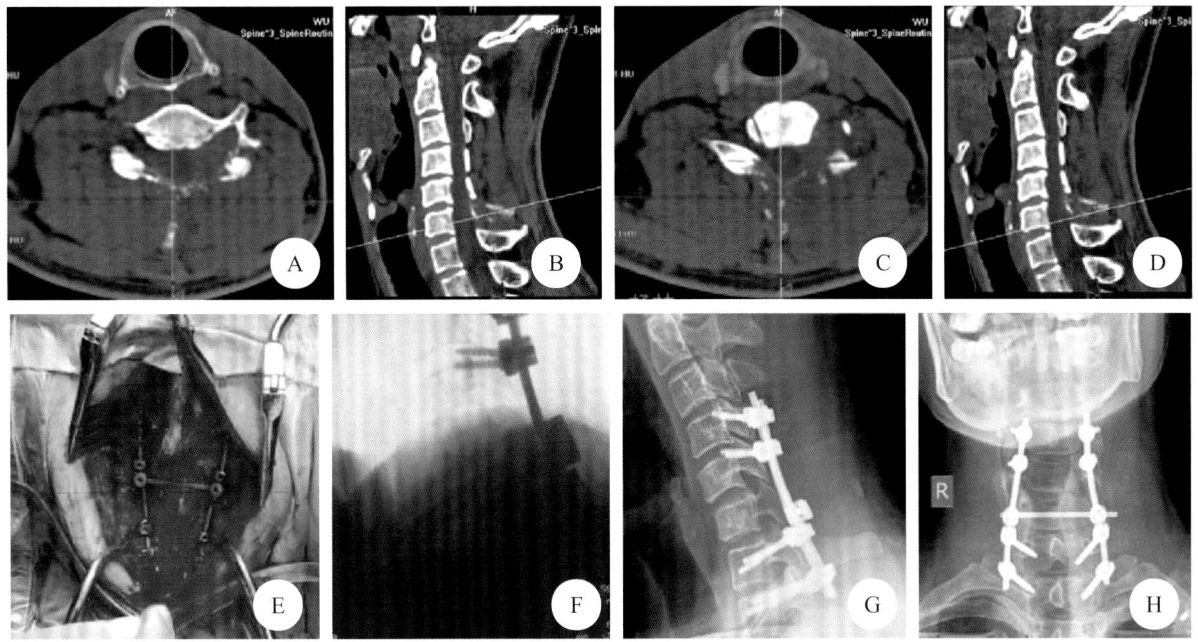

图 20-2-5　男性，38 岁，肝癌术后颈部及左上肢疼痛 3 个月，C_6 转移性恶性肿瘤，行后方入路 C_6 转移性肿瘤病灶清除、椎板切开减压、椎管扩大成形、脊神经根减压、螺钉内固定术

A～D. 术前 CT 显示 C_6 左侧附件及棘突骨质破坏，考虑转移性肿瘤；E. 术中经后方入路行螺钉内固定；F. 术中透视侧位；G、H. 术后 X 线片

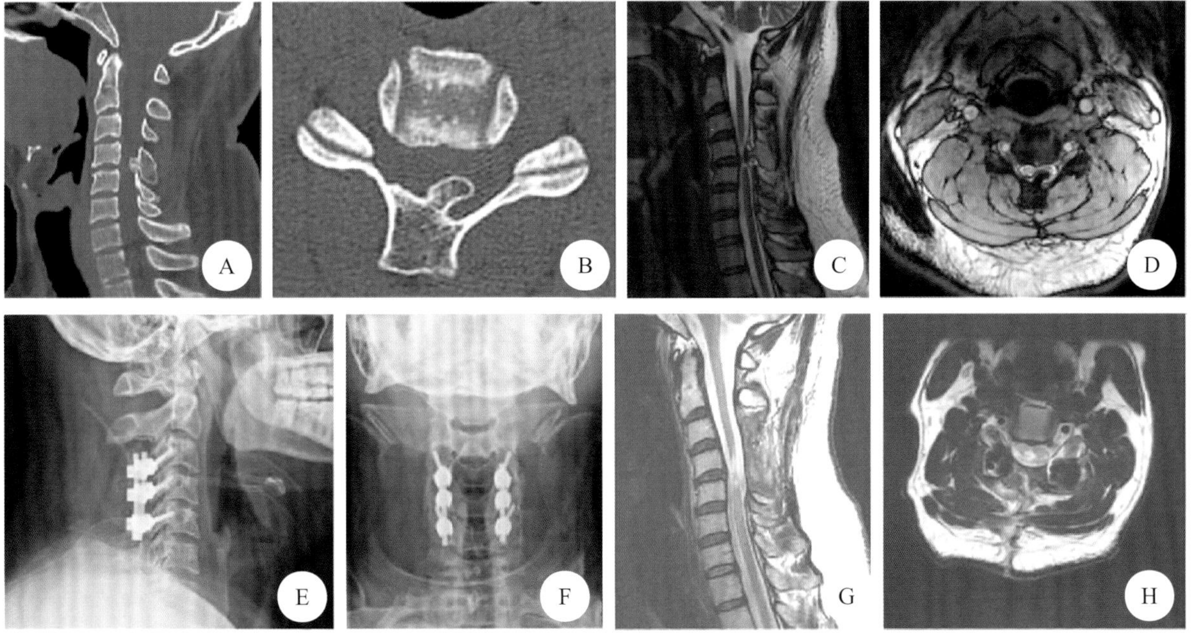

图 20-2-6　男性，32 岁，C_4 椎板骨软骨瘤

A、B. CT 显示 C_4 椎板骨软骨瘤向椎管突出，椎管狭窄；C、D. MRI 显示骨软骨瘤向椎管突出，压迫脊髓，椎管狭窄；E、F. 术后 DR 片显示内固定放置稳定；G、H. 术后 MRI 显示肿瘤切除，脊髓减压

三、下颈椎前后联合入路肿瘤切除与重建

由于颈椎解剖部位的特殊性，颈椎肿瘤易侵犯脊髓和椎动脉，造成高位截瘫，致残率和死亡率均较高。随着脊柱外科技术的进步和脊柱内固定器械的改进与提高，颈椎肿瘤诊断、治疗观点和手术方法日新月异。现运用较广泛的是颈椎肿瘤治疗方案，即前后联合入路肿瘤切除与重建。

颈椎由于双侧椎动脉从颈椎的横突孔经过，所以只能分块切除，为避免损伤椎动脉，常采用后前联合入路全脊椎切除术治疗，这是一种安全、有效的根治性手术方式，在严格掌握手术适应证的条件下，能彻底切除下颈椎肿瘤，可有效控制术后肿瘤局部复发，从而治愈肿瘤，最大限度地延长患者的生存期和提高生活质量。

（一）颈前方入路肿瘤显露与切除

前方入路是下颈椎（$C_{3\sim7}$）转移灶最有效的显露途径，如病灶局限于单节段可采用横形切口，如需要显露多节段可选用与胸锁乳突肌前缘平行的纵形切口。治疗巾卷成团状置于两肩，多数低位颈椎肿瘤可采用左侧入路，单节段横形切口的体表定位标志如 $C_{2\sim6}$ 颈动脉结节容易触及。切口起自中线，刚超过该侧胸锁乳突肌肌腹前部。如采用横形切口，沿皮肤切口方向横行切断、分离颈阔肌；如采用纵形切口，则沿皮肤切口方向纵行分离颈阔肌。分离覆于胸锁乳突肌前缘的深筋膜浅层，将颈部带状肌向中线、胸锁乳突肌向外侧牵拉。与所有的颈前方入路相同，于颈动脉鞘内侧纵行切开颈部深筋膜中间层。颈动脉鞘可用甲状腺拉钩或阑尾拉钩牵向外侧，在血管鞘与食管后方的脏鞘之间分离筋膜。用一阑尾拉钩置于食管后并将食管牵拉超过中线，以Kittner剥离器沿筋膜鞘钝性分离。至此，可显露椎前筋膜。在确定中线后打开椎前筋膜。

通常需要用电凝将颈长肌分向后方。分离必须从肿瘤上方或下方正常骨区域开始，以确认颈长肌是否被侵犯，从而决定是切除还是将其从肿瘤表面剥离，左右两侧都必须以该方法分离。除非肿瘤膨胀并超出上、下椎间盘表面，其余情况下都不能先切肿瘤。首先切除肿瘤上方和下方的椎间盘，将颈长肌向后方分离之后，以电凝切除椎体前部直至对侧。然后，以刮匙将椎间盘组织刮松，并以喙状咬骨钳咬除。椎间盘间隙显露充分有助于瘤体在椎体内更理想的定位。

多数低位颈椎肿瘤可采用左侧入路，但如颈椎双侧的横突均遭肿瘤破坏，一侧颈部切口有时显露欠佳，此时，可于对侧另做切口。在前方入路显露过程中，显露椎前筋膜后，确定左右两侧的颈长肌非常关键，特别是对于颈椎转移性肿瘤的病例，因其解剖结构紊乱、确定中线困难。此时，需要于瘤区上方或下方分离以利于确定中线。需在确定中线后才可打开椎前筋膜。如椎前筋膜膨胀难以辨认肿瘤，可通过放置定位针透视来确定肿瘤位置。所有患者均需显露瘤区上方和下方各一个完整椎体。

（二）颈后方入路肿瘤显露和切除

在清醒状态下气管插管，以便体位摆好后仍可测定患者神经功能状态，气管插管后患者取俯卧位，固定头颅，取后正中线切口，自枕骨粗隆至上胸椎水平剥离肌肉，以显露多节段的椎板与关节突，使用高速磨钻在跨越肿瘤上下及其侧方开槽，可在肿瘤上、下横向开槽。如果行Tomita手术，可沿骨槽滑入自根部切断椎弓根，这样可整块切除肿瘤。如椎动脉未被侵及则可从中央向两侧开槽至椎动脉，如椎间盘未被侵及则可对脊柱行后方入路固定。这样，当椎体自前方切除后，椎动脉或椎弓根切除也变得可行，术前化疗等降低肿瘤细胞生存能力和扩散危险的措施就成为唯一合理的方案。研究表明，一侧椎动脉结扎很少造成脑供血障碍。

（三）稳定性重建

脊柱肿瘤手术要求既要彻底切除肿瘤侵蚀的脊椎、充分环绕脊髓减压，又要保持脊柱的稳定性。肿瘤切除造成脊柱骨缺损，要获得满意的脊柱稳定，就必须有可靠的植骨融合及坚强的内固定，而且任何脊柱内固定技术必须满足全脊椎切除后脊柱抗屈曲、后伸和旋转的生物力学稳定性要求。颈椎整个椎节被切除后，后方尚无很好的植骨融合方法，故一般多采用前方入路椎体间的植骨融合，可选择的椎体间植入材料包括自体骨块、同种异体骨块或人工椎体等。颈椎后方的内固定目前以侧块钛板及螺钉内固定技术应用最为普遍，如病变部位在上颈椎，可替代以枕骨与下颈椎侧块之间的钛板及螺钉内固定，颈椎前方的内固定目前多采用钛板与螺钉技术。Harms 建议在所有肿瘤患者采用前后联合入路内固定，因为70%～90%的轴向负荷通过椎体，前方入路重建必须有足够的强度承受轴向负荷和扭转应力，后方拉伸力较为突出，应采用短节段加压内固定。

单节段全脊椎切除后可进行 5 种方式的重

建：①后方入路多节段经椎弓根内固定并前方入路内固定；②后方入路短节段经椎弓根内固定并前方入路内固定；③单纯前方入路内固定；④单纯后方入路多节段经椎弓根内固定；⑤单纯后方入路短节段内固定。这5种重建方式中以前2种后前联合入路重建脊柱稳定性效果最佳，其次是单纯后方入路多节段后方入路经椎弓根方法，再次是单纯前方入路方法，效果最差的是单纯后方入路短节段方法。

当肿瘤同时累及椎体及附件时，单纯应用前方入路或后方入路手术很容易导致肿瘤复发。颈椎周围有椎动脉血管、脊髓、神经根，使用单一前方入路或后方入路手术皆难以彻底切除受累的脊椎病灶。所以，需要联合前后方入路一期或二期手术完成肿瘤切除、植骨、内固定。良性肿瘤且全身情况较好，预计生存期较长，同时累及椎体及附件，或椎体受累、后凸畸形伴有脊髓压迫症者，更适合一期前后联合入路肿瘤切除，前方钛网植骨钛板螺钉固定，后方椎弓根螺钉固定。前后联合入路稳定性重建一般先行后方入路手术，切除脊椎后结构，行椎弓根钉棒或侧块螺钉内固定植骨融合，然后再行前方入路手术，切除椎体后利用钛网植骨或骨水泥、钉板或钉棒重建椎体，注意恢复椎间隙的高度和生理曲度。与单纯前方入路或后方入路手术相比，尤其是累及颈椎椎体及附件的肿瘤患者，前后联合入路手术能实现肉眼下彻底切除肿瘤、更加彻底地椎管减压和重建脊柱稳定性。因为轴向负荷通过椎体，前方入路重建必须有足够的强度承受轴向负荷和扭转应力，后方拉伸力较为突出，应采用短节段加压内固定。重建依据辅助治疗的需要。接受放疗或化疗的患者植骨床可能发生延迟愈合，重建需要考虑术后的综合因素。前后联合入路一期或分期病灶切除与重建术，适用于大部分颈椎肿瘤的手术治疗。

（四）术后处理

（1）术后即刻对患者颈部进行制动，一般用头颈胸支具固定，对于术后需行放、化疗的患者，植骨床可能延迟愈合，可佩戴头环支架辅助固定。

（2）术后床头抬高45°，以利于引流渗出的血液。对于气管水肿的患者，有学者提出可于术后24～48h再行拔出气管插管。早期活动双下肢并使用气动装置压缩下肢及足部，以有效预防深静脉血栓形成。

（3）对于侵犯广泛的原发性恶性肿瘤如脊索瘤等，应当依据术前MRI，切除一切可见的瘤体，术后应当用加强MRI再次评估并且适当放疗，如术后立即行质子束照射等。

（五）手术难点和注意事项

1. 手术显露注意事项　与上颈椎相比，下颈椎的手术显露相对容易。考虑到后方入路内固定抗屈曲及抗旋转能力较强的特点，在颈椎结构破坏较广泛的情况下，宜先行后方入路手术，以保持手术体位转换过程中颈部的稳定性。侧块螺钉及椎弓根螺钉内固定技术均较实用且效果可靠。此外，从近几年的临床实践来看，先经后方入路切除颈椎侧块及部分横突结构并使椎动脉获得较好显露和游离，十分有利于前方入路手术时保证切除椎体的彻底性和安全性。在后方入路椎板开槽时，我们推荐使用高速磨钻而非骨刀，这样可避免使用骨刀产生的震动对脊髓产生影响。

2. 椎动脉的处理　术中患者取仰卧位。从受侵椎动脉一侧以纵形切口或横形切口进入，切除颈动脉鞘。为减少出血及其他并发症，术前可通过放射介入手段栓塞椎动脉。术前须评估脑部血供情况，用气囊导入椎动脉并扩张可判断其是否为优势侧及患者脑供血情况，如为非优势侧椎动脉则可行栓塞以减少术中风险。前方入路可显露肿瘤，并且可通过恰当的水平游离椎动脉至侧方胸锁乳突肌及颈动脉鞘，切除局限于前纵韧带后方的肿瘤。如有必要，也可切除部分颈长肌以获得足够术野。椎动脉可在病灶上、下界结扎，如果术前已行栓塞，术中出血较少。

3. 手术分期的选择　对于颈椎肿瘤全脊椎切除术的手术分期选择本身就存在争议，由于二期手术通常于第一次手术后2～3周后进行，这段时间的肿瘤进展情况不详，特别是肿瘤侵犯椎弓根的患者，其肿瘤局部播散的可能更大，所以更应在严格把握适应证的条件下行一期手术，但术前应评估患者的全身情况及其对手术的耐受情况。同时，一期手术还能缩短患者的住院时间、降低手术费用。

典型病例见图20－2－7～图20－2－11。

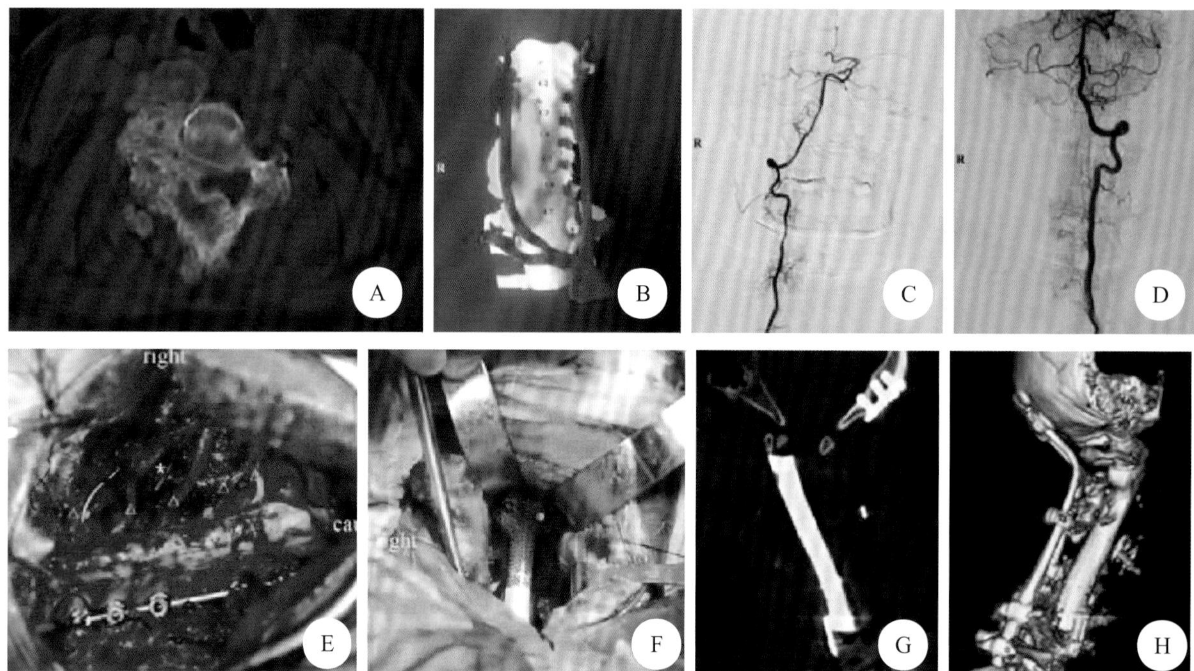

图 20－2－7　女性，27 岁，$C_{2\sim7}$ 软骨肉瘤，行后方入路 $C_{2\sim7}$ 全椎体切除联合前方入路重建术

A. CT 横断面右侧可见明显骨化肿瘤侵入椎管；B. 根据 CT 重建和 CTA 数据，制作的 1∶1 比例 3D 打印模型；C、D. 双侧椎动脉造影显示右侧椎动脉比左侧椎动脉更窄；E. 完全显露颈根，用钛夹结扎右侧椎动脉；F. 通过 C_1 侧块螺钉固定 3D 打印模型；G、H. 随访 12 个月的 DR 片和 CT 显示植入物位置良好，无下沉迹象

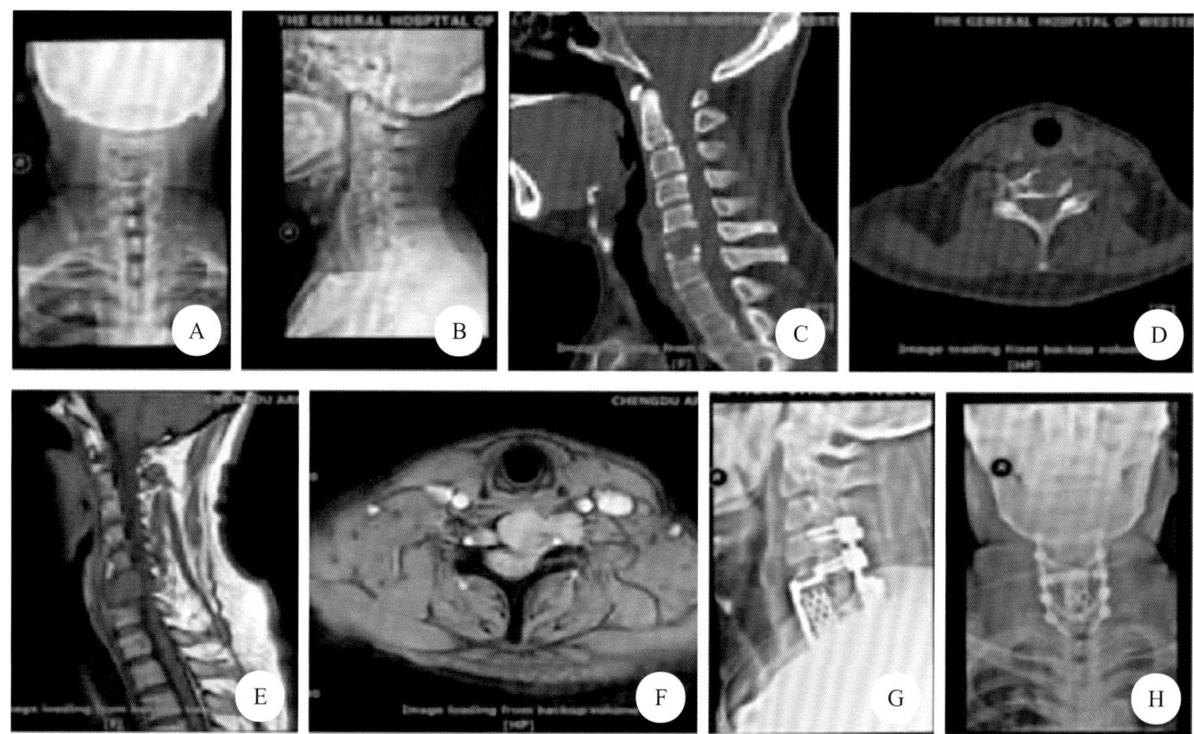

图 20－2－8　男性，47 岁，肝癌术后 6 个月 C_6 转移性肿瘤，行 C_6 肿瘤切除、同种异体骨钛笼植骨融合内固定术

A、B. 术前 X 线片；C、D. 术前 CT 显示肿瘤累及 C_6 椎体及附件；E、F. 术前 MRI 显示 C_6 肿瘤病变压迫脊髓；G、H. 术后 X 线片显示钛笼及内固定位置良好

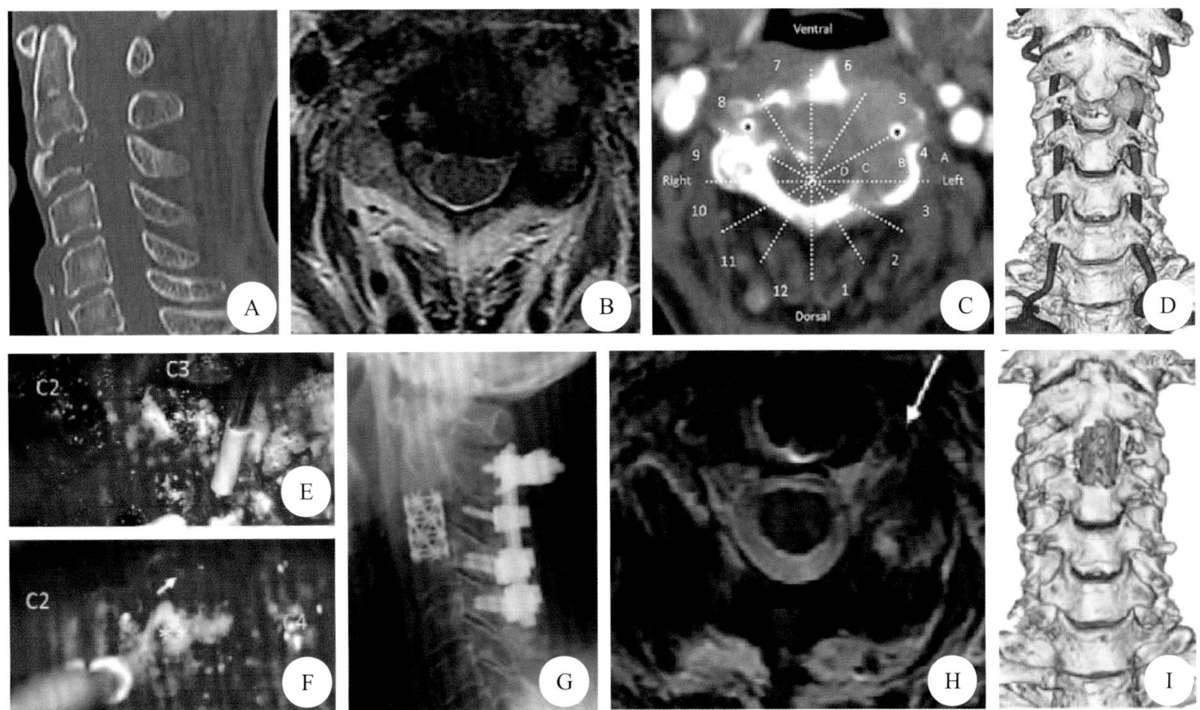

图 20－2－9　女性，72 岁，C_3 骨巨细胞瘤，行前后联合入路 $C_{2\sim5}$ 固定、C_3 椎板切除、C_3 肿瘤次全切术联合术后化疗，术后早期发现颈部疼痛有所改善，患者情况良好，无不良反应

A、B. 术前 MRI 显示 C_3 肿瘤形成；C、D. 术前 CT 对比显示 C_3 溶骨性病变完全包裹左侧椎动脉；E. 经后方入路切除左侧 C_3 侧块后壁后的肿瘤表面；F. 经前方入路完成肿瘤次全切除；G. 术后 X 线片；H. 术后 6 个月 MRI 显示肿瘤未复发（箭头所示）；I. 术后 3 个月三维 CT 扫描显示 C_3 水平部分骨化

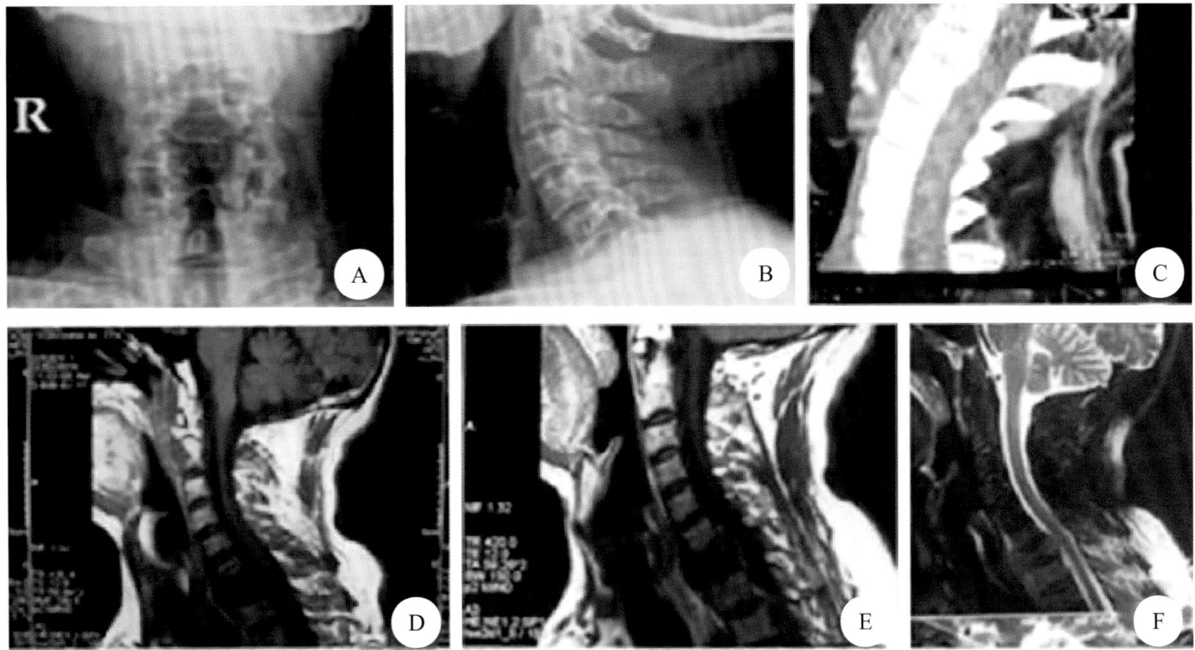

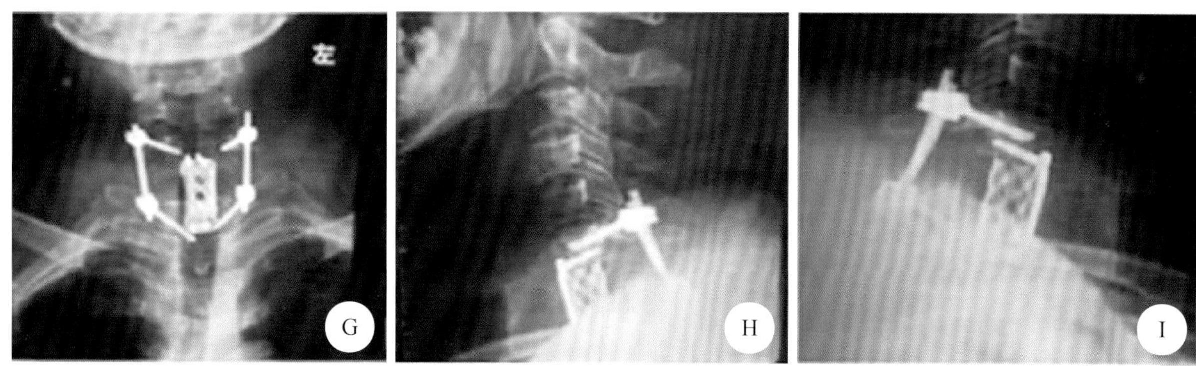

图 20－2－10　男性，51 岁，小细胞癌骨转移、C_7 病理性骨折，行后方入路病椎切除联合前方入路同种异体骨钛笼植骨融合内固定术

A、B. 术前 X 线片；C. 术前 CT 显示肿瘤累及 C_7 椎体及附件；D～F. 术前 MRI 显示 C_7 肿瘤病变，压迫脊髓；G～I. 术后 X 线片显示内固定稳定无松动、钛笼植骨融合、肿瘤无复发

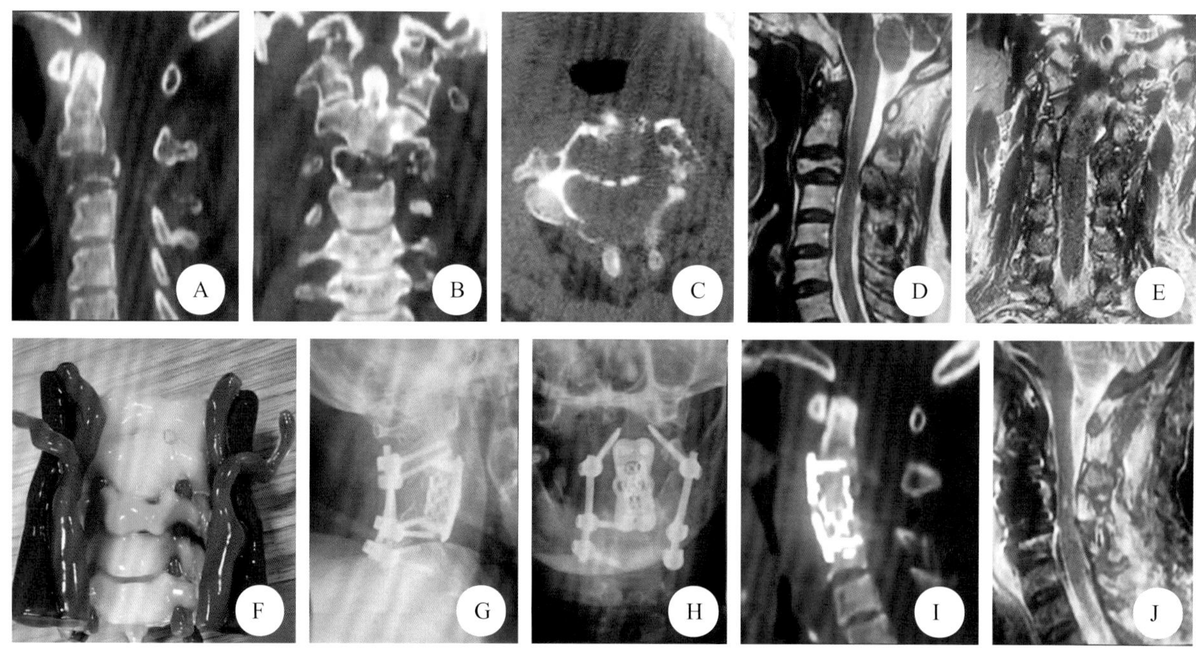

图 20－2－11　女性，59 岁，C_3 椎体及附件肾癌转移，行 C_3 椎体及附件切除椎管减压、$C_{2,4,5}$ 后方入路椎弓根及侧块螺钉内固定、颈前方入路钛网支撑植骨 $C_{2,4}$ 钢板内固定术，术后患者颈痛及上肢无力、麻木明显好转

A～C. 术前 CT；D、E. 术前 MRI；F. 术前 3D 打印病椎及周围组织；G、H. 术后 X 线片；I. 术后 CT；J. 术后 MRI 显示肿瘤已切除，脊柱稳定性得到重建，椎管减压充分

（易寒　张森林　曹云　赵晨阳　俞阳　张伟　唐六一　胡豇）

参考文献

[1] 韦峰，刘忠军，刘晓光，等. 上颈椎原发肿瘤全脊椎切除术的术中及术后并发症［J］. 中国脊柱脊髓杂志，2014，24（3）：227－233.

[2] Chen J，Zhai S，Zhou H，et al. Implant materials for anterior column reconstruction of cervical spine tumor［J］. Orthop Surg，2023，15（5）：1219－1227.

[3] Fowler J，Takayanagi A，Fiani B，et al. Diagnosis，management，and treatment options：A cervical spine osteochondroma meta－analysis［J］. World Neurosurg，2021，149：215－225. e6.

[4] González－Díaz R，Egea－Gámez RM，Ortega－García FJ，et al. Management of vertebral metastases in the cervico－occipital junction［J］. Rev Esp Cir Ortop Traumatol，2023，67（6）：505－510.

[5] Gorbacheva L, Potapov M, Taran V. Decompression surgery options for metastatic cervical spine lesions [J]. J Cancer, 2023, 14 (5): 843-849.

[6] He S, Yang X, Yang J, et al. Customized "Whole-Cervical-Vertebral-Body" reconstruction after modified subtotal spondylectomy of c2-c7 spinal tumor via piezoelectric surgery [J]. Oper Neurosurg (Hagerstown), 2019, 17 (6): 580-587.

[7] Indelicato DJ, Vega RB, Viviers E, et al. Modern therapy for spinal and paraspinal ewing sarcoma: An update of the University of Florida experience [J]. Int J Radiat Oncol Biol Phys, 2022, 113 (1): 161-165.

[8] Jian Q, Liu Z, Duan W, et al. Reconstruction of the cervical lateral mass using 3-dimensional-printed prostheses [J]. Neurospine, 2022, 19 (1): 202-211.

[9] Kotheeranurak V, Jitpakdee K, Pornmeechai Y, et al. Posterior endoscopic cervical decompression in metastatic cervical spine tumors: An alternative to palliative surgery [J]. J Am Acad Orthop Surg Glob Res Rev, 2022, 6 (11): e22. 00201.

[10] Lange N, Jörger AK, Ryang YM, et al. Primary bone tumors of the spine-proposal for treatment based on a single centre experience [J]. Diagnostics (Basel), 2022, 12 (9): 2264.

[11] Lee L, Vedicherla SV, Loh D, et al. Characteristics and postoperative outcomes for high cervical versus subaxial cervical intradural extramedullary tumors: A multicenter study [J]. World Neurosurg, 2023, 169: e181-e189.

[12] Luzzati A, Scotto GM, Cannavò L, et al. Wide surgery in the cervical spine: Indications, results, and complications in a series of 30 patients affected by primary bone tumors [J]. World Neurosurg, 2021, 155: e240-e248.

[13] Mamdouhi T, Unadkat P, Edelman MC, et al. Solitary pediatric osteochondroma of the spine with cord compression [J]. Cureus, 2022, 14 (3): e23342.

[14] Müther M, Schwake M, Suero Molina E, et al. Multiprofessional management of giant cell tumors in the cervical spine: A systematic review [J]. World Neurosurg, 2021, 151: 53-60.

[15] Noh SH, Takahashi T, Inoue T, et al. Postoperative spinal deformity and instability after cervical spinal cord tumor resection in adults: A systematic review and meta-analysis [J]. J Clin Neurosci, 2022, 100: 148-154.

[16] Ottenhausen M, Greco E, Bertolini G, et al. Craniovertebral junction instability after oncological resection: A narrative review [J]. Diagnostics (Basel), 2023, 13 (8): 1502.

[17] Pennington Z, Westbroek EM, Lo SF, et al. Surgical approaches to tumors of the occipito-cervical, subaxial cervical, and cervicothoracic spine: An algorithm for standard versus extended anterior cervical access [J]. World Neurosurg, 2021, 156: e41-e56.

[18] Ramazanoğlu AF, Sarıkaya C, Etli MU, et al. Results of percutaneous cervical vertebroplasty using an anterolateral approach for cervical spine tumors [J]. Acta Orthop Traumatol Turc, 2022, 56 (4): 268-271.

[19] Razi A, Saleh H, DeLacure MD, et al. Anterior approach to the subaxial cervical spine: Pearls and pitfalls [J]. J Am Acad Orthop Surg, 2021, 29 (5): 189-195.

[20] Shaaya E, Fridley J, Barber SM, et al. Posterior nerve-sparing multilevel cervical corpectomy and reconstruction for metastatic cervical spine tumors: Case report and literature review [J]. World Neurosurg, 2019, 122: 298-302.

[21] Shen J, Yang M, Zhong N, et al. 3D-printed titanium prosthetic reconstruction of unilateral bone deficiency after surgical resection of tumor lesions in the upper cervical spine: Clinical outcomes of three consecutive cases and narrative review [J]. Clin Spine Surg, 2023, 36 (7): 256-264.

[22] Tang X, Yang Y, Zang J, et al. Preliminary results of a 3d-printed modular vertebral prosthesis for anterior column reconstruction after multilevel thoracolumbar total en bloc spondylectomy [J]. Orthop Surg, 2021, 13 (3): 949-957.

[23] Wang S, Leng H, Tian Y, et al. A novel 3D-printed locking cage for anterior atlantoaxial fixation and fusion: Case report and in vitro biomechanical evaluation [J]. BMC Musculoskelet Disord, 2021, 22 (1): 121.

第二十一章　颈胸段肿瘤手术治疗

颈胸段脊柱（Cervicothoracic junction，CTJ）向上连接颈椎，向下延续胸椎，是脊柱的一个特殊部位，多指 $C_7\sim T_3$，此范围内脊柱肿瘤在临床上较少见，转移性为多，约占脊柱肿瘤的 10％。颈胸段肿瘤的特点如下。

（1）解剖结构复杂，前方入路显露困难。颈椎前凸与胸椎后凸在此处移行，手术时切口深度突然改变，且椎体前方是一些不易牵拉开的骨组织、血管、神经等重要结构汇集处，导致从前方入路显露该区域挑战性大。

（2）X 线片在颈胸段因胸腔结构的干扰往往显示不清，易致漏诊。

（3）颈胸段生物力学特性有别于其他节段，下颈椎与上胸椎活动度明显不同，肿瘤切除后脊柱重建较困难。

（4）颈胸段椎管偏窄，脊髓偏向前方，此处又存在颈膨大，故脊髓前方轻度的压迫就可导致出现严重的临床症状。

第一节　颈胸段前方入路切除与重建

一、应用解剖

颈胸段前方重要结构：①骨性结构有胸骨和胸锁关节；②血管有颈总动脉、主动脉、头臂干、无名静脉和甲状腺下动静脉；③神经有喉返神经、交感神经和膈神经；④肌肉有颈阔肌和胸锁乳突肌；⑤其他结构有气管、食管、甲状腺和胸导管等。

在下颈部，颈阔肌是最表浅的肌肉。胸锁乳突肌起自胸骨柄前面和锁骨中 1/3，两部分会合向后上方止于颞骨乳突。甲状腺下动脉是锁骨下动脉甲状颈干的分支，沿前斜角肌内侧缘上行至 C_6 水平，经颈动脉鞘深面达甲状腺侧叶后，在侧叶下极与喉返神经交叉。甲状腺中静脉短粗且壁薄，在颈总动脉前方横过，汇入颈内静脉，前方入路手术中，若其妨碍显露，可结扎切断。

前方入路最大的障碍是胸廓。胸廓上口由胸骨柄上缘、第 1 肋和 T_1 围成。胸廓上口窄且较固定，手术时操作空间较小。胸骨柄上缘有胸骨上切迹，一般平 T_2 水平。胸骨角是胸骨柄与体的交界，一般平 T_4 或 $T_{4\sim5}$ 椎间盘水平，是计数肋骨的重要标志。在第 2～4 胸肋关节水平双侧胸膜前界高度靠拢，而在其上段和下段则彼此分开。其中，上段的位于胸骨柄后方的三角形无胸膜覆盖区称胸腺区，故胸骨柄劈开时一般不伤及胸膜。

胸骨和肋骨后方是纵隔。通常以胸骨角和 T_4 下缘构成的假想平面将其分为上、下纵隔，这里主要述及上纵隔。它分为前、中、后三层。前层结构有胸腺、头臂静脉和上腔静脉（图 21-1-1）。左头臂静脉在 $T_{1\sim2}$ 上方，有时上突至颈部，不可忽视。

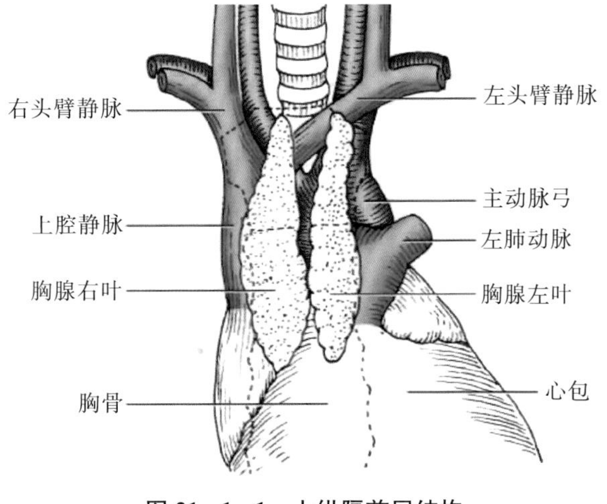

图 21-1-1　上纵隔前层结构

中层结构有主动脉弓及其三大分支（从右向左依次为头臂干、左颈总动脉和左锁骨下动脉）、迷走神经、膈神经。后层结构有气管、食管、喉返神经等（图 21－1－2）。前方入路手术中，由于左喉返神经部位较恒定，且左侧更容易对大血管牵拉保护，故更推荐左侧入路。

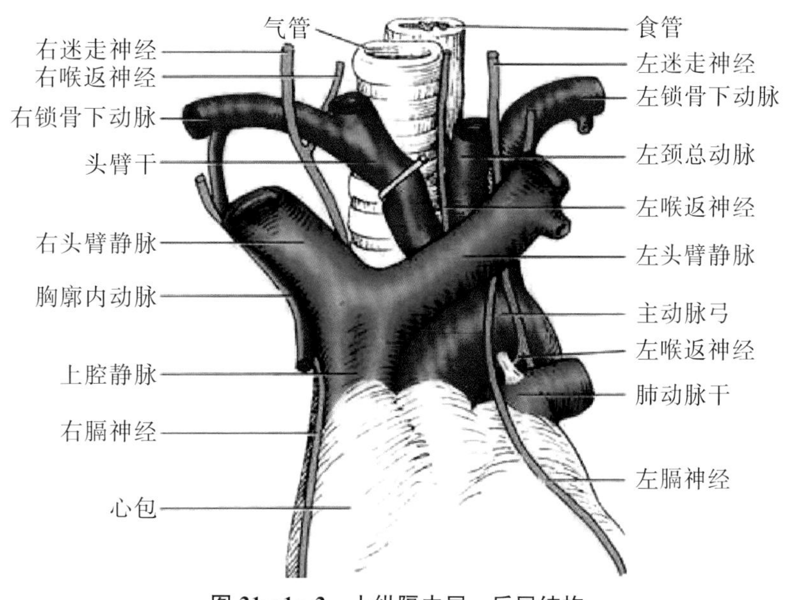

图 21－1－2　上纵隔中层、后层结构

二、肿瘤显露

颈胸段肿瘤的手术入路包括前方入路、侧方入路、后方入路和联合入路，其中前方入路主要包括低位下颈椎前方入路、经胸骨入路；侧方入路是指前外侧高位经胸腔、经胸膜肋骨切除入路，即肩胛下入路；后方入路包括传统后正中入路及后外侧入路。

选择入路之前，充分术前准备和评估很重要。

术前评估重点：①该入路能否充分显露和切除肿瘤；②该入路能否进行有效的脊柱重建。

关于前方入路的具体选择，Teng 等于 2009 年提出颈胸角（Cervicothoracic angle，CTA）的概念。在矢状面 MRI 上，将胸骨上切迹（图 21－1－3 点 O）与 C_7～T_1 椎间盘前缘中点（图 21－1－3 点 B）做一直线（图 21－1－3BO），该直线与胸骨上切迹处水平线（图 21－1－3AO）的夹角称为颈胸角。

一般以 CTA 为参考，CTA 上方病变为 A 型，病变通过低位颈前方入路即可完成切除；CTA 内部病变为 B 型，需依据术中情况决定是否辅以经胸骨入路；CTA 下方病变为 C 型，病变均需要合并经胸骨入路以完成切除。

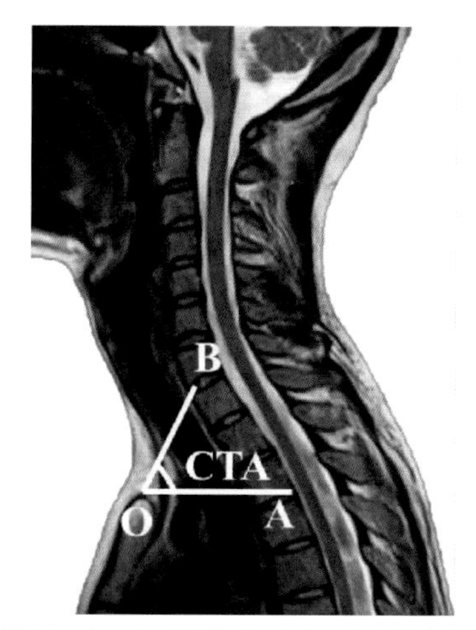

图 21－1－3　颈胸角（CTA）测量方法

Karikari 等于同年提出另一种判断方法，具体方法是在三维重建 CT 矢状面上画一条直线，为穿过并平行于椎间盘的所有直线中胸骨上凹上方最低者。此直线上方病变可行单纯颈前方入路手术，下方病变需合并经胸骨入路。如果 MRI 检查受限制时，Karikari 方法可能更适用。每种入路均有优缺点，术前应仔细研究患者解剖结构的变异，结合患者情况谨慎个体化选择。

1. 低位下颈椎前方入路　1957 年 Southwick 和 Robinson 首次报道了利用下颈椎前方入路

(Lower anterior cervical approach) 治疗颈胸段疾病，充分显露 $C_5 \sim T_1$，避免了劈胸骨给患者带来的痛苦。对于大部分患者，此入路显露 T_1 以下结构较困难，无法显露脊椎后方结构。术前仔细评估颈椎动力位 X 线片和颈椎的大体形态，可帮助判断此入路是否可行和手术难易程度。一般而言，下颈椎前方入路足以满足放置椎间融合器和接骨板-螺钉等内固定物的要求。

(1) 手术适应证：①$C_5 \sim T_1$ 节段椎体原发性良性、恶性或转移性肿瘤；②$C_5 \sim T_1$ 节段椎管内腹侧原发性良性、恶性或转移性肿瘤；③$C_5 \sim T_1$ 节段椎体次全切除手术；④瘦小、颈部较长而且胸椎无明显后突的患者 $C_4 \sim T_2$ 节段前方的肿瘤性病变。

注意：如手术要求将内固定物固定到 T_2，则操作起来较为困难，需要术前仔细评估影像学资料。

(2) 手术禁忌证：①C_4 及以上和 T_2 及以下节段的原发性良性、恶性或转移性肿瘤；②肥胖、颈部较短的患者，T_1 节段肿瘤为相对禁忌证；③$C_5 \sim T_1$ 节段后方附件结构病变；④$C_5 \sim T_1$ 节段椎管内背侧肿瘤；⑤长期、严重神经功能障碍，手术后难以获得功能恢复或患者情况难以耐受手术。

(3) 手术优点：①充分显露 $C_5 \sim T_1$ 病变，对于单节段椎体肿瘤，能在直视下切除与重建；②手术入路解剖层次清楚，创伤小，未劈胸骨，未切锁骨，相对出血少，缩短手术时间，术后并发症少；③脊柱外科医生相对更为熟悉。

(4) 手术缺点：①因锁骨和胸骨阻碍了手术入路，一般可以直视下显露至 T_1，远侧的椎体显露受限，不能提供足够手术空间对病变部位施行脊髓减压、椎体切除等操作；②因患者体型、短颈、畸形及颈部屈伸活动受限等因素影响前方显露；③长时间牵拉损伤或直接损伤喉返神经、胸导管等重要结构。

(5) 手术技术。

1) 术前准备：①术前评估患者颈椎形态（长短/粗细）和身材特点对病变部位显露和手术切口选择的影响；②术前 X 线片确定 $C_5 \sim T_1$ 病变的部位、范围，以及病变部位与胸骨柄之间的位置关系；③术前 CT、MRI，了解 $C_5 \sim T_1$ 病变的部位、范围及脊髓受压情况；④术前行气管和食管推移实验、呼吸功能训练等。

2) 麻醉：全身麻醉。

3) 体位：①取仰卧位，双肩垫以薄枕，头轻度伸展，颈后部垫沙袋，头部位置保持正中，双肩尽量牵引下拉并用胶布条固定于手术台上；②如若患者有明显的颈部不稳定，应予以持续牵引或用 Halo 装置；③在操作过程中注意保持呼吸道通畅。

4) 手术步骤。①切口：将常规颈前方入路斜形切口向下延伸，从胸锁乳突肌前缘下 1/3 处延至胸骨柄上缘中点的上方；也可采用在左侧锁骨上一横指宽处的横形切口，前者较常使用。②肌肉的处理：依次切开皮肤、皮下组织、颈阔肌。颈阔肌下钝性游离显露胸锁乳突肌，从骨性起点稍远处切开胸锁乳突肌的胸骨头和锁骨头，然后向外上方牵开。注意保留部分肌肉，利于后续的缝合固定。影响术野显露时，可切断结扎颈外静脉。避免向两边过度游离，以减少损伤胸导管的风险。接着在锁骨上切开同侧的带状肌。③椎体的显露：在手术区域解剖颈动脉鞘，侧方解剖颈静脉。分离气管食管和颈动脉鞘之间无血管间隙，可达椎前筋膜。向两侧牵开气管食管鞘和颈动脉鞘（图 21-1-4），切开椎体前方的筋膜、韧带并用缝线牵开。使用 Cloward 牵开器可保护喉返神经及大血管。

(6) 手术注意事项：

1) 为使颈胸椎有充分的显露空间，应使下颈椎处于过伸位。两侧肩部应向下牵引并固定，减少肩部对术中透视的影响，以免造成对手术位置判断失误。

2) 因胸膜顶邻近第 8 颈神经根，以后者为标志操作分离，避免损伤胸膜顶及肺尖，以免引起气胸。

3) 进行常规术中检查，防止损伤食管，否则术后可能发生纵隔感染或咽后脓肿。

4) 对于下颈椎右侧入路，喉返神经的辨认很重要，应注意保护。而对于左侧入路，需注意分离胸导管。

5) 清晰的术中视野很重要，可外接冷光源来保证术区视野的亮度，使用自动撑开器等辅助器械牵开并保护术区软组织。

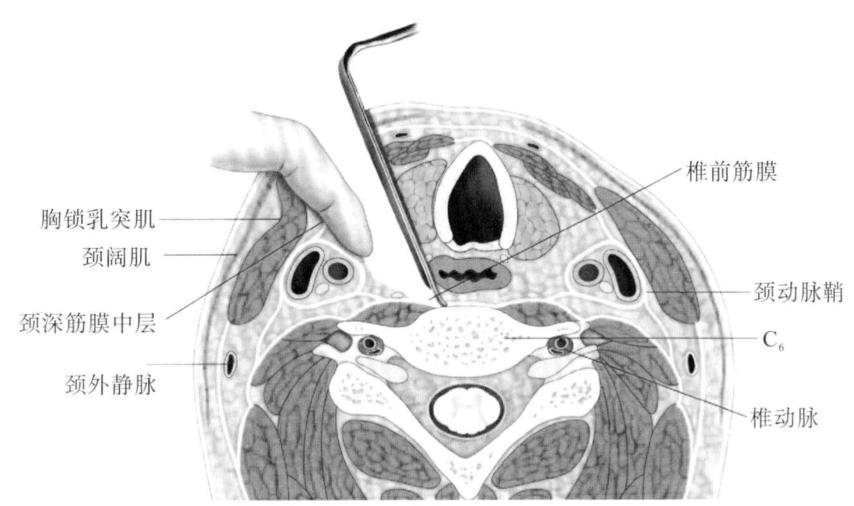

图 21－1－4　椎体的显露，分别向两侧牵开气管食管鞘和颈动脉鞘

2. 经胸骨入路　颈胸段肿瘤有时累及 T_1 以下椎体，采用低位下颈椎前方入路难以满足显露的要求。这时需考虑联合经胸骨入路（Trans－sternal approaches to the spine），一般可显露至 $T_{4\sim5}$，能为肿瘤的切除和稳定性重建提供充分的操作空间。随着研究的深入，脊柱外科技术日渐发展，经胸骨入路到达颈胸段的方法正在不断改良和创新。

（1）全胸骨劈开术：Cauchoix 与 Binet 于 1957 年首次报道了使用全胸骨劈开术（Full median sternotomy）显露上胸椎，但这种颈胸段良好的显露是以高死亡率（约 40%）为代价的。后来随着围手术期技术的进步及各种胸骨劈开范围的减小、改良术式的出现，死亡率明显下降。然而时至今日，因全胸骨劈开术要求相对较低，切口下显露范围广，其仍作为标准的颈胸段病变显露术式而被使用。

1）手术适应证：①$T_{1\sim4}$ 节段椎体原发性良性、恶性或转移性肿瘤，伴或不伴截瘫者；②$T_{1\sim4}$ 节段椎管内腹侧原发性良性、恶性或转移性肿瘤；③$T_{1\sim4}$ 节段椎体次全切除手术。

2）手术禁忌证：①C_7 及以上和 T_5 及以下节段的原发性良性、恶性或转移性肿瘤；②$T_{1\sim4}$ 节段后方附件结构病变；③$T_{1\sim4}$ 节段椎管内背侧肿瘤；④长期、严重神经功能障碍，手术后难以获得功能恢复或患者情况难以耐受手术；⑤既往全胸骨劈开术手术入路困难的患者；⑥术者缺乏经胸骨入路的经验及相关训练。

3）手术优点：①相对于后来的多种改良术式，全胸骨劈开术提供了更好的纵隔结构显露，利于大血管尤其是锁骨下血管的控制，所以更为安全；②T_4 甚至 T_5 水平及后纵韧带、硬膜在这一术式中直视下能得到充分显露；③这种术式未涉及锁骨的操作，一般不会影响肩部稳定性，上肢功能术后恢复良好。

4）手术缺点：①此术式胸骨劈开范围广，而颈胸段疾病中下部分胸骨一般没必要切开；②手术创伤大，并发症较多，术后感染多见，且患者恢复期较长，一定程度上增加了长期卧床相关并发症的发生率。

5）手术技术：①术前 X 线片确定 $T_{1\sim4}$ 病变的部位、大小；②术前 CT、MRI，了解 $T_{1\sim4}$ 病变的部位、大小及脊髓受压情况；③呼吸功能训练、床上排便训练等；④改善患者一般情况，客观评估患者对手术的耐受力；⑤取仰卧位，颈部过伸，头部位置保持正中，双肩垫以薄枕，以沙袋稳定头部；⑥患者有明显的颈部不稳定情况时，应持续牵引或用 Halo 装置。

6）手术步骤：①做胸锁“T”形切口，纵形切口由胸骨上切迹正中至剑突，横形切口沿颈基底部从正中向两侧延长少许即可。②切开皮下组织和胸骨前筋膜，胸骨骨膜显露。③将胸骨舌骨肌和胸骨甲状肌自胸骨附着稍远处切开，操作胸骨切迹近端区域时勿损伤甲状腺下静脉。④钝性分离并在胸骨后沿着肋软骨向下剥离壁层胸膜，形成导入线锯的间隙，术中一般不需显露脏层胸膜。⑤季格利氏线锯（Giglis saw）、摆动锯（Oscillating saw）、动力磨钻或者超声骨刀沿着中线劈开胸骨，目前超声骨刀在脊柱外科中应用广泛，对于骨性组织具有很好的切开作用，同时对于软组织具有保护作用。向两侧牵开胸骨，可显露胸腺和心包。切断胸腺静脉，将胸腺牵向右侧。然后可见左头臂静脉，在部分患者中因后凸畸形而使头臂静脉较紧张，为避免术中将其撕破，可予以夹闭或切断结扎，颈动脉的内侧面，分离左侧甲状腺下动脉，向外侧牵开颈动脉鞘，向内侧牵开气管、食管和甲状腺。⑥纵行切开椎前筋膜即可显露目标椎体及椎间盘。

7）注意事项：①骨膜下剥离显露胸骨远端及剑突时，谨慎操作，避免进入腹腔；②保护喉返神经、膈神经；③避免劈开胸骨时损伤胸膜；④结扎头臂静脉可致术后该侧上肢变粗，应尽量避免，如术前评估可能需要结扎头臂静脉，需要向患者详细交代可能出现的情况；⑤采用左侧入路时，应轻柔牵开颈动脉鞘，避免损伤胸导管；⑥手术结束缝合切口前，应在胸骨后缘留置负压引流，钢丝缝合胸骨。

（2）改良的经胸骨入路术：包括部分胸骨正中劈开、部分胸骨柄切除（图 21－1－5）、改良的部分胸骨柄切除、经胸腔颈胸联合入路、改良的颈胸结合部前方手术入路（如“J”形胸骨柄切开术联合低位下颈椎前方入路、倒“L”形切口手术入路等），显露 $T_{1\sim4}$，切口与截骨范围不同，各有优缺点，根据截骨情况有些需要用钢丝缝合。

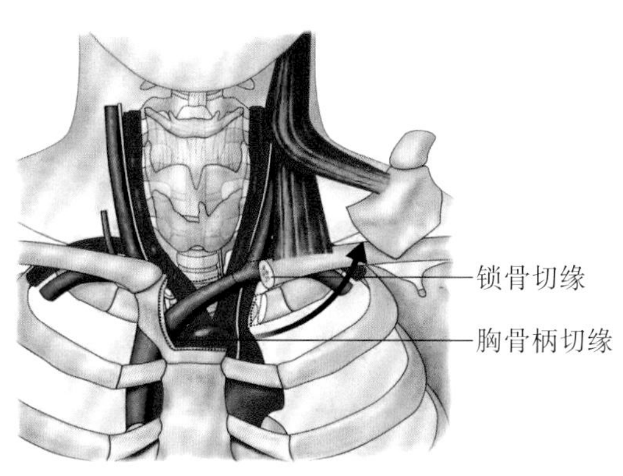

图 21－1－5　部分胸骨柄切除术截骨后

（3）经胸骨入路手术并发症的防治：①经胸骨入路操作不慎，会导致血管、神经、内脏结构损伤；②喉返神经损伤引起声带麻痹、声音嘶哑，左喉返神经位于气管食管沟内，行程较垂直，损伤概率小，多数学者建议优先行左侧切口；③Boockvar 等建议病变位于 T_1 以下时行右侧切口，可减少左侧入路操作对胸导管的损伤，且仔细分离的情况下也不易损伤右侧喉返神经；④从喉返神经与甲状腺下静脉的解剖关系可知，术中结扎甲状腺下静脉时尽量往外侧靠，更有利于保护右侧喉返神经，在颈内静脉与颈动脉的内侧显露组织，间断性松开已牵开的与喉返神经伴行的组织，也可减少喉返神经的损伤；⑤$C_{6\sim7}$ 水平颈交感干距中线最近，损伤后会出现交感神经受刺激体征，所以前方入路尽量减少颈长肌肉的剥离，手术尽量不偏离中线；⑥右侧胸膜的返折部位于胸骨劈开线的正后方，劈开胸骨时容易被撕破，所以劈开前用手指钝性游离胸骨后间隙，做到仔细轻柔，并用海绵钳将胸膜返折部适当向右推送，而且在劈开过程中勿过度膨肺，可避免损伤胸膜，劈开时还应注意胸骨柄后的胸廓内动脉、头臂静脉，撑开胸骨时切忌暴力；⑦若胸锁关节被破坏，会导致肩胛带无力，影响患者（尤其是预期存活时间长的左利手）生活质量，这时最好选用锁骨外的其他植骨材料，原位固定截下的锁骨，并将该侧胸锁关节融合。

三、肿瘤切除

如何有效地切除肿瘤是控制和根治性治疗颈胸段肿瘤的一大重点，切除方法包括肿瘤刮除、分块切除及整块切除。

（一）肿瘤刮除

肿瘤刮除较为常用，采用的时间较早，步骤较为简单，但常致肿瘤残留，一般适用于 Enneking Stage 1 期及 Stage 2 期良性肿瘤。刮除之前先隔离保护正常组织并确认椎体前方和侧方显露充分，骨皮质较薄时开窗刮除。实质性的肿瘤若边界清楚，则用不同弯度的骨凿沿其外缘轻轻凿开，将完整的肿瘤凿除。刮除肿瘤组织后，应确定无肿瘤组织残留，而后用各种物理或化学方式处理骨性瘤壁。

（二）分块切除

颈胸段肿瘤全脊椎整块切除难度较大，对同时累及前后柱的患者，即使该手术过程很完美，纵隔重要组织受肿瘤细胞污染也在所难免。部分肿瘤体积较大或存在大量出血，所以有些情况下应及时考虑分块切除（Piecemeal resection）。在颈胸段肿瘤分块切除中采用边缘或广泛切除的手术边界更为合适，在保护重要神经、血管方面也更为安全。手术边界进入肿瘤组织的囊内式分块切除一般不用，除非是良性肿瘤。

（三）整块切除

脊柱肿瘤整块切除是一种完整切除肿瘤组织及其周围包裹健康组织的手术方式，主要在肿瘤边缘外进行操作，类似脊柱肿瘤的根治切除或边缘切除。在多种脊柱肿瘤的手术切除方式中，整块切除被认为是改善脊柱原发性肿瘤预后的最有效方式，但手术难度高、创伤大，并发症发生率也较分块切除术高，一些开展脊柱 En bloc 术时间较短的中心报道并发症的发生率甚至达 76％。

对于颈胸段肿瘤，Enneking Stage 3 期良性肿瘤和 StageⅠ、Ⅱ期恶性肿瘤可考虑使用整块切除。当肿瘤累及脊柱前后柱时，一般行一期或分期前后联合入路或单独后方入路整块切除（全脊椎切除术）。而对于只累及脊柱前柱的肿瘤，可采用前方入路、侧方入路、后方入路或联合入路行整块切除。具体采用哪种入路，要结合肿瘤特点、累及节段和范围、是否需要重建及重建方式等来进行综合分析。

行整块切除时，关于手术边界，对于 Stage 3 期的肿瘤采用边缘切除（沿着肿瘤周围的反应带切除）可使复发率降低；对于 StageⅠ期低度恶性肿瘤，手术边界最好广泛，即沿着肿瘤反应带周围的正常组织切除；而对于 StageⅡ期高度恶性肿瘤，手术边界一定要尽可能广泛。若切除的边界进入了肿瘤组织内，这种手术边界称为囊内（Intralesional）。鉴于颈胸段解剖的复杂性和特殊性，对于原发性肿瘤恶性程度为中－低度、孤立性脊柱转移，在原发性肿瘤控制理想的情况下，应行转移性肿瘤的广泛或边缘切除，以期获得更长的生存期。

颈胸段脊柱转移性肿瘤的治疗决策涉及多种因素，应根据患者的临床症状、脊柱转移范围、全身情况、预期寿命等，同时结合 Tomita 评分进行评估，选择适当的治疗方案。对于具有适应证的颈胸段脊柱转移性肿瘤患者进行手术治疗，可以明显缓解疼痛、改善神经功能，提高生活质量。原发性肿瘤的恶性程度和内脏转移情况会影响脊柱转移性肿瘤患者的预后。

四、稳定性重建

颈胸段肿瘤切除后，遗留较大骨缺损，需行稳定性重建。颈胸段属于应力集中区域，屈伸活动时尤为明显，重建难度较大，此节段任何两柱的损伤都会导致脊柱不稳。要综合考虑肿瘤病灶的破坏范围与程度、手术病灶清除情况及所需固定的范围等因素来确定行前方入路重建还是后方入路重建抑或前后联合入路重建。

（一）前方入路内固定

当颈胸段后侧骨－韧带结构未破坏，且未行椎体全切，可行单独前方入路内固定。前方入路内固定主要起支持带作用，对维持脊椎前柱高度更为可靠。骨缺损修复后加用内固定，脊柱稳定性恢复更好。但单纯前方入路接骨板固定的稳定性不足，用于长节段椎体切除术后更是如此，易出现植骨融合失败。

前方入路内固定主要利用接骨板－螺钉系统。接骨板固定节段短，但具有较高的生物力学强度。前方入路固定包括：非限制性内固定（近端非锁定螺钉），如 Caspar 接骨板系统，通常用于退变等后柱结构完整的情况，前后柱均有破坏时不能使用；限制性内固定（单皮质锁定螺钉），又称坚强内固定，如 CSLP 和 Orion 接骨板系统，一般用于前后柱均有损伤的患者；带自锁装置半限制性钢板，如 Codman 接骨板系统等。

但是，很少有专门为颈胸段设计的前方入路接骨板，而且上胸椎椎体小于中、下胸椎，故一般通过预弯第二代以后的颈椎前方入路接骨板来适应颈胸段特殊的弯曲。颈胸段接骨板预弯时，方向一般与颈椎接骨板相反。术前根据患者 MRI 正中矢状面片测量颈胸段相应节段的 Cobb 角，便于选取折弯角度。

目前较常用的接骨板有颈前方入路 Orion 带锁接骨板、AO 带锁接骨板、Zephir 锁定型钛板系统、Codman 接骨板、Slimlock 接骨板等。

前方入路内固定时颈椎骨皮质螺钉长度通常选用 13mm，配合颈胸段带锁接骨板的骨皮质螺钉建议使用 14～17mm（Orion），这样固定牢靠，可减少螺钉松动、脱落等的发生。固定上胸椎时植入的螺钉也较颈椎螺钉长 2～4mm。螺钉过短会达不到所需的固定强度。对于低位下颈椎前方入路手术，一般可直视下显露 T_1，接骨板固定时需将下端螺钉向下 15°成角固定于 T_2 上。对于上胸椎手术，选择进钉点时，头端椎体在椎体前缘中下 1/3 处选择，尾端椎体则在椎体中上

1/3 处，且稍向尾端倾斜螺钉。植钉时，患者出现血压骤降，可能是由牵拉主动脉弓所致，需放松牵引，待血压恢复再继续操作。

颈椎前方入路椎弓根螺钉（Anterior transpedicular screw，ATPS）－钢板系统经椎弓根固定，可提供三柱稳定性，具有生物力学优势，术前行颈椎及颈胸段三维 CT 扫描并测量，通过低位下颈椎前方入路，可在 C_6、C_7 和部分 T_1 植入 ATPS，但存在一定的神经血管损伤风险。

（二）人工椎体

临床上因切除椎体肿瘤后需重建椎体而设计了人工椎体，植骨时自体骨来源若受限，也可考虑人工椎体。人工椎体以金属框架为基本结构，内外均可植骨，且可按要求改变长度。3D 打印技术是一项创新技术，在脊柱外科领域取得了长足的发展，3D 打印假体也逐步应用于脊柱手术。人工椎体的制作材料有金属材料、新型复合材料，后者又包括聚醚烷/生物玻璃复合材料、生物陶瓷材料等，各有利弊。金属材料人工椎体又可分为单纯支撑型（如 Ono 金属假体）、撑开固定型（如改良哈氏棒人工椎体）、可调固定型（如钛笼）。

钛笼近年来应用广泛，适用于颈胸段大部分位于椎体（单椎体或相邻双椎体）内的脊柱转移性肿瘤且脊柱不稳的患者。钛笼作为椎体切除后的占位器，为纵向放置的空心圆柱形网状结构，可根据需要按椎体间空隙高度裁剪，恢复理想的椎体高度，上、下方再加以环状固定器，可提供良好的三维稳定性。钛笼内可放置骨松质碎片植骨，相比单纯植骨可避免肿瘤复发造成的塌陷，兼顾远期的稳定。为加强钛笼负载能力，需加用后方入路椎弓根螺钉内固定和/或前方入路固定器。

（三）椎间融合

椎体切除部分较多时，需进行椎间融合。行刮除术时，适当的骨移植后一般不需进行融合。多数脊柱恶性肿瘤患者的预期寿命短，植骨融合必要性小，可用撑开器撑开上、下相邻健康椎体恢复脊柱高度，而后用骨水泥和 Steinmann 钉维持短期稳定。骨水泥易出现碎裂，故针对肿瘤侵袭范围小、良性肿瘤等预期寿命较长的患者，争取行骨移植。一些经胸骨入路截下的中内 1/3 锁骨，其尺寸适合做植骨块，可用骨锉修成“T”形。选择含骨皮质的锁骨支撑植骨，同时植入骨水泥，整体强度提高，可防止植骨块脱出。行前方入路融合术后，一般建议采用头颈胸支具制动。

典型病例见图 21－1－6、图 21－1－7。

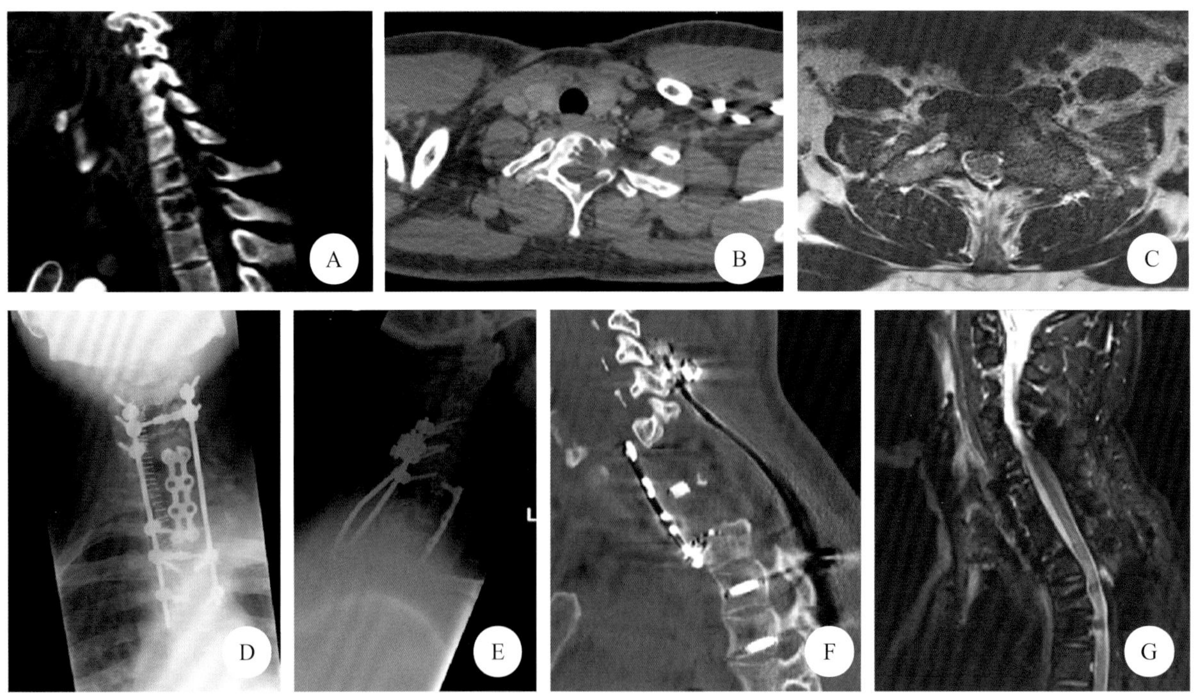

图 21－1－6　男性，38 岁，C_7～T_1 低度恶性成骨性骨肉瘤，行 C_7～T_1 En bloc 切除与重建术

A、B. 术前 CT；C. 术前 MRI；D、E. 术后 X 线片；F. 术后 CT；G. 术后 MRI

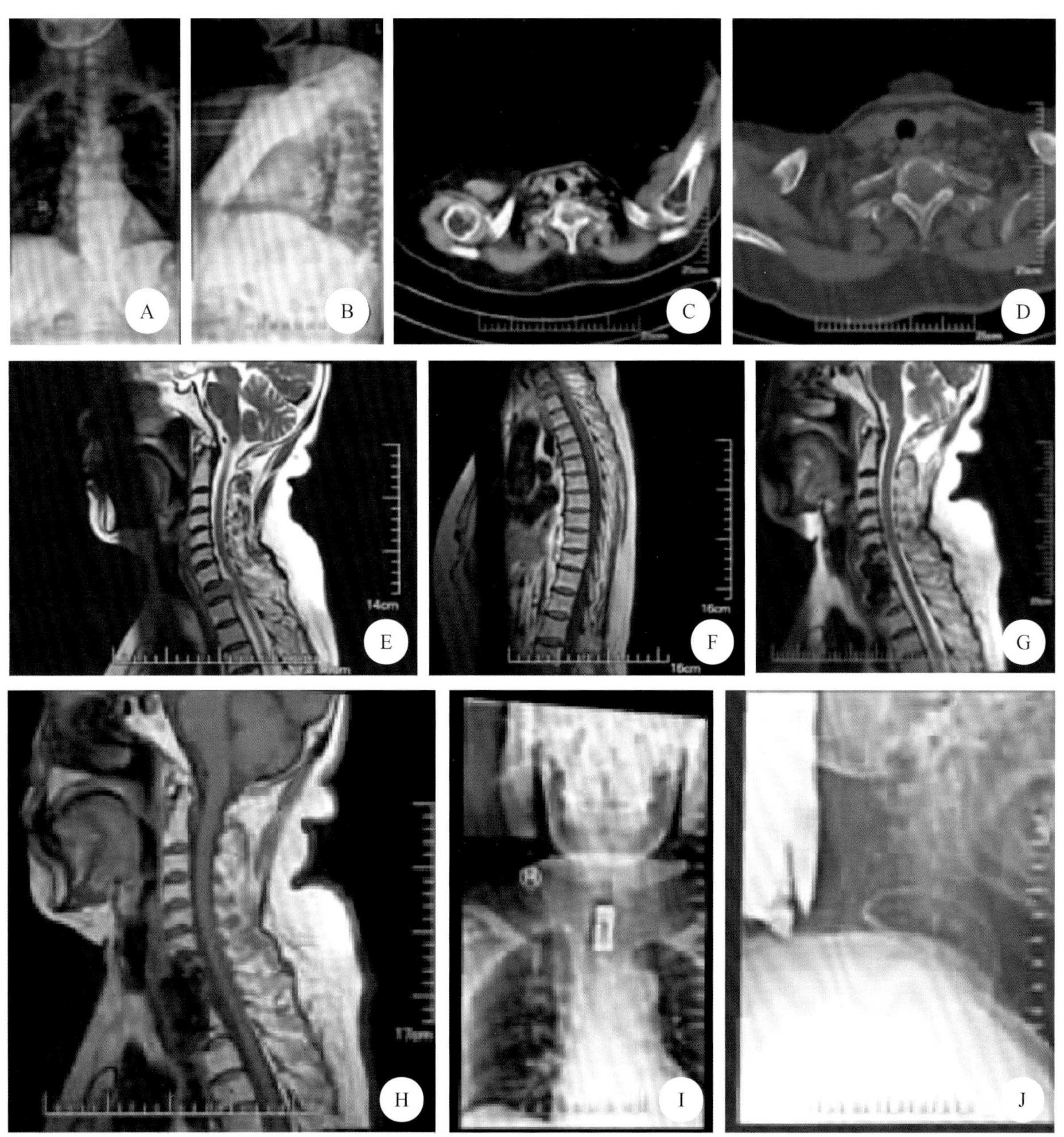

图 21－1－7　女性，66 岁，T_1 浆细胞瘤伴病理性骨折，行前方入路 T_1 肿瘤切除、椎管减压、同种异体骨钛笼植骨融合内固定术

A、B. 术前 X 线片；C、D. 术前 CT；E、F. 术前 MRI 显示肿瘤累及椎体，对应节段脊髓受压；G、H. 术后 MRI 显示脊髓减压彻底；I、J. 术后 X 线片显示内固定及钛笼位置良好

第二节　颈胸段侧方入路切除与重建

一、应用解剖

颈胸段背部肌肉可分为浅层（斜方肌、背阔肌）、中层（肩胛提肌、菱形肌、后锯肌）和深层（夹肌、竖脊肌、横突棘肌）（图 21－2－1）。

肩胛骨是位于胸廓后面的三角形扁骨，介于 2～7 肋。肩胛冈是其背面高起的骨嵴，内侧连线平 T_3 棘突。侧方入路（肩胛下入路）常需分离肩胛周围背部浅层和中层肌肉及相关腱性组织，然后掀开肩胛骨以暴露上胸椎。其中，背阔肌位于背下部，起于下胸椎及腰椎的棘突和髂嵴等处，向外上方止于肱骨上段前面。斜方肌位于项部及背上部，起于颈胸椎的棘突处，止于锁骨外侧及肩峰、肩胛冈，由肩胛背动脉的分支供血。副神经位于斜方肌深面和肩胛提肌浅面，注意保护。斜方肌深面是大、小菱形肌以及肩胛提肌。大菱形肌起于 $T_{1\sim4}$ 棘突，小菱形肌起于 $C_{6\sim7}$ 棘突，均止于肩胛骨脊柱缘。肩胛提肌是一带状长肌，起于上部颈椎横突，斜向后下止于肩胛骨上角和肩胛骨脊柱缘上部。后锯肌起于项韧带下部 $C_6\sim T_2$ 棘突，止于第 2～5 肋骨肋角的外侧面，上提肋骨助吸气。

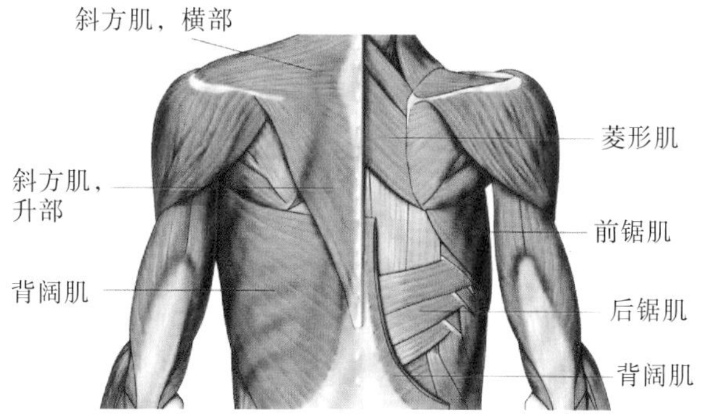

图 21－2－1　颈胸段背部部分肌肉解剖

掀开肩胛骨后，分离前锯肌，可显露上胸椎肋骨床，此过程中注意保护胸长神经。术中需要计数后切除部分肋骨时，注意第 1 肋在第 2 肋深面，计数时不要遗漏。一般每一肋骨后面与相应胸椎椎体、部分上位椎体及之间的椎间盘相关节，而第 1 肋仅与 T_1 相关节。肋骨头也与对应的脊椎横突相关节，分别形成独立的滑膜关节并有关节囊围绕，通过肋骨头相关韧带连于椎体前侧。切除肋骨并移除时，涉及肋横突韧带、肋横突外侧韧带等一些重要韧带的处理。显露和切除肋骨时注意保护肋骨血管、神经。

切开壁层胸膜后可显露其覆盖的脊柱及一些纵隔血管结构，具体位置关系参见前方入路解剖。交感神经干位于脊柱两侧，神经节一般位于肋骨头前方。右侧除第 1 肋间静脉注入右头臂静脉外，均注入奇静脉。而左侧除了第 1～3 肋间静脉注入左头臂静脉，均注入半奇静脉。奇静脉、半奇静脉及胸主动脉位于胸椎椎体前方。

二、肿瘤显露

颈胸段前方入路显露肿瘤要求术者熟悉复杂的纵隔解剖，而且多数需要劈开胸骨，手术时间长，创伤大，并发症较多，术后难以恢复，部分患者难以耐受。必要时需根据肿瘤特点尝试选择侧方入路治疗，这里主要介绍前外侧高位经胸腔、经胸膜肋骨切除入路，即肩胛下入路。

Hodgson 等首先报道了切除第 3 肋显露脊椎前部和侧块的前外侧高位经胸入路（Superior transthoracic approach）以治疗 Pott 病。与后外侧入路不同的是，前外侧入路可为 T_2、T_3 及以下椎体前外侧区域提供最佳显露，但出口狭窄的胸腔则限制了 T_1 及以上椎体的显露，而且也无法同时完成后方入路内固定操作。无法耐受胸骨劈开术创伤或肿瘤位于 $T_{2\sim3}$ 及以下椎体的患者，有时可考虑使用这一术式。

（一）手术适应证

（1）$T_{2\sim3}$（及 T_3 以下）节段原发性良性、恶性或转移性肿瘤。

（2）$T_{2\sim3}$（及 T_3 以下）节段椎管内腹侧肿瘤。

（3）$T_{2\sim3}$（及 T_3 以下）肿瘤切除后行前方入路重建。

（二）手术禁忌证

（1）胸膜腔感染史，患有慢性阻塞性肺疾病难以耐受单肺通气，或估计存在胸膜粘连、肺大疱。

（2）$T_{2\sim3}$ 节段脊柱后方附件结构病变。

（3）$T_{2\sim3}$ 节段椎管内背侧肿瘤。

（4）T_1 及以上节段的原发性良性、恶性或转移性肿瘤。

（5）胸廓发育畸形或肥胖。

（6）患者一般情况差，无法耐受手术。

（三）手术优点

（1）从侧前方直接显露上胸椎结构，并且通过切除 4～8 肋骨可以显露 $T_{4\sim10}$，视野清晰，减少纵隔重要血管、神经的牵拉，风险较小。

（2）能在直视下充分进行椎管前方减压。

（3）切除脊柱相关肿瘤后适于安放内植入物，可直接撑开相邻椎体进行植骨。

（四）手术缺点

（1）显露椎体范围有限，难以显露 T_1 及以上椎体。

（2）影响肩胛骨活动。

（五）手术技术

1. 术前准备　①对患者进行肺功能检查或血气分析，判断患者手术耐力；②呼吸功能训练；③行常规检查，排除胸膜粘连或肺大疱；④结合CT、MRI等检查对肿瘤进行定位。

2. 麻醉　气管插管，全身麻醉，双管气管插管利于实现单肺通气，使术侧肺远离术野，留置经口胃管。

3. 体位　由于左侧有心脏、主动脉弓等大血管的阻挡，优先采取左侧卧位，但要视肿瘤位置及范围而定。腋窝下垫物体保护臂丛神经，大腿之间垫枕，所有受压部位垫物保护。

4. 手术步骤　①切口：起于大约T_1水平的棘突旁，沿着肩胛骨内侧缘至第7肋水平，越过肩胛下角，再向前止于第3肋与肋软骨相接处（图21－2－2）。②肌肉的处理：切开皮下组织后，沿着皮肤切开方向依次将斜方肌、背阔肌切断，切开后标记清楚，便于后续修复，显露菱形肌、冈下肌、前锯肌和大圆肌。切断肩胛骨内下缘附着的肌腱和肌肉组织，而后将大圆肌切断，再用肩胛拉钩向内上侧牵开肩胛骨。③肋骨的切除：一般根据显露范围需要决定切除的肋骨，切除第3肋较多。先辨认第3肋，游离附着于其上的前锯肌，骨膜下剥离第3肋后，从肋骨与肋软骨相接处将其分开并切除。必要时，也可考虑切除其他肋骨或多肋骨切除，颈胸段一般涉及第2～4肋。④显露椎体和椎间隙：放置肋骨牵开器，可见胸膜和其下的肺、主动脉及脊柱，此时实行单肺通气，使右侧肺瘪陷，或仅仅将右侧肺向前方牵开，从肋软骨至椎体旁切开壁层胸膜即可显露下面的椎体和椎间隙，切开的胸膜边缘缝线利于后续的胸膜关闭。必要时结扎越过椎体的血管，肋间静脉在此注入右奇静脉，必要时结扎（图21－2－3）。

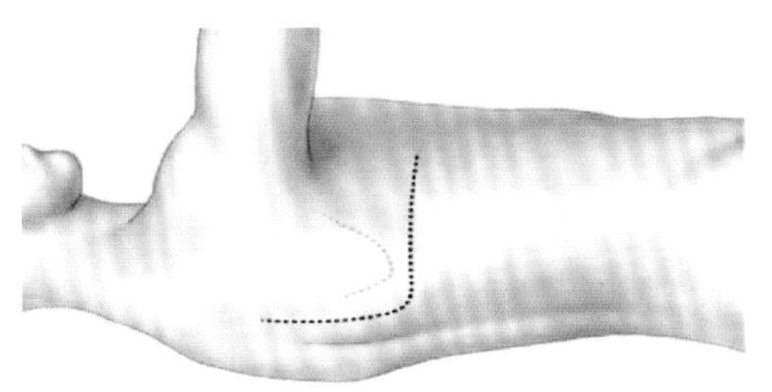

图21－2－2　高位经胸入路切口

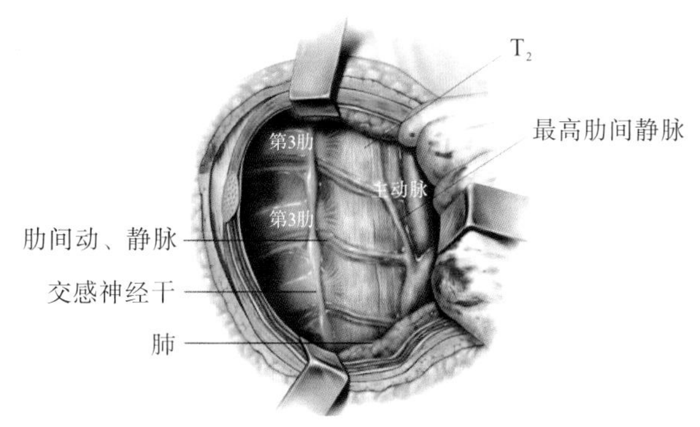

图21－2－3　切除第3肋后显露椎体

（六）手术注意事项

（1）开始的胸腔结构显露过程中术者可站在患者背侧操作，当进行脊髓减压、肿瘤切除时术者位于患者腹侧视野更好。

（2）术中患者若出现血压骤降，可能因主动脉受压或刺激到迷走神经所致。

（3）若麻醉监测仪显示术中气道阻力有所增加，应谨防气道受压。这时应暂停手术，放松切口周围牵引，等到患者生命监测体征恢复后再继续操作。

（七）术后处理

术后留置胸腔闭式引流。严密观察生命体征、胸腔闭式引流液体量。卧硬板床。

（八）手术并发症的防治

（1）单肺通气可能引起术后肺不张，但利于术野的显露和肺的保护。

（2）一旦损伤肺组织应立即修补，以免造成气胸。

（3）为避免大出血，术中仔细处理任何垂直走行或走行变异的静脉。注意辨认和保护胸长神经。

三、肿瘤切除

参见前方入路肿瘤切除。

四、稳定性重建

侧方入路显露范围较广，一般可同时显露上胸椎的椎管、椎体、一侧关节突以及椎板，通过单一手术入路就可达到充分减压、植骨融合、内固定的目的，无需再做切口。内固定物植入时损伤纵隔重要神经、血管的概率比前方入路小，且最大限度减小了椎体前方血管损伤的风险。肋骨切除后可用作自体骨植骨，切除后形成的窗口也便于钻孔和螺钉植入的操作。

椎体一般主要支撑压缩载荷，承重主要源于脊柱前中柱。椎体切除后行侧前方内固定是固定在运动节段的负重区，利于植骨融合。而内固定物一般植于中柱可起支持带作用，能更有效维持前、中柱高度。所以相对主要起张力带的后方入路内固定而言，侧方入路内固定具有坚强牢固、椎体承重轴和矢状面序列恢复良好、假关节形成少、不易断钉棒等优点。但是，侧方入路对椎体前部的显露欠佳，所以对前柱重建操作有些不便。侧方入路内固定主要涉及钉板系统、板棒系统和钉棒系统，下面仅选取其中一些具有代表性的内固定物进行介绍。

（一）钉板系统

Z−plate 接骨板系统具有代表性，其抗拔出力强、抗疲劳期限长、内固定物相关并发症较其他前方入路内固定系统发生率低，且安装简便、稳定性高。其为钛合金材料，不影响术后影像学检查。此系统表面光滑，接骨板较窄，有预定的生理曲度，利于减少血管损伤。另外，顶部锁定系统可获得及时稳定，利于早期康复。需注意的是，Z−plate 接骨板系统主要为固定下胸椎椎体设计，用于颈胸段时尺寸偏大。使用这种固定技术时，1 个椎体需植入 2 枚螺钉，脊柱侧前方显露范围较大。一般单侧应用，最多只能跨越 2 个椎体。

（二）钉棒系统

主要指的是 Antares 系统。Antares 系统较其他常使用的内固定系统切迹最低，故植入后周边组织受到的干扰小。独特的椎体垫片设计使其与椎体侧方贴合紧密，垫片腹面符合上、下终板的凹度和椎体矢状面曲度，从而能较好地适应脊柱生理结构。另外，垫片内侧面的双钉结构也一定程度上分散了承载载荷，增加了内固定的牢固性。三种不同尺寸的垫片可以适合不同的患者。该系统中钛棒配合固定角度的螺钉，可避免植入时误入椎管。螺钉和横连接板均采用顶部锁紧设计。所以，使用 Antares 系统结构强度好，安装环节较少，手术时间短。

第三节　颈胸段后方入路切除与重建

单纯颈胸段后方入路手术一般仅适用于附件肿瘤，如椎弓肿瘤的切除与重建。相对前方入路而言，后方入路相关解剖和手术技术简单易掌握，流行时间较早，进行单纯的骨膜下剥离椎旁肌肉即可达到充分显露的目的，术后并发症发生率和死亡率低。需行椎体和附件肿瘤切除时，则进行前后联合入路。若患者情况允许，行一次性前后联合入路手术可减少肿瘤污染及复发。

一、应用解剖

脊柱区由浅至深依次为皮肤、浅筋膜、深筋膜、肌肉、血管神经、脊柱及椎管。背部肌肉介绍参见颈胸段侧方入路应用解剖。另外，竖脊肌位于棘突两侧，从骶骨延伸到枕骨，参与维持人体直立姿势。因脊神经后支节段性分布明显，术中横断深层肌时不会引起肌肉瘫痪。棘上韧带由腰背筋膜和背阔肌、多裂肌的腱膜部分构成，上端起自 C_7 棘突，下端止于骶中间嵴。其在颈部更为发达，称为项韧带。血管性结构中椎动脉起自锁骨下动脉第一段，穿第 6～1 颈椎横突孔，位置偏外侧，颈胸段后方入路重建手术操作不易伤及。骨性结构中，C_7 棘突长而水平，末端结节状不分叉，体表易触及，是重要的定位标志。胸椎棘突呈叠瓦状斜向后下。

二、肿瘤显露

颈胸段后方入路一般包括后正中入路、后外侧入路。其中，后正中入路在颈胸段肿瘤切除和稳定性重建中应用最早、最广泛，而且操作过程较前方入路和侧方入路简单、安全。后外侧入路又称椎旁肌入路，这里主要介绍经椎弓根入路和经肋骨横突切除入路。相对于后正中入路，因椎旁肌间隙血管分布少，较少切断、剥离肌肉，不破坏棘上韧带的连接，故后外侧入路损伤小，手术效果好，可以保留后方肌肉复合体结构，显露方便，无需从椎板上大范围剥离及强力牵拉椎旁肌肉，减少了术中出血，也减少了对椎旁肌神经支配和血供的损伤，降低术后椎旁肌退变的概率。一些脊柱转移性肿瘤患者存在多种并发症，手术耐受力较差时可考虑后外侧入路。一般而言，后外侧入路不便于肿瘤切除和脊柱重建操作，但可行姑息性减压操作。

（一）后正中入路

1. 手术适应证

（1）颈胸段附件原发性良性、恶性或转移性肿瘤。

（2）颈胸段脊柱椎管内脊髓背侧肿瘤。

（3）颈胸段需要行姑息性减压手术和稳定性重建。

2. 手术禁忌证

（1）颈胸段脊柱椎体肿瘤。

（2）颈胸段脊柱椎管内腹侧肿瘤。

（3）全身情况差难以耐受手术。

3. 手术优点

（1）直视下充分显露颈胸段附件结构。

（2）手术创伤较小，简单易行，也方便术后进行稳定性重建。

4. 手术缺点

（1）难以显露脊柱前方结构。

（2）可能导致颈部僵硬，颈胸段术后后凸畸形等。

5. 手术技术

（1）术前准备：因需要较长时间俯卧位，术前应评估肺功能状态。最好剃除头发。仔细评估肿瘤所在部位、侵及范围、颈椎稳定性等。

（2）麻醉：气管插管，全身麻醉。

（3）体位：俯卧于旋转架上。上肢尽量外展，这样肩胛骨可远离脊柱，便于上胸椎病变的显露。用软枕垫起胸腹两侧，头部置于马蹄形支架上，回收下颌，使头部呈中立位略屈曲。注意双眼的保护。

（4）手术步骤：①切口：以肿瘤所在椎体为中心，上、下超过两个正常棘突，做正中纵形直线切口。当肿瘤向一侧突出或侵犯一侧椎弓时，可考虑使用椎旁或棘突旁切口。C_7 棘突比较突出，利于定位。②脊柱后方结构的显露：手术切口处皮下注射一定比例的肾上腺素利于止血，然后依次切开皮肤、皮下组织、深筋膜及棘上韧带。椎旁肌自棘突、椎板上剥离，肌肉的附着点在骨膜下自内向外用骨膜剥离器剥离。棘突处的韧带附着点用骨膜剥离器剥离。而后用拉钩向两侧牵开椎旁肌，显露椎板、棘突、关节突和横突。填塞带标记线的干纱布压迫止血，而后抽出。

6. 手术注意事项

（1）自动拉钩的使用可保持软组织张力，且利于止血。

（2）由于肌肉附着点和骨性结构间成锐角，显露棘突时按照从远端向近端的方向容易剥离肌肉，否则骨膜剥离器容易进入到肌肉内增加出血。

7. 术后处理　关注引流管引流量，一般术后 3～5d 可拔出。

8. 手术并发症的防治

（1）大范围剥离椎旁肌肉时注意认真止血。

（2）关闭切口前仔细缝合各层肌肉，尽量避免出现术后椎旁肌萎缩。

（二）后外侧入路

1. 经椎弓根入路　经椎弓根入路能直视下显露脊椎侧块和有限的前方脊髓，适用于存在前柱肿瘤而无法耐受前方入路手术或其他较为广泛结构暴露的后方入路的患者。根据肿瘤特点，可行单侧或双侧经椎弓根入路。双侧可增加脊髓前外侧的显露范围，便于部分椎体切除、前柱重建。对来自腹侧硬膜外的压迫性病变，此入路可行环式脊髓减压。另外，也可进行后方入路重建。但对于前柱的病变，仅能分块切除，不能行椎体整块切除。重建也往往仅限于 Steinmann 钉和骨水泥。病变位于 T_2 及以下时，一种开窗式肋骨切除使放入小的可膨胀式 Cage 成为可能，这取决于个人解剖特点和椎体大小，以及后凸畸形的程度。

（1）手术优点：此入路需切除的脊椎侧块骨最少，减少了胸膜损伤和气胸的风险。

（2）手术缺点：①视角有限，难以直视下完成腹侧脊髓减压操作，增加了神经损伤的风险；②坚固的、骨性的或钙化的前柱病变难以去除。

(3) 手术技术：①术前准备、麻醉同后正中入路。可留置双腔管，以免出现胸膜损伤；②体位，俯卧位，或者斜卧位，背部与水平面约成120°；③手术步骤，以病变节段为中心，做后正中切口或旁开棘突中线5～6cm做纵形直线切口，一般上、下均延长1～2个节段或根据手术需要延长。

初始显露步骤同后正中入路，但横突处软组织也要剥离。注意，欲行单侧减压时，做后正中切口，分离一侧椎旁肌肉并向内牵开。此入路一般保留肋横突关节，但为了便于后续肿瘤切除，应行半椎板及横突内侧端切除，从而形成骨窗利于操作和控制出血。肿瘤患者往往需要广泛减压，此时经常使用“彻底”的经椎弓根入路，即切除横突内侧端及双侧椎弓根。这样可以行后方入路椎骨切除而无需切除肋骨及肋横突关节（图21−3−1）。

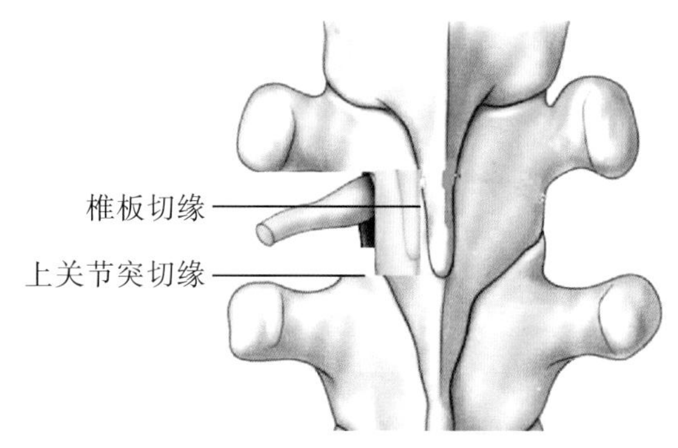

图 21−3−1　经椎弓根入路

注：椎板、界面、椎弓根已切除。

(4) 手术注意事项：透视定位深度可提高安全性，便于操作。

(5) 术后处理：①关闭切口前，切口内注入生理盐水检查肺是否漏气；②出血较多时，留置引流管。

(6) 手术并发症的防治：①避免损伤胸膜，损伤后应及时修补；②减压或重建操作时，小心重要神经、血管。

2. 经肋骨横突切除入路　Menard等提出经肋骨横突切除入路行颈胸段结核脓肿的引流。此术式术野及椎体的显露长度优于经椎弓根入路，但不及前外侧高位经胸入路及经胸骨入路（图21−3−2），一般主要用于椎体侧前方和侧后方的减压。

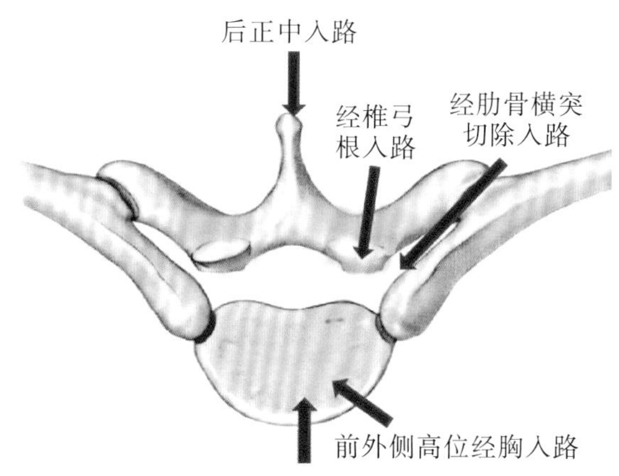

图 21−3−2　颈胸段主要手术入路显露脊椎的对比

(1) 手术优点：①创伤较小；②不打开胸膜，一般不影响心肺功能，适用于肺功能差、难以耐受其他入路者；③侧方和侧前方显露范围大于经椎弓根入路。

(2) 手术缺点：①显露胸椎结构有限，不如经胸腔显露彻底；②行旁正中切口难以完成后方入路重建操作；③显露下颈椎困难。

(3) 手术步骤：①切口，同经椎弓根入路。注意切口应位于椎旁肌和肋骨角后侧突起间凹陷形成的沟上，或者做顶端指向外侧的弧形切口。②肌肉的处理，切开皮下组织及深筋膜，依次切断斜方肌、菱形肌及后锯肌，显露竖脊肌，锐性分离并向内侧牵开附着在肋骨和横突上的椎旁肌。③肋骨和横突的切除，骨膜下、胸膜外剥离显露至少两个横突及肋骨的头和颈。注意保护肋间神经血管束。切断肋骨横突韧带和关节囊，再用咬骨钳在基底部切断横突。横突前方是椎弓根。肋骨角处用肋骨剪切除6～8cm长的肋骨（可留作植骨用），再切除肋骨头、颈。④显露脊椎，椎体侧边小心地钝性分离壁层胸膜，避免进入胸膜腔，牵开胸膜和肺后，沿着相对无主要血管神经的途径向前显露椎体侧前方及椎间盘。

(4) 手术注意事项：切除横突及肋骨时注意保护胸膜，尽量保存肋间神经，保护肋间血管。

三、肿瘤切除

（一）椎体肿瘤切除

运用到的主要技术是经后方入路全脊椎切除

(Posterior vertebral column resection，PVCR)。前后联合入路及单一后方入路均能完成全脊椎切除手术。一般而言，前后联合入路多用于腰椎肿瘤，而后方入路全脊椎切除技术多用于胸椎肿瘤和上腰椎肿瘤。前后联合入路运用于颈胸段存在一些不足：需劈开胸骨或切除肋骨，手术较为困难，时间长，创伤大；可能增加肿瘤播散的机会。相对于前后联合入路，PVCR 出血量少，创伤小，安全性较高，手术时间短。而且行椎体切除和后方入路内固定时，PVCR 能更好地观察脊髓是否有受损可能。考虑到颈胸段前方入路手术中解剖结构的复杂性，PVCR 优点更为突出。只要脊柱肿瘤尚未侵犯胸腔大血管，病椎周围无重要软组织粘连和侵蚀，处理颈胸段单节段肿瘤更为推荐 PCVR。双节段椎旁肿块较局限的肿瘤也可行 PVCR。但对于三节段及以上的肿瘤，因肿瘤侵犯较广泛，多选择后方入路联合前方入路游离肿瘤。

所以，PVCR 主要适用于：①颈胸段良性、原发性恶性未转移或恶性度较低的部分Ⅲ期、Ⅳ期肿瘤及无周围严重粘连的Ⅴ期肿瘤；②初次手术，累及 B~D、3~9 区的未侵犯邻近脏器及远处转移的单节段或部分双节段肿瘤；③肿瘤未明显偏离中线侵蚀胸腔者；④患者一般情况欠佳，难以耐受前后联合入路全脊椎切除，但是当有较大肿块位于椎体前方或侧方的单节段或多节段，及涉及复发肿瘤的全脊椎切除时，一般多选择后方入路联合前方入路。

（二）椎弓肿瘤切除

当病变主要累及颈胸段椎弓、附件结构，即脊椎的 10~3 区时，可经单纯后方入路行广泛椎弓切除。

原发性良性肿瘤选择骨膜下显露，即通过剥离棘突和椎板上的骨膜显露。骨膜外显露，即经肌层和骨膜间分离，适用于良性肿瘤有较大侵袭性或骨皮质薄的情况。肌肉外显露用于恶性椎弓肿瘤，即沿肿瘤边缘外至少 2cm 切断肌肉显露。

肿瘤切除时，先切除肿瘤上下界正常脊椎的椎板，使上下邻近硬膜显露。由于包括 T_1～T_3 节段在内的胸椎椎板呈叠瓦状排列，下一椎板的上缘被上一椎板的下缘所覆盖，所以应由下向上切除椎板。具体操作时，先于下一椎板上缘用尖刀水平切开黄韧带，切开时注意保护脊髓。而后自正中开始，用小号咬骨钳从黄韧带切口处分块咬去黄韧带和椎板。范围足够时，其余椎板可换用椎板咬骨钳咬除。注意咬骨钳不可进入过深，同时咬合力量应上提，避免损伤或压迫脊髓。而后在直视肿瘤外围正常组织的情况下咬断、切断或用骨凿凿断附近正常组织内骨质，用线锯或骨刀切断椎弓根，将完整的且有正常组织覆盖的肿瘤从后方完全切除。使用骨凿时注意保护脊髓。

四、稳定性重建

当仅切除局部附件结构时，只要前方椎体结构稳定、对脊柱稳定性影响不大，一般不需要重建。行广泛的附件结构切除时，手术范围广，脊柱失稳，则需固定和植骨融合。后方入路常使用椎弓根固定，牢固性好，操作方便，构建稳定，更利于防止术后颈椎侧凸，有较大的生物力学方面的优点。

（一）单纯后方入路重建

1. 经椎弓根内固定　多数情况下，小关节因被肿瘤浸润予以切除，固定点需向相邻节段移动，故颈胸段的长节段固定较常见。而行 T_1 全脊椎切除前方入路重建时，后方入路椎弓根固定仅采取单节段固定也能获得较高的稳定性，不必强求长节段固定，否则反而一定程度上影响脊柱的运动。

长节段固定方式较多，很多改良后的下颈椎内固定技术在颈胸段得以应用，如钩棒、钉棒系统等，主要包括：①椎弓根螺钉棒（钉板）系统；②Mossmiami，CDH，Cervifix 钉棒系统；③颈椎侧块螺钉；④万向螺钉、双直径棒；⑤Cotrel－Dubousset（CD）系统。后方入路钩棒系统对颈胸段的稳定作用比前方入路接骨板强 6 倍左右，若使用钉棒系统则效能更强。

椎弓根螺钉在临床上使用较多，原因包括：下颈椎椎弓根较上颈椎短粗，椎弓根外侧宽高比增加；上胸椎椎弓根高而宽，容积较大，所以适合椎弓根螺钉的植入。另外，椎动脉在 C_7 和 T_1 水平位于横突孔外，植入椎弓根螺钉时损伤椎动脉风险较小。由于 C_7 侧块较薄，平均厚度约

9mm，是脊椎侧块向横突的过渡区，不能为侧块螺钉提供足够长度的骨道，如在下颈椎使用侧块固定则易松动、不稳定，轴向压缩刚度达不到，且椎弓根螺钉植入时易伤及 C_8 神经根。而椎板螺钉固定不适于椎板切除的患者，仅作为椎弓根固定的补充。

植入椎弓根螺钉时，因颈胸段椎体较深，必要时可适当扩大切口以提供足够操作空间。颈胸段 X 线透视定位常不清楚，此时可行椎板或椎间孔切开术，以便触到椎弓根，引导椎弓根螺钉的植入。植入角度必须仔细计算，如 C_7 椎弓根平均直径大，内倾角度在颈椎中最小，且向下倾斜，角度不对易伤及椎动脉。T_1、T_2 椎弓根螺钉植入时，偏内侧 5°～10°、偏尾侧 10°～20°。对于 T_3，偏内侧的角度可减小。C_7～T_3 可容纳 3.5～4.0mm 的椎弓根螺钉。操作时有损伤硬膜可能（发现损伤，应立即修补），所以应准确定位进钉点，越靠下的节段越往中间选取进钉点。在上胸椎可取横突上 1/3 处水平线与贯穿上关节中部的竖直线的交点。角度和进钉点选好后，用 3.5mm 磨钻磨去进钉点处皮质，用可调式导向器逐步增加钻孔深度，进入骨松质后用 2mm 胸椎开口器插入椎弓根内，探子探测椎弓根四壁，克氏针植入，X 线确定位置无误后，植入椎弓根螺钉。

目前许多导航系统，包括术前和术中三维 CT 图像导航（CTNav）、透视辅助（FA）技术和机器人辅助（RA）技术，已应用于椎弓根螺钉植入过程。

椎弓根螺钉的连接可选择接骨板或棒，连接多个椎弓根螺钉时棒比板容易。连接两棒之间的横联可增加颈胸段屈曲稳定性。

椎体肿瘤切除后稳定性重建，临床上目前使用较多的是人工椎体、钛笼及 3D 打印假体等。

2. 植骨融合 骨缺损较大且患者预期寿命较长时，应行植骨融合。自体骨或同种异体骨可用作植骨材料，均容易获得。自体骨融合率高于异体骨，但均可能被肿瘤破坏。在钛笼内植骨优点较多，如植骨块与上下椎体接触充分，植骨融合率高。钛笼力学强度大，能恢复椎体高度，防止轴向负荷造成的塌陷。钛笼内用作植骨块的自体骨（锁骨、髂骨等）体积小，可避免取骨过多造成的并发症。

（二）前后路联合入路重建

当三柱同时损伤时，单纯后方入路重建不足以提供足够稳定性，需联合前方入路重建，达到三柱支持固定。行两个以上椎体切除时，行单纯前方入路或后方入路固定难以维持长期稳定性，大部分患者往往需二次手术，这时也提倡前后联合入路重建，以增加术后脊柱的稳定性。

典型病例见图 21－3－3～图 21－3－7。

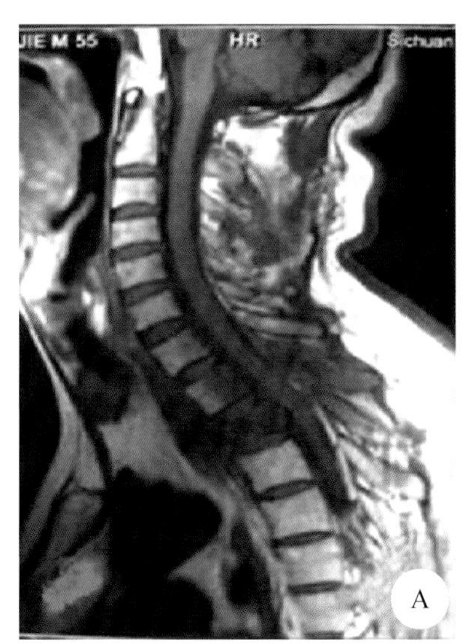

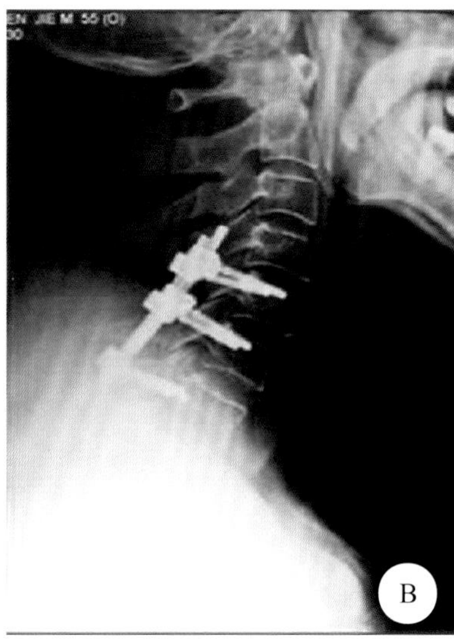

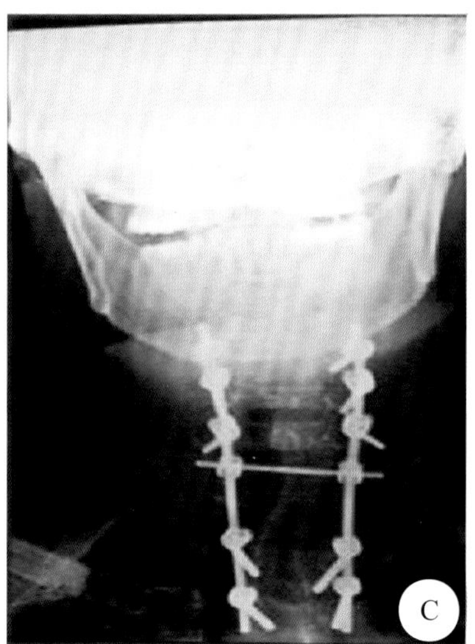

图 21－3－3 男性，55 岁，肝癌 C_7～T_2 转移伴不全瘫，椎弓切除、椎管减压、椎弓根螺钉内固定

A. 术前 MRI；B、C. 后方入路减压内固定

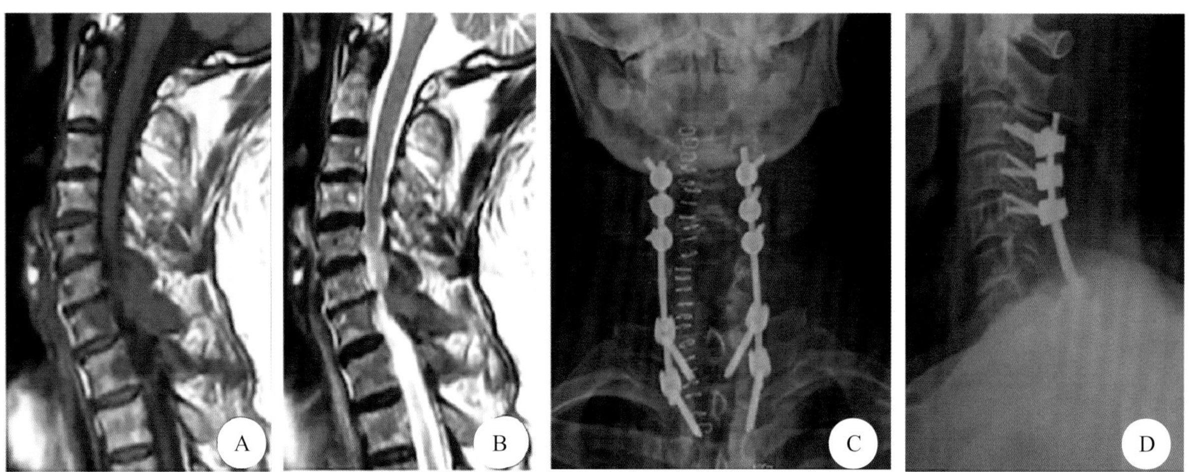

图 21－3－4　男性，66 岁，前列腺癌 $C_6 \sim T_1$ 转移伴不全瘫，后方入路肿瘤切除、减压及重建

A、B. 术前 MRI；C、D. 术后正、侧位 X 线片

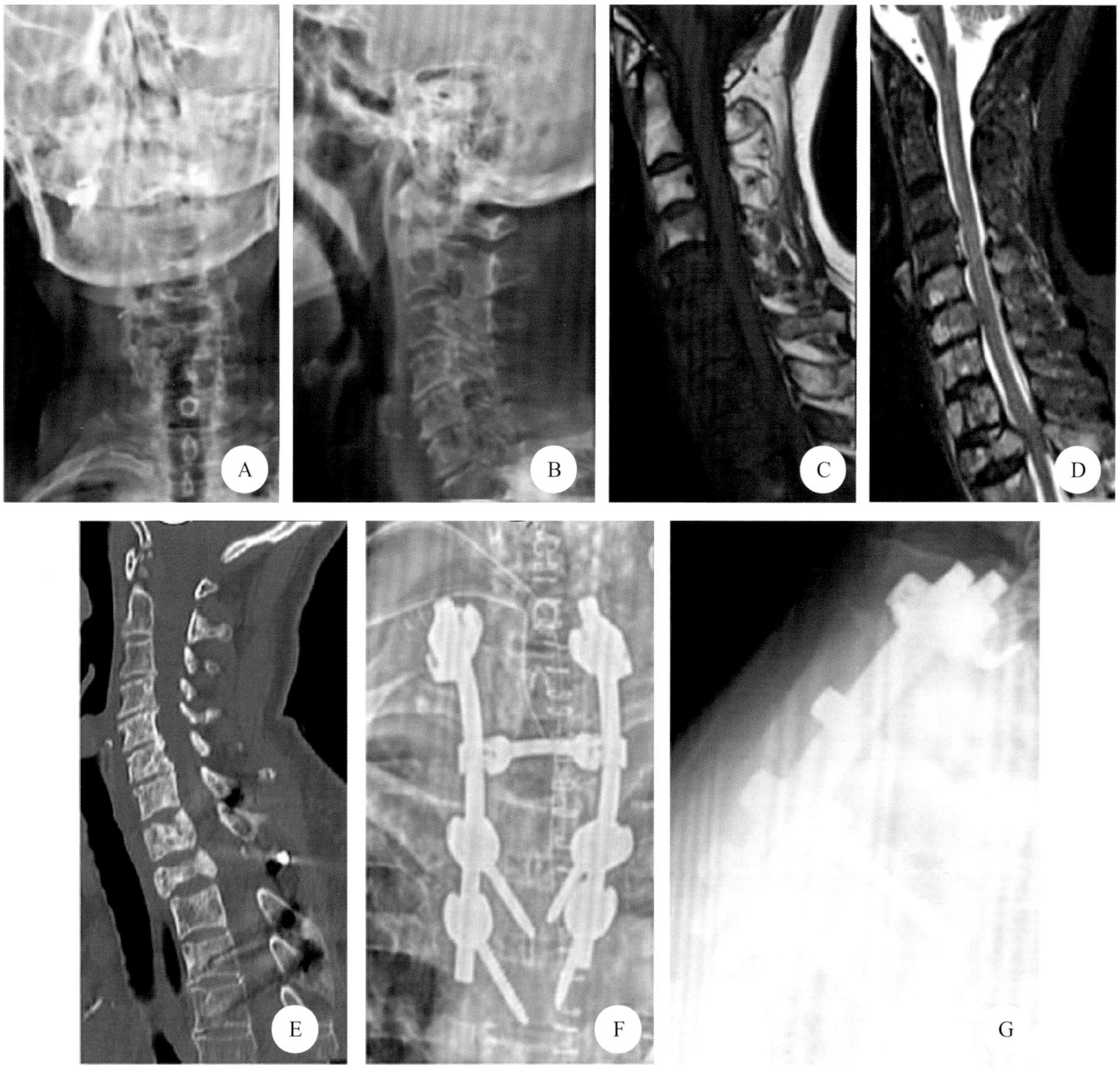

图 21－3－5　女性，77 岁，$C_4 \sim T_6$ 非小细胞肺癌转移，后方入路 T_2 减压及 $T_{1\sim5}$ 内固定

A、B. 术前 X 线片；C、D. 术前 MRI；E. 术后 CT；F、G. 术后 X 线片

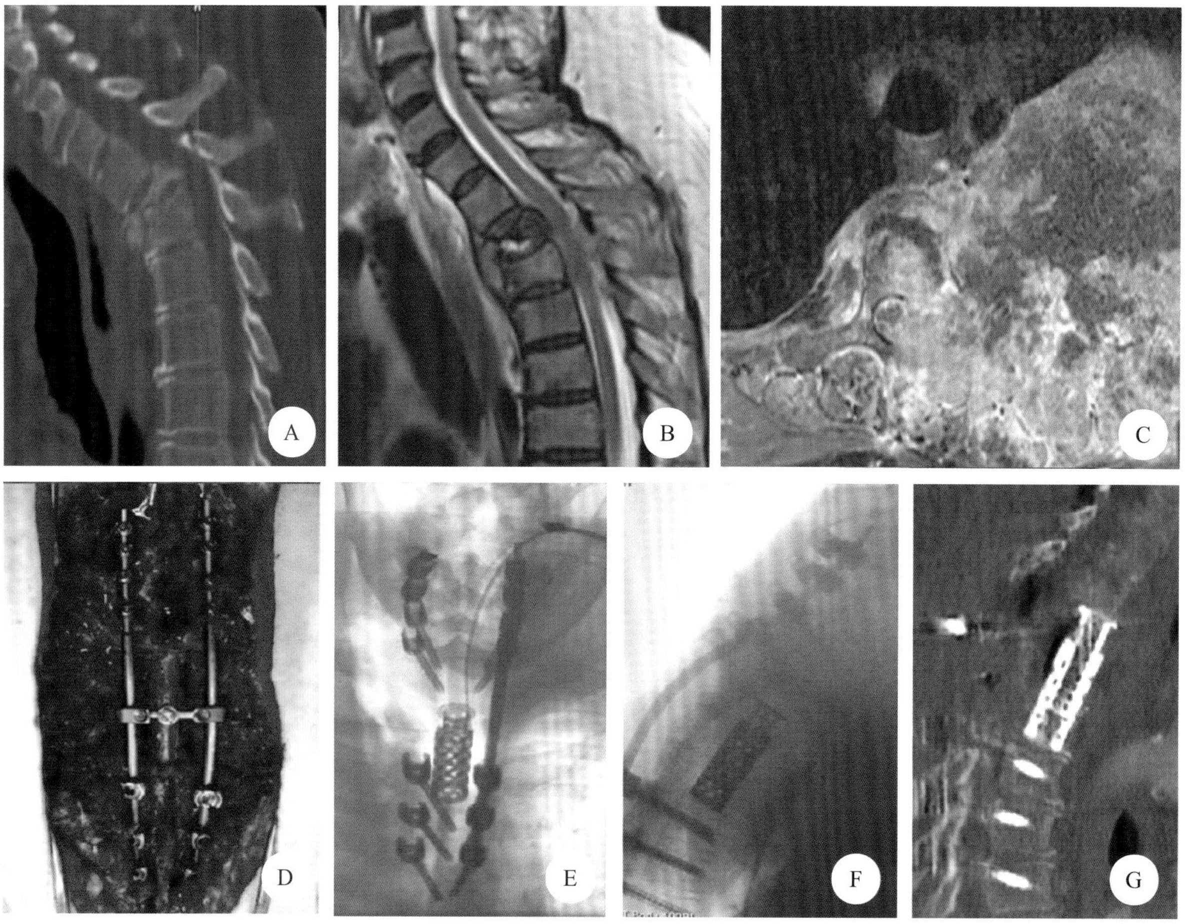

图 21－3－6　女性，60 岁，$T_{2\sim4}$ 鳞状细胞喉癌转移，后方入路 $T_{2\sim4}$ 减压、可膨胀钛笼植入及 $C_5\sim T_7$ 内固定

A~C. 术前 CT 及 MRI；D. 术中减压固定情况；E~G. 术后 X 线片及 CT

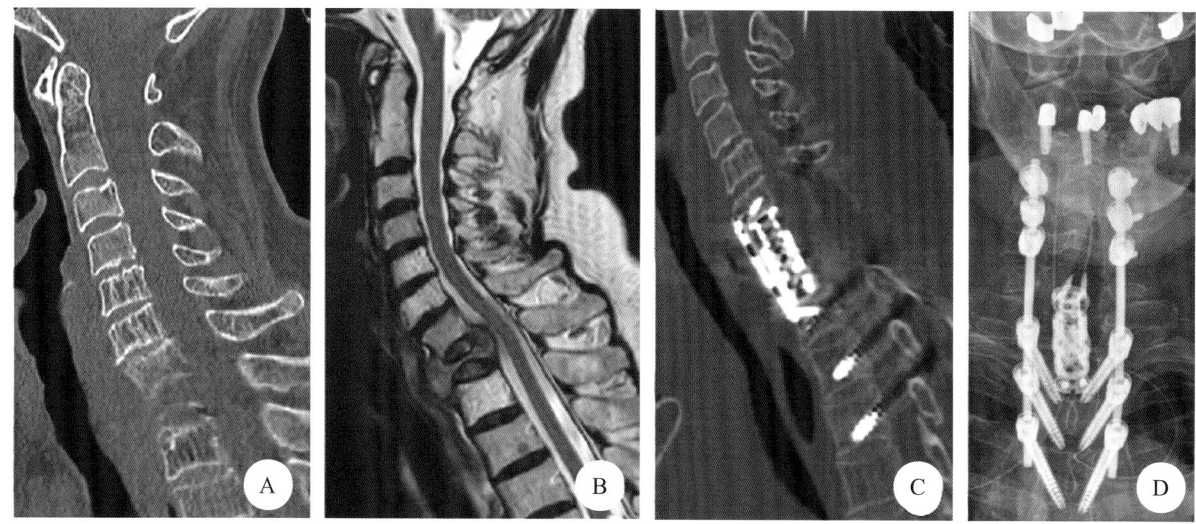

图 21－3－7　女性，65 岁，$C_7\sim T_1$ 多发性骨髓瘤转移，经前方入路 C_7、T_1 椎体切除，可膨胀钛笼植入，钢板螺钉内固定＋后方入路 C_7、T_1 减压，$C_4\sim T_4$ 内固定

A、B. 术前 CT 及 MRI；C、D. 术后 CT 及 X 线片

第四节 颈胸段微创技术

颈胸段开放术式一般涉及劈开胸骨或切除肋骨，显露范围有限，创伤大，并发症多。而颈胸段微创技术可在充分完成操作的前提下减小创伤，手术切口小，出血少，结构显露清晰。尤其适用于难以耐受开胸手术的患者，一定程度扩大了颈胸段肿瘤的手术范围和适应证。

一、经皮穿刺微创技术

影像引导下肿瘤治疗相关的经皮穿刺微创技术近来应用广泛。其中，PVP 指在影像系统辅助下，经椎弓根向因脊柱肿瘤破坏造成的椎体压缩骨质内注入骨水泥。PKP 则是用扩张球囊恢复椎体高度，纠正肿瘤造成的后凸畸形后将骨水泥注入，可降低骨水泥渗透的发生率。PVP 和 PKP 通常在门诊就可完成，对肿瘤性椎体压缩骨折后疼痛的镇痛效果明显，目前已广泛用于不能耐受手术或拒绝手术的椎体转移性肿瘤、椎体血管瘤、骨髓瘤等患者的治疗。因颈胸段椎体较小、椎弓根狭窄，应在术中 CT 辅助下行 PVP 或 PKP。在上胸椎，一般通过肋椎关节穿刺进入椎体（图 21-4-1）。

经皮穿刺微创技术还包括射频热凝消融术、放射性^{125}I 粒子组织间植入术及氩氦刀冷冻消融术等，对多发转移性肿瘤治疗优势较大。

经皮穿刺微创技术也可用于不稳脊柱的固定和重建。例如，当颈胸段肿瘤尚未造成脊髓和神经根压迫，但脊柱严重不稳，患者难以耐受常规开放椎弓根螺钉植入术时，可使用经皮微创椎弓根螺钉内固定术。该技术具有切口小、出血少、对椎旁肌肉损伤小等优点，应用也较广泛。

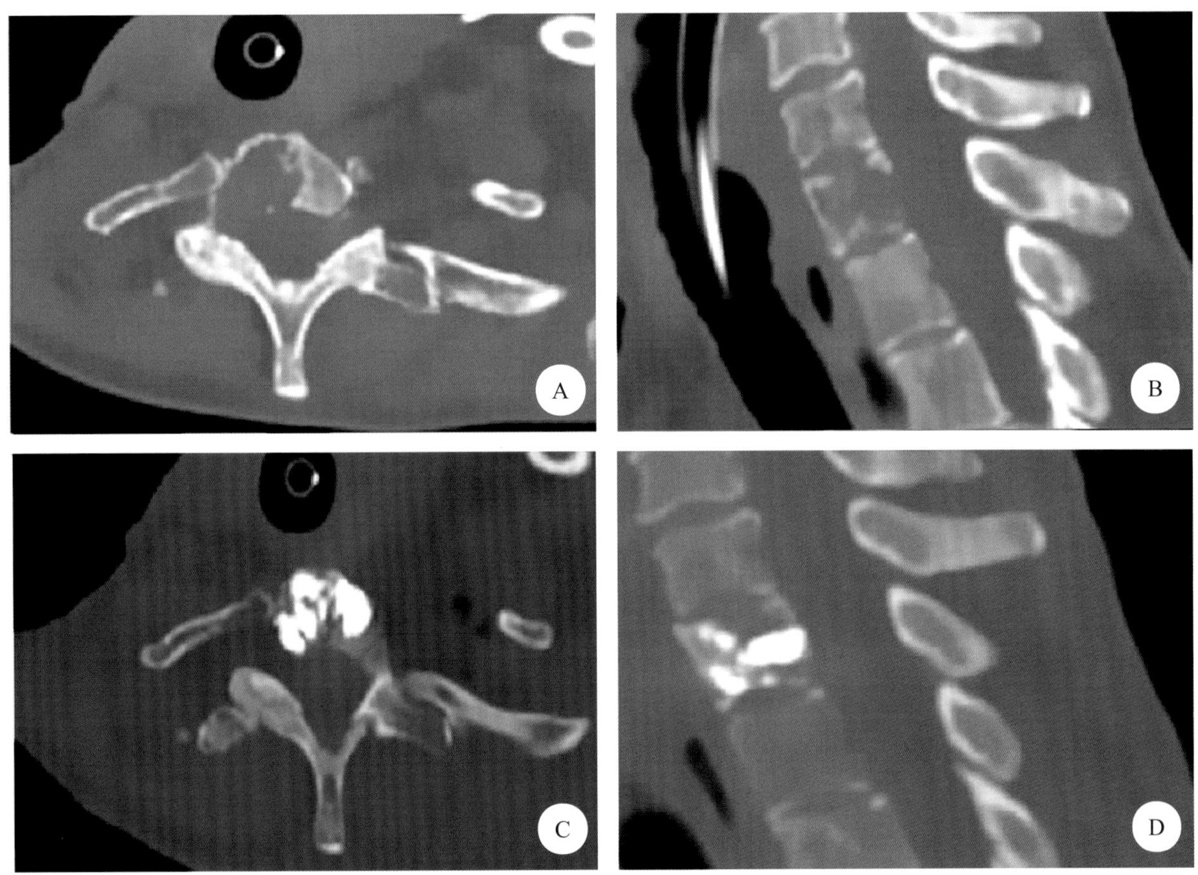

图 21-4-1 女性，61 岁，T_1 乳腺癌转移伴溶骨性破坏，行 CT 引导下 T_1 椎体成形术

A、B. 术前 CT；C、D. 术后 CT

二、微创技术的新进展

随着科学技术的迅速发展，微创技术也不断变化。如定向导航装置、机器人装置等先进技术可配合内镜的使用。一种声控机械臂可作为内镜的固定器，医生通过口令指挥机械臂迅速调节和重置内镜，大大提高了解剖的准确性和手术效率。头置交互式声控三维可视系统可将影像学检查图像及立体定位导航图像同时投射到医生视野，医生根据三维内镜视野检查手术入路和判断病变情况。新技术不胜枚举，相信不久的将来，新技术的革命会不断增加手术的有效性，减少并发症的发生，为广大颈胸段肿瘤患者带来福音。

（冯品　刘俊麟　曹云　孔清泉）

参考文献

[1] 蔡维泺，徐仑，严望军. 整块切除术治疗孤立性脊柱转移瘤的疗效［J］. 中国癌症防治杂志，2020，12（6）：5.

[2] 郭庆升. 脊柱外科手术图谱［M］. 沈阳：辽宁科学技术出版社，2013.

[3] 李冬月，刘晓光，刘忠军，等. 颈胸段脊柱转移瘤的手术疗效及生存率［J］. 中国矫形外科杂志，2019，27（17）：5.

[4] Arumalla K，Bansal H，Jadeja J，et al. Anterior approach to the cervical spine：elegance lies in its simplicity［J］. Asian J Neurosurg，2021，16（4）：669－684.

[5] Bandiera S，Noli LE，Griffoni C，et al. Complications and risk factors in en bloc resection of spinal tumors：A retrospective analysis on 298 patients treated in a single institution［J］. Curr Oncol，2022，29（10）：7842－7857.

[6] Chakravarthy VB，Hussain I，Laufer I，et al. Cervicothoracic junction instrumentation strategies following separation surgery for spinal metastases［J］. J Neurosurg Spine，2023，38（4）：473－480.

[7] Chen J，Zhai S，Zhou H，et al. Implantmaterials for anterior column reconstruction of cervical spine tumor［J］. Orthop Surg，2023，15（5）：1219－1227.

[8] Christison－Lagay ER，Darcy DG，Stanelle EJ，et al. "Trap－door" and "clamshell" surgical approaches for the management of pediatric tumors of the cervicothoracic junction and mediastinum［J］. J Pediatr Surg，2014，49（1）：172－176.

[9] Court C，Boulate D，Missenard G，et al. Video－assisted thoracoscopic en bloc vertebrectomy for spine tumors：Technique and outcomes in a series of 33 patients［J］. J Bone Joint Surg Am，2021，103（12）：1104－1114.

[10] Dang Van S，Girault A，Bouthors C，et al. En bloc video－assisted thoracoscopic vertebrectomy for a spinal tumour［J］. Multimed Man Cardiothorac Surg，2023：2023.

[11] Fiani B，Chacon D，Covarrubias C，et al. Sternotomy approach to the anterior cervicothoracic spine［J］. Cureus，2021，13（11）：e19421.

[12] Hireche K，Moqaddam M，Lonjon N，et al. Combined video－assisted thoracoscopy surgery and posterior midline incision for en bloc resection of non－small－cell lung cancer invading the spine［J］. Interact Cardiovasc Thorac Surg，2022，34（1）：74－80.

[13] Howell EP，Williamson T，Karikari I，et al. Total en bloc resection of primary and metastatic spine tumors［J］. Ann Transl Med，2019，7（10）：226.

[14] Hubertus V，Gempt J，Mariño M，et al. Surgical management of spinal metastases involving the cervicothoracic junction：Results of a multicenter，European observational study［J］. Neurosurg Focus，2021，50（5）：E7.

[15] Jaipanya P，Chanplakorn P. Prolonged durability of extensive contiguous spinal metastasis stabilization in non－small cell lung cancer patients receiving targeted therapy：Two case reports and a literature review［J］. J Int Med Res，2022，50（6）：3000605221105003.

[16] Lee J，Paeng SH，Lee WH，et al. Cervicothoracic Junction approach using modified anterior approach：J－type manubriotomy and low cervical incision［J］. Korean J Neurotrauma，2019，15（1）：43－49.

[17] Li Z，Long H，Guo R，et al. Surgical treatment indications and outcomes in patients with spinal metastases in the cervicothoracic junction（CTJ）［J］. J Orthop Surg Res，2018，13（1）：20.

[18] Obeidat M，Tan Z，Finkelstein JA. Cortical bone trajectory screws for fixation across the

cervicothoracic junction: Surgical technique and outcomes [J]. Global Spine J, 2019, 9 (8): 859-865.

[19] Park MS, Deukmedjian AR, Uribe JS. Minimally invasive anterolateral corpectomy for spinal tumors [J]. Neurosurg Clin N Am, 2014, 25 (2): 317-325.

[20] Patel S, Sadeh M, Tobin MK, et al. Clinical and radiographic benefits of skipping C7 instrumentation in posterior cervicothoracic fusion: A retrospective analysis [J]. J Spine Surg, 2022, 8 (3): 333-342.

[21] Roldan H, Ribas-Nijkerk JC, Perez-Orribo L, et al. Stabilization of the cervicothoracic junction in tumoral cases with a hybrid less invasive-minimally invasive surgical technique: Report of two cases [J]. J Neurol Surg A Cent Eur Neurosurg, 2014, 75 (3): 236-240.

[22] Rustagi T, Mashaly H, Ganguly R, et al. Transpedicular vertebrectomy with circumferential spinal cord decompression and reconstruction for thoracic spine metastasis: A consecutive case series [J]. Spine (Phila Pa 1976), 2020, 45 (14): E820-E828.

[23] Seong JY, Kim JS, Jung B, et al. CT-guided percutaneous vertebroplasty in the treatment of an upper thoracic compression fracture [J]. Korean J Radiol, 2009, 10 (2): 185-189.

[24] Valle-Giler EP, Garces J, Smith RD, et al. One-stage resection of giant invasive thoracic schwannoma: Case report and review of literature [J]. Ochsner J, 2014, 14 (1): 135-140.

[25] Verdu-Lopez F, Beisse R. Current status of thoracoscopic surgery for thoracic and lumbar spine. Part 2: Treatment of the thoracic disc hernia, spinal deformities, spinal tumors, infections and miscellaneous [J]. Neurocirugia, 2014, 25 (2): 62-72.

[26] Wong ML, Lau HC, Kaye AH. A modified posterolateraltranspedicular approach to thoracolumbar corpectomy with nerve preservation and bilateral cage reconstruction [J]. J Clin Neurosci, 2014, 21 (6): 988-992.

[27] Zhang J, Zhao L, Xu J, et al. Anatomicaland imaging study on the optimum entry point and trajectory for anterior transpedicular root screw placement into the lower cervical spine [J]. Comput Math Methods Med, 2022, 2022: 8159570.

[28] Zhang YW, Zeng T, Gao WC, et al. Progress of the anterior transpedicular screw in lower cervical spine: A review [J]. Med Sci Monit, 2019, 25: 6281-6290.

[29] Zhong Y, Yang X, Jiang L, et al. Reverse "L" surgical approach for the management of giant tumors of the cervicothoracic junction [J]. J Thorac Dis, 2020, 12 (8): 3995-4001.

[30] Zhu J, Sun KQ, Lu LT, et al. Snake-eye screwing: A novel free-hand technique of pedicle screw placement in cervicothoracic spine and preliminary clinical results [J]. Orthop Surg, 2021, 13 (1): 35-44.

第二十二章　胸椎肿瘤手术治疗

同所有部位的脊柱肿瘤一样，胸椎肿瘤依然以转移性肿瘤最为常见。原发灶主要源于乳腺癌、前列腺癌、肺癌、肝癌等。胸椎的转移性肿瘤的发生率远高于脊柱其他节段，胸椎转移约占70%，而腰椎和颈椎转移分别约占20%和10%。脊柱转移性肿瘤会造成局部疼痛、脊髓及神经根受压甚至导致瘫痪。脊柱原发性肿瘤虽然相对少见，但依然占所有原发性骨肿瘤的10%左右。对于肿瘤性质的鉴别诊断十分重要，因为对于原发性肿瘤，手术治疗方式的选择对预后起着至关重要的作用。

对于胸椎肿瘤手术切除及重建，前方入路适合椎体病变，后方入路适合椎管及附件病变，前后联合入路多用于复杂肿瘤手术。手术入路的选择与肿瘤的位置（包括所在脊椎的节段及脊椎受累情况）、肿瘤分级、患者全身情况、肺功能情况以及有无其他部位转移等相关，术前一定要制订完善的手术计划。全脊椎切除中全脊椎整块切除术难度大、风险高，术前必须做好充分沟通，而且需要手术团队的密切配合。为了给脊柱转移性肿瘤患者提供适当的治疗选择，已经有多种决策系统在文献中被提出，如Tokuhashi评分系统、Tomita评分系统、Enneking GTM外科分期、WBB分型对手术方案的制订具有重要的指导意义。

第一节　胸椎前方入路切除与重建

胸椎前方入路手术适用于椎体部位肿瘤的切除。该入路可以完成对脊髓腹侧的充分减压以及前柱的稳定性重建。根据壁层胸膜是否完整，该入路可以分为经胸及胸膜外两种。优点如下。

（1）直达脊柱前柱，可以对脊髓腹侧病变直接切除减压。

（2）可一期重建脊柱前、中柱稳定性，而对后方韧带复合体没有干扰。

缺点是对肺功能有一定要求。有COPD或肺切除病史，或者肺功能检测提示$PO_2<60mmHg$、$PCO_2>45mmHg$、氧饱和度<90%、FVC<1.5L、FEV1<1L、FEV1/FVC<35%时，则属开胸手术禁忌。此入路适用于$T_{4\sim12}$脊柱的前方病变。而再向近端，由于肩胛骨的阻挡，手术会受到明显限制。

既往对于上胸椎可以行前方入路胸骨柄入路治疗，但是需要撑开器撑开胸骨，显露血管、气管等结构，可见左头臂静脉上方被气管、食管鞘分成两个间隙，左侧外缘是左颈总动脉，右侧外缘是头臂干，需要注意保护沿头臂干外侧走行的迷走神经及分出的心支。由于上胸椎前方入路手术解剖结构相对复杂，手术风险大，且术后并发症多，目前临床较少运用。

一、应用解剖

（一）肌肉层次

背部及胸后外侧肌肉可分为深浅两层。在上部胸椎肌层由浅入深分别是斜方肌、大菱形肌、小菱形肌和竖脊肌上部，中、下部胸椎肌层由浅入深分别为斜方肌、背阔肌、下后锯肌及竖脊肌下部。做胸椎前外侧切口时，切口前缘略超过腋前线，后端距棘突约5cm。切开斜方肌、背阔肌、竖脊肌。切除第8肋及以上肋骨时，需切开前锯肌。切除第6及以上肋骨时，菱形肌被切开，掀起肩胛骨才能完成。

（二）胸椎的解剖

胸椎由椎体及椎弓两部分组成，体积介于颈椎与腰椎之间。胸椎一般为 12 节，与相应的 12 对肋骨连接。胸椎椎体呈圆柱形，其左前份有较为明显的血管压迹，与其紧邻的降主动脉有关。胸椎的椎板厚度和高度均较颈椎明显增加，但其宽度变窄，胸椎椎管呈圆形，椎管直径较颈椎狭窄。胸椎的关节突关节方向较为直立，上关节突稍有内倾，且基本与胸椎的椎弓根垂直。中上胸椎的棘突斜下方走向，术中如果需要采用棘突定位则应注意这种位置关系。胸椎的横突向后外侧方向延伸，近端横突较长，越向远端横突越短，$T_{11\sim12}$ 横突已经较短，椎体的形态逐渐向腰椎过渡。

（三）肋骨与胸椎的关系

构成胸廓的胸椎共 12 块，肋骨 12 对和 1 个胸骨，它们借关节、软骨连接而成，其中第 1～7 对肋骨直接连接于胸骨，称为真肋；第 8～10 对肋骨间接连接于胸骨，称为假肋；第 11～12 对肋骨前端游离于腹壁肌层中，称为浮肋。肋骨与胸椎的椎体、椎弓根形成肋椎关节。肋骨与同节段的脊椎横突形成肋横突关节。肋椎关节由肋骨头的上下关节面与相邻胸椎体的上下肋凹及其间的椎间盘构成。但第 1 及第 10～12 肋只有一个关节面，它们仅与相应的胸椎相关节。肋横突关节由肋结节关节面与胸椎横突肋凹连接而成。胸廓的存在可以提升胸椎 30％左右的稳定性。

（四）胸腔与纵隔和胸椎的关系

胸腔由胸廓与膈围成，上界为胸廓上口，与颈部相连，下界以膈与腹腔分隔。胸腔内有中间的纵隔和左右两侧的肺以及胸膜腔。胸腔是由胸骨、胸椎和肋骨围成的空腔，上部跟颈相连，下部由横膈膜和腹腔隔开。心、肺等器官都在胸腔内。纵隔位于胸骨后方、脊柱前方的一个间隙，两侧由纵隔胸膜和胸腔分开，上为胸廓上口，下为膈肌。因纵隔和颈部筋膜相通，其间有气管、食管及颈部大血管等通过。胸椎位于纵隔后方，是纵隔的后界。

1. 纵隔右侧观（图 22－1－1）　纵隔右侧面中部有右肺根，肺根前下方是心包形成的隆突，心包隆突向上续连上腔静脉及右头臂静脉、向下续连下腔静脉。奇静脉沿胸椎椎体右侧上行，在 T_4 水平由后向前呈弓形跨过右肺根上方，注入上腔静脉。右膈神经及心包膈血管自上而下沿右头臂静脉及上腔静脉的右侧下降，行经右肺根前方，继续沿心包右侧及下腔静脉的右侧下降，终止于膈。交感神经节及内脏神经（起自 T_6 水平，沿交感干内侧下行）位于肋椎关节的侧方。

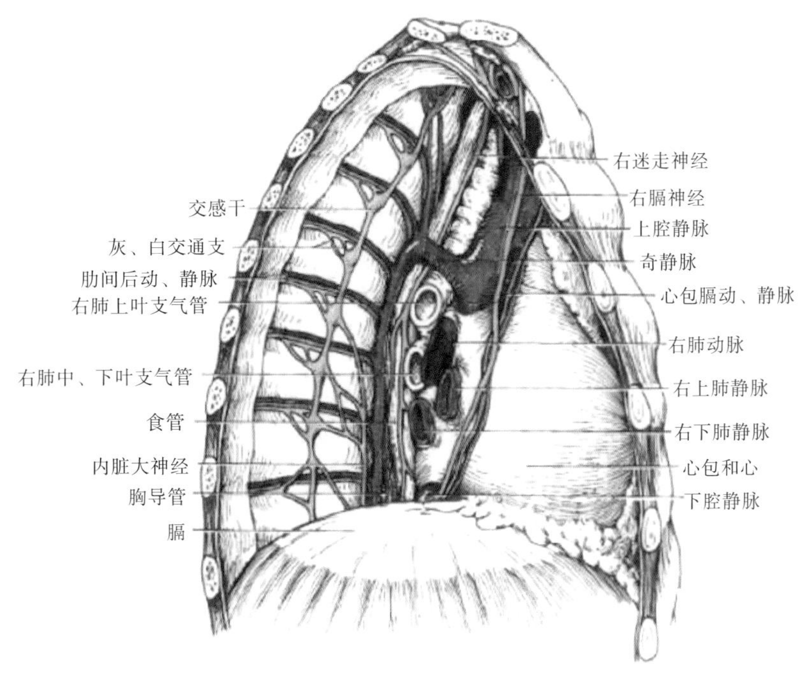

图 22－1－1　纵隔右侧观

2. 纵隔左侧观（图 22－1－2） 纵隔左侧面中部有左肺根，左肺根前下方为心包形成的较右侧大的隆突。隆突上延呈弓形，为主动脉弓，位于 T_4 水平。降主动脉位于胸椎的前方，肋间动脉发自主动脉的后外侧方。其中，上位肋间动脉斜形向上走行，中间的肋间动脉水平方向走行，下位肋间动脉斜形向下走行。肋间血管束附于胸椎表面，半奇静脉及副半奇静脉跨越肋间血管束的左侧面，于 $T_{6\sim7}$ 水平从主动脉后方穿过，汇入奇静脉。交感神经干和内脏神经于肋骨头的侧方走行。

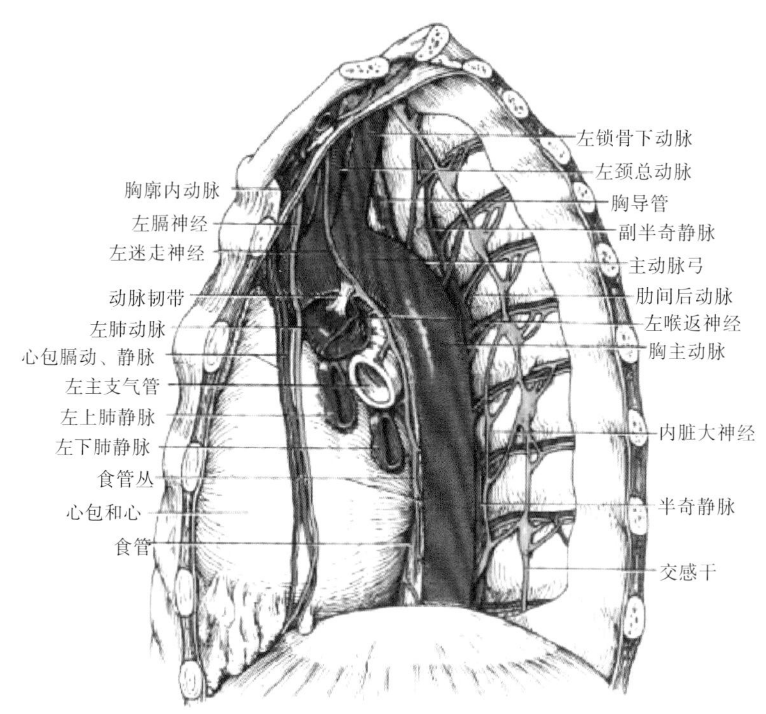

图 22－1－2 纵隔左侧观

二、肿瘤显露

患者取侧卧位，注意骨突部位及神经浅表走行部位的保护。至于选择左侧还是右侧卧位，需要考虑肿瘤的位置及解剖因素。对于偏向一侧的肿瘤，应该采取同侧进入，或者选择椎体破坏较严重的一侧或下肢瘫痪较重的一侧。除此之外，T_5 以上水平，推荐右侧入路，这是因为主动脉位于左侧，操作空间较小。而对于下胸椎肿瘤，由于右侧肝脏的存在，左侧入路操作空间更大，同时主动脉的移动和修复均比静脉好处理，因此首选左侧入路。

手术的切口定位有时具有挑战性，尤其在手术室 X 光机上椎体的骨质破坏显示不清时。因此需要在术前做好充分的准备，明确解剖定位标志。成年人胸廓相对僵硬，必须切除肋骨才能获得较好的入路视野。根据脊柱侧位 X 线片可以确定需要切除的肋骨。一般选择切除高于病椎两个节段的肋骨。另外，由于向尾端显露更为容易，所以切除的肋骨宁可偏向近端一点。

按照术前定位标记线，切开皮肤及深浅两层肌肉。根据切口的不同位置，浅层会遇到背阔肌、前锯肌、斜方肌，深层会遇到菱形肌、前锯肌、后下锯肌。以刀柄将切开的组织向两侧稍加分离，即可显露背阔肌的上部、斜方肌和后锯肌的下部，在切口的下端显露腹外斜肌。沿切口方向分层分离钳夹并切断或采用电刀切开背阔肌、斜方肌、下后锯肌及部分近脊柱侧深层竖脊肌。上胸椎手术需要向近端牵开肩胛骨。到达肋骨骨面后，切开肋骨骨膜，在骨膜下剥离显露整段肋骨，前方到达腋中线，后方到达肋骨角。然后，按照肋骨上缘由后向前、肋骨下缘由前向后的原则做骨膜下剥离，第 10 肋骨完全游离后，自肋骨头远端侧 2.0cm 处切断，断端固定后再将远端截断。

对于经胸入路，切开肋骨床后便进入胸腔。将肺向前方牵拉，此时即可以看到壁层胸膜覆盖着的胸椎以及肋骨头。若采用经胸膜外入路，则在肋骨床开始用“花生米”小心钝性分离、剥开壁层胸膜。在肋骨头前方 5mm 处纵行切开椎体表面的壁层胸膜。此时注意辨别肿瘤组织、椎间盘。节段血管位于椎体中部。

在病椎近端及远端开始显露，切开壁层胸膜，辨认并游离结扎节段血管。向前方游离大血管，以利于进一步显露椎体。同时，一定注意避免结扎 Adamkiewicz 动脉。尽管临床上并无相应的脊髓缺血报道，但是解剖学研究提示在 T_4 和 T_{12} 脊髓节段存在着易缺血区，这两部位的脊髓血供不丰富，结扎附近节段肋间血管有可能造成脊髓功能障碍，导致截瘫等严重问题。因此结扎肋间动脉要慎重，不要连续结扎 3 个节段，结扎部位应尽量避开椎间孔处，这样可以使进入脊髓的血管得以保护，并尽量不用电凝止血，应在椎体中部结扎血管，减小造成脊髓损伤的风险。

三、肿瘤切除

切开皮肤、浅筋膜、深筋膜至肌层。由浅入深分别将各肌纵行切断，分离至肋骨，向前至肋骨角、向后至横突及肋横突关节。一般在显露至肋骨时，附着于其上的髂肋肌及最长肌可以锐性切断或剥离，这样做可以尽可能少地横断此部分肌纤维。显露横突后可以用电刀将肋横突关节的韧带切断。一般情况可以连续切除相邻 2～3 个节段的肋骨。切除肋骨头后，就可以看到其下方的椎弓根，这是定位椎管的重要解剖标志。用钝的剥离子探查椎间孔及椎管的腹侧。切除病椎上下椎间盘。然后开始切除肿瘤椎体。可以用骨刀对椎体肿瘤的中部进行大块切除，随后用咬骨钳或高速磨钻处理椎体后壁。当后壁很薄时，可以用刮匙将后壁推向前方。从切除开始直到瘤体完全切除，这个过程往往出血很多。在进行瘤内切除时，注意探查是否仍然存在对脊髓的压迫。肿瘤切除后，可以选择钛网或人工椎体植入及进行内固定来重建前柱的稳定性。如果脊柱失稳或存在潜在脊柱失稳风险，需要进行脊柱稳定性的重建。重建稳定性的方式需要考虑肿瘤的性质。如果肿瘤的恶性程度较低，可以考虑选择人工椎体、钛网、自体髂骨或肋骨。如果肿瘤的恶性程度较高，则不主张椎体间植骨，一旦肿瘤复发，可能会使相邻的正常椎体受累，给下一步的治疗带来困难。目前，多种非金属的椎间支撑体已应用于临床，这些材料与金属材料相比，具有容易判断肿瘤复发和植骨融合情况、对术后可能需要的放疗干扰小等优点。前方的内固定系统有多种选择，固定形式上也有单钉棒或双钉棒可选，后者稳定性更高，但有时因骨质条件因素，操作上存在困难，总体上与创伤或结核病灶清除减压后固定方法相似。

第二节　胸椎后方入路切除与重建

一、应用解剖

（一）后方入路的肌肉层次及血管神经束

胸椎后方入路手术分为正中后侧入路和后外侧入路。胸椎正中后侧入路可直达胸椎，这一入路适于椎板减压、内固定、融合等需全面暴露后部脊柱的手术。而且胸椎后外侧入路联合暴露可进一步扩大胸椎前方和后方，以及行椎管内手术。有时可行后外侧入路做肋骨横突切除术，从侧前方一侧暴露脊柱与椎管的前方结构。行胸椎后方入路需要了解如下肌肉的解剖层次：斜方肌、菱形肌、上后锯肌及下后锯肌、竖脊肌等（图22－2－1）；血管神经束：在各节段，由肋间动脉分支、肋间静脉属支和肋间神经后支组成的血管神经束，经由横突下方向后走行，支配和营养前述的肌肉。

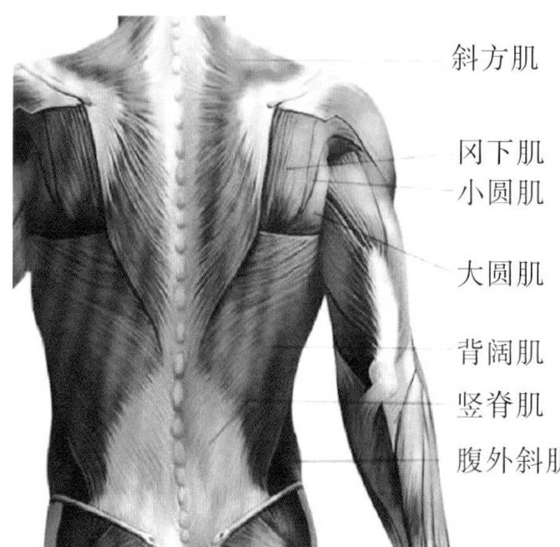

图 22-2-1　背部肌肉的解剖层次示意图

（二）椎板切除术的相关解剖

椎板切除术指切除棘突及椎板的中央部分。胸椎椎管相对比较狭窄，在合并脊柱脊髓病变的情况下更是如此。因此，进行椎板切除时需要小心，不要损伤脊髓。另外，在不准备做内固定的情况下，需要注意保护双侧关节突关节。

（三）椎弓根螺钉的相关解剖

椎弓根是连接椎弓与椎体的缩窄部分，前端位于椎体的后上部，短而厚，与椎体方向垂直并向后方突起；而后端与椎体、关节突、横突及椎板融合一体，连接了脊柱前柱和后柱，是椎体最坚固的部分。胸椎有三个不同区域：上端 $T_{1\sim2}$ 近似颈椎过渡椎，下端 $T_{11\sim12}$ 为腰椎的过渡椎，而中间区的 $T_{3\sim9}$ 由于椎管狭窄、血供特殊及椎弓根狭窄等，成为胸椎椎弓根螺钉植入的难点。因此首先需要做的是评估拟固定节段的椎弓根条件是否适合椎弓根螺钉的植入。其次，要了解和设计良好的参照点，明确进钉点和进钉方向。

（1）椎弓根的评估：需要评估椎弓根的大小、连续性。椎弓根的大小需要评估其矢状径和横径。由于一般椎弓根冠状面均为椭圆形，矢状径相对较大，横径的大小是制约椎弓根螺钉植入的主要因素。椎弓根的大小可以通过前后位以及侧位的X线片进行初步评估，另外。三维CT可以辅助进一步进行准确的定位和评估。

（2）进钉点的明确：主要依靠邻近椎弓根的表面标志进行定位。一般常用的标志包括上、下关节突的外缘或中线，横突的上缘或中线等。这些标志容易辨认，且邻近椎弓根的表面定位点（图 22-2-2）。胸椎的椎弓根定位可选择通过上关节的中点或中外 1/3 的垂线与横突上缘的水平线交点。T_{12} 缺少横突，但是有类似于腰椎的“乳突”，其下方有副突结构，进钉点可选在这两点之间部位。

（3）进钉方向的明确：矢状面上可以采用垂直椎板或垂直于固定节段的生理弯曲。横断面上，参照术前CT，保持 5°～10°的内向倾斜。运用机器人辅助植钉，可以有效减少植钉的失误，目前临床上已经逐步开始运用机器人辅助植钉，极大地提高了椎弓根螺钉植钉的准确度。

（四）椎弓根与横突周围毗邻关系

横突的下方即为椎弓根，周围有节段血管以及神经根通过，暴露时注意避免损伤。

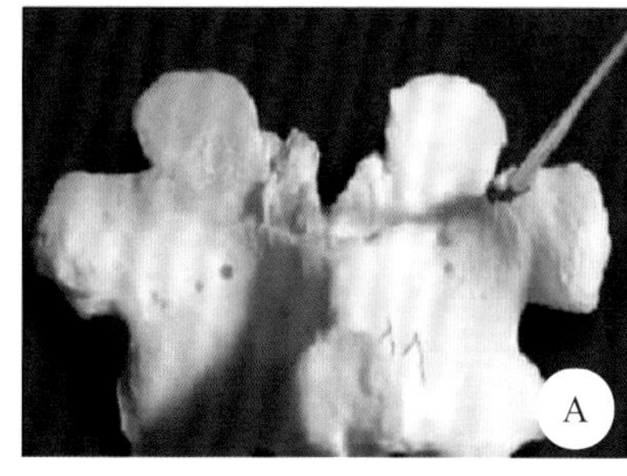

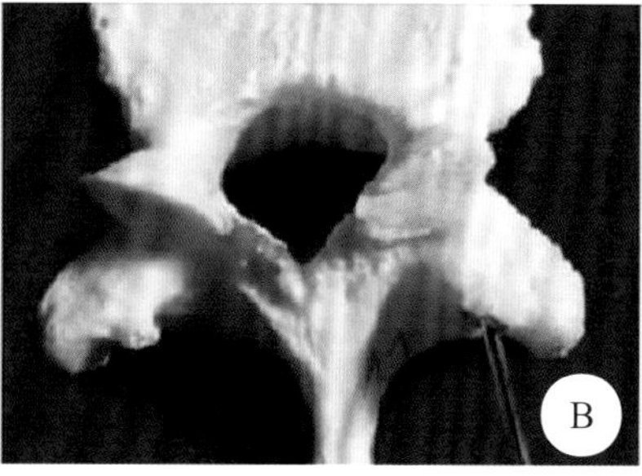

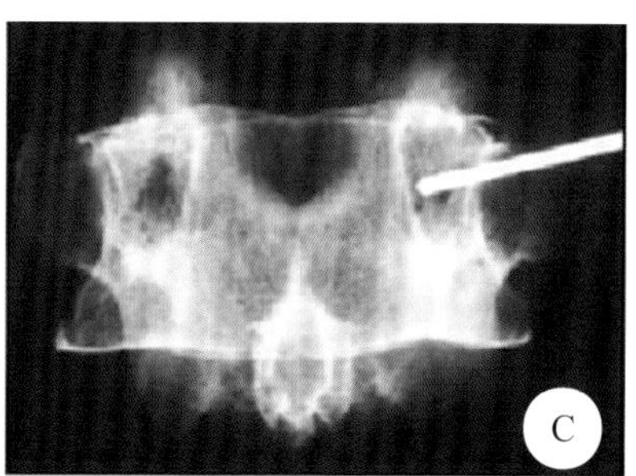

图 22-2-2　椎弓根形态及椎弓根螺钉进钉点

A. T_{11} 的后面观；B. T_{11} 的上面观；C. X线片显示椎弓根螺钉进钉点

（五）重要血管处理及脊髓保护

节段血管中需要注意的是 Adamkiewicz 动脉——脊髓的最大根动脉，也是腰骶段脊髓的主要供血动脉（图 22-2-3），该血管通常位于 T_8～L_2 水平。脊髓前正中动脉比任何单支脊髓根动脉都重要，但即使保护了脊髓前正中动脉也不能确保脊髓得到充足的血液供应。所以在术中应尽量保护每一支供血动脉。当其被结扎时，有导致脊髓缺血的风险，术前需要仔细评估。

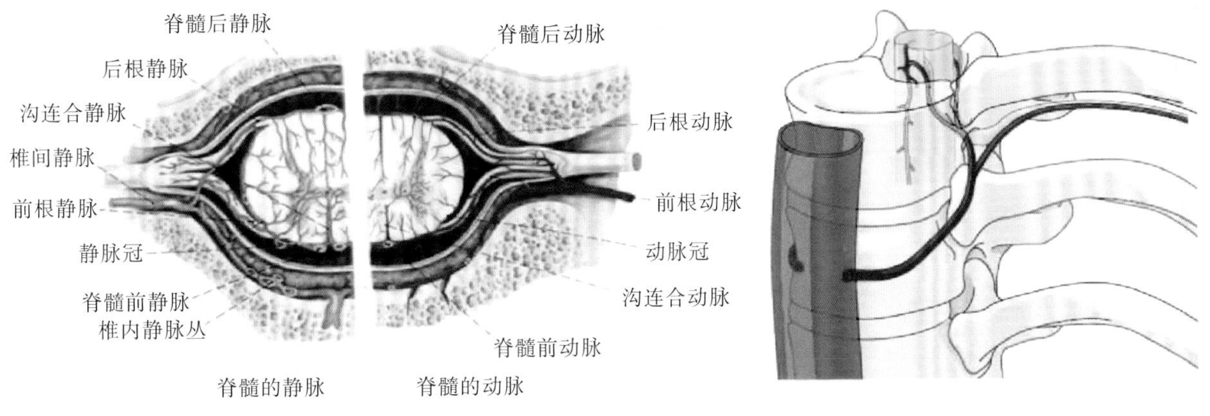

图 22－2－3　Adamkiewicz 动脉

二、肿瘤显露

根据肿瘤的性质、部位、临床分期等情况，术前需要制订相应的手术计划。一些良性肿瘤，如骨样骨瘤和骨软骨瘤，多仅累及脊柱的椎弓，可采用后方入路有限的椎板切除和肿瘤切除。另外，当患者病情不适合做前方入路手术时，可选择后方入路手术。后方入路肿瘤切除也可以作为一期或前、后方入路分期肿瘤椎体全切的治疗手段。

后方入路及后外侧入路对腹侧肿瘤显露不及前方入路，但亦具有其优势。第一，后方入路或后外侧入路相对更为脊柱外科医生熟悉；第二，对心、肺功能干扰更小，适用于无法耐受开胸手术的患者；第三，对于合并椎弓及附件肿瘤的患者，前方入路手术无法完成肿瘤的切除；第四，在肿瘤切除的同时，可以行后方的稳定性重建，对于伴有畸形的患者，还可以完成矫形。

（一）后正中入路

该入路应用最早，适用于肿瘤累及脊椎后方，或对脊髓压迫来自后方的肿瘤。由于不破坏关节突关节，该术式对于脊椎前方结构显露有限。常用于脊柱后方肿瘤的切除。从 WBB 分期来看，位于 B~D、3～9 区的肿瘤患者，应该常规选择后正中入路。后正中入路的优点是单一切口、局部复发率低；不足是手术难度大、术中出血多、风险较高。

患者取俯卧位，做后正中切口，切开皮肤及浅筋膜后，在后正中将棘上韧带纵行切开，向棘突两侧及椎板外剥离竖脊肌。由于胸椎横突长、粗大且向后上方突出，所以很易显露。显露病椎上、下各一个节段。在肌肉剥离完毕、撑开肌肉牵开器时应注意此解剖特点，将拉钩位置向浅层移动，以免钩在横突和肋骨上，造成牵开困难或肋骨损伤。两侧显露时注意避免损伤肋骨深部的组织，以免损伤胸膜产生气胸。对于非计划融合的节段，注意避免破坏小关节的关节囊。切除病椎棘突及椎板，切除时可能出血较多。显露横突之间的肌肉时，在椎板外侧往往有一明显的出血点，此处为肋间血管的后外侧支穿出部位，是剥离肌肉易造成出血的原因之一，可用尖镊钳夹电凝止血。如果处理不当，血管近端回缩，常可造成大量出血，应予以充分重视。

（二）肋椎入路

该入路根据向外侧切除范围的逐渐扩大，可以分为经椎弓根、经关节突、经肋骨横突入路。经肋骨横突入路切除术可暴露脊柱后部结构、椎体侧方及椎管前方等，尤其适用于上胸段，因为上胸段前方入路手术较困难。这种方法主要用于胸椎结核的病灶清除。

1. 手术优点

（1）适用于肺功能差、无法耐受单肺通气的患者。

（2）可以从后方处理上胸椎病变，而无需处理前方的大血管及纵隔器官。

（3）较前述的单纯椎板切除可以显露更多的脊椎前方结构。

（4）可以在前方减压完成后，进行前柱的支撑以及后方的固定融合。

2. 手术缺点

（1）前柱的支撑体放置不及前方入路方便。

（2）有较高的损伤胸膜的风险，可出现医源性气胸。

（3）前方的出血有时难以控制。

（4）若双侧椎弓根、关节突关节切除，则需要后方提供更佳的稳定性，常常需要增加固定节段，与前方入路比较费用有所增加。

3. 手术操作 患者取俯卧位，腹部悬空，若是要固定到颈胸交界区，则用 Mayfield 头架固定头部。采用后方入路正中切口，常规显露椎板及附件后，切除病椎的横突，显露肋横突关节。接着进一步切除上关节突的外侧份及椎弓根，即可显露肋椎关节。注意除了第 1、11、12 椎体，其他节段的肋骨均与相应的上下两个椎体形成关节，椎间盘即位于肋椎关节内侧，椎弓根可以作为椎间盘下缘的标记点。对于肿瘤患者，常常需要前方病灶的广泛切除，可选择切除双侧的椎弓根、关节突，即双侧的肋椎入路。该方法不需要切除肋骨及破坏肋横突关节即可以切除前方椎体及椎间盘，同时可以省时、降低胸膜破损的风险。当结扎切断一侧胸脊髓神经根后，可以放入钛网，完成脊柱前柱的支撑。若选择单侧入路，则需进一步切除肋骨头，此时可到达该侧前方的椎间盘及上、下软骨终板。该入路可以处理脊髓一侧的前外侧病变。对于单侧病变，若需要再向前或向内（近中线）显露，可选择经肋骨横突入路。该入路下患者可以取侧卧位，也可以采用俯卧位。有学者推荐采用旁正中切口、斜形切口（沿拟切除的肋骨，超越中线）或倒“T”形切口（适用于多个节段肋骨切除，显露多节段病变）。该入路逐层剥离椎旁肌，横行切断并上、下牵开最长肌，显露椎板、关节突关节、横突及肋骨。切开肋骨表面骨膜并注意骨膜下剥离操作，游离肋骨长 5～6cm。先切断肋骨外侧段，向内侧剥离至肋椎关节，牵拉切断肋椎关节囊后旋转肋骨即可将肋骨取出。若想切除一个椎体，则切除 1～2 根肋骨较为合适，若想做瘤体 En bloc 术，则需要切除 3～4 根肋骨。用“花生米”在肋骨床下进行钝性分离，可以显露 2～3 个椎体的侧方，切除椎板、关节突及椎弓根后可显露椎管。关闭切口时要注意行正压通气，判断有无壁层胸膜的损伤，如果损伤壁层胸膜，应予以缝合，并安置胸腔闭式引流（图22－2－4）。

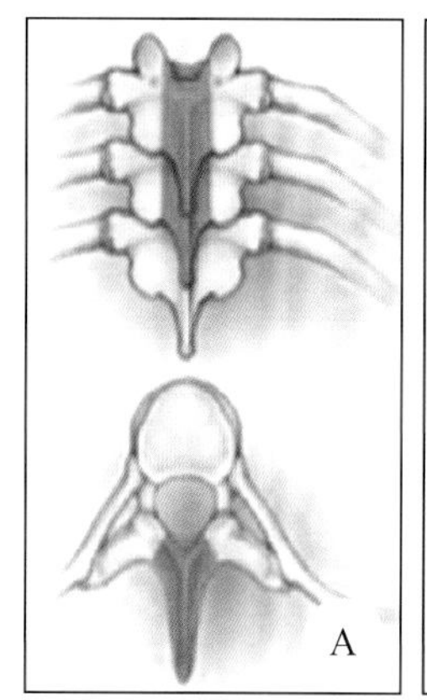

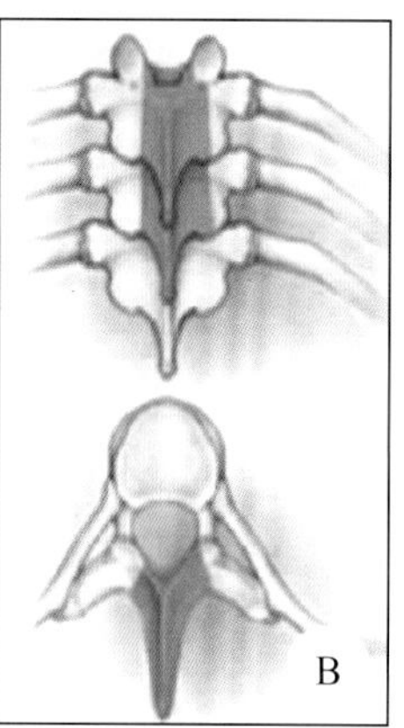

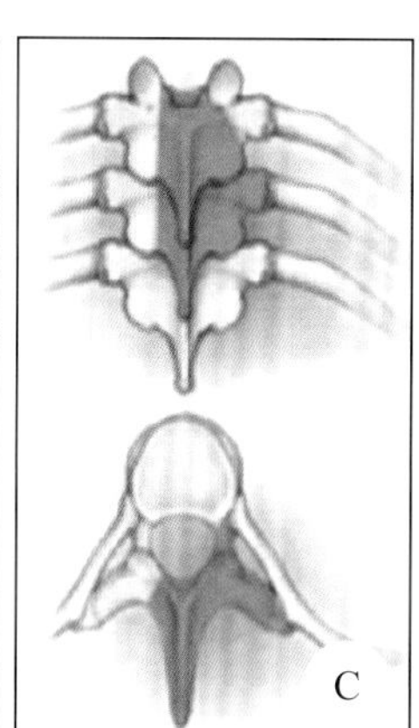

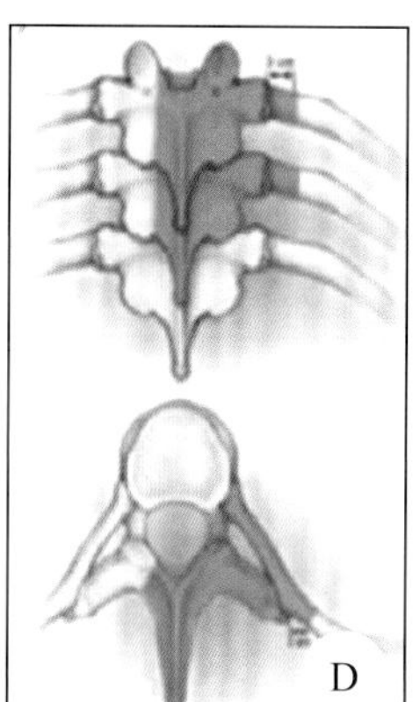

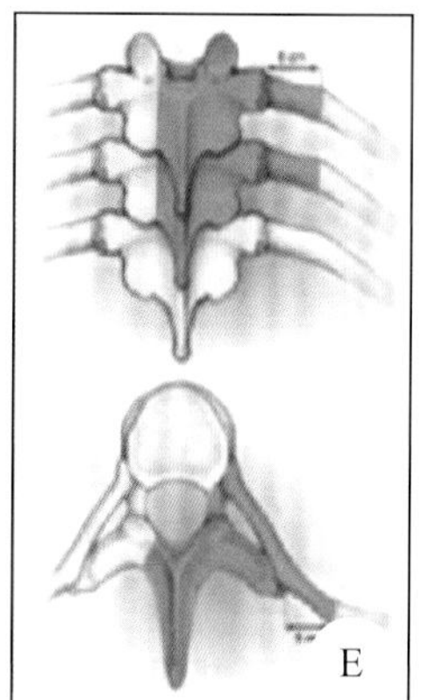

图 22－2－4 不同切除方式

A. 椎板切除：双侧椎板切除至椎弓根；B. 内侧关节面切除：切除相邻关节面的一半；C. 经椎弓根入路切除：切除关节突，整个椎弓根和横突；D. 经肋骨横突入路切除：切除肋骨小头及横突外侧 3cm 的肋骨；E. 经胸膜外入路切除：切除肋骨小头及横突外侧 6cm 的肋骨

（三）外侧胸膜外入路

该入路是经肋骨横突入路的扩展，可以进一步显露脊柱前方及腹侧结构，适用于切除位于脊髓腹外侧的病变。该入路可以同时进行脊椎前方稳定性重建。该入路亦可以显露 3～4 个椎体。对于 T_4 以上的病变，由于肩胛骨的阻挡无法应用此入路。

患者取俯卧位，做后正中切口，应超过病椎上、下各3个节段，远端斜向外侧，长约14cm，整体似“L”形。该切口可以同时完成后正中入路及前外侧入路的显露。切口逐层深入，然后将皮肤、皮下、肌肉及筋膜瓣整体向外侧牵拉。充分游离肋骨，在距肋椎关节7～10cm处切断。切除横突，然后在肋椎关节处切开关节囊及周围韧带，取出肋骨及肋骨头，以达到椎体侧方的充分显露。游离和切断节段动脉，用小号神经剥离子探查上、下椎间孔后，用咬骨钳和薄椎板咬骨钳切除椎弓根，此时即打开了椎管，可进行后续手术操作。

三、肿瘤切除

后方入路切除椎弓肿瘤后，需要切除椎体肿瘤，先切除病椎邻近的上、下椎间盘，椎间盘后份贴近硬脊膜处特别需要注意切除干净。此时开始切除椎体，用咬骨钳切除病椎中份骨质，其前后方注意留一层骨块。神经剥离子分离硬脊膜与椎体后缘的粘连。然后可以将椎体后方皮质整块推向前方，整块切除（图22−2−5）。

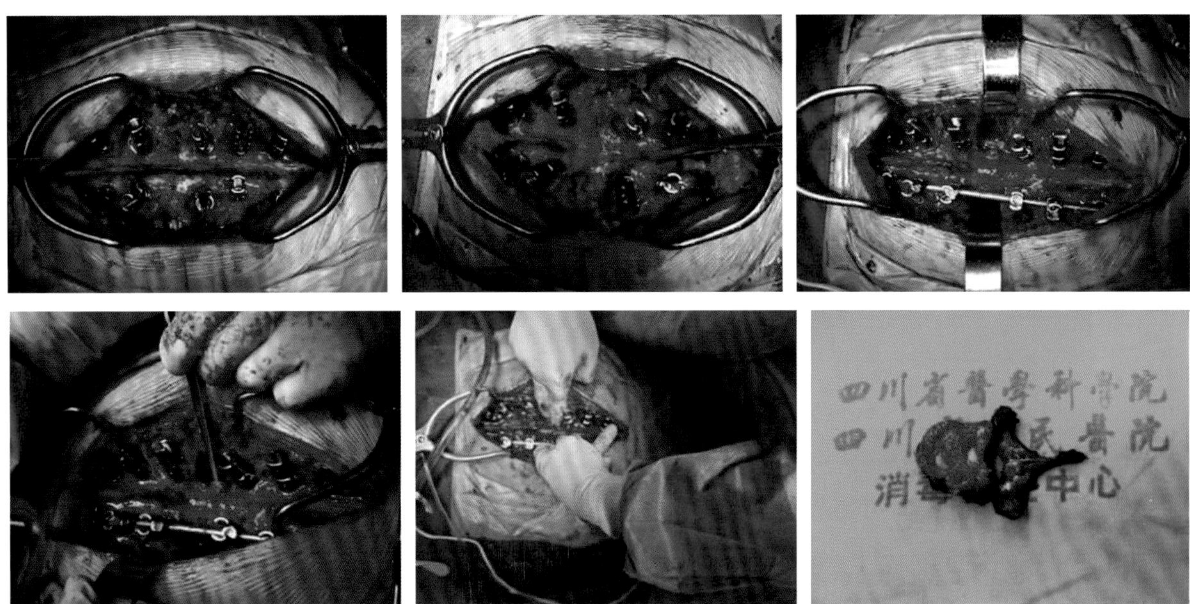

图22−2−5　累及部分椎体及肋骨的肿瘤整块切除步骤

当椎体的肿瘤累及肋骨时，可以采用“T”形切口进行肿瘤的整块切除，实际上属于经肋骨横突入路的扩展。患者取侧卧位，肿瘤侧向上。手术切口由两条交叉的切口线组成，一条是以病椎近2个节段对应的肋骨走行为切口线，另一条是后正中切口线，两切口线在后正中线上相交，呈“Y”形（图22−2−6）。

首先切除肋骨，打开胸腔，然后在正中切口向深部分离，显露椎板、横突、关节突关节。切除病椎平面所在椎板，显露硬脊膜、切断神经根（根据肿瘤大小决定切断数目）。向内侧轻轻牵拉硬脊膜，以椎弓根内侧壁为界（适用于部分椎体外缘肿瘤累及的情况，术前截骨平面应个体化测量），向前方进行截骨。

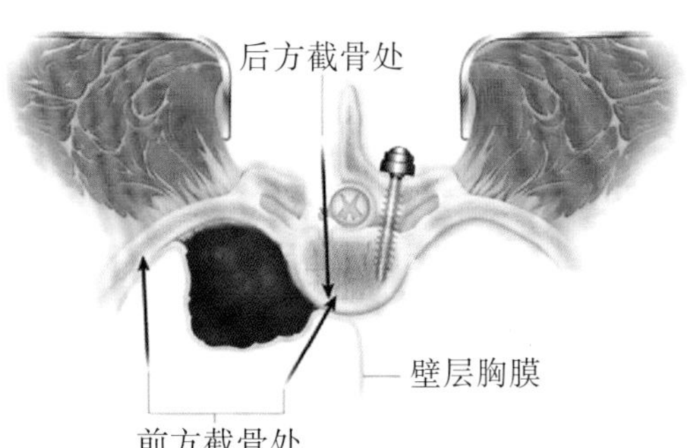

图22−2−6　累及部分椎体及肋骨的肿瘤切除

通过前方入路切口，结扎节段血管。切断肋骨的范围应该在距离肿瘤1cm以上。根据肿瘤大小、累及范围确定切断肋骨及肋间肌的多少，与劈开的部分椎体作为一个整体由前方入路切口取出。如果手术过程中发生了胸膜的损伤，应及时修复，修复失败则应该安置胸腔闭式引流。

四、稳定性重建

肿瘤切除后，如果判断脊柱失稳，或存在潜在脊柱失稳风险时，需要进行脊柱稳定性的重建。目前最为常用而且成熟的固定方式即为椎弓根螺钉内固定。对于脊柱肿瘤患者的稳定性重建，其需要特殊考虑的问题在于如何获得足够的稳定性以及植骨方式怎样选择。

对于肿瘤切除、前方椎体大部分缺失的患者，此时脊柱前柱无法承重，仅仅进行后方的椎弓根螺钉内固定融合是不够的，应在前方予以稳定性重建。如果前方能够予以足够的支撑，患者比较年轻，骨质条件很好，可以考虑后方的短节段椎弓根螺钉内固定，即固定正常的上、下一个节段即可。如果患者骨质条件不好，或作为姑息性临时稳定的一种手段，则需要延长固定节段。另外，要避免固定节段终止在脊柱曲度变化的交界区，以免出现交界区的继发畸形。固定后的植骨必不可少，360°植骨效果最为满意。植骨材料可根据具体情况选择自体髂骨、肋骨等，或人工骨、同种异体骨等。

典型病例见图 22－2－7～图 22－2－11。

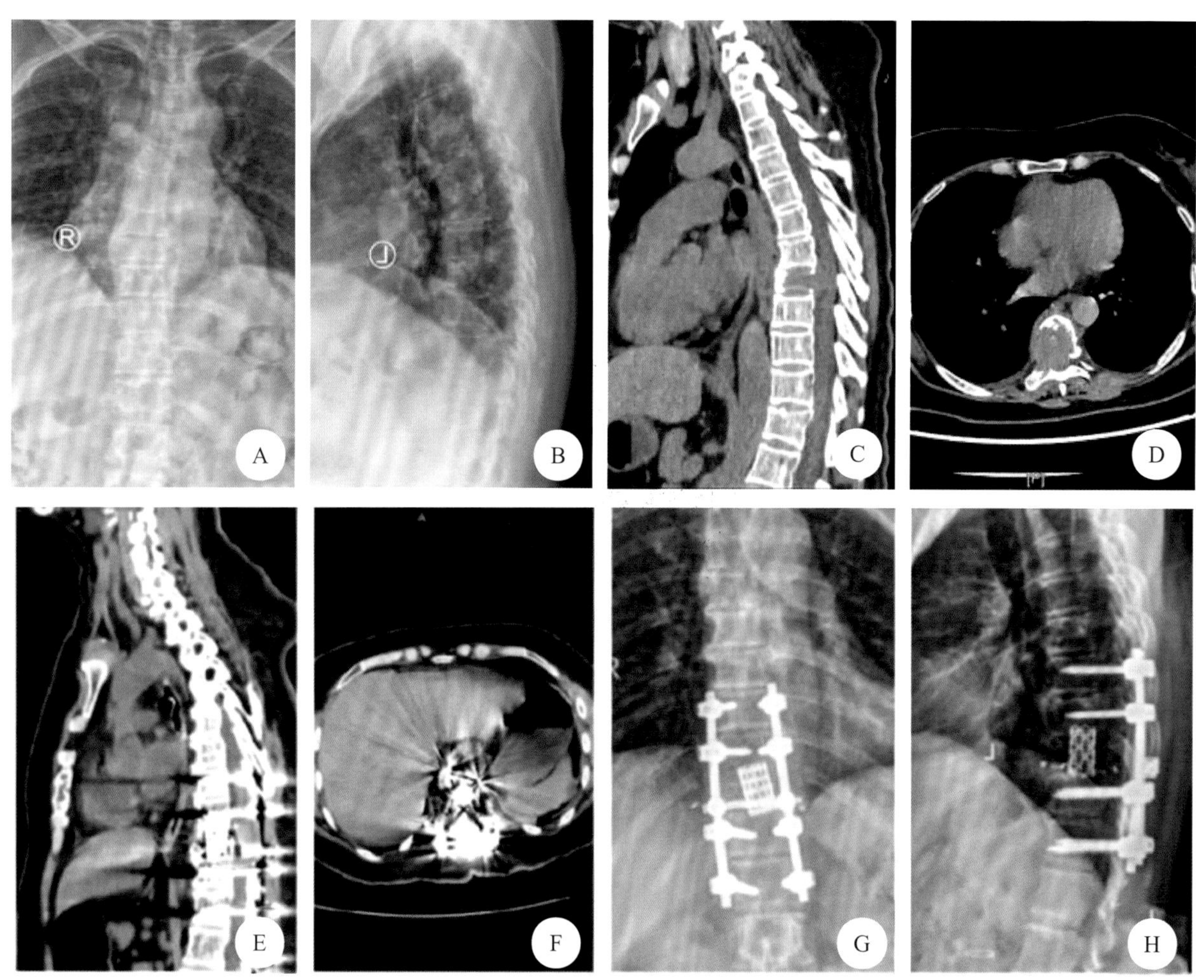

图 22－2－7　女性，54 岁，T_8 乳腺癌转移，行后方入路 T_8 全脊椎切除、异体骨钛笼植入、椎弓根螺钉内固定术

A、B. 术前 X 线片显示 T_8 骨质破坏；C、D. 术前 CT 显示 T_8 溶骨性破坏；E、F. 术后 X 线片显示内固定稳定，异体骨钛笼在位；G、H. 术后 CT 显示内固定稳定

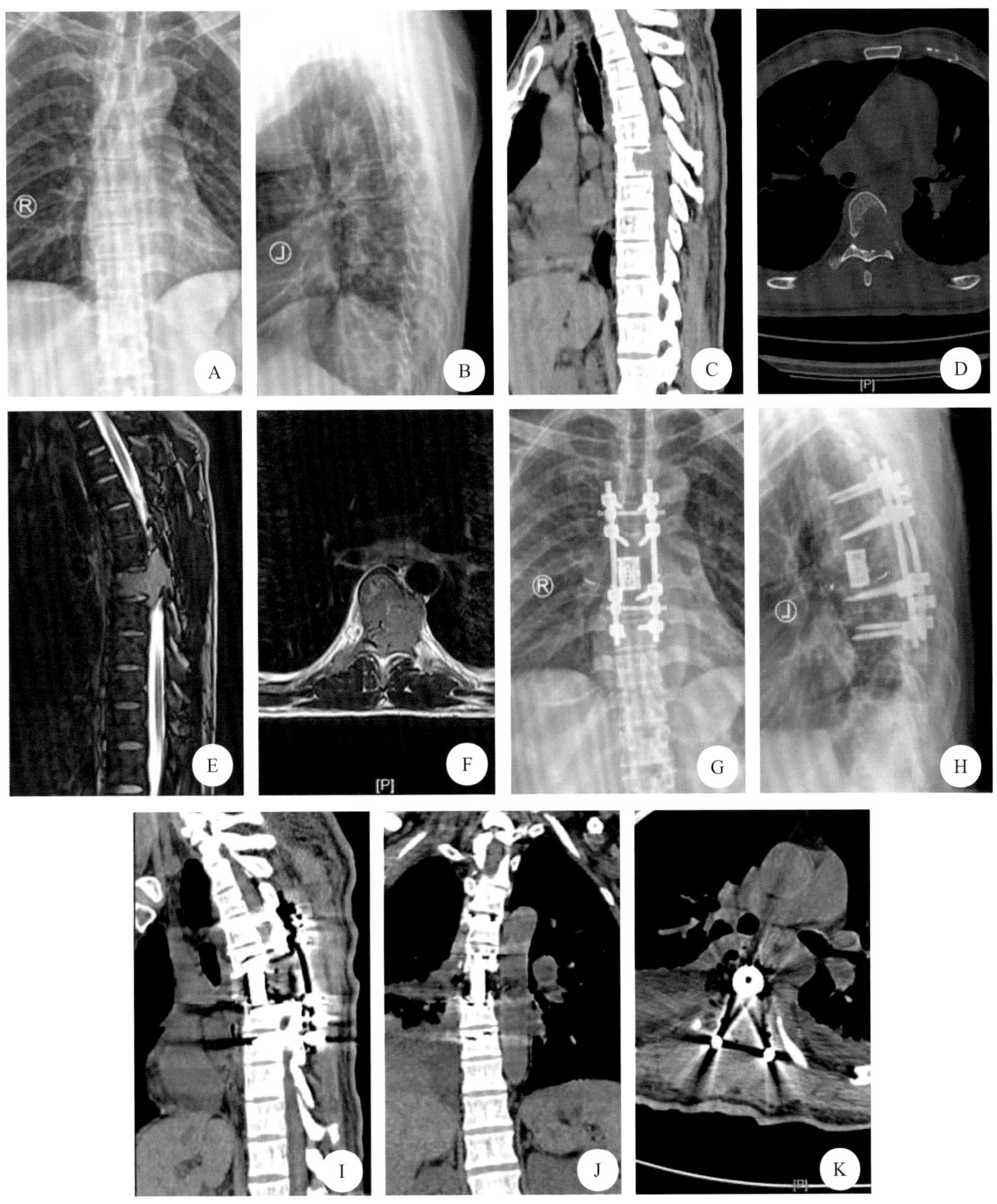

图 22-2-8　男性，49 岁，T_7 肝癌转移，行后方入路 T_7 肿瘤全脊椎切除、3D 打印假体植入、植骨融合、椎弓根螺钉内固定术

A、B. 术前 X 线片显示 T_7 骨质破坏；C、D. 术前 CT 显示 T_7 溶骨性破坏；E、F. 术前 MRI 显示 T_7 溶骨性破坏；G、H. 术后 X 线片显示内固定稳定，3D 打印假体在位；I~K. 术后 CT 显示内固定稳定

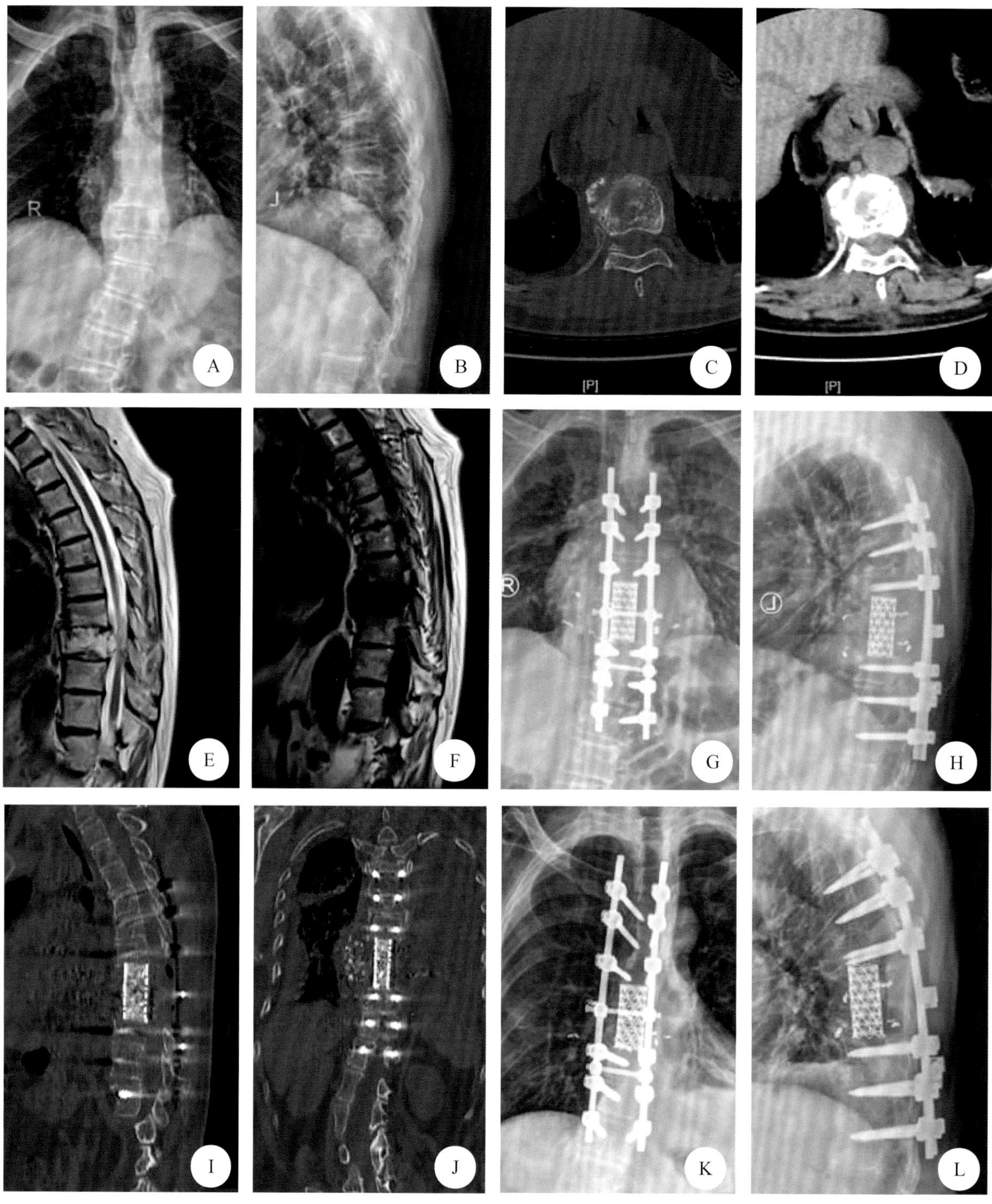
R
J
[P]
[P]
A
B
C
D
E
F
G
H
I
J
K
L

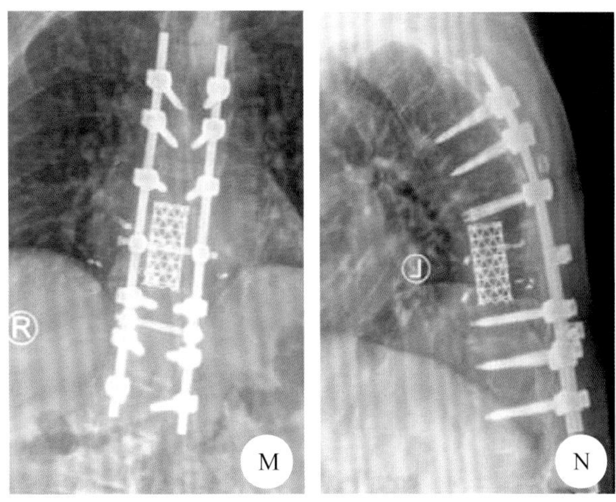

图 22－2－9　女性，58 岁，$T_{8\sim9}$ 侵袭性血管瘤，行 $T_{8\sim9}$ 全脊椎切除、异体骨钛笼植入、椎弓根螺钉内固定术

A、B. 术前 X 线片显示 $T_{8\sim9}$ 骨质破坏；C、D. 术前 CT 显示 $T_{8\sim9}$ 溶骨性破坏；E、F. 术前 MRI 显示 $T_{8\sim9}$ 溶骨性破坏；G、H. 术后 X 线片显示内固定稳定，异体骨钛笼在位；I、J. 术后 CT 显示内固定稳定；K、L. 术后 6 个月 X 线片显示内固定稳定；M、N. 术后 1 年 X 线片显示内固定稳定、异体骨钛笼在位

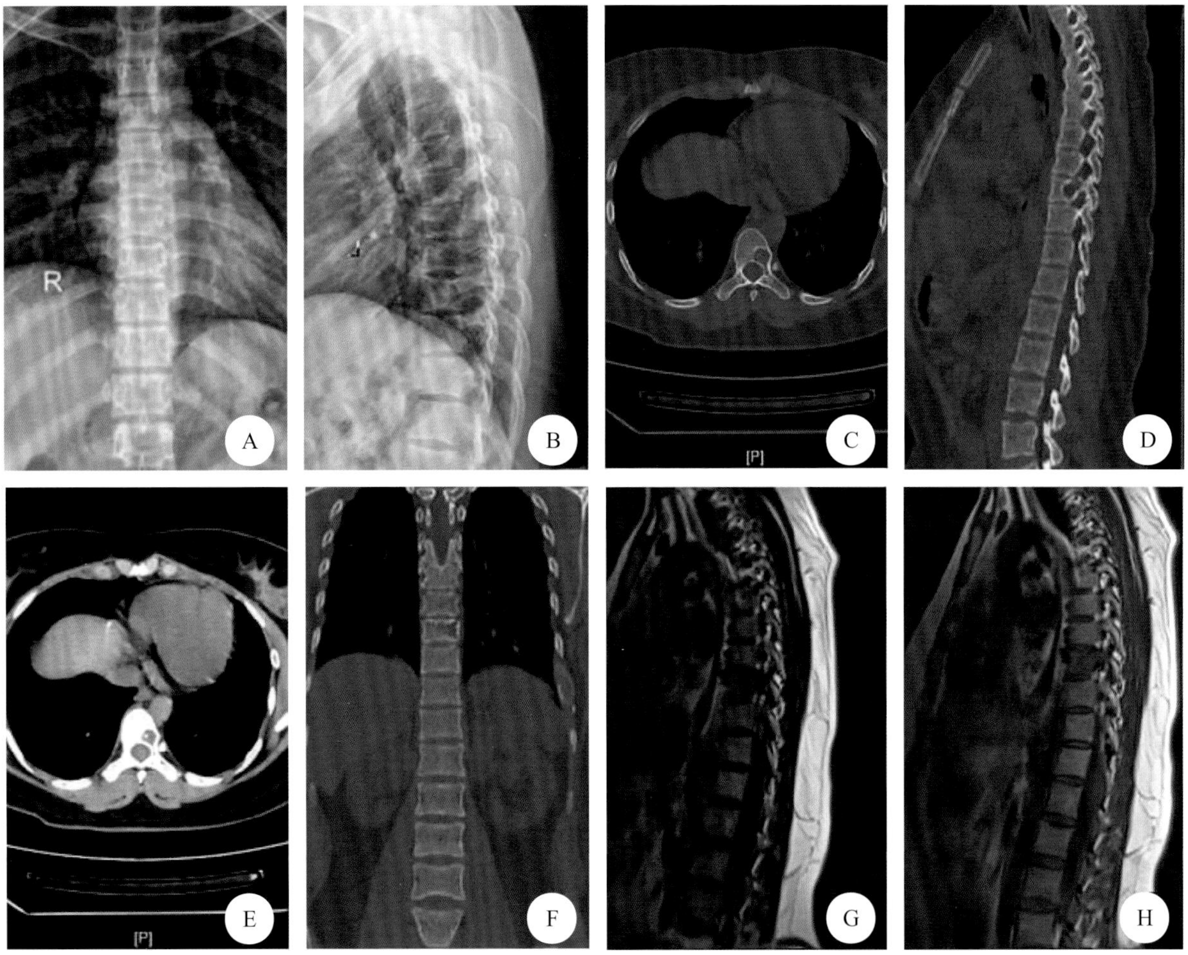

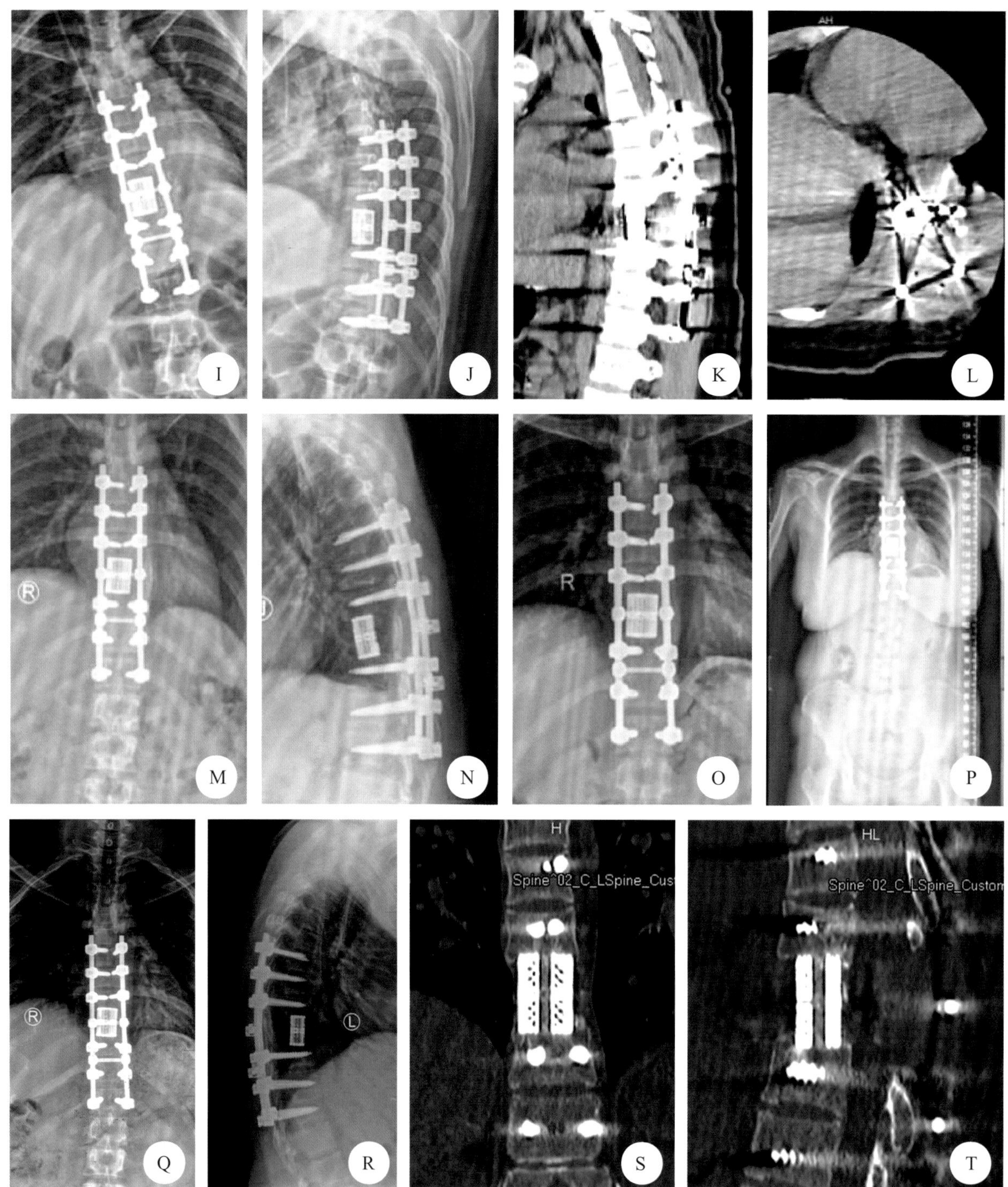

图 22－2－10　女性，24 岁，T_9 嗜酸性肉芽肿病变，行后方入路 T_9 全脊椎切除、3D 打印假体植入、植骨融合、椎弓根螺钉内固定术

A、B. 术前 X 线片显示 T_9 骨质破坏；C~F. 术前 CT 显示 T_9 溶骨性破坏；G、H. 术前 MRI 显示 T_9 溶骨性破坏；I、J. 术后 X 线片显示内固定稳定，假体在位；K、L. 术后 CT 显示内固定稳定；M、N. 术后 3 个月 X 线片显示内固定稳定；O、P. 术后 6 个月 X 线片显示内固定稳定；Q、R. 术后 1 年 X 线片显示内固定稳定；S、T. 术后 1 年 CT 显示假体明显骨融合征象

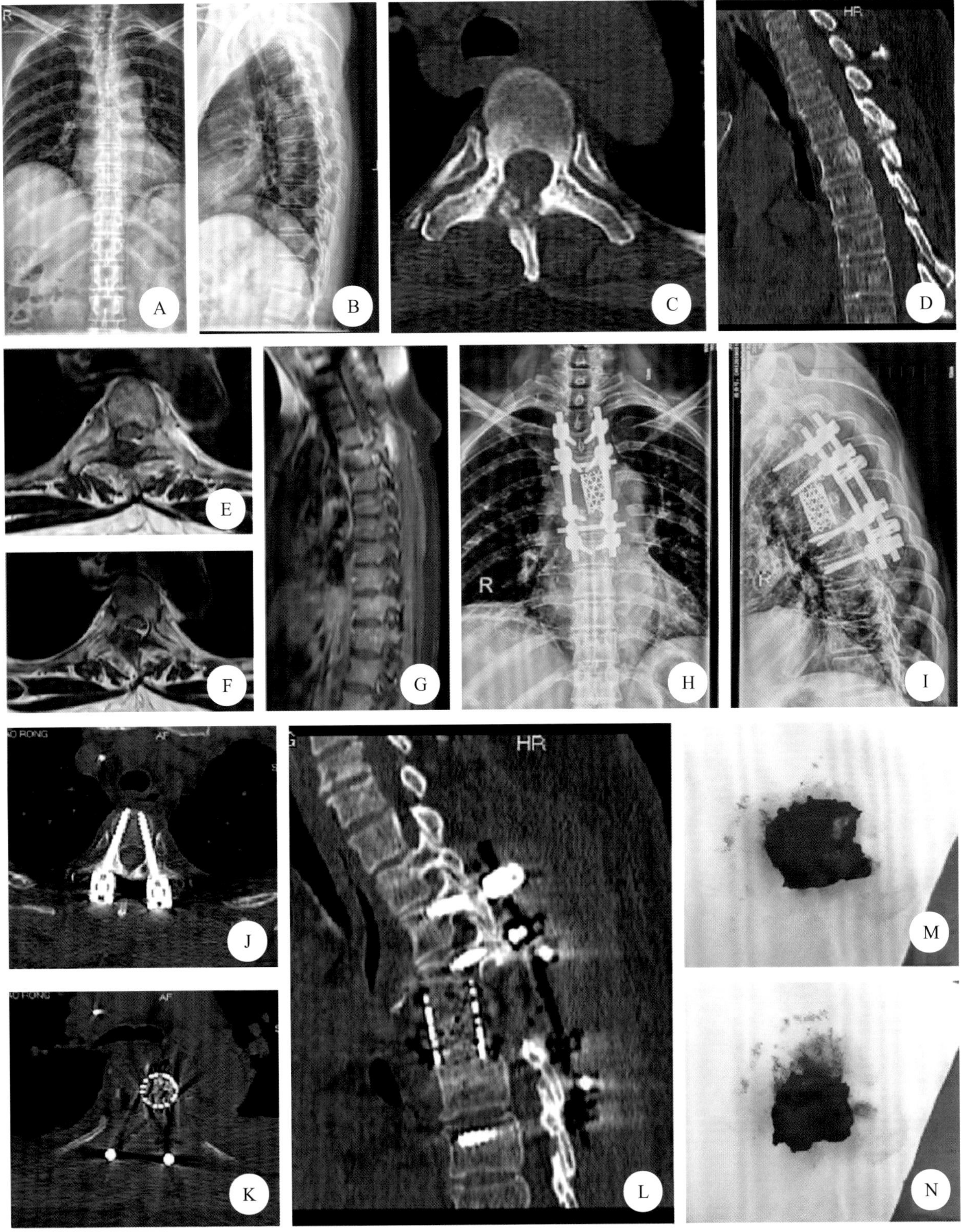
A
B
C
HR
D
E
F
G
R
H
I
AF
J
AF
K
HR
L
M
N

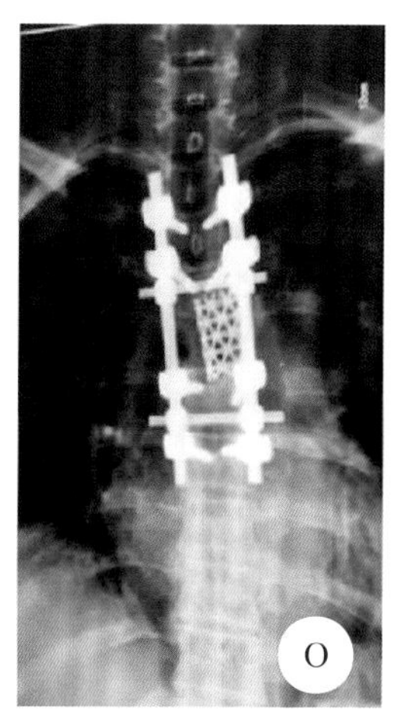

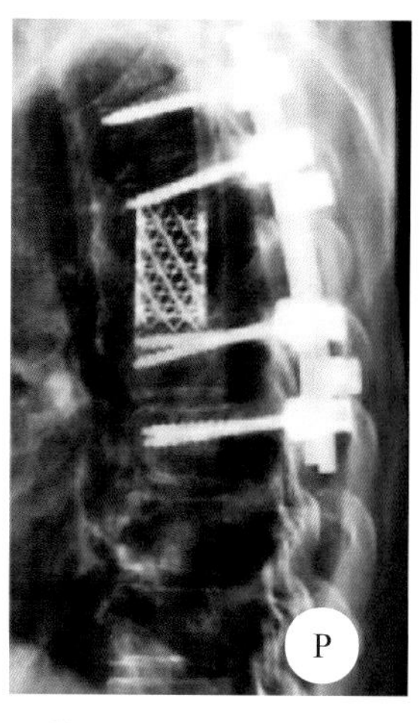

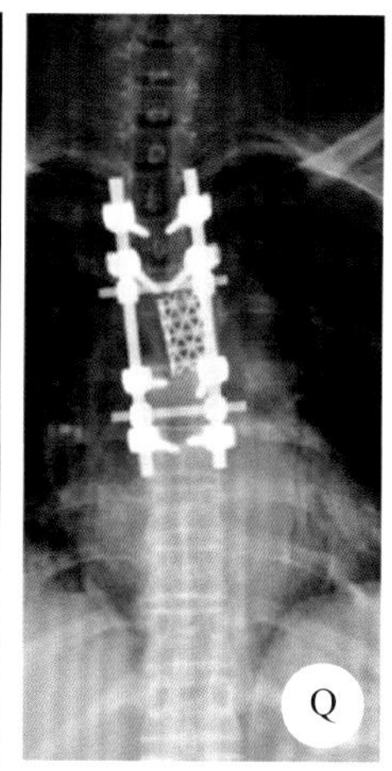

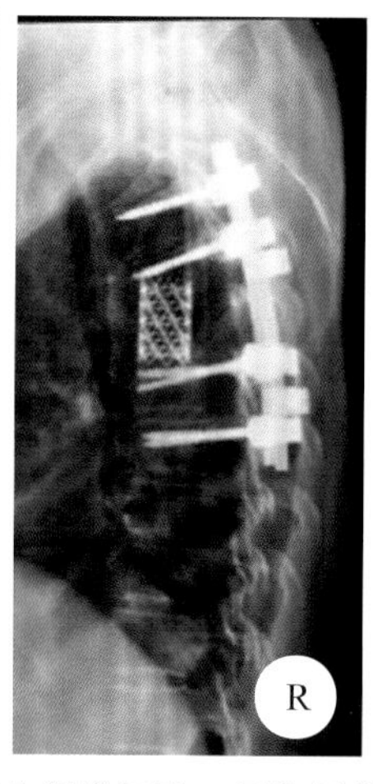

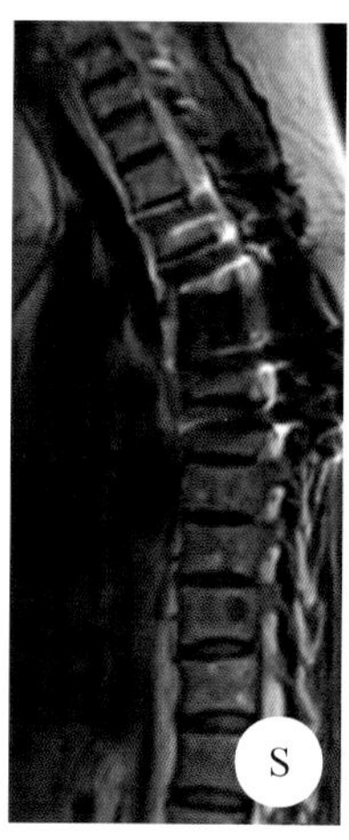

图 22-2-11　女性，58 岁，T_5 骨母细胞瘤，行后方入路 T_5 肿瘤全脊椎切除、异体骨钛笼植入、椎弓根螺钉内固定术

A、B. 术前 X 线片；C、D. 术前 CT；E~G. 术前 MRI；H、I. 术后 X 线片显示内固定稳定；J~L. 术后 CT 显示钛笼固定在位；M、N. 术后切除的骨组织图；O、P. 术后 1 年 X 线片显示内固定稳定；Q、R. 术后 2 年 X 线片显示内固定稳定；S. 术后 2 年的 MRI 显示内固定稳定，无局部复发

第三节　前后联合入路切除与重建

一、优点

前后联合入路的优点在于可直接看到肿瘤，术野更为清楚，止血、肿瘤切除等操作也相对更容易。前后联合入路的重建也更为简单而且有效，适用于肿瘤巨大，或手术创伤较大、无法一期完成的情况，或肿瘤需要完整切除、后方入路一期手术风险较大时亦可以选择。

经前后联合入路的全脊柱整块切除主要包括：完整切除脊椎附件结构及受侵肋骨、软组织等，脊柱的临时固定、分离并整块切除椎体及肿瘤组织、受侵肋骨，重建脊柱稳定性。

二、手术步骤

全身麻醉，患者取俯卧位，以病椎棘突为中心，取后正中切口，充分显露病椎及病椎上、下各 2~3 个椎节的椎板和关节突及受累肋骨、软组织等。于受累脊椎上、下各 2~3 个椎节的椎弓根植入 8~12 枚椎弓根螺钉，多椎体全脊椎切除可植入卫星棒，增加脊柱稳定性。

显露病椎两侧的肋骨头，并以钝器将肋骨骨膜从肋骨上剥离，在距离肋椎关节外侧 3~5cm 处予以横断，切除肋骨头。用磨钻或超声骨刀切断病椎两侧的椎弓根，注意保护脊髓和神经根，完整切除病椎椎体后半部分。确定病椎上、下椎间盘及椎体两侧组织侵犯情况。如为Ⅳ型肿瘤，未扩展到周围软组织，则可直接沿骨膜下剥离，显露病椎和上、下椎体两侧及前方。如为Ⅴ型肿瘤，显露则应从病椎上、下正常椎体开始，逐步到病椎。用弧形剥离子将病椎后侧的软组织和胸膜剥离并推向前方显露病椎后侧。在此过程中，将纱布垫置入椎体后方，将椎体与周边的重要组织隔离，填塞压迫止血，可防止损伤大血管及减少术中肿瘤细胞播散和污染。结扎肋间动脉及病椎节段血管。

以后正中切口旁取病变肋骨为中心做斜形切口，于病变肋骨远端 3~5cm 处截断肋骨，一并切除粘连胸膜。经胸直视下剥离病椎前方软组织，显露病椎前方。注意勿损伤胸主动脉等大血管。病椎与周围的软组织完全分离后，固定棒预弯至适合矢状面生理弧度并与一侧椎弓根螺钉连接、固定，以保持切除病椎时脊柱的临时稳定。

骨刀绕过脊髓前方，切断病椎上、下椎间盘及相连的前、后纵韧带，至病椎完全游离。分离病椎和粘连硬膜，然后将其整块从胸腔内侧方旋转取出，处理胸椎肿瘤时可切除神经根以保证病灶顺利取出，由于腰椎神经根功能更为重要，故不建议切除神经根。

三、椎体重建

清理上、下终板至骨质，测量上、下椎体间距离，椎体间植入人工椎体或钛网（人工椎体内或钛网内填充骨松质或骨水泥）。拧紧、固定螺钉与棒的连接，于一端加压后锁紧螺钉。使植入的钛网牢固嵌入，人工椎体可旋转延伸至合适高度。连接双侧卫星棒。

胸膜补片，修补缺损胸膜。常规置入胸腔闭式引流管及放置切口引流管。

前后联合入路可充分显露上位胸椎。可直视下探及第 2、3 肋骨。通常情况下，切除第 3 肋骨即可显露出整个上胸椎。高位经胸入路可同时充分显露多个上位胸椎，最高可达 T_1 或更高平面，便于行侧前方肿瘤分离及切除，增加手术安全性，并有充分的空间行内固定。

（一）人工椎体

富乐可调节式人工椎体由钛合金材料制作，一般由基座、螺纹轴、螺纹套和端盖组成（图 22－3－1）。术中可通过扳手对螺纹套以端面齿轮驱动方式实现螺纹轴的旋转，进而使螺纹轴产生轴向位移实现快速精准的高度调节，以达到恢复椎体高度的目的。端盖一般有多角度规格供选择，这样能正交搭配出更多组配，以适应上、下终板不同的夹角，术中按需组装。端盖为圆形设计，端盖上的锥形刺与上、下椎体固定，实现初期的稳定性。可调节式人工椎体整体为中空和侧开口植骨窗设计，其内能植骨，与椎体形成永久骨融合，兼顾了远期的稳定。

典型病例见图 22－3－2。

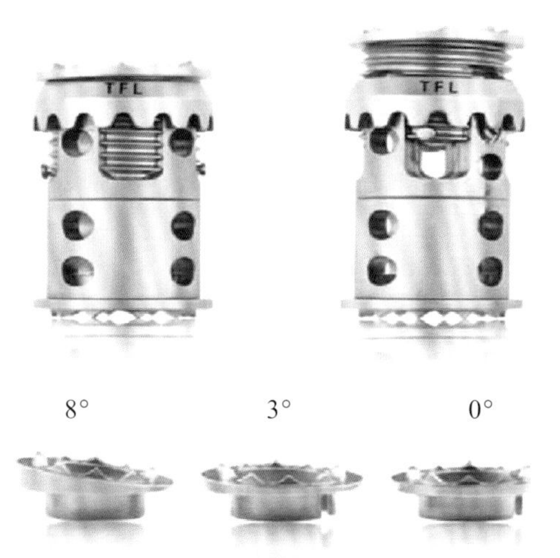

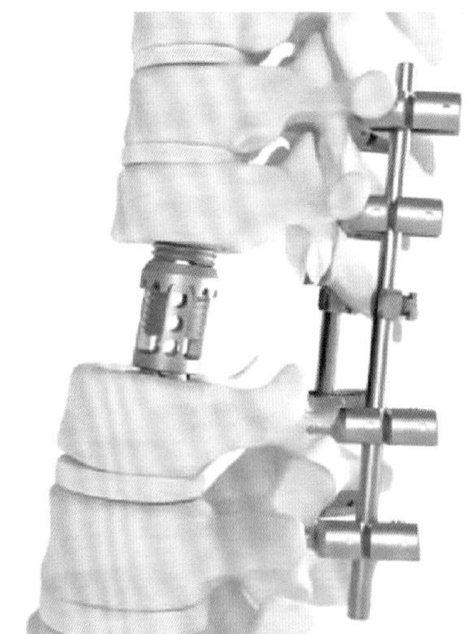

图 22－3－1　富乐可调节式人工椎体

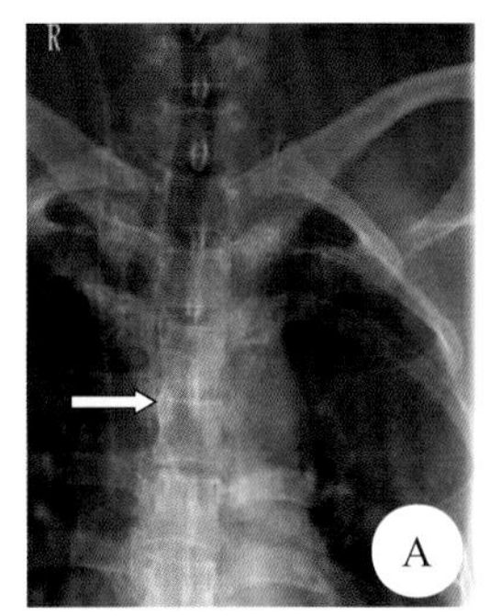

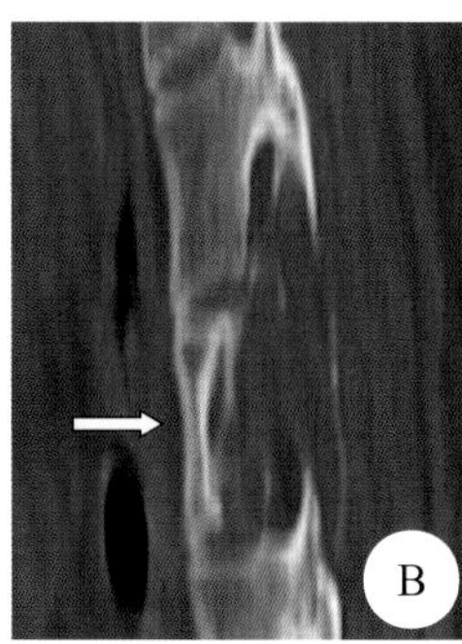

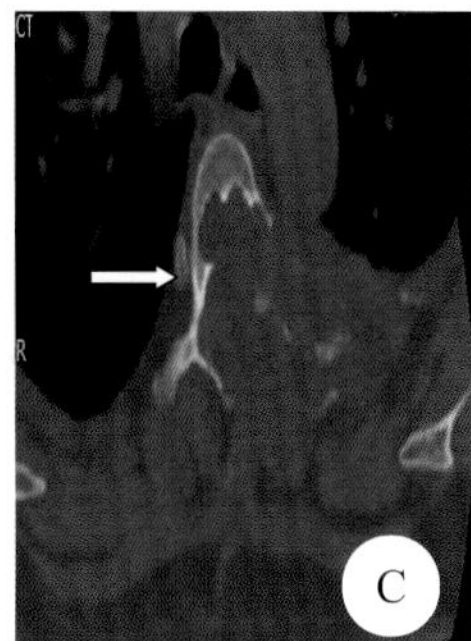

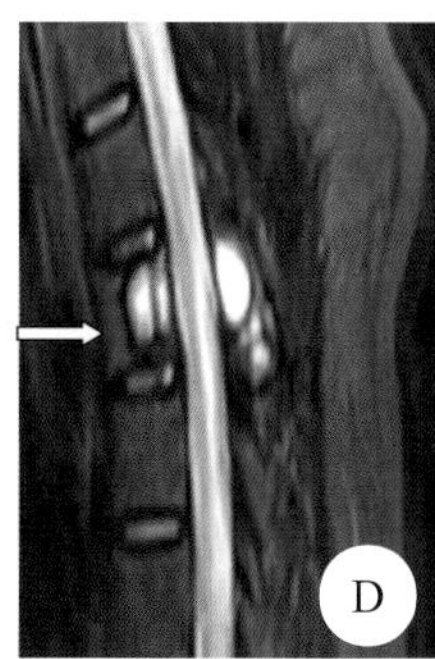

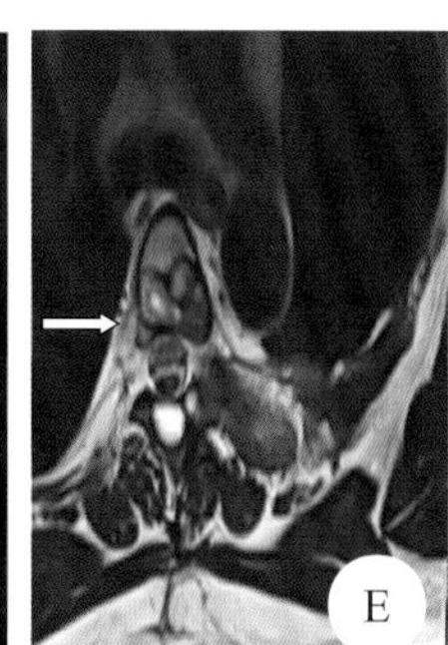

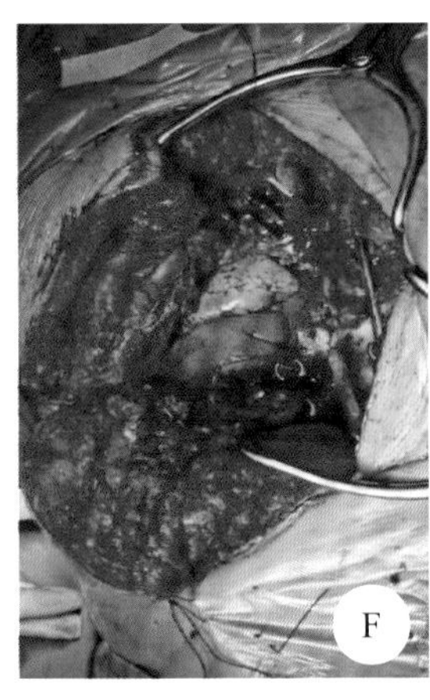
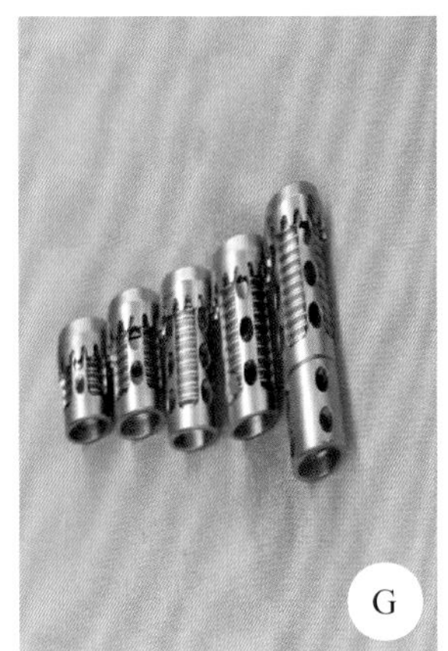
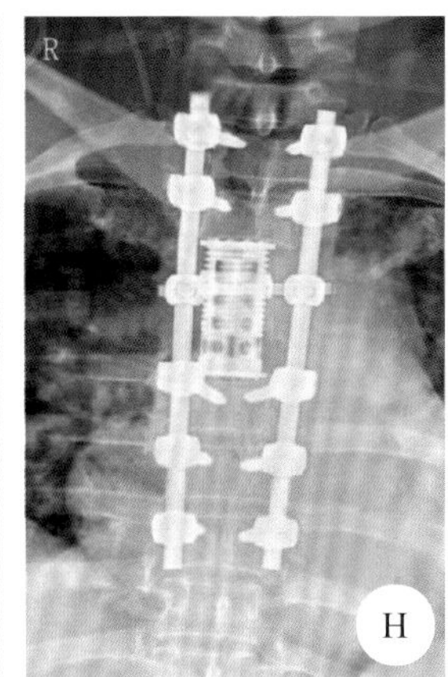

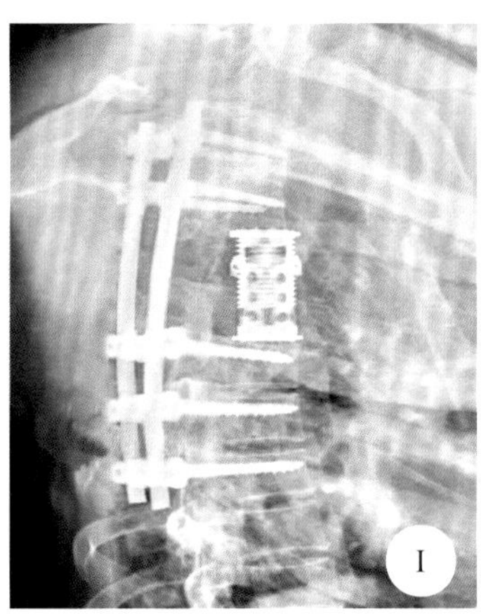

图 22－3－2　女性，50 岁，$T_{3\sim4}$ 骨肉瘤侵及左侧椎旁及肋骨，行前后联合入路 $T_{3\sim4}$ 全脊椎及左 3~4 肋骨全切除、人工椎体与后方入路钉棒系统重建术

A. 术前 X 线片显示 $T_{3\sim4}$ 及左侧椎旁、肋骨骨质破坏（箭头所示）；B、C. 术前 CT 显示 $T_{3\sim4}$ 及左侧椎旁、肋骨溶骨性破坏（箭头所示）；D、E. 术前 MRI 显示 $T_{3\sim4}$ 及左侧椎旁、肋骨溶骨性破坏（箭头所示）；F、G. 前后联合入路术中及人工椎体；H、I. 术后人工椎体与后方入路钉棒系统重建 X 线片显示内固定稳定、人工椎体在位

（二）钛笼与前方入路钉棒

典型病例见图 22－3－3。

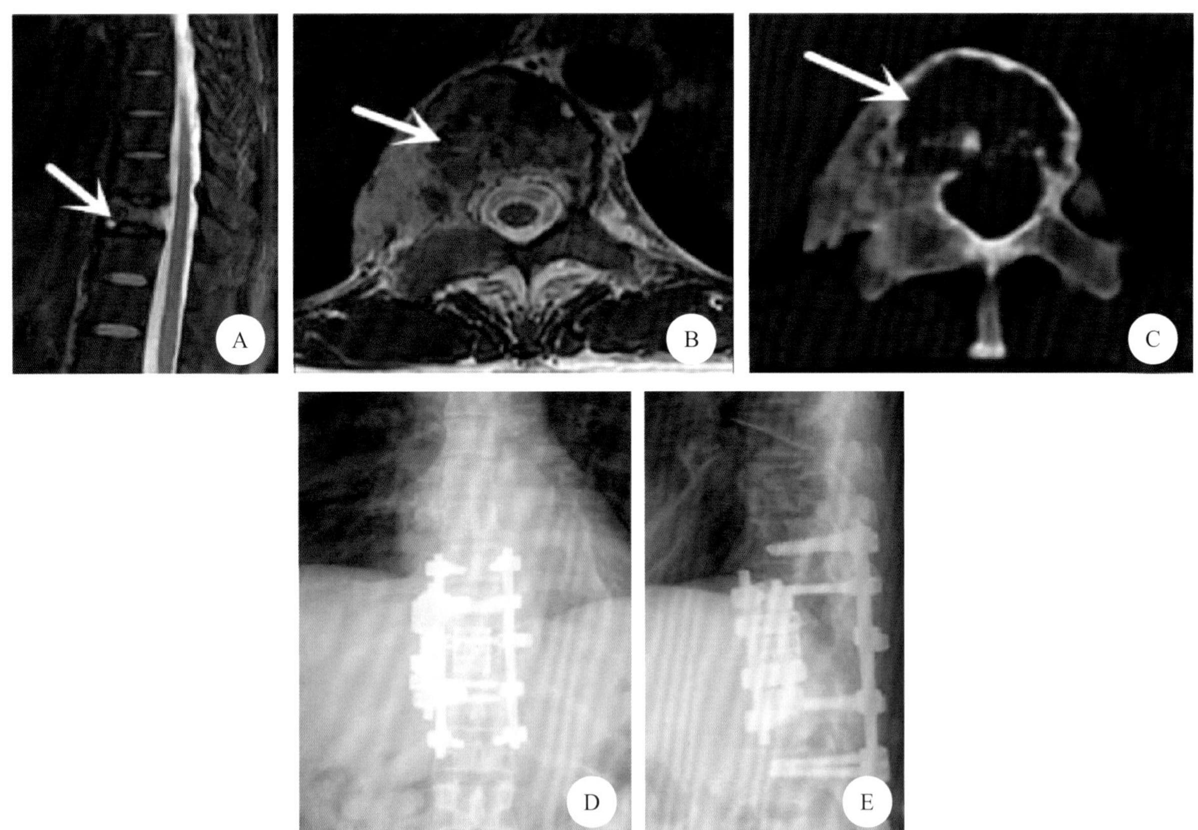

图 22－3－3　女性，47 岁，T_{10} 恶性骨巨细胞瘤伴不全瘫，肿瘤侵蚀椎体及附件

A~C. 术前 MRI 显示肿瘤侵蚀 T_{10} 椎体及附件（箭头所示）；D、E. 一期前后联合入路全脊椎切除内固定术后 X 线片

（李亭　胡钟舰　刘希麟　俞阳　唐六一　王征东　周忠杰　胡豇　宋跃明）

参考文献

[1] 韩华，项燕，韩佳栩，等. 不同国家人群胸椎椎弓根解剖结构的对比研究［J］. 中国临床解剖学杂志，2018，36（3）：252－258.

[2] 胡豇，苏成忠，樊征夫. 同种异体骨的临床应用［M］. 成都：四川大学出版社，2023.

[3] 朱小军，卢金昌，宋国徽，等. 胸腰椎肿瘤椎体矢状切除的安全性和有效性［J］. 中国脊柱脊髓杂志，2023，33（4）：292－299.

[4] Chen L，Hou G，Zhang K，et al. Percutaneous CT－guided microwave ablation combined with vertebral augmentation for treatment of painful spinal metastases［J］. AJNR Am J Neuroradiol，2022，43（3）：501－506.

[5] Dang Van S，Girault A，Bouthors C，et al. En bloc video－assisted thoracoscopic vertebrectomy for a spinal tumour［J］. Multimed Man Cardiothorac Surg，2023：2023.

[6] Fan J，Zhang X，Li P，et al. Microwave ablation combined with vertebral augmentation under real－time temperature monitoring for the treatment of painful spinal osteogenic metastases［J］. BMC Neurol，2023，23（1）：1－8.

[7] Hashimoto K，Nishimura S，Miyamoto H，et al. Comprehensive treatment outcomes of giant cell tumor of the spine：A retrospective study［J］. Medicine（Baltimore），2022，101（32）：e29963.

[8] Jia F，Zhang J，Hu Y，et al. Pulmonary function in patients with solitary spinal metastases：A hospital－based cross－sectional study［J］. Int J Gen Med，2023，16：1061－1068.

[9] Papalexis N，Parmeggiani A，Peta G，et al. Minimally invasive interventional procedures for metastatic bone disease：A comprehensive review［J］. Curr Oncol，2022，29（6）：4155－4177.

[10] Saad EA，Abdalla M，Awadelkarim AM，et al. Thoracic spinal cord compression secondary to metastatic papillary thyroid carcinoma：An unusual oncological phenomenon［J］. Cureus，2022，14（4）：e24206.

[11] Wang B，Zhang K，Zhang X，et al. Microwave ablation combined with cementoplasty under real－time temperature monitoring in the treatment of 82 patients with recurrent spinal metastases after radiotherapy［J］. BMC Musculoskelet Disord，2022，23（1）：1－7.

[12] Wu L，Fan J，Yuan Q，et al. Computed tomography－guided microwave ablation combined with percutaneous vertebroplasty for treatment of painful high thoracic vertebral metastases［J］. Int J Hyperthermia，2021，38（1）：1069－1076.

[13] Yao Y，Zhu X，Zhang N，et al. Microwave ablation versus radiofrequency ablation for treating spinal metastases［J］. Medicine（Baltimore），2023，102（25）：e34092.

[14] Zhang X，Ye X，Zhang K，et al. Computed tomography－guided microwave ablation combined with osteoplasty for the treatment of bone metastases：A multicenter clinical study［J］. J Vasc Interv Radiol，2021，32（6）：861－868.

第二十三章　胸腰段肿瘤手术治疗

胸腰段肿瘤指位于 $T_{11} \sim L_2$ 的肿瘤，由于此处为胸腰交界处，在解剖结构上具有特殊性，在手术入路方面尤其是前方入路方面有其特别之处。

第一节　胸腰段前方入路切除与重建

一、应用解剖

采用胸腰段前方入路进行肿瘤切除时，需熟悉及重点关注的解剖结构包括肋间结构、膈肌、腹壁结构、节段血管。

（1）肋间结构包括肋间肌、肌间血管和神经。肋间肌由外向内可分为肋间外、内和最内肌。肋间外肌在最外层，起自上位肋骨的下缘，肌纤维斜向前下，止于下位肋的上缘；中层为肋间内肌，肌纤维从后下斜向前上，从肋角向后一段移行为肋间内膜；内层为肋间最内肌，仅见于肋间隙中间 1/3，肌纤维走向同肋间内肌。在切除肋骨时，应沿肋缘顺肌纤维方向剥离骨膜，在肋骨上缘由后向前剥离，在肋骨下缘由前向后剥离，以免误入肌肉中损伤肋间血管神经，损伤胸膜。肋间血管神经伴行于肋间隙中，在肋角后方行于肋间隙中间，在肋角前方行于上位肋骨下缘及肋间隙中。

（2）膈肌位于胸腹腔之间，构成胸腔的底，呈穹隆状，中央为腱性部，周围为肌性部，将胸腔和腹腔隔开，呈凸顶穹隆状，像倒扣的碗，按肌起始部位的不同，分为胸骨部、肋骨部及腰部。前方的胸骨部，起于剑突后方。侧边的肋骨部，起于下 6 根肋（第 7～12 肋）的内侧面，肌纤维与腹横肌齿状交错，清晰可见胸横肌下缘，腹横肌上缘与膈相连续。腰部起自 $L_{1\sim4}$ 及第 12 肋骨，分别以腱性的膈脚起自腰椎椎体和膈脚外侧的两个弓状韧带。右侧膈脚粗而长，起自上3 个腰椎椎体的前面；左侧膈脚短而小，起自上2 个腰椎椎体的前面。膈脚外侧有两条弓状韧带：内侧弓状韧带和外侧弓状韧带。内侧弓状韧带由腰大肌筋膜增厚而成，紧张于 L_1 侧方及 L_1 横突尖之间，横跨在腰大肌前面。外侧弓状韧带为腰方肌筋膜增厚而成，紧张于 L_1 横突尖与第 12 肋骨中部之间，横跨腰方肌前面。

（3）腹壁结构主要是腹部三层肌肉，包括腹外斜肌、腹内斜肌、腹横肌。腹外斜肌肌束由外上方斜向内下方，在半月线外侧移行为腱膜；腹内斜肌位于腹外斜肌深面，行向内上方，在半月线处移行为腱膜；腹横肌位于腹内斜肌深面，肌束横行向前内方，在半月线处移行为腱膜。切开腹壁肌肉，进入腹膜后隙，钝性分离腹膜后脂肪组织，显露后腹膜，连同其内的腹腔脏器，一起推向前方，即可充分暴露脊柱、两侧的腰大肌及其前方的血管、神经。

（4）节段血管自主动脉发出，沿椎体表面走行于椎体中份，进入两侧椎间孔，位置比较恒定，常动静脉伴行。在腰段，由于有腰大肌覆盖，常需剥离腰大肌才能结扎节段血管。节段血管处理不当是导致术中大出血的常见原因。

二、肿瘤显露

采用气管插管，静脉全身麻醉。患者取侧卧位，术侧在上，双上肢向前平伸，置于双层上肢托架上。健侧腋下垫软枕以免健侧肩部及腋下的神经血管束受压、致伤。腰下垫枕或摇起手术床的腰桥，使术侧的肋缘与髂嵴之间的距离增大，以方便手术操作。并使用约束带使患者保持侧卧位。确定手术切口总的原则：手术入路要在需要显露的最上方椎体的上 1～2 个皮区内。如果要显露 T_{12}～L_2，那么就要在 T_{11} 处的肋骨做切口。如果不能完全确定需要显露的最上方椎体，一定要铭记，通过向前方中线延伸切口，很容易增加下方椎体的显露。切口向下方延伸相对容易，一般没有并发症。

（一）经胸腔腹膜后方入路

该切口入路适用于 $T_{11\sim12}$ 肿瘤。由经胸切口和腹膜外斜形切口两部分组成。根据病变位置高低，沿第 10 肋或第 11 肋，由后向前达肋缘，再由肋缘转向腹壁，沿腹膜外斜形切口向下延伸。沿设定的切口切开皮肤、皮下组织和深筋膜，并以刀柄将切开的组织向两侧稍加分离，即可显露背阔肌的上部、斜方肌和后锯肌的下部，在切口的下端显露腹外斜肌。其中采用电刀将其逐层切断，可减少出血和结扎操作程序。上部沿皮肤切口方向切开浅筋膜、深筋膜、背阔肌和下后锯肌，切开肋骨骨膜，骨膜下剥离并切断肋骨，切开肋骨床骨膜和壁层胸膜进入胸腔，使肺组织萎缩。下部沿皮肤切口方向切开三层腹肌，术者用“花生米”球或用手指包以大盐水纱布垫，细心地自腹膜后壁分离腹膜、肾脏和输尿管，并向中央部推移。输尿管近端常被脂肪掩盖，不必故意分离寻找，使腹膜外脂肪组织及肾脏等与膈肌分开。此时经胸腔和腹膜后可以从上、下两方看清膈肌的肋部起点。沿胸壁上的膈肌肋部附着点旁 1cm 处逐步半环形切开膈肌（图 23－1－1），连通两切口。将萎缩的肺组织和切开的膈肌向中线牵开，显露胸腰段椎体和肿瘤。

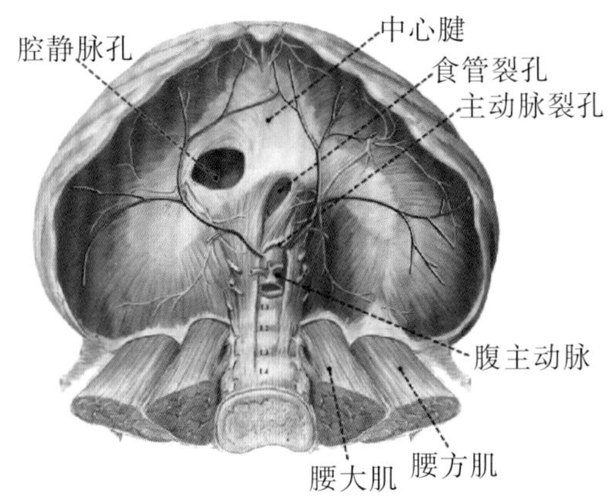

图 23－1－1　切开膈肌示意图

（二）经胸膜外腹膜后方入路

$T_{11\sim12}$ 肿瘤中如果病变部位较高，切口上端起自第 10 肋水平，距棘突两横指处，先于棘突平行向下至第 12 肋远端，再沿腹膜外斜形切口走行方向朝腹壁延伸，止于腋中线、髂嵴的上方。上腰椎 $L_{1\sim2}$ 肿瘤，切口上端可起自第 11 肋水平，距棘突两横指处，沿第 12 肋向外下方走行，转向腹壁前方，再沿腹膜外斜形切口向下延伸，做平常所用的倒“八”字切口。切开皮肤、皮下组织和深筋膜，显露背阔肌、下后锯肌、竖脊肌外侧部，电刀依次予以切断。沿第 11 肋骨中轴线切开其骨膜，仔细进行肋骨的骨膜下剥离，保持肋骨骨膜的完整。注意肋骨上缘由后向前、肋骨下缘由前向后剥离的原则。待第 11 肋大部游离，即可切断肋骨。在肋骨切除前宜充分剥离、结扎和切断肋间神经及血管分支。肋骨自肋骨头远端侧 2.0cm 处切断，再将远端于肋软骨处截断。下端切开腹外斜肌、腹内斜肌和腹横肌。将切断的肌肉牵开，即可见显露第 12 肋和肾周脂肪囊。如为 T_{11} 肿瘤，可先切除 T_{11} 横突及第 11 肋骨后段，再切除第 12 肋，结扎第 11 肋间神经及血管，将胸膜推向前方即可显露 $T_{11\sim12}$ 的侧面。T_{12} 平面为胸膜反折区，注意勿穿破胸膜。于椎旁沿第 11 和第 12 肋间神经达椎间孔，咬除 T_{12} 椎弓根，即可见一段脊髓。向前推开椎旁软组织，切开膈肌角即可显露胸腰段椎体侧方和肿瘤。

（三）经腹膜后方入路

对于 $L_{1\sim2}$ 肿瘤，可采用经腹膜后方入路。沿第 12 肋做切口，由后向前达肋缘，再由肋缘转向腹壁，沿腹膜外斜形切口向下延伸。切断第 12 肋，在第 12 肋末端分开腹壁的三层肌肉和腹横筋膜，推开其深面的腹膜，切开腹部肌肉，将腹膜及其内容物推向中线，切断腰肋弓（图 23－1－2），将膈肌上推，切断腰大肌起点，由腰大肌前缘剥离腰大肌，显露 $L_{1\sim2}$。

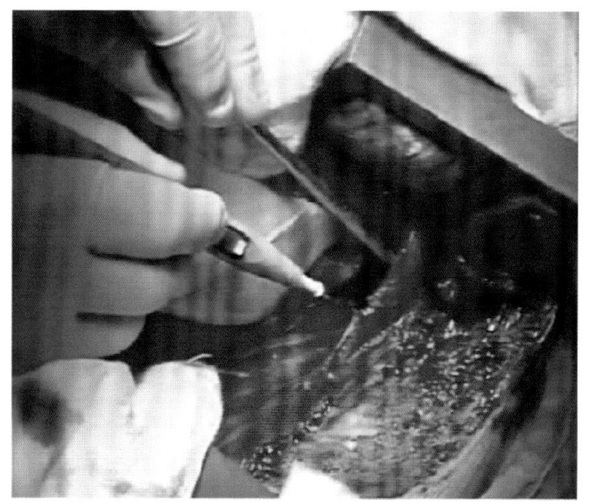

图 23－1－2　切断腰肋弓

三、肿瘤切除

在肿瘤椎体与上、下正常椎体的侧前方纵行切开胸膜，在 $T_{10\sim12}$ 中份侧前方找到节段血管，分别切断、结扎。在 $L_{1\sim2}$ 结扎腰动脉，经结扎血管深面与椎体骨膜外向左右分离达到椎弓根，显露肿瘤，若系局限的良性肿瘤，可沿肿瘤边缘凿除、刮除或咬除肿瘤，残留部分椎体。若良性肿瘤破坏大部分椎体或系恶性肿瘤，需先切除上、下椎间盘，显露后纵韧带，用尖嘴咬骨钳咬除术侧椎弓根，用神经剥离子沿神经根到硬膜，剥离硬膜与椎体后方的粘连，采用大块切除方式彻底切除整个肿瘤椎体，清除椎管前方及侧方的肿瘤组织。对于硬膜囊和神经根周围的肿瘤组织，采用分块切除和刮除的方式彻底清除，保护硬膜囊和神经根。

四、稳定性重建

对于肿瘤椎体切除后的缺损，可选用下列方法重建稳定性：①大块自体髂骨：自体髂骨是植骨融合的“金标准”，但在恶性肿瘤及复发率高的交界性肿瘤不宜采用，以免肿瘤侵蚀髂骨导致脊柱稳定性丧失；②钛网：钛网的支撑强度好，良好的孔隙有利于植骨融合（图 23－1－3），但是其弹性模量远高于椎体，发生下沉的风险相对较高；③人工椎体：具有良好的生物相容性及支撑强度，而且不易被肿瘤侵蚀（图 23－1－3），是植骨重建较为理想的材料。

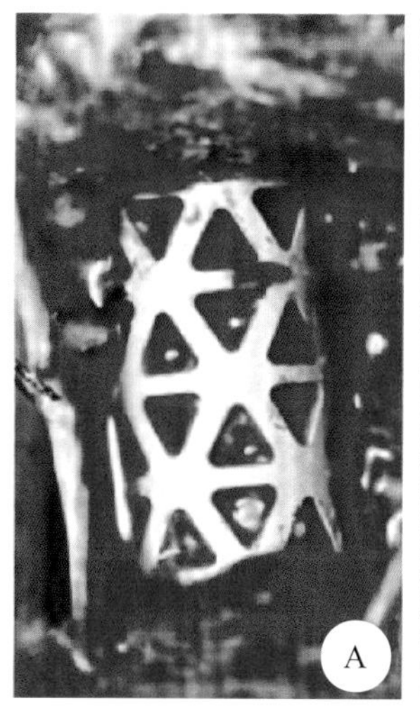

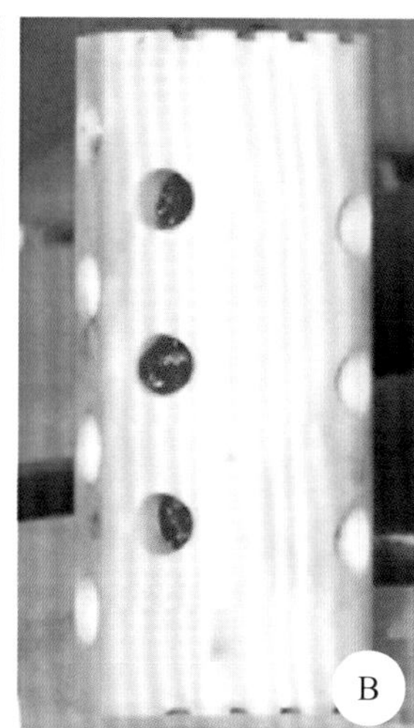

图 23－1－3　钛网和人工椎体

A. 钛网；B. 生物材料纳艾康支撑体

肿瘤切除后常需加用内固定系统增强脊柱稳定性，有多种器械可以选择，可分为钉棒系统和钉板系统。钉棒系统有 Kaneda、Dwyer、Zielke、Ventrofix、TSRH 等，钉板系统有 Armstrong、Z－plate、ATLP、K 形钛钢板。笔者单位主要应用三种内固定系统：椎体钉、Z－plate、Antares（图 23－1－4）。椎体钉系笔者单位具有自主知识产权的内固定器械，固定可靠，但防旋能力稍差，在 2000 年以前应用较多，之后随着新型内固定系统的出现，应用逐渐减少。目前在临床应用较多的是 Z－plate 和 Antares，均可有效固定，且具有较好的防旋能力。

此外，胸腰段前方入路手术切除还可以与后方入路手术切除联合应用，实现肿瘤椎体的全椎切除（也称为整块切除），根据手术实施可分为一期前后联合入路手术、分期前后联合入路手术。

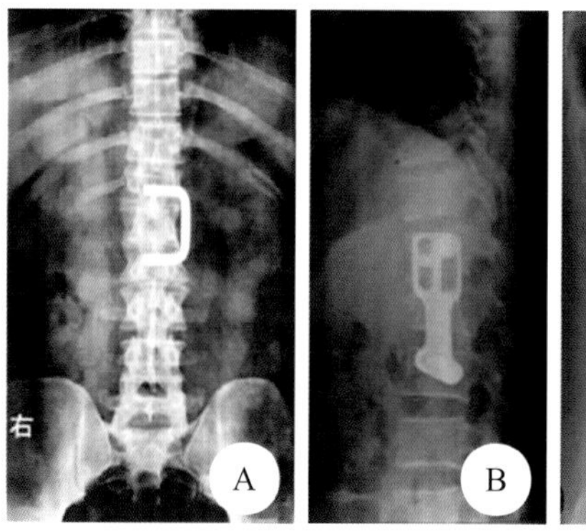

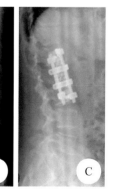

图 23－1－4　内固定系统

A. 椎体钉；B. Z－plate；C. Antares

典型病例见图 23－1－5、图 23－1－6。

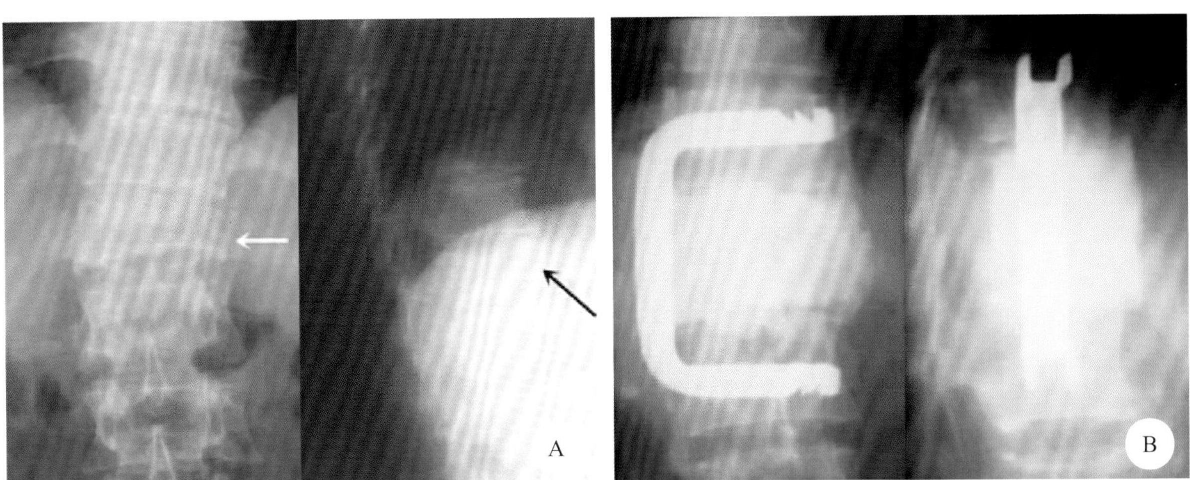

图 23－1－5　女性，38 岁，1991 年胃部手术后 T_{12} 转移，行肿瘤椎体整块切除术

A. 术前 X 线片显示 T_{12} 破坏、压缩、不规则变扁（箭头所示）；B. 椎体整块切除，骨水泥椎体成形，椎体钉内固定术后 X 线片表现

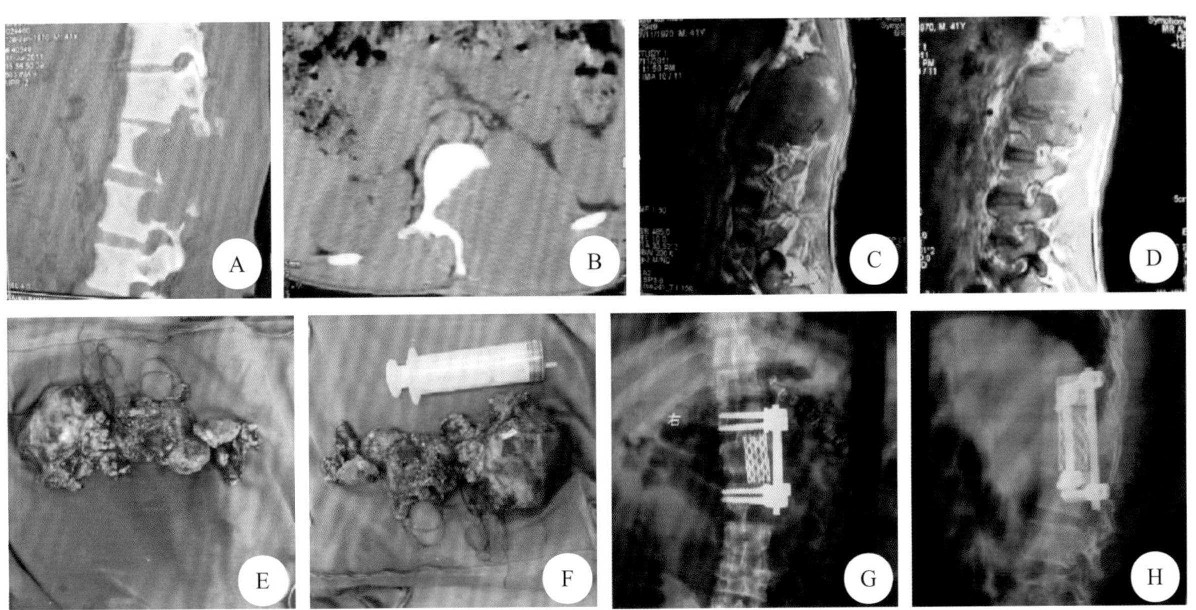

图 23－1－6　男性，41 岁，$L_{1\sim2}$ 恶性神经鞘瘤切除后稳定性重建

A、B. 术前 CT 检查；C、D. 术前 MRI 检查；E、F. 术中肿瘤图片；G、H. 术后 X 线片

第二节　胸腰段后方入路切除与重建

一、应用解剖

与胸腰段前方入路相比，胸腰段后方入路解剖相对简单。由后正中入路切开皮肤、皮下组织，达棘突、棘上韧带，沿棘突旁骨膜下剥离椎旁肌，注意避免误入椎旁肌，以免引起较多的出血。胸腰段为胸段和腰段脊柱的交界处，骨性结构有其特殊之处，T_{11} 的横突多与其他胸椎横突大体形态相似，而 T_{12} 的横突常为一半圆形的骨性突起，可据此进行初步的脊柱节段定位。此外，T_{12} 连接第 12 肋，触摸肋骨有一定弹性，而且由后上向前下走行，而 L_1 的横突触摸无弹性感觉，且呈横向走行，可根据这些解剖特点进行节段定位。但应谨记，根据这些解剖特点进行节

段定位并不是万无一失的，因为胸腰段的解剖变异是比较常见的。

二、肿瘤显露

目前，胸腰段后方入路分为后侧及后外侧入路。

1. 后侧入路 采用气管插管，静脉全身麻醉。患者取俯卧位，胸及耻骨联合处垫高，避免腹部受压。取后正中切口，逐层切开皮肤、皮下组织、深筋膜，剥离椎旁肌，显露椎板、关节突及横突，分别于拟固定节段左右两侧植入椎弓根螺钉，进行C臂机透视明确椎弓根螺钉位置、长度是否满意。如果肿瘤侵及椎板、棘突等后方附件，剥离椎旁肌肉后即可显露肿瘤；如果肿瘤位于椎弓、椎体，常需切除椎板以充分显示肿瘤。存在脊髓受压的患者需进行彻底的减压，在不影响脊柱稳定性的前提下，可适当扩大减压范围，防止短期内再次出现瘫痪症状。

2. 后外侧入路 适用于下胸椎及上腰椎（T_{11}～L_2）病变。患者取侧卧位，术侧在上，该切口的选择并非一成不变，可根据病变部位节段水平及显露范围大小决定切口的长短和走向。如果病变部位较高，如 T_{11}～L_2，切口应取自第10肋水平，并从棘突旁3.0cm开始，做平行棘突连线向下行至第12肋处，向下前达肋骨远端，然后再斜向腹壁抵达腋前线，即通常所谓的大肾切口；如为上腰椎（$L_{1\sim2}$），切口起点选择自第11肋水平，离开棘突3.0cm，沿第12肋再转向腹壁前部，再向下则与常用的倒“八”字形切口相连续。切开皮肤、皮下组织和浅筋膜，并用刀柄将切开的组织向两侧稍加分离，即可显露背阔肌的上部和后锯肌的下部，在切口的下端显露腹外斜肌。沿切口方向分层分离钳夹并切断背阔肌、下后锯肌及部分近脊柱侧深层竖脊肌。如采用电刀则将其逐层切断，可减少出血及结扎操作。用自动牵开器将创口牵开固定，第12肋即能显露出来。如手术操作需要，可将第12肋切除。切除前应充分剥离，宜结扎和切断肋间神经及血管的分支。取出肋骨并切断肋间神经及血管的分支。自肋骨头远侧2cm处切除肋骨，断端固定后再将远侧截断。取出肋骨并切除肋骨头韧带及肋骨头。显露途径和显露过程较复杂，要求每一步操作时术者都必须熟悉该层次的解剖结构。

三、肿瘤切除

在进行肿瘤切除前，应充分地显露肿瘤，切忌在显露不充分的情况下进行肿瘤切除。若系局限的良性肿瘤，可沿肿瘤边缘凿除、刮除或咬除肿瘤。若系恶性肿瘤，应争取于正常组织内、肿瘤包膜外游离软组织肿块，争取整块切除软组织肿块，尽量减少肿瘤组织残余。对于硬膜囊和神经根周围的肿瘤组织，采用分块切除和刮除的方式彻底清除，保护硬膜囊和神经根。

四、稳定性重建

如果肿瘤仅侵袭椎板、椎弓，或侵袭少部分椎体，切除后不影响脊柱稳定性，多不需进行固定植骨。如果肿瘤明显侵袭椎体，切除肿瘤后脊柱明显不稳，如进行全脊椎切除的患者，可根据情况选用钛网、人工椎体等进行支撑植骨，重建脊柱稳定性。在采用胸腰段后方入路进行肿瘤切除的患者中，现多采用椎弓根螺钉进行内固定，因为椎弓根螺钉内固定技术十分成熟，固定强度高，而且在胸腰段的植入难度不高。

典型病例见图23－2－1～图23－2－4。

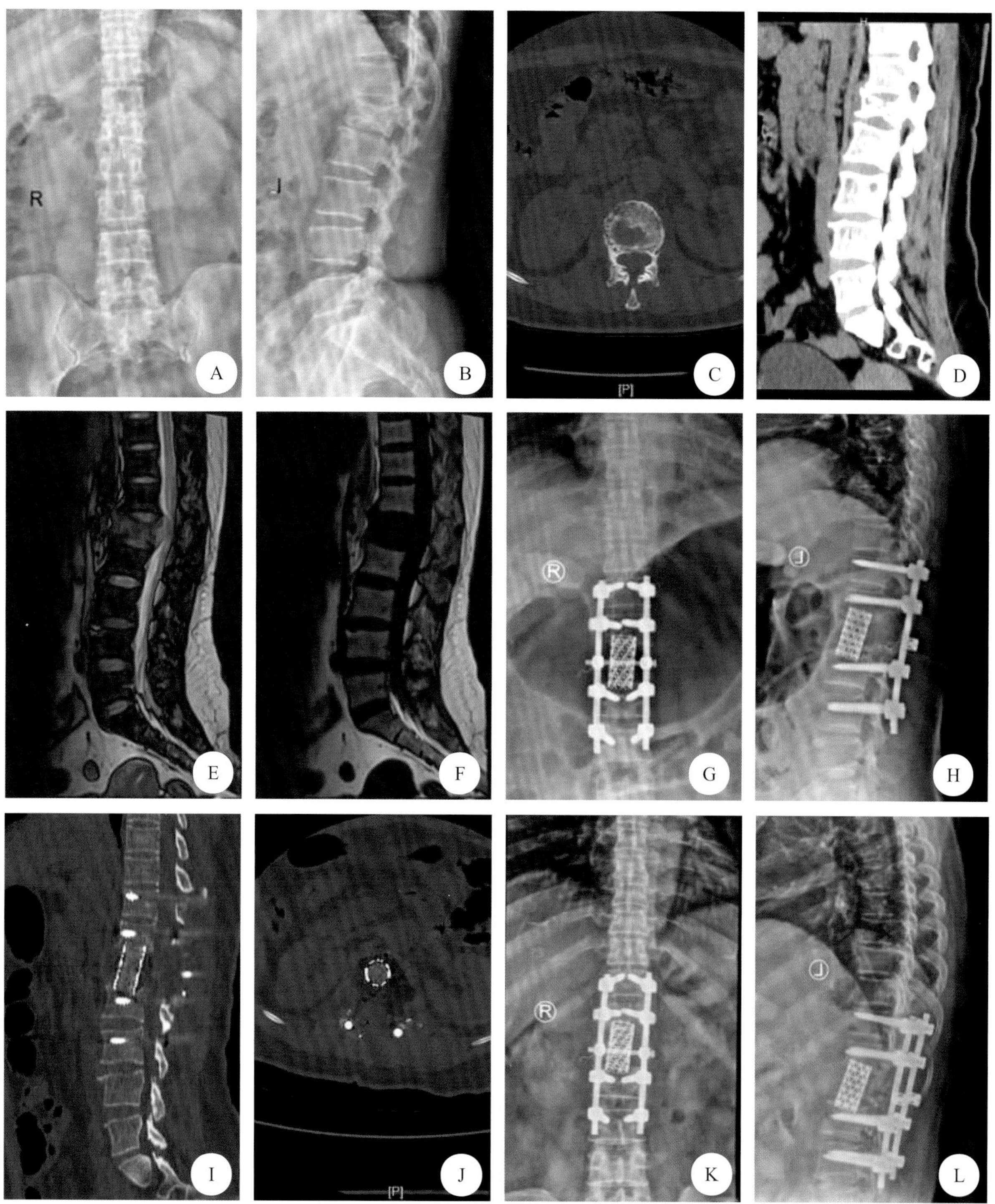

图 23－2－1　女性，49 岁，L_1 舌下囊腺癌转移，行后方入路 L_1 全脊椎切除、异体骨钛笼植入、椎弓根螺钉内固定术

A、B. 术前 X 线片显示 L_1 骨质破坏；C、D. 术前 CT 显示 L_1 溶骨性破坏；E、F. 术前 MRI 显示 L_1 溶骨性破坏；G、H. 术后 X 线片显示内固定稳定，钛笼在位；I、J. 术后 CT 显示内固定稳定；K、L. 术后 6 个月 X 线片显示内固定稳定

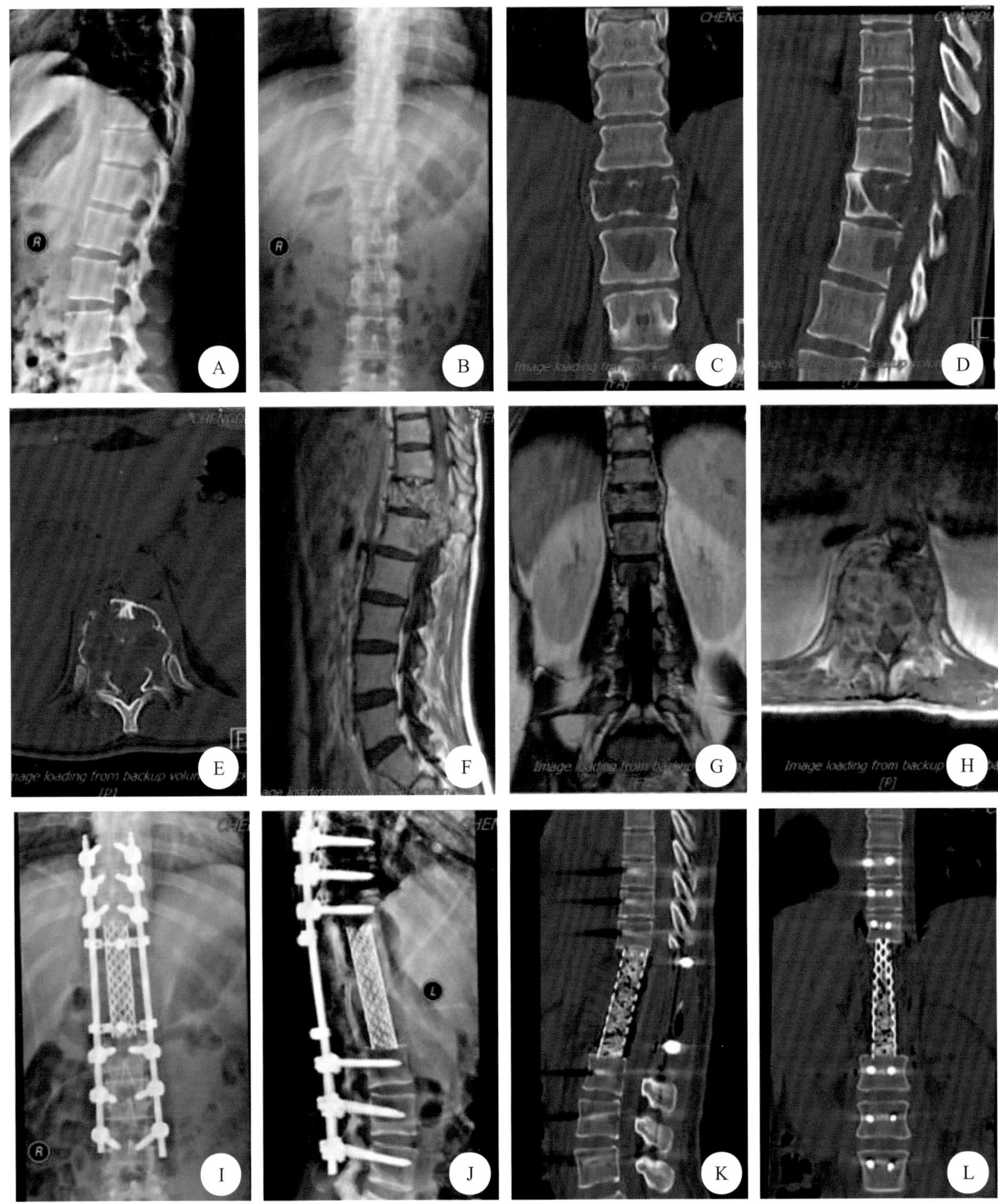

图 23-2-2　女性，25 岁，T_{11}～L_1 骨肉瘤，行 T_{11}～L_1 全脊椎切除、同种异体骨钛笼植骨融合内固定术

A、B. 术前 X 线片；C～E. 术前 CT；F～H. 术前 MRI 显示肿瘤累及 T_{12}～L_1 及附件，脊髓受压；I、J. 术后 5 个月 X 线片；K、L. 术后 5 个月 CT 显示同种异体骨钛笼植骨融合，无明显沉降及松动，内固定位置无松动及断裂

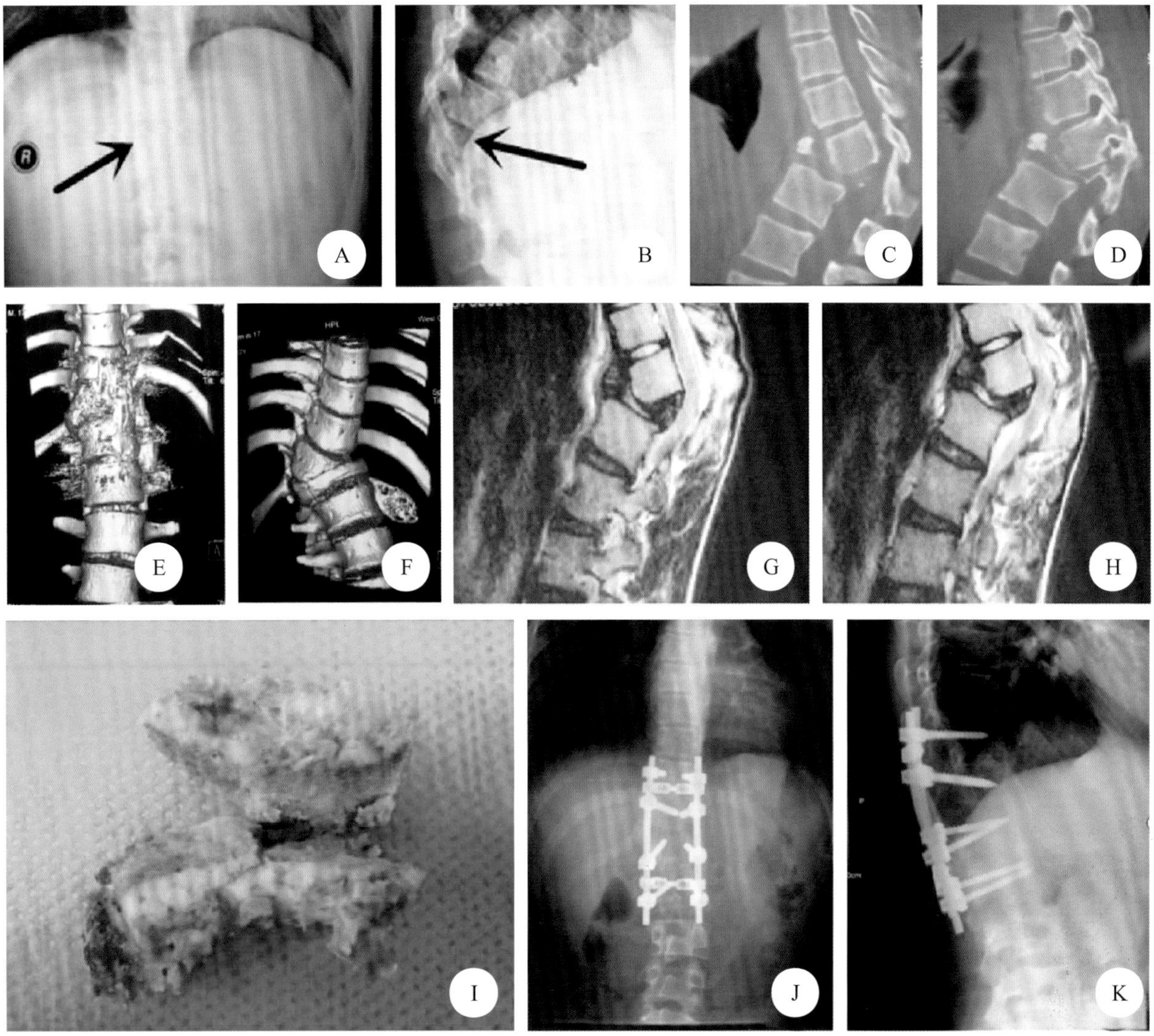

图 23－2－3　男性，16 岁，T_{12}～L_1 纤维结构不良

A、B. X 线片显示后凸畸形（箭头所示）；C、D. CT 显示病理性骨折后凸畸形；E、F. CT 容积重建显示病理性骨折后凸畸形；G、H. MRI 显示病理性骨折后凸畸形；I. 病椎切除大标本；J、K. 行病椎切除、矫正畸形、T_{10}～L_3 椎弓根螺钉内固定术

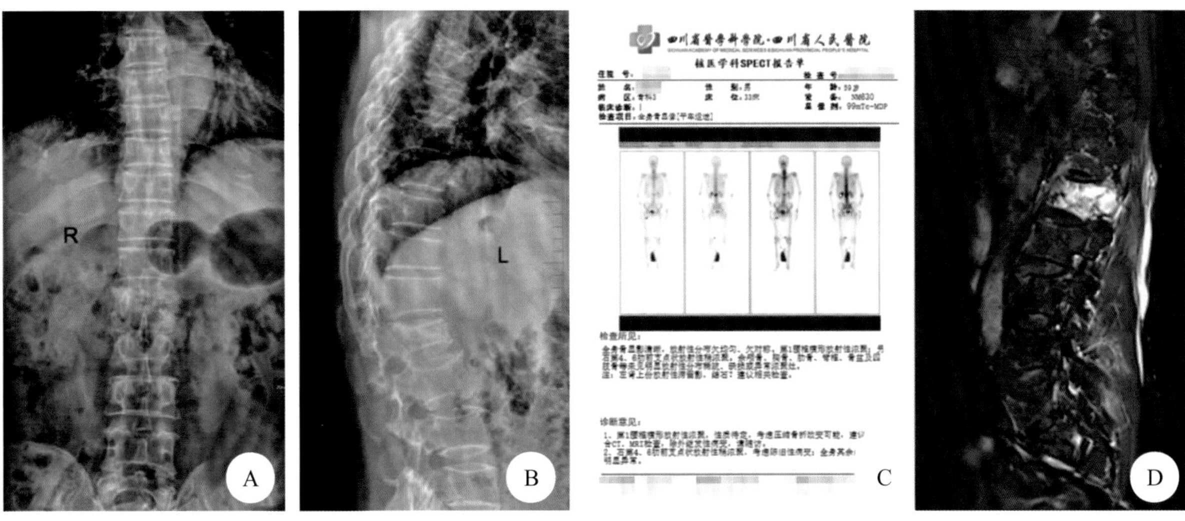

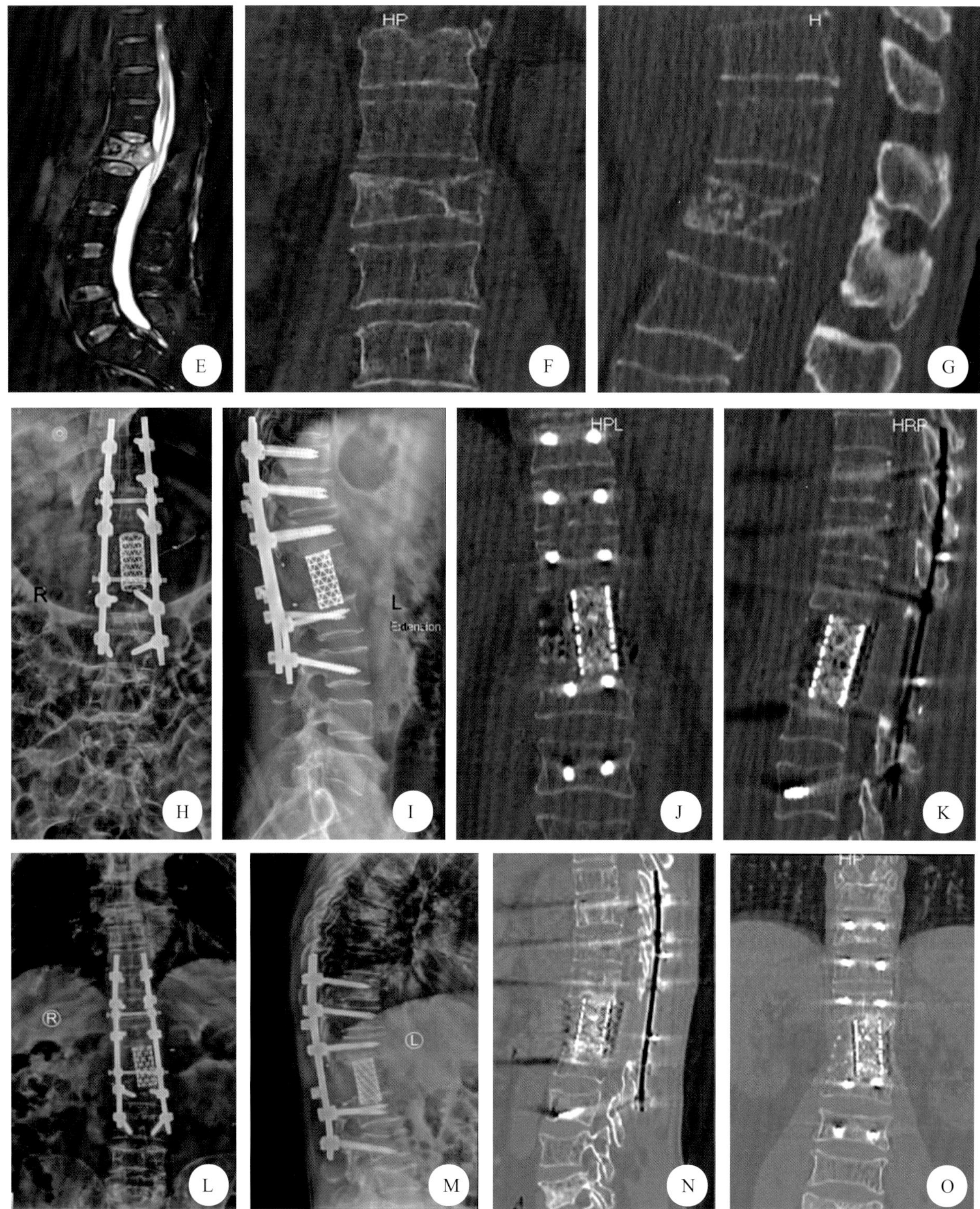

图 23-2-4　男性，59 岁，L_1 孤立性浆细胞瘤、行后方入路 L_1 全脊椎切除，异体骨钛笼植入，椎弓根螺钉固定术

A、B. 术前 X 线片显示 L_1 高度降低；C. 骨显像显示 L_1 核素异常浓聚；D~G. 术前 MRI 和 CT 显示 L_1 溶骨性破坏；H~K. 术后 X 线片和 CT 显示内固定稳定，钛笼在位；L~O. 术后 20 个月 X 线片和 CT 提示内固定稳定，钛笼稍有沉降，但已有融合征象

（李亭　胡钟舰　张伟　刘希麟　周春光　宋跃明　胡云洲）

参考文献

[1] 白素静，李甲振，陈月贤．全脊椎整块切除术治疗原发性胸腰椎肿瘤患者并发症的研究［J］．实用癌症杂志，2022，37（4）：595－597.

[2] 鲍剑峰，曹太见，杜鹏，等．治疗胸腰椎原发和转移性肿瘤应用后路Ⅰ期全脊椎整块切除的临床效果研究［J］．中华肿瘤防治杂志，2020，27（S1）：148，150.

[3] 李丹，罗冬冬，赵海林，等．椎旁肌肉间隙入路手术切除胸腰椎旁肿瘤的疗效分析［J］．中国临床神经外科杂志，2023，28（6）：383－385.

[4] 芦山，孟宇，李弘帅，等．一期后路分块与整块全脊椎切除术在胸腰椎恶性肿瘤中的效果［J］．癌症进展，2021，19（16）：1670－1673.

[5] 苏允裕，章晓云，劳贵昌，等．全脊椎切除术与分离术治疗胸腰椎孤立性转移肿瘤的疗效比较［J］．中国骨与关节损伤杂志，2021，36（7）：700－703.

[6] 韦峰，刘杉杉，刘忠军，等．胸腰椎肿瘤整块切除后应用3D打印人工椎体重建的安全性和有效性研究［J］．中国脊柱脊髓杂志，2020，30（9）：774－781.

[7] 肖伟，殷剑，赵清斌，等．全脊椎整块切除术治疗胸腰椎肿瘤的疗效分析［J］．中国骨与关节损伤杂志，2021，36（1）：57－58.

[8] 张亚，孙允龙，熊伟，等．3D打印个体化人工椎体在胸腰椎肿瘤整块切除后脊柱稳定性重建中的应用［J］．生物骨科材料与临床研究，2021，18（1）：17－21，26.

[9] 朱小军，卢金昌，宋国徽，等．胸腰椎肿瘤椎体矢状切除的安全性和有效性［J］．中国脊柱脊髓杂志，2023，33（4）：292－299.

[10] Giammalva GR，Ferini G，Torregrossa F，et al. The palliative care in the metastatic spinal tumors. A systematic review on the radiotherapy and surgical perspective［J］. Life（Basel），2022，12（4）：571.

[11] Hu TY，Zhang G，Ye H，et al. Pain relief and safety of microwave ablation combined with percutaneous vertebroplasty for vertebral metastasis：A pilot study［J］. J Neurol Surg A Cent Eur Neurosurg，2023，84（6）：513－520.

[12] Papalexis N，Parmeggiani A，Peta G，et al. Minimally invasive interventional procedures for metastatic bone disease：A comprehensive review［J］. Current Oncol，2022，29（6）：4155－4177.

[13] Tomasian A，Jennings JW. Spine metastases：Thermal ablation and augmentation［J］. Skeletal Radiol，2023，52（10）：1921－1928.

[14] Tomasian A，Jennings JW. Spine microwave ablation：Safety and efficacy for treatment of vertebral metastases［J］. AJNR Am J Neuroradiol，2022，43（3）：E9.

[15] Yao YM，Zhu X，Zhang N，et al. Microwave ablation versus radiofrequency ablation for treating spinal metastases［J］. Medicine，2023，102（25）：e34092.

第二十四章　腰椎肿瘤手术治疗

第一节　腰椎后方入路切除与重建

腰椎后方入路可以直接显露全部腰椎的棘突、椎板和关节突关节，也可以显露横突和椎弓根。Wiltse 和 Spencer 改良了腰椎的脊柱旁入路，纵向分开竖脊肌群，显露腰椎的后外侧。此入路特别适合摘除极外侧型椎间盘突出、神经根管远出口（Far out）综合征减压和植入椎弓根螺钉；也可以完成绝大部分脊柱的手术，包括脊柱肿瘤的切除；对于椎管内手术也是主要的手术入路，对于椎体的肿瘤可以完成全椎体切除。

一、应用解剖

患者取俯卧位，胸及耻骨联合处垫高以免腹部受压，否则椎管内静脉充血，手术时出血增多。

正中切开棘上韧带，将肌肉进行骨膜下剥离。剥至上关节突根部处，因有营养动脉进入，撕断后出血较多。咬除椎板及黄韧带则可进入椎管。腰背部水平切面（上面观）见图 24－1－1。

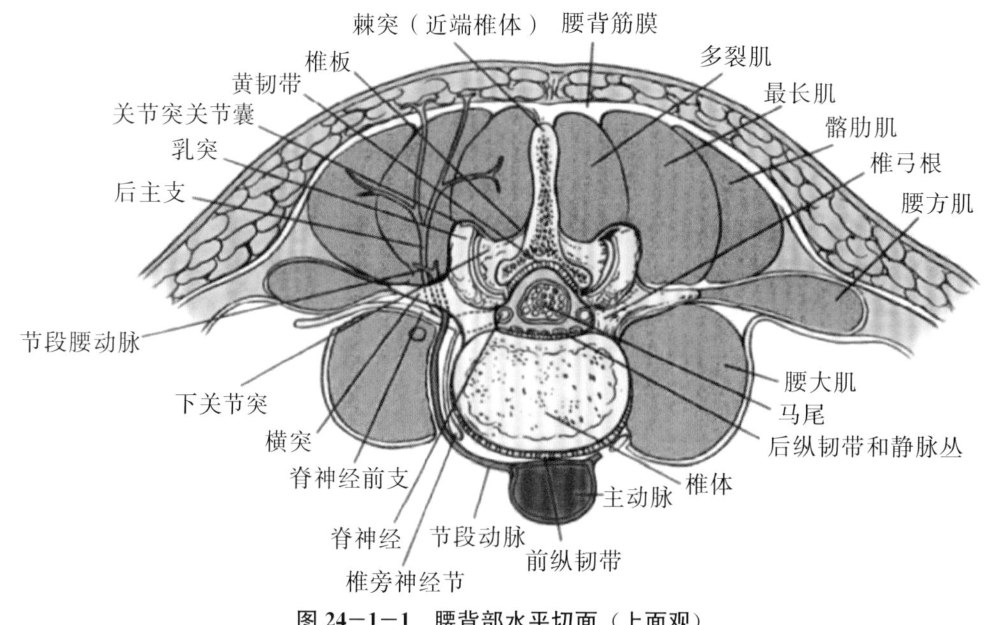

图 24－1－1　腰背部水平切面（上面观）

二、肿瘤显露

腰椎后方入路手术是常使用的脊柱手术入路之一，解剖结构简单，无重要的血管神经，容易显露，可以完成绝大部分脊柱的手术。

（一）麻醉与体位

全身麻醉，患者取俯卧位。胸前及髂骨前应用垫枕支撑使腹部悬空以减轻腹部压力，有助于减少术中出血，双膝部垫薄软枕，双踝部垫枕头使膝关节轻度屈曲，头部侧偏置于软的头圈中，避免眼睛受压。双上肢置于两侧的支架上避免肩关节外展超过 135°，过度外展可能损伤臂丛神经。

（二）定位

如根据腰椎的解剖特殊性确认脊柱序列比较困难，可根据术前定位或术中应用 C 臂机透视定位。术前定位方法有：

（1）术前俯卧位摄正位 X 线片，切口区用金属标记，在皮肤上划线，因皮肤的移动性较大，此方法不够准确。

（2）术前俯卧位摄正位 X 线片，切口区用金属标记，局部注射亚甲蓝进行深部定位，此方法较准确，但是注射亚甲蓝的量要适宜，过多时会因亚甲蓝弥散范围大而定位不准确，过少可能术中找不到亚甲蓝的染色区域。

（3）根据术前 X 线片上髂嵴最高点的连线与脊柱的相交点确认 $L_{4\sim5}$、S_1 的棘突，此方法有时欠准确，必须在术中再次确认。

（4）可以根据 $L_5\sim S_1$ 椎板间隙是最后一个椎板间隙（也要从前后位 X 线片上确认）、L_5 和 S_1 棘突的活动度不同、L_5 椎板和 S_1 椎板的敲击声音不同来确认，一旦有怀疑则需要立即应用 C 臂机透视定位。

（5）术前摆放体位后 C 臂机透视定位，皮肤划线，此法因皮肤不再移动，定位较准确，定位标志为椎弓根。

（三）切口

以病椎棘突间为中心，沿棘突连线做脊柱后正中切口 10～15cm，标切口线。

（四）浅表显露

应用 1∶1000000 的肾上腺素生理盐水沿切口线行皮下注射，并注射至双侧的关节突关节区，有利于减少术中的出血。手术刀切开皮肤，换刀切开皮下组织层。甲状腺拉钩向两侧牵开皮肤，进一步切开深筋膜，电凝止血。电刀沿棘突两侧骨膜下小心切开，避免切至肌肉内和肿瘤组织内，只要不切至软组织内，出血极少。

（五）深层显露

当切开至椎板时，换用浅部单齿自动拉钩向两侧牵开椎旁肌，沿椎板的骨面用电刀行骨膜下剥离，向两侧切开至关节突关节的外缘，不需要行脊柱融合的患者要小心保护关节突、关节囊，避免切开及损伤关节囊及关节软骨，显露到横突中部以获得较宽的植骨床，同时有助于术中完整地切除病椎。在完成椎体附件切除后进一步显露椎体侧方及前方，应用特制的工具沿椎体侧方至椎体前方与对侧会合，对节段血管可以结扎或电灼。

三、肿瘤切除

后方入路切除脊柱附件的肿瘤可以完成整块切除，但包括椎体的肿瘤需要先切除附件再完成椎体的切除。肿瘤的切除要求尽可能完整，避免分块切除，主要是减少肿瘤细胞的种植转移。

（一）植入椎弓根螺钉

在准备切除肿瘤之前需要在病变上、下各 2 个或 3 个节段植入椎弓根螺钉，同时需要先植入一侧的连接棒以稳定脊柱。

确认各个椎体椎弓根螺钉的进钉点，根据需要植入椎弓根螺钉的数量分别确定各个椎弓根螺钉的进钉点，$L_{1\sim5}$ 椎弓根螺钉进钉点为横突的中线与上关节突外缘的连线的交点，S_1 椎弓根螺钉进钉点为 S_1 上关节突外下缘，即人字嵴顶点。先开孔，钻孔，小圆头探针探查孔道的四壁，特别是内侧壁和下壁，最后测深、攻丝、旋入椎弓根螺钉。为了安装钛棒顺利，要求几个进钉点尽可能保持在一条纵行线上。S_1 椎弓根螺钉因位置和角度的关系最好应用万向螺钉，以利于钛棒的安装。C 臂机透视确定椎弓根螺钉的位置正确。安置临时连接棒。分别测量上、下椎弓根螺钉之间的距离，剪取相应长度的钛棒，根据术中的操作要求可能随时取下和安装临时连接棒。

（二）肿瘤椎体的切除

1. 整块切除　于椎弓根的外缘行骨膜下或肿瘤表面的软组织包膜外切开至上、下椎间盘水平，应用特制的骨刀截断双侧椎弓根并整块取出椎体后方的附件结构。将线锯绕过椎体的前方切断病椎上、下椎间盘，再绕过硬脊膜完整取出病变的椎体。整块切除有利于减少肿瘤细胞的种植转移和减少出血。止血后用明胶海绵覆盖减压部位裸露的硬脊膜。

2. 分块切除 于椎弓根的外缘行骨膜下或肿瘤表面的软组织包膜外切开，至上、下椎间盘水平，安置一侧临时连接棒，用骨刀切除对侧受累的部分椎体及上、下方椎间盘和软骨板，再安装已切除侧的连接棒，拆除未切除侧的连接棒，切除余下的病椎及相邻的椎间盘。也可以在整块椎体不能取出的情况下于椎体的中部纵向切断椎体，并分别从两侧取出椎体。

四、稳定性重建

腰椎后方入路稳定性重建取决于病变的范围及整个手术方案的选择。对于术中加强内固定材料的选择，也应依据肿瘤发生的部位、病变的范围及患者预计生存期等方面综合考虑。肿瘤侵犯范围较大，刮除后采用多种固定联合加固脊柱的稳定性。椎体间支撑植骨可以应用自体髂骨、骨水泥、钛网、人工陶瓷、人工椎体、合成材料椎间融合器等，连接系统为各种椎弓根螺钉内固定系统。

（一）安置撑开装置

刮匙刮除上、下方终板软骨，测量上、下终板之间的距离，剪取相应长度的钛网。应用切取的髂骨填塞钛网或应用人工椎体，把钛网或人工椎体填塞在前方切除的椎体处，应用明胶海绵填塞硬膜的周围，椎弓根螺钉内固定系统进行加压使钛网与椎体接触紧密，有利于植骨的愈合及支撑稳定，以免内固定系统受到更大的张力。初步稳定后C臂机透视显示内固定系统及钛网的位置，良好后即可旋断钉尾部。最后连接两个横向连接装置。将切取的多余的碎骨粒放置在钛网的前方及侧方，硬脊膜侧方和前方用明胶海绵保护以免碎骨粒掉入椎管内。

（二）固定植骨

安棒并连接横杆，紧固所有的螺栓。生理盐水冲洗切口。应用小骨刀、骨圆凿、咬骨钳或磨钻处理植骨床。准备植骨床非常重要，它是植骨后椎骨能否融合的重要因素之一，植骨融合脊柱才能真正稳定，从而避免断钉、断棒。最后用从髂后上棘切取的髂骨（或自体骨与人工骨的混合）做成的植骨材料紧密压入植骨床中，因切除了较长节段的骨质，最好应用大块长骨条连接上、下椎板。取髂骨可以在同一切口内完成，需要先完成取髂骨的步骤。

（三）手术方式及重建材料的选择

依据肿瘤性质不同，选择适当的植入物，对于脊柱良性肿瘤切除后的瘤腔多选用植骨（如自体骨）充填缺损，自体骨因强度好，无排斥反应，而且愈合率较高。对侵袭性肿瘤前柱骨缺损者多采用骨水泥固定或人工椎体修复，采用骨水泥联合人工椎体维持稳定性。近年来，随着新兴技术的涌现，目前全脊椎切除后可分别选择以下方式重建脊柱稳定性。

（1）钛笼植骨与椎弓根螺钉棒固定。

（2）人工椎体与椎弓根螺钉棒固定。

（3）纳米羟基磷灰石假体与椎弓根螺钉棒固定。

（4）3D打印椎体与椎弓根螺钉棒固定。

其中钛笼植骨与椎弓根螺钉固定运用最为广泛（图24—1—2）。

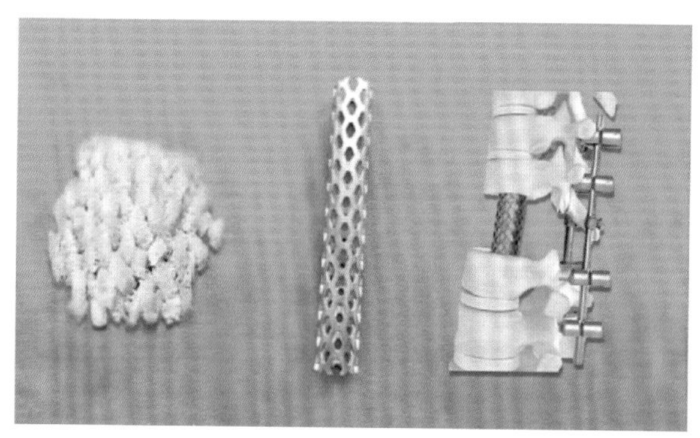

图24—1—2 恒普异体骨钛笼：将同种骨碎粒产品装入修剪并灭菌后的钛笼，直接安装到缺损椎体处，可根据手术需要裁剪成任意长短大小，方便安放，植入后无排斥反应、无感染

Oda等对单节段全脊椎切除后的患者进行了5种方式的重建，结果表明前方入路内固定加后方入路多节段经椎弓根内固定和前方入路内固定加后方入路短节段经椎弓根内固定方法的前后联合入路重建脊柱稳定性效果最佳。

典型病例见图24—1—3~图24—1—6。

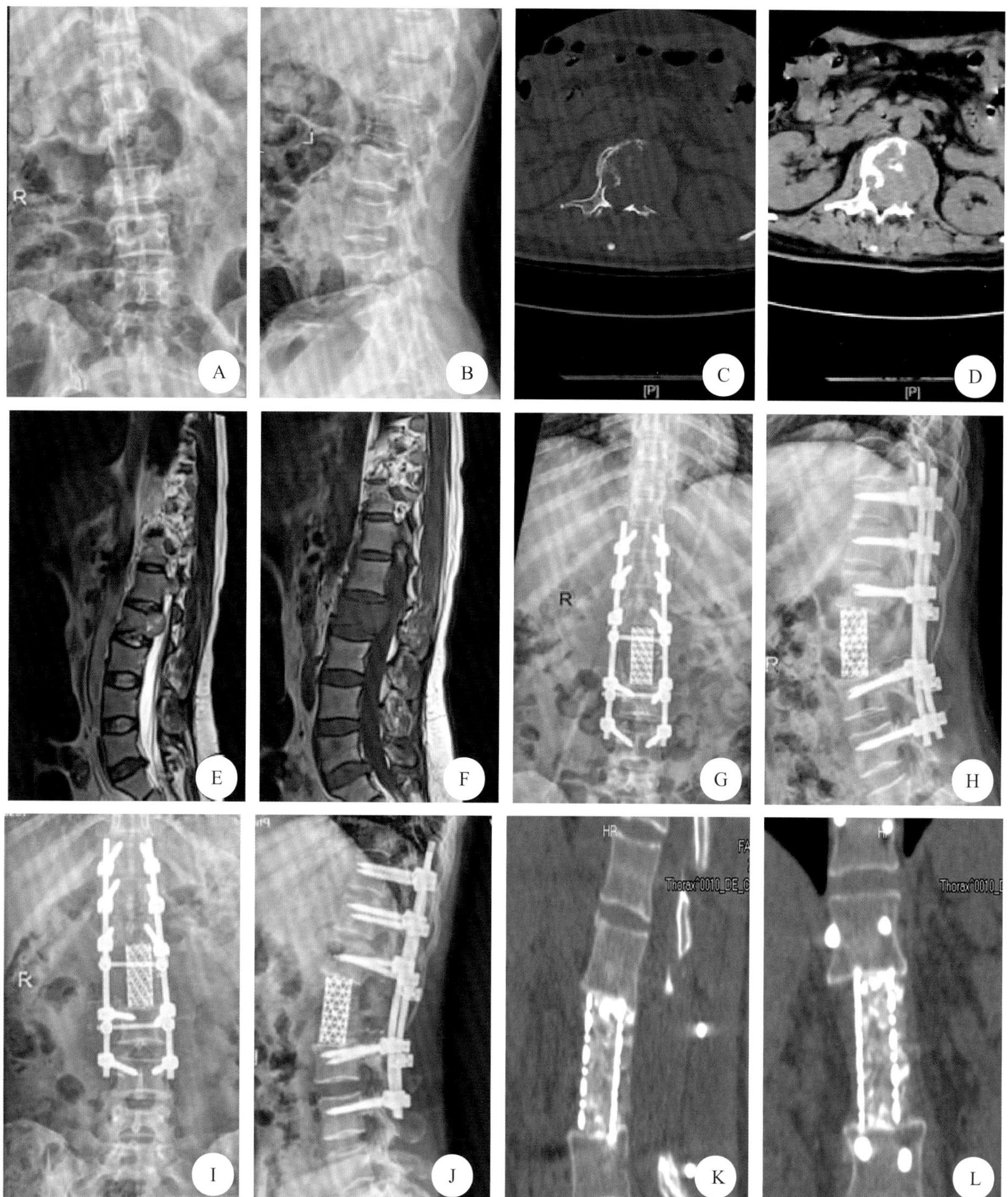

图 24-1-3　女性，34 岁，乳腺癌 L_2 转移，行后方入路 L_2 切除、同种异体骨钛笼植入、椎管减压、T_{11}～L_4 植骨融合、椎弓根螺钉内固定术

A、B. 术前 X 线片显示椎体骨质破坏；C、D. 术前 CT 显示 L_2 溶骨性破坏；E、F. 术前 MRI 显示 L_2 溶骨性破坏；G、H. 术后 X 线片显示内固定稳定，钛笼在位；I、J. 术后 6 个月 X 线片显示内固定稳定；K、L. 术后 1 年 CT 显示钛网位置良好，钛网内同种异体骨有融合征象

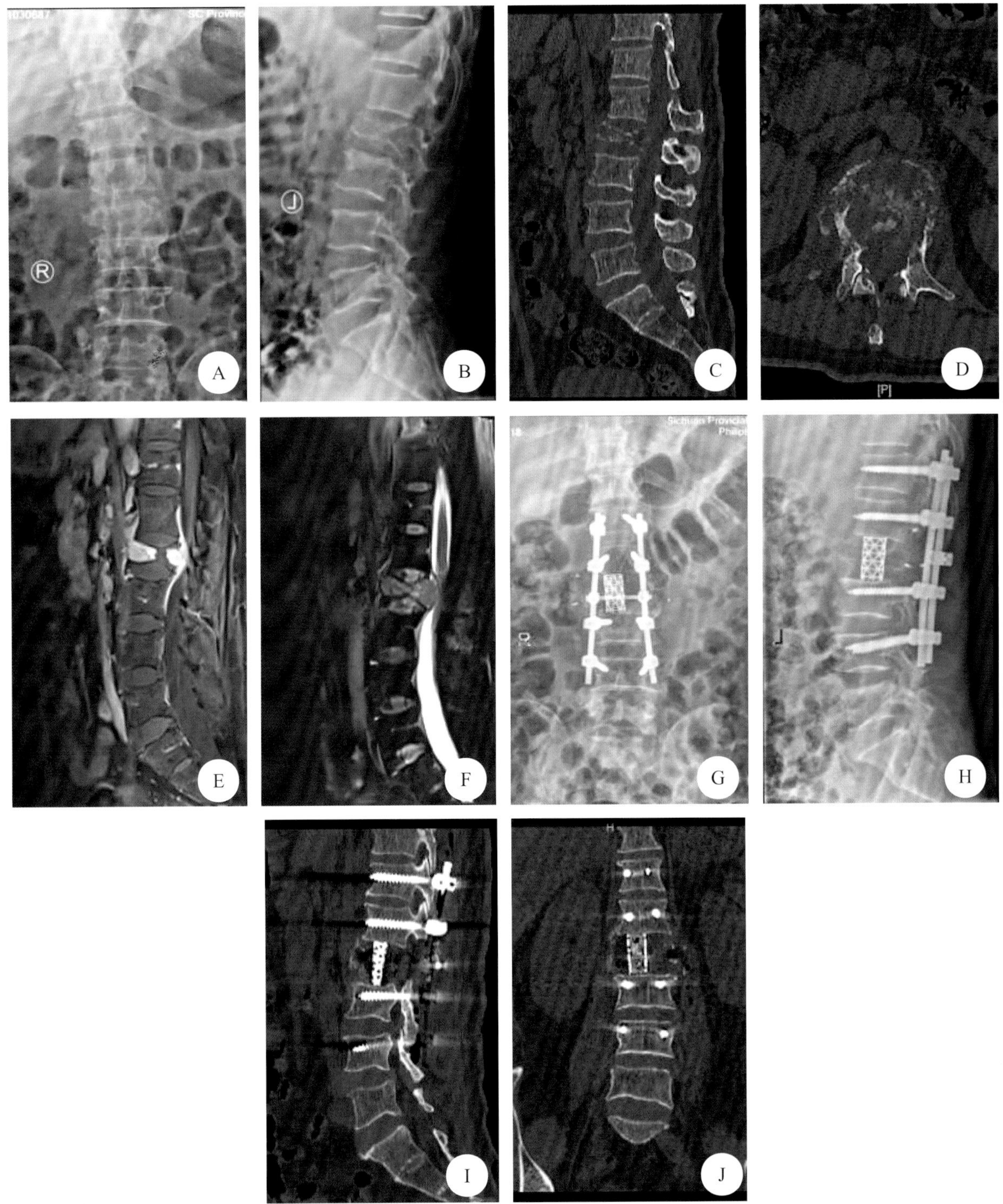

图 24-1-4　男性，59 岁，肝癌 L_2 转移，行后方入路 L_2 切除、同种异体骨钛笼植入、椎管减压、T_{12}～L_4 植骨融合、椎弓根螺钉内固定术

A、B．术前 X 线片显示椎体骨质破坏；C、D．术前 CT 显示 L_2 溶骨性破坏；E、F．术前 MRI 显示 L_2 溶骨性破坏；G、H．术后 X 线片显示内固定稳定，钛笼在位；I、J．术后 CT 显示内固定稳定

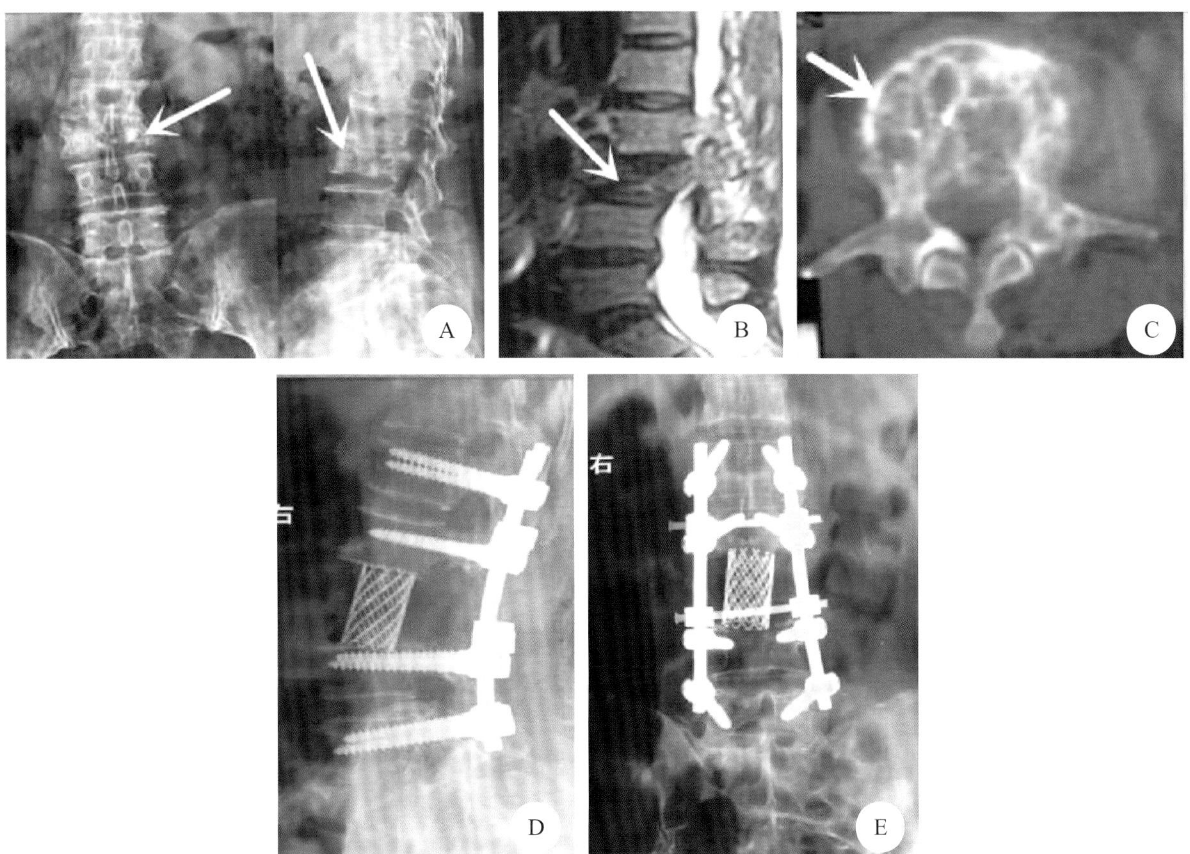

图 24－1－5　女性，62 岁，乳腺癌 L_2 转移，行后方入路 L_2 切除、同种异体骨钛笼植入、椎管减压、T_{12}～L_4 植骨融合、椎弓根螺钉内固定术

A. 术前 X 线片（箭头所示）；B、C. 术前 CT，Tomita 分型Ⅲ型（箭头所示）；D、E. 后方入路 L_2 切除、同种异体骨钛笼植入、椎管减压、T_{12}～L_4 植骨融合、椎弓根螺钉内固定术后 X 线片

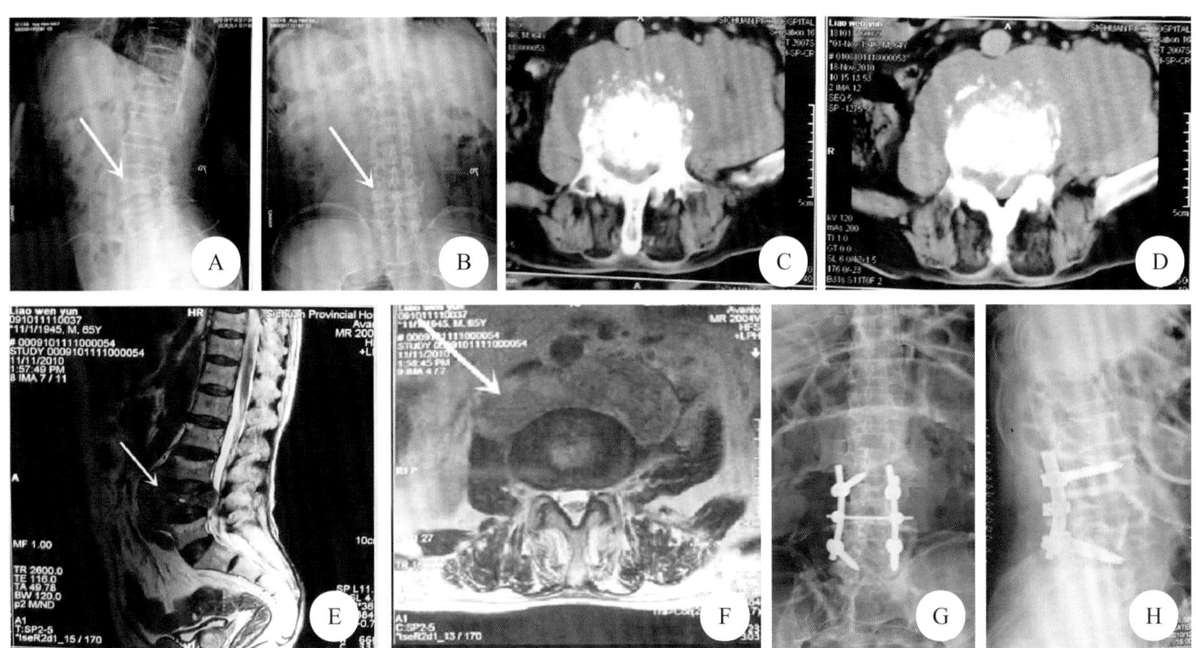

图 24－1－6　男性，65 岁，L_4 脊索瘤，行 L_4 全脊椎切除、椎体间髂骨块植骨、椎弓根螺钉内固定术

A、B. 术前 X 线片（箭头所示）；C、D. 术前 CT；E、F. 术前 MRI（箭头所示）；G、H. L_4 全脊椎切除、椎体间髂骨块植骨、椎弓根螺钉内固定术后 X 线片

五、讨论

腰椎后方入路是脊柱外科医生最熟悉的手术入路，可以直接到达腰椎，特别是在切除肿瘤时，可以直观地看到病变部位。但由于是背侧入路，对于前侧的腰椎病变可能视野受限。手术入路中无重要的血管神经，需要注意的是在上关节突外缘和峡部外侧有静脉分支易损伤致出血。不需要行关节融合的患者注意保护关节突关节的关节囊和关节软骨，避免损伤。与前方入路或侧方入路手术相比，后方入路手术的创伤较小也相对成熟，恢复期也较短。

全椎体切除的患者需要保护相应的神经根和硬脊膜，显露充分是重要的步骤，双极电凝止血椎管的静脉丛可以减少术中的出血。

椎管内的肿瘤切除椎板的范围应以保留下关节突的2/3为标准，避免完全切除下关节突，这将导致脊柱不稳，需要行脊柱固定融合术。

第二节　腰椎前方入路切除与重建

腰椎前方入路有两种：经胸膜外腹膜外斜形切口（前外侧入路），经腹直肌旁直切口（前正中入路）。两种切口各有优势，对于$L_{1\sim4}$的肿瘤应用经胸膜外腹膜外斜形切口显露较好，经过腹膜外更容易接近上腰椎，进行侧前方的减压和前柱重建；而对于L_5的肿瘤经腹直肌旁直切口显露较好，直接从前方经腹直肌外缘腹膜后间隙接近腰椎，经胸膜外腹膜外斜形切口对腹腔内脏干扰较大，同时肿瘤细胞腹腔种植转移的风险增大。

一、胸膜外腹膜外入路

此入路改良自前外侧入路，普通外科医生常通过前外侧入路行腰交感神经干切除术。该入路显露充分，可用于腰椎多节段的广泛切除、病灶清除和植骨。根据显露腰椎部位的不同，可将切口选在髂嵴到第12肋之间的不同平面。此入路主要的解剖层位于肾后肾筋膜与腰方肌、腰大肌之间的潜在间隙，可以显露$L_{1\sim4}$，对于椎体部位的病变显露较佳。但是合并椎弓部位的病变必须联合后方入路手术才能彻底切除病变的椎骨。

（一）应用解剖

患者取侧卧位，前倾约60°或完全侧位，腰桥抬高令术侧肋弓与髂嵴张开。多选用右侧卧位做左侧切口，可以避开肝脏及腔静脉。上腰椎切口上后端可分别起自第11肋或第12肋中后部的肋角，切口前下端可至髂前上棘内侧或耻骨结节上方。下腰椎则于肋骨下缘平行第12肋做切口。切断的肌肉有背阔肌、下后锯肌、腹内斜肌、腹外斜肌、腹横肌和腰髂肋肌。将腹膜壁层自切口剥离，体位改为后仰约60°，剥离腹膜至椎体外侧面。推腹膜囊及肾脏向腹侧，注意保护输尿管、生殖股神经、交感干及其分支。处理L_1时，需剥离切除第12肋、T_{12}肋椎头，此时注意勿伤及其深面的胸膜囊。腰大肌起自T_{12}及腰椎椎体表面并向下外方走行，髂肌起自髂窝内，与腰大肌汇合加强形成髂腰肌，止于股骨小转子。髂腰肌是腰椎侧前方最为邻近的肌肉。腰大肌的起点位于T_{12}～L_5椎间盘的侧方及腰椎的横突，此双重起始点使得腰大肌在水平面上有两个接触面。这两个接触面形成的夹角朝向后正中方位，正对椎间孔。腰神经干的前支从此发出并相互交织形成腰丛，腰椎各神经根、腰丛、骶丛行于腰大肌后缘椎弓根侧面。在腰大肌中后1/3平面分离腰大肌不会损伤腰骶丛及神经根。

（二）肿瘤显露

经胸膜外腹膜外斜形切口主要用于切除$L_{1\sim4}$的肿瘤。经胸膜外腹膜外斜形切口是临床上常见的切口，类似泌尿外科的肾切口，可以根据病变的位置适当向头端或尾端平移切口的位置，切口的中央部分与病椎在一个平面上，方便显露。

1. 麻醉和体位　全身麻醉，患者取右侧卧位，因为腹主动脉位于左侧，术中损伤下腔静脉的可能性降低，下腔静脉损伤后修补较困难。身体与手术台垂直，根据需要可以把手术台倾斜至30°。将手术台两端折下，以增加第12肋与髂嵴之间的显露。轻度屈曲髋关节以减轻腰大肌张力。右侧胸壁垫腋枕，使肩部悬空，避免三角肌受压导致腋神经损伤，避免右上肢受压而使静脉回流受限，双上肢置于托架上。头右侧垫枕使之与脊柱保持在同一水平位置，右侧大转子部及右膝部垫软枕避免出现压疮和腓总神经损伤，双下肢轻度屈曲可以松弛髂腰肌和减轻腹部的压力。在耻骨联合前方和骶尾部后方应用挡板阻挡，避免患者前后摆动，需要注意的是避免压迫股静脉而出现深静脉血栓。

2. 切口　L_1 或 L_2 肿瘤，采用切除第 12 肋入路，切口自第 12 肋棘突旁 5cm 斜向前下超过肋骨尖 2cm，切口线沿第 12 肋走行，标记笔划线。沿第 12 肋表面，从腰方肌外缘到腹直肌外缘做斜形切口，用于显露 L_1、L_2。若为下腰段肿瘤，同法，将切口于肋骨下缘平行下移几横指宽，即可显露下段腰椎。取髂骨可以经同一切口下方深浅筋膜之间至髂骨的前半部，不用再做切口，也可以在同一个消毒范围内另做一切口。

3. 浅层显露　手术刀沿切口线切开皮肤，约 15cm，换手术刀切开皮下组织层，电凝止血，再向深层切开深筋膜及肌层，用电刀沿皮肤切口切开皮下组织、深筋膜、腹外斜肌、腹内斜肌、腹横肌和腹横筋膜。小心保护腹膜，通过钝性分离将腹膜向前翻转，一旦出现腹膜损伤，必须将其修复。切除第 12 肋前方 3/4，肋软骨劈开可以留作切口缝合标记。切开肋软骨及腹侧的腹肌进入腹膜后间隙（图 24－2－1），在切开肋骨床过程中避免损伤胸膜，近端显露肋膈角亦应避免损伤壁层胸膜导致气胸。应用两块纱布分别垫于切口上、下缘，安放撑开器，撑开后充分显露手术野。用湿盐水纱布包裹好的“S”形拉钩或压肠板拉开并保护腹膜及前方内脏组织，在腰大肌前后缘的中后 1/3 处纵行钝性分开腰大肌直至腰椎的椎体侧方椎弓根部位。

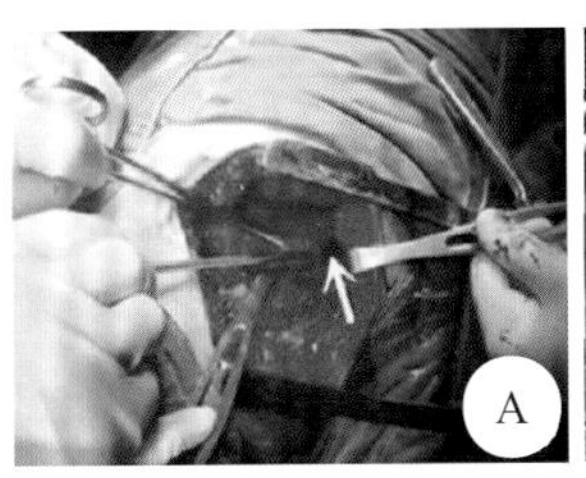

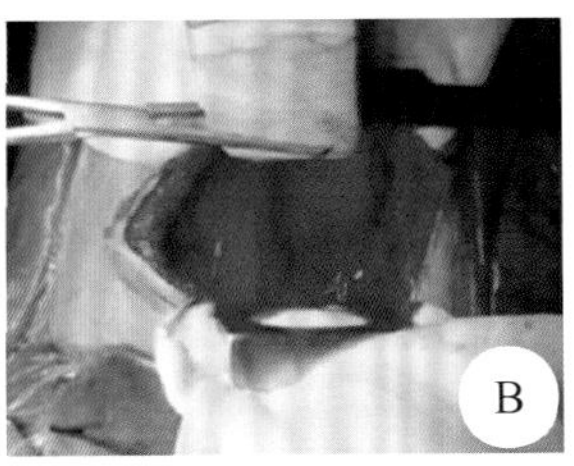

图 24－2－1　浅层显露

A. 肋膈角（箭头所示）；B. 腹膜后间隙

4. 定位　根据病变的特点以及术中所见做出基本定位，或者根据最远端的肋骨和横突进行初步定位，然后在病椎上、下椎体或椎间盘插入定位针，用 C 臂机透视定位。不要插入病变部位。

5. 深层显露　在腹膜后间隙辨认腰大肌，输尿管及腹膜后脂肪在其表面前方一起下行。在椎体和腰大肌外缘之间可找出交感神经链，生殖股神经位于腰大肌前面。在肋缘和髋间放入 Finochietto 肋骨拉钩，帮助显露切口，用手指探查并确认 T_{12}～L_5，用 Deaver 拉钩保护椎体前大血管。注意腰节段血管位于椎体中部，而相对血供较少的椎间盘凸起在每一节段血管的上、下两侧。在助手的帮助下逐渐向头端和尾端纵行延伸，钝性分开腰大肌，充分显露术野直至显露 $L_{1\sim3}$ 的侧方。注意处理椎体侧方的节段血管，一般是应用两把直角血管钳挑起钳夹、切断后丝线结扎，也可用双极电凝和电刀直接切断血管。另外的选择是应用钛夹夹闭腰椎的节段血管，血管的断面应用双极电凝烧灼，需要注意在 $L_{4\sim5}$ 侧方的节段静脉常常较为粗大，分离、结扎时应小心，否则一旦破裂或滑落，处理起来较为困难。椎体上的滋养孔出血，可用骨蜡止血。有效处理血管可以减少术中出血量和缩短手术时间。用腹腔拉钩保护前方的腹腔血管，圆柄骨膜剥离器钝性或电刀锐性剥离椎体侧方附着的肌肉和肌肉腱性组织。剥离范围为前方到椎体的前缘、后方到椎弓根根部，神经剥离子可以探到椎间孔。应用撑开器连接前方的两枚椎弓根螺钉并撑开保持椎体的正常状态，同时也有助于切除病椎后仍保持脊柱稳定。

（三）肿瘤切除

肿瘤的切除要求尽可能完整，避免分块切除，但对于不规则的椎体比较困难。完整地切除取决于良好的显露。

1. 切除上、下位椎间盘　尖刀环形切断病椎上、下方的椎间盘纤维环，应用髓核钳取出髓核组织，并应用各种刮匙或骨刀清除病椎上位椎体的下终板软骨、下位椎体的上终板软骨，对于病椎的上、下终板不需要处理，可以减少出血、避免进入病椎内。

2. 切除病椎　利用椎间盘的完整性和肿瘤外包膜的完整性减少肿瘤细胞的种植转移，用锋利的骨刀在椎间盘与上、下位椎体的交界处切断纤维环，后方在完整的椎弓根水平用咬骨钳切断椎弓根，尽可能完整切除肿瘤，特别是对于恶性肿瘤，腰椎前中 1/3 处和椎弓根稍前处纵行切开椎体骨至对侧骨皮质，用咬骨钳等清除切开的肿瘤，切除范围至软组织包膜外。快速切除病椎是减少出血的最佳方式。手术中完全切除肿瘤，注意不要切断椎体对侧的节段血管，以免导致大出血，用神经剥离子探查椎管，避免在硬脊膜前方残留病灶，特别是对侧的椎弓根水平最容易残留病灶。

3. 椎管减压 用神经剥离子探查椎管，避免在硬脊膜前方残留病灶，特别是对侧的椎弓根水平最容易残留，硬脊膜膨隆是减压的指征，减压死角是双侧椎弓根基底部。活动性出血点可用明胶海绵、止血纱布、流体明胶等止血，明确的小血管出血应用双极电凝止血。

（四）稳定性重建

腰椎前方入路稳定性重建取决于整个手术方案的选择，如果单纯前方入路手术能完成瘤体的切除，则选择单纯前方入路重建稳定性，应用椎间植骨+连接上、下椎体之间的固定装置。椎间植骨可以应用自体髂骨、骨水泥、钛网、人工陶瓷、人工椎体、合成材料椎间融合器等。固定装置有 Z-plate、Antares、Kaneda、Ventro Fix、ATLP 等。

1. 植入椎体螺钉 在切除肿瘤椎体之前，先在肿瘤椎体上、下椎体上植入椎体螺钉并应用撑开器维持位置，有利于切除肿瘤椎体的取出。

椎体螺钉植入根据器械设计的要求进行。以 Antares 固定 $L_{1\sim3}$ 节段为例，先确认患者的体位是完全侧位，确认准备植入椎体螺钉的椎体后缘，于 L_1 的后下方距下终板和椎体后缘各 0.5cm 处先行开孔，以平行终板、向前成 5°的角度钻孔、探查、测深、攻丝、旋入椎体螺钉。L_1 前上方的进钉点距椎体前缘 1cm、距上终板 0.5cm，以平行终板、向后成 10°的角度钻孔、探查、测深、攻丝、旋入椎体螺钉。在 L_3 的对应的位置旋入椎体螺钉，即于 L_3 的后上方距上终板和椎体后缘各 0.5cm 处先行开孔，以平行终板、向前成 5°的角度钻孔、探查、测深、攻丝、旋入椎体螺钉。同法确定 L_5 前下方的进钉点，以平行终板、向后成 10°的角度钻孔、探查、测深、攻丝、旋入椎体螺钉。C 臂机透视确认椎体螺钉的位置（图 24-2-2）。

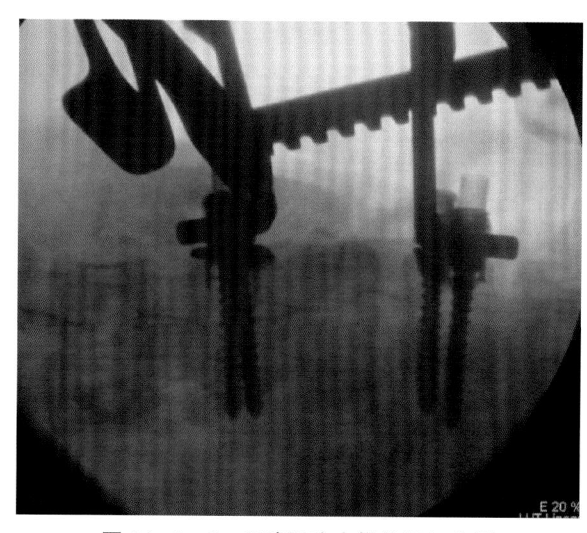

图 24-2-2 C 臂机确定椎体螺钉位置

有时由于髂骨的遮挡，在 L_5 平行终板植入椎体螺钉有困难，可以切除相应位置的一块髂骨用于植骨，同时也便于椎体螺钉植入。椎体螺钉的植入应在减压前完成，否则可能增加术中的出血量。但应注意避免植入椎体螺钉后螺钉的阻挡影响椎管减压的操作。

如果下端在 L_5 上植入双钉确有困难，有时我们在 L_3 和 L_5 上都用一枚椎体螺钉固定，可以减小操作范围。

2. 植骨融合 撑开上、下方的椎体，脊柱序列良好，测量上、下椎体之间的高度。修剪相应长度的钛网，用切取的髂骨、肋骨粒充填钛网压实，安置钛网于上、下椎体的中部，钛网的后方不得超过椎体的后缘，不得与硬脊膜相贴，用明胶海绵隔离钛网与硬脊膜。同样可以应用大块的髂骨块直接填塞其中起到支撑作用，也可以应用人工椎体或其他支撑稳定系统。

如果用髂骨植骨，仅需在同一切口内取髂骨，在切肿瘤组织之前进行，而且术前测量所需要髂骨的长度，可以适当延长便于术中修剪。

3. 连接内固定装置 分别测量上、下椎体的椎体螺钉之间的距离，剪取相应长度的钛棒。安放钛棒于椎体螺钉尾端的开口槽中，并旋紧钉尾螺帽，初步旋紧后 C 臂机透视显示内固定器及钛网的位置良好后即可旋断钉尾部。最后连接两个横向连接装置（图 24-2-3）。

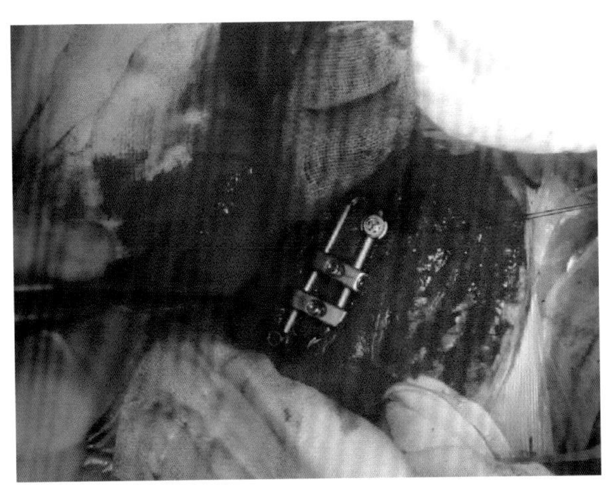

图 24－2－3　前方入路双钉棒内固定

将切取的多余的碎骨粒放置在钛网或髂骨块的前方及侧方，避免放在其后方以免对硬脊膜造成压迫，硬脊膜前方和侧方用明胶海绵保护以免碎骨粒掉入椎管内。

（五）讨论

对于椎管内肿瘤更多采用后方入路切口，如果椎管内肿瘤位于硬脊膜的前方和前侧方，宜应用该切口入路切除；如果肿瘤位于椎体的右侧，可以采用右侧入路，注意 L_1 右侧的肿瘤因为肝脏的阻挡右侧入路较困难。对于椎体的肿瘤宜采用该切口切除。

术中硬脊膜、脊髓、神经的保护：如果肿瘤没有侵及硬脊膜和神经根的表面，术中损伤神经的可能性较小，显露时纵向分离位于腰大肌的中后 1/3，避免损伤紧贴腰大肌后缘的神经根，此处神经损伤有牵拉损伤和电灼损伤，注意牵开器的电传导损伤。椎体后缘切除时需要保护硬脊膜的前方，避免损伤硬脊膜和脊髓。

椎体节段血管的处理：椎体节段血管位于椎体侧方最凹陷处，在椎体表面剥离时小心处理，避免血管断裂导致出血，如果出血则应用 Cobb 骨膜剥离器压迫血管的两端，找到血管断端并结扎。节段血管可以应用丝线结扎、钛夹夹闭、电灼止血等方法，因为节段血管来自腹主动脉，血流压力大，不易自行闭合，一旦出血均可能需要再次手术处理。对于腹主动脉和下腔静脉手术一般不需要显露和过度的牵拉，牵拉下腔静脉可能出现术后深静脉血栓形成。

此入路手术的缺点是术后可能出现下腹壁的麻木、痛觉过敏现象，可能是术中直接切断肋间神经，神经被缝合，撑开器压迫髂腹下神经、髂腹股沟神经导致损伤。另外，因为术中切断腹部的三层肌肉组织，如果缝合不佳可能出现腹壁疝。

总体来说，由于手术是从前方入路，因此不会损伤后部的软组织和神经元，风险相对较低。前方入路更容易直接到达病变部位，提供了更直观、更准确的治疗。通过前方入路，术者可以清楚地看到椎间盘的全貌，提高了手术准确性，有助于更好地恢复脊柱自然曲度，帮助维持稳定性。

二、腰腹膜外入路

这种入路的优点是显露更广泛，特别是对 L_5～S_1 节段，缺点是必须将大血管和腹下神经丛游离才能显露脊椎。上腹下丛含有调节泌尿生殖系统的交感神经，特别是在男性，此入路可能导致诸如逆向射精等并发症。然而，该神经损伤一般不引起阳痿或勃起障碍。只要小心切开后腹膜、从左向右钝性分离椎前组织，且先在腹主动脉分叉上方切开后腹膜，然后再向下延长到骶骨岬，就可避免损伤神经。另外，在髂总动脉分叉范围内解剖时，应尽量不用电刀，在清晰显露 L_5、S_1 椎间纤维环之前，不能在椎间盘前面用手术刀横切。

（一）应用解剖

患者取侧卧位，术侧在上，腹部一侧做斜形切口，起自肋沿下经麦氏点到耻骨结节上方。逐层切开皮肤、皮下、腹外斜肌、腹内斜肌、腹横肌，向中线推开腹膜，露出腰大肌内缘和 $L_{2\sim4}$ 肿瘤椎体外缘，显露出肿瘤椎体，在肿瘤椎体的侧前方结扎腰动脉和肿瘤血管分支（图 24－2－4、图 24－2－5）。

剥离腹膜及解剖腹主动脉和髂总动脉时可能伤及上腹下丛神经，导致射精障碍，因此对男性，此入路应慎重选择。输尿管常与腹膜粘连，解剖时可能损伤，一般情况下不需要解剖，把腹膜后脂肪向对侧牵开时，输尿管往往随之牵开。

左髂总静脉受左髂总动脉及腹主动脉末端压迫，可与 L_4 及椎间盘粘连紧密，剥离时可能造成撕裂，腰静脉的汇入点也易造成撕裂。游走肾、低位肾、马蹄肾、盘肾均可能妨碍手术进行，术前应予以了解。

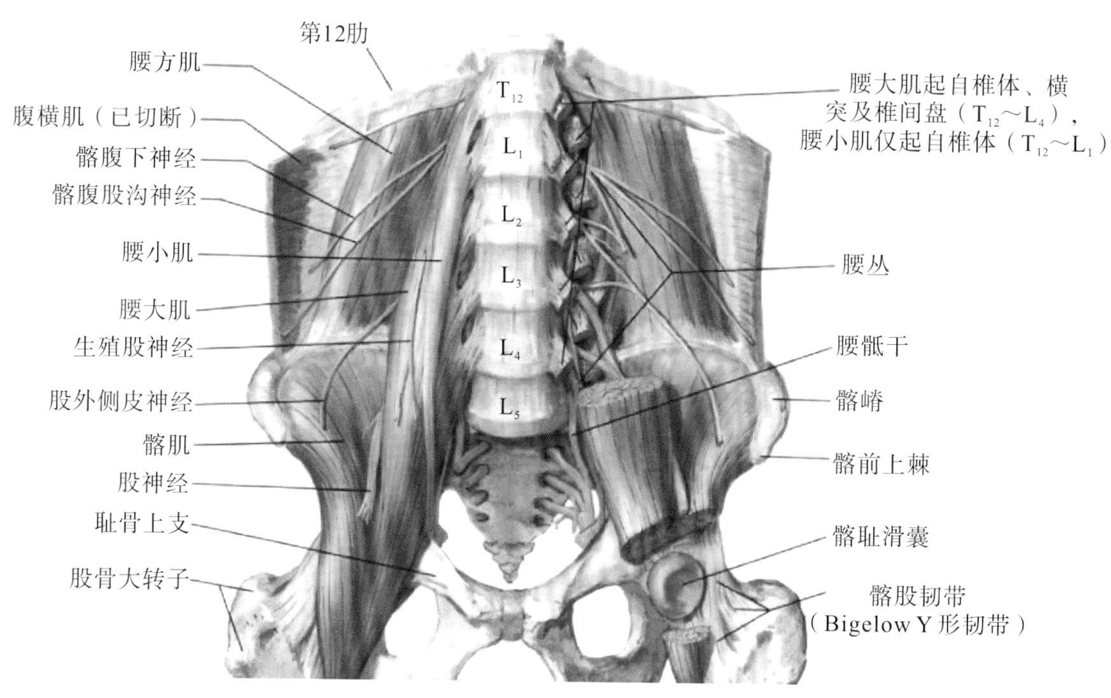

图 24-2-4　腰椎前方肌肉走行

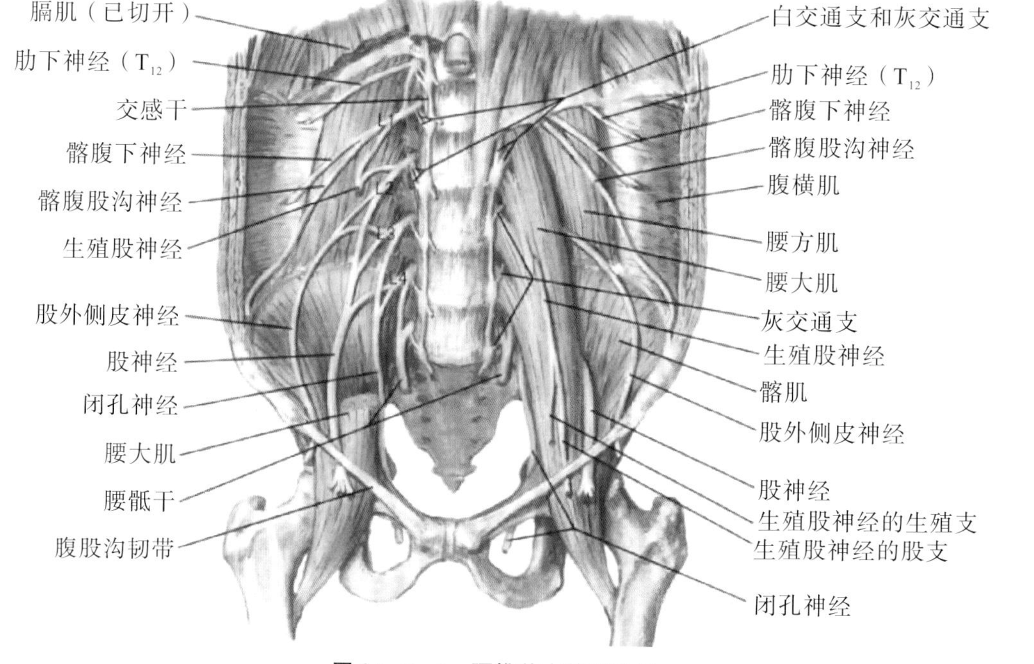

图 24-2-5　腰椎前方神经走行

（二）肿瘤显露

1. 麻醉和体位　全身麻醉，患者取侧卧位，术前留置导尿管以保证膀胱排空，术后可能会出现肠麻痹者可以先予以插胃管。需要做髂骨者应显露髂前上棘部分髂嵴。

2. 切口　患者取侧卧位，做下腹部麦氏点或反麦氏点切口，约 10cm，根据需要选择合适长度，根据肚脐与 $L_{3\sim4}$ 椎间盘或 L_4 上缘的对应关系初步定位切口的位置，标记笔划线。取髂骨不能经同一切口内完成，需要取髂嵴切口，根据需要选择相应长度。

3. 浅层显露　手术刀沿切口线切开皮肤，换手术刀切开皮下组织层，电凝止血，逐层仔细暴露腹外斜肌、腹内斜肌、腹横肌，向中线推开腹膜，即进入腹膜外间隙。沿侧腹壁分离进入腹膜后间隙，腰大肌的显露表示腹膜剥离的完整性，将腹膜连同腹腔内脏器向右侧牵开，输尿管通常随腹膜一并被分离，用 Hohmann 牵开器牵开充分显露。

4. 深层显露　辨认腹主动脉分叉处，通常是 $L_{4\sim5}$椎间盘水平。在腹主动脉分叉以下，通常在 L_5上半部水平是下腔静脉分叉部。在髂总动脉周围有一静脉环，找到它对牵开和分离结构有帮助。结扎血管应用 2－0 的丝线、血管钳或双极电凝。游离动脉后再游离静脉。此时应按以下步骤：结扎、钳夹或用双击电凝阻断骶中血管；结扎或钳夹髂腰静脉及其分支（不要用双极电凝）；结扎或钳夹 L_4 节段血管；游离 L_5上的左髂总静脉的后壁。术中应避免同时牵拉双侧的髂总静脉以免分叉处撕裂。

牵开腹腔血管要轻柔，有报道显示前方入路手术增加深静脉血栓的发生率。沿骨面或包块周围锐性剥离至椎体的两侧，显露病椎和上、下位椎间盘，椎体上的滋养孔出血，可用骨蜡止血。有效处理血管可以减少术中出血量和缩短手术时间。

5. 定位　根据骶骨岬的位置或病变的特点及术中所见做出基本定位，然后在病椎上、下椎体或椎间盘插入定位针，用 C 臂机透视定位。不要插入病变部位。此处往往不需要 C 臂机透视定位。

（三）肿瘤切除

1. 切除上、下位椎间盘　用 4 个 Hohmann 牵开器插入病椎邻近椎体靠近椎间隙的上、下部位，尖刀环形切断病椎上、下方的椎间盘纤维环，应用髓核钳取出髓核组织，并应用各种刮匙或骨刀清除上、下椎体间隙的软骨终板，病椎的上、下软骨终板予以保留。

2. 切除病椎、减压椎管　利用椎间盘的完整性和肿瘤外包膜的完整性减少肿瘤细胞的种植转移，用锋利的骨刀在椎间盘与上、下位椎体的交界处切断纤维环，应用骨刀于相对正常的组织切断骨组织，并逐一取出骨及病变组织，直至显露椎管内硬脊膜的前方，尽可能完整地切除肿瘤，特别是对于恶性肿瘤，快速切除病椎是减少出血的最佳方式，注意避免损伤硬脊膜和马尾神经。用神经剥离子探查椎管，避免在硬脊膜前方残留病灶，活动性出血点可用明胶海绵、止血纱布、流体明胶等止血。

（四）稳定性重建

1. 植骨融合　测量上、下椎体之间的距离。明胶海绵覆盖硬脊膜可起隔离植骨与硬膜的作用，用切取的髂骨填充其中支撑植骨，髂骨的后方不得超过椎体的后缘。也可以应用人工椎体支撑稳定，可以减少髂骨的切取量。其他可用的支撑材料有自体腓骨、PMMA、异体骨、钛网等。

如果用髂骨植骨，需要另做切口取髂骨。在切肿瘤组织之前进行，而且术前测量所需要髂骨的长度。电刀紧贴骨面切剥骨膜，避免切入肌肉内，髂骨的内外侧可以应用骨膜剥离器行骨膜下剥离，骨刀切取相应大小的髂骨备用，块状骨蜡封堵髂骨的断面，止血后逐层关闭切口。

2. 内固定装置的应用　因为前方有大血管存在，能满足前方入路内固定的极少，目前主要是一期进行后方入路的椎弓根螺钉内固定融合。分别测量上、下椎体的螺钉之间的距离，选择合适长度的钢板并应用低切迹螺钉固定，C 臂机透视确定内固定位置良好。

如果前方入路没有合适的内固定材料，需要后方入路手术植入椎弓根螺钉系统稳定相应的节段，注意避免植入物移位。

典型病例见图 24－2－6、图 24－2－7。

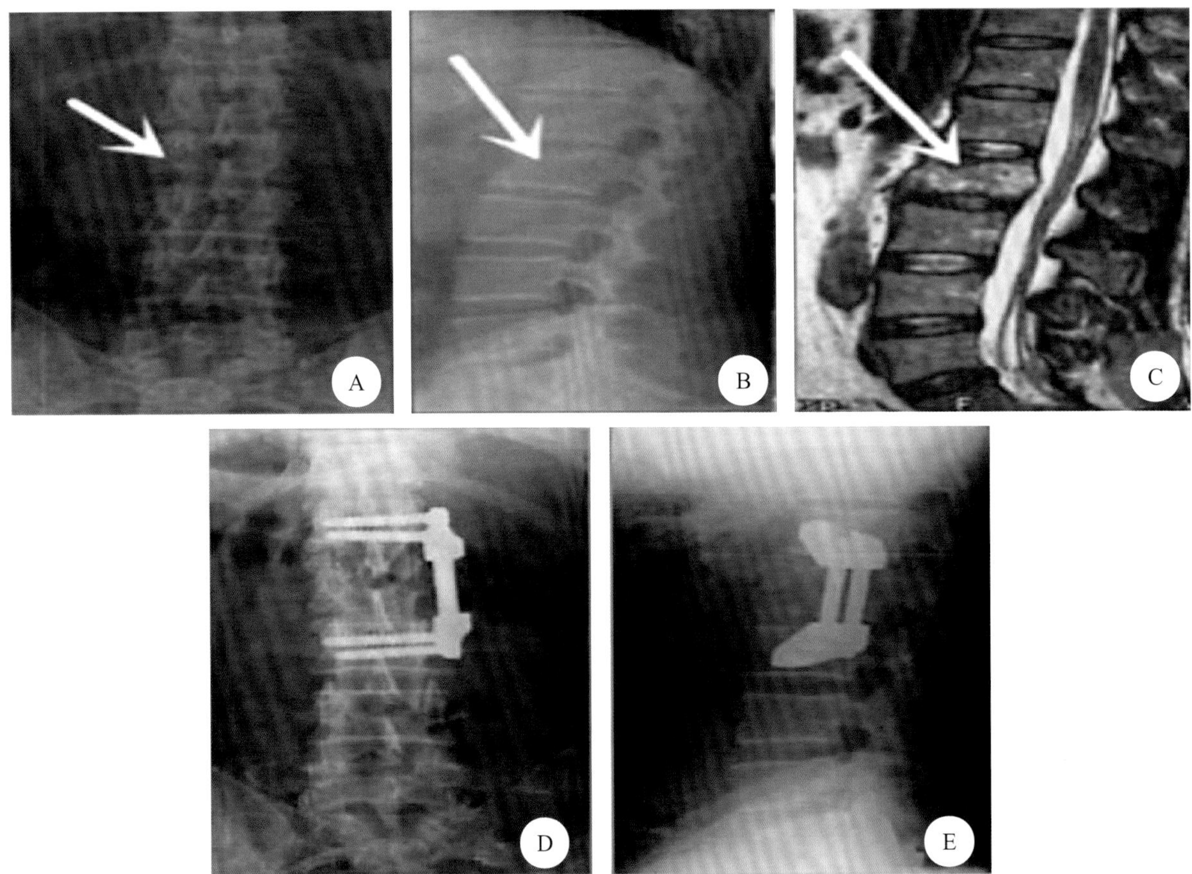

图 24－2－6　男性，62 岁，前列腺癌 L_2 转移伴腰痛，Tokuhashi 修正评分 15 分，Tomita 评分 2 分

A~C. L_2 转移术前 X 线片及 MRI，行 L_2 肿瘤切除、植骨重建（箭头所示）；D、E. 术后 7 年随访 X 线片显示内固定良好，肿瘤无复发

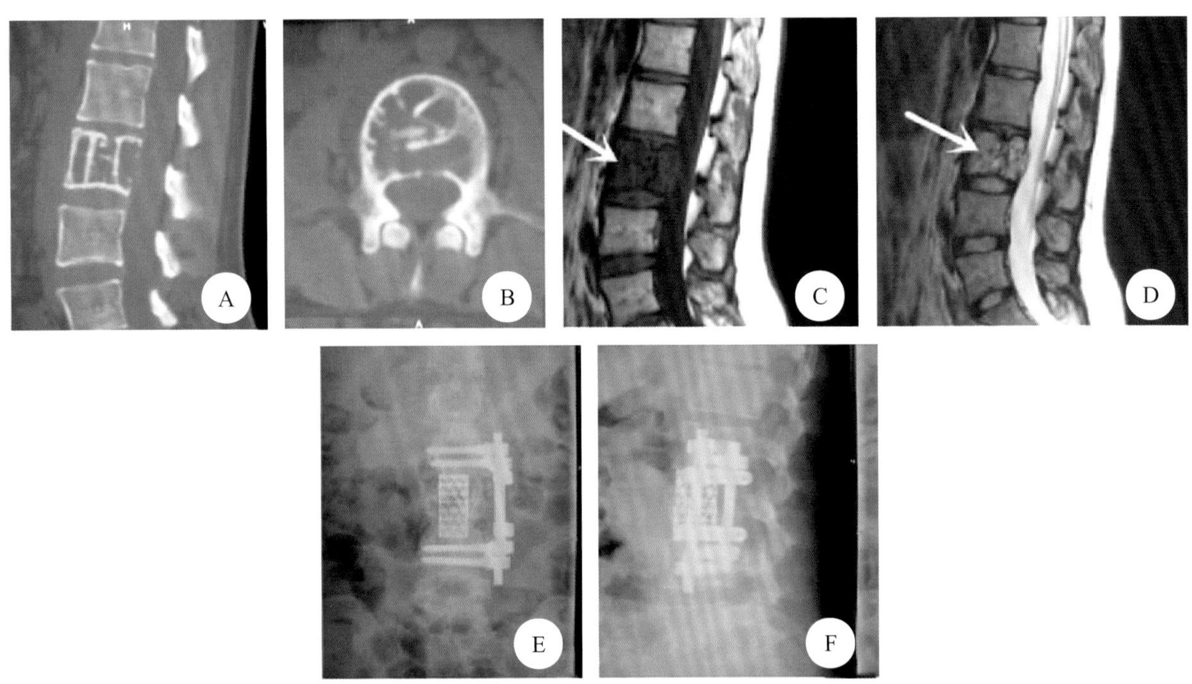

图 24－2－7　男性，45 岁，L_3 血管瘤

A、B. L_3 血管瘤 CT；C、D. L_3 血管瘤 MRI（箭头所示）；E、F. L_3 血管瘤切除，前方入路椎间钛网植骨、钉棒系统内固定

（五）讨论

经腰腹外入路切口对于 L_5 病椎显示较佳，但是因前方不宜安装内固定材料，往往需要增加后方入路的椎弓根系统内固定来充分稳定脊柱。

髂血管的过度牵开可能导致深静脉血栓的形成。骶正中动脉和腹主动脉的分支腰动脉需要小心分离出来，不要误切，结扎要牢固，否则可因邻近血压很高的腹主动脉而引起大量出血，很难控制。静脉结构的游离应极小心地操作，对它们的游离应限于最小限度，因为静脉壁菲薄而易被损伤。在应用刀片切断纤维环时应非常小心，刀刃应背向血管，以免横行损伤椎前大血管。

在骶骨前部的切口应保持在正中线上，以便小心地钝性剥离副交感神经的骶前丛，这些神经对性功能极为重要，全部去除会导致男性患者逆向射精及阳痿。在骶骨前方处理时不要应用电刀，止血可以应用双极电凝。

输尿管损伤：术中应检查左侧输尿管，避免牵开向右侧，如辨别不清，可用无齿镊轻轻地捏试，见其有蠕动，即可判定是输尿管。

（刘从迪　何伟　王飞　林书　俞阳　王贤帝　曾建成　胡豇）

参考文献

［1］胡豇，苏成忠，樊征夫. 同种异体骨的临床应用［M］. 成都：四川大学出版社，2023.

［2］马建华. 脊柱转移瘤微创治疗进展［J］. 中国继续医学教育，2019，11（30）：79－81.

［3］吴军，韦竑宇，田峰，等. 脊柱肿瘤全椎段切除两种钉棒固定方式比较［J］. 中国矫形外科杂志，2021，29（21）：1927－1933.

［4］吴信，尚显文，张皓，等. 3D 打印技术在多学科协作脊柱肿瘤精准化、个性化手术治疗的应用［J］. 实用医学杂志，2019，35（16）：2592－2597.

［5］杨王喆，田乔乔，王羽珊，等. 脊柱转移瘤的手术治疗新进展［J］. 实用骨科杂志，2023，29（4）：334－337.

［6］尹萌辰，刘韩森，李林，等. 脊柱转移瘤预后评分系统的研究进展［J］. 中国脊柱脊髓杂志，2023，33（4）：344－352.

［7］章玉冰，余润泽，陶学顺，等. 3D 打印技术辅助脊柱肿瘤手术治疗的临床应用［J］. 实用癌症杂志，2019，34（6）：1038－1040.

［8］朱小军，宋国徽，唐清连，等. 脊柱转移瘤的外科治疗进展［J］. 中国肿瘤临床，2022，49（13）：688－692.

［9］Cho W，Job AV，Chen J，et al. A review of current clinical applications of three－dimensional printing in spine surgery［J］. Asian Spine J，2018，12（1）：171－177.

［10］Choi D，Ricciardi F，Arts M，et al. Prediction accuracy of common prognostic scoring systems for metastatic spine disease：Results of a prospective international multicentre study of 1469 patients［J］. Spine（Phila Pa 1976），2018，43（23）：1678－1684.

［11］Czigléczki G，Mezei T，Pollner P，et al. Prognostic factors of surgical complications and overall survival of patients with metastatic spinal tumor［J］. World Neurosurg，2018，113：e20－e28.

［12］Feng JT，Yang XG，Wang F，et al. Prognostic discrepancy on overall survival between ambulatory and nonambulatory patients with metastatic spinal cord compression［J］. World Neurosurg，2019，121：e322－e332.

［13］Hu X，Barber SM，Ji Y，et al. Implant failure and revision strategies after total spondylectomy for spinal tumors［J］. J Bone Oncol，2023，42：100497.

［14］Kato S，Demura S，Shinmura K，et al. Surgical metastasectomy in the spine：A review article［J］. Oncologist，2021，26（10）：e1833－e1843.

［15］Kumar JI，Jallo GI，Shimony N. Knowledge review of spinal deformity and the need for fusion and fixation following treatment for spinal tumors among the pediatric age group［J］. Pediatr Neurosurg，2023，58（5）：281－289.

［16］Liu C，Qiu Y，Li T，et al. Primary osteosarcoma of the thoracic vertebra：A case report and literature review［J］. Asian J Surg，2022，46（6）：2337－2339.

［17］Park SJ，Lee KH，Lee CS，et al. Instrumented surgical treatment for metastatic spinal tumors：Is fusion necessary?［J］. J Neurosurg Spine，2019：1－9.

［18］Shin HK，Kim M，Lee S，et al. Surgical strategy for metastatic spinal tumor patients with surgically challenging situation［J］. Medicine（Baltimore），2022，101（27）：e29560.

[19] Tsai SH, Wu HH, Cheng CY, et al. Full endoscopic interlaminar approach for nerve root decompression of sacral metastatic tumor [J]. World Neurosurg, 2018, 112: 57-63.

[20] Wright E, Ricciardi F, Arts M, et al. Metastatic spine tumor epidemiology: Comparison of trends in surgery across two decades and three continents [J]. World Neurosurg, 2018, 114: e809-e817.

[21] Zeng KL, Tseng CL, Soliman H, et al. Stereotactic body radiotherapy (SBRT) for oligometastatic spine metastases: An overview [J]. Front Oncol, 2019, 9: 337.

第二十五章　腰骶段肿瘤手术治疗

第一节　应用解剖和手术入路

一、应用解剖

从解剖学角度来看，腰骶段一般指 $L_4 \sim S_1$ 脊椎节段，位于活动度较大的腰椎前凸和基本无活动的骶骨后凸的交界部位。腰骶段局部解剖复杂，生物力学有其特殊性，其骶骨是骨盆环的重要构成部分，具有支撑脊柱的重要功能，骶骨（尤其是 S_1）缺损将对骨盆和脊柱稳定性造成明显影响。因此，在切除和重建中，恢复腰骶段正常曲度、对抗局部剪切应力和轴向应力必须重点考虑。

腰骶段前方位置深在，位于骨盆腔内，神经、血管丰富，腹主动脉在平第 4 腰椎下缘的左前方分出左、右髂总动脉，沿腰大肌内侧斜向外下，在骶髂关节前方，分为髂内和髂外动脉。左髂总动脉的内后方有左髂总静脉，右髂总动脉的后方与第 4/5 腰椎体之间有左、右髂总静脉的末端和下腔静脉的起始段。髂内动脉主要分出壁支和脏支。壁支包括髂腰动脉、骶外侧动脉、臀上动脉、臀下动脉、闭孔动脉；脏支包括膀胱上动脉、膀胱下动脉、子宫动脉、直肠下动脉和阴部内动脉等。髂内静脉在骶髂关节前方与髂外静脉汇合成髂总静脉，主要收纳同名伴行动脉的静脉以及盆腔内 3～4 个静脉丛，骶外侧静脉丛与同名动脉伴行，位于骶骨前面。盆部的骶丛，由腰骶干、第 1～4 骶神经前支组成，位于梨状肌前面，分支经梨状肌上、下孔出骨盆（图 25－1－1、图 25－1－2）。

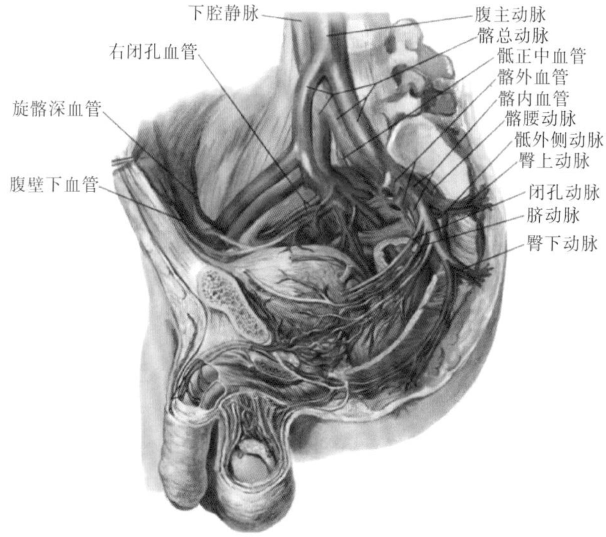

图 25－1－1　脊柱腰骶段的血供（旁正中面观）

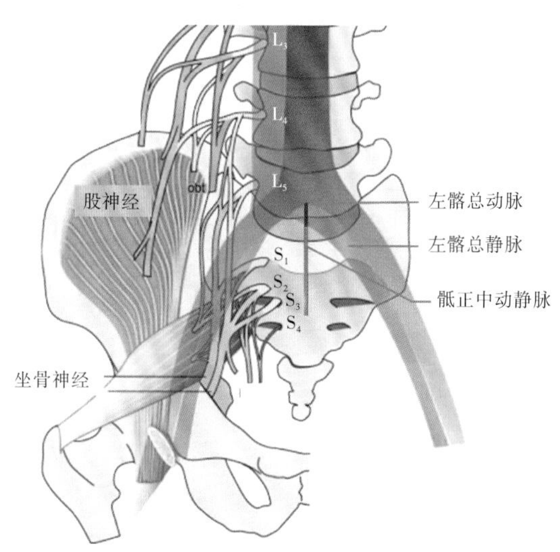

图 25－1－2　脊柱腰骶段的局部解剖示意图（正面观）

二、手术入路

（一）前方入路

前方入路包括经腹入路或经腹膜后入路，其中，以后者更为常用。经腹膜后入路可以有多种切口，如正中切口、旁正中切口、斜形切口和横形切口。切口的选择需要充分考虑需要显露的脊椎水平和数目，如肚脐下横形切口可以满足多数入路显露的需要（$L_{4\sim5}$ 和 $L_5\sim S_1$ 椎间盘水平），但采用斜形切口显露 $L_5\sim S_1$ 也很常见。

X线检查可以更加精确地引导外科医生对于切口位置的设定，包括角度和水平，并做好必要的标识，这对于脊柱畸形、有既往手术史和肥胖的患者特别重要。

手术切口切开后，在腹直肌前鞘水平，筋膜横向或斜行切开，牵开筋膜瓣可减少对深层组织和腹直肌的牵拉，左腹直肌钝性拉开，钝性分离以显露腹膜后间隙，此时可感觉的解剖标志是膨出的腰大肌和髂总动脉的搏动，在未手术和无明显粘连的腹膜后间隙，钝性分离可很容易地完成。腹膜翻向内侧、髂总动脉触及后，下一个需要触及的解剖标志就是 $L_5\sim S_1$ 椎间隙，触及后需要结合术中透视进行确认，然后使用固定的手术牵开器拉开腹膜和腹壁的结构（注意腹膜后输尿管的保护）。使用 Kittner 剥离器显露 $L_5\sim S_1$ 椎间隙，骶正中血管进行确切的结扎（图 25－1－3），轻柔地钝性分离显露 $L_5\sim S_1$ 椎间盘水平的整个前方结构而不会明显地牵扯主要的血管结构。病灶需要较大范围的显露时，大血管的牵扯可能难以避免，这需要根据病灶的特征进行有针对性的术前准备和术中的显露（钝性）。在 $L_5\sim S_1$ 椎间隙前方，避免使用电刀，以免损伤下腹下神经丛，显露和抬起下腹下神经丛时应格外小心，该神经丛通常像腹膜脂肪里面的纤维带，可以连同腹膜束一起掀起来。

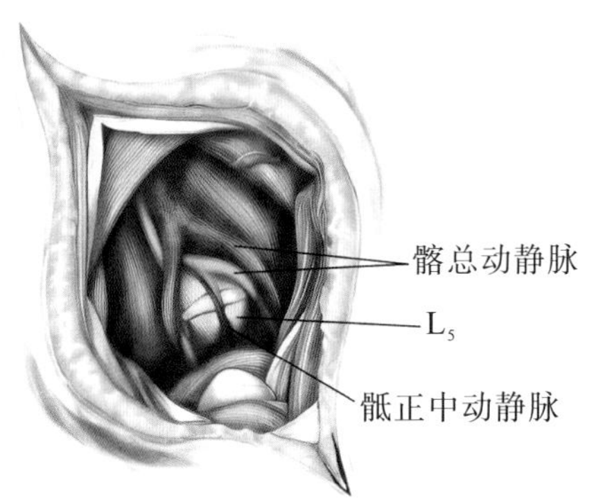

图 25－1－3　腰骶椎及腰骶前血管

腰骶段血管解剖特点及显露注意：左侧髂总静脉总是呈扁带状结构跨过 $L_5\sim S_1$ 椎间隙，位于腹主动脉分叉处下方，找到左侧髂总动脉和静脉，在动脉和下腹下神经丛右侧钝性分离解剖，将软组织从左侧向右侧牵拉。从左向右仔细分离骶正中静脉，并做纵向钝性分离使血管进一步游离。左髂腰静脉最容易在向 $L_{4\sim5}$ 延伸显露时损伤，这与髂腰静脉在此节段高发的位置变异有关。

止血：建议手指和纱布压迫止血，减少电凝止血。必须的话，使用双极电凝，因为双极电凝对下腹下神经丛的电灼伤可能较单极小。

（二）后方入路

后方正中纵形切口是最常见的腰椎手术入路，在腰骶段也是如此。该入路可以直接显露所有的腰骶椎棘突、椎板、小关节，甚至椎弓根和椎体的侧面，分离和向侧方牵开椎旁肌可以显露椎间孔和横突。

第二节　腰骶段前方入路切除与重建

一、适应证

对于肿瘤来自椎体，肿瘤组织突入椎管致脊髓受压，脊椎附件未受侵，前方入路手术重建是较好的选择。

二、术前准备

术前 7d 常规肠道准备，术前 1d 晚上清洁灌肠，若估计肿瘤切除术中出血大于 1500ml，术前 24~48h 行骶正中动脉、双侧髂内动脉及肿瘤供血动脉血管栓塞或术中采用腹主动脉球囊阻断，以减少术中出血。

三、手术方法

气管插管，静脉吸入复合全身麻醉，患者取仰卧位，做腹膜外倒“八”字切口或腹膜外下腹部正中切口，经腹膜外腔进入，将腹腔内容物推向对侧，显露腰骶段前方结构，结扎骶正中动脉及部分肿瘤供血动脉，保护骶前神经丛及髂血管，沿椎体前方纵行切开前纵韧带并行骨膜下分离，显露病椎及上、下正常椎体后，切除病椎上、下椎间盘，再切除肿瘤及病椎，椎管减压时注意勿损伤硬膜囊。前方重建根据肿瘤良、恶性及患者预期功能和寿命，选择钛网、纳米人工骨、自体髂骨、骨水泥等进行支撑填塞骨缺损，用可塑形重建钢板或钉棒在椎体前方固定。

典型病例见图 25－2－1。

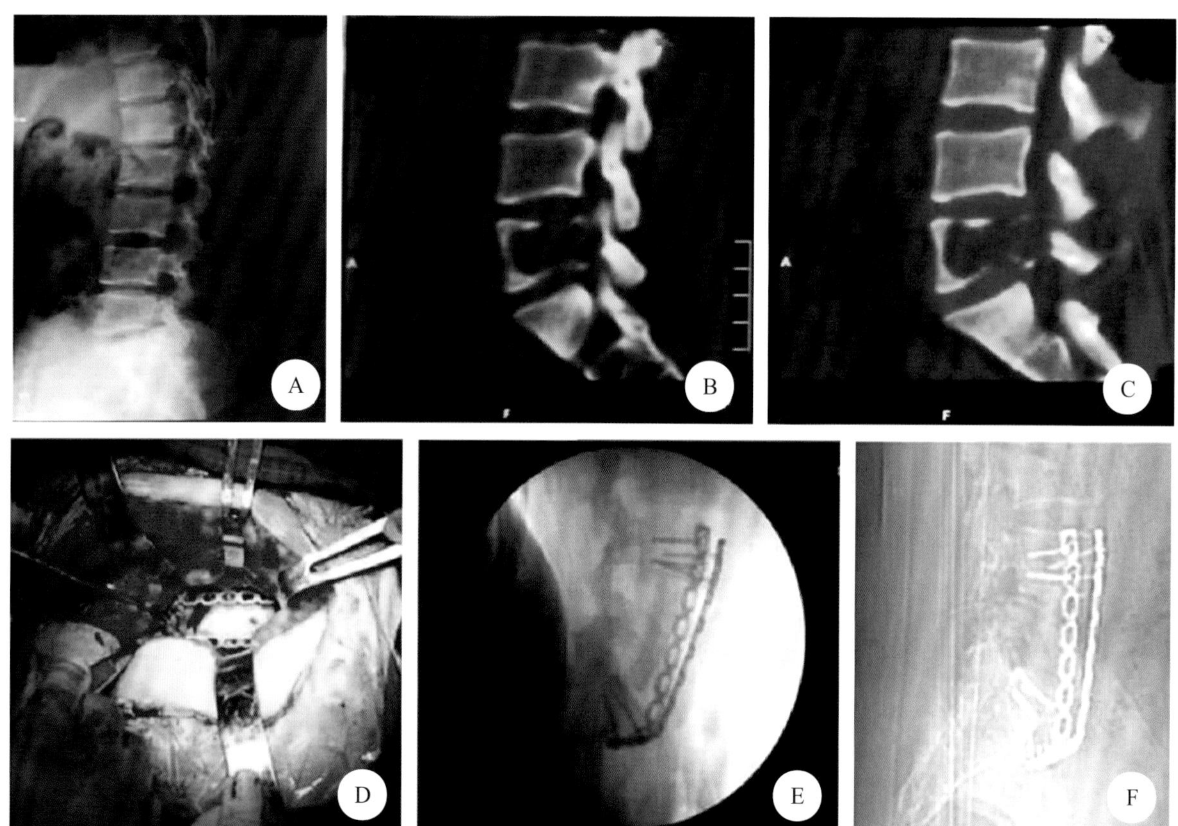

图 25－2－1　女性，31 岁，L_5 破坏，经椎弓根穿刺活检证实为 L_5 骨巨细胞瘤。于 2007 年采用经腹直肌外切口前方显露、L_5 次全切除、人工骨支撑植骨、L_4～S_1 双重建钢板内固定术

A~C. 术前影像学显示椎骨破坏、椎管侵犯；D、E. 术中情况；F. 术后 4 个月复查发现螺钉有断裂

前方重建方法（Anterior spinal column fixation，ASCF）如下：

（1）Kawahara 等采用两枚垂直植入 L_5 的椎弓根螺钉，直接连接到桥接双侧髂骨的骶骨棒，形成脊柱骨盆固定。

（2）Dickey 等采用双侧腓骨干移植技术，将两根腓骨干植骨块放置于 L_5 和两侧髂耻区，可提供良好的前部支撑，提高前方入路固定强度，并可联合任何形式的后方入路重建技术。

（3）王文军等应用两块塑形成“U”形的重建钢板，在腰骶椎前方固定，认为两块钢板固定后，能够维持脊柱三维稳定性，支撑在腰骶椎前方，以对抗 L_5～S_1 局部剪切应力，确保植骨块在位，能够提供足够力学强度直至植入骨块融合。

（4）Lee 等将重建钛钢板预弯成弧形治疗 18 例腰骶椎骨病患者，认为重建钢板可任意预弯，符合腰骶椎解剖结构特点，操作安置方便。

四、重建支撑材料

1. 自体髂骨或腓骨 取三面皮质髂骨块或腓骨，具有足够大的强度支撑，而且没有排斥反应，利于植骨块在重力传导轴上融合。

2. 钛网 不仅具有其他金属强度和韧性，更具有排斥反应小、术后不影响 MRI 检查（兼容）的优点。

3. 骨水泥 凝固时产生热量至一定温度可灭活肿瘤细胞，可根据骨缺损情况随意塑形，但可能会烧灼马尾神经。

4. 纳米人工骨 较钛网具有较大接触面，不容易下沉，不吸收、不降解，并可能具有骨传导及诱导成骨特性。

5. 定制假体 目前关于定制型假体应用的报道不多，缺乏大样本、长期随访结果，另外术中无法对假体进行调整且费用昂贵。

6. 同种异体骨 移植骨可逐渐被宿主新生骨替代而具有活性，最终达到生物愈合，具有自行修复能力，但有排斥反应的可能。

五、前方入路稳定性重建并发症

1. 血管损伤 主要为双侧髂总动静脉、下腔静脉、腹主动脉等损伤和血栓形成。有研究报道，血管损伤总发生率约 2.9%。操作空间有限，牵拉或分离因肿瘤浸润引起粘连血管时，可出现撕裂伤和血栓形成。如果出现髂总动静脉、下腔静脉、腹主动脉损伤，首选修补术。对于深静脉血栓的处理，给予肝素抗凝，如果有肺栓塞症状，应行下腔静脉滤器放置。

2. 神经损伤 主要为骶前神经丛、交感链和上腹下神经丛损伤。骶前神经丛损伤主要表现为坐骨神经损伤症状及括约肌功能障碍，如大小便失禁。上腹下神经丛损伤使膀胱颈关闭不全，在射精时精液逆流到膀胱（逆向射精现象），神经丛位于腹膜后间隙腰骶结合处。腰交感链位于椎体侧面，损伤后由于缺乏交感神经支配，引起血管收缩功能障碍，而出现肢体皮温升高及肿胀，可以自行代偿恢复。

3. 输尿管损伤 对于输尿管断裂，及时行输尿管吻合术。发生在接近膀胱部位的输尿管损伤，可行输尿管膀胱吻合术。

4. 内固定松动与断裂 目前缺乏关于腰骶椎肿瘤切除后符合解剖、生物力学及临床需要的内固定系统，由于该处是脊柱骨盆生物力学铰链区，骨缺损填充材料不同，骨缺损愈合时间相当长，再加上肿瘤复发及患者生理功能需求等，钢板螺钉松动、断裂的可能仍较大。

5. 其他并发症 主要有肠梗阻、切口疝、感染、直肠损伤等。肠梗阻与腹膜后血肿和交感链受损等有关。切口疝主要为缝合肌肉和深筋膜不严密引起。

第三节 腰骶段后方入路切除与重建

一、术前准备

术前准备需仔细，包括改善全身情况，纠正贫血及营养不良状态，纠正高血压、高血糖等。术前请麻醉科、胃肠外科等相关科室评估患者手术情况。术前 3d 进流质饮食，口服缓泻剂。术前 7d 口服抗生素准备肠道，术前 1d 下午清洁灌肠。术晨保留导尿。术前充分备血等。骶骨及骶骨肿瘤血供丰富，周围出血来自双侧髂内动脉、骶正中动脉、周围静脉丛及肿瘤血管，不易控制。临床上常采用的控制出血方法：控制性低血压；术前 1～2d 双侧髂内动脉、骶正中动脉及肿瘤供血动脉栓塞；术中 $L_{2\sim3}$ 平面腹主动脉临时阻断等。对于具体的病例，处理的方法应该兼具肿瘤治疗的全面性、多学科合作和个体的特性，具体手术方法应根据手术主刀医生技术特点及各医院设备情况选择。

二、手术方法

气管插管，静脉吸入复合全身麻醉，患者取俯卧位。做 L_3～S_3 正中切口，自动撑开器将脊柱后方软组织向两侧牵开，然后进行植钉等操作，如植钉及连接棒等不影响切除肿瘤，可对侧连接增加病变节段稳定性。目前，采用超声骨刀切除后方的附件结构和椎弓根是比较安全高效的方法，通过弧形的剥离器沿椎体侧壁向腹侧游离双侧腰大肌（L_5），S_1 采用超声骨刀分块自后向前切除。在椎体前方与大血管间填充若干纱布，以确保安全离断 $L_{4\sim5}$、$L_5\sim S_1$ 椎间盘及前纵韧带，避免前方大血管的损伤。当前方椎体完全离断、双侧腰大肌完全游离后，选择肿瘤破坏更严重的一侧旋出病椎，然后从对侧推动翻转 L_5，适当牵拉上、下神经根，完整取出病椎。目前较多采用钉棒系统联合人工椎体或钛网（填充自体骨或人工植骨）进行稳定性重建，以保证脊柱整体稳定。

典型病例见图 25－3－1。

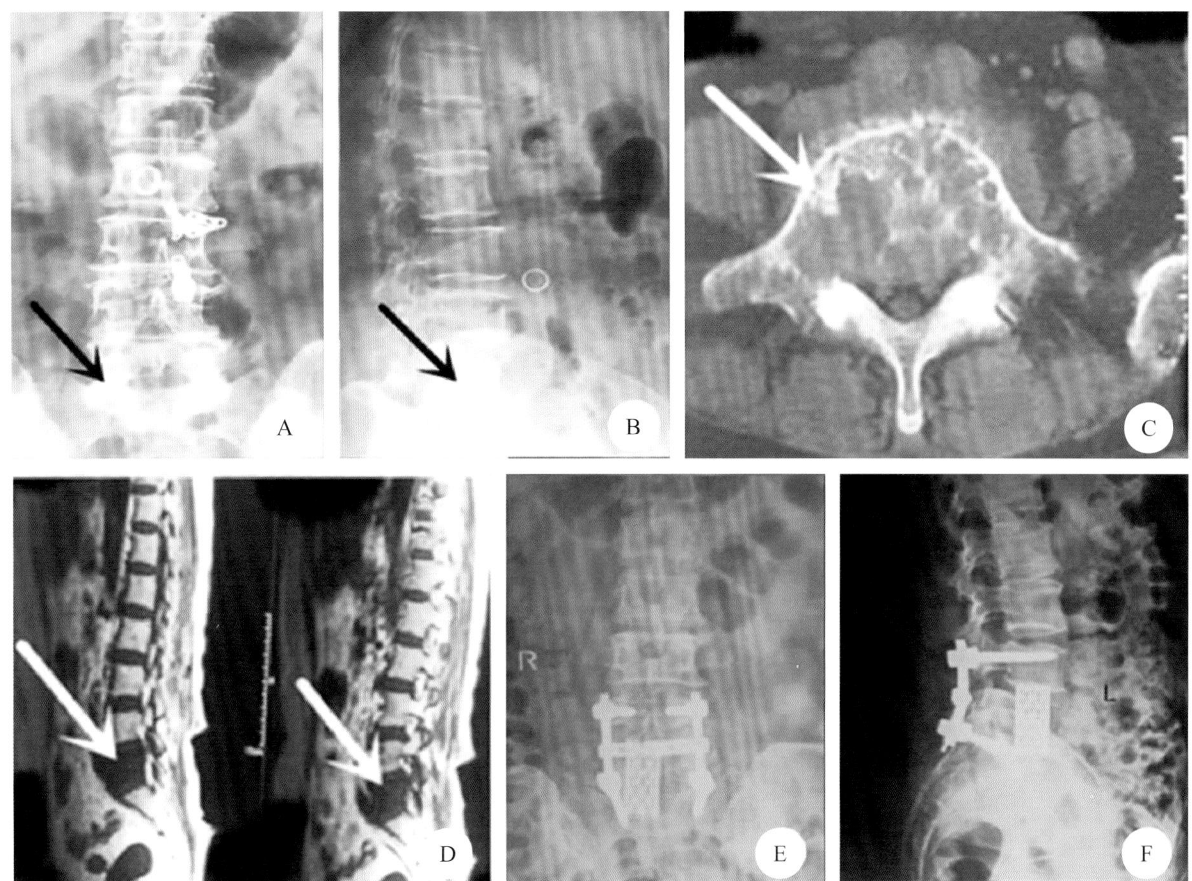

图 25－3－1　女性，63 岁，肺癌术后 13 个月发生 L_5 骨转移，Tokuhashi 评分 12 分。经 L_5 全切除，钉棒与钛网重建术

A、B. 术前正、侧位 X 线片显示椎骨破坏（箭头所示）；C、D. 术前 CT 与 MRI 显示 Tomita 分型Ⅲ型（箭头所示）；E、F. 一期后方入路全脊椎大块切除术后正、侧位 X 线片显示病椎完整切除，内固定位置良好

三、后方入路稳定性重建技术

后方入路稳定性重建技术的实质是在生物力学上将腰椎与骨盆连接为一体的技术，即脊柱骨盆固定（Spinopelvic fixation，SPF），手术方式较多，以下简单介绍。

（一）Galveston 技术（Galveston technique，GT）

1984 年 Galveston 将两根“L”形 Harrigton 棒固定在 $L_{3\sim5}$ 椎板的两侧，用 Luque 钢丝固定，棒的远端经预弯塑形后，从髂后上棘对准髋臼顶插入髂骨两层皮质之间。其后就是基于 Galveston 技术的各种改良术式，以及一些其他技术，包括闭环技术（Closed loop technique，CLT）、后方骨盆环固定技术（Posterior pelvic ring fixation，PPRF）等（图 25－3－2）。这些技术由于其产生的时代和固有的一些不足，目前已经较少应用，取而代之的是下面两种重建技术。

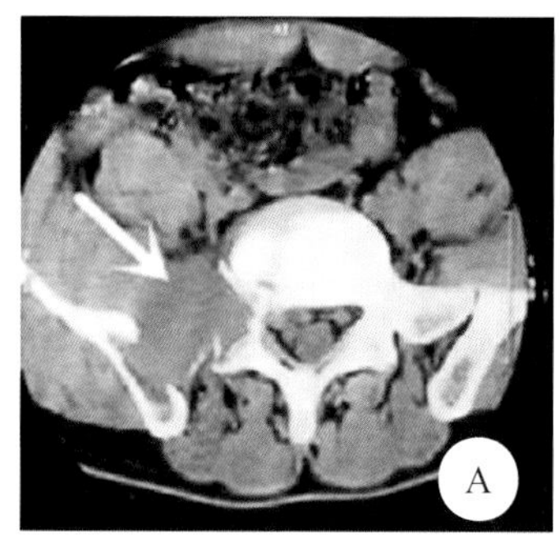
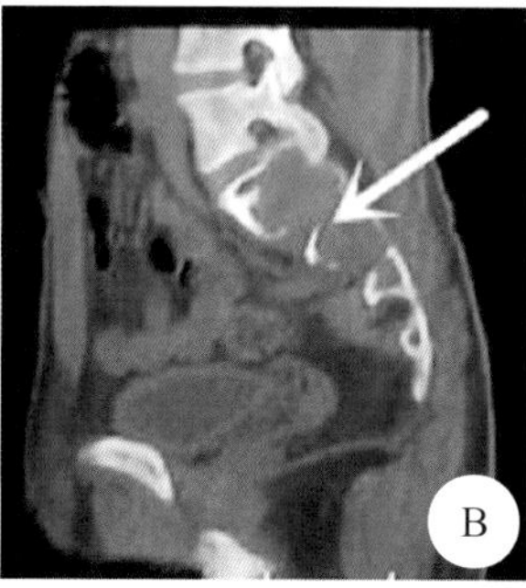
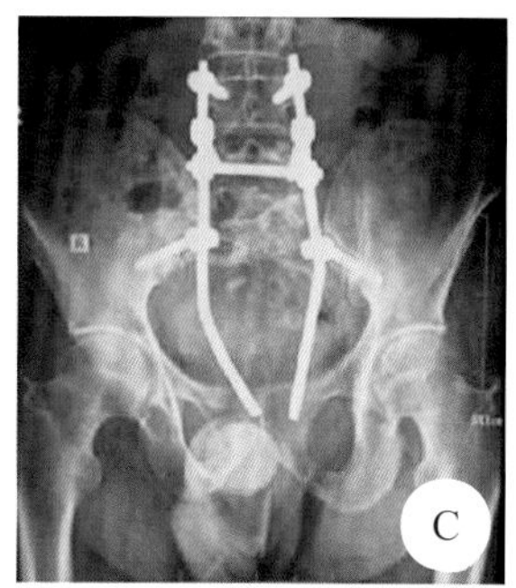
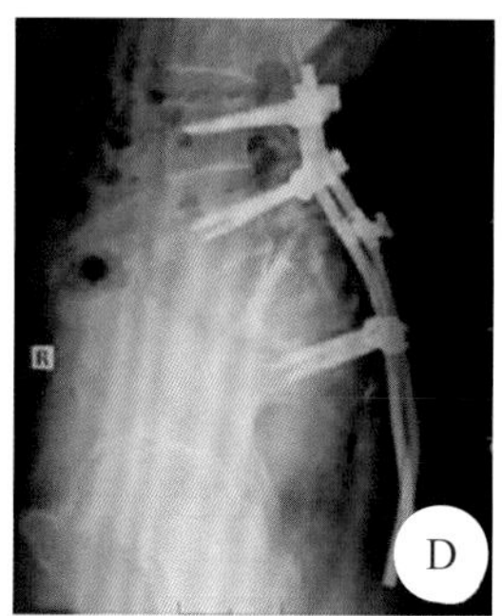

图 25－3－2　男性，36 岁，因反复腰骶痛 1 年，加重 1 周入院。诊断为 $S_{1\sim2}$ 骨巨细胞瘤

A、B. 行 DSA 动脉栓塞后，后方入路骶骨次全切，异体骨植骨，腰骶椎改良 Galveston 技术重建，同时用 Harrigton 棒重建骶骨；C、D. 术中见 $S_{1\sim2}$ 及部分髂骨破坏，与周围组织无明显粘连，肿瘤彻底切除，双侧 $S_{1\sim3}$ 神经保存完好

（二）腰髂部钉棒内固定技术

肿瘤切除前常规在腰椎放置万向椎弓根螺钉，多在 L_3、L_4 节段，直径 6.5mm、长度 45mm。肿瘤切除后进行髂骨钉留置，探于双侧髂后上棘、坐骨大孔上方位置，向髂前下棘方向在坐骨切记上方准备骨道，确认位置满意后，每侧选用 1～2 枚髂骨钉进行固定，直径 7.0mm、长度 50～75mm。用预弯金属棒连接双侧腰椎及髂骨钉，金属棒直径为 5.5mm 或 6.0mm。常规进行腰椎－髂骨植骨或钛网内植骨固定，植骨材料为自体腓骨或髂后截骨块及骨松质条，最后加压固定。

（三）3D 打印钛合金假体重建技术

近年来，3D 打印技术已经广泛应用于骨肿瘤切除后的重建，此技术能够精确地匹配骨缺损形态，并可同时在假体上预制钉道以及钉帽等结构，从而简化重建步骤、增加固定强度。此外，3D 打印技术可通过对骨接触面的空隙化处理在假体－骨接触面制造出类骨小梁结构，有效促进界面的骨长入，促进假体－骨的牢固融合，降低远期机械性并发症的风险。

四、后方入路稳定性重建并发症

因腰骶部重建手术术野深在，出血量大，有时难以控制，术中易损伤盆腔脏器及大血管，术后残腔大，骶尾部皮肤血供差，涉及骶神经处理等，故术后也较其他部位脊柱肿瘤手术并发症多。常见有大量失血、切口愈合不良、残腔感染、二便功能障碍、胃肠道并发症等。因此，术前的计划需要周密，尽量术前积极预防，术中尽量避免损伤，术后严密观察，及时处理。

第四节　前后联合入路切除与重建

在某些情况下，根据肿瘤的病变范围、生物学特点以及术者的技术特点，可能需要前后联合入路手术，特别是在前方肿瘤病变巨大、与血管关系密切等情况下。当然，随着后方入路技术的日益发展和熟练，前后联合入路手术的使用也在逐步减少。

一、术前准备

前后联合入路手术的术前准备需根据患者病变的特性以及手术步骤的顺序进行（见前），以及明确是否同期或分期进行。

二、手术方法

气管插管，静脉吸入复合全身麻醉，患者取俯卧位。

（1）后正中切口，用自动撑开器将脊柱后方软组织向两侧牵开，然后进行植钉等操作，连接固定棒。采用超声骨刀切除后方的附件结构和椎弓根，彻底止血后，逐层缝合结束后方手术。

（2）患者改仰卧位。腹膜外倒“八”字切口或腹膜外下腹部正中切口，经腹膜外腔进入，显露腰骶段前方结构，结扎骶正中动脉及部分肿瘤供血动脉，保护骶前神经丛及髂血管，显露病椎及上、下正常椎体后，切除病椎上、下椎间盘，再切除肿瘤及病椎。根据肿瘤良、恶性及患者预期功能和寿命，选择适宜重建材料完成前方支撑重建。

典型病例见图 25−4−1～图 25−4−4。

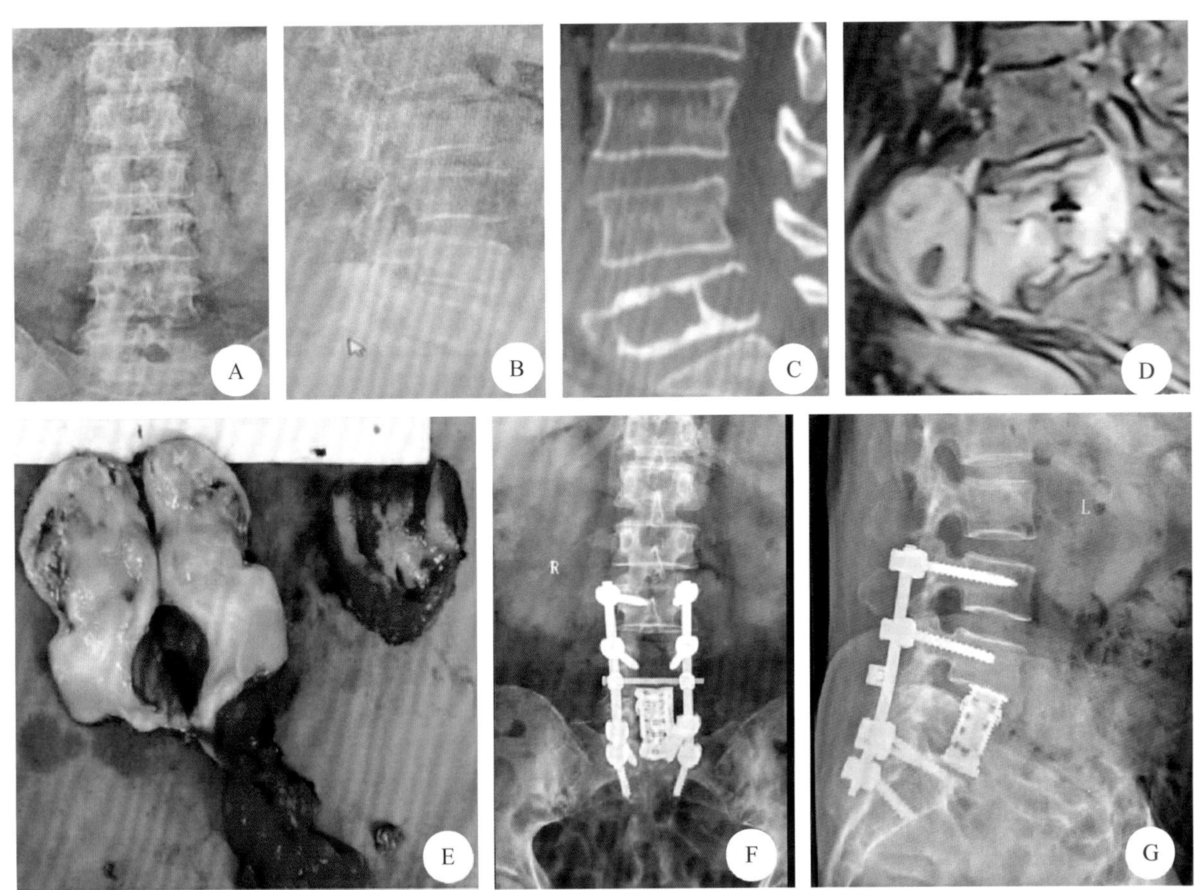

图 25−4−1　女性，62 岁，L_5 椎管内外哑铃状神经鞘瘤（累及 L_5），
行前后联合入路 L_5 椎管内外哑铃状神经鞘瘤（累及 L_5）切除、人工椎体重建、内固定术

A～D. 术前影像学显示椎骨破坏、椎旁软组织肿块；E. 术中切除瘤体；F、G. 术后正、侧位 X 线片显示病椎完整切除，内固定位置良好

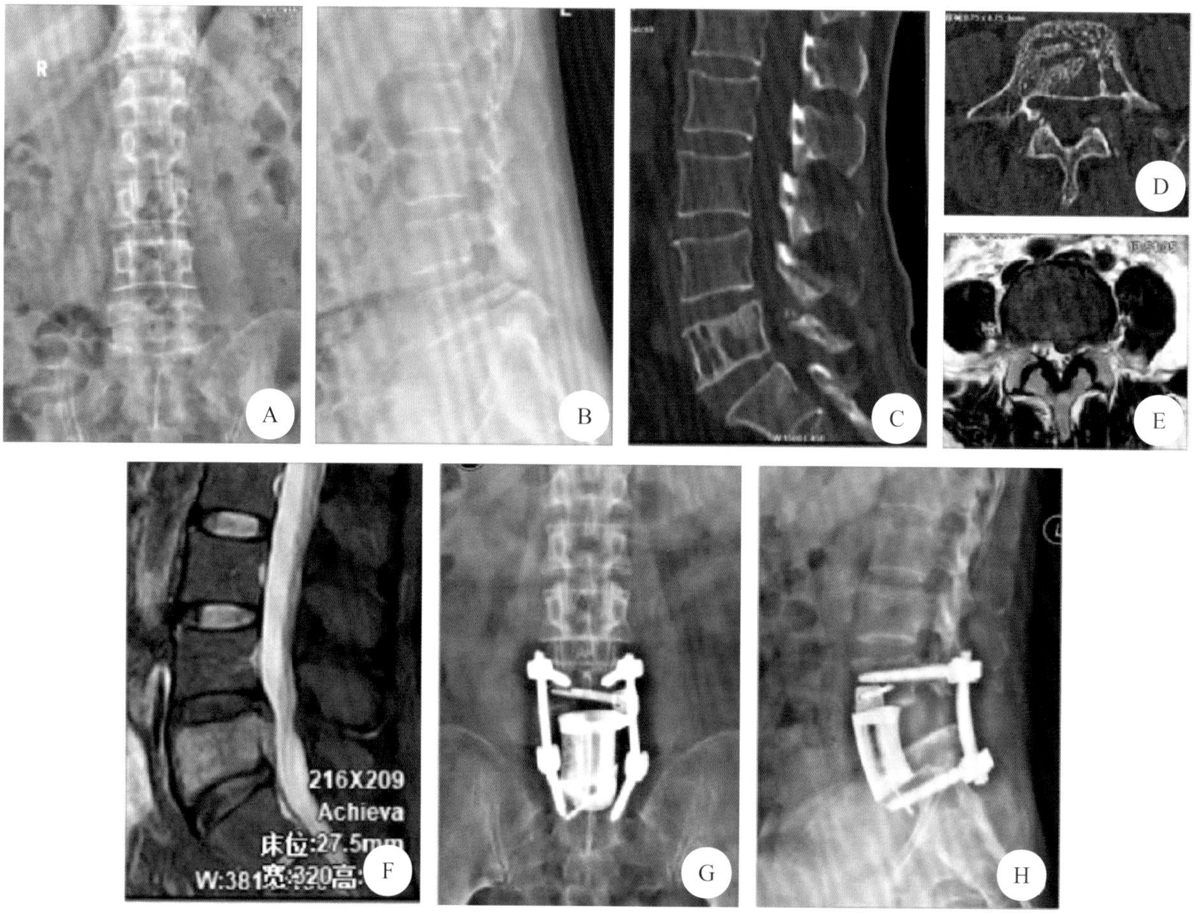

图 25-4-2　女性，55 岁，L_5 侵袭性血管瘤，行前后联合入路 L_5 全脊椎切除、3D 打印假体重建、椎弓根螺钉内固定术

A、B. 术前 X 线片；C~F. 术前 CT 及 MRI 显示椎体破坏；G、H. 术后正、侧位 X 线片显示病椎完整切除，内固定位置良好

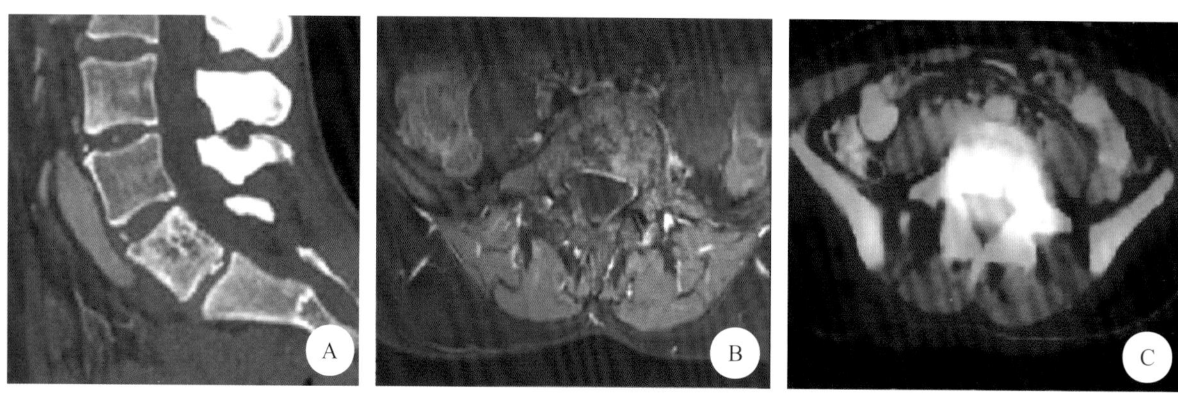

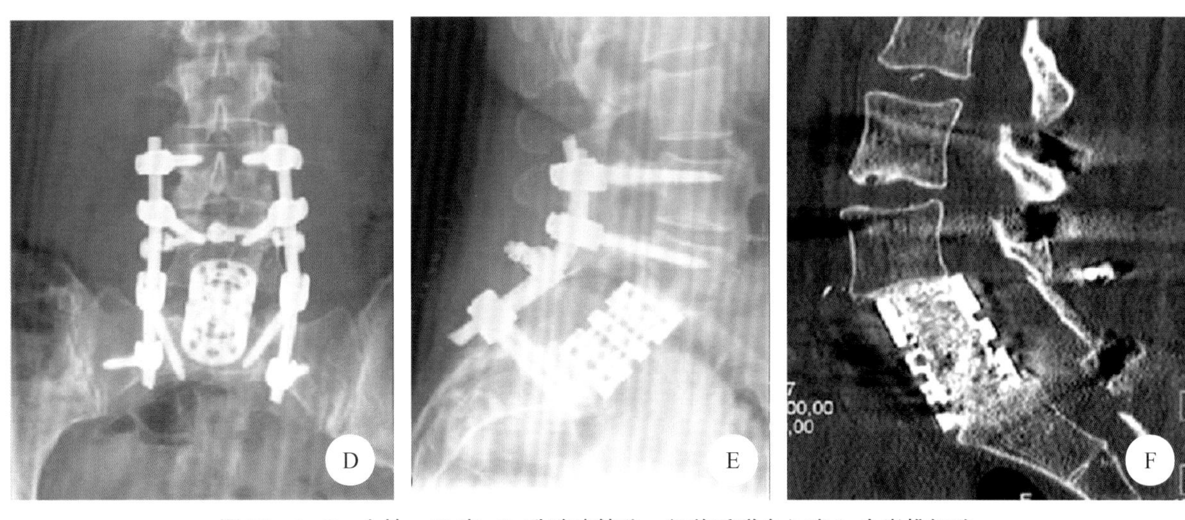

图 25－4－3　女性，43 岁，L_5 乳腺癌转移，行前后联合入路 L_5 全脊椎切除、可调式钛笼重建、椎弓根螺钉内固定术

A~C. 术前 CT、MRI 及 PET/CT；D~F. 术后 X 线片及 CT 显示病椎完整切除，内固定位置良好

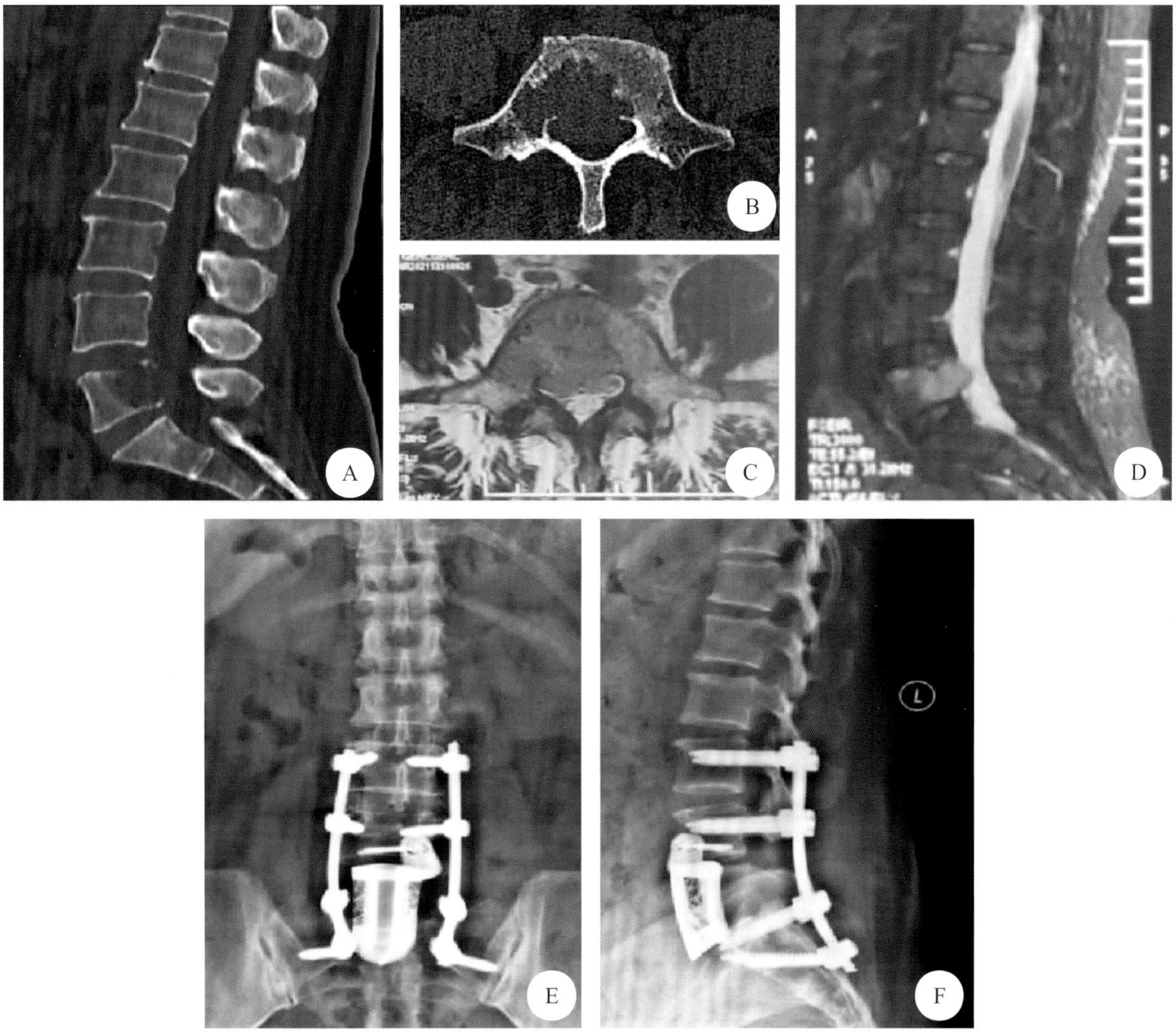

图 25－4－4　女性，52 岁，L_5 乳腺癌转移，行前后联合入路 L_5 全脊椎切除、3D 打印假体重建、椎弓根螺钉内固定术

A、B. 术前 CT；C、D. 术前 MRI；E、F. 术后 DR 片

理想脊柱骨盆稳定重建技术包括稳定性重建、促进骨性融合、支持不同软组织重建技术。术中应注意通过有限的植入物体积来有效缩小死腔，合理的植入物外形和分布能够提供软组织瓣附着点，从而减少切口并发症风险。

腰骶段肿瘤切除和重建是要求高、难度大的外科技术，目前仍无相关技术的"金标准"，需要丰富的手术经验、周密的手术计划和准备，深入掌握脊柱骨盆生物力学知识、外科解剖、脊柱稳定技术和骨移植技术是成功的基础。

（杨进　冯品　曹云　杨楠　王征东　王清）

参考文献

[1] 郭卫，尉然. 中国骶骨肿瘤外科治疗的进步［J］. 中华骨与关节外科杂志，2018，11（4）：11.

[2] 刘玉杰，万维，万炯熙，等. 单纯后路全脊椎整块切除术治疗 L_5 椎体肿瘤［J］. 中华骨科杂志，2022，42（24）：1615－1622.

[3] 邱奕云，杨思振，张莹，等. 一期后路全脊椎整块切除术治疗下腰椎转移性肿瘤［J］. 中华骨科杂志，2020，40（19）：1309－1317.

[4] Amaral R，Daher MT，Pratali R，et al. The effect of patient position on psoas morphology and in lumbar lordosis［J］. World Neurosurg，202，153：e131－e140.

[5] Choi MK，Jo DJ，Kim SB. Pelvic reconstruction surgery using a dual－rod technique with diverse u－shaped rods after posterior en bloc partial sacrectomy for a sacral tumor：2 case reports and a literature review［J］. World Neurosurg，2016，95：619. e11－619. e18.

[6] Clarke MJ，Dasenbrock H，Bydon A，et al. Posterior－only approach for en bloc sacrectomy：Clinical outcomes in 36 consecutive patients［J］. Neurosurgery，2012，71（2）：357－364；discussion 364.

[7] Fiani B，Runnels J，Rose A，et al. Clinical manifestations，classification，and surgical management of sacral tumors and the need for personalized approach to sacrectomy［J］. Surg Neurol Int，2021，12：209.

[8] Kim JE，Pang J，Christensen JM，et al. Soft－tissue reconstruction after total en bloc sacrectomy［J］. J Neurosurg Spine，2015，22（6）：571－581.

[9] Kim KR，Kim KH，Park JY，et al. Surgical strategy for sacral tumor resection［J］. Yonsei Med J，2021，62（1）：59－67.

[10] Li ZF，Lv ZR，Li JM，et al. Total en bloc spondylectomy for the fifth lumbar solitary metastasis by a posterior－only approach［J］. World Neurosurg，2019，130：235－239.

[11] Lv ZR，Li ZF，Yang ZP，et al. One－step reconstruction with a novel suspended，modular，and 3d－printed total sacral implant resection of sacral giant cell tumor with preservation of bilateral s1－3 nerve roots via a posterior－only approach［J］. Orthop Surg，2020，12（1）：58－66.

[12] Reynolds JJ，Khundkar R，Boriani S，et al. Soft tissue and bone defect management in total sacrectomy for primary sacral tumors：A systematic review with expert recommendations［J］. Spine（Phila Pa 1976），2016，41 Suppl 20：S199－S204.

[13] Rose PS. The management of sacral tumours［J］. Bone Joint J，2022，104－B（12）：1284－1291.

[14] Yang SZ，Zhang Y，Chen WG，et al. Single－stage posterior total en bloc spondylectomy in the treatment of lumbar spinal metastases［J］. Clin Neurol Neurosurg，2020，191：105645.

[15] Zavras AG，Fice MP，Dandu N，et al. Comparison of reconstruction techniques following sacroiliac tumor resection：A systematic review［J］. Ann Surg Oncol，2022，29（11）：7081－7091.

[16] Zoccali C，Skoch J，Patel AS，et al. Residual neurological function after sacral root resection during en－bloc sacrectomy：A systematic review［J］. Eur Spine J，2016，25（12）：3925－3931.

第二十六章　骶骨肿瘤手术治疗

骶骨肿瘤比较少见，每 10 万人中有 0.7～1.0 例原发性骶骨肿瘤和 8 例转移性骶骨肿瘤。常见原发性肿瘤的病理类型主要包括脊索瘤、骨巨细胞瘤、神经鞘瘤、神经纤维瘤、软骨肉瘤、浆细胞骨髓瘤、尤因肉瘤和骨肉瘤等。

骶骨位于腰椎和两侧髂骨之间，局部血供丰富。髂内动脉、骶正中动脉及其腹主动脉、髂外动脉的侧支循环是骶骨的主要血供来源。对于骶骨肿瘤手术而言，其供应血管主要是臀上动脉、骶外侧动脉和发自腹主动脉的骶正中动脉。由于侧支循环丰富，单纯阻断髂内动脉并不能有效阻止创面出血。只有阻断了腹主动脉才能阻断骶正中动脉的直接供血，也阻断了骶正中动脉与髂外侧动脉的间接供血及髂内、外系统的侧支循环。

骶骨位置较深，而局部解剖结构复杂。因此，骶骨肿瘤临床症状，如疼痛、马尾神经症状等，通常出现较晚，难以早期诊断，初次就诊时肿瘤常已经较大。加之骶骨丰富的侧支循环，术中出血多，外科手术治疗非常困难。因此，骶骨肿瘤在 20 世纪 60 年代被称为外科手术的禁区。

随着医学技术的发展，虽然部分病理类型的骶骨肿瘤有了更多的内科治疗选择，但是外科手术仍然是所有综合治疗的基础。而且，经过数十年的临床探索与实践，术前及术中出血控制、麻醉管理、手术并发症防治等技术突飞猛进，目前骶骨肿瘤手术已经能在高校及医院普遍开展。

根据肿瘤位置，骶骨肿瘤分为三个区：Ⅰ区为 $S_{2\sim3}$ 椎间横线以上骶骨（S_2 及以上为高位骶骨肿瘤）；Ⅱ区为 $S_{2\sim3}$ 椎间横线以下骶尾骨（S_3 及以下为低位骶骨肿瘤）；Ⅲ区为骶髂关节或 L_5。根据骶骨肿瘤的切除范围，手术分为四种方式：骶骨肿瘤切刮术、低位骶骨肿瘤切除术、高位骶骨肿瘤切除重建术和累及骨盆Ⅳ区的半骨盆切除重建术。其中高位骶骨肿瘤切除重建术又包括骶骨次全切除术、全骶骨切除术和扩大全骶骨切除术。

第一节　手术适应证、禁忌证及术前评估与准备

一、手术适应证与禁忌证

（一）手术适应证

（1）骶骨原发性良性或交界性肿瘤，有症状或病变进展，非手术治疗无效者。

（2）骶骨原发性恶性肿瘤，非手术治疗无效者。

（3）骶骨转移性肿瘤，全身一般状况良好，原发灶已根治或可行根治性手术，骶骨孤立转移灶，且预期寿命≥6 个月者。

（4）骶骨肿瘤经各种检查诊断不明确，需手术切除活检以指导进一步治疗者。

（二）手术禁忌证

（1）全身多发性肿瘤者。

（2）骶骨转移性肿瘤，预期寿命＜6 个月者。

（3）骶骨原发性恶性肿瘤伴重要脏器转移，预期寿命＜6 个月者。

（4）全身情况不能耐受手术者。

二、术前评估

（1）根据影像学资料，判断肿瘤的大小、位置、骨质破坏情况、软组织受累情况以及肿瘤与

周围重要血管、神经和重要脏器的毗邻关系，确认肿瘤的切除范围、是否需要解剖学重建、是否保留肿瘤邻近骶神经等。

（2）手术并发症评估：根据肿瘤受累范围及手术切除范围，评估手术对下肢肢体功能、大小便与性功能的影响。

（3）全身情况评估，包括心脏功能、肺功能、肝肾功能、骨髓抑制状态、营养状况、心理状态、经济状况及个人需求等。

（4）症状及功能评估：分析疼痛原因，并使用 VAS、脊髓神经功能 Frankel 分级和腰骶髂稳定性评估。

（5）生存期评估：根据肿瘤的性质、转移的情况、全身一般情况等，预估生存期。

（6）其他：如经济状况、个人需求等。

三、术前准备

（1）术者再次根据影像学资料，确认病变处骨质破坏范围、软组织受累情况（包括骶神经受累情况）和肿瘤是否累及直肠与膀胱。

（2）根据肿瘤部位和侵及范围决定术前备血（低位骶骨肿瘤 600～800ml 红细胞悬液、400ml 血浆，累及 $S_{1\sim2}$ 的高位骶骨肿瘤可根据情况增加备血量，包括红细胞悬液、血浆、血小板及相应的凝血因子）。

（3）确诊为恶性肿瘤且对化疗或靶向药物较敏感者，可术前新辅助治疗 1～2 个疗程后再行手术。由于放疗可能增加骶骨肿瘤术后的切口并发症，故应慎重选择。

（4）术前 3d 口服庆大霉素和甲硝唑做肠道准备；术前 1d 清洁灌肠，以降低术中肠道损伤所致的相关感染风险。

（5）如果肿瘤邻近直肠，需要术前插肛管，以便术中辨识并保护直肠。

（6）高位骶骨肿瘤出血较多，如果计划使用腹主动脉球囊阻断，则术前需要行腹主动脉、髂总及髂内外动脉、股动脉彩超或动脉造影，以排除动脉其他病变。

（7）无条件做腹主动脉球囊阻断者，可术前 1d 行肿瘤血管介入栓塞或髂内动脉栓塞，以减少术中出血。

第二节　腹主动脉球囊阻断术

控制出血是骶骨肿瘤切除手术的关键。大量临床实践证明，腹主动脉球囊阻断术是控制骶骨肿瘤出血最有效的方法。手术开始前，经股动脉穿刺置入球囊，并留置于腹主动脉，暂时阻断腹主动脉血流，从而控制骶骨肿瘤手术出血。

一、适应证

腹主动脉球囊阻断术适用于 S_2 及以上的骶骨肿瘤。$S_{1\sim2}$ 部位的高位骶骨肿瘤手术切除，术中出血量大，腹主动脉球囊阻断腹主动脉血流后，有利于术中控制出血，术野更清晰，从而降低肿瘤复发率和重要脏器和神经损伤概率。对于 S_2 以下肿瘤切除，出血量显著低于 S_2 及以上的肿瘤切除，通常在 400～800ml，一般不需要使用腹主动脉球囊阻断术。

二、插管与造影

操作前需要通过术前彩超或动脉造影，确定患者至少一侧股动脉、髂内及髂总动脉、腹主动脉下段无病变，方可行腹主动脉球囊阻断术。操作时，采用 Seldinger 技术行股动脉穿刺，放入导管鞘，通过导管鞘导入猪尾导管，行腹主动脉造影，测量腹主动脉内径，了解双侧肾动脉开口位置及确定球囊放置部位。

三、置入球囊并预阻断

术前 10min 全身肝素化，使用 Angiostart TOP 125mA 血管机配置的径线测量软件计算阻断部位腹主动脉的直径，选取直径大于测量数值 1～2mm 的双腔球囊导管，在导丝引导下通过导管鞘进入腹主动脉，将球囊置于肾动脉水平以下、腹主动脉分叉水平以上约 2cm 处（一般在 $L_{2\sim4}$）（图 26－2－1）。球囊内注入生理盐水和适量造影剂，C 臂机透视确定球囊安置于双侧肾动脉及腹主动脉之间。定位后，进行阻断实验并复查造影，以造影剂不向远端流动且不阻断双侧肾动脉血流为准，避免肾动脉阻断而发生肾衰竭。记录充盈球囊导管的生理盐水剂量。

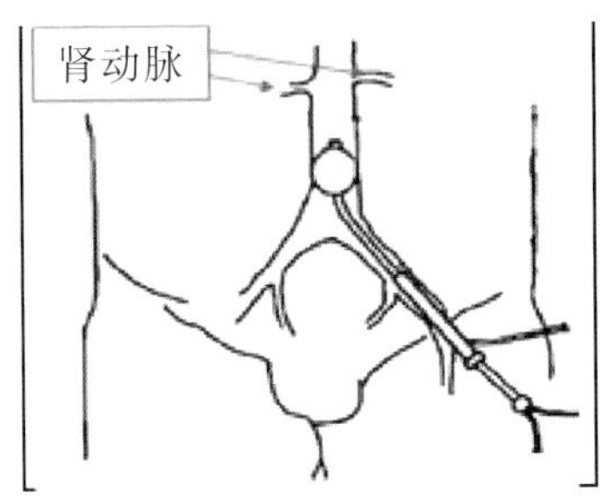

图 26-2-1　球囊放置位置

四、术中运用

确认球囊位置后，固定导管，再次往球囊注入生理盐水直至同侧足背动脉搏动消失，记录注入生理盐水剂量，通常 8～12ml。术中注意观察尿量，若尿量少于 30ml/h，则要提防双侧肾动脉血流阻断的可能，并调整球囊位置。手术刚开始时，可以先抽出球囊内的生理盐水（注意检查抽出量与之前的注入生理盐水剂量是否相等，以判断球囊是否有破损）。待预计术中出血较多时，再向球囊注入生理盐水阻断腹主动脉血供以控制出血。

五、注意事项

（1）球囊阻断期间，全身保持肝素化。

（2）单次阻断时长通常 60～90min，间隔 15～30min，以避免远端组织脏器缺血损伤。

（3）阻断间隔期间，可用纱布填塞按压止血。

（4）必要时，术野严格止血后再松开球囊，以减少出血。

（5）术毕抽出球囊内生理盐水，拔出导管。

（6）对于切开穿刺者，应缝合血管，并使用弹力绷带或 1kg 盐袋压迫。

六、缺点

腹主动脉球囊阻断术最大的缺点在于会增加手术流程，有额外的穿刺、改变体位、透视、缝合等操作，手术时间明显延长。除此以外，还可能会有血管损伤、血栓形成、肾衰竭和脑血管意外，不过发生率较低。

第三节　骶骨肿瘤切刮术

适用于：①高位骶骨（累及 $S_{1\sim2}$）原发良性和中间性肿瘤彻底切刮或辅助放疗者；②少数骶高位骨恶性肿瘤复发后刮除与灭活重建者（图 26-3-1、图 26-3-2）；③骶骨转移性肿瘤压迫骶神经造成剧烈疼痛和神经功能障碍，或放疗后疼痛缓解不明显者。

患者取俯卧位，可根据肿瘤位置及大小分别选择骶骨后正中、“T”形、“Y”形或“Ⅰ形”切口，切开深筋膜，游离牵起竖脊肌后，显露骶尾骨背面、双侧骶髂骨之间的韧带联合部、第 5 腰椎棘突，分离骶骨周围筋膜的外侧纤维，分离肿瘤壁。切除 L_5 椎板及骶管后壁，切开骶管后辨认硬膜囊及 L_5 和 $S_{1\sim3}$ 神经根，尽量分离保护 S_3 及以上神经根，彻底切刮除骨壳内的肿瘤组织，用螺旋水刀和磨钻处理残留骨壁，以减少局部复发。

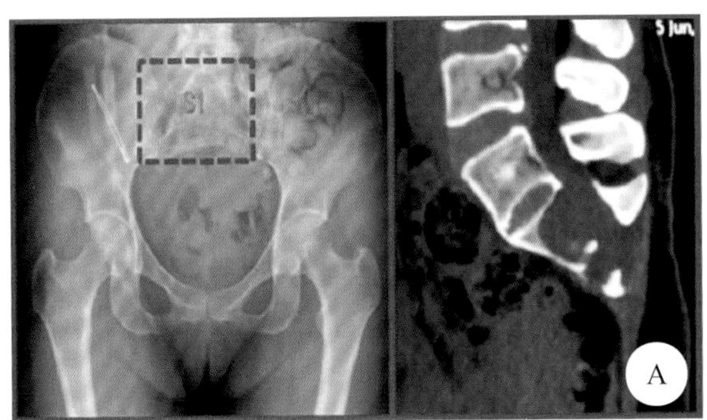

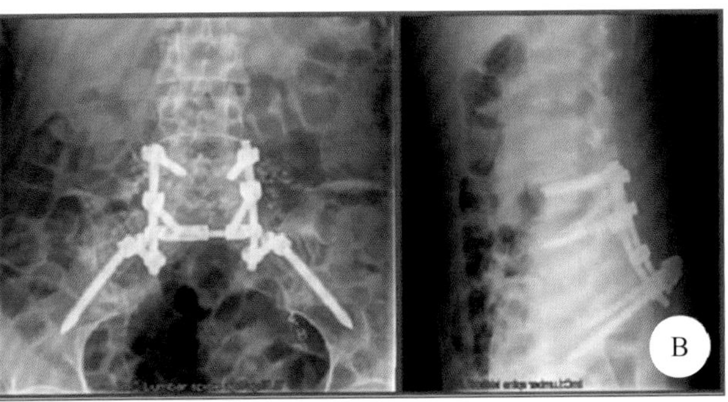

图 26-3-1　女性，50 岁，$S_{1\sim3}$ 脊索瘤术后复发，行腹主动脉球囊阻断下骶骨肿瘤切刮术、灭活和腰骶髂重建术
A. 术前影像；B. 术后 X 线片表现

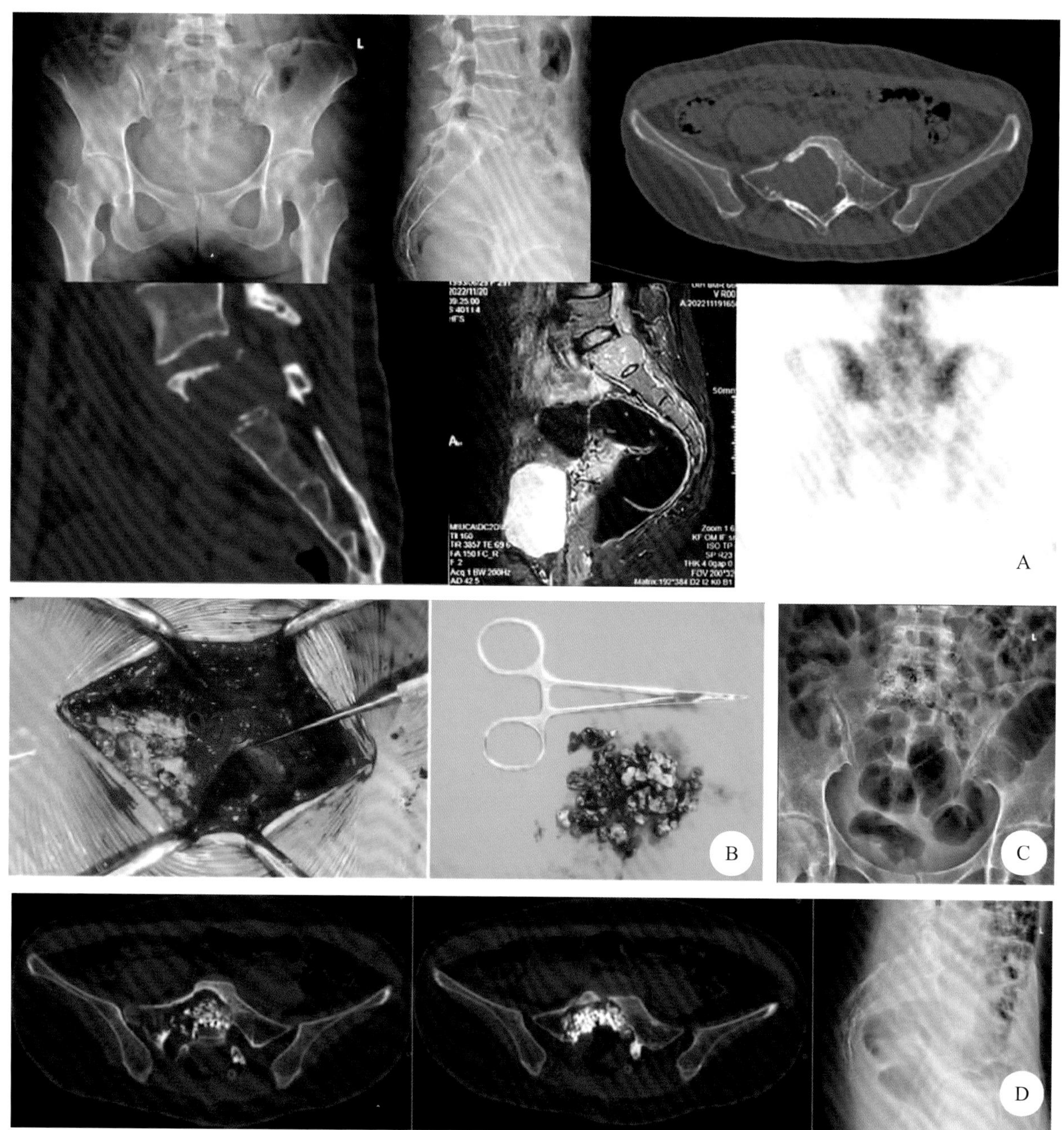

图 26-3-2　女性，29 岁，S_1 孤立性纤维瘤，行骶骨肿瘤切刮术与植骨
A. 术前影像；B. 术中及肿瘤标本；C、D. 术后影像

第四节　低位骶骨肿瘤切除术

低位骶骨肿瘤指肿瘤仅累及 S_3 及其以下的区域，可伴或不伴有软组织包块。低位骶骨肿瘤通常采用后方入路。患者取俯卧位，以病变为中心，采用倒“Y”形、“I”形或后方正中切口，上至 L_5，下至尾椎平面，切开皮肤、皮下至深筋膜下、臀大肌和竖脊肌于骶骨后侧的附着，将肌肉向两侧翻起，显露骶骨后面，分离并切断尾骨和末节骶骨。手指伸入骶骨前面，由低位到高位钝性分离，将后腹膜从肿瘤前壁剥离推向前，使骶前肿物完全与后腹膜游离，填塞干纱布，防止损伤盆腔组织。于骶骨侧方距肿瘤两横指处切断竖脊肌、骶结节韧带和骶棘韧带，切断梨状肌。于髂后上棘切开臀肌附着，推开臀肌和骨膜，显露并切除髂后下棘和部分髂骨，显露骶髂

关节下份。此处可分离至骶髂关节下缘部位。将来自坐骨大孔的梨状肌用弯钳向上提起，于骶髂关节下缘处切断，勿损伤坐骨神经。用手指从瘤壁两边及前方将肿瘤推移至两手指可互相接触。将肿瘤周围组织行最大限度分离后，在相当于第2骶椎下缘平面的位置用薄骨刀截断骶骨。注意此处应先切开骶管以浅的骶骨，进入骶管后将肿瘤未累及的所有骶神经向外侧拨开，将硬脊膜拨向对侧加以保护。此处应至少保留 S_1 和 S_2 神经根，术后才不致发生永久性尿失禁。将剩余骶骨截断，用电刀将骶骨前方肌肉韧带组织切断，即可将骶骨肿瘤整块取出（图 26－4－1、图 26－4－2）。对肿瘤上界高于 S_3 平面的良性和中间性肿瘤，亦可只在骶髂关节下界水平或呈弧形向上瘤内或边缘切除肿瘤，再清除截面以上残存的肿瘤组织。除非髂骨后翼受到肿瘤侵犯，否则通常不切除髂骨后翼，这样可以增加骨盆的稳定性。

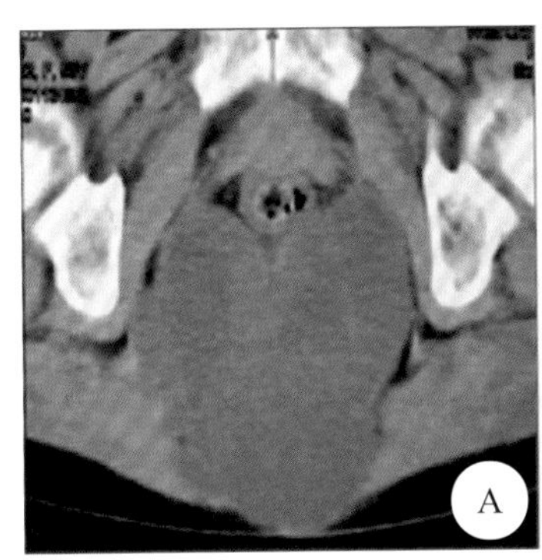

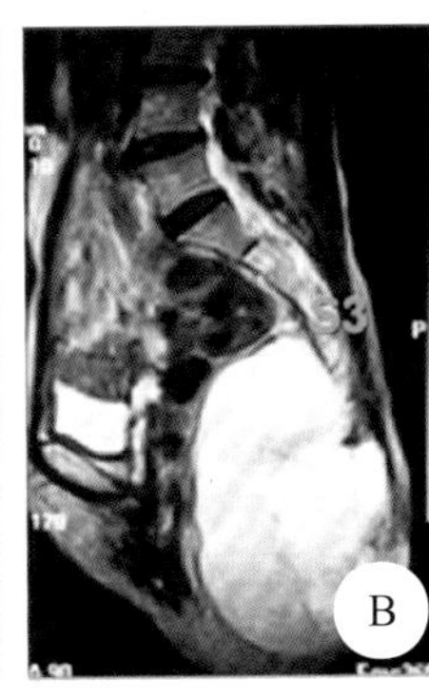

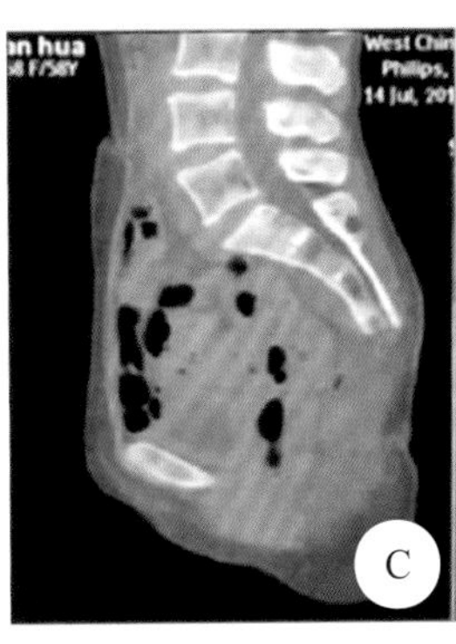

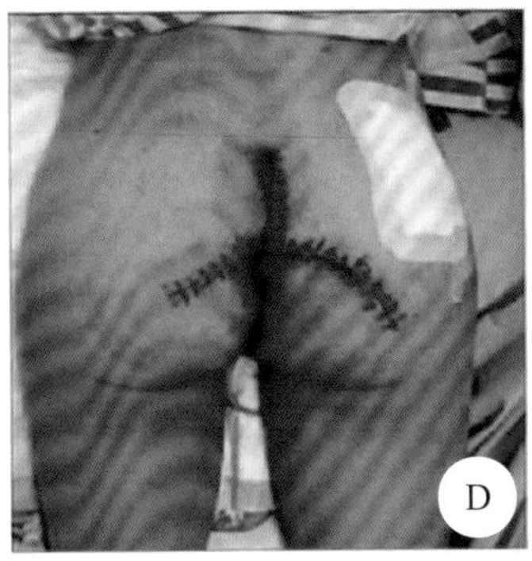

图 26－4－1　女性，58 岁，S_3 脊索瘤，行 S_3 脊索瘤骶骨部分切除术

A、B. 术前 CT 及 MRI 表现；C. 术后 CT 表现；D. 术后伤口情况

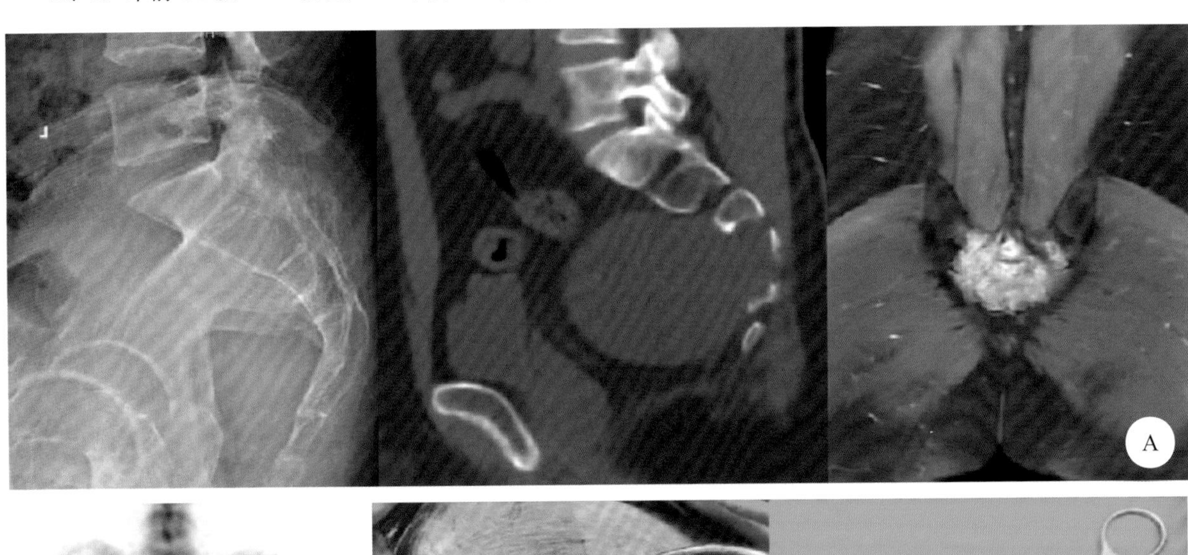

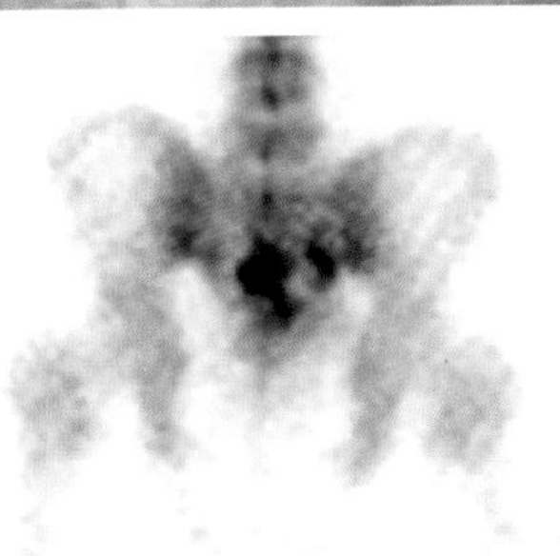

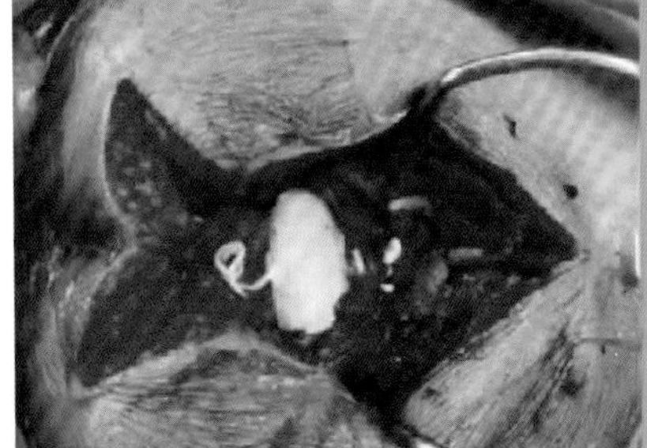

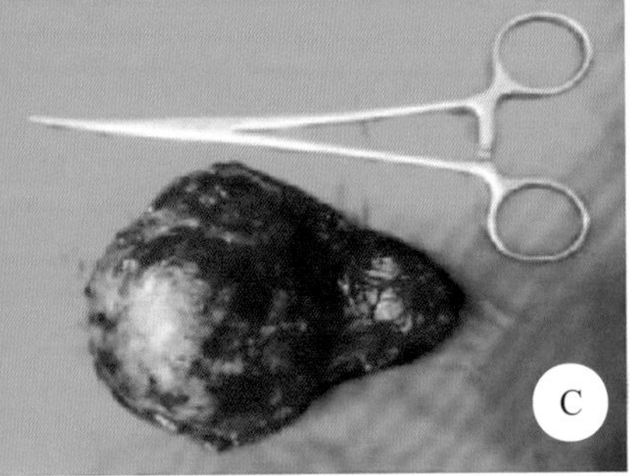

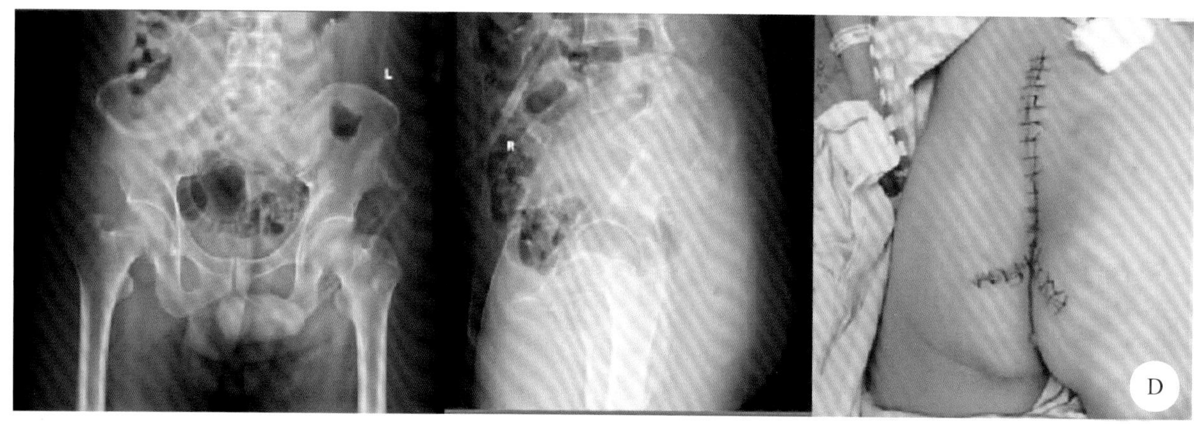

图 26-4-2 男性，41 岁，S_3 脊索瘤伴巨大软组织包块，行 S_3 脊索瘤骶骨部分切除术

A、B. 术前影像；C. 术中及手术标本；D. 术后 X 线片及伤口情况

第五节　高位骶骨肿瘤切除重建术

高位骶骨肿瘤指肿瘤累及 S_2 及其以上的区域。常见的手术方式包括骶骨次全切除术、全骶骨切除术以及扩大全骶骨切除术。

与低位骶骨肿瘤不同，高位骶骨肿瘤切除由于破坏了骶髂关节，骨盆后弓腰骶稳定性变差，需要考虑重建骶骨的稳定性。尸体标本生物力学研究表明：截骨平面位于 S_1 和 S_2 之间时，骨盆环强度降低 30%。截骨平面位于骶岬下 1cm 时，骨盆环强度降低 50%。S_2 参与构成骶髂关节的大部分关节面，若骶髂关节面残留小于 50%，骶髂关节稳定性也将受到严重影响。虽然上述情况下即使不进行腰骶部重建，患者也能通过术后瘢痕组织限制脊柱下沉，从而达到一定的稳定性。但是患者术后需要长期卧床，生活质量差，也不利于快速康复。因此，通常只有保留 S_1（S_1 神经孔及以上完整）且骶髂关节稳定性较好者，才不需要重建骶骨稳定性。反之，则需要重建骶骨稳定性。

一、骶骨次全切除术

骶骨次全切除术主要适用于高位骶骨恶性肿瘤，肿瘤巨大，向前、后方均突出者。可经前后联合入路行骶骨次全切除术。该术式根据肿瘤的部位，截骨平面可以在 S_1 神经孔以下或以上。其中截骨平面在 S_1 神经孔以上者，建议重建骶骨稳定性。

（一）前方入路手术

前方入路用于结扎动脉，阻断骶骨血供，剥离骶骨肿瘤的前缘，部分切除肿瘤。患者取仰卧位，行下腹部倒“八”字或正中切口。逐层切开皮肤、皮下组织、腹外斜肌、腹内斜肌和腹横肌至腹膜，从两侧向后方行腹膜外游离至腹后壁，将直肠骶骨间隙游离，充分暴露肿瘤部位，根据需要决定是否结扎双侧髂内动脉。注意保护输尿管、髂血管、直肠、膀胱、子宫等脏器。显露清楚后，最大限度地游离肿瘤前壁并切断进入肿瘤体内的骶神经根，在骶前肿瘤周围直肠的背侧放置一块无菌纱布与前方的直肠和骶骨完全隔开，作为后方入路手术时的分离标志，关闭后腹膜及腹壁。

（二）后方入路手术

后方入路用于游离骶神经根、部分或全部切除骶骨、重建骨盆环。患者翻转为俯卧位，自 L_4 棘突至 S_3 平面做一后方正中或倒“Y”形切口，向两侧剥离椎旁肌，显露椎板、L_4、L_5、L_5～S_1 小关节、髂后上棘。按常规方法在 $L_{4\sim5}$ 植入椎弓根螺钉（直径 5mm 或 6mm）。按照改良 Galveston 技术的要求在双侧髂后上棘处开骨槽，植入髂骨钉时注意进针角度与矢状面成 50°～70°、与水平面向上成 15°～25°（此角度与骶髂关节负重力线方向基本保持一致），球形探子需一直保持在髂骨翼骨质中，然后植入髂骨钉（直径 6.25～7.00mm），长 60～80mm。

切除 L_5 椎板及骶管后壁，辨认硬膜囊及 L_5

和 S_1 神经根，根据肿瘤性质决定要保留的神经根，对于要切除的神经根在其神经根远端结扎硬膜囊及骶神经根，分离肿瘤壁，并迅速将肿瘤组织完整切除。

从后侧切口将骶前纱布取出。创面冲洗后，用模棒试好金属棒的长度及弧度，体外弯棒后植入体内并锁紧。注意金属棒尾端不超过髂骨钉侧开口远端过多，以避免切口关闭后皮肤明显隆起或受压淤血坏死。混合使用自体骨、异体骨以及去矿物质的骨基质，将之放置于选择性去皮质的骨表面，以促进融合（图 26－5－1～图 26－5－3）。

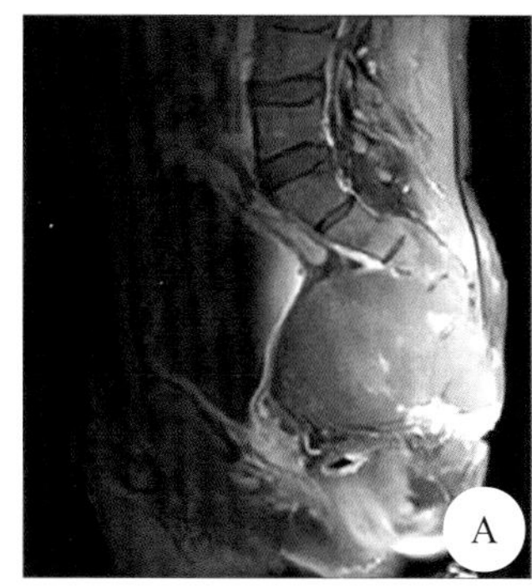
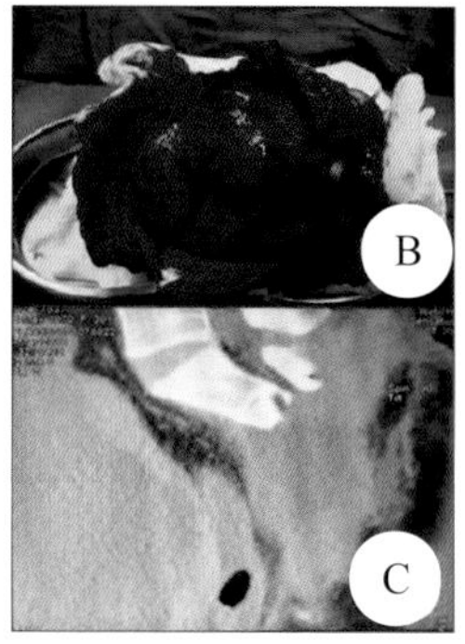

图 26－5－1　男性，46 岁，S_2 脊索瘤，行 S_1 神经孔以下骶骨次全切除术

A. 术前 MRI 表现；B. 肿瘤标本；C. 术后 CT 表现

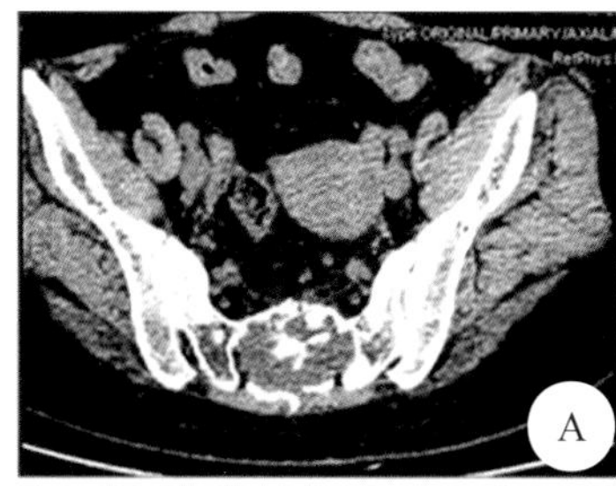
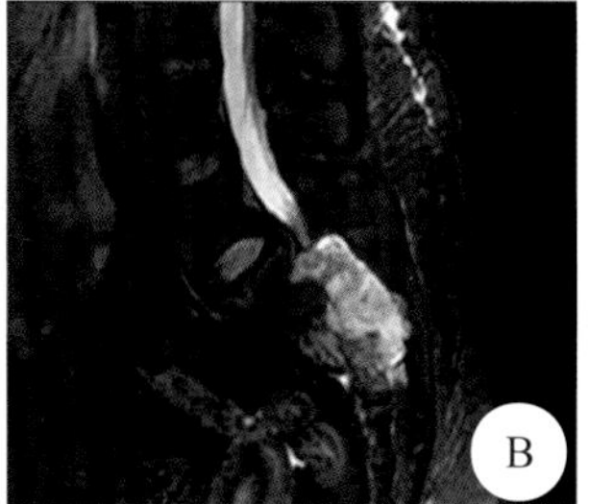
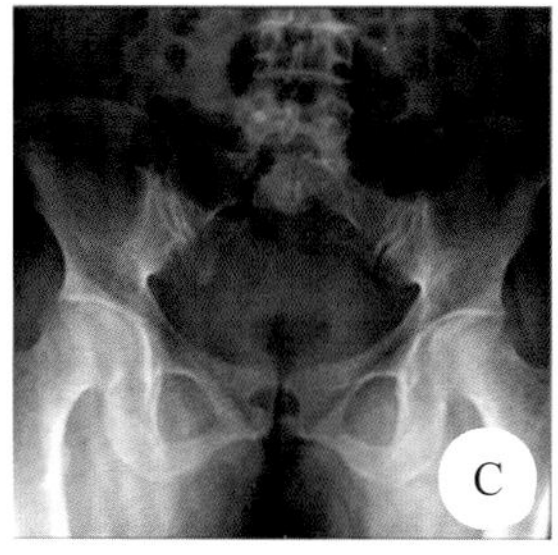
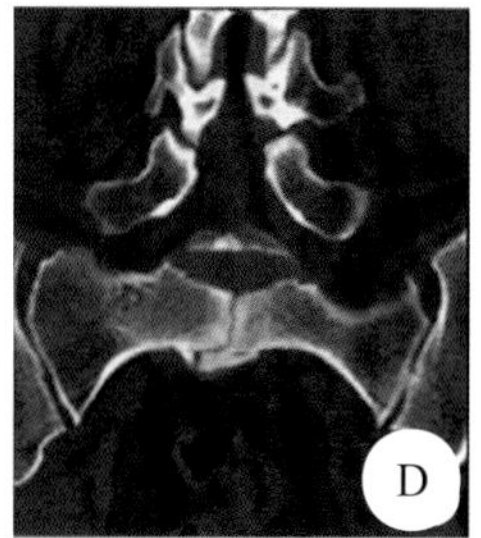

图 26－5－2　女性，34 岁，$S_{1\sim3}$ 神经鞘膜瘤，行 S_1 神经孔以下骶骨次全切除术

A、B. 术前 CT 与 MRI 表现；C、D. 术后 X 线片与 CT 表现

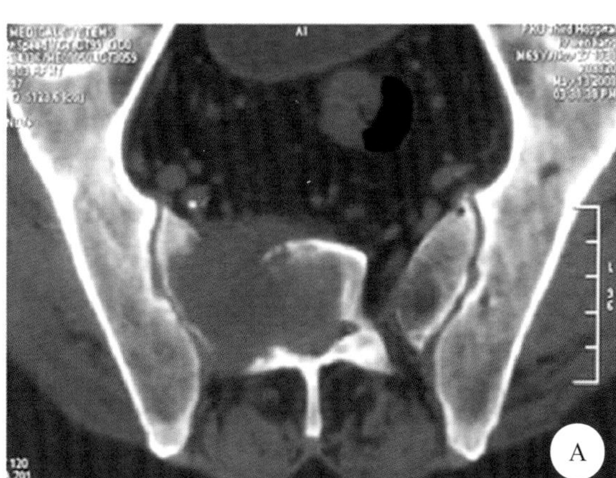
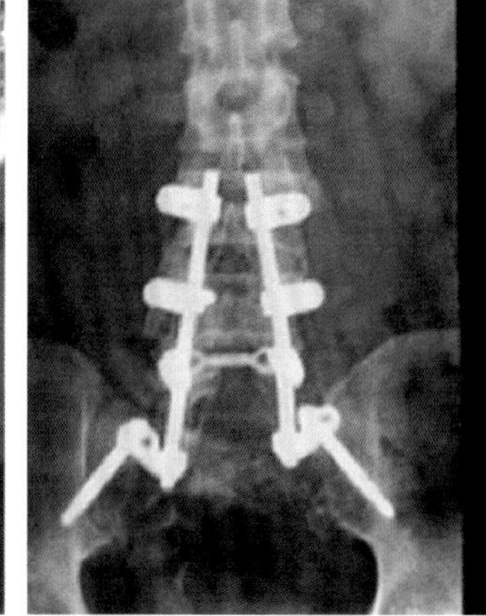
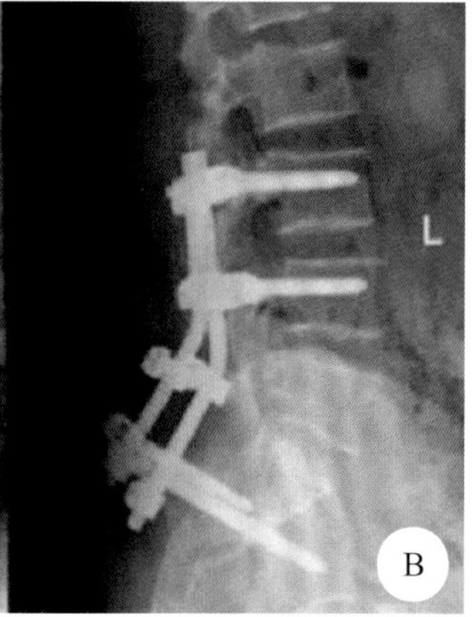

图 26－5－3　男性，42 岁，$S_{1\sim2}$ 恶性神经鞘瘤

A. 术前 CT 表现；B. 肿瘤切除重建术后

二、全骶骨切除术

适用于 $S_{1\sim2}$ 椎骨原发性高度恶性肿瘤，或巨大的低度恶性肿瘤并有神经损害、对放化疗不敏感者，可行 $L_5\sim S_1$ 的骶骨切除术，即全骶骨切除术。

（一）前方入路手术

1. 经腹膜外入路　患者取平卧位，低位腹主动脉球囊阻断后，经下腹正中或弧形切口入腹腔，或经双侧下腹部腹膜外斜形切口入腹腔。经双侧下腹部腹膜外斜形切口，逐层切开皮肤、皮下组织、腹外斜肌和腹横肌，向中线和向前推开腹膜和输尿管，即可见骶骨前上方，输尿管跨过髂总动脉，慎勿损伤。结扎双侧髂内动脉，从腹膜后向下游离到肿瘤前方，结扎骶中动、静脉，切除 $L_5\sim S_1$ 椎间盘，形成空隙，便于向后方窥测，直达后纵韧带。

2. 经腹腔入路　经下腹正中切口，逐层切开进入腹腔，将肠管推向上，并用大方纱布遮盖。

在肿瘤的前上方切开后腹膜，结扎双侧髂内动脉和骶中动脉，沿肿瘤包膜钝性分离盆腔器官，切除 L_5～S_1 椎间盘，直达后纵韧带，注意勿损伤硬脊膜。若肿瘤巨大，与骨盆内缘紧贴时，可切开耻骨联合，扩大骨盆环，便于钝性分离。

完全游离肿瘤前方，松开腹主动脉阻断球囊，腹主动脉通血后彻底止血，填塞干纱布使肿瘤与后腹膜分开，缝合后腹膜，逐层缝合腹腔切口，关闭腹腔。

（二）后方入路手术

患者由平卧位改成俯卧位。腹主动脉球囊阻断后，在腰骶部由 L_3 棘突到尾骨尖中线上以病变为中心，做足够长度的“工”字形切口，切开皮肤、皮下组织、臀大肌和耻骨肌于骶骨后侧的附着，将后腹膜自肿瘤前壁剥离推向前，直肠随之前移。术前已留置肛管，可作为识别标志，术中应避免损伤直肠。继续从骶骨两侧向其上方钝性分离，使骶骨肿瘤两侧组织剥离至与盆腔内剥离的平面汇合，触及前切口填塞的纱布为止。

切除 L_5～S_1 的椎板、两侧的关节突和韧带。显露并游离硬膜囊，切断并结扎硬膜囊，并一一结扎骶神经根，防止脑脊液漏，切除 L_5～S_1 椎间盘的后半和后纵韧带使腰骶间完全解脱。于骶骨侧方距肿瘤两横指处切断骶肌、骶结节韧带和骶棘韧带，切断梨状肌，切除髂后上下棘和部分髂骨，显露骶髂关节。用骨刀将双侧骶髂关节解脱，从后方取出完整的骶骨肿瘤。

典型病例见图 26－5－4～图 26－5－7。

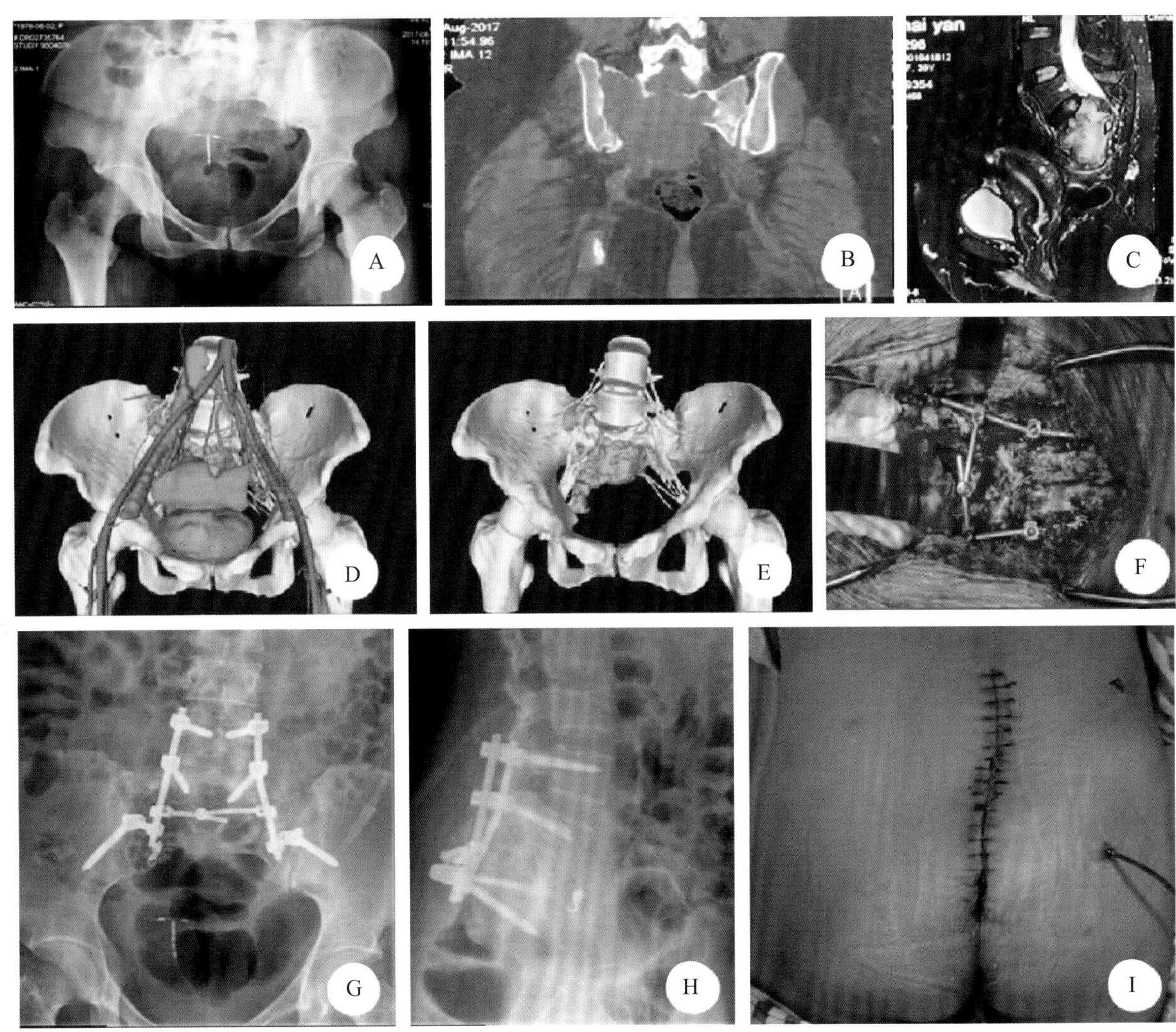

图 26－5－4　女性，58 岁，S_1 骨巨细胞瘤术后复发，行全骶骨切除与腰骶髂重建术

A～C. 术前 X 线片、CT 及 MRI 表现；D、E. 术前三维多模态影像，其中绿色部分为肿瘤，金黄色部分为神经；F. 术中；G～I. 术后 X 线片表现及切口情况

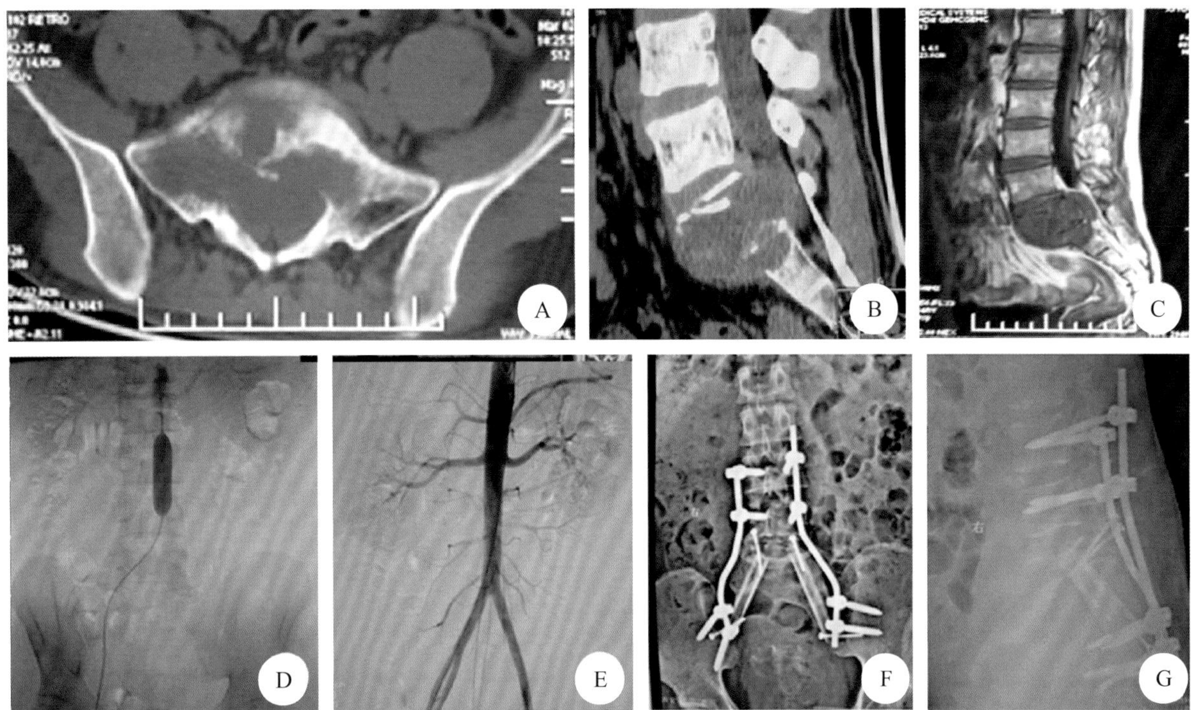

图 26－5－5　男性，23 岁，L_5～S_2 骨巨细胞瘤，行全骶骨切除、腓骨植骨内固定术

A～C. 术前 CT 及 MRI 表现；D、E. 血管造影和球囊阻断；F、G. 术后 X 线片表现

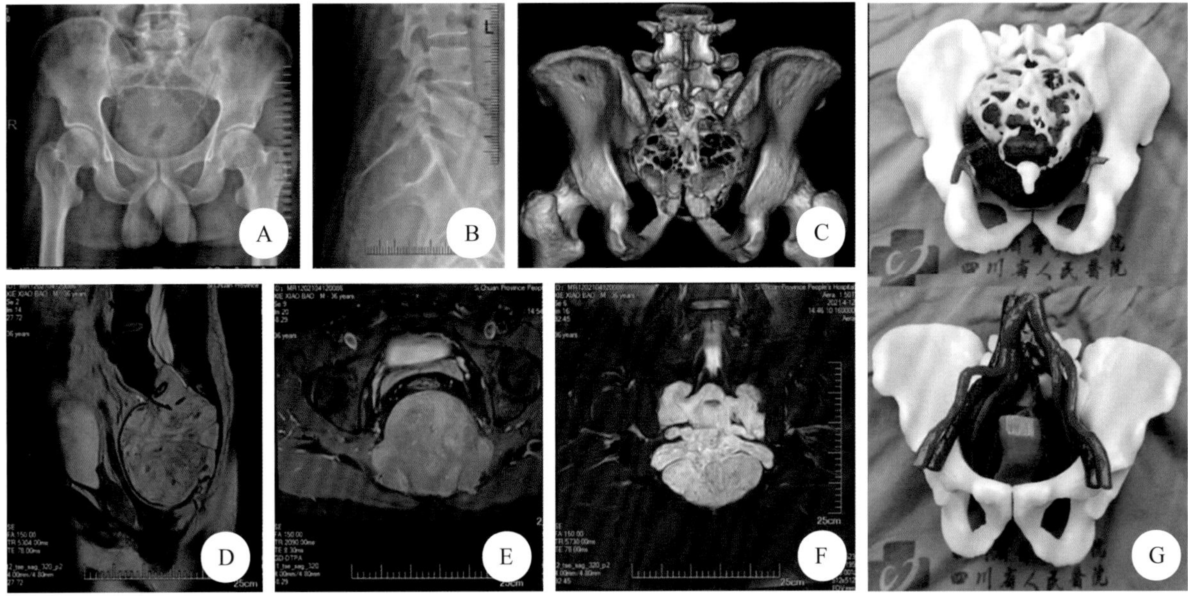

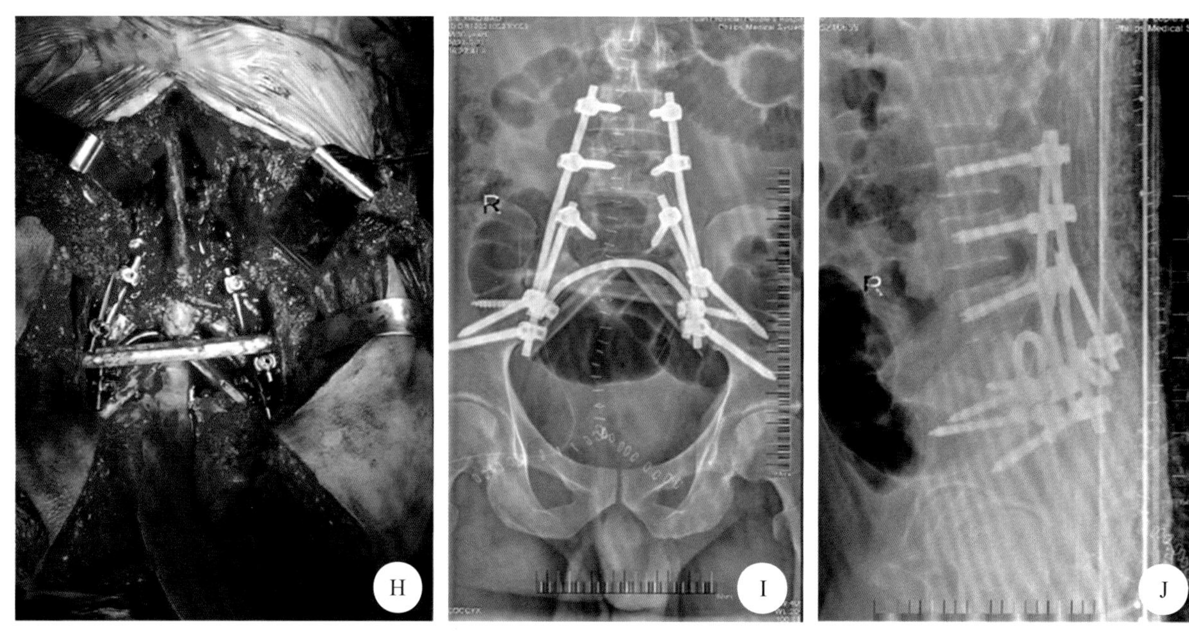

图 26－5－6　男性，36 岁，诊断为 $S_{1\sim5}$ 脊索瘤，行单一后方入路全骶骨切除、自体腓骨植骨内固定术

A、B. 术前 X 线片表现；C～F. 术前 CT 三维重建以及 MRI 表现；G. 3D 打印模型；H. 术中倒“Y”形切口，显露神经与腓骨植骨情况；I、J. 术后 X 线片表现

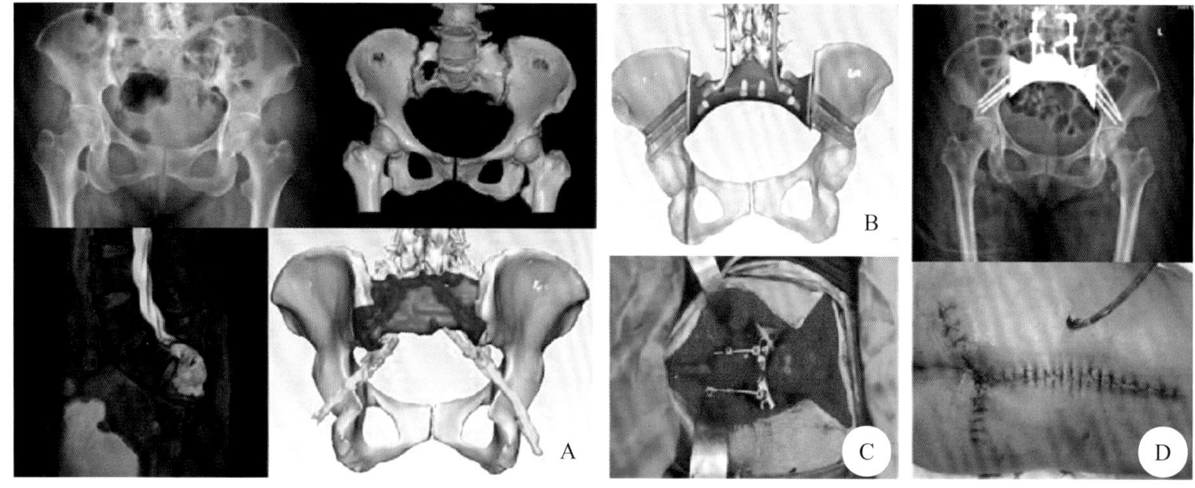

图 26－5－7　女性，51 岁，骶骨脊索瘤术后复发，行全骶骨切除、3D 打印重建术

A. 术前影像及三维重建；B. 术前手术设计；C. 术中；D. 术后 X 线片表现及切口情况

三、扩大全骶骨切除术

适用于极少数高位巨大骶骨恶性肿瘤晚期，肿瘤已累及 L_5 和骶髂关节侵及盆腔，浸润压迫骶神经，引起膀胱直肠功能障碍者。骶骨肿瘤切刮术的复发率为 30%～35%。低度恶性的脊索瘤术后复发率高达 40%～50%，反复手术反复复发，最终无奈长期带瘤生存，患者十分痛苦。高位骶骨的恶性肿瘤若通过肿瘤的完整切除（扩大全骶骨切除术），即骶骨与邻近组织器官的切除（全骶骨切除±髂骨、L_5 或盆腔内脏器切除），辅以放、化疗或靶向药物治疗能达到根治的效果，从而获得最低的复发率和长期生存。但是，由于该术式手术创伤大、切除范围广，常常需要行直肠和膀胱造口，患者需在轮椅上生活。这是致残率很高的手术，会给患者和家属带来巨大麻烦，很难为患者和家属所接受，术前须告知患者和家属，并征得同意（图 26－5－8）。

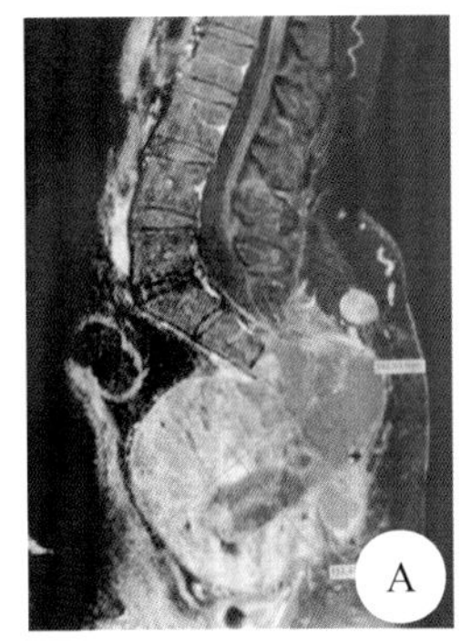
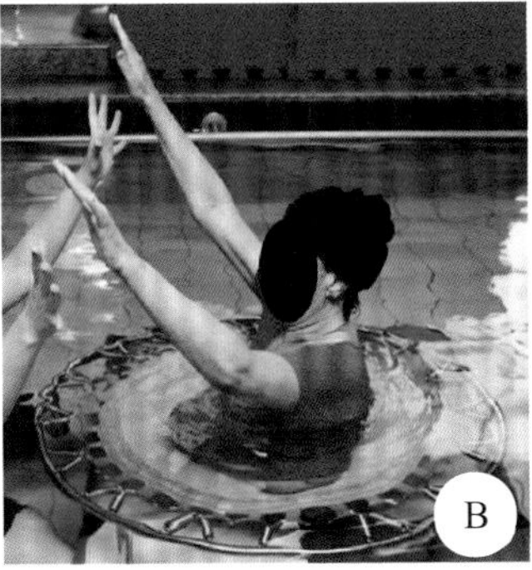

图 26-5-8　女性，55 岁，S_1 脊索瘤，行扩大全骶骨切除术

A. 术前 MRI 表现；B. 术后 9 个月，患者在进行水上康复训练

第六节　累及骨盆Ⅳ区的半骨盆切除重建术

适用于骨盆肿瘤累及骶骨者，通常包括骨盆Ⅰ区与Ⅳ区。肿瘤切除后需要行腰骶髂重建。

患者取侧卧位，第 1 切口自患侧髂后上棘弧形沿髂骨向前，向下腹部延伸。第 2 切口自 L_5 棘突下至尾骨纵行正中切开，并将第 1 切口沿 S_1 水平与第 2 切口相连，长约 50cm。依次切开皮肤、皮下及深筋膜，显露并切开腹外斜肌、腹内斜肌、腹横肌，推开腹膜。后方逐层显露左侧臀大肌、背阔肌、竖脊肌、腰方肌、臀中肌、臀小肌、梨状肌等组织，切断腰方肌，剥离臀大肌、臀中肌及臀小肌、梨状肌部分止点，显露髂骨后方，同时切断剥离左右两侧背阔肌、竖脊肌止点显露骶骨。于肿瘤外正常组织内锐性分离肿瘤周围，推开腹膜及腹膜后输尿管、直肠等器官，采用椎板咬骨钳等打开骶骨椎管，显露硬膜囊，游离探查患侧 L_5 神经，S_1、S_2、S_3 神经根，以及股神经、坐骨神经、髂内动静脉血管、髂外动静脉血管等，注意分离保护股神经、L_5 神经根。若神经根被肿瘤包裹、粘连紧密，无法分离，应予切断。游离髂内动静脉血管、髂外动静脉血管，结扎切断肿瘤滋养血管及受累细小血管，部分渗血可使用明胶海绵及纱布填塞止血。牵开并注意保护硬膜囊及相应神经根，根据骶骨肿瘤位置，完成骶骨截骨，并根据需要切除 L_5～S_1 椎间盘，保护腹部器官及神经血管。根据髂骨肿瘤位置，完成髂骨截骨，进而完整取出瘤体。若截骨面渗血明显，可使用骨蜡、纤丝、明胶海绵止血，无菌纱布填塞。止血满意后再进行腰骶髂重建（图 26-6-1、图 26-6-2）。

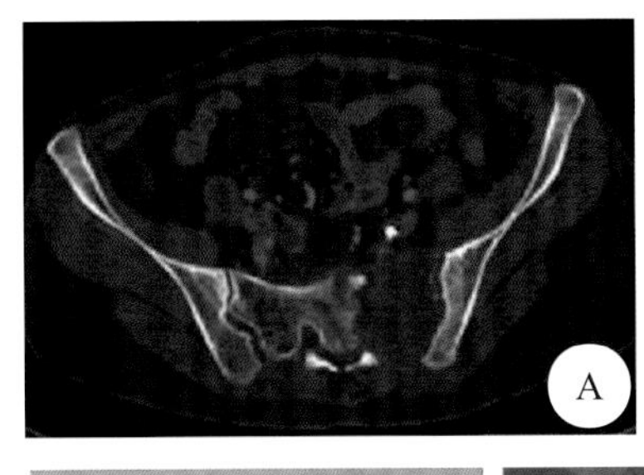
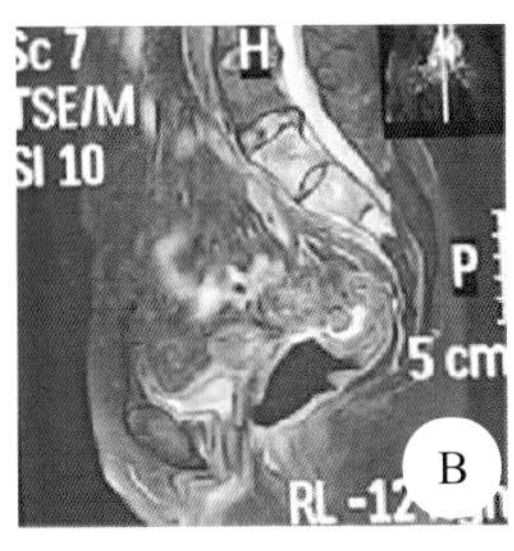

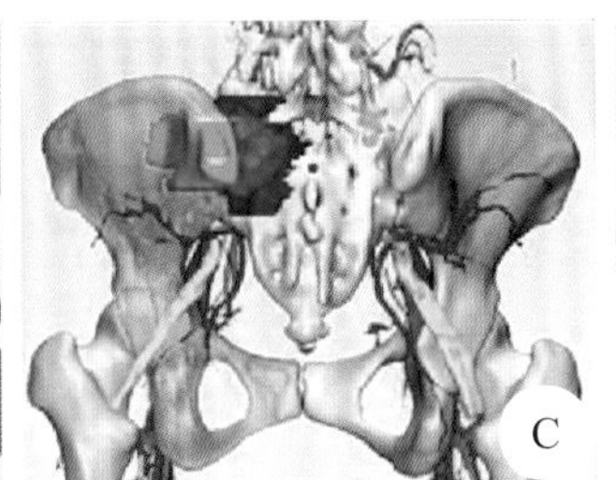
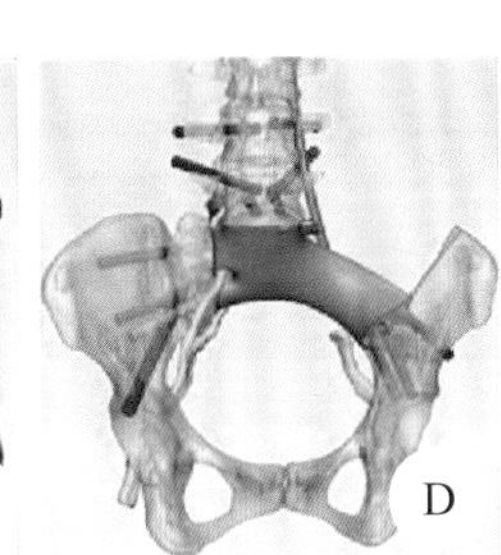
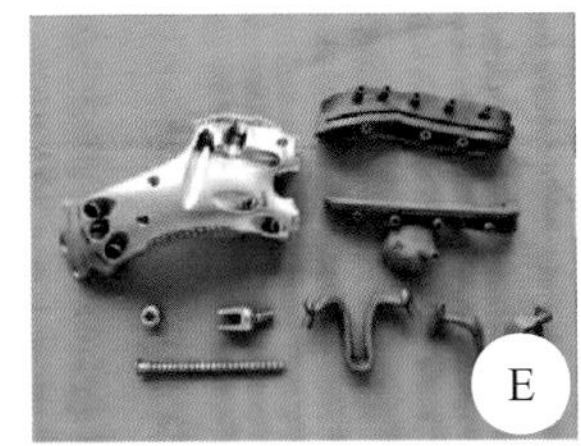
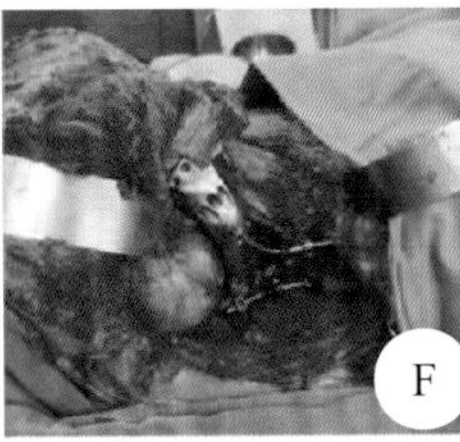
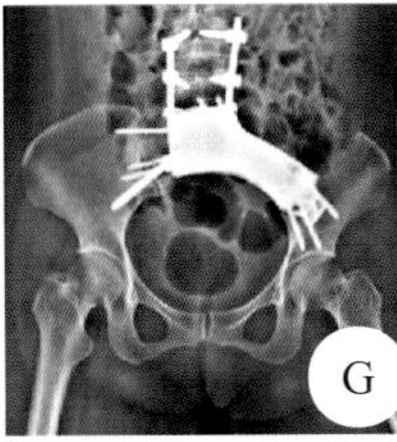
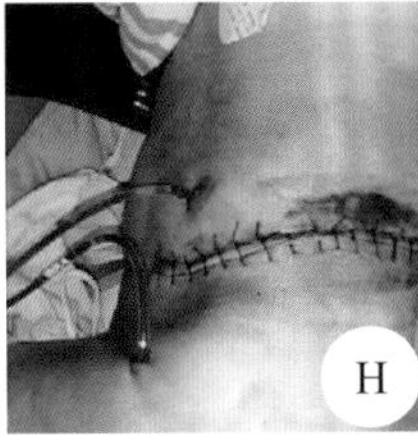
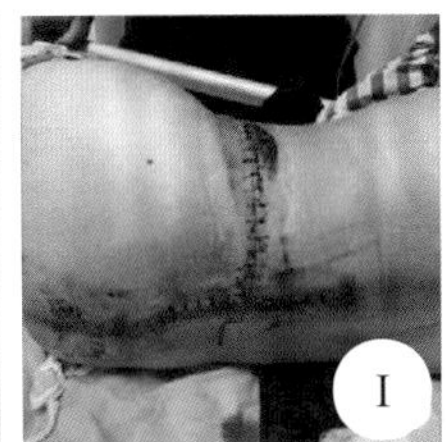

图 26-6-1　女性，47 岁，诊断为左骨盆Ⅰ、Ⅳ区梭形细胞未分化肉瘤，行左骨盆Ⅰ、Ⅳ区肿瘤扩大切除活检+3D 打印假体重建术

A、B. 术前影像；C. 三维多模态影像，其中绿色代表肿瘤；D. 计算机辅助手术设计；E. 3D 打印假体、手术导板及体外模拟手术；F. 术中；G～I. 术后 X 线片表现及切口情况

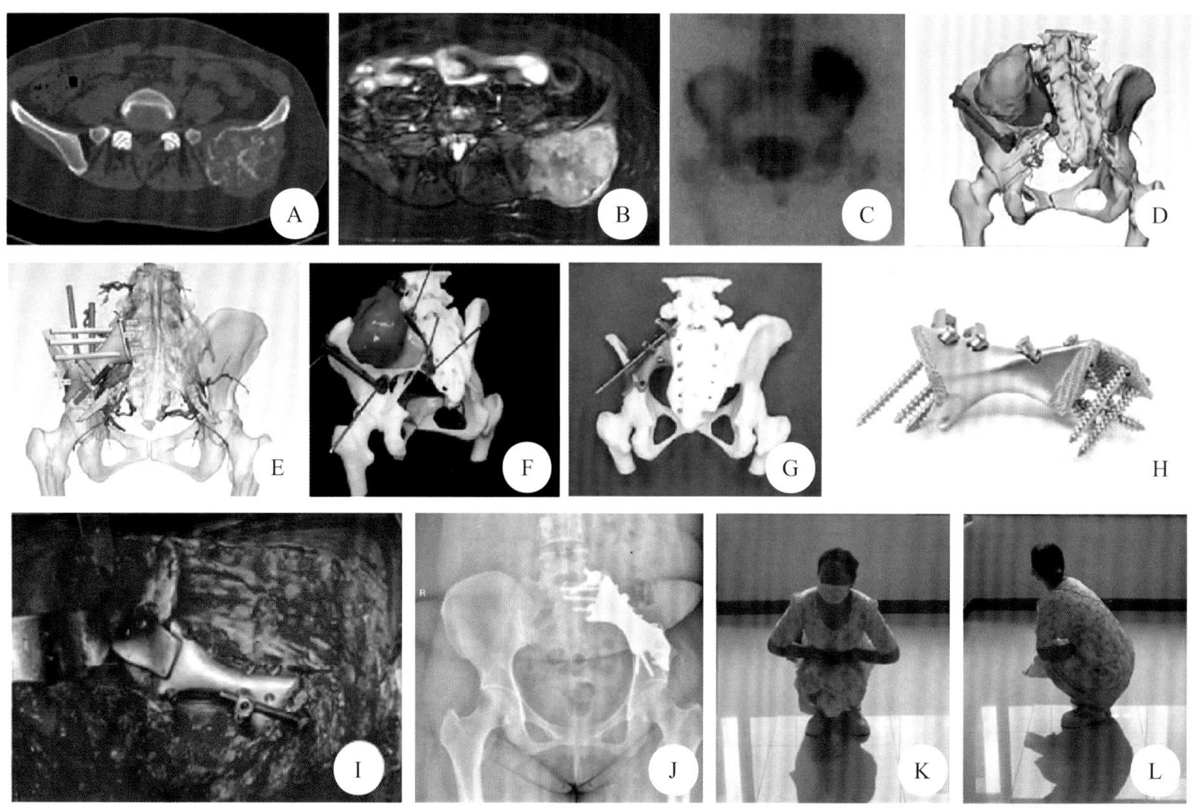

图 26-6-2　女性，28 岁，诊断为左骨盆Ⅰ、Ⅳ区软骨肉瘤，行左骨盆Ⅰ、Ⅳ区肿瘤扩大切除活检+3D 打印定制假体重建术

A~C. 术前 CT、MRI 及骨扫描表现；D、E. 基于三维多模态影像（绿色代表肿瘤）的计算机辅助手术设计；F、G. 体外模拟手术；H. 3D 打印假体；I. 术中；J. 术后 4 年 X 线片表现；K、L. 术后 5 年肢体功能情况

第七节　手术要点

一、尽量假包膜外切除肿瘤

为了达到根治要求、减少复发机会，手术时应按照从肿瘤假包膜外的健康组织和自病变上部骶椎截骨的原则进行分离与截骨。进行肿瘤后壁手术时基本可以做到在臀骶部健康组织内分离切开，不会损伤假包膜，但肿瘤前侧与后腹膜、直肠等紧密相连，只能沿假包膜剥离，不宜在健康组织内进行手术，否则可能损伤直肠和大血管使手术难以进行。若肿瘤为良性或低恶性，为保护骶髂关节完整性，亦可在骶髂关节下界水平或呈弧形向上瘤内切除肿瘤，再清除截面以上残存的肿瘤组织，但应采用 50%氯化锌、电刀或微波等方法进行局部灭活，降低复发率。

二、保护骶神经根

肿瘤未累及的所有骶神经原则上应保留，避免损伤，尤其是 S_1 和 S_2 神经根，对直肠和膀胱功能极为重要。只有 S_1 和 S_2 神经根完好，术后才不致发生永久性尿失禁。因此在行前方入路和后方入路手术，尤其是行后方入路分离和截断骶骨时注意保护截骨平面以上的骶神经根。术中可使用超声骨刀截骨，有效减少对神经根的损伤。术中神经根的保留与否应充分考虑肿瘤的性质，尤其是 $S_{1\sim3}$ 神经根，良性骶骨肿瘤必须保留。中间性肿瘤应尽量保留神经根，可给予术中、术后的辅助治疗，即内照射或术后放疗以杀灭残留的肿瘤细胞。骶骨恶性肿瘤受累的神经根原则上需将肿瘤连同神经根一并切除，但要权衡利弊和患者的要求。据我们观察，仅保留双侧 S_1 神经根的患者，会失去括约肌功能，但下肢运动功能不受损害。保留双侧的 S_1、S_2 神经根的患者均出现暂时性膀胱功能异常，但术后半年左右多数的患者恢复括约肌功能。保留双侧 S_1、S_2 和一侧 S_3 神经根的患者，括约肌功能多无影响。因此，应尽量保留双侧 S_1、S_2 和一侧 S_3 神经根。

三、保护盆腔脏器

前方入路以腹膜外结扎双侧髂内动脉为主，而对于肿瘤前壁的分离不可勉强进行，以免损伤盆腔内重要脏器。初次手术患者前方肿瘤与盆腔脏器常有假包膜存在，分离常较为简单。而对于复发性骶骨肿瘤多次手术患者，肿瘤常与盆腔脏器紧密粘连，解剖关系紊乱，此时术前预置肛管和输尿管插管等措施就显得极为重要。尽管如此，对于多次手术者前后联合入路手术的并发脏器损伤率也相当高，因此有人主张，对于估计前后联合入路也难以完整切除的肿瘤，应提前做好膀胱、直肠造口准备。

四、有效控制术中出血和止血

安置腹主动脉球囊者一般控制出血效果较好，未安置者麻醉后用药物控制性低血压，在控制性低血压条件下进行手术。术中低位腹主动脉钳夹阻断或同时结扎双侧髂内动脉。术中单纯结扎双侧髂内动脉，切除肿瘤和将骶骨取出后，术野渗血常常较多，此时可采用油纱压迫止血，10min 后逐渐将油纱取出并电凝止血。骶骨断面采用骨蜡封堵。创面内的少量渗血，可在关闭切口前采用大量止血纱布包裹凝胶海绵填塞压迫止血。熟练操作，避免重复步骤，缩短手术时间，以减少出血。

五、创面处理

肿瘤取出后必须彻底止血，仔细检查并清除残存的肿瘤组织及瘤体假包膜。对未能做到假包膜外剥离的部位，可用 50% 氯化锌或其他化学药物进行局部烧灼灭活，然后用生理盐水进行彻底冲洗，仔细止血，逐层闭合切口。先将两侧深层软组织及臀大肌等尽量对拢缝合，用以托住盆腔内组织，再缝合皮肤，做好负压引流。

（方向　段宏　闵理　郝鹏　屠重棋　胡云洲）

参考文献

[1] 方向，雷森林，罗翼，等. 基于三维多模态影像的 3D 打印技术辅助肢体恶性骨肿瘤手术研究 [J]. 中国修复重建外科杂志，2022，36（7）：7.

[2] 郭卫，李大森，蔚然，等. 单中心原发骶骨肿瘤 790 例的流行病学分析 [J]. 中国脊柱脊髓杂志，2014，24（11）：8.

[3] 胡云洲，沈怀信，饶书城，等. 原发性骶骨肿瘤（附 15 例临床分析）[J]. 中华骨科杂志，1983，3（1）：6−9.

[4] Bosma SE，Cleven AHG，Dijkstra PDS. Can navigation improve the ability to achieve tumor−free margins in pelvic and sacral primary bone sarcoma resections? A historically controlled study [J]. Clin Orthop Relat Res，2019，477（7）：1548−1559.

[5] Cavalheiro DP，Marten Teixeira JE，Braga DM，et al. Rehabilitation management of hemicorporectomy [J]. PMR，2015，7（7）：777−780.

[6] Feghali J，Pennington Z，Hung B，et al. Sacrectomy for sacral tumors：Perioperative outcomes in a large −volume comprehensive cancer center [J]. Spine J，2021，21（11）：1908−1919.

[7] Houdek MT，Wellings EP，Moran SL，et al. Outcome of sacropelvic resection and reconstruction based on a novel classification system [J]. J Bone Joint Surg Am，2020，102（22）：1956−1965.

[8] Lim C Y，Liu X，He F，et al. Retrospective cohort study of 68 sacral giant cell tumours treated with nerve−sparing surgery and evaluation on therapeutic benefits of denosumab therapy [J]. Bone Joint J，2020，102−b（2）：177−185.

[9] Lv ZR，Li ZF，Yang ZP，et al. One − step reconstruction with a novel suspended，modular，and 3D− printed total sacral implant resection of sacral giant cell tumor with preservation of bilateral s（1−3）nerve roots via a posterior−only approach [J]. Orthop Surg，2020，12（1）：58−66.

[10] Pu F，Liu J，Shi D，et al. Reconstructionwith 3D−printed prostheses after sacroiliac joint tumor resection：A retrospective case−control study [J]. Front Oncol，2021，11：764938.

[11] Radaelli S, Fossati P, Stacchiotti S, et al. The sacral chordoma margin [J]. Eur J Surg Oncol, 2020, 46 (8): 1415-1422.

[12] Wang J, Du Z, Yang R, et al. Surgical strategy of pediatric benign sacral tumors [J]. J Pediatr Orthop, 2021, 41 (4): 227-235.

[13] Wang J, Li D, Yang R, et al. Epidemiological characteristics of 1385 primary sacral tumors in one institution in China [J]. World J Surg Oncol, 2020, 18 (1): 297.

[14] Wang Y, Liang W, Qu S, et al. Assessment of patient experiences following total sacrectomy for primary malignant sacral tumors: A qualitative study [J]. J Surg Oncol, 2019, 120 (8): 1497-1504.

[15] Wei R, Guo W, Yang R, et al. Reconstruction of the pelvic ring after total en bloc sacrectomy using a 3D-printed sacral endoprosthesis with re-establishment of spinopelvic stability: A retrospective comparative study [J]. Bone Joint J, 2019, 101-b (7): 880-888.

[16] Yin P, Mao N, Wang S, et al. Clinical-radiomics nomograms for preoperative differentiation of sacral chordoma and sacral giant cell tumor based on 3D computed tomography and multiparametric magnetic resonance imaging [J]. Br J Radiol, 2019, 92 (1101): 20190155.

第二十七章　脊柱肿瘤再手术

第一节　概述

脊柱肿瘤主要分为原发性肿瘤和转移性肿瘤。原发性肿瘤少见，转移性肿瘤多见。大部分脊柱肿瘤治疗以手术切除为基础，多种辅助治疗手段相结合。但是，位于脊柱的肿瘤往往与一些重要的脏器、血管、神经毗邻，手术风险及手术难度远大于四肢肿瘤。脊柱外科医生在制订脊柱肿瘤手术方案时往往面临着彻底切除肿瘤和避免脊髓神经损伤两者不能兼顾的问题，为挽救或保留脊髓神经功能、提高生活质量，手术往往不能实现肿瘤的彻底切除，这也是脊柱肿瘤术后复发率远高于四肢肿瘤的原因。肿瘤复发压迫脊髓神经是导致再手术最常见的原因，由于脊柱特殊的毗邻关系，且初次手术使脊柱失去了正常的解剖层次和结构，脊柱肿瘤再手术显得极其复杂而危险。脊柱外科医生应当明确再手术的目的主要是延长患者寿命、提高生活质量，而不应盲目地追求肿瘤的彻底切除。术前综合评估患者的全身情况，了解患者本人及家属的期望值、配合情况，手术方案制订应该做到个体化、多学科共同协作。

一、再手术的原因

脊柱肿瘤术后早期再手术的原因主要是初次手术相关的并发症，再手术的目的是处理并发症，因而手术相对简单。晚期再手术的主要原因则包括肿瘤因素和脊柱失稳，其中以肿瘤因素最常见，再手术的主要目的是切除残存或复发的肿瘤组织，减轻或控制脊髓神经受压引起的疼痛，挽救脊髓神经的功能，恢复脊柱的稳定性，使致残率及脊髓神经功能损伤程度降到最低，尽可能地延长患者寿命并提高生活质量。

（一）肿瘤残存或复发

肿瘤因素主要为肿瘤性质或初次手术切除不彻底、切除范围不够所致肿瘤残存或复发。具体受以下几方面因素影响。

1. 手术切除方式　行单纯前方入路或后方入路手术切除肿瘤时，切口对侧的肿瘤组织往往难以完全显露，不能被完全切除，导致肿瘤残留，这是引起肿瘤术后复发的主要原因。研究表明，脊柱肿瘤术后是否复发与手术切除边界是否无瘤有直接联系，前后联合入路可以实现较广泛的肿瘤边界显露，而全脊椎切除术后复发率明显低于分块切除、囊内切除或刮除等手术方式（图27－1－1、图27－1－2）。

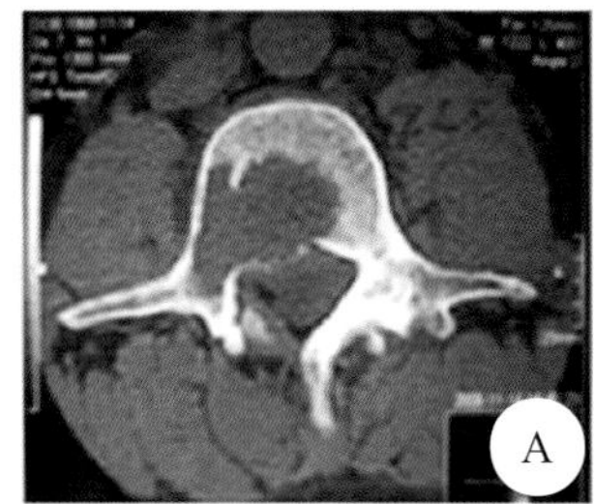

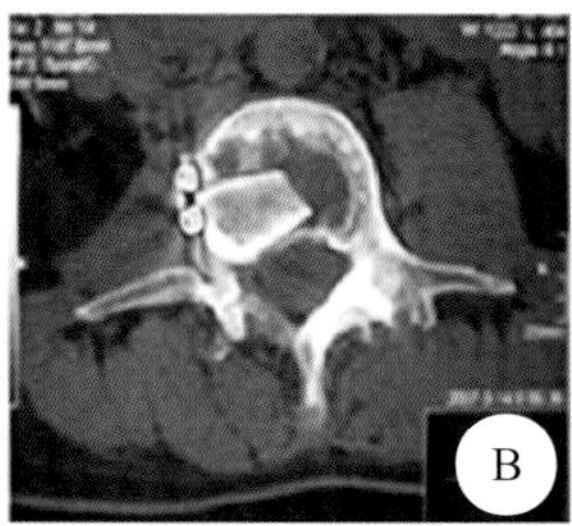

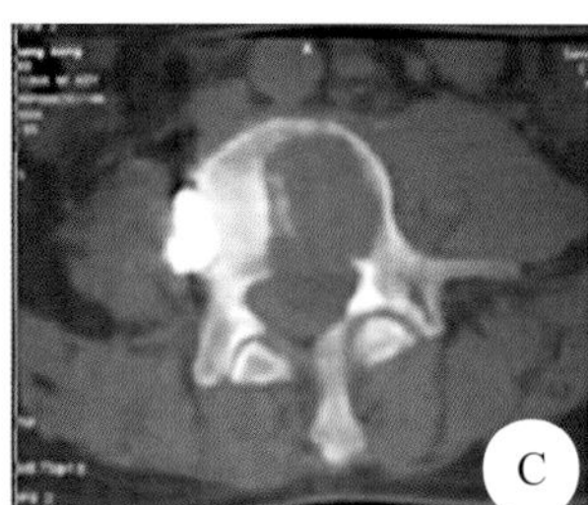

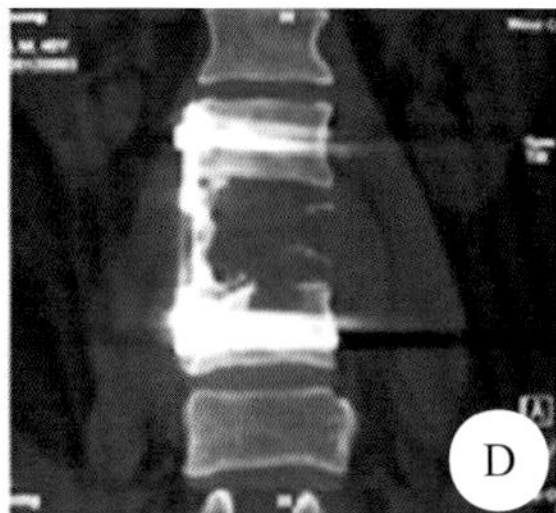

图 27－1－1　男性，49 岁，L_3恶性巨细胞瘤

A、B. 行前方入路肿瘤切除，自体髂骨植骨融合内固定术；C、D. 术后 19 个月 L_3肿瘤复发，L_3左侧进一步溶骨性破坏

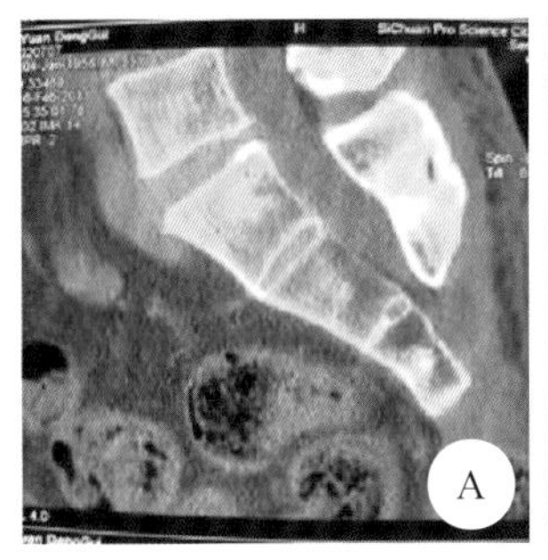
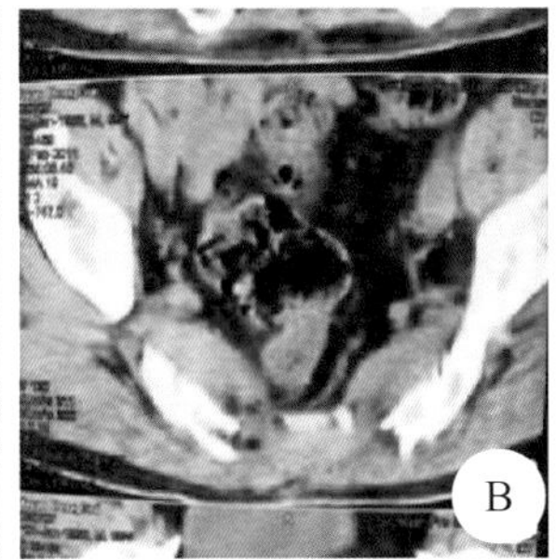
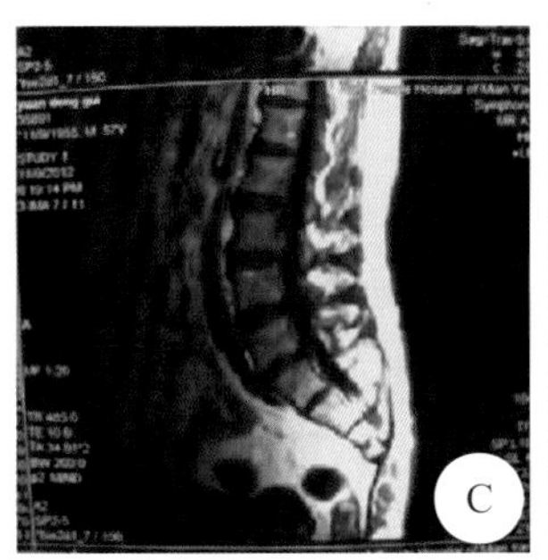
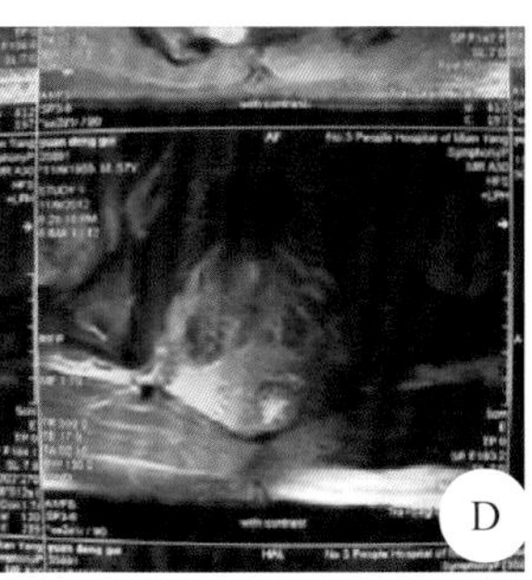

图 27－1－2　男性，57 岁，骶骨脊索瘤

A、B. 行后方入路肿瘤切除；C、D．术后 24 个月骶骨脊索瘤复发，S_3及周围骨组织可见团块强化影

2. 肿瘤节段　肿瘤若发生于难以显露的脊柱节段，如上颈椎或颈胸段，由于局部解剖结构复杂，显露时受毗邻骨性结构阻挡，或紧邻重要大血管、肺尖及脊神经等重要结构，客观上增加了肿瘤切除的风险和难度，容易出现肿瘤切除范围不够，从而导致肿瘤细胞残存或复发。

3. 肿瘤性质和侵袭范围　高度恶性的肿瘤或已侵袭椎骨以外结构的肿瘤行手术切除后复发率高，可能与手术切除边界不易辨认相关。

4. 术前准备不足　术中不能进行有效止血，致术野不清，手术仓促结束致肿瘤残存。

5. 缺乏后续辅助治疗　临床研究表明，根据肿瘤的组织病理学类型及生物学特点采用相应的辅助治疗如放疗、化疗、激素治疗及免疫治疗等，可以进一步杀灭或控制残存或复发的肿瘤细胞，从而降低复发率。

（二）脊柱稳定性丧失

脊柱稳定性丧失主要有两方面原因。

1. 内固定失败　脊柱外科医生错误的脊柱重建理念或技术失误导致内固定失败，如断钉、断棒等，同时与患者术后活动幅度相关。

2. 肿瘤进展快　肿瘤侵袭邻近内固定所在椎体导致脊柱稳定性丧失。脊柱肿瘤手术重建与创伤、退变不同，其术后潜在的不稳定有继续发展的可能性，因而短节段固定失败的可能性高，提倡进行长节段固定（图 27－1－3）。

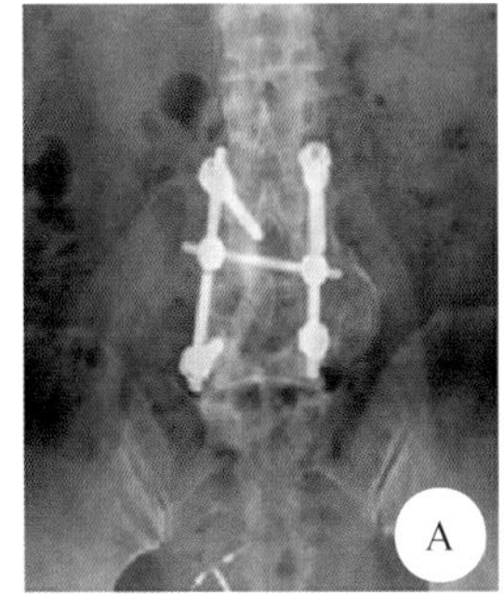
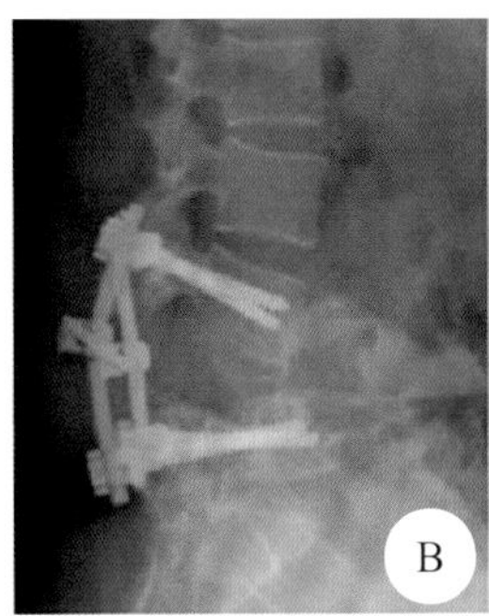
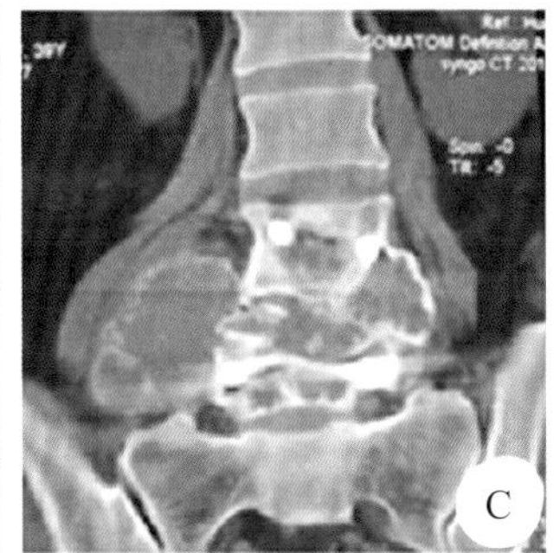
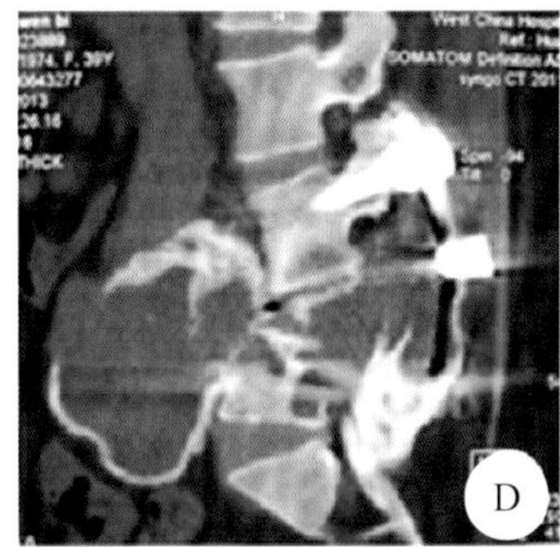

图 27－1－3　男性，56 岁，L_4恶性巨细胞瘤术后 7 年复发

A、B. 右侧连接棒断裂，局部后凸畸形；C、D. 肿瘤复发侵袭椎旁软组织，向前包绕腹主动脉、向后压迫椎管内结构

二、再手术的复杂性

再手术不同于初次手术，术者应充分评估手术的难度及风险。肿瘤复发后往往侵袭范围扩大，血供更加丰富，肿瘤边界与瘢痕组织难以区分。脊柱肿瘤切除术后复发往往侵犯重要的脊髓神经及血管组织，这大大降低了再手术时对肿瘤进行彻底切除的可能性，术者在制订手术方案时往往面临两难抉择：广泛的病变组织切除可能导致神经功能丧失而得不偿失，而有限切除则可能导致术后早期肿瘤再复发（图 27－1－4）。再手

术时病变部位已失去正常的解剖结构，硬膜囊及神经根的显露难度显著增大，由于初次手术行椎板或椎体切除后脊髓漂浮导致位置变异，且硬膜囊及神经根周围被瘢痕组织粘连包裹难以辨认，术中发生脊髓神经损伤的可能性极高，甚至带来灾难性的后果。再手术时血管、胸膜、腹膜后脏器损伤的风险也大大增高。

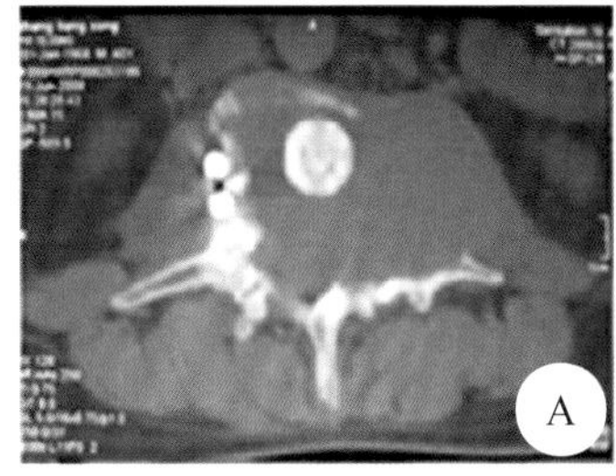
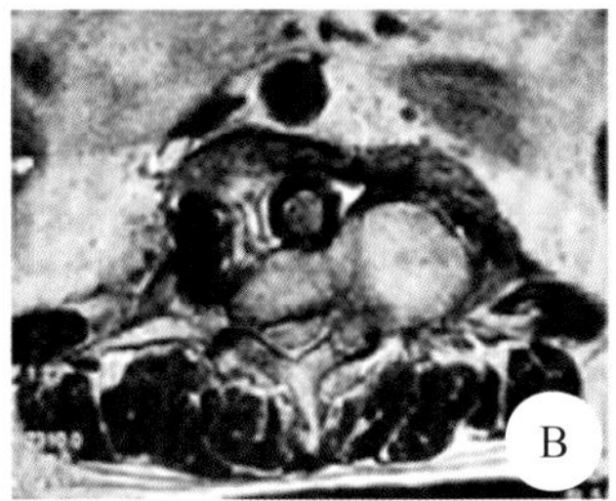
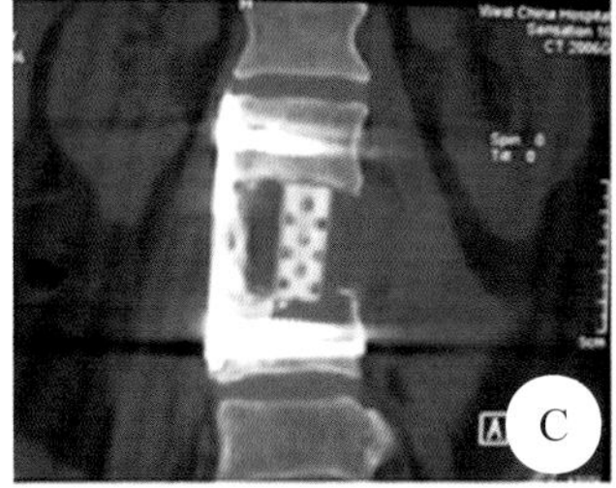
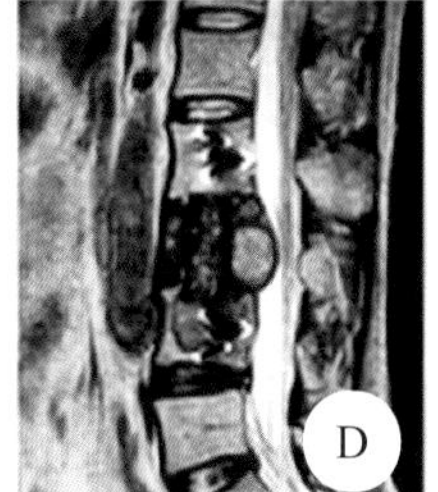

图 27-1-4 男性，60 岁，L_3恶性巨细胞瘤术后复发

A、B. 行前方入路肿瘤切除、纳艾康支撑植骨融合内固定术，并辅以化疗；C、D. 术后 2 个月 CT、MRI 显示 L_3双侧椎弓根、椎板、左侧横突破坏，伴椎管内、椎旁软组织肿块

大多数类型脊柱肿瘤手术切除后都要进行相应的放、化疗等后续治疗，这些后续辅助治疗可能导致局部组织粘连和损伤、瘢痕组织形成。瘢痕组织与肿瘤组织分界不清导致肿瘤难以显露和分离，若肿瘤边界分辨不清，肿瘤的广泛切除也就无从谈起。且瘢痕组织往往血供较差，这增加了术后切口感染、切口延期愈合甚至不愈合等切口并发症的发生风险。若再手术时进行肿瘤组织广泛切除，还有可能出现局部皮肤软组织广泛缺损，使闭合切口时需要进行复杂的软组织修复重建，甚至需要反复多次手术来进行修复，这大大增加了对机体的耗损，增加了全身性并发症的发生率。

三、再手术的适应证与基本原则

（一）再手术的适应证

所有施行再手术的脊柱肿瘤患者，都应该以能够耐受手术治疗、预计生存期≥6 个月、Tokuhashi 修正评分≥9 分（表 27-1-1），经放、化疗等辅助治疗无效为前提。

表 27-1-1 脊柱转移性肿瘤的 Tokuhashi 修正评分

大项	小项	分值（分）
全身情况（根据 Karnofsky 功能评分确定）	差	0
	中等	1
	良好	2
脊柱外骨转移灶数目	≥3 个	0
	1～2 个	1
	0 个	2
受累椎体数目	≥3 个	0
	1～2 个	1
	0 个	2
主要脏器转移灶	不能切除	0
	可以切除	1
	无转移灶	2
原发性肿瘤部位	肺、胃肠道、食管、膀胱和胰腺	0
	肝、胆囊、原发灶不明	1
	淋巴、结肠、卵巢和尿道	2
	肾脏、子宫	3
	直肠	4
	甲状腺、乳腺、前列腺	5
瘫痪情况（根据 Frankel 神经功能分级确定）	完全瘫（Frankel 分级 A、B）	0
	不全瘫（Frankel 分级 C、D）	1
	无瘫痪（Frankel 分级 E）	2

对于脊柱转移性肿瘤局部复发患者，需严格把握手术指征，针对以下几类患者可考虑施行翻修手术。

（1）患者肿瘤局部复发导致脊髓和/或神经根再次受压，引起顽固性疼痛及进行性神经功能障碍，非手术治疗无法控制病情进展。

（2）患者原发性肿瘤已手术切除或控制良好，中位生存期较长。

（3）患者一般状况较好，或经积极调整后可耐受手术。

（4）患者有手术治疗要求且能够承担因手术及后续综合治疗带来的经济负担。

（5）术前需与患者及家属进行沟通，确认他们愿意接受再次手术。

（6）术者应具有丰富的脊柱肿瘤手术经验，术前做好充分准备。

（二）再手术的基本原则

（1）明确再手术的目的是彻底切除肿瘤，还是神经减压或者恢复脊柱稳定性。

（2）根据手术目的，设计合理的手术入路及手术方式。

（3）对于原发性肿瘤，尽可能充分地切除肿瘤，预防术后再次复发。

（4）采取坚强的内固定方案，广泛施行神经减压，改善稳定性丧失或神经受压引起的疼痛。

（5）术后采取辅助性抗肿瘤治疗，如放、化疗，核素治疗，靶向治疗等。

四、再手术的术前准备

术前应对患者全身情况、社会心理因素以及影像学检查进行综合评估，根据评估结果制订包括手术在内的系列治疗方案。

对患者全身情况的评估主要包括年龄、性别、体重、营养状况、精神状态以及相关的实验室及影像学检查，这些检查包括胸部X线片、心电图、血常规、红细胞沉降率、肝肾功、凝血功能、尿常规、碱性磷酸酶、酸性磷酸酶及血电解质、血气分析等，评估的目的是判断患者能否耐受手术。在制订手术方案前，必须对患者的病史进行全面回顾和仔细分析，了解肿瘤发展的进程及肿瘤对患者机体的消耗情况，以明确本次手术的目的，评估手术的安全性。对于脊柱转移性肿瘤，应对肿瘤原发灶或其他脏器转移情况进行评估，以对患者预后进行初步判断。

再手术前要详细了解患者病程中的症状情况。了解患者初次手术前肿瘤大小、病程长短、主要症状体征、术后症状缓解情况以及患者对手术疗效的自我评价。了解患者初次手术前脊髓神经压迫情况，术后有无改善或恶化，以及恶化的时间。对疼痛的性质及原因进行准确的分析评价，明确疼痛是由肿瘤组织压迫脊髓神经引起，还是由于内固定松动、断裂致脊柱稳定性丧失，或者是初次手术减压不彻底导致神经症状残留。对于主要症状为疼痛的患者，再手术前应进行正规的阶梯镇痛方案治疗，包括进行放疗。研究表明，放疗对于脊柱肿瘤术后预防复发及镇痛都有明显效果，即使是对放疗不敏感的肿瘤，局部放疗也有一定的镇痛效应。

充分了解患者的文化水平、职业、家庭成员等社会文化因素，了解患者对自身所患疾病的诊断、疾病的预后的知晓情况，评估患者的精神和心理状态，因为这与手术治疗的效果，如疼痛的缓解情况直接相关，术前应让患者树立战胜疾病的信心，消除焦虑、抑郁的心境。综合考虑患者及家属对手术治疗的期望，对家属要充分告知手术的风险和并发症，降低家属对手术切除治愈肿瘤的期望值，并有预见性地采取措施，尽可能规避可能的医疗纠纷。

影像学检查如X线检查、CT、MRI、全身骨显像、PET/CT等在术前评估中都有其特有的优点。X线检查作为脊柱肿瘤术后随访的基本手段，可以显示肿瘤手术及内固定的方式、内植物的种类、植骨融合的情况、脊柱畸形及手术邻近节段退变或破坏。动力位X线片还可以显示脊柱有无稳定性丧失或假关节形成。CT可以精细地显示骨小梁结构和骨皮质的完整性，可直接显示骨髓内肿瘤组织替代脂肪及肿瘤在软组织内的范围。病变节段CT三维重建可以充分地显示植入物的精确位置及脊髓神经根有无压迫，同时可用于判断肿瘤组织的解剖位置、范围及与毗邻结构如腹腔脏器、血管、神经之间的关系，为手术方案制订提供依据。虽然MRI成像时会因植入物存在而产生伪影，但其对组织病变灵敏度高，在肿瘤病变侵犯骨髓早期甚至骨基质受到破坏之前即可发现异常，可以清楚地显示病变组织有无压迫脊髓神经根，还有助于鉴别转移性肿瘤或其他原因所致的椎骨塌陷，如椎体形态膨胀、椎弓根信号异常、硬膜外浸润或硬膜外肿块都是转移性肿瘤的征象。骨显像作为肿瘤骨转移的筛查项目，可用于发现骨病灶的数目及位置。PET/CT 可以用于筛查肿瘤有无全身其他脏器转移，肿瘤局部表现为放射性浓聚（图 27－1－5）。需要强调的是，再手术前必须进行全面的影像学检查，并与患者的症状和体征一起进行分析，综合制订治疗方案。

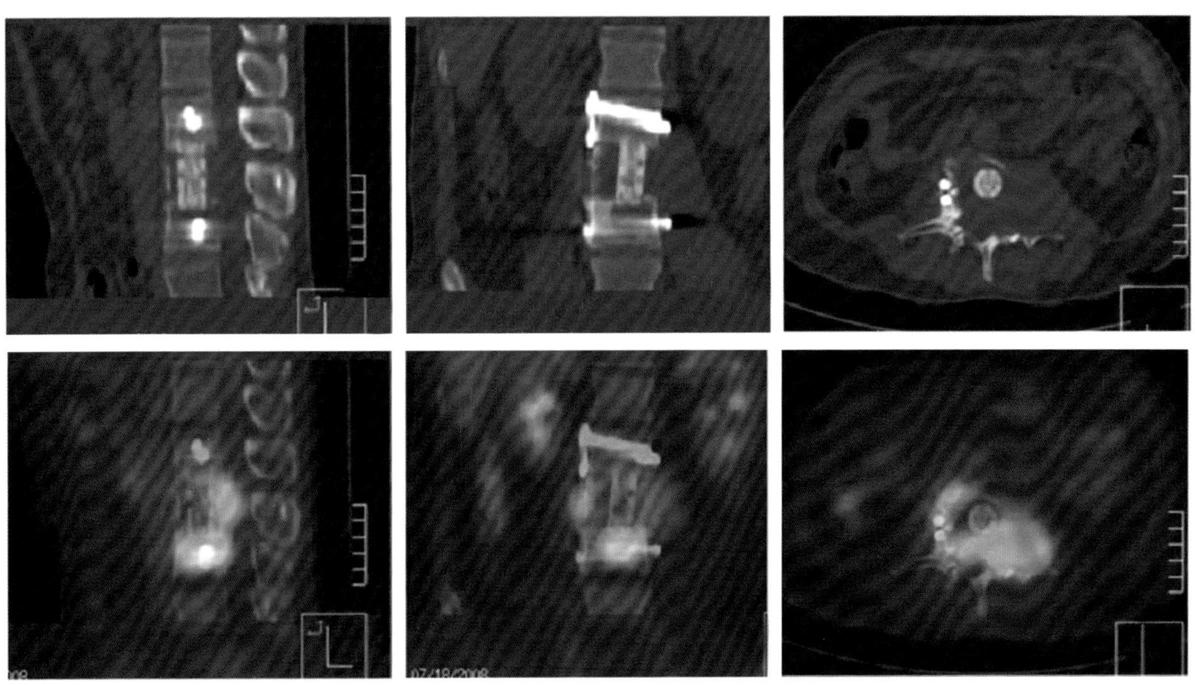

图 27－1－5　男性，55 岁，L_3 恶性巨细胞瘤，手术切除术后 2 个月，PET/CT 显示 $L_{3\sim4}$ 均有放射性浓聚，提示巨细胞瘤局部复发侵袭 $L_{3\sim4}$

第二节　再手术技术

一、再手术目的与要考虑的问题

脊柱肿瘤再手术的原因的不同，再手术的目的也不一样，对于脊柱稳定性丧失的患者，再手术的主要目的为恢复脊柱稳定性；而对于肿瘤残余或肿瘤复发的患者，再手术的目的包括彻底切除肿瘤或解除脊髓神经根的压迫。

制订再手术方案前进行局部病变活检显得尤为重要，特别是对于在其他医院施行初次手术的患者，再次活检可核实肿瘤病理学诊断及组织类型，了解患者所患肿瘤的特性、侵袭性，这是手术方案制订面临彻底性肿瘤切除还是姑息性肿瘤切除的问题时所需要了解的信息。施行肿瘤切除前，需对肿瘤局部侵袭的节段平面、血管结构，以及初次手术时神经结构受损情况进行清晰的了解。病变脊椎节段的 CT 三维重建可以实现对肿瘤横向和纵向侵袭范围的全面了解，而血管造影则可以清楚显示肿瘤组织的血供，提供术前选择性血管栓塞或术中结扎节段血管的依据。

再手术时硬脊膜撕裂的可能性将会明显增大，术者应在这方面有一定的经验。初次手术遗留瘢痕组织与硬脊膜粘连或肿瘤组织包裹硬脊膜，使硬脊膜不易区分，将硬脊膜与瘢痕或肿瘤组织分离时可能发生撕裂，一旦发生，切口内会很快充满脑脊液，此时切忌直接用吸引器吸破口处，因为硬脊膜内单根神经纤维可能被吸入吸引器内，并可能造成更广泛的神经根损伤，防止硬脊膜撕裂的最好方法是保证充分的照明，任何时候都要进行严格止血，保持术野清晰。

施行手术前还需要考虑是否牺牲血管神经结构以获得广泛的病灶切除。如果肿瘤病灶与神经根紧密粘连或神经根穿行于瘤体无法分离，广泛病灶切除就需要牺牲神经根。但当肿瘤组织包裹硬脊膜或脊髓时，则无法施行根治性肿瘤切除。对于肿瘤复发再手术的患者，再手术的目的往往不在于彻底切除肿瘤，故手术时应尽可能地保存血管神经功能。制订再手术方案时，还需要考虑患者预期寿命，不能对肿瘤病灶根除者，再手术应以提高患者预期寿命的生活质量为原则，尽可能地避免施行初次翻修手术后再次进行翻修手术。

二、手术入路

再手术的手术入路应根据手术目的而定。对于初次手术后非肿瘤因素引起的内固定失败导致的脊柱稳定性丧失，再手术时必须经原手术入路显露，通过延长固定节段来恢复脊柱稳定性。而对于肿瘤相关因素导致的再手术，手术入路应尽可能避开初次手术形成的瘢痕区域，以便术中清楚辨认解剖结构，降低术中损伤重要血管神经结构的概率。同时，对于初次手术后曾施行放疗的患者，再手术入路应尽量避开放疗过的区域，因放疗后局部皮肤软组织损伤，瘢痕形成，不利于切口愈合。

再手术应尽可能地将病变部位最大限度地显露，特别是再手术时仍考虑实施根治性肿瘤切除者，前后联合入路可实现较广泛的肿瘤边界显露，降低单纯前方入路或后方入路肿瘤切除时切口对侧存在视野盲区导致肿瘤组织残存的风险（图 27－2－1）。对于复发性脊柱肿瘤，通过前后联合入路施行全脊椎切除，仍有可能实现肿瘤的彻底清除（图 27－2－2）。如再手术仅为了恢复脊柱稳定性或减压脊髓神经根，或患者全身情况较差，则适合行单纯前方入路或后方入路手术，因其创伤相对较小，手术并发症较前后联合入路相对少。翻修手术应使患者的疼痛症状消失、神经功能得到最大限度恢复（图 27－2－3、图 27－2－4）。

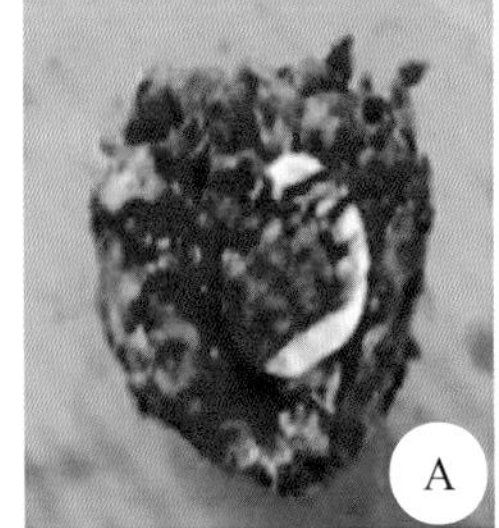
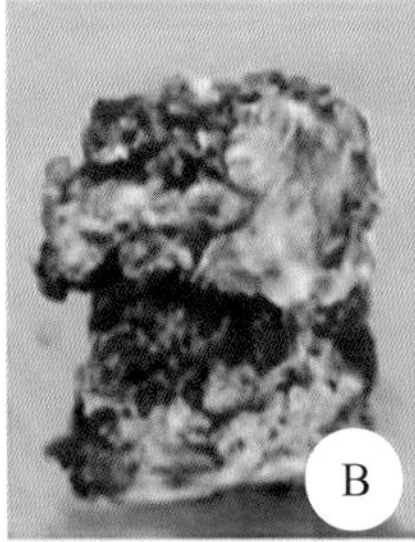
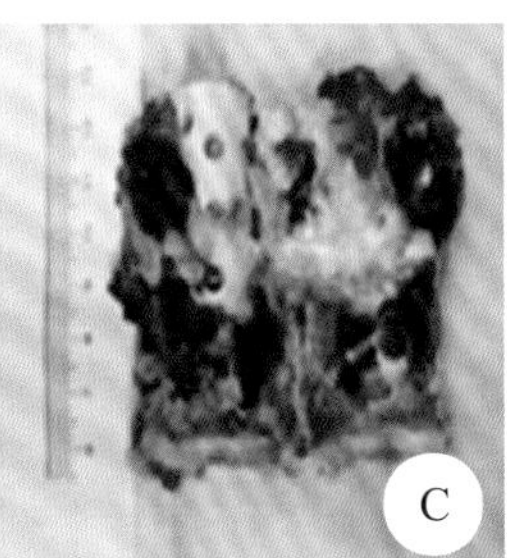
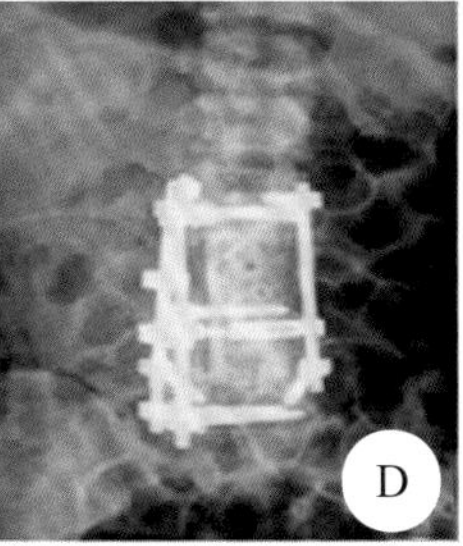
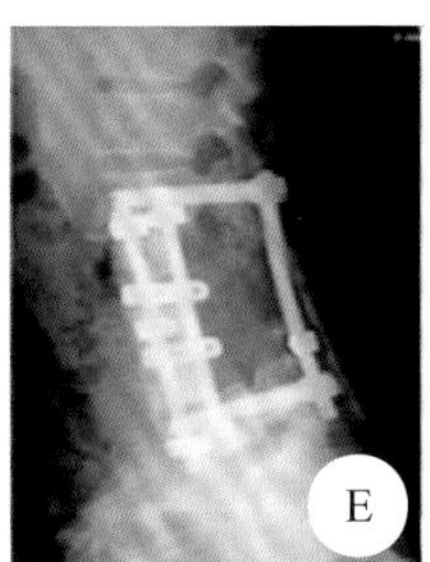

图 27－2－1　男性，40 岁，L_3 恶性巨细胞瘤囊内切除术后复发，侵袭 L_4，行前后联合入路全脊椎切除术

A~C. 切除肿瘤标本，长约 7cm；D、E. 术后 X 线片显示内固定位置良好

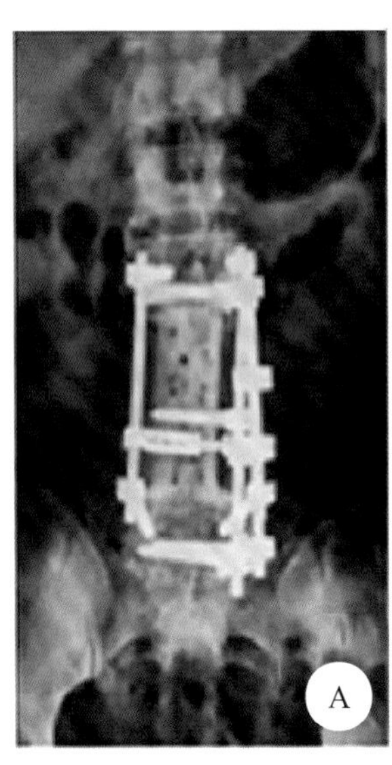
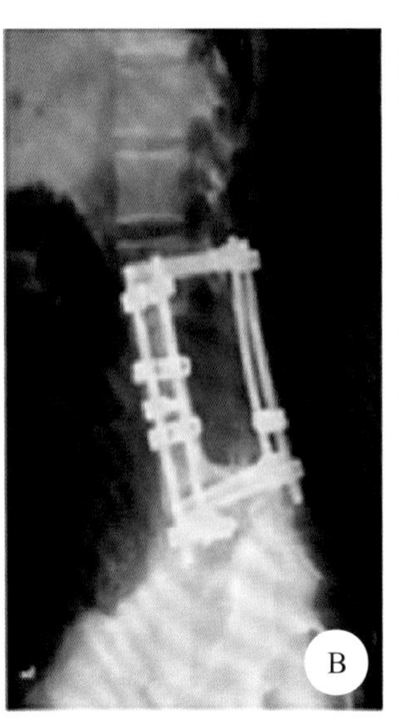
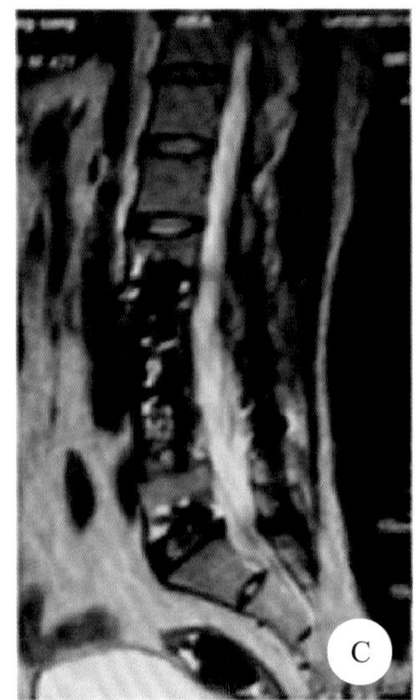
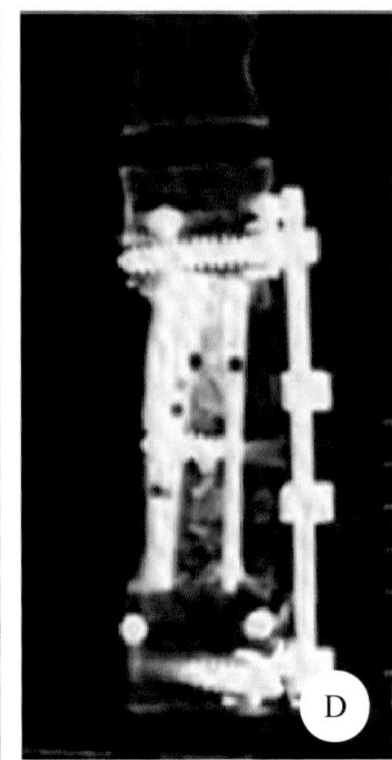

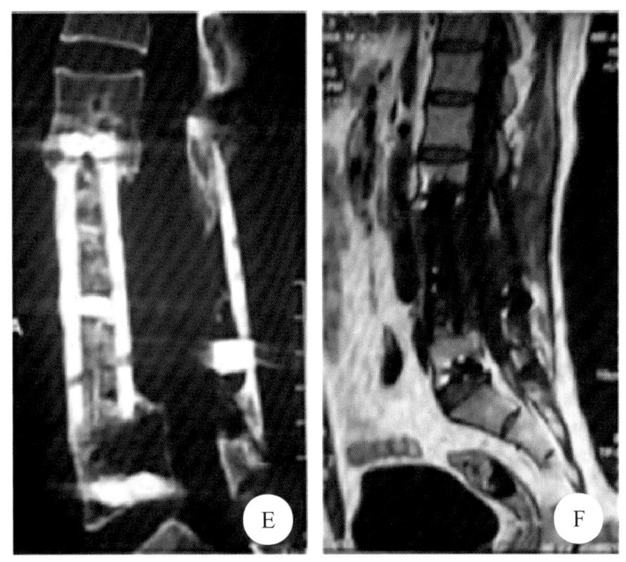

图 27－2－2　男性，51 岁，$L_{3\sim4}$恶性巨细胞瘤囊内切除术后复发，行前后联合入路全脊椎切除术，术后 5 年随访

A~C. 内固定及植骨位置良好，无断钉、断棒；D~F. 术后显示植骨融合良好，局部无肿瘤复发征象

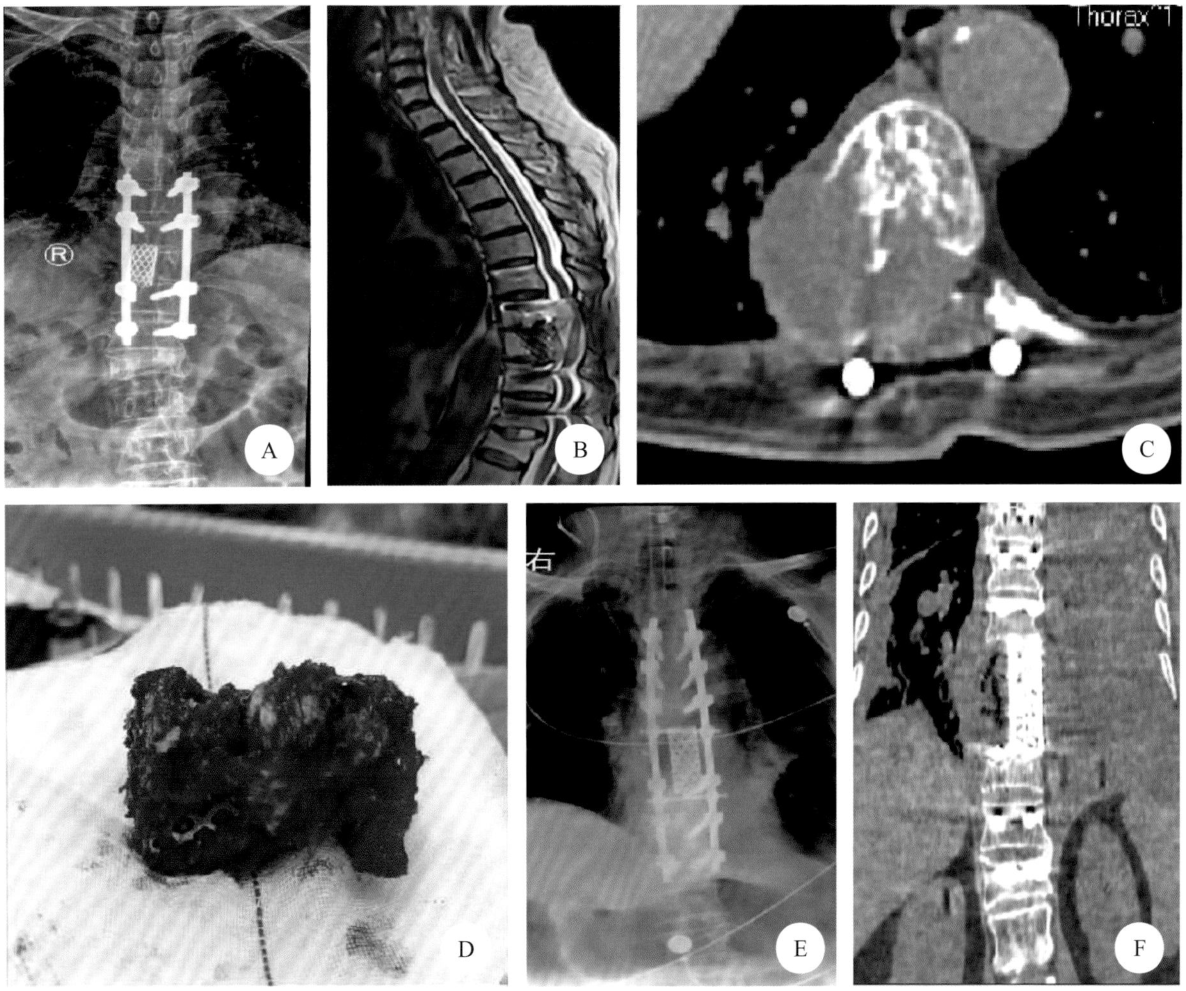

图 27－2－3　男性，74 岁，$T_{8\sim9}$软骨肉瘤切除内固定术后 4 年复发，机器人辅助下行经后方入路 $T_{8\sim9}$全脊椎切除、$T_{7\sim10}$钛笼植骨融合、$T_{5\sim12}$椎弓根螺钉内固定术

A. 术前 DR；B. 术前 MRI；C. 术前 CT 显示肿瘤复发；D. 切除肿瘤标本；E. 术后 DR 片；F. 术后 CT 显示内固定良好

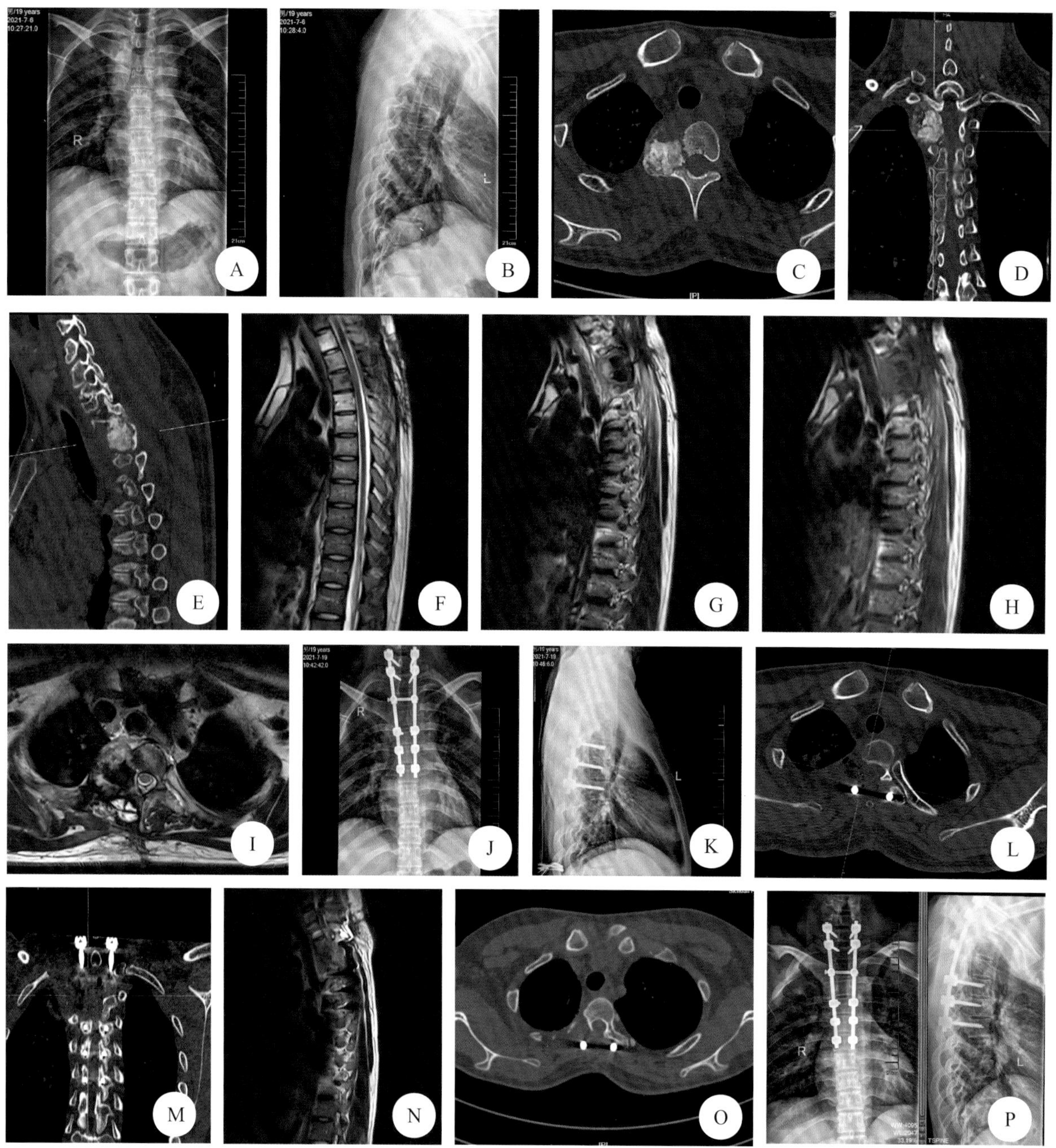

图 27-2-4　男性，19 岁，确诊 $T_{2\sim3}$ 骨肉瘤 7^+ 月，术后化疗后复发再手术后 1^+ 月，机器人辅助下行经后方入路 $T_{2\sim3}$ 椎旁肿瘤切除、椎管扩大减压、神经根探查松解、钉棒系统内固定术

A、B. 术前 X 线片；C～E. 术前 CT；F～I. 术前 MRI 显示肿瘤累及 $T_{3\sim5}$ 椎体及附件，脊髓受压；J、K. 术后 X 线片；L、M. 术后 CT；N. 术后 MRI 显示无明显沉降及松动，内固定位置无松动及断裂；O. 术后 1 年 CT；P. 术后 2 年 X 线片显示内固定位置在位，无沉降及松动

三、切口覆盖

脊柱肿瘤再手术后可能出现切口感染、切口延迟愈合甚至不愈合的问题，再手术前曾进行放疗的患者，出现切口感染的概率更高。有研究表明，术前进行放疗的患者中约有 10% 发生术后切口感染，放疗后 6 周内进行手术的患者切口并发症发生概率大大增加。反复的射线照射会造成局部皮肤和软组织损伤，表现为皮肤和皮下脂肪组织变薄，小血管壁发生纤维化，使营养物质及体液调节物质在局部扩散减

少，损伤严重的部位出现闭塞性动脉内膜炎，致组织慢性缺血，同时放疗引起成纤维细胞增殖减少，从而导致胶原生成减少，这些因素都会影响再手术后切口愈合的进程，当切口局部受细菌污染时，抗生素在局部难以达到足够的浓度，容易出现切口感染。因此，当再手术入路无法避免放疗区域或初次手术切口瘢痕时，切口缝合前应彻底清除切口周围失活组织并对创面进行脉冲式冲洗，切除初次手术的瘢痕，尽量暴露血供相对较好的组织，缝合切口时尽可能地轻柔操作，减少对切口周围皮肤、软组织的损伤。

放疗区域的手术切口不要强行张力缝合，以免加重切口周围皮肤缺血，通过广泛皮下剥离来实现无张力皮肤缝合的方法也不可取，可能导致皮缘坏死。对于背部后正中缝合张力高的切口，可在切口两侧做纵向的减张切口，深达肌筋膜，缝合时使肌筋膜瓣随皮肤往中线偏移，减张切口可通过植皮关闭创面。

对于皮肤软组织缺损重的切口，可考虑行肌瓣、皮瓣或肌皮瓣移植，斜方肌和背阔肌的翻转肌瓣、椎旁肌的推移肌瓣常用于填补软组织缺损。脊柱肿瘤再手术后切口不愈合，可根据缺损的解剖部位选择不同的修复方式。颈椎肿瘤手术的患者可以根据缺损和颈横动脉的位置选择斜方肌肌瓣或肌皮瓣，下胸椎或者上腰椎的缺损首选背阔肌肌瓣，下腰椎的缺损可以首选椎旁肌肌瓣，也可以用臀大肌肌瓣旋转覆盖缺损。对部分切口不愈合的患者，通过肌瓣转移提供有血运的组织，可以避免植入物取出。施行皮瓣转移时，要根据缺损情况合理设计皮瓣形状及位置，严格遵守皮瓣设计及附着的基本原则。对于单纯皮肤张力高而不存在皮下软组织缺损的切口，为避免切口张力高导致皮缘坏死，可行单纯皮瓣移植覆盖切口。

此外，为降低切口不愈合的风险，深层缝合应采用存留时间长的可吸收缝线，针距适当增宽，线头尽量短，以减少异物反应及感染机会。术后延长预防性抗生素使用时间，尽量采取侧卧位避免伤口受到机械性压迫，可使切口周围血运通畅，也可以降低切口感染概率。

四、再手术时脊柱稳定性重建方式选择

对于脊柱肿瘤再手术，目前大量文献报道采用以下 4 种手术方式重建脊柱的稳定性：3D 打印假体与椎弓根螺钉内固定术、人工椎体与椎弓根螺钉内固定术、纳米羟基磷灰石假体与椎弓根螺钉内固定术、钛笼植骨与椎弓根螺钉内固定术。这 4 种方式各有优缺点。

（1）3D 打印假体定制化强，可以完美符合患者的个体差异，提高植入适应度和舒适度。材料和结构设计灵活，可提高假体的稳定性和生物相容性。但制作周期可能较长，需要先进行患者身体部位的扫描，然后进行设计和打印。成本相对较高。

（2）人工椎体模拟真实椎体的形状和功能，恢复椎体高度，纠正和维持脊柱的生理曲线，以优化脊柱生物力学。但是人工椎体规格大小多为固定值，可能不能完全适合所有患者。

（3）纳米羟基磷灰石假体具有良好的生物相容性和生物活性，能够与人体骨骼形成良好的结合。纳米尺度的磷灰石可以改善细胞黏附性，增强新骨形成的可能性。但制备过程复杂，成本较高。材料力学性能可能不如传统的金属材料。

（4）钛笼植骨与椎弓根螺钉具有高度的生物相容性，稳定性好，容易获得和操作。钛笼内部可以灌入骨料以增加骨合力度。但是钛硬度高，可能引发相邻椎体的硬化。患者对金属过敏的情况也时有发生。

总体来说，选择何种假体需要考虑到各自的优劣、手术需求，以及患者的具体情况。每种假体都有其独特的优点，但也有需要改进或解决的问题。

（刘从迪　何伟　俞阳　王贤帝　曾建成　胡豇）

参考文献

［1］曹太见，彭兴国，米明珊，等. 脊柱原发性恶性肿瘤患者应用外科手术治疗的效果及并发症探讨［J］.

中华肿瘤防治杂志，2020，27（S1）：149－150.

［2］胡宏志，杨文博，邓翔天，等．转移性脊柱肿瘤的手术并发症和预防策略［J/OL］．中华老年骨科与康复电子杂志，2021，7（1）：52－59.

［3］刘锋．脊柱骨巨细胞瘤手术治疗2年内复发情况及危险因素分析［J］．颈腰痛杂志，2019，40（4）：498－500，504.

［4］浦飞飞，邵增务．脊柱转移瘤外科治疗的现状与进展［J］．中国癌症防治杂志，2020，12（6）：611－615.

［5］吴晓阳，马虎升，马冬苗，等．早发性脊柱侧弯行传统生长棒治疗并最终融合后再次手术的危险因素［J］．颈腰痛杂志，2022，43（1）：51－55.

［6］肖渝，夏萍，张漾杰，等．微创技术在脊柱肿瘤中的研究进展［J］．肿瘤预防与治疗，2023，36（2）：162－167.

［7］张亚辉，田玉奇，王振华．经皮穿刺椎体成形术治疗脊柱肿瘤临床疗效观察［J］．肿瘤基础与临床，2022，35（3）：251－253.

［8］Berjano P，Cecchinato R，Pun A，et al. Revision surgery for tumors of the thoracic and lumbar spine：Causes，prevention，and treatment strategy［J］. Eur Spine J，2020，29（Suppl 1）：66－77.

［9］Bouthors C，Prost S，Court C，et al. Outcomes of surgical treatments of spinal metastases：A prospective study［J］. Support Care Cancer，2020，28（5）：2127－2135.

［10］Chanplakorn P，Lertudomphonwanit T，Homcharoen W，et al. Results following surgical resection of recurrent chordoma of the spine：Experience in a single institution［J］. World J Surg Oncol，2020，18（1）：228.

［11］Costăchescu B，Niculescu AG，Iliescu BF，et al. Current and emerging approaches for spine tumor treatment［J］. Int J Mol Sci，2022，23（24）：15680.

［12］Duan PG，Sheng YH，Deng CH，et al. Recurrent giant cell tumour of the thoracic spine managed by total en bloc spondylectomy and denosumab therapy：A case report［J］. BMC Musculoskelet Disord，2020，21（1）：105.

［13］Hayenga HN，Bishop AJ，Wardak Z，et al. Intraspinal dissemination and local recurrence of an intracranial hemangiopericytoma［J］. World Neurosurg，2019，123：68－75.

［14］Kato S，Demura S，Shinmura K，et al. Surgical metastasectomy in the spine：A review article［J］. Oncologist，2021，26（10）：e1833－e43.

［15］Kolz JM，Wellings EP，Houdek MT，et al. Outcomes of recurrent mobile spine chordomas［J］. J Am Acad Orthop Surg，2023，31（5）：e278－e86.

［16］Massier JRA，Ogink PT，Schlosser TPC，et al. Sagittal spinal parameters after en bloc resection of mobile spine tumors［J］. Spine J，2019，19（10）：1606－1612.

［17］Orenday－Barraza JM，Cavagnaro MJ，Avila MJ，et al. 10－year trends in the surgical management of patients with spinal metastases：A scoping review［J］. World Neurosurg，2022，157：170－186，e3.

［18］Patel J，Pennington Z，Hersh AM，et al. Drivers of readmission and reoperation after surgery for vertebral column metastases［J］. World Neurosurg，2021，154：e806－e814.

［19］Salame K，Lidar Z，Khashan M，et al. Minimally invasive resection of benign osseous tumors of the spinal column：10 years' experience and long－term outcomes of a specialized center［J］. Medicina（Kaunas），2022，58（12）：1840.

［20］Spiessberger A，Dietz N，Arvind V，et al. Spondylectomy in the treatment of neoplastic spinal lesions－A retrospective outcome analysis of 582 patients using a patient－level meta－analysis［J］. J Craniovertebr Junction Spine，2021，12（2）：107－116.

［21］Tarawneh AM，Pasku D，Quraishi NA. Surgical complications and reoperation rates in spinal metastases surgery：A systematic review［J］. Eur Spine J，2021，30（10）：2791－2799.

［22］Wang B，Zhang K，Zhang X，et al. Microwave ablation combined with cementoplasty under real－time temperature monitoring in the treatment of 82 patients with recurrent spinal metastases after radiotherapy［J］. BMC Musculoskelet Disord，2022，23（1）：1025.

［23］Wang QZ，Zhang EL，Xing XY，et al. Clinical significance of preoperative CT and MR imaging findings in the prediction of postoperative recurrence of spinal giant cell tumor of bone［J］. Orthop Surg，2021，13（8）：2405－2416.

［24］Yogesh Kumar B，Vidyadhara S，Vadhiraja BM. Pediatric recurrent aggressive spinal fibromatosis with progressive kyphosis and neurological deficits

[J]. J Orthop Surg (Hong Kong), 2019, 27 (2): 2309499019846618.

[25] Zhou RP, Mummaneni PV, Chen KY, et al. Outcomes of posterior thoracic corpectomies for metastatic spine tumors: An analysis of 90 patients [J]. World Neurosurg, 2019, 123: e371-e378.

第二十八章　脊柱肿瘤的放疗

第一节　放射物理学基础与生物学基础

1895年，德国科学家伦琴在实验室里从事阴极射线的实验工作时偶然发现一种特殊的射线，它具有极强的穿透力，能使照相底片感光，当时不知其为何种射线，故称之为X线。X线被发现后很快用于临床，从此实现了放射性物质在医学领域中的应用。

随后法国物理学家贝克勒尔在研究铀矿石时发现铀也能辐射出一种看不见的射线，使人们意识到有些物质存在着天然放射性。1898年居里夫妇从沥青铀矿中发现了天然放射性物质钋和镭。随着对放射性现象的研究，一些研究人员的皮肤发生了不同程度的放射性损伤，使人们逐渐认识到放射性物质对于机体组织所具有的生物学效应，这种生物学效应很快运用于临床治疗，人们尝试着用放射性物质治疗皮肤癌，并取得了良好效果。1950年在重水型核反应堆，利用高速热中子轰击钴-59，获得了人工放射性核素钴-60，它放射出平均能量为1.25百万电子伏特（MeV）的γ射线，1951年，加拿大生产了第一台钴-60远距离治疗机，在Saskatoon大学医院应用于临床。

第二次世界大战中，基于战争需要，核物理、电子和微波理论和技术得到飞速发展，也促进了加速器的研制。1946年英国Fry研制的MV级X线医用直线加速器问世，加速器产生的各类射线也很快应用于临床，经过几十年的发展，技术日渐成熟。

目前医疗上主要有电子回旋加速器、电子感应加速器和医用电子直线加速器。其中医用电子直线加速器是应用最广泛的加速器，其工作原理是利用微波电场将电子枪发射的电子在真空加速管中沿直线加速到较高能量，产生用于治疗的X线或电子线。

放疗作为肿瘤治疗的主要方法之一，经历了100多年的发展后取得了巨大的成效。放疗设备从单一的低能X线治疗设备到高能的直线加速器，影像技术的发展也使放疗进入图像引导的精准放疗时代，放疗技术从简单的二维照射到三维适形放疗、调强适形放疗，取得了质的飞跃，在肿瘤治疗中起到越来越重要的作用。

一、放射物理学基础

（一）放疗剂量学中的基本物理量

1. 放射性活度（Activity）　指一定量的放射性核素在单位时间内发生的核衰变数，国际单位是贝克勒尔（Bq，简称贝克），旧的放射性活度单位是居里（Ci），换算关系是：

$$1Ci=3.7\times10^{10}Bq$$

2. 吸收剂量D（Absorbed dose）　指受照物质在特定体积内，单位质量物量吸收的辐射能量，表示为：

$$D=\frac{d\varepsilon}{dm}$$

吸收剂量的国际单位是戈瑞（Gray，Gy），定义为：1Gy=1J/kg，它与原用单位拉德（rad）之间的关系是：1Gy=100cGy=100rad。它适用于任何电离辐射，如带电的质子、正负电子或不带电的中子和光子等；也适用于任何介质，如组织、空气、水、骨等任何介质。

3. 比释动能K（Kerma）　指不带电电离粒子在单位质量dm的某一物质内释放的全部带

电电离粒子的初始动能的总和 dE_{tr}，表示为：

$$K = \frac{dE_{tr}}{dm}$$

其国际单位是焦耳每千克（J/kg），专用名戈瑞，符号为 Gy。

（二）射线源的种类

（1）放射性核素释放 α 射线、β 射线和 γ 射线。α 射线即高速运动的氦原子核，带正电，电离作用强，穿透力弱，一张纸就能挡住其通过，一般不直接用作临床治疗。放疗主要使用 β 射线和 γ 射线，β 射线实际上是高速电子束，有一定电离能力，在组织中射程短，一般用于内照射或敷贴治疗。γ 射线能量较高，可达兆伏级，穿透力较强，可用于体外照射和组织间治疗。

（2）X 线治疗机和加速器产生的不同能量的 X 线。

（3）各类加速器产生的电子束、质子束、中子束、负 π 介子束及其他重离子束。

（三）放疗设备

（1）钴－60 远距离治疗机：使用钴源作为射线源，钴源是一种人工放射性核素，半衰期 5.27 年，衰变过程中释放出能量分别为 1.33MeV 和 1.17MeV 的 γ 射线，平均能量 1.25MeV。近些年由于各类高端医用直线加速器和相关影像技术的快速发展，可以开展各项精准的放疗技术，钴－60 远距离治疗机已逐步被取代。

（2）医用电子直线加速器：是通过使用高频电磁波加速带电粒子（如电子）至高能量，高能电子束直接引出可以治疗浅表肿瘤，或使电子束轰击靶产生 X 线用以治疗深部肿瘤，因此直线加速器具有高能 X 线和高能电子束两种治疗模式。根据加速电子的微波电场不同，分为医用行波电子直线加速器和医用驻波电子直线加速器。

（3）多叶光栅：由于肿瘤形态和转移路径的不规则，为保护正常组织，传统的放疗采用挡铅或制作适形铅挡块，人工制作铅挡块费时费力，在溶铅和铅挡块加工过程中易产生铅蒸汽和铅粉尘，危害工作人员的身体健康，加之铅挡块摆放费力，使用也极为不便。因此，为形成临床放疗所需不规则照射野，多叶光栅随之出现。它由钨或钨合金制成，基本结构是叶片，叶片之间紧密排列，每个叶片可单独控制，每对叶片相对运动，可形成矩形子野，再由多个子野形成临床所需的不规则照射野。

（4）电子射野影像系统（Electronic portal imaging device，EPID）：是加装在直线加速器上的辅助成像装置，非晶硅平板探测器是广泛应用的射线探测板。治疗前拍摄两张正交图像，与计划系统的数字重建射野片进行比较配准，再通过移床校正摆位误差。EPID 还可用于剂量验证和加速器的质控。

（5）锥形束 CT（Cone beam CT，CBCT）：指在加速器机架两侧分别加装一个 X 线球管和平板探测器，成像时利用 X 线发生器产生的锥形束射线围绕患者旋转一周或半周，采集到不同角度的数字投影图像，在计算机中重建后获得感兴趣部位的三维图像，与治疗计划系统中放疗计划 CT 图像进行配准，再通过调整治疗床位置，纠正摆位误差（图 28－1－1）。

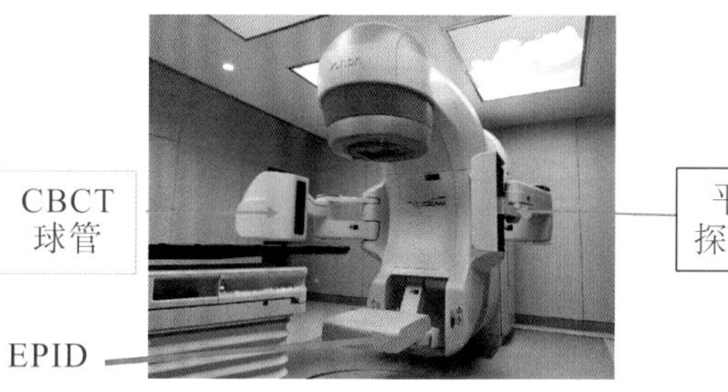

图 28－1－1　瓦里安 VitalBeam 直线加速器

（四）放疗技术

1. 普通外照射技术

（1）固定源皮距（Source to skin distance，SSD）技术：此种照射技术是将放射源到皮肤的距离固定，肿瘤或靶区中心放在放射源和皮肤入射点连线的延长线上，可在治疗机托架上放置不同形态的铅挡块（或制作个体化的铅膜）形成不规则照射野。该方法简单易行，但在成角照射时机架转角一定要准确，否则肿瘤中心可能会偏离照射野中心，甚至部分靶区位于照射野外。因此，该照射技术目前仅用于简单照射野和姑息性放疗，如骨转移的放疗镇痛等。

（2）等中心照射（Source to axis distance，SAD）技术：是将机器的等中心置于肿瘤或靶区中心，在成角照射时无论机架角旋转到任何角度，都能准确照射到靶区。

2. 三维适形放疗 是指通过一系列不同剂量权重、不同照射野形状采用多角度分散照射技术，使高剂量的分布尽可能与靶区的形态在三维方向上一致，让靶区在得到高剂量照射的同时，尽量减少周围正常组织的受照剂量。目前临床上多采用制作适形铅挡块或利用多叶准直器（Muti－leaf collimator，MLC）形成与靶区形状一致的照射野，采用多野、不同角度的照射，最终在三维方向上形成与靶区形状相一致的高剂量分布体积。

3. 调强适形放疗 是一种放疗的新方法，它可以对不同方向入射的照射野强度进行调整，从而以非均匀方式对靶区进行照射，所有照射野合成之后，最终得到期望的靶区剂量分布。自由调整照射野强度不仅可以获得更好的靶区适形剂量分布，而且可以降低敏感器官的受照剂量。调强适形放疗采用逆向计划系统，先由医生根据肿瘤大小、形态以及周围敏感组织器官的剂量限值给出处方剂量，再由计算机反复运算得出每个照射野的最佳射束强度分布。实现调强适形放疗的方式有以下几种。

（1）二维物理补偿器：制作特殊补偿器，通过改变补偿器单元厚度来调整照射野内照射强度，达到临床所需剂量分布，因每一位患者需制作个性化补偿器，临床实际应用较少。

（2）MLC 静态调强：先将照射野按照射强度进行分级，利用 MLC 形成多个子野，以子野为单位进行分步照射。一个子野照射完成后调整 MLC 至另一个子野，再继续照射，直到完成所有子野的照射。其特点是相对简单、易行，MLC 的运动和照射分别进行，但效率较低，现在临床应用更多的是 MLC 动态调强。

（3）MLC 动态调强：该方式是利用多叶光栅相对应的一对叶片的相对运动，通过控制叶片运动方向和速度来调控照射强度，特点是多叶光栅在运动时，射线束保持持续输出状态，大大提高了治疗效率。

（4）图像引导放疗：常规放疗患者在整个疗程中接受分次照射，靶区的位置和形态会发生变化，加之随着治疗后肿瘤缩小、周围正常器官的运动和充盈的不确定性，都会影响放疗的精确性。图像引导放疗就是通过影像系统在治疗前和治疗中对靶区和正常组织进行监测，及时发现和纠正摆位误差、调整治疗计划。影像系统包括二维 X 线图像、三维重建图像、光学体表监测系统、电磁追踪系统等。由于脊柱肿瘤放疗靶区邻近脊髓，特别是在立体定向大分割放疗情况下，图像引导下的精准放疗尤为重要（图 28－1－2）。

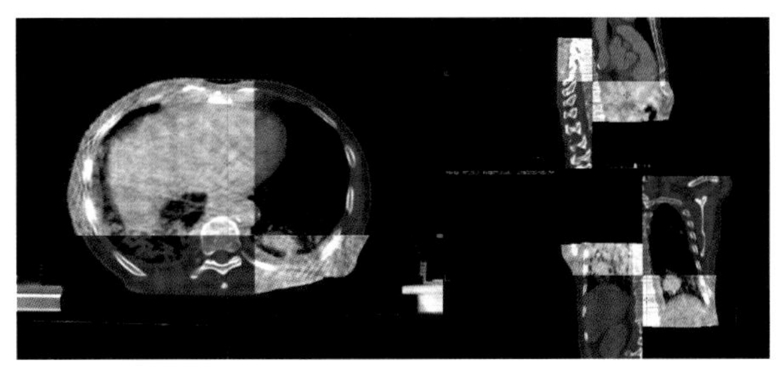

图 28－1－2 CBCT 引导三维配准图像

（5）容积弧形调强适形放疗（Volumetric modulated arc therapy，VMAT）：是调强适形放疗的一种特定形式，机架在旋转治疗中不间断出束，通过动态调整机架旋转速度、剂量率、多叶光栅照射野的形态，达到剂量分布的高度适形。

（6）断层治疗（Tomotherapy）：利用特殊设计的 MLC 形成的扇形束围绕患者身体纵轴 360°旋转照射，完成一个层面的治疗后，利用床的前行，再继续下一个层面的治疗。断层治疗有步进和螺旋两种，前者是每完成一次旋转照射后，治疗床就前行一段距离，直至完成所有层面照射；后者是将螺旋 CT 机和直线加速器的原理结合起来，即将一台 6MV 直线加速器安装在特制的 CT 环滑机架上，机架旋转照射，治疗床同时缓慢前行。并且，断层治疗自带的图像引导功能能够于治疗前进行低剂量的 CT 扫描，采集患者实时图像，与治疗计划系统图像进行配准，验证患者的摆位精度以及校正摆位误差，从而能够对肿瘤方案进行及时的调整，以防对正常器官造成损害。这些优点使得断层治疗系统能够更好地保护正常组织（图 28－1－3）。

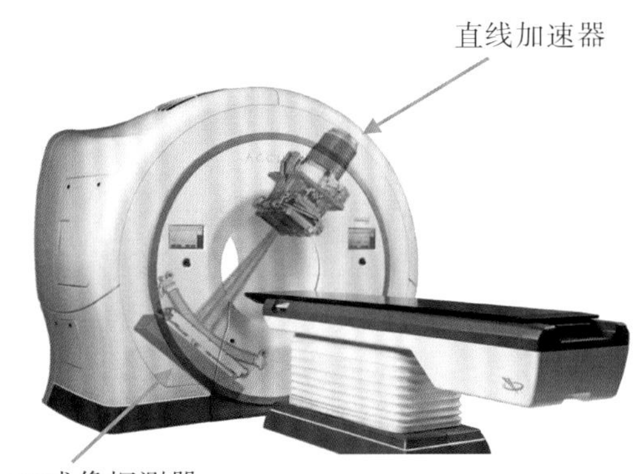

图 28－1－3 断层治疗系统

（7）磁共振引导放疗：常规直线加速器实施图像引导放疗的 CBCT 成像噪声大、图像质量欠佳，骨性配准尚好，软组织对比度比较差。医科达公司推出的 Unity 磁共振引导的直线加速器将 1.5T 的磁共振和 6M 的加速器整合在一起。可以在治疗前、治疗期间获得分辨率高、软组织对比度好的磁共振图像，实时根据靶区位置、形态的变化，在线调整治疗计划确保靶区剂量精准覆盖，同时减少危及器官受照剂量（图 28－1－4）。

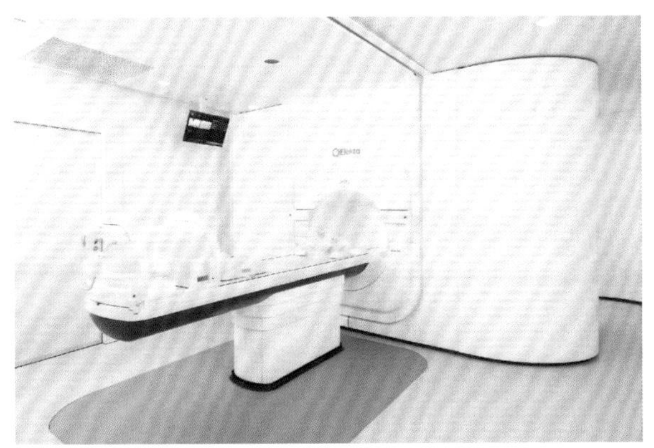

图 28－1－4　磁共振引导直线加速器

4. 立体定向放射手术和立体定向放疗　立体定向放射手术（Stereotactic radiosurgery，SRS）是利用射线（如 γ 射线或 X 线）进行小野、多角度、三维集束立体定向单次大剂量照射，一次性给予靶区致死剂量的照射，而周围正常组织受照剂量迅速下降，靶区高剂量与正常组织的低剂量分界明显，类似于外科手术切缘，故俗称 γ 刀或 X 刀。立体定向放疗（Stereotactic radiation therapy，SRT）是立体放疗分次照射技术，通过 1～5 次照射，使放射剂量集中于肿瘤病灶处，最大限度地增加肿瘤的局部控制率。

目前实现立体定向放疗的方式有 γ 射线立体定向放疗系统，分为头部 γ 刀、体部γ 刀及头体合一的 γ 刀。头部 γ 刀将 201 个放射性活度分别为 1.11TBq 的钴源分布于头顶部北半球的不同纬度和经度上，钴源产生的 γ 射线经准直后聚焦于一点，称为焦点，放射源到焦点的距离 39.5cm。焦点处形成一个球形剂量分布，4 种不同规格的准直器决定球形照射野的大小，通常为 4～18mm（图 28－1－5～图 28－1－7）。

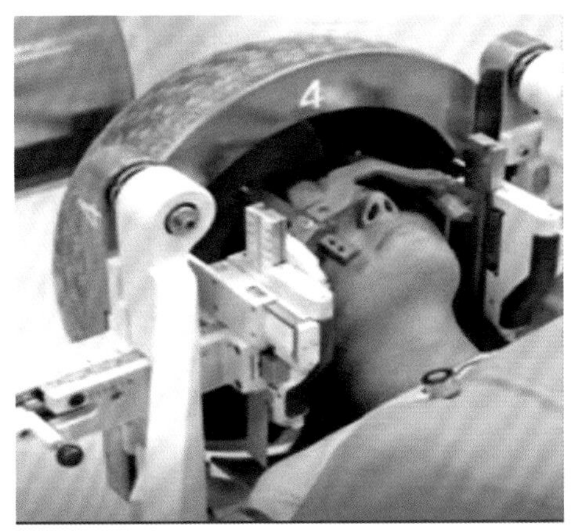

图 28－1－5　头部 γ 刀

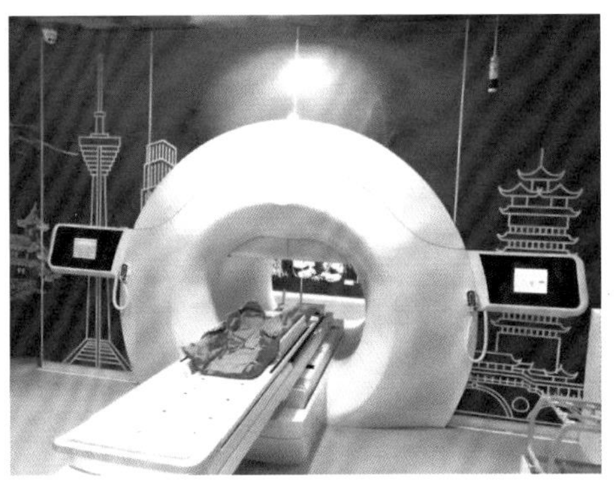

图 28－1－6　体部 γ 刀

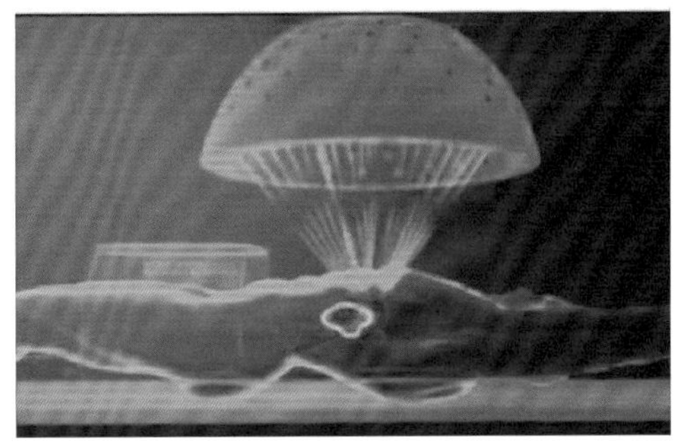

图 28－1－7　体部 γ 刀原理示意图

20 世纪 90 年代后国内开始研制国产 γ 刀，用于体部肿瘤治疗的体部 γ 刀随之诞生。体部 γ 刀全称为“体部立体定向 γ 射线放射治疗系统”，采用 30 枚钴源，用多源动态旋转聚焦技术使γ 射线高度聚焦于肿瘤区域，对肿瘤实施照射，完成对体部肿瘤立体定向放疗。体部 γ 刀放疗与普通放疗相比，分割次数少、分次剂量大、生物效应剂量高、剂量适形性强、剂量跌落高，等剂量曲线在靶区外急剧下降，病灶和正常组织剂量界线明显，从而达到保护周围正常组织的目的。

体部 γ 刀配备独有的定位/治疗床及重复定位尺和 N 形尺，配合真空负压袋或热塑膜，构成了一套立体坐标系框架，每次治疗的重复摆位依患者体表标记在 X、Y、Z 方向的初始定位坐标值参数（X、Y、Z 参数）和重复定位尺在定位床上的初始定位数据，通过摆位技术员摆位时进行数据核对来实现重复摆位（图 28－1－8）。

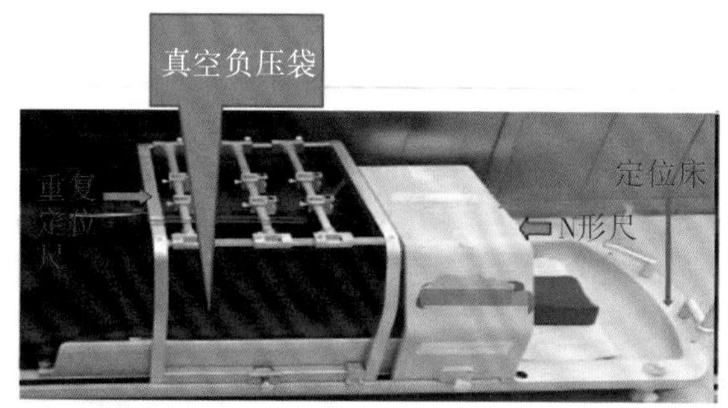

图 28－1－8　体部 γ 刀

而图像引导体部 γ 刀是在原有体部 γ 刀基础上引入图像引导定位系统（Image－guided positioning system，IGPS）（图 28－1－9），并升级了治疗计划系统。图像引导定位系统是一种精确定位系统，采用正交成像技术，通过图像获取系统对患者的解剖结构或外部植入标记进行两个方向的透视投影，同步采集一对正交 X 线数字图像。图像引导定位系统对获得的 X 线数字图像与基于治疗计划 CT 图像所重建的数字投影图像（Digital reconstructed radiograph，DRR）进行图像配准，完成二维－三维几何转换，精确、快速地计算出当前患者位置与放疗计划给出治疗位置的三维偏差。将定位调整数据发送给放疗设备控制系统，引导放疗设备通过其治疗床的移动调整患者位置，实现精确定位。

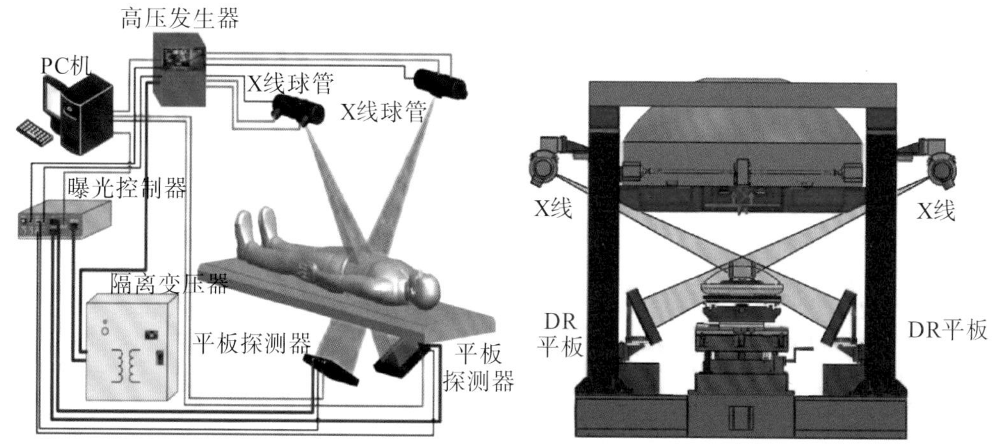

图 28－1－9　图像引导定位系统示意图

随着直线加速器的普及应用，设备性能的提升，图像引导放疗技术的发展，直线加速器在临床应用越加广泛。直线加速器立体定向放疗系统，又称 X 刀，就是在常规直线加速器上安装一套专用锥形准直器和立体定向定位系统，或窄叶片的多叶光栅，通过加速器机架等中心旋转、治疗床运动，达到类似 γ 刀集束聚焦照射的剂量分布。

射波刀（又称机器人放射外科手术系统、赛博刀，英文为 Robotic Radiosurgery System，CyberKnife）是一种图像引导的无框架立体定向放疗设备，最初由美国斯坦福大学医疗中心脑外科与 Accuray 公司合作研发，1997 年 John Adler 教授首次引入临床。该治疗设备包括：①机器人机械臂，由 6 个灵活的关节组成，通过伸屈、旋转，可以从 1200 个不同角度对病灶进行投照；②安装在机械臂上的一台小型直线加速器，产生治疗用 6MV X 线，加速器配有 12 个圆形准直器，直径 5～60mm；③影像定位系统，2 个安装在天花板上的 KV 级 X 线源以 45°正交投照患者靶区，并由2 个安装在地板上的平板探测器接收影像，机械臂根据计算机校验结果自动修正偏差，精度可达到亚毫米级，实现实时定位、追踪肿瘤病灶，多角度精准照射。

二、放射生物学基础

放射生物学主要研究电离辐射对生物体的作

用，一般认为电离辐射的生物学效应有直接作用和间接作用。直接作用是指射线直接作用于细胞DNA，使其受到可逆或不可逆的损伤；间接作用是指射线与细胞内大分子（特别是水分子）相互作用，产生自由基，后者再继发性损伤DNA。两种作用最终导致一系列生物学效应。实验证明，DNA是射线杀灭细胞的主要靶点。细胞被杀灭的形式有多种，如细胞的坏死、细胞凋亡等。

放射生物学中，根据机体组织的不同生物学特性及对电离辐射的不同反应性，组织分为早反应组织和晚反应组织。早反应组织的特点是细胞更新快，照射后损伤很快出现，表现为急性反应，组织内的干细胞活跃增殖以维持组织中细胞数量，促进受损伤组织的恢复，如黏膜、小肠绒毛细胞、皮肤和骨髓等。早反应组织对放疗的分次剂量不太敏感，但对总治疗时间敏感，缩短总治疗时间，早反应组织损伤加重。晚反应组织是指已经分化的缓慢更新的组织，无再增殖能力，如神经组织，损伤后很晚才表现出来，一般都有纤维细胞和其他结缔组织的过度生长，形成广泛的纤维化。晚反应组织对放疗分次剂量敏感，当加大分次剂量时，晚反应组织损伤加重，但晚反应组织对总治疗时间不敏感。晚反应组织中，肺、脊髓、膀胱、脑、肝和肾组织受照射后的损伤，往往由邻近细胞的复制来代偿，而不是干细胞分裂分化成终末细胞的结果。

并联组织和串联组织：根据器官组织结构的放射效应，可以分为并联组织（如肺、肾）和串联组织（如脊髓、胃肠道等）。并联组织的放射耐受性取决于受照体积，当放射损伤小体积的功能亚单位时，可以由其他功能正常的亚单位代偿，保持器官功能正常，因此它们存在着一个照射体积的阈值，只有在超过这个阈值时才表现为不同程度的放射损伤。而在串联组织中，放射损伤也有一个剂量阈值，超过阈值就可能导致功能亚单位的损伤，使整个器官功能丧失，如放射性脊髓病和胃肠道溃疡、穿孔。

脊髓是串联组织，其放射耐受性取决于分次剂量的大小、脊髓受照射时长，可以用$TD_{5/5}$和$TD_{50/5}$表示。$TD_{5/5}$是指标准治疗条件下，2Gy/次，1次/天，5次/周，5年后因射线造成的放射损伤不超过5%；$TD_{50/5}$是指在上述标准治疗条件下5年后因射线造成的放射损伤不超过50%。当部分照射脊髓节段（包括全部脊髓横截面），脊髓的$TD_{5/5}$和$TD_{50/5}$分别是45Gy和55Gy。脊髓受照剂量45～50Gy时，放射性脊髓损伤的发病率低于0.5%，当受照剂量为57～61Gy时，放射性脊髓损伤的发病率为5%。

立体定向放疗采用的是单次大剂量或大分割高剂量照射，危及器官剂量限量与常规分割不同，表28－1－1推荐了脊髓、马尾神经、脑干和食管的剂量限量，供临床参考。

表28－1－1　脊柱肿瘤SRS/SRT主要危及器官剂量限量

组织和器官	单次高剂量	大剂量分割（3F）	大剂量分割（5F）
脊髓	D_{max} 13Gy	D_{max} 21Gy	D_{max} 25Gy
D0.35 cc	<10Gy	<18Gy	<23Gy
D1.2 cc	<7Gy	<12.3Gy	<14.5Gy
马尾神经	D_{max} 18Gy	D_{max} 24Gy	D_{max} 30Gy
脑干	D_{max} 15Gy	D_{max} 24Gy	$D_{5\%}$ 30Gy
食管	V_{14} Gy 2.5cm^3	D_{max} 30Gy	D_{max} 50Gy
	D_{max} 15.4Gy		D5cc<27.5Gy

生物效应剂量（Biological effective dose，BED）：临床常规分割治疗方案为每天1次，每次1.8～2.0Gy，每周5次，是至今临床广泛使用的治疗方案，基本符合肿瘤和正常组织对射线反应的生物学规律。除了常规分割，临床还有超分割治疗、加速超分割治疗和立体定向放疗。为

了比较不同分割方式的等效生物剂量，引入了生物效应剂量 BED，表达式为：

$$BED=nd\times[1+d/(\alpha/\beta)]$$

式中 n 为分次数，d 为分次剂量，nd 为总照射剂量，肿瘤组织的 α/β 一般为 10。

第二节　脊柱肿瘤的放疗选择

放疗在脊柱肿瘤的治疗中起着非常重要的作用，但由于脊柱肿瘤与脊髓关系密切，目前临床常用光子束如 X 线或 γ 射线，无论采用三维适形放疗或是调强适形放疗，很难避开脊髓和脊神经，尤其是脊髓，如果超过剂量限量易导致放射性脊髓损伤。

放疗的疗效与肿瘤的组织来源、分化程度等因素也密切相关。一般而言，对于不需接受手术的早期肿瘤，或对射线高度敏感的肿瘤，或有手术禁忌的患者可考虑单纯放疗。术后有肿瘤残留、切缘阳性、肿瘤细胞分化差可给予术后辅助放疗。术后复发不宜再次手术者可试行根治性放疗。中、晚期肿瘤患者若有癌痛、出血和肿瘤压迫症状可行姑息性放疗。

一、肿瘤的放射敏感性

肿瘤的放射敏感性就是生物系统对电离辐射的反应性和敏感性，其与许多因素有关，也直接影响肿瘤治疗效果。肿瘤的放射敏感性与肿瘤的分化程度、细胞周期相关，一般而言，分化程度低，细胞处于 G2、M 期的细胞对放疗敏感，晚 S 期细胞的放射敏感性较差，G1 期和早 S 期细胞的放射敏感性居于 M 期和晚 S 期细胞之间。

组织中氧浓度也会影响有机体放射敏感性，称为氧效应。在有氧情况下，氧与射线产生的自由基作用形成有机过氧基 $RO_2\cdot$，最终在靶分子上形成 ROOH，它是靶物质的不可逆形式，于是损伤被化学固定下来，使放射敏感性提高。相反，肿瘤生长过程中因各种原因出现组织内乏氧，可导致放射耐受。

（一）放射敏感性强的肿瘤

骨恶性淋巴瘤、生殖细胞瘤、神经母细胞瘤、髓母细胞瘤、尤因肉瘤、小细胞肺癌。高度放射敏感的肿瘤对射线敏感，易产生放射损伤的生物学效应。但同时肿瘤细胞恶性程度也较高、发展快，易出现远处转移。

（二）放射敏感性中等的肿瘤

浆细胞骨髓瘤、前列腺癌、肺癌、乳腺癌、直肠癌等对射线中等敏感。肿瘤发展相对较慢，出现转移较晚，应用单纯的放疗即可取得较好的疗效。

（三）放射敏感性差的肿瘤

骨肉瘤、脊索瘤、软骨肉瘤、肾癌、恶性黑色素瘤、肾母细胞肉瘤等对射线敏感性差。肿瘤需要较高的剂量，但较高的剂量同时会引起周围正常组织的损伤，因此宜采用精准放疗等先进治疗技术，如调强适形技术。在治疗肿瘤的同时应注意最大限度地保护肿瘤周围的正常组织。对于放射敏感性差的肿瘤，在放疗过程中还可通过使用放射增敏剂提高肿瘤放射敏感性。

二、单纯放疗

对于放射敏感性强或中等的脊柱肿瘤，采用单纯放疗亦能达到治愈效果。如早期的骨恶性淋巴瘤及生殖细胞瘤，常规分次照射 DT25～50Gy 可达到治愈。脊柱原发性尤因肉瘤属放射敏感性强肿瘤，治疗上可选择放疗，剂量为 DT45.0～50.4Gy。单纯放疗被推荐用于无硬膜外压迫的疼痛性脊柱转移性肿瘤患者、对放疗敏感的转移瘤性硬膜外脊髓压迫症（Metastatic epidural spinal cord compression，MESCC）患者，亦适用于因心血管疾病不能手术或因其他原因不能接受手术的肿瘤患者。

三、放疗与手术的综合治疗

采用术前放疗可缩小肿瘤体积，提高手术切除率；降低肿瘤细胞活性，防止因手术操作造成的肿瘤转移扩散；减少手术中的出血。常见的有骨肉瘤和尤因肉瘤的术前放疗，2Gy/次，5 次/周，总剂量 40～45Gy。如果肿瘤已被切除，但切除不彻底、术后残留、病理证实切缘为阳性及转移淋巴结清扫不彻底，可采取术后放疗。需根据肿瘤病理类型、分期、治疗方案等影响因素，予以不同的照射剂量，DT40～60Gy/20～30 次。这类肿瘤的治疗关键是要评估复发的风险，要有充分的辅助治疗理由，只有在适应证选择正确时，才能明确地提高局部控制率和生存率。

术中放疗（Intraoperative radiotherapy，IORT）就是在手术中对原发性肿瘤、术后残留病灶和淋巴引流区施行单次大剂量照射，其优势是可以在直视下暴露需照射区域，并将正常组织隔离于射野外，一次性大剂量照射生物效应高。所用设备包括只产生电子线的可移动式电子直线加速器（加速装置），产生低能 X 线的术中放疗系统，以及近距离后装治疗机（图 28－2－1）。

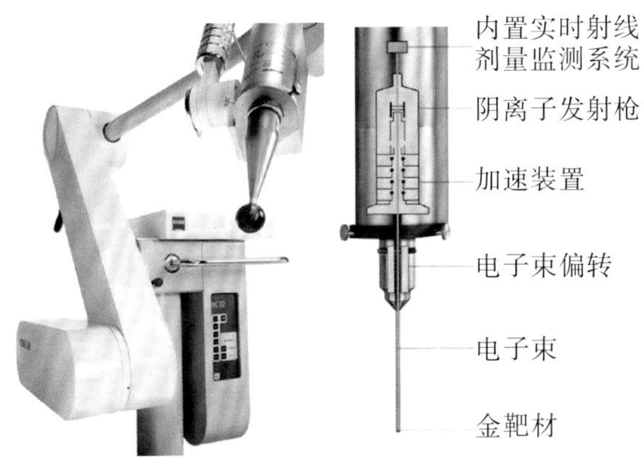

图 28－2－1　蔡司 INTRABEAM 术中放疗系统

四、姑息性放疗

对于临床治愈较困难的晚期肿瘤，如发生骨、脑等远处转移或局部肿瘤复发，放疗是最重要的姑息治疗手段，可以达到镇痛、减轻症状和提高生活质量的目的。对于估计有较长生存期、一般状况好者，可给予较高剂量的姑息性放疗，DT 可达根治性剂量或接近根治性剂量；而对一般情况较差、预计生存期较短的患者只需缓解症状即可。脊柱是转移性肿瘤常见部位，通过适当放疗可以达到镇痛、减缓脊髓压迫等目的。

第三节　常见脊柱原发性肿瘤的放疗

一、浆细胞瘤

浆细胞瘤是浆细胞克隆性增殖形成的恶性肿瘤，包括骨孤立性浆细胞瘤、多发性骨髓瘤、髓外浆细胞瘤。孤立性浆细胞瘤（Solitary plasmacytoma，SP）较为少见，多数发生于椎体。放疗是主要的治疗手段，单纯行放疗局部控制率达 86%，疼痛缓解达 75%以上，神经功能改善率达 50%以上。对于孤立性浆细胞瘤，通过放疗有治愈的可能。照射范围应包括 MRI 所见肿瘤边缘外至少 2cm，放射剂量为 40Gy，分 20 次照射，当病灶＞5cm 时，推荐的剂量为 50Gy，分 25 次照射。

多发性骨髓瘤（Multiple myeloma，MM）是一种克隆浆细胞异常增殖的恶性疾病，常见的症状包括骨髓瘤相关器官功能损伤的表现，即“CRAB”症状［血钙增高（Calcium elevation）、肾功能损害（Renal insufficiency）、贫血（Anemia）、骨病（Bone disease）］以及继发淀粉样变性等相关表现。多发性骨髓瘤是一种成年人常见的骨肿瘤，在西方国家，它的发病率约占全部骨恶性肿瘤的一半。好发于老年人，多数患者在 60～70 岁，男女发病率相似。成人任何有红骨髓的部位都可发生，全身所有骨骼均可受累，脊柱、肋骨、骨盆和颅骨最常受累，中轴骨明显多于四肢骨。疼痛是最主要的首发症状，最常见于骨盆、脊柱和胸廓。其影像学特征为大量显著的溶骨性“筛孔状”骨质破坏伴随很少的或没有周围骨反应，而且骨皮质很薄。浆细胞瘤总的来说治疗效果不佳，预后不良，10 年生存率＜10%。MM 侵袭到脊柱时，通常伴有脊髓压迫症状。浆细胞瘤对放射敏感性高，对骨痛、即将发生病理性骨折或脊髓压迫症，可姑息性照射 10～30Gy。

二、骨巨细胞瘤

骨巨细胞瘤是一种具有局部侵袭性的原发于骨的交界性肿瘤，好发于年轻人，最终导致关节畸形和功能障碍。

骨巨细胞瘤以手术治疗为主。骨巨细胞瘤对射线敏感，随着放疗设备和技术的进步，通常中等剂量（45～56Gy）的照射即可获得80%以上的局部控制率，所以对骨巨细胞瘤而言，放疗是一种非常有效的治疗方式。

有下列情况时应考虑放疗：①骨巨细胞瘤位于脊柱、骨盆或者颅底等解剖结构复杂的部位，导致手术难度大而不能手术或者因为身体其他疾病不能手术；②手术可能导致明显功能障碍，以及影响美容，患者无法接受而拒绝手术切除。

骨巨细胞瘤对射线敏感，可根据肿瘤大小决定具体的放疗剂量。肿瘤小于4cm者，给予45Gy；肿瘤大于4cm，给予56Gy。CT和MRI扫描能清晰地显示软组织肿块的范围，对正确选择照射范围有很大的帮助。肿瘤靶区为影像学所见大体肿瘤；临床靶区为肿瘤靶区上下方向外放3～4cm，前后方向外放1cm，并根据具体解剖位置和周围正常组织器官适当调整；计划靶区根据不同照射部位、不同的固定方式的摆位误差大小和器官运动等情况决定。

需要强调的是，多数骨巨细胞瘤病变在放疗结束时不会有明显变化，这和其他对放疗敏感的肿瘤有所不同，放疗后病变缓解的中位时间是放疗结束后4个月，临床上不能以放疗结束时未达到病变缓解而判断放疗无效或因此加量。

对骨巨细胞瘤而言，随着放疗设备和技术的不断发展和改进，放疗不良反应越来越轻微，放射性毒性反应多为1、2级皮肤反应或者是照射部位疼痛，偶尔有特殊部位在放疗后出现影响生活质量的相关毒性反应。

另外，骨巨细胞瘤可能发生肉瘤转化，相对多见于多次复发或接受放疗后，现代放疗技术治疗后发生肉瘤转化的风险0～5%。需要注意的是，仅仅接受手术治疗者也有肉瘤转化风险。

影响预后的因素：肿瘤部位、肿瘤大小、大体肿瘤未切除、复发病变放疗剂量等。

对复发的骨巨细胞瘤，再次手术有肯定疗效。失去手术机会者，可以考虑局部放疗。

孤立的肺转移灶，根据情况可以选择手术切除。肺部寡转移灶，可以考虑立体定向放疗，而图像引导体部γ刀治疗单发或多发肺部、肝脏转移灶有独特的剂量学优势（图28-3-1、图28-3-2）。

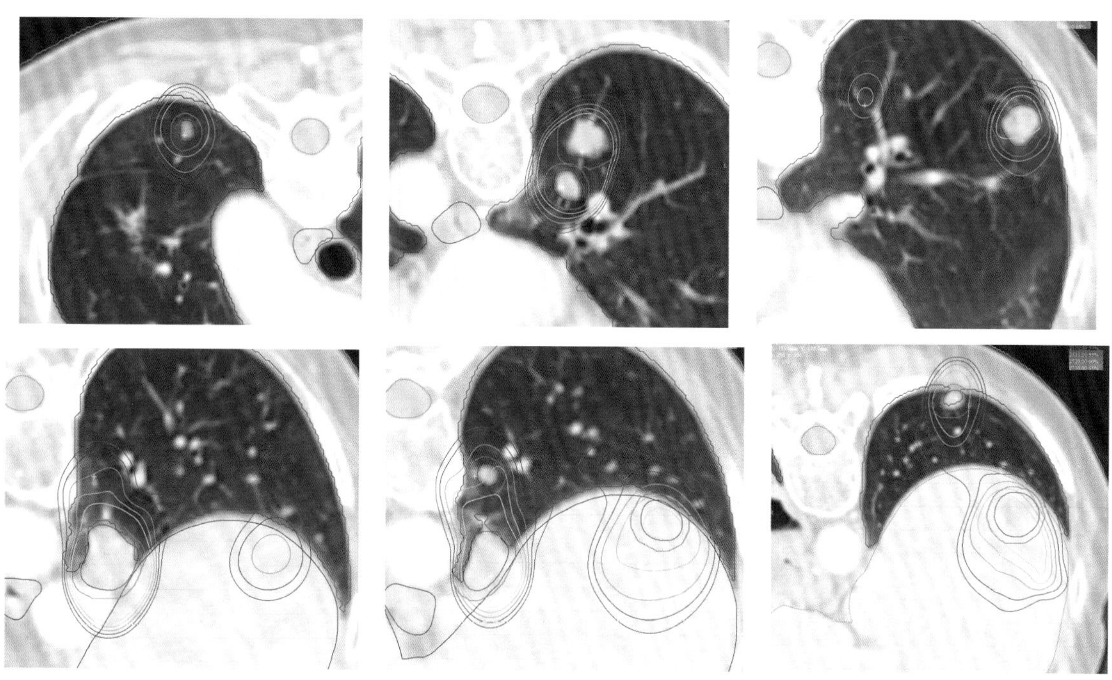

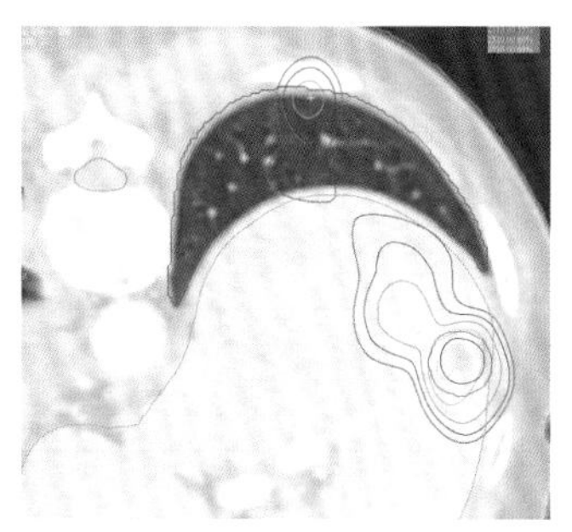
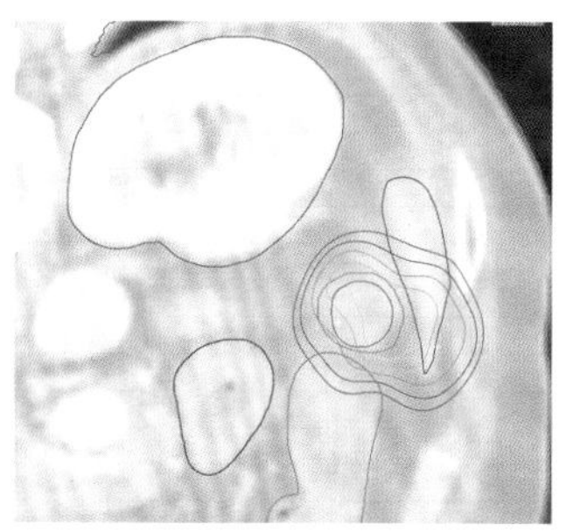

图 28－3－1　图像引导体部 γ 刀治疗计划等剂量曲线，从外到内紫色、红色、深黄色、浅黄色、藤黄色曲线分别为 45%、50%、55%、60%、65%等剂量曲线。为了更加精准，用双期或者三期（也可以更多期）定位 CT 扫描行图像融合技术评估肿瘤动度

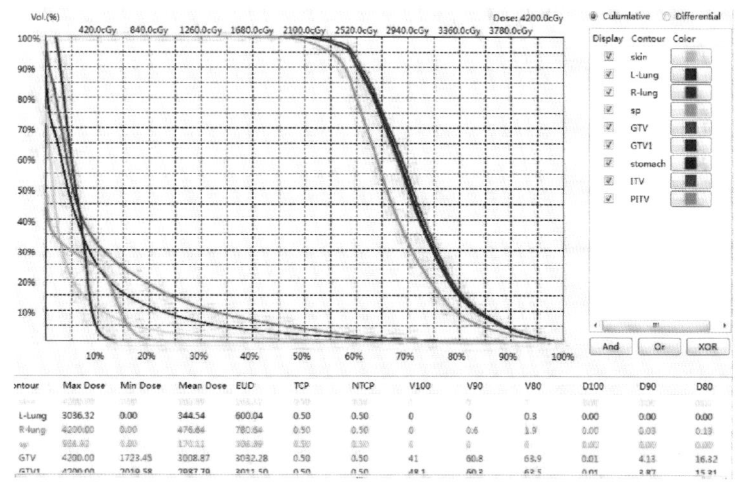

图 28－3－2　剂量体积直方图，以 50%等剂量曲线为处方剂量线，单次处方剂量 300cGy，7 次（总处方剂量 2100cGy）时右肺 D_{mean} 为 476. 64cGy、左肺 D_{mean} 为 344. 54cGy

三、脊索瘤

脊索瘤（Chordoma）是由胚胎残存脊索引发的脊柱原发性恶性肿瘤，约 10%发生在脊柱，是常见的脊柱肿瘤，多发生于骶骨和颅底，发生在骶尾骨者占一半以上，生长较缓慢。病变为局部恶性，远处转移少见。脊索瘤对射线不敏感，治疗以手术为主，但由于病变部位的限制，手术往往无法彻底切除。肿瘤质脆，术中易于播散，因此单纯根治术后复发率高，可达 85%。当手术切除不彻底时可行术后放疗，降低局部复发率或延缓复发时间。对不能手术切除或术后复发的患者放疗可起到缓解症状、抑制肿瘤生长、延长生存期的作用。照射范围包括肿瘤所在的整块骨，采用多野等中心照射，剂量 45～55Gy。照射剂量大于 60Gy，局部正常组织损伤增加而疗效不见增加。由于脊索瘤的局部侵袭性特征和术后容易出现局部复发，治疗相对困难，患者的总体生存率仍然相对偏低。大约有 60%病例复发，约 90%患者在 5～10 年死亡。

有研究者曾在 2020 年 2 月 20 日至 3 月 9 日用图像引导体部 γ 刀治疗一例骶部巨大脊索瘤。给予 50%等剂量曲线为处方剂量线，单次处方剂量 300cGy，周一到周五治疗，每天一次，7 次后重新定位，调整治疗计划后再行 7 次，总剂量 4200cGy。随访 3 年余，患者至今感觉良好（图 28－3－3、图 28－3－4）。

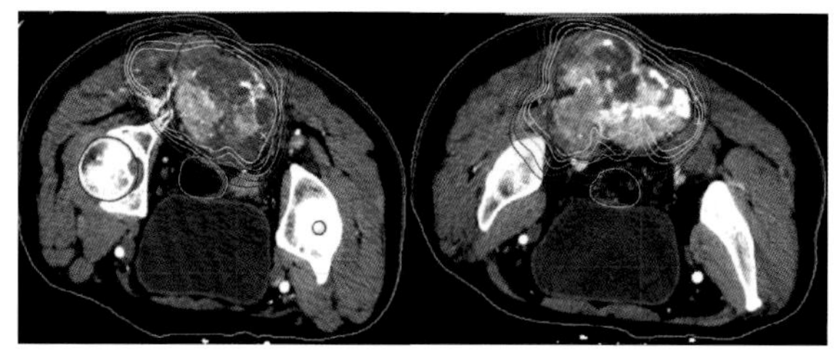

图 28－3－3　图像引导体部 γ 刀治疗计划等剂量曲线，从外到内紫色、红色、深黄色、浅黄色、藤黄色曲线分别为 45%、50%、55%、60%、65%等剂量曲线

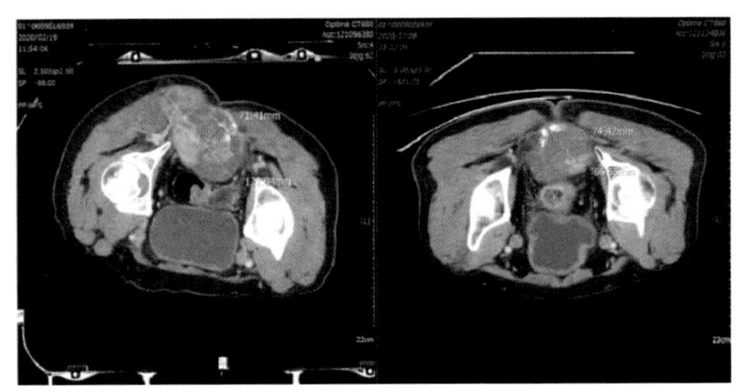

图 28-3-4 左图为图像引导体部γ刀治疗前定位 CT（2020 年 2 月 19 日）；右图为图像引导体部γ刀治疗后 4 个月余（2020 年 7 月 8 日）复查 CT，肿瘤明显缩小，患者疼痛明显减轻，大小便失禁消失，精神状态明显好转

近年来，有研究者应用质子或碳离子等新放射源来治疗脊索瘤。质子治疗时，由于其具有独特的 Bragg 峰，高剂量和中等剂量照射时比 X 线治疗能更好地与肿瘤区适形，减少了对肿瘤周围正常组织的照射，可提高对肿瘤病变的照射剂量，有望进一步提高局部控制率。

四、原发性骨淋巴瘤

原发性骨淋巴瘤（Primary bone lymphoma，PBL）较少见，指发生于骨骼系统，或伴有周围软组织浸润，而排除了全身其他部位病变的淋巴瘤。好发部位为股骨、髂骨、脊椎骨等，可为单发或多发病变。脊柱可为淋巴瘤全身性病变的一部分，临床表现为局部骨痛、软组织肿胀或扪及进行性增大的肿块，也可伴发病理性骨折。

本病分期标准与一般的恶性淋巴瘤相同。治疗方针为Ⅰ、Ⅱ期病变以放疗和化疗的综合治疗为主。Ⅲ、Ⅳ期患者的治疗以化疗为主，局部放疗为辅。有病理性骨折和脊髓神经压迫症状时，需做脊髓减压和内固定手术治疗。本病对射线高度敏感，化疗 2～3 个周期后，即可进行放疗。照射范围须包括受累骨及区域淋巴结。照射 40～45Gy后，缩小照射野至原病灶处，再追加剂量 10Gy 左右。放、化疗也可同时进行。经放、化疗后，患者的 5 年生存率可达 66%。

典型病例见图 28-3-5。

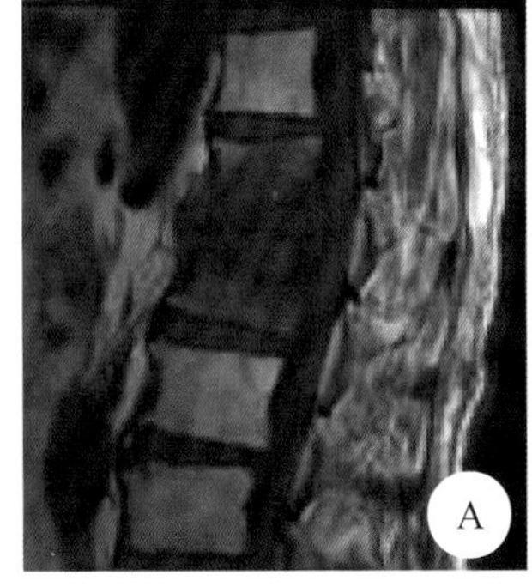

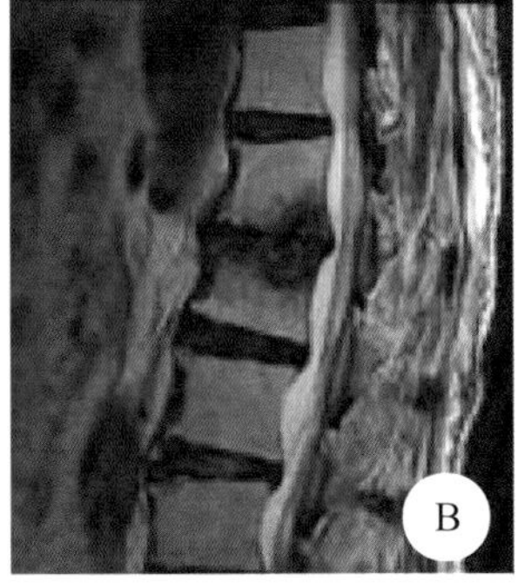

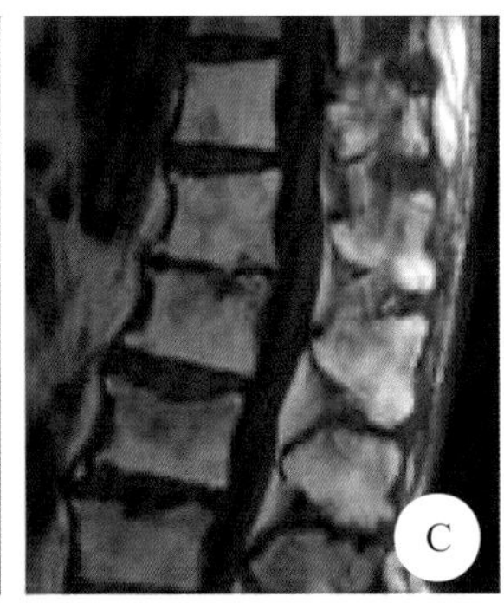

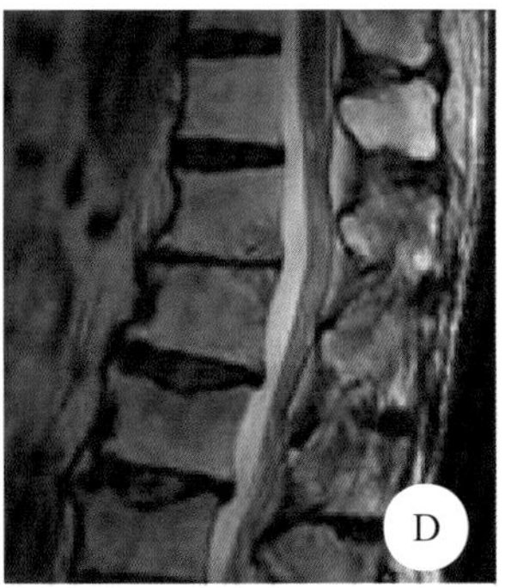

图 28-3-5 男性，78 岁，脊柱 $L_{1\sim2}$ 非霍奇金恶性淋巴瘤

A、B. 放疗前脊柱 MRI 局部骨质破坏，$L_{1\sim2}$ 内见片状低 T1WI、T2WI 低信号影，边界模糊；C、D. 60cGy/22F 后 2 年复查 MRI，原椎体 $L_{1\sim2}$ 内异常信号消失，破坏的骨质有所修复，无瘤生存已满 5 年

五、尤因肉瘤

尤因肉瘤（Ewing sarcoma，ES）是儿童中发生率仅次于骨肉瘤的原发性骨肿瘤。最常见的原发部位是股骨。

尤因肉瘤对射线敏感，放疗是尤因肉瘤局部治疗的主要措施之一，但是单纯放疗后长期生存率低，所以尤因肉瘤需要采用多药联合的全身化疗和局部治疗如手术和放疗相结合的综合治疗。在选择治疗方式的时候必须考虑患者的功能恢复和心理承受能力等因素。

发生于脊柱的尤因肉瘤，因解剖位置的关系不利于手术完整切除，手术往往仅能达到次全切除，因此原发性脊柱尤因肉瘤更倾向于选择放疗。根据肿瘤所在部位的不同和肿瘤大小的不同而采用不同的放疗技术，最大限度地控制肿瘤，同时尽可能保护周围的正常组织和器官，以减少放疗的不良反应和治疗相关的并发症。调强适形放疗技术的应用能够更好地保护周围的正常组织和器官，靶区剂量分布更均匀，从而提高局部控制率，减少治疗相关的不良反应和并发症。

放疗剂量：肉眼可见肿瘤 55.8Gy，显微镜下残留病灶 50.4Gy。原发椎体的肿瘤放疗剂量 45Gy，1.8～2.0Gy，每天一次，对较小的肿瘤不推荐降低放疗剂量。

确定放疗靶区的原则：肿瘤靶区为手术或者化疗前 MRI 所见的骨异常病变和软组织肿块；临床靶区为肿瘤靶区外放 1.5～2.0cm，包括亚临床病灶；计划靶区根据摆位误差和肿瘤动度确定。当肿瘤在诊断时已经突入体腔，但化疗后肿瘤缩小使正常组织恢复到原来的位置，肿瘤靶区可以不包括化疗前突入体腔的肿瘤部位。

对术后放疗而言，靶区需要包括瘤床并外放足够的边界。手术切除不彻底需要进一步缩野至残留肿瘤局部加量。对手术切除不彻底者，靶区应包括整个手术切口。

原发于椎体的肿瘤需要保护脊髓。年龄较小的患者，照射野需要包括整个椎体，而且需要尽量使整个椎体的照射剂量均匀，以减少畸形等治疗并发症的发生。

影响预后的因素：年龄、肿瘤大小、肿瘤所在部位、肿瘤侵犯的范围、诊断时有无转移、血清乳酸脱氢酶水平等。

六、脊柱血管瘤

脊柱血管瘤是脊柱占位性病变中最常见的良性病变，最常见的病理类型为海绵状血管畸形（Cavernous malformation，CM)，或称为海绵状血管瘤（Cavernous angioma，CA)，为簇状、异常扩张和渗透性增加的低流速血管畸形。脊柱血管瘤最常累及的部位为胸椎和腰椎。女性多见，发病年龄多为 40～50 岁。病理上将脊柱血管瘤分为毛细血管型、海绵状血管型以及混合型三类，其中，海绵状血管型占 40%～50% 。

1. 临床症状　虽然脊柱血管瘤发病率较高，但其中绝大多数是无症状的，无需治疗。在有症状的脊柱血管瘤中主要是局部疼痛，部分（45%）有症状的脊柱血管瘤具有侵袭性，向椎管内生长，可压迫脊髓、马尾或神经根，引起相应的感觉异常，为神经根痛及束带状的疼痛，严重时甚至出现截瘫。

2. 治疗　当椎体侵袭性脊柱血管瘤产生压迫，出现神经功能损害时，可选择手术治疗。由于脊柱血管瘤解剖位置的关系，手术风险大。放疗无创，安全性较高，可作为治疗选择，适用于神经功能受损症状轻微、病情发展缓慢的患者。有脊髓压迫者应先做椎板切除减压后再行放疗。放疗常选用 4～6MV X 线，照射野包括病椎及上、下各半个椎体，常规分割，每次 2Gy，DT30～40Gy，可明显缓解疼痛，甚至截瘫患者也有不同程度的好转。

Michael Zhang 报道用 CyberKnife 治疗 5 例有症状脊柱血管瘤患者，症状为疼痛、肢体感觉异常、无力。共 7 个病灶：胸椎 5 个、颈椎 1 个、腰椎 1 个。处方剂量 15.0～27.5Gy。72%～83%的等剂量曲线包绕靶区，治疗完成后经随访，4 个患者疼痛和无力症状减轻，2 例患者椎体影像病变缩小 20%～40%，所有患者耐受性良好。

Rades 等对文献资料进行汇总，分析有症状脊柱血管瘤放疗的疗效，总数为 117 例，放疗后疼痛完全缓解者达 59%，部分缓解者达 34%，只有 7%患者无效。按照射剂量分组研究，照射剂量在 20～34Gy 组疼痛完全缓解率为 39%，而照射剂量达 36～44Gy 组疼痛完全缓解率为 82%。因此认为有症状脊柱血管瘤做放疗时，照射剂量以 2Gy/次，总剂量 40Gy 为宜。

七、朗格汉斯细胞组织细胞增生症

朗格汉斯细胞组织细胞增生症（Langerhans cell histiocytosis，LCH）是一种以 CD1a +/CD207+未成熟树突状细胞异常增生，导致该细胞浸润组织器官和引起功能障碍为特征的克隆性、肿瘤性增殖性疾病，其发生主要涉及促分裂素原活化蛋白激酶（Mitogen－activated protein kinase，MAPK）信号通路的异常激活。LCH 可发生于任何年龄，15 岁以下儿童的年发病率为（2～9）/100 万，1～3 岁为发病高峰，男性略多。LCH 的好发部位依次是骨（80%）、皮肤

(33%)、垂体(25%)、肝(15%)、脾(15%)、造血系统(15%)、肺(15%)、淋巴结(5%～10%)及中枢神经系统(2%～4%)。LCH 根据受累部位分为 3 型。

(1) 单系统 LCH(Single system－LCH, SS－LCH),根据病灶数量分为单系统单病灶(SS－s)和单系统多病灶(SS－m)。

(2) 多系统 LCH(Multiple system－LCH, MS－LCH),指≥2 个器官或系统受累。

(3) 危险器官受侵(Risk organ＋－LCH, RO＋)MS－LCH(RO＋MS－LCH)。危险器官定义为肝脏(右锁骨中线肋缘下≥3cm,有/无功能障碍)、脾脏(左锁骨中线肋缘下≥2cm)和骨髓(血红蛋白<100g/L 和/或白细胞计数<4.0×10^9/L 和/或血小板计数<100×10^9/L),肺不再列为危险器官。

颅骨是最常受累的部位,其次是脊柱、四肢、骨盆和肋骨,常是单灶性损害。可以选择局部治疗。LCH 对射线中度敏感,放疗适应证如下。

(1) 单发骨病灶的单纯放疗。

(2) 脊柱、颅骨受侵伴脊髓、神经压迫。

(3) 多发性病灶综合治疗的一部分。

照射剂量:发生于儿童的 LCH 推荐剂量为 7～10Gy,1～2Gy/次,靶区以可见病灶外放 1～2cm;成人 LCH 推荐剂量 10～20Gy,2Gy/次。采用 20～30Gy,对制动治疗失败、局部复发或出现新病灶者,仍可获得较满意疗效。有学者对术后复发性眼眶 LCH 采用立体定向放疗,按肿瘤靶区处方,用 80%等剂量曲线覆盖 95%的体积,剂量为 7Gy /次。经治疗后,肿块几乎完全消退,无复发(图 28－3－6)。

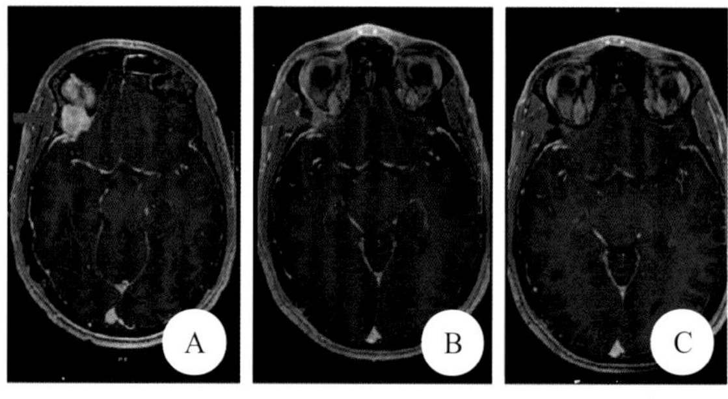

图 28－3－6 男性,19 岁,右侧眼眶 LCH 手术部分切除后残留,采用立体定向放疗 7Gy/次后病变消退

A. 红箭头示术后残留病灶;B. 放疗后 3 个月病灶明显缩小;C. 治疗结束 1.5 年后 MRI 图像

单系统多病灶及多系统受累 LCH 往往需要进行系统治疗,治疗选择包括化疗、免疫调节治疗、靶向治疗及移植治疗。

八、全脑全脊髓照射

全脑全脊髓照射(Craniospinal irradiation, CSI)主要用于容易沿脑脊液或脑膜播散的恶性肿瘤,如髓母细胞瘤、高危生殖细胞瘤和分化差的室管膜母细胞瘤等。

常用放疗技术包括调强适形放疗、容积旋转调强适形放疗、螺旋断层放疗。常规加速器采用多等中心计划设计,以覆盖整个靶区。螺旋断层放疗因其治疗靶区长达 140～160cm,可一次性完成治疗,避免了照射野之间的衔接引起的剂量不均,具有独特的优势。

脑肿瘤放疗剂量为 30.6～36.0Gy,后颅窝局部增强照射 54～56Gy,放疗期间为预防照射部位炎性水肿可予地塞米松口服(图 28－3－7)。

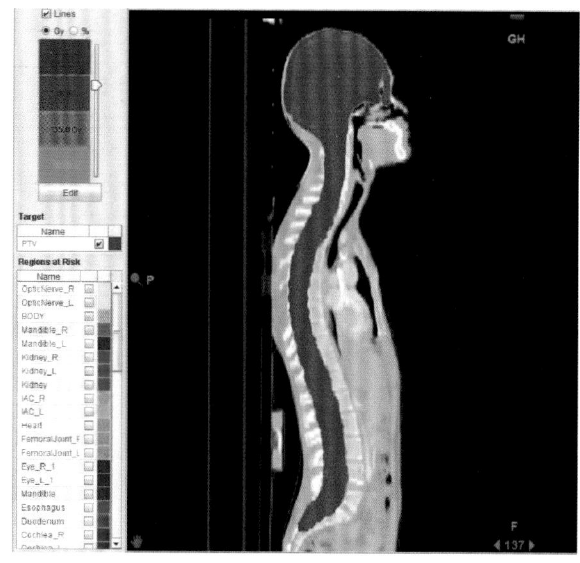

图 28－3－7 TOMO 全脑全脊髓照射计划设计图示,红色区域为 36Gy 剂量所包绕靶区

不良反应主要有如下两点。

放射性肺损伤:多发生在放疗结束后第 1～3 个月,轻者无症状,或表现为咳嗽,重者可合并严重感染,肺部高分辨率 CT 显示脊柱旁区域可见磨玻璃影,治疗上给予小剂量激素口服治疗,症状缓解后逐渐减量停药,肺部病变一般都能逐渐消散。

骨骼发育远期并发症:处于生长发育阶段

的儿童接受放疗，可能影响骨生长发育，且与暴露剂量和年龄相关。照射脊柱可能导致脊柱侧凸和后凸畸形，为避免脊柱畸形，靶区勾画应包括同层面整个椎体，避免单个椎体受照剂量不均。

第四节　脊柱转移性肿瘤的放疗

一、概述

晚期肿瘤患者常发生骨转移，尤其是肺癌、乳腺癌、前列腺癌更易出现脊柱转移，引起腰背疼痛，甚至脊髓压迫（图 28－4－1）或马尾神经压迫，严重影响患者的生活质量（图 28－4－2）。脊柱转移性肿瘤的诊断并不难，根据既往肿瘤病史，结合骨病灶 X 线片、MRI、CT、骨显像，或 PET/CT 扫描，一般可确诊。

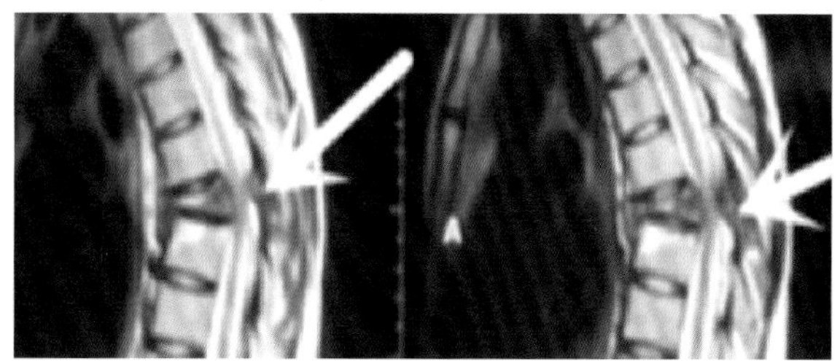

图 28－4－1　脊柱转移性肿瘤压迫脊髓（箭头所示）

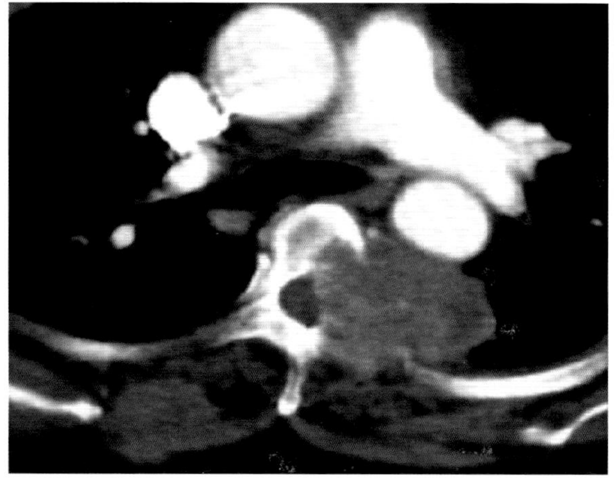

图 28－4－2　女性，56 岁，甲状腺乳头状癌，CT 显示 T_4 左侧骨质破坏，肿块突入椎管挤压脊髓，右侧肩胛骨骨质破坏，见团片状软组织密度影

二、放疗

以放疗的方法治疗脊柱转移性肿瘤具有起效快、效果好、安全无创等优点，患者易于接受，能提高患者的生活质量、延长生存期。经放疗后，对 80%～90%的癌痛患者可达到镇痛的目的。对射线敏感的脊柱原发性肿瘤甚至可达到根治效果。一般而言，恶性淋巴瘤、乳腺癌、前列腺癌和神经内分泌肿瘤对射线相对敏感，肺癌、结肠癌中度敏感，肉瘤、黑色素瘤、脊索瘤对射线不敏感。对脊髓压迫症状明显，应先进行手术减压、固定。术后行放疗，以减少复发。

（一）放疗技术

脊柱转移性肿瘤的放疗技术一般有普通外照射、三维适形放疗和调强适形放疗三种方式。普通外照射通常在模拟定位机下进行，操作简单易行，$C_{1\sim4}$的转移灶采用二侧野对穿照射，避免直接照射颈前气管、食管等器官；C_5 以下可采用前后对穿、三野或四野照射，需注意的是脊柱颈曲、腰曲突向前，而胸曲和骶曲突向后，在照射野设计时应适当调整各照射野剂量权重。三维适形放疗采用 CT 模拟定位，将 CT 扫描图像传输至专门的治疗计划系统，在可视状态下设计照射野，通过调整各照射野权重和 MLC 形态，优化剂量分布，减少敏感器官（肺、肾和胃肠道）受照剂量。偏心性病灶或椎体周围软组织肿块还可设计楔形照射野，剂量分布更为合理，使高剂量区集中在靶区。常规放疗时，椎管内的重要器官脊髓受到同等于靶区处方剂量的照射，易发生放射性脊髓损伤，因此限制了治疗剂量的提高。调强适形放疗通过反复优化条件，优化剂量分布，处方剂量能完整包绕靶区，获得较好的适形度，在三种治疗技术中该方法脊髓受照剂量最低，对预计有较长生存期的患者可选用调强适形放疗，既可缓解疼痛、控制肿瘤，又可减少脊髓损伤。故临床上宜根据患者预计生存期、病理类型、转移部位选择放疗技术。

治疗方法：首先进行 CT 扫描，扫描范围包括病椎及上、下各外放 1 个椎体，扫描层厚 3～5mm，将扫描图像传输至治疗计划系统，CT 图像上脊柱转移性肿瘤和周围软组织病变为肿瘤靶区。将肿瘤靶区上下均各外放 5～10mm，前方及左右各外放 5mm 为临床靶区。考虑到器官的运动及日常治疗摆位的误差，将临床靶区外 10mm 扩为计划靶区，勾画脊髓、肺、肝、心脏、肾脏等重要器官的轮廓，设计 5～7 个照射野，要求 95%的等剂量曲线包括计划靶区，并将正常组织受照剂量控制在可耐受范围之内，制订最优的治疗方案。

螺旋断层放疗（Tomotherapy，TOMO）由于其独有的治疗技术，剂量调制能力更强，适形度更好，在保证椎体剂量的同时，降低脊髓受量。图 28－4－3 显示椎体照射剂量 50Gy，脊髓低于 35Gy。

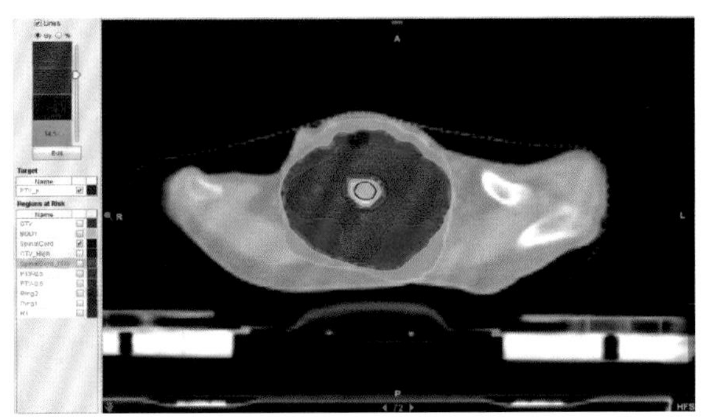

图 28－4－3　TOMO 所做椎体放疗计划：绿色是 34.5Gy 等剂量曲线，蓝色是 40Gy 等剂量曲线，红色是 50Gy 等剂量曲线

（二）放疗剂量和分割方式

（1）原发性肿瘤未完全控制时，镇痛治疗以短期快速治疗为原则，如 3Gy/10F 与 4Gy/5F 连续治疗，对于行动不便的患者，可以采取单次照射 8Gy/F。

（2）在原发性肿瘤得到控制的情况下，放疗缓解疼痛可采用常规分割，总剂量 40Gy 或 60Gy，每周 10Gy/5F。一般来说，对脊柱转移性肿瘤施行姑息性治疗，采用单一的或平行相对照射野的简单方案已经足够。治疗技术和治疗剂量在不同的医疗单位差别很大，没有哪一个方案在缓解疼痛方面更有优势。50%以上的患者在放疗后 1～2 周疼痛就有明显的缓解，多数患者可停服镇痛药，生活质量有了明显的改善，并能减少病理性骨折的发生，脊柱转移性肿瘤 1 年与 3 年局部控制率分别为 87.5%与 52.5%。放疗中需要注意的是，照射 1～2 次后，由于局部受照组织发生水肿，常导致患者感觉疼痛加重，如继续放疗下去，则疼痛可逐步缓解（图 28－4－4）。

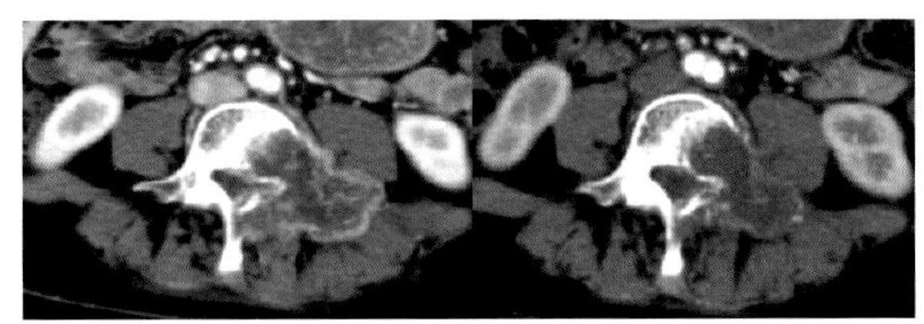

图 28－4－4　女性，59 岁，乳腺癌术后化疗后 3 年，2023 年 5 月出现左下肢疼痛，CT 显示 L_4 椎体及附件骨质破坏。调强适形放疗 54Gy /27F（5.4 周），治疗结束 2 个月后复查，病变范围缩小，强化减弱，疼痛缓解，生活自理

（三）放疗疗效评价和影像学评价

脊柱转移性肿瘤放疗疗效评价包括疼痛缓解效果和脊髓功能恢复评价，影像学评价包括肿瘤消退和骨转移灶再硬化的评价（表 28－4－1）。首次评价在放疗后 3 个月，此后每 3 个月评估 1 次。

表 28－4－1　骨转移灶影像学评价

疗效评价	内容描述
完全缓解	X 线片或 CT：溶骨病灶完全硬化、骨密度恢复正常；MRI：病灶信号恢复正常；骨显像：病灶摄取恢复正常
部分缓解	X 线片或 CT：溶骨病灶出现硬化边或部分硬化，原有病灶出现修复性骨化反应且无疾病进展的证据；X 线片、CT 或 MRI：可测量病灶直径总和下降≥50%；X 线片、CT 或 MRI：不可测量病灶的大小减少≥50%；骨显像：病灶摄取下降≥50%
疾病稳定	病灶无改变；X 线片、CT 或 MRI：可测量病灶直径总和下降<50%或增加<25%；X 线片、CT 或 MRI：不可测量病灶的大小减少<50%或增加<25%；无新发骨转移灶
疾病进展	X 线片、CT 或 MRI：可测量病灶直径总和增加≥25%；X 线片、CT 或 MRI：不可测量病灶的大小增加≥25%；骨显像：病灶摄取增加≥25%；出现新发骨转移灶

三、立体定向放疗

立体定向放疗（Stereotactic body radiation therapy，SBRT）又称立体定向消融放疗（Stereotactic ablative radiotherapy，SABR），根据美国放射协会及美国放射肿瘤学协会定义，指针对体部病灶单次剂量大于6Gy、不超过5次的高剂量照射。

（一）放疗靶区的勾画

脊柱转移性肿瘤的SBRT相较于常规分割放疗，局部肿瘤控制更好、疾病缓解率更高。精准勾画放疗靶区和危险器官尤其是脊髓和食管十分重要。按照改良的Weinstein－Boriani系统对脊柱椎体进行解剖分类，将椎体分为6个部分，第1部分代表椎体，第2、6部分分别代表左右侧椎弓根，第3、5部分代表左右侧横突和椎板，第4部分代表棘突（图28－4－5）。

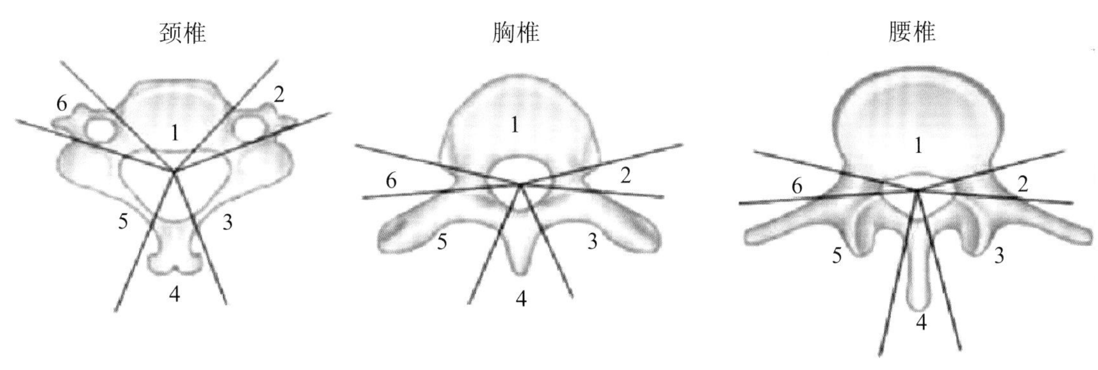

图28－4－5　改良的Weinstein－Boriani系统椎体解剖分类

肿瘤靶区（Gross tumor volume，GTV）的勾画：包括全部大体肿瘤以及硬膜外和椎旁侵犯病变。

临床靶区（Clinical target volume，CTV）的勾画：通常情况下，如果椎体的某一部分受侵，定义为GTV，则相邻部分的椎体、椎弓根、横突、椎板或棘突都应该划为CTV中（表28－4－2、图28－4－6）。

计划靶区（Planning target volume，PTV）的勾画：PTV在CTV基础上均匀外扩≤3mm。

表28－4－2　脊柱转移性肿瘤SBRT骨性CTV勾画建议

GTV	GTV解剖分类	骨性CTV推荐	CTV
椎体的任何部位	1	1	包括整个椎体
椎体的一侧	1	1，2	包括整个椎体和同侧椎弓根/横突
弥漫性椎体受累	1	1，2，6	包括整个椎体和双侧椎弓根/横突
椎体和单侧椎弓根受累	1，2	1，2，3	包括整个椎体、椎弓根、同侧横突和同侧椎板
椎体和双侧椎弓根/横突受累	3	2，3，4	包括整个椎体和双侧椎弓根/横突和双侧椎板
单侧椎弓根受累	2	2，3，+/－1	包括椎弓根，同侧横突，同侧椎板+/－椎体
单侧椎板受累	3	2，3，4	包括椎板、同侧椎弓根/横突和棘突
棘突受累	4	3，4，5	包括整个棘突和双侧椎板

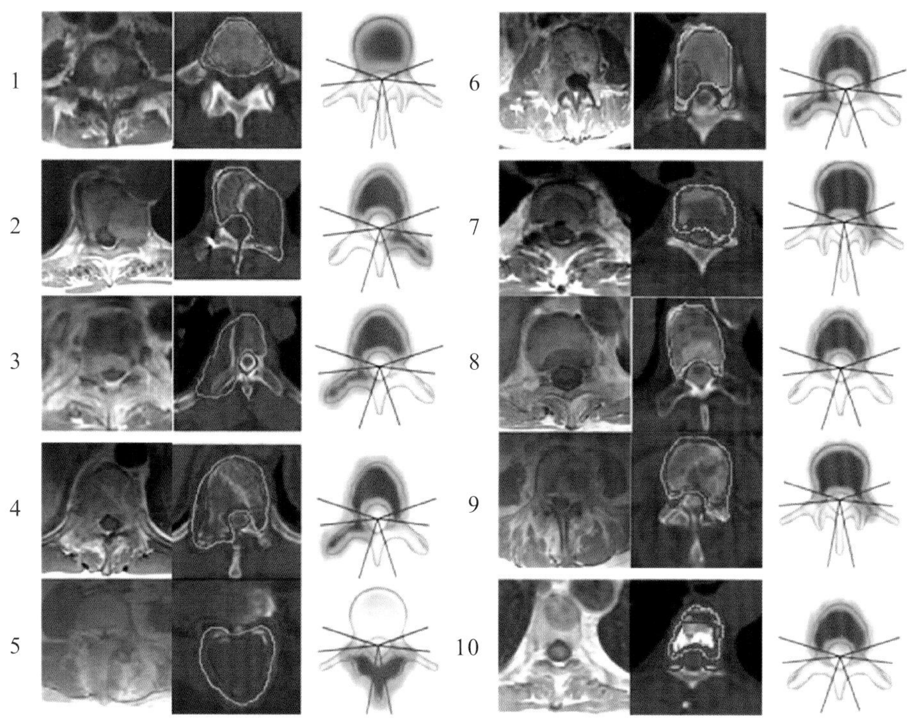

图 28－4－6　脊柱立体定向放疗 CTV 勾画专家共识，红色为几名放疗专家勾画，橙色为专家共识

（二）剂量分割模式

由于脊柱转移性肿瘤发生部位、病灶大小、与脊髓马尾的关系，以及患者预期寿命等因素差异很大，脊柱 SBRT 尚无统一的剂量分割模式，主要分为单次大剂量放疗和多次分割放疗，临床研究表明两种分割模式均能很好缓解疼痛，但单次大剂量放疗复发率和椎体骨折发生率高于常规分割放疗。故对于预期寿命短、因疼痛而行动不便、一般情况较差者采用单次大剂量放疗 16～24Gy/F；对于预期寿命较长、一般情况较好的患者可采用多次分割放疗，20～30Gy/5F。

对于脊柱转移性肉瘤等低放射敏感性肿瘤，一般常规剂量照射 40～45Gy。局部控制率、疼痛缓解方面仍不理想时，采用立体定向单次大剂量 24Gy 或高分割 28.5Gy/3～5F 治疗，1 年局部控制率分别为 90.8%和 84.1%，患者耐受性良好，没有发生 3 级以上。肾癌对于常规分割放疗也不敏感，疗效有限。常规分割放疗总剂量 30～50Gy/10～25F，2Gy/F，通常 4 周后起效，疼痛控制率为 36%，1 年局部控制率仅 25%～45%。SBRT 一次大剂量照射疗效显著优于常规分割放疗，分割方案包括 30～45Gy/5F、24～30Gy/3F 和 18～25Gy/F，SBRT 治疗 1～4 周后骨痛明显缓解，疼痛控制率为 52%～89%，1～3 年局部控制率可达 80%～90%，所以肾癌脊柱转移放疗宜首选 SBRT。

对肿瘤未侵犯脊髓的椎体转移灶，以及未侵犯脊髓的脊神经转移灶也可以用图像引导体部 γ 刀治疗。特别需要强调的是，使用图像引导体部 γ 刀治疗椎体转移灶和脊神经转移灶，需要精准勾画放疗靶区和危险器官，尤其是脊髓和食管。图像引导体部 γ 刀治疗椎体转移灶和脊神经转移性病灶的优势之一是可以用椎体的骨性标志作为图像配准来行图像引导。图像引导体部 γ 刀可以同时治疗多个病灶，且等剂量曲线跌落迅速，犹如外科手术刀切除一样，所以可以更好地保护周围的组织器官。笔者曾用图像引导体部 γ 刀治疗一例肺腺癌多程治疗后多发椎体和胸骨转移的患者，至今患者感觉良好（图 28－4－7）。笔者也曾用图像引导体部 γ 刀治疗一例原发性肝癌脊神经转移的患者（图 28－4－8），以 50%等剂量曲线为处方剂量线，单次处方剂量 300cGy，每天一次，d1～5 治疗，7 次后重新定位，调整治疗计划后再行 7 次，总剂量 4200cGy，治疗效果良好，患者疼痛缓解明显（图 28－4－9）。

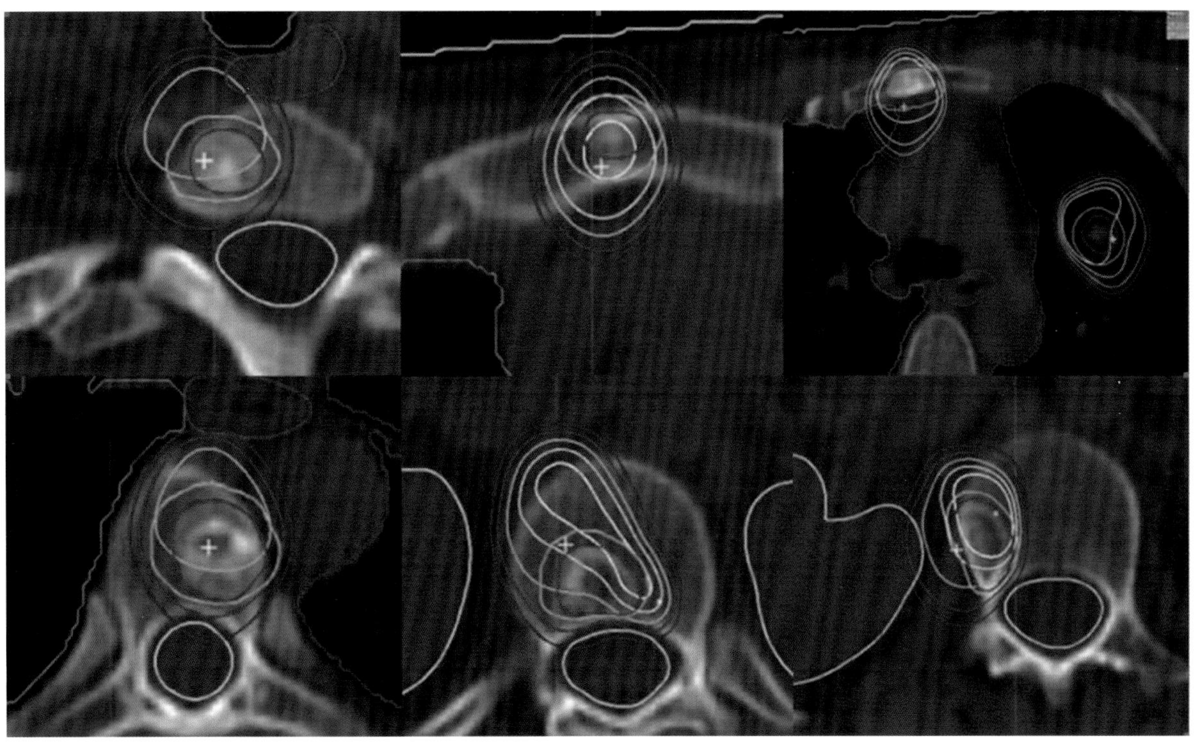

图 28－4－7　图像引导体部 γ 刀治疗左肺癌多发椎体和胸骨转移灶治疗计划，
从外到内不同颜色分别表示 45%、50%、55%、60%、65%等剂量曲线

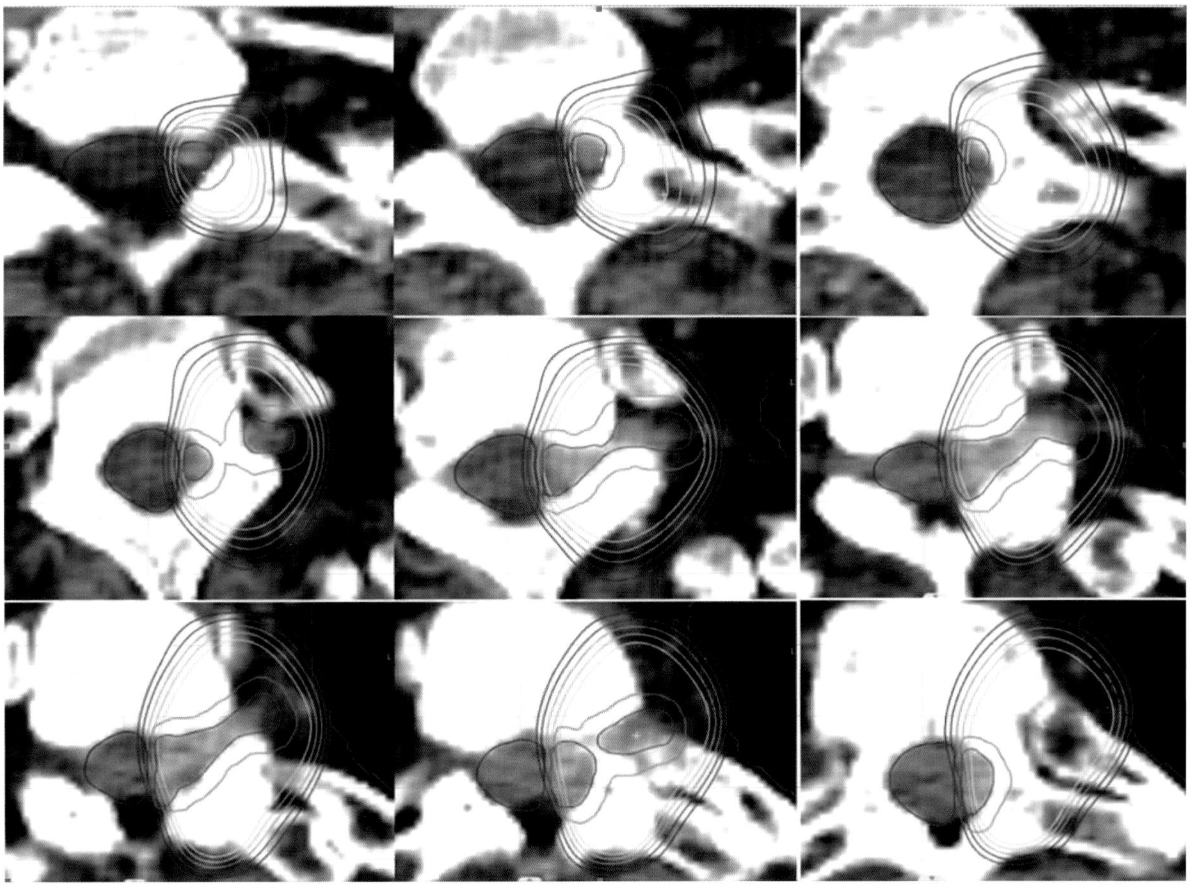

图 28－4－8　图像引导体部 γ 刀治疗原发性肝癌脊神经转移的治疗计划，
从外到内不同颜色分别表示 45%、50%、55%、60%、65%等剂量曲线

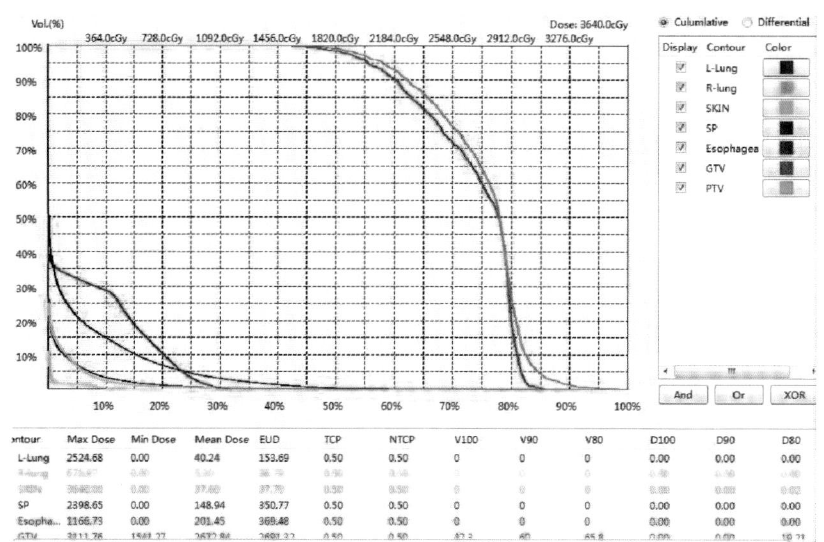

图 28－4－9　剂量体积直方图：300cGy/次×7 次（2100cGy）时，脊髓（SP）D_{max} 为 2398. 65cGy，食管 D_{max} 为 1166. 73cGy

典型病例见图 28－4－10、图 28－4－11。

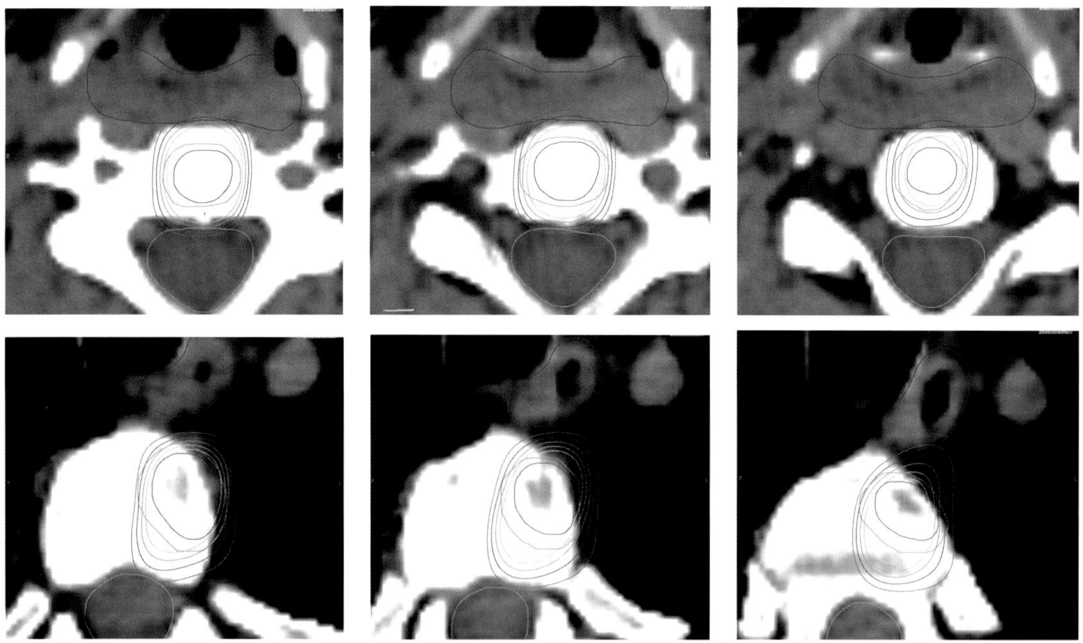

图 28－4－10　图像引导体部 γ 刀治疗肺癌多程治疗后椎体和左下肺转移多个病灶治疗计划等剂量曲线，从外到内紫色、红色、深黄色、浅黄色、藤黄色分别对应 45%、50%、55%、60%、65%等剂量曲线

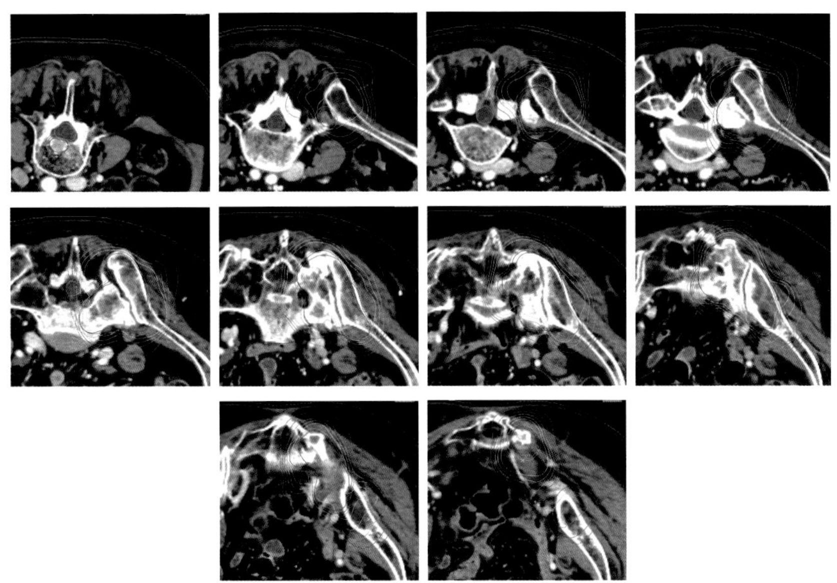

图 28-4-11　图像引导体部 γ 刀治疗骶骨和 L_5 转移治疗计划等剂量曲线，从外到内紫色、红色、深黄色、浅黄色、藤黄色分别对应 45%、50%、55%、60%、65%等剂量曲线

（三）立体定向放疗的不良反应

1. 急性反应

（1）疼痛加重：治疗后部分患者出现一过性疼痛加重，对症处理，一般一周后可自行缓解。

（2）放射性食管炎：我们发现，在图像引导体部 γ 刀治疗颈胸椎体病灶时，以 50%等剂量曲线为处方剂量线，单次处方剂量 300cGy，每天一次，d1～5 治疗，7 次后重新定位，调整治疗计划，再行 7 次，总共 14 次，总剂量 4200cGy，食管受照剂量大于 3800cGy 时，常出现放射性食管炎，一般在第 10 次时出现，给予康复新等食管黏膜保护剂，并注意饮食清淡，细嚼慢咽，勿食粗糙生硬食物，持续时间大约一周可以缓解。

2. 远期反应

（1）椎体骨折：发生率 10%～40%，多为无症状，控制 PTV V_{15}Gy≤42cm^3 可降低椎体骨折的发生率；对已有椎体压缩骨折、溶骨性骨质破坏范围大、高龄骨质疏松的患者，可选择分次 SBRT 方案，减少椎体骨折的发生。

（2）放射性脊髓损伤：是严重的并发症，对于单次高剂量 SBRT，脊髓最大剂量为 13Gy 时，其损伤风险<1%。所以控制脊髓受照剂量和精准定位是关键。

（3）神经根病：如果病灶靠近椎间孔，治疗可能会损伤神经根。

（4）食管损伤：包括食管狭窄、瘘管和溃疡形成，甚至穿孔，发生率低于 1%。图像引导体部 γ 刀治疗椎体转移灶，尚未发现食管狭窄、瘘、穿孔等严重并发症。值得注意的是，勾画靶区和食管、脊髓等危险器官必须精准，并注意精准评估。单次处方剂量不宜太大，食管限量 V_{14} Gy≤ 2.5cc。

四、转移瘤性硬膜外脊髓压迫症的治疗

转移瘤性硬膜外脊髓压迫症（Metastatic epidural spinal cord compression，MESCC）是指各种硬膜外转移性肿瘤引起的脊髓或马尾神经压迫性损害症候群，属肿瘤急症，需立即对病情做出评估，采取相应措施，最大程度挽救患者神经功能，提高生活质量。治疗前肢体功能和膀胱括约肌功能良好者治疗后仍保留这些功能，治疗前已有明显功能障碍者功能恢复差，轻瘫者 58%有效，完全瘫者只有 16%有效。不同病理类型疗效也有所不同，恶性淋巴瘤、骨髓瘤所致的 MESCC 疗效较好，有效率为 50%～80%。前列腺癌、乳腺癌所致的 MESCC 疗效次之，为 25%～65%。肺癌和肾癌所致的 MESCC 疗效最差，为 10%～40%。因此一旦确诊应尽早治疗，

治疗包括大剂量激素和放疗等。

1. 大剂量激素治疗 激素可减轻肿瘤压迫脊髓引起的水肿，从而减轻压迫，缓解肿瘤对脊髓的损伤，为随后的手术和放疗争取机会，放疗期间使用激素还可减轻放疗初期引起的水肿，一般使用地塞米松 10～100mg。静脉滴注，同时应用西咪替丁或雷尼替丁，以预防应激性溃疡。症状好转后地塞米松可逐渐减量至停用。

2. 放疗 照射野包括病灶的上下半个椎体，野宽 5～8cm，颈椎用左右两侧野对穿照射，胸、腰和骶椎病灶行前后对穿照射或后野单野源皮距照射，可大剂量低分割短程放疗：DT 3Gy/F，1 次/天，5 次/周，总剂量 DT 30～36Gy，或常规剂量 DT 2Gy/d，5 次/周，总剂量 40Gy。放疗期间同时辅以脱水剂和激素可减轻或预防脊髓水肿，改善临床症状，有助于神经功能恢复，20%甘露醇 250ml 加地塞米松 10mg 静脉滴注，1～2 次/天。伴有椎体转移的第 1 天予唑来膦酸 4mg，静脉滴注，4 周后重复；或伊班膦酸 6mg，静脉注射，每 3～4 周重复 1 次（图 28－4－12）。

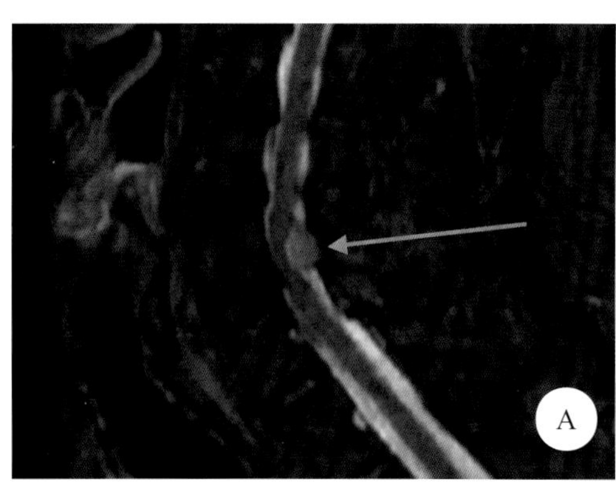

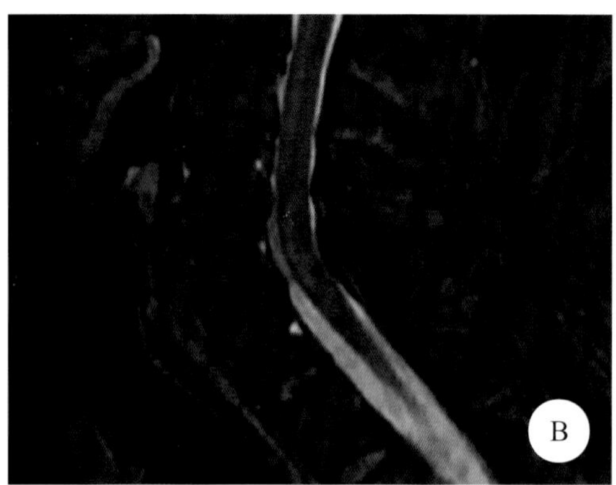

图 28－4－12 男性，54 岁，原发性肺腺癌化疗后出现双下肢无力

A. 箭头显示 C_6 平面椎管内硬膜下见一圆形占位，STIR 呈高信号，脊髓局部压迫变扁，给予椎管内转移灶放疗 40cGy/20F，4 周；B. 放疗后椎管内结节消失，脊髓形态恢复正常，双下肢无力症状明显好转，行走正常

第五节 脊髓肿瘤的放疗

脊髓肿瘤分为原发性和继发性，原发性脊髓肿瘤也称椎管内肿瘤。椎管内脊膜瘤占椎管内肿瘤的 9%～22%，好发于胸段，其次为颈段，此类肿瘤一般生长缓慢，病程较长。按细胞成分的不同又分为脑膜内皮型脊膜瘤、纤维母细胞型脊膜瘤、过渡型脊膜瘤、血管型脊膜瘤和恶性脊膜瘤。

神经鞘肿瘤可发生于椎管内任何部位，但几乎平均分布于颈、胸和腰段，骶部很少见，大部分神经鞘肿瘤是良性的。由于椎管内空隙狭窄，脊髓被表面附着结构和神经根所牵连而相对固定，其活动范围有限，一旦肿瘤压迫脊髓超过其代偿、适应能力，脊髓受压症状立刻加重。

髓内肿瘤占所有脊髓肿瘤的 25%左右，其中室管膜瘤和星形细胞瘤占大多数。星形细胞瘤是最常见的髓内肿瘤，好发于颈胸段，多见于儿童和青少年，占髓内肿瘤的 40%～45%。和室管膜瘤不同，脊髓星形细胞瘤的预后主要决定于肿瘤的病理分级。

绝大多数椎管内肿瘤的治疗，手术应作为首选，既能减压又能获得病理标本，但因脊髓肿瘤部位特殊，多数患者只能行次全切除或活检术。放疗作为辅助治疗，适用于无法手术或手术切除不彻底或手术后复发的患者。除多灶性分化差的恶性室管膜瘤和恶性淋巴瘤外，一般用局部扩大野照射，镜下肿瘤区外放 3～5cm，每次 1.8Gy，每周 5 次，总剂量 40～50Gy/4～5 周。

室管膜瘤是成人最常见的髓内肿瘤，其预后主要取决于手术切除程度，完全切除者的复发率大约为 10%，而次全切除者的复发率高达 70%，次全切除后辅以放疗可使复发率降低到 30%。脊髓内恶性室管膜瘤和良性多发性室管膜瘤，需全中枢照射，每次 1.8Gy，每周 5 次，总剂量 45Gy，然后在肿瘤残留区域局部加量至 5040～5400cGy。

星形细胞瘤的预后与其病理分级有关，其放疗效果存在争议，有学者认为放疗可能会加重脊髓损伤，且影响二次手术。对于术后有残留的低度恶性细胞瘤，推荐行术后辅助放疗。而对于高度恶性的星形细胞瘤，放疗则仅作为姑息性治疗方式。

脊膜瘤、低度恶性神经鞘肿瘤、神经纤维瘤：如完全切除，可不予术后放疗。次全切除或部分切除则需术后放疗。椎管内恶性脊膜瘤和恶性神经鞘肿瘤、神经纤维瘤术后需予放疗。照射方式采用常规分割，每次 1.8Gy，总剂量 DT 50.4～54.0Gy。

脊髓肿瘤的预后与病理类型有关，室管膜瘤的预后好于星形细胞瘤，前者 5 年生存率可达 86%，而星形细胞瘤 5 年生存率约 52%。低度恶性星形细胞瘤术后放疗的 5 年生存率为 50%～91%。相对而言，高度恶性星形细胞瘤的预后就非常差，手术加术后放疗或不加放疗的生存率平均仅为 6～8 个月。

脊髓继发性肿瘤常常是全身转移性肿瘤的一部分，病期晚，预后差，在全身治疗的基础上，加用局部治疗手术和放疗，减缓神经压迫症状。

SBRT 也被用于脊髓转移性肿瘤的放疗，剂量 14～27Gy/1～5F，近期症状改善显著，没有出现放疗相关不良反应。

典型病例见图 28－5－1、图 28－5－2。

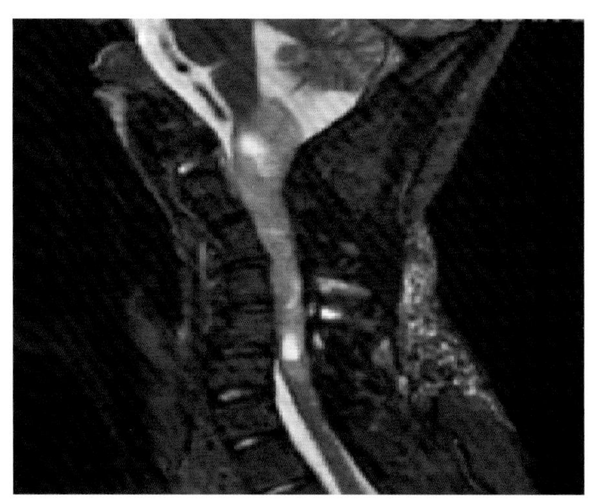

图 28－5－1　男性，14 岁，双肩部疼痛伴右上肢麻木乏力，MRI 提示颈髓肿瘤性病变，2023 年 3 月行后方入路延髓和颈脊髓内占位病灶切除＋椎板成形＋神经根减压术。术后病理学诊断颈段脊髓弥漫中线胶质瘤，WHO4 级，姑息放疗 44.2Gy/26F（5.2 周）

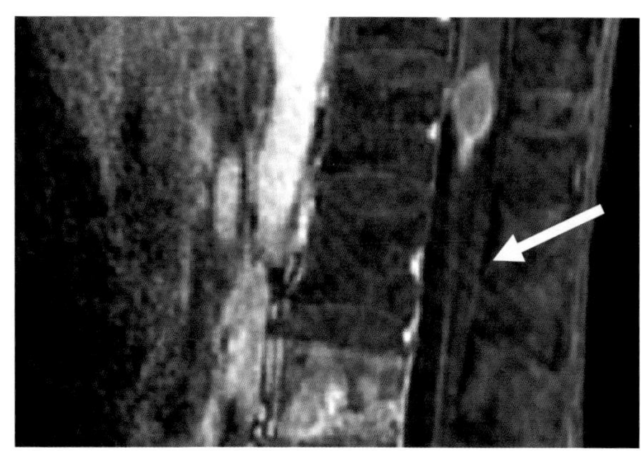

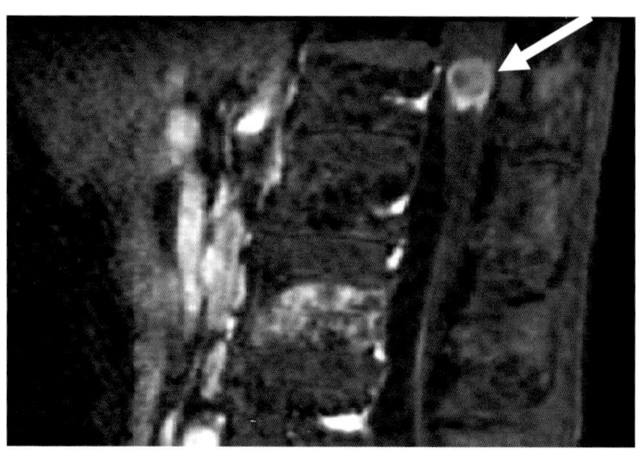

图 28－5－2　女性，55 岁，右肺大细胞神经内分泌癌放、化疗后 7 个月出现双下肢麻木乏力，MRI 提示脊髓圆锥占位性病变，伴多个椎体转移。姑息性放疗 44Gy/22F，4.4 周，放疗后 3 个月复查脊髓圆锥病变缩小，双下肢乏力、麻木症状减轻（箭头所示）

第六节　早期反应与晚期并发症

一、放疗的早期反应

放疗的早期反应一般从第二周开始，放疗的早期反应与照射部位、照射野大小、照射剂量、每次分割剂量及是否合并化疗等因素有关。常见的早期反应如下。

1. 全身反应　主要表现为疲乏、头晕、失眠、恶心、呕吐、食欲减退、白细胞减少和血小板减少。

2. 皮肤反应 照射区域皮肤可能发生红斑、皮炎、皮肤脱屑、水疱、渗出等。

3. 黏膜反应 上颈椎肿瘤照射后，可较早出现口腔干燥、眼痛，剂量较大可出现黏膜溃疡。

4. 肺部反应 胸椎肿瘤照射后可发生放射性肺炎，主要表现咳嗽、发热、胸痛、呼吸困难，X线片上显示肺炎的范围与照射野一致。治疗主要用抗生素、激素、支气管扩张剂。

5. 肠道反应 腰椎肿瘤照射后，射线对肠道的损伤与照射剂量和照射体积成正相关，可表现肠黏膜充血、水肿、溃疡、出血等。

6. 盆内脏反应 盆腔照射野较大时（>10cm×10cm），照射40～50Gy后可出现肠鸣音亢进、尿频、大便次数增加等，予以对症治疗后缓解。

7. 脊髓反应 脊髓受照剂量≥45Gy，早期即可出现脊髓充血、水肿、脱髓鞘病变，临床上患者在低头弯腰时四肢远端出现电击样感觉，反复数次后症状明显减轻、消失，休息后能再次出现，此症状一般为可逆，2个月后神经再髓鞘化，上述症状可消失。

二、晚期并发症

1. 皮肤及皮下组织的改变 皮肤及皮下组织的改变出现较晚，也比较少见。表现为照射区域皮肤色素沉着。多次大剂量照射（>60Gy）可造成皮肤纤维化、挛缩，进而缺血、坏死。偶尔可见放射性溃疡，尤以骶骨肿瘤放疗后常见，要严格预防。要选择合适的放疗设备，正确掌握时间剂量因素，照射区域要适当，在一定剂量照射后根据肿瘤消退情况缩小照射野，避免照射野重叠形成超量区。

2. 对内脏的损伤 射线对肠道、泌尿系统等均有影响。对于肠道可出现肠黏膜充血、水肿，进而形成溃疡、出血甚至穿孔成瘘，尤以腰椎肿瘤患者的小肠为多见。对泌尿系统的影响主要表现为尿血。

3. 对骨骼的影响 照射剂量越高、照射野越大、年龄越小，造成的损害越大。损害的临床表现：生长发育期的骨、软骨和肌肉发育受限，生长畸形、发育停止，甚至萎缩，可出现脊柱侧凸、骨盆倾斜等。成年期的骨及软骨出现组织萎缩、自发性骨折、坏死、纤维化。骨髓失去造血功能而被纤维组织代替。这些损害多数是长期和终生的。

4. 放射后继发恶性肿瘤 是指在原照射区域内，经组织学证实，有相当的潜伏期，并能排除复发或转移的肿瘤。

5. 放射后延迟神经损害 放疗后数个月可发生放射性脊髓病，臂丛神经和周围神经病变。

三、放射性脊髓病

脊柱肿瘤放疗必须考虑的很重要的因素就是射线对脊髓的影响。放射性脊髓病又称放射性脊髓炎，是正常脊髓受到过量照射后产生的一系列神经病变，是放疗最严重的并发症。根据脊髓损伤出现的时间分为急性放射性脊髓病和慢性放射性脊髓病。正常脊髓的耐受量为40～50Gy，超过此限值放射性脊髓损伤的发生风险就会明显增加。脊髓晚期效应是经过4～6个月潜伏期后，脊髓失去少突胶质细胞和周围神经失去施万细胞，脊髓白质可出现局灶性坏死、液化灶和囊性变，光镜下可见继发性血管损伤，血管壁增厚、血栓形成，神经细胞凝固性坏死，胶质细胞增殖，脊髓继发性萎缩等。脊髓属于晚反应组织，其损伤程度与受照时长和剂量有关，受照时长和照射剂量增加、分次剂量加大，脊髓放射耐受性降低，脊髓损伤的潜伏期缩短，放射损伤更重。

1. 放射性脊髓病的发病机制有3种可能 ①放射性直接损伤神经细胞；②射线作用于血管内皮细胞，造成局部充血、水肿，血管腔狭窄闭塞、血栓形成，导致神经细胞缺血和坏死；③免疫损伤：射线作用于机体组织，使机体结构发生改变，产生新的抗原，引起自身免疫反应。

2. 放射性脊髓病的临床表现 当分次照射脊髓累积量≥45Gy，就可能出现放射性脊髓病。放射性脊髓病的诊断首选MRI，MRI表现为照射野内椎体T1WI信号增强；早期因为脊髓水肿，显示脊髓增粗，T1WI为低信号，T2WI呈条状或斑片状高信号，Gd－DTPA增强扫描可表现为周边环形强化。慢性期脊髓大小正常，或萎缩变细，病变段脊髓信号不均，液化坏死灶或囊性变不被强化。放射性脊髓病根据症状出现的时间和临床表现分为以下几类。

（1）急性放射性脊髓病：急性起病，在数小时或数天内发生截瘫或四肢瘫，以后病情处于静止状态，是由于放射诱导的脊髓梗塞所致，为上运动神经元损伤，表现为肌张力增高，腱反射亢进，病理反射阳性，受损伤平面以下深浅感觉障碍。

（2）慢性进行性放射性脊髓病：是常见的类型，起病隐匿，常出现一侧或双侧下肢感觉障碍，如肢体麻木、刺痛、触电感、烧灼感、乏力等，以后病情进展出现运动障碍，脊髓半切损伤或完全横贯性损伤。

（3）肌萎缩性放射性脊髓病：较少见，主要因脊髓前角细胞损伤所致，临床表现为双下肢弛缓性瘫痪，属于下运动神经元损伤，无明显感觉和括约肌障碍。

（4）短暂型放射性脊髓病：主要表现为感觉异常及低头曲颈触电征（Lhermitte 征），一般发生于放疗后 1～6 个月，经休息和药物治疗后可完全消失，个别严重者也可发展为慢性进行性放射性脊髓病。

3. 放射性脊髓病处理原则　放射性脊髓病一旦发生，往往是不可逆的，故重在预防，在放疗计划设计阶段采用调强适形技术，使脊髓受照剂量不要超过正常耐受量，发生放射性脊髓病时可采取以下综合性治疗措施。

（1）内科治疗：加强营养，给予高蛋白和富含维生素饮食，保持水、电解质和酸碱平衡。对 Lhermitte 征，应给予积极治疗，主要使用糖皮质激素，甲泼尼龙是当前临床治疗急性脊髓损伤最常用的一种药物，其抗炎作用是氢化可的松的 5 倍，作用时间更长。甲泼尼龙在体内经过肝脏酯酶代谢成为游离类固醇，可通过血－脑屏障产生神经保护作用。其他内科措施包括使用血管扩张药、血管活性药物、神经营养药等，以促进局部血液循环、抗血栓、消除水肿，促进神经损伤的恢复。出现瘫痪应加强护理。

（2）手术治疗：对上运动神经元受损导致的肢体痉挛性瘫痪，肌张力明显增高时可选择脊神经后根切断术。

第七节　质子束重离子放疗

一、概述

质子（Proton）是原子核的组成部分，1919 年由 Ernest Rutherford 首次证实，质子带 1.602×10^{-19} 库仑（C）正电荷，质量 1.6726231×10^{-27} kg，是电子质量的 1836.5 倍。在放疗中，可利用回旋加速器或同步加速器产生用于治疗的质子束。重粒子射线是指原子序数>2 并失去了全部电子或部分电子，形成带正电荷的原子核，如碳离子、硅离子、氩离子、氖离子等。其中的碳离子是迄今最理想的肿瘤放疗用射线。

线性能量传递（Linear energy transfer，LET）是指单位长度上的能量转换，即粒子在介质中每单位长度上的平均能量损失，通常用水中 MeV/μm 表示。LET 分为低 LET 和高 LET，临床常用的 X 线、β 射线和 γ 射线属低 LET，中子、质子、α 粒子、碳离子等属高 LET。

质子、重离子的 LET 与带电粒子电荷数的平方成正比，与粒子运动速度的平方成反比，当粒子进入介质一定距离后，接近射程末端时能量急剧增加形成 Bragg 峰，峰后能量迅速跌落为零。这样一来，峰值以外剂量很小，能更好地降低周围正常组织的剂量。由于单能质子束的 Bragg 峰太窄，对于体积较大的肿瘤，不能覆盖大部分靶区，为了得到所需宽度的 Bragg 峰，可将不同能量的若干射线束叠加以展宽 Bragg 峰，覆盖靶区。同样，通过调节质子束能量和强度，使高剂量区与肿瘤形态相适形，达到适形治疗的效果（图 28－7－1）。

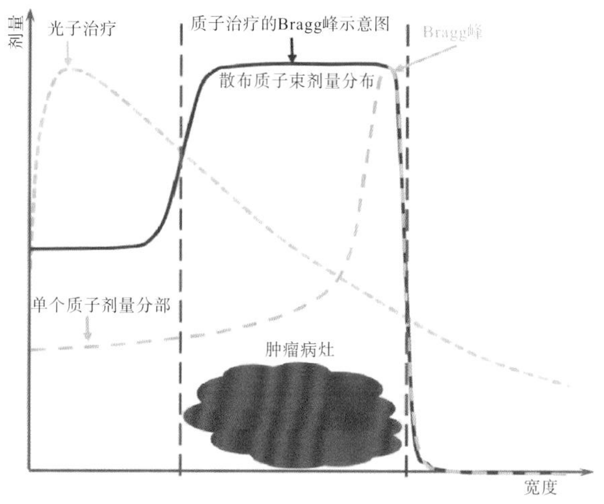

图 28－7－1　质子与光子性能比较

质子射线放射生物学特点：由于不同类型的射线在相同剂量时产生不同的生物效应，为此引入相对生物效应（Relative biological effectiveness，RBE）概念，指以 250kV X 线为参照，产生相等生物效应所需的 X 线剂量与被测试射线的剂量之比。RBE 与射线类型、质量、剂量分割等因素有关，其中重要的因素是 LET，LET 越高，产生的 RBE 越大，带电粒子的 LET 在射程末端 Bragg 峰范围内达到越大，RBE 也越大。用于医学目的的质子束其 RBE 为 1.00～1.25，碳离子的 RBE 为 2.5～3.0。高 LET 射线具有高 RBE，对低 LET 射线抗拒的难治性肿瘤有强杀伤力，能够提升肿瘤放疗的生物剂量。

二、质子束治疗的临床应用

哈佛大学的 Robert Wilson 在 1964 年提出用加速的高能质子来进行放疗。1965 年，Tobias 和他的同事在加州大学 Lawrence Berkeley 实验室首次利用质子束治疗患者。

1. 脊索瘤、软骨肉瘤　脊索瘤、软骨肉瘤因病变部位多位于骶骨、颅底及脊柱，部位深，周围紧邻重要神经、血管，手术完全切除困难，对常规放疗敏感性低，常在 2～3 年复发。质子束治疗因其独特的物理学特征，使其高剂量曲线包绕靶区的同时，周围正常组织剂量明显降低。山东淄博万杰肿瘤医院陈继锁等比较了质子和光子治疗颅底脊索瘤，结果质子组和光子组 3 年无瘤进展生存率分别是 87.1%和 59.4%，5 年无瘤进展生存率为 60.5%和 28.6%，质子治疗优于光子治疗。日本学者用粒子束（含碳粒子和质子束）治疗骶尾部脊索瘤，3 年局部控制率、总生存率和无瘤进展生存率分别为 94%、83%和 68%，两种粒子束治疗效果相当。

佛罗里达大学医学院 Daniel 等质子治疗 34 例脊柱脊索瘤和 17 例软骨肉瘤，中位剂量 70.2Gy（RBE）（64.2～75.6Gy），平均随访 3.7 年（0.3～7.7 年），结果 4 年生存率 72%，无病生存率 57%，局部控制率 58%。局部进展是治疗失败的主要原因，中位进展时间 1.7 年（0.2～6.0 年），不良反应包括骶部软组织坏死、椎体骨折、慢性泌尿系统感染和放射性肾炎等。

管西寅等报道上海市质子重离子医院 2014 年 6 月 30 日至 2018 年 7 月 30 日收治的 45 例复发性颅底及颈椎脊索瘤和软骨肉瘤患者，其中脊索瘤 39 例、软骨肉瘤 9 例，14 例患者既往接受过光子治疗，采用质子碳离子笔形束扫描技术，处方和正常组织限量均采用光子等效生物剂量（Equivalent dose to Gy of photon，GyE），57～70GyE，结果患者 2 年总生存率、局部控制率及无进展生存率分别为 82.7%、85.3% 及 73.8%。急性放疗不良反应主要为 1～2 级口腔口咽黏膜炎，未见 3～4 级不良反应。

日本学者 Yusuke Demizu 回顾性分析了一组 96 例多中心质子治疗颅底、脊柱脊索瘤和软骨肉瘤患者。其中 72 例脊索瘤、20 例软骨肉瘤、4 例骨肉瘤；病变位于颅底 68 例、骶椎 13 例、颈椎 8 例、腰椎 5 例、腰骶椎 2 例。接受中位剂量 70Gy（相对生物剂量）。中位随访 52.6 个月，结果 5 年生存率、无进展生存率、局部控制率分别达到 75.3%，49.6%和 71.1%。≥3 级毒性反应 9 例，没有与治疗相关的死亡病例，进一步证实质子治疗颅底、脊柱脊索瘤和软骨肉瘤安全、疗效可靠。

2. 原发性肝癌和肝内胆管细胞癌　由于肝脏放射耐受性限制，加之原发性肝癌患者往往伴发慢性肝病，肝癌放疗剂量难以提高，总体治疗效果难尽如人意。质子治疗与三维适形放疗相比，当质子治疗的总剂量比三维适形放疗提升 20%～30%时，其肝脏的平均剂量仍明显低于三维适形放疗，患者易耐受。

Theodore S 等报道一项单臂二期临床研究质子治疗肝细胞癌（Hepatocellular carcinoma，

HCC）和肝内胆管细胞癌（Intrahepatic cholangiocarcinoma，ICC），纳入 83 例可评价患者：44 例 HCC、37 例 ICC、2 例混合型，肿块中位最大径 6.0cm（1.9～12.0cm），中位照射剂量 58Gy，结果 HCC 和 ICC 2 年局部控制率分别为 94.8%、94.1%，2 年生存率为 63.2 和 46.5%。

3. 脉络丛黑色素瘤 传统的治疗方式为眼球摘除术和放射性核素治疗，对患者造成极大的痛苦，质子治疗眼保存率为 84%，并能较好地保存视力，15 年局部控制率为 95%。青少年患者（<21 岁）10 年相对生存率为 93%、成年人为 65%，10 年转移发生率青少年 11%、成年人为 34%。

4. 儿童肿瘤 儿童因自身生理特点，肿瘤放疗后相关的晚期不良反应如神经认知功能障碍、生长发育迟缓、第二肿瘤等，往往在后期出现，严重影响儿童的生活质量，也影响儿童的心理健康。因此儿童肿瘤放疗更具挑战性。质子因其剂量学特点，也被用于儿童肿瘤的治疗。

Sebastien 等回顾性分析一组儿童颅内肿瘤接受质子治疗的疗效和生活质量。病例数 221 例，确诊时中位年龄 3.1 岁，组织学类型主要是室管膜瘤 88 例、胶质瘤 37 例、颅咽管瘤 22 例、非典型畸胎瘤/横纹肌样瘤 21 例、髓母细胞瘤 15 例，中位剂量 54Gy（相对生物剂量 18.0～64.8Gy），5 年生存率、无进展生存率、局部控制率和疾病控制率分别为 79.9%、65.2%、72.1%，81.8%，≥3 级毒性反应发生率 19 例，3 例继发第二肿瘤。儿童年龄小于3 岁和曾经接受过化疗易发生 3 级以上不良反应。

（付波　李崇国　贺丹　叶璐）

参考文献

[1] 管西寅，高晶，胡集祎，等. 质子碳离子治疗复发性颅底及颈椎脊索瘤和软骨肉瘤的初步临床结果 [J]. 中华放射医学与防护杂志，2020，40（6）：434－438.

[2] 牟晶晶，汪铁军，陈卫东，等. 脊柱转移瘤的立体定向放射治疗 [J]. 华中科技大学学报（医学版），2021，50（3）：404－411.

[3] 肾癌骨转移专家共识编写组. 肾癌骨转移专家共识（2020 版）[J]．中华肿瘤杂志，2020，42（7）：537－542.

[4] 中华医学会病理学分会儿科病理学组，福棠儿童医学发展研究中心病理专业委员会，中国抗癌协会小儿肿瘤专业委员会病理学组. 朗格汉斯细胞组织细胞增生症病理诊断专家共识 [J]．中华病理学杂志，2022，51（8）：696－700.

[5] Cox BW，Spratt DE，Lovelock M，et al. International spine radiosurgery consortium consensus guidelines for target volume definition in spinal stereotactic radiosurgery [J]. Int J Radiat Oncol Biol Phys，2012，83（5）：e597－605.

[6] Demise Y，Mizumoto M，Onoe T，et al. Proton beam therapy for bone sarcomas of the skull base and spine：A retrospective nationwide multicenter study in Japan [J]. Cancer Sci，2017，108（5）：972－977.

[7] Etter E，Bosse B，Wang YP，et al. Successful treatment of orbital Langerhans cell histiocytosis with stereotactic radiosurgery：A case report and literature review [J]. Clin Case Rep，2023，11（6）：1－9.

[8] Glicksman RM，Tjong MC，Neves－Junior WFP，et al. Stereotactic ablative radiotherapy for the management of spinal metastases：A review [J]．JAMA Oncol，2020，6（4）：567－577.

[9] Hong TS，Wo JY，Yeap BY，et al. Multi－institutional phase Ⅱ study of high－dose hypofractionated proton beam therapy in patients with localized，unresectable hepatocellular carcinoma and intrahepatic cholangiocarcinoma [J]. J Clin Oncol，2016，34（5）：460－468.

[10] Indelicato DJ，Rotondo RL，Begosh－Mayne D，et al. A prospective outcomes study of proton therapy for chordomas and chondrosarcomas of the spine [J]. Int J Radiat Oncol Biol Phys，2016，95（1）：297－303.

[11] Jabbari S，Gerszten PC，Ruschin M，et al. Stereotactic body radiotherapy for spinal metastases practice guidelines，outcomes，and risks [J]. Cancer J，2016，22（4）：280－289.

[12] Katsoulakis E，Kumar K，Laufer I，et al. Stereotactic body radiotherapy in the treatment of spinal metastases [J]. Semin Radiat Oncol，2017，27（3）：209－217.

[13] Kim H，Pyo H，Park HC，et al. Clinical and dosimetric risk factors for vertebral compression fracture after single－fraction stereotactic body radiation therapy for spine metastases [J]. J Bone

Oncol，2021，28：100368.
[14] Liu EK，Silverman JS，Sulman EP. Stereotactic radiation for treating primary and metastatic neoplasms of the spinal cord [J]. Front Oncol，2020：907.
[15] Tran S，Lim PS，Bojaxhiu B，et al. Clinical outcomes and quality of life in children and adolescents with primary brain tumors treated with pencil beam scanning proton therapy [J]. Pediatr Blood Cancer，2020 ，67 (12)：e28465.
[16] Zhang M，Chen YR，Chang SD，et al. CyberKnife stereotactic radiosurgery for the treatment of symptomatic vertebral hemangiomas：A single－institution experience [J]. Neurosurg Focus，2017，42 (1)：1－6.

第二十九章　脊柱恶性肿瘤的化疗

第一节　化疗的作用机制

早期的微小转移灶是恶性肿瘤的一个重要特征。对于脊柱恶性肿瘤除手术治疗、放疗等局部治疗外，往往需要结合化疗，尤其是新辅助化疗（Neo－adjuvant chemotherapy，NAC）的应用，使脊柱恶性肿瘤的治疗疗效与预后获得了极大的提高和改善。

恶性肿瘤化疗是利用不同的细胞对化疗药物敏感性的不同进行的。化疗药物通过抑制 DNA 合成、破坏 DNA 结构与功能、抑制蛋白质的合成及改变机体激素平衡等多方面的作用，起到杀灭肿瘤细胞的作用。增殖迅速的细胞对化疗药物的敏感性高于增殖缓慢的细胞，幼稚细胞对化疗药物的敏感性高于成熟细胞。肿瘤细胞是机体内的增殖迅速细胞，且多为幼稚细胞，机体内的其他正常细胞则多数是成熟细胞，因此肿瘤细胞是机体内化疗药物敏感的细胞，也就是说化疗药物对这些细胞的作用最大，以下是化疗药物治疗恶性肿瘤的基本机制。

一、抑制 DNA 合成

（一）二氢叶酸还原酶抑制剂

使二氢叶酸不能还原为四氢叶酸，脱氧胞苷酸合成受阻而抑制肿瘤细胞 DNA 的合成，如甲氨蝶呤等。

（二）胸苷酸合成酶抑制剂

阻止脱氧尿苷酸甲基化，使其不能转变为脱氧胸苷酸而抑制肿瘤细胞 DNA 的合成，如氟尿嘧啶等。

（三）嘌呤核苷酸合成酶抑制剂

阻止肌苷酸转变为胸苷酸和鸟苷酸，干扰嘌呤代谢，从而抑制肿瘤细胞 DNA 的合成，如巯嘌呤等。

（四）核苷酸还原酶抑制剂

阻止胞苷酸转变为脱氧胞苷酸，抑制肿瘤细胞 DNA 的合成，如羟基脲等。

（五）DNA 多聚酶抑制剂

影响 DNA 的合成，干扰 DNA 的复制，从而抑制肿瘤细胞 DNA 的合成，如阿糖胞苷等。

二、抑制蛋白质合成

（一）影响微管蛋白装配

干扰肿瘤细胞有丝分裂时纺锤体的形成，如长春新碱等。

（二）干扰核蛋白功能

抑制肿瘤细胞蛋白合成的起步阶段，如三尖杉酯碱等。

（三）阻止氨基酸供应

降解血液中的天冬酰胺，使肿瘤细胞缺乏天冬酰胺酸的供应，如天冬酰胺酶等。

三、破坏DNA的结构与功能

（一）烷化剂

烷化基团与肿瘤细胞的亲核基团反应，与DNA发生交联而破坏DNA，如环磷酰胺等。

（二）金属类反应剂

顺铂产生的二价铂可与DNA上的碱基交联而破坏DNA。

（三）嵌入DNA干扰核酸合成剂

药物通过嵌入DNA的碱基对之间，干扰转录，如放线菌素D等。

（四）拓扑异构抑制酶

使受损伤的DNA得不到修复，如羟喜树碱等。

四、改变机体激素平衡

该类药物可通过改变机体激素的平衡状态而治疗肿瘤，多用于骨转移性肿瘤。

（一）直接或反馈作用剂

如应用地塞米松及甲羟孕酮治疗淋巴瘤及乳腺癌的骨转移。

（二）阻断性激素受体作用剂

如他莫昔芬（三苯氧胺）阻断雌激素受体治疗乳腺癌、卵巢癌的骨转移。

五、调节机体免疫功能

化疗药物通过干扰DNA与RNA合成等机制杀伤快速分裂的肿瘤细胞。而今随着靶向治疗的兴起，化疗药物的免疫调节作用又引起了大家的重视，随着研究的不断深入，部分化疗药物如阿霉素、奥沙利铂等，可以引导肿瘤细胞发生免疫原性细胞死亡。其余化疗药物如多西他赛等，虽无法诱导免疫原性细胞死亡，但仍然具有一定的免疫原性调节作用。由于不同化疗药物的免疫调节作用不同，使用靶向载体把不同的化疗药物运送到不同的靶点，可以极大地发挥每种化疗药物的作用。

化疗药物可以通过影响肿瘤微环境中的免疫抑制细胞来促进抗肿瘤免疫。有研究表明，使用低剂量的环磷酰胺（50mg/kg）或者低剂量的环磷酰胺（50mg/kg）+吉西他滨（50mg/kg）均可有效耗竭Treg细胞和骨髓源性抑制细胞（MDSC），抑制肿瘤的生长。尽管全剂量的环磷酰胺可以诱导免疫原性细胞死亡，参与免疫调节，但是低剂量环磷酰胺耗竭Treg细胞可能与Treg细胞中转运蛋白ABCB1表达水平下降有关，与免疫原性细胞死亡无关。虽然许多化疗药物如5－氟尿嘧啶、多西他赛等可以耗竭MDSC，但是也有研究表明，化疗药物可能会增强MDSC的作用。MDSC的生长发育离不开GM－CSF和G－CSF等生长因子。在人胰腺导管腺癌（PDAC）细胞系中，吉西他滨和5－氟尿嘧啶等抗细胞毒药物治疗后，GM－CSF等炎症反应因子的基因和蛋白表达上调，促进了MDSC的增殖。

化疗药物还可以增强机体的抗肿瘤免疫。肿瘤相关巨噬细胞（TAM）是肿瘤微环境中数量最多的抗原提呈细胞，主要包括两种亚型：

（1）经典M1亚型：可以增强抗肿瘤免疫作用。

（2）替代M2型：具有抗炎效应和介导肿瘤细胞免疫逃逸的作用。

六、影响细胞周期

（一）细胞周期特异性药物

作用于细胞周期中的某一个特定的时期，这些药物主要是抗代谢药物，如作用于S期的羟基脲、氟氧嘧啶、阿糖胞苷、甲氨蝶呤等，作用于M期的长春新碱、长春碱等，作用于G2期和M期的紫杉醇等。

（二）细胞周期非特异性药物

作用于细胞周期中的各个时期，这些药物包括烷化剂、顺铂类药物，代表药物是顺铂和环磷酰胺。

以上只是化疗药物的一个分类方法，治疗效果与分类方法没有直接的关系。

第二节　化疗药物与剂量

一、化疗药物

目前临床上常见化疗药物包括抗代谢药物、烷化剂、抗生素、植物药、激素类药物等。

（一）抗代谢药物

在化学结构上与核酸代谢所必需的物质如叶酸、嘌呤、嘧啶类似，通过竞争作用干扰核苷酸的代谢，从而阻止肿瘤细胞的增殖，属细胞周期特异性药物，主要对S期敏感。临床上常用于骨肿瘤的该类药物主要有甲氨蝶呤（MTX）和5－氟尿嘧啶（5－Fu）。

（二）烷化剂

是最早应用于肿瘤化疗的药物，该类药物均具有活泼的烷化基团，并通过烷化反应，取代DNA相应基团中的氢原子，从产生细胞毒作用。常为细胞周期非特异性药物。临床上常用于骨肿瘤的主要有环磷酰胺（CTX）、异环磷酰胺（IFO）和丙氨酸氮芥（MEL）。

（三）抗生素

一般由放线菌或者真菌产生，它们在化学结构上具有醌式的芳香结构，通过嵌合于DNA改变DNA模板而干扰mRNA的合成，属于细胞周期非特异性药物。临床上常用于骨肿瘤的有阿霉素（ADM）、吡喃阿霉素（THO－ADM）、表阿霉素（EADM）、放线菌素D（ACTD）等。

（四）植物药

是从植物中提取的含有生物碱等抗肿瘤成分的药物，大部分作用于微管，阻止纺锤体的形成，将有丝分裂停止于中期，另外有小部分作用于DNA拓扑异构酶，使细胞分裂停止于晚S期或早G2期。该类药物属于细胞周期特异性药物。临床上常用于骨肿瘤的有长春新碱（VCR）、紫杉醇（PTX）、依托泊苷（VP－16）等。

（五）激素类药物

多用于血液系统的肿瘤、骨转移性肿瘤，同时也可以用于控制化疗的不良反应。临床上常用的包括肾上腺皮质激素、雄性激素、雌性激素、抗雄性激素、抗雌性激素。

（六）其他类化疗药物

主要有顺铂（DDP）、达卡巴嗪（DTIC）。顺铂分子中的铂原子在抗肿瘤作用中有重要意义，它与DNA链形成交联，从而抑制肿瘤细胞的增殖，属于细胞周期非特异性药物。达卡巴嗪在肝微粒体混合功能氧化酶作用下转化为具有烷化活性的产物，从而抑制DNA和RNA的合成，发挥抗肿瘤作用。

二、药物剂量

在临床肿瘤化疗过程中，化疗药物剂量与治疗效果明显相关。对于有治愈可能的患者，应尽可能采用可耐受的最大剂量的化疗药物来保证疗效。近年来随着对化疗常见并发症如骨髓抑制的有效治疗，采用高剂量化疗药物以提高化疗疗效已逐渐引起临床的重视。

Rosen等最早提出新辅助化疗的概念，区别于以前的辅助化疗，强调在手术控制局部肿瘤后应用化疗药物来治疗可能转移至肺、骨骼、淋巴结和其他部位的微小病灶。新辅助化疗强调术前化疗6～10周，然后行肿瘤切除，根据肿瘤组织坏死程度，制定术后化疗方案。如果肿瘤坏死率大于90％，术后则继续原化疗方案，5年生存率可达80％～90％；而坏死率不大于90％，5年生存率低于60％者，应调整术后化疗方案。新辅助化疗的概念得到广泛认可，目前已成为脊柱恶性肿瘤治疗的标准模式。其主要优点：可早期进行全身治疗，消灭潜在的微小转移灶；通过评估术前化疗效果，指导术后化疗；缩小肿瘤及肿瘤周围的反应带，提高保肢手术率；允许有充分时间设计保肢方案，定制假体；减少手术中肿瘤播散的机会；早期识别高危病例。

根据目前国内化疗经验和循证医学分析，脊柱恶性肿瘤的化疗方案制定原则如下。

（1）行个体化超大剂量化疗，根据患者的身高和体重计算体表面积［体表面积（m^2）＝0.0061×身高（cm）＋0.0128×体重（kg）－0.1529］，ADM60～80 mg/m^2，DDP 100～120mg/m^2，MTX8～12g/m^2，IFO2g/m^2。

（2）术前行 ADM 和 DDP 动脉插管化疗，MTX 和 IFO 静脉内给予，采取动静脉结合的双途径化疗方式，使用动脉泵将上述药物泵入，使血药浓度持续保持高浓度。

（3）将二线药物 IFO 变为一线用药，提高药物的剂量强度。

（4）化疗过程中仔细观察，详细记录肿瘤对化疗药物的反应，了解该患者对哪种药物敏感，以便于指导制定术后化疗方案。

（5）对于化疗效果欠佳者，可加用 PTX 175～200 mg/m^2。

（6）既往患者术后化疗 2～3 年，现在由于术前已行个体化超大剂量化疗，获得了良好化疗效果，所以术后化疗 3～5 个疗程即可。

第三节　化疗药物的不良反应及处理

化疗药物通常是在细胞分裂期杀伤细胞，肿瘤细胞与正常细胞在生化代谢、DNA 合成等方面无显著的差异，造成了化疗药物较差的选择性，即化疗药物对处于细胞分裂期的正常细胞也有杀伤作用，这也是化疗药物产生不同形式的化疗不良反应的原因。随着化疗药物剂量的不断增加，虽然可能更有效地控制肿瘤的生长，但同时化疗药物的不良反应也将增加。化疗药物对机体不同组织产生的损害程度不一样，表现形式也存在差别。机体内同样有增殖旺盛的细胞，这些组织包括骨髓细胞和胃肠道的上皮细胞。化疗对于骨髓的不良反应表现为骨髓抑制，出现血小板、白细胞的减少和贫血；对于胃肠道的不良反应则表现为消化道溃疡、出血等情况；其他组织的损害可以表现出相应的症状。因此在临床工作中，在化疗药物疗效与不良反应之间找到平衡点尤为重要。

一、消化道反应

（一）恶心呕吐、食欲下降

恶心呕吐是现有化疗药物中最常见的不良反应。同时它可以导致患者厌食、营养不良、恶病质，甚至某些患者因此拒绝继续进行化疗，影响最终治疗效果。目前所有患者必须在化疗前进行恶心呕吐风险评估，化疗期间根据不同的风险评估结果按照相关指南采用预防与治疗方案。

（二）腹泻与便秘

使用部分药物如紫杉类和长春瑞滨后，有一定比例患者会发生肠道症状，如出现腹泻或便秘，多数较轻，给予对症支持治疗即可好转。

（三）口腔黏膜炎

迅速增殖的黏膜组织容易受到化疗药物损伤，表现为口腔黏膜疼痛，部分可出现溃疡，常见于 MTX 和 5－Fu 等药物。对于出现口腔黏膜炎的患者，可应用漱口液（预防细菌及真菌感染）、进食前含漱利多卡因液镇痛、给予维生素 B_2 等多种维生素等，必要时给予静脉营养支持治疗。

二、骨髓抑制

（一）白细胞计数下降及粒细胞减少

白细胞计数下降及粒细胞减少常见。粒细胞的半衰期最短，为 6～8h，因此最先减少，最低值一般出现在化疗后 7～13d，针对白细胞计数下降及粒细胞减少的治疗疗效很好，以粒细胞集落刺激因子为主，根据骨髓抑制发生风险给予一级预防或二级预防。Ⅳ度骨髓抑制需采用保护性隔离、空气消毒及预防性应用抗生素等，这些措施有助于安全保护患者渡过化疗后的骨髓抑制期。

（二）红细胞计数及血红蛋白下降

多周期化疗后可出现，一般为轻度下降，必要时可应用促红细胞生成素或输注红细胞悬液以保证治疗顺利进行。

（三）血小板减少

少见于个别药物，轻度减少不需处理，较重时可采用输注血小板集落刺激因子、血小板等措施，Ⅳ度以下血小板减少患者需适当制动。

三、肝脏毒性作用

化疗药物引起的肝脏毒性是降低化疗药物剂量的重要原因。临床表现为血清谷丙转氨酶、谷草转氨酶或胆红素升高。化疗期间可常规预防或治疗性使用保肝药物，化疗前后肝功能监测尤为必要，严重时需停用化疗药物，有乙肝病史的患者在化疗期间需抗乙肝病毒治疗。

四、泌尿系统毒性作用

（一）肾脏损害

轻度损害者临床上可无明显症状，仅表现为肌酐升高、轻度蛋白尿、镜下血尿；严重损害者可出现肾衰竭。肾脏损害以预防为主。绝大多数化疗药物的肾脏毒性不明显，DDP 和 MTX 相对多见。因此使用 DDP 时应计 24h 尿量，并常规水化、利尿以减轻药物对肾脏的影响。化疗期间肾脏功能、电解质监测是非常重要的，当出现肾衰竭时应用血液透析。

（二）出血性膀胱炎

主要表现为血尿，血尿可轻可重，轻者仅有镜下血尿，重度可造成贫血及出血。可为突发性大量血尿，亦可为顽固性反复血尿。大剂量应用环磷酰胺时约 40％患者可出现出血性膀胱炎，应用美司钠（Mensna）可有效防止出血性膀胱炎的发生。

五、神经毒性作用

在脊柱肿瘤的化疗中，神经系统的不良反应临床表现可有多重形式。使用 DDP 后可见听神经改变，表现为耳鸣、听力下降等，多数不严重，可继续治疗，不能耐受时停药多数可自行恢复。应用营养神经药物可减轻症状。

六、其他不良反应

化疗药物还有些少见的不良反应，如过敏反应、肺部毒性、心脏毒性等，用药前应充分了解各种化疗药物的常见不良反应，注意早期预防和治疗。

第四节 化疗分类

一、新辅助化疗

新辅助化疗（NAC）对应术前化疗。以手术为主要治疗手段的恶性肿瘤，确诊时受到临床期别的限制，立即手术可能无法达到 R0 切除以获得预期疗效，甚至无法进行手术治疗。

作为一种补充性改良的治疗措施，20 世纪后期提出了 NAC 这一概念，中文翻译为新辅助化疗，也称先期化疗、术前化疗及诱导化疗。顾名思义它是一种辅助治疗手段，“新”在于其非主要治疗手段，但却在进入主要治疗之前先行。其目的如下。

（1）期待手术能够达到较理想的减瘤术效果：用于局部晚期癌患者，当诊断明确后预计先行手术疗效不佳或者无法手术时，首先化疗若干个疗程后再进行手术，以达到最大限度地减少肿瘤负荷的目的。

（2）期待达到手术根治：用于临床期别较早的恶性肿瘤，通过 NAC 使肿瘤缩小后再手术，以提高手术的治愈率。

（3）期待缩小手术范围并保留脏器功能：对于以手术为主要治疗手段的恶性肿瘤，通过化疗使肿瘤缩小，松动粘连，减少不必要的脏器切除，提高生存质量。

NAC 的理论根据及优点如下。

（1）获得体内药物敏感性试验结果：检测 NAC 后的手术切除组织学标本，能够了解患者对于化疗药物的敏感性，有助于术后化疗药物选择以及预后评估。

（2）降低细胞活力，控制微小转移，改善预后：化疗属于全身性治疗，它可能消除手术无法切除的、肉眼不能识别的亚临床病灶及远处微小转移灶，减少术中播散和术后复发的风险，提高手术治愈率。

（3）利于肿瘤对药物的吸收，提高化疗效果：肿瘤局部的血流是影响化疗药物吸收的重要因素，由于术前营养血管保留完整，理论上NAC比术后化疗的药物容易吸收到达目的地。

（4）降低临床分期，协助手术达到预期的治疗效果：对于化疗敏感者，NAC后肿瘤缩小或与周围组织松动，容易切除，达到理想的手术切除目的。

（5）减少手术切除范围及术后并发症，提高生活质量：对于化疗敏感者，由于肿瘤的明显缩小或者转移脏器肿瘤的消失，可能减少手术侵袭范围，减少不必要的脏器切除术，如保留肛门的手术、保乳术等。由于手术侵袭范围缩小，可以缩短ICU治疗时间及住院治疗时间，减少输血、治疗费用。

尽管NAC具备以上优点，但是，根据细胞学的观点，无论是细胞周期特异性或细胞周期非特异性化疗药物，一定的化疗剂量只能杀死全部肿瘤细胞中一定比例的细胞，不能杀死全部的肿瘤细胞。因此，无论多么有效的化疗药物，一个疗程的化疗至多能杀死其中的99.9%的肿瘤细胞。然而多疗程化疗不仅增加不良反应，而且容易产生耐药。

NAC的缺点如下。

（1）对于NAC敏感的患者：晚期患者如局部肿瘤过大，NAC难以完成化疗的理想杀伤目的，使残留的肿瘤细胞形成耐药的肿瘤细胞，影响预后；因为NAC使病灶缩小或消失，可能影响术中对于患者临床期别的判定，发生诊断统计方面的混乱或者治疗不足；NAC使病灶缩小或消失，可能因手术切除范围过小，影响患者的预后；由于患者的个体差异，如果NAC后出现不可逆的化疗不良反应，可能影响患者的后续治疗。

（2）对于NAC不敏感的患者：非但不能达到NAC的预期效果，反而失去手术治疗的时机，导致预后不良。

二、辅助化疗

辅助化疗对应术后化疗。脊柱肿瘤的辅助化疗是在肿瘤清除术后通过应用细胞毒性药物达到杀灭脊柱肿瘤亚临床播撒病灶、提高脊柱肿瘤治疗疗效的目的。自20世纪以来，辅助化疗越来越广泛地用于脊柱肿瘤的治疗，并快速成为综合治疗中的重要组成部分，在整个治疗中起十分重要的作用。但对于不同类型的脊柱肿瘤辅助化疗的最佳化疗方案、剂量和治疗计划，目前尚未获得完全一致的意见。另外，术后化疗的时机仍然存在争论。提倡早期化疗者认为，术后残存的肿瘤细胞生长加速，对化疗较为敏感，宜早期足量化疗；提倡延迟化疗者认为，术后患者身体状况尚未完全恢复，过早化疗患者耐受性差，可能引起严重的不良反应。文献报道术后化疗疗程相差甚大，2～8个疗程不等。受试者的耐受性及依从性较好。总之，术后化疗既要根据患者身体状况，也要符合肿瘤细胞的生物学规律，有计划地实施。

三、根治性化疗

根治性化疗是能杀灭全部肿瘤细胞治愈患者的化疗方式。对化疗敏感，通过全身化疗可以治愈或完全控制的肿瘤往往采用根治性化疗，如绒毛膜上皮癌、急性白血病、恶性淋巴瘤、睾丸肿瘤、肾母细胞瘤、神经母细胞瘤及胚胎性横纹肌肉瘤等恶性肿瘤。

四、姑息性化疗

姑息性化疗是对晚期肿瘤采用的适度化疗方式，力求缩小肿瘤、延缓肿瘤的生长速度、减轻症状、提高生活质量。

第五节　脊柱血液源性肿瘤的化疗

一、脊柱浆细胞瘤

脊柱浆细胞瘤（浆细胞骨髓瘤、多发性骨髓瘤）几乎全部为多发性，治疗以化疗和骨髓移植为主，配合针对病理性骨折、脊柱不稳、脊髓与神经根受压的手术治疗。但应该指出该种疾病到目前为止仍不可治愈，化疗的目的是延长生存期，减少和预防合并症如骨痛和病理性骨折等。

绝大多数患者经正规化疗均可取得客观上的缓解，表现为血清和尿 M 蛋白下降，症状可暂时或长期缓解。经化疗后患者的中位生存期一般为 2～3 年，生存期的长短取决于初始治疗时患者肿瘤的负荷和对治疗的反应。目前较常用的诱导化疗方案是 VBMCP 方案和 MP 方案两种。

（一）VBMCP 方案

长春新碱（VCR）：1.2mg/m^2，iv，第 1 天。

卡莫司汀（BCNU）：20mg/m^2，iv，第 1 天。

美法仑（MEL）：8mg/m^2，po，1～4d。

环磷酰胺（CTX）：400mg/m^2，iv，第 1 天。

泼尼松（PDN）：40mg/m^2，po，1～7d（所有周期）。20mg/m^2，po，8～14d（只用于第 1～3个周期）。

以上药物应用每 35d 为 1 个周期，至少持续应用 1 年。在此方案中泼尼松的应用应个体化，对于显效慢、持续骨痛或贫血严重的患者，可在 1～14d 给予较高剂量的泼尼松，在前 2～3 个周期的其他时间则给予低剂量维持治疗。

（二）MP 方案

对于 70 岁以上的老年患者或不能耐受 VBMCP 方案的患者可应用 MP 方案。

美法仑（MEL）：8mg/m^2，po，1～4d。

泼尼松（PDN）：60mg/m^2，po，1～4d。

两种药物应用每 28d 为 1 个周期，至少应用 1 年。

二、脊柱非霍奇金淋巴瘤（恶性淋巴瘤）

非霍奇金淋巴瘤（Non－Hodgkin lymphoma，NHL）是影响脊柱的最常见的淋巴瘤亚型。组织学上表现为大 B 细胞（CD19，20 阳性）弥漫性增殖，细胞核大小至少为正常淋巴细胞的两倍。以化疗和利妥昔单抗（抗 CD20 抗体）为主的全身治疗，合并放疗，力争最佳的预后。

NHL 常采用的化疗方案为 ABVD（ADM、BLM、VLB、DTIC）方案，4～6 周期后进行疗效评价，达到缓解指标要求后，再进行 2 个周期巩固化疗。

NHL 又分为不同的类型，包括慢性淋巴细胞性白血病、滤泡淋巴瘤、边缘区淋巴瘤、套细胞淋巴瘤、弥漫大 B 细胞淋巴瘤、高度侵袭性淋巴瘤 6 种。其中慢性淋巴细胞性白血病和滤泡淋巴瘤的一线化疗方案为 CVP（CTX、VCR、PDN）±利妥昔单抗。边缘区淋巴瘤化疗效果欠佳，以放疗为主。套细胞淋巴瘤和弥漫大 B 细胞淋巴瘤一线化疗方案可选择 Hyper CVAD 方案。高度侵袭性淋巴瘤无一定的标准方案，一般选择 Hyper CVAD。根据分子分型可选择联合不同的抗体治疗。

将上述方案的剂量和疗程列表（表 29－5－1）如下。

表 29－5－1　非霍奇金淋巴瘤化疗方案

方案	药物	剂量（mg/m^2）	用法	用药时间（d）	天数（d）/周期
ABVD	ADM	25	iv	1，15	28
	BLM	10	iv	1，15	
	VLB	6	iv	1，15	
	DTIC	375	iv	1，15	
CVP	CTX	750	iv	1	21
	VCR	1.4	iv	1	
	PDN	40	po	1～5	
Hyper CVAD	CTX	300	iv	1～3	21
	VCR	2	iv	4，11	
	ADM	50	iv	4	
	DXM	40	iv	1～4，11～14	

第六节　脊柱原发性肿瘤的化疗

脊柱原发性肿瘤非常少见，约占所有原发性骨肿瘤的5%，大多数脊柱原发性肿瘤是良性的，恶性肿瘤仅约占20%。脊柱原发性肿瘤通常是偶然发现的。它们可能表现为局部疼痛、神经根受压症状，需要活检来明确诊断。脊髓或脊柱原发性肿瘤的治疗原则是以治愈性切除为目标。

一、脊柱骨肉瘤

脊柱骨肉瘤是少见的脊柱原发性肿瘤。脊柱骨肉瘤表现为双峰发病，与传统的非脊柱骨肉瘤相比，脊柱骨肉瘤往往发生在稍晚的年龄，且男性略占优势，当伴有佩吉特病时，可发生在骶骨。胸椎和腰椎是最常见的屈曲区域，最常见的部位是椎弓，在X线片上表现为皮质破坏，有大面积虫蚀样改变。肿瘤基质钙化界线不清。由于使用了有效的全身治疗（可在局部治疗之前和/或之后进行），目前预后已得到大大改善。整体切除是局部治疗的首选方式，但对于脊柱病变并不总是可行的。

（一）新辅助化疗

已应用多年，自20世纪90年代初期至今，已成为骨肉瘤的标准治疗方案。目前用于脊柱骨肉瘤化疗的主要药物有阿霉素（ADM）、顺铂（DDP）、甲氨蝶呤（MTX）、长春新碱（VCR）、表阿霉素（EADM）和异环磷酰胺（IFO）等。

（二）常用辅助化疗方案

目前临床上常用的脊柱骨肉瘤化疗方案有Rosen的T系列方案、COSS方案、Rizzoli研究所的IOS/OS－4方案、ISG/SSG研究方案、北京大学人民医院的OS－1方案。目前国内多用OS－1方案，包括一线药物ADM、DDP、MTX，二线药物IFO、PTX、As_2O_3和VP－16。有报道113例脊柱骨肉瘤采取此方案化疗，5年生存率为71.93%，与国外相应化疗方案在5年生存率上无明显差异。OS－1方案如下。

阿霉素（ADM）：60mg/m^2，iv，第1、3天。

顺铂（DDP）：100mg/m^2，iv（静脉滴注24h），第2天。

甲氨蝶呤（MTX）：8～12g/ m^2，iv，6h后使用四氢叶酸钙（CF）解救。

对于某些患者随机加用异环磷酰胺（IFO），2g/m^2，iv，连续5d。

术前按此方案化疗2个周期，术后21d开始化疗，化疗方案取决于术后病理学结果，如果肿瘤坏死率大于90%，继续上述方案化疗。如果小于90%，调整化疗方案，加用IFO，剂量2g/m^2连续5d，同时给予等剂量的美司钠预防出血性膀胱炎的发生。

对部分化疗后耐药的晚期患者，采用低剂量阿帕替尼联合原化疗方案，对逆转脊柱骨肉瘤和未分化小圆细胞肉瘤的化疗耐药性有一定疗效，总体安全性可接受。

二、脊柱软骨肉瘤

软骨肉瘤约占全部骨原发性恶性肿瘤的9.2%，年发病率约1/200000，可发生在任何年龄，平均发病年龄50岁左右，男性多于女性（55%/45%）。脊柱软骨肉瘤多发于胸椎。脊柱软骨肉瘤占所有软骨肉瘤的7%～12%，与脊索瘤相似，发病率高峰在30～70岁，以男性为主，少数为透明细胞型（侵袭性最低）和高级别间叶型/去分化型（预后差）。影像学表现上，CT表现为骨膜内扇形和病灶内钙化（环状和弧形钙化），多数患者伴有软组织肿块。治疗的主要方法是尽可能手术切除，对于残余或高度病变，考虑辅助放疗。

化疗对软骨肉瘤不是很有效，特别是经典型软骨肉瘤。由于目前尚未有前瞻性随机试验的证据，化疗的治疗作用还没有得到确认。Mitchell等曾报告，顺铂、阿霉素的辅助化疗可提高去分化型软骨肉瘤患者的生存率，也有报道辅助化疗可提高间叶型软骨肉瘤患者的生存率。有文献报道应用蒽环类药物为主的化疗后评估的客观反应率分别为间叶型软骨肉瘤31%、去分化型软骨肉瘤20.5%、经典软骨肉瘤11.5%，透明细胞型软骨肉瘤0。

三、脊柱尤因肉瘤

尤因肉瘤是骨内小圆细胞增殖的恶性肿瘤。近年来国外学者将尤因肉瘤患者分为高风险患者和一般风险患者两类。高风险患者的定义是变化的，但通常包括肺、骨和/或骨髓转移患者，扩散的患者和不良部位的原发性肿瘤患者，直径大于 8cm 或体积大于 100ml 的大肿瘤患者也包含在高风险分类中。一般风险患者包括中轴骨或骨盆肿瘤患者，有许多研究者建议还应包括肱骨和股骨近端骨肿瘤患者。目前尤因肉瘤常用的化疗方案包括 CESS－86 方案、SSG 研究方案、REN 方案。其中 CESS－86 方案一般风险组和高风险组 10 年无瘤生存率分别为 52％和 51％，局部复发率为 7％，现将该方案介绍如下。

放线菌素 D（ACD）：0.5mg/m^2，iv，只在第 2 疗程使用，第 1～3d 给药。

阿霉素（ADM）：20mg/m^2，iv，只在第 1、3 疗程使用，第 1、2d 给药。

长春新碱（VCR）：1.5mg/m^2，iv，第 1 天给药。

环磷酰胺（CTX）：1.2g/m^2，iv，第 1 天给药。

对高风险组，环磷酰胺换为异环磷酰胺（IFO），1.2g/m^2，连续给药 2d。此方案一个疗程为 3 周，持续 12 个疗程，第 9 周可进行局部治疗，可行手术、放疗或二者结合。

四、脊柱未分化多形性肉瘤

未分化多形性肉瘤（Undifferentiated pleomorphic sarcoma，UPS）既往被称为恶性纤维组织细胞瘤，是指没有任何特异性分化方向的高级别肉瘤，是软组织肉瘤中常见的一种类型。UPS 是没有任何特异性分化方向的高级别肉瘤，但是肿瘤包块多由多种成分组成，主要由具有异质性的多种多形性亚型肉瘤细胞构成。

对于不可切除的转移性肿瘤及姑息性治疗来说，化疗都是一种主要手段。对于脊柱 UPS 来说，阿霉素和异环磷酰胺均可单独用药，也可联合用药。尽管有几项随机对照临床试验研究其他单药或者联合用药的疗效，但是对于晚期脊柱 UPS 来说，阿霉素仍然被作为单独的一线化疗药物。患者对阿霉素和异环磷酰胺联合用药反应较好，总生存率显著提高。对于分化较差的 G3 期年轻患者，阿霉素和异环磷酰胺联合用药可能是最合适的选择。

五、脊柱恶性骨巨细胞瘤

骨巨细胞瘤（Giant cell tumor of bone，GCTB）是一种交界性的原发骨肿瘤，在临床上，疾病具有局部侵袭性，可局部复发和远处转移。脊柱恶性骨巨细胞瘤最常见于骶骨，然后是腰椎、胸椎和颈椎。

化疗药物（骨改良药物）：

（1）地舒单抗（Denosumab）是一种全人源化的抗 RANKL（Receptor activator of nuclear factor－κB ligand，NF－κB 受体活化因子配体）单克隆抗体。地舒单抗能竞争性结合基质细胞分泌的 RANKL，从而显著减少或消除破骨细胞样巨细胞，减少骨质溶解，增加新骨形成，从而延缓肿瘤进展。治疗过程中也应补充足够的维生素 D 和钙，应注意低钙血症的发生。避免在用药期间进行侵袭性口腔操作。

（2）双膦酸盐（Bisphosphonates，BPs）是焦膦酸盐的衍生物，对羟基磷灰石晶体具有高亲和力。

BPs 通过抑制破骨细胞、单核巨噬细胞前体细胞以及肿瘤破骨细胞生成的自分泌环，为 BPs 用于骨巨细胞瘤的辅助治疗提供依据。脊柱恶性骨巨细胞瘤患者术后使用双膦酸盐可以提高瘤床植骨区的骨密度，降低局部复发，有助于加快患者术后肢体功能的恢复。

（3）国外有少量报道干扰素－2b 和聚乙二醇干扰素（Polyethylene glycol interferon，PEG－IFN）用于骨巨细胞瘤的治疗，但因为文献极少，且在国内报道也很罕见，因此指南未做推荐。还有针对相关细胞因子或酶的单克隆抗体，如抗 IL－6 抗体、组织蛋白酶抑制剂、抗 M－CSF 抗体或 MMP 特异性抑制剂等，这些药物也仍在进一步研究中。

六、脊柱脊索瘤

脊柱脊索瘤占所有骨原发性肿瘤的 4％左

右。它们源于脊索的胚胎残余（从拉特克囊延伸到尾骨尖端）。因此，它们可以发生在脊柱的任何地方，但更常见于斜坡和骶骨区。脊柱脊索瘤常见于30～70岁的成年人，多见于男性。脊柱脊索瘤通常生长缓慢，局部具有破坏性。治疗一般包括最大限度的手术切除和辅助放疗。这些病变边界不清，术后复发的可能性很高。建议使用重离子放疗以提高控制率。

络氨酸激酶受体（Receptor tyrosine kinases，RTK）分子靶向治疗是肿瘤治疗的一个新方向，相对于传统化疗，靶向治疗药物对特定分子或信号通道进行抑制，以起到抑制肿瘤生长、促进肿瘤细胞凋亡的作用。

络氨酸激酶是一类调控细胞增殖、分化、生长和凋亡的细胞信号分子，脊索瘤对RTK有着不同程度表达。临床报道对脊索瘤患者进行RTK抑制剂化疗，可使肿瘤出现停滞生长甚至缩小。

伊马替尼、尼洛替尼、舒尼替尼等均能特异性抑制血小板源性生长因子受体（Platelet－derived growth factor receptors，PDGFR），临床试验发现伊马替尼对恶性胃肠道肿瘤等具有良好疗效。脊索瘤基础实验发现：PDGFR表达明显上调，PDGFR表达见于77％原发脊索瘤，在97％复发脊索瘤有表达，高表达PDGFR者预后较差。

儿童患者中可发现结节硬化综合征患者合并脊索瘤，结节硬化综合征对mTOR抑制剂雷帕霉素治疗敏感。在散发脊索瘤中，mTOR信号通道激活比较普遍，基因分析常常发现抑癌基因缺失，这些抑癌基因参与调节PI3K－Akt－mTOR信号通道。基于上述证据，对伊马替尼不敏感的恶性脊索瘤患者，进行mTOR抑制剂治疗，或者伊马替尼和雷帕霉素联合治疗，可能显示出中等程度抗肿瘤疗效。

表皮生长因子受体（Epidermal growth factor receptor，EGFR）也是RTK之一。EGFR表达于胞膜，在脊索瘤表达率为35％～100％，复发脊索瘤较原发脊索瘤EGFR表达明显升高。脊索瘤细胞系和动物模型实验证实利用EGFR抑制剂能有效抑制肿瘤增殖。研究发现在25例高级别或转移脊索瘤患者中，22例EGFR表达阳性；其中18例阳性表达者行EGFR特异性抑制剂拉帕替尼治疗的临床研究发现，该抑制剂具有中等程度抗肿瘤疗效，33.3％患者部分有效。一般认为，针对不同RTK，如EGF、PDGFR和mTOR等，多靶点抑制剂联合化疗可能优于单种药物治疗。STAT3是一种胞质转录因子，属于Janus络氨酸激酶家族（Janus tyrosine kinases，JAK）和/或Src家族，能被角蛋白和生长因子受体等激活而磷酸化，广泛参与细胞生长、增殖和肿瘤侵袭等基因的调节，在很多人类肿瘤中均有表达。研究发现，脊索瘤中STAT3表达阳性率较高（80/89，89.9％），在细胞系中表达阳性，体外细胞系实验证实STAT3抑制剂能明显抑制肿瘤细胞的增殖，而临床资料分析显示STAT3的表达水平与患者预后明显相关，高表达者预后较差。因此，STAT 3可能是针对脊索瘤的一种潜在的靶向治疗靶点。

针对brachyury蛋白的免疫治疗：*brachyury*基因是一个高度保守的基因，定位于6q27，其蛋白表达参与转录调节，属于T－box转录因子家族。基因分析结果也发现家族性与散发型脊索瘤中*brachyury*基因多态性位点可能与脊索瘤发病相关，*brachyury*基因突变在脊索瘤中常见。

总体而言，脊索瘤靶向化疗得益于分子病理学研究所取得的进展，RTK及其下游信号通道机制是目前研究热点，其他信号通道如Sonic Hedgehog（SHH）、血管内皮生长因子（Vascular endothelial growth factor，VEGF），以及抑癌基因研究如*P*53、*PTEN*、*CDKN2A*/2*B*、*MGMT*启动子甲基化等，在脊索瘤中的研究也从不同层面解释脊索瘤发生发展的机制，从而发现潜在的治疗靶点。

第七节　脊柱转移性肿瘤的化疗

脊柱转移性肿瘤是常见的脊柱恶性肿瘤，通常源于原发性肺癌、乳腺癌和前列腺癌。脊柱和骨盆是脊柱转移性肿瘤的多发部位，所有的脊柱转移性肿瘤患者是原发性肿瘤分期中的第Ⅳ期，即晚期肿瘤，但这并不是生命的终末期，只要原发性肿瘤或转移性肿瘤未累及重要的内脏器官，或对这些器官影响较小，患者可有较长的生存期。因此，对脊柱转移性肿瘤的患者在根据患者情况进行脊柱受累及部位处理前后可行化疗，延缓原发性肿瘤的扩散，以期延长患者生存期。

一、乳腺癌转移的化疗

乳腺癌的治疗目前多采用多学科的综合治疗，除原发部位肿瘤的手术切除治疗外，尚需在手术前后应用全身性的药物治疗，以杀灭局部区域淋巴结及远处脏器的亚临床微小转移灶，从而推迟局部复发及减少远处转移，达到延长生存期的目的。

目前乳腺癌患者的辅助化疗的方案主要有以下几种（具体据乳腺癌分子分型选择治疗方案）。

（一）CMF 方案

CMF 方案辅助化疗是使用最早的有效方案，适用于：①低度及中度复发危险患者；②老年，尤其是 70 岁以上者；③以往有心脏功能不全或高血压病史的患者。用药剂量如下。

环磷酰胺（CTX）：400mg/m^2，第 1 天。

甲氨蝶呤（MTX）：40mg/m^2，第 1 天。

5－氟尿嘧啶（5－Fu）：400mg/m^2，第 1 天。

21d 为 1 个周期。

（二）含蒽环类方案

以蒽环类为主的辅助化疗常用方案有 AC、CAF、CEF 等。含蒽环类方案已作为乳腺癌术后常用的方案，尤其对术后淋巴结有转移、有高度复发危险的患者，但由于其对心脏有一定的毒性，因此需要同时使用右丙亚胺治疗，治疗期间通过 EF 值调整蒽环类的剂量。有心脏基础疾病的患者慎用。

（1）AC 方案。

阿霉素（ADM）：40mg/m^2，第 1 天。

环磷酰胺（CTX）：600mg/m^2，第 1 天。

21d 为 1 个周期。

（2）CAF 方案。

阿霉素（ADM）：40mg/m^2，第 1 天。

环磷酰胺（CTX）：600mg/m^2，第 1 天。

5－氟尿嘧啶（5－Fu）：500mg/m^2，第 1 天。

21d 为 1 个周期。

（3）CEF 方案。

表阿霉素（EADM）：70mg/m^2，第 1 天。

环磷酰胺（CTX）：600mg/m^2，第 1 天。

5－氟尿嘧啶（5－Fu）：500mg/m^2，第 1 天。

21d 为一个周期。

（三）含紫杉类方案

含紫杉类（紫杉醇、白蛋白紫杉醇等）方案已成为乳腺癌术后标准辅助治疗方案，但应该注意防治过敏及神经毒性。

常用 ACT 方案（适用于转移、复发高危患者）。

阿霉素（ADM）：60mg/m^2，第 1 天。

环磷酰胺（CTX）：600mg/m^2，第 1 天。

紫杉醇（TAX）：175～225mg/m^2，第1 天，iv，3h 完成。

21d 为 1 个周期，共 4 个周期。

（四）吉西他滨（健择）

吉西他滨单药主要用于晚期乳腺癌，对初治或复治患者的疗效为 10％～15％，与蒽环类、紫杉类合用有较好的效果，与顺铂联合应用也有一定的疗效。主要不良反应是骨髓抑制所致的剂量限制性毒性，常见有中性粒细胞计数下降、贫血、血小板减少等。

吉西他滨的剂量为 500～2500mg/m^2，根据单用或联合用药而剂量不同。

（1）单药常用量。

1000mg/m^2，每周 1 次，第 1、8、15 天应用，以 4 周为 1 个疗程。

（2）联合用药剂量。

①吉西他滨（健择）：1000mg/m^2，第 1、8 天；阿霉素：60mg/m^2，第 1 天。

21d 为1 个周期。

②吉西他滨（健择）：1000mg/m^2，第 1、8 天；紫杉醇：175mg/m^2，第 1 天。

21d 为1 个周期。

③吉西他滨（健择）：1000mg/m^2，第 1、8 天；顺铂：40mg/m^2，第 1 天。

21d 为 1 个周期。

（五）卡培他滨（希罗达）

卡培他滨作为难治性乳腺癌的一线化疗药物，特别是对部分蒽环类及紫杉类药物治疗无效的乳腺癌患者，能达到较好的疗效。

卡培他滨（希罗达）1000～1250mg/m^2，分早晚两次口服，21d 为 1 个周期，第 1 至 14 天使用，然后停药 7d。联合用药时可根据不同的方案，剂量范围可每日 500～1200mg/m^2 不等。

二、肺癌转移的化疗

（一）小细胞肺癌的化疗

1. PE（一线）＋PD－L1/PD－1 抑制剂

顺铂（DDP）：75mg/m^2，第 1 天。

依托泊苷（VP－16）：100mg/m^2，第 1～3 天，3 周重复，持续 4～6 个周期。

2. CE（一线）＋PD－L1/PD－1 抑制剂

卡铂（CBP）：AUC 5/6。

依托泊苷（VP－16）：100mg/m^2，第 1～3 天，4 周重复，持续 4～6 个周期。

（二）非小细胞肺癌的化疗

需要进行基因检测，驱动基因阳性的患者选择靶向药物治疗，驱动基因阴性的患者选择化疗（TP/GP/AP/NP）＋/－贝伐珠单抗＋PD－L1/PD－1 抑制剂。

（三）老年人化疗

可以单药＋/－贝伐珠单抗＋PD－L1/PD－1 抑制剂。

三、前列腺癌转移的化疗

前列腺癌一经确诊应选择内分泌治疗，但内分泌治疗失败后应根据进展模式、耐药机制及基因检测结果选择治疗方案（参照前列腺癌治疗指南）。

四、肾癌转移的化疗

肾癌术前新辅助化疗一直处于临床探索阶段，肾癌对化疗不敏感，有效率极低，目前临床治疗以靶向治疗＋/－免疫治疗为主。

研究数据显示，在靶向治疗和免疫治疗时代，减瘤手术联合系统治疗仍然具有使患者生存获益的临床价值。

五、消化道肿瘤转移的化疗

消化道肿瘤种类多，分类复杂，不同器官、分期的肿瘤有不同的化疗方案，效果也差异较大。转移至脊柱的消化道肿瘤应根据患者肿瘤类型、患者年龄和身体情况进行充分评估后再决定是否行化疗及具体的化疗方案。下面就食管癌、胃癌、大肠癌和胰腺癌的化疗方案进行简单介绍。

（一）食管癌化疗方案（化疗＋PD－1 抑制剂）

1. PF 方案

顺铂（DDP）：75～100mg/m^2，iv，第 1 天。

5－氟尿嘧啶（5－Fu）：1000mg/m^2，连续静脉滴注 4～5d，第 1～4 或 1～5 天。

28d 为 1 个周期。

2. TP 方案

紫杉醇（PTX）：135～175mg/m^2，iv，第 1 天。

顺铂（DDP）：40mg/m^2，iv，第 2～3 天。

21d 为 1 个周期。

（二）胃癌化疗方案（化疗＋PD－1 抑制剂＋/－Her－2 抑制剂）

SOX 方案、XELOX 方案、mDCF 方案。

（三）大肠癌化疗方案（参照大肠癌治疗相关指南）

根据基因检测结果、左右半结肠等选择治疗方案。

1. XELOX 方案＋贝伐珠单抗或西妥昔单抗

奥沙利铂（L－OHP）：130mg/m^2，iv，第 1 天。

卡培他滨（CAP）：850～1000mg/m^2，bid，第 1～14 天。

每 3 周重复一次。

2. mFOLFOX6 方案＋贝伐珠单抗或西妥昔单抗

3. FOLFIRI 方案＋贝伐珠单抗或西妥昔单抗

（四）胰腺癌化疗方案

以吉西他滨、5－氟尿嘧啶为基础，结合基因检测结果联合靶向药物或免疫治疗药物，具体参考胰腺癌治疗相关指南。

六、鼻咽癌转移的化疗

95％以上鼻咽癌属于低分化癌和未分化癌类型，恶性程度高、生长快，容易出现淋巴结或血道转移。放、化疗联合治疗是主要的方式，近年来靶向药物和免疫治疗药物的应用进一步降低了鼻咽癌远处转移风险。鼻咽癌的化疗常用联合化疗方案。

1. PF 方案　顺铂 $20mg/m^2$ 和 5－氟尿嘧啶 $750mg/m^2$，iv，连续用药 5d 后休息 2 周，可用 2～3 个疗程。此方案用于放疗前使肿瘤缩小，或用于单纯化疗的患者，有效率为 40％～90％。为常用化疗方案之一。

2. TPF 方案

3. GP 方案

（李宁涛　谢可　杨永平　段宏　闵理　屠重棋　胡云洲）

参考文献

[1] 陈文明，林泽宇. 复发难治多发性骨髓的诊断与治疗困惑［J］. 中华医学杂志，2022，102（30）：2311－2314.

[2] 郭卫，李建民，沈靖南. 骨巨细胞瘤临床循证诊疗指南［J］. 中华骨与关节外科杂志，2018，11（4）：276－287.

[3] 郭卫. 多发性骨髓瘤骨病外科治疗专家共识（2022 版）［J］. 中国肿瘤临床，2022，49（13）：650－659.

[4] 郭卫. 乳腺癌骨转移临床诊疗专家共识［J］. 中国肿瘤临床，2022，49（13）：660－668.

[5] 郭卫. 中华骨科学·骨肿瘤卷［M］. 北京：人民卫生出版社，2010.

[6] 胡云洲，宋跃明，曾建成. 脊柱肿瘤学［M］. 北京：人民卫生出版社，2015.

[7] 刘正浩，杨春光，胡志全. 化疗药物的免疫调节作用研究进展［J］. 肿瘤防治研究，2022，49（1）：72－77.

[8] 马振，吴鑫，李延坤. 93 例包含脊索瘤的双原发恶性肿瘤临床分析［J］. 科学技术与工程，2019，19（11）：49－54.

[9] 倪明. 2021 版美国国家综合癌症网络（NCCN）《骨肿瘤临床实践指南》更新与解读［J］. 中国修复重建外科杂志，2021，35（9）：1186－1191.

[10] 韦昌武，刘云，黄先盈. 植物雌激素在骨肉瘤治疗中的研究进展［J］. 实用骨科杂志，2020，26（7）：627－629.

[11] 武太勇，付海军，李健. 血液源性原发脊柱肿瘤诊断及治疗的研究进展［J］. 现代肿瘤医学，2021，29（13）：2350－2354.

[12] 许明芳，冯燕，王东. 脊柱转移性肿瘤评分和分类系统的研究进展［J］. 重庆医学，2020，49（1）：143－148.

[13] 叶挺，袁思越，范丽，等. 低剂量阿帕替尼逆转肉瘤化疗耐药及其安全性的临床研究［J］. 中华医学杂志，2022，102（31）：2435－2440.

[14] 曾浩，刘振华. 2022 ASCO－GU 肾细胞癌精粹解析［J］. 中华泌尿外科杂志，2022，43（4）：249－252.

[15] 中国临床肿瘤学会指南工作委员会. 中国临床肿瘤学会（CSCO）胃癌诊疗指南［M］. 北京：人民卫生出版社，2021.

[16] 中华医学会肿瘤学分会. 中华医学会肺癌诊疗指南（2022 版）［J］. 中华医学杂志，2022，102（23）：1706－1740.

[17] 朱耀，韩苏军. 2022 ASCO GU 前列腺癌精粹解析［J］. 中华泌尿外科杂志，2022，43（4）：253－256.

[18] Giammalva GR，Ferini G，Torregrossa F，et al. The palliative care in the metastatic spinal tumors. A systematic review on the radiotherapy and surgical perspective［J］. Life（Basel），2022，12（4）：571.

[19] Kerr DL，Dial BL，Lazarides AL，et al. Epidemiologic and survival trends in adult primary bone tumors of the spine［J］. Spine J，2019，19（12）：1941－1949.

[20] Kumar N，Tan WLB，Wei W，et al. An overview of the tumors affecting the spine-inside to out［J］. Neurooncol Pract，2020，7（Suppl 1）：i10－i17.

[21] Lu VM，Goyal A，Alvi MA，et al. Primary intradural Ewing's sarcoma of the spine：A systematic review of the literature［J］. Clin Neurol Neurosurg，2019，177：12－19.

[22] Patel S，Nunna RS，Nie J，et al. Incidence，management，and outcomes of adult spinal chordoma patients in the United States［J］. Global Spine J，2023，13（2）：334－343.

第三十章　脊柱肿瘤的放射性核素治疗

第一节　概述

骨骼是恶性肿瘤常见的转移部位，尸检证实，85％的肿瘤患者有骨转移。脊柱转移性肿瘤患者的原发性肿瘤多为前列腺癌、乳腺癌、肺癌和鼻咽癌。另外，肾、甲状腺、膀胱、子宫颈和胰腺的肿瘤也会发生骨转移。因为骨髓和骨基质是一些初级细胞生长和分化的区域，适合肿瘤细胞生长，但肿瘤细胞在骨髓和骨基质发生的机制仍不十分清楚。矿物结构以及髓腔内丰富的细胞及生长因子（如胰岛素样生长因子 IGF－Ⅱ、转移生长因子 TGF－β 等）为肿瘤细胞生长提供了合适的微观环境。

骨转移性肿瘤最易侵犯的部位是脊柱、骨盆和肋骨，病变广泛时可侵犯颅骨、胸骨和四肢骨。前列腺癌主要通过骨盆静脉丛引流，与椎静脉丛相沟通。在红骨髓的肿瘤细胞培养中，某些肿瘤细胞表面性质与骨髓中红细胞有高度亲合性，因此富含红骨髓的骨恶性肿瘤的转移率高，如脊柱＞肋骨＞骨盆。在脊柱转移性肿瘤中，腰椎＞胸椎＞颈椎。乳腺癌细胞能分泌甲状旁腺激素依赖性肽，该物质能刺激破骨细胞生成的启动子。此外，肿瘤细胞也能产生白介素 6、前列腺素 E2、肿瘤坏死因子和巨噬细胞集落刺激因子等，使破骨细胞的形成增加，引起骨溶解加速。

在某些情况下骨转移性肿瘤的转移情况与原发性肿瘤侵犯静脉血管有关，如肾上腺神经母细胞瘤容易转移至颅骨、前列腺癌容易转移至骨盆。X 线检查发现骨转移可能是溶骨性或成骨性改变，但这种改变没有确切的分界。虽然是以溶骨性骨质破坏为主，但大多数原发性肿瘤的骨转移均表现为混合性，肺癌的转移多表现为溶骨性，前列腺癌转移则多表现为成骨性。

骨转移性肿瘤的骨疼痛是经历几周或几个月后逐渐发展起来并进行性加重的。肿瘤发生骨转移后，约 70％的患者有骨疼痛。骨疼痛常很局限，一般为刺痛，且在夜晚加重。骨疼痛的可能机制：由于肿瘤细胞浸润蔓延至神经末梢支配的骨膜，骨内膜和骨外膜的压力增高出现疼痛。骨转移灶部位出现炎症反应，产生的化学物质（如前列腺素和缓激肽）刺激骨膜和致敏骨关节的疼痛感受器，导致疼痛加剧。一些较大的骨转移灶的机械性压迫，引起骨组织变薄、骨皮质张力增加，疼痛加剧。

顽固性骨疼痛的治疗是各科医生棘手的问题之一。因此，许多工作都是致力于完成镇痛或提高晚期脊柱转移性肿瘤患者的生活质量。传统的治疗方法在控制脊柱转移性肿瘤的早期疼痛上是有效的，这些治疗方法有化疗、外照射、使用镇痛药和内分泌治疗。而在广泛性脊柱转移性肿瘤出现严重骨疼痛时，某些患者对这些治疗方法的反应很差。除疼痛外，高钙血症、继发性病理性骨折、神经系统受压、运动功能障碍等并发症也严重困扰着患者。

放射性核素内照射治疗脊柱转移性肿瘤是通过放射性核素的电离辐射作用使肿瘤缩小乃至消失，从而能减轻骨膜的压力。该治疗因其简便、经济，且无明显不良反应，比较安全、有效而得到比较广泛的应用。对于用于治疗的大多数放射性核素，主要关注点仍是病变组织的吸收剂量，最值得关注的是亲骨性放射性核素对骨小梁、红骨髓的影响，高能 β 离子如 ^{32}P 和 ^{89}Sr，穿透力强，在有转移灶的部位能发挥最大治疗作用是其优点。然而，残存在邻近正常骨组织（如骨髓）中的放射性会导致骨髓平均吸收剂量值的增加而导致不良反应，但该反应比较轻微。

第二节　治疗原理

用于治疗脊柱转移性肿瘤的放射性核素与骨组织有较高的亲和能力。骨转移灶内由于骨组织的破坏，成骨细胞修复过程非常活跃，所以能浓聚大量放射性药物，其β射线的电离辐射作用使病灶内毛细血管扩张、细胞水肿；细胞核固缩、炎症细胞浸润；肿瘤细胞核空泡形成或消失；肿瘤病灶坏死或纤维化形成。放射性核素治疗骨转移灶并同时缓解骨疼痛的机制不完全明确，可能与以下因素有关：①病灶缩小，减轻了受累骨膜和骨髓腔的压力；②肿瘤侵蚀骨的重新钙化；③电离辐射作用影响神经末梢去极化过程，干扰疼痛信号传导；④辐射生物学效应抑制缓激肽、前列腺素等炎性疼痛介质的分泌。

第三节　放射性核素

用于治疗脊柱转移性肿瘤的常用放射性核素见表30－3－1。

表30－3－1　治疗脊柱转移性肿瘤的常用放射性核素

核素	半衰期（d）	β射线最大能量（MeV）	组织中最大射程（mm）	γ射线能量（keV）	γ发射丰度（%）
^{89}Sr	50.5	1.46	6.7	0	0
^{32}P	14.3	1.71	8.0	0	0
^{153}Sm	1.93	0.81	3.4	103	28.3
^{188}Re	0.7	2.12	3.0	155	15
^{186}Re	3.8	1.07	4.7	137	9.12
^{117m}Sn	13.9	0.15*	0.29	159	87

注：*内转换电子。

现简要介绍几种常用的核素或药物。

一、^{32}磷（^{32}P）

^{32}P半衰期为14.3d，发射纯β射线，最大能量为1.71Mev。^{32}P以^{32}磷酸钠和正^{32}磷酸钠的形式作为骨转移性肿瘤治疗药物，其经过的历史很长。

1942年首次用^{32}磷酸氢二钠治疗骨转移性肿瘤，以后用正^{32}磷酸钠（$NaH_2{}^{32}PO_4$）治疗。治疗骨转移性肿瘤的主要机制是肿瘤细胞中的RNA和DNA摄取^{32}P，且肿瘤细胞中^{32}P的浓集可达到很高，由于射线作用导致肿瘤细胞的破坏和死亡。肿瘤坏死仅在射线能作用的范围内，超过这个范围肿瘤细胞无明显的损害。肿瘤侵蚀骨的重新钙化在减轻骨疼痛上也具有重要作用，虽然重新钙化在X线片上能得到证实的仅约30%，但是必须着重指出，对于骨疼痛减轻，肿瘤体积缩小不是唯一的原因。因为骨疼痛减轻在用正^{32}磷酸钠2～3d后就发生，时间太快不能用体积缩小来解释。故有人认为神经周围淋巴内的恶性细胞摄取了^{32}P，破坏了这些细胞可以降低神经周围的压力，因而使骨疼痛减轻。总之，放射性核素^{32}P治疗使骨疼痛减轻的机制仍不完全清楚，尚需继续探讨。

二、^{89}锶（^{89}Sr）

用^{89}Sr治疗骨转移性肿瘤实际上较之^{32}P还要早，在20世纪40年代初期就有人用自显像的方法证实成骨肉瘤周围反应骨中有非常高的^{89}Sr浓集。20世纪70年代，增加^{89}Sr用量达到每公斤体重30uCi（约1MBq）取得非常满意的结果。^{89}Sr是一种发射纯β射线的放射性核素，其最大射线能量为1.46MeV，物理半衰期为50.5d。^{89}Sr的化学性质和在体内的生物学行为类似于钙，静脉注射后很快自血液中清除而聚集在成骨活跃的骨组织，在正常骨内的生物半衰期为14d，在转移灶内的生物半衰期大于50d。骨转移肿瘤病灶聚集量是正常骨的2～25倍。静脉注射后48h尿中排泄量小于10%。Breen等计算出骨转移性肿瘤病灶接受的辐射剂量为21～231cGy/MBq，肿瘤与骨髓的吸收剂量之比为10∶1。^{89}Sr注射后很快由骨摄取，转移灶内^{89}Sr的停留时间很长，可能是从正常骨中释放的^{89}Sr出现再循环，而由转移灶重新摄取之故。随着时间的延长，^{89}Sr被更深层的骨母细胞置换而不是停留在骨表面。

三、^{153}Sm－乙二胺四甲撑膦酸（^{153}Sm－EDTMP）

^{153}Sm由反应堆制备，通过中子轰击浓缩的^{152}Sm氧化物产生，半衰期为46.3h，发射β射线（223KeV）和γ射线（103KeV）。β射线在组织内的平均射程为0.6mm，最大射程为2～3 mm，γ射线可以用于显像。^{153}Sm与EDTMP形成稳定的复合物，从而获得较高的趋骨性。静脉注射^{153}Sm－EDTMP后骨组织吸收迅速，平均吸收时间为5.5min，经过肾脏清除。注射后8h血浆清除率为50%，根据不同肿瘤的转移程度，骨组织吸收率为55%～75%。

四、^{188}铼－1－羟基亚乙基二膦酸（^{188}Re－HEDP）

^{188}铼（^{188}Re）可由^{188}钨（^{188}W）－^{188}Re发生器获得（^{188}W的半衰期为69.4d）或反应堆生产，其半衰期为16.9h，β射线最大能量为2.12MeV，并发射能量为155keV的γ射线，故在给药治疗的同时可进行骨显像。目前临床上常用^{188}W－^{188}Re发生器的新鲜淋洗液标记HEDP，制备^{188}Re－HEDP。该药的体内生物学行为与^{99m}Tc－MDP相似，静脉注射后迅速为骨组织摄取，且大多数滞留在骨转移灶内，未被摄取的部分由肾脏排泄。注射4h、20h和28h后单个转移灶的滞留量分别为注射剂量的1.3%±0.5%、0.6%±0.3%、0.45%±0.20%；体内滞留量分别为57%±17%、15.5%±2.0%、11%±3%。^{188}Re－HEDP在体内的有效半衰期为11.4±2.8h，而在骨转移灶的有效半衰期为15.3±3.0h。由于半衰期短，外辐射影响少，使用时可适当增大剂量，也有利于与其他治疗方法联合应用。^{188}W－^{188}Re发生器可连续使用半年之久，便于边远地区使用。

五、^{186}Re－羟基乙二烯二膦酸盐（^{186}Re－HEDP）

^{186}Re是一种发射β粒子的中等能量放射性核素，半衰期为89h，与HEDP结合形成稳定的复合物^{186}Re－HEDP。静脉注射后3h骨摄取量达到峰值。肿瘤骨转移时，^{186}Re－HEDP的平均生物半衰期为（45±6）h，骨摄取量与骨转移的严重程度成正比，主要经过肾脏代谢。Leondi等采用病例队列研究分析^{186}Re－HEDP治疗肺癌继发播散性骨转移患者引起疼痛的效果。该研究总共纳入了24例患者，所有患者在治疗前行CT骨扫描，排除溶骨性改变，然后使用^{186}Re－HEDP进行治疗，剂量为1295MBq，并随访8周。结果显示，治疗后疼痛指数由6.9±2.5下降至3.2±2.6。77%患者镇痛药的使用剂量减少，有4例患者停用镇痛药，91%患者的生活质量明显改善，1例患者出现骨髓不良反应。

六、$^{223}RaCl_2$

$^{223}RaCl_2$是一种很有前景的放射性药物，^{223}Ra半衰期为11.4d，每次衰变均释放4个α粒子和2个β粒子。其发射的α射线有比β射线高得多的线性能量传递，可以在很短的距离内释放大量的能量，在组织内的射程仅有不到100μm，相当于2～10个细胞的效果范围，具有治疗肿瘤的良好物理特性。

第四节　适应证和禁忌证

一、适应证

（1）经临床、CT或MRI、全身骨显像和病理结果确诊的多发骨转移性肿瘤，尤其是前列腺癌、乳腺癌和肺癌骨转移患者，且全身骨显像病灶处有放射性浓聚。

（2）脊柱转移性肿瘤患者伴有明显骨痛。

（3）脊柱原发性恶性肿瘤未能手术切除或术后残留肿瘤病灶，或伴椎骨内多发转移。

（4）白细胞计数≥3.5×10^9/L，血小板≥80$\times10^9$/L。

二、禁忌证

（1）骨显像显示病灶处无放射性浓聚，而呈放射性“冷区”的溶骨性改变。

（2）放、化疗后出现严重骨髓抑制。

（3）严重骨髓、肝肾功障碍。

（4）近期（6 周）内进行过细胞毒性药物治疗。

第五节 治疗方法

一、患者准备

（1）治疗前检查：测量身高、体重，行骨显像、CT、MRI 或 X 线检查，行血常规、肝肾功检查等。

（2）如进行过放、化疗，间隔 4 周后行放射性核素治疗。

（3）有条件时测定患者对放射性核素的骨摄取率。

二、给药剂量

1. $^{89}SrCl_2$ 一般推荐剂量为 1.48～2.22MBq（40～60uCi）/kg 体重，成人一般用量为 111～185 MBq（3～5mCi）/次，最常用的剂量为 148 MBq（4mCi）/次。

2. ^{153}Sm－EDTMP 可按以下方法确定给药剂量。

（1）按体重计算给药剂量：22.2～37.0 MBq（0.6～1.0mCi)/kg 体重，是临床上最常用方法。

（2）固定剂量法：每次给予 1110～2220 MBq（30～60mCi）。

（3）按红骨髓吸收剂量计算给药剂量：以红骨髓吸收剂量控制在 200cGy 以内，可根据以下公式计算给药剂量：

$$A(\text{MBq})=\frac{D_{RM}(\text{mGy})\times W(\text{kg})}{82.5\times Bu}$$

式中，A：注射^{153}Sm－EDTMP 的活度；D_{RM}：红骨髓吸收剂量；W：体重；Bu：骨吸收率，可从尿排率算出，即 $Bu=1-$尿排率。

3. ^{188}Re－HEDP 给药剂量为 14.8～22.2MBq（0.4～0.6mCi）/kg 体重。在确定给药剂量时，应考虑患者的具体临床情况。如对于巨大骨转移和转移灶数量多的患者宜增加用药剂量；肾功能不良患者宜减少用药剂量；晚期癌症患者，尤其是经多周期化疗、大剂量多野放疗或已用过细胞毒性药物治疗的患者，由于骨髓储备功能较差，应慎重考虑用药方案。

三、给药途径

给药途径均为静脉注射。注射前应仔细核对药名、放射性活度、批号及外观性状等。

四、重复治疗

1. 重复治疗的指征

（1）骨痛减轻但未消失，或骨痛缓解后又复发。

（2）骨痛缓解，进一步重复治疗以控制或消除转移灶。

（3）第一次治疗效果显著而未达到红骨髓最大吸收剂量。

（4）虽达到红骨髓最大吸收剂量，随访中外周血变化不明显（白细胞计数≥3.5×10^9/L，血小板计数≥80×10^9/L），仍有骨痛。

2. 重复治疗的间隔时间 重复给药的时间根据不同放射性核素的有效半衰期而定，一般$^{89}SrCl_2$间隔 3 个月，^{153}Sm－EDTMP 间隔 2～4 周，^{188}Re－HEDP 间隔 1～4 周。

第六节 临床评价

一、治疗前临床分级标准

根据表 30－6－1 所列标准可对脊柱转移性肿瘤患者治疗前的状况做出量化评价。

表 30-6-1 脊柱转移性肿瘤患者临床情况分级标准

分级	食欲	睡眠	疼痛	生活质量和体力状况
Ⅰ级	正常	正常	无疼痛	活动能力正常，与其发病前活动能力无任何差异
Ⅱ级	食量减少 1/3	睡眠略差，但不需服药	轻度疼痛，能忍受，睡眠不受干扰，不需服用镇痛药	能自由走动，能从事较轻体力劳动（如一般家务或办公室工作），但不能从事较重体力劳动
Ⅲ级	食量减少 1/2	服药后方能入睡	中度疼痛，正常生活和睡眠受到干扰，要求服用镇痛药，阿司匹林用量 650mg 左右，或可待因用量 32mg 左右，或哌替啶用量 50mg 左右	能走动，生活能自理，但已丧失工作能力，日间一半时间可以起床活动
Ⅳ级	食量减少 2/3 或无食欲	服药也难入睡	重度疼痛，正常活动和睡眠受到严重干扰。必须用镇痛药治疗，哌替啶注射用量 75mg 左右，或吗啡注射用量 10mg 左右	生活仅能部分自理，日间一半时间卧床或坐轮椅
Ⅴ级	—	—	—	卧床不起，生活完全不能自理

二、疗效评价标准

1. 骨痛反应的评价标准

（1）Ⅰ级：所有部位的骨痛完全消失。

（2）Ⅱ级：至少有 25％以上部位的骨痛消失，或者骨痛明显减轻，必要时服用少量的镇痛药。

（3）Ⅲ级：骨痛减轻不明显，或无任何改善及加重。

观察期间应密切注意和记录骨痛消失、开始缓解、缓解维持和复发的时间。

2. 转移灶疗效评价标准

（1）Ⅰ级（显效）：X 线或骨显像检查证实所有部位的转移灶出现钙化或消失。

（2）Ⅱ级（有效）：X 线检查证实转移灶的体积减小或钙化>50％，或者骨显像检查证实转移灶数目减少 50％以上。

（3）Ⅲ级（好转）：X 线检查证实转移灶的体积减小或钙化>25％，或者骨显像检查证实转移灶数目减少>25％。

（4）Ⅳ级（无效）：X 线检查证实转移灶体积减小或钙化<25％，或无变化，或者骨显像检查证实转移灶数目减少<25％或无变化。

第七节 ^{89}Sr 治疗脊柱肿瘤

因为^{89}Sr 是一种类似钙离子的放射性核素，能选择性地被成骨细胞活性增高的骨组织吸收。如果骨显像检查发现有骨转移，及时使用^{89}Sr 治疗不但能阻止病灶扩散，还能提高生活质量。一旦延误治疗，脊柱转移性肿瘤将进一步发展，对患者非常不利（图 30-7-1）。

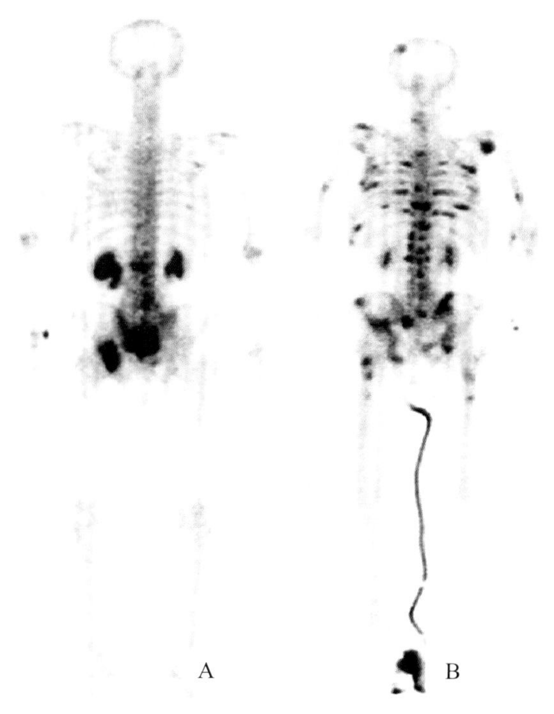

图 30－7－1　男性，42 岁，腰痛 3 个月

A. 骨显像提示 $L_{2\sim5}$ 影像增浓，显像剂分布不均匀，左侧坐骨影像增强，双肾盂影像扩大，排泄显像剂能力较差；B. 由于患者当时对使用 ^{89}Sr 治疗迟疑不决，5 个月后复查骨显像，出现颅骨、脊柱、肋骨、四肢骨等多发性骨摄取异常，提示全身广泛骨转移，留置导尿管帮助排小便，生活质量差，运动功能受限制

一、缓解脊柱肿瘤引起的疼痛

^{89}Sr 可以使 60%～90%的骨转移性肿瘤患者的疼痛得到缓解，完全缓解率可达 5%～20%，其对前列腺癌、乳腺癌及肺癌患者疗效较好。耿向群使用 ^{89}Sr 治疗肺癌骨转移患者 120 例，按照 150MBq/人确定给药剂量，观察其临床疗效（依据癌性病灶的变化）、评价镇痛效果（依据疼痛频率、疼痛程度、疼痛得分及病理类型与疗效的关系），结果显示：治疗后 6 个月内，20 例患者疼痛症状消失，轻度疼痛例数增加；患者疼痛频率明显下降；疼痛评分由（7.80±3.50）分降至（4.10± 2.21）分；病灶的数目或大小减少或缩小 30%以上者占 40%（48 例）；在不同病理类型的肺癌之间，各项指标无明显差异。范义湘等研究了 65 例经 ^{89}Sr 治疗的肺癌骨转移患者，每次使用相同的标准剂量（148MBq），观察指标：①随访治疗前后患者的疼痛程度及疼痛发作频率，分别赋予量化值并获得疼痛评分；②根据治疗前后骨显像显示的病灶大小或数目的变化，对病灶疗效进行分级；③检测血清癌胚抗原和神经元特异性烯醇化酶治疗前后的水平变化；④采用治疗后白细胞和血小板计数的变化评估不良反应。经过半年的治疗，总的疼痛缓解率为 76.9%，其中 23.1%患者疼痛完全消失。疼痛评分从治疗前的（7.4±3.6）分下降至治疗后的（5.2 ± 3.1）分，差异有统计学意义（$P<0.01$）。骨转移灶完全消失 7 例、缩小 15 例，总有效率为 33.8%。血清癌胚抗原水平从（32±26）μg/L 显著下降至（21 ± 13）μg/L（$P<0.01$），神经元特异性烯醇化酶水平从（26±21）μg/L 下降至（14± 8）μg/L（$P<0.01$）。白细胞和血小板计数 1 个月后降至最低，但 3 个月后 86.1%的患者两项指标都恢复至正常水平。该研究结果提示，^{89}Sr 可以有效缓解肺癌骨转移患者的疼痛，提高患者的生活质量，不良反应轻微。郑航等研究纳入了 126 例肺癌骨转移患者，结果显示，^{89}Sr治疗 6 个月后疼痛缓解率为 70.6%，其中 19.8%疼痛完全消失（$P<0.01$）。疼痛评分从治疗前的（7.54±3.29）分下降至治疗后的（4.19±4.38）分（$P<0.01$）。57 例患者骨转移灶的数目和大小明显改善，总有效率为 45.2%。腺癌、鳞癌、未分化癌和鳞腺癌 4 种不同肺癌病理类型之间的疗效无明显差异。

对于双膦酸盐联合 $^{89}SrCl_2$ 治疗骨肿瘤，多数研究者都认为双膦酸盐可以促进 $^{89}SrCl_2$ 的摄取，这要得益于双膦酸盐抑制破骨细胞活动，可能在一定程度上增加了成骨细胞的活性。有研究纳入 1196 例患者，从多个方面对药物的疗效进行 Meta 分析，研究结果显示 $^{89}SrCl_2$ 联合双膦酸盐治疗肿瘤多发性骨转移患者，能更有效地镇痛、改善患者生活质量和减少或缩小骨转移灶。Storto 等对 49 例患有乳腺癌和前列腺癌的骨转移患者进行随机对照试验：将患者分为 3 组，第 1 组采用联合唑来膦酸钠与 $^{89}SrCl_2$ 治疗，第 2 组单用 $^{89}SrCl_2$ 治疗，第3 组单用唑来膦酸钠治疗。该研究采用 VAS 法来评价疗效，3 个组 VAS 降低 1 分以上的患者分别占 96%、84%、72%，降低 4 分以上的分别占 68%、15%、9%。Yamada 等的研究中，16 例使用 $^{89}SrCl_2$ 联合唑来膦酸钠治疗的乳腺癌骨转移患者的骨痛缓解率为

88%。李宁等的研究显示联合治疗的骨痛缓解率为88%，单用$^{89}SrCl_2$或唑来膦酸的骨痛缓解率分别为79.2%、72%。白永利等的研究显示联合治疗的骨痛缓解率为87.5%，单用$^{89}SrCl_2$和唑来膦酸的骨痛缓解率分别为77.42%、75%。Wang等对180例非小细胞肺癌患者进行了随机对照试验，并进行了为期两年的随访。该研究将患者分为4组，分别为联合用药组、唑来膦酸钠组、$^{89}SrCl_2$组以及对照组。4个组第1次出现骨骼相关事件的时间分别是15、12、9、8个月，总生存期分别是17、16、12、12个月。联合用药组第1次出现骨骼相关事件的时间与另外3组有明显差异，但总生存期与单用唑来膦酸钠无明显差异。李梅和王火强研究了联合$^{89}SrCl_2$和伊班膦酸钠对肺癌骨转移的疗效（90例患者，分为$^{89}SrCl_2$组、伊班膦酸钠组以及联合治疗组，每组30例患者），联合治疗组的生活质量改善情况（采用Karnofsky功能状态评分标准）以及骨痛治疗效果都优于$^{89}SrCl_2$组、伊班膦酸钠组，3组Karnofsky功能状态稳定或提高率分别为73.3%、70.3%、93.3%，骨痛治疗有效率分别为63.3%、56.7%、86.7%。

多数学者观察到，注射^{89}Sr后几天，约有1/3的患者疼痛很快缓解或疼痛消失。疼痛缓解、疼痛消失后的维持时间为1～15个月，平均3～6个月。在注射^{89}Sr以后最初几天内，有10%～29%的前列腺癌患者用药后疼痛反而增加，这是“反跳现象”或“骨痛闪烁”（Pain flare），其原理并不清楚。Robbinson等还用148MBq（4mCi）/次作为标准剂量，随访观察治疗结果以及后期给予重复用药的可能性。结果表明，148MBq（4mCi）的标准剂量与1.11MBq（30uCi）/kg或者1.48MBq（40uCi）/kg无显著性差异，其临床效果基本相同。因此，有学者建议，为防止疼痛复发，每3个月提供1次重复治疗。

二、^{89}Sr的治疗作用

前列腺癌是男性常见的恶性肿瘤之一，50%的前列腺癌患者在就诊时已处于晚期，25%已发生骨转移。在常规治疗（放疗、化疗和内分泌治疗）失败的前列腺癌患者中，^{89}Sr治疗效果较好。因为^{89}Sr是一种类似钙离子的放射性核素，能选择性地被成骨细胞活性增高的骨组织吸收。经^{89}Sr治疗后，临床上用有效率，即完全反应率（CR）＋部分反应率（PR）作为判断治疗效果的标准。

Ruchali等治疗了204例患者，204例患者的平均生存期为60.9个月。对10例患者进行了治疗前后的^{99m}Tc－MDP骨显像对比研究。一次治疗后4个月，发现同一部位病灶中的放射性减少80%，损害区/正常骨的比值明显下降。有9例患者的碱性磷酸酶测定值降低。X线片提示某些患者原来的溶骨性损害已转化成成骨性，有再钙化征象。同时还发现，许多患者使用^{89}Sr以后，肿瘤标志物如前列腺特异性抗原、碱性和酸性磷酸酶都有降低。

根据观察，用karnofsky行为评分（karnofsky performance score，KPS）可以预测生存率及疼痛反应。101例前列腺癌骨转移患者都用4mCi的^{89}Sr治疗，其中28例KPS≤60分，这组患者中位数生存期为17.5周，发现KPS≤50分者在治疗后对疼痛的反应偏低（40%），平均生存期只有12.5周。治疗前KPS≥60分的患者用^{89}Sr治疗后平均生存期为20.5周。由上可知，治疗前KPS≤50分的患者不宜用^{89}Sr治疗，而KPS≤60分者则必须逐例进行基本分析，以决定^{89}Sr是否为最合理的治疗措施。四川大学华西医院用^{89}Sr治疗脊柱转移性肿瘤患者收到较好效果，见图30－7－2。

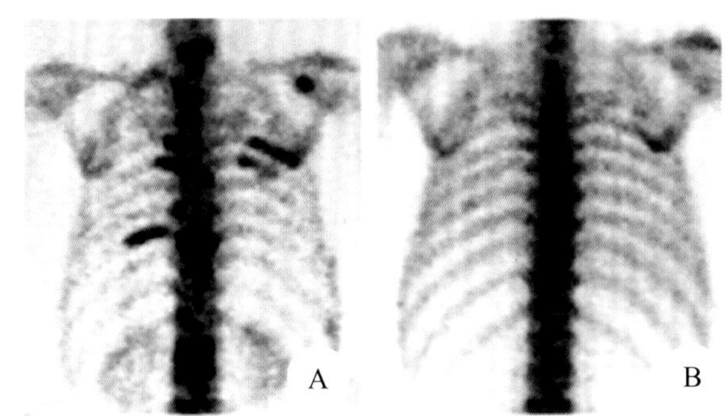

图30－7－2　男性，48岁，前列腺癌

A. 治疗前，骨显像显示$T_{1,3,5,6,8}$，以及左锁骨和肋骨多发骨转移；B. 经过7次^{89}Sr 777MBq治疗后20个月复查，相同部位的一些骨转移灶基本消失

三、^{89}Sr对白细胞和血小板的影响

用^{89}Sr治疗以后，约有20%的患者白细胞

和血小板计数与基础值比较无明显变化，约有20%的患者白细胞和血小板计数降低，但是除了骨髓中有肿瘤细胞转移者，其血小板计数下降的幅度小于基础测定值的 20 %，且 1～2 个月后又恢复到治疗前的水平，无 1 例患者出现临床症状而需输入血小板。Giammarile 等的研究结果显示，给转移性骨肿瘤患者注射 1.5～2.2MBq/kg 的^{89}Sr，骨转移灶的吸收剂量为 30～50Gy，而骨髓的吸收剂量为3～5Gy，故^{89}Sr 本身对骨髓的影响较小。中华医学会核医学分会转移性骨肿瘤治疗工作委员会制定的《氯化锶［^{89}Sr］治疗转移性骨肿瘤专家共识（2017 年版）》指出，在治疗前排除慢性弥漫性血管内凝血的情况下，血细胞计数的范围可放宽至白细胞计数＞2.4×10^9/L、血小板计数≥60×10^9/L。^{89}Sr 治疗可引起短暂性的骨髓抑制，注射 1.5MBq/kg 的^{89}Sr，外周血细胞计数降低，其最低点发生在注射后 4～8 周，一般无需处理，可自行缓慢恢复，至 12 周时恢复至正常水平。骨髓储备功能差的患者行^{89}Sr 治疗可能会导致严重的骨髓抑制，故临床医生在^{89}Sr治疗前应认真评估患者的骨髓储备功能。鉴于放疗对骨髓功能的影响，在患者行^{89}Sr 治疗前应对其骨髓功能进行评估，避免发生骨髓抑制。接受过半身放疗的患者，应在放疗结束 3 个月后再进行^{89}Sr 治疗。Papatheofanis 和 Najib 的研究发现，在多药化疗的基础上，^{89}Sr 或^{153}Sm－EDMTP 治疗导致的骨髓抑制并不比单纯多药化疗严重。某些细胞毒性药物（如顺铂）在低剂量使用时可以作为辐射增敏剂以增加靶细胞对射线的敏感性。Sciuto 等的研究结果显示，低剂量顺铂联合^{89}Sr 治疗前列腺癌转移性骨肿瘤效果较好，同时其对造血功能的影响与单独使用^{89}Sr 治疗相比并没有显著差异。

^{89}Sr 发射的 β 射线的平均软组织射程为 2.4mm，在临床应用中可以避免对患者家属以及医务人员造成辐射损伤、缩短住院时间。

第八节　^{153}Sm－EDMTP 治疗骨肿瘤

一、^{153}Sm－EDMTP 的骨吸收剂量

根据大鼠分布资料和人的辐射剂量学研究，假定^{153}Sm－EDTMP 分布在骨的表面，而不是均匀地分布于整个骨骼系统中，骨小梁的吸收剂量为 3.05mGy/MBq（11.28rad/mCi），红骨髓的吸收剂量为 1.03mGy/MBq（3.82rad/mCi）。关于^{153}Sm－EDTMP 的最大吸收剂量见表 30－8－1。

表 30－8－1　^{153}Sm－EDTMP 的最大吸收剂量（rad/mCi）

组织	骨	骨髓	肾	膀胱
Logan	11.28	3.82	0.4	4.55
Eggie	8.6	6.9	—	—
Eary	25	5.7	0.65	3.6

二、^{153}Sm－EDTMP 的镇痛作用

邓候富等用^{153}Sm－EDTMP 治疗了 300 例骨转移性肿瘤患者（男 182 例、女 118 例），原发性肿瘤分别为肺癌 110 例、乳腺癌 40 例、前列腺癌 30 例、鼻咽癌 20 例、其他癌 50 例和原发灶不明者 50 例。给予的剂量范围为 18.5～37.0MBq/kg。300 例中有 53 例接受过化疗。95 例患者接受过一次治疗，205 例接受过 2～10 次治疗，治疗的间隔时间为 2～5 周。结果表明，出现疼痛缓解的时间为（7.9±6.8）d，维持时间为 2～26 周。对 136 例患者（男 81 例、女 55 例）进行了追踪，疼痛完全缓解者 49 例，部分缓解者 77 例。KPS 平均增加 10.5 分（范围 5～25 分），55 名患者的睡眠时间平均增加 2.1h（范围 1～5h），30 例患者的镇痛药用量减少或取消。因此^{153}Sm－EDTMP 对疼痛的总镇痛有效

率达90%以上。

一项随机对照研究将105例有不同程度骨痛的肺癌骨转移患者分为对照组30例（仅采用镇痛治疗）、化疗组53例、化疗联合^{153}Sm－EDTMP组22例。结果显示，对照组、化疗组和化疗联合^{153}Sm－EDTMP组的疼痛缓解有效率分别为26.7%、41.5%和86.4%，而患者生存期分别为2.5个月、4.5个月和7.5个月。该研究结果提示，^{153}Sm－EDTMP对轻、中、重度肺癌骨转移的治疗均有效，且能提高患者的生活质量和延长生存期。舒斌等研究针对小细胞肺癌和非小细胞肺癌骨转移的患者，该研究纳入了168例经病理学或细胞学结果确诊的肺癌骨转移患者，所有患者均进行1～3次^{153}Sm－EDTMP内照射治疗，剂量为29.6～37.0MBq/kg。结果显示，治疗有效率为65.4%，其中完全缓解为21.4%、部分缓解为44.0%、无效率为34.5%。小细胞肺癌的治疗有效率为54.8%，非小细胞肺癌的治疗有效率为67.9%，二者差异无统计学意义。治疗不良反应轻微，仅有15.5%（26/168）的患者出现不同程度的白细胞计数、血小板计数和血红蛋白水平的下降。

一项回顾性研究比较^{89}Sr和^{153}Sm－EDTMP对肺癌骨转移骨痛的疗效。该研究纳入了27例患者，其中前列腺癌16例、乳腺癌5例、肺癌6例，随访时间为（11.5±6.3）个月。^{89}Sr的治疗剂量为150MBq，^{153}Sm－EDTMP的治疗剂量为37MBq/kg。结果显示，两组患者疼痛评分均有所下降，差异无统计学意义。肿瘤指标和骨转移灶无明显变化。治疗后血小板和白细胞计数下降发生率分别为33.3%和18.5%，但在6周后均恢复正常。该研究结果提示，^{89}Sr和^{153}Sm－EDTMP对于肺癌骨转移患者的疼痛均有治疗效果，二者之间差异无统计学意义。

Marcus等比较联合使用帕米膦酸二钠和^{153}Sm－EDTMP的患者注射帕米膦酸二钠后各时间点ROI放射性计数与注射帕米膦酸二钠前放射性计数的比值，发现注射帕米膦酸二钠后4d内不同时间点这一比值的平均值为1.005±0.097，由此得出帕米膦酸二钠并不会引起^{153}Sm－EDTMP摄取减少。注射帕米膦酸二钠后29d内的数据同样支持这一结论。Lam等的研究则是通过分析尿中的^{153}Sm－EDTMP以及骨显像结果探究唑来膦酸钠是否会影响^{153}Sm－EDTMP的摄取。他们对患者的尿液进行分析，结果显示唑来膦酸钠治疗后再注射^{153}Sm－EDTMP患者尿液中的^{153}Sm－EDTMP放射性计数为未使用唑来膦酸钠治疗情况下的（98.4±11.6）%。骨显像的结果也证明骨转移与正常骨组织放射性摄取以及肾脏、肝脏的放射性摄取在使用唑来膦酸钠前后都没有明显差异。Waldert等回顾性地研究了联合^{153}Sm－EDTMP和唑来膦酸钠治疗的40例前列腺癌骨转移患者，通过分析不同时间骨转移部位的放射性摄取也得出唑来膦酸钠不会影响^{153}Sm－EDTMP摄取的结论。

三、^{153}Sm－EDTMP对骨肿瘤的治疗作用

1. 骨肿瘤患者的病理学变化 在肿瘤坏死区和繁殖的细胞之间有一个氧浓度逐渐减少的区域。这些部位的细胞由于低氧张力不受射线的影响，从而成为肿瘤再生长的中心。

注射放射性^{153}Sm－EDTMP后，与肿瘤邻近的反应骨组织浓聚放射性增强，β射线直接照射骨肿瘤与正常骨的交界面，其能量聚集在最靠近受损害病变区域，能够穿透血液灌注受限的低氧细胞群。电离辐射引起细胞变性、水肿、破裂或死亡。

^{153}Sm－EDTMP的半衰期为46.3h（1.95d），与实体肿瘤细胞增殖周期（2d，DNA合成前期18h、有线分裂6h）基本一致。用药后第1天测得病灶内药物浓度为正常骨的11倍，第3天为14倍，第7天为8倍。

用药后24～72h后，肿瘤组织内毛细血管水肿、扩张，肿瘤细胞排列疏松，细胞结构不清，核染色淡或固缩，间质水肿，炎症细胞浸润。7～10d肿瘤细胞明显变性、水肿、核固缩、空泡或核消失。肿瘤细胞大片坏死或纤维化形成。

2. 个体化给药的重要性 个体化给药的目的是缓解疼痛或使骨转移灶缩小、消失。有研究者从收集的150个治疗患者的尿液中发现，骨摄取^{153}Sm－EDTMP的差异较大。如果都按18.5～37.0MBq/kg给药，虽然都能镇痛，但真正使病灶缩小或消退的效果并不理想。

在临床工作中，由于个体差异大，患者转移

灶数量、骨吸收状况、骨髓的储备能力、肾功能等因素都对选择治疗剂量有一定影响。在制订治疗方案时，应限定红骨髓的最大允许吸收剂量，针对不同的患者给药。强调了个体化给药法的临床价值，可以避免对骨髓造成不必要的损伤。对骨摄取率低的患者，绝大部分的^{153}Sm－EDTMP从尿液排泄，达不到治疗作用。因此应相应地加大1倍甚至数倍剂量。其原则是：以患者红骨髓吸剂量为100～150cGy去计算总用药量。对骨摄取率高的患者，其剂量宜偏小，既起到了治疗作用又不会影响血象，为重复治疗奠定了基础。

^{153}Sm－EDTMP对肿瘤有缩小或消退作用。邓候富和谭天秩等用^{153}Sm－EDTMP治疗300例骨转移性肿瘤患者，有29例转移灶消失（图30－8－1），51例患者转移灶数量减少、转移灶的直径缩小。该组资料中有101例患者生存了1年，45例患者生存了2年以上，有的患者已经生存了15年。

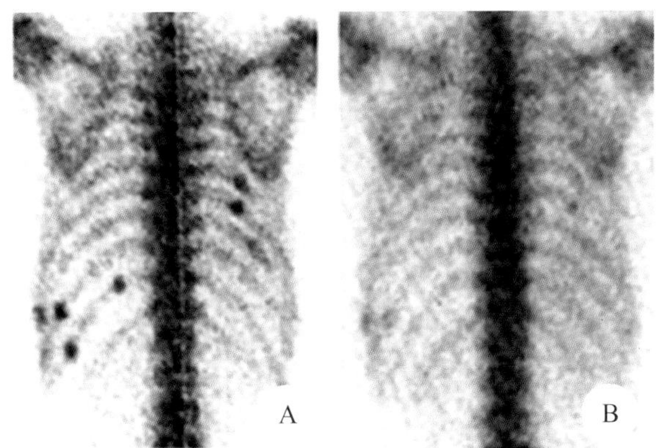

图30－8－1　^{153}Sm－EDTMP治疗前后的比较

A. 治疗前肋骨有多发性转移灶；B. 使用^{153}Sm－EDTMP 555MBq治疗半年复查，转移灶基本消失

四、^{153}Sm－EDTMP对骨髓和重要器官的影响

1. 对骨髓的影响　一般认为200～400cGy的骨髓吸收剂量会导致骨髓毒性的发生。这种骨髓毒性主要表现为白细胞和血小板计数下降。由于骨组织中有较高的、不均匀性放射性分布，尤其是广泛性转移灶中的放射性分布不均匀更为明显。因此，那些放射性分布较少的骨髓组织未受到损害，或者并未受到全部照射的骨髓也并未受到损伤。所以在使用^{153}Sm－EDTMP治疗后，骨髓毒性是暂时性的，由于绝大部分正常骨髓在行使功能，所以暂时的骨髓毒性很快就会消失。

相关研究结果表明，^{153}Sm－EDTMP用量≤37MBq（1mCi）/kg时，无论用药后1周或1个月，患者的白细胞计数与基础值对照，均无显著性差异。虽然1周时粒细胞计数有减少，但1个月时也恢复到治疗前的水平。1个月时血小板计数降低（$P<0.05$），进一步分析表明，只接受^{153}Sm－EDTMP治疗，白细胞和血小板计数的变化较小，与治疗前比较均无显著性差异（$P>0.05$）；而同时接受化疗的患者（包括细胞毒性药物治疗），其白细胞和血小板计数却有显著降低（$P<0.01$）。这与治疗剂量有关系，>74MBq（2mCi）/kg时，1个月后血小板计数降低较明显（$P<0.05$）。

白细胞和血小板计数降低的患者，除了与放疗、化疗、激素治疗和细胞毒性药物治疗以及^{153}Sm－EDTMP的用量增大等因素有关外，国内有研究者还观察到在治疗前该类患者的基础值就偏低，此点国外学者也有类似的看法。故可认为，用^{153}Sm－DTMP治疗前白细胞和血小板计数偏低的患者，用药时应持慎重态度。上述研究的血小板和白细胞计数降低患者中，还没有发现由于减退了止血功能需要采取临床措施的患者。采用>185MBq（5mCi）/kg用药，观察3～18个月，骨髓活检未发现毒性现象。许多学者认为^{153}Sm－EDTMP对骨髓的损伤是暂时的、轻微的，很快就会恢复到正常。

2. 对重要器官的影响　用^{153}Sm－EDTMP治疗后，有研究同时监测了脑、心、骨骼肌、肝、肾组织内细胞酶学系统变化（GOT、AKP、CK、γ－GT、LDH等），因为这些酶类的浓度能直接反映上述器官细胞更新或损伤的程度。研究表明，上述酶学测定值与基础值比较，并无明显变化（$P>0.05$）。由于^{153}Sm－EDTMP对患者肝肾功、电解质和酶学均无明显影响，所以临床使用是比较安全的。张锦明以74MBq/kg剂量组为主要观察对象，每次给药后1周，末次给药后4周测谷丙转氨酶（ALT）和谷草转氨酶（AST），在观察期内未见AST和ALT有明显变化。高剂量组在12周后也未见ALT和AST变化。

第九节 $^{223}RaCl_2$治疗骨肿瘤

^{223}Ra是一种发射α粒子的碱土金属元素，具有亲骨性。当患者静脉注射$^{223}RaCl_2$后，其会在骨质代谢活跃的区域（如骨转移灶）与羟基磷灰石形成复合物。同时，^{223}Ra也会浓聚在骨基质中发挥抗肿瘤作用。由于具有以上优势和良好的临床试验效果，$^{223}RaCl_2$于2013年被美国FDA批准上市，用于治疗有骨转移症状但无已知内脏转移的去势抵抗性前列腺癌（Metastatic castration－resistant prostate cancer，mCRPC）患者。$^{223}RaCl_2$靶向治疗mCRPC骨转移显示出良好的应用前景。研究结果显示，采用$^{223}RaCl_2$治疗mCRPC骨转移，患者的耐受性良好，其在缓解骨痛、降低骨骼相关事件发生率、推迟骨骼相关事件发生时间、延长总生存期、改善患者生活质量等方面均有优势。2013年，Wissing等报道，采用$^{223}RaCl_2$治疗可以延长mCRPC骨转移患者的总生存期。在一项Alpharadin治疗症状性前列腺癌的Ⅲ期临床研究中，mCRPC骨转移患者接受了安慰剂或$^{223}RaCl_2$治疗。结果显示，经$^{223}RaCl_2$治疗的患者的中位总生存期较安慰剂治疗的患者延长了3.6个月。此外，Terrisse等的研究比较了α粒子和β粒子放射性药物的治疗疗效。结果显示，与β粒子放射性核素^{89}Sr相比，α粒子放射性核素^{223}Ra治疗的mCRPC骨转移患者的总生存期获益更大（$P=0.004$），但后者存在血液毒性（$P=0.001$）。Sraieb等评估了30例接受$^{223}RaCl_2$治疗的mCRPC骨转移患者的生活质量。结果显示，$^{223}RaCl_2$治疗不会明显降低患者的生活质量。Caffo等回顾性分析了94例mCRPC患者的资料，其中85.1%的患者接受了$^{223}RaCl_2$治疗，结果显示仅有4例发生3级贫血、2例发生3级白细胞减少和1例发生3级中性粒细胞减少，病理性骨折的发生率为2.1%。由此可见，$^{223}RaCl_2$对mCRPC骨转移患者的治疗是安全、可耐受的，但需要进一步的研究来优化剂量，以期将不良反应及并发症的发生率降至最低。

同时，使用$^{223}RaCl_2$联合激素、化疗等方法治疗骨转移性肿瘤的临床试验也取得了明显的进展。已有研究结果显示，$^{223}RaCl_2$可以延长骨转移性肿瘤患者的总生存期，且与治疗前使用化疗药物多西紫杉醇无关。然而，Saad等报道了$^{223}RaCl_2$联合阿比特龙或地舒单抗治疗可以延长mCRPC骨转移患者的总生存期。综上所述，$^{223}RaCl_2$治疗使mCRPC骨转移患者多重受益，不仅可以缓解顽固性骨痛，还可以降低骨骼相关事件的发生率、延缓骨骼相关事件出现的时间、延长总生存期，目前关于$^{223}RaCl_2$，尤其是$^{223}RaCl_2$联合双膦酸盐治疗的研究数量很少。有学者用乳腺癌骨转移小鼠模型研究$^{223}RaCl_2$联合唑来膦酸钠或阿霉素治疗的疗效，实验结果得出单用$^{223}RaCl_2$或联合用药都可以延长小鼠生存期，联合用药与单用$^{223}RaCl_2$之间并没有发现明显差别。鉴于$^{223}RaCl_2$良好的临床应用前景，$^{223}RaCl_2$联合双膦酸盐的疗效仍需要有大量的研究来进行评价。

第十节 分化型甲状腺癌脊柱转移灶的放射性核素治疗

甲状腺癌分为两类，其中一类源于甲状腺滤泡细胞，有甲状腺乳头状癌、甲状腺滤泡状癌和未分化癌，前两者又被称为分化型甲状腺癌。在甲状腺癌中占80%以上，分化型甲状腺癌脊柱转移灶的治疗主要取决于下列因素：①有没有发生病理性骨折的危险，尤其是转移灶位于承重骨骼；②转移灶是否压迫神经；③转移灶是否有疼痛；④转移灶是否能够摄取^{131}I；⑤骨盆转移灶摄取较多^{131}I是否引起骨髓吸收剂量的增加。

1. 对于那些孤立病灶摄取^{131}I者 最好手术切除，尤其是进展缓慢的年龄较小的患者。

2. 对于多发性转移灶摄取^{131}I者 应行^{131}I治疗，但是患者很少能够缓解。可以使用5.55～9.25GBq（150～250mCi）^{131}I，也可以根据吸收剂量计算^{131}I用量。

另外一类甲状腺癌称为未分化型癌，即甲状腺髓样癌。这类甲状腺癌的脊柱转移则不能用^{131}I治疗，可考虑其他治疗方法。

第十一节　放射性核素治疗脊柱转移性肿瘤应注意的问题

^{89}Sr 和 ^{153}Sm－EDTMP 治疗脊柱转移性肿瘤有较好的效果，总镇痛有效率大于 90%，能使部分患者的病灶消退。但在临床工作中，有几个问题值得注意，现分述如下。

一、加强脊柱转移性肿瘤患者的营养

脊柱转移性肿瘤患者普遍存在着营养不良，无论是手术引起的机械性或生理性改变，还是由于化疗、放疗引起的细胞水平的改变，都可以造成患者厌食、恶心、呕吐。由于营养摄取减少，组织消耗和器官功能障碍又使患者严重营养缺乏，晚期脊柱转移性肿瘤患者的上述表现尤为突出。

动物研究表明，蛋白质缺乏可以增加化疗的毒性和致死率。营养疗法是一项重要的辅助治疗措施，它可以使某些营养不足而又不能进行治疗的患者承受连续治疗，并可获得病情缓解或好转的效果。Copeland 等研究表明，在随访 1500 个癌症患者之后，他们没有发现由营养支持治疗引起肿瘤生长加快的证据。

因此，对某些脊柱转移性肿瘤患者，积极劝告经口摄入足够的饮食，在饮食中补充高热量、氨基酸、维生素、矿物质是非常重要的。美国 FDA 推荐的维生素日许可量为：维生素 A 4000～5000U，维生素 D 400U，维生素 E 12～15U，维生素 C 45mg，维生素 B_1、维生素 B_6、维生素 B_{12} 分别为 1～2mg，叶酸 400μg。成年癌症患者每天完全性肠道外营养建议方案为：蛋白质总热量 2470kcal，其中右旋糖热量 1190kcal（700ml），20%脂质乳剂热量 880kcal（400ml），10%氨基酸液热量 400kcal（1000ml），还应提供电解质（葡萄糖酸钙、氯化钠、氯化钾、硫酸镁、磷酸钾等）、微量元素（铜、锌等）、铁剂、维生素 K_1 和肝素等。通过加强营养，使患者在接受 ^{89}Sr 和 ^{153}Sm－EDTMP 治疗前、后能够获得较好的治疗效果。

二、正确认识脊柱转移性肿瘤患者的危重症

脊柱转移性肿瘤往往会引起骨骼相关事件，进而严重影响患者的生活质量。骨骼相关事件包括疼痛、病理性骨折、高钙血症、脊柱不稳和脊髓神经根压迫症状、骨髓抑制。晚期脊柱转移性肿瘤患者死亡的一大原因是原发癌复发或肿瘤向脑、肺、肝等软组织的转移，引起病情恶化、死亡，并不是发生骨转移造成死亡。因此，处理这类危重症比治疗骨转移更紧迫。

1. 脑转移　乳腺癌、膀胱癌、肺癌等患者中合并脑转移的发生率较高，这可能是由于联合化疗生效，使患者生存期延长。约有 10%的小细胞肺癌患者在就诊时已有脑转移。在存活 2 年以上的小细胞肺癌患者中，约 80%的人出现脑转移。有远处转移的乳腺癌患者尸检时有 1/3 出现脑转移。死于脑转移的患者中，在尸检时约 60%又发现全身多部位转移。

脑转移的症状主要表现为恶心、呕吐、神志改变、睡眠增加、嗜睡、视力下降、头痛（有时为剧烈头痛）。头痛多在起床前已发生，起床后 1h 有减轻的趋势。剧烈头痛可引起颅内出血而造成突然死亡。一旦上述症状出现，脑转移的可能性最大。

2. 呼吸道梗阻　在治疗骨转移的同时，若肺癌原发灶复发，患者出现端坐呼吸、咳嗽、声音嘶哑、咯血等症状，听诊时肺部有干、湿啰音。对这类患者需要采取紧急措施，以防止肺炎、肺不张或呼吸衰竭，突然死亡。

3. 脊髓压迫　约 5%的脊柱转移性肿瘤在脊髓硬膜外，病灶沿脊髓前硬膜发展，椎体因脊柱转移性肿瘤的破坏而凹陷，脊髓神经根受挤压，使血管损害而缺血。脊髓受压患者中，有 95%的患者主诉有进行性神经根疼痛，卧位、咳嗽、闭口做鼻闭气试验时其疼痛都明显加剧。

4. 高钙血症　钙从骨骼中动员出来的速度超过钙排出的速度时即发生高钙血症。常发生高钙血症的恶性肿瘤为乳腺癌、肺癌、肾癌、多发性骨髓瘤、食管鳞癌、甲状旁腺癌等。高钙血症患者中 80%的人都有骨转移性肿瘤。

患者主诉为乏力、食欲减轻、恶心、多尿、

口渴或便秘。其神经症状为轻微肌肉乏力，困倦思睡，感情淡漠，反应迟钝。对这类患者如不及时治疗，症状逐渐加重，最后可出现肾小管酸中毒、高磷酸盐尿症、心律不齐，导致死亡。

三、善于识别疼痛的主要类型

肿瘤骨转移或原发骨肿瘤直接浸润、手术、放疗、化疗、心理因素等都可以引起疼痛，应善于识别各种原因引起的疼痛并进行相应处理。

1. 疼痛原因

（1）躯体因素：①肿瘤本身的压迫造成骨、神经以及脏器的浸润和转移；②治疗后的不良反应（手术、放疗、化疗等）；③肿瘤以外的病理因素。

（2）社会心理因素：抑郁、焦虑、愤怒等。

2. 由肿瘤侵袭引起的疼痛综合征 从病理学的角度来看，转移性肿瘤伴随两种情况，活动性骨破坏和新骨形成。从临床方面看，转移性肿瘤累及骨骼时，由于骨的破坏和激活局部疼痛感受器，以及毗邻的神经、软组织、血管结构受压而产生疼痛。

（1）颅底转移出现颈静脉综合征：以枕骨疼痛开始，涉及头顶、同侧肩和臂部。头部运动时疼痛加重，严重时可出现声音嘶哑、吞咽困难。

（2）脊柱转移：其特点是疼痛症状先于神经体征。其中 C_7 和 T_1 转移时，疼痛呈持续性并向两侧放射至两肩，第 4～5 手指感觉异常或麻木，进行性加重的手和肱三头肌无力。L_1 转移时，腰背部钝痛、酸胀痛，卧位或坐位时疼痛加剧，站立时疼痛缓解，治疗后疼痛加重（尤其是从卧位到站立位时），故患者常常以卧床为主。

（3）骶骨转移：躺下或坐下时疼痛加重，而走动时疼痛可缓解或减轻。腰背和骶尾部酸痛伴有肛周感觉丧失。某些患者坐骨切迹处有触痛及出现坐骨神经分布区的神经根症状。

3. 与肿瘤治疗有关的疼痛综合征

（1）术后疼痛综合征：有 4%～10%的患者进行乳腺手术后产生疼痛，其特征是后臂、腋窝、胸壁等部位有紧缩样烧灼痛、刺痛、胀痛。持续性阵发加剧，治疗后疼痛增加。臂部处于屈曲状态，患侧肢体肿胀，功能障碍。由于 $T_{1\sim2}$ 支配的肋间神经损害，有时可形成创伤性神经瘤。胸科手术后造成肋间神经损伤，该神经支配区出现持续性胀痛、钝痛，胸壁和肋骨处可出现创伤性神经瘤。

（2）化疗后疼痛综合征：某些化疗药物可以引起末梢神经痛，表现为全身性的肌肉酸痛和关节痛。使用类固醇药物的患者，不论使用时间的长短，停药后可出现类固醇假风湿病，肱骨和股骨头无菌性坏死或硬膜外脊髓压迫可带来持续性疼痛。

（3）放疗后疼痛综合征：放疗后引起的疼痛可持续数月或数年不等。臂丛、腰骶丛的神经纤维化可出现三角肌、肱二头肌运动无力、胀痛、肌肉肿胀，会阴部和小腿疼痛，下肢淋巴水肿，严重时可出现腰、骶骨的放射性坏死。

（4）放射性脊髓痛：疼痛可能发生于脊髓损伤区域，同侧运动不完全性麻痹，伴有对侧颈、胸平面感觉丧失或损伤水平以下触物感样疼痛。

4. 疼痛的处理 医生应尊重患者对疼痛的主诉，并提供疼痛和痛苦方面的治疗，使患者的疼痛得以缓解。但是现实中我们经常遇到很多晚期患者疼痛并未得到良好控制，其原因是：①患者对医务人员能控制疼痛缺乏信任；②患者宁可忍受疼痛不愿治疗；③患者和家属担心患者用镇痛药会成瘾。

^{89}Sr 或^{153}Sm－EDTMP 对脊柱转移性肿瘤疼痛有明显镇痛作用，对由于肿瘤骨转移或原发骨肿瘤浸润引起的疼痛镇痛效果较好。如果某些患者治疗效果不够理想，可以配合使用“云克”静滴液或“云克”胶囊。因为该制剂有抑制前列腺素的合成、缓解疼痛、清除人体内的自由基、调节自身免疫功能的作用，可以起到较好的治疗“相加”效果。

对手术、放疗、化疗或其他原因引起疼痛的脊柱转移性肿瘤，用^{89}Sr 或^{153}Sm－EDTMP 治疗后疼痛并未缓解或疼痛加重者，可以使用镇痛药，其原则如下。

（1）按阶梯用药（By the ladder）：第一阶梯用非阿片类药物（阿司匹林、布洛芬、吲哚美辛、萘普生、酮咯酸等），在该阶梯中的各类药物可以交替使用。第二阶梯，当使用非阿片类药物效果不理想时，改用弱阿片类药物（可待因、羟考酮、盐酸二氢埃托啡等）。第三阶梯，在使用弱阿片类药物仍不能镇痛时，选用哌替啶、阿法罗定、美沙酮、吗啡等。

(2) 按时用药 (By the clock)：使用镇痛药应有规律，而不是必要时才给予。先由小剂量试用，逐渐加量，疼痛控制以后即保持该剂量持续使用。下一次服药的时间应在前一次剂量的药物消失前，不要等到疼痛已经出现才给药。

(3) 先口服用药：口服效果较差时才改用注射用药。

身体依赖性和耐药性是连续使用阿片类药物的正常药理学反应。身体依赖性的特点：当治疗突然停止时，将出现药物戒断综合征。耐药性的特点：随着药物的重复使用，其药效降低，增加剂量才能维持镇痛效果。许多资料表明，当有规律地给予阿片类药物时，则不存在耐药性问题。有资料证实，2000 例用阿片类药物治疗疼痛的患者中，只有 4 例成瘾，其发生率很低，为 0.2%。

多数镇痛药都会引起不同程度的恶心、呕吐、嗜睡等症状，在使用时应配合用保护胃肠道功能的药物和止吐药物。

对某些抑郁型的患者，可加用阿米替林。对焦虑型的患者可加用多虑平和舒乐安定。具体应根据患者的症状确定其剂量。

对于睡眠质量较差的患者，可以使用酒石酸唑吡坦，该制剂能维持正常的睡眠结构，具有单纯催眠作用，不影响次日的记忆力。

四、白细胞和血小板计数降低的处理

只接受^{89}Sr 或^{153}Sm－EDTMP 治疗的患者，白细胞和血小板计数可有暂时性降低，1 个月后可以恢复至治疗前水平。对以前曾接受过大剂量、长时间放疗、多疗程化疗和其他治疗的患者，在使用放射性核素治疗以前，应做骨髓检查。骨髓有损伤时，待恢复正常以后再用^{89}Sr 和^{153}Sm－EDTMP 治疗。注射^{89}Sr 或者^{153}Sm－EDMTP 后，应定期复查血象。白细胞计数低于 3.0×10^9/L、血小板计数低于 50×10^9/L、血红蛋白低于 90g/L 者，应使用升白细胞药物。利血生和鲨肝醇以及盐酸小檗胺、螺旋藻类药物等，都有较好临床效果。沙格司亭和非格司亭肌内注射，效果较理想。

五、多学科治疗问题

在癌症症状的缓解方面，外照射治疗起重要作用，90%有症状的骨转移患者，经低剂量、短疗程放疗后症状都有所减轻。治疗有效的患者中有半数获得完全的疼痛缓解。镇痛药无法控制的多发性转移所引起的疼痛，可采用单剂量半身照射治疗。采用 600cGy 做上半身 (脐以上) 照射及 800cGy 做下半身 (脐至股骨中段) 照射，能使 73%患者的疼痛得到一定程度的缓解。

对骨转移性肿瘤又疑有脑转移者，CT、MRI 是诊断脑转移的重要工具。对脑转移者采用放疗有一定作用。已证实有脊柱和神经根压迫时，应立即做脊髓造影、CT、MRI 检查。认为有骨折危险的骨转移灶，或者有溶骨性转移灶以及孤立性病灶，有剧烈骨痛等都是外照射的指征。为了保证患者下床活动和病灶尽可能消失，应尽早使用外照射加^{89}Sr 或者^{153}Sm－EDTMP 联合治疗。

(田蓉　赵祯)

参考文献

[1] 邓候富，罗顺忠，谭天秩. ^{153}Sm－EDTMP 对骨转移癌疼痛的止痛效果 [J]. 华西医科大学学报，1995，26：391－394.

[2] 邓候富，谭天秩，罗顺忠. 新的骨显像及骨肿瘤治疗剂^{153}Sm－EDTMP 的初步作用 [J]. 中华核医学杂志，1992，12 (1)：27－28，插页 2.

[3] 何平，杜明华. 骨靶向放射性核素治疗肺癌骨转移疼痛的研究进展 [J]. 国际放射医学核医学杂志，2020，44 (3)：189－195.

[4] 刘康其，周海中. 放射性药物联合双膦酸盐类药物治疗肿瘤骨转移研究现状 [J]. 国际放射医学核医学杂志，2019，43 (2)：166－170.

[5] 吴凡，李林法，易贺庆. α 粒子放射性药物在骨转移瘤治疗中的应用进展 [J]. 国际放射医学核医学杂志，2022，46 (2)：112－115.

[6] Alavi，Mehrosadat KR，Farnaz Y，et al. ^{177}Lu/^{153}Sm－Ethylenediamine tetramethylene phosphonic acid cocktail：A novel palliative treatment for patients with bone metastases [J]. Cancer Biother Radio Pharm，2019，34 (5)：280－287.

[7] Frantellizzi V，Montebello M，Corica F，et al.

Therapy of bone metastases with beta emitters [J]. Nucl Med Mol Imag, 2022, 4: 233−240.

[8] Liepe K, Murray I, Flux G. Dosimetry of bone seeking beta emitters for bone pain palliation metastases [J]. Semin Nucl Med, 2022, 52 (2): 178−190.

[9] Liu WB, Dong SH, Hu WH, et al. A simple, universal and multifunctional template agent for personalized treatment of bone tumors [J]. Bioact Mater, 2022, 12: 292−302.

[10] Liu YJ, Wang JF, Hu XP, et al. Radioiodine therapy in advanced differentiated thyroid cancer: Resistance and overcoming strategy [J]. Drug Resist Updat, 2023, 68: 100939.

[11] Mostafa YA, Zakaly HMH, Tekin Ho, et al. Assessment of absorbed dose for Zr−89, Sm−153 and Lu−177 medical radioisotopes: IDAC−Dose2.1 and OLINDA experience [J]. Appl Radiat Isot, 2021, 176: 109841.

[12] Smith AW, Greenberger BA, Den RB, et al. Radiopharmaceuticals for bone metastases [J]. Semin Radiat Oncol, 2021, 31 (1): 45−59.

第三十一章　脊柱肿瘤的生物治疗

第一节　概述

手术、化疗、放疗是恶性肿瘤的主要治疗方法。手术治疗脊柱恶性肿瘤由于病变部位深在、解剖结构复杂、手术难度大，肿瘤的切除常存在一定的危险，所以很难进行根治切除。同时，手术甚至根治性手术也只能解决局部的肿瘤，不能解决全身的转移。化疗放疗常用于脊柱转移性肿瘤的治疗，目的是最大可能地提高生活质量。但化疗、放疗对肿瘤组织的杀伤作用缺乏特异性，造成不良反应大，患者耐受性差，且长期的化疗、放疗可损伤机体的免疫系统，诱发新的癌变。近年来兴起的肿瘤生物治疗为许多肿瘤患者提供了额外的治疗机会，显示出良好的发展前景，如免疫治疗、CAR－T 细胞治疗、靶向治疗、基因编辑技术、肿瘤疫苗等。

肿瘤生物治疗可追溯到 19 世纪末，当时欧美的医生观察到肿瘤患者合并了严重感染，感染被成功控制后，肿瘤也明显缩小，提示机体具有抗肿瘤功能。根据这些观察，William Coley 开始采用混合的细菌毒素（Coley 毒素）来治疗恶性肿瘤，也取得一定疗效，这是肿瘤免疫治疗的起源。其实生物治疗不仅仅局限于生物免疫治疗，生物治疗（Biological therapy）也称为生物制剂疗法或生物学治疗，是一种利用生物制剂，如细胞、蛋白质、抗体、基因等，来治疗疾病的方法。在肿瘤治疗中，生物治疗不仅可以用于增强患者的免疫系统，还可以通过干预肿瘤细胞的生长和扩散治疗肿瘤。因此，现阶段临床上或者临床前研究中的免疫治疗、细胞治疗、靶向治疗、基因治疗和肿瘤疫苗治疗等，都属于生物治疗的范畴。

第二节　肿瘤免疫治疗的原理

肿瘤免疫治疗是一种利用免疫系统来攻击和抑制肿瘤细胞的治疗方法。它基于对免疫系统如何检测和抵御异常细胞的理解，旨在激发、增强或修复患者的免疫系统，以对抗肿瘤细胞的生长和扩散。肿瘤免疫治疗是肿瘤生物治疗领域中的一个重要分支，已经取得了令人瞩目的成就。目前临床上应用的肿瘤免疫治疗的主要方法包括免疫检查点抑制剂治疗、CAR－T 细胞治疗、肿瘤疫苗治疗、细胞因子治疗等。肿瘤免疫治疗的发展为许多患者带来了新的治疗选择，尤其是那些难以通过传统化疗和放疗获得有效控制的患者。然而，肿瘤免疫治疗并非适用于所有患者和所有肿瘤类型，治疗效果可能因个体差异而有所不同。患者在接受肿瘤免疫治疗时需要经过仔细评估和监测，与医生密切合作，制订个性化的治疗方案。

肿瘤免疫治疗的发展建立在肿瘤免疫学的基础之上，肿瘤免疫学是肿瘤学和免疫学相互交叉渗透建立起来的一门学科，它应用免疫学的基本理论和基本技术方法，力图解决肿瘤学中的免疫学问题，其研究目的包括：①探讨肿瘤的抗原性；②肿瘤的发生发展与机体免疫功能的相互关系；③机体对肿瘤的免疫应答、抗肿瘤免疫效应机制；④肿瘤的免疫诊断和治疗。机体免疫系统的一个重要功能是监控机体免受内源的或外源的“异已”物质或是异常转化细胞的损害。肿瘤细胞与病毒、细菌等病原体并不一样，它与正常细胞具有很大的相似性，免疫系统似乎并不能很好地识别恶性转化的肿瘤细胞。这就涉及免疫系统的识别机制，以及肿瘤细胞的免疫耐受。因此，我们有必要对肿瘤细胞的免疫原性及肿瘤细胞是如何逃逸机体免疫的问题做出必要的说明与解释。因为前者是肿瘤免疫学的理论依据，而后者是肿瘤免疫学面对的最大挑战。

一、肿瘤抗原

肿瘤抗原指细胞恶变过程中出现的新抗原（Neoantigen）物质的总称。病毒感染是导致人类肿瘤的主要原因之一。致瘤性病毒如 HBV、HPV 感染细胞引起恶变常伴有病毒本身抗原基因的表达，而这些病毒抗原基因就是转化后的肿瘤细胞抗原的直接来源。肿瘤细胞常出现基因重排或点突变，肿瘤细胞由此而获得新的表型而得到生长优势。而现在已经知道这些基因重排或点突变产生的异常蛋白以及由此产生的新表位，能够被机体免疫系统识别，这就产生了新的肿瘤抗原。由于肿瘤细胞表面或细胞内存在多种不同类型的抗原，肿瘤抗原具有一定的异质性，肿瘤抗原的异质性对于肿瘤的治疗策略和免疫治疗的设计具有重要影响。免疫治疗的目标是激活免疫系统攻击肿瘤细胞，但异质性可能导致部分肿瘤细胞逃脱免疫监测。因此，研究人员正在努力深入了解肿瘤抗原的异质性，以寻找更有效的治疗方法，如个体化的免疫疗法，以及结合不同类型的免疫治疗策略来应对异质性带来的挑战。

通常，根据肿瘤抗原的特异性，肿瘤抗原分为肿瘤特异性抗原（Tumor specific antigen，TSA）和肿瘤相关抗原（Tumor associated antigen，TAA）。

（一）肿瘤特异性抗原

TSA 指只存在于肿瘤细胞表面而不存在于相应正常细胞或其他种类肿瘤细胞表面的新抗原。由于此类抗原常通过肿瘤在同种系动物间的移植而被证实，故也称为肿瘤特异性移植抗原或肿瘤排斥抗原。

在人类肿瘤中找到 TSA 的难度要远远超过近交系动物。在致瘤性病毒所引发的肿瘤中，常常能检测到病毒基因组分及病毒蛋白产物，这类病毒抗原物质往往具有强烈的抗原性。然而，人类发生的肿瘤大部分仍然是所谓的“自发性”肿瘤，这类肿瘤并无明显的病毒病因，也不可预见其抗原物质从何而来，这是一个相当困难的问题。目前可以通过以下常见的方法检测 TSA：基因测序、蛋白质质谱分析、肿瘤细胞株或肿瘤组织的分析、体外免疫筛选、生物信息学分析等。检测 TSA 有助于指导制订个体化治疗策略，包括选择合适的免疫治疗方法、设计靶向治疗，以及预测治疗效果。随着技术的不断发展，对 TSA 的检测方法也在不断完善和创新。

TSA 在肿瘤细胞上的表达通常是由基因突变、染色体异常或其他肿瘤特有的生物学变化引起的。TSA 的存在使得免疫系统可以识别肿瘤细胞并发起攻击，因为正常细胞通常不会表达这些抗原。这为开发肿瘤免疫治疗提供了有利条件。尽管 TSA 在肿瘤免疫治疗中具有重要作用，但并非所有肿瘤都表达 TSA，而且某些肿瘤可能会通过不同的机制逃避免疫攻击。另外，人类绝大多数肿瘤中存在的 TSA 丰度都极低并且免疫原性弱，难以由 MHC 分子呈递，从而难以激发有效和强烈的细胞免疫和体液免疫反应。因此，研究人员还在继续努力寻找更多的 TSA，以及开发针对不同类型抗原和免疫逃逸机制的治疗策略。

（二）肿瘤相关抗原

TAA 是一类在肿瘤细胞上表达的抗原，与正常细胞也有一定程度的共同性，但在肿瘤细胞上的表达可能更高、更异常，因此可以成为免疫系统攻击肿瘤细胞的潜在目标。与 TSA 不同，TAA 不仅在肿瘤细胞上表达，还可能在一些正常细胞上表达，尽管在肿瘤细胞中的表达可能更突出。

常见的 TAA 如下。

1. CT 抗原 此类抗原在黑色素瘤、膀胱癌、乳腺癌等多种肿瘤细胞上都有表达，但正常组织细胞除了睾丸外均未发现表达，故也称为癌睾抗原。癌睾抗原是最早发现的一类抗原，其成员包括 MAGE－1、MAGE－2、MAGE－13、BAGE、GAGE、NY－NSO－1 等。

2. 分化抗原 分化抗原是机体器官和细胞在发育过程中表达的正常分子。恶性肿瘤细胞通常停留在细胞发育的某个幼稚阶段，其形态和功能均类似于未分化的胚胎细胞，称为肿瘤细胞的去分化（Dedifferentiation）或逆分化（Retro－

differentiation)，故肿瘤细胞可表达其他正常组织的分化抗原，如胃癌细胞可表达ABO血型抗原，或表达该组织自身的胚胎期分化抗原。Melan－A、gp100和Tyrosinase等属于此类抗原。

3. 过表达抗原　某些基因在正常组织呈静息状态或低水平表达，当细胞恶变时表达量显著增加。

(1) 胚胎抗原：正常情况下胚胎抗原(Fetal antigen)仅表达于胚胎组织，发育成熟的组织并不表达。常见的胚胎抗原有甲种胎儿球蛋白、癌胚抗原、胚胎性硫糖蛋白抗原等。胚胎抗原是最早用于肿瘤免疫学诊断和免疫学治疗的靶抗原。由于个体发育过程中对此类抗原已形成免疫耐受，故难以诱导机体产生针对胚胎抗原的杀瘤效应。

(2) 癌基因过表达抗原：组织细胞发生癌变后，多种信号转导分子的表达量远高于正常细胞。这些信号分子可以是正常蛋白，也可以是突变蛋白，其过度表达还具有抗凋亡作用，可使肿瘤细胞长期存活。这类抗原包括ras、c－myc等基因产物。原癌基因编码的跨膜蛋白Her－2是表皮生长因子家族成员之一，存在于乳腺癌、卵巢癌、非小细胞肺癌等多种肿瘤中，其基因异常扩增，导致Her－2表达水平比正常细胞高约50倍。

近年来，肿瘤间质或肿瘤微环境越来越受到重视。肿瘤微环境在肿瘤的发生、维持、侵袭过程中发挥重要、不可或缺的作用。肿瘤与微环境的相互作用正在成为肿瘤学研究中的热点之一。微环境中重要蛋白也是TAA的重要来源。例如，肿瘤微环境中的微血管可以表达一些相应正常组织间质不表达或仅在病理条件下短暂表达的抗原，这些抗原可以作为肿瘤分子预警、诊断、预后的指标之一。所以肿瘤血管表达的抗原可以作为肿瘤免疫治疗的靶标。此外，微环境中的成纤维细胞所扮演的角色也日益受到重视，其相关分子也能成为TAA，为肿瘤免疫治疗提供好的靶标。已经有相当数量的实验研究很好地证实了这样的预想。虽然TAA在肿瘤治疗中具有潜在的应用前景，但也面临一些挑战，如TAA的特异性和选择性、免疫逃逸机制、治疗耐药性等。因此，针对不同类型的肿瘤和个体，需要进一步研究和临床试验，以优化TAA在肿瘤治疗中的应用策略。

二、机体抗肿瘤的免疫机制

机体的免疫功能和肿瘤的发生发展有密切关系。机体免疫系统在对抗肿瘤的发展中并非无所作为。通常认为机体免疫功能低下或受到抑制时，如艾滋病患者、移植术后长期应用免疫抑制剂或肿瘤患者接受放化疗后，肿瘤发生率可增高。

肿瘤发生后，机体免疫系统仍然发挥对抗肿瘤的作用。机体抗肿瘤免疫的效应机制包括细胞免疫和体液免疫两方面。一般认为，细胞免疫是机体抗肿瘤免疫的主要方式，体液免疫在抗肿瘤免疫中只起辅助或协同的作用。随着美罗华、赫赛汀等抗肿瘤单克隆抗体药物的上市并在临床应用中取得确实的疗效，体液免疫在抗肿瘤免疫中的地位已经有了极大的转变。需要指出的是，两种效应机制并不是孤立存在、单独发挥作用的，它们是相互协调共同起作用的。很难想象，体内会存在细胞免疫单独起作用的情况，反之亦然。

(一) 细胞免疫

实际上，免疫系统的各种细胞成分都参与了抗肿瘤免疫。各种效应机制都发挥了不同的作用，但依据各种具体的肿瘤或肿瘤微环境不同，某些机制的作用更为明显。

参与抗肿瘤免疫的细胞主要如下。

1. T细胞　毫无疑问，T细胞在抗肿瘤的免疫应答中起着最重要的作用。其作用不仅是直接杀伤肿瘤细胞，同时也能够活化调节免疫系统。T细胞是不均一的群体，不同群体的T细胞通常具有不同的表面标志和功能。依据细胞表面标志物与CD分子的不同，成熟T细胞可分成CD4+T细胞和CD8+T细胞，其中CD4+T细胞主要以通过分泌多种细胞因子对免疫系统起调节作用，CD8+T细胞主要作为效应细胞特异性地杀伤肿瘤细胞，同时也有维持抗肿瘤免疫记忆的功能。

2. 自然杀伤细胞　自然杀伤(Natural killer，NK)细胞是淋巴细胞的一个亚群，起非特异性细胞免疫作用。通常认为，NK细胞在肿瘤早期发挥作用，是机体对抗肿瘤的第一道防线。NK 细胞对靶细胞的杀伤作用不受 MHC 分子限制，不依赖抗体，因而称为自然杀伤细胞。NK 细胞识别靶细胞的机制近来有所阐明。NK 细胞识别靶细胞表面的 MHC－Ⅰ类分子结合的抗原多肽，这种识别对 NK 细胞杀伤活性产生抑制作用，从而避免对自身正常细胞的杀伤。而肿瘤细胞的 MHC－Ⅰ类分子常常是表达下调的，或者 MHC－Ⅰ类分子表面提呈的抗原有所改变，因而激活 NK 细胞的杀伤活性。NK 细胞具有 IL－2 受体，可在 IL－2 刺激下发生增殖反应，其杀伤效率大大提高。

3. 抗原提呈细胞 抗原提呈细胞（Antigen－presenting cell，APC）是一大类免疫细胞，至少包括树突状细胞（Dendritic cell，DC）、B 细胞、巨噬细胞等，它们表面组成性的 MHC－Ⅱ类分子，能够向 Th 细胞提呈抗原。免疫反应的产生首先是由 APC 捕获抗原，经加工处理后将抗原信息传递给淋巴细胞，从而诱发特异性免疫应答。因此，APC 是机体免疫反应的首要环节，能否进行有效的抗原提呈直接关系到免疫激活的诱导能否实现。DC 是目前已知的机体内最强的专职性 APC，因其成熟时伸出许多树突样或伪足样突起而得名。有别于其他 APC，DC 最大的特点是能够显著刺激初始型（Naive）T 细胞增殖，因此 DC 是机体免疫反应的始动者，在免疫应答的诱导中具有独特的地位。

（二）体液免疫

1. 抗体 最初仅仅是偶尔发现肿瘤患者血清中能检测到肿瘤反应性的免疫球蛋白（抗体），这提示体液免疫可能在肿瘤免疫中具有一定的作用。现在已有更多的技术能够更灵敏地检出肿瘤患者体内存在的肿瘤反应性抗体，这使我们了解到肿瘤反应性抗体并不少见。这些抗体识别的肿瘤抗原也多种多样，可以是肿瘤细胞表面的膜抗原，也可能是肿瘤细胞胞质或者核蛋白。B 细胞是机体内唯一能产生抗体的细胞。B 细胞除能够作为 APC 处理提呈抗原给 T 细胞的协助细胞之外，也能在相应抗原刺激下或 T 细胞辅助下活化增殖并分化为浆细胞，产生免疫球蛋白。抗体具有识别相应抗原的高度特异性和高度亲合性，但其本身并无直接杀伤活性。一般，抗体通过几种方式杀伤肿瘤细胞。①抗体依赖细胞介导的细胞毒作用：抗体与肿瘤细胞表面抗原结合后，通过其抗体分子 Fc 段与免疫效应细胞的 Fc 受体结合而激活效应细胞，包括巨噬细胞、NK 细胞等，最终裂解破坏肿瘤细胞。②补体介导的细胞溶解作用：细胞毒性抗体和某些 IgG 亚类与肿瘤细胞结合，可激活补体系统而溶解肿瘤细胞。③抗体使肿瘤细胞的黏附特性改变或丧失：抗体与肿瘤抗原结合后，可修饰其表面结构，使肿瘤细胞黏附特性发生改变甚至丧失，有助于控制肿瘤细胞的转移生长。抗体可封闭肿瘤细胞上的某些受体，从而抑制肿瘤细胞生长。

2. 细胞因子 此类细胞因子包括白介素、干扰素、肿瘤坏死因子及各种造血相关细胞因子等。它们主要通过复杂的方式调节免疫系统，发挥非特异性抗肿瘤效应。

三、肿瘤免疫耐受机制

免疫系统能够对体内发生的某些肿瘤提供监视功能，特别是那些由致瘤病毒引起的肿瘤。但是，免疫系统识别外源性病原微生物的能力远远高于自发性肿瘤细胞。前已述及，许多肿瘤患者并没有因为免疫系统的监视功能而防止肿瘤发生。肿瘤的发生可能反映了免疫监视功能的缺陷，在肿瘤的演进中免疫应答能够被检测到，但这种应答常常是无效的。肿瘤免疫学的一个重大问题就是力图阐明肿瘤细胞是如何逃逸机体免疫功能的，以及如何能够改进方法诱导出有效的免疫应答。

目前，很多研究结果提示肿瘤细胞可能是被免疫系统长久忽视的免疫赦免组织，这种免疫赦免一方面可能是肿瘤细胞通过多种主动或被动诱导机制获得的，另一方面，机体免疫系统也表现出一些相应的功能“缺陷”。许多因素影响肿瘤免疫耐受，但大致归结为肿瘤因素和机体因素。

（一）肿瘤因素

肿瘤细胞是一种能不断表达“异常”抗原的机体自身组织细胞。肿瘤免疫耐受是肿瘤细胞逃避机体免疫系统监控的主要机制之一。导致肿瘤免疫耐受的因素较多而且复杂，但主要原因可能是由于肿瘤细胞缺乏一种或多种成分，导致其免疫原性低下，而这些成分是有效刺激机体免疫系统所必需的。

（1）肿瘤抗原的封闭、隔离与表达下调，肿瘤细胞可释放可溶性抗原分子，这些游离抗原与抗肿瘤抗体结合成复合物，复合物可通过抗体的Fc段与淋巴细胞及NK细胞等Fc受体结合，封闭Fc受体从而妨碍ADCC效应。肿瘤细胞表面通常比正常细胞表达更多的糖脂和糖蛋白，导致其表面肿瘤抗原被糖分子所遮蔽，成为隐匿抗原，使免疫细胞无法识别肿瘤抗原。此外肿瘤细胞还能通过下调或关闭相应的肿瘤抗原而逃避机体免疫系统的识别，这是针对肿瘤的免疫治疗所要面对的一个重要问题。

（2）MHC分子的低表达，通过免疫组化检测及分子生物学技术分析，组织样本及培养的肿瘤细胞表面MHC分子表达有不同程度的下降，且MHC分子的表达似乎与肿瘤的恶性程度成负相关，分化差的肿瘤细胞表达更弱，转移灶的肿瘤细胞最弱甚至消失。另外，绝大部分肿瘤细胞均不表达MHC－Ⅱ类分子，也就不能有效地激活Th细胞。

（3）共刺激分子的缺乏，共刺激分子B7主要表达在活化的B细胞表面，在DC细胞上也有表达，但在肿瘤细胞表面的表达缺失。T细胞膜上CD28与配体B7结合为启动T细胞的活化提供第二信号。肿瘤细胞由于缺乏共刺激分子B7，因而不能激活T细胞，导致了T细胞免疫无应答，这就是许多免疫功能正常的宿主机体不能有效地清除体内有免疫原性的肿瘤的主要原因。此外，肿瘤细胞可能还缺乏其他共刺激分子，如ICAM－1、IFA－3、VCAM－1或HSA。

（4）肿瘤细胞Fas－FasL功能异常，Fas及FasL属于肿瘤坏死因子受体和配体家族成员之一。Fas和FasL结合（Fas－FasL）能传递死亡信号，诱导表达Fas的细胞凋亡。肿瘤免疫逃逸常涉及肿瘤细胞Fas－FasL功能异常。肿瘤细胞高表达FasL，而Fas不表达或低表达，因而肿瘤表现出对免疫效应细胞致死效应的抵抗和利用FasL进行“反击”的能力。肿瘤细胞抗拒Fas－FasL介导的凋亡不仅普遍存在，而且可能是肿瘤进展的基础。这种抗拒能力的获得涉及肿瘤细胞Fas－FasL信号调节通道及编码基因的异常改变。

（5）肿瘤细胞可以利用免疫检查点信号来抑制免疫细胞的活性。例如，肿瘤细胞可以过度表达PD－L1，这是一种与PD－1受体相互作用的蛋白质，从而阻止T细胞攻击肿瘤细胞。

（6）肿瘤细胞分泌免疫抑制因子，肿瘤细胞可自分泌或诱导邻近炎症细胞释放一些抑制性细胞因子，这可能也是肿瘤免疫耐受的一个重要原因。TGF－β是细胞毒性T细胞分化的潜在抑制因子，还能抑制一些重要的免疫调节细胞因子如IL－2和IL－12的产生，并阻断这些细胞因子启动的信号传导。多种肿瘤细胞能自分泌IL－10，IL－10对多种免疫指标有抑制效应，对于抗肿瘤免疫反应的起动和维持有很大的负性作用。

（二）机体因素

研究表明肿瘤患者外周血获得的DC细胞，其抗原提呈功能往往有障碍，表明肿瘤患者的DC在从骨髓释放到体内的成熟过程中受到了机体内某些因素的干扰而削弱了对肿瘤抗原的提呈作用。CD8＋CTL杀伤活性是有效抗肿瘤免疫反应的关键，而CD4＋T细胞对CTL的功能起着重要的调节作用。Th1细胞能产生或促进抗肿瘤免疫反应，而Th2细胞分泌的细胞因子有削弱或抑制免疫反应的作用。Th细胞异常极化可能也是肿瘤细胞免疫耐受的重要原因。肿瘤微环境中的某些细胞，如调节性T细胞（Treg）和抑制性髓系细胞，也可以抑制活化的免疫细胞，从而削弱免疫应答。

肿瘤免疫耐受是一个极其复杂的过程，对于不同的肿瘤或同一肿瘤的不同发展阶段，其免疫耐受的机制可能不尽相同。但是，肿瘤细胞的免疫耐受不是绝对的，在某些情况，这种免疫耐受是可以被打破的。如有发现人体淋巴细胞在鼻咽癌的微环境内能直接杀伤肿瘤细胞。这种免疫耐受的相对性为肿瘤免疫治疗提供了可能性。

肿瘤的免疫生物治疗就是建立在上述的肿瘤免疫学的基础上，利用机体对肿瘤细胞在一定状态下能打破免疫耐受，通过机体免疫系统杀伤清除肿瘤细胞，达到治疗肿瘤的目的。肿瘤的免疫治疗是具有潜力的抗肿瘤手段。为了克服肿瘤抗原免疫原性较弱以及存在肿瘤免疫耐受问题，已经提出了许多治疗的策略。大致来说，肿瘤的免疫治疗可以分为两大类，非特异性免疫治疗和特异性免疫治疗。前者通常是指采用非特异性的免疫刺激物和细胞因子等治疗。后者主要包括肿瘤疫苗、过继性细胞治疗和单克隆抗体治疗。以下简要介绍这几类治疗方式。由于目前对脊柱肿瘤的免疫治疗研究还很有限，本章内容并不囿于脊柱肿瘤而是包括实体肿瘤（其中很多实体肿瘤均为脊柱转移性肿瘤常见的原发性肿瘤）。这些免疫治疗的原理和策略对于脊柱肿瘤而言是通用的。随着这些治疗方式的发展和成熟，相信这些治疗方式将很快应用于脊柱肿瘤的治疗。以下介绍的肿瘤免疫治疗方式对于脊柱肿瘤的治疗将会有好的借鉴意义。

第三节　脊柱肿瘤的免疫治疗

脊柱肿瘤包括脊柱原发性肿瘤和脊柱转移性肿瘤，脊柱原发性肿瘤包括骨肉瘤、软骨肉瘤、骨髓瘤、尤因肉瘤和脊索瘤等。脊柱转移性肿瘤常见的有乳腺癌、肺癌、结直肠癌、前列腺癌、膀胱癌、肾癌等转移到脊柱的肿瘤。脊柱转移性肿瘤的局部治疗以双膦酸盐/地舒单抗、放疗、介入、手术为主要治疗手段，这类患者在使用免疫抑制剂时多为针对全身的系统性治疗。这里我们将重点介绍脊柱原发性肿瘤的免疫治疗现状。

脊柱肿瘤的免疫治疗是一种相对较新但备受关注的领域，脊柱肿瘤的免疫治疗仍然在研究和实验阶段，临床应用相对较少。脊柱是一个重要而复杂的解剖结构，治疗脊柱肿瘤涉及许多挑战，包括药物递送、免疫细胞在脊柱区域的浸润等。因此，对于脊柱肿瘤免疫治疗的进一步研究和临床试验仍然是必要的，以确定最佳的治疗策略并评估其安全性和有效性。目前临床上应用的肿瘤免疫治疗方法主要包括免疫检查点抑制剂治疗、细胞治疗等。

一、免疫检查点抑制剂治疗

免疫检查点抑制剂可以阻止肿瘤细胞利用免疫检查点来逃避免疫系统的攻击，从而增强免疫系统的攻击能力。已有多个免疫检查点相关药物获批用于多种恶性肿瘤的治疗，如程序性死亡受体1（PD－1）/程序性死亡配体1（PD－L1）抑制剂、CTLA－4抑制剂等。

（一）PD－1/PD－L1抑制剂

PD－1/PD－L1抑制剂的原理是通过切断肿瘤细胞与T细胞之间的PD－1/PD－L1信号通路，解除T细胞对肿瘤细胞的功能抑制状态，从而发挥肿瘤免疫效应，杀死肿瘤细胞。具体来说，PD－1/PD－L1是存在于细胞表面的蛋白质。在癌症患者体内，肿瘤细胞上的PD－L1与T细胞上的PD－1之间的相互作用降低了T细胞功能信号，从而阻止免疫系统攻击肿瘤细胞。阻断PD－L1与PD－1之间的信号通路可以防止肿瘤细胞以这种方式逃避免疫系统，从而增强免疫系统对肿瘤细胞的攻击能力。

PD－1/PD－L1抑制剂已经被广泛应用于多种肿瘤的治疗，包括晚期黑色素瘤、非小细胞肺癌、肾细胞癌、膀胱癌、霍奇金淋巴瘤等。这些药物通过解除T细胞的抑制状态，增强免疫系统对肿瘤细胞的攻击能力，从而达到治疗癌症的效果。然而，PD－1/PD－L1抑制剂也可能引起一些免疫相关的不良反应，包括自身免疫性疾病和全身各个系统的不良事件。

1. 脊索瘤　手术和放、化疗仍然是脊索瘤的主要治疗手段，免疫检查点抑制剂在复发或进展期的难治性脊索瘤中不断探索并取得一定的疗效。在一项针对34名脊索瘤患者使用派姆单抗单药治疗的Ⅱ期临床试验研究中，3名患者达到了部分缓解，中位无进展生存期9个月，总生存期达1年的患者达到了87%，后续治疗效果在持续更新。在另一项度伐利尤单抗联合替西木单抗（Tremelimumab）治疗脊索瘤患者的Ⅱ期临床试验中，对5名患者进行了疗效评估，其中1名患者达到了部分缓解、3名患者达到了疾病稳定、另外1名患者出现了疾病进展。

免疫检查点抑制剂联合抗血管生成药物是脊索瘤治疗的一个重要研究方向，如信迪利单抗联合安罗替尼（Anlotinib）的临床试验尝试在脊索瘤的治疗中给患者带来新的选择。还有多个PD－1抑制剂在开展复发和进展期脊索瘤治疗的早期临床试验，期待这些临床试验的结果能够为这些患者带来更好的疗效和选择。

PD－1/PD－L1抑制剂治疗脊柱原发性肿瘤的不良反应与其他肿瘤相似，如派姆单抗单药治疗脊柱原发性肿瘤的Ⅱ期临床试验研究中主要观察到结肠炎、心肌炎、肺炎和全垂体功能减退症等；度伐利尤单抗联合替西木单抗治疗脊索瘤的Ⅱ期临床试验中观察到的不良反应包括干燥综合征、斑丘疹和瘙痒等。

2. 骨肉瘤和尤因肉瘤　PD－1/PD－L1抑制剂在尤因肉瘤中的治疗效果并不理想，骨肉瘤对免疫检查点抑制剂的整体疗效略好于尤因肉瘤，但是治疗效果比较有限。目前开展中的临床试验也比较有限，其中SARC028是在美国开展的一个多中心的Ⅱ期临床研究，研究使用派姆单抗（Pembrolizumab）对40例骨肉瘤患者进行了治疗，其中有2例（5%）有客观反应，包括22例骨肉瘤患者中的1例（5%）和5例软骨肉瘤患者中的1例（20%），13例患者尤因肉瘤均无客观反应。另一项联合使用纳武利尤单抗（Nivolumab）和伊匹单抗（Ipilimumab）的Ⅰ/Ⅱ期临床研究中发现，联合使用较单药能够明显改善肿瘤的反应率，后期研究结果值得期待。

大量的基因组改变和突变是骨肉瘤的一个特征，这个特征通常为免疫治疗有效的提示，但是，迄今为止，免疫检查点抑制剂尚未在骨肉瘤临床试验中证明有效。研究人员发现，骨肉瘤中免疫细胞浸润到肿瘤中的程度通常低于其他类型的肿瘤。目前针对特定基因的靶向治疗可能会改善骨肉瘤的免疫微环境，免疫治疗联合靶向治疗也成为骨肉瘤治疗的方向。另外，通过了解肿瘤基因组学与免疫反应之间的相互作用，我们也可以更好地识别出更可能受益于免疫疗法的骨肉瘤患者。

3. 脊柱转移性肿瘤　在脊柱转移性肿瘤常见的原发性肿瘤中，如乳腺癌、肺癌、肾癌、前列腺癌等癌种中，PD－1/PD－L1抑制剂已经明确了治疗效果，在各类肿瘤治疗指南中有使用推荐。这些患者在接受全身治疗的过程中，除了原发灶能够得到治疗益处，转移灶也不同程度得到控制和缓解，包括骨转移灶，但是针对骨转移的疗效存在一定的差异。

在免疫检查点抑制剂治疗非小细胞肺癌的预后中，骨转移患者的疗效往往更差。在多数文献的报道中，无论是单独使用免疫检查点抑制剂还是与其他药物联合使用，骨转移患者的所有预后指标（如无进展生存期、总生存期和客观缓解率）均显著降低。但是也有研究显示，在伴有和不伴有骨转移的晚期非小细胞肺癌患者中，未观察到纳武利尤单抗治疗的中位无进展生存期存在差异。有趣的是，在另一项晚期非小细胞肺癌的研究中，骨转移降低了免疫检查点抑制剂治疗的有效性，姑息性放疗和双膦酸盐均不能改善患者的生存期。然而，当免疫检查点抑制剂联合化疗或抗血管生成治疗时，有和无骨转移患者的中位无进展生存期和总生存期并无差异。

单药治疗和联合治疗对晚期肾细胞癌患者均显示出令人振奋的治疗效果，但与非小细胞肺癌相似，免疫检查点抑制剂治疗对肾细胞癌骨转移患者的预后意义不一致。尽管骨转移是肾细胞癌的不良预后因素，但免疫检查点抑制剂为骨转移的肾细胞癌患者提供了希望。对于肾细胞癌的骨转移，免疫检查点抑制剂联合其他治疗似乎比免疫检查点抑制剂单药治疗能取得更好的效果。

骨是前列腺癌转移最多的部位，在去势抵抗性前列腺癌患者中骨转移发生率甚至达到90%，免疫检查点抑制剂在去势抵抗性前列腺癌患者中似乎未获得令人满意的疗效。对于骨转移患者，结果更令人失望，在接受伊匹单抗治疗的去势抵抗性前列腺癌患者的Ⅲ期临床试验中，骨转移患者的病情出现恶化。免疫检查点抑制剂的疗效不佳可能是由于前列腺癌在免疫学上被归类为“冷肿瘤”。然而，使用PD－1抑制剂对去势抵抗性前列腺癌患者进行精准治疗的可能性已经出现。已发现PD－1抑制剂帕博利珠单抗可能对微卫星高度不稳定的去势抵抗性前列腺癌患者有较好的疗效。也有临床试验评估了CTLA－4抑制剂伊匹单抗联合放疗在去势抵抗性前列腺癌患者中的有效性。尽管未显示总生存期的显著获益，但有迹象表明总生存期的风险比随时间降低，值得进一步研究。

骨同样是乳腺癌最常见的转移部位，幸运的是，相较于其他癌种，在所有乳腺癌转移患者中，骨转移患者的生存率相对较高。越来越多的免疫检查点抑制剂在乳腺癌的治疗中确定了治疗地位。然而，目前针对骨转移性乳腺癌免疫治疗的文献寥寥无几，暂时无法明确对于乳腺癌骨转移患者的具体疗效差异和特殊性，期待更多的研究和病例总结给我们带来提示和临床指导。

骨转移性肿瘤是难治性的。对于无法手术的

骨转移患者，免疫治疗可能是有限的希望之一（图 31－3－1）。然而，骨骼是一个特殊的免疫部位，具有独特的免疫抑制微环境。能够在骨中种植的肿瘤可能是异质性的，甚至可以反过来影响骨内免疫微环境。对骨转移性肿瘤的免疫检查点抑制剂治疗进行研究很值得关注。同时，寻找新的生物标志物预测免疫检查点抑制剂治疗骨转移性肿瘤的疗效，将为晚期癌症患者的术前新辅助治疗和术后治疗提供参考。

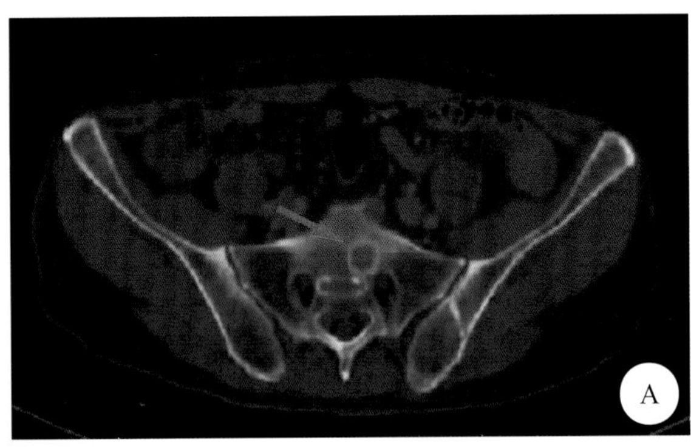

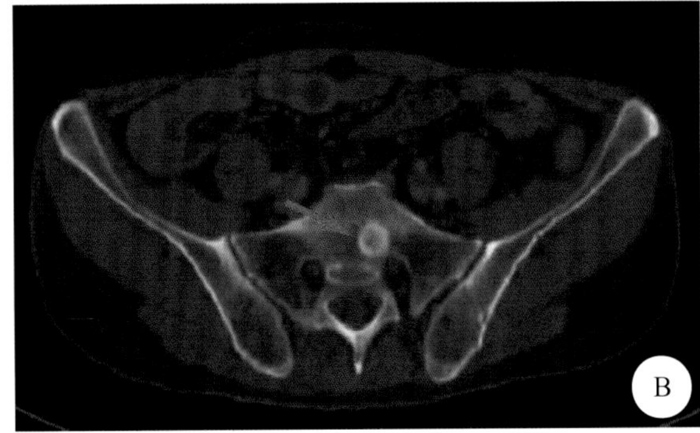

图 31－3－1　男性，67 岁，肺大疱神经内分泌癌骶椎转移（箭头所示）

A. 免疫治疗（PD－1 抑制剂）前；B. 免疫治疗（PD－1 抑制剂）2 个周期后，成骨性改变

（二）CTLA－4 抑制剂

CTLA－4（细胞毒性 T 细胞相关抗原－4）是一种免疫调节分子，它在调控免疫系统中的活性起着重要作用。CTLA－4 主要通过负调控免疫反应来抑制 T 细胞的活性，以维持免疫系统的平衡。当机体内 T 细胞被激活后，CTLA－4 会被表达在 T 细胞表面。CTLA－4 可以与 CD80 和 CD86 结合，竞争性地与 CD28 争夺这些分子的结合位点。当 CTLA－4 与 CD80/CD86 结合时，它发出抑制信号，导致 T 细胞的活化被抑制。因此，CTLA－4 的作用是负调控免疫反应，防止 T 细胞过度活化。这对于维持免疫系统的平衡和避免过度免疫反应非常重要，以防止自身免疫疾病和组织损伤。

CTLA－4 的负调控作用是一种自身调控机制，但在某些情况下，它可能被肿瘤细胞或其他免疫逃逸机制滥用，导致抗肿瘤免疫应答受到抑制。因此，CTLA－4 抑制剂（如伊匹单抗）已被开发用于肿瘤免疫治疗，以抑制 CTLA－4 的作用，释放 T 细胞免疫抑制，从而增强抗肿瘤免疫反应。这种免疫治疗方法已在一些肿瘤类型中取得了显著的成功。

目前 CTLA－4 抑制剂在骨肿瘤（包括骨原发性和转移性肿瘤）中的应用还在研究和临床试验的阶段，因此其疗效和安全性仍需要进一步验证。CTLA－4 抑制剂很少单独用于骨肿瘤的治疗，多数情况下，CTLA－4 抑制剂和 PD－1/PD－L1 抑制剂联合使用，以提高疗效，相应的内容已在 PD－1/PD－L1 抑制剂部分提及。

（三）其他免疫检查点抑制剂

除了熟知的 PD－1/PD－L1 靶点、CTLA－4 靶点，越来越多免疫检查点如 LAG－3、TIM－3、TIGIT 等靶点相关的研究也成为热点。这些靶点目前多数处于临床试验阶段，覆盖的瘤种有限，暂时没有针对脊柱肿瘤的研究和应用，但是随着这些药物的不断研发，相信未来会在脊柱肿瘤的应用中发挥作用。

1. LAG－3（淋巴细胞激活基因－3）　是一个重要的免疫检查点蛋白，主要表达在活化的 T 细胞、NK 细胞、B 细胞等，通过与 MHC－Ⅱ类分子结合，下调 T 细胞活性。百时美施贵宝公司研发的瑞拉利单抗联合纳武利尤单抗获批上市用于黑色素瘤的治疗，成为全球首款上市的 LAG－3 抑制剂，另外还有几十个以 LAG－3 为靶点的抑制剂在研发中。

2. TIM－3（T 细胞免疫球蛋白－3）　通常与 T 细胞耗竭和免疫耐受有关，TIM 家族由 TIM1～8 八个成员组成，其中 TIM1、TIM3 和 TIM4 在人类中发现。目前有近 20 种针对 TIM－3 靶点的抑制剂在临床研究中，诺华制药公司研发的 MBG－453 和葛兰素史克公司研发的 TSR－022 以及正大天晴公司研发的 TQB2618 等进展相对较快。

TIGIT靶点是脊髓灰质炎病毒受体/Nectin家族的成员，一旦与肿瘤细胞表面高表达的CD155配体结合，会抑制T细胞对肿瘤细胞的杀伤功能，造成肿瘤细胞免疫逃逸。目前也有10余种针对TIGIT靶点的抑制剂在临床研究阶段，多款药物都以进行到Ⅲ期临床试验，临床试验的结果很值得期待。

其他针对ICOS靶点、BTLA靶点、VISTA靶点、B7－H3靶点、ILDR－2靶点等，均有相应的药物在开展临床试验，基于免疫治疗靶点研发的药物前景广阔，随着医学基础研究的深入和制药技术的发展，相信未来会有更多药物加入肿瘤免疫治疗中。

二、细胞因子治疗

（一）非特异性免疫刺激物治疗

最早应用的免疫刺激物是Coley毒素（多种细菌毒素混合物），此后发展了多种非特异性免疫刺物剂，如卡介苗（BCG）、棒状杆菌、细胞壁骨架（CWS）、内毒素、脂质A、海藻糖、胸腺素、OK432、KLH（Keyho lelimpet hemocyanin）、左旋咪唑等。其中最成功、应用最广泛的是BCG。临床上比较有代表性一个应用是膀胱内灌注BCG治疗膀胱癌。一项Meta分析的结果证实膀胱内灌注BCG治疗膀胱癌，其疗效超过很多化疗药物如噻替哌、阿霉素和丝裂霉素等。而在噻替哌和丝裂霉素治疗失败的患者中，仍能取得50%以上的完全缓解率。另一较为成功的应用是左旋咪唑联合5－氟尿嘧啶（5－Fu）治疗Dukes C期结肠癌，其5年生存率增加15%～17%、死亡率降低33%。这类治疗方法目前只用于有限的癌种，其在脊柱肿瘤中的应用还有待相应临床试验的开展。

（二）细胞因子治疗

细胞因子是一种小分子蛋白（＜80kDa），由淋巴细胞、单核巨噬细胞等免疫活性细胞和相关细胞如成纤维细胞、内皮细胞等产生，能通过自分泌或旁分泌调节细胞状态，在抗肿瘤免疫反应的诱导、效应与维持中起重要作用。一般认为，细胞能通过以下机制发挥抗肿瘤效应：

（1）抑制肿瘤细胞的生长，促进分化。

（2）调节机体的免疫应答。

（3）对肿瘤细胞的直接毒性作用。

（4）抑制肿瘤新生血管生成。

（5）刺激造血功能，促进骨髓功能恢复。

自20世纪80年代基因工程可大量生产细胞因子以来，多种细胞因子进入了临床试用，如IL－2、IFN、GM－CSF、IL－4、IL－6、IL－12、TNF－α等，其中IL－2及IFN－γ应用最为广泛。

（1）IL－2：IL－2是由单个核细胞或T细胞在抗原刺激下产生。IL－2的生物学作用复杂，包括刺激活化的T细胞生长和分化，增强T细胞的杀伤活性；刺激白血病细胞的增殖和产生免疫球蛋白，促进B细胞表达IL－2受体；刺激单核巨噬细胞的细胞毒活性；促进NK细胞增殖，增强NK细胞的杀伤活性；体外扩增和激活LAK细胞和TIL细胞所必需；对少突神经胶质细胞也有刺激增生和促进分泌细胞因子的作用。IL－2能通过激活多种免疫活性细胞，如CTL细胞、巨噬细胞、NK细胞、LAK细胞和TIL细胞，并诱导免疫细胞分泌TNF等细胞因子而发挥抗肿瘤作用。

IL－2治疗最敏感的肿瘤是黑色素瘤及肾细胞癌。对IL－2治疗有反应的其他肿瘤有乳腺癌、卵巢癌、结肠癌、小细胞肺癌、淋巴瘤、急性髓性白血病等，但缓解期一般不持久。膀胱癌、肝癌、肉瘤、胰腺癌、神经母细胞瘤、慢性淋巴细胞白血病往往对全身性的IL－2治疗反应差。IL－2在腹腔、胸腔、颅内、肝动脉、膀胱内局部应用对结肠癌、卵巢癌、膀胱癌、间皮瘤、头颈部癌有一定疗效。IL－2对肿瘤细胞无直接的抗肿瘤活性。为提高疗效，也可将IL－2试用于局部治疗，如肿瘤内直接注射、胸腔内注射等。此外，IL－2常被用于联合LAK细胞或TIL细胞的过继性输注细胞免疫治疗，以进一步提升其抗肿瘤效应。

（2）IL－12是另一种较有前景的白介素。IL－12能促进细胞介导的免疫应答，增强NK细胞毒活性，扩增CTL细胞，激活巨噬细胞，在抗肿瘤免疫中可能发挥重要作用。动物实验表明，IL－12具有广谱的抗肿瘤活性，其抗肿瘤活性主要与激活T细胞、增强NK细胞的杀伤活性和TIL的细胞毒作用有关，还通过IFN－γ

间接抑制肿瘤新生血管生成。其毒性小于 IL－2。IL－12 可望在临床得到更广泛的应用。

（3）IFN：IFN 主要由 α、β、γ 三类及亚型组成，具有广泛的调节作用。生物活性主要有诱导细胞抗病毒，调节免疫系统和细胞生长分化等。IFN 治疗恶性肿瘤的作用与以下效应有关：抗增殖效应，诱导细胞分化，上调肿瘤细胞的 MHC 分子表达，降低原癌基因的表达，激活巨噬细胞等。几种干扰素的作用有所不同，IFN－α、IFN－β 具有较强的抗病毒作用，但是免疫调节作用明显比 IFN－γ 弱。IFN－γ 的抗病毒作用较弱，但是可作用于免疫系统的多个环节，是调节免疫系统的主要细胞因子。其主要的作用为上调 MHC 分子的表达和激活巨噬细胞，IFN 可抑制肿瘤细胞增殖，诱导 NK、CTL 等杀伤细胞，协同 IL－2 增强 LAK 活性，上调肿瘤细胞上的 MHC Ⅰ类分子表达，增强对杀伤细胞的敏感性。

大量临床试验显示 IFN－α 治疗毛细胞白血病、慢性髓系白血病，IFN－γ 治疗非霍奇金淋巴瘤、黑色素瘤、肾细胞癌等有一定的疗效。IFN－γ 治疗转移性黑色素瘤及肾细胞癌的有效率多为 10％～20％，高危黑色素瘤患者在手术后较长期使用 IFN－γ 可延长生存期。

（4）TNF：TNF 包括 α 和 β 两型，其中 α 型由激活的单核巨噬细胞产生，而 β 型由活化的 T 细胞产生。TNF 具有广泛的生物学活性，具有抗肿瘤、调节免疫效应细胞、调节机体代谢及诱导细胞分化、刺激细胞生长、诱导细胞抗病毒等多种生物学活性。然而全身应用 TNF－α 的临床试验结果令人失望，疗效低，且可引起严重的不良反应。TNF－α 局部应用，包括局部灌注、肿瘤部位直接注射、腹腔内注射、胸腔内注射、膀胱内滴注、动脉内注射等对一些肿瘤有效，表明局部高浓度的 TNF－α 具有较好的抗肿瘤作用。TNF－α 最成功的应用是隔离式肢体灌注治疗肉瘤及黑色素瘤，另外经腹腔注射治疗恶性腹水有较好的疗效，包括卵巢癌、胃癌、胰腺癌、子宫内膜癌、乳腺癌、肝癌等。在肿瘤部位直接注射 TNF－α 治疗胃肠道腺癌、肝癌、颅内胶质细胞瘤、黑色素瘤、非霍奇金淋巴瘤、软组织肉瘤、头颈部鳞癌、小细胞肺癌、卡波西肉瘤等的有效率为 0～50％，其中以卡波西肉瘤的疗效最为显著。

（三）细胞因子基因治疗

由于全身应用细胞因子不良反应较大、失效快、在肿瘤局部的浓度低、疗效差，近年很多研究试采用基因治疗的方式，将细胞因子基因经不同载体导入体内，以使其在肿瘤局部小量缓慢释放，从而增加疗效，减少全身不良反应。这类疗法目前仍处于临床前研究阶段。细胞因子基因治疗方式还处于摸索阶段，还有很长的路要走。

细胞因子在肿瘤治疗中的应用一直是免疫治疗领域的重要研究方向之一。细胞因子的肿瘤治疗前景仍在广泛研究中，包括寻找更安全和有效的制剂、开发针对特定肿瘤类型的个体化治疗方案，以及探索与其他免疫治疗方法（如免疫检查点抑制剂和 CAR－T 细胞治疗）的联合应用。此外，研究人员还在努力理解免疫细胞因子如何与肿瘤微环境相互作用，以进一步优化治疗策略。总体来说，细胞因子在各种肿瘤治疗中仍然是一个活跃的研究领域，未来有望发展出更多有前景的治疗方法，以提高患者的生存率和生活质量。

第四节　脊柱肿瘤的细胞治疗

细胞治疗是一种新兴的肿瘤治疗方法，是肿瘤治疗领域的一个重要且不断发展的方向，其应用前景广阔。近年来，随着免疫治疗的发展，细胞治疗在肿瘤治疗中的应用也越来越受到关注。目前，细胞治疗在肿瘤治疗中的进展主要集中在免疫治疗方面（过继性细胞免疫治疗），包括肿瘤浸润淋巴细胞（TILs）、工程化 T 细胞（TCR－T）、CAR－T 细胞治疗等。过继性细胞免疫治疗是通过输注具有抗肿瘤活性的免疫细胞达到治疗肿瘤目的的一种治疗方式。通过这种治疗方式，肿瘤患者被动输入具有特异性或非特异性抗肿瘤活性的免疫细胞，直接或间接地增强及修复机体免疫功能，从而清除肿瘤细胞。自 20 世纪 80 年代美国学者 Rosenberg 最先应用 LAK 细胞治疗肾细胞癌以来，过继性细胞免疫治疗已经成为肿瘤生物治疗中极为活跃的领域之一。

一、淋巴因子活化的杀伤细胞治疗

淋巴因子活化的杀伤（Lymphokine－activated killer，LAK）细胞是一群在体外经过IL－2诱导活化的淋巴细胞，具有广谱抗肿瘤活性，对肿瘤细胞的杀伤不受MHC分子限制。LAK细胞的前体细胞主要是NK细胞和具有类似NK细胞活性的部分T细胞。LAK细胞与肿瘤细胞接触后，释放细胞毒颗粒及穿孔素等活性物质。穿孔素在钙离子作用下在肿瘤细胞膜表面形成跨膜通道，导致肿瘤细胞液体外渗而杀伤细胞。LAK细胞治疗对肾细胞癌、黑色素瘤、结直肠癌、非霍奇金淋巴瘤等免疫原性强的肿瘤有一定疗效。然而由于机体内LAK前体细胞杀伤力有限，LAK细胞在临床工作取得的疗效有限。一项前瞻性临床研究采用随机对照比较了LAK细胞联合高剂量IL－2与单用IL－2治疗晚期实体肿瘤的疗效，结果发现联合LAK细胞后并不提高IL－2治疗的效果。有研究将LAK细胞进一步改造，比如将LAK细胞与植物血凝素（Phytohaemagglutinin，PHA）和IL－2用于产生自体刺激淋巴细胞，通过体外实验证实自体刺激淋巴细胞在体外对所有靶点的杀伤作用都比LAK强。目前LAK细胞治疗肿瘤在临床上非常有限，没有大规模的临床试验，在骨肿瘤中的应用尚未见临床试验及病例报道。

二、肿瘤浸润淋巴细胞治疗

与LAK细胞相比，T细胞数量更多，体内寿命更长，能特异性杀伤肿瘤细胞，在肿瘤的过继性细胞免疫治疗方面更具有优势。从浸润在肿瘤间质中分离纯化出的淋巴细胞称为肿瘤浸润淋巴（Tumor infiltrating lymphocyte，TIL）细胞，在体外经IL－2激活后大量扩增，对自身肿瘤细胞具有很强的特异杀伤活性。TIL细胞的前体细胞主要浸润于肿瘤间质的CD4＋和CD8＋T细胞，小部分浸润于MHC非限制性T细胞和NK细胞。TIL细胞治疗已用于黑色素瘤、肾细胞癌、卵巢癌、乳腺癌等实体肿瘤的治疗，其中疗效较好的是黑色素瘤和肾细胞癌。Rosenberg报道用TIL细胞治疗86例转移性黑色素瘤患者，有效率可达34%，且不良反应少。也有报道将TIL细胞用于非小细胞肺癌患者的术后辅助化疗，3年生存率及局部控制率均优于常规化疗组。

骨肿瘤的TIL细胞治疗同样是通过分离患者肿瘤组织内的TIL细胞，在体外扩增后回输至患者体内，以达到杀伤肿瘤细胞的目的。在骨肉瘤治疗方面，原启生物开展了一项研究编号为ChiCTR1900026789的、针对肺转移骨肉瘤的临床研究，该研究入组了12例青少年骨肉瘤肺转移Ⅳ期的受试者，这些受试者在接受手术、化疗、靶向治疗和PD－1抑制剂等多种治疗后病情仍然进展，且已无有效治疗手段，这些受试者接受了原启生物Ori® TIL－001细胞治疗。在2021年CSCO学术年会上，该临床研究的进展首次公开，并获得了与会专家的高度评价，在已回输的12名受试者中，11例受试者评估为疾病稳定，其中6人达4个月以上疾病稳定，中位无疾病生存期为3.5个月，中位总生存期为7.9个月。

截至目前，针对骨肿瘤的TIL细胞治疗在临床试验中取得了一定的进展，展示了潜在的治疗效果，在晚期患者治疗中是令人鼓舞的。后期会进一步探索联合其他免疫疗法，以突破TIL细胞在骨肉瘤等适应证的治疗效果。然而，这些研究仍处于初步阶段，需要进一步的临床试验来验证其安全性和有效性。

三、基因修饰的T细胞

淋巴细胞清除后过继回输TIL细胞在临床研究中取得令人鼓舞的结果。但在体外扩增培养大量的肿瘤反应性TIL细胞仍然技术难度大，费时费力。在临床工作中，大约只有一半患者的肿瘤组织中来源的淋巴细胞能培养出足够数量的TIL细胞。分子生物学技术的快速发展，为解决这个难题提供了新的机会。T细胞主要靠细胞表面的T细胞受体（T cell receptor，TCR）特异性识别靶细胞。以下举例说明其原理。研究人员从对肿瘤抗原MART－1呈高反应性的T细胞中克隆获得其TCR基因片段（包括α和β两个亚基），将基因片段装入逆转录病毒载体。将病毒载体体外大量转染T细胞群落，即将MART

−1高反应性TCR广泛转移到各个T细胞中，使各T细胞都获得对MART−1的特异性识别能力。研究表明，通过这种方法能使超过50%的体外培养T细胞获得外源基因。经过基因修饰的T细胞与表达MART−1肿瘤细胞共培养时，能分泌高水平的IFN−γ和GM−CSF，表明已经获得对MART−1的高反应性。通过相同的方式，研究人员也得到对抗原肽gp100高反应的T细胞群落。临床研究显示，从17例转移性恶性黑色素瘤患者外周血分离得到单个核细胞（主要是淋巴细胞），经过上述的基因转染修饰后，回输到患者体内。结果观察到回输的淋巴细胞能在体内持续存在超过2个月，其水平超过淋巴细胞总数的10%。其中有2例患者过继回输的细胞在回输1年后仍能被检测到。

目前，进行TCR−T细胞治疗临床试验的肿瘤类型有黑色素瘤、滑膜肉瘤、直肠癌、食管癌和骨髓瘤等。2015年，美国科研和医疗团队开展了NY−ESO−1特异性TCR−T细胞治疗研究。在经治疗的多发性骨髓瘤患者中，80%的患者出现较好的临床应答，其中70%的患者达到完全或接近完全应答，平均无进展生存期达到19个月。另外，TCR−T细胞治疗在黑色素瘤、消化道肿瘤、滑膜肉瘤等癌种开展了相应的临床试验。靶向抗原的HLA−A2限制性、治疗靶点单一和临床使用的安全性是TCR−T细胞治疗存在的主要问题。

四、CAR−T细胞治疗

CAR−T细胞治疗是一种革命性的免疫疗法，已经获得美国FDA的批准，用于治疗特定类型的血液恶性肿瘤，包括急性淋巴细胞白血病和B细胞淋巴瘤。CAR−T细胞治疗的批准是免疫疗法在癌症治疗中的重要里程碑。目前正在将CAR−T细胞治疗扩展到不同类型的癌症，包括实体肿瘤（如肺癌、乳腺癌和胰腺癌）。CAR−T治疗是一种利用T细胞与嵌合抗原受体结合的过继性细胞免疫治疗。CAR−T细胞能够以一种与MHC无关的方式识别肿瘤抗原。在一些患者中，CAR−T细胞治疗显示出显著的治疗效果，包括完全缓解和长期缓解。CAR−T细胞治疗通常需要根据患者的具体情况进行个体化定制，包括采集患者的T细胞、基因工程改造和治疗监测。CAR−T细胞治疗在癌症治疗中表现出了巨大的潜力，已经在某些领域取得了显著进展。然而，仍然需要继续研究和创新，以解决挑战并扩大其应用范围。

CAR−T细胞治疗在实体瘤应用中首先要选择合适的分子靶点。目前针对骨肿瘤的CAR−T细胞治疗多处于临床前研究阶段，但是针对不同分子靶点的CAR−T细胞治疗以及临床试验，可以为我们对CAR−T细胞治疗骨肿瘤带来一些提示和指导。比如有研究者设计了一款针对ROR1的CAR−T细胞，并在体外试验证实了其对尤因肉瘤具有一定的疗效，针对ROR1靶向的CAR−T细胞治疗尤因肉瘤的临床试验在进行招募，显示出其发展潜力。一项临床前研究证实VEGFR2特异性CAR−T细胞能有效地裂解VEGFR2阳性细胞，并产生有效的抗原特异性脱颗粒反应、细胞因子分泌和增殖反应。针对VEGFR2的CAR−T细胞在多个肿瘤类型中开展了相应的临床试验，如转移性黑色素瘤、上皮癌、肺癌等。这些临床试验的实施，预示VEGFR2也可能是尤因肉瘤中CAR−T细胞治疗的合适靶点，当然这还需要进一步研究VEGF信号通路对尤因肉瘤治疗的作用。

五、细胞治疗的发展

过继性细胞免疫治疗是一个快速发展的领域，研究新进展可谓层出不穷。总的来说，过继性细胞免疫治疗在这几方面可能会有所突破。

（1）患者的预处理，现在采用非清髓性化疗方案，现在也有临床研究在探索采用化疗联合全身照射方式进行清髓性治疗。

（2）细胞过继输注后，需要同时给细胞因子刺激维持其活性，现在常用的是IL−2。随着更多新型的细胞因子陆续被发现，它们可能比IL−2具有更好的生物活性。现在已有研究将这些细胞因子试用于过继性细胞免疫治疗。

（3）除了CTL，其他细胞类型也在临床试用于肿瘤过继性细胞免疫治疗。如采用肿瘤特异性CD4+T细胞回输治疗了一例复发的转移性黑色素瘤患者取得了完全缓解，而且采用这种方式不需要给患者用IL−2，CD4+T细胞回输后能引发体内产生多克隆的抗肿瘤 CD8＋T 细胞活化。

（4）基因治疗是很有前景的治疗方式。用 TCR 转移的方法已经取得一些好的结果。如能将其他的基因转移结合进来，可能取得更好的效果，如免疫增强因子或靶向其他肿瘤抗原的 TCR 分子。

（5）多种肿瘤治疗手段的结合，尤其是细胞治疗和免疫治疗以及肿瘤疫苗的联合应用，这些联合治疗模式会给更多的肿瘤患者带来希望。

第五节　脊柱肿瘤的靶向治疗

靶向治疗是一种精准的肿瘤治疗策略，它与传统的放疗和化疗方法不同，通过精确干预肿瘤细胞生长和扩散的关键分子、通路或信号，以最小化对正常细胞的损害，从而提供更为精准和个体化的治疗。靶向治疗的核心原理是通过干预癌症相关的特定分子或信号通路，阻止或减缓肿瘤细胞的生长和扩散。这些治疗方法通常利用药物、抗体或其他生物分子，直接或间接地干预肿瘤细胞的生物学活性。靶向治疗首先是确定适当的分子靶标。这些分子靶标可以是肿瘤细胞上的蛋白质、受体、酶、基因或信号通路。分子靶标的选择通常基于对癌症生物学的深入理解，包括癌症的驱动因子和细胞信号传导通路。一旦确定了分子靶标，就可以设计和开发具有针对性的药物或治疗物质，以影响这些靶标。这些药物可以是小分子药物、抗体药物、多肽或其他生物分子。它们的设计旨在与目标分子特异性地相互作用，从而影响肿瘤细胞的生物学行为。靶向治疗的关键特点是其高度的精确性。这些治疗方法被精心设计，以确保它们主要影响肿瘤细胞，而对正常细胞的损害最小化。这种精确性有助于减少治疗相关的不良反应，提高患者的生活质量。由于每个癌症患者的肿瘤都具有独特的分子特征，靶向治疗通常是个体化的。医生会根据患者的肿瘤类型、分子标志物和疾病阶段来确定最合适的靶向治疗方案，这确保了治疗的最佳效果。

靶向治疗已经在多种肿瘤类型中得到了应用。例如乳腺癌：一些乳腺癌患者可以接受靶向治疗，如 HER2 阳性乳腺癌患者接受 HER2 抑制剂；肺癌：表皮生长因子受体（EGFR）和间变性淋巴瘤激酶（ALK）靶向治疗已经在肺癌治疗中取得了成功；黑色素瘤：BRAF 抑制剂已经在 BRAF 突变型黑色素瘤中得到批准；慢性粒细胞白血病：针对 BCR－ABL 融合蛋白的靶向治疗改变了慢性粒细胞白血病的治疗方式。除了这些靶向治疗在临床实践中的例子，许多其他肿瘤类型的靶向治疗也正在积极研究中。随着科学家们对癌症生物学的深入理解和新药物的不断开发，靶向治疗的应用前景非常光明。

靶向治疗在脊柱肿瘤中有较好的应用，但也面临着挑战。脊柱肿瘤的异质性和复杂性使得确定适当的分子靶标和开发有效的靶向药物变得更加复杂。此外，许多脊柱肿瘤相对罕见，这可能限制了临床试验的规模。尽管如此，靶向治疗在脊柱肿瘤领域仍然具有巨大的潜力。随着科学家们对脊柱肿瘤生物学的深入理解以及新药物的研发，我们可以期望看到更多针对脊柱肿瘤的靶向治疗方案的出现。这些治疗方法可能会改善患者的生活质量并提高治疗成功的机会。

一、脊索瘤的靶向治疗

脊索瘤对化疗不敏感，临床以手术和放疗为主，靶向治疗在复发转移和难治的脊索瘤患者中有一些临床试验和应用。

1. VEGFR 抑制剂　是一类靶向治疗药物，用于抑制 VEGFR 的活性。VEGFR 在血管内皮细胞上表达，起着调节血管生成和维护的重要作用。通过抑制 VEGFR，这些药物可以干扰肿瘤的新血管形成，从而抑制肿瘤的生长和扩散。常用于脊索瘤的药物包括索拉非尼、舒尼替尼、阿帕替尼等。

在一项索拉非尼治疗脊索瘤患者的Ⅱ期临床试验中，一年的无进展生存率和总生存率分别可以达到 73.0％和 86.5％。一项舒尼替尼治疗 9 例脊索瘤患者的Ⅱ期临床试验中，4 名患者疾病稳定，中位无进展生存期可以达到 12 个月。一项针阿帕替尼治疗脊索瘤患者的Ⅱ期临床试验中，共有 30 名患者参与了该试验，其中 7 名患者达到了客观缓解、25 名患者实现了 18 个月的无进展生存。另外 5 例肺转移患者中有 2 例部分缓解、2 例病情稳定以及 1 例疾病进展。此外，帕唑帕尼和沙利度胺在脊索瘤患者的治疗中也有一定的疗效。

2. PDGFR 抑制剂 通过阻断 PDGF 与 PDGFR 的相互作用，干扰肿瘤细胞的生长、增殖和血管生成，从而抑制肿瘤的生长和扩散。这些药物通常在一些肿瘤类型的治疗中具有一定的疗效，包括一些软组织肉瘤和肾细胞癌等。常见药物包括甲磺酸伊马替尼和达沙替尼。

甲磺酸伊马替尼是脊索瘤治疗中常用的靶向药，相关的临床数据较多，在一项对 181 名患者的回顾性分析研究中，疾病控制率可以达到 75.7%。另一项对 73 名 PDGFR-β 阳性的脊索瘤患者的统计分析中，疾病控制率可以达到 76.7%，其中疾病缓解率可以达到 45.2%。在一项达沙替尼治疗 32 名脊索瘤患者的Ⅱ期研究中，中位无进展生存期为 6.3 个月，6 个月的无进展生存率为 54%，2 年和 5 年总生存率分别可以达到 43%和 18%。

3. EGFR 抑制剂 是能够与 EGFR 受体结合并降低其活性的分子。通过与 EGFR 结合，这些药物可以抑制 EGF 信号传导的开始，从而减少或阻止 EGF 对细胞的影响。EGFR 在多种癌症中过度表达或突变，导致异常的细胞生长和分化。通过使用 EGFR 抑制剂，可以抑制肿瘤细胞的增殖，从而减缓或阻止肿瘤的生长。EGFR 抑制剂种类繁多，如小分子类的厄洛替尼、吉非替尼、阿法替尼、奥西替尼和抗体类的西妥昔单抗、帕尼单抗、尼妥珠单抗等。在部分肺癌患者和头颈肿瘤患者中应用最多。

在脊索瘤中有应用的药物为厄洛替尼和拉帕替尼。在一项使用厄洛替尼治疗脊索瘤的临床研究中，9 名受试者有 2 名患者出现了疾病缓解，5 名患者疾病持续稳定。拉帕替尼是 EGFR 和 HER2 的双特异性抗体抑制剂。在一项拉帕替尼治疗脊索瘤的Ⅱ期临床试验中，18 名受试者中有 6 名患者达到了部分缓解，7 名患者病情持续稳定。

二、骨肉瘤的靶向治疗

骨肉瘤的常规治疗方案主要是手术和化疗，约 30%的局限性骨肉瘤和 80%的转移性骨肉瘤会复发，手术和化疗对复发性骨肉瘤的治疗意义有限。靶向治疗在骨肉瘤的应用仍在探索阶段，许多靶向药物终止于临床试验阶段，多靶点酪氨酸激酶抑制剂的应用为骨肉瘤的治疗打开了新的突破口，但精准靶向治疗还依赖更多的临床证据。目前多种信号通路的靶向抑制剂，包括 mTOR、SRC 激酶家族和 VEGFR 抑制剂，正在进行临床评估，有望改善复发或难治性骨肉瘤患者的预后。以下将根据骨肉瘤的驱动基因特点，对骨肉瘤的靶向治疗进行分类。

1. 酪氨酸激酶抑制剂（TKI） 是多种涉及细胞生长、增殖、生存相关信号通路的上游关键分子。RTK 的异常扩增或激活性突变会导致下游信号的持续激活，进而导致肿瘤细胞不受控制地生长。针对 RTK 设计的多靶点 TKI 是目前骨肉瘤靶向治疗中进展最快的药物类别，包括安罗替尼、阿帕替尼、瑞戈非尼、帕唑帕尼等，在骨肉瘤临床实践中已经明确了其重要价值。

一项安罗替尼治疗骨肉瘤患者的临床试验中，中位无进展生存期可以达到 4.8 个月，客观缓解率为 9.5%，疾病控制率为 78.6%。在一项Ⅱ期临床试验中，标准治疗失败的晚期骨肉瘤患者经索拉非尼治疗，4 个月无进展生存率为 46%。瑞格菲尼治疗进展期转移性骨肉瘤患者，将中位无进展生存期从 1.7 个月延长至 3.6 个月。阿帕替尼治疗化疗失败的晚期骨肉瘤患者，4 个月无进展生存率可以达到 56.8%。NCCN 指南已经推荐 TKI 作为化疗后进展的晚期骨肉瘤的二线治疗方案。

2. mTOR 抑制剂 mTOR 通路是一个复杂的细胞信号传导通路，它可以感知细胞的营养状态和外部刺激，以调控细胞生长和代谢。当 mTOR 通路活性增强时，细胞会增殖、生长并合成蛋白质和核酸，从而促进细胞的分裂和生长。mTOR 抑制剂可以与 mTOR 或其相关的蛋白质结合，阻止 mTOR 的磷酸化活性，从而抑制通路的信号传导。通过抑制 mTOR 通路，mTOR 抑制剂可以减少蛋白质和核酸的合成，从而抑制细胞生长、增殖和分裂。这对于控制肿瘤细胞的过度增殖非常重要。一些 mTOR 抑制剂还可以诱导肿瘤细胞的凋亡，这是一种细胞自我毁灭的过程，有助于降低肿瘤负荷。mTOR 通路也参与肿瘤血管生成的调节。通过抑制 mTOR，这些药物可以减少肿瘤的血供，降低其营养供应。mTOR 抑制剂已被用于治疗多种肿瘤，包括乳腺癌、肾细胞癌、胰腺癌和神经内分泌肿瘤等。

在一项包含 38 例应用索拉非尼联合依维莫司治疗不可切除或复发性高级别骨肉瘤的Ⅱ期临床试验中，结果显示两药联合治疗是有效的，但是其中 66%的患者因为药物毒性而降低剂量和/或接受干预治疗。还有一些 mTOR 抑制剂相关的临床试验，大多是以联合治疗为主，但是多数都因为不良反应较大而放弃使用这些方案。

三、尤因肉瘤的靶向治疗

尤因肉瘤是一种少见但高度侵袭性的骨肿瘤，通常发生在儿童和青少年中。尽管目前尤因肉瘤的主要治疗仍包括化疗和手术，但一些研究正在探索靶向治疗的潜力，以提高治疗效果。除了单药靶向治疗尤因肉瘤，化疗联合靶向治疗的模式在尤因肉瘤中也得到了验证。

1. VEGF 抑制剂　抗血管生成靶向治疗在多种骨肿瘤中显示出不同程度的抗肿瘤作用，VEGF 抑制剂在尤因肉瘤治疗中的作用多见于一些个案报道。目前抗血管生成抑制剂的靶向药物与化疗药物联用的模式，在临床试验中具有更好的治疗效果。

一项多中心安罗替尼联合伊立替康治疗晚期尤因肉瘤的Ⅰb/Ⅱ期临床试验显示，伊立替康和安罗替尼联合治疗晚期尤因肉瘤具有良好的临床疗效，客观缓解率可以达到 83.3%。也有临床研究提示 VEGF 抑制剂联合组氨酸去乙酰酶抑制剂对 TP53 突变型肉瘤（包括尤因肉瘤在内）有较好的疗效。另一项卡博替尼治疗晚期尤因肉瘤和骨肉瘤的临床试验中，39 例尤因肉瘤患者中 6 个月的客观有效率可以达到 25.6%，中位生存期为 10.2 个月，中位无进展生存期为 4.4 个月。

2. 胰岛素样生长因子受体 1（IGFR1）抑制剂　IGFR1 能够与胰岛素样生长因子（IGF）－1 和 IGF－2 结合。当 IGF 分子结合到 IGFR1 时，它们会激活 IGFR1，导致该受体通过激酶活性传递细胞生长和存活的信号。在一些癌症类型中，包括乳腺癌、肺癌、胰腺癌和其他恶性肿瘤，IGFR1 通常会过度表达。这种过度表达可能与肿瘤细胞的增殖、生长和侵袭有关。在癌症治疗中，IGFR1 抑制剂的目标是干扰肿瘤细胞的生长和存活信号，从而减缓或停止肿瘤细胞的增长。这些药物可能作为单药治疗或与其他抗肿瘤药物联合使用，以增强疗效。

一项 IGFR1 抑制剂治疗进展期尤因肉瘤的临床试验中，24 例患者中有 4 例出现肿瘤客观缓解。另一项纳入了 115 例进展期尤因肉瘤患者的临床研究，经过 IGFR1 抑制剂治疗后也得到了类似的客观缓解率，大约 16%。IGFR1 抑制剂也开展了联合化疗治疗转移性尤因肉瘤的临床试验，结果提示 IGFR1 抑制剂的加入并没有显著改善患者的无进展生存期。

四、脊柱转移性肿瘤的靶向治疗

靶向治疗的出现使脊柱转移性肿瘤的治疗也进入了一个新的时代，特别是乳腺癌、恶性黑色素瘤和特殊类型的肺腺癌。大多数脊柱转移性肿瘤的治疗，依据原发性肿瘤的基因检测所筛选的药物，都能够得到较好的疗效和转归，如肺腺癌、黑色素瘤、乳腺癌、肾细胞癌等。

一项回顾性分析 135 例肺癌脊柱转移患者的临床研究，包括了肺腺癌、肺鳞癌和小细胞肺癌。43 例接受了 EGFR－TKI 治疗的肺腺癌患者的总体中位生存期为 11.3 个月，肺鳞癌患者为 5.3 个月，小细胞癌患者为 3.9 个月；接受 EGFR－TKI 治疗的患者的总生存期（21.4 个月）显著优于未接受 EGFR－TKI 治疗患者（6.1 个月）。

两项对转移性肾细胞癌进行的随机试验 COMPARZ 和 PISCES，都达到了主要终点：即帕唑帕尼与希努替尼的非劣效性，肿瘤控制率可高达 50%，且患者对帕唑帕尼的偏好超过希努替尼，但目前仍需要进行严格的帕唑帕尼与希努替尼的头对头比较研究。

对于有 *BRAF* 基因突变阳性的黑色素瘤患者，无论分期，对靶向药物的反应都很好，研究中强调了在治疗晚期黑色素瘤时的多种治疗选择，包括靶向治疗和免疫疗法。对于大多数患者，免疫疗法被推荐为首选治疗方法，但对于特定情况下的患者，靶向治疗也可能有效，包括有骨转移的患者。

五、RANKL 单克隆抗体

脊柱肿瘤的治疗中，应用最广泛的抗体药物是地舒单抗，地舒单抗是一种针对骨骼系统的重要调节药物，其主要作用机制涉及对 RANKL（Receptor activator of nuclear factor－kappa B ligand）信号通路的抑制。RANKL 是一种细胞因子，它在正常的骨骼代谢中发挥着关键作用。通过结合骨表面的 RANK 受体，RANKL 刺激骨吸收过程，导致骨质流失和骨折的风险增加。在脊柱转移性肿瘤中，肿瘤细胞通常会产生大量的 RANKL，导致异常的骨吸收活动，从而进一步促使肿瘤细胞生长和扩散到骨骼。地舒单抗的作用机制涉及以下方面：结合 RANKL 并阻止其与 RANK 受体的结合，这样一来，RANKL 无法激活骨吸收，从而减少骨质流失。通过抑制骨吸收，地舒单抗可以显著降低因骨质破坏而导致的骨折风险，尤其是在脊柱转移性肿瘤患者中。地舒单抗的应用可以减轻与骨转移相关的骨痛，改善患者的生活质量。

地舒单抗（安加维）（图 31－5－1）在我国于 2019 年 5 月获批上市，用于骨巨细胞瘤的治疗；2020 年 11 月，国家药品监督管理局批准地舒单抗用于实体瘤骨转移患者和多发性骨髓瘤患者的治疗，给恶性肿瘤骨转移的患者带来了新的治疗选择（图 31－5－1）。与传统骨肿瘤治疗药物双膦酸盐类相比，地舒单抗能够显著延迟首次发生骨转移引起的骨相关事件（Skeletal－related event，SRE）出现时间，中位时间长达 8.2 个月，SRE 的风险降低 17%，地舒单抗亦可明显降低首次及随后 SRE 相关风险 18%。地舒单抗为单克隆抗体的特性，通过非特异性网状内皮系统代谢，无肾毒性，肾脏安全性更佳，是其临床应用的一大优势。

纳鲁索拜单抗（Narlumosbart）是另一种针对 RANKL 的单克隆抗体，其对同靶点药物地舒单抗的结构进行优化，增强了药物亲和力，通过与细胞表面的 RANKL 特异性结合，抑制 RANKL 活性，从而抑制其参与介导所引起的骨质溶解和肿瘤生长。目前其适应证主要为骨巨细胞瘤，后期将开展更多的临床试验以证实其在其他脊柱肿瘤中的疗效。

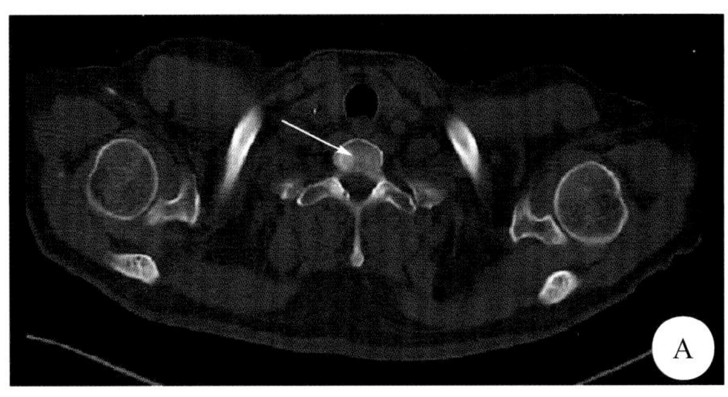

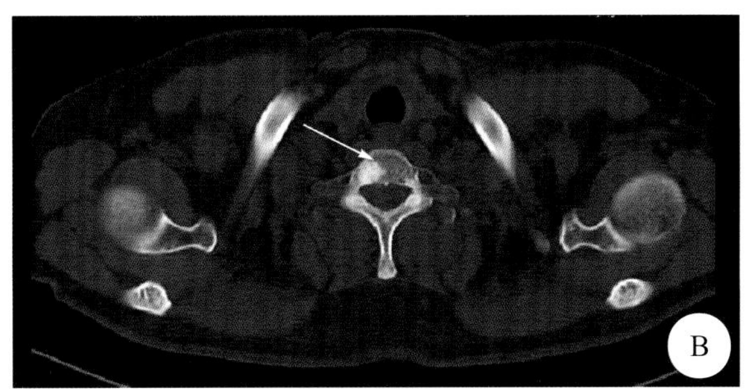

图 31－5－1　男性，57 岁，肺腺癌胸椎转移（箭头所示）

A. 地舒单抗治疗前；B. 地舒单抗治疗 4 个周期后

六、靶向治疗的发展

靶向治疗在脊柱肿瘤治疗中具有巨大的潜力，未来充满了希望。随着靶向治疗靶点和药物的不断研发，更多的靶向药物会在脊柱肿瘤的治疗中得到应用。

1. 基因组学和分子标志物的进展　未来的脊柱肿瘤治疗将更加个体化，利用患者的遗传信息和分子标志物来指导治疗决策。通过对肿瘤组织的基因组学分析，医生可以识别出患者肿瘤中的特定变异和突变，从而选择最合适的靶向治疗药物。这种个体化的方法有望提高治疗的有效性，并减少不必要的治疗。

2. 新型靶向药物的研发　不断有新的靶向药物涌现，以应对脊柱肿瘤的多样性。这些药物可以靶向肿瘤细胞的不同信号通路和分子靶点，阻止肿瘤的生长和扩散。未来的研究将集中在发现更多的靶向药物，并开发具有更高选择性和更少不良反应的药物。

3. 免疫治疗的整合　免疫治疗已经在多种肿瘤类型中取得了显著的成就。未来的研究将探索如何将免疫治疗与靶向治疗相结合，以提高治疗效果。免疫检查点抑制剂和 CAR－T 细胞治疗等免疫治疗方法可能成为脊柱肿瘤治疗的一部分。

4. 早期诊断和监测　靶向治疗的未来将不仅关注治疗阶段，还将强调早期诊断和监测。通过开发更精确的诊断工具和监测方法，可以在肿瘤早期阶段捕获肿瘤的生长，并在治疗开始前进行更有效的干预。

5. 多学科团队的合作　未来的脊柱肿瘤治疗将依赖于多学科团队的合作，包括肿瘤学家、分子生物学家、放射肿瘤学家、遗传学家和临床医生等。这些专家将共同努力，以确保患者能够获得最佳的治疗方案。

6. 临床试验和研究　未来的发展还需要大规模的临床试验和基础研究来验证新的治疗策略和药物。这些试验将为我们提供更多关于靶向治疗在不同脊柱肿瘤类型和患者群体中的效果和安全性的信息。

总之，靶向治疗在脊柱肿瘤治疗中的未来充满了希望。通过个体化治疗、新型药物的研发、免疫治疗的整合以及早期诊断和监测等方面的进展，我们有望提高脊柱肿瘤患者的生存率和生活质量。然而，这需要持续的科学研究和跨学科合作，以实现更有效的治疗方法。

第六节　脊柱肿瘤的肿瘤疫苗治疗

疫苗是一类能刺激机体免疫系统产生抗特异性靶物质的免疫反应的物质。疫苗在天花、麻疹、乙型肝炎等感染性疾病的预防和治疗上已经获得了巨大的成功。同样的，科学家一直努力研发新的疫苗用于治疗恶性肿瘤，这就是肿瘤疫苗。所谓肿瘤疫苗，又称为肿瘤的特异性主动免疫，是利用肿瘤细胞或肿瘤抗原物质诱导机体的特异性细胞免疫和体液免疫反应，增强机体的抗瘤能力，阻止肿瘤细胞的生长、扩散和复发。随着肿瘤免疫学的进展，现在已经证实肿瘤细胞存在能被机体 T 细胞识别的抗原，并且已经有一系列抗原分子被鉴定并克隆成功，这为肿瘤疫苗的设计和研究打下了基础。并且现在的研究成果已经证实肿瘤相关抗原具有免疫原性，在一定条件下能诱发机体产生细胞免疫及体液免疫反应，并能造成相应的肿瘤被机体所排斥。

早期的肿瘤疫苗研究尝试将自体或异体的肿瘤细胞经多种方式（如射线照射、化疗药物处理或固定剂固定等）灭活后制备疫苗，然后给患者接种，但疗效欠佳。现在已经知道，肿瘤细胞中能诱导机体免疫反应的抗原物质是极其微量的，而且通常抗原性很弱，如果单用整个肿瘤细胞作为抗原，则有效的抗原成分往往被忽略。如肿瘤细胞或其溶解物与免疫佐剂如卡介苗等联合应用，可取得一定的有效率，但疗效的可重复性差。

一、肿瘤疫苗的分类

近年来肿瘤疫苗的研究取得了令人鼓舞的进展，各种新型疫苗如多肽疫苗、核酸疫苗、全蛋白疫苗、抗独特型抗体疫苗、重组病毒疫苗、细胞疫苗、异种疫苗等得到广泛研究。从肿瘤疫苗实施的策略来看，可行大致分为以下几类。

1. 多肽或蛋白疫苗　已经有大量的肿瘤相关抗原被识别纯化及克隆表达。这些抗原蛋白或其中的表位肽片段是理想的疫苗成分。采用多肽或蛋白疫苗合成或纯化容易，易于大量生产，与核酸或细胞疫苗相比安全性高。合成的多肽可以直接与 APC 的 MHC 分子结合，从而激活 CTL。但合成的多肽疫苗分子量小、免疫原性差、在体内的半衰期短，易被蛋白降解酶迅速降解。一些实验显示，如果肿瘤抗原与非专职 APC 或与未激活的 APC 的 MHC 分子结合，可引起抗原特异性免疫耐受。

2. 核酸疫苗　包括 DNA 疫苗和 RNA 疫苗，是由携带编码抗原基因的真核表达质粒制成，直接输入组织细胞，使之在体内表达相应抗原，从而诱导机体产生相应特异性免疫反应。核酸疫苗既能激发免疫反应，又具有亚单位疫苗的安全性，具有制备简单、接种方便、保护期长等优点，部分核酸疫苗已获准进入Ⅰ期临床试验。它的不利之处在于，被接种的肌肉细胞提呈抗原后导致免疫无能或免疫耐受，因此必须设法把 DNA 质粒转化到肌肉组织的抗原提呈细胞上。

3. 抗独特型抗体疫苗　肿瘤抗原可诱导抗体（Ab1）产生，该抗体可变区的独特性决定簇具有免疫原性，可诱导抗体 Ab2 产生，称为抗独特型抗体。在这些 Ab2 中，有的可模拟原来的抗原结构诱导抗原的特异性免疫反应，又称为内影像抗原，可作为肿瘤疫苗应用。抗独特型肿瘤疫苗是由抗独特型抗体制成的疫苗，其抗独特型抗体 Ab2 具有模拟肿瘤抗原和免疫调节的双重作用，可打破机体对肿瘤抗原的免疫状态。抗独特型疫苗的优点在于不含抗原或抗原片段，制备起来经济，可大量人工合成。抗独特型抗体的分子量小，其免疫原性往往不完全，故需与免疫载体结合。

4. 细胞疫苗 尽管随着免疫学的发展，越来越多的肿瘤抗原正在或已经被发现出来，但绝大多数肿瘤抗原仍然是未知的。肿瘤细胞含有全部肿瘤抗原，能够避免肿瘤抗原不清的问题。因此采用肿瘤细胞作为抗原物质的细胞疫苗，可能会是有希望的肿瘤疫苗治疗方式。

（1）基因修饰的肿瘤细胞疫苗：为增强肿瘤细胞的免疫原性，通常用基因转移的方式对肿瘤细胞进行修饰，将编码免疫应答关键分子的基因转入肿瘤细胞。给患者以基因修饰的肿瘤细胞疫苗进行免疫，能改变体内局部宿主－肿瘤的微环境，增强机体的免疫力。最常见的基因修饰方式是转入细胞因子基因，如 GM－CSF、TNF、IL－2、IL－3 及 IL－12 等的基因，造成肿瘤细胞周围高水平的细胞因子环境。各种细胞因子的基因转入后，显示出不同水平的抗肿瘤免疫力。其中，GM－CSF 可能是效果较好的一类细胞因子。除了自体肿瘤细胞作为肿瘤疫苗，也有尝试将异体肿瘤细胞进行基因修饰后作为肿瘤疫苗。

（2）DC 疫苗：DC 疫苗是近年来肿瘤细胞疫苗领域的热点。DC 是目前所知的最有效的抗原提呈细胞，细胞表面高表达 MHC Ⅰ类和Ⅱ类分子，以及 CD28 和 ICAM 等共刺激分子。DC 也能高效地捕获、处理、提呈肿瘤抗原分子。目前采用 GM－CSF、IL－4、TNF－α、Flt3－L 等细胞因子培养患者的外周血或骨髓单个核细胞可获得大量的 DC，肿瘤抗原可以基因、多肽、蛋白，甚至完整细胞的形式负荷给 DC，因此 DC 疫苗的制备明显比基因修饰的肿瘤细胞疫苗容易，因而促进了 DC 疫苗进入临床试验。

（3）融合细胞疫苗：用肿瘤细胞与抗原提呈细胞融合，制备融合细胞疫苗，是肿瘤细胞疫苗发展的另一思路。制备的融合细胞含有肿瘤细胞中的肿瘤抗原物质，又具有抗原提呈细胞的多种共刺激分子，可望为肿瘤细胞疫苗的研发带来新的希望。我国学者郭亚军教授等首先用大鼠肝细胞癌细胞株与活化 B 细胞融合后免疫大鼠，经免疫后的大鼠能抵抗肝癌细胞接种。

5. 异种疫苗 就是利用异种生物的细胞、蛋白、多肽或基因作为抗原制备的疫苗，这是一种新型概念的肿瘤疫苗。异种同源基因在进化过程中所形成的细微差别可用来打破免疫耐受，增强免疫原性，诱导肿瘤细胞的自体免疫反应，进而达到抗肿瘤的目的。其作用机制可能涉及抗原分子模拟。有研究曾用牛内皮细胞经固定后免疫小鼠，结果证实小鼠机体产生针对肿瘤内皮细胞的体液免疫及细胞免疫反应，能达到治疗小鼠肿瘤的目的。

二、肿瘤疫苗在脊柱肿瘤中的应用

肿瘤疫苗在临床中的应用与一般的疫苗不同，肿瘤疫苗多为治疗性疫苗，目前只有针对宫颈癌的疫苗为预防性疫苗。肿瘤疫苗大多作为癌症治疗的辅助手段使用，通常与其他治疗方法（如放疗、化疗、手术）联合使用，以增强治疗效果。这种联合治疗可以提高免疫系统的反应，有助于控制肿瘤的生长和扩散。自 2010 年美国 FDA 批准首个肿瘤疫苗上市以来，目前全球已上市的肿瘤疫苗有 20 多款，这些疫苗分别在不同的国家获得批准使用。这些疫苗多数为 DC 疫苗、基因疫苗、多肽疫苗三大类。我们在此分别进行介绍。

1. DC 疫苗 全球上市的首个肿瘤治疗性疫苗就是一种 DC 疫苗，即用于治疗晚期前列腺癌的肿瘤疫苗 Provenge（Sipuleucel－T）。DC 疫苗的制备如下，首先从患者体内采集 DC，采集到的 DC 会在实验室中进行处理，在处理过程中，DC 会被加载或“脉冲”上肿瘤相关抗原或其他特定抗原，这些抗原可以来自患者自身的肿瘤细胞，也可以是合成的特定抗原片段。处理后的 DC 会被激活，以增强它们的抗原提呈能力。这通常涉及使用免疫刺激物质，如细胞因子，来激活 DC。激活并加载抗原的 DC 会被重新注入患者体内，通常通过注射、静脉滴注或者皮下注射的方式。这些 DC 被引导到淋巴节点，其中它们可以与 T 细胞和 B 细胞相互作用。注射的 DC 会提呈抗原给 T 细胞，激发免疫系统的免疫应答，T 细胞将被激活并开始识别和攻击患者体内的肿瘤细胞，因为它们已被标记为外来或异常细胞，一旦 T 细胞对抗原产生反应，一些 T 细胞将成为效应 T 细胞，直接攻击肿瘤细胞，而其他 T 细胞将成为记忆 T 细胞，这些记忆 T 细胞可以长期存活，以便在未来的肿瘤复发时提供快速和更强大的免疫应答。

一项早期对儿童肉瘤进行的疫苗研究表明，患者对 DC 疫苗的反应具有一定的可行性和潜在的抗肿瘤活性。这些 DC 的激活一部分使用了已知的肿瘤表面抗原，另一部分使用的是肿瘤溶解物。这些肉瘤患者包含了多种类型的肉瘤病理类型，结果显示 DC 疫苗给这些患者带来了一定的生存获益，尤其是对于骨骼肉瘤和横纹肌肉瘤患者。在一项 12 名接受骨肉瘤 DC 疫苗治疗的患者中，仅有 2 名患者产生了对肿瘤的特异性 T 细胞免疫反应。还有一项 35 例骨肉瘤患者接受 DC 疫苗治疗的临床试验中，仅有 6 例患者病情稳定，28 例患者出现了肿瘤的进展。

这些研究的结果显示 DC 疫苗在肿瘤中的治疗效果并不一致，主要是每个临床试验采用的靶点不一致，不同的单位制备 DC 疫苗也可能存在差异。但是这些结果表明 DC 疫苗治疗是安全的，并且可以在一定程度上激活免疫系统。对于 DC 细胞疫苗治疗肿瘤的效果或与其他免疫疗法联用是否会改善患者预后仍不清楚，需要更多相关研究支持。更加有效的靶点和治疗策略也是今后研究的主要方向。

2. 基因疫苗　其工作原理是将特定的基因或 DNA 片段引入体内，以刺激对肿瘤细胞的免疫反应。这些基因可以编码肿瘤抗原，触发免疫系统识别和攻击肿瘤细胞。基因疫苗一般是针对存在于肿瘤细胞上的特定肿瘤抗原而设计的。通过靶向这些抗原，基因疫苗旨在触发一种专门针对并摧毁肿瘤细胞的免疫反应。基因疫苗被认为是免疫疗法的一种形式，因为它们利用人体的免疫系统来对抗肿瘤。他们的目标是增强对肿瘤细胞的免疫反应，并提供长期保护。

基因疫苗主要包括 DNA 疫苗和 mRNA 疫苗。DNA 疫苗是将含有目标抗原编码的 DNA 序列注入人体细胞。一旦 DNA 进入细胞核，细胞会使用该 DNA 来合成特定蛋白质，从而触发免疫反应。mRNA 疫苗将包含目标抗原的 mRNA 分子引导到细胞质中。细胞使用这个 mRNA 来合成抗原蛋白，激发免疫反应。DNA 疫苗相对来说更稳定，因为 DNA 是双链结构，较不容易受到外部环境的损害。mRNA 相对不稳定，容易受到降解和外部因素的影响，因此需要特殊的储存和传输条件。DNA 疫苗在安全性方面受到一些担忧，因为有可能引发不适当的免疫反应或影响宿主基因表达，而 mRNA 疫苗通常被认为是相对安全的，因为它不会改变宿主 DNA，而且可以更容易地调整和改进。

现阶段基因疫苗多处于临床研发阶段，骨肿瘤治疗相关的临床试验较少见，但随着在其他瘤种中的应用，后续也将为基因疫苗在脊柱肿瘤中的应用提供依据。例如一项关于 WT1 和 PRAME RNA 负载 DC 疫苗作为强化诱导化疗后新发急性髓系白血病患者的维持治疗的临床疗效表明，该疫苗对白血病有一定的治疗疗效，而 WT1 和 PRAME 在多种肿瘤中均可表达，包括脊柱肿瘤，这也为这种疫苗在脊柱肿瘤中的应用带来希望。

Brachyury 是由 *T* 基因编码的 T－box 转录因子家族中的重要成员，是一种序列特异性 DNA 结合蛋白，研究人员针对 *Brachyury* 基因建立了一种 Brachyury－yeast 重组疫苗（GI－6301），经 brachyury－yeast 重组疫苗作用的 DCs 可激活人 Brachyury 特异性 T 细胞，这些 T 细胞可以杀伤表达 Brachyury 的肿瘤细胞。一项针对 11 名脊索瘤患者进行的 Brachyury－重组酿酒酵母疫苗（GI－6301）的Ⅰ期临床试验中，10 名患者的中位无进展生存期为 8.3 个月。MVA－BN Brachyury（鼠短尾突变体表型酵母疫苗）同样是针对 Brachyury 的一种肿瘤治疗性疫苗，在一项纳入 13 名患者（10 名脊索瘤、1 名乳腺小细胞癌、1 名结直肠癌和 1 名前列腺癌）进行的 MVA－BN Brachyury 治疗的Ⅰ期临床试验中，1 名进展期脊索瘤患者出现了部分缓解，4 名患者病情稳定，8 名患者病情进展，其中达到部分缓解的脊索瘤患者和 3 名病情稳定的患者感到疼痛症状得到改善。

3. 多肽疫苗　多肽疫苗是按照病原体抗原基因中已知或预测的某段抗原表位的氨基酸序列，通过生物学技术或者化学多肽合成技术制备的疫苗。肿瘤多肽疫苗是由来自肿瘤细胞特异性抗原、病毒相关抗原、癌基因或者抑癌基因突变蛋白的多肽组成的疫苗。通过细胞因子、趋化因子等协助，激活 DC 及杀伤性 T 细胞，进而杀伤和清除肿瘤细胞。与自体肿瘤细胞疫苗类似，多肽疫苗旨在将抗原直接传递给体内的 DC。多肽疫苗具有易于合成纯化、安全性高、特异性强等优点，多肽疫苗由于完全是合成的，不存在毒力回升或灭活不全的问题，因此是目前疫苗研究的重要方向，是肿瘤疫苗研究的热点。

在一项纳入 15 名 MUC1 阳性的多发性骨髓瘤患者的临床试验中，ImMucin 疫苗治疗后，11 名患者达到了稳定病情或改善，疾病控制时间为 17.5～41.3 个月。对免疫系统的检测发现，ImMucin 疫苗诱导了强烈的免疫反应。CD4＋T 细胞和 CD8＋T 细胞数量显著增加（最多增加 80 倍），ImMucin 多聚体 CD8＋T 细胞显著增加（超过 2%），外周血单个核细胞增殖呈 9.4 倍增加，以及抗 ImMucin 抗体呈 6.8 倍增加。这项研究表明，ImMucin 是一种非常耐受的肿瘤疫苗，能够在多发性骨髓瘤患者中诱导强大且多样化的 ImMucin 特异性免疫反应，包括 T 细胞和 B 细胞反应。大多数患者至少实现了疾病的稳定。这些结果表明 ImMucin 疫苗可能对多发性骨髓瘤的治疗具有潜在价值。

4. 其他疫苗 除了前面提到的几种疫苗，还包括病毒疫苗、溶瘤病毒疫苗、自体肿瘤疫苗等。例如病毒疫苗在临床早期试验中显示出潜力，有个案报道显示一名患者接受了以 DC 为靶点的慢病毒 LV305 治疗后，出现了转移性复发性滑膜肉瘤的缩小。其他以 HER2 为靶点的疫苗策略在临床前模型中显示出益处，包括犬类骨肉瘤研究，其中 HER2 靶向利斯特菌降低了转移风险并改善了存活率。

另一种溶瘤病毒治疗，是将减毒的溶瘤病毒直接注入肿瘤，这些病毒在缺乏天然免疫防御的肿瘤细胞中有选择地扩散。一旦注入肿瘤细胞，溶瘤病毒通过类似传统疫苗的方式介导炎症和次级免疫反应。这可能导致肿瘤溶解并通过抗原的扩散而加强免疫反应。例如，HSV1716 溶瘤病毒已在最近完成的一项针对复发性肿瘤（骨肉瘤、滑膜肉瘤、软组织肉瘤和横纹肌肉瘤）的Ⅰ期临床试验中进行了研究，这可能为新的溶瘤病毒设计和联合治疗方法铺平道路。

自体肿瘤细胞疫苗与 DC 疫苗不同，自体肿瘤细胞疫苗的方法是在患者体内诱导 DC 反应。在这种方法中，从患者身体中分离出肿瘤细胞，然后经过 GM－CSF 处理和放疗后，将其重新注射到患者的皮下或皮内。一些研究对骨髓母细胞瘤患者注射肿瘤细胞疫苗（GM－CSF 和针对 furin 转化酶的 shRNA）。结果显示，其中 9 名患者（共 18 名）产生了免疫反应，并且与生存期相关。与同时期的对照组相比，这些接受疫苗治疗的患者的生存期明显延长。

三、肿瘤疫苗的发展

脊柱肿瘤的肿瘤疫苗应用仍然在研究和发展中，脊柱肿瘤在不同患者之间可能具有不同的分子和免疫特征，因此，个性化治疗策略，包括肿瘤疫苗的定制，可能会更加有效。研究人员可以分析患者的肿瘤样本，确定肿瘤相关抗原，然后设计一个疫苗来刺激患者的免疫系统攻击这些抗原。肿瘤疫苗可以与其他免疫治疗方法相结合，如免疫检查点抑制剂、CAR－T 细胞治疗等，以增强治疗效果。这种组合治疗策略正在研究中进行，以提高对脊柱肿瘤的治疗成功率。

脊柱肿瘤通常位于中枢神经系统附近，这个区域的免疫耐受性较高。因此，寻找方法来提高局部免疫应答是一个关键挑战。肿瘤疫苗的设计需要考虑如何克服这种耐受性，以便患者的免疫系统能够更有效地攻击肿瘤。脊柱肿瘤的早期诊断和治疗至关重要。肿瘤疫苗可能有助于预防肿瘤复发或扩散，从而提高患者的生存率。脊柱肿瘤是一种复杂的疾病，治疗策略需要根据患者的具体情况进行个性化定制。虽然肿瘤疫苗在肿瘤治疗领域显示出潜力，但仍需要更多的研究和临床试验来确定其在脊柱肿瘤治疗中的有效性和安全性。

（石华山　丁振宇）

参考文献

[1] Chen C, Xie L, Ren T, et al. Immunotherapy for osteosarcoma: Fundamental mechanism, rationale, and recent breakthroughs [J]. Cancer Lett, 2021, 500: 1－10.

[2] Chow W, Frankel P, Ruel C, et al. Results of a

prospective phase 2 study of pazopanib in patients with surgically unresectable or metastatic chondrosarcoma [J]. Cancer , 2020, 126 (1): 105-111.

[3] Dagher OK, Schwab RD, Brookens SK, et al. Advances in cancer immunotherapies [J]. Cell, 2023, 186 (8): 1814-1814. e1.

[4] DeMaria PJ, Lee-Wisdom K, Donahue RN, et al. Phase 1 open - label trial of intravenous administration of MVA-BN-brachyury-TRICOM Vaccine in patients with advanced cancer [J]. J Immunother Cancer, 2021, 9 (9): e003238.

[5] Ding ZY, Zou XL, et al. Cancer microenvironment and cancer vaccine [J]. Cancer Microenviron, 2012, 5 (3): 333-344.

[6] Gong H, Xue B, Ru J, et al. Targeted therapy for EWS - FLI1 in Ewing sarcoma [J]. Cancers (Basel), 2023, 15 (16): 4035.

[7] Lin Z, Wu Z, Luo W. Anovel treatment for Ewing's sarcoma: Chimeric antigen receptor-T cell therapy [J]. Front Immunol, 2021, 12: 707211.

[8] Liu C, Jia Q, Wei H, et al. Apatinib in patients with advanced chordoma: a single-arm, single-centre, phase 2 study [J]. Lancet Oncol, 2020 , 21 (9): 1244-1252.

[9] Meng T, Jin J, Jiang C, et al. Molecular targeted therapy in the treatment of chordoma: A systematic review [J]. Front Oncol, 2019, 9: 30.

[10] Morales E, Olson M, Iglesias F, et al. Role of immunotherapy in Ewing sarcoma [J]. J Immunother Cancer, 2020, 8 (2): e000653.

[11] Park JA, Cheung NV. Promise and challenges of T cell immunotherapy for osteosarcoma [J]. Int J Mol Sci, 2023, 24 (15): 12520.

[12] Siegel RL, Miller KD, Wagle NS, et al. Cancer statistics, 2023 [J]. CA Cancer J Clin, 2023, 73 (1): 17-48.

[13] Traylor JI, Pernik MN, Plitt AR, et al. Immunotherapy for chordoma and chondrosarcoma: Current evidence [J]. Cancers (Basel), 2021, 13 (10): 2408.

[14] Wang X, Chen Z, Li B, et al. Immunotherapy as a promising option for the treatment of advanced chordoma: A systemic review [J]. Cancers (Basel), 2022, 15 (1): 264.

[15] Yang L, Long Y, Xiao SS. Osteosarcoma - associated immune genes as potential immunotherapy and prognosis biomarkers [J]. Biochem Genet, 2023, 62 (2): 798-813.

第三十二章　脊柱肿瘤的支持治疗

脊柱恶性肿瘤，特别是脊柱转移性肿瘤的中晚期，患者多伴有贫血、低蛋白血症和水电解质紊乱，必须在纠正贫血、低蛋白血症和水电解质紊乱的前提下，加强肿瘤的支持治疗。

肿瘤支持治疗的重要性日益突显，现已成为与手术、放疗、化疗、生物治疗和放射性核素治疗等并重的治疗手段。我国的肿瘤支持治疗发展稍晚，医生和患者的认知度不足，但随着社会的发展和对高质量生活的追求，相信肿瘤支持治疗将有一个飞跃式的发展。

第一节　肿瘤患者的营养

一、肿瘤患者营养情况评估

肿瘤营养疗法是在治疗肿瘤及其并发症或改善身体状况的过程中，通过计划、实施和评价营养干预来改善肿瘤患者的预后，包括三个阶段：营养诊断、营养治疗以及疗效评价。肿瘤营养疗法被视为肿瘤的基础治疗或一线疗法，是在营养支持的基础上发展起来的，与手术、放疗、化疗、生物治疗等肿瘤基本治疗方法同等重要。它贯穿于整个肿瘤治疗过程中，并与其他治疗方法相互协调。

为了及早发现营养紊乱，建议定期评估肿瘤患者的营养摄入、体重变化和身体质量指数（Body mass index，BMI），从癌症诊断开始，根据临床情况的稳定性进行重复评估。

（一）营养状态评估指标

营养不良可以通过多种诊断方法来确定，其中最简单的方法是使用理想体重和BMI进行诊断，具体如下。

1. 理想体重　根据实际体重与理想体重的比例来判断。当实际体重为理想体重的90%～109%时，被认为是适宜的营养状况；80%～89%为轻度营养不良；70%～79%为中度营养不良；60%～69%为重度营养不良。

2. BMI　不同种族、地区和国家对BMI的诊断标准有所不同。在我国，BMI的诊断标准如下：BMI<18.5被定义为低体重（即营养不良）；18.5～23.9为正常范围；24.0～27.9为超重；≥28被定义为肥胖。

（二）疾病相关营养不良诊断标准

全球营养不良领导力倡议（Global Leadership Initiative on Malnutrition，GLIM）发布了最新的具体标准，提出了一种简单的两步方法来诊断与疾病相关的营养不良。首先进行初步筛查，以确定有风险的患者，然后进行更深入的评估，以诊断营养不良并对其严重程度进行分级（表32－1－1）。GLIM提供的营养不良诊断包括三个表型标准（非自主体重丢失、低BMI和肌肉质量减少）和两个病因学标准（减少食物摄入或吸收以及炎症）。根据GLIM标准，必须至少具备一项表型标准和一项病因学标准才能诊断。

此外，GLIM还根据表型标准提出了营养不良分期（级）（表32－1－2）。目前的筛查方法参照NRS－2002，诊断方法参照GLIM。

表 32－1－1　GLIM 标准

表型标准		
非自主体重丢失	低 BMI	肌肉量减少
过去 6 个月内＞体重的 5%；或 6 个月以上＞体重的 10%	3 个月内体重减轻＞体重的 5%；或一周食物摄入量＜需求量的 50%～75%	通过身体成分测量技术（如 DXA、BIA、CT 和 MRI）进行验证
病因学标准		
减少食物的摄入或吸收		炎症
1 周内食物摄入量＜需求量的 50%；食物摄入量减少超过两周；或任何对食物同化或吸收产生不良影响的慢性胃肠病		急性疾病（或损伤）或慢性疾病相关炎症

表 32－1－2　GLIM 营养不良分期（级）

分期	1 期，中度营养不良（至少符合 1 个标准）	2 期，重度营养不良（至少符合 1 个标准）
非自主体重丢失	6 个月内丢失 5%～10%；或 6 个月以上丢失 10%～20%	6 个月内丢失＞10%；或 6 个月以上丢失＞20%
低 BMI	70 岁以下＜20；或 70 岁及以上＜22	70 岁以下＜18.5 或 70 岁及以上＜20
肌肉减少	轻至中度减少	重度减少

二、肿瘤患者营养治疗通则

（一）肿瘤患者膳食要素推荐

（1）在没有个体测量的情况下，建议假设肿瘤患者的总能量消耗与健康受试者相似，通常在每日 25～30kcal/kg。为了维持稳定的营养状态，饮食必须满足患者的能量需求，包括静息能量消耗、体力活动以及少部分由饮食引起的热效应的总和。

（2）蛋白质摄入量应＞1g/（kg・d），如果条件允许最高可达 1.5g/（kg・d）。肿瘤患者的肌肉蛋白质合成并未减弱，并且对氨基酸的膳食供应有反应。

（3）维生素和矿物质的供应量≈建议的每日摄入量，在没有特定缺乏的情况下不鼓励使用高剂量的微量营养素。

（二）营养方式建议

（1）对于能够进食但营养不良或有营养不良风险的肿瘤患者，应尽早开始进行经口营养干预，包括营养咨询、治疗影响食物摄入的症状和紊乱、鼓励摄入富含蛋白质和能量的食物和易于耐受的液体（服营养补充剂）。如果患者无法充分进食（如连续一周摄入量＜需求量的 50%，或连续两周摄入量仅为需求量的 50%～75%），则应考虑营养干预。

（2）如果经过营养干预后经口营养仍不足，我们建议进行肠内营养，如果肠内营养不足或不可行，则使用肠外营养。对营养不良或有营养不良风险的患者不应限制能量摄入。对于大部分脊柱肿瘤患者，肠内营养可以稳定营养状况，仅在仔细评估生理性的经口途径不足后才增加侵入性营养方法。而对于颈部肿瘤患者，使用鼻胃管的并发症发生率较低，且成功率较高。对于预计生存期不到两个月的患者来说，肠外营养的风险大于其益处。

（3）如果口服食物摄入量长期严重减少，可在几天内缓慢增加营养，并采取额外的预防措施以防止再喂养综合征。再喂养综合征的典型生化特征是低磷血症，也可能表现为钠和液体平衡异常，葡萄糖、蛋白质和脂肪代谢变化，硫胺素缺乏，低钾血症和低镁血症。在补充营养之前和期间，每日提供 200～300mg 维生素 B_1 以及均衡的微量营养素混合物。应监测钾、磷酸盐和镁等电解质，并在必要时通过合适途径进行替代。

（4）对于长期饮食摄入不足和/或无法控制

的吸收不良的患者，应根据条件进行家庭肠内营养或肠外营养治疗。对于这类肿瘤患者，即使是晚期，只要生存期超过几周，家庭肠内营养或肠外营养也有好处，故对于无法进食的患者，通常只有在临终时才考虑停止医疗营养或决定不开始医疗营养。

（三）食欲调整

（1）对于接受化疗且有体重减轻或营养不良风险的晚期肿瘤患者，建议补充长链 $n-3$ 脂肪酸或鱼油来稳定或改善食欲、食物摄入量、去脂体重和体重。当以常规剂量补充时，鱼油和长链 $n-3$ 脂肪酸大多具有良好的耐受性，部分患者有轻微的胃肠道影响，接受依鲁替尼治疗的患者避免补充鱼油，可能出现鼻出血。相比长链 $n-3$ 脂肪酸，不推荐鱼油长期使用。

（2）可以考虑在 1～3 周内使用皮质类固醇来增加患有脊柱晚期疾病的、伴有肛门功能障碍患者的食欲，但要注意不良反应（如肌肉萎缩、胰岛素抵抗、感染）。皮质类固醇的抗厌食作用是短暂的，几周后就会消失，此时胰岛素抵抗、免疫抑制和骨质减少变得明显，故皮质类固醇更适合预期寿命短的患者，特别是可以通过此类药物缓解其他症状的患者，如疼痛或恶心。

（3）在严格评估后，也可以考虑使用孕激素来增加肛门功能障碍晚期肿瘤患者的食欲，可以增加食欲和体重，但不会改善去脂体重，需注意可能会导致阳痿、阴道滴血、血栓栓塞，甚至死亡。

（4）对于抱怨早饱的患者，在诊断和治疗便秘后，可考虑促动力药物，刺激胃排空，经常用于改善早期饱腹感，但要注意甲氧氯普胺对中枢神经系统和多潘立酮对心律的潜在不良影响。

（5）补充支链或其他氨基酸或代谢物不能明显改善去脂质量。肌肉蛋白消耗是恶病质的一个标志，并且由于长期存在合成代谢抵抗，膳食氨基酸的利用受到损害。

（6）非甾体抗炎药不能用来改善减肥癌症患者的体重。非甾体抗炎药可能会抑制肿瘤和宿主组织释放急性期蛋白和细胞因子，但没有足够证据证明非甾体抗炎药治疗恶病质的作用。

（7）没有足够一致的临床数据推荐使用大麻素改善癌症患者的味觉障碍或厌食症。

（四）特殊患者营养方式建议

（1）在体重减轻的脊柱肿瘤患者中，如果存在胰岛素抵抗，应增加脂肪能量/碳水化合物能量的比例，增加饮食的能量密度并降低血糖负荷。

（2）目前还缺乏生酮饮食对肿瘤患者有好处的临床证据，不推荐脊柱肿瘤患者化疗之前、期间或之后禁食或使用生酮饮食。

三、肿瘤患者的营养管理

（一）手术患者

围手术期的肿瘤患者常常伴随着营养不良，主要原因包括摄入不足、胃肠功能受损、手术创伤引起的应激反应、术后并发症，以及肿瘤患者接受放、化疗等治疗所引发的不良反应。

营养治疗是围手术期肿瘤患者常用的一种治疗手段。其主要目的在于改善肿瘤患者的营养状况和免疫功能，合理的营养治疗还可以减轻术后应激反应的程度，减少蛋白质分解代谢和瘦体组织的丢失，改善氮平衡，同时维护肠屏障功能，从而达到改善临床结局的目标。因此，在筛查和评估的基础上，建立规范的营养治疗可以减少外科患者因营养风险或营养不良所带来的危害，优化其临床结局。此外，对于部分患者，规范的营养治疗还可以实现节约医疗费用的卫生经济学目标。

《中国肿瘤营养治疗指南（2020）》认为，在实施营养治疗时，针对营养不良患者，应采用五阶梯治疗模式。第一阶梯是饮食调整和营养教育；第二阶梯是饮食调整加口服营养补充；第三阶梯是完全依靠肠内营养；第四阶梯是部分肠内营养结合部分肠外营养；第五阶梯是完全依靠肠外营养。原则上一个阶梯无法满足患者 60% 目标能量需求持续 3～5d 时，应选择下一个阶梯。

（1）对于所有接受治愈性或姑息性手术的肿瘤患者，应在加速康复外科计划内进行管理，该计划旨在最大限度地减少手术压力、维持营养状况、降低并发症并优化康复率。在该计划中，应避免禁食，采用术前液体和碳水化合物负荷以及术后第一天重新开始口服饮食。对每位患者进行营养不良筛查，如果认为存在营养不良风险，则给予额外的营养支持。对于需要重复接受手术的脊柱肿瘤患者，建议在该计划中管理每次手术，最大限度地避免营养状况的逐步恶化，最大限度地减少重复手术对营养/代谢的影响。

（2）围手术期患者术前应接受 NRS－2002 或 PG－SGA 评估，对于有营养不良风险或已经营养不良的肿瘤患者，在住院期间和出院后提供适当的营养支持。中度或重度营养风险的患者，应考虑接受常规术后营养支持，并应考虑在患者出院时延长此类支持至社区。

（3）以下情况下，肿瘤患者在术后需要接受营养治疗。

1）术前存在营养风险，即 NRS－2002 评分≥3 分，或 PG－SGA 评分为 B 级或 C 级。

2）术前因中度或重度营养不良而接受了营养治疗。

3）由于各种原因，术前未进行营养治疗而出现严重营养不良。

4）经历严重创伤应激，术后估计不能进食时间超过 7d。

5）术后出现严重并发症，需要长时间禁食，或存在明显的代谢增加。

而术后无营养风险（NRS－2002 评分＜3 分）的患者，则无需输注肠外营养制剂。他们可以输注基础糖电解质注射液，如葡萄糖氯化钠注射液、混合糖电解质注射液等。

（4）围手术期患者的能量目标需要量与通则描述一致。

（5）对于入院时营养状态正常的患者，如果肠内营养无法满足 60％以上的营养需求，建议在入院后 7d 后开始使用肠外营养。对于合并中等以上营养不良的患者，如果在入院后 72h 无法正常进食或通过肠内营养获取足够的营养，建议启动肠外营养。

对于危重症肿瘤术后患者，在术前低营养风险（NRS－2002≤3 分或 Nutric 评分≤5 分）的情况下，如果术后 7d 内肠内营养未能达到目标喂养量的 60％，则应启动肠外营养。而在术前高营养风险（NRS－2002≥5 分或 Nutric 评分≥6 分）的情况下，如果术后 48～72h 内肠内营养未能达到目标喂养量，也应启动肠外营养。

（6）对于在传统围手术期护理背景下接受手术切除消化道器官的脊柱肿瘤患者，我们建议口服/肠内免疫调节营养（即摄入富含精氨酸、$n-3$ 脂肪酸、核苷酸的液体营养补充剂），这类患者术前肠外营养的并发症会减少。

（二）放疗患者

（1）头颈部、胸椎及骨盆放疗会导致高达 80％的患者出现黏膜炎、食物摄入减少和体重减轻。对于这些患者，在放疗期间应主要通过个体化营养咨询和/或使用口服营养补充来确保充足的营养摄入，以避免营养状况恶化、放疗中断。

（2）在治疗前、治疗期间以及随访期间定期筛查和评估所有有可能出现吞咽困难风险的患者，并建议所有吞咽困难患者都接受专业监督下的吞咽练习。

（3）严重黏膜炎、颈椎或骨盆肿瘤患者体重减轻、身体功能减弱、脱水、治疗耐受性降低和治疗中断的风险很高。应采用鼻胃管或经皮管，如经皮内镜胃造口术，治疗辐射引起的营养问题。预防性肠内营养可以维持营养状态并避免治疗中断，与放射学插入胃造口术相比，经皮内镜胃造口术提供较低的腹膜炎和死亡风险。与鼻胃管相比，经皮内镜胃造口术可以保持患者的体重，减少管移位的风险，生活质量较好；而鼻胃管的优势在于可减少吞咽困难，以及放疗完成后较早撤机。二者肺炎和其他感染的风险相似。

（4）不建议将肠外营养作为放疗的一般治疗方法，但仅在无法提供足够的口服/肠内营养的情况下进行。

（5）谷氨酰胺不能用于预防放射性肠炎、腹泻、口腔炎、食管炎或皮肤毒性，其效果仍需要更多的数据支撑。

（三）未接受抗癌治疗的晚期肿瘤患者（姑息治疗）

晚期肿瘤患者的预期寿命可能为数月至数年。在这些患者中，营养状况缺陷可能会损害体能状态、生活质量、抗癌治疗的耐受性和生存期。应与患者一起考虑恶性疾病的预后、对生活质量和潜在生存的预期益处以及与营养护理相关的负担之后，才对晚期肿瘤患者提供和实施营养干预。

预期生存期是最重要的。如果预期生存期为

数月或数年，则应给予营养治疗，以确保摄入足够的能量和蛋白质，减少代谢紊乱，并保持适当的体能状态和主观生活质量。如果该预后组中的患者无法进食，医疗营养可能会改善生存期。预后相对良好且预期生存期至少为数月的患者，以及肿瘤活性低且无炎症反应（CRP <10mg/dL）的患者应接受足够的营养咨询和支持。如果预期生存期在几周到几周，干预措施应该是非侵入性的，并且主要针对社会心理和生存支持。

对于濒临死亡的患者，应以舒适为原则进行营养治疗，在生命的最后几周肠外营养不太可能为此时期大多数患者提供任何功能性或舒适性益处。终末代谢低下期间，正常量的能量和底物可能过量并引起代谢窘迫。

亲属和护理人员可能经常需要为晚期肿瘤患者提供医疗营养，必须向患者、家人和护理团队解释医疗营养的目标是舒适，并解释和交流持续营养治疗的利弊。对于濒临死亡的患者来说，饥饿很少见，少量所需的食物可以提供适当的安慰。对于濒临死亡的患者，可以尝试肠外补液以试图改善或维持认知。肠外补液不应用于缓解口渴或口干（通常由阿片类药物等药物引起），口腔护理措施即可有效地安抚这些患者。

第二节　脊柱肿瘤患者的镇痛

一、疼痛的评估与治疗原则

（一）肿瘤疼痛性质的评估

1. 通过患者对疼痛的描述可以帮助评估疼痛的性质

（1）局部恒定性疼痛：常为肿瘤病变椎节区域持续性钝痛或酸胀痛。最初往往较轻微，较局限，发展较慢，甚至不引起注意，在轻微外伤的作用下产生病理性骨折时才发现肿瘤的存在。

（2）机械性疼痛：椎体变形，结构不稳，活动时疼痛，咳嗽、打喷嚏、用力或其他使腹压增加的动作可使疼痛加重。

（3）神经根性疼痛：随着肿瘤的发展，疼痛进行性加重，当肿瘤压迫或侵犯神经根时会出现相应神经支配区域的放射痛，电击样、烧灼样或痛性麻木，较弥散且游走不定，夜间疼痛明显，休息与制动无效。

2. 不同椎骨节段肿瘤表现的放射性疼痛

（1）颈椎（$C_{1\sim6}$）肿瘤：常以枕部和颈后部疼痛起病，伴有枕大神经分布区域的放射痛，经枕部放射到头顶部。由于 $C_{1\sim2}$ 部位椎管相对较宽，早期患者并没有脊髓的压迫症状，此时疼痛可为唯一的症状。典型的表现为患者用手扶持头部以缓解疼痛。在早期疼痛较轻，呈间歇性，逐渐变为持续性钝痛或酸痛。旋转活动颈部易诱发疼痛，屈颈可产生触电样麻木痛。

（2）颈胸段（$C_7\sim T_2$）肿瘤：肩及上肢有放射痛，疼痛可从一侧或双侧肩后部经上臂内侧达肘部、前臂或手的尺侧痛伴环小指麻木无力，手内在肌、伸腕伸指肌、肱三头肌失用性萎缩。

（3）中胸段（$T_{3\sim10}$）肿瘤：胸背部向胸前放射性肋间痛伴束带感，甚至与胸绞痛相似。

（4）胸腰段（$T_{11}\sim L_2$）肿瘤：疼痛可放射到腹前壁，与阑尾炎、胆囊炎或肠梗阻相似，也可放射到骶髂部、髂前上棘或腹股沟，产生膀胱、直肠相关症状。

（5）下腰椎（$L_{3\sim5}$）肿瘤：可产生坐骨神经痛，与腰椎间盘突出症相似。

（6）骶椎肿瘤：常为腰骶痛或腿痛、下肢或会阴放射痛，随坐位或卧位加重。

上述疼痛部位常有助于病变部位的定位诊断。

（二）肿瘤疼痛强度的评估

脊柱肿瘤疼痛强度评估多采用单元评估方法，即口述评分法（Verbal rating scale，VRS）、数字分级法（Numerical rating scale，NRS）、视觉模拟评分法（Visual analogue scale，VAS）、面部表情评分法（Face rating scale，FRS），对于表达能力有障碍或学龄前儿童可以使用 FLACC 评分法。

1. VRS（表 32−2−1）

表 32−2−1　VRS

临床表现	得分
无痛	0
轻度疼痛，可忍受，能正常生活和睡眠	1

续表

临床表现	得分
中度疼痛，轻度影响睡眠，需用镇痛药	2
重度疼痛，影响睡眠，需用麻醉药或镇痛药	3
剧烈疼痛，影响睡眠较重，伴有其他症状	4
无法忍受的疼痛，严重影响睡眠，伴有其他症状	5

VRS描述疼痛程度时使用文字描述，患者易理解，护士易宣教，最常应用于临床简单地定量评估疼痛强度，适用于老年人、儿童、文化程度低的患者、骨科手术后患者的疼痛评估以及观察术后镇痛药治疗效果方面。缺点是分度不够精确，缺乏灵敏度，较少应用于研究性疼痛评估测量工作。

2. NRS　NRS是评估疼痛强度的一种常用方法，常用于骨科腰腿疼痛评估、围手术期疼痛评估、类风湿关节炎疼痛评估等方面。将疼痛程度用0～10这11个数字表示。患者选择一个数字来代表他感觉到的疼痛程度，其中0分表示“无痛”，10分表示想象中“最痛”的程度。1～3分为轻度疼痛，4～6分为中度疼痛，7～10分为重度疼痛。

3. VAS　VAS简单、快速、精确、易操作，临床工作中多用于评估疼痛治疗的效果。通常用10cm长的直尺，0cm的一端表示“无痛”，10cm的一端表示“难以忍受的剧烈疼痛”。其中1～3分为轻度疼痛、4～6分为中度疼痛、7～10分为重度疼痛（图32－2－1）。

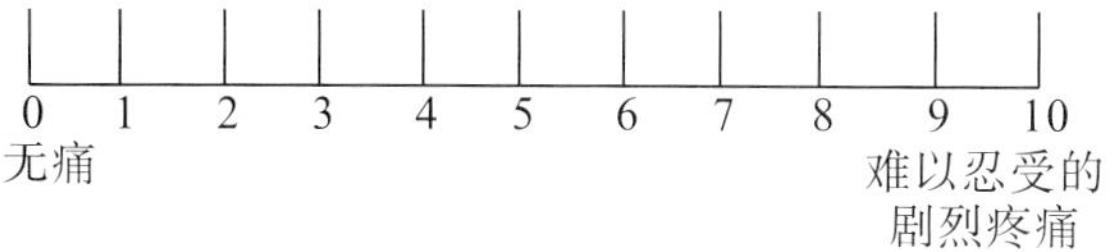

图32－2－1　VAS

4. FRS　FRS用从微笑至疼痛哭泣6种面部表情来表达疼痛程度，此法适合于任何年龄的患者疼痛评分，没有特定的文化背景或性别要求且易于掌握。对于急性疼痛者、老年人、表达能力丧失者特别适用。FRS比较客观，使用方便，它是在VAS的基础上发展起来的，使用从微笑到疼痛哭泣的6个不同表现的面容进行疼痛评分，简单易懂。使用时向患者的解释次数不会受到性别、年龄和文化程度的影响，在不同状况的人群中有更强的适应性，即使不能完全用语言来表达清楚的儿童也可参考使用。

5. FLACC评分法　FLACC评分（表32－2－2）包括五项观察指标：面部、下肢、活动、啼哭、安慰。每个观察指标分0～2级，满分为10分，0分代表无痛，1～3分为轻度疼痛，4～6分为中度疼痛，7～10分为重度疼痛。

表32－2－2　FLACC评分法

项目	0分	1分	2分
面部	微笑	偶尔皱眉，面部扭歪，淡漠	下颌颤抖或紧咬
下肢	放松体位	紧张，不安静	腿踢动
活动	静卧或活动自如	来回活动	身体屈曲，僵直或急扭
啼哭	无	呻吟，呜咽，偶哭	持续哭，哭声大
安慰	无需安慰	轻拍可安慰	很难抚慰

（三）疼痛的治疗原则

1. 病因学治疗　疼痛性疾病治疗之前，首先要明确诊断，针对病因进行治疗，如不能明确诊断，则只能给予对症处理，缓解患者的疼痛症状，并进行必要的临床检验、影像学和病理学检查，以明确诊断。

（1）放疗：放疗是采用特殊设备产生的高剂量射线照射肿瘤细胞，杀死或破坏肿瘤细胞，抑制它们的生长、繁殖和扩散，从而达到抑制肿瘤及镇痛的作用。尤其对骨转移灶引起的疼痛疗效确切，可以治疗肿瘤侵犯骨、血管、神经和脊髓引起的疼痛，而且还能减少骨相关事件的发生。对临床有疼痛症状又对射线敏感的脊柱肿瘤可采用根治性放疗以消除疼痛。

（2）微创治疗：有疼痛症状或有侵袭性影像学征象的肿瘤，若椎体后壁完整、无明确神经受压症状或体征，可行经皮椎体成形术或与射频消融术联用；对椎体后壁突入椎管、有脊髓神经压迫症状的肿瘤，可选择先解除压迫再手术以消除疼痛。

（3）手术治疗：对肿瘤发展易引起病理性骨折、脊柱不稳定或向椎管内生长易引起脊髓神经受压而疼痛者，宜早行肿瘤边缘切除；对已有截瘫和病理性骨折致脊柱不稳定引起疼痛者，应尽早行肿瘤切除、脊髓减压、充分植骨与坚强的内固定，以解除对脊髓的压迫，恢复脊髓功能，重建脊柱的稳定性以消除疼痛。

（4）基因治疗：基因治疗是一种新兴的治疗方法，主要是通过上调抗痛基因表达与下调疼痛基因表达来完成。利用基因重组技术促进抗痛基因的表达或降低神经系统内源性疼痛分子的表达，达到镇痛目的。其对于良性、中间性、恶性、转移性肿瘤均适用。

（5）双膦酸盐治疗：双膦酸盐抑制破骨细胞的活性，诱导破骨细胞凋亡，从而有效控制骨溶解骨破坏，缓解骨痛和降低血钙，其对于中间性、恶性、转移性肿瘤均适用。

2. 制订个体化的超前镇痛和多模式镇痛方案 根据患者疼痛强度、镇痛要求、适应证、依从性、经济状况以及医疗保险体制等，联合应用不同作用机制的镇痛药或者不同镇痛措施，通过多种机制产生镇痛作用，使不良反应降到最小，并能获得更好的镇痛效果。

3. 监测镇痛药的不良反应 在治疗过程中积极监测镇痛药的不良反应，及时给予治疗，提高患者的医疗质量。

二、术后镇痛治疗

（一）脊柱肿瘤术后疼痛的特点

脊柱肿瘤术后疼痛是肿瘤本身及手术创伤对机体产生的一种复杂生理反应，是多种因素综合作用的结果。生理性疼痛属机体保护性机制，是对伤害性刺激的预警，是伤害性刺激导致外周伤害感受器激活的结果。病理性疼痛分为炎症性痛和神经病理性痛。炎症性痛的特点是对伤害性刺激敏感性增强和反应阈值降低的“痛觉过敏”（包括损伤区的原发痛和损伤区周围的继发痛）和非同刺激（如触摸）引起的“触诱发痛”，以及炎症区域的“自发痛”。神经病理性痛是神经直接受损所致。二者均可引起末梢和中枢神经的可塑性变化，即痛阈降低，有外周痛觉和中枢痛觉过敏的特点，进一步加重疼痛。手术后疼痛NRS根据手术类型不同可以达到6～10分，属于中、重度和剧烈疼痛。很多患者术前即合并比较严重的疼痛，因此术后疼痛的强度可比未服用镇痛药的同类手术患者大。持续3～10d，甚至更长。

（二）脊柱肿瘤术后镇痛的方法

1. 静脉镇痛 多采用持续输注+患者自控镇痛（Patient controlled analgesia，PCA）模式，术毕如无禁忌给予氟比洛芬酯1mg/kg，镇痛泵药物配制选择吗啡1mg/mL，或者芬太尼10μg/mL，或者舒芬太尼1μg/mL，药物容量为100ml。如无禁忌泵中可以加入氟比洛芬酯2mg/（kg·d）。镇痛泵设置：持续输注速度2～3ml/h，PCA为2～3ml，间隔时间为10～15min，一般镇痛时间为72h。

2. 口服镇痛药 脊柱肿瘤手术对胃肠功能影响较小，术后6h即可进食，所以可采用口服给药的镇痛方式。主要药物有阿片类（羟考酮缓释片或硫酸吗啡缓释片）、非甾体抗炎药（布洛芬缓释胶囊、双氯芬酸钾片）、选择型环氧化酶2抑制剂（塞来昔布胶囊）等，也可以用复合制剂，如氨酚羟考酮片。

（三）脊柱肿瘤术后镇痛管理

1. 多模式镇痛 脊柱肿瘤术后疼痛强度大，特别是术后第1晚。另外，术后局部和全身炎症反应剧烈，单纯一种镇痛药或镇痛方式有时很难达到满意的镇痛效果，且不良反应大，必须采用多模式镇痛。

2. 预防性镇吐 脊柱肿瘤手术失血有时较多，且患者大多是高龄，术后贫血和低血容量性低血压比较常见，另外因疼痛强度较大，阿片类药物用量较大，使得术后恶心、呕吐发生率进一步增加。当出现恶心、呕吐时首先应确定是否存在低血容量性低血压，补充血容量后需增加镇吐治疗，建议常规应用预防性镇吐措施。常用药物有5－HT_3受体阻滞剂，如盐酸昂丹司琼片，必要时可合用。

3. 序贯镇痛　脊柱肿瘤术后疼痛持续可达到3～10d，因此，镇痛泵停用后患者会出现明显疼痛，应及时给予序贯镇痛，加用口服药物。我们推荐镇痛泵停用当日起复合给予氨酚羟考酮片或塞来昔布胶囊。

4. 总剂量的控制　非甾体抗炎药是治疗脊柱肿瘤疼痛的常用药，但非甾体抗炎药和解热镇痛药对乙酰氨基酚有天花板效应，必须注意总剂量的控制。

三、晚期转移性肿瘤的镇痛治疗

（一）疼痛的临床特点

1. 疼痛出现的时间和性质　许多患者可能在早期即出现疼痛，并不一定都出现在肿瘤晚期，80％的乳腺癌和前列腺癌患者的疼痛是由骨破坏引起的。癌性骨病的疼痛性质多为持续性进行性加重的钝痛。随着骨重建的发展，会频发剧烈、自发性疼痛，由于这种疼痛多为急性和不可预知的，因此会严重降低患者的功能状态和生活质量。

2. 疼痛部位　颈椎受侵时，疼痛可放射至颅后，还可伴有上肢感觉和运动缺失。胸椎受侵时，患者会伴有后背部钝痛伴紧缩感，平卧、负重和咳嗽可加重疼痛。胸脊髓受侵时，可表现为沿肋间神经根区域烧灼、电击样疼痛，呼吸和运动时加重。疼痛有可能并不局限于转移部位，有些患者可能表现为全身疼痛，主要原因是骨溶解后引起的高钙血症。

3. 爆发性疼痛（Breakthrough pain）　基础疼痛是指存在于1d内大部分时间的疼痛。爆发性疼痛则是指在基础疼痛控制相对稳定、镇痛药充分应用的前提下，出现的自发的和由相关可预知或不可预知触发因素引发的短暂疼痛加重。据研究统计，有30％～94％的癌痛患者存在偶发性爆发性疼痛，28％～45％的癌痛患者存在自发性爆发性疼痛。

（二）强效镇痛药

1. 药物镇痛治疗遵循以下基本原则

（1）以减轻疼痛和最大限度提高生活质量为目标。

（2）阶梯给药，联合用药，多模式镇痛，绝对不用安慰剂。

（3）尽可能长时间非介入治疗：首选经口，其次是经直肠、皮下、静脉、椎管内。

（4）按时给药：按照规定时间间隔给药，超前镇痛，而非按需给药，以保证疼痛连续缓解。

（5）个体化给药：阿片类药物无标准剂量，凡能使疼痛缓解的剂量即为正确剂量。

2. 三阶梯疗法　WHO推荐的三阶梯疗法为国际上广泛接受的药物治疗方法。即根据疼痛程度由弱到强按阶梯方式选择镇痛药，首选第一级非阿片类药物（以非甾体抗炎药对乙酰氨基酚为代表）；若疼痛不缓解或继续加剧，则升高到第二级，弱阿片类药物（以可待因为代表）；如果疼痛仍未能控制或继续加剧，则进入第三级，强阿片类药物（以吗啡为代表）。第二、三级均可同时加用非阿片类药物，以加强镇痛效果。但是临床一直对第二阶梯用药存在争议，有研究发现非阿片类药物与弱阿片类药物以及二者联合使用情况下的镇痛效果没有显著差异，并且联合用药比单独使用非阿片类药物的不良反应大得多。因此有学者提出一个新的治疗癌痛的替代方案，该方案必须以疼痛强度作为依据：对于轻度疼痛，首选非阿片类药物，若效果不佳则加用低剂量强阿片类药物，并根据个体的情况调整用量。对于中度疼痛，首选低剂量强阿片类药物并调整用量，辅以非阿片类药物。对于重度疼痛立即使用强阿片类药物，辅以非阿片类药物。

自三阶梯疗法应用以来，临床上在疼痛治疗上取得了很大进步，但疼痛的完全缓解仍较难实现。故有学者提出了四阶梯疗法，其是在三阶梯疗法的基础上增加第四阶梯，即区域阻滞技术、神经毁损阻滞术、神经调制法和植入式鞘内药物输注系统等。

3. 非甾体抗炎药　非甾体抗炎药作为环氧化酶（COX）抑制剂，可有效抑制前列腺素（PG）的合成和分泌，降低癌痛相关的炎症反应，是治疗癌性骨痛的首选药。PG本身没有致痛作用，却能使缓激肽等致痛物质的痛阈值降低。同时，在局部血流增加、血管渗透性亢进、白细胞浸润性增强等作用下，引起炎症的作用增强。

肿瘤细胞和巨噬细胞内均有高水平COX同工酶的表达，因而生成大量前列腺素。在治疗过程中因对骨结构的浸润和破坏，在局部也会产生前列腺素。非甾体抗炎药既抑制COX-1也可抑制COX-2，虽然能有效缓解急性非肿瘤性骨痛，但是不推荐长期用于肿瘤患者，因其可导致胃肠道溃疡、中性粒细胞减少症、出血和肾损伤等不良反应。COX-2抑制剂与非甾体抗炎药的镇痛效能相似，但胃肠道不良反应更少。研究显示长期应用选择性COX-2抑制剂能显著减轻骨痛、减缓骨肉瘤生长和神经系统的神经化学改变，同时减少成骨细胞生成、骨重吸收。总之，选择性COX-2抑制剂在多个位点抑制PG的合成和释放，可改善癌性骨痛患者的生存率和生活质量，在治疗癌性骨痛方面有双重优势，因而只要患者能够耐受不良反应，对于这类患者应常规应用。单独应用不能有效缓解剧烈的癌骨痛时，可协同阿片类药物或曲马多的镇痛。由于非甾体抗炎药存在天花板效应，即当药物增加到一定剂量后，如果仍不能有效控制疼痛，那么再增加剂量也不能提高疗效，反而只能增加不良反应。因此，当使用一种非甾体抗炎药至一定剂量而疼痛得不到缓解时，应直接换用更强的镇痛药。

4. 阿片类药物 阿片类药物是常用的、有效的治疗晚期癌性骨痛的药物，主要根据药物效能、半衰期、不良反应和患者可用的给药途径而定。阿片类药物有即释短效制剂、缓释长效制剂和复合制剂，可根据患者疼痛情况选择相应制剂。如患者的疼痛仅在某种特定的动作或姿势才发作，则可使用即释短效制剂；如果患者的疼痛会持续整天或整夜，则需要使用缓释长效制剂。选用即释短效制剂滴定至有效剂量（疼痛评分≤3分），然后将24h总用量的2/3作为缓释长效制剂总剂量。复合制剂的优点是利用药物协同机制，镇痛效能增强，不良反应相对小，但应注意，非甾体抗炎药具有天花板效应，当应用复合制剂的同时需要加用其他非甾体抗炎药时，一定要避免总体剂量过量，否则会增加非甾体抗炎药相关不良反应。

阿片类药物是一把“双刃剑”，虽然它是能显著改善癌性骨痛的药物，但它也可能导致阿片类药物诱导的神经毒性、耐受性和生理和心理依赖的风险。据美国疾病控制和预防中心（CDC）报告，在美国，每天约有130人死于阿片类药物过量，2017年68%的药物过量死亡涉及阿片类药物。

（1）用药方法：对于初次使用阿片类药物镇痛的患者，按照如下原则进行滴定，使用吗啡即释片进行治疗，根据疼痛程度，拟定初始固定剂量5～15mg，1次/4小时；用药1h后疼痛不缓解或缓解不满意，滴定吗啡剂量增加50%～100%，密切观察疼痛程度及不良反应。第一天治疗结束后，计算第二天药物剂量，次日总固定量=前24h总固定量+前日总滴定量。第二天治疗时，将计算所得次日总固定量分6次口服，次日滴定量为前24h总固定量的10%～20%。依法逐日调整剂量，直到疼痛评分稳定在<3分。如果出现不可控制的不良反应，疼痛强度<4分时应该考虑将滴定剂量下调25%，并重新评价病情。当用药剂量调整到理想镇痛及安全的剂量水平时，可考虑换用等效剂量的长效缓释制剂（表32-2-3）。对于未使用过阿片类药物的中、重度癌性骨痛患者，推荐初始用药选择短效即释制剂，个体化滴定用药剂量。

表32-2-3 阿片类药物剂量滴定增加幅度参考标准

疼痛强度（NRS）	剂量滴定增加幅度
7～10	50%～100%
4～6	25%～50%
1～3	≤25%

（2）个体化镇痛：不同患者对疼痛和镇痛药的反应的个体差异很大，因此镇痛方法因人而异，不可机械地套用特定的配方。个体化镇痛的最终目标是追求最佳的镇痛效果且尽可能减少并发症。

（3）爆发性疼痛的治疗：目的是降低爆发性疼痛的发作次数和强度，以及对患者的不良影响，最终提高患者的生活质量。即释短效阿片类药物目前已广泛用于爆发性疼痛的治疗，但其起效时间及作用持续时间长的特点并不适合治疗大部分的爆发性疼痛。相比之下，一些芬太尼制剂对爆发性疼痛的治疗效果更佳。对于癌痛患者需要有基础用药与解救药。多在可能发作爆发性疼痛前（如更换某种体位、洗漱或换衣服等活动前）30～40min应用即释短效阿片类药物，如芬太尼口腔黏膜含剂、静脉或皮下阿片类药物等进行补救治疗，剂量为全天药量的5%～10%。如果爆发性疼痛发作频繁，每天超过2次，应增加每日镇痛药剂量。

（4）阿片类药物的不良反应及治疗。

1）便秘：阿片类药治疗过程中便秘的发生率为40%～80%，可持续治疗全过程。其他可引起便秘的药物有5－HT_3阻滞剂如曲马多、三环类抗抑郁药、抗惊厥药等。多食入富含膳食纤维的食物、适量饮水和适当运动有一定防便秘的作用。应用阿片类药物治疗期间应同时预防性给予通便药物治疗。轻度便秘时可使用刺激性泻剂，如番泻叶、麻油或酚酞，以及软化剂如蜂蜜、蓖麻仁润肠丸等。便秘比较严重时，在刺激性泻药的基础上加用渗透性泻药，如乳果糖口服液和聚乙二醇等。

2）恶心呕吐：服用阿片类药物后恶心呕吐的发生率约为30%，多发生在治疗的第1周期内，之后会逐渐耐受，程度减轻。非甾体抗炎药、曲马多等也可引起。正在进行化疗或放疗的患者，以及脑转移的患者也可伴有恶心呕吐等症状，服用上述镇痛药有可能使恶心呕吐加重。应用阿片类药物时建议同时预防性使用止吐药（如甲氧氯普胺片），症状缓解后停药。呕吐明显时，可用盐酸昂丹司琼片治疗。若恶心呕吐严重，超过1周，患者难以耐受则需改变治疗方式，如减少药量、更换药物或改变给药途径。

3）嗜睡：多见于阿片类药物和曲马多治疗初期或合用抗惊厥药、镇静药治疗期间。若患者是在阿片类药物治疗一定时间后才出现嗜睡和过度镇静，应警惕是否出现了引起嗜睡和意识障碍的其他原因，如脑转移、电解质紊乱（高血钙）等。若出现长时间嗜睡甚至过度镇静，应适当调整镇痛药剂量。治疗包括减少药量，同时辅以非阿片类药物、更换药物或改变给药途径。

5. 协同镇痛药　最常见的协同镇痛药为抗惊厥药和抗抑郁药，当出现神经侵犯或压迫后的疼痛时，表现为电击样、抽搐样疼痛，麻刺感，伴或不伴感觉和运动障碍，可加用抗惊厥药。

（1）常用抗惊厥药：卡马西平、加巴喷丁、普瑞巴林。主要用于神经损伤所致的撕裂痛、放电样痛及烧灼痛。

（2）常用三环类抗抑郁药：阿米替林、度洛西汀、文拉法辛等。主要用于中枢性或外周神经损伤所致的麻木痛、灼痛，该类药物也可以改善心情、改善睡眠。

6. 糖皮质激素　糖皮质激素对急性脊髓压迫及骨转移等所致疼痛、肿瘤侵犯所致神经伤害性疼痛均有作用，对放疗引起的组织器官炎性水肿所致疼痛也有一定作用。

第三节　对放、化疗不良反应的支持治疗

肿瘤治疗会引起多种不良反应。常用的肿瘤治疗方法包括化疗和放疗，旨在消灭快速生长的肿瘤细胞。化疗药物通过血液循环传播到全身，而放疗会对肿瘤周围的正常组织产生影响。因此，这些治疗方法也会对健康的细胞造成损害，导致患者在接受治疗时出现不良反应。产生不良反应的风险取决于施用化疗和放疗的剂量和类型。一般来说，肿瘤的阶段越晚期，需要的化疗和放疗剂量越大。大多数肿瘤治疗的不良反应是暂时性的和可逆的，因此被称为短期不良反应。常见的短期不良反应包括脱发、恶心、呕吐、便秘或腹泻、疼痛和不适、体重增加或减轻、口腔溃疡和皮疹等。尽管不良反应通常是可逆的，但有一些长期不良反应会严重影响患者的治疗和生活质量，包括贫血、化疗导致的组织损伤、感染、淋巴水肿、记忆问题和注意力无法集中、绝经期症状、神经疾病等。对于脊柱肿瘤患者，接受骨盆、腹部和结直肠系统肿瘤放疗的患者通常会出现肠道损伤，影响脊柱肿瘤患者的预后和治疗。

一、放射性肠病的支持治疗

放射性肠病指盆腔、腹腔、腹膜后的恶性肿瘤患者接受放疗后，引起肠道损伤。该疾病可累及小肠、结肠和直肠，因此也被称为放射性直

肠、结肠和小肠炎。肠道对放射特别敏感，会导致呕吐、体重减轻、厌食、脱水、腹泻和感染等不良反应。当肠道损伤严重时，还可能发生感染性休克，引起死亡。放射诱发的肠道损伤会影响治疗，导致脊柱肿瘤患者的生活质量下降。放射性肠病发生风险与每次治疗接受的射线剂量、整个治疗过程的总射线剂量、患者的营养状况、是否接受手术治疗和化疗等因素相关。

（一）临床症状

患者既往有恶性肿瘤并接受放疗或意外辐射的病史，出现胃肠道症状。注意不可忽视职业性辐射，部分患者可能忽视不知情辐射。根据肠道接受辐射的剂量、时间和发病的速度，放射性肠病一般可分为急性和慢性两种类型。

急性放射性肠病发生在放疗期间或放疗后90d内，多数症状可逆，包括恶心、腹胀、腹泻、腹痛和疲劳。然而，此类症状可能需要减少剂量和中断治疗，可能造成治疗效果的下降。

慢性放射性肠病通常延迟发生在放疗后90d至几年的潜伏期后。这种情况会导致胃肠道功能丧失。

颈椎肿瘤放射后唾液腺损伤直接引发唾液分泌不足。唾液缺乏会导致口干、黏膜炎、营养缺乏、口腔感染和功能改变（如咀嚼困难、吞咽困难和味觉丧失）。骨盆或胸腰椎放射可损伤其他消化道区域，包括食道、胃、肠和肛门，可出现腹泻、便血、黏液便和里急后重、大便变细和进行性便秘或出现腹痛，提示肠道发生狭窄。约90%的患者会出现永久性排便习惯改变。肠管与腹部其他器官（包括盆腔器官）之间可形成瘘管。由于发生穿孔而引起急性弥漫性腹膜炎，也可因溃疡而并发胃肠道出血。部分患者因消化系统功能受损，出现贫血、营养缺乏和体重减轻。

（二）辅助检查

1. 血象　出现中性粒细胞、淋巴细胞和血小板计数的降低。

2. 小肠吸收功能的测定　包括大便脂肪测定、维生素 B_{12} 及D-木糖试验。

3. 直肠指诊　放射性肠病的早期或损伤较轻者，指诊可无特殊发现。也可只有肛门括约肌痉挛和触痛。有的直肠前壁可有水肿、增厚、变硬、指套染血。晚期患者可触及溃疡、狭窄或瘘道，约3%严重直肠损伤者形成直肠阴道瘘。同时做阴道检查可助于诊断。

4. X线检查　肠道钡剂检查对于确定病变范围和性质是有帮助的，但其征象并不具有特异性。在疾病的早期阶段，腹部X线片可以显示功能性肠梗阻的迹象。钡剂检查通常显示黏膜水肿、肠袢扩张和张力减退。在急性期，钡剂检查常常显示结肠和直肠的严重痉挛，直肠前壁可能出现孤立性溃疡。在疾病后期，钡剂检查结果显示肠黏膜水肿和肠袢的分离。如果进一步发生纤维化，就可以观察到肠腔变窄、固定，并呈管状，可能存在一段或多段肠管的扩张性较差，黏膜纹理也会消失。结肠和直肠病变的X线片表现包括肠腔狭窄、变直和结肠袋的消失等。

5. CT检查　头颈部CT可分析腮腺和颌下腺体积的减少及腮腺衰减的增加，可以帮助诊断放射引起的唾液功能障碍，腮腺CT显示的体积和密度也可以预测急性口干症。CT图像软组织分辨率稍低，对纤维化的判断不如MRI准确，优点在于可以在短时间内进行大范围扫描，有助于对患者整体情况进行评估。

6. 超声检查　颈部超声直方图可用于测量头颈椎肿瘤放疗后腮腺的急性和晚期毒性，可反映唾液腺血液供应。超声检查也可以显示直肠壁各层厚度、黏膜下层血流信号及微小溃疡及瘘管情况。

7. MRI检查　在判断直肠局部狭窄时，可采用经肛注入对比剂后MRI检查或排粪造影。对于瘘管形成的患者，可行MRI排粪造影以明确排粪状态下肠内容物通过瘘道进入其他结构或器官的情况。可有效诊断辐射引起的唾液腺损伤、食管损伤、肝损伤和直肠损伤。急性期患者病变肠壁明显增厚，黏膜下层肿胀，在T2WI上黏膜、黏膜下层、固有肌层依次呈稍低信号、高信号、中等信号的同心圆或靶征样分层。黏膜炎性病变严重时，黏膜层还可以进一步出现分层，由内向外呈高信号、稍低信号表现。高b值DWI序列上依次呈高信号（黏膜层）、低信号（黏膜下层）、中等信号（固有肌层），T1WI序列呈等低信号，增强后黏膜层及固有肌层显著强化，呈现同心圆样分层强化。合并溃疡时肠壁内缘可表现不规整，甚至出现黏膜层连续性中断表现。MRI还有助于区分急性炎性病变和纤维化，当病变区出现明显纤维化改变时，T2WI 信号显著降低，DWI 信号降低，肠壁强化程度降低。MRI 检查还可以观察是否合并狭窄、瘘管，以及周围组织器官的继发病变等。

8. 消化内镜检查　疾病急性期的表现为结肠和直肠黏膜的充血和水肿，血管纹理不清晰，甚至可能形成溃疡，黏膜脆弱，触摸时容易出血。而在疾病慢性期，可观察到黏膜水肿，呈颗粒状，苍白，并且较为脆弱，此外还有明显的黏膜下毛细血管扩张。

9. 肠道微生物组检查　肠道微生物组检查已成为各种疾病研究的新焦点，包括慢性肝病、2 型糖尿病、炎症性肠病、心血管疾病、肌肉减少症和癌症。放射引起的急性肠道症状的特点是粪便中缬氨酸、三甲胺 N－氧化物、苯丙氨酸、异亮氨酸、谷氨酰胺等浓度增加，同时伴随着α－葡萄糖、正丁酸、甲胺和乙醇浓度的降低。

10. 病理学评估　术前病理学评估有助于协助判断肠道损伤部位是否合并肿瘤性因素，排除其他感染性或非感染性直肠炎等疾病。

（三）治疗

急性放射性肠病的治疗主要采用对症治疗，而慢性放射性肠病的治疗效果通常较差，一般内科治疗只在少数患者中获得成功。急性放射性小肠炎或小肠结肠炎是可逆的，只需进行支持性治疗，减少放射剂量可减轻症状。慢性放射性小肠炎常常伴随着多发性肠管狭窄，需要对饮食进行一些调整。静脉高能量营养可以改善营养和免疫功能。在慢性肠管狭窄和梗阻的情况下，因为病变肠管的肌张力降低，术后吻合口瘘的风险增加，手术修补和吻合应谨慎考虑。手术切除病变肠段吻合口瘘发生率和病死率相对较低，可作为最终的治疗手段。

1. 一般治疗　包括健康宣教、心理干预、饮食调节及排粪管理等。放射性肠病患者普遍存在抑郁等不良心理状态，健康宣教和心理干预尤为重要。饮食调节对放射性肠病临床症状的影响仍存有争议。早期研究大多建议患者采用低纤维素、低脂和低乳糖饮食。低纤维素饮食可以改善放疗引起的腹泻症状，也可避免坚硬粪便反复摩擦损伤直肠黏膜造成的疼痛和出血症状。限制乳糖摄入也可以减轻腹泻症状，尤其是对于乳糖不耐受患者而言。要素饮食在减轻放疗的毒性方面效果并不显著，且患者依从性差。因此建议，在无消化道梗阻的前提下，不限制摄入水果、蔬菜、脂肪和乳制品，保持排粪通畅。

放射性肠病患者营养治疗的作用包括改善患者的营养状况和免疫功能，尤其是需要接受手术治疗的患者，可增强患者对手术的耐受力，减少术后并发症的发生。营养治疗应首选肠内途径，对于可经口进食者优先选择口服途径。

口服营养补充对于放射性肠病患者治疗前的营养改善和治疗后预防贫血都有积极的作用。肠道功能较好的放射性肠病患者可先选用整蛋白制剂。当整蛋白制剂营养补充耐受不佳时，可选用氨基酸型或短肽型肠内营养制剂，更易于消化道吸收。当单纯口服肠内营养仍无法满足日常需要时，应增加肠外营养支持。放疗期间及放疗后补充益生菌，有助于减轻患者腹泻症状。谷氨酰胺对肠黏膜的再生修复及维护肠屏障功能具有重要作用，有助于减轻肠道症状。放射性肠病患者还可能存在维生素 B_{12} 吸收不良，可造成贫血或神经系统症状，故需要适当补充。

2. 放疗的改进

（1）屏蔽目标区域的敏感部分是避免放射损伤的传统方法。传统的水凝胶是预先成型的，通常通过手术植入。与传统水凝胶相比，可注射水凝胶具有消除手术限制和给药的优点，但伴随着炎症和脱位的高风险。

（2）放疗的剂量分布影响放射损伤。强度调制放疗通过多种射线形状和陡峭剂量梯度，减少与放疗有关的正常组织毒性。与三维适形或传统整个盆腔放疗相比，强度调制放疗可使肠道辐射剂量减少 40%左右。

（3）图像引导放疗利用成像技术对放疗目标体积和解剖结构进行可视化，以提高准确性。这种技术有望减少肿瘤部位的边缘设置，从而减少对健康组织的辐射暴露。

（4）四维自适应放疗结合了强度调制和图像引导放疗的方法，通过跟踪肿瘤运动，在治疗过程中考虑了三维肿瘤形状的变化。

（5）此外，患者在放疗期间的体位也会影响放射，诱发肠道损伤。给予卧位患者放疗，并利用腹板等定位设备，可能会减少肠道的辐照体积。胃肠细胞增殖速率早晨最高、晚上最低，早晨进行放疗可能会导致更严重的肠道损伤。

（6）总的放疗剂量应在几周时间内分为若干剂量分数进行给予。增加每次治疗的分数大小可能使整个剂量在较少步骤中给予完毕。

3. 急性放射性肠病治疗　应综合患者症状严重程度及肿瘤治疗疗效制订方案。由于急性放射性肠病多数是自限性的，故一般不建议暂停或者终止放疗，可对急性期出现的症状进行药物对症治疗。急性放射性肠病的常用药物为抗炎类药物，包括非甾体抗炎药（柳氮磺吡啶、美沙拉秦等）和类固醇类药物、益生菌及其他对症治疗药物。

对于极少数严重的急性放射性肠病如肠梗阻、肠穿孔、肠瘘等患者，应终止放疗而进行对应干预。

4. 慢性放射性肠病治疗　除一般治疗外，慢性放射性肠病患者应依据病变的严重程度和疾病不同分型特点，选择药物治疗、内镜下治疗或手术治疗。如毛细血管扩张型患者，采用内镜下治疗手段效果更佳；而因顽固性便血需经常输血以维持血红蛋白在相对正常水平者，行肠造口转流手术控制出血立竿见影；溃疡型患者应依据症状及溃疡程度、穿孔风险选择治疗手段，内镜治疗对深大溃疡有加重溃疡、导致穿孔的风险；狭窄型患者应根据肠道梗阻的严重程度，选择饮食模式、排粪管理、药物或手术治疗；混合型患者症状多样，应根据患者的主要症状、严重程度和内镜下病变分级决定治疗方式。

（1）药物治疗：慢性放射性肠病药物治疗种类多样，包括抗炎类药物、抗生素、抗氧化剂、黏膜保护剂及短链脂肪酸等。用药途径包括口服或直肠给药。

1）抗炎类药物如非甾体抗炎药及类固醇类药物在慢性放射性肠病的治疗中缺乏临床证据支持。

2）抗生素：放疗损伤肠道黏膜屏障可能导致肠道菌群异位、菌群种类比例失调及肠道菌异常增殖，这些改变可能与患者腹胀、腹泻等症状有关。研究显示，口服甲硝唑辅助灌肠治疗可改善便血、便频、腹泻等症状，提高内镜下黏膜水肿和溃疡的缓解率。

3）抗氧化剂：电离辐射产生氧自由基引起后续细胞损伤，是放射性肠病的重要发生机制之一。因此，抗氧化剂可用于慢性放射性肠病的辅助治疗，但治疗效果存在争议。

4）黏膜保护剂：硫糖铝是常用的肠黏膜保护剂，具有改善溃疡局部血流，从而达到保护黏膜和促进溃疡愈合的作用，硫糖铝灌肠具有明显的便血症状缓解效果。

5）短链脂肪酸：可为肠黏膜代谢提供能量，或可促进放射损伤的修复。但尚存在争议。

6）复方灌肠制剂：慢性放射性肠病患者常合并多种症状，单一药物难以控制多种症状。研究显示，以硫糖铝为基础联合凝血酶、甲硝唑、表皮生长因子的复方灌肠制剂，对轻、中度便血的短期有效率高达 90%，长期有效率为 69%。复方灌肠制剂对慢性放射性肠病合并溃疡的患者效果较差，短期有效率仅为 35.3%。

（2）内镜下治疗。

1）氩离子凝固术（Argon plasma coagulation，APC）是治疗出血性慢性放射性肠病的主要手段。APC 设备较为普及，便于技术推广。APC 治疗便血的总体临床成功率约为 87%。对出血以外的症状，APC 不会加重。内镜下见扩张毛细血管占肠腔超过 50%、合并溃疡面积>1cm^2，或深溃疡，则要谨慎考虑 APC。APC 术前应尽量进行充分肠道准备。操作时应对每个扩张毛细血管进行靶向处理，避免“涂鸦”式烧灼。APC 的常见并发症是腹部疼痛、黏液分泌和胃肠溃疡。病变靠近齿状线时疼痛发生率较高，但症状通常呈自限性而不需要干预。约 3%患者出现直肠阴道瘘、直肠狭窄和穿孔等严重并发症。其他内镜下治疗技术包括双极电凝、加热探头和射频消融。

2）甲醛用于治疗出血性慢性放射性肠病已有超过 30 年历史。甲醛通过蛋白凝固作用诱导新生血管内形成血栓，从而起到烧灼作用。使用浓度为 4%～10%，可以直接灌注或内镜下应用，方法包括保留灌肠、纱块浸润、局部灌注等。甲醛局部治疗的并发症包括严重疼痛、肠炎、穿孔、狭窄、溃疡和肛门失禁等，对于合并狭窄、溃疡、肛门失禁及肛管癌的患者，行甲醛局部治疗须特别谨慎。

（3）粪菌移植（Fecal microbiota transplantation，FMT）。FMT 是将健康人群粪便菌群通过一定方式转移到患者体内，进而调节患者肠道菌群种类、丰度以达到缓解患者症状的方法。研究显示，接受 FMT 治疗后 3 个月，超过 80%的患者得到了临床治愈或改善。初步证据显示，FMT 用于治疗慢性放射性肠病安全有效，但技术细节、疗程选择、并发症处理以及前瞻性验证均有待完善。

（4）手术治疗是慢性放射性肠病晚期严重并发症的主要治疗手段。当慢性放射性肠病病变肠管持续进展出现肠梗阻、肠穿孔、肠瘘、顽固性直肠大出血等晚期严重并发症时，约 1/3 的慢性放射性肠病患者需要手术治疗。

1）手术指征：放射损伤分级标准（RTOG/EORTC）中 3～4 级病变，即放射损伤的病变肠管进展出现肠梗阻、肠穿孔、肠瘘和顽固性直肠出血等晚期严重并发症。按疾病分型可归类为保守治疗无效的毛细血管扩张型或混合型慢性放射性肠病，进展至直肠坏死、穿孔或瘘的溃疡型慢性放射性肠病以及进展至反复肠梗阻的狭窄型慢性放射性肠病。

2）手术基本原则：慢性放射性肠病进展至晚期严重并发症后病变肠管具有不可逆性，且易继续进展出现更复杂的病变，如直肠膀胱阴道瘘、小肠直肠阴道瘘等多发复杂瘘，盆腔或肠间脓肿还可侵蚀周围组织器官，导致顽固性症状，如输尿管压迫、大血管侵蚀或肠皮瘘等，严重者甚至危及生命。因此，慢性放射性肠病患者若达到手术指征，强调尽早干预、限期手术。然而，慢性放射性肠病手术患者可能合并盆腔严重粘连、盆腔纤维化甚至“冰冻骨盆”，手术难度和风险较高，同时患者常合并贫血、营养不良、泌尿系统梗阻、静脉血栓栓塞症等。因此，慢性放射性肠病患者的手术治疗应首先遵循损伤控制原则，根据患者病变情况及手术耐受程度选择合理的手术方式，同时还需兼顾原发性肿瘤控制状态和肿瘤学预后情况，以改善患者临床症状为首要目标，最大限度地降低手术并发症发生率及病死率。其次应遵循扩大切除原则，慢性放射性肠病病变肠管的组织愈合能力较差，术后吻合口瘘高发。既往文献报道，慢性放射性肠病的病变肠管切除术后吻合口瘘发生率高达 40%～65%。

损伤控制原则：慢性放射性肠病手术进腹后应根据腹腔粘连分级，决定是否中转开腹或仅行造口转流手术。术前预防性放置输尿管支架，有助于减少术中输尿管损伤。术中若遇盆腔多脏器损伤、盆腔纤维化严重、手术难度大时，应请妇科、泌尿或血管外科等多学科联合会诊，共同制订手术方案。值得注意的是，慢性放射性肠病手术不同于肿瘤根治性手术，不要求彻底进行系膜淋巴结清扫及完整的环周切缘。因此，在术中游离到粘连严重、失去正常解剖间隙的层面时，可选择紧贴甚至牺牲部分病变肠管的浆肌层而减少对周围脏器的误损伤。若层次清晰时，应沿着正常的解剖间隙进行游离。此外，腹腔镜技术的应用在慢性放射性肠病手术中可能也有助于损伤控制。慢性放射性肠病腹盆腔粘连虽然严重，但大部分粘连均位于盆腔，中上腹部有足够的空间，为腹腔镜手术的应用提供了可能。3～4 级腹腔粘连是腹腔镜手术的相对禁忌证。但近年也有研究初步展示了放射性肠病腹腔镜技术应用的安全性。

3）病变肠管切除手术：放射性肠病合并晚期并发症、病变肠管损伤不可逆且持续进展时，确定性的病变肠管切除手术理论上是最佳选择。病变肠管切除手术可使约 87%的放射性肠病患者临床症状明显缓解，但值得注意的是，其围手术期并发症多见，包括盆腔粘连、纤维化，解剖层次不清导致的术中误损伤，组织愈合能力不良、肠管血运欠佳导致的吻合口瘘、吻合口狭窄或近端肠管铅管样狭窄以及患者机体条件差、合并症多导致的其他各种围手术期并发症等。因此，确定性病变肠管切除手术应在放射性肠病手术经验丰富的中心选择性开展。

4）肠造口转流手术：若放射性肠病患者盆腹腔粘连严重难以分离、肠管广泛损伤、腹腔感染严重、全身情况较差，或患者原发性肿瘤控制不良、肿瘤学预后较差，难以或不宜行确定性病变肠管切除手术，建议行肠造口转流手术，以减少手术并发症风险，降低病死率。待炎症病变减轻或患者情况改善，再二期行确定性病变肠管切除手术。放射性肠病顽固性出血亦是肠造口转流手术的适应证，术后症状缓解率较高，并且可改善内镜及影像学表现。此外，肠造口转流手术还可在一定程度上改善溃疡型放射性肠病患者的临床症状及阻止溃疡进展，但残留了放射性损伤责任病灶，患者术后仍可能有疼痛、流脓、里急后重及阴道溢液等症状，存在再次出血、穿孔、梗阻、盆腔脓肿形成甚至继发恶变风险，再手术率较高。

（四）预后

放射性小肠炎的预后受到照射剂量、剂量率和放射性物质在体内分布情况的影响。为了确定预后，必须详细了解患者的病史，并进行相关的血液和骨髓检查。

与放射性结肠炎和直肠炎相比，放射性小肠炎的预后较差。大约 2/3 的轻度患者可以在 4～18 个月内得到改善或康复。广泛的盆腔手术和再次放疗会导致病变组织血供更加不良，因此其预后通常较差。

二、肠道菌群的支持治疗

随着先进的基因组技术出现以及厌氧培养方法的改进，人们逐渐认识到肠道微生物的存在，因此微生物组也被称为“被遗忘的器官”。随着时间的推移，个体内的微生物组基本保持稳定，但由于宿主因素、细菌和环境暴露的相互作用，个体之间存在差异。微生物组中复杂的细菌群落通过共享营养物质和遗传物质相互作用。细菌科和物种是通过对物种内保守的 16S 核糖体 RNA（rRNA）细菌基因进行测序来定义的。肠道微生物组的治疗作用与其功能状态及其影响系统免疫和整体宿主健康的能力有关。

通常来说，不受干扰且多样化的微生物组对于有效的癌症免疫监视至关重要。同样，不平衡的微生物组会对癌症免疫监视产生负面影响。肠道内的微生物通过几种重要的机制影响宿主免疫和对癌症治疗的反应。这些机制包括以下方面。

（1）对肠道内其他微生物的影响，导致生态系统的转变。

（2）对肠道壁和肠相关淋巴组织产生影响，包括肠上皮细胞（通过自噬和细胞凋亡的诱导）。

（3）通过感知辅助信号的模式识别受体的局部或全身刺激。

（4）通过肠道激素的分泌对系统神经内分泌产生影响。

（5）通过合成多胺和 B 族维生素对系统代谢产生影响。

（6）通过诱导对微生物抗原产生免疫反应，这些抗原与肿瘤相关抗原具有交叉反应。虽然这些特征机制影响着对不同癌症治疗的反应和耐药性，但由于微生物的功能高度依赖于具体情境，在评估微生物组在个体癌症护理中的作用时考虑患者特异性和肿瘤特异性因素非常重要。

人们在肿瘤组织中也发现了微生物，肿瘤/癌性和癌前病变可能为微生物的定植和持续存在提供特别适宜的环境。快速的血管生成和肿瘤坏死有助于高度缺氧且营养丰富的肿瘤微环境的发展，该肿瘤微环境可以支持兼性和/或厌氧菌株的特定定植。这些微生物可以通过多种机制深刻影响癌症的发生、进展、治疗反应和抗肿瘤免疫，组织驻留细菌可以通过它们表达的基因毒素直接诱导 DNA 损伤；可以破坏 DNA 错配修复机制，进一步加剧基因组不稳定性并驱动肿瘤发生；直接破坏细胞周期以促进肿瘤发生；通过改变局部表观遗传方式或劫持宿主转录，以促进肿瘤发生；通过在组织内诱导促肿瘤炎症环境来促进肿瘤形成。微生物代谢的副产物也可能致癌，通过改变局部细胞因子和免疫细胞谱来影响已发展的癌症病变内的免疫环境。瘤内微生物也可能支持抗肿瘤免疫，但其应用目前只存在于基础研究中。

鉴于癌症中的肠道和肿瘤微生物组在塑造免疫和其他生理过程中的不可或缺的作用，通过有针对性的重建来操纵肠道和肿瘤微生物组驻留和/或通过施用微生物衍生产品来增强当前治疗疗效成为一种干预策略。现在可以使用多种策略来针对肠道和肿瘤微生物组，包括粪便微生物组移植，使用单一菌株或设计者联盟的靶向微生物策略，基于饮食和益生元、益生菌和后生元的干预措施，靶向抗生素方法和基于噬菌体的方法。目前已经可以在临床中使用到的方法主要包括粪便微生物组移植、益生菌。

（一）粪便微生物组移植

调节肠道微生物组的彻底但最有效的方法可能涉及粪便微生物组移植——将捐赠者（通常是健康个体或对治疗有特殊反应的人）的整个肠道微生物补充物移植到接受者体内，供体微生物群在受体肠道的成功定植增加了受体肠道中瘤胃球菌科和双歧杆菌科等细菌的丰度，使肠道的免疫浸润增强以及特定治疗相关血清代谢物富集，最终改善免疫检查点阻断治疗的耐药问题。虽然粪便微生物组移植方法涉及整个供体微生物群的移植，但粪便微生物组移植的努力侧重于单一微生物物种和/或设计微生物群的特定移植，以增强对免疫检查点阻断和其他形式的癌症治疗的反应，益生菌和粪便微生物组移植结合的方式体现出很高的治疗价值。

（二）益生菌

1. 脊柱肿瘤手术患者 对于脊柱肿瘤手术，尤其是持续时间非常长的手术，手术后会出现炎症反应，并伴随明显的微生物变化。术后致病性微生物数量明显增加，而益生菌则明显减少。手术创伤会引起严重的肠道菌群失衡，破坏了由类杆菌、双歧杆菌等构建的肠道黏膜特异性生物屏障，导致菌群移位和内毒素血症的产生。内毒素血症刺激肝巨噬细胞分泌和释放大量炎症因子。术前添加肠道益生菌联合快速肠道准备可以避免传统肠道准备对肠道黏膜上皮的直接刺激和破坏，维护肠道微生态环境，保护肠黏膜屏障，对减轻术后早期全身炎症反应起到积极作用。服用四联活菌制剂还可以显著降低厚壁菌门/拟杆菌门的比例，增加拟杆菌、粪杆菌和枯草杆菌的数量，降低链球菌的丰度。

术后使用益生菌可以重新恢复消化道肿瘤患者肠道微生物群的完整性，恢复共生细菌的数量和功能。这有助于改善患者术后的炎症状态和免疫功能，减少术后感染和其他并发症的发生。术后肠道微生态制剂肠道菌群中双歧杆菌、乳酸杆菌和肠球菌的数量明显升高。在术后早期，使用微生态制剂联合肠内营养可以有效纠正肠道菌群失调，改善术后免疫功能，减少并发症的发生，促进胃肠道功能的早期恢复，提高患者的免疫力。

2. 化疗患者 化疗常常伴随着多种不良反应，其中胃肠道反应是最常见的，主要表现为恶心、呕吐、食欲不振等症状。目前认为这些反应与脑肠轴的激活有关，它们可能降低肿瘤患者对治疗的依从性，并影响化疗的疗效和患者的生活质量、总体预后。化疗相关性腹泻是化疗引起的常见消化道不良反应。化疗相关性腹泻可能导致患者出现水电解质代谢紊乱、营养不良和感染，严重情况下甚至会引发休克和死亡，显著影响患者的生活质量。

益生菌可以与胃肠道上皮细胞和黏液层结合，竞争性抑制多种致病菌株，防止病原体定植，恢复肠道正常菌群，重建肠道的免疫功能和防御屏障。双歧杆菌四联活菌片与止泻药物洛哌丁胺联用有助于提高止泻的疗效。长期使用含有婴儿双歧杆菌、嗜酸乳杆菌、粪肠球菌和蜡样芽孢杆菌的多种益生菌复合制剂，可能有助于改善化疗相关的便秘症状。肿瘤化疗患者可积极联合使用益生菌。

第四节 肿瘤患者的心理支持

一、临床表现

（一）初诊患者

肿瘤的初步诊断通常是一个艰难而痛苦的过程。常见的情绪反应包括怀疑、内疚、愤怒、否认、恐慌、恐惧和绝望。由于与不良健康行为相关，某些肿瘤可能会带来特别的痛苦或耻辱感，类似于吸烟者患肺癌的情况。情绪反应的范围从抑郁症状到适应障碍或严重抑郁症的临床显著症状，其程度可根据痛苦的程度进行分类。

面对威胁到生命或长期伤害的疾病，患者在不确定感和对未来的恐惧中挣扎是很正常的反应。同时，他们通常需要在短时间内做出治疗方案的决策，并为即将进行的手术做准备，这会增加他们的压力水平，而他们几乎没有时间来适应、获取支持和应对的资源。接受治疗会在一定程度上失去对身体的控制和自主权，并可能产生一种“医疗化”或与身体脱节的感觉，特别是如果他们感觉自己没有参与有关治疗和医疗保健的决策。

（二）癌症幸存者

癌症幸存者可能会因为预期与治疗相关的变化以及对未来的不确定性感到额外的痛苦，他们的担忧与不确定感以及控制感和对疾病的可预测性减弱有关，这些担忧的具体性质通常取决于医疗因素，包括疾病阶段和治疗过程，以及对日常生活的总体影响和对未来的期望。多数患者幸存后会在教育和职业道路中遇到困难，对其财务状况和未来生活轨迹产生影响，也有老年人可能需要依赖子女的照料和支持，担心成为别人负担，特别是对于那些患有较晚期疾病或预后指标较差的患者。

社会背景对于确定对患者情绪影响的非常重要。那些没有伴侣、缺乏情感支持关系或缺乏足够支持网络的人可能会面临更大的困难。他们的社交活动可能受到限制，从而导致与亲人相处的时间减少、人际关系疏远和社会孤立。许多患者在治疗期间会经历日常生活的丧失、工作和社交活动的中断。社交孤立与各种类型和阶段的癌症、免疫功能下降以及身心健康结果有关。例如，颈椎肿瘤的治疗可能会导致面部毁容和功能限制（如言语、呼吸和/或饮食问题），这些都与尴尬、自尊心降低、身体形象问题和社会孤立有关。癌症相关的变化可能会扰乱人际关系并导致社会支持水平不足，这种情况可能会在治疗后持续存在。

（三）进展期/晚期肿瘤患者

患有进展期/晚期肿瘤且治疗结果较差的个体的心理困扰极大，生活质量下降达到了最大程度。除了应对临终关怀的情感困难，这类患者通常会经历严重的身体不良反应，如疼痛、恶心、呕吐、尿失禁、疲劳和呼吸、进食和/或吞咽困难，机体功能下降导致生活质量和情绪健康进一步下降。随着虚弱程度的加重以及患者无法进行自我护理，护理人员的负担可能会变得过重，并且可能需要讨论辅助护理。对于住院患者来说，压疮、睡眠困难、破坏性或不熟悉的环境（如护士整夜的定期检查）、需要就临终治疗和护理进行艰难的选择、应对预期的悲伤等，这些都加剧了压力。在生命的尽头，随着身体健康状况的下降，患者可能会更加严重地失去对自己身体的控制，并降低尊严和自尊。如果长时间将护理转移到住院医疗环境，这部分患者可能会失去与朋友和家人的联系，导致失去支持和极大的社会孤立。

（四）预期死亡患者

在应对预期死亡的患者中，恐惧会自然出现，这进一步挑战临终时的心理健康和人际功能。需要关注是患者的平静感、目标感和与他人的联系，以及他们对生命意义的信念。宗教信仰和强烈的精神信仰可以起到保护作用，引导患者更好地接受死亡和对来世的憧憬。部分患者的这种经历可能会导致精神危机和增加痛苦。生存和精神福祉受到重大威胁的人，一方面面临更大的绝望感、感觉自己是他人的负担、丧失尊严感和丧失生存意愿。另一方面，能够在癌症经历中找到意义和内心平静的人可能更有能力处理临终关怀、适应变化并尽可能优化生活质量。

二、支持与治疗

尽管对肿瘤诊断的正常反应通常是惊慌和恐惧，并且有时应对不良反应可能相当困难，但大多数患者从未达到心理健康障碍的完整诊断标准，但这一部分患者同样有情感支持的需求。如果不进行治疗并产生具有临床意义的结果，即使是轻微的痛苦症状也可能导致损害。重要的是要强调情绪健康和心理困扰发生的连续性，并在进行临床护理时考虑到这种变化。

针对肿瘤患者开发了许多不同类型的干预措施，但常见的治疗通常包括情感支持、情感处理、技能培养（如改善决策、应对或沟通）、压力管理和放松训练。干预措施提供了获得有关疾病及其治疗的知识、缓解恐惧和焦虑、学习应对策略的机会，而且团体环境还提供了结识同伴和分享经验知识的机会。心理干预的益处是通过基于压力和应对、心理健康和健康行为改变理论模型的多种治疗技术来实现的。基于正念的干预措施越来越受欢迎，也促进了对身心（思想和行为）之间联系的更好认识，并培养了增强对生理反应和放松的控制的技能。

（一）心理干预

肿瘤诊断及其治疗给肿瘤患者及其亲人带来了重大的短期和长期挑战，对接受治疗的肿瘤患者进行心理干预已显示出对身体和情感健康的积极影响。有证据表明，放松训练、心理教育、支持性表达疗法以及认知行为疗法都可以有效预防或缓解焦虑和抑郁。放松训练可以减少焦虑的证据是最有力的。

1. 一般心理干预

（1）建立积极的治疗关系：治疗师需要展示温暖、接纳和关注患者的态度，以促进有效的沟通和情感连接。展示对患者的尊重和关注，以及对他们的个人价值的认可。尊重患者的观点、意见和情感，并尽量避免评判和贬低。除了医生的指导和支持，患者的内在能动性也是心理干预的关键。在与患者的互动中，医生可以鼓励患者积极参与并表达他们的感受和观点。医生可以提供问题和引导，但应尊重患者的独立思考和决策能力。

（2）倾听和理解：积极倾听患者的经历、感受和难处，并展示对其所面临的困境和挑战的理解。通过有效的倾听，表达共情和理解，以建立情感连接。对于肿瘤患者来说，心理压力可能很大。治疗师应当保持高度敏感，尤其是在对待患者的情感表达和敏感话题时，展现对患者感受的敏感性，创造一个安全的环境，让他们感到被理解和接纳。

（3）加强隐私保密：确保患者的隐私和机密性非常重要。医生应向患者明确承诺保密，并遵守相关的法律和道德规范。这可以增加患者对医生的信任，创造一个安全和开放的治疗环境。

（4）注重共情和情感回应：医生可以积极倾听和理解患者的情感和体验，并以共情的方式回应。医生可以通过言语、肢体语言和面部表情来表达对患者情感的理解和共情。示意性的头部点动、安静的姿态、面部表情的变化等可以传递出对患者情感状态的理解和关注。医生应敏锐地观察患者的情感体验和情绪表达。注意患者的非言语信号，如姿态、眼神、声音的变化等，以捕捉患者情感层面的细微变化。医生需要避免对患者进行偏见性的标签化，如过度强调患者的疾病或将其简化为一个特定的身份。相反，医生应以开放的心态对待每个患者，尊重其个体差异和多样性。

（5）个体化心理社会服务模型：将患者视为独特个体，考虑他们的个人差异、情感需求、社会背景和文化因素。医生与患者合作，制订适应个体需求的干预计划。该模型关注患者的心理健康问题，同时关注社会支持系统、环境压力、生活质量以及对治疗和疾病的理解和应对。综合考虑这些因素，医生能够更全面地了解患者的需求，并提供相应的心理干预和支持。医生与患者建立信任和合作的关系，共同制订个性化的干预计划，并提供情绪支持、应对策略、资源引导和社会支持等多种干预方法。该模型旨在提供综合性的支持，以帮助肿瘤患者应对他们面临的心理和社会挑战，并改善他们的心理健康状态和生活质量。个体化心理社会服务模型强调了个体化的关注和干预，以满足患者的多样化需求，并为他们提供全方位的支持。

2. 教育性干预 对患者进行教育性干预意味着通过健康教育和信息提供的方式来帮助他们理解和应对与癌症相关的心理问题。这种干预方法旨在向患者提供有关心理健康、应对技巧和资源的知识，以帮助他们更好地面对癌症的影响和挑战。

在教育性干预中，医生可以提供与癌症相关的信息，如疾病的性质、治疗选项、可能的不良反应等，以帮助患者对疾病有更全面的了解。此外，还可以教授患者一些行为训练，如放松技巧、冥想和催眠等，以帮助他们减轻焦虑和应对压力。此外，教育性干预还可以包括教授患者积极的应对技巧和应对策略，以帮助他们更好地应对负面情绪、应对治疗过程中的困难和应对社会支持的需求。

通过教育性干预，医生可以增加患者对心理问题的认识和理解，帮助他们更好地管理情绪、应对压力和建立积极的心理态度。此外，教育性干预还可以为患者提供信息和技能，使他们更有信心地面对治疗和康复过程，改善他们的心理健康和生活质量。

教育性干预可以通过多种形式进行，如面对面咨询、教育材料、书面资料、网络资源等。根据患者的需求和特点，可以个性化地设计教育内容和形式，以满足患者的学习和应用需求。这种干预方法旨在通过提供健康教育和信息，帮助患者更好地应对心理问题，改善他们的心理健康和抗逆能力。

3. 认知行为治疗（Cognitive behavior therapy，CBT） CBT 是一种心理疗法，旨在通过改变患者的思维方式和行为模式来帮助他们解决问题和改善心理健康。它基于认知心理学和行为学的原理，并结合了认知和行为的相互作用。CBT 的核心理念是，我们的思维方式和行为模式直接影响我们的情绪和心理状态。通过识别和改变消极、不合理的思维方式和行为模式，患者可以改变他们对自己、他人和世界的看法，并有效地应对困难和压力。

在CBT中，治疗师与患者合作，共同探索和识别不合理的思维方式，如过度悲观、自责、无助感等。然后，患者通过学习和实践新的认知技巧和应对策略来改变这些负面思维，增强积极思维，提高自我效能感和应对能力。治疗师会提供教育、指导、反馈和支持，以帮助患者逐步应用新的认知技巧和应对策略，并在日常生活中巩固和应用所学。治疗过程中，患者学习如何识别和纠正负面的思维误区，改变自我评价和期望，培养积极的应对技能，并尝试新的行为方式，学会更好地应对挑战、管理情绪、调整自己的思维方式，从而改善心理健康和生活质量。CBT通常是一个短期的、结构化的治疗过程，通过定期的治疗会话和家庭作业来帮助患者在日常生活中应用所学的技巧和策略。

CBT要点如下。

（1）认知重构：帮助患者识别和改变不合理的思维方式。这包括帮助患者认识到自己的负面思维。患者通过替换负面思维为更积极、合理的思维方式来改善情绪和应对能力。

（2）行为活动调度：通过安排和规划有意义的活动来提升患者的心理状态和生活质量。帮助患者建立正向的日常活动模式，促进积极情绪和适应性行为的发展。

（3）问题解决技能训练：帮助患者学习有效的问题解决策略，以应对面临的困难和挑战。患者通过识别问题、制定目标、生成解决方案、评估可行性和实施计划来提高应对能力。

（4）应对技巧训练：教授患者有效的应对技巧，帮助他们应对与肿瘤诊断和治疗相关的压力和应激。这包括深呼吸、放松训练、冥想和可视化等技术，以促进身心放松和情绪调节。

（5）逐步设定目标：帮助患者设定可行和具体的目标，并通过逐步实现这些目标来增强自我效能感和自信心。逐步设定目标可以帮助患者逐渐恢复日常功能和活动，提高自我满足感和生活质量。

（6）教育和信息提供：为患者提供有关肿瘤和治疗的相关信息，帮助他们了解疾病的特点、治疗选择和预后等方面。教育和信息提供可以帮助患者消除对疾病的误解和焦虑，增强他们的知识和理解，以更好地应对肿瘤相关的问题和挑战。

对于肿瘤患者，CBT需要特别关注其特定的心理和情感需求，以及与肿瘤相关的挑战和应对。治疗师需要综合考虑患者的个体差异、疾病阶段和治疗过程中的特殊情况，制订个性化的治疗计划，并与其他医疗团队成员进行合作，以提供综合性的支持和干预。

4. 叙事疗法 叙事疗法是一种在心理干预中常用的治疗方法，旨在帮助患者重新构建和重塑他们的个人故事和身份认同。对于肿瘤患者的心理干预，叙事疗法可以提供一种有效的工具，用于探索和理解患者的经历，并帮助他们重新建构与肿瘤相关的故事。

叙事疗法的核心概念是认为人们通过讲述和解释自己的经历来构建自己的现实和意义。患者的故事通常包含有关疾病的困扰、挑战和情绪体验。叙事疗法通过与患者建立合作关系、提供安全和支持的环境，帮助患者探索和重塑他们的故事。

在叙事疗法中，治疗师通过询问和倾听，引导患者讲述他们的肿瘤经历和情感体验。治疗师关注的重点是患者对自己故事的解释和意义，以及他们如何与肿瘤经历进行对话和交互。通过这个过程，患者可以观察到自己在故事中的价值观、信念和力量，并发现新的方式来理解和面对肿瘤的影响。叙事疗法的一个重要目标是帮助患者扩展和多样化他们的故事。患者经常会被肿瘤经历所定义，自身感觉被疾病所限制。叙事疗法通过探索患者的其他身份和故事线索，如家庭、朋友、兴趣爱好等，帮助患者看到自己的多样性和资源，从而减轻疾病对他们身份认同的压力。叙事疗法还可以通过外化问题的方式帮助患者与肿瘤经历进行区分，将问题视为外部实体，从而使患者能够以更客观的方式观察和面对问题。这种外化的过程可以帮助患者更好地探索肿瘤对他们生活的影响，并寻找新的方式来应对挑战。

叙事疗法的要点如下。

（1）完成一般心理干预。

（2）询问肿瘤故事：鼓励患者讲述与肿瘤相关的经历和感受。提出开放性问题，引导患者详细描述他们的故事，包括与肿瘤相关的情绪、挑战、困扰和成就。

（3）探索故事中的意义和解释：帮助患者反思和探索他们对肿瘤故事的解释和意义。询问患者如何理解肿瘤经历以及它对他们的身份、自我概念和生活意义的影响。

（4）挖掘资源和力量：引导患者发现和认识他们的资源和力量，包括个人特质、人际关系、生活经历和应对策略。帮助患者看到自己的多样性和潜在的能力，以应对肿瘤带来的挑战。

（5）扩展故事线索：鼓励患者探索其他身份和故事线索，如家庭、朋友、兴趣爱好等。通过扩展故事线索，帮助患者发现自己更全面的身份，并减轻肿瘤对他们身份认同的压力。

（6）外化问题：将问题视为外部实体，帮助患者将肿瘤问题与自身分离，以便更客观地观察和面对问题。通过外化问题，患者能够以更客观的方式看待问题，并主动参与解决问题的过程。

（7）创造新的故事：与患者一起创造新的故事线索，以重新构建与肿瘤相关的故事。帮助患者塑造积极的自我认同感，以更有效地应对肿瘤的影响。

（8）强调反思和重建：鼓励患者在治疗过程中反思和重建他们的故事。与患者共同评估他们的成长和进展，认识到他们在面对肿瘤挑战时的变化和发展。

叙事疗法在肿瘤患者心理干预中提供了一种探索和重塑个人故事的框架。通过重新构建肿瘤故事，患者可以发现新的意义、资源和力量，以更积极、自主的方式面对肿瘤的挑战。这种治疗方法可以促进患者的心理成长、调适和生活质量的提高。

5. 书面情感暴露疗法　书面情感暴露疗法是一种心理干预方法，通过让患者以书面形式表达和记录自己的情感和内心体验来促进情绪的自我表达和释放。在这种治疗中，患者被鼓励在书写的过程中表达出内心的感受、情绪和体验，以便更好地理解、处理和调节情绪困扰和心理压力。

书面情感暴露疗法的核心是通过书写和表达患者内心情感，促进情绪的自我理解和释放。它鼓励患者自由表达与肿瘤相关的情绪反应，帮助患者加深对自己情绪状态的觉察和认知，并提供私密和安全的环境。该方法的目标是促进情绪表达、处理和调节，提升患者的自我觉察，并为患者减轻情绪困扰和心理压力提供支持。通过书写和反思，患者可以深入理解和处理自己的情绪，发展积极的情绪应对机制，提高情绪调节能力，从而促进心理健康和个体的自我成长。

书面情感暴露疗法的要点如下。

（1）引导患者进行情感自我觉察：治疗师通过提问和引导，帮助患者自我觉察和认识自己的情感状态，包括他们可能经历的焦虑、恐惧、愤怒、悲伤等情绪，这有助于患者理解自己的情感需求和挑战。

（2）提供书写任务和指导：治疗师指导患者进行书面表达，可以是日记、情感信件、情感日志等形式。患者被鼓励在书写中自由表达自己的情感，包括对肿瘤诊断和治疗、生活变化等方面的体验和情感反应。

（3）提供安全、支持的写作环境：治疗师提供一个安全、支持的写作环境，让患者感到可以自由和舒适地表达自己的情感。患者被告知他们的书面表达是私密的，不会被分享或评判。这种环境可以减弱患者的心理防御，促使他们更深入地探索和表达内心的情感。

（4）鼓励情感的完整表达：治疗师鼓励患者表达他们的情感，无论是积极的还是负面的，而不加以过滤或修改。患者被鼓励坦率地表达他们的内心感受。

（5）定期回顾和反思：治疗师与患者定期回顾他们的书面表达，并一起反思和探讨表达过程中的感受和发现。这有助于患者深入理解自己的情感变化和心理发展，以及与肿瘤相关的情感经历。

书面情感暴露疗法的目标是帮助患者更好地理解和处理自己的情感困扰，减轻心理压力，并促进情感的自我调节和恢复。通过书面表达，患者能够自主地探索和表达内心的情感，有助于他们提高对自身情绪和需求的认知，并在面对肿瘤带来的挑战时能更有效地应对和适应。

6. 正念干预　正念干预也被称为正念训练或正念疗法，是一种心理干预方法，旨在通过培养对当下经验的非判断性、非反应性的关注和意识，以提高个体对内在和外在的觉知和关注能力。

正念干预的核心概念是培养对于当前的当下体验的觉知和关注，不加评判、不反应和不抗拒，接纳一切出现的感受、思维和情绪。它强调患者以开放、无偏见的态度面对内心的体验，包括身体感受、情绪、思维和外部环境的感知。

正念干预的主要目标是帮助患者建立对内在和外在的觉知和关注，并以此为基础，培养自我觉察、自我接纳和情绪调节的能力。通过正念干预的练习，患者能够更好地认识和理解自己的情绪和思维模式，减少负性情绪和痛苦的反应，提高情绪调节和应对压力的能力，以促进心理健康和幸福感的提升。

正念干预练习主要包括正念冥想、正念呼吸、身体扫描和情绪觉察等练习，个体通过持续的练习和意识的培养，逐渐培养起对内在和外在经验的觉知和关注，建立与自身经验的更深层联系。此外，正念干预还包括正念在日常生活中的应用，如在日常活动中保持觉知、注意力集中和接受当前的经验等。

正念干预练习和要点。

(1) 正念冥想练习：引导患者进行正念冥想练习，通过集中注意力，觉察呼吸、身体感受、情绪和思维的变化。教授患者如何保持觉知和专注，不加评判地接受当前的经验。

(2) 身体扫描练习：指导患者进行身体扫描练习，逐渐觉察身体各个部位的感受，从头部一直到脚部。帮助患者关注身体的感受，并接受当前的身体状况。

(3) 情绪觉察练习：引导患者关注情绪的变化，觉察情绪的出现、变化和消退。帮助患者接纳情绪的存在，而不是试图消除或抗拒它们。

(4) 正念在日常生活中的应用：指导患者将正念觉知带入日常生活中的各个方面，如饮食、洗澡、行走等。帮助患者保持觉知和专注，将注意力集中在当前的活动中。

(5) 感激练习：培养对生活中积极、正面的事物的感激之情。教授患者如何注意和品味生活中的小事物，并培养积极的心态。

(6) 面对困难的觉知：帮助患者觉察面对困难和挑战时的身体感受、情绪和思维模式。引导患者接纳这些困难，并探索积极应对的策略。

(7) 培养自我关怀和善待：鼓励患者培养对自己的关怀和善待，如给予自己时间休息、进行身体活动、寻找情感支持等。帮助患者建立积极的自我关系，增强自我同情和自我慈悲。

(8) 渐进式练习：根据患者的需求和适应能力，逐渐增加正念练习的时间和难度。从较短时间的练习开始，逐渐延长练习的时间，并应用正念干预的技巧来面对更具挑战性的情境。

正念干预通过培养觉知和关注的能力，帮助个体与内在和外在的体验建立更健康、灵活和积极的关系，促进个体心理健康和全面发展。

第五节　照料者的关怀支持

肿瘤患者的照料者关怀支持指为肿瘤患者的照料者提供心理、情感和实际方面的支持和关怀，以帮助他们应对照料过程中的压力和挑战。照料者可能是患者的家庭成员、亲属、朋友或专业护理人员，他们承担着照顾和支持患者的责任。照料者关怀支持的目标是改善照料者的心理健康和生活质量，减轻他们的负担和压力，同时提供所需的信息和资源。这种支持旨在帮助照料者更好地应对照料过程中的情绪困扰、疲劳、焦虑、抑郁和社会隔离等问题。

一、照料者面对的一般心理问题

肿瘤患者照料者情绪困扰程度明显较高，在护理期间高血压和心脏病等合并症的患病率更高。照料者在照料肿瘤患者后可能出现 4 种模式。

(1) 复原力：指成年人在面对孤立的、潜在的高度破坏性事件时，如亲密关系的丧失或遭受暴力或威胁生命的情况下，能够保持相对稳定、身心健康水平以及产生积极体验和情绪的能力。

(2) 恢复：指正常功能短暂地被阈值水平或阈下的心理病理所取代，通常持续数月，并逐渐恢复至事件前水平。

(3) 慢性功能障碍：指长期的痛苦和无法正常发挥功能，通常持续数年甚至更久。

(4) 延迟悲伤或创伤：指在调整过程中表现正常，但数月后痛苦程度增加。

照料者失去被诊断为肿瘤的亲人后可能表现为以下模型。

(1) 缓解模型：该模型预测照料者的压力或紧张感将减轻，并且在丧亲过程中得到缓解。

(2) 复杂丧亲模型：该模型表明照料者应对丧亲之痛所需的心理资源减少。照料者面临着一些独特的挑战，包括确定如何提供情感和工具支持，以及应对预期失去亲人的情况，可能会经历更大程度的心理困扰，如焦虑和抑郁，特别是当他们无法平衡护理责任与从事自己感兴趣的活动时，而绝大部分的照料者不愿意寻求亲人或专业人士的支持。

二、照料者面对的特殊问题

基因歧视指由于某人与肿瘤患者有亲属关系而受到不公正对待或歧视的现象。基因歧视主要涉及对个人的基因信息进行评价、判定或对待时存在的偏见和歧视。这种歧视可能表现为对照料者的健康状况、就业机会、保险覆盖、社会福利和个人关系等方面的不公平对待。

基因歧视可能源自对基因和遗传信息的误解、恐惧或偏见，导致对照料者的健康风险进行过度评估或假设。这种歧视也可能出现在医疗保健机构、雇主、保险公司、教育机构和社交环境中。照料者可能会面临基因测试强制性要求、基于基因风险的就业歧视、拒绝提供医疗保险或增加保费、社会排斥和负面社会标签等问题。

基因歧视对肿瘤患者照料者的心理健康和生活质量产生负面影响。他们可能感到困惑、沮丧、恐惧或愤怒，甚至担心与他人分享家庭的遗传信息。这种歧视也可能导致照料者在获取适当医疗保健和支持服务时遭遇困难，影响他们在照料和支持肿瘤患者方面的能力。

为解决基因歧视问题，需要加强公众教育和意识提高，推动法律和政策的制定和实施，以保护个人基因信息的隐私和安全。此外，提供心理支持和咨询服务，加强照料者的心理健康和抗压能力，帮助他们应对基因歧视的挑战也非常重要。

三、家庭因素

家庭因素对照料者的行为和态度产生深远的影响。不同家庭文化可能赋予照料者不同的责任、期望和角色。家庭文化可以影响照料者对疾病和健康的理解、对护理和支持的态度、对医疗决策的参与程度以及对患者病情的感知和解释方式。以患者和家庭为中心的护理代表了一种人道的、生物-心理-社会的方法，可以改善患者和家庭的健康状态、患者和工作人员的满意度，并提高患者的满意度。

癌症是一种“变化的障碍”，患者和家人必须努力解决在疾病持续时间和治疗过程中出现的一系列普遍和特殊的问题。每种肿瘤都有其自身的生命历程，疾病和护理的阶段在一定程度上决定了家庭面临的问题，并反映了预期的心理困扰点。每个阶段都与家庭成员必须面对和掌握的实际和社会心理任务相关。这些转变点包括医疗检查和诊断、医疗状况的突然变化、治疗的改变、重新进入日常生活、疾病复发以及死亡。肿瘤的临床过程也可以概括为三个更广泛的阶段：急性期、慢性期和抉择阶段。

（一）急性期

肿瘤的首次诊断是一件令人震惊的事件。家庭成员需要应对患者的痛苦和能力丧失，为患者建立情感支持系统。家庭成员面临的重要生存问题，包括对失去的东西感到悲痛、在危机中寻找意义以保持个人和家庭的能力。

面临肿瘤诊断的家庭通常缺乏时间预测和准备，缺乏控制感，并感到巨大的震惊、失落和愤怒。但有些危机也可以凝聚家庭内部的力量和资源。在急性期，许多家庭紧密围绕患者组织起来，有效地缓冲侵入性医疗程序、治疗相关的不适以及患者自身的不确定性的影响。由于治疗初期不熟悉的医疗环境和习惯，照料者可能会感到无助和困惑。为了促进患者、照料者和医务人员之间的工作，患者、照料者和医务人员之间公开的信息交流在急性期尤为重要。

（二）慢性期

慢性期包括患者回家、延长治疗、长时间住院或缓解期。在此期间，照料者必须想方设法满足患者的当下需求，同时支持其他家庭成员的成长。患者和家庭成员都必须转变态度，从以危机为导向的应对方式转向支持患者以及所有家庭成员持续的社会、情感和经济功能的应对方式。与此同时，随着财务、时间和其他资源的紧张，长期护理方案的实际现实也面临考虑。

在这个阶段，患者的疾病继续组织和调节着家庭生活。大多数家庭成员表示，他们在这段时间从未完全放松过，始终处于准备应对任何紧急情况的状态。角色和家庭组织的预期变化部分取决于患者以前在家庭中的地位以及以该角色重新加入家庭的能力。如果患者能够返回学校或工作，干扰可能会减少。如果患者需要定期护理而影响工作或学习，家庭责任可能需要暂时或永久重新调整，以补偿患者状况的变化。由于生病的家庭成员需要大量的实际需求和情感支持，许多家庭成员都经历了照料者的压力。

（三）抉择阶段

当患者成功完成治疗时，家庭的中心任务是让患者完全重新融入健康和正常功能的世界。当患者“面向前方”并进入生存状态时，与慢性期相关的焦虑可能仍然存在，但通常会减弱。也有一些患者已经习惯了接受的特殊护理，因此可能很难放弃“患者”身份并重新承担学校、工作和正常家庭责任的要求。因此，家庭必须做出安排，让该成员承担以前的角色，或者为在家庭中承担新的角色提供空间。

如果疾病进入末期，患者已是晚期，家庭将面临失落、解体的危机。对于家庭来说，死亡或死亡威胁是顶级问题，它会给整个家庭带来情感冲击。在一些家庭中，这个最后阶段会引发“英勇”的最后努力，以任何方式拯救患者。在另一些家庭中，即将死亡的消息促使人们开始逐渐疏远和否认。当患者进入姑息性治疗时，家庭成员通常需要大力支持。家庭成员可能会发现很难讨论患者的死亡，并可能会努力保护彼此免受情感困扰。然而，这些保护措施可能会适得其反，导致患者和其他家庭成员在死亡临近时彼此隔离。

四、对照料者的心理评估

合理的照料者专用评估量表是针对医护人员和照料者的特定需求和情境而设计的，可帮助医疗团队全面评估他们的心理状态、工作压力、负担程度、职业倦怠和家庭功能等因素。应根据具体情况和评估目的，选择适当的专用评估量表进行评估，并由专业人员进行解读和分析，如负担评估量表、家庭功能评定量表、马斯洛伯恩疲劳量表等。

五、照料者的心理社会支持

肿瘤是一个影响患者和其他家庭成员的问题。肿瘤会影响夫妻关系和亲子关系，从而反过来影响患者的经历。面对肿瘤的家庭是一个转型中的家庭，因为这种疾病给患者和家庭带来了多个层面的挑战。面临肿瘤的家庭必须努力保持稳定，同时重新调整他们的习惯性运作模式，以应对疾病带来的挑战。从家庭系统的角度来看，健康功能的定义既包括满足基本家庭功能的充分性，也包括患者、家庭和医疗环境之间的“契合度”。

对照料者的心理社会支持仍然存在研究不足的局面。当前的干预方法主要关注对照料者影响较大的几个方面。在疾病相关问题方面，主要提供协助减轻照料负担、提供相关信息等措施；针对应对技能的培训和自我效能的提升，旨在帮助照料者应对挑战；此外，还包括缓解焦虑和抑郁、改善亲密关系以及增加躯体功能锻炼等方面，以改善照料者的生活质量。

技术要点如下。

1. 教育和心理社会支持　为照料者提供管理症状和处理其他身体问题的知识，同时关注照料者和患者的心理、社会需求，对夫妻关系和家庭关系的担忧进行倾听，并给予积极的共情回应和支持。

2. 技能训练　主要关注照料者的应对技能、沟通技巧和问题解决能力，并关注照料者的行为变化。例如，针对伤口/造口的护理技能、缓解淋巴水肿的操作技能、压疮照护技能等进行培训。随着疾病进展，患者身体功能可能下降，上述技能对照料者来说变得更加重要。此外，通过沟通技巧培训，引导照料者与医务人员进行有效沟通，以做出更为恰当的决策。

3. 心理治疗　针对照料者出现的具体心理问题（如焦虑、抑郁、失眠等）或家庭问题、性问题等，可以考虑采取个体心理治疗、团体心理治疗、认知行为治疗、家庭治疗等干预措施。具体选择的干预方法可以参考相关文献中对心理治疗的描述。

（崔昊文　何伟　胡钟舰　肖霖　胡豇）

参考文献

[1] 刘珍. 强阿片类药物治疗癌性疼痛的临床研究［J］. 中国保健营养，2020，30（34）：136－137.

[2] 覃英，黄锦益，黄泽汉. 癌性疼痛相关治疗研究现状及进展［J］. 右江医学，2022，50（3）：229－232.

[3] 唐丽丽.《中国肿瘤整合诊治技术指南（CACA）·心理疗法》解读［J］. 中国癌症防治杂志，2023，15（2）：109－117.

[4] 张皎玥，王凡立，沈思思，等. 癌痛规范化治疗药物临床应用情况分析［J］. 中国冶金工业医学杂志，2023，40（1）：88－88.

[5] 中国抗癌协会肿瘤营养专业委员会，中华医学会放射肿瘤治疗学分会，中国医师协会放射肿瘤治疗医师分会. 肿瘤放射治疗患者营养治疗指南（2022年）［J/OL］. 肿瘤代谢与营养电子杂志，2023，10（2）：199－207.

[6] Aguado C，Silva－Ordaz J A，Castano V M. Opioids for pain treatment of cancer：A knowledge maturity mapping［J］. J Opioid Manag，2022，18（5）：399－405.

[7] Caraceni A，Shkodra M. Cancer pain assessment and classification［J］. Cancers，2019，11（4）：510.

[8] Emery J，Butow P，Lai－Kwon J，et al. Management of common clinical problems experienced by survivors of cancer［J］. Lancet，2022，399（10334）：1537－1550.

[9] Loge L，Florescu C，Alves A，et al. Radiation enteritis：Diagnostic and therapeutic issues［J］. J Visc Surg，2020，157（6）：475－485.

[10] Paice JA，Bohlke K，Barton D，et al. Use of opioids for adults with pain from cancer or cancer treatment：ASCO guideline［J］. J Clin Oncol，2023，41（4）：914－930.

[11] Park EM，Chelvanambi M，Bhutiani N，et al. Targeting the gut and tumor microbiota in cancer［J］. Nat Med，2022，28（4）：690－703.

[12] Schuetz P，Seres D，Lobo DN，et al. Management of disease－related malnutrition for patients being treated in hospital［J］. Lancet，2021，398（10314）：1927－1938.

[13] Yang J，Bauer BA，Wahner－Roedler DL，et al. The modified WHO analgesic ladder：Is it appropriate for chronic non－cancer pain?［J］. J Pain Res，2020：411－417.

第三十三章　脊柱肿瘤治疗中相应并发症的防治

由于脊柱解剖结构复杂和血管、神经的存在，又毗邻许多重要脏器，因此脊柱手术复杂、危险性大。近几十年来脊柱外科蓬勃发展，开拓了许多新的领域，同时新的理论、技术、器械不断涌现，手术治疗效果也有很大提高，但伴随而来的手术并发症也逐年增多。术后并发症会对患者和家属的满意度产生不良影响，这些并发症轻者影响疗效，重者造成患者终身残疾甚至死亡。在脊柱肿瘤治疗中的并发症主要包括血管、神经及脊髓等的损伤。治疗后的并发症主要包括切口感染、血栓的形成和内固定的松动移位等，以及在放、化疗治疗过程中对肝肾功能损害与骨髓抑制。

第一节　脊髓损伤

脊髓损伤是脊柱肿瘤手术中最严重的并发症，其直接后果是导致患者瘫痪、高度伤残，应尽力避免其发生。脊髓损伤多由术中操作不当、器械直接损伤及误扎血管使血供受损引起，目前，采用脊髓诱发电位监测等方法，对防止术中脊髓损伤有一定价值，但它只能在脊髓损伤后才会表现出来。牵拉或压迫所致的损伤可较好地得以挽救，器械的直接打击伤和刺伤造成的不可逆损伤，即使早发现也是无法补救。因此，最重要的预防措施仍在于提高对脊髓损伤的认识。

一、损伤原因与预防措施

脊髓损伤的原因主要包括脊柱的稳定性被破坏、操作过程中对脊髓的误伤、脊柱内固定与矫形器械使用的不合理及操作过程中对脊髓血液供应的破坏等。

（一）从肿瘤病变的特点预测脊髓损伤的可能性

如果术前就对可能导致或加重脊髓损伤的情况有充分的预见和警惕，做到心中有数，术中就能采取相应的保护措施，防止其发生。如肿瘤浸润硬脊膜压迫脊髓，硬膜外间隙已消失，任何精细操作都可能对脊髓增加额外的压迫与损伤，减压应尽量从两侧或受压较轻的部位开始，至四周得以彻底减压后，再行最重的区域减压。总之，思想上要高度警惕。肿瘤切除和椎管减压时应万无一失。手术操作轻柔，要准、稳、熟练，关键部位不能图快，更不能失手。

（二）维持术中脊柱的稳定性

后方入路全脊椎整块切除术中脊髓和神经根的损伤主要存在于以下 4 个步骤。

（1）在病椎全切除前应尽可能先植入椎弓根螺钉并用预弯棒连接、固定，以保持病椎切除时的局部稳定。

（2）线锯切割椎间至后缘时，可将线锯和骨刀前后联合使用，避免线锯由前向后切割脊椎后缘因不易控制而损伤脊髓的情况。在椎板下穿过线锯时，先以神经根钩沿椎板下适当分离，线锯在聚乙烯保护套保护下，仔细穿过。在进行椎间盘切割前将硬膜与椎管内壁分离。进行椎间盘切割时，上位线锯适当压低。

（3）取出病椎时，应严格遵循将分离的与硬膜囊腹侧无粘连的病椎向腹侧推离硬膜囊 6～10mm 的原则，以获得旋转的余地，再轻轻推向一侧并围绕硬膜囊缓缓旋转取出。

（4）椎体间植入钛笼时，首先要选择恰当直径和长度的钛笼，植入时尽可能自外侧方植入，避免强行自后方挤入而压迫脊髓，植入后检视其头尾侧有无倾斜突入椎管，要求其后缘与硬膜腹侧的距离至少5mm，可经透视确认。适当加压短缩脊柱5～10mm，一般不超过单椎节的2/3。研究认为1/3以内为安全范围，1/3～2/3则为警惕范围，超过2/3属危险范围。全脊椎切除术的脊髓环形减压时，要防止干扰、误伤和牵张脊髓。在椎弓根切除时，要避免手术器械对脊髓和邻近神经根组织结构的无意损伤，过程中必须保持脊柱轴线稳定。

（三）规范而精细的操作可避免误伤

选择合适的器械，掌握正规的使用方法，要求术者有良好的基本功。显露清楚，止血良好，保持手术野清晰，所有在椎管区域的操作均宜在直视下进行。

（1）手术中常使用吸引器来保持术野清晰，应选用带侧孔的吸引头。使用中吸引口不能紧贴硬脊膜，必须紧贴硬脊膜吸引时应开放侧孔以减低负压。

（2）剥离椎板时，尽可能用双手握持骨膜剥离器，避免滑入椎管，尤其对已做过肿瘤椎板切除术和有椎板破坏者。咬骨钳和椎板咬骨钳咬除骨质时，如有软组织相连，需予切断，不能用力强行拉出，以免撕伤硬脊膜损伤脊髓。

（3）在使用刮匙刮除病变组织或骨质时，应选用头部角度适当、匙缘锋利的刮匙，动作要稳，始终保持向上提动作，逐块刮除，不能操之过急。

（4）在使用磨钻时，如不冷却，可因局部过热，烫伤脊髓。磨钻把持不稳，或下磨太深，也可损伤脊髓。高速钻头使用方便，但在斜面较大、质地坚硬的骨赘上磨切时，容易发生难以控制的滑动而失手造成意外。用骨刀凿骨时，患部要垫实，避免滑移。

（5）冲洗椎管时，不可直接对着硬脊膜，应冲在其他地方后让水缓慢流入骨槽内，用柔软吸引头，轻轻滑动吸引。

（6）术中止血不彻底或术后引流不畅致局部形成大血肿也可压迫脊髓引起相应的症状。

（7）行椎体强化术时，若骨水泥渗漏至椎管内可烫伤或压伤脊髓，要防止骨水泥渗漏，操作时要降温。

（四）正确使用脊柱内固定与矫形器械

脊柱肿瘤切除后存在脊椎骨缺损、脊柱不稳定，需要使用各种内固定器械重建脊柱的稳定性。虽然同类器械的原理大同小异，但是不同生产厂家与公司的器械操作要领不完全相同，在充分理解其原理与设计理念，熟练掌握其操作技巧的基础上，才能做到正确的选择与使用。绝不能盲目地使用自己不熟悉的所谓新器械。在使用脊柱内固定与矫形器械时可能牵张脊髓或因椎体前后瞬间移动幅度过大，挤压脊髓致伤。椎间使用钛笼或骨块植骨时，钛笼与骨块过长或过短，可进入椎管压迫脊髓。内固定时，椎弓根螺钉或侧块螺钉可误入椎管内刺伤脊髓，术中可用细金属探子探查或使用C臂机透视，避免螺钉误入椎管。

（五）避免损伤脊髓血液供应

脊髓的血液供应十分丰富，吻合支多，很少因单一根动脉损伤而影响脊髓供应，发生瘫痪。但如果损伤了根动脉的吻合支，则有可能出现脊髓功能障碍。特别在T_3（第4～5胸髓节段）和T_{10}（第1腰髓节段）平面存在两个侧支循环欠佳的血供危险区。在这段脊髓的供血中，最大根动脉起着十分重要的作用。在已有血循环损伤的情况下，一旦术中损伤结扎了该血管，就可能发生脊髓缺血坏死。最大根动脉一般源于T_9附近，多位于左侧，术中应避免损伤。该动脉起点变异甚大，必要时需做肋间动脉造影确定。

在胸段和腰段宜在椎体的侧前方结扎节段血管，避免干扰椎间孔处的血管吻合。不宜在椎间孔处电凝止血，以免损伤神经根的伴行血管。但真正因手术中结扎椎体节段血管而导致脊髓血供受损瘫痪者实属罕见。椎管内出血时，若盲目钳夹止血，可使脊髓钳夹伤或挫伤，宁可放慢手术速度，先压迫止血，在术野清晰的情况下进行下一步操作。椎管静脉丛出血时，若用普通电凝，可灼伤脊髓，应用双极电凝止血，也可采用明胶海绵或可吸收止血纱布轻轻填入骨槽内，加等渗盐水棉片轻轻压迫片刻后去除棉片。若椎管内止血不彻底，血肿形成，除直接压迫脊髓外，还可加重脊髓血供障碍，导致脊髓损伤。因此，彻底止血也是防止脊髓血供障碍的措施之一。

二、临床表现与处理方法

（1）脊髓从轻度损伤到重度损伤，主要表现从四肢无力、感觉减退、二便困难、不完全四肢瘫或截瘫到四肢肌力和感觉消失、大小便失控、完全性四肢瘫或截瘫。术中估计对脊髓干扰较大时，建议采用体感诱发电位监测，可出现脊髓损伤异常电位改变，此时必须停止手术，待异常波形恢复正常后再手术。即便如此，如非脊髓震荡伤，许多时候亦难改变脊髓损伤的现实。术中适当使用甲泼尼龙或地塞米松减轻脊髓水肿反应。

（2）若术后患者出现脊髓损伤的表现：感觉、运动及大小便功能障碍或原有脊髓损伤加重等，如为脊髓震荡伤所致，一般可以自行恢复或部分恢复（图 33－1－1）。对于严重脊髓损伤，一旦发现，立即应用甲基泼尼松龙大剂量冲击治疗。

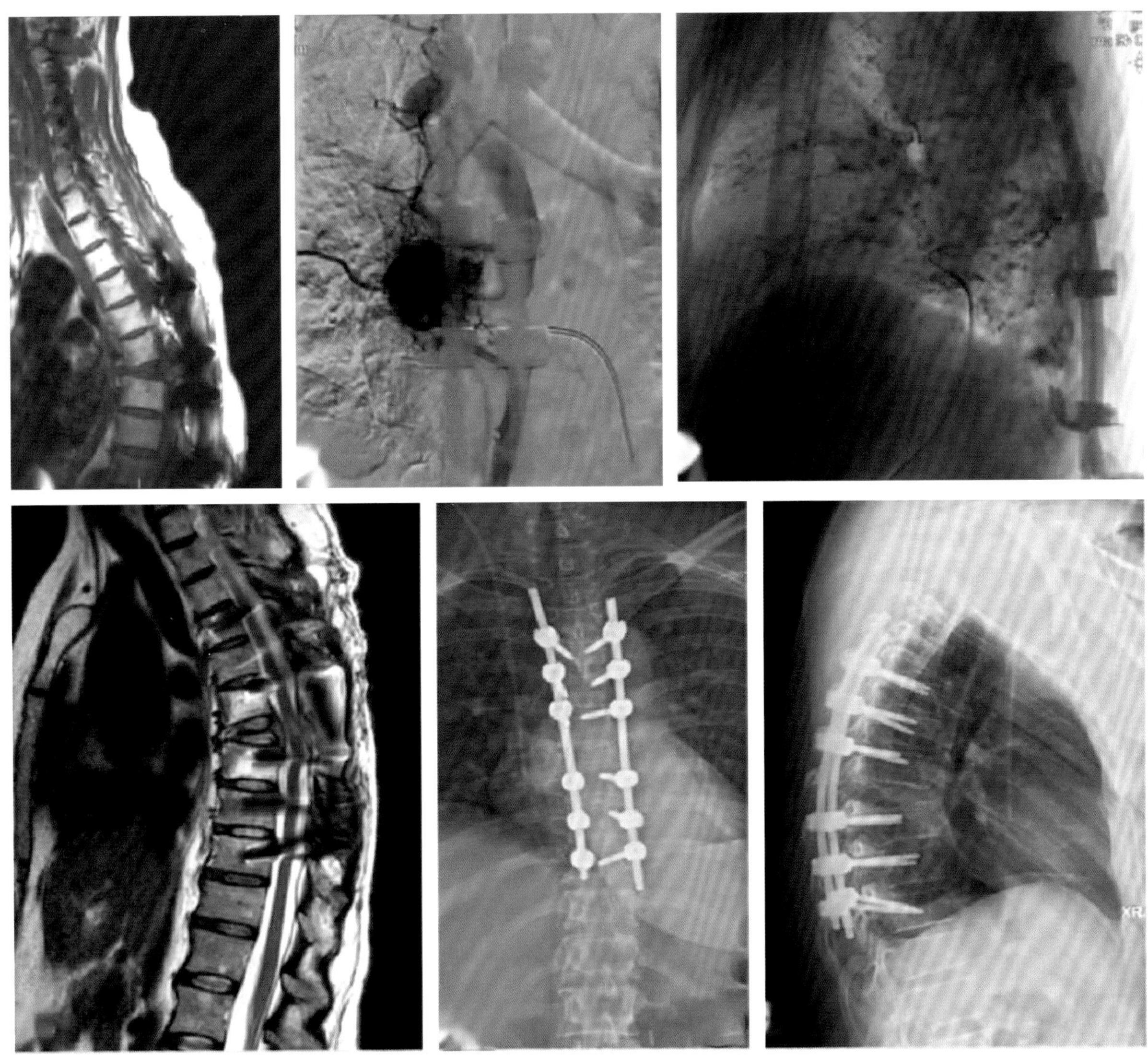

图 33－1－1　女性，44 岁，肾癌伴 T_7 转移，因内固定位置不佳伤及脊髓，导致术后患者出现进行性截瘫，后翻修器械，末次随访时，患者无症状

（3）术后血肿压迫，脊髓损伤症状呈逐渐加重趋向。复查 MRI，如证实为血肿压迫者，立即手术清除血肿，密切观察神经体征，使用消除水肿和营养神经药物。

（4）估计手术对脊髓有干扰者，术后常规予以地塞米松、甘露醇、高压氧以及营养神经药物。

第二节　血管损伤

脊柱肿瘤手术中并发血管损伤并不少见。由于脊柱毗邻的均为重要血管，一旦损伤，后果甚为严重。术者必须熟悉解剖关系，术中认真而仔细操作，避免发生大血管损伤。脊柱肿瘤手术引起血管损伤的原因有器械误切、误刺及过度牵拉发生血管撕裂伤。

一、损伤原因与预防措施

（一）颈椎肿瘤椎动脉损伤的原因与预防

文献报告颈椎肿瘤手术出现椎动脉损伤的原因有很多，主要包括手术操作失误和椎动脉解剖结构变异。

（1）前方入路肿瘤椎体整块切除椎管减压，在剥离椎体和行颈椎侧前方减压、锐性剥离颈长肌时，尖刀、神经剥离子或骨膜剥离器等误入上、下两个横突间，易伤及椎动脉，特别是经前方入路做高位颌下切口，在显露椎动脉时有一定困难，如果并存肿瘤包绕椎动脉的情况，更容易损伤。失血量大，失血速度快，随时有生命危险。因此，手术椎间减压时，减压范围不要偏外。任何切骨器械一旦偏向侧方，超过颈长肌界线时，就有损伤椎动脉的可能，应以双侧颈长肌和钩椎关节内侧作为任何手术解剖和分离的内侧和外侧标志。

（2）后方入路术野宽阔，可以从容地切除后方结构，特别是椎弓根、横突孔后壁及外侧壁，从而使椎动脉得到充分的显露和游离。但在经后方入路肿瘤椎弓整块切除手术中，行侧块螺钉固定、穿刺椎弓根、攻丝或安装螺钉时，钻头偏外是损伤椎动脉的常见危险因素。椎动脉解剖变异，可能导致减压或安装内固定物时损伤椎动脉。术前要充分准备，对于可能存在椎动脉解剖异常的患者，术前可行颈-椎动脉 CT 血管造影检查，进一步了解骨、血管的结构及其相互关系，熟悉和研究椎动脉的走行和周围的解剖关系，了解双侧椎动脉的状态和代偿情况。

（3）寰枢椎肿瘤切除，寰枢椎螺钉或侧块螺钉内固定时可伤及椎动脉，因此，螺钉方向应避开椎动脉，进针头解剖定位准确。由于双侧椎动脉供应脑部 10%～20%的血液，结扎一侧椎动脉后可由对侧椎动脉代偿供血。压迫结扎一侧椎动脉后，大多数患者不会发生脑缺血、栓塞等神经系统后遗症。但若患者存在一侧椎动脉变细甚至缺如等解剖变异或损伤，则易造成供血障碍。在另一侧手术操作时，一定要慎之又慎，椎动脉不能有任何损伤，否则后果极为严重。寰椎后弓剥离或切除时，如果对于血管位置和可能的变异没有充分的认识，对寰椎后弓向两侧剥离超过 1.5～2.0cm 安全范围，则有可能伤及椎动脉。

（二）胸腰椎肿瘤大血管损伤的原因与预防

整个胸段脊柱的左前方有胸主动脉，防止损伤的关键在于显露椎体时，剥离应在骨膜下或靠近肿瘤包膜进行，避免使用暴力和盲目剥离及器械失手损伤。胸腰椎肿瘤突破到椎体前方软组织形成肿块，行肿瘤整块切除时易伤及大血管（图 33-2-1），特别是经单一后侧入路进行椎体前方钝性剥离时极易损伤前方大血管和节段血管。因此，术者必须熟知椎体和内脏器官、大血管、节段血管及其脊髓支之间的解剖关系。

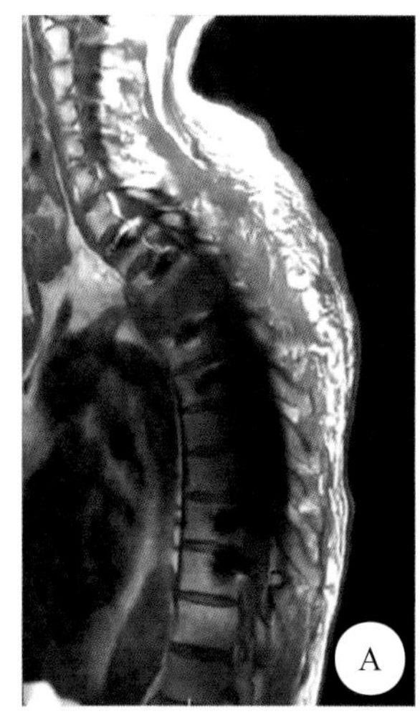

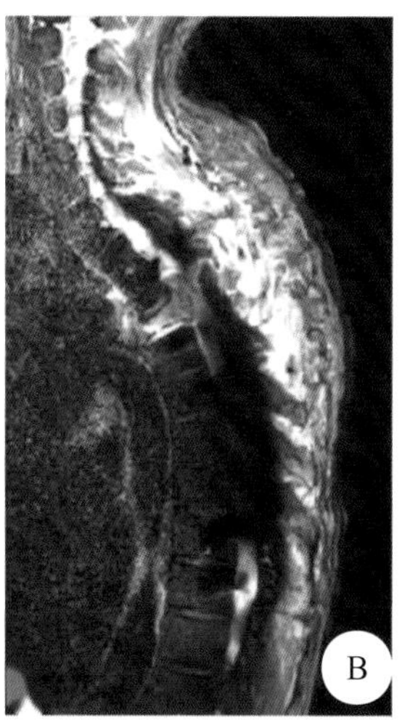

图 33-2-1　男性，75 岁，$T_{3\sim6}$ 脊柱转移性肿瘤和 T_3 病理性骨折，术前患者的神经功能完好。进行 $T_{2\sim4}$ 椎板切除术、T_3 肿瘤减压和 $T_{1\sim9}$ 器械固定。术后 11 天，患者发生急性截瘫

A、B. MRI 显示术后残留的进行性肿瘤伴硬膜外扩展和血肿形成，患者在脊柱手术后 1 个月死亡

（三）腰骶椎肿瘤大血管损伤的原因与预防

腰段脊柱左前方为腹主动脉，右前方为下腔静脉，在 L_4 下缘分为髂总血管。在腰椎手术时，因腹主动脉和下腔静脉紧贴椎体，必须极其小心地分离，避免损伤。若肿瘤侵蚀大血管或包绕大血管，这应是全脊椎切除的手术禁忌。术前应通过 CT、MRI 或血管造影明确肿瘤与大血管的关系。腰椎前方入路手术中，应在直视下进行，大血管损伤发生较少，但在 L_5－S_1 区域操作时，可能损伤位于椎体前方的骶中动脉，常止血困难，应先行结扎、切断。

二、临床表现与处理方法

（一）临床表现

椎动脉损伤术中可见减压部位出血凶猛，呈喷射状，患者血压下降、脉搏增快。如经填塞止血等控制急性出血后，放开填塞止血再次重复上述表现，即为椎动脉损伤。其处理原则为控制局部出血，防止椎基底动脉急性缺血，防止脑血管栓塞等。

（二）一般处理

发生医源性椎动脉损伤后，应立即采用局部填塞、压迫等控制出血，或停止手术，或改变手术方案。螺钉孔内出血时，立即将螺钉拧入。快速补充血容量。同时将患者头部恢复到中立位，以免对侧椎动脉的血供亦受到影响。

（三）局部填塞

在指压等暂时控制出血后，可以采用大量明胶海绵、骨蜡、棉片等局部加压填塞，填塞物用量要大且应为固体，这样可以避免血管内栓塞形成，小块骨蜡或颗粒物应避免使用。填塞后在填塞物处边吸引边观察出血情况。单纯填塞处理后，患者可能出现迟发性脑血管栓塞、再出血，以及形成局部动静脉瘘等并发症，有条件者在局部填塞控制出血后应进一步处理椎动脉。对损伤性椎动脉动静脉瘘的处理，可用血管内栓塞治疗。

（四）椎动脉结扎

一侧椎动脉损伤后，如果对侧椎动脉也存在血流不足的情况就极为危险，术前应充分考虑椎动脉的解剖因素和对侧椎动脉代偿功能等椎动脉结扎的危险性。临床上椎动脉结扎方法有 2 种：一种是非直视下在损伤部位经椎动脉的深面通过缝线后结扎，但有损伤位于椎动脉后方脊神经根的危险；另一种则需在损伤血管的上、下各一平面咬除横突孔的前环骨质后，充分暴露椎动脉，在直视下进行血管结扎。椎动脉结扎应同时结扎损伤处的远、近端，单纯近端椎动脉结扎较易出现再出血以及局部动脉瘤形成。

（五）椎动脉直接修复与重建

能够直接修复椎动脉是最理想的结果，其并发症较少，但要在良好术野暴露的前提下进行。术中如果能顺利暴露损伤部上下各一平面，则应尝试进行椎动脉直接修复。在此过程中应注意补充丢失的血容量，保持血流动力学的稳定。对于局部椎动脉损伤非常严重、难以采用直接修复方法者，可采用椎动脉重建手术。

（六）分离骶正中动脉和腹主动脉的分支腰血管

骶正中动脉和腹主动脉的分支腰血管需要小心分离出来，不要误切，结扎要牢固，否则可因邻近血压很高的腹主动脉而引起大量出血，很难控制。静脉结构的游离应极小心地操作，对它们的游离应限于最小限度，因为静脉壁菲薄而易被损伤。在应用刀片切断纤维环时应非常小心，刀刃的朝向应背向血管，以免横行损伤椎前大血管。

（七）大血管损伤处理

所有大血管损伤均会立即喷出鲜血，患者瞬间血压下降，脉搏消失，心跳很快停止，必须争分夺秒地止血，快速输血输液，全力抢救患者生命。文献有上胸椎转移性肿瘤行 En bloc 术中奇静脉破裂大出血死亡的报告，所以估计有大血管损伤可能的手术，主刀和助手必须高度集中精力，小心谨慎，精心操作，目视术野，一见有鲜血喷出，必须快速反应，立即用手抓捏住血管，或强压住血管，吸净积血，看清血管破口后暂时用血管钳钳夹止血，快速输血输液保住生命，以免出现意外。待血容量恢复、血压脉搏平稳后，酌情缝合修补缺口，或进行自体血管/人工血管移植。随着影像技术的发展，对于血管损伤并发症的诊断准确率也有了很大的提高。现代 CT 技术已能发现直径<0.5cm 的动静脉瘘，但血管造影术仍然是诊断的"金标准"，对慢性出血的处理，可采用介入技术，选择性地栓塞血管以制止出血，并经皮血管内置入支架治疗动静脉瘘和假性动脉瘤。

第三节　神经根和周围神经损伤

一、损伤原因与预防措施

脊柱良性肿瘤和交界性肿瘤的手术治疗中应保护神经根，避免损伤神经根。脊柱恶性肿瘤，有时肿瘤很大，甚至肿瘤已包绕或侵蚀神经根，为彻底切除肿瘤，特别是要整块或完整切除肿瘤，须保证肿瘤切除的边界，避免肿瘤复发，此时要权衡每个节段神经根的功能，对功能影响不大的神经根，可不保留神经根而将神经根和肿瘤一起切除。对神经功能影响较大的，要保留神经根避免损伤。要权衡利弊，在利弊之间找到平衡点。

（一）直接损伤

直接损伤是手术中由于解剖不熟或操作粗暴引起的，如肿瘤切除时误切伤，内固定钉进入椎间孔的刺伤，神经根管出血时盲目钳夹伤，全脊椎切除术剥离神经根时的撕裂伤等，术者要选择好入路，熟悉神经根的位置，保持术野清晰，避免误伤。$C_{2\sim4}$ 神经根损伤严重者可造成膈肌麻痹，导致术后呼吸困难。骶骨肿瘤需保留 $S_{1\sim3}$ 神经根者，可先解剖，游离出神经根加以保护，再切除肿瘤。行椎体强化手术时，穿刺要准确，避免穿破椎弓根到椎间孔损伤脊髓神经根，同时也要避免骨水泥渗漏到椎间孔烫伤或挤压神经根。

（二）间接损伤

间接损伤指破坏了神经根的血供，间接造成神经功能的丧失。蛛网膜下腔操作时更需小心，当切开硬膜囊行齿状韧带切断或粘连松解时，要细心保护神经，切勿用力牵拉或挤压，手术始终沿着神经走向分离，避免对神经的牵拉。

（三）喉上神经损伤

喉上神经位于颈血管鞘深面，$C_{2\sim3}$ 水平斜行穿过术野，支配咽、喉及会厌部的黏膜，杓状软骨肌、环甲肌及下缩肌。行上颈椎（$C_{1\sim2}$）前方入路手术时，颈部可以尽量后伸，基本可采用高位颌下切口显露上颈椎从而避免经口手术，但仍可能引起喉上神经损伤（一般是右侧易损伤），导致声门感觉迟钝、疲劳、声音嘶哑，容易发生误吸。当上颈椎的切口波及高位咽后部时，舌下神经像一根较粗的血管，横过切口下方，易误将其结扎影响吞咽功能。在剥离颈椎椎体时，向外不超过横突范围，可避免损伤交感神经和星状神经节。

（四）喉返神经损伤

在颈椎前方入路手术分离暴露下颈椎（$C_{6\sim7}$ 及 T_1）椎体的过程中，较易损伤的是喉返神经，右侧入路更易损伤。单侧喉返神经损伤术后表现为声音嘶哑。双侧喉返神经损伤术后双侧声带麻痹，发生失音及严重的呼吸困难。术前熟悉解剖结构可避免损伤。在手术暴露过程中，手术切断颈阔肌，将二腹肌及胸锁乳突肌牵开后，其下方为十分疏松的结缔组织，用手指稍许分离，由肌肉间隙的疏松结缔组织进入，即达椎体前方，无需用锐性分离或电凝。这样钝性分离容易，出血少且手术野清晰，不使用锐性分离和电凝止血以减少损伤机会。若有可能行 $C_{6\sim7}$ 及 T_1 段前方入路手术时可采用左侧入路，以降低损伤概率。喉返神经在甲状腺下动脉处，多从动脉分支中穿过。因此，在结扎甲状腺下动脉时，应在离开甲状腺下极的主干处进行。

二、临床表现与处理方法

（1）神经根损伤临床表现为术后剧烈的患侧

根性疼痛和神经功能受损症状，有时可出现神经分布区域感觉障碍，肢体出现部分运动障碍，骶神经根损伤可出现鞍区感觉与大小便功能障碍。

（2）有临床症状，经 CT 或 MRI 证实为螺钉致伤时则需手术更换致压螺钉，无明显致压物者可对症处理，必要时手术减压。

（3）估计对神经根骚扰较大的患者术中适当使用地塞米松或甲基泼尼松龙可减轻神经根的水肿，发现症状后立即应用甲基泼尼松龙冲击治疗，术后用脱水药物和高压氧治疗。

（4）单侧喉返神经损伤术后表现为声音嘶哑、双侧喉返神经损伤、术后双侧声带麻痹。发生失音及严重的呼吸困难。喉上神经损伤后声门感觉迟钝，容易发生误吸，术后声音嘶哑及饮水呛咳。

过度牵拉和长时间压迫导致神经损伤多为暂时性，术后可逐渐恢复。手术刀剪的误切、误剪伤及单极电凝时的烧灼伤多为长久性，一般很难或不能恢复，故应尽量避免神经损伤。

第四节　硬脊膜损伤与脑脊液漏

一、硬脊膜损伤

（一）损伤原因与预防措施

脊柱肿瘤手术中常见的并发症是肿瘤侵犯硬脊膜，手术时引起硬脊膜损伤。随着一些复杂手术器械的使用以及手术采用不同的入路，特别是为了切除肿瘤椎骨、重建脊柱稳定性，手术中经常需要将硬脊膜拉向一边，术者一些较小的失误即可导致硬脊膜的损伤，出现脑脊液漏。硬脊膜损伤导致的脑脊液漏可引起以下几种后果：①伤口崩裂，可能出现感染和蛛网膜炎；②假性脑脊膜膨出的形成有时合并有神经成分在其中，可能引起难治性的疼痛，但很少有神经损害症状；③如果脑脊液漏没有及时正确处理，可能会导致顽固性头痛。为避免硬脊膜损伤的发生，应根据损伤的原因采取以下相应措施。

1. 仔细分离肿瘤与硬脊膜粘连　椎骨和椎管内肿瘤与硬脊膜常有粘连，在切除肿瘤时，手术技巧和手术操作不熟练或不谨慎，粗暴拉扯造成粘连的硬脊膜撕裂。因此，应直视下操作仔细分离粘连，注意松解粘连带，术中不要强行分离粘连的硬脊膜。手术时先分离没有粘连的部分，在周围都分离清楚后再分离粘连的组织。对粘连非常严重的患者，也可以首先沿椎管周围的骨性结构分离，可以切除部分骨性结构，因为骨性结构和硬脊膜之间一般界线清楚，沿骨性结构逐渐向瘢痕分离。如果将瘢痕两侧都分离清楚，再处理中间的瘢痕就相对容易。

2. 防止内固定器的刺破伤　在内固定放置拉钩或椎弓根螺钉时，各种螺钉误入椎管内，刺破硬脊膜。因此，对于操作不熟练者，术中可用 C 臂 X 线机透视，避免螺钉误入椎管，同时在安装各部位的内固定器材时，不要使用锐利的器械。放入器械时的角度、力量要合适，绝对避免粗暴操作。

3. 防止切开硬脊膜囊时撕裂伤　在切开硬脊膜囊前行定点缝合固定时，如牵拉过大，缝线及缝针过粗等亦可引起硬脊膜撕裂。因此，要避免牵拉过大。在任何情况下，手术中应该始终采用一些措施来保护硬脊膜，如在表面覆盖棉片，但不要填塞，轻轻覆盖即可，防止对脊髓产生压迫。

4. 防止硬脊膜的破裂　脊柱肿瘤使硬脊膜囊长时间受压引起部分缺损或菲薄者，难以避免硬脊膜破裂。因此，对于硬脊膜缺损或菲薄的患者在施术时应力争保持蛛网膜的完整，并在蛛网膜表面敷以明胶海绵或对椎旁组织加以保护。

（二）临床表现与处理方法

硬脊膜损伤者，术中可见清亮脑脊液溢出。术后有持续脑脊液漏，可有低颅压表现，也可形成硬脊膜囊肿。因此，如术后患者伤口流出清澈的液体、有明显的皮下积液、站立位时出现逐渐加重的头痛、有感染的典型症状和体征，则可以诊断为脑脊液漏。

1. 姑息处理　术中发现硬脊膜裂口较小、显露困难、不易缝合者，可先将外流的脑脊液吸净，然后用明胶海绵覆盖好，关闭切口时肌肉分层严密缝合，加压包扎，切口内可不放引流管，多数患者脑脊液不再漏，切口能愈合，但个别患者脑脊液仍漏，影响切口愈合。因此，也有很多学者主张在用明胶海绵覆盖、深筋膜或肌肉覆盖后放置引流管，由距切口 5～10cm 处的正常皮肤戳孔引出，持续负压引流，使脑脊液漏的液体从引流管引流出来，以保证手术切口愈合。

2. 早期修复硬脊膜　许多脊柱背侧的脑脊液漏因术者操作不慎产生，特别当用线锯穿过椎板下方对椎管或椎间孔减压时，非常容易造成硬脊膜的损伤。当然，放置拉钩或椎弓根螺钉时，特别是老年患者也容易发生硬脊膜损伤，这种损伤不容易发现。但大多数硬脊膜破裂可以直视下看清楚，可直接修复。修复第一步是扩大破裂硬脊膜周围的范围，以便硬脊膜破裂处完全可以看见，并且可以在直视下进行修复。如发现有多处硬脊膜破裂，则应该将破裂处完全暴露，并逐一修复。修复时一般用 6－0 血管缝线，针距 3mm，边距 2mm。缝合后如果硬脊膜仍有漏出，则进行第二步，使用纤维蛋白胶覆盖，或者覆盖明胶海绵，几分钟后这些小的漏出处可以黏合。如破裂口较大，可试用深筋膜、肌肉修补，以及硬脊膜内脂肪块堵塞等。

3. 脑脊液分流　如果术后持续脑脊液漏，可应用腰部蛛网膜下腔脑脊液分流以降低脑脊液压，有助于控制脑脊液漏，一般用 3～4d，最多不超过 7d。腰部蛛网膜下腔引流可能并发新问题，如水电解质紊乱、低颅压、神经根激惹、脑疝、感染、脑脊膜炎加重甚至死亡。控制脑脊液引流量在 240ml 以下甚至更低能及时终止切口内脑脊液漏，无脑疝发生。此期间患者卧硬床，同时给予抗生素预防感染。如无效，则需手术治疗。

4. 运用纤维蛋白胶　出现脑脊液漏不宜缝合时，在嵌入植骨块前，将硬脊膜外液体吸尽后，于破裂口表面覆盖两层可吸收止血纱布，再喷纤维蛋白胶，最后将骨块嵌入。纤维蛋白胶对于脑脊液漏既可以用来预防，也可以用于治疗。适当地使用这种蛋白胶不仅可以在硬脊膜及周围立即形成一种屏障，而且在组织愈合过程中可以起到抗炎的作用，最后还可以在该处形成一种坚硬的纤维蛋白瘢痕，覆盖在硬脊膜的外侧密封切口。对于一些手术前就判断不可能达到完全理想修复的硬脊膜损伤患者，手术中应用这种密封剂可以起到增强修复的能力，减少恶性脑脊液漏的产生。

5. 直接放引流管　为了避免感染，一般在伤口内放置引流管，可以直接放到蛛网膜下，患者平卧 72～96h，如果切口干燥可以拔除引流管，如果仍然有渗液，继续留置引流管。一般来说，引流管留置时间最长可达 1 周，而且应该预防性使用抗生素，防止伤口感染。

6. 皮下积液的处理　如颈胸腰骶局部有皮下积液，可穿刺抽尽液体后局部加压，破裂口可被渐渐生长的肉芽组织封闭。

二、脑脊液漏

脑脊液漏在脊柱肿瘤手术中并不少见，其总发生率为 0.4%～9.1%。近年来其发生率有明显增加趋势，而且处理并不尽人意。由于部位特殊，处理比较困难。若早期处理不当，很可能导致切口延迟愈合、不愈合，切口感染，严重者导致椎管内感染、化脓性脊膜炎、脑膜炎，甚至瘫痪、死亡等，应该引起临床医生重视，做到尽量早期发现、及时处理（图 33－4－1）。

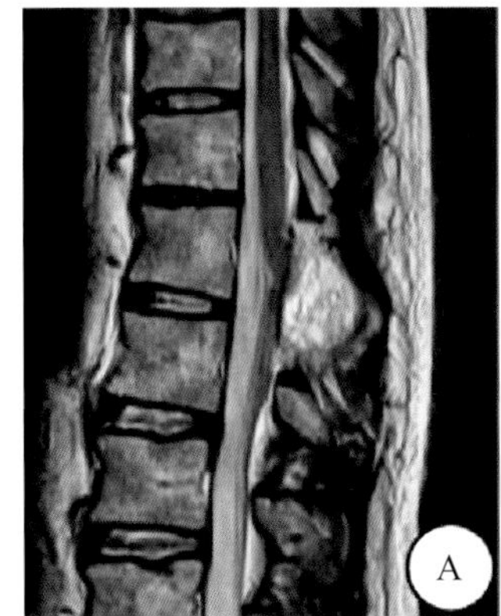

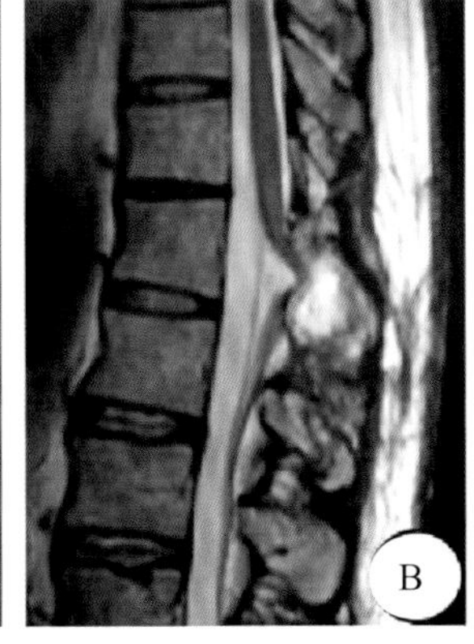

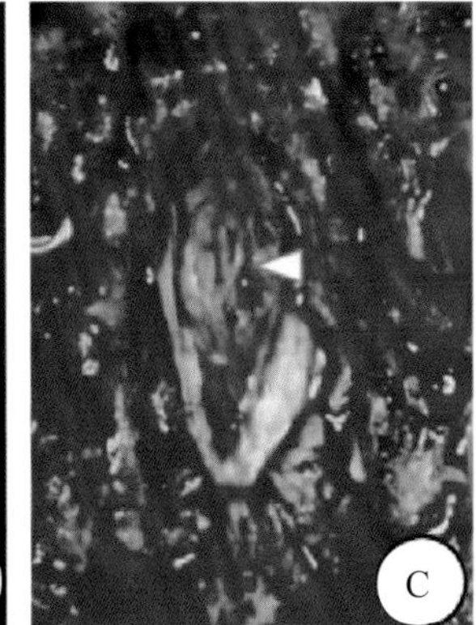

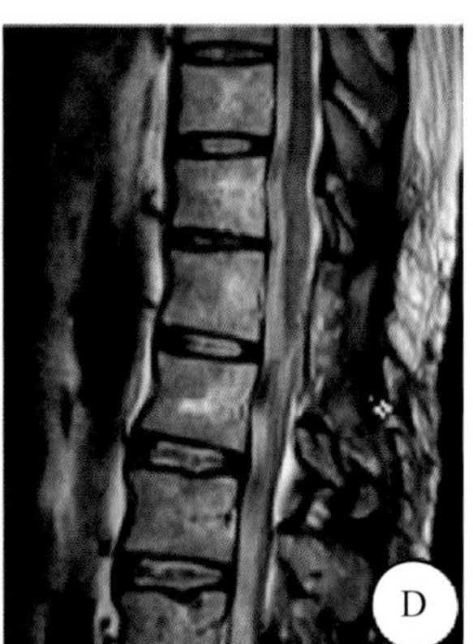

图 33－4－1　女性，47 岁，在 $T_{11\sim12}$ 接受硬脊膜切开术切除脊髓肿瘤

A. 术后第 3 天出现左腿麻木，术后第 11 天 MRI 上发现脑脊液漏，脊髓轻微后移；B. 术后 2 个月 MRI 显示脊髓后移；C、D. 第二次手术重新缝合硬脊膜的同时将突出的脊髓重新定位到硬脊膜间隙，术后可以正常行走，但继续出现左腿麻木

（一）脑脊液漏发生的原因及诊断

发生脑脊液漏的主要原因是硬脊膜损伤，导致硬脊膜损伤的常见因素有以下几点。

（1）脊柱肿瘤，如椎管内、外肿瘤使硬脊膜受压或受侵犯，手术中需切开或切除部分与肿瘤壁粘连或受累的硬脊膜，分离过程中容易伤及硬脊膜。

（2）复杂的脊柱肿瘤病理性骨折造成脊柱后凸或侧凸畸形，因局部解剖结构异常而导致术中硬脊膜的损伤。

（3）脊柱肿瘤翻修术中，由于瘢痕组织与硬脊膜表面粘连紧密，显露过程中易在瘢痕与硬脊膜粘连的边界部分撕裂硬脊膜。

（4）术者经验不足，操作的不熟练易导致硬脊膜的医源性损伤。

（5）腹压的突然升高导致术后局部菲薄的硬脊膜破裂。

脊柱肿瘤手术导致的脑脊液漏早期发现并不困难，手术中应及时观察，手术操作中硬脊膜撕裂或未察觉到损伤硬脊膜，在闭合切口前、冲洗切口后，若术野出现清亮的脑脊液溢出，即可明确诊断。对疑有硬脊膜囊损伤者，术中可将硬脊膜损伤部位降低，增加硬脊膜囊内压力，一旦有清亮脑脊液流出则诊断成立。术中未发现，术后24h引流液持续增多，且引流液呈清亮或淡红色，或切口纱布被浅红色或无色液体浸透者，应该确定为脑脊液漏。MRI检查对诊断有帮助，可以显示损伤的位置、范围和内部特征，还可显示囊鞘的交通情况。

（二）脑脊液漏的危害及处理

1. 危害 脊柱肿瘤手术导致的脑脊液漏，若脑脊液流量比较少、压力小者多数可以愈合。发生假性脑脊膜膨出时可能有神经纤维一并膨出，引起难治性疼痛，但很少有神经损害的症状。若不即时处理可导致切口崩裂、延迟愈合或不愈合，还可能引起切口感染。严重者可引起蛛网膜炎、化脓性脊膜炎、脑膜炎，甚至瘫痪、死亡等。因此，术中发现有硬脊膜损伤、脑脊液漏时，原则上应立即修补，以防止术后脑脊液漏的发生。脊柱肿瘤后方入路手术在进行椎管减压、放置拉钩或椎弓根螺钉等内固定时容易导致硬脊膜损伤，这种损伤不易发现硬脊膜破裂，也不宜修复。但大多数硬脊膜破裂可在直视下直接进行修复。

2. 术中处理 术中若发现硬脊膜损伤，应该确定脑脊液漏部位，如果有多处硬脊膜破裂，则应该将破裂处完全暴露，并逐一修复。首先要扩大破裂硬脊膜周围组织，以便硬脊膜破裂处完全暴露，可以在直视下操作修复。一般用4－0的无创缝合针线缝合，针距3mm，边距2mm，间断或连续缝合均可。硬脊膜缺损缝合后调整呼吸，仔细检查缝合处是否紧密。如果仍有脑脊液漏，则可继续缝合或使用纤维蛋白胶粘合，几分钟后小的破裂处可以黏合。

由于脊柱肿瘤手术前方入路视野小、切口深、操作空间局限，硬脊膜损伤修复比较困难。对于缺损较大者，则取腰背筋膜或肌肉修补缺损，进行封堵填塞。处理时必须注意：

（1）切取的筋膜应大于硬脊膜缺损范围，保证有效覆盖缺损区。

（2）硬脊膜表面避免覆盖过多的明胶海绵等物，以免脊髓遭受压迫。对于腹侧的硬脊膜损伤，因难以直接修补，给予明胶海绵填塞漏口，均逐层严密关闭切口，尤其是深筋膜层，并常规置管引流，及时导出漏出的脑脊液，以免从手术切口渗出或积于皮下，影响切口愈合。硬脊膜损伤的范围小，而且不能定位时，可以利用明胶海绵轻压，直到切口干燥。

（3）切口引流管的放置时间，有学者主张于24h内尽早拔出引流管，避免椎管内感染。但更多的学者主张延长置管时间至7～14d，以引流袋中脑脊液引流量小于30ml/24h为引流管拔出标准。只要严格无菌操作，勤换引流袋，可避免逆行性感染的发生，同时脑脊液引流的通畅也有利于切口的愈合，减少因脑脊液漏侵入周围软组织形成假性硬膜囊肿的可能。

（4）对于侧方不能看见和缝合的小裂口，可以采用补丁技术，即将小的脂肪或肌肉与缝线捆到一起，直接固定到裂口处，对裂口进行直接压迫。

（5）完成硬脊膜修补后，还应在麻醉下控制不同呼吸状态，检查是否仍然有脑脊液漏。

术中硬脊膜损伤处理后，使用引流管是安全有效的，不但可以引流切口中的淤血，同时也有利于术后观察是否存在有脑脊漏，以便及时处理和防止血肿形成、术后脑脊膜囊肿、脑脊液从切口渗出。引流管放置切口深层，但不能放在椎管内负压吸引，同时，引流时间不能太长，否则容易导致大量脑脊液流失，颅压过低。引流管从切口旁斜行穿过竖脊肌后从皮肤穿出，拔除引流管后用一次性皮肤缝合器缝合引流管口。

如果切除致压物或肿瘤组织时造成较大范围硬脊膜撕裂或缺损，应该在无张力状态下缝合，有些因肿瘤组织直接破坏的硬脊膜，直接缝合困难时可以二期处理。如果修复困难，使用一些辅助材料加固修复是必要的。采用局部组织瓣可以完成对硬脊膜撕裂或缺损的修复。利用椎旁肌的筋膜比较方便，先将移植片一边固定，修剪大小，使之稍大于硬脊膜撕裂或缺损处，缝合后不应太紧，但也不宜太松。纤维蛋白胶对脑脊液漏既可以起到预防作用也可达到治疗作用，适当利用不仅可以在硬脊膜和周围立即形成一种屏障，而且在组织愈合过程中可以起到一种抗炎的作用，同时可以在该处形成坚硬的纤维蛋白瘢痕，覆盖在硬膜的外侧密封切口。

3. 术后处理　手术后发生脑脊液漏应合理使用抗生素、维持水电解质代谢平衡、适当补充蛋白，同时令患者卧床，采用局部沙袋压迫法，及时更换切口敷料保持切口干燥，对多数脑脊液漏，5～7d 即可获得愈合。脑脊液引流量多、压力大时，可采用脑脊液引流法。如果遇到严重的脑脊液漏，采用经腰椎蛛网膜下腔持续引流是比较简便有效的方法。通常采用侧卧位，取 $L_{3\sim4}$ 椎间隙穿刺，有脑脊液通过导管流出后，拔出套针，留置导管，与密闭式无菌引流袋连接。每日收集脑脊液量 200～400ml 为宜。若引流过程中出现头晕、头痛、恶心呕吐等症状，应调慢引流速度。同时应注意切口肿胀情况，每天对收集的脑脊液做细胞计数及分类，并测定糖、蛋白质水平，以判断是否发生脑膜炎。一般引流管放置7～14d后，损伤的硬脊膜便可愈合，取出引流管后再令患者保持仰卧位 24h 即可。

对脊柱肿瘤术后发现的脑脊液漏应高度重视。切口均予以无菌棉垫加压包扎。颈椎手术患者术后行头高脚低位，胸椎手术患者术后行平卧位，腰骶椎手术患者术后行头低脚高位，均卧床至少2 周，并给予静脉滴注 20%甘露醇脱水，以降低局部脑脊液压力。常规应用抗生素预防感染，控制咳嗽、便秘，以减轻腹压，降低硬脊膜压力。部分体质虚弱患者，给予全身支持疗法。保持引流管通畅，进行常压持续引流。若患者出现低颅压症状，可适当增加每日补液量。根据脑脊液细菌培养、药敏试验结果选用抗生素预防、控制感染。只要术中修补硬脊膜，严密缝合切口，术区持续引流，术后正规保守治疗，均可实现切口的一期愈合。尤其是延长切口引流管的放置时间，是一种不增加新的创伤又有利于切口愈合的简易方法。

（三）脑脊液漏的预防

医源性脑脊液漏大多数是可以预防的，预防脑脊液漏的措施包括：

（1）术前充分评估致压物与硬脊膜的粘连程度，术中耐心操作，时刻注意保护硬脊膜，防止对脊髓产生损伤和压迫。

（2）在切除肿瘤、椎间盘、骨块、后纵韧带等致压物时应仔细分离致压物与硬脊膜之间的粘连。在充分止血、视野开阔的情况下轻轻剥离，避免粗暴操作。

（3）保持术野清晰，术中直视下操作，确认需要切除的结构与硬脊膜之间没有粘连。

（4）对椎管内外肿瘤切开硬脊膜后应严密缝合，切除部分硬脊膜后应妥善修补缺损。必要时准备生物材料或取自体筋膜行硬脊膜修补准备。

（5）发现局部硬脊膜缺损时，应注意保护裸露的蛛网膜，尽量避免撕裂蛛网膜而引起脑脊液漏。

（6）对于一些再手术者，术前充分准备、熟练的技术至关重要。先分离没有粘连的部分，在周围组织分离清楚后再逐步分离粘连组织。对粘连非常严重者，也可以首先沿椎管周围骨性结构分离，先切除部分骨性结构，因为在骨性结构和硬脊膜之间一般界线清楚，沿骨性结构逐渐分离瘢痕，将瘢痕两侧分离清楚，再处理瘢痕就较为容易。

总之，脊柱肿瘤手术时应该尽量避免因为手术操作导致医源性脑脊液漏，以防为主。对脑脊液漏的治疗，最好的办法是通过熟练的手术技巧采用手术缝合方法对硬脊膜损伤处进行修复。

第五节　切口裂开与手术部位感染

一、切口裂开

（一）切口裂开的原因

脊柱肿瘤手术后切口裂开原因较多，主要原因有：①感染因素，最主要的因素；②非感染性因素，多见于年老体弱、过度肥胖患者或伴有恶病质、糖尿病、低蛋白血症、贫血及维生素缺乏等各种疾病，组织愈合能力减弱的患者；③张力因素，手术后切口张力增高，如伴有呕吐、呃逆、剧咳、严重腹胀及排便排尿困难等腹压增高的情况；④技术因素，术中缝合技术上的缺陷、术后切口处理错误致切口污染等。

1. 切口裂开与感染的关系　切口裂开，无论何种原因，其基本病理变化相同，局部的病理变化均为炎症反应过程。文献报道脊柱转移性肿瘤手术后切口裂开和感染发生率较高，绝大多数的脊柱肿瘤手术后切口裂开均是由切口感染所致，其感染的主要原因为全身营养状况差、术中无菌操作不严格、内固定的使用、术后切口处理不恰当、切口污染、术后营养支持不到位等。据Massie等报道，感染的菌种中金黄色葡萄球菌的比例超过50%，其次是表皮葡萄球菌。Weinstein等报告中指出感染最易发生于使用椎间融合装置及转移性肿瘤的患者。目前已统一认识到切口感染的最大风险因素是椎间融合，使用内固定装置也将增加感染的概率。

2. 切口裂开与营养及疾病的关系　切口的愈合包括结缔组织的修复、切口收缩和上皮再生三个主要过程，上皮再生是切口临床愈合标志，而任何影响胶原纤维聚合、新生血管形成的因素都将影响切口的愈合过程。如果蛋白质、脂肪、碳水化合物、维生素和矿物质缺乏，则胶原不能形成，切口的愈合较差。此外，切口裂开常与患者的营养缺乏性疾病密切相关。贫血、低蛋白血症、尿毒症、肝功能衰竭、肥胖、营养不良、糖尿病、腹水、呕吐等使切口组织愈合能力降低，易导致切口愈合不良而致切口裂开。

3. 切口裂开与外科缝合技术及张力因素的关系　切口愈合的张力强度和胶原纤维的含量密切相关，创面缝合后的最初3～5d，切口内变化是血浆成分的渗出和白细胞浸润，而切口张力强度仅限于血凝块黏合两侧创面，此时则必须依赖缝合线维持伤口对合，因此提高手术缝合操作技巧对于切口的愈合极为重要。由于脂肪组织内大都为水分，不能很好耐受缝合，几乎无抗张强度，如缝扎不当，致组织缺血性坏死，引起切口渗液，继而发生无菌性炎症，影响切口愈合，甚至导致切口裂开。随着纤维组织的增生，术后6～12d成纤维细胞迅速增加，成纤维大量出现和胶原纤维形成，切口张力强度大增，疼痛、体位不正确、腹压增高等各种因素可使切口张力强度增高，均可使切口处于一种不稳定状态，此时切口缝线将失去作用而致切口裂开。

（二）切口裂开的处理

对于感染引起的切口裂开，最有效的处理应是早期诊断、外科换药及灌洗、选用敏感抗生素治疗（不少于6周）及采取扩创术。浅层感染可采用闭合切口放置引流管；深层感染则采用灌洗治疗，待感染控制后，二期处理可根据切口的具体情况采用直接闭合切口或皮瓣转移。如浅层感染蔓延至深层，引起了椎间隙或椎管内感染，需行扩创并灌注冲洗，以防止感染的继续蔓延。对于使用脊柱内固定者，如在经上述处理后仍无法控制感染，则可考虑取出内固定物。如果为非感染因素引起的伤口裂开，在条件允许情况下可于切口处胶布固定或直接缝合。

（三）切口裂开的预防

1. 治疗原发病并加强营养　对年老体弱、营养不良、低蛋白血症等切口组织愈合能力较差的患者，应加强围手术期处理，加强营养支持，积极纠正营养不良，促进切口的愈合。

2. 预防性使用抗生素　围手术期预防性使用抗生素能有效地降低感染率。

3. 降低切口张力强度　术前、术后均应及时地采取有效措施防治咳嗽和呃逆，如止咳化痰、止吐等以减少术后腹压增加尤其是突然增加的机会，预防和减少切口裂开的发生。术后还应注意保持正确的体位、镇痛、切口保护等以尽量降低切口的张力强度。

4. 正确地掌握操作技术　缝合时要避免结扎过紧或缝合过密造成组织缺血性坏死；严格地进行无菌操作，减少切口感染。在缝合过程中要尽量减轻组织损伤，不要反复切割，止血要彻底，皮下脂肪内不要留过多的止血结扎丝线线头，缝合切口时要使切口对齐，尽量与原解剖对齐，不留死腔。缝合的各层组织间不要留有较大的间隙以避免切口积液、积血。合理使用电刀，以避免灼伤过多。

二、手术部位感染

脊柱肿瘤手术多为Ⅰ类切口，感染根据解剖层次分为浅层组织感染、深层组织感染和椎管内感染。术后手术部位感染的发生率依手术节段和手术方式而异，感染率较低，一般为 1.9%～5.0%。随着抗菌药物、手术技术和围手术期处理的进步和发展，脊柱肿瘤术后感染的发生率正逐步下降，但感染仍是术后常见且较为棘手的并发症，对患者的预后有重要影响。由于切口与椎管相通，常有内固定器械及植骨块，一旦感染，可造成内固定失败、假关节形成、永久性神经功能障碍，甚至败血症、死亡等严重后果。因此在急性感染中，感染确诊越早，使用抗生素的疗效越显著。

（一）危险因素

手术部位感染的许多危险因素已被人们所认知，这些危险因素的认知有利于高危患者的识别和手术部位感染的防治。

1. 患者方面的危险因素

（1）全身因素：高龄、体弱、抽烟、糖尿病、免疫抑制、贫血、低蛋白血症、营养不良、放化疗或 AIDS、未重视患者术后营养及全身支持、机体抵抗能力下降等。

（2）局部因素：毛囊炎和身体其他部位有潜在的感染病灶等，都容易导致手术部位感染。

2. 手术方面的危险因素　有手术室的接种菌和手术中各个环节污染、手术部位皮肤消毒不严、运用带菌器械或植入物、手术技术差、手术持续时间长、术中输血等。术中无菌操作不严格、切口污染又未进行有效的处理；切口渗血、敷料湿透失去隔离作用、未及时更换敷料；术后引流管未及时拔除导致逆行感染；切口血肿未及时处理。在上颈椎的肿瘤手术中，咽后壁黏膜感染、不愈合和延迟愈合是术后的严重并发症，术前放疗和口咽黏膜深方的内植入物（黏膜下使用钛板固定）是影响咽后壁黏膜愈合、造成感染的重要因素。

（二）临床表现

手术部位感染多发生在术后 3～5d，临床表现为体温升高、白细胞计数升高、中性粒细胞比例增加、核左移、红细胞沉降率增快和 C 反应蛋白升高。局部切口疼痛加重，出现红肿、渗出、硬节。切口分开后有分泌物流出或局部穿刺抽出脓液即可确诊。深部感染还会出现相应的神经症状、切口局部压痛、肿胀（图 33－5－1）。相关病原微生物样本的获取有利于针对性地应用抗生素。最好在抗生素应用之前获取病原微生物样本做细菌培养和药敏试验，找出病原菌，选择对病原菌敏感的抗生素。

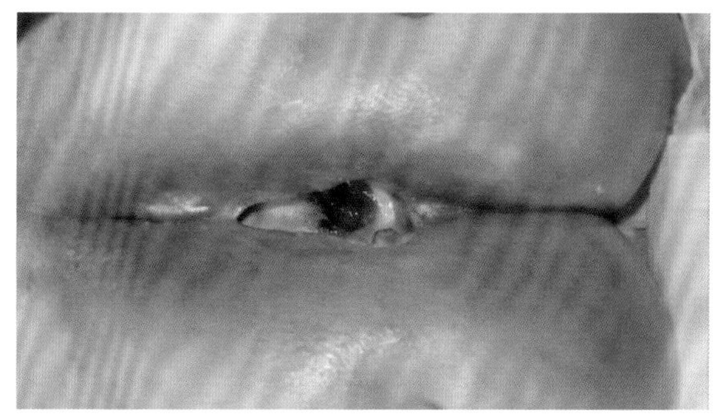

图 33－5－1　女性，54 岁，骶骨脊索瘤切除术后手术部位感染

（三）治疗

1. 有效抗生素的应用　临床上多根据感染患者的病原菌对抗生素的敏感程度来选择最敏感或较敏感的抗生素。在静脉使用广谱抗生素前留取切口分泌物或引流液送检细菌培养和药敏试验，待细菌培养和药敏试验结果明确后调整抗生素。脊柱肿瘤术后手术部位感染中，病原菌以革兰阳性菌为主，其次是革兰阴性菌和厌氧菌。1/4～1/2 的感染为混合感染，病原菌包括金黄色葡萄球菌 42%、表皮葡萄球菌 29%、肠球菌

17%，其他病原菌有粪肠球菌、假单胞菌属等，在治疗金黄色葡萄球菌感染时，利福平和喹诺酮类抗生素联合应用疗效显著。有研究建议静脉给予抗生素4～6周后持续口服抗生素至C反应蛋白降至正常后1个月。

随着临床耐药菌的不断增多，推荐静脉滴注抗生素（万古霉素、利奈唑胺或克林霉素）联合利福平口服，其后长期口服抗生素，静脉滴注及口服抗生素治疗的最佳疗程不明确，但口服抗生素应维持到C反应蛋白降至正常1个月以后，以防感染复发。

2. 及时行清创术

（1）浅层组织感染：指局限于皮肤、皮下组织的感染。局部处理为立即拆除所有感染区域的缝线，敞开伤口，清除脓液。用盐水纱条局部引流。可在盐水中加入有效抗生素局部应用。待无明显分泌物、肉芽生长良好时，可考虑Ⅱ期缝合。

（2）深层组织感染：指深筋膜下、椎旁组织、椎体或附件感染。一经确诊，原则上均应再手术，彻底清除坏死组织，创面用大量抗生素盐水冲洗。在创腔安放引流管，由距切口5～10cm处的正常皮肤引出负压吸引，闭合创面。也可安放一根冲洗管进行抗生素盐水灌注冲洗，安放一根引流管进行负压吸引，达到局部灌注冲洗的目的。至体温、血象恢复正常，局部引流液清亮时，停止灌注。观察1～2d无异常情况出现，可拔除引流管，继续全身应用抗生素7～10d。

（3）椎管内感染：包括硬脊膜外间隙及蛛网膜下腔感染。多由深部组织感染处理不当引起，为一严重并发症，必须高度重视、积极处理。椎管内感染时，应调整全身抗生素的应用，选择能透过血-脑屏障的药物，加强全身支持和对症治疗。除采用局部清创、灌注冲洗等措施外，在硬膜外间隙的感染不能控制时，可行椎板切除术，利于局部引流，避免感染沿椎管继续向上、下蔓延。蛛网膜下腔感染时不宜缝闭硬脊膜破裂口，可进行脑脊液引流，避免蛛网膜下腔粘连。

3. 内固定器械保留与否 对使用了脊柱内固定器械的患者，术后感染的处理是一个比较困难的问题，尤其在内固定器械的取留问题上，应权衡利弊，多方讨论后慎重决定。一般情况下，经过全身应用强有力的抗生素、局部彻底清创、灌注冲洗，对口置管冲洗引流，根据感染部位、体温、切口渗液、红肿、疼痛、神经体征和引流液培养结果决定冲洗量及拔除冲洗管和引流管的时间。对于脊柱内固定术，感染一般都能控制或局限。只有在经过这些处理，特别是当清创次数达二次仍然无效，感染有扩大和加重的趋势时，才考虑取出内固定器械，以利于有效地控制感染。

（四）预防措施

（1）术前严格检查与控制全身的潜在感染病灶，如慢性咽炎、支气管炎、间质性肺炎等；对糖尿病、贫血、低蛋白血症、高血压的患者，术前应将相关指标控制在正常范围。

（2）术前严格检查与控制局部的潜在感染病灶，如皮肤毛囊炎、疖和蜂窝组织炎等。

（3）术中严格无菌操作，仔细止血，关闭切口前反复无菌盐水冲洗，放置引流管；分层、对位缝合，消灭死腔。

（4）术前、术中和术后合理使用抗生素；术后常规引流24～48h，保持引流通畅，渗血多的患者可酌情使用止血药。

（5）术后严密观察，若切口有大血肿形成，根据情况则多需手术探查止血并清除积血。

第六节　急性呼吸窘迫综合征

急性呼吸窘迫综合征（Acute respiratory distress syndrome，ARDS）现称为急性肺损伤（Acute lung injury，ALI）及急性呼吸窘迫综合征（ALL/ARDS），是一种与双侧肺部浸润相关，以顽固性低氧血症为特点的急性进行性呼吸衰竭。直接后果是严重低氧血症、肺顺应性降低以及肺内分流和死腔增加。该病起病急骤，发展迅猛，预后极差。

ARDS的原发病因较多，可分为直接肺损伤和间接肺损伤，前者如吸入胃内容物、肺挫伤、严重肺部感染等，后者如脓毒血症、严重非胸部创伤、急性胰腺炎和大面积烧伤等。脓毒血症和多发性创伤是ARDS最常见病因。ARDS发病有40%～60%由脓毒症、20%～35%由多发性创伤所致。此外包括肝功能不全/肝硬化、器官移植、脑或肺损伤、体外循环等也是增加 ARDS 病死率的危险因素。脊柱肿瘤患者常因为剧烈疼痛或神经功能缺陷而活动受限、卧床时间长，肺部感染率高，肿瘤手术创伤大、胸椎前方入路手术开胸激惹肺组织，术后胸腔积气、积血、肺复张不全，以及高龄、肿瘤晚期肺转移、肺功能较差等因素都是导致 ARDS 的重要原因。同时脊柱肿瘤常引起脊髓损伤使呼吸功能受损，C_4 以上水平损伤者，膈肌功能丧失；C_4 和 C_5 损伤者，膈肌功能受损；C_5 以下颈椎及胸椎水平损伤者，辅助呼吸肌肉和肋间肌的神经功能丧失，造成呼吸功能损害，因此易引起 ARDS。

脊柱肿瘤手术后引起的 ARDS 主要的风险表现为：

（1）肿瘤患者的免疫功能紊乱导致机体防御机制对创伤刺激所产生的应激反应降低，出现异常应激反应，更容易诱发感染。

（2）脊柱肿瘤术后交感神经和副交感神经系统失衡，支气管平滑肌收缩，气道分泌物增加，使痰液易于肺部坠积，并发肺炎和肺实变。

（3）高位脊柱肿瘤患者可能由于肿瘤对椎管内的侵犯，或术后脊柱失稳，导致脊髓高位损伤，致使膈肌、呼吸辅助肌功能也丧失，加重了呼吸衰竭的发生。

（4）脊柱肿瘤术后患者换气不足，肋间肌麻痹影响吸气、咳嗽能力降低等，造成功能性残气量降低而引起低氧血症。

一、临床表现

常见症状为急性发作性呼吸急促、吸气费力、胸部紧束感、呼吸频率快、发绀，常伴有烦躁、焦虑不安等，如上述病情继续恶化，呼吸窘迫和发绀继续加重，出现呼吸性碱中毒。吸氧也不能纠正顽固性发绀。晚期出现脑神经功能障碍。肺部体征无特异性，急性期双肺可闻及湿啰音，或呼吸音减低。

二、辅助检查

（一）X 线检查

早期 X 线片常无明显改变。病情进展后，可出现肺内实变，表现为双肺野普遍密度增高，透亮度减低，肺纹理增多、增粗，可见散在斑片状密度增高阴影，即弥漫性肺浸润影。

（二）肺功能测定

肺容量和肺活量、残气量、功能残气量均减少，肺顺应性降低。

（三）动脉血气分析

PaO_2 降低，是 ARDS 诊断和监测的常用指标。根据静/动脉血分流（Qs/Qt）进行病情分级，以高于 15%、25% 和 35% 分别划分为轻、中、重不同严重程度。呼吸指数参照范围 0.10～0.37，>1 表明氧合功能明显减退。>2 常需机械通气。氧合指数参照范围为 53.2～66.7kPa（400～500mmHg），ARDS 时降至 26.6kPa（200mmHg）。

（四）肺血管通透性和血流动力学测定

1. 肺水肿液蛋白质测定 肺水肿液蛋白质含量与血浆蛋白含量的比值>0.7，考虑 ARDS。

2. 肺泡－毛细血管膜通透性（ACMP）测定 应用双核素体内标记技术，分别算出 ^{113}铟、^{99m}锝的肺/心放射计数比值，观察 2h 的变化得出血浆蛋白积聚指数。健康人参考值为 0.138×10^{-3}/min。

3. 血流动力学监测 ARDS 患者平均脉动脉压增高>2.67kPa，肺动脉压与肺毛细血管楔压差（PAP－PCWP）增加>0.67kPa，PCWP 一般<1.18kPa（12cmH_2O）。

三、诊断标准

（一）2012 年欧洲重症医学会下属工作小组提出柏林定义

（1）在已知的临床损伤，或新的或恶化的呼吸道症状的一周内急性起病。

（2）通气患者的呼气末正压（Positive end expiratory pressure，PEEP）至少为 5cmH_2O，$PaO_2/FiO_2\leqslant$300mmHg。

（3）双侧肺野有阴影。

（4）呼吸衰竭不能仅由心力衰竭或容量过载

解释。

（二）柏林定义的 ARDS 分度

（1）轻度 ARDS（200mmHg<PaO_2/FiO_2≤300mmHg）。

（2）中度 ARDS（100mmHg<PaO_2/FiO_2≤200mmHg）。

（3）重度 ARDS（PaO_2/FiO_2≤100mmHg）。

四、治疗

（一）治疗原发病

目前对于 ARDS 尚无特异性、有效的治疗方法。主要是积极治疗原发病，控制病因，预防和早期治疗感染，制止炎症反应进一步对肺的损伤，及时纠正严重的缺氧，保护重要器官功能，防止并发症发生。专家建议应至少每 24h 评估 1 次所有通气参数和治疗方法的有效性和安全性。

（二）呼吸支持治疗

1. 氧疗 保持足够的氧合以避免低氧血症，对 ARDS 患者进行低潮气量通气。习惯上将 FiO_2≤60%、SaO_2 为 88%～92%作为目标，以避免通气患者的高氧肺损伤。关于 ARDS，有创正压通气（Invasive positive pressure ventilation，IPPV）一直是“金标准”。急性期不允许采取常规自主通气策略，在没有严重代谢性酸中毒（包括轻度 ARDS 患者）的情况下，应将潮气量约为 6ml/kg 预测体重（Predicted body weight，PBW）作为首选剂量，以降低死亡率。急性期之后，确保产生的潮气量接近 6ml/kg PBW 且不超过8ml/kg PBW。ARDS 患者不应用高频振荡通气（High frequency oscillation ventilation，HFOV）。

2. 肺保护性通气策略 目前提出的肺保护性通气策略有以下几点。

（1）应用合适的 PEEP：对所有出现 ARDS 的患者使用 5cmH_2O 以上的数值。高 PEEP 的使用仅限于那些可以改善氧合而呼吸系统顺应性或血流动力学状态没有明显恶化的患者，轻度 ARDS 患者不应使用。最佳 PEEP 是一个既能防止呼气末肺泡萎陷，又能避免肺泡过度膨胀的平均值。以静态或准静态 P−V 曲线 LIP 压力为参考，以高于 LIP 压力 2～3cmH_2O 的压力为最佳 PEEP 已被多数学者认可，但 PEEP 设置应该是个性化的。

（2）使用小潮气量，连续监测并保持气道平台压低于 30cmH_2O，限制呼气末气道峰压在 40cmH_2O 以下的通气策略。

（3）允许性高碳酸血症通气和气管内新鲜气体吹入通气（Tracheal gas insulation，TGI）：由于使用小潮气量通气，可发生 $PaCO_2$ 高于正常水平，在个别患者 pH 值低于 7.2 时可使用碳酸氢钠。TGI 是允许性高碳酸血症通气的补充，以保持正常的 $PaCO_2$。

（4）俯卧位通气和部分液体通气：适用于氧合障碍的患者，主要通过背侧通气改善，肺内通气重分布，通气/血流比值更加匹配，使血流与水肿液重分布，增加功能残气量来提高 $PaCO_2$ 和 SaO_2，从而可减少因高浓度吸氧所造成的肺损伤。对于 PaO_2/FiO_2<150mmHg 的 ARDS 患者应采用至少连续 16h 的疗程以降低死亡率。这是机械通气的补充方法，临床试验初步取得较好效果，但尚需大量的临床研究。

（5）早期和有限地使用肌肉松弛剂：对于 PaO_2/FiO_2<150mmHg 的 ARDS 患者，可以考虑使用以降低死亡率，应在早期（48h 内）连续输注，时间不超过 48h，并至少每天进行评估。

（三）肺表面活性物质（Pulmonary surfactant，PS）

ARDS 时肺泡Ⅱ型细胞合成和分泌 PS 减少，导致肺泡−毛细血管膜通透性增加，渗出到肺泡腔的血浆蛋白和炎症介质抑制了 PS 功能，最终引起或加重肺泡萎陷和肺水肿。在 ARDS 早期，选择合适的 PS 制剂，增加治疗剂量，采用恰当的给药途径，PS 仍然有望改善 ARDS 患者的病情，甚至提高患者存活率。由于给药的途径、PS 的性质不同，临床结果尚存差异。

（四）肾上腺皮质激素

研究显示，皮质类固醇对任何原因的 ARDS 患者都有净生存获益，但是糖皮质激素大剂量应用仍存在争议，有早期应用（发病 7d 内）和晚期应用（发病7d后）两种观点。目前多以晚期应用适宜，它有保护毛细血管内皮细胞、稳定溶酶体膜、保护肺泡Ⅱ型细胞分泌PS、抗炎和促使肺间质液吸收、抑制后期肺纤维化等作用。以地塞米松60～80mg/d，或氢化可的松1000～2000mg/d，每6h 1次，连用2d，有效者继续使用1～2d停药，无效者尽早停用。ARDS伴有败血症或严重呼吸道感染者忌用。

（五）血管扩张剂

一氧化氮（NO）是强力的血管扩张剂，可通过吸入分布到肺血管结构中，而不引起系统血管扩张。吸入NO初期氧合指数虽可增加，但并不能降低患者病死率，目前尚不能将NO作为常规治疗手段，仅对严重危及生命的低氧血症患者给予NO吸入，且治疗前难以预测患者对NO的反应性。

（六）营养支持

ARDS患者处于高代谢状态，应及时补充热量和高蛋白、高脂肪营养物质。应尽早给予强有力的营养支持，鼻饲或静脉补给，保持总热量摄取达83.7～167.4kJ（20～40kcal/kg）。

（七）预防及控制感染

除清除感染灶外，应及早给予经验性抗生素治疗，再根据治疗反应和药敏试验调整。感染可以诱发、加重ARDS，促使ARDS发展为多脏器衰竭甚至死亡，因此在ARDS的治疗中，应高度重视预防、发现和治疗感染。及时清创，加强呼吸道管理，使用呼吸机时仍应注意对患者及时叩背吸痰。

（八）液体管理

在保持适当系统灌注压的前提下，保持低水平的有效血容量，维持液体负平衡。对于休克尤其是脓毒症患者，可考虑在适当补液后加用血管活性药物来保证重要器官灌注并保持氧运输正常化。限制性液体管理可改善氧合情况并延长无呼吸机天数，但不能降低脓毒症或ARDS患者的死亡率。在严重病例中，应进行超声心动图监测和中心静脉压测量，以监测液体反应并告知液体给药。

（九）体外膜肺氧合（Extracorporeal membrance oxygenation，ECMO）

在最新的指南中，静脉－静脉ECMO的常见适应证如下。

（1）经过最佳的医疗管理，包括在没有禁忌证的情况下试行俯卧位，出现低氧性呼吸衰竭（PaO_2/FiO_2＜80mmHg）。

（2）经过最佳的常规机械通气（呼吸频率每分钟35次，Pplat≤30cmH_2O），仍出现高氧性呼吸衰竭（pH值＜7.25）。

（3）作为肺移植的桥梁或肺移植后原发性移植功能障碍的呼吸支持。

ECMO的相对禁忌证：中枢神经系统出血、明显的中枢神经系统损伤、不可逆转和丧失能力的中枢神经系统病变、全身性出血、抗凝禁忌证、免疫抑制、高龄（死亡风险随年龄增加而增加，但未确定阈值）、机械通气超过7d、Pplat＞30cmH_2O、FiO_2＞90％。

五、并发症

由于ARDS患者防御肺部感染的能力低下，在其患病过程中常继发性肺部多重细菌感染，涉及革兰阴性细菌（如克雷伯菌、假单胞菌和变形杆菌属）和革兰阳性菌（金黄色葡萄球菌）感染，尤其是耐甲氧西林菌株感染。若ARDS病情未得缓解，可由于氧供不足引起出现其他器官的并发症，最终引起严重的并发症如多器官衰竭而死亡。经适当治疗的严重ARDS的生存率为60％。如ARDS严重的低氧血症未被认识和治疗，90％的患者可发生心脏功能停止。治疗很快见效的患者通常极少残留下肺功能不全。FiO_2＞50％长期通气支持的患者常发生肺纤维化。

六、预后及预防

ARDS的预后除与抢救措施是否得当有关外，常与患者原发病、并发症以及对治疗的反应有关。如严重感染所致的败血症得不到控制，并发多脏器功能衰竭则预后极差，且预后与受累器官的数目和速度有关。经积极治疗后，若持续肺血管阻力增加，提示预后不良。刺激性气体所致的急性肺水肿和 ARDS，一般脱离现场、治疗及时，亦能取得较好的疗效。另 ARDS 患者若经 0.98（10cmH_2O）PEEP 治疗后，PaO_2 明显上升，预后较好。ARDS 能迅速得到缓解的患者，大部分能恢复正常。

对高危的患者应严密观察，加强监护，一旦发现呼吸频速、PaO_2 降低等肺损伤表现，在治疗原发病时，应早期给予呼吸支持和其他有效的预防及干预措施，防止 ARDS 进一步发展和重要脏器损伤。

第七节　静脉血栓栓塞症

静脉血栓栓塞症（Venous thromboembolism，VTE）包括深静脉血栓形成（Deep vein thrombosis，DVT）和肺血栓栓塞症（Pulmonary thromboembolism，PTE），其中急性 PTE 是肺栓塞最常见的临床类型，一旦发生有致死可能。因此，实施规范合理的预防措施，可以有效降低医院相关性 VTE 事件的发生。

一、深静脉血栓形成

DVT 是骨科术后严重并发症之一。下肢血栓部分或全部脱落后随血液循环进入肺动脉，可继发肺栓塞（Pulmonary embolism，PE），引起血流动力学不稳定及右心功能不全，致残、致死率高。预防和治疗 PVT 在骨科围手术期至关重要。发生 DVT 的危险因素可分为遗传性因素及获得性因素。遗传缺陷在 DVT 的发生发展中可能起一定作用，然而有研究表明各种获得性因素对 DVT 的预防更具临床意义。1946 年 Virchow 提出静脉血流缓慢、静脉内膜损伤和血液高凝状态是造成 DVT 形成的三大因素，至今仍被广泛认同。骨科手术后 DVT 发生的高危因素包括全感染、高龄、高脂血症、卧床时间长、纤维蛋白原水平增高、DVT 病史等。肥胖、有内科合并症、凝血功能异常等因素可使脊柱手术后 DVT 的发生率增高。

（一）发生原因

脊柱手术后 DVT 的发生可能与以下因素有关。

（1）术前即存在下肢运动障碍。

（2）术中长时间俯卧位，髂静脉或股静脉受到压迫。

（3）内植入物（包括椎弓根螺钉和椎间融合器）对血管的刺激。

（4）合并神经损伤或术中刺激自主神经导致下肢静脉失去肌肉泵作用和血管舒缩反射，导致血流缓慢、外周静脉扩散。

（5）L_5～S_1 前方入路术中髂血管的过度牵开可能导致深静脉血栓形成。

（6）围手术期卧床时间长。

（二）预防

脊柱肿瘤手术使患者的下肢回流受到一定影响，比较容易出现下肢 DVT，最严重的是栓子的脱落，造成肺动脉栓塞，导致患者生命危险。手术后 DVT 的预防，已经引起广泛的重视，临床上大都采用以下方式。

（1）术中俯卧位时保持腹部悬空，以避免对下腔静脉及髂静脉的压迫。

（2）术中严密监测并保证充足的血容量。

（3）使用坚强内固定提高病变脊椎的即刻稳定性，从而缩短卧床时间。

（4）术后运用弹力袜，早期应用抗凝药物等方式预防下肢 DVT。联合运用药物和机械性预防措施，可进一步降低术后下肢 DVT 的发病率。

临床上可根据患者手术后出现下肢 DVT 的危险程度，分为 3 级。

（1）低危患者（40 岁以下、30min 以内的小手术，或者年龄超过 40 岁但无其他危险因素）：只采用循序减压弹力袜。

（2）中危患者（40 岁以下做大手术者、口服避孕药者、40 岁以上做任何手术者）：可联合采用循序减压弹力袜加低分子量肝素，或者选用循序减压弹力袜加患肢间断气囊压迫，后者尤其适用于禁用肝素的患者。

（3）高危患者（60 岁以上做任何手术者、有深静脉血栓形成史和非梗死史者、有其他危险因素者）：可联合采用循序减压弹力袜、患肢间断气囊压迫加小剂量肝素或低分子量肝素。

北美脊柱协会（North American Spine

Society，NASS）提出只有对于脊柱大手术，如前后联合入路手术，或患者有已知的DVT高危因素（脊髓损伤、恶性肿瘤和高凝状态等），才考虑应用抗凝药物。

对低出血风险、无机械预防禁忌证的VTE高风险患者，建议机械预防联合药物预防。对具有VTE中、高风险且出血风险低的患者，推荐首选药物预防或药物预防联合机械预防，药物预防中低分子量肝素的使用率最高，出血风险最小，且低分子量肝素不通过肝脏代谢，肝功能不全患者也可应用。机械预防包括间歇充气加压装置（术中首选）、足底静脉泵、循序减压弹力袜等。应当持续应用，直到患者可以正常活动或出院。实施预防措施前完成机械预防禁忌证评估。以下患者不推荐机械预防：①充血性心力衰竭、肺水肿；②下肢局部情况异常，如皮炎、感染、坏疽、近期接受皮肤移植手术等；③新发的DVT、血栓性静脉炎；④下肢血管严重动脉硬化或其他缺血性血管病、下肢严重畸形等；⑤严重的下肢水肿慎用，应查明病因后权衡利弊应用。

二、肺栓塞

PE是指内源性或外源性栓子（以血栓最常见）堵塞肺动脉或其分支引起肺循环障碍的临床和病理生理综合征。其发病率高、漏诊率较高、病死率亦高，目前美国每年发病人数约60万人以上，死亡人数达20万。PE是骨科常见的并发症，在骨科手术后无症状型、症状型及致死型PE的发生率分别为25%、1%～2%、0.1%。

PE是下肢DVT的严重并发症，有时肿瘤的脱落组织也是形成PE的原因。据报道，引起PE的栓子51%～71%源于下肢深静脉血栓，约15%创伤患者并发PE，约6%肿瘤患者发生PE。此外，慢性心肺疾病、肥胖、脱水、代谢性疾病、长期卧床或制动等也是PE的主要危险因素。脊柱手术时PE的发生率较低，而有临床症状者更少，更容易被漏诊。文献报告脊柱手术后PE发生率为1.7%～2.3%。

（1）栓子阻塞肺动脉及其分支达一定程度后，通过机械阻塞作用，使肺循环阻力增加而导致肺动脉高压。

（2）肺动脉高压致右心室后负荷增高，右心室扩大，可引起右心功能不全、心排血量下降，进而可引起体循环低血压或休克。

（3）栓塞部位PS分泌减少，毛细血管通透性增高，间质和肺泡内液体增多或出血，肺体积缩小并可出现肺不张。

（4）栓塞部位肺血流减少，肺泡死腔增大，肺内血流重新分布，通气/血流比例失调。此外神经体液因素引起支气管痉挛，肺泡萎陷，呼吸面积减小；肺顺应性下降。

以上因素导致呼吸功能不全，出现低氧血症和代偿性过度通气（低碳酸血症）或相对性低肺泡通气。

（一）临床表现

1. 症状 呼吸困难及急促是最常见的症状，尤以活动后明显；咳嗽；心绞痛或胸膜炎性疼痛，为邻近的胸膜纤维素炎症所致，可向肩或腹部放射，突然发生者常提示肺梗死。慢性肺梗死可有咯血。其他症状为焦虑，可能为疼痛或低氧血症所致。晕厥常是肺梗死的征兆。

2. 体征 常见的有呼吸增快、发绀、肺部湿啰音或哮鸣音，肺血管杂音，胸膜摩擦音或胸膜腔积液体征。循环系统体征有心动过速，休克或急慢性肺心病相应表现。约40%患者有轻微至中等发热，少数患者早期有高热。DVT的迹象：单侧肿胀，疼痛，一条腿发红。

3. 辅助检查

（1）实验室检查：血浆D－二聚体（D－dimer）>500μg/L。动脉血气分析常表现为低氧血症、低碳酸血症、肺泡－动脉血氧分压差［P（A－a）O_2］增大。

（2）心电图：典型的心电图表现为SⅠQⅢTⅢ征（即Ⅰ导联S波加深，Ⅲ导联出现Q/q波及T波倒置）、电轴右偏、完全或不完全右束支传导阻滞等急性肺心病表现，但更为常见的是窦性心动过速、T波倒置和ST段下降，包括V1－V4的T波改变。

（3）X线检查：表现为心脏和肺动脉影扩大、肺栓塞区域肺纹理稀少，仅肺梗死时出现典型的三角形密度增高影。

（4）超声心动图：显示肺动脉增宽，右心室扩大及室间隔左移，近端肺动脉扩张；三尖瓣反流速度增快；下腔静脉扩张，吸气时不萎陷。

（5）核素肺通气/灌注扫描（V/Q）：是PE重要的诊断方法。典型征象是呈肺段分布的肺灌注缺损，并与通气显像不匹配，若其征象表现为至少一个或更多叶段的局部灌注缺损，而该部位通气良好或X线片无异常则高度怀疑PE。

（6）螺旋CT和电子束CT造影：PE的直接征象为肺动脉内的低密度充盈缺损，部分或完全包围在不透光的血流之间（轨道征），或者呈完全充盈缺损，远端血管不显影（灵敏度为53%～89%，特异度为78%～100%）；间接征象包括肺野楔形密度增高影，条带状的高密度区或盘状肺不张，中心肺动脉扩张及远端血管分支减少或消失等。

（7）MRI：对段以上肺动脉内栓子诊断的灵敏度和特异度均较高。

（8）肺动脉造影：选择性肺血管造影是目前诊断PE最准确的方法。直接征象有肺血管内造影剂充盈缺损，伴或不伴"轨道征"的血流阻断；间接征象有肺动脉造影剂流动缓慢，局部低灌注，静脉回流延迟等。

（9）下肢血管超声检查：PE的栓子来自下肢深静脉，下肢彩超检查可进一步明确。

（二）治疗

大块型PE的高危时段是脊柱手术后1～2周，病情进展迅速、死亡率很高（达45.5%），脊柱手术后大块型PE的发病急骤，抢救时机非常宝贵，肺动脉造影后可以即刻进行碎栓、取栓治疗，这为抢救患者争得了更多的机会。在再灌注治疗生效之前，ECMO可能是稳定血流动力学的一种选择。

1. 内科治疗

（1）一般处理：对高度疑诊或确诊PE的患者，应进行严密监护，监测呼吸、心率、血压、静脉压、心电图及血气的变化，对大面积PE患者可收入重症监护病房，为防止栓子再次脱落，要求绝对卧床，保持大便通畅，避免用力。对于有焦虑和惊恐症状的患者应予安慰并可适当使用镇静剂。胸痛者可予镇痛药。对于发热、咳嗽等症状可给予相应的对症治疗。

（2）呼吸循环支持治疗：对有低氧血症的患者，采用经鼻导管或面罩吸氧。

（3）溶栓治疗：溶栓治疗主要适用于大面积PE患者。对于次大面积PE，即血压正常但超声心动图显示右室运动功能减退或临床上出现右心功能不全表现的患者，若无禁忌证可以进行溶栓。对于血压和右室运动均正常的患者不推荐进行溶栓。溶栓治疗的时间窗为7d之内，常用的溶栓药物有尿激酶（UK，首量20000U/kg）、链激酶（SK）和重组组织型纤溶酶原激活剂（rt−PA）。溶栓治疗的绝对禁忌证有活动性内出血、近期（14d内）自发性颅内出血。

（4）抗凝治疗：为PE和DVT的基本治疗方法，可以有效地防止血栓再形成和复发，同时机体自身纤溶机制溶解已形成的血栓。目前临床上应用的抗凝药物主要有普通肝素、低分子量肝素和华法林。

2. 外科治疗

（1）可采用各种滤网成形术预防PE。

（2）肺栓子切除术。

（3）腔静脉阻断术：主要预防PE的复发以及危及肺血管。

（三）预防

1. 术中预防 术中患者处于俯卧位时应保持腹部悬空，尽量避免对下腔静脉及髂静脉的压迫。术中严密监测并保证充足的血容量。

2. 物理方法 术后早期活动、弹力袜、间断充气加压袜、足底静脉泵等。术后患者应保持大便通畅，下床活动应循序渐进，避免突然下蹲或起立，防止剧烈咳嗽。

3. 药物预防 采用抗凝治疗仍为目前较常采用的预防措施，使用阿司匹林、低分子量右旋糖酐、法华林、肝素、低分子量肝素等可防止血液高凝状态。脊柱肿瘤围手术期针对上述因素进行预防治疗非常重要。

第八节 脂肪栓塞

脂肪栓塞综合征（Fat embolism syndrome，FES）是以呼吸困难、意识障碍、皮肤黏膜出血以及进行性低氧血症为主要表现的临床综合征，是术后呼吸困难常见的原因之一，但也是容易被忽视的呼吸困难原因之一，是骨科创伤及手术后严重的并发症，有近20%的死亡率，真实发病率和死亡率尚不清楚，主要是因为经常伴有损伤和预先存在的问题，呼吸衰竭、DIC是其致死的主要原因。

FES的主要病因为创伤，尤其是长骨干骨折、多发骨折、骨盆骨折或合并休克时发生率较高。而骨科手术如长骨干骨折髓内钉固定，髋、膝关节置换术也易引起FES，脊柱手术引起的FES相对较少。脊柱椎骨中含有大量的黄骨髓及脂肪成分，骨质的破坏可能使脂肪成分进入血液，尤其是脊柱肿瘤手术中骨水泥的应用可增加FES的风险。大量实验研究和临床报告证实，椎体中注入骨水泥引起椎体内压力变化可导致FES。

一、临床表现

主要受累的是呼吸系统，其次是中枢神经系统，几乎所有患者都会出现心动过速，但这通常对诊断没有帮助，因为心动过速的原因有很多。不同类型的FES临床上有各自的表现。

1. 暴发型　创伤后突然发生，早期就出现脑部症状，进展迅速，经常在伤后数小时内死亡，病死率高，通常最后尸检才能做出诊断。主要特点是急性呼吸衰竭、急性神经系统症状。

2. 典型型　多在创伤后48h内发生，以呼吸急促、呼吸困难、发绀等呼吸系统症状及头痛、烦躁不安、惊厥、脑水肿等脑神经功能障碍为主要表现。第2～3天约50%患者出现颈、前胸部及双肩部、双前臂、结膜出血点。肺部X线片：双侧肺部浸润、斑点状肺影（暴风雪样改变）。血气分析提示低氧血症。血红蛋白及血小板计数急性进行性降低，血浆白蛋白明显降低。

3. 非典型型　有骨折外伤史，伤后6d后发生，表现为轻度发热、心动过速、呼吸快等非特异症状，大多数数日可以自愈，临床上此型较为多见。

二、诊断标准

（一）主要标准

（1）呼吸功能不全。

（2）中枢神经受累。

（3）皮肤黏膜出血点和瘀斑。

（二）次要标准

（1）发热：通常>39℃。

（2）心动过速：心率>120次/分。

（3）视网膜改变。

（4）黄疸。

（5）肾脏改变：少尿或无尿。

（6）贫血：血红蛋白下降超过20%。

（7）血小板计数降低：血小板计数下降超过50%。

（8）红细胞沉降率增快：>71mm/h。

（9）脂巨球蛋白血症。

（三）临床诊断

符合2项主要标准或1项主要标准，4项次要标准以上者可确定临床诊断。

当患者出现缺氧、意识模糊/神经系统异常和瘀斑性皮疹的典型三联征时，应高度怀疑。

三、治疗

主要的治疗是支持性治疗，包括充分的氧合和液体复苏，同时保持良好的血容量，重点是对重要脏器（肺组织和脑组织）的保护，纠正缺氧和内环境紊乱，防止发生休克，因为休克会加重肺损伤。除平衡电解质溶液外，还建议将白蛋白用于容量复苏，因为它不仅可以恢复血容量，还可以与脂肪酸结合，并可能减少肺损伤的程度。

（一）纠正低氧血症

目前认为呼气末正压通气是治疗FES最重要也是最有效的方法。给氧是一种有效的预防和治疗措施。但应注意氧浓度不要太高，应使PaO_2维持在70～80mmHg。此外高压氧治疗可以提高动脉血氧分压，纠正组织缺氧，改善心、肺、脑等重要脏器的氧储备。

（二）药物

1. GIK疗法　通常在抗休克及预防FES同时给予GIK疗法。葡萄糖（G）：10～15g/h，300～700g/d。胰岛素（I）：每3～5g糖配普通胰岛素 1IU。氯化钾（K）：根据 G、I 用量及组织操作情况而定。

2. 肾上腺皮质激素 对机体有保护作用，减少肺损伤所致炎症反应，降低血浆游离脂肪酸和提高氧分压。短期内用量要大，地塞米松 20～40mg/d。

3. 抑肽酶 抑肽酶是纤溶蛋白拮抗剂，可降低创伤后的一过性高脂血症，防止创伤后血液的高凝状态，并能够稳定血压。抑肽酶的用量要大，最初 2d 每日可静脉滴注 100×10^4 U，然后每日应用 50×10^4 U。

4. 扩容 用低分子量右旋糖酐但可在短时间内增大血容量，增加脏器的血液灌注。

5. 肝素 肝素可以抑制蛋白酶的释放，减少早期脂肪栓子的形成。

6. 低温疗法 最好用冰帽或冰袋。可以降低脑代谢，对高热患者有一定的使用价值。

四、预防

到现在为止，还没有一种能溶解和消除脂栓子的有效药物，主要还是以预防为主，主要预防措施如下。

（1）脊柱肿瘤手术出血多，创伤大，易导致休克，因此要积极纠正低血容量，预防休克的发生，如果并发骨折，及时固定可降低 FES 的发病率。

（2）积极保护肺功能，合理用氧。

（3）术中预防：脊柱肿瘤手术中患者采用俯卧位时，必须保持腹部中空，防止腹腔受压，以防止脂栓的脱落。术中应尽量减少创伤，减少出血。

（4）药物预防：预防性应用低分子量右旋糖酐、抑肽酶及血管扩张剂等药物。

第九节　多器官功能衰竭

多器官功能衰竭（Multiple organs failure，MOF）现称多器官功能障碍综合征（Multiple organs dysfunction syndrome，MODS），指机体在经受创伤、严重感染、休克等后发生两个或两个以上器官功能障碍，甚至功能衰竭的综合征，病死率高达 50%～90%，是全身炎症反应综合征（Systemic inflammatory response syndrome，SIRS）的常见并发症。SIRS 是 MODS 的中间过程，MODS 是 SIRS 发展过程中严重的阶段，MOF 是 MODS 的终末期。MODS 的病死率随衰竭器官的数目增加而增高。此外，病死率还与患者的年龄、病因和基础病变等因素有关。

一、病因

1. 严重创伤 多发性创伤、外科大手术等。脊柱肿瘤手术创伤大，易发生 MODS。

2. 严重感染 严重腹腔感染、继发于创伤后的感染等。

3. 休克 脊柱肿瘤手术后的创伤性或失血性休克，常导致各脏器组织灌注不足，也是发生 MODS 的主要原因。

4. 各种原因引起的低氧血症 如吸入性肺炎及急性肺损伤等。

5. 脊柱肿瘤患者可能存在一些潜在的易发因素 如高龄、免疫功能低下、营养不良、慢性疾病及器官储备功能低下等。尤其脊柱肿瘤晚期，全身重要器官转移，长期卧床常合并肺部感染，多个器官功能受到抑制，机体的免疫功能和单核吞噬细胞系统功能减弱，未及时纠正组织低灌注和酸碱平衡紊乱，过多过快输液，大量输血或过量应用镇静剂、麻醉剂，严重的手术创伤打击等情况下，更易引起 MODS。

二、临床表现

1. 呼吸系统 早期呼吸频率加快，动脉氧分压（PaO_2）≤70mmHg，动脉氧分压与吸入氧浓度之比（PaO_2/FiO_2）>300。X 线片可正常。中期呼吸频率 > 28 次/分，PaO_2 ≤ 60mmHg，$PaCO_2$ < 35mmHg，PaO_2/FiO_2 < 300，X 线片可见肺泡实性改变（≤1/2 肺野）。晚期则呼吸窘迫，呼吸频率>28 次/分，PaO_2≤ 50mmHg，$PaCO_2$ > 45mmHg，PaO_2/FiO_2 < 200，X 线片肺泡实性改变加重（≥1/2 肺野）。

2. 心脏 由心率增快、心肌酶正常，发展到心动过速、心肌酶（CPK、GOP、LDH）升高，甚至室性心律失常、Ⅱ～Ⅲ度房室传导阻滞、室颤、心搏停止。

3. 肾脏　轻度肾功能障碍，在无血容量不足下，尿量能维持 40ml/h，尿钠、血肌酐可正常。进而尿量＜40ml/h，使用利尿剂后尿量可增加，尿钠 20～30mmol/L、血肌酐为 176.8μmol/L 左右。严重时无尿或少尿（＜20ml/h，持续 6h 以上），利尿剂冲击后尿量不增加，尿钠＞40mmol/L、血肌酐＞176.8μmol/L。非少尿肾衰者尿量＞600ml/24h，但血肌酐＞176.8μmol/L，尿比重≤1.012。

4. 肝脏　血清谷丙转氨酶＞正常值 2 倍以上、血清胆红素＞17.1μmol/L 可视为早期肝功能障碍，进而血清胆红素可＞34.2μmol/L，重者出现肝性脑病。

5. 胃肠道　可由腹部胀气、肠鸣音减弱，发展到腹部高度胀气、肠鸣音消失。重者出现麻痹性肠梗阻，应激性溃疡出血。

6. 凝血　轻者可见血小板计数减少至＜100×10^9/L，纤维蛋白原、凝血酶原时间（Prothrombin time，PT）及凝血酶原激活时间（Thrombin time，TT）正常。进而纤维蛋白原可≥4.0g/L、PT 及 TT 比正常值延长 3s，优球蛋白溶解试验＞2h。重者血小板计数＜50×10^9/L，纤维蛋白原可＜2.0g/L、PT 及 TT 比正常值延长＞3s，优球蛋白溶解试验＜2h，有明显的全身出血表现。

7. 中枢神经系统　早期有兴奋或嗜睡表现，唤之能睁眼，能交谈，能听从指令，但有定向障碍。进而可发展为对疼痛刺激能睁眼、有屈曲或伸展反应，但不能交谈、语无伦次。重者则对语言和疼痛刺激均无反应。

8. 代谢　可表现为血糖升高或降低、血钠降低或增高以及酸中毒或碱中毒。

三、诊断

SIRS 的诊断标准，具有以下两项或两项以上者：①体温＞38℃或＜36℃；②心率＞90 次/分；③呼吸＞20 次/分或 $PaCO_2$＜32mmHg；④白细胞计数＞12.0×10^9/L 或＜4.0×10^9/L；⑤幼稚杆状细胞＞0.10。

MOF 的早期诊断依据：①诱发因素（严重创伤、休克、感染等）；②SIRS；③器官功能障碍。

MODS 的诊断标准：目前临床上尚无统一的诊断标准，但以下几方面有助于诊断。

（1）呼吸系统：急性起病，PaO_2/FiO_2≤26.7kPa（1kPa＝7.5mmHg），X 线片显示双肺有浸润影，肺动脉楔压≤2.4kPa 或无左房压升高的证据。

（2）循环系统：收缩压低于 12kPa 持续 1h 以上或需血管活性药维持血压。

（3）肾脏：血肌酐＞176.8μmol/L。

（4）肝脏：胆红素＞34.2μmol/L，谷丙转氨酶值高于正常两倍或出现肝性脑病。

（5）胃肠：上消化道出血，24h 出血超过 400ml。

（6）血液系统：血小板计数＜50×10^9/L 或降低 25%，出现 DIC。

（7）中枢神经系统：格拉斯哥昏迷评分＜7 分。

四、治疗

（一）治疗 MODS 的主要措施

（1）消除引起 MODS 的病因和诱因，治疗原发病。早期认识 SIRS，通过调控炎症反应阻断其发展，可能是 MODS 的治疗关键。

（2）改善和维持组织充分氧合。

（3）保护肝肾功能。

（4）营养支持。

（5）合理应用抗生素。

（6）抗氧化剂、自由基清除剂的应用。

（7）特异性治疗。

（二）MODS 的治疗

1. 呼吸系统

（1）保持呼吸道通畅。

（2）吸氧。

（3）呼吸机支持疗法。

（4）防治肺水肿。

2. 循环系统　维持正常的循环功能，是保证组织血液灌注、恢复各器官功能的基础。

（1）维持有效循环血容量。

（2）应用血管活性药物。

（3）其他循环功能支持疗法。

3. 肝脏 在恢复血容量，保证肝脏血液供应的基础上，加强支持疗法。

（1）供给维生素。

（2）补充热量。

（3）补充新鲜血浆、白蛋白或支链氨基酸，利于保护肝脏和促进肝细胞合成蛋白。

4. 肾脏

（1）使用利尿药。

（2）透析疗法。

（3）避免应用对肾脏有损害的药物。

5. 血液系统 对于因为血小板或凝血因子大幅度下降引起的出血，可输浓缩血小板或新鲜冰冻血浆。纤维蛋白原下降＜1g/L 时，应补充纤维蛋白原。

五、预防

1. 积极治疗原发病 原发病是发生 MODS 的根本原因。

2. 控制感染 原发严重感染和创伤后继发感染均可引发 MODS。

3. 改善全身状况 尽可能维持水、电解质和酸碱平衡，提高营养状态等。

4. 及早发现 SIRS 的征象，及早治疗

5. 治疗器官功能障碍 及早治疗任何一个继发的器官功能障碍，阻断病理的连锁反应，以免形成 MODS。临床经验证明，治疗单一器官功能障碍的疗效，胜过治疗 MODS。

第十节 内置物松动断裂与假关节形成

脊柱的三柱结构往往被肿瘤的破坏，影响脊柱的稳定性，同时切除肿瘤后的缺损也加重了稳定性的破坏，前方入路、后方入路或前后联合入路切除肿瘤后常需要用各种内置物来重建脊柱的稳定性，内置物的位置不良，螺钉松动，植骨块、接骨板移位和断裂与假关节形成是常见的并发症之一。

一、发生原因与预防措施

（一）后方入路钉棒使用不当

椎弓根固定技术目前运用非常广泛，其松动的原因：①进针点或方向不准确而反复调整或改道使孔道过大，特别是有骨质疏松的患者，植入螺钉后易发生松动脱出。②多次攻丝形成假道，螺钉的把持力不够。因此，对有骨质疏松者，椎弓根螺钉或侧块螺钉的植入要尽量一次成功。对有骨质疏松者，不必攻丝。③术中定位不准，螺钉进入植骨块界面或进入椎间隙或螺钉植入骨质破坏区内均可导致内固定松动。因此，要确保螺钉位于正常骨质内，螺钉长度适宜不能过短。

（二）前方入路钉板操作不当

①钉板装置没有牢固锁紧，术后外固定效果不佳，制动强度或时间不够，均可导致钉板松动、钉脱出。②螺钉过短把持力不够，没有用外固定支具。因此，钉板要锁紧，术后严格制动，辅助外固定支具持续 3 个月，在植骨未愈合前要避免过量活动。

（三）疲劳折断

早期植骨未融合时，过量活动可造成应力集中在内置物上，引起内置物疲劳断裂，假关节形成。因此，在植骨未愈合前要避免过量活动。

（四）植骨块松动或脱落

对于前方入路椎体肿瘤切除与单纯自体髂骨植骨者，尤其是双节段切除开槽植骨者更为常见。为避免植骨块松动脱落，在进行开槽减压后应注意植骨床与骨块基本一致，避免上宽下窄，同时植骨块要较骨槽长 2mm，要用撑开器撑开上下椎体，使骨块垂直嵌入骨槽，用骨锤击紧，再加前方入路植骨板固定。

（五）钛笼或人工椎体移位

椎体肿瘤切除后，椎体间常用钛笼植骨或人工椎体置换，由于上下固定不牢往往容易移位（图 33－10－1），若向后方的椎管移位可压迫脊髓或神经根，引起脊髓神经症状甚至瘫痪等严重后果。因此，必须在上椎体的下正中和下椎体的上正中，凿出一个骨性凹形窝，用撑开器使上下椎体适当撑开，将钛笼或人工椎体的两端植入正中的凹形窝内，去除撑开器，使上、下椎体靠拢牢靠、嵌压固定。

（六）肿瘤复发

复发的肿瘤侵犯椎骨，使内置物在肿瘤骨内松动、移位。

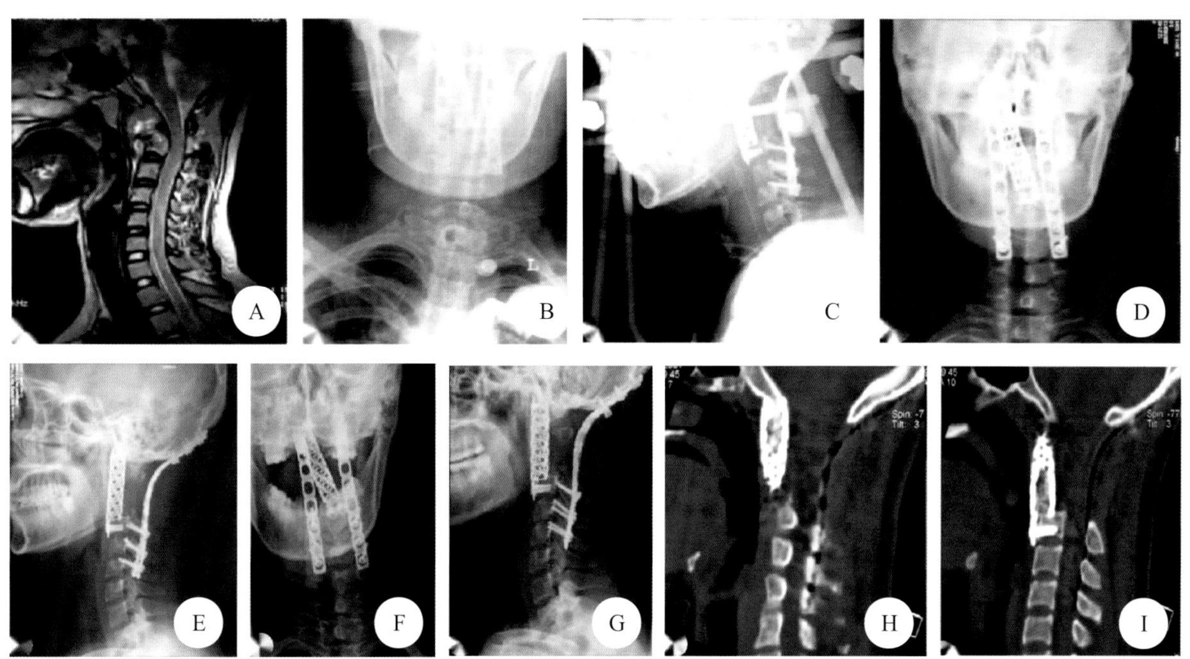

图 33－10－1　女性，18 岁，C_1、C_2 骨巨细胞瘤，放疗后行前后联合入路 C_1、C_2 全脊椎切除及重建手术，前方采用双侧颌下入路，前方钛网放置于枕骨斜坡与 C_3，并以 1 枚螺钉固定于枕骨斜坡，以 2 枚螺钉固定于 C_3。术后 Halo 架外固定 1 个月，因患者不能耐受而改用枕颈胸支具外固定 2 个月。随访 80 个月，肿瘤无复发，患者正常生活

A. 术前 MRI 矢状面 T2WI 显示肿瘤累及 C_1 和 C_2；B、C. 术后 1 周 X 线片显示前方钛网有轻度倾斜，Halo 架外固定；D、E. 术后 3 个月 X 线片可见前方内固定倾斜轻度加重；F～I. 术后 6 个月 X 线片和 CT 显示前方内固定倾斜角度轻度增加，但钛网最终与枕骨及 C_3 融合

二、临床表现、诊断与处理方法

（一）临床表现

内置物松动断裂与假关节形成者，局部可有疼痛，可出现脊柱不稳定和畸形。假关节形成后，局部出现异常活动及不稳，轻者出现机械性疼痛。重者由于软骨与骨性骨赘的形成，造成脊髓和/或神经根的再次受压，从而出现相应的神经症状。脊柱后方入路钉棒系统内固定者，钉棒等内置物退到皮下，可直接触及。X 线片可见螺钉与周围骨质之间有透亮带，螺钉退出。

（二）临床诊断

要确诊假关节形成，目前使用最多的还是屈伸动力位 X 线片检测。X 线片：植骨块和椎体之间可见植骨块和椎体间有透明线存在，预融合的相邻椎体之间无连续的骨小梁桥接。临床诊断标准：①多数可见骨吸收征象；②术后 12 个月在屈伸动力位 X 线片上椎体与植骨界面间位移大于 2mm；③屈伸的侧位片上显示其较前超过 5°；④内置物折断等。

（三）处理方法

对内置物松动移位的处理是限制活动。植骨未融合者，延长外固定时间。仍不融合时，可考

虑取出内置物，重新内固定植骨。植骨已经融合者，根据肿瘤具体情况决定是否取出内置物。内置物松动断裂后，其作用即丧失，一般宜及时取出。如证实有假关节形成而症状明显者，特别是良性与中间性肿瘤复发，有内置物松动、移位，应重新行肿瘤切除、植骨、内固定手术。

第十一节　肝肾功能损害与骨髓抑制

在临床中对于脊柱肿瘤患者的治疗一般采用手术治疗、放疗和化疗等方式，但部分患者因中晚期肿瘤转移等原因已丧失手术机会，因此放、化疗成为主要治疗方式。放、化疗通过抑制肿瘤生长、杀伤肿瘤细胞，以改善患者临床症状，减轻痛苦，延长生存期，但放、化疗亦可对正常细胞产生不同程度的细胞毒性。最常见的不良反应是骨髓抑制，其次还有肝肾功能的损害，在杀伤肿瘤的同时，也杀伤白细胞，使得机体免疫力低下，造成患者不同程度的感染、出血、贫血等。患者由于在放、化疗期间常出现恶心、呕吐等胃不适症状，因此临床目前广泛应用质子泵抑制剂以减轻患者放、化疗期间出现的胃肠道症状。但有研究表明，使用质子泵抑制剂可能使患者急性肾损伤、慢性肾病、终末期肾病等肾脏疾病的发生风险增加，丹麦学者 Christiansen 等研究发现约 25.8%的肿瘤患者发生急性肾损伤。同时许多化疗药物也会对肝脏造成不同程度的损伤，如出现胆红素上升等肝功能异常表现，并可伴肝区隐痛不适、腹胀、纳差等。

第十二节　并发症的防治策略

随着脊柱肿瘤新技术和高难度手术的开展，手术和非手术治疗的并发症也相继增多，在医疗技术高度发展的今天，脊柱肿瘤治疗中相关并发症也无法绝对避免。但我们认为，凡是诊治脊柱肿瘤的医生应该力争做到以下几点：

（1）准确的诊断是一切有效治疗的前提。

（2）严格掌握各种手术方法以及放疗、化疗、免疫、生物与核素治疗的适应证和禁忌证，全面评价患者全身情况及肿瘤特点，制订适合患者的个体化合理治疗方案。

（3）在保证脊柱稳定性的前提下，不随意扩大内固定的指征和节段。

（4）开展高难度手术应当循环渐进，不断学习和提高操作技巧。

（5）对待新技术首先要掌握其设计理念和适应证审慎地开展，避免盲目创新。

（6）电生理监测技术在脊柱肿瘤手术中使用时，其主要通过监测术中处于危险状态的神经系统功能的完整性，及时提示术者规避术中对神经的损伤，以降低术后神经功能缺损及神经功能障碍的发生率，且在评估预后方面可发挥重要作用。

（7）对每例患者施行某项治疗前，要精心准备，使用最精准的设备，治疗中执行最严格最规范的操作，将失误、差错发生的概率降至最低，将位置和剂量的准确度提到最高。治疗后仔细观察，这是脊柱肿瘤诊治医生减少一切失误和并发症的根本。

（8）加强医患沟通，使医生、患者及家属齐心协力为了一个共同目的，让患者获得最好的治疗结果。

我们在为脊柱脊髓肿瘤发展不断探索和创新的同时，要重视医疗工作中某些失误、教训或认识不足的地方，多思考、多比较、多总结，最大限度地降低手术并发症的发生率，真正提高医疗水平，以造福于更多的脊柱脊髓肿瘤的患者。

（何伟　肖霖　段宏　张闻力　胡云洲）

参考文献

[1] 侯俊杰，方艳秋，杨影，等. 中国肺癌相关性恶性胸腔积液治疗进展［J］. 中国免疫学杂志，2022，38（2）：243－248.

[2] 胡宏志，杨文博，邓翔天，等. 转移性脊柱肿瘤的手术并发症和预防策略［J/OL］. 中华老年骨科与康复电子杂志，2021，7（1）：52－59.

[3] 刘伟豪，王博，吴晓，等. 术中 D 波监测及电位翻转技术对髓内肿瘤患者神经功能的保护价值［J］. 中华神经外科杂志，2023，39（1）：8－13.

[4] 刘正浩，杨春光，胡志全. 化疗药物的免疫调节作

用研究进展［J］. 肿瘤防治研究，2022，49（1）：72−77.

［5］韦峰，刘忠军，刘晓光，等. 上颈椎原发肿瘤全脊椎切除术的术中及术后并发症［J］. 中国脊柱脊髓杂志，2014，24（3）：227−233.

［6］徐辉，肖嵩华，刘郑生，等. 胸腰椎转移瘤的外科治疗策略和效果分析［J］. 中国骨伤，2014，27（1）：25−28.

［7］尹俊，孙健，宋振举，等. 物联网辅助成人急性呼吸窘迫综合征诊治中国专家共识［J］. 中国临床医学，2022，29（5）：719−730.

［8］翟书珩，李彦，刘晓光，等. 肺癌脊柱转移瘤的临床治疗研究进展［J］. 中国脊柱脊髓杂志，2022，32（3）：280−284.

［9］翟振国，王辰. 医院内静脉血栓栓塞症防治质量评价与管理指南［J］. 中华医学杂志，2022，102（42）：3338−3348.

［10］张诒田，孙雷. 放化疗综合治疗中晚期恶性肿瘤的疗效分析［J］. 中国现代药物应用，2022，16（20）：141−143.

［11］中国医师协会神经外科医师分会神经电生理学组. 脊髓脊柱手术中神经电生理监测专家共识（2022版）［J］. 中华神经外科杂志，2022，38（4）：329−335.

［12］中华医学会血液学分会浆细胞疾病学组，中华医学会血液学分会血栓与止血学组. 多发性骨髓瘤相关静脉血栓栓塞症防治中国专家共识（2022年版）［J］. 中华血液学杂志，2022，43（9）：726−731.

［13］朱小军，宋国徽，唐清连，等. 脊柱转移瘤的外科治疗进展［J］. 中国肿瘤临床，2022，49（3）：688−692.

［14］Boriani S，Gasbarrini A，Bandiera S，et al. Predictors for surgical complications of en bloc resections in the spine：Review of 220 cases treated by the same team［J］. Eur Spine J，2016，25（12）：3932−3941.

［15］Butenschoen V M，Nehiba A，Meyer B，et al. Neuropathic pain after spinal intradural benign tumor surgery：An underestimated complication?［J］. Neurosurg Rev，2022，45（4）：2681−2687.

［16］Fujishima S. Guideline−based management of acute respiratory failure and acute respiratory distress syndrome［J］. J Intensive Care，2023，11（1）：10.

［17］Gao X，Li L，Cao J，et al. Symptomatic postoperative spinal epidural hematoma after spine tumor surgery：Incidence，clinical features，and risk factors［J］. Spinal Cord，2019，57（8）：708−713.

［18］Gonda T，Nagashima Y，Nishimura Y，et al. Postoperative cervicothoracic kyphosis following infantile intramedullary tumor resection accelerates neurological deterioration［J］. NMC Case Report J，2021，8（1）：705−711.

［19］Grotle M，Småstuen MC，Fjeld O，et al. Lumbar spine surgery across 15 years：Trends，complications and reoperations in a longitudinal observational study from Norway［J］. BMJ Open，2019，9（8）：e028743.

［20］Hobohm L，Keller K，Konstantinides S. Lungenembolie［Pulmonary embolism］［J］. Inn Med（Heidelb），2023，64（1）：40−49.

［21］Igoumenou VG，Mavrogenis AF，Angelini A，et al. Complications of spine surgery for metastasis［J］. Eur J Orthop Surg Traumatol，2020，30（1）：37−56.

［22］Ishibashi T，Aoyama R，Hotta H，et al. Traction radiculopathy after surgery for lumbar spinal metastasis：A case report［J］. Cureus，2022，14（9）：e28809.

［23］Kalbas Y，Seaver T，Kumabe Y，et al. Fat embolism syndrome in patients with bilateral femur fractures：A systematic review and case comparison［J］. OTA Int，2022，5（2 Suppl）：e187.

［24］Kobayashi M，Demura S，Kato S，et al. Prevalence and risk factors for the development of venous thromboembolism after spinal tumor surgery［J］. World Neurosurg，2022，164：e177−e182.

［25］Liu L，Li N，Wang Q，et al. Iatrogenic lumbar artery injury in spine surgery：A literature review［J］. World Neurosurg，2019，122：266−271.

［26］Martens S，De Wit M，De Grim L. Dyspnea after endomedullary nailing：Fat embolism［J］. Clin Case Rep，2022，10（12）：e6788.

［27］Nakashima H，Ishikawa Y，Kato F，et al. Postoperative iatrogenic spinal cord herniation：Three case reports with a literature review［J］. Nagoya J Med Sci，2020，82（2）：383−389.

［28］Ottenhausen M，Ntoulias G，Bodhinayake I，et al. Intradural spinal tumors in adults − update on management and outcome［J］. Neurosurg Rev，2019，42（2）：371−388.

［29］Patnaik S，Turner J，Inaparthy P，et al. Metastatic

spinal cord compression [J]. Br J Hosp Med (Lond), 2020, 81 (4): 1-10.

[30] Shu L, Wang X, Li L, et al. Computed tomography-based prediction of lumbar pedicle screw loosening [J]. Biomed Res Int, 2023, 2023: 8084597.

[31] Walha S, Fairbanks SL. Spinalcord tumor surgery [J]. Anesthesiol Clin, 2021, 39 (1): 139-149.

[32] Zhang H, Xu M, Yang X, et al. Nomogram for predicting the postoperative venous thromboembolism in spinal metastasis tumor: A multicenter retrospective study [J]. Front Oncol, 2021, 11: 629823.

第三十四章　脊柱肿瘤的预后与影响因素

脊柱肿瘤的预后主要取决于肿瘤的性质及严重程度、侵袭范围与部位、生长速度与肿瘤大小、就医时间与治疗方法。总之，影响预后的因素较多，也较复杂，其中主要因素是肿瘤的性质。为方便比较，现按预后良好的脊柱良性肿瘤、预后较好的脊柱中间性肿瘤、预后较差的脊柱恶性肿瘤、预后极差的脊柱转移性肿瘤进行分述。

第一节　脊柱良性肿瘤的预后与影响因素

一、肿瘤类别的影响

脊柱良性肿瘤多发生于青少年，以 10～30 岁居多。不同类型的肿瘤预后相同，如瘤样病损中的单纯性骨囊肿、动脉瘤样骨囊肿、纤维结构不良和朗格汉斯组织细胞增殖症；成骨性肿瘤中的骨瘤、骨样骨瘤和骨母细胞瘤；成软骨肿瘤中的软骨瘤和骨软骨瘤；脉管肿瘤中的骨血管瘤。据文献报道，同一类型的良性肿瘤，年龄小的患者预后更佳。

二、侵袭范围的影响

整体来说，良性肿瘤一般不对患者的生命构成威胁，肿瘤不断生长，常常早期出现脊髓及神经根损害的并发症，包括肿瘤对脊柱强度的破坏而出现病理性骨折以及肿瘤本身对脊髓、神经根的压迫使患者局部剧烈疼痛、肢体瘫痪，严重影响患者的生活质量。完全切除肿瘤并具有适当的手术边缘是脊柱原发性肿瘤手术的主要目标。若肿瘤侵犯椎体后壁，进入椎管，导致神经的浸润，在肿瘤壁及软组织中，难免有残留肿瘤组织和种植的肿瘤细胞，造成术后复发率明显增高。脊柱肿瘤具有向最小阻力方向生长的特性，因此椎旁及椎管内是肿瘤易侵袭的部位，而椎旁的重要脏器及血管的浸润则是发生扩大的最危险因素，椎管内的侵犯导致神经功能障碍对手术治疗是一个难题，因很难保证肿瘤的完全切除，故术后复发率极高。全脊椎受累的脊柱肿瘤影响脊髓功能者，均应行全脊椎切除，包括上下相邻的椎间盘、前后纵韧带、黄韧带，以减少和避免复发。

三、治疗方法的影响

不同类别、不同部位、不同程度、有无神经损害以及有无影响脊柱稳定性的各种脊柱良性肿瘤，其预后是不同的，治疗方法是影响疗效和预后主要因素。

（1）对放疗敏感者要放疗。如椎骨血管瘤无神经与脊柱稳定性损害者可放疗，预后良好。

（2）适合手术切除者要彻底手术切除。如脊柱骨软骨瘤彻底切除后可治愈、不复发。

（3）适合微创手术者要进行微创手术。如无神经与稳定性损害的脊柱纤维结构不良，可行经皮椎体成形术，可治愈、一般不复发。

（4）影响脊柱稳定性的脊柱良性肿瘤要彻底切除肿瘤，行脊柱稳定性重建。如脊柱软骨瘤行彻底切除、椎弓根螺钉内固定术，可治愈、一般不复发。

对部分良性肿瘤通过静脉注射双膦酸盐来治疗，可抑制骨吸收。切除或刮除是最常见的手术治疗方法。理想治疗方法是完全手术切除，试图保留尽可能多的骨，必须通过可接受的皮质窗口进行，以确保整个病变的正确可视化。尽管如此，这种方法在大多数涉及脊柱的情况下具有挑战性，因为许多神经血管结构靠近肿瘤。

第二节　脊柱中间性肿瘤的预后与影响因素

一、病灶范围的影响

脊柱中间性肿瘤病灶范围处于良、恶性之间，因难以确定是真正的良性还是恶性，故又称之为“交界性肿瘤”“境界瘤”“潜在恶性瘤”“半恶性肿瘤”等。病灶多表现为皮质变薄、膨胀、边界清楚、无硬化带、无皮质破坏、无软组织肿块。

二、手术方式的影响

脊柱中间性肿瘤的治疗原则以广泛或边缘切除肿瘤为主。手术切除的边界有三种，囊内切除、边缘切除和整体切除，整体切除仍然是首选治疗方法，其复发率为最低。手术前后可以辅助放、化疗，以减少复发。合并截瘫或脊柱不稳定者需做脊髓减压，椎间大块嵌入植骨或用内固定器加植骨，恢复神经功能，重建脊柱稳定性。当整体切除太难时，鉴于复发率相对较低，彻底零碎切除无残留也是可以接受的。肿瘤主要累及附件时，采取单纯后方入路切除；主要累及椎体时，采取前方入路切除；椎体及附件受累较多时，采取前后联合入路切除。对于非侵袭性骨母细胞瘤可以采取囊内或边缘切除，但对侵袭性骨母细胞瘤或复发的骨母细胞瘤，在条件允许的情况下宜采取整体切除，甚至全脊椎切除。对脊柱病理性骨折造成的不稳定或在切除肿瘤、解除神经或脊髓压迫的过程中造成的脊柱失稳，可经前方入路或后方入路施行植骨内固定术，重建脊柱稳定性或恢复其解剖序列及良好力线。肿瘤完整切除后脊柱骨母细胞瘤复发率为 10%以下，复发时间平均为术后 12 个月，术后患者神经功能障碍可完全修复。复发的患者可再次肿瘤切除，仍可有效防治再次复发，并改善神经功能状况。对于血供丰富的脊柱骨母细胞瘤，术前可考虑行血管造影栓塞较大的肿瘤血管，以达到减少术中出血、提高完整切除率、减少术后复发的目的。

三、辅助放疗的影响

由于脊柱肿瘤手术难以达到阴性的边界，因此辅助放、化疗是获得肿瘤控制的治疗手段。局部大剂量放疗的确可以杀灭术后残留的肿瘤细胞，减少局部复发，但术后放疗对患者的生存期无明显影响，放疗通常作为行边缘切除或囊内切除患者术后的辅助治疗措施。脊柱肿瘤常难以被彻底切除，对这些肿瘤和复发的肿瘤，适合进行大剂量放疗。此外，脊柱肿瘤的神经功能障碍情况、肿瘤部位和大小、有无合并病理性骨折等也是影响其预后的因素。

骨巨细胞瘤属典型的中间性（交界性）肿瘤，宜早期手术行包膜外整体切除，若发现较晚，进展迅速，肿瘤巨大，特别是骶骨巨大骨巨细胞瘤、难以包膜外完整切除者，宜术后辅助正规放疗，有的可达到完全治愈的目的。

典型病例（图 34－2－1）：术后无瘤生存40 余年，未服用任何抗肿瘤药物，生活与劳动正常。

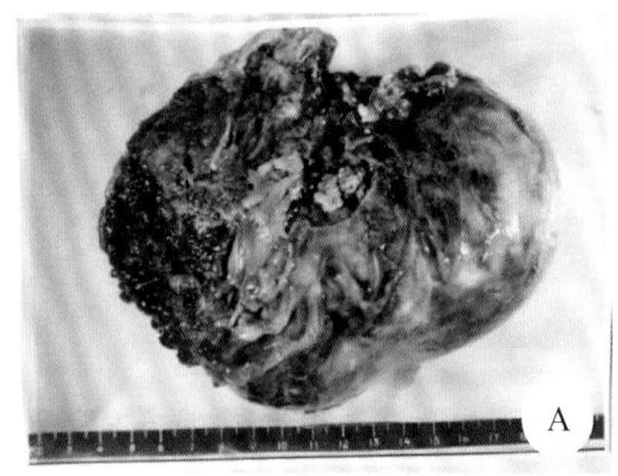

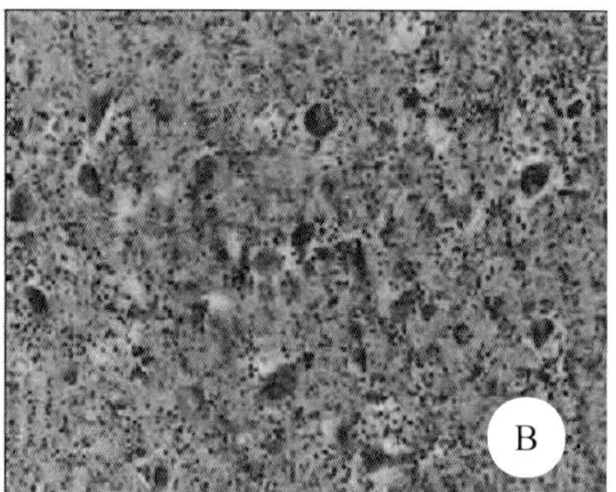

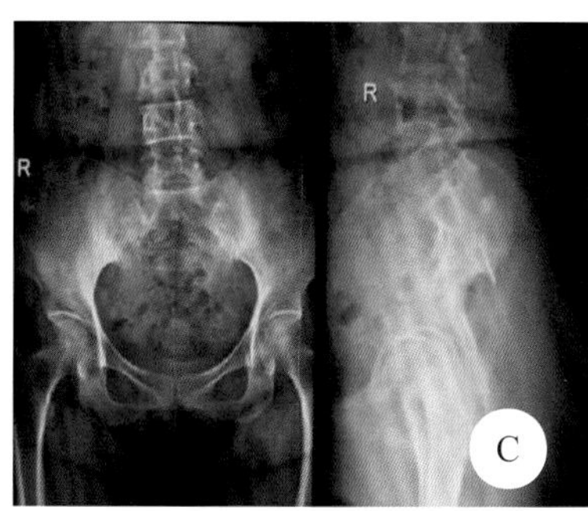

图 34－2－1　女性，25 岁，1982 年患 $S_{2\sim3}$ 骨巨细胞瘤，行骶骨肿瘤整块切除术

A. 肿瘤标本；B. 肿瘤病理切片；C. 术后 40 年 DR 片，显示肿瘤无复发

第三节　脊柱恶性肿瘤的预后与影响因素

一、肿瘤类别与大小的影响

脊柱恶性肿瘤主要包括脊柱浆细胞瘤、脊柱孤立性浆细胞瘤、脊柱非霍奇金淋巴瘤、脊柱尤因肉瘤、脊柱骨肉瘤、脊柱软骨肉瘤、脊柱骨未分化多形性肉瘤、脊柱脊索瘤、脊柱恶性神经鞘瘤、脊柱恶性巨细胞瘤和脊柱血管肉瘤。同样是恶性肿瘤，但是肿瘤类别与大小不同，预后也不同。典型病例见图 34－3－1。

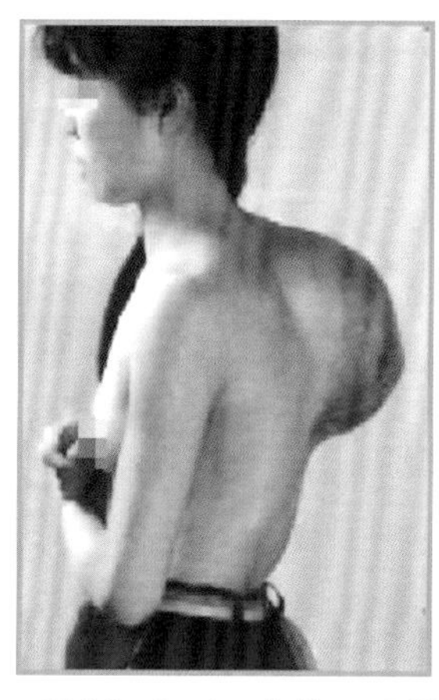
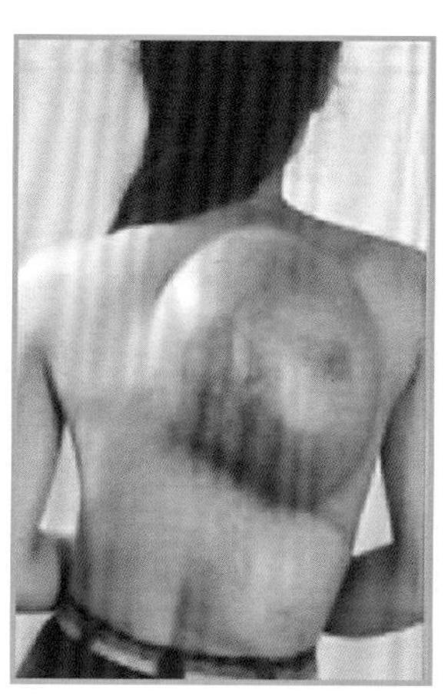

图 34－3－1　女性，15 岁，1996 年背部长包块就医，局部切除，病检为 $T_{7\sim8}$ 椎旁未分化多形性肉瘤，局部切除后很快复发，肿块迅速长大如图，就诊较晚，切除后重建困难，家属放弃治疗

二、手术彻底切除与否的影响

手术适应于脊髓神经损害严重或进展迅速、脊柱不稳定且无手术禁忌者，直接手术减压，在化疗的基础上可选择姑息性肿瘤切除、脊髓减压、脊柱内固定术。恶性脊柱肿瘤，Tomita 分型即使是一柱或两柱受累，术中也难以用肉眼鉴别肿瘤的明确界线，应进行全脊椎切除，其能最大程度地降低脊柱原发恶性肿瘤的复发率，并明显提高患者的生存率。局部复发与手术切除的范围直接相关，扩大切除术较边缘切除与囊内切除术的术后复发率明显较低。降低局部复发的根本措施为广泛切除肿瘤，原因是在边缘切除及囊内切除时可能导致肿瘤囊壁破损，造成肿瘤细胞术中种植，使术后复发率增高。但在脊柱肿瘤实行广泛的切除以实现无瘤边界几乎无法实现，尤其是在颈、胸椎，因为切除脊柱肿瘤比四肢肿瘤复杂得多，前者不仅要求保持脊柱的稳定性，还要避免神经损害，这些方法不能完全切除脊柱肿瘤病变，常引起复发，因此脊柱肿瘤的术后复发率及生存率较低。

目前脊柱肿瘤切除及重建术是采取单纯的前后方入路还是联合入路仍有争议。部分学者主张采用单纯后方入路手术来完成全脊椎切除术，可以减少肿瘤细胞污染。但也有学者主张行前后联合入路能降低肿瘤残留的概率，并将复发的概率降至最低。对于肿瘤是否采取分块切除的方式也存在争议，部分学者对于脊柱肿瘤倾向于采用经肿瘤内的分块切除的方式进行广泛切除肿瘤，以降低术后复发率。但部分学者则认为对于部位特殊、范围广泛、暴露困难的肿瘤，切除前没能将肿瘤游离、广泛切除，是造成肿瘤复发的原因，而肿瘤复发可能与分块切除无关。随着脊柱外科技术及内固定的发展，脊柱肿瘤的手术将可获得广泛的根除范围。

1998 年四川大学华西医院饶书城等为 1 例 $L_{3\sim5}$ 软骨肉瘤复发累及椎旁和椎管内、肿瘤广泛浸润压迫脊髓圆锥和马尾神经伴完全性截瘫的患者成功施行了经前后联合入路，$L_{3\sim5}$ 三个节段全脊椎整块切除，$T_{10}\sim S_1$ 用 CD 器械做胸腰骶长段内固定，前方用长段自体胫骨支撑，用钢丝与后方 CD 棒捆绑，髂骨植骨融合，脊柱稳定性重建术。手术时间长达 11h，手术出血 10500ml，输血 9800ml。术后 4 个月患者坐轮椅逐渐恢复日常生活与工作，术后 3 年死于脑转移，但未见局部复发（图 34－3－2）。

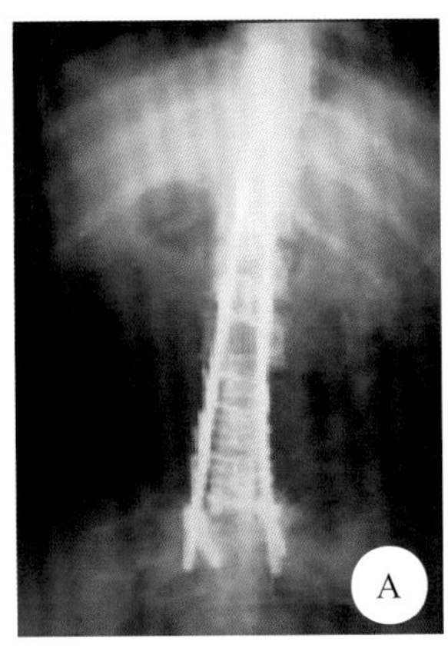

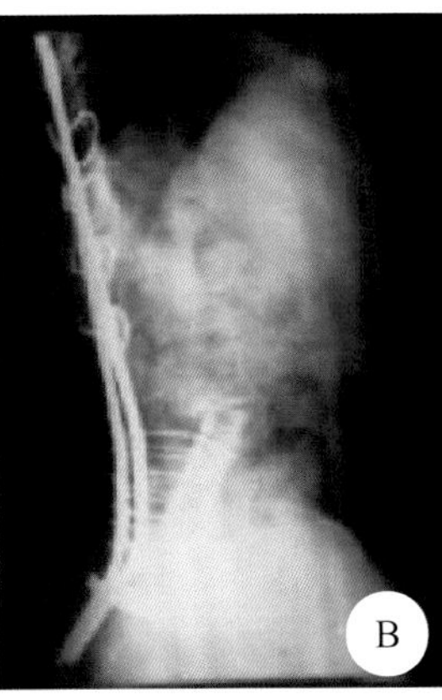

图 34-3-2　女性，42 岁，$L_{3\sim5}$ 软骨肉瘤复发累及椎旁和椎管内，1998 年行 $L_{3\sim5}$ 三个节段全脊椎整块切除术，$T_{10}\sim S_1$ 用 CD 器械做胸腰骶长段内固定术

A、B. 术后 1 周正、侧位 X 线片

三、放、化疗的影响

脊柱恶性肿瘤对放、化疗敏感，可抑制肿瘤细胞增殖，缓解肿瘤在局部浸润引起的疼痛。非手术情况下，放疗长期以来一直被认为是治疗恶性肿瘤的“金标准”。尽管放、化疗有其潜在的缺点，但与手术方法相比，在减轻复发和提高生存率方面同样有效。目前治疗脊柱原发性骨肉瘤的最佳方案为联合化疗的全脊椎切除术。对于对放、化疗敏感的脊柱浆细胞瘤、脊柱非霍奇金淋巴瘤和脊柱尤因肉瘤等应以放、化疗作为最主要的治疗手段，常取得较好的肿瘤控制。

四、免疫治疗的影响

免疫治疗是依据肿瘤发生发展中已经明确的异常分子和基因，设计和研制相应的药物，选择性杀伤肿瘤细胞，其优点是对肿瘤高度的选择性和特异性，而对正常组织损伤少。目前一些在肿瘤细胞表面过度表达的受体被作为靶点在肿瘤诊断和治疗中应用，如细胞外基质黏附分子家族中的整合素受体（Integrin receptors），酪氨酸激酶受体家族中的表皮生长因子受体（Epidermal growth factor receptor，EGFR）和人表皮生长因子受体 2（Human epidermal growth factor receptor 2，HER2），G 蛋白偶联受体家族中的生长抑素受体（Somatostatin receptor，SSTR）等。

恶性肿瘤的预后因素主要可以归为宿主因素、肿瘤因素和治疗反应 3 个大类，单一因素常并不足以决定预后。宿主因素中，年龄、体能状态和老年人身心健康评估（Geriatric assessment，GA）评分可用于评估预后。肿瘤因素中 Durie-Salmon 分期主要反映肿瘤负荷与临床进程；R-ISS 主要用于预后判断。此外，Mayo 骨髓瘤分层及风险调整治疗（Mayo Stratification of Myeloma and Risk-adapted Therapy，mSMART）分层系统也较为广泛使用，以此提出基于危险分层的治疗。治疗反应的深度和微小残留病（Minimal residual disease，MRD）水平对脊柱恶性肿瘤预后有明显影响。

第四节　脊柱转移性肿瘤的预后与影响因素

一、原发性肿瘤的类别与原发灶是否切除的影响

不同类型的脊柱肿瘤的生物学行为不同，疗效和预后不同。脊柱转移性肿瘤患者预计生存期相对较短，不同的原发性肿瘤，如肝癌、肺癌、乳腺癌、甲状腺癌、胃癌、肾癌、前列腺癌等，因原发性肿瘤性质不同，恶性程度不一，其预后各异。在手术前行切开活检明确诊断有助于制订正确的手术方案。病情及条件允许的情况下对原发灶进行广泛切除是控制肿瘤的有效手段。对良性肿瘤可行瘤内和边缘切除，对良、恶性之间的肿瘤应行根治切除，对恶性肿瘤即使行广泛的根治切除，仍有可能复发。

二、转移性肿瘤的数目及处理的影响

对转移性肿瘤的处理要根据患者的全身情况、肿瘤性质、肿瘤分期，首先做出生存期的评估，再根据评估结果制订个体化的治疗方案。手术能切除顽固的瘤体，解除对脊髓的压迫、维持或重建脊柱稳定性。放疗能消灭瘤体及周边的亚临床病灶，可显著缓解疼痛，优化局部肿瘤控制率，提高患者生活质量。化疗能防治多发转移及

再复发。对个体而言，可选择以某种治疗为主，配合其他治疗。对总体而言，三者综合治疗的疗效肯定较单一的手术、放疗与化疗为佳。

脊柱是各种肿瘤常转移的部位，除病理性骨折、脊髓神经受压时需要手术减压、重建脊柱稳定性外，治疗主要是化疗、免疫治疗、靶向治疗与生物治疗。对于原发性肿瘤已切除的单发转移性肿瘤，可行转移性肿瘤手术切除重建术，以减轻疼痛、提高生活质量、延长生存期。

典型病例见图 34－4－1。

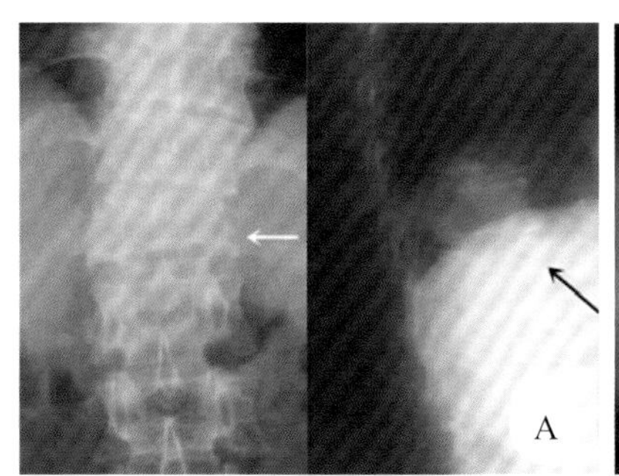

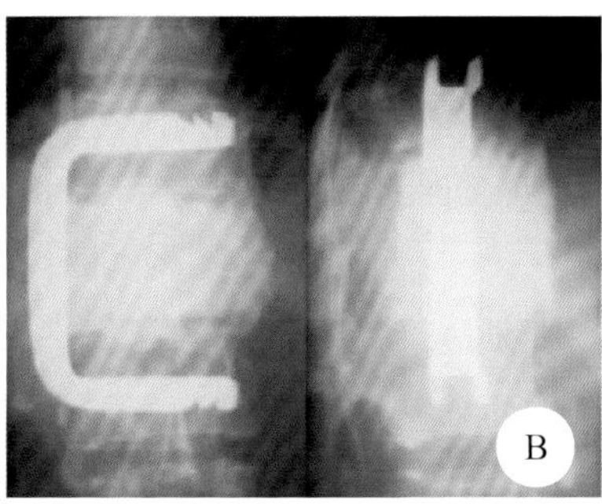

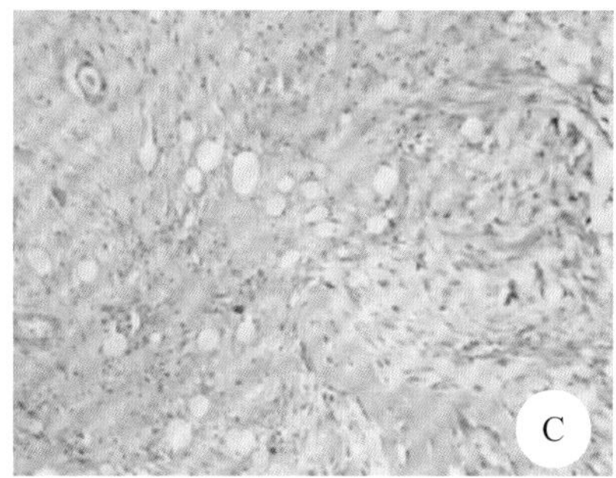

图 34－4－1　女性，38 岁，1991 年胃腺癌术后 T_{12} 转移，行肿瘤椎体整块切除术

A. 术前 X 线片显示 T_{12} 破坏压缩不规则变扁（箭头所示）；B. 椎体全切除，骨水泥椎体成形，椎弓根钉内固定术后 X 线片表现；C. 胃腺癌转移至 T_{12}（HE×100），患者术后 3 年全身转移，未治离世

三、治疗方法的影响

目前，脊柱转移性肿瘤的主要治疗方法有放疗、手术治疗、微创治疗、靶向治疗和免疫治疗等方式。对大多数脊柱转移性肿瘤患者而言，放疗仍是最主要的治疗手段，44％的脊柱转移性肿瘤可以通过放疗来缓解疼痛，提高生活质量，但能否达到良好的肿瘤局部控制，主要取决于原发性肿瘤的放疗敏感性。随着外科手术技术的发展，以及对原发性肿瘤治疗的进步，脊柱转移性肿瘤患者的预期生存期得到了提高。目前一般认为对具有手术条件的患者进行手术联合放疗，可达到较好的肿瘤控制。脊柱转移性肿瘤中最常受影响的部位是椎体和椎弓，通过手术能解除对脊髓的压迫、维持或重建脊柱稳定性，对于病变范围较广的脊柱转移性肿瘤，要选择关键部位进行分离手术，采用后外侧经椎弓根入路并行部分椎体切除术以保证脊髓周围存在 2～3mm 的环形减压区，在对肿瘤进行全剂量照射的同时，最大限度地减少脊髓的辐射暴露。但有学者认为，90％在放疗前手术的患者能够行走直到死亡，而 50％在放疗后再行手术者因为肿瘤复发而压迫脊髓，因此放疗前手术更有利于根治肿瘤。需严格掌握手术指征，可以达到缓解症状、提高生活质量、延长生存期的目的。靶向治疗通过降低破骨细胞活性的药物可帮助控制骨骼转移的进展。免疫治疗的建立彻底改变了肿瘤的治疗方式，其可激活和促进机体固有免疫系统从而间接抑制肿瘤。因此通过多种治疗方法治疗脊柱转移性肿瘤不仅可以提高治疗的成功率，而且还可延长患者的生存期（图 34－4－2）。

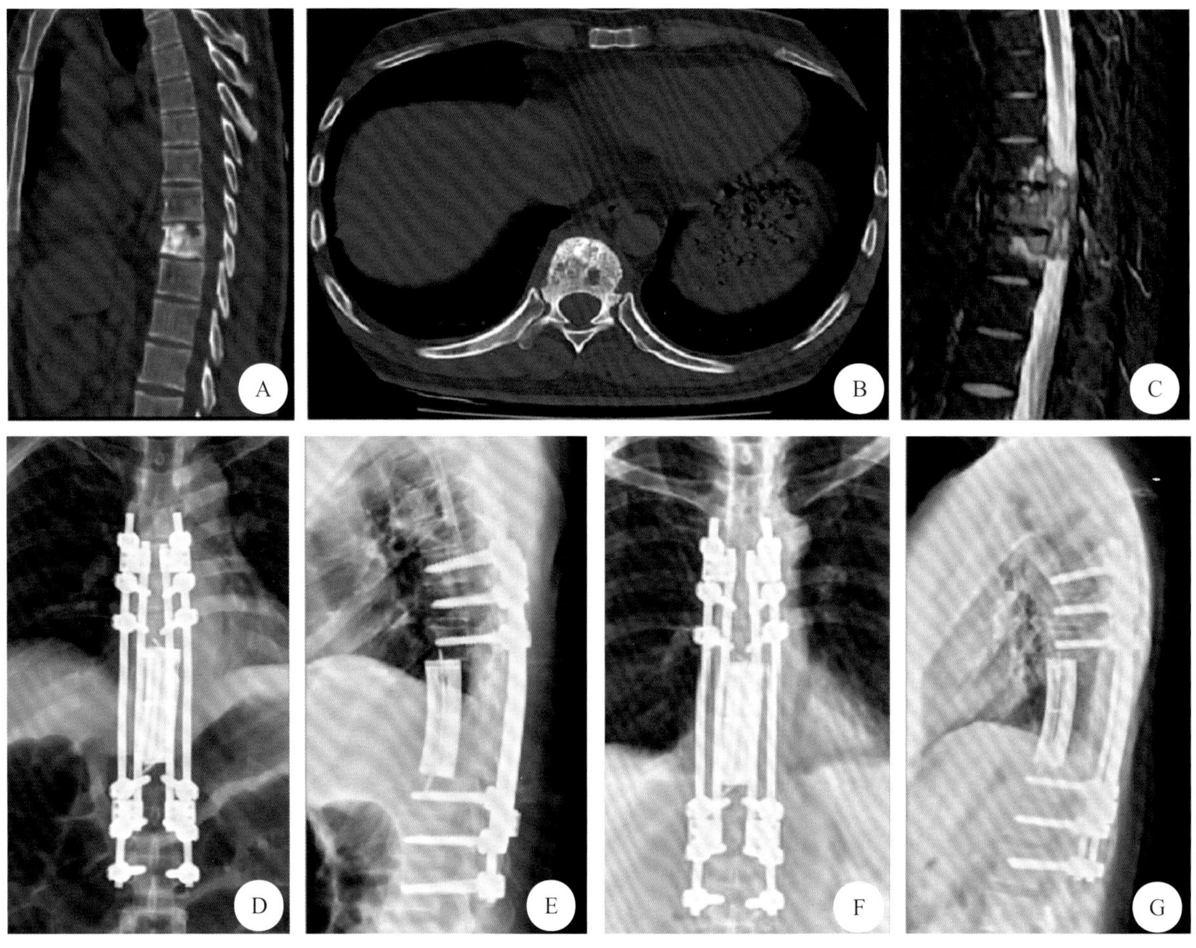

图 34-4-2　男性，36 岁，鼻咽癌放化疗后 7 年出现 $T_{9\sim11}$ 转移，行 $T_{9\sim11}$ 全脊椎切除，3D 打印假体重建，椎弓根螺钉内固定术，术后已存活 5 年

A、B. 术前 CT 显示肿瘤累及 $T_{9\sim11}$ 及附件；C. 术前 MRI 显示 $T_{9\sim11}$ 肿瘤病变，压迫脊髓；D. 术后 X 线片显示 3D 打印假体及内固定位置良好；E、F. 术后 8 个月 X 线片显示内固定稳定无松动、钛笼植骨融合，肿瘤无复发

肿瘤支持治疗的重要性日益突显，现已成为与手术治疗、放疗、化疗、生物治疗和放射性核素治疗并重的治疗手段。支持治疗主要包括对患者的营养支持、镇痛支持、治疗过程中不良反应的处理、患者的心理干预及照料者对患者的关怀等。支持治疗不仅可以改善肿瘤患者的生活质量，同时也可对患者的心理健康起到积极引导的作用。

四、脊柱转移性肿瘤预后评分系统

随着医疗水平的提高，脊柱转移性肿瘤患者生存率在过去十年中也有了很大的提高，但是有术后并发症的脊柱转移性肿瘤患者数量也在增加，这就需要选择合适的治疗方式来提高脊柱转移性肿瘤患者的生活质量。因此，一个合适、权威和完善的预后评分系统对治疗方式的选择、病情评估及预后判断都有重要的价值。

（一）Katagiri 评分系统

2005 年 Katagiri 等对 350 例非手术脊柱转移性肿瘤患者进行分析，提出了 Katagiri 评分系统。该评分系统除了纳入肿瘤原发灶性质、内脏或脑转移情况、ECOG 功能状况、多发骨转移情况，最大的特点是将患者化疗史纳入了评分系统，总分为 0～8 分，越低的分数表明生存率越高。2014 年，Katagiri 等对其进行了修订，在原有的影响因素中加入了 6 个实验室指标，并且增加了肿瘤原发灶生长速度、内脏或脑转移情况在评分中的权重。但因为各原发性肿瘤对化疗的敏感性不一样，化疗时机选择也和医生主观因素有关，所以具有一定的主观性和不确定性。2020

年，Kobayashi 等采用新的 Katagiri 评分中的预后因素来分析 201 例接受手术治疗的脊柱转移性肿瘤患者的生存率，从而评估新的 Katagiri 评分对于脊柱转移性肿瘤患者的效能，得出 12 个月和 24 个月的总体生存率分别为 55%和 40%，认为在新的 Katagiri 评分系统中，原发性肿瘤性质、内脏或脑转移情况、实验室检查和 KPS 评分是患者生存率低的重要独立预后因素（表 34－4－1）。

表 34－4－1　Katagiri 评分系统

影响因素	评分（分）
原发性肿瘤性质	
生长缓慢的肿瘤：包括激素依赖性前列腺癌和乳腺癌、淋巴瘤、甲状腺癌和多发性骨髓瘤	0
有敏感基因突变的肺癌，非激素依赖性前列腺癌和乳腺癌、肾癌、卵巢癌和子宫内膜、肉瘤等	1
无敏感基因突变的肺癌、结直肠癌、胃癌、食管癌、胰腺癌、头颈部癌、其他泌尿系统癌症、黑色素瘤、肝细胞性肝癌、胆囊癌、宫颈癌以及原发灶不明的肿瘤	2
内脏或脑转移情况	
结节性内脏或脑转移	1
胸膜、腹膜或脑膜播散	2
实验室检查	
异常（CRP≥4mg/L，LDH≥250IU/L，ALB<37g/L）	1
临界（血小板<100×10^9/L，血钙≥2.57mmol/L，总胆红素升高≥1.4 倍）	2
KPS 评分 30～40 分	1
既往化疗史	1
多发骨转移	1

（二）Oswestry 脊柱风险指数（Oswestry spinal risk index，OSRI）

2013 年，Balain 等认为原发性肿瘤病理学特征（Primary tumour pathology，PTP）和患者一般情况（General condition，GC）是重要的预后因素。PTP 分类评分基于原发性肿瘤的生长速度，与 Tomita 评分模型的分类相似，GC 评分基于 KPS 评分，OSRI 则是两个要素总结，即 OSRI＝PTP＋（2－GC），这个简单的评分可以准确地预测脊柱转移患者的预期生存期，OSRI 评分越低，表明患者生存预后越好（表 34－4－2）。

表 34－4－2　Oswestry 脊柱风险指数

影响因素	评分（分）
原发性肿瘤病理学特征（PTP）	
缓慢：乳腺癌、甲状腺癌、前列腺癌、骨髓瘤、血管瘤、内皮细胞瘤、非霍奇金淋巴瘤	1
中等：肾癌、子宫癌、扁桃体癌、咽喉癌、滑膜细胞肉瘤、转移性胸腺瘤	2
快速：胃癌、肠癌、肝癌、黑色素瘤、畸胎瘤、胰腺癌、直肠癌、不明原因肿瘤	4
极速：肺癌	5
患者一般情况（GC，基于 KPS 评分）	
较好，KPS 评分 80～100 分	0
中等，KPS 评分 50～70 分	1
较差，KPS 评分 10～40 分	2

（三）新英格兰脊柱转移性肿瘤评分系统（New England spinal metastasis score，NESMS）

2015 年，Ghori 等对四个单中心共 307 例脊柱转移性肿瘤患者的生存相关因素进行了评估。研究发现患者术前改良 Bauer 评分、术前行走状态和术前血清白蛋白水平是术后1 年生存率的独立预测因子，并对上述三个风险因素进行评分，结果发现评分为 0 分、1 分、2 分和 3 分患者术后 1 年生存率分别为 18.5%、34.9%、46.2%和 68.3%；该评分可预测 74%患者的术后 1 年生存率，相比之下，改良 Bauer 评分的预测准确率仅为 64%。2016 年，Schoenfeld 等将其命名为 NESMS，并通过国家外科质量改进计划数据库（National surgical quality improvement program，NSQIP）进行验证以评估 NESMS 评分的短期预测能力，发现其预测术后 30d 的生存率的准确率为 71%（表 34－4－3）。

表 34-4-3 新英格兰脊柱转移性肿瘤评分系统

影响因素	评分（分）
改良 Bauer 评分	
≤2 分	0
≥3 分	1
术前行走状态	
无法自主行走	0
可自主行走	1
血清白蛋白水平	
<3.5g/dL	0
≥3.5g/dL	1

（四）机器学习算法

2016 年，Paulino 等回顾性分析了 649 例脊柱转移性肿瘤患者，运用列线图和机器学习算法研制并评估了新的预后评分系统用于预测术后 30d、90d 和 1 年的生存率，高龄、较差的状态（ECOG 评分）、原发性肿瘤病理类型、大于 1 处的脊柱转移、肺和/或肝转移、脑转移、全身治疗、白细胞计数较高、血红蛋白水平降低与生存期相关；并根据总分分为：预后良好（0～2 分）、预后中等（3～4 分）、预后不良（5～12 分）。机器学习算法能够很好地预测训练数据集的生存率，列线图模型预测术后 30 天、90 天和 1 年的生存率的准确度分别为 0.75%、0.73%和 0.75%。2019 年，骨骼肿瘤研究小组（Skeletal oncology research group，SORG）利用机器学习算法开发了预测脊柱转移性肿瘤患者 30d、48d、90d 和 1 年预后的算法。2020 年，Bongers 等对 SORG 算法进行了外部验证，证实了 SORG 算法具有较好的预测效能（表 34-4-4）。

表 34-4-4 机器学习算法

影响因素	评分（分）
年龄≥65 岁	1
较差的状态（ECOG 评分 3～4 分）	2
除了淋巴瘤、乳腺癌、多发性骨髓瘤、肾癌、前列腺癌或甲状腺癌	2
大于 1 处的脊柱转移	1
肺转移或肝转移	1
脑转移	2
全身治疗	2
白细胞计数≥11000/μL	1
血红蛋白含量≤10g/dL	1

（五）脊柱转移性肿瘤侵袭性的评分系统（Spinal metastasis invasiveness index，SMII）

2021 年，Kumar 等对 261 例脊柱转移性肿瘤患者进行了回顾性研究，开发了一项评估脊柱转移性肿瘤侵袭性的评分系统（表 34-4-5），用于预测术中出血及手术时间。选取了 Mirza 等先前开发的脊柱手术指数作为变量，在所有变量中，肿瘤血管特性和栓塞对失血的影响最大，因此上述两个因素作为修正变量。血管丰富的肿瘤（即肾癌、甲状腺癌、肝癌等）每减压一个节段给予2 分的修正值，对于没有术前栓塞的肿瘤，给予每个节段 1 分的修正值。SMII 较准确地预测了术中出血及手术时间，与 Mirza 等之前的研究相比，SMII 能更准确地预测手术时间与术中出血，SMII 每增加 1 分，平均失血量增加 42ml，手术时间增加 5min。该评分系统是第一个针对脊柱转移性肿瘤人群开发的一种新的手术侵袭指数的评分，可以客观评估手术创伤大小，有助于在麻醉支持、术前备血和准备重症监护设施方面进行适当的资源管理和分配。

表 34-4-5 脊柱转移性肿瘤侵袭性的评分系统

影响因素	评分（分）
全椎体切除术	每个节段 4 分
部分椎体切除术	每个节段 3 分
椎弓根切除术	每个椎弓根 2 分
后方入路减压术	每个节段 2 分
骨水泥、人工椎体和钛网	每个节段 2 分
后方入路内固定术	每个节段 2 分
经皮固定术	每个节段 1 分
椎体成形术	每个节段 1 分

（肖霖　何伟　杨楠　曹云　段宏　胡豇　胡云洲）

参考文献

[1] 陈华江，贾连顺，肖建如，等. 颈椎转移性骨肿瘤预后因素的 Cox 模型分析 [J]. 中国脊柱脊髓杂志，2003，13 (3)：168－170.

[2] 贺曦，韦峰，姜亮，等. 脊柱转移癌全脊椎切除术后临床疗效分析 [J]. 中国脊柱脊髓杂志，2016，26 (5)：421－427.

[3] 胡云洲，宋跃明，曾建成. 脊柱肿瘤学 [M]. 北京：人民卫生出版社，2015.

[4] 兰晓莉，安锐. 分子影像靶向诊断与治疗——恶性肿瘤精准诊疗的利器 [J]. 中华核医学与分子影像杂志，2020，40 (5)：257－259.

[5] 孙宇庆，蔡栖伯，荣国威，等. 脊柱转移癌术前评估系统的比较 [J]. 中华外科杂志，2003，41 (8)：570－574.

[6] 韦峰，党耕町，刘忠军，等. 脊柱原发肿瘤切除术后复发原因的探讨 [J]. 中华外科杂志，2005，43 (4)：221－224.

[7] 徐炜，徐乐勤，李磊，等. 脊柱骨巨细胞瘤术后复发的预后因素 [J]. 中华骨科杂志，2014，34 (4)：487－493.

[8] 闫兵山，张净宇，刘艳成，等. 新英格兰脊柱转移瘤评分系统在脊柱转移瘤患者生存期预测中的价值 [J]. 中华骨科杂志，2022，42 (20)：1329－1339.

[9] 杨兴海，肖建如. 脊柱肿瘤的生物学行为及转归. 中华外科杂志，2005，15 (2)，123－125.

[10] 尹萌辰，刘韩森，李林，等. 脊柱转移瘤预后评分系统的研究进展 [J]. 中国脊柱脊髓杂志，2023，33 (4)：344－352.

[11] 袁建军，刘岩，李广，等. 脊柱转移性肿瘤治疗方式的研究进展 [J]. 山东医药，2023，63 (10)：109－112.

[12] 曾建成，宋跃明，刘浩，等. Tokuhashi 修正评分在脊柱转移瘤患者生存时间预测中的价值 [J]. 四川大学学报（医学版），2007，38 (3)：488－491.

[13] 钟国庆，王晓岚，周洁龙，等. 肺癌脊柱转移瘤患者术后生存分析及预测评分的验证 [J]. 中华骨科杂志，2022，42 (24)：1605－1614.

[14] 钟远鸣，赵庆瑞，叶伟权，等. 脊柱转移肿瘤治疗决策系统的研究进展 [J]. 重庆医学，2022，51 (5)：884－889.

[15] Chalamgari A，Valle D，Palau Villarreal X，et al. Vertebral primary bone lesions：Review of management options [J]. Curr Oncol，2023，30 (3)：3064－3078.

[16] Chavira Torres OA，Cojuc－Konigsberg G，Becerril Vargas E，et al. Giant cell tumor of the thoracic spine in a young female Patient in a México City Spine Center：A case report [J]. Am J Case Rep，2023，24：e939086.

[17] Chen J，Li M，Zheng Y，et al. Treatment outcomes and prognostic factors of patients with primary spinal ewing sarcoma/peripheral primitive neuroectodermal tumors [J]. Front Oncol，2019，9：555.

[18] Gao QP，Yang DZ，Yuan ZB，et al. Prognostic factors and its predictive value in patients with metastatic spinal cancer [J]. World J Clin Cases，2021，9 (20)：5470.

[19] Hagimori M，Fuchigami Y，Kawakami S. Peptide－based cancer－targeted DDS and molecular imaging [J]. Chem Pharm Bull (Tokyo)，2017，65 (7)：618－624.

[20] Huang Z，Zhao Z，Wang Y，et al. Clinical characteristics，prognostic factors，and predictive model for elderly primary spinal tumor patients who are difficult to tolerate surgery or refuse surgery [J]. Front Oncol，2022：991599.

[21] Kato S，Demura S，Murakami H，et al. Clinical outcomes and prognostic factors following the surgical resection of renal cell carcinoma spinal metastases [J]. Cancer Sci，2021，112 (6)：2416－2425.

[22] Kelly PD，Zuckerman SL，Yamada Y，et al. Image guidance in spine tumor surgery [J]. Neurosurg Rev，2020，43 (3)：1007－1017.

[23] Liu J，Hu P，ZhouH，et al. Complications and prognosis of primary thoracic and lumbar giant cell tumors treated by total tumor resection [J]. BMC Musculoskelet Disord，2023，24 (1)：281.

[24] Lun D，Xu L，Wang F，et al. Prognostic differences in patients with solitary and multiple spinal metastases [J]. Orthop Surg，2019，11 (3)：443－450.

[25] Matsumoto Y，Kawaguchi K，Fukushi J，et al. Clinical outcome and prognostic factors of malignant spinal dumbbell tumors [J]. Spine Surg Relat Res，2018，2 (4)：317－323.

[26] Zhang S，Yang L，Peng C，et al. Logistic regression analysis of risk factors for postoperative recurrence of spinal tumors and analysis of prognostic factors [J]. Oncol Lett，2018，15 (2)：1716－1722.